JN494780

Diagnostic Laboratory Tests

Utilization and interpretation

Edited by

Yi Kui Nyung
Moon Hae Ran

Sure Quest Lab

머리글

우리 몸에 질환이 발생하면 그 병의 진행과 치유상태에 따라 여러 가지 변화가 일어나는데, 그에 따른 생체 내 제반성분을 측정하여 관찰함으로써 질환의 병태를 연구하는 학문이 진단검사의학이며 이 학문의 발전이 의료발전의 큰 원동력이 되었다.

예전에는 모든 의사가 진료과목에 상관없이 진료를 할 때 병력청취와 이학적 검사 후에 의심되는 질환을 확인하기 위한 목적으로 진단검사를 실시해 왔으나 지난 수십 년에 걸친 진단검사의학의 발전으로, 이제는 일차적인 진료행위에 겸하여 기본적인 진단검사 결과가 있어야만 질환을 추정할 수 있을 정도로 그 활용이 확대되었다. 또한, 확진력이 뛰어난 검사들이 많이 개발되어 활용됨으로써 질병 진단의 정확성이 나날이 높아지고 있다. 그러므로 현재 활용 가능한 검사항목들에 대해, 검사의의 및 검체채취 방법, 결과 활용 등을 숙지하여 효과적으로 진료에 이용해야 진료수준을 높일 수 있으나, 진료에 활용할 수 있는 검사항목이 특수검사까지 합쳐 2,000여 종이 넘고, 급격하게 발전하는 검사기법과 새로운 진단마커들의 개발로 인해 의사들은 물론 진단검사의학 전문의조차 그 정보에 능통하기가 쉽지 않아 불필요한 검사가 남용되거나 꼭 필요한 검사가 누락되어 질병 진단에 차질이 오기도 한다.

임상의들이 진단검사에 대한 정보를 진료에 활용할 때 도움이 되었으면 하는 마음에서 Lab. Test Directory라는 검사정보 안내서를 1998년과 2013년에 출간한 이래, 그동안 검사항목도 늘어나고 검사기법도 다양화되었기에 새롭게 수정 보완하여 출간하게 되었다.

이 책에는 현재 수탁기관에서 수행하고 있는 검사 대부분이 포함된 최신 검사에 대한 정보가 담겨 있으며, 각각의 검사항목을 검사 성격으로 분류한 후 찾기 쉽도록 검사명칭의 영어자모순의 찾아보기를 뒤에 첨부하였다.

각 진단검사항목마다 기준치, 측정법, 검체량, 검사목적, 검체취급(채취, 보존)에 이어 측정치에 따라 추정할 수 있는 질환을 [예상질환], [잠재질환]으로 정리하였으며, 이에 대한 [조치]를 간략하게 설명하였다. 그리고 별도의 소제목으로 이상치를 보이게 되는 기전과 임상적 의의를 기술하고, 검사치를 해석할 때 주의해야 할 유의사항, 치료약물로 인한 검사치의 영향에 대하여 기술하였다. 또한, 질환과 검사 항에서는 질환을 간단하게 소개하고, 검사소견, 경과관찰을 위한 검사항목과 측정빈도 및 진단·경과관찰상의 요점을 정리하였다.

책 발간에 도움을 준 Sure Quest Lab 직원들과 고려의학 최병진 사장님께 감사하며, 이 책이 임상의들의 진료에 활용되어 조금이나마 도움이 되길 진심으로 바란다.

2015년 11월

엮은이

목 차

총 론

진단검사

XXV. 자가항체 587

질환과 검사

II. 감염증·성병·기생충 질환 ······ 729

XI. 혈액 · 조혈기 질환 ······ 887

XII. 호흡기 질환 ······ 904

총 론

총 론

정상범위

검사 결과로 얻은 정보로 환자의 건강상태를 판단할 때 유의한 판단을 위하여 보고된 결과를 어느노화 범위의 값과 비교하여 판단하여야 한다. 즉 결과가 이상인가 정상인가를 판단하기 위한 "자"가 필요한 것이고 일반적으로 정상인의 특유한 수치, 혹은 정상이라고 정의하고 있지만, 엄밀하게 말하면 누가 정상인인가 하는 관점에서 그 정의를 설정하는 것은 용이한 일이 아니다.

일반적으로 기왕력, 내과적 관찰, 여기에 추가하여 간단한 진단검사로 이상치를 보이지 않는 사람을 선발해서 정상인 집단으로 생각하는 것이다. 이와 같이 선발된 정상인 집단을 대상으로 측정하여 얻은 값을 정상범위로 사용한다. 이렇게 얻은 측정치의 대부분은 정규분포(normal distribution)를 취하지만, 일부 혈청성분(BUN, cholesterol, transaminase, phospholipid 등)은 대수정규분포(log normal distribution)를 나타낸다.

정상치는 정상인의 값을 모두 포함한 것은 아니다. 정상치는 평균치를 중심으로 분포하므로 정상범위를 선을 그어서 구별할 수는 없다. 여기서 이상치(abnormal value)를 판정하기 위한 "자"를 통계학에 의하면 정규분포를 하는 측정치에 대하여 정상범위를 평균치 ±2 SD(standard deviation)로 취하고 있다(그림 1). 이 정상범위는 어떤 정상인 집단의 95.4%를 포함한 범위를 의미한다. 따라서 이 범위를 넘은 사람을 모두가 이상이라고 판단하는 데는 많은 위험과 무리가 따른다는 것을 주의하여야 한다. 그러나 이 범위의 "자"는 screening으로 이상일 가능성이 있는 사람, possibly abnormal로 보기에는 적당한 기준이 된다. 때로는 평균치 ±3 SD라는 더 넓은 정상범위(99.7%를 포함)를 취하는 경우도 있는데 이 범위를 넘는 값을 이상일 가능성이 높은 사람, probably abnormal로 생각하여도 무방하다.

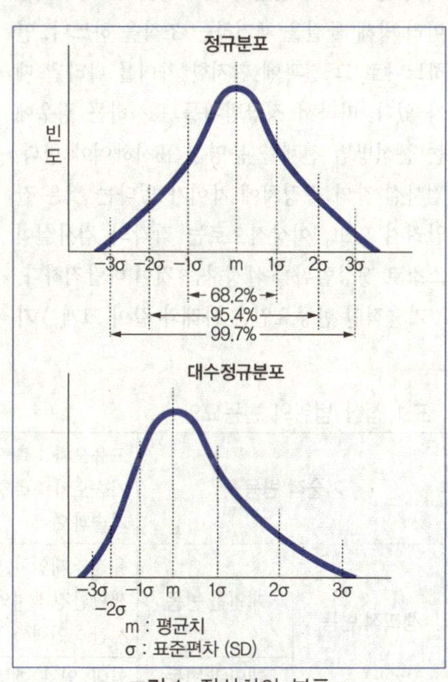

그림 1. 정상치의 분포

그러나 1,000명 중 2~3명의 비율로 판단에 잘못을 범할 가능성은 항상 염두에 두어야 한다. 이와 같이 정의된 정상범위는 일정한 폭을 갖는 것이 특징이다. 그 이유로는 정상범위 설정에서 기술적 변동과 생리적 변동을 들 수 있다. 표 1에 정상범위의 변동인자를 정리하였다.

기술적 변동

어느 측정치라도 경험 있는 사람이 신중하게 분석을 하고 측정장비를 올바르게 조작한다는 전제하에서 즉, 측정치에 대한 신뢰성이 큰 결과를 얻기 위하여 측정방법, 측정장비의 표준화를 이루려고 노력하고 있지만 기술적 변동은 정상범위 설정에 항상 큰 문제가 된다. 측정 원리가 다른 정량법을 사용하면 동일 검체를 분석하여도 측정치가 다른 것은 당연히 있을 수 있는 것이다. 그리고 같은 방법이라도 검체 중의 공존 물질이 간섭할 가능성이 큰 경우에는 미리 방해 물질을 제거하는 조작을 하느냐, 안 하느냐로 그 결과에 현저한 차이를 나타낼 때가 있다. 따라서 정상범위를 표시하는 경우에는 분석방법 전체를 분명히 표시하여야 한다. 검사실 간의 측정치에 차이가 있다는 것은 잘 알려져 있고, 이상적으로는 각각의 검사실이 스스로 정상범위를 설정하는 것이 바람직하다.

기술적인 변동요인은 아래와 같이 크게 3 가지로 나누어 생각할 수 있다.

고유오차 어떤 성분을 측정할 때 그 측정방법에 따라 특유한 오차를 보이는데 이를 고유오차라고 한다. 여기에는 측정기기에 의한 오차와 측정방법에 의한 오차가 있다. 진단검사의학 검사에 사용하는 기기나 기구가 다르므로 측정 결과가 달라진다는 것은 쉽게 이해할 수 있다. 이와 같은 고유오차는 측정자의 숙련으로도 개선되지 않는 경우가 있으므로 검사실에서 검사법을 선택하는데 신중을 기하여야 한다.

우발오차 측정자도 인간인 이상 정신적으로나 육체적 조건에 따라 무의식적인 부주의로 야기될 수 있는 오차이다. 그러나 현재는 재현성이 좋은 자동분석기기를 보편적으로 사용하기 때문에 인간이 범하는 오차를 최소한으로 줄일 수 있게 되었다.

개인오차 측정자의 기술에서 비롯되는 오차로 종사자의 숙련과 경험으로 개선될 수 있는 오차다.

생리적인 변동

다수의 개인 간에는 개인차(개체차)라 하는 차이가 있다. 개개인의 경우에는 생활조건으로 변동이 나타난다. 소위, 생체 리듬(biorhythm)이라 하는 주기적 현상과 연관하여 어떤 생체 성분은 1일, 1개월, 1년을 주기로 하여 체내 농

표 1. 정상 범위의 변동요인

구분		요인
기술적 변동		고유오차 : 측정방법, 측정기구 및 기기 기술오차 : 측정기술 기술과오
생리적 변동	개인간 변동	유전 : 개인차, 성별, 인종 생활환경 : 지역, 식습관, 직업 시간 : 연령
	개인내 변동	일내, 일차, 계절, 식이, 체위, 운동, 성주기, 임신개인 내 변동

도가 변하고, 특히 하루 중에도 변동하는 혈청철, 중성지방, 지방산, bilirubin, 부신피질 호르몬 등은 일정하지 않은 생물학적 변동이 임상적으로 중요한 의의를 갖는다. 이와 같은 생체성분에 대하여는 검체채취 시각이 정상범위를 좌우하게 된다. 따라서 연령, 성, 인종에 따른 개인간 변동과 일내, 일차, 계절, 식이, 체위, 운동, 성주기 등에 따른 개인 내 변동이 있는 것이다. 이와 같이 생리적 변동이 분명한 생체성분에 대해서는 검체 채취조건을 설정하여 정상범위를 정할 필요가 있다. 개인의 변동이 분명한 경우 변동을 최소화하는 조건을 선택하여 그 조건하에서 비로소 개인간 변동 또는 질환에 의한 변동을 검토할 수 있는 것이다.

집단의 정상범위와 개인의 정상범위

집단의 정상범위는 각 개인의 생리적 변동과 다수의 개인간의 개인차로 성립된다고 생각할 수 있다. 이 집단의 정상범위의 폭은 개인의 생리적 변동이 차지하는 비율이 비교적 작은 경우와 개인차가 차지하는 비율이 큰 경우가 있다.

즉 개인차가 크고 각 개인의 정상범위의 폭이 집단의 정상범위에 비하여 작은 항목으로는 ALP, transaminase, amylase, cholinesterase, cholesterol 등이 있다. 개인차는 작고 각 개인의 변동크기가 집단의 정상범위와 가까운 검사항목은 Na, K, Cl, Pi(무기인) 등이고 이와 유사한 항목으로는 총단백, BUN, uric acid 등 질소화합물이 있다.

이들의 생체성분은 측정치가 집단의 정상범위 내에 있어도 그 개인의 정상범위로부터는 분명히 벗어나 이상치로 판단할 수 있는 가능성이 있다. 표 2에 검사항목에 따라 생리학적 개인의 표준치를 생물학적 개인차의 표준편차로 나눈 수치(비례치)를 나타내었다. 수치가 작은 성분일수록 개인간의 변동폭에 대하여 변동이 작은 것이다. 비례치는 대략적인 판단에 쓰인다.

개인의 어느 시점에서의 측정치를 집단의 정상범위와 비교하여 판단하여 왔다. 임상의학의 대상은 개인으로서 당연히 각 개인에 대하여 건강할 때의 측정치를 가지고 정상범위를 설정

표 2. 건강인의 혈중 성분의 비례치

항 목		비례치
I-Group	IgM	0.06
	IgA	0.09
	Haptoglobin	0.12
	Alkaline phosphatase	0.14
	IgG	1.15
	γ-Glutamyltransferase	1.16
	C3	1.17
	C4	1.19
	α_1-Antitrypsin	0.19
	α_2-Macroglobulin	0.19
II-Group	Cholesterol	0.25
	Transferrin	0.26
	Hemoglobin	0.29
	Triglyceride	0.36
III-Group	Lactate dehydrogenase	0.44
	Alanine aminotransferase	0.45
	Creatinine	0.47
	Creatine kinase	0.56
	BUN	0.73
	Aspartate aminotransferase	0.90
	Uric acid	1.00
IV-Group	Total protein	1.04
	Chloride	1.05
	Iron	1.15
	Potassium	1.19
	Sodium	1.75
	Calcium	2.83
	Albumin	5.60

Winke P & Statland BE : Contemp. Topics. Anal Clin Chem 1977 ; 1 :

하여야 하지만, 모든 환자에 대하여 정상범위를 설정한다는 것은 거의 불가능하기 때문에 집단의 정상범위가 사용된다. 현재 건강진단에서 1회의 채혈로 얻은 검체로 많은 항목을 동시에 측정하는 것이 가능하게 되고, 그 결과를 집적함으로써 개인의 정상범위를 설정하는 것도 가능하게 되었다. 이렇게 되면 현재보다 더 정확한 판단이 가능하게 되어 진단의 공헌도도 증대하리라고 생각된다.

정상범위와 분석법의 허용 오차

정상범위의 폭이 좁은 생체 성분은 측정치의 근소한 변화로도 이 범위를 벗어나므로 그 측정치를 얻는 데 사용되는 분석법은 정밀도가 충분히 커야 한다.

분석법에 목적하는 물질을 다른 공존물질의 영향을 받지 않고 참값에 얼마나 근접하게 측정할 수 있는가를 나타내는 것을 정확도(accuracy)라고 한다. 또 동일시료를 동시에 반복 측정할 때 변동하는 정도를 나타내는 것을 동시 재현성(repeatability)이라 하고 동일시료를 매일 날짜를 바꿔서 반복측정할 때 변동하는 정도를 나타내는 것을 일차 재현성(daily reproducIbility)이라 한다. 일반적으로 일차(日差) 재현성이 동시 재현성보다 변동이 크다. 이 양자를 합친 개념을 단순히 재현성 또는 정밀도(precision)라고 한다. 임상적으로는 정확도와 정밀도 어느 것이나 중요하지만 재현성을 더욱 중요시하고 있다. 이와 같은 분석치의 신뢰도를 높이기 위하여 정도 관리(quality control)를 여러 형식으로 진행하고 있다. 우리나라에선 대한 임상검사 정도관리 협회에서 임상검사의 신뢰성을 높이기 위하여 이 방면의 연구는 물론 전국적인 정도 관리 사업을 수행하고 있다.

분석법의 정밀도, 다시 말하면 분석법에 대한 허용오차의 크기는 측정물질의 정상범위의 폭과 관계한다. 경험적으로 그 관계를 정한 Tonk의 식이 분석법을 판정하는 데 대략적으로 사용된다. 일상 임상화학 검사의 경우 기술적 변동은 다음의 계산치 범위 내에 있는 것이 바람직하다.

$$\text{허용오차 범위} = \frac{\text{정상범위 } 1/4}{\text{정상 중간치}} \times 100(\%)$$

예를 들면 어떤 성분의 허용오차 범위가 ±2%로 나타났을 경우, 그 측정 오차는 2 SD가 2%를 넘는 방법은 임상화학 분석법으로서는 적당하지 않다는 것이 된다. 그러나 계산상 오차 범위가 ±10%를 넘었을 경우에는 최대로 10%를 넘지 않는 측정방법을 선택할 필요가 있다.

참고치(Reference Value)

지금까지 기술한 바와 같이 건강한 사람의 측정치를 정상범위란 용어로 널리 사용하여 왔다. 그러나 이 정상이라는 생각에는 여러 가지 의미가 포함되어 있다. 특히 임상적으로는 정상(건강)이라는 것이 Gauss의 정규분포를 의미하는 것으로 혼동되고 있다. Gauss의 오차의 법칙은 서로 다른 대상의 일련의 측정이 아닌 동일한 대상을 반복 측정한 오차의 결과가 정규분포로 나타나는 것을 의미한다. 임상에 필요한 것은 질병에 이환 되거나 사망 위험이 있는 혈중 농도를 규정하는 것으로, 어떤 성분의 농도분포는 통계학적 분석이나 그 95%를 cover하는 측정치의 범위로 정하여진 정상범위와는 거의 관계가 없다. 그러므로 정상범위를 대신한 말로서 참고치(reference value)라는 용어가 제창되었다. 참고치는 건강한 상태라고 생각되는 사람들의 집단에서 얻어진 특성을 갖는 측정치의 어느 범위라고 정의한다. 이것은 다시 referent value(기준치)가 좋다는 의견도 있다. 이것은 어느 기준점 그 자체보다 기준점에 부합한다는 과정을 강조하고 있기 때문이다. 이 기준치라는 생각은 특정질환에 대한 예측치를 나타내는 것으로 검사를 진단하기 위한 의미인 것이다.

정상범위의 생리적 변동

정상범위에 영향을 미치는 인자는 크게 2가지로 나누고 있다. 즉 단기간의 변동을 초래하는 것(short term physiological influence)과 그 영향이 오랜 기간에 걸치는 것(long term physiological influence)이다. 전자에 속하는 것으로는 식이, 운동, 투약, 흡연, 월경, 여행 등이 있다. 후자의 연령, 성별, 인종차 등이 있으나 풍토, 계절, 빈부의 차, 비만 등의 체격차, 식습관 그리고 검사방법도 무시할 수 없는 영향을 끼친다. 여기서는 연령 및 성별에 따른 정상범위에 대해서 간단히 기술하고자 한다.

가령(Aging)에 따른 변동

발육, 성장단계에 따라 신생아기, 유아기, 학령기, 사춘기, 성인기 및 노년기로 나눌 수 있다. 이들 시기에 있어 각종 진단검사의 정상범위로 여러 가지 양상으로 변동을 나타낸다. 특히 신생아기, 사춘기 및 노년기에 대해서 그 변동이 현저하다.

신생아기(Newborn)

산·염기 평형 외부환경에의 급격한 적응으로 특이한 상태를 나타낸다. 즉 정상 성숙신생아는 호흡성 및 대사성 acidosis 경향을 보인다. 혈액 pH는 생후 수분에서 10분 이내에 급격히 감소하고 최저 7.2까지 보인다. 그 후 증가하여 생후 24시간에 분만 직전의 모체 혈의 pH로 된다. pCO_2는 반대로 생후 수분에서 10분 내에 최고 46.1±7.0 Torr에 달하고, 그 후 호흡기능의 발달로 급속히 감소하여 수시간 내에 호흡성 acidosis가 개선된다. HCO_3^-는 pH 처럼 감소하는 경향을 보이는데, 이는 유기성 음ion, 특히 lactate가 증가하기 때문이라고 생각한다. Lactate는 생후 약 10분에 최고 3.8 mmol/L로 되어 대사성 acidosis는 개선된다. pO_2는 출생직후 20 Torr 이하에서 1시간 이내에 급속히 증가하여 65 Torr (성인 : 8~100) 정도가 된다. 따라서 출생 후에는 탄수화물의 혐기성 대사로 인하여 혈중 lactate 농도가 증가하기 때문에 미숙아는 혈중 lactate 농도가 증가된 상태로 오랜 시간 지속된다.

전해질 혈청 Na은 출생 직후 낮은 치를 보이지만 수일 내에 성인 정상범위 내의 농도로 된다. 미숙아는 저 Na 혈증을 보이는 경우가 많다. 혈청 Cl는 성인치와 거의 차이가 없다. 혈청 K는 제대혈에서는 7 mmol/L로 높으나 출생 후 신속히 감소한다. 출생 때의 고 K혈증과 acidosis는 분만 때의 무산소 상태와 부신 기능의 미성숙으로 인한 것이다. 미숙아의 혈청 K 농도는 높다. 혈청 Ca은 출생 시에는 높으나 생후 1일까지 1.4 mg/dL로 감소한다. 이것은 부갑상선 기능의 미성숙과 인산 및 Ca이 뼈에 침착하기 때문이다. 혈청 Pi도 출생부터 성인치보다 높은 상태에서 서서히 증가한다. 이것은 glycogen 분해가 항진되어 유기 인산이 방출되기 때문이다.

단백질 혈청 총 단백량은 생후 1시간까지는 고농도를 보이는데 이는 출생 직후에 혈장이 혈관 밖으로 이동하거나 체표에서 수분이 증발하기 때문이다. 생후 1~3개월에 최저치를 보이는 것은 주로 γ-globulin의 감소로 인한 것이다. 혈장단백 가운데 출생 시 혈중 농도가 낮고, 소아기에 점차 증가하는 단백성분은 다음과 같다. Prealbumin은 성인치의 1/2로 14세경에 성인치에 달한다. Transcortin이나 hemopexin 은 성인치의 1/2, α_1-acid glycoprotein(orosomucoid)은 성인치의 2/3, transferrin은 성인치의 약 2/5로 생후 2~3개월에 급속히 증가하여 성인치에 달한다. Haptoglobin은 거의 없다가 생후 2~3주간에 증가하여 1년 내에 성인치에 달하게 된다. 기타 lipoprotein, prothrombin이나 plasminogen 등의 응고인자도 신생아기에 낮은 치를 보인다.

Glucose 신생아는 일반적으로 저혈당을 보이고 생후 2~3일에 대략 60 mg/dL이 되는데 미숙아는 계속 낮은 농도를 보인다. 이것은 간의 glycogen 저장이 적어서 glucose 생성이 낮아지기 때문이다. 1~3세에 80 mg/dL 전후가 된다.

지질 혈청 cholesterol은 출생 시 70 mg/dL 전후이던 것이 생후 4일 이내에 성인치의 60% 정도로 된다. 모유아는 인공수유아보다 높은데 이는 모유에 cholesterol이 많이 함유되어 있기 때문이다. Triglyceride도 출생 직후는 낮으나 젖을 먹기 시작하면서 증가한다.

아미노산 혈중 농도는 신생아기 및 유아기에 6.5 mg/dL로 높다. 이것은 효소의 발육이 충분치 못하고 특히 간에서 아미노기 전이효소가 낮기 때문이라고 생각한다. 미숙아는 8.1 mg/dL로 대단히 높다. 이 시기는 세뇨관의 재흡수 기능도 저조하기 때문에 아미노산 clearance가 높아져 요중 아미노산 배설량은 성인의 5배 정도이고, 특히 미숙아에서는 더욱 높아진다.

호르몬 신생아기는 모체의 내분비 기능 및 태반의 영향을 받고 또한 신생아 자신의 내분비기관의 새로운 활동이 추가하게 된다. 생후 1주간은 모체 유래의 estrogen이 요로 대량 배설된다. 동시에 pregnanediol의 요중 배설은 감소하여 생후 7일까지는 검출되지 않는다. 혈중 cortisol이나 기타 mucoid hormone은 출생 후 수일동안 낮은 치를 보이는데 이는 모체의 영향을 받아 부신피질 기능이 감소되었기 때문이다. 한편 aldosterone 분비는 성인에 비하여 높다가 4일경에 감소하여 이후 변동이 없게 된다.

혈중 thyroxine 농도는 출생 시 모체보다 약간 낮으나 임신하지 않은 여성보다는 높은 치를 보인다. 그리고 생후 TSH의 분비가 급속도로 커지게 되어 혈중 thyroxine 농도는 또다시 증가하게 된다. 태아의 혈중 성장 호르몬(growth hormone; GH) 농도는 성인보다 높다. 이는 신생아기에도 현저하게 증가한다. Gastrin은 신생아에서 활발히 분비되므로 혈중 농도도 높고 위산도의 증가를 보인다.

혈액검사 신생아 초기의 hemoglobin(Hb), 적혈구수(RBC)는 성인에 비해 유의하게 높다. Hb은 출생 시 17~18 g/dL로 높은데, 12~24시간에 혈장이 혈관 밖으로 이동하기 때문에 일과성으로 더욱 증가하게 된다. 생후 1~2주에 급속하게 감소하여 약 15 g/dL로 되고, 2~3개월에는 11 g/dL까지 감소한다.

RBC도 생후 514만/μL 전후로 증가 치를 보이지만, 1~2주 후에는 480만/μL, 2~3개월 후에는 370만/μL 전후로 감소하고, Ht도 이와 평행하게 변동한다. 신생아에서는 MCV가 크고, MCHC의 감소가 눈에 띄지만 생후 10주경에 성인치로 된다. 망상적혈구는 태아기의 활발한 조혈기능을 반영하여 출생 시에 증가치를 보이는데 생후 1주에 현저하게 감소하여 1% 이하로 된다.

백혈구(WBC)는 출생 시 15,000~20,000/μL으로 가장 높고, 이어서 1주 후에 대략

12,000/μL로 된다. WBC 분류에서는 생후 1일에 호중구가 61% 정도이고, 간상핵구가 20~40%를 차지하며, 핵의 left shift를 보이고, 전골수구 등의 유약세포가 나타난다. 10일경에 호중구는 40%까지 감소한다. 반대로 림프구가 우세하게 되어 4~6개월경에는 60%를 차지하게 된다. 적혈모구도 성숙아에서 생후 30일경, 미숙아에서는 7주경까지 말초혈중에서 관찰된다.

응고기능 출생시부터 이상상태를 보여 2~3일경에는 prothrombin time(PT), PTT, thromboplastin generation test 등이 연장된다. 이것은 비타민 K 의존성 응고인자(II, VII, IV, X 인자)가 성인치보다 낮고, 또한 XI 인자도 낮기 때문이다. Thrombin time도 연장되는데 이것은 antithrombin 활성의 증가나 태아형 fibrinogen의 존재 등이 관계하기 때문이다. 재대혈의 fibrinolysis 활성은 항진하지만 plasminogen은 낮다. 생후 fibrinolysis 활성은 급속하게 감소하고 plasminogen도 낮은 농도를 보인다.

체액성 면역 IgG는 태반을 통과하여 모친에서 태아로 이동하고 또한 출생 시의 혈액농축이 가중되어 출생 시에는 모친보다 약간 증가된 농도를 보인다. IgG의 이행은 분만 3개월 전부터 일어나므로 미숙아에서는 항체가가 낮다. 신생아에서는 IgG 합성이 낮고, 모체 유래 IgG의 이화(반감기 1~3주)로 혈중 IgG가 급속하게 감소하여 생후 2~4개월경에 최저 농도를 보인다. IgA는 출생 시에는 나타나지 않으나 3주 이후에는 모든 신생아에서 볼 수 있게 되고, 그 후 서서히 증가한다. IgM은 태아 자신에 의해서 생산되는데 생후 1주에 증가하기 시작한다. 4개월 이후에 IgG 생산의 증가와 더불어 IgM의 증가는 완만하게 된다. 감염태아에서는 형질세포가 출현하는데 이는 태아에 면역기능이 존재하는 것을 보이는 것이다. 또한 재대혈 중에서 IgM이 증가하는 경우는 자궁 내 감염이 의심되는 소견이다.

세포성 면역 신생아기에서는 세포성 면역기능이 존재하므로 BCG나 종두 등을 시행할 수 있으나 기능적으로는 저하되어 있음이 알려졌다.*

즉, 감염증에 대한 감수성이 높고, 지연형 과민증(delayed hypersensitivity)도 저하되어 있고, 모친의 혈액 또는 수혈에 의한 동종세포에 대해서 이식대 숙주반응(graft-versus-host reaction; GVH)의 출현이 적고, *in vitro* 의 세포성 면역기능 검사도 저하를 볼 수 있다는 것 등이다.

말초 림프구의 T 림프구와 B 림프구의 비율은 성인과 거의 같지만 림프구 증다가 있으므로 이들의 절대수는 성인치보다 높다. PHA에 의한 말초혈 림프구 모구화 반응은 정상이거나 증가한다. 태아에서는 거의 모든 보체성분을 합성하고 있으나 신생아의 CH_{50} 보체가는 성인치의 약 1/2이다.

사춘기 이하의 어린이 (Childhood to Puberty)

전해질 혈청 K 농도는 신생아기에 최고치를 보이다 서서히 감소하여 유아기를 지나면서 3.5 mmol/L로 최저치를 보인다. 영아기에 이르면 성인치와 차이가 없게 된다. HCO_3^-는 신생아기에 낮고 영아기에도 23 mmol/L 정도 된다. 이것은 미성숙한 신장기능을 반영하는 것으로, 실제로 사구체 여과치는 낮으며 세뇨관 기능은 유아기에도 아직 성숙되지 못해서 삼투압이나 호르몬 자극에 대한 반응도 둔하

* Stiehm ER et al : Cellular(T cell) immunity in the human newborn. Pediatrics 1979 ; 64 : 815.

다. 혈청 Ca은 연령에 따른 변동은 작으나 Pi는 신생아기, 유아기에 높고, 학령기 이후에 성인치에 달한다. Pi 및 ALP는 골격의 성장을 반영하지만 골 형성의 정점보다 약간 늦게 증가한다. 그리고 혈청 ALP는 성의 성숙도와도 밀접한 관계가 있어 사춘기 후에는 신속하게 감소한다.

단백질 혈청 총단백량은 유아기에 낮은 치를 보이고, 이후에는 albumin 증가로 점차 증가하여 13~15세에 성인치에 달한다. 단백 분획은 α_2-globulin의 감소(α_2-macroglobulin에 의함)와 β-globulin의 증가(β-lipoprotein에 의함)가 가령과 함께 변동한다. 혈장 단백성분 가운데 소아기에 높고, 그 후 서서히 감소하는 단백으로는 α_2-macroglobulin(2~4세때 최고치), thyroxine 결합 globulin(신생아에서 최고치, 사춘기까지 서서히 감소됨), β-macroglobulin(출생 시 최고치, 사춘기에는 약 1/2로 감소됨) 등이 있다.

지질 혈청 cholesterol은 출생 시에는 대단히 낮으나 수일 후에 급속히 증가하여 영아기에서 사춘기까지 거의 일정한 농도, 즉 155~160 mg/dL를 보인다. Triglyceride도 유아기는 성인치보다 낮으나 cholesterol처럼 연령차는 현저하지 않고 다만 식이의 영향을 받는다. 인지질은 생후 비교적 빨리 증가하지만 성인치보다 낮으며 cholesterol처럼 연령차는 현저하지 않고 다만 식이의 영향을 받는다. 인지질은 생후 비교적 빨리 성인치에 달하므로 cholesterol/phospholipid 비는 가령과 함께 커진다.

비단백 질소 혈중 아미노산은 신생아 및 유아기에 높고, 6세경에 성인치에 달한다. 요중 아미노산은 사춘기까지 증가한다. BUN은 신생아기에 20 mg/dL 정도로 높은데 이는 신사구체 기능이 아직 성숙되지 못한 이유이고, 영아기에는 성인치에 달하게 된다. 혈중 ammonia 농도는 출생 직후에 높다. 이는 간의 미성숙으로 인한 것이고 10일 내에 성인치에 달하게 된다. 요산은 유·영아기에 3 mg/dL 정도로 낮다가 서서히 증가하여 사춘기가 지나면 그 때부터 성별에 따른 차이를 보이게 되는데 남자가 높은 치를 보인다. 이것은 androgen 분비와 관계가 깊다.

혈청 creatinine은 영아기에서 사춘기에 이르는 동안 계속 증가하게 되는데 이것은 근육의 발육과 밀접한 관계가 있다. 혈청 creatine은 반대로 영아기에는 약간 높지만 사춘기 이후 성인치를 보인다.

효소활성 혈청 AST, ALT는 신생아 및 유아기에 높고, 학령기 이후 거의 일정하게 성인치에 접근한다. LD는 출생 직후 가장 높아서 성인치의 2배 이상이다가 차차 감소하여 사춘기 무렵에 성인치에 달한다. ALP는 신생아기가 가장 높고 유·영아기에는 성인치의 2~3배 정도 높은데 골성장이 정지될 때 성인치에 이르게 된다. CK는 출생 24시간에 가장 높고 그 후 급속히 감소하여 영아기 이후에는 성인치에 접근한다. 소아에서는 단시간의 운동에는 CK는 증가하게 된다.

호르몬 사춘기 전의 어린이에서 성장 호르몬은 취침 중에 분비되지만 청년기에는 깨어 있을 때에도 분비된다. 혈중 및 요중 FSH, LH는 신생아기에는 높고 사춘기까지는 성인치에 달한다. 사춘기에 들어서면 estrogen과 estradiol은 여성에서 현저하게 증가한다. 혈중 testosterone은 사춘기에 급속하게 증가하여 성인치에 달하며 남성이 높다.

사춘기의 급속한 성장은 성장 호르몬의 분비 증가를 수반하는 것이 아니라 androgen의 분비 증가로 인한 것이다. 17-KS와 17-OHCS의 요중 배설은 사춘기까지 서서히 증가하는데 이는 체격과 상관관계가 깊다. 요중 catecholamine은 유아기에서는 낮으나 3세 이후 증가한다. HVA와 VMA의 배설은 거의 차이가 없다. 혈청 thyroxine은 6세까지 감소하고 그 후 점차 성인치에 달한다. 혈청 T_3는 소아에서 높은 치를 보인다.

혈액검사 출생 시에 높은 치를 보인 Hb, RBC 및 Ht 치는 유아기(생후 4개월)에 가장 낮은 치로 되고 그 후 서서히 증가하여 학령기에서 사춘기에 걸쳐서 성인치에 가깝게 된다. 백혈구 수 및 그의 분류는 생후 3주에 림프구와 호중구는 역전하여 림프구가 우세하게 되는데 그것이 4세경까지 지속되지만 6세가 지나면 다시 호중구가 55~60%로 우의를 보이는 성인의 pattern으로 된다. 호중구는 신생아에서 유아에 걸쳐 낮아지고, 학령기에 증가하여 사춘기 무렵에 성인치로 된다. 혈소판 수는 신생아기에 낮으나 1세경에 성인치로 된다. 응고인자도 신생아기를 지나면 비타민 K의 장내 합성이 일어나 성인치로 된다.

체액성 면역 IgG는 생후 2~4개월경에 최저치를 보이고 그 후 증가하여 8세경에는 성인치에 달한다. IgA는 완만해서 1세경에는 성인치의 13~33%에 지나지 않고, 12세경에야 성인치로 된다. IgM은 생후 6개월경에 성인치의 약 50%, 1세에 70%, 4~5세에 성인치로 된다. IgD는 소아기에 높은 치를 보이나 성인에서는 저하한다.

각종 항체가의 정상범위는 연령에 따라 현저하게 다르다. ASO 치는 일반적으로 4세 이하의 어린이에서는 증가하는 예가 적어서, 유아는 거의 모든 예에서 낮은 치를 보인다. 333 unit 이상을 보이는 예는 초등학생의 22.2%, 중학생의 19.7%이며, 성인에서는 일반적으로 낮은 치를 보이고 성별에 따른 차이는 거의 없다.

Virus CF 항체의 보유율은 influenza A는 생후 6개월에 2.6%로 가장 낮고, 그 후 10대 전반에 38%로 peak를 보이다 20대에 감소를 보인다. *Mycoplasma pneumoniae* 에 대한 항체가는 생후 6개월에 3%, 6~7세에서 28%로 증가하고, 그 후 점차 감소하여 30~40세에서 약간 증가하는 데 그친다.

세포성 면역 T 림프구(E rosette 형성세포)는 유아에서는 소아기 및 성인기에 비해서 백분율로 낮은 치를 보이나 절대치로는 유아기의 림프구 증다로 인하여 다른 연령대보다 높은 치를 보인다. B 림프구는 유아에서는 백분율로나 절대수로도 높고, 성인에서는 낮은 경향을 보인다. PHA에 의한 말초혈액 림프구 모구화 반응은 신생아기에서 학령기까지 높은 치를 보이고, 그 후 가령과 더불어 감소하여 경향을 보이지만 큰 변동은 거의 없다.

성인(Adult)

사춘기에서 중년까지 혈중 화학성분의 농도 변동은 일반적으로 그 폭이 작다. 특히 혈청 총단백량, Ca, bilirubin, AST, LD 활성치 등은 연령에 따른 영향은 거의 확인할 수 없을 정도이다.

단백질 혈장 단백성분 가운데 소아기에 높고 성인기에 가장 낮은 농도를 보이다가 가령과 더불어 증가하는 것으로는 α_2-macroglobulin (최고치, 40~50세), thyroxine 결합 globulin (최저치, 20~50세), β_2-microglobulin(최고치, 사춘기) 등이 있다. α_1 및 β-lipoprotein은 소아기 및 성인기에 걸쳐 일정하게 증가한다.

지질 혈청 cholesterol 농도는 남녀 모두 1년에 2 mg/dL 정도 증가하며 남자에서는 20대에 증가율이 가장 크고 최고농도는 40대에서 보인다. 여성에서는 특히 40대에 높아서 남성보다 높은 치를 보인다.

비단백 질소 혈청 요산 농도는 남성에서 20대가 최고치로서 여성보다 1 mg/dL 높은 치를 보이나 여성은 갱년기에 가까우면서 증가한다. 혈청 creatinine 농도는 여성에서 연령이 증가함에 따라 다소 증가하는 경향을 보인다.

효소 혈청 AST와 LD는 청년기 이후 나이가 들면서 다소 감소한다.

Glucose Tolerance Test Glucose에 대한 내당능력은 10년 단위로 부하 1시간 후의 값이 8 mg/dL씩 증가하는 내당능력의 저하가 나타난다.

호르몬 Pregnanediol의 요중 배설은 사춘기 이후 남녀 모두 증가하여 20대에 peak를 보이다 이후 감소한다. 남자에서 dehydroepiandrosterone 배설은 사춘기 이후 급격하게 증가하여 20대에 peak를 보이다 이후 급속한 감소를 보인다. Estrogen 배설은 각 분획이 여성에서는 30대에 peak를 보여 사춘기의 5~10배를 나타낸다.

혈액검사 여성에서는 사춘기보다 Hb, RBC 및 Ht 치의 감소를 보이는 성별에 따른 차이는 분명하게 된다. 백혈구계나 응고계 등에서는 가령에 따른 변동은 나타나지 않는다.

면역학적 검사 Monoclonal 항체를 사용한 T 림프구의 subset는 가령과 함께 T_3^+ 세포(T 림프구군) 및 T_8^+ 세포(suppressor 기능을 가진 세포군)는 감소하지만 T_4^+ 세포(helper 기능을 가진 세포군)는 거의 변동하지 않는다. 따라서 T_4/T_8 비는 연령과 더불어 75세까지 증가한다. 이것은 가령과 함께 helper 세포의 영향이 점차 커진다는 것을 의미하는 것이다.

노년기 (Old Age)

노인의 정상범위는 대상 모집단에 따라 큰 차이를 보인다. 노인은 연령에 따라 생리기능 차이도 현저하지만 또한 개인차도 대단히 크다. 그리고 노화현상에 관련한 생활수준이나 생활환경에도 크게 영향을 받는다. 따라서 노인의 검사결과를 해석할 때 신중하게 다루어야만 한다. 노인의 체내 수분량은 젊은이에 비하여 감소되어 있어 세포 내액량의 절대량, 단위 체중에 따른 양은 감소를 보인다. 한편 세포 외액량의 절대량은 남녀 모두 연령에 따라 현저한 변동은 보이지 않으나 단위 체중에 따른 양은 유의한 증가를 보인다.

단백질 혈청 총단백량은 생활환경에 좌우되지만 일반적으로 감소하는 경향을 보인다. 이는 albumin의 생산 감소로 인한 것이다. α_1-, α_2-, β-globulin 분획은 다소 증가하고 특히 γ-globulin 증가는 눈에 띌 정도이다. 단백성분으로 haptoglobin, α_2-macroglobulin, C_3, IgG 등이 성인기보다 높다.

지질 혈청 cholesterol 농도는 남자에서 40대에 최고치를 보이고 60세가 넘으면 1년에 약 3 mg/dL씩 감소한다. 여성은 estrogen이 감소하는 갱년기 이후 급속히 증가하여 60대에 최고치를 보인다. 혈청 triglyceride는 연령이 증가하면서 다소 증가한다.

LDL도 cholesterol과 마찬가지로 증가하다가 60대부터 서서히 감소한다. HDL은 남녀 모두 감소하는 경향을 보여 HDL cholesterol/LDL cholesterol 비도 현저하게 감소한다. VLDL은 거의 변동하지 않는다.

비단백 질소 BUN은 40대부터 서서히 증가하여 $7.56+0.119\times$age의 관계로 변동하고 혈청 creatinine 역시 $0.18+0.03\times$age의 관계로 증가한다는 보고가 있다. 이와 같은 변동은 노인의 사구체 여과치가 $153.2-0.96\times$age, 그리고 신혈류량도 $840.0-6.44\times$age로 감소한다는 관계로 비롯된 것이다. 실제로 creatinine clearance는 20대와 비교하여 80대에는 50% 정도 감소한다. 산(acid) 부하에 대한 신장의 배설량도 감소하고 glucose에 대한 세뇨관 최대 흡수능력도 감소한다.

혈청 요산농도는 노년기 초기의 남성은 별 변동이 없으나 여성은 폐경 이후 난소의 estrogen 분비 감소에 따라 증가를 보인다.

호르몬 내분비선 기능은 일반적으로 연령이 증가하는 데 따라 감소하지만 그 정도는 각 내분비선에 따라 다르며 이들 내분비선의 상호관계는 복잡하다. 뇌하수체만은 연령이 늘면서 그 중량이 감소한다고 만은 할 수 없고, 성선자극 호르몬(LH, FSH)의 분비는 중년 이후 오히려 항진한다. 특히 여성은 폐경 이후 급격하게 증가하는데 이는 성선기능의 감소에 의한 feedback의 억제가 소실되었기 때문이라고 생각한다. 그리고 노인이 되면 자극에 대한 호르몬 분비는 한결같이 감소한다. 예를 들면 insulin성 저혈당에 대한 성장 호르몬 반응은 약화하여 젊은이와 같은 현저한 분비 peak는 나타나지 않는다.

갑상선 호르몬 분비도 연령이 늘면서 감소하지만 혈중 thyroxine 농도는 감소하지 않는다. 이것은 말초에서 호르몬 분해능이 떨어져 호르몬의 체류시간이 연장되기 때문이다. 혈중 T_3 농도는 50대가 되면 25~40% 감소를 보이게 된다. Cortisol 분비도 감소하여 요중 17-OHCS 배설은 감소한다.

고환과 부신에서 분비되는 androgen이 감소하는 것은 혈중 dehydroepiandrosterone의 현저한 감소로 인한 것으로 70대에서 androsterone의 경우 검출될 수 있는 정도에 지나지 않는다. Androsterone의 대사 clearance와 분비율이 감소하므로 혈중 농도는 성인의 약 50% 정도이다. 따라서 Na의 체내 체류 기능은 감소한다. 70대가 되면 혈장 renin 활성은 40대의 60%에 지나지 않게 된다. Testosterone 분비와 혈중 농도 감소는(남자인 경우) 50대에 일어나고, 80대에서는 50대의 1/2로 감소한다. 여성에서는 변동이 없다. Estrogen 분비는 노인 남성에서 감소하여 요중 pregnanediol 배설량이 젊은이의 1/4 정도가 된다. 혈중 부갑상선 호르몬 농도는 가령에 따라 감소하고 폐경 이후는 골의 탈회로 혈청 Ca 농도는 증가하므로 요중 Ca 배설도 증가한다. 요중 hydroxyproline 배설은 감소한다. 요중 epinephrine과 norepinephrine 배설은 연령에 따라 변동하지 않으나 자극에 대한 부신피질의 반응은 연령이 증가하는 데 따라 저하되므로 catecholamine 분비도 감소하게 된다.

혈액검사 가령과 더불어 골수 조혈면적의 감소, 또는 조혈기능이 감소한다. 이것은 65세 이후에 일어나는데 60세경부터 말초혈의 Hb은 10년간에 약 1 g/dL의 비율로 감소하며 남성의 저하도는 여성보다 약간 크다. RBC, Ht치도 당연히 감소하는데 백혈구는 성인기와 별차이가 없다는 보고가 많다. 단, 형태학적으로 분엽호중구 증가, 림프구 감소, 적혈구의 대소부동증, 백혈구의 굵은 azure 과립 존재, 핵포체비의 역전, 핵의 편재 경향이 나타난다.

응고계에서는 혈소판 수의 증가 경향과 접착능이나 ADP 응집능 등의 저하가 나타난다. 비타민 K 관련 응고인자는 성인과 별 차이가 없으나 Ⅷ 인자는 60세부터 증가한다.

Antithrombin Ⅲ는 감소하는데 특히 뇌혈전증에서 감소가 뚜렷하다.

체액성 면역 노화로 인하여 면역기능이 저하하는데 감염은 흔히 중증으로 되기 쉽고, 자가면역, 발암과도 밀접한 관련이 있다고 이해하고 있다. 일반적으로 병원체 등의 외래성 항원에 대한 항체 생산이 감소하든가 반대로 자가조직 항원에 대한 자가항체의 생산은 커지게 된다. ASO 등의 항체가는 60세 이후에 저하된다. 적혈구 응집항체(항 A, 항 B)도 30세 이후 감소하다가 80대초 이후에 급격하게 감소한다. 또한 항핵 항체, 항갑상선 항체, rheumatoid 인자(RF) 등 자가항체의 출현빈도는 연령과 더불어 증가한다. 이것은 항체 생산을 조절하는 suppressor T 세포나 기능부전으로 인한 것으로 이해하고 있다. 그리고 M 단백(monoclonal immunoglobulin)도 가령과 함께 증가하는데, 70세 이상의 고령자에서는 1.5~3%로 나타난다. IgG는 증가하지만 IgA, IgM은 거의 변하지 않는다.

세포성 면역 고령자에서는 T 세포의 백분율, 절대수 모두 성인기에 비해 유의하게 감소하다. PHA, Con A 등에 대한 림프구 유약화 반응의 저하, suppressor T 림프구 기능 저하, 지연형 과민반응 등 세포성 면역기능은 저하된다. Monoclonal 항체에 의한 T_3^+ 및 T_8^+ 세포는 분명히 감소하는데 T_3^+ 세포 백분율의 감소는 T_8^+ 세포 감소에 의한 것으로 이해하고 있다.

성별(Sex)에 따른 변동

정상범위의 남녀 차이는 일반적으로 2가지 요인에 의한다. 즉 성 호르몬의 종류 및 분비량의 차이는 대사가 다른 것과 근육량 및 골격의 차이로 인한 것이다. 사춘기 전 어린이는 성별에 따른 차이는 거의 없으나 가장 현저한 차이를 보이는 경우는 사춘기와 폐경기 사이의 기간이다. 여성에서 폐경기, 남성에서는 여성의 폐경기 시기의 연령이지만 호르몬 영향이 거의 소실되므로 성별에 따른 변동은 근육량 및 골격의 차이로 인한 변동 요인의 지배를 받는다.

인종(Race)에 따른 변동

인종과 경제·사회환경에 따른 영향을 논하는 것은 대단히 어렵다. 그리고 생활환경이나 식이내용의 차이도, 빈부의 차이도 무시할 수는 없다. 예를 들면 도시와 농·어촌 지역 주민들의 일부 검사에서 정상범위의 차이를 보이는 것이 이를 입증하는 것이라고 생각된다.

진단검사의 변동 요인

진단검사 성적은 환자의 질환을 바르게 반영하고 검체 채취 시의 상태를 정확하게 재현하지 않으면 의미가 없다. 따라서 진단검사는 채취시점의 *in vivo* 치가 기대되어야 하므로 검체 채취에서 검사 종류까지 측정결과에 어떠한 영향도 미치지 않게 검사해야 한다.

검사 항목에 따라 환자의 미묘한 변화에도 심하게 변동하는 경우도 있다. 검사성적의 해석을 곤란하게 하는 오차의 상당 부분은 검체 채취나 검사 술식에 의한 오차가 아니다. 검사 술식에 수반되는 오차는 최근 분석기기의 발전으로 또한 자동화 등으로 거의 10% 이하로 감소시켰다.

그러나 전자의 소위 측정오차에 의하지 않는 변동이 완전히 밝혀졌다고는 말하기 힘들다. 표 3은 검사성적의 변동인자를 분류한 것으로 표 3의 일부가 검사 전 관리에 속하는 것이다. 올바른 검사결과를 얻기 위하여 검사 전에 여러 가지 제약이 필요하다.

생체는 모든 자극에 대응하여 시시각각으로 물리화학적 반응이 진행되고 있는 가운데 조화가 유지되고 있으므로 엄밀하게 말하면 두 번 다시 동일한 검체를 얻을 수 없다고 말해도 과언이 아니다. 그러므로 검사 전의 여러 가지 조

표 3. 검사 성적의 변동인자

환자 상태
질환(병변 부위, 질병 내용)
일상생활 습관 : 식이내용, 섭취기간, 음주습관, 운동(체위), 수면, 정신감동, 검체 채취시기
상용약제, 투여약제의 영향
검체 취급
검체 종류(혈청, 혈장, 전혈)
검체 보존, 검체 수송
검체 처리(보존제 종류, 보존제 농도)
측정 오차
검사기기 및 기구에 기인하는 오차
시약, 표준액에 기인하는 오차
검사 환경에 기인하는 오차
검사 술식의 차이로 인한 측정치의 차이
검사 기술의 개인차
기 타
검체의 바뀜
사무 적인 하오(계산 오독, 오기)

건을 엄격하게 규정한 후 검사하는 것이 중요하다. 검사결과 해석이 곤란할 경우, 이 모든 것을 검사의 잘못으로 일어난 것이라고만 탓하면 진료에 아무런 도움이 되지 못한다.

검체 채취 및 검사 전 관리

진단검사는 필요에 따라 때와 장소를 불문하고 가능하여야 한다. 물론 일반적으로 언제든지 필요한 검사는 수행되어야 하기 때문에 채취시간에 제한이 있는 것은 아니다. 그러나 검사결과를 변동시키는 요인이 있어서는 안 된다. 검사결과를 비교할 수 있도록 일정한 조건을 유지하여야 환자상태를 판단하는데 혼란이 없게 된다. 따라서 검체 채취에 다음과 같은 약속이 지켜져야 한다.

① 경과 판단을 위한 검체채취, 특히 채혈에 의한 검사는 검사항목과 관계없이 조조 공복 시에 채취한 검체를 사용한다.

② 질적이나 양적으로 변동이 심한 검체(요, 분비, 객담 등의 배출액)의 채취는 가능한 한 정량적으로 모아서 분석한다.

③ 미생물학적 검사에 사용할 검체는 채취 후 바로 배양 혹은 동결시킨다. 그리고 항생물질 사용 여부, 사용량, 사용기간 등을 검사 의뢰지에 분명히 기재하여 검사요원에 알린다.

④ 혈액 가스분석에 필요한 검체 채취와 동시에 어떤 처리를 요할 경우, 검체 채취자의 책임하에 적절한 방법을 강구한다.

⑤ 검체 채취는 감염 및 병독 오염의 위험이 있으므로 자신의 감염 방어는 물론 주변의 오염에도 충분한 책임을 갖는다.

주요 변동인자

1. 체위

선 자세에서 또는 앉은 자세에서 채혈한 검체의 성분은 자세에 따라 농도가 변동하는 항목이 있다. 혈청단백 농도는 서 있는 자세에서 채취된 검체가 0.3~0.5 g/dL 정도 큰데 이것은 혈액농도가 체위에 따라 달라지기 때문이다. 이 혈청단백의 증감에 관련하여 혈청 Ca^{++}도 누워있는 자세에서 0.6 mg/dL 정도 낮은 농도를 나타낸다. 따라서 외래에서의 채혈은 앉아 있는 자세에서, 입원의 경우는 누워있는 자세에서라는 원칙을 지키는 것이 결과 해석에 혼란을 초래하지 않는다. 모든 검체를 누워있는 자세에서 채혈하기 위해서는 누워있는 자세로 30분 이상 경과한 후 채혈하지 않으면 앉아 있는 자세와 같은 결과를 얻게 된다.

2. 식사·음식물의 영향

원칙은 12~14시간 절식 후에 검체를 채취하는 것이다. 식생활 습관이 검사 결과 치에 미치는 영향이 현저한 항목과 별 영향이 없는 항목이 있고, 식사 시간과 측정치의 변화율에도 개인차가 있는 등 각 검사 항목에 따라 다르다. 검사 전 관리에 필요한 지식은 1회 식사로 인한 변동과 장기적인 식생활 습관에 의한 영향은 별도로 해석된다. 표 4는 1회의 식사로 현저한 변동을 초래하는 항목을 정리한 것이다. 즉 표 4의 항목은 식후 3 시간 이내의 측정치는 변동 주의치이므로 환자의 고유치라고 하기는 어렵기 때문에 이용하지 않는 것이 보통이다. 물론 이들 항목의 증감치는 일상 검사에서 측정오차를 넘는다.

혈청 glucose 농도는 식후 30분부터 증가하고, 신장기능, 혈구산정 등 식사에 따른 혈액희석도 식사 내용의 흡수를 수반하여 나타난다. 변화가 가장 큰 시간은 식후 1~2시간이 많지만 중성지방은 증가가 늦어서 5시간 후에 최고치를 보인 후 감소하는 경향을 나타낸다. 따라서 중성지방의 측정은 12~15시간 공복 후에 채혈된 것이 아니면 변동폭이 크기 때문에 별 의미가 없게 된다. 약간의 이상치로도 심각한 의미를 갖는 검사나 엄밀하게 경과 추이를 보기 위한 검사는 가능한 한 식사에 관한 조건을 일정하게 유지하는 것이 중요하다. 식사조건의 규제에서 입원 예는 그리 큰 어려움은 없으나 외래 증례는 거의 모든 환자의 일상생활에 영향을 주는 것이 되므로 배려가 필요하다. 대체적으로 다음과 같은 규제를 들 수 있다.

① 음식물 섭취 금지 : 아침 식사만 금지하거나 검사 전날 저녁 식사 후 음식물 섭취 제한

② 식사 내용의 규제 : 총 calorie, 탄수화물, 단백질, 지질, 수분 등의 제한

③ 일정 식사를 취하게 할 경우 : 혈당 검사, 탄수화물, 지질 부하시험 등

이상은 1회의 식사로 변동하는 검사의 경우이다. 장기간 식습관으로 인한 변동이 없다고는 말할 수 없다. 예를 들면 갑상선 기능검사의 결과치는 음식물 중의 iodine 함량에 따라 많은 영향을 받는다. Iodine 결핍 식사를 장기간 하면 ^{131}I 섭취율은 항진되고 iodine 과잉 식사를 하면 감소하여 기능항진 또는 저하인가를 진단하는 데 어려움이 있게 된다.

그리고 고지방 식습관이 있는 환자에서 고cholesterol혈증, 고지방혈증이 많은 것도 잘 알려졌다. 이와 같은 식생활 습관을 고치면 3~6개월 후에 감소하기 시작하는 것도 잘 알려진 사실이다. 좌우간 식사의 영향을 무시하고 검체를 채취하면 검사성적을 해석하는 데 혼란을 가져 오게 된다.

3. 운동에 의한 영향

환자가 운동하는 것, 일반적인 운동부하는 거의 고려하지 않아도 좋다. 그러나 건강인에서는 검사 결과에 영향이 미치지 않는 정도의 운동량도 환자에게는 큰 부하가 되는 경우가 있다.

실제로 환자에 운동부하를 하여 조사하는 것은 불가능하므로 건강인을 운동시켜 운동 전후에 변동하는 항목을 표 5에 정리하였다. 운동부하로 증가하는 혈액학적 검사, 총단백 등은 혈액의 농축으로 설명되고, 효소활성 검사는 혈중 유출(release)에 기인하고 있다. 기타 검사의 변동에 대해서는 부하로 인한 자극 혹은 대사회전의 촉진으로 인한 것으로 환자에서 동

표 4. 식후 측정치가 변동하는 검사항목

증가	감소
요량, 요당, 혈당, Triglyceride, 요산, Lipoprotein (LDL, VLDL), Amylase, 혈청 총지질, Catecholamine, Insulin, Aldosterone, VMA, Vitamin	Glucose를 제외한 요중성분 농도 Hemoglobin, Hematocrit, WBC 수, Total protein, Albumin, NEFA, 혈청철, 성장 hormone, I-uptake

표 5. 운동 후 측정치가 변동하는 검사항목

증가	감소
Blood cell, Hematocrit, Hemoglobin, Total protein, Lactic acid, Triglyceride, Free fatty acid, Enzyme(AST, ALT, LD, CK), Growth hormone, Sodium, Chloride, Whole blood specific gravity, Urine RBC, Urine urobilinogen	Amino acid in blood, Renal clearance, Potassium, Glucose tolerance test, Urine calcium, Magnesium

일 조건하에서 운동부하는 고려할 수 없다 하여도 육체적인 부하가 변동 요인으로 작용될 수 있는 것은 분명하다.

4. 기타 습관에 의한 변동

수면상태, 정신감동은 steroid를 위시하여 내분비계에 영향을 주어 혈당, 요당 등의 증가를 나타낸다. 그리고 음주자에서 다른 간기능 검사소견이 모두 정상이라 하더라도 혈청 γ-GT는 증가하는 경우가 많다.

5. 측정치의 일내변동(Diurnal Variation)

식사, 기타에 의한 변동 외에 생물학적 요인으로 변동을 나타내는 검사항목이 있다. 그 변동은 circadian rhythm이라는 것으로 최고치와 최저치 사이에 ±50% 이상 차이를 보이는 것도 있다. 특히 혈장 11-OHCS, thyroxine (T_4), iron, TIBC, FSH, testosterone 등의 검사는 언제 채혈하는가에 따라 큰 폭으로 차이를 보이므로 주의하여야 한다. Minimum인 시간에 채혈할 수도 있으나 어느 시간이든 일정한 시간을 정할 필요가 있다. 예를 들면 오전 중에 채혈된 검체에서 정상치를 보였지만 오후에서 저녁에 걸쳐서 채혈된 검체는 철결핍성빈혈의 소견을 보일 수도 있다. 17-KS, 17-KGS, 17-OHCS도 일내 변동은 있지만 하루 배설량(24시간뇨)으로 비교하기 때문에 문제는 없다.

6. 약물 투약에 의한 변동

치료목적으로 투여된 약제가 검사성적에 영향을 미치는 것은 당연하다. 약제 자체가 시료 중에 혼입되어 검사의 반응을 방해(직접방해)하고, 또 약제로 인한 치료목적 이외의 약리작용 때문에 검사성적에 변동을 나타낸다(간접방해).

표 6은 직접 방해를 분류 기술한 것으로 극단적으로 검사가 불가능한 경우도 있다.

표 7, 표 8은 직접 방해를 가져오는 약물을 정리하였다. 가능한 한 이들 약물투여를 중지한 후 검체를 채취하여야 한다. 중지 후 어느 정도의 시간이 경과하여야 방해가 없어지는가 하는 것은 약물의 종류에 따라 다르다. 일반적으로 혈장단백과 약물은 결합하여 혈류 중에 존재하므로 그 결합률이 클수록 장시간 체내에 남아있고 생체 내에서 약물의 반감기는 연장된다. 따라서 반감기가 긴 약물일수록 투약 중지 후에도 오랫동안의 시간을 요한다. 그러나 특정한 약제를 제외하고는 거의 24시간 투약을 중지하면 방해는 없다고 생각한다.

표 6. 약물에 의한 측정치의 간섭

약리효과
항생물질 투여
아미노산, 비타민(미생물학적 정량)
물리적 간섭
고분자 물질 투여
비중, 굴절률, 점도, 삼투압 측정
화학적 간섭
Chelate제 투여 – chelate 적정 분석법
색소투여
색소 형성 약제투여
형광물질 투여 – 형광 분석법
환원제 투여 – 산화환원을 이용한 분석법

표 7. 요 정성 검사법에 영향을 미치는 약물

검사항목		위양성	위음성	판독 불능
단백	Test strip	고분자물질 (dextran, PVP, Arabic gum) 투여, Iodine 유제 조영제, Vitamin B_2 제제		고도의 착색뇨
	Alkaloid 법	고분자물질, 조영제, Sulfa제, 경구 당뇨병약, 각종 항생제(대량) Alkaloid법		
당	Test strip		Ascorbic acid	고도의 착색뇨
	환원법	Amino 산제, Glucuronic acid, 항생물질, Pyrazolone 유도체, Sulfosalicylic acid 환원법	Ascorbic acid	
Ketone body				BSP, PSP, L-DOPA
Bilirubin		Phenothiazin, Chorpromazine, Phenazines	Ascorbic acid	고도의 착색뇨
Urobilin		Vitamin B_2 군, Flavin 유도체		
Urobilinogen		Chlorpromazine, Phenothiazine, Pyridine 유도체, Antipyrine, Sulfa제, Caffeine, Theophylline, Acetophenazine	항생물질 (연속투여)	
Occult blood		Bromate제, Iodine제, Procaine	Ascorbic acid	

표 8. 비색측정에 방해되는 약물과 종류

색소제 : PSP, BSP, ICG, Methylene blue, Indigo carmine, Rose begnal, Water soluble, dye

착색약제 : Flavin, Nitroflavin derivatives, Pyridines, Gantrisin, Anthraquinone, Pyrazolone

색소단형성 : Picric acid, Ferric citate, Sorbitol, L-DOPA, Indandion, Triamterene, Ethoxazin, Phenolphthalein, Antipyrine, Salicylate

식품첨가제 : Amaranth, New coccine, Phloxin, Tartrazine, Fast green FCF, Acid violer, Eosin, Malachite green

표 9. 간기능 검사결과에 영향을 비치는 약물

간실질 장애를 반영하는 검사 … AST, ALT, LD, Bilirubin

항결핵제 : PAS, Pyrazinamide, Ethinonamide

항생물질 : Tetracycline, Erythromycin, Chloramphenicol, Oxacillin, Penicillin

화학요법제 : Sulfa 제, Antimony 제, Benermid (proberecid)

진정제 : Diphenylhydantoin, Indusil, Butazolidein, Chinchophen, Biluptin, Ferastin, Phenobarbital, Barbital.

항갑상선제 : Thiouracil, Propylthiouracil

당뇨병치료제 : Tolbutamide (sulfonylureas)

항종양제 : 6MP, Urethan, Nitrogen mustard

마취제 : Chloroform, Ether, Fluorescein, Cyclopropane

간·담도 장애를 반영하는 검사 … ALP, γ-GT, ALP, Bilirubin

Seroid 제 : Methyltestosterone, Norethandrolone, Estrogen (contraceptive)

항생물질 : Novobiocin, Refampin

기타 : Phenothiazines, Colchicine

예를 들면 streptomycin을 주사한 당일에 객담을 채취 배양하면 객담 중 streptomycin 농도가 높아서 도말검사에서 양성이라도 배양 검사에서는 음성으로 된다. 그리고 요 중 비타민 B_{12}, folic acid, 아미노산 등의 정량에 미생물 정량법을 이용할 경우와 광역 항생물질 투여 예에서 측정한 결과는 믿을 수 없게 된다.

다음 표 9에 약제의 약리작용으로 변동을 초래하는 검사항목과 중요한 약제를 정리하였다. 단 1회의 투여로 변동하는 예도 있고, 장기 투여로 변동을 보이는 경우도 있다. 원질환에 유래하는 변동인가 아닌가를 구별하는 데 아주 곤란한 경우가 많다. 가능한 한 장기적으로 검사하거나 투약을 중지하고 검사성적을 추적할 것이며 challenge test 또는 림프구 자극시험, 피내반응 등이 추정 수단으로 이용된다.

검체 취급

올바른 검체취급은 정확한 결과를 얻는데 중요하다. 검체취급이 좋지 않으면 재현성이 좋은 결과는 기대할 수 없다. 그리고 검체 방치에 별 영향을 받지 않는 검사 항목도 있으나 즉시 검사를 수행해야 하는 항목도 있다. 검사 전에 충분히 준비하여 검체를 채취해야 한다. 채취량은 측정법에 따라 다르므로 검사기관에 따라 차이가 있다.

1. 용혈 혈청에 의한 변동

용혈은 채혈기술이 미숙하여 적혈구 성분이 혈청(장) 성분과 혼합된 것이라 말할 수 있다. 현재의 임상화학 분석법은 혈청을 주로 사용하므로 혈구 성분의 혼입은 측정치를 혼란시킨다.

혈구 내의 농도가 혈청 농도보다 높은 성분이 혈청에 혼입되면 전체의 측정치를 증가시키고, 반대인 경우 희석시켜 낮은 치를 보이게 된다. 표 10에 임상검사 항목에 용혈 혈청이 영향을 나타내는 것을 정리하였다. 용혈을 방지하려면 잘 건조된 채혈기구를 사용하고 반드시 주사바늘을 빼고 천천히 용기벽을 따라서 옮기고 거품이 섞이지 않도록 주의하여야 한다.

2. 혈청 성분의 분해로 인한 변동

Glucose, lactate, pyruvate, 유리 지방산, ammonia, cholesterol ester 비 등이 해당되는데 그 중 cholesterol ester 비, 유리 지방산은 혈청에 존재하는 lipase, LCAT 등의 작용으로 중성지방으로 분해되고 cholesterol ester는 지방산 전이로 변동된다. 현재는 이를 저지할 전처리 첨가제가 없으므로 채혈 후 냉각 원심하여 얻은 혈장을 검체로 사용하여 가능한 한 빨리 분석해야 하는 항목이다.

Glucose, lactate, pyruvate는 NaF을 첨가하여 빨리 혈구를 분리하고 제단백 조작을 하는 것이 바람직하다. 역시 ammonia에 대해서도 제단백하는 것이 바람직하다.

3. 혈청에서 불안정한 성분

혈청이나 전혈 등 환경자체가 성분에 따라 불안정한 것이 있다. Lysosome 효소의 하나인 acid phosphatase는 혈청 pH가 alkali 성이므로 불안정하기 때문에 채혈 후 바로 산성으로

표 10. 용혈에 의한 검사 결과의 변동

영향이 없는 항목
Albumin Uric acid, Creatinine, Ammonia, Glucose, Magnesium, Calcium, Sodium, LAP, γ-GT, CK, ALP, Cholinesterase, T_3, T_4, 11-OHCS
증가하는 항목
Total protein, A/G ratio, Potassium, Chloride, Inorganic phosphorus, Iron, Amylase, AST, LD, Cholesterol
감소하는 항목
Bilirubin, Lipase, ACP

처리할 필요가 있다. 그리고 CK는 glutathione 등의 환원형 -SH의 존재에서 안정하지만, 없으면 불안정해진다. 그러나 CK는 환원형 SH 첨가로 어느 정도까지는 다시 활성화되므로 문제는 없다. 그 밖에 응고계 인자, 혈중 여러 가지 protease 등 불안정한 성분은 많이 있으므로 각론에서 설명한 안전성을 충분히 파악하고 검사에 임해야 한다.

입원 시의 검사

환자가 병원에 입원한다는 것은 그 목적이 분명하기 때문에 상세하게 병력을 청취하고, 숙련된 정확한 이학적 검사를 기초로 입원목적에 따라 검사계획을 수립하게 된다. 입원해서 무계획하게 많은 검사를 의뢰한다는 것은 무의미할 뿐만 아니라 환자에게 불필요한 고통과 경제적 부담을 부과하게 되고, 검사로 인한 부작용이 출현할 기회가 많을 뿐더러 사회적으로 의료비의 증가를 초래하는 원인이 된다.

입원 시에 시행하여야 할 검사의 목적으로는 ① 진단을 위한 검사, ② screening을 위한 검사, ③ 치료를 위한 검사 등으로 열거할 수 있다.

진단을 위한 검사

1. Rule out을 위한 검사

어떤 질환을 진단하는 데는 처음에 병력, 이학적 소견으로 얻어진 data로부터 크게 질환의 개념, 다시 몇 가지의 진단명을 예상한 후, 예상된 진단에 기초하여 더욱 상세한 병력의 재청취와 이학적 검사 그리고 검사소견으로 예상했던 많은 질환을 제외한다. 이와 같은 과정에서 행한 검사는 만일 그 검사가 음성이라면 특정 질환의 가능성을 완전히 배제하는 것처럼 감수성이 큰 검사(sensitive test)를 선택할 필요가 있는 것이다.

2. 확정 진단을 위한 검사

강하게 의심되는 몇 가지 질환에 대해서 확진을 내린다. 이 경우의 검사는 만일 그 검사가 양성이라면 진단이 확정되는 것처럼 특이성이 큰 검사(specific test)를 선택할 필요가 있는 것이다.

계통적으로 검사를 진행하기 위해서는 의뢰하는 검사의 목적을 분명히 하고, 각 검사의 특성을 이해하는 가운데 상세하게 검토된 문제에 대한 정확한 검사계획을 수립하여야 한다. 이 검사로 환자가 받은 이익과 검사에 의한 합병증, 고통, 경제적 부담 등을 모두 종합하여 불이익인 점을 고려하면서 시행하여야 한다.

Screening을 위한 검사

입원 시에 행하는 screening test는 여러 가지 목적으로 시행하지만 일반적으로 screening 본래의 목적은 질환을 조기에 발견하여 질환에 의한 사망률, 합병증, 질환의 진행 등을 예방하는 데 있다. Screening으로 칭하므로 의사의 병력청취나 이학적 소견을 취할 수고를 생략한다든지 지식 부족을 보충하기 위하여 불필요한 많은 검사를 의뢰해서는 안 된다.

그렇지만 구체적으로 어떤 입원 환자에게 screening으로 어느 만큼의 검사를 해야 하는가에 대한 분명한 지표는 없다. 병력이나 이학적 검사와 함께 요검사, Ht 및 변 잠혈반응을 screening으로서 그리고 진단을 위한 data base로서 행하는 것은 문제가 없다. 또한 그 이상으로 어느 정도의 검사가 입원 시의 screening으로서 필요한가는 다른 견해가 있을 수 있다. 구미에서는 임상화학 검사의 자동화가 급속하게 발전되었기 때문에 많은 검사가 screening으로서 이용되고 있다. 우리나라에서도 검사장비의 자동화로 인하여 임상화학 검사 12 항목, 혈액학적 검사 8 항목(적혈구 항수 포함), 요검사 9 항목, 혈청학적 검사 4~5 항목을 채택하는 경향이다.

Belliveau 등에 의하면 입원 시 screening test로 약 43%의 검사에서 이상을 나타내는데 그 대부분은 요산 농도, AST, glucose, LD이고, screening test의 이상으로 새로운 진단을 얻게 되는 것이 4%에 이른다고 보고하였다.

최근 그의 유용성에 대하여 재검토된 바 있다. Korvin 등은 1,000명의 입원 환자에 대해서 각각 20 항목의 임상화학 검사와 혈액학적 검사를 수행하여 223의 이상치를 얻었는데 그 중 대부분은 임상적으로 예측되었으나 의의가 없는 이상이었고, 223의 이상치에서 83의 새로운 진단을 얻었으나 그 대부분은 임상소견에 예측된 것이었다. 진단을 얻었어도 그 후의 치료방침에 영향을 미치지 못하는 것으로 screening으로 분명히 환자가 이익을 얻었다고 생각되는 증례는 1 예뿐이었다고 보고하고 있다.

임상의가 충분히 주의 깊은 병력의 청취와 이학적 검사를 수행하면 screening으로서의 임상화학 검사는 불필요한 것이지만 무증상인 환자에서 이상이 나타나는 빈도는 높고 조기에 발견할 수 있으므로 질병의 진행을 예방할 가능성이 있는 질환 때문에 screening으로서 hematocrit, total bilirubin, AST, BUN, glucose 정도는 측정해도 바람직하다고 생각한다.

치료를 위한 검사

치료를 위한 검사는 다음과 같다.

① 질환의 상태(진행성인가, 안정상태인가 또는 개선되고 있는가)를 파악한다.

② 약물의 부작용을 포함해서 치료에 의한 합병증을 관찰한다.

③ 약물의 최적농도를 검색한다.

④ 예후를 예측한다.

⑤ 증상이나 이학적 소견에 변화가 나타나기 전에 이상을 발견한다.

⑥ 입원 후에 행하는 검사 또는 치료를 안전하게 수행한다는 등의 이유로 시행된다.

이와 같은 목적을 위한 검사로서는 재현성(reproducibility)의 크기가 중요한 것이다. 개개의 검사에 대해서는 진단, 치료방법, 사용하는 약물에 따라서 다르므로 많은 항목을 참조해야 하는 것이다.

외래진료 시의 검사

외래 의료의 역할

외래의료의 대상자는 입원환자와는 달리 입원 시설이라는 특수한 환경에 있는 사람이 아니라 가정에서 생활하면서 단독 또는 가족의 보조를 받아 내원하는 사람을 외래환자라 한다.

따라서 외래진료의 특징은 방문하는 환자의 질병을 진단하고 치료하는 것만으로 끝나는 것이 아니라 건강에 영향을 미치는 가정, 직장, 학교 등에서 어떻게 생활하는가의 상담 내지 지도까지를 cover하는 데 있다. 여기에는 특히 식사습관, 일상행동에 관한 advice가 중요한 의미를 갖는다. 또한 외래의료로는 전화의 이용과 왕진하는 경우도 있는데 어느 경우나 환자의 생활 상황을 파악하여야 한다.

그리고 환자도 가정에서 self care를 하고, 그 한계가 넘는다고 판단되는 경우에 외래에 방문하게 된다. 임상의는 환자의 self care 한계를 넘는 상태인지를 살펴서 기록하고, self care에 대한 이해와 지도를 하게 된다.

외래의료의 목표는 의료에 대한 환자의 기대

에 부응하도록 환자의 건강문제를 함께 생각하고 해결하는데 있다. 환자의 기대란 단순히 검사의 결과를 듣는 것이 아니라 실제 생활에서 즉, 식사, 휴양, 운동을 왜 해야 하며 또 어떻게 수행하여야 하는지를 알고자 한다. 따라서 검사결과도 그와 같은 생활에 의의를 알려주어야 한다.

외래검사의 목적

외래에서는 의원이나 병원의 모든 진료과를 초월하는 광범위한 건강문제에 대처하는 내용에서부터 종합병원의 특정질환 또는 질환군에 대응하는 전문외래 및 특수 외래까지 형태는 다양하다. 그러나 전문적인 외래에서는 group으로 조합된 검사를 이미 설정하여 이용하고 있으므로 소규모 의원의 외래로 가정하여 검사에 대하여 기술하고자 한다.

1. Screening

초진환자가 외래로 방문한 경우, 일반적으로 환자가 호소하는 증상에 대해서 그의 성질, 부위, 정도, 발병 시기, 경과를 묻는 것으로 시작해서 그의 증상이 어떤 질병에서 발생하는지를 추정한다. 다음으로 신체적 소견을 검색하고 문진으로 추정된 질병에 모순되지 않는 소견이 있는지 여부를 생각한다. 그 위에서 검사계획을 수립하게 된다.

일반적으로 screening으로 흔히 사용하는 검사는 ① 요검사, ② CBC, ③ 임상화학 검사, ④ 혈청검사, ⑤ 기타 등이다.

전신상태에 관한 검사 전신적인 증상인 발열, 권태감, 체중감소 등으로 환자가 외래로 수진하는 경우, 심각한 질환이 존재하는지 여부에 대해서 병력청취, 신체소견 및 일반검사에 의해서 판단하게 되나, 요즈음 질환의 대부분이 특별한 증세를 보이지 않고 단순 피로나 권태등을 호소하는 경우가 많으므로 기본적인 임상화학 검사, CBC, 요검사, 혈청검사를 종합적으로 시행해 보는 것이 바람직하다. 혈구산정, 요검사, ESR, CRP 검사로 감염증, 악성종양, 교원병에 대해서 어느 정도 추측이 가능하다. 그러나 이들 3가지 질환이 있다고 해도 일반검사에서 전혀 이상치를 나타내지 않는 예도 흔히 있다.

감염 여부 검사 백혈구 수, 백혈구 백분율, ESR과 CRP의 결과로 감염의 유무는 거의 추정된다. 백혈구 수의 증가는 세균 감염증을 강하게 시사하고, 세균 감염증에서는 말초혈 도말표본에서 중성구의 left shift도 확인된다. 한편 virus 감염에서는 백혈구는 별로 증가하지 않고 상대적인 림프구 증가를 보이는 경우가 많다. 감염 초기에는 CRP 검사(특히 미량정량)가 유효하다. 특히 임상증상이 분명치 않은 신생아나 면역부전 환자 및 노인 등에서는 잠재적인 세균 감염증을 조기에 발견할 수 있다는 점에서 우수한 검사이다. 여기에 추가해서 최근 sialic acid, α_1-acid glycoprotein(α_1-AG)을 검사한다. Sialic acid는 CRP와 거의 같은 임상소견에 따라 변동하지만 자동분석장비로 측정할 수 있는 장점이 있다. 그 밖에 소아과 영역에서 용혈성 연쇄상구균 감염증의 조기진단 및 치료에 유효한 검사로서 β용혈성 연쇄상구균(A군) 항원을 신속하게 검사할 수 있다.

빈혈 여부 검사 빈혈에 대한 검사는 혈액질환에서 나타나는 것이 아니라 많은 질환의 일부 증상으로 빈혈이 있으므로 주의하여야 한다. 빈혈에 의한 자각증상은 경과에 따라 차이도 크다. 즉, 급격하게 진행하는 빈혈은 생체가 저산소 상태에 익숙하지 않아 증상이 나타나기 쉽다. 한편 만성적으로 서서히 진행하는 빈혈은 생체가 저산소 상태에 익숙하기 때문에 증상이 나타나기 어렵다. 특히 후자의 경우, 암 같은 심각한 질환이 은폐되므로 주의해야 한다. 생체 소견도 빈혈이 상당히 진행했는지를 파악하기 어렵다.

검사항목으로는 거의 모든 경우 CBC를 수행한다. 최근에는 적혈구 항수(MCV, MCH, MCHC)까지 출력하는 장비가 많으므로 빈혈의 종류는 추정된다. 실제로 빈혈의 90% 이상이 철결핍성 빈혈이기 때문에 외래 초진 시에 혈청철, TIBC(or UIBC)를 CBC와 동시에 검사하는 것이 바람직하다.

신장장애 여부 검사 외래에서 신장장애의 검색은 여러 가지 배뇨이상에 대해서 실시할 뿐만 아니라 약물 투여량의 결정에도 필요하다. 일반적으로 요는 우선 외관으로 혼탁이 심하면 요로 감염증을 의심하게 되나 소변의 산도에 따라 요에 녹아 있는 많은 물질들이 결정을 형성하여 요 혼탁을 초래하는 경우가 많으므로 주의해야 하며, 혈뇨, bilirubin뇨도 육안적으로 판단이 가능한 경우도 있다. pH, 단백, 당, urobilinogen은 각각 urine stix로 검출한다. 그리고 요침사도 정보량이 많은데, 적혈구 증다는 신장염, 신결석, 신종양, 요로감염을 원주체의 존재는 신장실질장애나 신장염을 보이는 소견이다. 원주체는 내과적 단백뇨에 많이 나타나는 데 반하여 비뇨기과적 단백뇨에서 나타나는 경우는 매우 드물다. 그리고 단백뇨와 빈혈이 동시에 존재하는 경우는 만성신장장애를 고려하여야 하므로 더욱 상세한 신장기능 검사가 요구된다. 신장장애에 대해 가장 흔히 시행되는 임상화학 검사는 총단백, albumin, cholesterol, BUN, creatinine, 요산, Na, K 등이 있다.

간·담도계 장애 여부 검사 간·담도계 계통의 장애에 대한 검사는 우리나라에서는 널리 알려져 있어 생략하겠으나 아직까지도 AST, ALT 활성치가 간기능 검사를 대변하는 듯한 인상이 있다. 그러나 최소한 총단백, albumin, bilirubin, AST, ALT, ALP, γ-GT 등을 시행함으로써 AST, ALT 활성치가 증가하지 않을 수도 있는 지방간, 간경화 등을 진단할 수 있다.

간·담도계 장애도 약물투여에 의해 영향을 받기 쉬운 경우도 있으므로 그의 상태를 검색하는 것이 바람직하다. 일반적으로 가장 간편한 방법은 요 urobilinogen의 증가 여부를 stix로 알 수 있다. 그리고 ESR 검사 시 상청부위의 황색조를 관찰하는 것도 간장애 여부를 판단하는 데 한 몫 할 수 있다.

당뇨병 여부 검사 요당의 검출이 우선이고, 다음으로 혈당치로 판정한다. 의심되는 경우는 glucose tolerance test나 식진, 식후 2시간 혈당치를 검사하는 것이 바람직하며, 최근에는 HbA_{1c}가 유효한 검사로 부각되고 있다.

소화관 출혈 여부 검사 변의 잠혈반응을 관찰한다. 종래부터 사용한 Guaiac 법보다 human hemoglobin에만 특이적으로 반응하는 면역학적 방법으로 교체되고 있다.

암 여부 검사 암을 발견하기 위한 종양 marker도 많이 이용하지만 sensitivity, specificity 를 모두 충분히 만족시키는 검사는 아니다. 간암의 AFP, 췌·대장암의 CEA 이외에 최근에는 췌장암의 CA 19-9, 전립선암의 PAP, γ-Sm, 난소암의 CA 125 등이 주목 받고 있는 검사이나, 무엇보다도 중요한 것은 암이 발생한 장기에는 기능의 변화가 생기므로, 종합적인 기능검사와 함께 시행함으로써 좀 더 폭넓은 정보를 얻을 수 있다.

2. 중증도 판정

외래수진 시에서 중증도의 판단은 주로 입원 여부를 결정하기 위하여 시행한다. 또는 다음

수진 일정을 결정하기 위한 경우도 있다.

중증도를 결정하기 위하여는 vital sign을 정확하게 파악하고 동시에 screening 검사는 물론 요비중, 전해질, 혈당, 요소질소, 간기능 등을 검색한다. 그리고 계통적으로 혈액가스, 뇌척수액 등의 검사를 행하는 경우도 있다.

3. 예후 판정

긴급에 비하면 일반 외래에서 곧바로 예후판단을 하는 경우는 적다. 오히려 검사결과에 대해서 필요하고도 충분한 data를 해석하여 판단하는 경우가 많다.

4. 치료 효과 판정

치료효과 판정을 위한 임상검사는 screening 검사보다 훨씬 실용적이다. 왜냐하면 검사결과는 개인간의 차이가 큰데 동일인에서는 그의 생체 내 상태를 여실히 반영하기 때문이다. 특히 만성질환의 follow up에 유용하다.

예를 들면, 류마티스 관절염에서 효과가 큰 약물인 gold제제 또는 D-penicillamine을 사용하는 경우, 유효한 증례에서 효과가 나타나기 전에 sialic acid가 감소한다. 그리고 간암의 치료효과와 AFP의 변동 등이 있다.

5. 부작용 검색

사용하고 있는 약물에 대한 효능 등을 소개하는 유인물을 통해서 부작용을 염두에 둘 필요가 있다. 부작용으로서 자각증상과 함께 검사소견도 검색할 필요가 있다.

일반적으로 주의해야 할 부작용과 그의 검사로는 골수억제에 관하여 CBC를 일단 검색하는데 백혈구 수 감소는 심한 감염증을 일으켜 치사상태로 되므로 그 가능성이 있는 약물은 감염증상 및 백혈구 감소가 중단되는지를 검색하여야 한다.

약물의 종류는 한정되지만 신장장애를 일으키는 것도 있으며 약물의 배설능력과도 관련이 있으므로 검색이 필요하다.

진단검사의학의 Group 검사

근년의 임상검사 분야에서 검사기기의 발전은 현저하며 임상화학 검사의 다항목 자동분석기기를 중심으로 다항목 자동혈구계수기, 백혈구 자동분류기기, 자동혈액응고 검사기기는 말할 것도 없고 혈청검사, 세균검사, 세포진에 이르기까지 자동화가 시도되고 있다. 당연한 것이지만 검사기기의 발전과 더불어 검사 의뢰건수가 현저하게 증가하는 데 반해서 일부에서는 과잉검사의 비판을 받고 있다.

검사 의뢰지에 V로 표시하는 것만으로 자동으로 검사가 가능한 시대에서는 당연한 추세일지 모른다. 그러나 관습적으로 검사를 시행하는 것이 아니라 충분한 이론적인 근거로 검사항목을 선택하는 것이다. 현재의 다항목 자동분석기기는 그 대부분이 검사항목의 선택이 가능한 것이다. 이와 같이 다항목을 동시에 검사할 경우에는 많거나 적은 항목을 group화할 필요가 있고, 그 목적에 따라 항목의 선택을 고려하여야 한다.

한편 이와 같은 배려를 하였다고 하더라도 V로 표시하는 임상의는 group에 포함되어 있는 개개의 항목에 대해서는 별로 관심을 주지 않기 때문에 group화된 다량의 검사결과가 자동적으로 보고되는 경우가 많다. 그 결과 임상의는 이론적으로 예상되는 질환 별로 검사항목을 선택하지 않아도 예기치 않은 이상 결과가 보고되어 비로소 이상임을 알게 되는 경우도 있어서 이런 것이 결과적으로 임상의를 당황케 하는 경우가 있다 하겠다.

임상의를 방문한 환자는 대부분이 일상 보편적인 질환이 있는 경우이고 극히 일부가 드문 질환을 나타낸다. 이들 환자를 진단 또는 치료할 때 임상의의 광범위한 새로운 지식과 주의 깊은 이학적 관찰이 필요한 것은 당연하지만 그와 같은 주관적인 관찰만으로 충분한 진료가 되지 않는 경우도 있다. 병상에의 대응을 pattern화(=group화)하는 경우에는 짐작이나 무심히 지나치는 과오를 최소화하고, 빈도는 낮아도 놓쳐서는 안 되는 중요한 사항을 누락시키는 오류를 방지하는 효과가 있다.

이와 같이 어떤 증상에 대한 검사를 개개의 증례를 수집하여 최대공약수적으로 선택된 것이 group 검사인 것이다. 이학적 소견이나 문진을 중요시하여 group 검사를 의학의 정도가 아니라고 기피하는 임상의도 많다고 생각되지만 이학적 소견이나 문진 또는 간단한 검사만으로는 진단의 과오를 방지하고 의료 분쟁을 방어할 수 없다는 것도 사실이다. 그러나 group 검사를 시행할 때 개개인의 환자의 병상에 따라서 group 검사 항목에 추가나 삭제를 수시로 행할 수 있도록 하는 것도 중요하다.

자동화와 Group 검사

임상화학 검사, 혈액학적 검사, 일부 면역학적 검사 등 검사의 자동화가 상당히 많이 보급되었고, 임상화학 검사는 자동화 항목이 30여 항목이나 이르고 있다. 이처럼 자동화의 보급은 필요한 검사를 조합시키는데 검사의 난이도를 의식하지 않고 group화 할 수 있다는 장점이 있는 것이다.

입원 시의 group 검사를 시행할 수 있는 일례를 표 11에 제시하였다. 내과 외래진료 시에 상당한 수준의 검사, 처치가 가능한 동시에 전문외래를 운영하는 병원인 경우의 입원 적용은 순환기, 호흡기, 간, 신장 등의 기능부전증, 내분비질환, 종양, 고열, 급성기 뇌졸중 등의 질환이 거의 중심이 된다. 이들 환자에서 주요 병변 장기는 단일이라도 타장기에 이차적으로 장애를 미치고 있는 경우가 많다. 따라서 반드시 입원 시에 routine 검사로서 주요 장기 기능을 검토할 필요가 있는 것이다.

표 11의 예를 중심으로 검사항목의 선택과 자동화기기를 응용할 때의 문제를 고려하여 취사 선택하여 사용하는 것이 바람직하다.

혈액학적 검사는 ESR, 출혈시간(BT) 이외는 거의 자동화되었고 data의 신뢰성도 대단히 크다. 혈구계수에 대해서는 현재 다항목 전혈 혈구계수기는 많은 종류가 보급되어 있어 최근에는 혈소판은 물론 platelet crit(Pct), platelet distribution width(PDW)까지 측정할 수 있는 장비가 많이 소개되고 있다. 1989년도판 의료보험 요양급여 기준 및 의료수가 기준(대한의학협회 발행) 책자에도 등장하고 있다. 따라서 동시에 측정되는 이들 항목을 group 검사로 취급함으로써 DIC, 백혈병, ITP 등일 때 유

표 11. 입원 시의 Group 검사

임상화학 : 총단백, Albumin, 총 Cholesterol, Glucose, BUN, Creatinine, 요산, Na, K, Cl, Pi
혈액학 : 백혈구 수, 적혈구 수, 혈색소량, Hematocrit, 적혈구 항수, 혈소판 수, 백혈구 분류, 혈침(ESR)
응고검사 : 출혈시간, Prothrombin time(PT), 부분 thromboplastin time(aPTT), Fibrinogen, ATIII, FDP
혈청검사 : CRP, RA, 매독반응, HBV 항원·항체, 혈액형, 수혈력이 있는 경우는 항체 screening
요검사 : 외관, 단백, 당, Urobilinogen, 잠혈, 침사
변검사 : 외관, 잠혈반응, 기생충란

의성이 크게 된다. 혈액상에 대해서는 검경담당 임상병리사의 기술수준의 차이가 항상 문제가 되는 검사이지만 근년 1차 screening을 자동화기기가 처리할 수 있게 되어 screening의 기능을 다할 수 있게 되었다. 백혈구 자동분류 장비를 사용할 경우 도입 시에 충분히 검토하여 manual check를 해야 할 기준을 엄밀하게 작성하여 사용하는 것이 반드시 필요하다. 저자의 경험으로 약 30%(대학병원인 경우) 정도는 확인할 대상이 된다.

표 12에 확인이 필요한 판단기준의 예를 제시하였다. 판단기준을 설정하여 확인함으로써 백혈병 같은 중요한 질환을 놓치는 경우는 생기지 않는다. 이와 같은 장비의 program에는 간상구(band form), 분엽구(lobulated cell)의 판단에 약간 부족한 경향이 있으므로 판단기준을 완화시키는 편이 바람직하다는 의견도 있다. 일반적으로 1차 screening으로 쓸 만하다고 생각한다.

입원 시 group 검사에 응고·섬유소 용해검사도 흔히 포함시키는데 중증도가 큰 입원환자에서는 흔히 DIC가 일어나므로 발병 전의 대조 data를 보유하는 의미로도 중요한 검사이다. 그리고 최근에는 출혈경향의 검색뿐만 아니라 과응고 상태의 검사까지 요구도가 커지고 있다. 또한 전통적인 Lee-White의 응고시간 검사는 이제 그만 사용해도 좋을 시대가 되었다고 생각한다. ESR 검사는 fibrinogen을 중심으로 하는 급성 염증성 반응물질과 면역 globulin, 혈구 수의 balance에 영향을 받는 검사이고 또한 각각의 성분을 신뢰성이 크게 검사할 수 있음에도 불구하고 아직 유용한 검사로 이용하는 기관이 많은 것은 간편하고 비용이 적게 들며 또한 종합적인 screening 검사로서의 가치를 아직 인정하고 있기 때문이라고 생각한다.

면역학적 검사는 최근 면역 globulin의 정량을 LASER nephelometry, latex 응집반응을 이용한 LPIA(latex photometric immunoassay) 및 LA(latex agglutination), 비탁면역측정(turbidimetric immunoassay; TIA) 등의 방법으로 간단하지만 자동화 기기로 측정할 수 있게 되었다. 여기에 수반하여 면역 globulin의 이용건수는 급속하게 증가되고 있다. 근년, CRP의 진단가치는 현저하게 높아졌고 특히 항생물질의 투여 중단 시기를 판정하는 데 중요한 검사로 유용하여 의뢰건수도 현저하게 증가되었다. 그 동안은 용수법을 사용하였으나 현재는 자동화가 가능하며 간단히 정량하게 되었다. 매독검사는 대부분의 조작이 복잡하기 때문에 screening 검사로는 제외되는 경향이 있었다. 따라서 TPHA 이외에 STS 3가지 방법 중 2가지 방법을 일반적으로 조합하여 사용한다. 일반적으로 면역학적 검사의 자동화가 어려운 것은 검사 수가의 문제가 하나의 이유로 되어 있다.

분변검사에서 기생충 검사는 screening 검사로서 필요 없다는 주장도 있어 일부 기관에서는 screening 검사에서 제외하고 있으나 아

표 12. 백혈구 자동분류 장비 결과를 직접 확인할 판단기준

적혈구 형태	백혈구 형태	
Anisocytosis	Band	10% 이상
++	Lymph.	60% 이상 또는 5% 이하
	Mono	15% 이상
Poikilocytosis	Eosino	0% 확인
++	Baso	3% 이상
NRBC +		
	Aty. lymph. imm. gran.	1%
	blast, unclass } 1%	확인 { A.L. blast

직 존속가치는 여전히 존재하고 있는 것 같다. 기생충을 대상으로 고려할 경우에는 백혈구 분류 또는 IgE를 조합시키는 경우가 많다.

요검사는 시험지법이 주류를 차지하고 있어 비교적 자동화기기의 도입이 늦은 분야이지만 근년에 개발된 시험지법을 기본으로 한 요 다항목 자동분석기 또는 시험지 자동판독장치 등은 신속하게 대량 처리하는 데 위력을 발휘하고 있다.

임상화학 검사 초기에 다항목을 동시에 검사할 수 있는 Technicon사의 SMA 12/30 기기가 보급된 후 뒤이어 SMA 12/60, SMAC이 소개되어 그의 공적은 대단하였다. 그 결과로 건수는 현저하게 증가하게 되었다. 근년 다양한 discrete system의 기기가 개발되어 현재는 항목수도 50여 항목이나 되는 super multichannel selective analyzer도 개발되고 있다.

임상화학 검사는 group 검사의 조합된 항목수에 따라 의료보험 청구액도 조정되고 있으므로 검사료 산정지침을 숙지해야 할 줄 안다.

임상의가 의뢰할 때 각 항목에 V로 표시해도 좋고, group 검사에 V로 표시해도 좋다. 예를 들면 간기능+group 검사, 요산이라든가 간기능+신장기능을 의뢰한다. 간기능+신장기능에서는 중복되는 총단백, albumin, 단백분획, cholesterol, BUN은 자동적으로 제외되는 것이다. 그리고 입원 screening에 V로 표시하고 무기인(Pi), calcium(Ca)에 X 표를 하면 X 표시항목은 자동적으로 의뢰에서 제외된다는 등의 상호약속이 필요하다. 현재의 자동화기기는 선택이 가능하기 때문에 이와 같은 의뢰인 경우는 의뢰항목 이외에는 측정되지 않는다. 따라서 선택 가능한 다항목 자동분석기기는 항목을 group으로 조합시키는 것이 자유롭고 group화의 장점도 크기 때문에 빈도가 비교적 낮은 항목은 오히려 single channel & multi-items의 기기가 적당하다.

Group화된 항목은 모두 자동분석으로 측정하는 것이 바람직하지만 분석기법상의 문제도 있을 수 있으므로 뜻대로 되지 않는 것이 현실이다.

최근의 대형 자동분석기기는 초다항목화 하는 경향이 있지만 그 모든 항목이 같은 수준의 신뢰성을 보장할 수 있는 것은 아니다. 즉 어떤 항목은 그 기기의 성능을 최대한으로 발휘할 수 있는 방법을 도입할 수밖에 없는 경우도 있는 것이다. 특히 creatinine이나 bilirubin 같이 정상범위가 현저하게 낮은 동시에 정상인의 생리적 변동폭이 좁은 항목은 어느 기종을 사용해도 오차가 비교적 크고 또한 방법론상의 문제점도 많은 것 같다. 그리고 이들 항목의 이상치는 대단히 높게 나타나는 경우가 있는데 이 경우 고농도에 대한 신뢰성을 보증해두는 것도 진단과 치료에 중요한 것이다.

따라서 측정의 dynamic range와 그 범위에 대한 직선성 또는 정밀도를 보증한 것은 자동분석기에 있어서는 부득이한 경우가 있으나 그래도 screening 항목으로서의 가치는 대단히 크다.

Na, K, Cl 같은 전해질은 전해질 평형 검색 및 치료효과 판정에 별도의 의뢰가 많으며, screening 검사 항목에 포함시키지 않는 편이 좋다는 의견도 많으나, ion 선택 전극의 발전과 더불어 초다항목 자동분석기기에 이용되고 있기 때문에 screening 검사에 포함시키는 기관이 많아졌다.

Barnett는 주요 항목에 대한 medical decision level에 대한 허용오차를 표 13과 같이 제시하고 있는데 각 검사실에서는 측정오차가 이 허용오차 이하가 되도록 노력하지 않으면 안된다. 단백분획은 임상적으로 분획비 percent 표현과 총단백을 곱하여 구한 g/dL의 2가지

data가 필요하다. 이 경우 통상방법으로 구한 albumin 농도와 단백분획에서 얻은 결과가 일치하지 않을 수가 있다. 그러나 임상적으로는 바람직한 것이 아니므로 양자의 결과가 일치하도록 방법을 생각하여야 할 사항이다.

만일 통상 임상화학 방법에 의한 albumin의 측정을 폐기하고 전기영동법으로 일원화한다면 일상 검체의 대부분을 전기영동해야 하므로 자동화가 이루어지지 않으면 안 되는 문제가 남게 된다. 현재 여러 종류의 단백분획 자동분석기기가 시판되고 있어 머지않아 일상검사로 취급될 것으로 생각한다.

Ca, Pi에 대해서는 초기에는 원발성 부갑상선기능항진증의 발견에 alkaline phosphatase와 더불어 유용한 검사였으나 최근에는 신부전 환자의 Ca, Pi 대사, 종양에 수반하는 고 Ca혈증, 항응고제 투여 시의 저 Ca혈증, 췌장염 등의 중증도 판정에 중요한 역할을 하고 있기 때문에 group 검사로서의 가치가 있는 검사라 하겠다.

효소계의 항목은 주로 간기능 검사항목으로 되어 있으나 간 세포성, 폐색성의 진단 및 경과관찰에 유용하다. Creatine kinase(CK)는 심근경색의 급성기 및 진행성 근 dystrophy 등의

표 13. Medical Significance Values

Component	Decision Level	Sat Same Level	Calculated CV	Low Level
Hemoglobin	10.5 g/dL	0.5	4.76 %	5 g/dL
Hematocrit	32 %	1.0	3.12	10 %
Glucose	50 mg/dL	5.0	10.00	20 mg/dL
Glucose	100 mg/dL	5.0	5.00	
Glucose	120 mg/dL	5.0	4.17	
Blood urea nitrogen	27 mg/dL	2.0	7.41	4 mg/dL
Uric acid	6.0 mg/dL	0.5	8.33	4 mg/dL
Total protein	7.0 g/dL	0.3	4.28	2 g/dL
Albumin	3.5 g/dL	0.25	7.14	1.5 g/dL
Globulin	3.5 g/dL	0.25	7.14	1.5 g/dL
Cholesterol	250 mg/dL	20.0	8.00	80 mg/dL
Bilirubin	1.0 mg/dL	0.2	20.00	0.4 mg/dL
Bilirubin	20.0 mg/dL	1.5	7.50	
Calcium	11.0 mg/dL	0.25	2.27	5.0 mg/dL
Phosphorus	4.5 mg/dL	0.25	5.56	1.5 mg/dL
Sodium	130 mmol/L	2.0	1.54	100 mmol/L
Sodium	150 mmol/L	2.0	1.33	
Potassium	3 mmol/L	0.25	8.33	1.5 mmol/L
Potassium	6 mmol/L	0.25	4.17	
Chloride	90 mmol/L	2.0	2.22	50 mmol/L
Chloride	110 mmol/L	2.0	1.82	
CO_2	2 mmol/L	1.0	5.00	8 mmol/L
CO_2	30 mmol/L	1.0	3.33	

a : All values per 100 mL, unless indicated.

b : Same units as corresponding decision level.

근육질환에 있어서 의의가 크지만 전날의 운동량과도 관련되기 때문에 소위 screening 검사로서의 임상적 가치는 낮다. Amylase는 췌장질환의 screening에 넣어도 좋다는 의견도 있다. 이 밖에 입원 시 검사항목에 성인여성인 경우는 질 smear, 혈청철을 추가하는 것이 바람직하다. 그리고 60세 이상의 남성에 대해서는 전립선암의 marker로서 acid phosphatase를 screening으로서 추가하고 있다.

외래환자에 대해서는 이와 같은 전반적인 screening과는 별도로 일반적으로 행하는 소규모의 screening으로도 상당한 판별 효과를 얻을 수 있다. 외래 초진 시의 검사는 전반적인 screening과는 달리 질병의 진단과 치료가 목적이기 때문에 이미 문진이나 이학적 소견에 따라 선택된 것이다. 따라서 진찰하는 임상의의 주관에 따라 선택되는 항목은 크게 다르다. 일반적으로 병원에서는 임상의에 따른 개인차를 최소화하기 위하여 group화 되어 있는 것이 보통이다. 일례를 들면 요검사(비중, pH, 단백, 당, ketone 체, 잠혈, urobilinogen, bilirubin, 그리고 단백질 및 잠혈 양성자는 침사까지), 혈구산정, 임상화학 검사 중 긴급검사항목 등이 있다. 그리고 긴급성이 낮은 환자는 추정질환에 따라 group화 된 검사까지 외래 screening 검사를 흔히 이용하고 있는데 그 보고는 다음 내원까지로 한다.

긴급검사

1. 응급입원 시의 Group 검사

내과계의 응급입원에 대해서는 shock, 혼수가 중요한 것이다. 긴급검사가 group화 되어 (표 14) 있다는 것은 기이한 감이 없지 않으나 많은 증례를 통해서 보면 의외로 거의가 공통적인 검사 pattern을 보인다. 즉 긴급검사는 생명유지를 위한 전해질, 가스분석을 중심으로 한 검사와 진단에 필요한 검사로 2 group으로 나누어진다.

2. 응급검사실 체제

대학병원급의 많은 기관에서 독립된 응급검사실 체제를 운영하는 것이 보편적이다. 그 이유는 저자의 경험으로 문제점을 고려하면 응급검사실체제 이전에는 상식적으로 야간 및 휴일보다는 오히려 평일의 일과 중에 문제가 많다. 입원환자의 일상검사는 그 대부분이 채혈 당일에 보고되고 있다. 그런데다가 야간, 휴일의 검사도 가능하기 때문에 임상의는 응급 시 검사에 의존하는 비중이 커지고 그 건수도 주간인데도 불구하고 현저하게 증가하고 있다. 그 결과 긴급검사가 무리하게 일상검사에 끼어들게

표 14. 긴급검사 항목

임상화학 검사(혈청) : 전해질(Na, K, Cl, Ca), Glucose, BUN, Creatinine, CK, Amylase, AST, Lactic acid, Bilirubin, Ammonia

임상화학 검사(요) : 전해질(Na, K, Cl), 일반 정성검사(Stick 법), Amylase, Glucose

임상화학 검사(뇌척수액) : 사전 의뢰인 경우

혈액가스 분석 : pH, pCO_2, pO_2, SaO_2, BE

혈액학적 검사 : 혈구산정(WBC, RBC, Hb, Ht, Platelet), 응고계(PT, APTT), DIC 진단검사 (Fbg, FDP, ESR : 사전 의뢰에 따라)

혈청학적 검사 : 혈액형, 수혈용 cross match, endotoxin 진단검사(limulus test)

약물 검사 : Phenytoin, Phenobarbital, Digoxin, Theophyllin

표 15. 간기능 검사 Group

검사 항목 \ 검사 목적	건강관리	간장애 진단	황달 감별	중증도 판정	경과 관찰	치유 판정
총 Bilirubin	●	●	●	●	●	○
D. Bilirubin			●	○		
총단백	●	●		●	●	
Albumin	●	●		●	●	
Cholinesterase	○	○		●	●	
단백분획	●	●		●	●	○
AST, ALT	●	●	●	●	●	●
Alkaline phosphatase	●	●	●		○	○
γ-Glutamyl transferase	●	●			○	○
Lactate dehydrogenase	●	●				
ICG		○	●	●		○
혈액응고인자(PT)				●	○	
총 Cholesterol	●		○	●		
HBs 항원	●	●				
요 Bilirubin			●			
요 Urobilinogen			●			

●필수검사, ○가능하면 수행하는 것이 좋은 검사

되어 일상 업무의 흐름을 현저하게 혼란시키고 있다. 이에 대응하기 위하여 일상 업무에서 완전히 독립된 기구로서의 긴급검사체제를 이루어 야간, 휴일은 물론 일중에 있어서도 일상 업무와는 별도로 검사를 시행하는 것이 바람직하다. 그러기 위해서는 남녀를 불문하고 간호사처럼 모든 임상병리사가 참가하는 3 교대제가 필요하다.

이와 같은 체제를 시행하기 위해서는 24시간을 통해서 일정한 신뢰성을 유지하는 것과 일상검사 결과와의 호환성을 유지하는 것이 중요한 관계가 된다. 따라서 임상병리사의 개인 차이를 극소화 할 수 있도록 전자동 선택식 자동분석기기로 가급적 자동화 할 필요가 있다. 그렇게 하면 긴급검사라 해도 그 신뢰성은 지극히 커지고 일상검사와의 호환성, 연속성이 유지되는 것이다. 긴급검사에 흔히 이용되는 간이검사와는 기본적으로 달라지는 것이다. 따라서 긴급검사를 group화해서 충분히 대처될 때 진단정보로서의 가치도 커지는 것이므로 이 점을 고려하여야 된다고 생각한다.

질환별 Group 검사

1. 간질환의 Group 검사

간질환에 관련된 검사는 screening 검사, 진단을 위한 검사, 중증도 판정을 위한 검사, 경과관찰을 위한 검사, 치유판정을 위한 검사 등의 목적에 부응하여 검사항목의 조합이 다소 다르다. 표 15에 상기 목적에 따라 이용할 수 있는 group 검사의 예를 정리하였다. 그 내용을 보면 일부를 제외하면 자동화될 수 있는 항목으로 특히 임상화학 검사는 동시에 다항목 분석기로 분석이 가능한 항목이다. 최근에는 각종 혈액응고 인자를 자동으로 측정할 수 있게 되었기 때문에 간질환의 중증도의 판정과 경과 관찰에 가장 단시간에 변동하는 응고 Ⅶ 인자가 각광을 받게 되어 경과관찰의 group 검사에 추가될 가능성을 부정할 수 없게 되었다.

2. 신장 질환의 Group 검사

과거와 비교하면 검사법의 선택에는 상당한 변천을 보이고 있다. 그 원인으로 신장생검의 안정성이 커졌기 때문에 추정진단보다 직접 확정 진단이 가능하게 된 것이다. 인공신장 투석의 보급으로 중등도 이상의 신부전을 평가하는 목적이 투석 작용의 판단으로 이용되고 있기 때문에 종래의 기능검사보다는 대사상태로 관심을 돌리게 된 것 등을 들 수 있다. 또한 초음파 검사가 신낭종, 수신종, 신종양 등의 진단에 큰 역할을 하게 된 것도 깊은 관계가 있다.

한편 교원병, amyloidosis도 드물지 않은 질환이 된 것처럼 임상면역학의 발전과 임상에의 응용으로 종래의 기능 검사법도 낡은 방법으로 되어 가고 있는 경향이다.

표 16은 신장, 고혈압 전문 외래에서 하나의 기준으로 사용하고 있는 예를 정리한 것이다.

표 16. 신장 질환의 Group 검사

1차 Screening
요 : 단백의 정성 및 정량, 침사
혈청 : 총단백, Albumin, BUN, Creatinine, 요산, Na, K, Cl, Ca, Pi 총 Cholesterol
2차 Screening
1일 요단백량
Selectivity의 검사목적 :
요단백의 전기영동 혈액 및 요의 Albumin, Transferrin, IgG
원인 검색 목적 :
ASO, 항핵항체(ANA), 항 DNA항체, 보체, 면역 Globulin, 면역전기영동
기능 검사 목적 :
내인성 Creatinine Clearance, β-Microglobulin

3. 갑상선 질환의 Group 검사

갑상선기능은 갑상선의 iodine 대사, 혈중 갑상선 호르몬 및 TBG 농도, 뇌하수체-갑상선계의 기능, 갑상선 호르몬에 의한 대사반응, 자가면역 항체 등에 관련하는 검사로 분류하고 있으나 종래 갑상선 기능의 screening으로 주로 RT_3U, T_3, T_4 및 대사반응에 관여하는 몇 가지 임상화학 검사가 이용되어 왔다.

최근에는 RT_3U, T_3, T_4의 조합이 TSH, T_3, T_4, TBG로 대체되는 경향이 있다. 그 이유로는 RT_3U와 T_4의 곱으로 free thyroxine index를 계산하여 지표로 이용하던 것과 RT_3U와 T_4의 관계로부터 TBG를 짐작하고 있었으므로 RT_3U 가 빼놓을 수 없는 검사항목이었으나 근년에 TBG 및 free thyroxine을 용이하게 측정할 수 있게 되었기 때문이라고 이해하고 있다. 따라서 상차는 RT_3U는 종전의 BMR이나 PBI와 마찬가지로 일상검사에서 취급하지 않을 가능성이 있는 검사가 되었다. ^{131}I 갑상선 섭취율, TRH 시험, T_3 억제시험, free T_4, 초음파 검사는 2차 screening(정밀검사)으로서 적절하게 선택하여 검사하여야 할 항목이다(표 17).

이상이 나타난 경우 시행하는 검사

① IgM-HA 항체 : A형 간염

② HBe 항원·항체, HBc 항체 : B형 간염

③ α-Fetoprotein : 간세포암

④ 항 mitochondria 항체 : 원발성 담즙성간경변증(PBC)

표 17. 갑상선 질환의 Group 검사

1차 Screening
TSH, T, T, TBG, 총 Cholesterol, CK, ALP, Na, K, Cl, 총단백, Albumin, BUN, Creatinine, Pi, Ca
2차 Screening
^{131}I섭취율, TRH 시험, T_3 억제시험, free T_4

⑤ 혈중 ammonia : 간성 뇌증
⑥ 혈청 철 : Hemochromatosis 등
⑦ 혈청 동, ceruloplasmin : Wilson 병
⑧ LD isoenzyme : LD 활성 증가 예의 감별
⑨ ALP isoenzyme : ALP 활성 증가 예의 감별
⑩ 혈청 담즙산 : 무황달성 간장애

건강관리 검사

Surveillance라고도 한다. Surveillance란 건강하게 보이는 사람 가운데서 질병에 이환된 사람을 찾아내는 작업이라는 의미로 현재 사인의 대부분을 차지하는 성인병, 악성종양 같은 질환을 조기에 발견함으로써 예방효과를 얻고자 하는 개념이다. 그런 의미에서 screening 검사라고 하는 용어를 사용할 경우에는 입원 시의 검사와는 목적, 의미, 내용도 전혀 다른 것으로 되어 있다.

일상 외래환자 가운데도 상당수의 환자는 현재의 질환을 진단하는 데 관련된 검사 이외에 폭넓은 screening 검사를 희망하고 있으나 현재 의료보험으로 처리되지 않는 실정이어서 만족시키지 못하고 있다. 예방의학적 견지에서 그 요구도는 높아가고 있으므로 조속한 screening 항목의 system화가 바람직하다.

Biomedical Profiling

질환별 또는 계통별로 group 검사를 시행할 경우에 이들 분석결과는 일정한 경향을 보이므로 이것을 객관적으로, 생물학적으로 표현하고자 하는 생각이 biomedical profiling이다. 이 개념은 Technicon 사의 SMA 12/60가 동시에 12 항목의 검사를 분석할 때 환자에 따라 특이 pattern을 나타내는 것으로부터 시작된 것이다.

검사 data는 단 하나가 아니고 다른 검사와 조합시켜 판단하는 것이 중요한 것은 당연한 것이다. 사려 깊은 임상의는 간기능 검사와 같이 다수의 검사항목인 경우에 판단하는 데는 profiling이라는 확실한 개념이 아니더라도 일상 잠재의식적으로 실천해왔으며 특별히 새로운 용어를 사용하지 않을 뿐이다. 그러나 대형 computer를 사용해서 다변량 해석, 주성분 분석, 인자 분석 등의 방법으로 각 검사 data 상호간, 또는 group으로서의 상관성을 구할 수 있게 된 것은 data 해석을 객관적으로 평가할 수 있는 재료로서 의미가 깊은 것이다. 그러나 이들의 성과는 어느 것이나 data를 집단으로 볼 경우이고 개인의 data를 평가할 경우에는 또 문제가 많다.

일반적으로 건강진단 screening의 경우는 위음성(false negative)를 억제하고 위양성(false positive)를 고려에 넣지 않으면 비교적 단순하지만 환자 data를 해석할 경우에 상황은 변한다. 즉 다변량 해석, computer를 사용한 진단법 그 자체의 보고는 많으나 아직까지 충분한 성과를 거두지 못하였다. 그 원인으로서 검사실 측이 임상정보를 얻기 어렵고, 임상진단의 분류 자체가 애매하고, 환자 data의 대부분이 치료로 변동을 가져오는 점, 2개 이상의 질환에 이환된 환자가 많은 점, 막대한 비용이 드는 점 등이 발전을 저해하는 인자라 하겠다. 또 하나의 기본적인 문제도 있으나 검사 data는 질환을 반영하는 것이므로 질환명으로 진단하는 것보다 질환의 상태를 정리하는 데 적합하다고 생각한다. 장차 이들의 다항목 검사 data를 해석(multivariate analysis)하는 데 보다 유용한 정보를 얻을 수 있기를 기대한다.

Time Saving과 Cost Effectiveness

미국 등에서는 의료비가 상승하고 보험제도도 불충분하기 때문에 자기부담이 커지게 되어

입원일수, 외래 수진횟수를 줄이는 노력을 경주하고 있다. 다항목 검사는 조기진단이 가능하도록 하고, 의료일수를 단축(time saving)시킬 수 있는 장점이 있는 반면 비용이 많아진다는 단점이 있어 이 양면성에 대해 많은 비평을 하고 있다.

다수의 검사를 동시에 수행한다는 것은 경제적인 문제뿐만 아니라 많은 양의 채혈이라는 정신적 부담도 있는 것이다. 그러나 5 항목의 검사에서 모두 정상범위에 든다 해도 6 항목에서 이상치가 나타날 경우도 있고, 전혀 기대하지 않았던 결과를 얻을 때도 있다. 임상의의 입장에서는 검사항목이 많을수록 좋지 않을 것이다. 최소한의 검사가 바람직한지는 생각해 볼 문제이다. 특히 전공의 연수병원에서는 전공의의 교육상, 진료 의욕의 저하를 초래할 위험도 있으므로 엄격한 규제는 경계해야 할 사항이다. 참고로 group 검사의 항목 수와 의료보험 수가와의 관계를 보면 8 종목 이상 11 종목 이하는 80%, 12 종목 이상 13 종목 이하는 70%, 14 종목 이상 17 종목 이하는 60%, 18 종목 이상은 50%의 수가를 산정하고 있다.

건강진단을 위한 진단검사

인간은 누구나 건강하게, 단순히 무병하고 허약하지 않을 뿐만 아니라 육체적으로나 정신적으로 그리고 사회적으로 완전한 상태를 영위하기를 원한다. 그러나 의료 기술의 발전으로 감염증은 격감되었으나 암, 뇌졸중, 당뇨병, 심장질환 같은 성인병이 해마다 사인의 큰 비율을 차지하고 있다. 성인병이 나타나기 전에 예방적인 종합검진을 받으므로 병적인 상태를 조기에 발견하고, 처치하여 정상적인 사회활동을 위해 건강을 유지하고자 하는 것을 건강관리라 하겠다.

국민 경제생활이 향상됨에 따라 건강진단의 목적이 질병의 조기발견 이외에 관리의학적 차원에서 관심이 높아져 과거에는 증세가 나타날 때에 병원을 찾던 것이 현재는 1년에 1~2회 정기적으로 건강진단을 받고자 하는 경향이다.

구미 각국과 같이 보험이 발달한 나라에서는 보험회사가 앞장서서 정기적인 종합진단을 권장하는데 이것은 미리 질환을 찾아서 치유시키는 것이 경제적이라는 것을 알게 되었기 때문이다. 따라서 여러 유형의 검진 전문기관이 생겼고, 검진내용은 진단검사의학 검사가 큰 비중을 차지하고 있다. 또한 일본에서는 life center라는 것이 있어서 질병의 진단뿐 아니라 일생의 건강과 관련되는 일체의 생활지도에 이르기까지 관리해 주기도 한다.

검사항목의 선택과 조합

1. 일반 검사

① 말초혈액 검사 : 적혈구 수, Hb, Ht, 적혈구 지수(MCV, MCH, MCHC), 백혈구 수, 혈소판, 백혈구분류(백분율)－빈혈, 빈혈의 원인 판별, 급만성 염증, allergy, 백혈병, 출형성 질환

② 요검사 : 단백, glucose, urobilinogen, bilirubin, pH, SG, 요침사(적혈구, 백혈구, 원주체 등)－당뇨병, 사구체신염, 신우신염, 신증후군, 방광염, 요도염, 혈뇨(신결석, 신장질환, 신장암), 간질환

③ 변검사 : 잠혈, 충란

④ ESR, CRP : 급·만성 염증, 관절염, 조직괴사

2. 감염, 면역검사

① RA 검사 : 류마티스 관절염

② ASO 검사 : 용혈성 연쇄상구균 감염, post streptococcal arthritis, 사구체 신장염

③ 매독 혈청반응 : STS(glass 판법 : RPR test), TP 항원시험(TPHA test, FTA-ABS test)

④ HBs 항원·항체검사

3. 임상화학 검사

① 단백, 기타 질소 화합물 : 총단백, albumin, 단백분획, BUN, creatinine, 요산, 간기능, 신장기능

② 당질 : Glucose(AC, PC 2h) : 당뇨병

③ 지질 : 총 cholesterol, HDL-cholesterol, triglyceride : 동맥경화, 지질대사이상, 비만

④ 효소 : AST, ALT, ALP, γ-GT, ACP, amylase : 간기능, 폐쇄성황달, 췌장기능

⑤ 색소 : Bilirubin

⑥ 중금속 : 혈청 철

⑦ 전해질 : Na, K, Cl, Ca, Pi : 갑상선기능, 부갑성선기능

4. 세포진

① 객담 : 결핵, 폐암

② 자궁세포진 검사 : 질염, 자궁경부암

5. 종양 Marker 검사

① AFP : 간암

② CEA : 대장암 및 일부 위암, 소장암

6. 호르몬 검사

T_3, T_4, TSH : 갑상선기능

7. 부하시험

① ICC 시험 : 간기능 검사로 간질환의 분류진단에 이용

② PSP 시험 : 신장기능

③ 당 부하시험(OGTT) : 당뇨병

유의 사항

① 현재 수행하는 건강진단에는 여러 가지 양식이 있으나 주로 성인의 일반적인 검진이라는 입장에서 검사항목을 선택한 것이다.

② 실제로는 개개의 목적과 상황에 따라 상기 항목 중에서 선택 조합하여 이용하는 것이 현실적이다.

③ 가능한 한 사전에 문진과 진찰을 한 후 그것을 기초로 하여 필요하다고 생각되는 항목을 추가한다.

질환별 검사방침

1. 영양상태

혈청 단백 농도가 6.0 g/dL 이하, 총 cholesterol 농도가 120 mg/dL 이하인 경우 저영양으로 판정한다. 빈혈을 수반하는 경우가 많다.

2. 빈혈

말초혈액 검사에서 빈혈이 나타나는 경우에는 적혈구 항수(MCV, MCH, MCHC)로 빈혈의 종류를 진단한다. 이때 혈청 철 농도도 참고한다.

3. 염증, 감염증

백혈구 수, 백혈구 분류, ESR, CRP에 주목한다. 특히 ASO가 증가할 때는 용혈성 연쇄상구균 감염이나 속발성 질환을 의심한다. 참고로 다른 검사가 정상이면서 ESR, CRP가 양성일 경우 흉부 X 선상으로 결핵 여부를 검색해 보는 것도 중요하다. 매독 혈청반응에 대해서는 우선 screening으로서 STS(galss 판법, RPR test) 가운데 1~2 가지 방법을 택하여 검사하고 양성인 경우에는 확진을 위하여 TPHA test와 FTA-ABS test를 시행한다. VDRL이 양성하고 TPHA나 FTA-ABS가 음성인 경우는 매독을 부정하고(생리적인 위양성), VDRL이 양성이고 TPHA나 FTA-ABS가 양성이면서 치료한 경험이 없으면 치료를 해야 한다. 또한 VDRL이 음성이고 TPHA나 FTA-ABS가 양성인 경우에도 치료한 경험이 없으면 치료를 하는 것이 바람직하다.

4. 간·담도 장애

혈청 총단백, albumin, 단백 분획, cholesterol, AST, ALT, ALP, LD, γ-GT, bilirubin이 유용

하다. AST, ALT는 간세포 괴사를, ALP, γ-GT는 담즙울체를 주로 반영하는 것을 염두에 두고 결과를 평가한다. Albumin은 오직 간세포에서만 생산되므로 그 농도는 간세포 기능에 따라 변동하지만 다른 많은 인자도 영향을 미친다는 것을 고려해야 한다. Bilirubin은 간·담도계의 여러 가지 장애로 증가한다. γ-GT는 간세포의 membrane에 존재하기 때문에 간세포가 눌리는 질환, 특히 지방간이나 space occupying disease, alcohol성 간장애의 지표가 된다. 또한 HBs 항원·항체 검사는 피검자 모두에 시행하고 HBs 항원 양성인 경우에는 주의사항을 충분히 설명하는 것이 바람직하다. 특히 혈청 단백분획은 우리나라에서는 많이 이용하지 않는 검사이긴 하지만 미국이나 일본 등에서는 일상검사로 시행되고 있으며 혈청 단백분획의 등장으로 A/G ratio의 의미가 감소되면서 만성간질환, 간경화, 신증후군, 다발성골수종 같은 질환을 진단하는 데 유용한 검사이다.

5. 췌장 장애

Screening 검사로는 혈청 amylase를 사용한다. 단, 혈청 amylase 활성이 정상범위에 있어도 췌장질환의 존재를 완전히 부정할 수는 없음을 참고해야 한다.

6. 신장 장애

Screening은 요검사(단백, 잠혈, 침사)와 그 밖에 혈청 BUN, creatinine, 요산을 측정한다. 특히 요산은 과거에 통풍이나 신장기능 이상을 진단하기 위한 검사로만 쓰였으나 핵산 함유가 많은 식품을 과량 섭취하여 요산 증가를 보이는 경우 반대로 신장기능 이상을 초래하거나 신장결석을 유발시킬 수 있으므로 신장기능 이상의 원인적 감별에 유의해야 한다.

7. 심·혈관 장애

단순 흉부 X선 검사(전후 및 좌우), 심전도 검사가 중요하다. 심근경색의 기왕 등의 금기인 경우를 제외하고는 부하심전도 검사를 추가한다. 혈청 triglyceride, total cholesterol 및 HDL-cholesterol 농도도 중요하다. 중성지방, total cholesterol의 증가와 HDL-cholesterol의 감소는 동맥경화증의 위험인자로 해석한다.

8. 내당기능 장애(당뇨병)

Screening으로서 요당과 혈당검사(AC, PC 2h)를 실시하며 신성 요당과의 감별을 위하여 혈당 검사는 필수적이다. 요즈음은 hemoglobin A_{1c} (HbA_{1c})나 fructosamine 측정이 당뇨병의 진단 및 추이관찰에 많이 쓰이고 있다.

9. 내분비 장애

건강진단에 있어서 검사범위 내에서 내분비 질환의 존재를 가늠하기는 용이하지 않으나 혈청 cholesterol 농도의 변동(예를 들면 갑상선 기능저하증에서 고농도)이나 혈청 전해질 농도의 이상(부갑상선기능항진증에서 고 Ca혈증) 등이 나타나는 경우에 내분비 질환을 고려할 수 있다. 문진과 진찰이 중요하며 확진은 혈중·요중 호르몬 측정에 의한다.

10. 악성종양

신장, 폐, 유방, 자궁 등 특정 장기를 대상으로 소위 암 검진을 시행하지만 일반적인 외래 검진 또는 입원 건강검진에서도 악성종양에 대해 배려는 매우 중요하다. 유방암에 대한 촉진 또는 직장암의 직장 지진 등의 경우를 제외하고 거의 대부분은 X선 검사, 내시경 검사, 초음파 검사, 세포진 등 형태학적 검사에 의존하지만 진단검사의학 검사에서는 종양 marker를 중요시한다(간암-AFP, 대장암-CEA, 담도암 및 췌장암-CA 19-9과 CEA 등). 그 밖에 혈청 acid phosphatase 활성치의 측정은 전립선암의 screening으로 이용된다. 그러나 당연한 것이지만 이들 결과가 음성이라도 암의 존재를 완전히 부정할 수는 없는 것이다.

수혈검사

수혈 전의 필수검사

수혈에 사용되는 혈액에는 적십자 혈액원에서 헌혈된 혈액과 각 의료기관에서 공급되는 혈액이 있다. 수혈로 인한 감염증의 전파를 방지하기 위하여 매독, B형 간염, 성인 T 세포 백혈병(ATL), 후천성 면역결핍증후군(AIDS) 등의 항원 또는 항체에 관한 screening 검사 및 혈청 ALT, AST 활성 측정 등의 간기능 검사를 시행하고 감염원이 될 수 있는 혈액이나 의심스러운 혈액을 수혈용 혈액에서 제외시킨다. 각 환자의 수혈용 혈액은 ① ABO식 및 Rho (D)의 적혈구형이 환자의 적혈구형과 같아야 한다. ② 혈청 내에 불규칙 항체가 포함되지 않는다. ③ 임상적으로 의의가 있는 37℃에서 강하게 반응하는 불규칙 항체가 있는 환자에서 그 항체에 반응하는 적혈구 항원이 결핍된 혈액이어야 한다는 등의 조건을 만족시키지 않으면 안 된다.

ABO식 혈액형

ABO식은 피검 적혈구와 기지의 항혈청(항A 혈청－청색액체, 항B 혈청－황색액체)과의 반응을 일으키는 front typing과 피검혈청과 기지적혈구(A형 적혈구, B형 적혈구 및 O형 적혈구)와의 반응을 일으키는 back typing을 시행한다.

1. Front Typing과 Back Typing이 일치하지 않는 경우

ABO식 아형, chimera, mosaic, 정상 동종 응집소의 결여, 불규칙 항체의 존재, 자가항체에 의한 감작, 범응집소, 혈액형의 변화 등을 고려한다.

아형 검사

① 항 A, 항 B, 항 AB 혈청을 사용해서 재검, 항 A_1 (Dolichos biflorus) 또는 항 H(Ulex europaeus) lectin과의 반응, 항 A와 항 B 혈청에 대한 피응집가, 흡수시험, 흡착 해리시험, 직접 항 globulin 시험 등에 의한 혈구 측의 검사
② 항 A, 항 B 정상 동종 응집소의 확인, 항 A 또는 항 B 등의 불규칙 항체의 유무, 혈청 중의 A, B형 물질의 유무, 면역 globulin의 정량, 당전이효소의 측정 등 혈청 측의 검사
③ 타액의 A, B, H 형 물질
④ 가계 조사 등을 검색한다.

불규칙 항체가 충분히 생산되지 않는 시기의 유유아 또는 선천성 무 γ-globulin 혈증, 골수종에서는 항체 생산이 결여 또는 저하된 경우가 있다.

2. 질환에 의한 혈액형의 변이

발병 전에 A 형이었던 백혈병 환자가 발병시에 front typing에서 O형(유사)으로 판정되고 완화기(remission)에 본래의 혈액형으로 되돌아온다든지 A형 또는 AB형의 직장암, 결장암의 환자가 front typing에서 B형으로 판정(후천성 B)되기도 한다.

진단검사

I. 질소 화합물

Amino acid

기준치 표 18 참조
측정법 HPLC
검체량
· 혈장 : 2 mL
· 요 : 3 mL
검사 목적 아미노산 대사이상 진단
검체 취급 채혈 후 조속히 측정할 수 없을 때는 혈장 그대로 동결 보존한다. 요 검체는 냉암소, 산성 하에서 축뇨한다. 혈장, 요 검체 모두 장기간 보존할 경우에는 −80℃에서 보존한다.

임상적 의의

혈장 아미노산 조성은 선천성 아미노산 대사효소 이상이나 후천성의 여러 가지 이상에서 변화한다.

선천성 아미노산 대사이상에서는 필수적으로 혈장 아미노산 조성을 측정하여 조기에 발견하여 치료(이화장애가 있는 경우, 특정 아미노산 섭취 제한 등)하는 것이 중요하다.

후천성 질환에서는 치료 방침을 결정하거나 병태를 해명하기 위하여 아미노산 조성을 측정한다. 간은 아미노산 대사의 주요 장기이므로 간부전 상태에서는 Val, Ile, Leu 등의 분지 아미노산(branched chain amino acid; BCAA)의 감소와 Tyr, Phe 등의 방향족 아미노산(aromatic amino acid ; AAA)과 Met의 증가로 Fischer 비(BCAA/AAA mole 비)가 정상은 3~4이지만 간부전에서는 현저하게 저하하여 1 이하를 보이는 경우가 드물지 않다. 그 기전은 ① 공급부족, ② 문맥－체순환 shunt, ③ 아미노산 대사효소 이상 등으로 이해하고 있다. 신부전에서도 단백질·아미노산 대사이상(이화항진, 동화저하)이 생겨 필수 아미노산, BCAA, His, Tyr이 감소한다.

유의 사항 ① 식사로 인하여 혈장 유리 아미노산 농도, 구성비 모두 변화하므로 아침 공복 상태에서 검체를 채취한다. 1일 이상 절식에서 BCAA는 증가하지만 수일 이상 절식이 지속되면 거의 모든 아미노산이 감소한다. ② 통상 EDTA 첨가 채혈하여 혈장으로 측정한다. 혈액이 응고할 때 적혈구에서 아미노산이 방출되기 때문에 혈청은 혈장보다 고농도를 보이게 된다. ③ 용혈 시에도 혈장 아미노산이 증가한다. ④ 고령자에서는 BCAA가 감소하는 것으로 이해하고 있다.

Analysis of amino acid (tyrosine, phenylalanine)

기준치
· Tyrosine(Tyr) : 40.4~90.3 nmol/mL
· Phenylalanine(Phe) : 42.6~75.7 nmol/mL
측정법 HPLC
검체량 혈장 0.2 mL

표 18. 아미노산 분획 기준범위

아미노산		기준 범위	
		혈장 (nmol/mL)	요 (μmol/day)
homocystine	(Homocys)	ND	ND
taurine	(Tau)	39.5 ~ 93.2	322.2 ~ 5214.5
phosphoethanolamine	(PEA)	TR	31.0 ~ 110.0
urea	(Urea)	2608.2 ~ 6594.1	130.3 ~ 493.2(mmol/day)
aspartate	(Asp)	2.4 이하	12.7 이하
hydroxyproline	(Hyp)	21.6 이하	ND
threonine	(Thr)	66.5 ~ 188.9	79.9 ~ 528.3
serine	(Ser)	72.4 ~ 164.5	208.8 ~ 1020.0
asparagine	(Asn)	44.7 ~ 96.8	60.7 ~ 372.3
glutamate	(Glu)	12.6 ~ 62.5	11.3 ~ 42.7
glutamine	(Gln)	422.1 ~ 703.8	207.0 ~ 1357.3
sarcosine	(Sarco)	TR	99.0 이하
α-aminoadipic acid	(α-AAA)	ND	16.7 ~ 118.6
proline	(Pro)	77.8 ~ 272.7	ND
glycine	(Gly)	151.0 ~ 351.0	652.1 ~ 3670.6
alanine	(Ala)	208.7 ~ 522.7	141.2 ~ 833.9
citrulline	(Cit)	17.1 ~ 42.6	13.5 ~ 55.6
α-amino-n-butyric acid	(α-ABA)	7.9 ~ 26.6	27.1 이하
valine	(Val)	147.8 ~ 307.0	24.8 ~ 82.2
cystine	(Cys)	29.4 ~ 48.7	23.7 ~ 170.9
methionine	(Met)	18.9 ~ 40.5	TR ~ 20.2
cystathionine	(Cysthio)	TR	TR ~ 44.7
isoleucine	(Ileu)	43.0 ~ 112.8	7.5 ~ 23.5
leucine	(Leu)	76.6 ~ 171.3	24.6 ~ 89.3
tyrosine	(Tyr)	40.4 ~ 90.3	50.6 ~ 308.4
phenylalanine	(Phe)	42.6 ~ 75.7	27.2 ~ 110.2
β-alanine	(β-Ala)	TR	TR ~ 153.0
β-amino-iso-butyric acid	(β-AIBA)	TR	TR ~ 1623.9
γ-aminobutyric acid	(γ-ABA)	ND	ND
monoethanolamine	(MEA)	10.4 이하	195.3 ~ 606.2
hydroxylysine	(Hylys)	ND	22.9 이하
tryptophan	(Trp)	37.0 ~ 74.9	20.7 ~ 150.7
ornithine	(Orni)	31.3 ~ 104.7	6.9 ~ 43.9
lysine	(Lys)	108.7 ~ 242.2	51.6 ~ 1639.6
1-methylhistidine	(1-MeHis)	18.5 이하	59.3 ~ 2816.2
histidine	(His)	59.0 ~ 92.0	436.4 ~ 2786.5
3-methylhistidin	(3-MeHis)	5.0 이하	113.4 ~ 480.9
anserine	(Ans)	ND	231.4 이하
carnosine	(Carno)	ND	87.6 이하
arginine	(Arg)	53.6 ~ 133.6	11.6 ~ 54.8

ND : not detect　TR : trace　SRL data (2008)

검사 목적 ① 선천성 아미노산 대사이상, ② 간장애의 중증도 판정, ③ 영양상태 파악

검체 취급 채혈 후 1시간 이내에 혈장을 분리하여 곧바로 냉동 보존한다.

측정치에 따라 짐작되는 질환

• 증가 (Tyr 및 Phe 기준치 이상)

《예상질환》 간질환(간경변증, 전격성간염, 간성뇌병증), 선천성 대사이상(고 phenylalanine 혈증, 고 tyrosine혈증) **《잠재질환》** 당뇨병, 비만 **《조치》** 간질환에 대해서는 정밀검사를 하고, 치료한다. 필요에 따라서는 특수조성 아미노산제제의 수액으로 아미노산 balance를 보정한다. 선천성 대사이상에 대해서는 아미노산 분석으로 인한 해석과 식이요법을 시행한다(phenylalanine 제거 우유나 저단백 식이). 당뇨병에 대해서는 당부하 시험으로 원질환을 진단하고 치료한다.

• 감소 (Tyr 및 Phe 기준치 이하)

《예상·잠재질환》 저영양 상태 **《조치》** 영양상태를 파악하기 위하여 영양평가 단백을 측정하고, 필요에 따라 이미노산 제제를 수액한다.

임상적 의의

방향족 아미노산(aromatic amino acid ; AAA)인 Tyr, Phe은 주로 간에서 대사되는데, 간기능이 저하되면 아미노산 대사이상(p-hydroxyphenylpyruvate oxidase의 활성저하 등)으로 혈중 농도가 증가하고, 또한 선천성 대사이상에서는 phenylalanine hydroxylase 등의 저하 또는 결손으로 인하여 혈중 농도가 증가한다.

당뇨병이나 비만에서는 과영양으로 인하여 혈중 농도가 증가하지만 적정한 영양관리나 치료로 정상화 된다. 반대로 저영양 상태에서는 충분한 영양공급이 되지 않기 때문에 혈중 농도가 감소한다.

전격성간염, 간성뇌병증에서는 Tyr, Phe의 혈중 농도가 증가하고, 근육이나 심장에서 branched chain amino acid(BCAA)가 분해되므로 Fischer 비(BCAA/AAA 비)가 저하한다. Fischer 비가 1.8를 하회하면 치료가 필요하다.

유의 사항 용혈이나 황달 검체는 negative 영향을 받는다. 아미노산이 많이 함유된 고 ammonia 혈증 치료약을 투여한 후에는 positive 영향을 받는다. 단백질이 풍부한 식품(주로 육류, 어류)이나 아미노산 성분이 함유된 음료수 섭취 후에는 positive 영향을 받는다.

약물 영향 아미노산 제제가 많이 함유된 간질환 치료약이나 특수조성 아미노산 제제는 측정에 positive 영향을 받는다.

Branched chain amino acid/tyrosine molar ratio [BTR]

기준치 5~9.5

측정법 효소법

검체량 혈장/혈청 1 mL

검사 목적 간장애의 중증도 평가와 그 치료지침

검체 취급 ① 통상 heparin 첨가 혈액을 원심분리한 혈장으로 측정한다. ② 채혈 후 신속하게 측정할 수 없을 경우, 혈장을 동결보존한다.

측정치에 따라 짐작되는 질환

• 고도 저하 (3 이하)

《예상질환》 간경변증, 전격성간염 **《잠재질환》** 급성간염, 만성간염, 폐색성 황달, 특발성 문맥압항진증, 심부전, 호흡부전, 중증 감염증

〈조치〉 원질환의 진단과 치료, branched amino acid(BCAA) 수액

- **경도~중등도 저하(3~5)**

〈예상·잠재질환〉 고도 저하와 동일

〈조치〉 원질환의 진단과 치료

임상적 의의

BTR은 혈중 총 branched chain amino acid(BCAA)와 tyrosine(Tyr)의 mole 비로 각각을 자동분석장치를 사용하여 효소법으로 측정한 후 산출한다. Fischer 비와 비교적 좋은 상관성을 보이는 검사로 측정에 수시간 요하는 Fischer 비를 대체할 수 있다. BTR의 3은 Fischer 비의 1.8에 해당되는 것으로 보고하고 있다.

간부전이나 중증 alcohol성 간장애, 신부전에서는 tyrosine/phenylalanine 비가 저하하고, BTR은 Fischer 비에 비하여 높다.

유의사항 ① 혈장 유리 아미노산의 구성비는 식이 내용에 영향을 받는다. ② 고령자는 BCAA가 감소한다.

Fischer ratio

기준치 2.5~4.5
측정법 HPLC
검체량 혈장 1 mL
검사 목적 간장애의 중증도 평가와 치료지침
검체 취급 ① 통상, heparin 첨가 혈액으로 혈장을 분리한다. ② 곧바로 측정할 수 없는 경우에는 혈장을 동결 보존한다.

측정치에 따라 짐작되는 질환

- **경도~중등도 저하(1.8~2.5)**

고도 저하와 동일

- **고도 저하(1.8 이하)**

〈예상질환〉 간경변증, 전격성간염 **〈잠재질환〉** 급성간염, 만성간염, 폐색성 황달, 특발성 문맥압항진증, 심부전, 호흡부전, 중증 감염증

〈조치〉 원질환의 진단과 치료, 분지쇄 아미노산(BCAA) 수액

임상적 의의

Fischer 비란 분지쇄 아미노산[branched amino acid; BCAA(Val, Leu, Ileu)]과 방향족 아미노산[aromatic amino acid ; AAA(Phe, Tyr)]의 mole 비이다. 이것의 측정은 주로 간장애의 중증도 평가와 그 치료지침(BCAA 수액요법)에 이용한다. Fischer 비는 간장애의 중증도에 따라 저하하는데, 간성뇌병증 환자에서는 1 이하로 저하되는 경우도 드물지 않다. 간장애에서는 간의 대사저하로 인하여 AAA의 혈중 농도가 증가하지만 BCAA는 말초에서도 잘 대사되기 때문에 혈중 농도가 증가하지 않는다. 또한 간장애가 심한 경우에는 BCAA의 말초조직에서 이용이 항진되거나 저영양이 가중되어 BCAA가 감소한다. 급성 및 만성 간부전 모두에서 Fischer 비가 저하하는데, 급성 간부전에서는 AAA가 주로 증가하고, 만성 간부전에서는 BCAA 감소가 가중된다. BCAA 감소와 문맥-대순환 단락의 존재가 관련되어 있는 것으로 이해하고 있어서 특발성 문맥압 항진증에서도 Fischer 비는 저하한다. 심부전이나 호흡부전에서도 Fischer 비가 저하하지만 1.8 이하를 보이는 경우는 매우 드물다.

유의사항 ① 혈장 유리 아미노산의 구성비는 식이 내용에 영향을 받는다. ② 고령자에서는 BCAA가 감소한다.

γ-Aminobutyric acid [GABA]

기준치 혈장 120~210 pmol/mL

측정법 HPLC

검체량 혈장 1 mL

검사 목적 임상적 의의가 밝혀진 것은 없다.

검체 취급 통상 heparin 첨가 혈액을 신속히 혈장을 분리하여 검체로 사용한다. 곧바로 측정할 수 없는 경우에는 혈장을 동결 보존한다.

측정치에 따라 짐작되는 질환

• **증가(210 pmol/mL 이상)**

〈예상·잠재질환〉 약물 투여(lithium, 항간질 약물), 조(mania)상태, 간경변증, 전격성간염

〈조치〉 원질환의 진단과 치료

• **감소(120 pmol/mL 이하)**

〈예상·잠재질환〉 우울병, Huntington 무도병

〈조치〉 원질환의 진단과 치료

임상적 의의

GABA는 분자량 103 Da인 아미노산으로 중추신경계에 널리 존재하는 억제성 신경 전달 물질이다. 억제성 neuron의 신경종말에 주로 glutamic acid에서 glutamate decarboxylase의 작용으로 생합성 된다. 뇌척수액 중의 GABA 농도는 중추신경질환(간질, 우울병, Parkinson병, Alzheimer병, Huntington 무도병 등)에서 감소한다. 또한 GABA 분해효소 저해작용이 있는 약물(항간질 약물, lithium 등) 투여로 증가한다. GABA는 혈중에도 존재하는데, 그 일부는 장내세균에 의하여 합성되어 장관에서 흡수된 것이다. 혈중 GABA는 간에서 대사되므로 중증 간장애에서 증가한다.

약물 영향 GABA 분해효소 저해작용이 있는 약물(lithium, 항간질 약물) 등의 투여에서 증가한다.

Ammonia [NH_3]

기준치 30~86 μg/dL

측정법 Enzymatic assay

검체량 전혈 1.0 mL

검사 목적 간기능 장애나 문맥-대순환 shunt의 중증도 지표

검체 취급 ① EDTA 또는 heparin 채혈 후 가능한 한 빨리 혈장을 분리하여 측정하는 것이 바람직하다. ② 혈장을 동결하여도 수일 이내에 측정한다.

측정치에 따라 짐작되는 질환

• **증가(기준치 상한 이상)**

〈예상질환〉 전격성간염, 비대상성 간경변, shock, 저산소혈증 **〈잠재질환〉** Budd-Chiari 증후군, Reye 증후군, 선천성 고 ammonia혈증

〈조치〉 원질환의 진단과 치료. 단백식 제한, 변비나 소화관 출혈 여부 확인

• **감소(기준치 하한 이하)**

〈예상질환〉 저단백식, 빈혈 **〈조치〉** 전신 상태 파악. 병적 의의는 적다.

임상적 의의

혈장 ammonia는 외인성 및 내인성 ammonia가 있다. 외인성 ammonia는 음식물에 있는 단백질 유래 질소 화합물이 장내세균에 의해 탈아미노화 되어 생긴다. 내인성 ammonia는 체내의 아미노산이 탈아미노화 되어 생긴다. 혈장 ammonia는 통상 빠르게 간의 요소회로에 의해 요소로 변환된다. 요소의 대부분은 신장으로 배출되고, 나머지는 장관으로 확산되어 장내세균이나 장관점막의 urease에 의하여 다시 ammonia가 생긴다.

혈장 ammonia의 증가는 주로 간의 ammonia 대사장애와 문맥-체순환 혈액 shunt가 원인이 된다. 변비, 고단백식, 소화관 출혈 등은 고 ammonia혈증을 악화시킨다.

유의사항 혈장 ammonia는 미량으로 변화하기 쉬우므로 채혈에서 측정까지 검체를 주의 깊게 취급하여야 한다.

Blood urea nitrogen [BUN]

기준치 9~21 mg/dL
측정법 Urease-GLDH법
검체량 혈청 0.5 mL
검사 목적 신장기능 평가
검체 취급 혈청 분리 후 냉장 보존에서 약 1주간, 동결 보존에서 장기간 안정하다.

측정치에 따라 짐작되는 질환

- **고도 증가 (60 mg/dL)**

〈 예상질환 〉 신부전 **〈 잠재질환 〉** 심부전, 고도 혈관 내 탈수(간부전, 암 등의 복수저류) **〈 조치 〉** Cr, P, Ca, 전해질, 요산, 혈구 산정(CBC). 복부 초음파 검사 등으로 원질환을 진단하고 치료한다.

- **중등도 증가 (30~60 mg/dL)**

〈 예상·잠재질환 〉 신기능 장애, 소화관 출혈, 탈수, 심부전, 폐색성 요로질환 **〈 조치 〉** Cr, Ccr 검사로 신기능 장애 여부·정도를 확인하고, 복부 초음파 검사 등으로 원질환을 진단하고 치료한다.

- **경도 증가 (21~30 mg/dL)**

〈 예상·잠재질환 〉 고단백식, 저 calorie식, 절식, steroid hormone 사용할 때, 갑상선기능항진증, 신장기능장애, 소화관 출혈, 탈수, 심부전, 폐색성 요로질환 **〈 조치 〉** 혈청 creatinine(Cr), creatinine clearance(C_{cr})로 신기능 장애 여부를 확인. 다른 원질환의 진단과 치료

- **감소 (기준치 하한 이하)**

〈 예상·잠재질환 〉 간부전, 저단백식, 임신, 다뇨(요붕증, mannitol 이뇨 등) **〈 조치 〉** 원인을 확인한다. 임상적 의의는 적다.

임상적 의의

조직 단백질이나 식이 단백질이 분해하여 생기는 아미노산의 탈 amino 반응으로 생기는 ammonia가 최종적으로 간의 요소 회로에서 대사되어 요소가 된다. 혈중에 방출되는 요소는 신사구체에서 여과된 후 35~70%가 세뇨관에서 재흡수 되고, 나머지는 요로 배출된다. 세뇨관의 재흡수 양은 요량에 크게 의존하여 2 mL/min 이하에서는 요량의 감소에 따라 재흡수 양이 증가한다. 수분이뇨 시에는 주로 근위세뇨관에서 35~40%가 재흡수 되지만, 요 농축 시에는 근위세뇨관에서 약 40%, 원위 세뇨관에서 약 25%, 총계 65% 정도가 재흡수 된다.

BUN의 이상은 주로 신장의 요소 배설이상을 반영하는데, 신외성 인자(식사 단백량, 위장관 출혈, 조직괴사, 탈수, 심부전 등)로도 영향을 받는다. 즉, ① 신전성 인자(탈수, 심부전, 출혈 등)에 의한 재흡수율 항진이나 ② 고단백식, 소화관 출혈, 조직의 이화항진/붕괴 시의 생산항진으로 증가한다. 따라서 일반적으로는 BUN과 Cr을 동시에 측정하여 BUN/Cr 비가 10 이상이면 신외성 인자가 관여하는 것으로 해석한다. 반대로 저단백식이나 혈액투석 직후에는 BUN/Cr 비가 10 이하로 된다.

유의사항 ① 낮에 높고, 야간에 낮은 일내변동을 보인다. ② 남성편이 10~20% 높다. ③ 고단백식, 심한 운동에서 증가한다.

약물 영향 부신피질 steroid제나 이뇨제, 신장 장애를 초래하는 여러 가지 약물(aminoglycoside, amphotericin B, 비 steroid계 항염증 약물, cyclosporin, cisplatin, 중금속 등), 조영제 등에서 증가하는 경우가 있다.

Urinary urea nitrogen [UUN]

기준치 4~13.8 g/day (축뇨)
측정법 효소법(ammonia 소거법)
검체량 축뇨 5 mL
검사 목적 신장 기능장애의 screening
검체 취급 저온에서 축뇨하여 신속하게 검사를 의뢰한다. 검사를 곧바로 시행할 수 없는 경우에는 동결 보존한다.

측정치에 따라 짐작되는 질환

- **증가 (15 g/day 이상)**

〈예상질환〉 고단백식, 단백 이화항진 병태(악성종양, 감염, 외상, 수술 등) **〈잠재질환〉** 약물투여(corticosteroid, 이뇨제, tetracycline 등)
〈조치〉 원인에 대한 정밀검사와 치료

- **감소 (3 g/day 이하)**

〈예상질환〉 간부전증(간경변증 말기 등), 심한 신부전, 저단백식, 임신 **〈잠재질환〉** 기아
〈조치〉 원인을 확인

임상적 의의

조직단백이나 식이단백의 분해로 생기는 아미노산의 분해산물인 ammonia가 간의 요소회로에서 대사되어 요소로 된다. 분자량이 60 Da으로 사구체를 자유롭게 통과하지만 근위 및 원위 세뇨관에서 수분과 함께 재흡수 된다. 집합관에서의 재흡수는 항이뇨 호르몬(antidiuretic hormone; ADH)의 존재하에 항진된다. 따라서 조직단백의 이화가 항진되는 경우에는 BUN이 증가하고, 요로도 배설이 증가한다. 식이단백의 섭취과다에서도 요로의 배설이 증가한다. 이에 대하여 간질환이나 단백 섭취제한 시(energy가 충분히 섭취된 경우)에는 간의 요소생성 그 자체가 저하되기 때문에 요중 요소질소도 저하된다.

유의사항 충분한 energy가 섭취된 경우, 단백 섭취량은 다음의 식으로 계산한다.

단백 섭취량(g/day) =
[요중 요소질소(g/day)+0.031×체중(kg)] × 6.25

요소는 사구체를 자유롭게 통과한 후에 세뇨관에서 재흡수 되기 때문에 요소질소 clearance는 실제 사구체 여과율(glomerular filtration rate; GFR)의 35~65%로 된다. 신상기능이 저하되면 세뇨관에서 요소의 재흡수는 저하되고, 세뇨관에서 creatinine 분비는 증가한다. 신장 기능저하 시에는 요소질소 clearance와 creatinine clearance의 평균이 참의 GFR에 근사한 값으로 된다는 것이 알려졌다. 급성신장애의 감별에 요중 요소질소 농도(UUN)와 혈청 요소질소 농도(PUN) 비를 이용하기도 한다. 신전성 급성신장애에서는 UUN/PUN 비가 20 이상이고, 신성 급성신장애(급성 세뇨관괴사)에서는 20 미만을 보인다. FE_{UREA} 35% 미만은 신전성 급성신장애를 시사한다(Urinary creatinine 항 참조).

약물 영향 Corticosteroid, 이뇨약, tetracycline 등으로 인하여 증가한다.

BUN/Creatinine ratio

기준치 약 10

측정법 BUN은 urease-GLDH법으로, creatinine(Cr)은 효소법으로 측정한 다음, 산출한다.

검체량 혈청 0.5 mL

측정 목적 BUN, Cr이 이상을 보이는 병태의 감별진단

검체 취급 BUN 및 Cr 항 참조

측정치에 따라 짐작되는 질환

- **저하 (10 이하)**

(예상질환) 저단백식이, 투석요법 **(조치)** 임상적 의의는 적다.

- **기준치 (약 10)**

(예상질환) 정상, 합병증이 없는 만성신부전

- **증가 (10 이상)**

(예상질환) 탈수, 심부전, 소화관출혈, 부신피질 steroid제 사용, 고단백식이 **(조치)** 심장기능, 변색조/변잠혈, 혈액검사 수분출입 검토 등으로 검색한다.

임상적 의의

앞에서 기술한 바와 같이 BUN과 Cr 농도는 신성 인자뿐만 아니라 신외성 인자에 의해서도 변동하는데, 특히 BUN은 탈수, 심부전, 식이 단백량, 소화관 출혈, 조직붕괴 등의 신외성 인자의 영향을 크게 받는다. 따라서 BUN이나 Cr의 이상을 보일 때, BUN/Cr 비를 계산하여 신외성 인자의 영향의 정도를 추정하면 진단이나 치료에 도움이 된다.

약물 영향 BUN 및 Cr 항 참조

Creatine, serum

기준치 0.2~0.9 mg/dL

측정법 효소법

검체량 혈청 0.5 mL

검사 목적 골격근 장애의 지표

검체 취급 혈청 분리 후 냉장 보존에서 약 1주간, 동결 보존에서 장기간 안정하다.

측정치에 따라 짐작되는 질환

- **증가 (기준치 상한 이상)**

(예상·잠재질환) 진행성 근이영양증, 다발성근염, 피부근염, 위축성 측삭경화증, 갑상선기능항진증, steroid제 투여 **(조치)** 투여 약물과 갑상선기능 검색. CK, myoglobin, aldolase 측정. 근전도, 신경 전도속도, 근생검

- **감소 (기준치 하한 이하)**

(예상·잠재질환) 단백제한 식이, 간경변증, 갑상선기능저하증 **(조치)** 원질환의 진단. 임상적 의의는 적다.

임상적 의의

Creatine의 대부분은 골격근에서 creatine phosphate로서 존재하는데, 근육수축에 필요한 energy 공급원인 ATP 생산에 관여한다. Creatine은 신장에서 glycine과 arginine으로부터 합성되는 guanidoacetate(=guanidinoacetate, glycocyamine)가 간에서 methionine에서 methyl기 전이가 일어나 생산된다. Creatine은 골격근으로 운반되어 CK에 의해 creatine phosphate로 된다.

Creatine 농도 이상은 주로 근육질환에서 보이는데, 그 기전으로 creatine의 근육으로의 취입 이상이나 근육에서의 누출을 고려하고 있

다. 간경변증에서는 creatine 생산저하로 혈청 creatine 농도가 감소한다.

혈청 creatine 농도는 1 mg/dL 이하이고, 정상 신장의 배설역치는 0.6 mg/dL이기 때문에 creatine 이상은 요에서 예민하다.

유의사항 ① 여성이 남성보다 고농도를 보인다. ② 일내 변동이 있어서 저녁에 고농도를 보인다. ③ 식이단백의 영향을 받기 쉽기 때문에 약 3일간 creatine 제한식이 바람직하다. ④ 용혈에서 고농도를 보인다. 이것은 혈중 creatine의 대부분이 적혈구에 있기 때문이다.

Urinary creatine

기준치

· 남성 : 0.2～100 mg/day

· 여성 : 0.2～200 mg/day

측정법 효소법

검체량 축뇨 5 mL

검사 목적 근육질환의 screening

검체 취급 ① 동결보존은 불가하다. 축뇨 중 부패 방지에는 4℃ 전후를 유지하는데, toluene 5 mL를 첨가한다. ② 요에서 creatine과 creatinine간의 상호 변환을 방지하기 위해서는 요를 pH 6.0 이상으로 조정한다.

측정치에 따라 짐작되는 질환

• 고도 증가 (500 mg/day 이상)

〈 예상질환 〉 Duchenne형 근이영양증, 다발성 근염, 광범한 골격근 외상 **〈 잠재질환 〉** 지대형 근이영양증, steroid myopathy, 중증 갑상선기능항진증 **〈 조치 〉** 광범한 근육붕괴를 수반하는 질환을 고려하여 진단한다.

• 증가 (기준치 상한~500 mg/day)

〈 예상질환 〉 근이영양증, 근강직성 dystrophy, 다발성 근염, 피부근염, 골격근 외상, 심근경색, 운동 neuron(disuse atrophy), 부신피질 steroid·단백 질환, polio, 갑상선기능항진증, 당뇨병, 발열, 만성염증, steroid myopathy

〈 잠재질환 〉 무위근위축동화 호르몬 사용 **〈 조치 〉** 근위축을 초래하는 질환, 이화항진을 보이는 병태를 고려한다. 원질환의 진단과 치료

• 감소 (0 mg/day)

〈 예상질환 〉 갑상선기능저하증, 간경변증 **〈 잠재질환 〉** 건강성인 남자 **〈 조치 〉** 상기 질환의 진단, 근위축을 초래하는 질환은 부정할 수 있다.

임상적 의의

Creatine 생성과정은 신장에서 glycine과 arginine으로부터 guanidoacetic acid가 합성된다. Guanidoacetic acid(GAA)는 간으로 운반되어 methyl화 되어 creatine이 합성된다. Creatine은 근육으로 운반되어 creatine kinase(CK)의 작용으로 ATP에서 인산화를 받아 creatine phosphate로 되어 근육수축의 energy원이 된다. 근육에 저장되어 있는 creatine의 1%는 매일 대사되어 creatinine으로 되어 요로 배설된다.

근육질환에서 근육이 붕괴되면 근육으로의 creatine 취입이 감소하거나 저장되었던 creatine이 방출되어 요중 배설이 증가된다. 혈중 이상보다 요중 이상 쪽이 예민하다.

유의사항 ① 요중 creatine 배설 증가는 근육질환이 시사되지만, 혈청 creatine kinase나 aldolase 증가와 함께 진단한다. ② Steroid myopathy나 Cushing 증후군에 수반하는 myopathy에서 creatine kinase 활성은 증가

하지 않지만, 요중 creatine 배설이 증가한다는 것이 알려졌다. ③ 심근경색에서는 creatine kinase 활성이 증가하기 전에 creatine 배설이 증가한다.

Creatinine, serum

기준치

· 남성 : 0.6~1.1 mg/dL

· 여성 : 0.5~0.9 mg/dL

측정법 효소법, Jaffé 법

검체량 혈청 0.5 mL

검사 목적 신장기능 평가

검체 취급 혈청 분리 후 냉장 보존에 약 1주간, 동결 보존에 장기간 안정하다.

측정치에 따라 짐작되는 질환

• 중등도~고도 증가 (2 mg/dL 이상)

〈 예상질환 〉 신부전 **〈 조치 〉** BUN, K, P, Ca, 요산 등의 검색, 혈구산정(CBC) 등으로 원질환을 진단하고 치료한다.

• 경도 증가 (1.1~2.0 mg/dL)

〈 예상·잠재질환 〉 탈수, 심부전, shock, 사구체신장염, 간질성신장염, 요관결석, 전립선비대, 말단비대증 **〈 조치 〉** 문진(단백뇨, 혈뇨, 당뇨병, 고혈압, 심·신장질환 등), 요검사, creatinine clearance, 신장 초음파 검사 등으로 원질환을 진단하고 치료한다.

• 감소 (기준치 하한 이하)

〈 예상질환 〉 임신, 당뇨병 초기, 장기간 와상

〈 잠재질환 〉 요붕증, 근이영양증, 다발성근염, 근위축성 측삭경화증 **〈 조치 〉** 원질환의 진단. 병적 의의는 적다.

임상적 의의

Creatinine은 근육 중 creatine의 종말 대사산물로, 신사구체에서 여과된 후 세뇨관에서 재흡수 또는 분비가 적어 GFR의 지표로서 사용할 수 있다. 그렇지만 GFR이 2/3(60%) 정도로 저하될 때까지 creatinine은 현저한 변화를 보이지 않으므로 주의하여야 한다.

Creatinine의 증가는 신전성 인자(탈수, 심부전 shock 등), 신성 인자(사구체신장염, 간질성신장염, 세뇨관장애 등), 신후성 인자(요로폐색 등)에서 볼 수 있다.

또한 근육 양이 증가(운동선수, 말단비대증 등)하면 creatinine은 경도로 증가한다. 반대로 근육 양이 감소하는 경우(장기간 누워있는 경우, 근이영양증 등), 다뇨(요붕증 등)에서 creatinine은 감소한다.

유의 사항 ① 근육 양에 비례하므로 남성은 여성보다 약간 고농도를 보인다. ② 일내변동을 보인다. 육식 후 증가하고, 아침공복 시가 가장 낮다. 절식 시에는 일내변동이 나타나지 않는다. ③ 효소법이 아닌 Jaffé 법에서는 고혈당, acetone, acetoacetate 및 약물영향 항의 약물에서 정의 오차를 보인다. ④ 혈청 creatinine 농도를 이용하여 사구체 여과율(GFR)을 추정할 경우, 다음 환산식을 사용한다.

$$GFR(mL/min/1.73\ m^2) = 194 \times Cr^{-1.094} \times age^{-0.287}\ (\text{여성은 이것에} \times 0.739)$$

약물 영향 ① Jaffé 법에서는 cephalosporin계 항생물질 일부, ascorbic acid, L-dopa, methyldopa, acetohexamide에 의해 정의 오차를 보인다. ② Cimetidine, probenecid, spironolactone 등의 약물로 creatinine의 근위세뇨관 분비가 저해를 받아 혈청 creatinine이 증가하는 경우가 있다. ③ 여러 가지 약물

(aminoglycoside, amphotericin B, 비 steroid계 항염증약, cyclosporin, cisplatin, 중금속 등)이나 조영제 등으로 신장장애를 초래하여 증가하는 경우가 있다. ④ 효소법은 항진균약 flucytosine으로 인하여 정의 오차가 생기는 경우가 있다.

Urinary creatinine

기준치
· 성인 남성 : 1.1~1.9 g/day
· 성인 여성 : 0.5~1.6 g/day
측정법 효소법, Jaffé kinetic 법
검체량 축뇨 5 mL
검사 목적 Creatinine clearance 측정, 요단백량 등을 1 g의 creatinine 배설량 당으로 표준화하여 평가, fractional excretion(배설분획)으로 병태 평가
검체 취급 냉암소에서 축뇨한다.

측정치에 따라 짐작되는 질환

• **감소 (기준치 하한 이하)**

(예상질환) 근육 양이 감소하는 질환[근이영양증, 저영양, 무용성 위축(disuse atrophy)]
(잠재질환) 간경변증, 갑상선기능저하증 **(조치)** 원질환의 진단과 치료
[주] 근육 양이 많은 운동선수나 다량의 육류를 섭취하는 경우에 요중 creatinine 배설이 증가한다. 요중 creatinine이 증가하는 질환은 아니다.

임상적 의의

Creatinine의 생성과 배설 : 근육 내 creatine phosphate에서 비효소적으로 탈인산화 반응으로 생성되는 것과 creatine이 1 분자의 물(H_2O)을 취하여 생성된다. 최종 대사산물로 요중에 배설된다. Creatinine의 요중 배설량은 근육 양에 상관성을 보이므로 근육 양에 변화가 없고, 신장기능이 안정하면 비교적 안정한 농도로 배설한다. 따라서 creatinine의 1일 배설량은 각 개체에 거의 일정하여 신장 기능과는 상관성이 없다.

Creatinine의 요중 배설량을 측정하는 임상적 의의로는, ① 1일의 축뇨로 총 배설량을 구하여 축뇨의 신뢰성를 점정한다. ② 혈청 creatinine 농도와 함께 측정하여 creatinine clearance를 계산하여 신장기능을 평가한다. ③ 다른 요중 성분을 측정하는데 24시간 축뇨를 사용할 수 없을 때에는 creatinine 농도를 측정하여 1 g의 creatinine 당으로 표준화한다(요단백, 요 albumin, NAG 참조). ④ Fractional excretion(배설분획 : FE_{Na}, FE_{UREA}, FE_{K} 등)으로 병태를 평가한다. Creatinine 배설량 자체의 증감을 보이는 질환을 진단하는 데는 의의가 없다.

유의 사항 ① 요중 creatinine 농도는 요의 농축도에 따라 변동이 크므로 1일 배설량을 기준으로 정한다. ② Creatinine clearance를 계산하여 신장 기능을 평가하거나, fractional excretion을 계산하여 세뇨관 기능을 평가하여 급성신부전을 감별하는데 이용한다. ③ 육안적 혈뇨가 있을 때는 적혈구에 Jaffé 법과 간섭하는 색소가 있기 때문에 증가치를 보이게 된다.
약물 영향 Ascorbic acid, bilirubin, cepham계 항생물질이 고농도일 때, 증가치를 보이는 경우가 있다(Jaffé법에 반응하는 색소로 되기 때문이다).

Creatinine clearance [C_{cr}]

기준치 91~130 mL/min

측정법

$$Ccr = \frac{Ucr \times V}{Pcr}$$

체표면적 보정

$$Ccr = \frac{Ucr \times V}{Pcr} \times \frac{1.73}{BSA}$$

C_{cr} : creatinine clearance (mL/min)

U_{cr} : urinary creatinine 농도 (mg/dL)

V : 단위시간당 요량 (mL/min)

P_{cr} : serum creatinine 농도 (mg/dL)

BSA : 체표면적 (m^2)

[주] 체표면적(BSA) 보정은 성장단계의 소아나 체격, 근육 양이 다른 개인이나 집단을 비교할 때에 필요하다. 국제적으로 1.73 m^2를 사용한다.

Du Bois 식, BSA = (체중 kg)$^{0.425}$ × (신장 cm)$^{0.725}$ × 7.184 × 10^{-6} 으로 구한다.

간편하게는

$\sqrt{신장(cm) \times 체중(kg)/3,600}$ 으로

근사치를 얻을 수 있다.

검체량 혈청 2 mL, 24시간 축뇨

검사 목적 신장 기능평가

검체 취급 장기간 보존은 불가하다. 고온, 저 pH, 요 부패로 인하여 creatine에서 creatinine으로 전환되므로 축뇨는 냉암소에서 한다.

측정치에 따라 짐작되는 질환

- **상승** [Creatinine clearance(C_{cr})]

《 예상질환 》 당뇨병신증(초기), 임신, 고단백식, 급속한 이뇨기, 갑상선기능 항진증 **《 조치 》** 원질환의 치료, 저단백식이, 임신인 경우는 이상이 아니다.

- **저하** [Creatinine clearance(C_{cr})]

· 신장 기능 경도 저하 : 71~90 mL/min

· 신장 기능 중등도 저하 : 51~70 mL/min

· 신장 기능 고도 저하 : 31~50 mL/min

· 신부전 : 11~30 mL/min

· 요독증기 : 10 mL/min 이하, 투석전

《 예상·잠재질환 》 ① 사구체 병변[만성사구체신염, 급성사구체신염, 급성진행성신염, lupus 신염, 경피증, 악성고혈압, 당뇨병증(신부전기)] ② 간질세뇨관 질환(간질성신염, 급성세뇨관 괴사) ③ 신혈관성 병변(신피질 괴사, 혈관염, 신경색, 간신증후군) ④ 수술 출혈, 심부전, shock, 요로 폐색성 질환 ⑤ 불완전 축뇨 및 채뇨 **《 조치 》** 신장초음파 검사, 신장 혈행 동태 scintigraphy, 필요에 따라 신생검 등으로 원인을 가능한 한 빨리 규명한다. 신전성 신부전이나 신후성 신부전 등 가역적으로 치료하는 것은 신속하게 대처하여야 한다. 만성신부전은 불가역적이다.

임상적 의의

Creatinine(Cr)은 골격근의 creatine 대사와 식이성 육류섭취에서 유래하여 혈중 농도는 비교적 안정하다. 사구체로 여과되어 세뇨관에서 재흡수 되지 않고, 대사되지 않으므로 내인성 creatinine clearance(C_{cr})는 사구체 여과율(GFR)과 근사하여 임상적으로 사용하고 있다. 그러나 요중 creatinine의 10~15%가 세뇨관에서 분비되므로 inulin clearance(C_{in})에 의한 참의 GFR보다 크다는 보고가 있다(GFR 80 mL/min 이상에서는 C_{in}의 1.16배, GFR 40~80 mL/min에서는 1.57배, GFR 40 mL/min 이하에서는 1.92배).

사람의 신장에는 각 100만 개의 nephron이 있는데, C_{cr}의 저하는 기능하는 nephron 수의 감소를 의미하는 것이다. 신장 기능에는 예비능이 있어서 당뇨병신증 초기, 임신 또는 단백 과잉섭취 후 등에서는 C_{cr}가 증가한다(hyper-filtration). 이와 같이 신장 기능 예비능이 있기 때문에 nephron 수가 50% 이하까지 감소하지 않으면 C_{cr} 저하는 통상 나타나지 않는다.

C_{cr} 저하가 사구체 및 nephron의 기질적 장애로 인한 것이 아니라 급속하게 일어난 경우, 즉 탈수, 출혈, shock 등에 의한 전성 급성신부전이나 요로폐색으로 인한 신후성 급성신부전인 경우 등에서는 신속하게 치료하면 가역성으로 C_{cr}이 정상화 되는 경우가 있다.

- **2시간법**

음수(400~500 mL) 1시간 후에 완선히 배뇨(0분)하고, 60분 및 120분 후에 채뇨하고, 그 중간시간인 30분, 90분의 시점에 채혈한다. 매 시간마다 2회 clearance의 평균을 C_{cr}로 한다. C_{cr}은 주간에 크기 때문에 24시간법에 비해 약 10% 높은 값을 보인다. 수분 부하를 해야 하기 때문에 신부전 환자는 금기이다.

- **24시간 내인성 Creatinine Clearance(C_{cr})**

아침 일정한 시각에 완전히 배뇨시키고, 버린다. 이후 다음 날 아침 동일 시각까지 축뇨하고, 채혈은 점심식사 전에(1일의 Cr 농도의 평균을 보인다. 일내변동이 적으므로 조조 공복에 채혈하여도 무방하다) 시행한다.

환자 개인의 신장기능의 경과를 검색할 경우나 약물 투여량을 조절하기 위하여 신장 기능을 평가하고자 할 경우에는 체표면적 보정을 하지 않은 C_{cr}이나 C_{in} 또는 Cockcroft & Gault의 C_{cr} 추산식(아래 식)을 사용하기도 한다.

$$C_{cr} = \frac{(140 - age) \times 체중(kg)}{72 \times Cr(mg/dL)}$$

(여성인 경우, 결과치 × 0.85)

유의사항 ① 가령과 더불어 감소한다. 그리고 여성에서는 남성보다 낮은 치를 보인다. ② 신장애가 심해지면 Cr 의 세뇨관에서의 분비가 커지게 되어 C_{cr}은 실제보다 큰 GFR을 보인다. ③ 신증후군 등 심한 백뇨를 나타내는 질환에서는 요중 Cr 배설이 증가하여 C_{cr}이 실제 GFR보다 커진다. 반면에 심부전에서는 재흡수가 항진되어 C_{cr}은 낮은 치를 보인다. ④ Creatine 보충이나 채식주의, 육식 등 편식이 있으면 영향을 받는다. ⑤ 24시간 내인성 C_{cr}은 불완전 축뇨로 인하여 오차가 생기기 쉽다. 축뇨는 1일 요중 Cr 배설량으로 평가한다. 즉, 남성 1.5 g/day, 여성 1.0 g/day 전후이다.

약물 영향 ① Cr 측정에 Jaffé 반응을 이용하는 경우는 효소법보다 0.2 mg/dL 높아 비특이적 발색물질에 의하여 영향을 받는다[당뇨병성 ketoacidosis 시의 acetoacetate나 flucytosine (5-FC) 등에 의하여 혈청 Cr이 0.5~2 mg/dL 높게 된다]. Rate assay로 측정하면 Jaffé법의 비특이 발색(non-creatinine chromogen)을 무시할 수 있다. 효소법도 peroxidase와 H_2O_2에 의해 색소를 산화 발색시키는 분석계에서는 ethamsylate 등으로 인하여 거짓 저농도를 보이는데, 이와 같은 약물간섭 data는 충분치 않다. ② Cimetidine, trimethoprim-sulfamethoxazole, salicylic acid(aspirin)는 세뇨관에서의 Cr 분비를 억제한다. Cimetidine 투여하의 C_{cr}는 보다 정확한 GFR 치에 근사하다는 보고가 있다.

Inulin clearance [C_{in}]

기준치

· Inulin clearance(C_{in} : 90 mL/min/1.73 m^2 ~(CKD stage 1)

· 미국인 남성 72~176 mL/min/1.73 m^2, 여성 81~137 mL/min/1.73 m^2

· 한국인의 기준치는 설정되지 않았다.

측정법 **효소법**

$$C_{in} = \frac{U\ in \times V}{P in} \times \frac{1.73}{BSA}$$

C_{in} : Inulin clearance (mL/min)
U_{in} : 요중 inulin 농도 (mg/dL)
V : 단위 시간당 요량 (mL/min)
P_{in} : 혈청 inulin 농도 (mg/dL)
BSA : 체표면적
BSA = (체중 kg)$^{0.425}$ × (신장 cm)$^{0.725}$ × 0.007184
(Du Bois 식)

검체량 혈청 2 mL, 요 5 mL

검사 목적 정확한 신장기능 평가 및 사구체 여과량(GFR) 평가

검체 취급 요, 혈청을 냉장 보존된 경우는 inulin 농도가 크면 inulin이 석출 침전하는 경우가 있어서 측정 전에 충분히 용해하면서 측정에 사용한다.

측정치에 따라 짐작되는 질환

• C_{in} 감소

National Kidney Foundation의 Chronic Kidney Disease(CKD)의 병기분류

· 신기능(GFR) 경도 저하(CKD stage 2) : 60~89 mL/min

· 신기능(GFR) 중등도 저하(CKD stage 3) : 30~59 mL/min

· 신기능(GFR) 고도 저하(CKD stage 4) : 15~29 mL/min

· 신부전(CKD 5) : < 15 mL/min 또는 투석

《 예상질환 》 만성사구체신장염, 당뇨병성 신증(신부전기), 신경화증 **《 잠재질환 》** Lupus 신염, 혈관염, 간질성신장염, 낭포신, 신혈관성 고혈압, 편신, 간경변증, 신정맥혈전증 **《 조치 》** 요검사, 신장 초음파 검사, 신혈행 동태 scintigraphy, 신생검 등으로 원인을 규명하여 조기치료로 CKD의 stage 진행을 저지한다.

• C_{in} 증가(대략 130 mL/min/1.73 m^2 이상)

《 예상질환 》 당뇨병성 신증(초기), 임신, 고단백식이 **《 조치 》** 당뇨병 초기의 사구체 과잉여과(hyperfiltration)는 사구체 경화의 원인이 되기 때문에 당뇨병 치료를 철저히 시행한다. 저단백식을 취한다. 임신인 경우는 이상이 아니다.

임상적 의의

Inulin은 생체에서 합성되지 않는 fructose로 이루어진 다당류(분자량 약 5 kDa)이고, 사구체로 100% 여과되고, 또한 세뇨관에서는 재흡수 되지 않고, 분비도 되지 않으므로 inulin clearance는 사구체 여과량(glomerular filtration rate; GFR)을 나타내는 것으로 이해하고 있다. Creatinine clearance는 신기능이 저하되면 세뇨관에서 creatinine의 10~15% 분비로 인하여 실제 GFR보다 높은 치를 보이므로 C_{in}측정이 보다 정확한 GFR을 평가할 수 있다. C_{cr}/C_{in} 비는 GFR < 40 mL/min/1.73 m^2 에서 2.07 ± 0.82, GFR 40~80 mL/min/1.73 m^2 미만에서 1.64 ± 0.32로 C_{cr}의 신장 기능에 과대평가가 C_{in} 측정으로 분명해진다.

C_{in} 저하는 기능을 나타내고 있는 nephron 수의 감소를 의미한다. 신장기능에는 예비능이 있

어서 당뇨병성 신증초기나 임신 또는 고단백식 섭취 후에는 C_{in}이 증가한다(hyperfiltration).

유의 사항 가령과 더불어 감소한다. 남성은 여성보다 높은 치를 보인다. 소아나 체격, 근육양이 다른 개인, 집단을 비교할 경우에는 체표면적 보정이 필요하다. 그러나 만성신장질환 환자의 경과관찰이나 부종, 복수, 임신부 등에서 보이는 외견상 체중 증가를 보이는 경우는 체표면적 보정이 필요 없다. 채뇨가 완전하지 않으면 정확한 C_{in}을 측정할 수 없으므로 신경인성(神經因性) 방광 등에서 완전배뇨를 할 수 없는 경우에는 방광 catheter를 삽입한다.

약물 영향 종래의 inulin 측정에는 glucose, fructose, mannitol 등의 영향이나 요단백의 영향을 받았다. 그러나 fructose dehydrogenase를 사용하는 효소법은 혈당의 변동이나 요당의 영향이 적고, 측정감도 또한 향상되어 범용 자동분석장치에 적용하고 있다.

Paraaminohippurate clearance [C_{PAH}]

기준치 410~760 mL/min/1.73 m^2
측정법 비색법(Brun법)
검체량 혈청 : 각 0.5 mL, 임의뇨 : 각 5 mL
검사 목적 신장 혈장류량 평가
검체 취급 혈청, 요 모두 냉장 또는 냉동 보존한다.

측정치에 따라 짐작되는 질환

- **상승 (760 mL/min/1.73 m^2 이상)**

〈 예상·잠재질환 〉 임신 **〈 조치 〉** 원질환을 진단하고 치료한다. 병적 의의는 낮다.

- **저하 (410 mL/min/1.73 m^2 이하)**

〈 예상·잠재질환 〉 탈수, 심부전, shock, 신동맥협착, 사구체신장염, 간질성신장염, 요관결석, 전립선비대증 **〈 조치 〉** 문진(단백뇨, 혈뇨, 당뇨병, 고혈압, 비대 등), 요검사, BUN, Cr, K, P, Ca, 요산 등의 측정, 일반 혈액검사, 요로계 초음파 검사 등을 검사하여 원질환을 진단하고 치료한다.

임상적 의의

Paraaminohippuric acid(PAH)는 사구체의 한외여과와 근위세뇨관의 분비로 1회의 신장 순환으로 거의 100% 제거되므로 PAH clearance는 신장 혈장류량(renal plasma flow; RPF)의 지표가 된다(엄밀하게는 100%가 아니라 유효신장혈장류량이라고도 한다). RPF는 신전성(심부전, 신혈관 협착, 탈수 등), 신성, 신후성(결석, 종양, 염증 등)의 원인으로 저하한다

유의 사항 ① 측정치가 오차(±10% 이상)를 보일 때는 측정상의 과오를 고려한다. ② 남성은 여성보다 약간 높은 치를 보인다. ③ 50세 이상에서는 가령과 더불어 저하한다.

약물 영향 Probenecid는 근위세뇨관에서 PAH 분비를 억제하고, 또한 sulfonamide계 약물, p-aminosalicylic acid-Ca(PAS)는 측정계에 영향을 끼친다. 따라서 이들 약물은 검사 전에 투여를 중지한다.

Sodium thiosulfate clearance [C_{thio}]

기준치 90~150 mL/min/1.73 m^2
측정법 Iodine 적정법 (Brun법)
검체량
· 혈청 : 각 2 mL
· 임의뇨 : 각 5 mL

검사 목적 사구체 여과량 평가

검체 취급 혈청, 요 모두 냉장 또는 냉동 보존한다.

측정치에 따라 짐작되는 질환

- **상승 (150 mL/min/1.73 m^2 이상)**

〈 예상·잠재질환 〉 임신, 당뇨병 초기 **〈 조치 〉** 원질환을 진단한다. 병적 의의는 낮다.

- **경도 저하 (60~90 mL/min/1.73 m^2)**

〈 예상·잠재질환 〉 탈수, 심부전, shock, 신동맥 협착, 사구체신장염, 간질성신장염, 요관 결석, 전립선비대증 **〈 조치 〉** 문진(단백뇨, 혈뇨, 당뇨병, 고혈압, 심장－신장－전립선 질환 등), 요검사, 요로계 초음파 검사 등을 시행하여 원질환을 진단하고 치료한다.

- **중등도 저하 (30~60 mL/min/1.73 m^2)**

〈 예상질환 〉 신부전 **〈 조치 〉** BUN, Cr, K, P, Ca, 요산, 일반 혈액검사 등을 시행하여 원질환을 진단하고 치료한다.

- **고도 저하 (30 mL/min/1.73 m^2 이하)**

〈 예상질환 〉 신부전 **〈 조치 〉** 중등도 저하의 조치외에 동맥혈 pH 측정, 투석을 준비한다.

임상적 의의

Sodium thiosulfate는 사구체를 자유롭게 통과하지만 세뇨관에서 재흡수나 분비가 일어나지 않는다. 따라서 이 물질의 신장 clearance는 사구체 여과량(GFR)과 거의 같다.

GFR은 혈장 교질삼투압, 사구체 모세혈관내압, 사구체 모세혈관투과성, 사구체 모세혈관 면적, Bowman낭 내압에 영향을 미친다. 따라서 신전성(심부전, 신혈관 협착, 탈수 등), 신성, 그리고 신후성(결석, 종양, 염증 등)의 원인으로 저하한다.

GFR이 60% 정도로 저하할 때까지 혈청 creatinine은 기준치 내에 있는 것이 많으므로 이 검사는 혈청 creatinine으로 파악할 수 없는 초기 신장장애를 진단하고 추적하는데 적합하다.

유의사항 ① Creatinine clearance와 유사한지 여부를 확인한다. ② 남성은 여성보다 약간 높은 치를 보인다. ③ 50세 이상에서는 가령과 더불어 저하한다.

약물 영향 이뇨제, 해열진통제 및 측정계에 영향이 미치는 sulfonamide계 약물, p-aminosalicylic acid-Ca(PAS) 등은 검사 전날부터 중지한다.

Cystatin C [Cys-C]

기준치 0.50~0.90 mg/L, 검사법에 따라 다소 다르지만 0.9~1.0 mg/L 부근이 기준치 상한으로 생각한다.

측정법 EIA법, latex 면역비탁법, nephelometry, gold colloid 응집법

검체량 혈청 0.3~0.5 mL

검사 목적 신장기능 평가(특히 조기 신장장애에 유효)

검체 취급 냉장 보존

측정치에 따라 짐작되는 질환

- **증 가**

〈 예상질환 〉 신부전(고도 증가), 신기능 저하

〈 잠재질환 〉 갑상선기능항진증, steroid hormone 투여, 신장이식 **〈 조치 〉** Cystatin C는 비교적 새로운 marker이기 때문에 신기능 악화 정도와 cystatin C의 관계에 대하여 구체적인 data는 아직 충분치 않다. 현재로는 cystatin C가 혈청 creatinine에는 발현되지 않는 정도의 신장장애에서도 증가하는 특성이 있으므로 신장장애 조기 예에는 cystatin C로 신

장기능을 평가하고, 신장장애가 어느 정도 진전된 단계에서는 종래의 creatinine clearance나 inulin clearance로 평가하는 것이 필요하다고 생각한다.

• **감 소**

(잠재질환) 갑상선기능저하증

임상적 의의

Cystatin C는 cystatin super family에 속하는 분자량 13 kDa의 저분자 단백(120 아미노산으로 구성)으로 전신의 유핵세포에서 생산되는 cysteine protease inhibitor의 1 종이다. 생체 내 면역체계의 적정화나 감염방어, 조직 및 세포장애 억제에 관여하는 것으로 이해하고 있다. 혈중 cystatin C는 다른 혈청 단백과 복합체를 형성하지 않아 사구체로 여과되어 근위세뇨관에서 거의 전부 재흡수 되어 이화되므로 사구체 여과량(glomerular filtration rate; GFR)이 저하된 증례에서는 증가한다.

그 유전자는 house-keeping type으로 있으므로 세포내외의 환경변화에 영향을 받지 않아 기본적으로는 혈중 농도가 일정하다. Creatinine은 근육 양의 영향을 받고, β_2-microglobulin(β_2-mG)이 악성종양의 영향을 받는데 대하여 cystatin C는 연령, 성별, 체격, 염증 유무 등의 신전성 영향을 거의 받지 않아 혈청 creatinine 증가를 나타내지 않는 정도의 가벼운 신장 기능장애에서도 증가하므로 신장기능에 대한 조기진단 marker이다. 또한 C_{cr}같이 24시간 축뇨가 필요 없고, 측정치에 대한 보정도 필요 없다는 등 검사가 비교적 간편하여 외래 진료에도 적합하다. 그리고 cystatin C의 역수는 GFR과 대체로 비례하여 cystatin C는 C_{cr}를 대체할 수 있는 우수한 지표가 될 가능성이 기대되는 바이다.

House-keeping gene : 분화미분화 상태와 관계없는 세포가 항상 발현(구성적 발현)하는 유전자이다. 세포의 구성 단백질이나 해당계 또는 energy 대사계 효소 등, 세포 생존에 기본적으로 필요한 유전자를 포함하여 환경의 변화나 분화에 따라서 발현이 특이적으로 유도 또는 억제되는 유전자와는 구별된다. 이들 유전자는 다른 유전자와 마찬가지로 RNA polymerase II에 의하여 전사되지만 TATA box 대신에 GC 함량이 풍부한 GC box가 존재하는 등 전사 개시점에서 상류영역에 걸쳐서 특수한 제어구조를 보인다.

TATA box : 진핵세포 유전자의 전사개시 점에서 25~30 염기 상류에 공통으로 존재하는 염기배열의 통칭이다. 이 배열로 인하여 RNA polymerase II의 결합부위가 확정되어 정확하게 전사된다.

유의사항 **예외로 다음의 경우는 주의하여야 한다. ① 혈청 갑상선 호르몬이 cystatin C 농도에 영향이 미쳐 갑상선기능항진증에서 증가하고, 갑상선기능저하증에서 감소한다는 보고가 있다. ② 신장이식 환자에서는 혈청 cystatin C가 상대적으로 증가치를 보인다. ③ Steroid hormone(당질 corticoid)에 의하여 혈청 cystatin C 농도는 증가한다. ④ Cystatin C는 신장기능 정상범위에서는 변동이 예민하게 반영되지만 신장 기능저하 예에서는 혈청 cystatin C 증가가 둔화된다는 것이 알려졌기 때문에 주의가 필요하다.**

이외에도 지금까지 거의 관계가 없는 것으로 알고 있었던 병태나 연령, 성별, 체격 등의 신전성 요소에도 cystatin C 농도가 영향을 받는다는 보고도 있어서 금후 더욱 검토가 필요하다고 생각한다.

Cystatin C의 새로운 가능성으로는 cystatin C가 심장질환 수술 후의 AKI(acute kidney injury) 발병의 예측인자로서 다른 biomarker보다 우수하다는 것이나 cystatin C가 심장질환 그 자체의 예후 예측인자가 될 가능성에 대한 최근 보고도 있다. 요중 cystatin C에 대해서는 요중 creatinine과 좋은 상관성을 보여 조기 신증, 특히 세뇨관 장애의 지표로 유용하다는 보고도 있다.

약물 영향 당질 corticoid에 의하여 측정치가 증가할 가능성이 있다.

Guanidino compound derivatives

기준치

- **요 (μmol/day)**
  - Methylguanidine (MG) : 0.29~6.00
  - Guanidinoacetic acid (GAA) : 59~533
  - Guanidinosuccinic acid (GSA) : 7.6~30
- **혈장 (μmol/L)**
  - Methylguanidine : 0.5 이상
  - Guanidinoacetic acid : 1.5~6
  - Guanidinosuccinic acid : 1 이상

측정법 HPLC, 효소법

검체량 축뇨 0.5 mL, 혈장 0.5 mL

검사 목적 신부전 상태평가

측정치에 따라 짐작되는 질환

현재는 일반적인 검사로 취급하지 않아 엄밀한 의미로의 측정치에 따른 질환은 확실하게 정리되지는 않았다.

- 요중 MG 증가 : 신장질환, 특히 신부전
- 요중 GAA 감소 : 신부전
- 요중 GSA 증가 : 신부전

약물성 신장애, 고혈압성 신증, 당뇨병신증에서는 α_1-microglobulin이나 NAG보다 조기에 감소하는 우수한 지표로 이해하고 있다.

(조치) 원질환의 진단과 치료

임상적 의의

Guanidino 화합물은 요독증 증상의 유발물질로 주목되었다. 주요 화합물은 MG, GAA, GSA 등이지만 그 밖에도 guanidino 화합물은 다수 있다. ① MG : 간에서 creatinine으로 생성되어 요로 배설된다. 활성산소가 그 생성에 중요한 작용을 하는데, 신장질환에서는 혈중, 요중 모두에서 증가한다. ② GAA : 세뇨관에서 생성되어 그 일부는 간에서 대사되어 creatinine으로 되고, 나머지는 요로 배설된다. 신장장애에서는 혈중, 요중 모두에서 감소한다. ③ GSA : MG와 마찬가지로 신장질환에서는 혈중, 요중 모두에서 증가한다.

MG는 효소활성 저해, 혈소판기능 억제, 섬유소용해 활성저해, 용혈, 경련 등을 유발한다는 것이 알려졌다. GSA는 혈소판기능 억제, 용혈, 림프구 모세포화 억제 등의 작용이 있다. 이것들은 요독증 증상의 유발물질로 알려졌다.

유의 사항 ① GAA는 신장장애 조기에 요중 배설이 저하하여 예민한 지표로 사용할 가능성이 있지만 기준범위가 넓어서 경시 적으로 측정하지 않으면 평가하기가 곤란하다. ② MG, GSA는 신부전에서 혈중, 요중 모두에서 증가하지만, 진단적인 의의보다는 병태 파악에 의의가 있어 금후 임상응용이 기대된다.

Hydroxyproline [Hyp]

기준치 10~40 mg/day

측정법 비색법 (Prockop법)

검체량 요 2 mL

검사 목적 골이나 피부의 collagen 대사속도 측정

검체 취급 24시간뇨를 채취한다. 단기간의 냉장

보존(4℃)에는 toluene 또는 thymol을 첨가한다. 장기간인 경우에는 −20℃ 이하에 보존한다.

측정치에 따라 짐작되는 질환

- 증가 (40~100 mg/day)

〈예상질환〉 갑상선기능항진증, 부갑상선기능항진증, 말단비대증, 전이성골종양, Paget병, 악성종양 **〈잠재질환〉** Marfan 증후군, 골형성부전증, 골연화증 **〈조치〉** 내분비 검사, osteocalcin, ALP 등의 골대사 marker 측정, 섬유화 marker 측정 등으로 원질환을 진단하고 치료한다.

- 고도 증가 (100 mg/day 이상)

〈예상·잠재질환〉 갑상선기능항진증, 부갑상선기능항진증 **〈조치〉** 내분비 검사, 골대사 marker 측정 등으로 원질환을 진단하고 치료한다.

임상적 의의

Hydroxyproline(Hyp)는 아미노산의 하나인 proline의 수화물로 collagen에 특이적으로 함유되어 있다. 체내 collagen의 50%는 골, 30%는 피부에 존재하면서 주로 골이나 피부의 collagen 대사에 관여하는 질환에 그 병태를 나타내는 지표로 이해하고 있다.

요중 Hyp는 골 질환이나 내분비 질환에서 고농도를 보인다. 골 질환으로 Paget병 등 각종 질환에서 증가하는데, 암의 골 전이에도 고농도로 증가한다. 갑상선기능항진증, 부갑상선기능항진증에서는 분비되는 호르몬이 골 대사에 영향을 미치면서 요중 Hyp 배설을 증가시킨다. 기타, Marfan 증후군 등의 결합조직 질환에서 증가한다.

유의 사항 ① 식사(gelatin 함유 식이)의 영향이 고려되고 있다. ② 성장기에 고농도를 보인다.

3-Methylhistidine [3-MeHis]

기준치

- μmol/day (일상 식이)
  - 남성 : 150~500
  - 여성 : 100~300
- μmol/g creatinine (일상 식이)
  - 남성 : 150~300
  - 여성 : 150~330

측정법 HPLC

검체량 요 2 mL

검사 목적 근육의 이화 지표

검체 취급 ① 24시간뇨로 측정한다. ② 보존할 경우에는 동결한다.

측정치에 따라 짐작되는 질환

- 증가 (330 μmol/g Cr 이상)

〈예상·잠재질환〉 조절불량 당뇨병, 갑상선기능항진증, 진행성 근이영양증, 간경변증, 악성종양, 중증 감염증, 수술, 약물(부신피질 steroid제) **〈조치〉** 원질환의 진단과 치료, 영양상태 평가

- 감소 (150 μmol/g Cr 이하)

〈예상·잠재질환〉 저영양, 갑상선기능저하증 **〈조치〉** 원질환의 진단과 치료, 영양상태 평가

임상적 의의

3-MeHis는 수축단백인 actin과 myosin의 구성 아미노산으로 peptide chain에 연결된 histidine에 methyl기가 결합하여 형성된다. 근육의 이화로 유리되는 3-MeHis은 재이용되지 않고 요로 배설된다. 따라서 요중 3-MeHis은 근육의 이화지표가 되는데, 근육 양과 상관

성이 있으므로 이화 정도를 비교하기 위해서는 creatinine으로 보정하는 것이 바람직하다. 또한 3-MeHis의 일부는 식사(육류)에서 유래하므로 원칙적으로 최저 3일간 육류 섭취를 제한한 후 24시간뇨로 측정한다.

유의사항 ① 요중 배설량은 근육양의 차이로 남성이 여성보다 많고, 또한 가령과 더불어 감소한다. Creatinine으로 보정하면 성별, 연령에 따른 영향은 나타나지 않는다. ② 통상 운동의 영향은 받지 않는다. ③ 식사(육류)의 영향을 받으므로 3일 이상 식사를 제한하고 측정하거나 식사내용을 고려하여 해석한다.

약물 영향 신피질 steroid제에 의하여 증가한다.

Uric acid [UA]

기준치

· 남성 : 3.4~7.0 mg/dL

· 여성 : 2.4~5.7 mg/dL

측정법 Uricase-peroxidase법

검체량 혈청 0.5 mL

검사 목적 통풍, 고뇨산혈증 진단

검체 취급 혈장 분리 후 냉장 보존에 약 1주간, 동결 보존에서 장기간 안정하다.

측정치에 따라 짐작되는 질환

- **경도 증가(7~8 mg/dL)**

〈예상질환〉 무증후성 고뇨산혈증 **〈잠재질환〉** 통풍, 신부전, 기아, thiazide계 혈압 강하제, 백혈병, 골수종, 악성림프종 **〈조치〉** 배설저하형인지 생산과잉형인지를 감별한다[요중 요산 배설량, 요산 clearance(C_{UA}), % 요산 clearance (%C_{UA}/C_{cr})], 생활지도, 원질환의 진단과 치료

- **중등도 증가(8~9 mg/dL)**

〈예상질환〉 통풍, 무증후성 고뇨산혈증 **〈잠재질환〉** 신부전, 기아, thiazide계 혈압 강하제, 백혈병, 골수종, 악성림프종 **〈조치〉** 위의 항(경도 증가) 조치 이외에 요산 저하제 투여

- **고도 증가(9 mg/dL 이상)**

〈예상질환〉 통풍 **〈잠재질환〉** 위의 증가 항에 기술한 질환 이외에 5-phosphoribosyl-1-pyrophosphate synthetase 활성항진, hypoxanthine-guanine phosphoribosyl transferase 활성저하, von Gierke병 **〈조치〉** 위에서 기술한 것 이외에 효소활성을 측정한다.

- **고도 감소(1 mg/dL 이하)**

〈예상·잠재질환〉 Xanthine oxidase 결손증, purine nucleoside phosphorylase 결손증, 5-phosphoribosyl-1-pyrophosphate 합성효소 결손증, 신성 저뇨산혈증 **〈조치〉** 요중 요산 배설량· % 요산 clearance 측정, 효소활성 측정 등으로 원질환을 진단한다.

- **경도~중등도 감소(1~3 mg/dL)**

〈예상질환〉 신성 저뇨산혈증, 요산저하제, 중증 간장애 **〈잠재질환〉** 세뇨관성 acidosis **〈조치〉** 요중 요산 배설량· % 요산 clearance 측정 등으로 원질환을 진단한다.

임상적 의의

혈장 sodium urate의 포화용해도는 6.8 mg/dL(요산으로 6.4 mg/dL)인데, 그 농도를 초과하면 요산결정이 석출될 가능성이 있다. 혈청 요산 농도는 요산 생산량과 신장으로의 배설량으로 결정된다. 요산은 purine체의 최종 대사산물이기 때문에 purine 생산이 많아지면 요산생산도 많아진다. Purine체는 혈액종양(백혈병, 악성림프종, 만성 골수증식증후군 등)이나 충실성 종양(육종, 유방암 등), 조

직파괴 항진(용혈성빈혈, 횡문근융해증 등), 약물(항종양약, theophylline) 투여에서 증가한다. 또한 purine의 salvage 경로 이상에서도 요산농도는 영향을 받는다. 요산 생합성 효소 결손증에서 저뇨산혈증을 보인다.

유의사항 ① 남성은 여성보다 1~2 mg/dL 정도 높다. ② 여성은 폐경이후에 증가한다. ③ 절식, 탈수, 격렬한 운동, 대량 음주에서 고농도를 보인다.

약물 영향

· 증가시키는 약물 : Thiazide(benzothiazide) diuretic, pyrazinamide, ethambutol, cyclosporine 등은 신장에서 배설을 저하시켜 요산이 증가한다.

· 감소시키는 약물 : 요산배설 약물/생성억제 약물, salicylic acid, acctohcxamidc 등은 배설을 증가시켜 요산이 감소한다.

Urinary uric acid [UUA]

기준치

· 요중 요산 배설량(E_{UA})

보통식 : 0.4~0.95 g/day

Purine 제한 식이 : 0.3~0.6 g/day

E_{UA} : 0.48~0.51 mg/kg/hour

· 요산 clearance(C_{UA}) : 6.2~12.6 mL/min

· % C_{UA}(% C_{UA}/C_{cr}) = FE_{UA} : 5.5~11.1%

[주] 요산 clearance (C_{UA})

$$C_{UA} = \frac{U_{UA}(\text{mg/dL}) \times \text{요량 V}(\text{mL/min})}{P_{UA}(\text{mg/dL})} \times \frac{1.73}{\text{체표면적}(\text{m}^2)}$$

$$FE_{UA} = \frac{U_{UA}(\text{mg/dL}) \times P_{cr}(\text{mg/dL})}{P_{UA}(\text{mg/dL}) \times U_{cr}(\text{mg/dL})} \times 100(\%)$$

U_{UA} : 요중 요산 농도

P_{UA} : 혈청 요산 농도

P_{cr} : 혈청 creatinine 농도

U_{cr} : 요중 creatinine 농도

V : 단위시간 당 요량

측정법 효소법 (uricase-peroxidase법)

검체량 24시간 축뇨의 일부 : 5 mL

검사 목적 요산 배설량 측정, 요산·purine 체 대사이상의 감별진단

검체 취급 냉장 보존에서 약 1주간, 동결 보존하면 장기간 안정하다.

측정치에 따라 짐작되는 질환

● **증가 (요중 요산 배설량 0.95 g/day 이상)**

《예상질환》 요산 생산과잉 : 특발성 합성과잉형 고뇨산혈증(과잉생산형 통풍), 백혈병, 골수종, 악성종양의 화학요법 후, 진성다혈증, 고단백식 요산 배설항진 : 유전성 신성 저뇨산혈증(분비 항진형, 분비전 재흡수 장애형, 분비후 재흡수 장애형), Fanconi 증후군, 요산 배설약(probenecid, benzbromarone), 항이뇨 호르몬(ADH) 부적합분비 증후군(SIADH), 다뇨, 고혈당 **《잠재질환》** 요산 생산과잉 : PRPP(5-phosphoribosyl-1-pyrophosphate)합성효소 활성 항진증(전세계에서 약 30 가계 보고), hypoxanthine-guanine phosphoribosyl transferase(HGPRT) 완전 결손증(Lesch-Nyhan 증후군, 10만 인의 1인), HGPRT 부분 결손증, 저산소혈증, 심한 열상 요산배설 항진 : Wilson 병, galactose혈증, Sjögren 증후군, 원발성담즙성 간경변증, 원발성 aldosterone증, 약물 [acetohexamide, zotepine, glycine, estrogen,

조영제, fenofibrate, ascorbic acid(4 g 이상), 대량의 salicylic acid(aspirin), angiotensin II 수용체 길항약 losartan, Ca 길항약]. **〈조치〉** 요산 clearance(C_{UA}), % 요산 clearance 측정치가 높으면 과잉생산 또는 배설항진을 의미하므로 혈중 요산을 측정하여 원질환을 정밀 검사한다.

• **감소(요중 요산 배설량 0.3 g/day 이하)**

〈예상질환〉 요산 생산저하 : Allopurinol(xanthine oxidase 저해 및 *de novo* purine 생합성 억제) 복용, **중증 간질환 요산 배설저하** : 특발성 배설저하형 고뇨산혈증(배설저하형 통풍), 신부전(단, % 요산 clearance는 저하하지 않음), 탈수, 기아, 만성 alcohol 섭취, 약물에 의한 요산 배설장애 [thiazides계 이뇨약, loop 이뇨약, 항결핵약 pyrazinamide, theophylline, cyclosporin, 소량의 salicylic acid(aspirin) 등]

〈잠재질환〉 요산 생산저하 : Xanthine oxidase 결손증(xanthine 뇨증, 1/6,000~1/69,000), purine nucleoside phosphorylase(PNP) 결손증(전세계에 30여 예), 5-phosphoribosyl-1-pyrophosphate(PRPP) 합성효소 결손증. **요산 배설저하** : 중추성 요붕증, Bartter 증후군, Down 증후군, 당뇨병성 ketoacidosis, 중증 호흡성 acidosis, 신혈관성 고혈압, 신성 요붕증, 임신고혈압 증후군 **〈조치〉** 요산 clearance (C_{UA}), % 요산 clearance(FE_{UA})를 측정하여 낮은 치를 보이면 배설저하를 보이는 것으로 혈중 요산을 측정하여 원질환을 정밀 검사한다. 투여 약물을 검토한다.

[주] 요중 요산 배설량이 0.05 g/day 이하인 경우는 xanthine oxidase 결손증 등의 요산 대사효소의 이상일 가능성이 큰 것이다.

임상적 의의

Purine 생합성의 *de novo* 합성경로 또는 purine 염기가 직접 nucleotide로 회수되는 Salvage 회로를 거쳐 최종적으로 inosine 5' monophosphate(IMP) → hypoxanthine → xanthine → 요산으로 생산된다. 건강인에서는 1,200 mg의 생체 내 요산 pool이 있어서 1일 700 mg의 요산이 생산되어 신장으로 3/4인 500 mg이 배설되고, 1/4인 200 mg은 담즙으로 배설된다. 신장에서는 95%가 사구체로 여과되어 그 대부분이 근위세뇨관에서 재흡수 되고, 다시 분비, 분비 후 재흡수 과정을 거쳐 요로 배설된다. 요산 transporter(urinary uric acid transporter; URAT 1)이 동정되었는데, 이것은 근위세뇨관강 측에 존재하여 유산, nicotinic acid, ketone body 등의 유기 anion을 요산수송의 교차기질로서 요산 재흡수에 관여한다. 신장에서의 요산 배설이상이 분자 level로 해명 중이다.

이상치를 나타내는 기전으로 요산 생산이상으로 인한 purine 대사효소 이상, 약물에 의한 대사효소 활성의 변화, 악성종양의 세포붕괴 등으로 인한 대량의 핵산 유리 등을 열거할 수 있다. 또한 신장의 배설기능 저하로서는 신장기능 저하, 세포 외액량 감소(탈수, 요붕증, 이뇨제 등)으로 인한 재흡수 항진, 고유산혈증(alcohol 섭취, 임신고혈압 증후군 등)으로 인한 요산배설 장애, ketone 체 증가(당뇨병성 ketoacidosis, 기아 등)으로 인한 요산배설 장애, 약물 [pyrazinamide, 이뇨제, 소량의 salicylic acid(aspirin) 등]으로 인한 배설 저하, renin-angiotensin-aldosterone system의 항진(Bartter 증후군, 신혈관성고혈압, 고 aldosterone혈증 등)으로 인한 배설 저하로 생긴다.

반면에 신장으로의 배설 항진으로는 URAT 1의 유전자 이상(가족성 저뇨산혈증)이나 Fanconi 증후군, 약물 [benzbromarone, probenecid, 대량의 salicylic acid(aspirin)] 로 인한 요산 재흡수저하를 들 수 있다. 고뇨산혈증에서는 약 60% 이상이 배설저하형, 약 10%가 과잉생산형, 약 30%는 혼합형이다. 신장기능 저하로 인한 영향을 고려하여 % 요산 clearance를 계산한다.

유의사항 ① 성별에 의한 이가 있는데, 남성이 여성보다 고농도를 보인다. ② 절식, 탈수에서 고농도를 보인다. ③ 요산은 실온의 물 100 mL에 pH 5.0에서는 8 mg, pH 6.0에서 22 mg, pH 7.0에서 158 mg, pH 8.0에서 1580 mg이 용해된다. ④ 저온이나 산성뇨에서는 적갈색의 요산염으로 쉽게 침전한다. ⑤ 24시간 축뇨에서 요산연이 침전되는 경우에는 상청만을 측정하면 저농도를 보인다. ⑥ 60℃ 이상에서 침전을 용해시켜 혼합하여 측정하여야 한다.

약물 영향 ① Formalin 혼입으로 저농도를 나타낸다. ② Ascorbic acid, SH 화합물, phenol은 용혈로 인하여 측정계에 영향을 미친다.

Urinary screening test for congenital metabolic disorder

기준치 음성(정색반응)

측정법 정색반응

검체량 약 5 mL 이하(각 검사에 따라 다르다)

검사 목적 아미노산 대사 이상증의 screening

검체 취급 신선한 요 검체가 바람직하다. 부분뇨를 사용한다. 장시간 보존이 필요할 경우 −20 ~ −40℃에 보존한다.

임상적 의의

생체 내 여러 가지 대사에 관여하는 단백(효소 등)을 code하는 유전자 변이로 인하여 정상과 다른 대사가 이루어진 결과, 무언가의 증상을 나타내는 질환을 선천성 대사 이상증이라고 총칭하는데, 그 종류는 수백이 넘는 것으로 보고되고 있다. 선천성 대사 이상증 환자 요에는 정상과 다른 대사 중간산물이 다량 배설되거나 정상인에서도 존재하는 물질이 현저하게 증가한다. 이들 물질은 장애를 받은 대사경로의 상류에 위치하는 것이나 그 대사산물의 어떤 것이 많고, 어떤 물질이 증가하였는가에 따라 용이하게 진단할 수 있는 것이다.

최근에는 아미노산 대사 이상증이 의심되는 경우보다 정도가 높은 아미노산 분석기(HPLC)에 의한 해석이 일반화 되었지만 요 정색반응으로 간편하게 선천성 대사 이상증을 screening하고 있다. 요 정색반응으로 진단되는 대표적인 질환으로 phenylketone뇨증, histidine혈증, Hurler 증후군, Hunter 증후군, cystine혈증, homocystine혈증, methylmalonic acid혈증, vitamin B_{12} 결핍증, tyrosine혈증, 고proline혈증, galactose혈증, 당뇨병, lactose불내증 등을 열거할 수 있다.

유의사항 정색반응은 수분 내에 쇠퇴되는 경우가 있어서 판정 시간에 유의하여야 한다.

II. 당질검사

Fructose

기준치 1 mg/dL 이하
측정법 효소법
검체량 혈청 3 mL
검사 목적 Fructose 대사 이상의 평가
검체 취급 Heparin 채혈

측정치에 따라 짐작되는 질환

• 증가(1 mg/dL 이상)

〈예상질환〉 양성 과당뇨증, 유전성 과당불내증, fructose-1,6-diphosphatase 결손증 **〈잠재질환〉** 중증 당뇨병 **〈조치〉** Fructose 부하시험으로 원질환의 진단과 치료

[주] 0.20~0.25 g/kg fructose를 정맥 내 투여하고, 혈중·요중 fructose 증가(혈중에서 15 mg/dL 이상으로 되거나 2시간 이내에 부하전치로 되돌아가지 않음)를 확인한다. 단, 유전성 과당불내증, fructose-1,6-diphosphatase 결손증에서는 저혈당, 대사성 acidosis가 출현하기 때문에 주의를 요한다.

임상적 의의

소장에서 흡수된 fructose는 간에서 대사되는데, fructokinase의 결손으로 인한 양성과당뇨증, fructose-1-phosphate 결손으로 인한 유전성 과당불내증, 그리고 fructose-1,6-diphosphatse 결손증 등의 fructose 대사 이상증에서 고농도를 보인다. 당뇨병 환자의 fructose 농도는 건강인과 같지만 현저한 고혈당 상태에서는 고농도를 보이는 경우가 있다.

유의 사항 Glucose 등의 검체에 존재하는 환원물질의 영향을 받기 쉽다. 시판되고 있는 효소법에 의한 측정 kit는 1 mg/dL 이상의 농도에서만 측정이 된다.

Galactose [Gal]

기준치
· 전혈 : 4.3 mg/dL 이하
· 요 : 0~13 mg/dL

측정법 Galactose dehydrogenase법
검체량 전혈 1 mL
검사 목적 선천성 고 galactose혈증의 screening
검체 취급 ① 제단백액(전혈). ② 4℃에서 1주, 동결에서 장기간 보존이 가능하다. ③ 신생아 screening 검사에는 생후 4~7일의 신생아에서 채혈하여 검사용 여지에 흡착시킨다.

측정치에 따라 짐작되는 질환

■ 신생아, 소아기의 고 Galactose혈증

• 증가(10 mg/dL 이상)

〈예상질환〉 Galactose-1-phosphate uridyl transferase 이상증, galactose 이상증 **〈잠재질환〉** 간질환 **〈조치〉** 적혈구 효소 측정

■ 성인의 고 Galactose혈증

• 증가 (4.3 mg/dL 이상)

《 예상·잠재질환 》 간질환(간경변, 급성간염), 당뇨병 **《 조치 》** 원질환의 진단과 치료

임상적 의의

Galactose는 lactose가 장에서 가수분해되어 흡수된다. 혈중 galactose는 간에서 galactokinase, galactose-1-phosphate 등의 효소에 의해서 해당계까지 대사된다. 유전성으로 이들 효소 결손증이 나타나는 환아에서는 혈중 galactose가 증가한다. 진단은 환자 적혈구 효소활성을 측정하여 효소결손을 증명한다.

또한 간장애에서는 galactose 대사가 감소하고, 문맥－대정맥 shunt로 인하여 혈중 galactose가 증가하기 때문에 간기능 검사로도 이용된다.

유의 사항 ① 생후 5일의 신생아 혈중 농도는 2~10 mg/dL이다. ② 신생아 요중 galactose 농도 0.4~113.0 mg/dL(평균 20.4 mg/dL)이다. ③ 예상외의 농도를 보일 때는 제단백을 하지 않고 전혈상태로 방치되지 않았는지 확인이 필요하다.

Glucose

기준치

· 공복시 혈장 혈당 : 70~110 mg/dL

· 식후 2시간 : 120 mg/dL 이하

· 요 : 500 mg/day 이하

측정법 효소법(glucose-oxidase; GOD)

검체량 혈장 0.5~1.0 mL

검사 목적 당대사 평가

검체 취급 채혈 후 실온에 방치하면 혈구에 의해 glucose가 소비되기 때문에 해당 저해제인 sodium fluoride(NaF) 등이 들어 있는 시험관에 채혈하고, 신속하게 측정한다. 곧바로 측정할 수 없는 경우에는 냉동 보존한다.

측정치에 따라 짐작되는 질환

• 고도 감소 (60 mg/dL 이하)

《 예상질환 》 의원성 저혈당(insulin, sulfonylurea 제 등의 경구당뇨병 약물 사용), 반응성 저혈당(dumping 증후군) **《 잠재질환 》** 췌장 β 세포종, insulin 자가면역증후군, 뇌하수체 기능 저하증, 부신기능저하증, 갑상선기능저하증, 간종양, alcohol성 저혈당, 당원병(I, III, IV형), leucine 과민증, fructose intolerance **《 조치 》** 적절한 치료(glucose 투여), 당뇨병 치료 여부 확인, 특히 insulin, sulfonylurea제 사용력, 식사 시간과의 관계, 운동과의 관계를 분석한다. 당뇨병 이외로는 복용중인 약물, 식사(alcohol 등)와의 관계를 밝히고, 반응성 저혈당 시에는 당부하 시험(75g OGTT)를 시행하여 insulin 농도, 혈당을 검색한다.

췌장 β 세포종 등이 의심될 경우는 insulin 농도, 혈당과의 관계를 검토하고, 성장 호르몬, ACTH-부신계통의 분비부전이 의심될 때는 각종 호르몬 측정 및 부하시험을 한다.

• 경도 증가 (110 mg/dL 이상)

《 예상질환 》 1형 당뇨병, 2형 당뇨병, 경계형 내당능 이상 **《 잠재질환 》** 갑상선기능항진증, 위절제후, Cushing 증후군, 갈색세포종, glucagonoma, 급성췌장염, 만성췌장염, 췌장암, 이상 insulin혈증, 의원성 고혈당, 식이 섭취 후 **《 조치 》** 75 g OGTT, IRI, 요중 C-peptide, HbA1c 등을 검토한다. 당뇨병 이외의 질환이 의심되는 경우는 각종 호르몬 검사나 영상진단을 한다.

• **중등도 증가 (공복 혈당 126 mg/dL 이상)**

• **중등도 증가 (수시 혈당 200 mg/dL 이상)**

〈 예상질환 〉 1형 당뇨병, 2형 당뇨병 **〈 잠재질환 〉** 2형 당뇨병(만성췌장염, 췌장암, Cushing 증후군, 갈색세포종에 의한 당뇨병), 이상 insulin혈증, glucagonoma, 의원성 고혈당 **〈 조치 〉** IRI, 요중 C-peptide, HbA1c 등을 검토한다. 당뇨병 이외의 질환이 의심되는 경우에는 각종 검사로 검색한다.

• **고도 증가 (400 mg/dL 이상)**

〈 예상·잠재질환 〉 당뇨병, 당뇨병성 ketoacidosis, 비 ketone성 고삼투압성 혼수 **〈 조치 〉** 요중 ketone, 삼투압 등을 측정하여 조속히 혈당을 저하시키는 조치를 한다.

임상적 의의

당뇨병, ketoacidosis 등의 고혈당을 초래하는 기구는 insulin 분비저하, insulin 감수성 저하 등으로 인한 간의 당신생 항진, 말초조직의 glucose 이용저하, ketone체 생산항진 등에 의한다. 또한 glucagon, epinephrine, 뇌하수체 호르몬, insulin 작용을 억제하기 때문에 혈당이 증가한다. 그리고 고삼투압성 혼수 시에는 순환 혈장량의 감소로 glucose의 신배설 장애도 추가하게 된다.

저혈당은 음식물 섭취 시 insulin 과잉 분비나 췌장 β세포종양, insulin 과잉 투여 등의 insulin 과잉 상태에서 일어난다. 그리고 공복 시 간의 당신생 저하, 말초에서의 당 이용항진, alcohol 섭취나 cortisol 부족 등에 의해서도 저혈당을 초래한다.

[주] 1997년 미국 당뇨병학회의 새로운 진단기준은 공복 시 혈당이 126 mg/dL 이상을 당뇨병으로 진단하는 기준을 마련하였다. 그리고 75 g OGTT하여 2시간 혈당치가 200 mg /dL 이상 또는 수시 혈당치 200 mg/dL 이상을 당뇨병형, 공복 혈당치 110 mg/dL 이하인 동시에 식후 2시간치가 140 mg/dL 이하를 정상형, 어디에도 적합하지 않는 것을 경계형으로 해석하고, 지속적으로 당뇨병형을 보이는 것을 당뇨병으로 진단한다.

유의사항 ① 혈당은 음식물 섭취로 증가하고, 절식이나 운동으로 감소한다. ② 일내변동을 보이는데, 오전 4시경에 감소한다. ③ 전혈로 측정하면 혈장 측정치보다 낮은 농도를 보인다. ④ 고령자나 고 calorie 수액을 받는 경우에는 고혈당을 초래하는 경우가 있으므로 주의하여야 한다.

약물 영향 ① 혈중 ascorbic acid나 glutathione 농도가 큰 경우에는 간섭을 받아 외견상 감소치를 보인다. ② 또한 glycocorticoid제제, 성장 호르몬, 갑상선 호르몬 등의 혈당을 증가시키는 약물 및 insulin, sulfonylurea제 등의 혈당을 강하시키는 약물로 인하여 혈당치가 영향을 받기 때문에 약물사용에 주의하여야 한다.

· **증가시키는 약물** : ACTH, GH, 갑상선 호르몬, 부신피질 호르몬, epinephrine, glucagon, thiazide계 이뇨약, furosemide, chlorpromazine, nicotinic acid, indomethacin 등

· **감소시키는 약물** : 경구 당뇨병약, insulin, alcohol, reserpine, salicylic acid, fibrate계 약물, monoamine oxidase 저해약물 등

Glucose tolerance test [GTT]

기준치 WHO, 미국 당뇨병학회(1997년에 진단기준 개정)의 진단기준

· 부하 전 혈당치 : 110 mg/dL 이하

· 부하 후 2시간 혈당치 : 140 mg/dL 이하

측정법 8시간 이상 절식 후 75 g glucose 용해액을 5분 이내에 투여하고, 부하 전 및 부하 후 30, 60, 120, (180)분에 검체를 채취하여 혈당, IRI, 요당을 측정한다. 정맥 내 glucose 부하시험(IVGTT)도 있지만 현재는 거의 사용하지 않는다.

검체량 Glucose 및 insulin 항 참조

검사 목적 당뇨병 진단(특히 공복 시 혈당치가 126 mg/dL 이하인 증례에 유용하다)

측정치에 따라 짐작되는 질환

기본적으로는 당뇨병 진단을 목적으로 시행하는 검사로 공복시 혈당치가 140 mg/dL 이하(미국당뇨병학회는 126 mg/dL 이하로 개정)의 증례가 대상이 된다.

- **부하 후 2시간 혈당치 : 200 mg/dL 이상(당뇨병형)**

〈예상질환〉 당뇨병 **〈조치〉** 하기조치를 참조

- **부하 후 2시간 혈당치 : 140~200 mg/dL (경계형)**

〈예상질환〉 내당능 이상(impaired glucose tolerance; IGT), 당뇨병형에 속하지 않는 것을 경계형으로 해석한다. **〈조치〉** ① 동시에 IRI를 측정하여 관계가 깊은 병태를 파악할 수 있다. 당뇨병에서는 insulin 분비와 감수성 양자의 저하가 관여하는 것과 insulin의 초기 분비 저하는 거의 보편적인 이상으로 생각하고, insulin 분비지수(insulinogenic index; I.I.)가 0.4 이하를 보이는 경우가 많다. 경증 당뇨병이나 insulin 저항성이 강한 증례에서도 그 초기 분비이상이 있어서 IRI 변화는 소위 지연과잉 반응을 보인다. IGT 중에서도 I.I.의 저치를 보이는 증례는 당뇨병으로 이행하기 쉽다. 간성이나 내분비 질환에 의한 2차성 당뇨병에서는 I.I.가 널리 분포하고, IRI는 상대적으로 증가치를 보이는 경우가 많다. ② 내당능 이상 가운데 부하 후 2시간 혈당치가 170 mg/dL 이상은 당뇨병형으로의 이행률이 높아 필수적으로 경과관찰이 필요하다. ③ 정상형이라도 부하 후 1시간 혈당치가 180 mg/dL 이상인 경우는 180 mg/dL 이하보다 당뇨병으로 악화하기 쉬우므로 경계형에 준한 대응을 하여야 한다.

[주] Insulinogenic Index (I.I.)

$$\text{I.I.} = \frac{\text{부하후 30분 IRI} - \text{부하전 농도}(\mu\text{U/mL})}{\text{부하후 30분 glucose 농도} - \text{부하 전 농도}(\text{mg/dL})}$$

임상적 의의

OGTT에서 혈당치의 변화는 투여된 glucose가 소화관에서 흡수되어 혈중에 들어가 문맥을 거쳐 간으로 이행하고, 그 후 전신의 조직, 특히 근육, 지방조직에서 이용된다. 그리고 췌장에서 분비되는 insulin에 의하여 억제된다. 그런데 당뇨병은 insulin 분비 저하 및 조직에서의 감수성 저하로 인한 insulin 작용부족의 결과인 것이다.

소화관으로의 흡수에 영향을 보이는 대표적인 질환은 갑상선 기능장애이다. 갑상선기능항진증에서는 소화관 운동과 흡수가 항진되어 예리한 혈당 증가와 insulin 분비항진 그리고 그 후에 급격한 혈당 저하나 저혈당을 보인다. 한편 갑상선기능저하증은 반대로 비교적 평탄한 혈당 응답을 보인다. 또한 위절제 수술 후에는 갑상선기능항진증과 유사한 혈당치 변동을 보이고, 신경성 식욕부진증에서는 갑상선기능저하증과 유사한 혈당 변동을 보인다.

특수한 병형으로는 insulin 그 자체나 수용체 이상, insulin 길항 호르몬 증가, 작용하는 조직의 장애, 약물 등을 열거할 수 있다.

유의 사항 ① 이 시험 결과의 재현성은 확실치 않고, 정상과 IGT, IGT와 당뇨병의 판정에 혼

선을 가져오기도 한다. ② 당부하 후에 구토, 설사 등의 위장 증상이 생기는 경우가 있어 판정에 주의하여야 한다.

Glycosaminoglycan (acid mucopolysaccharides; AMPS)

기준치

· 혈청 : 2.1~6.0 μg/mL
· 요 : 2~8 mg/day(uronic acid 농도로서)
· Glycosaminoglycan의 분자종(표 19)을 참조

측정법 Carbazole법(분자종 동정 : cellulose acetate막 전기영동, ELISA)
검체량 24시간뇨 (1회뇨로는 중간뇨)
검사 목적 선천성 muco 다당증 진단
검체 취급 ① 24시간뇨를 채취(1회뇨인 경우는 중간뇨를 사용), ② 동결 보존한다.

측정치에 따라 짐작되는 질환

● 고도 증가(기준치의 3~수10 배)

《 예상질환 》 선천성 muco 다당증(I형 : Hurler 증후군, Scheie 증후군, II형 : Hunter 증후군, III형 : Sanfilippo 증후군, IV형 : Morquio 증후군, VI형 : Maroteaux-Lamy 증후군, VII형 : Sly 증후군 = β-glucuronidase 결손증), Werner 증후군 **《 잠재질환 》** 교원병 **《 조치 》** Glycosaminoglycan 분자종 동정(CA 막 전기영동, chondroitinase, hyaluronidase 등을 사용하는 효소분석법, ELISA)에 의한 진단및 치료(일부에 대하여 골수이식, 말초혈 또는 제대혈 조혈 줄기세포 이식)

● 경도 증가(기준치의 1.5~3 배)

《 예상질환 》 교원병, 염증성 질환, 악성종양 **《 잠재질환 》** 선천성 muco 다당증, Werner 증후군 **《 조치 》** 원질환의 진단과 치료, glycosaminoglycan 분자종을 동정한다. 저농도를 보이는 경우의 임상적 의의는 적다. 반상각막 변

표 19. Glycosaminoglycan의 분자종

분자종	혈청		요
	μg/dL	%	%
chondroitin	83.7	31	–
chondroitin-4-sulfate	72.9	27	–
chondroitin-6-sulfate	37.8	14	–
hyaluronic acid	27.0	10	–
heparan sulfate	24.3	9	13
chondroitin sulfate	18.9	7	87 (A 48%) (B 12%) (C 40%)
dermatan sulfate	5.4	2	–

표 20. 요중 Glycosaminoglycan이 증가하는 질환과 대응하는 Glycosaminoglycan 분자종

질 환	증가하는 분자종
선천성 muco 다당증	
I형 Hurler 증후군, Scheie 증후군	dermatan sulfate, heparan sulfate
II형 Hunter 증후군	dermatan sulfate, heparan sulfate
III형 Sanfilippo 증후군	heparan sulfate
IV형 Morquio 증후군	keratan sulfate
VI형 Maroteaux-Lamy 증후군	dermatan sulfate
VII형 Sly 증후군 (β-glucuronidase 결손증)	dermatan sulfate, heparan sulfate
Werner 증후군	hyaluronic acid
교원병	
경피증	heparan sulfate
SLE	chondroitin sulfate, 이성체 등
RA(rheumatoid arthritis)	chondroitin sulfate, 이성체 등
염증성 질환	chondroitin sulfate, 이성체 등

성증(macular corneal dystrophy)에서는 혈청 keratan sulfate가 검출되지 않는다.

임상적 의의

Glycosaminoglycan 분해 효소 결손으로 세포 내에 glycosaminoglycan 대사 중간물이 과잉으로 축적되는 경우나 교원병, 염증성 질환, 종양성 질환에 의한 결합조직 대사항진과 조직 파괴가 강한 경우에 혈중 및 배설량이 증가하게 된다. 특정 효소에는 기질 특이성 때문에 대응하는 glycosaminoglycan 분자종이 존재하여 증가치를 보인다(표 20).

유의사항 ① 대량으로 채취할 수 있는 요 검체로 판정하는 경우가 많다. ② 요중 glycosaminoglycan 배설량은 통상 uronic acid 또는 hexosamine 농도로 기술하는데, glycosaminoglycan으로 추정되고 있는 보고도 있어 주의하여야 한다. ③ 요중 glycosaminoglycan 배설량은 연령 증가에 따라 증가한다. 단, 연령 증가로 인한 변화는 질적변동이 중요하다. ④ 요중 glycosaminoglycan 배설량은 남성이 여성보다 크다. 또한 인종차, 체중, 식사 내용, 내분비 대사상태 등으로도 영향을 받는다. ⑤ 요량, 보존 상태 등에 따라 상당한 차이를 보인다.

약물 영향 ① Heparin, barbiturate, phenytoin, penicillin 투여로 위양성이 나타난다. ② Steroid 투여에 합성이 억제되기 때문에 감소한다.

Hyaluronic acid [HA]

기준치 50 ng/mL 이하

측정법 SBPA법, LBA법

검체량 혈청 0.4 mL

검사 목적 만성간질환의 간섬유화 정도 파악

검체 취급 혈청분리 후 신속히 측정한다. 4℃에서 3~4일 보존할 수 있고, 장기간 보존은 −20℃ 이하가 바람직하다.

측정치에 따라 짐작되는 질환

• 증가(50~200 ng/mL)

〈예상질환〉 만성간염(활동기), alcohol성 간장애, 간경변, 원발성 담즙성간경변, SLE, 류마티스 관절염(비활동성), 변형성 관절증 **〈잠재질환〉** 급성간염(급성기), 만성간염(비활동성)

〈조치〉 Procollagen Ⅲ peptide(P-Ⅲ-P), Ⅳ형 collagen 7S 등의 섬유화 marker, 간기능 검사, 초음파 검사, 간생검, 염증 marker 검색 등으로 원질환의 진단과 치료

• 고도 증가(200 ng/mL 이상)

〈예상질환〉 간경변, 류마티스 관절염(활동성)

〈잠재질환〉 Werner 증후군 **〈조치〉** 섬유화 marker, 간기능 검사, 초음파 검사, 간생검, 염증 marker, 관절 X선 등으로 원질환의 진단과 치료

임상적 의의

Hyaluronic acid는 세포간질에 많고, 초자체, 관절액, 피부, 연골 등에 존재하는 산성 muco 다당류이다. 이것은 간유동 내피세포에서 이화된다.

섬유화 marker로 주로 간질환에 대하여 평가하고 있다. 간의 섬유화가 진행하는데 따라 이화기능이 저하되기 때문에 혈중 농도는 증가한다. 만성간질환의 interferon 치료의 효과 예측, C형 만성간질환에서의 만성간염과 간경변을 판별하는 데도 이용하고 있다. 류마티스 관절염 같은 만성염증성 질환에서는 염증의 수복과정에서 섬유모세포가 활성화하기 때문에 활동성을 판별하는 데도 이용하고 있다. Werner 증후군은 선천성의 hyaluronic acid 대사이상

으로 생각하는데, 정상의 10배 이상 증가한다. 흉·복수 중에 현저한 고농도를 보이는 경우는 악성중피종을 감별하는데 이용한다.

유의 사항 ① 태아-유아기에 많고, 가령과 더불어 현저하게 감소한다. ② 성별에 따른 차이는 나타나지 않는다. ③ Bilirubin, 용혈은 측정치에 영향을 끼치지 않는다. ④ 만성간질환에서 ALT가 대단히 높은 경우, 실제 섬유화 정도에 비하여 고농도를 보이는 경우가 있다.

Sialic acid

기준치 44~71 mg/dL

측정법 효소법, UV rate assay

검체량 혈청 0.5 mL

검사 목적 염증성 질환 진단

검체 취급 4℃ 이하에 보존한다.

측정치에 따라 짐작되는 질환

• 감소 (44 mg/dL 이하)

〈 예상·잠재질환 〉 중증 간장애 **〈 조치 〉** 원질환의 진단과 치료. 염증 질환은 부정된다.

• 기준치 (44~71 mg/dL)

〈 예상질환 〉 염증 초기·회복기, 간장애 **〈 조치 〉** 중증 질환은 부정된다.

• 증가 (71 mg/dL 이상)

〈 예상질환 〉 세균감염증의 급성기, 악성종양, 심근경색, 교원병, 급성신장염 **〈 조치 〉** CRP나 ESR 등의 결과를 종합하여 판단한다. 염증질환의 가능성이 있어서 조속히 치료한다.

임상적 의의

Sialic acid는 neuramic acid의 각종 유도체의 총칭으로 동물 체액이나 세포막 등에 널리 분포하고 있다. 탄소 원자 9개로 된 amino 당으로 influenza, paramixo, polioma 등의 virus에 의한 적혈구 응집반응에는 혈구 표면상의 sialic acid와 virus 입자와의 결합이 중요하다.

혈청 sialic acid의 양적 변동은 염증이나 악성종양 등의 활동성 병태를 반영하므로 그 측정치는 CRP와 마찬가지로 급성상 반응물질로서 염증질환의 경과를 추적하는데 유용한 지표가 된다. 조직손상 정도가 진전되면 혈청 sialic acid 농도가 증가하지만 중증간장애에서 간의 단백합성 기능이 저하된 경우에는 혈청sialic acid 농도가 감소한다.

유의 사항 ① 경시적으로 측정하면 좋은 정보를 얻을 수 있다. ② CRP에 비해 혈청 sialic acid의 고농도가 지속하는 경우는 만성염증이나 악성종양이 잠재되어 있을 가능성이 있으므로 정밀하게 검색하여야 한다.

약물 영향 Pyruvic acid는 positive error를 보이고, ascorbic acid는 negative error를 나타낸다.

Urinary myo-inositol [UMI]

기준치 ΔUMI(부하 후 2시간치 - 부하 전치) : 10 mg/g·Cr 이하

측정법 효소법

검체량 각각 5 mL (0 min, 120 min)

검사 목적 부하 후 고혈당 상태의 간편한 검출에 의한 내당능의 진단보조

검체 취급 요중 myo-inositol은 안정한 물질로 단기간이라면 실온에 보존하여도 무방하다. 냉장 보존하면 1년 이상 안정하다.

측정치에 따라 짐작되는 질환

• 증가 (ΔUMI 10 mg/g·Cr 이상)

《예상·잠재질환》 식후(부하 후) 고혈당 등의 내당능 저하 **《조치》** 신성 당뇨를 제외하기 위하여 75 g OGTT를 시행한다.

임상적 의의

Myo-inositol은 D-glucose와 유사한 구조로 당뇨병 환자나 내당능 이상자에서는 요중 배설량이 증가하는 것으로 알려졌다. 상세한 기전은 밝혀지지 않았지만 당 부하로 일어나는 현상으로 myo-inositol 증가량과 부하 후 혈당치 증가는 상관성을 보인다. 따라서 고혈당 상태로 인한 사구체의 포도당 재흡수를 myo-inositol이 저해하는 것으로 추정하고 있다. 이 저해는 혈당치가 요당 배설 역치인 160~180 mg/dL보다 낮은 치에서 생기기 때문에 공복시 혈당뿐만 아니라 임상적으로 중요한 부하후의 내당능 장애를 효율이 좋은 동시에 채뇨만으로 간편한 방법으로 screening할 수 있다.

유의사항 ⊿UMI의 cut off 치는 10 mg/g·Cr인데, 이 값을 사용할 때의 내당능 이상자 검출의 감도, 특이도는 71.6%, 88.8%라는 보고가 있다. 요중 myo-inositol은 동일 검체의 creatinine으로 보정하고, 포도당 부하 후 2시간치에서 부하 전치를 뺀 값(⊿UMI)을 사용하여 판정한다.

Xylose [Xyl]

기준치 표 21 참조(참고치)

측정법 비색법

검체량

- 요 : 5 mL (5시간 축뇨의 요량도 측정)
- 혈액 : 최저 필요량 1 mL

검사 목적 소화관에 의한 영양소 흡수능의 평가

검체 취급 ① 요 : 동결 보존. ② 혈액 : 실온 또는 4℃에서 7일간은 보존이 가능하다.

측정치에 따라 짐작되는 질환

- **부하시험 후, 저농도를 보이는 경우**

《예상질환》 Sprue, 위절제 후 흡수불량, 소장절제 후 흡수불량, amyloidosis 등 소장점막의 유효 흡수면적 감소형 흡수불량 증후군 **《잠재질환》** 맹계제증후군(blind loop syndrome) 등 세균의 장내 이상증식에 의한 흡수불량에서는 D-xylose도 세균에 의해 분해되기 때문에 감소하는 경우가 많다. **《조치》** 원질환을 다시 감별하고 치료를 한다. 흡수불량 증후군의 일반적인 치료로서는 중증도에 따라 치료식(저지방, 고단백, 고 energy, 저섬유, 고 비타민) 성분 영양제에 의한 경장영양, 중심정맥 영양을 시행한다.

표 21. Xylose의 참고치

검체		성인	소아
25 g 법	5시간뇨	4.8~8.2 g/5 hour 배설률 20~32%	15.8~39.6 mg/dL 배설률 9~27%
	1시간 혈청	29~72 mg/dL	
	2시간 혈청	15~76 mg/dL	
5 g 법	5시간뇨	1.2~24 g/5 hour 배설률 30% 이상	30% 이상
	1시간 혈청	8~28 mg/dL	

임상적 의의

D-Xylose는 분자량 150 Da의 오탄당(pentose) 단당류(monosaccharide)이기 때문에 경구 투여해도 소화를 필요로 하지 않고, 주로 공장에서 흡수된다. 또한 일부는 체내에서 대사되는 것으로 이해하고 있지만 glucose 같이 여러 가지 대사인자에 영향을 받지 않고 대부분이 그대로 요로 배설되므로 배설량은 당 흡수 기능의 지표가 된다. 따라서 신장기능이 정상이면 D-xylose의 흡수율은 요중 배설률에 비례하여 경구부하 후의 요중 배설량으로 당의 흡수능을 판정한다. 소장에서의 D-xylose 흡수는 사람에서 능동적으로 흡수되는지는 아직 밝혀지지 않아 당 흡수의 무엇을 검색할 것인가는 확실치 않지만 당 흡수능은 통상 잘 유지되므로 이 검사의 감소치는 흡수면적의 감소를 반영하는 것으로 생각하여 소장의 흡수장애를 판정할 수 있다.

유의사항 ① 췌장장애, 간·담도질환 등의 소화불량으로 인한 흡수불량 증후군에 의한 것에서는 정상을 보이므로 감별에 유용하다. ② 신기능 장애, 복수, 부종이 있는 경우는 흡수가 정상이더라도 요중 배설량은 감소한다. ③ 고령자에서는 일반적으로 낮은 치를 나타낸다.

D-Xylose absorption test

기준치

· 5 g법 : 배설량 1.5 g, 배설률 30% 이상

· 25 g법 : 배설량 5~8 g, 배설률 20~32%,

측정법 Kerstell 법

검체량 요 2 mL (5시간 축뇨 후 요량을 측정하고 일부를 검체로 사용한다.)

검체 취급 냉장. 아침 공복 시 채취

측정치에 따라 짐작되는 질환

• **저 하**

〈예상·잠재질환〉 Celiac, sprue, 소장절제, 단락, Crohn병, amyloidosis, blind loop 증후군, 만성췌장염 **〈조치〉** 다른 영양소의 소화흡수를 지방 소화흡수시험 등으로 검토한다. 원질환의 진단과 치료

임상적 의의

당질의 소화 흡수 기능을 조사하는 시험이다. D-Xylose를 경구 투여하면 공장에서 흡수되는데, 그 40%는 체내에서 대사를 받지 않고 그대로 요로 배설되므로 요 배설량은 당 흡수능의 지표가 된다. 이 검사 결과는 소장의 흡수면적을 반영하는 것으로 이해하고 있다.

일정량의 D-xylose를 경구 투여하고 이후 5시간뇨중 배설량을 측정하여 소장의 흡수기능을 판정하는 검사법이다. 5 g법과 25 g법이 있는데, 25 g법은 불쾌감, 설사 등의 부작용이 나타나는 경우가 있다.

유의사항 ① 췌외 분비장애, 담도계 질환 등의 소화불량으로 인한 흡수장애에서는 저하되지 않으므로 감별에 유용하다. ② 신장기능 장애가 있는 경우나 부종, 복수 등 세포 외액량이 증가하는 경우에는 흡수장애가 없어도 배설량이 감소한다. ③ 고령자에서는 낮은 치를 보이기 쉽다.

III. 지질·유기산 검사

Apolipoprotein fraction

기준치

· A−I : 95~180 mg/dL

· A−II : 20~40 mg/dL

· B : 45~125 mg/dL

· C−II : 1.1~5.0 mg/dL

· C−III : 4~14 mg/dL

· E : 2.2~6.4 mg/dL

측정법 Turbidity immunoassay(TIA)

검체량 혈청 각 0.2 mL

검사 목적 혈중 지단백 평가

검체 취급 ① 아침 공복에 채혈할 필요가 있다. ② Apo 단백은 −20℃ 보존으로 수주간 안정하다.

측정치에 따라 짐작되는 질환

■ Apo 단백 A−I, II

• 증 가

⟨ 예상질환 ⟩ 고 HDL혈증, CETP 결손증, IV형 고지혈증 **⟨ 조치 ⟩** 원질환 치료

• 감 소

⟨ 예상질환 ⟩ 저 LDL혈증, apo A−I 결손증, Tangier병, LCAT 결손증, 급성간염, 만성간염, 간경변, 폐색성 황달, 만성신장염 **⟨ 조치 ⟩** 원질환 치료

■ Apo 단백 B

• 증 가

⟨ 예상질환 ⟩ 고지혈증(IIa, IIb, III, IV, V), 신증후군, 갑상선기능저하증, 지방간, 폐색성 황달, 당뇨병 **⟨ 조치 ⟩** 원질환 치료

• 감 소

⟨ 예상질환 ⟩ 저 β-지단백혈증, 무 β-지단백혈증 **⟨ 조치 ⟩** 원질환 치료

■ Apo 단백 C−II

• 증 가

⟨ 예상질환 ⟩ 고지혈증(I, IIb, III, IV, V) **⟨ 조치 ⟩** 원질환 치료

• 감 소

⟨ 예상질환 ⟩ Apo C−II 결손증 **⟨ 조치 ⟩** 원질환 치료

■ Apo 단백 C−III

• 증 가

⟨ 예상질환 ⟩ 고지혈증(I, IIb, III, IV, V) **⟨ 조치 ⟩** 원질환 치료

■ Apo 단백 E

• 증 가

⟨ 예상질환 ⟩ 고지혈증(I, IIb, III, IV, V), CETP 결손증 **⟨ 조치 ⟩** 원질환 치료

• 감 소

⟨ 예상질환 ⟩ Apo E 결손증 **⟨ 조치 ⟩** 원질환 치료

임상적 의의

Apo 단백은 각 지단백에 존재하는 단백으로 그 지단백의 구조, 대사를 결정하는 것과 더불

표 22. 각종 Apo 단백 구조와 기능

Apo 단백	분자량	주요 합성부위	주로 존재하는 Lipo 단백	주요 기능
A-I	28,400	장, 간	HDL, CM	LCAT 활성화, 구조단백
A-II	8,700×2	장, 간	HDL	불명
A-IV	46,000	장	HDL, CM	LCAT 활성화, cholesterol 역전송 촉진
B 100	550,000	간	VLDL, IDL, LDL	구조단백, 지단백 수용체 결합, VLDL 분비
B 48	264,000	장	CM	구조단백, chylomicron 분비
C-I	6,500	간	CM, VLDL, HDL	LCAT 활성화
C-II	8,800	간	CM, VLDL, HDL	LPL 활성화
C-III	8,240	간	CM, VLDL, HDL	remnant 수용체 와의 결합저해
E	34,200	간, 뇌, Mp 등	CM, VLDL, HDL	지단백 수용체 결합, cholesterol 취입, 역전송

Mp : macrophage, CM : chylomicron

어 기타 효소활성에도 영향을 미치는 단백이다. 각 지단백의 기능과 주로 존재하는 지단백을 표 22에 정리하였다.

각 apo 단백의 증감은 주로 그 apo 단백이 존재하는 지단백의 증감을 반영하고 있는 경우가 많다. 따라서 apo 단백 농도는 혈청 지질이나 지단백 분획의 측정결과와 함께 평가되어야 한다. 혈청 지질 농도나 지단백을 분획하는 동안 별도로 apo 단백 농도를 얻고자 하는 경우에는 결손증 등의 특수한 질환을 검토할 필요가 있다(표 22).

유의 사항 ① Apo A-I, A-II는 연령 증가와 함께 감소하는 경향을 보이고, apo B는 증가하는 경향을 보인다. ② Apo A-I, E는 여성이 고농도를 보이는 경향이 있고, apo B, C-II, C-III는 남성이 고농도를 보이는 경향이 있다.

Bile acid, total

기준치 10 μmol/L 이하

측정법 효소법

검체량 혈청 0.5 mL

검사 목적 간의 대사기능 지표

검체 취급 ① 공복에 채혈하여 혈청(혈장)을 분리한다. ② 항응고제인 NaF는 효소반응을 억제하기 때문에 사용해서는 안 된다. ③ 검체는 −20℃에 보존하면 상당기간 안정하다.

측정치에 따라 짐작되는 질환

- **증가 (10~40 μmol/L)**

(예상·잠재질환) 급성간염, 만성간염, 대상성 간경변, 간암, 체질성 황달 **(조치)** 원질환 치료

- **고도 증가 (40 μmol/L 이상)**

(예상질환) 비대상성 간경변, 전격성 간염, 간내 담즙울체, 간외 담즙울체 **(잠재질환)** 급성 간염, 대상성 간경변, 간암 **(조치)** 원질환 치료, 담즙산을 저하시키기 위해서는 음 ion 교환수지를 사용한다.

임상적 의의

담즙산은 간세포에서 cholesterol로부터 생성되어 담즙으로서 십이지장으로 배설된다. 배설된 담즙산은 회맹부 말단에서 재흡수 되어 문맥을 거쳐 간으로 되돌아가는 폐쇄적 장간순환을 한다. 따라서 간세포 장애가 생기면 간에서 담즙산 재흡수가 저하하여 혈중 담즙산 농도가 증가한다.

또한 담즙울체 시에는 담도계에서 혈중으로 담즙산이 유입되어 고담즙산혈증을 보인다. 간세포 장애로 인한 고담즙산혈증에서는 담즙산 분획의 cholic acid/chenodeoxycholic acid 비가 1 이하로 되는 경우가 많은데 대하여 담즙울체 시에는 그 비가 1 이상으로 되는 경우가 많다.

정상인에서 혈중 담즙산 농도가 증가하는 경우는 없어서 간질환의 선별검사로서 유용한 검사이다.

유의 사항 ① 성별에 따른 차이는 보이지 않는다. ② 공복 시에 감소하고, 식사 섭취로 증가한다.

Urinary total sulfated bile acids

기준치 8 μmol/g·Cr 이하
측정법 효소법
검체량 수시뇨 1~2 mL
측정 목적 간·담도계 질환 screening
검체 취급 비교적 안정하여 실온에서 2~3일 방치해도 측정이 가능하다. 단, 4℃의 냉장보존이 바람직하다. 장기간 보존할 경우에는 −20℃에 동결 보존한다.

측정치에 따라 짐작되는 질환

• **경도 증가 (10~20 μmol/g·Cr)**
《예상질환》 지방간, 만성비활동성간염, 급성간염 회복기 **《잠재질환》** 만성활동성간염, 감암, 담석 **《조치》** 원질환의 진단과 치료

• **중등도 증가 (20~150 μmol/g·Cr)**
《예상질환》 만성활동성간염, 간경변, 급성간염 악화기, 담즙울체, 간암 **《잠재질환》** 만성비활동성간염 **《조치》** 원질환의 진단과 치료, 초음파에 의한 담도계 진단, 필요에 따라 간생검

• **고도 증가 (150 μmol/g·Cr 이상)**
《예상질환》 급성간염 악화기, 담즙울체 **《잠재질환》** 간경변 비대상기 **《조치》** 원질환의 진단과 치료

임상적 의의

담즙산은 정상에서는 폐쇄적으로 장간순환을 하고 있어서 건강인의 혈중 담즙산 농도는 낮게 유지하고 있다(공복에 1~10 μmol/g·Cr). 그러나 간·담도계 질환에서는 간세포의 섭취장애나 배출장애(담즙울체)로 인하여 담즙산이 대순환으로 유출되어 혈중 담즙산 농도가 증가한다. 혈중 담즙산은 황산 포합화로 수용성으로 되어 요로 배설되기 때문에 혈중 담즙산이 증가하는 병태에서는 요중 황산 포합형 담즙산도 증가하게 된다.

따라서 요중 황산 포합형 담즙산을 측정하는 임상적 의의는 혈중 담즙산과 마찬가지로 간·담도계 질환을 진단하는데 유용한 것이다. 혈중 담즙산과 달리 음식물에 영향을 받지 않고, 수시뇨로 1 g의 Cr 배설량당으로 보정하여 검사할 수 있는 장점이 있다.

유의사항 ① 간·담도계 질환의 예민한 지표로 유용하다. ② 개개의 질환을 감별하는 데는 다른 검사를 사용할 필요가 있다. ③ 수시뇨로 측정하지만 요의 농축, 희석으로 결과치가 크게 변하므로 반드시 1 g의 Cr 배설량당으로 보정하여 사용한다.

Cr 보정치(μmol/g·Cr) = 황산 포합형 담즙농도(μmol/L) / Cr 농도(mg/dL) × 100

약물 영향 Ascorbic acid(비타민 C) 100 mg/dL 이상에서 측정이 방해를 받는다.

Cholesterol ester

기준치 90~200 mg/dL
측정법 효소법
검체량 혈청 0.5 mL
검사 목적 Lecithin-cholesterol acyltransferase (LCAT) 활성의 간접적 평가
검체 취급 채혈 후 검체를 실온에 보존하면 LCAT에 의한 ester화 반응이 진행되어 증가하기 때문에 혈청분리 후 빨리 4℃에 보존할 필요가 있다.

측정치에 따라 짐작되는 질환

• **고도 감소 (20 mg/dL 이하)**
⟨예상·잠재질환⟩ LCAT 결손증, 간경변 말기
⟨조치⟩ 원질환 치료

• **감소 (20 mg/dL~기준치 하한)**
⟨예상·잠재질환⟩ LCAT 결손증, 어안병, apo 단백 A−I 이상증, 간경변, 만성간염, 급성간염 악화기, 폐색성 황달 **⟨조치⟩** 원질환 치료

임상적 의의

혈청 cholesterol ester는 주로 lecithin-cholesterol acyltransferase(LCAT)에서 분리되는 유리 cholesterol로부터 형성된다. LCAT는 각 지단백상의 유리 cholesterol을 cholesterol ester로 전환하는 작용이 있는데, 주로 작용하는 장소는 HDL이다.

LCAT 작용으로 HDL로 형성되는 cholesterol ester는 cholesterol ester 운송단백(CETP)의 작용으로 VLDL, LDL 등으로 운송된다. 따라서 혈청 cholesterol ester의 감소는 혈청 LCAT 활성저하에 수반하여 출현한다. LCAT 유전자에 이상이 있는 경우(LCAT 결손증, 어안병)과 함께 LCAT 합성 장기인 간의 실질장애(간경변, 만성간염, 급성간염 악화기, 폐색성 황달)로 인하여 cholesterol ester가 감소하는 것이다.

혈청 cholesterol ester의 증가는 총 cholesterol 농도 증가와 더불어 증가하는 것으로 특이적인 의의는 적다.

유의 사항 Cholesterol ester 비(cholesterol ester/total cholesterol)의 연령, 성별 등에 따른 변화는 알려지지 않았다.

Cholesterol, total

기준치 130~220 mg/dL
측정법 효소법
검체량 혈청 0.5 mL
검사 목적 혈청 cholesterol 농도 측정
검체 취급 ① 혈청 cholesterol 농도는 식후에도 큰 변동은 나타내지 않지만 공복 시 채혈이 바람직하다. ② 혈청 또는 혈장은 −20℃에 보존한다. ③ 생리적 변동 폭이 작다.

측정치에 따라 짐작되는 질환

• **고도 감소 (40 mg/dL 이하)**
⟨예상·잠재질환⟩ 가족성 무 β-지단백혈증, 가족성 저 β-지단백혈증 homozygote, 가족성 단축 apo B 혈증, 간경변, 전격성간염, 악액질
⟨조치⟩ 지용성 비타민 보급, 원질환 치료

• **중등도 감소 (40~80 mg/dL)**
⟨예상질환⟩ 가족성 저 β-지단백혈증 heterozygote, 가족성 단축 apo B혈증, 갑상선기능항진증, 영양장애, 간경변, 전격성간염, 악액질
⟨잠재질환⟩ Tangier병, 흡수불량, 경정맥 고 calorie 수액, Addison병 **⟨조치⟩** 원질환 진단과 치료

• **경도 감소(80~130 mg/dL)**

〈예상·잠재질환〉 가족성 저 β-지단백혈증 heterozygote, 가족성 단축 apo B혈증, Tangier병, 갑상선기능항진증, 영양장애, 급성간염, 만성간염, 간경변, 전격성간염, 악액질, 흡수불량, 경정맥 고 calorie 수액, Addison병, 빈혈, 만성감염증 **〈조치〉** 원질환 진단과 치료

• **경도 증가(220~300 mg/dL)**

〈예상·잠재질환〉 가족성 고 cholesterol 혈증, 가족성 결함 apo B혈증, 가족성 복합형 고지혈증, 가족성 Ⅲ형 고 cholesterol 혈증, 특발성 고 cholesterol 혈증, CETP 결손증, 당뇨병, 갑상선기능저하증, 말단비대증, 뇌하수체기능저하증, Cushing 증후군, 폐색성 황달, 간세포암, Zieve 증후군, 지방간, 원발성담즙성 간경변, 췌장염, 신증후군, 통풍, 고뇨산혈증, 임신, 약물(steroid, β-blocker, 경구 피임약) **〈조치〉** 약물요법 고려, 원질환 치료

• **중등도 증가(300~400 mg/dL)**

〈예상·잠재질환〉 가족성 고 cholesterol혈증, 가족성 결함 apo B혈증, 가족성 복합형 고지혈증, 가족성 Ⅲ형 고지혈증, 특발성 고 cholesterol 혈증, CETP 결손증, 당뇨병, 갑상선기능저하증, 말단비대증, 뇌하수체기능저하증, Cushing 증후군, 폐색성 황달, 간세포암, Zieve 증후군, 원발성담즙성 간경변, 신증후군 **〈조치〉** 약물요법, plasmapheresis, 원질환 치료

• **고도 증가(400 mg/dL 이상)**

〈예상질환〉 가족성 고 cholesterol혈증, 가족성 결함 apo B혈증 **〈잠재질환〉** 신증후군 **〈조치〉** 약물요법, plasmapheresis

임상적 의의

혈청 cholesterol 농도를 규정하는 것은 주로 간의 cholesterol 합성과 이화이다. 간에서 지단백을 취입하는 수용체 이상, 또는 수용체에 결합하는 apo B, apo E의 이상으로 고 cholesterol혈증이 나타난다(가족성 고 cholesterol 혈증, 가족성 결함 apo B혈증, 가족성 III형 고지혈증).

폐색성 황달에서는 담도를 매개한 cholesterol 이화장애로 인하여 고 cholesterol혈증이 출현한다. 여러 가지 호르몬 이상은 cholesterol 합성, 이화에 영향을 받아 고 cholesterol 혈증을 나타낸다. 신증후군에서는 간의 albumin 등의 단백이나 cholesterol의 합성항진 때문에 고 cholesterol혈증을 보인다. 또한 식사 유래 cholesterol도 최종적으로 간의 지단백 수용체 활성을 억제하여 고 cholesterol혈증을 출현시킨다.

고 cholesterol혈증은 동맥경화증의 위험인자이기 때문에 치료가 필요하다. 동맥경화증에 직접 관여하는 것은 LDL cholesterol 농도이므로 이것을 monitor하면서 치료에 임해야 한다.

저 cholesterol혈증은 주로 간에서의 cholesterol 합성 저하로 인하여 생기는 경우가 많다. 그러나 가족성 단축 apo B혈증의 일부나 갑상선기능항진증에 의한 저 cholesterol혈증은 이화항진으로 나타나는 것으로 이해하고 있다. 경도의 cholesterol혈증은 치료가 필요치 않는 경우가 많다.

유의사항 ① 20세 이후, 연령 증가와 더불어 서서히 증가한다. 특히 여성에서는 갱년기를 기해 급속하게 증가하는 경향이 있다. ② 식사, stress, 체위 등에 따라 10% 전후 변동한다.

약물 영향 Steroid제, 경구피임약, β-차단제, thiazide계 약물, alcohol 등에서 고농도를 보이는 경우가 있다.

Cholesterol ester transfer protein [CETP]

기준치
· 95~290 nmol CE/mL/hour (활성)
· 1.3~3.3 μg/mL (단백)
측정법
· Discoidal bilayer substrate 법(활성)
· ELISA (단백)
검체량 혈청 0.5 mL
검사 목적 Cholesterol 역전송계의 평가
검체 취급 음식물 섭취로 활성 변화 여부가 불확실하기 때문에 공복 채혈이 바람직하다. 혈청의 활성은 −20℃ 냉동보존에서 수개월은 안정하다.

측정치에 따라 짐작되는 질환

- **고도 감소 (20 nmol CE/mL/hour 이하, 0.25 μg/mL 이하)**

〈예상질환〉 CETP 결손증(homozygote)
〈잠재질환〉 대량 음주자 **〈조치〉** 동맥경화성 질환 유무 검토

- **감소 (20~95 nmol CE/mL/hour, 0.25~1.3 μg/mL)**

〈예상·잠재질환〉 CETP 결손증(heterozygote), 대량 음주자 **〈조치〉** 동맥경화성 질환유무의 검토

- **증가 (290 nmol CE/mL/hour 이상, 3.3 μg/mL 이상)**

〈예상·잠재질환〉 고 cholesterol혈증, 원발성 담즙성간경변, 신증후군, probucol 투여, 임신(중기~후기) **〈조치〉** 원질환의 치료

임상적 의의

CETP는 지단백 사이에서 지질을 운송하는 단백으로 HDL의 cholesterol ester와 VLDL, LDL의 triglyceride를 교환한다. 따라서 CETP 활성저하에 수반하여 혈청 HDL-cholesterol 농도는 증가한다. 약 20년 전에 유전적으로 CETP가 결손되어 고 HDL-cholesterol혈증을 보이는 가계가 발견된 이래 드물게 발견되고 있다. 그러나 CETP 결손증의 heterozygote에서는 HDL-cholesterol이 정상을 보이는 예도 많이 나타나고 있다.

또한 대량 음주자에서 보이는 고 HDL-cholesterol혈증은 CETP 활성 저하로 기인하는 것으로 금주로 정상화된다. CETP 활성은 고 HDL-cholesterol혈증 환자에서 증가하는 것은 알려졌지만 그 기전은 아직 밝혀지지 않았다.

CETP 활성 저하에 수반하여 나타나는 고 HDL-cholesterol혈증이 동맥경화증에 대하여 예방적으로 작용하는지 여부는 아직 밝혀지지 않았다. 고 HDL혈증을 보이는 CETP 결손증 환자에서 동맥경화성 질환이 확인된 보고도 있기 때문에 CETP 활성 저하에 수반하여 고 HDL혈증이 확인된 경우에는 동맥경화성 질환의 존재 유무를 검토할 필요가 있다.
유의 사항 남성보다 여성이 고활성을 보인다. 가령으로 인한 활성변화는 나타나지 않는다. 음주, 흡연, 운동으로 인하여 활성이 저하한다(흡연은 활성을 증가시킨다는 보고도 있다).
약물 영향 Probucol 투여에서 활성이 항진된다.

Free fatty acid [FFA]

기준치 100~800 μEq/L
측정법 효소법
검체량 혈청 0.3 mL
검사 목적 지방세포 이화의 지표

검체 취급 ① 생리적 변동이 심하기 때문에 일정한 조건하(아침 공복 등)에서의 채혈이 바람직하다. ② 검체는 4℃에 보존하고 가급적 빨리 측정한다.

측정치에 따라 짐작되는 질환

• **감소(100 μEq/L 이하)**

〈예상·잠재질환〉 뇌하수체기능저하증, 갑상선기능저하증, insulinoma, Addison병, 식후, glucose 주사, 약물(insulin, β-blocker, clofibrate, nicotinic acid) **〈조치〉** 원질환 치료

• **증가(800 μEq/L 이상)**

〈예상·잠재질환〉 당뇨병, 비만, 갑상선기능항진증, Cushing 증후군, 갈색세포종, 말단비대증, 심근경색, 신증후군, 간경변, 약물(α-blocker, caffein, theophylline, L-dopa), stress, 기아 **〈조치〉** 원질환 치료

임상적 의의

혈중 지방산의 대부분은 cholesterol, 인지질, 중성지방으로서 존재하고, 유리 상태로 존재하는 것은 전체의 약 5%에 지나지 않는다. 혈중 유리 지방산(FFA)의 대부분은 호르몬 감수성 lipase(HSL) 또는 lipoprotein lipase(LPL)에 의한 중성지방의 가수분해로 생기는 것이다. HSL 활성은 갑상선 호르몬이나 catecholamine에 의해 활성화되고, insulin에 의해 억제된다. 당뇨병에서의 FFA 증가는 ketosis가 생길 가능성이 있고, 또한 심근경색에서 FFA 증가는 부정맥의 원인이 될 가능성이 있기 때문에 주의가 필요하다.

유의 사항 ① 생리적 변동폭이 크다. ② 성별에 따른 차이 등은 알려지지 않았다.

약물 영향 α-Blocker, caffein, theophylline, L-dopa에서 증가하고, insulin, β-blocker에서 감소한다는 것이 알려졌다.

Glycocholic acid

기준치 50 μg/dL 이하
측정법 RIA
검체량 혈청 0.2 mL
검사 목적 간·담도질환의 존재 여부 진단
검체 취급 조조 공복에 채혈. 4℃에 보존으로 1~2개월 안정

측정치에 따라 짐작되는 질환

• **증가(50 μg/dL 이상)**

〈예상질환〉 급성간염, 만성간염, 간경변, 원발성담즙성 간경변, 폐색성 황달 **〈조치〉** 다른 간기능 검사, 영상진단 등으로 원질환의 진단과 치료

임상적 의의

간세포에서 cholesterol로부터 합성되는 cholic acid가 glycine 포합을 받은 것이 glycocholic acid다. Glycocholic acid는 담즙으로 분비되고, 식사 자극으로 인하여 십이지장으로 담즙과 함께 방출된다. 그 대부분은 회장 말단에서 재흡수 되어 간으로 되돌아간다.

Bilirubin보다 예민한 간장애 marker로서 간의 담즙산 합성이나 분비에 이상을 초래하는 병태를 예민하게 반영하므로 간·담도질환을 진단하는데 유용한 검사이다.

유의 사항 ① 생후 1~4주에 최고 농도를 보이다가 그 후 감소하여 4~5세에 성인과 같은 수준에 도달한다. ② 임신말기에 증가한다. ③ 음식물 섭취로 증가한다.

HDL-Cholesterol [high density lipoprotein cholesterol]

기준치 40~65 mg/dL
측정법 직접법
검체량 혈청 0.5 mL
검사 목적 항동맥경화 작용이 있는 지단백 측정
검체 취급 아침 공복에 채혈하고, 가능한 한 신속하게 측정하는 것이 바람직하다.

측정치에 따라 짐작되는 질환

• **고도 감소 (20 mg/dL 이하)**

〈 예상질환 〉 Apo 단백 A-I 결손증, lecithin cholesterol acyltransferase (LCAT) 결손증, 어안병, Tangier병 **〈 잠재질환 〉** 간경변, 만성신부전 **〈 조치 〉** 원질환의 치료

• **감소 (20~40 mg/dL)**

〈 예상·잠재질환 〉 고지혈증, 비만, 당뇨병, 갑상선기능항진증, 간경변, 만성신부전, 골수종, 뇌경색, 흡연, probucol 투여 **〈 조치 〉** 원질환의 치료

• **증가 (65~100 mg/dL)**

〈 예상·잠재질환 〉 간성 lipase 결손증, apo 단백 C-III 이상, cholesterol ester transfer protein (CETP) 결손증, 장기간 다량 음주, 원발성담즙성 간경변, 폐기종, 약제 (fibrate계 약물, nicotinic acid, HMG-CoA 환원효소 저해제, estrogen, insulin) **〈 조치 〉** 원질환의 치료

• **고도 증가 (100 mg/dL 이상)**

〈 예상질환 〉 CETP 결손증, 간성 lipase 결손증 **〈 잠재질환 〉** 장기간 다량 음주, 원발성담즙성간경변 **〈 조치 〉** 원질환의 치료

임상적 의의

HDL은 말초 세포에 축적된 cholesterol을 제거하는 동맥경화증에 예방적 역할을 담당하는 지단백이다. 역학 조사에서 저 HDL 혈증에서는 허혈성 심질환의 발병 빈도가 증가한다는 것이 알려졌다. 대부분의 저 HDL 혈증의 원인으로 고지혈증(특히 고중성지방혈증)에 수반한다는 것이 알려졌다.

20 mg/dL 이하의 현저한 저 HDL혈증의 원인으로 LCAT 결손증 등의 유전질환 이외에 간경변 등에 의한 지단백의 합성장애가 있다.

저 HDL혈증은 동맥경화증의 위험인자이므로 교정할 필요가 있지만, 현재 특이적으로 HDL을 증가시키는 약물은 없으므로 HDL을 저하시키는 원인(흡연, 운동부족, 비만, 고당질식이 등)을 피할 필요가 있다.

100 mg/dL 이상의 현저한 고 HDL혈증은 cholesterol ester 운송단백 (CETP) 결손증 등에서 볼 수 있는데, 이 고 HDL혈증이 치료가 필요한지 여부가 아직 논란이 있다 (「CETP」항 참조).

유의 사항 ① 여성은 남성보다 고농도를 보인다. ② 다가불포화 지방산, 당질이 풍부한 식사에서 감소한다. ③ 흡연, 운동부족, 비만에서 저하한다. ④ 고중성지방혈증 (TG > 1000 mg/dL)에서는 실제 농도보다 고농도를 보이는 경우가 있다 (침전법).

약물 영향 Probucol, thiazide계 이뇨약, β-차단약, androgen, progesterone, 경구 혈당 강하약 등에서 감소한다. fibrate계 약물, nicotinic acid, HMG-CoA 환원효소 저해제, estrogen, insulin 등에서 증가한다.

LDL-Cholesterol [low density lipoprotein cholesterol]

기준치 60~140 mg/dL

· 남성 : 55~165 mg/dL
· 여성 : 55~155 mg/dL

측정법 효소법

검체량 혈청 0.5 mL

검사 목적 동맥경화 야기성 지단백 평가

검체 취급 공복에 채혈하여 조속히 측정하는 것이 바람직하다.

측정치에 따라 짐작되는 질환

• **고도 감소 (20 mg/dL 이하)**

⟨ 예상·잠재질환 ⟩ 가족성 무 β-지단백혈증, 가족성 저 β-지단백혈증 homozygote, 가족성 단축 apo-B혈증, 간경변, 전격성간염, 악액질 **⟨ 조치 ⟩** 지용성 비타민 보급, 원질환의 치료

• **경도 감소 (20~60 mg/dL)**

⟨ 예상·잠재질환 ⟩ 가족성 저 β-지단백혈증 heterozygote, 가족성 단축 apo-B혈증, Tangier병, 갑상선기능항진증, 영양장애, 흡수불량, 급성간염, 만성간염, 간경변, 전격성간염, 악액질, 경정맥 고 calorie 수액, Addison병, 빈혈, 만성감염증 **⟨ 조치 ⟩** 원질환의 진단과 치료

• **경도 증가 (140~190 mg/dL)**

⟨ 예상·잠재질환 ⟩ 가족성 고 cholesterol혈증, 가족성 결함 apo-B혈증, 가족성 복합형 고지혈증, 가족성 Ⅲ형 고지혈증, 특발성 고 cholesterol혈증, 당뇨병, 갑상선기능저하증, 말단비대증, 뇌하수체기능저하증, Cushing 증후군, 폐색성 황달, 간세포암, Zieve 증후군, 지방간, 췌장염, 신증후군, 통풍, 고뇨산혈증, 임신, 약물(steroid제, β-blocker, 경구 피임약) **⟨ 조치 ⟩** 약물요법 고려, 원질환의 치료

• **중등도 증가 (190~300 mg/dL)**

⟨ 예상·잠재질환 ⟩ 가족성 고 cholesterol 혈증, 가족성 결함 apo-B혈증, 가족성 복합형 고지혈증, 가족성 Ⅲ형 고지혈증, 특발성 고 cholesterol혈증, 당뇨병, 갑상선기능저하증, 말단비대증, 뇌하수체기능저하증, Cushing 증후군, 폐색성 황달, 간세포암, Zieve 증후군, 신증후군 **⟨ 조치 ⟩** 약물요법, 원질환의 치료

• **고도 증가 (300 mg/dL 이상)**

⟨ 예상질환 ⟩ 가족성 고 cholesterol혈증, 가족성 결함 apo-B혈증 **⟨ 잠재질환 ⟩** 신증후군 **⟨ 조치 ⟩** 약물요법, plasmapheresis

임상적 의의

LDL-C는 기본적으로 총 cholesterol(TC)과 같이 증감하는 경우가 많다. LDL-C는 동맥경화증을 일으키는 cholesterol로 알려졌다. 역학조사 결과로도 LDL-C 농도가 증가하면 허혈성 심질환의 발생빈도가 증가한다는 것이 알려졌다. 따라서 고 cholesterol혈증 치료는 LDL-C를 감소시키는 목적으로 수행하여야 한다. LDL-C의 치료 목표는 각 환자의 동맥경화에 대한 위험도에 따라 다르다.

LDL cholesterol은 현재 계면활성제에 대한 지단백 성상의 차이를 이용한 방법으로 측정하고 있지만, 아직 일반적으로는 Friedwald 식으로 계산하고 있다. LDL은 원칙적으로 공복에 채혈하여 TC, HDL-C, TG 농도로 계산하는 Friedewald 식을 사용한다.

[주] Friedwald 식

· 중성지방 $\leq$ 400 mg/dL인 경우
LDL-C(mg/dL) = TC(mg/dL) − HDL-C(mg/dL) − TG(mg/dL) × 0.2

· 중성지방 $>$ 400 mg/dL인 경우
LDL-C(mg/dL) = TC(mg/dL) − HDL-C(mg/dL) − TG(mg/dL) × 0.16

유의사항 20세 이후, 연령 증가에 따라 서서히 증가한다. 특히 여성에서는 갱년기를 맞아 급속하게 증가하는 경향이 있다.

약물 영향 Steroid제, 경구 피임약, β-차단제, thiazide계 약물, alcohol 등에서 고농도를 보이는 경우가 있다.

Lipoprotein lipase [LPL]

기준치 136~321 ng/mL

측정법 EIA

검체량 혈장 0.3 mL

검사 목적 Triglyceride에 풍부한 지단백의 이화활성 평가

검체 취급 ① 조조 공복에 heparin 30 단위/kg(체중)을 정맥주사하고, 10분 후에 채혈한다. 혈장분리 후 동결 보존한다. ② 전날 저녁 식사는 고지방, 고 calorie 식이나 alcohol 과음은 삼가는 것이 바람직하다.

측정치에 따라 짐작되는 질환

- **고도 감소(10 ng/mL 이하)**

〈예상질환〉 Lipoprotein lipase 결손증 homozygote **〈조치〉** 원질환의 치료(식이요법, 약물요법)

- **감소(10~136 ng/mL)**

〈예상질환〉 LPL 결손증 heterozygote, 뇌하수체기능저하증, 1형 당뇨병, 말단비대증, myopathy **〈조치〉** 원질환의 치료

- **증가(321 ng/mL 이상)**

〈예상질환〉 비만증 **〈조치〉** 원질환의 치료

임상적 의의

Lipoprotein lipase(LPL)는 모세혈관 내피세포 표면에 존재하는 효소로 중성지방에 풍부한 지단백(chylomicron, VLDL)을 가수분해하여 remnant로 대사된다. 따라서 LPL이 결손 되면 chylomicron이 혈중에 정체되어 현저한 고중성지방혈증(I형 또는 V형 고지혈증)이 출현하게 된다. LPL은 공복에 혈중에는 거의 나타나지 않아 모세혈관 내피세포 표면에서 heparan과 결합하기 때문에 측정하기 위해서는 heparin을 정맥주사 하여 혈중에 유리시켜야 한다.

현저한 chylomicron혈증이 나타나 LPL 결손증 homozygote가 의심되는 경우에는 이 효소 측정이 필수이다. 그러나 이 질환의 빈도가 약 100만 명에 1 사람 정도로 드문 질환이다. 한편, LPL 결손증 heterozygote의 빈도는 500명에 1 사람으로 알고 있고, 혈중 LPL도 정상의 약 절반정도로 감소되어 있다는 것이 알려졌다. 그러나 LPL 결손증 heterozygote 는 경도~중등도의 고중성지방혈증이나 정상 지혈증을 보이는 예가 거의 전부이므로 임상적으로 이 질환을 의심하여 LPL을 측정할 기회는 그 정도로 많지 않다.

또한 apo 단백 C-II는 LPL의 cofactor이기 때문에 apo 단백 C-II 결손증은 LPL 결손증과 동일한 임상상을 보인다는 것이 알려졌다. 따라서 LPL 결손증이 의심되는 경우에는 동시에 apo 단백 C-II 측정도 필요하다.

유의 사항 식사나 운동으로 영향을 받지 않는다.

Lecithin-cholesterol acyltransferase [LCAT]

기준치 73~130 nmol/mL/hour

측정법 자가기질법

검체량 혈청 1.5 mL

검사 목적 지단백 ester화능 평가

검체 취급 ① LCAT 활성은 혈장에서는 비교적 안정하여 −80℃에 보존하면 수개월간 보존이

가능하다. ② 채취 후 단기간에 측정할 경우에는 혈청 검체가 안정하다.

측정치에 따라 짐작되는 질환

• **고도 감소 (15 nmol/mL/hour 이하)**

〈예상·잠재질환〉 LCAT 결손증, 어안병, 간경변 말기 **〈조치〉** 원질환 치료, LCAT 보충이 필요하면 동결 혈장 투여

• **감소 (15~72 nmol/mL/hour)**

〈예상·잠재질환〉 LCAT 결손증, 어안병, apo A-I 이상증, 무 β-지단백혈증, 저 β-지단백혈증, 간경변, 만성간염, 급성간염 악화기, 폐색성 황달, 갑상선기능저하증, 심근경색, 흡수불량 증후군 **〈조치〉** 원질환 치료, LCAT 보충이 필요하면 동결 혈장 투여

• **증가 (131 nmol/L 이상)**

〈예상·잠재질환〉 원발성 고지단백혈증, 비만, 당뇨병, 신증후군, 지방간, 임신 **〈조치〉** 원질환의 치료

임상적 의의

LCAT는 lecithin의 지방산을 유리 cholesterol로 운송하여 cholesterol ester를 생성하는 효소이다. LCAT는 간에서만 합성되는 단백이기 때문에 간의 단백 합성기능을 민감하게 반영한다. 이 효소가 감소하면 혈청 cholesterol ester 비가 감소하지만 경도의 활성저하에서는 cholesterol ester 비는 정상을 유지하는 경우도 많다.

선천적인 LCAT 유전자 이상(LCAT 결손증, 어안병)에서는 활성이 감소한다. 또한 LCAT 활성 발현에는 apo A-I이 필요하고, apo A-I 이상증에서도 활성이 감소된다.

LCAT는 주로 HDL상에서 유리 cholesterol을 cholesterol ester로 변환시키기 때문에 LCAT 활성저하로 HDL의 성숙장애가 생겨 원시형 HDL이 혈중에 출현한다. 성숙 HDL은 조직의 cholesterol을 간으로 되돌리는 역할을 담당하기 때문에 LCAT 활성 저하로 조직에 cholesterol 침착이 증가하게 된다.

유의 사항 연령, 성별 등에 따른 유의한 변화는 알려지지 않았다.

약물 영향 Prednisolone 투여에서 증가할 가능성이 있다.

Lipid peroxide

기준치 2~6 nmol/mL

측정법 Thiobarbituric acid(TBA)법

검체량 혈청/혈장 0.5 mL

검사 목적 산화 stress 평가

검체 취급 ① 혈청, 혈장 모두 4℃및 −20℃에서 3일간은 안정하다. ② 용혈을 일으킨 혈청은 좋지 않다.

측정치에 따라 짐작되는 질환

• **증가 (6 nmol/L 이상)**

〈예상·잠재질환〉 동맥경화증, 뇌경색, 뇌혈전, 뇌출혈, 심근경색, 협심증, 폐결핵, 간질성폐렴, 전격성간염, 급성간염, 만성간염, 비대성간경변, alcohol성 지방간, 신부전, 만성신염, 만성췌장염, 당뇨병, 비만, 갑상선기능항진증, 고지혈증, 미숙아 망막증, 신생아 호흡곤란증후군, 임신 고혈압증후군 **〈조치〉** 원질환 치료

임상적 의의

과산화 지질이란 불포화 지방산의 산화 생성물을 총칭하는 것으로 1차 생성물과 2차 생성물로 나눈다. 1차 생성물이란 지질 radical의 산화가 진행되어 생성되는 hydro-peroxide이고,

이것이 다시 분해 중합하여 생성되는 ketone, alcohol, aldehyde 등을 2차 생성물이라고 부른다. 현재 과산화 지질 측정에 주로 사용하는 TBA(thiobarbituric acid)법은 이들 2차 생성물을 주로 측정하고 있다.

과산화 지질이 증가하는 기전은 장애를 받은 막의 불포화 지방산이 산화 장애를 받아 혈중에 출현하는 것으로 이해하고 있다. 이 검사는 특이적인 반응을 보이지 않기 때문에 특정 질환을 진단하는 지표로 사용하는 것이 아니라 상기 질환의 병태나 경과를 파악하는데 사용하는 경우가 많다.

유의사항 ① 연령 증가와 더불어 서서히 증가하여 50~60세 이후에 약간 감소하는 경향이 있다. ② 성별에 따른 차이는 보이지 않는다.

약물 영향 비타민 B_2, 비타민 E, 고지혈증 치료약 투여에서 감소할 가능성이 있다.

Lipoprotein fraction

기준치

- CM 0~2.0%
- VLDL 남성 : 8~29% / 여성 : 3~23%
- LDL 남성 : 30~55% / 여성 : 33~53%
- HDL 남성 : 29~50% / 여성 : 34~53%

표 24. 표 23 이외의 지단백 이상

	원발성	속발성
고 HDL 혈증	CETP 결손 간성 lipase 결손	alcohol 다음 PBC
저 HDL 혈증	Apo A-I 결손 Tangier 병 LCAT 결손	간경변 고중성지방혈증
저 LDL 혈증	단축형 apo B	간경변

측정법 전기영동법

검체량 혈청 0.2 mL

검사 목적 각 지단백량 평가

검체 취급 아침 공복에 채혈하여야 한다. 혈청은 물론 혈장분리 후에 가능한 한 빨리 분석할 필요가 있다. 동결하면 지단백이 파괴되므로 불가하다.

측정치에 따라 짐작되는 질환

각 지단백이 증감하는 질환을 표 23, 표 24에 정리하였다.

임상적 의의

지단백 분획은 전기영동법, 침전법, 초원심법으로 수행한다. 지단백 분획 측정 의의는 각 지단백 분획을 측정하여 지질대사 과정에 장애를 입은 경로나 기구를 파악하는데 있다. 지단백 분획을 측정할 때는 동시에 혈청 지질 농도나 apo 단백도 측정하여 혈청 지단백 이상의 전체를 파악할 필요가 있다.

표 23. 고지혈증 형 분류에 포함되는 지단백 이상과 그 원인 질환

증가하는 지단백 분획	고지혈증형 분류 (Fredrickson)	원인	
		원발성	속발성
Chylomicron	I	Lipoprotein lipase(LPL) 결손, Apo C-II 결손	당뇨병, 말단비대증, SLE, dysglobulinemia
Chylomicron, VLDL	V		
VLDL	IV		당뇨병, 신증, alcohol 다음, 갑상선기능저하증
VLDL, LDL	IIb		
LDL	IIa	LDL 수용체 이상, 가족성 결함 apo B	신증, 갑상선기능저하증, 폐색성황달, porphyrin증
β-VLDL	III	Apo E 이상 (E2/2)	

유의사항 ① HDL은 여성에서 고농도를 보이는 경향을 보인다. ② 폐경전의 여성은 남성보다 LDL이 저농도를 보이지만 폐경 후에는 남성보다 고농도로 된다. ③ VLDL, LDL은 가령에 수반하여 증가하는 경향을 보인다.

Lipoprotein(a) [Lp(a)]

기준치 30 mg/dL 이하
측정법 Latex 응집 비탁법
검체량 혈청 0.5 mL
검사목적 동맥경화 기인성 지단백[Lp(a)]의 평가
검체취급 ① 공복 채혈을 꼭 고집할 필요는 없다. ② 동결 보존하면 상당히 오랜 기간 안정을 유지할 수 있다.

측정치에 따라 짐작되는 질환

• **증가(30 mg/dL 이상)**

《예상·잠재질환》 허혈성심질환, 뇌혈관장애, 혈관성 치매, 폐색성 동맥경화증, 당뇨병, 신장질환, 심근경색 발작후, 수술후 **《조치》** 원질환의 치료 [고 Lp(a)혈증에 대한 치료의 필요성 여부는 현재 확인되지 않았다]

임상적 의의

Lp(a)는 LDL과 유사한 입자로 apo B에 apo(a)가 S-S 결합한 지단백이다. Apo(a)는 plasminogen의 kringle 구조와 유사한 구조를 취하기 때문에 Lp(a)는 혈액응고 섬유소 용해계에도 영향을 미칠 가능성이 있다. 낮은 농도로 많이 분포하는 대수정규분포를 보이기 때문에 기준치 설정이 어려운 면이 있지만 25~30 mg/dL 이하를 정상으로 판단하고 있다.

Lp(a)가 증가된 환자에서 상기 질환이나 PTCA(percutaneous transluminal coronary angioplasty) 후의 재협착이 일어나기 쉽다는 사실이 알려졌지만 Lp(a)을 저하시켜 그와 같은 질환이 감소되었는지는 아직 알려지지 않았다. 따라서 고 Lp(a)혈증을 적극적으로 치료할 필요가 있는지는 아직 밝혀지지 않았다. 참고로 현재 Lp(a)를 저하시키는 약물로는 nicotinic acid가 알려졌다.
유의사항 ① 성별, 연령, 식사 등의 영향은 적다. 영유아에서는 저농도를 보인다. ② 동일 개체의 혈중 농도는 유전적으로 규정되어 있어 대략 일정하다. ③ 인종차가 크다. ④ 임신에 고농도를 나타낸다.

Malondialdehyde-modified low density lipoprotein [MDA-LDL]

기준치
· 50세 이하 : 64±18 U/L
· 50세 이상 : 83±22 U/L
측정법 ELISA
검체량 혈청 0.3 mL
검사목적 동맥경화 야기성 lipo-단백에 존재하는 산화 LDL 양의 지표
검체취급 혈청 분리 후 곧바로 동결 보존한다.

측정치에 따라 짐작되는 질환

• **증가(기준치 이상)**

《예상·잠재질환》 고 LDL혈증, 소립자 LDL 증가, 당뇨병, 허혈성 심질환 **《조치》** 원질환의 치료, 동맥경화 risk 경감

임상적 의의

산화 LDL은 혈관내피 하에 macrophage에 취입되어 죽상동맥경화의 원인이 되는 lipo-단백의 하나이다. Lipo-단백의 산화변성은 단백, 지질의 어느 부분에서도 야기되지만 malondialdehyde(MDA)는 LDL의 지방산이 산화변성이 일어날 때 생기는 aldehyde 가운데 가장 많은 물질이다. 단 clone 항체를 사용하여 혈중 MDA가 있는 LDL을 ELISA로 측정하는 것이 MDA-LDL이다. MDA-LDL 측정으로 산화 LDL 모두를 측정할 뿐만 아니라 혈중에 존재하는 산화 LDL 양을 나타내는 지표가 되는 것으로 이해하고 있다.

산화 LDL은 용이하게 혈관내피 하로 침입하여 macrophage에 취입되어 동맥경화의 초기 병변인 plaque 형성에 관여하는 동맥경화증 야기성 lipo-단백이다. 허혈성 심질환(ischemic heart disease; IHD) 환자는 산화 LDL 농도가 유의하게 증가하는 것이나 심장이식을 받은 환자에서 이식 후의 심장에 관상동맥경화증이 출현한 환자군에서 산화 LDL이 증가한다는 것이 이전부터 보고되고 있다. MDA-LDL에서도 IHD 합병 당뇨병 환자에서 MDA-LDL이 증가한 경우에 IHD의 재발률이 높다는 것이 알려졌다.

따라서 MDA-LDL은 동맥경화성 질환의 위험을 파악하는 검사로 유용하고, 특히 당뇨병 등의 고위험 환자에 대해서는 장래의 IHD 발병 위험을 평가하는 검사인 것이다.

유의사항 여러 가지 산화 stress로 증가하는 것으로 이해하고 있지만 그 상세한 내용은 아직 충분치 않다. LDL 농도가 증가된 경우에는 MDA-LDL도 증가할 가능성이 크다. 따라서 이 검사의 평가는 절대치와 함께 LDL과의 상관성에도 주목할 필요가 있다. 남성에서 고농도를 보이고 가령에 따라 증가하는 경향이 있다.

Phospholipids

기준치 150~250 mg/dL
측정법 효소법
검체량 혈청 0.5 mL
검사 목적 간의 합성능 평가
검체 취급 ① 아침 공복에 채혈한다. ② 장기간 보존하기 위해서는 −20℃에 보존하는 것이 바람직하다.

측정치에 따라 짐작되는 질환

• **감소(150 mg/dL 이하)**
〈예상·잠재질환〉 전격성간염, 비대상성간경변, 급성간염 악화기, 가족성 무 β-지단백혈증, 가족성 저 β-지단백혈증, Tangier병, 갑상선기능항진증, 흡수불량 증후군, 골수증식성 질환, 다발성골수종, Wolman병, Reye 증후군, 다발성경화증 **〈조치〉** 원질환 치료

• **증가(250~400 mg/dL)**
〈예상·잠재질환〉 폐색성 황달, 원발성담즙성간경변, 원발성경화성 담관염, Zieve 증후군, 지방간, 고 cholesterol혈증, 임신, 경구 피임약 **〈조치〉** 원질환 치료

• **고도 증가(400 mg/dL 이상)**
〈예상질환〉 폐색성황달, 원발성담즙성간경변, 원발성경화성담관염, 고 cholesterol혈증 **〈잠재질환〉** 신증후군, 갑상선기능저하증 **〈조치〉** 원질환 치료

임상적 의의

혈중 인지질은 주로 간에서 합성되어 지단백 표층 성분으로 혈중에 분비되는 것이다. 인지질은 각 지단백의 주요 구성성분이기 때문에 그 증감은 각 지단백 증감의 지표가 되는 것이다.

건강인의 인지질은 cholesterol과 병행하여 증감하는데 인지질/cholesterol 비는 거의 1 : 1이다.

중증 간세포장애(전격성간염, 비대상성 간경변, 급성간염 악화기)에서는 합성능 저하로 인하여 혈청 인지질이 감소한다. 또한 폐색성 황달에서는 phosphatidylcholine이 혈중으로 역류하여 albumin 등의 단백과 Lp-X라는 원판상 이상 지단백을 형성하여 인지질 농도는 증가한다. 폐색성 황달 이외에 원발성담즙성 간경변이나 원발성경화성 담관염에서 인지질/cholesterol 비가 증가하여 1.5 이상으로 된다는 것이 알려져 진단의 한 방법이 되는 것이다.

유의사항 연령, 성별에 따른 차이는 거의 나타나지 않는다.

약물 영향 경구 피임약 투여로 증가하는 것이 알려졌나.

Remnant like particle cholesterol [RLP-C]

기준치 7.5 mg/dL(cholesterol) 이하
측정법 면역흡착법, 효소법
검체량 혈청 0.2 mL
검사 목적 Remnant lipoprotein의 평가
검체 취급 조조 공복 시에 채혈하여 곧바로 측정하는 것이 바람직하다.

측정치에 따라 짐작되는 질환

- 증가 (7.5 mg/dL 이상)

〈예상·잠재질환〉 고지혈증, 허혈성 심질환, 당뇨병, 지방간, alcohol성 간장애, 만성기 뇌경색 환자 **〈조치〉** 원질환의 치료

임상적 의의

동맥경화증의 발병에서 LDL과 함께 remnant라고 부르는 lipo-단백이 중요한 역할을 수행하는 것으로 이해하고 있다. Remnant 입자란 chylomicron이나 VLDL이라는 대형 lipo-단백에 주로 함유되어 있는 triglyceride에 풍부한 lipo-단백의 대사과정에서 생기는 것으로 remnant가 혈중에 정체하는 것이 동맥경화증의 위험인자라고 이해하고 있다. 따라서 동맥경화 위험인자를 평가하기 위하여 remnant 측정이 중요하다.

Remnant like particle(RLP)은 apo 단백 A-I과 apo 단백 B-100을 인식하는 항체 column을 사용하여 이들 양자가 없는 입자, 즉 apo 단백 B-48과 apo 단백 E만이 있는 lipo-단백을 측정하는 방법이다. 통상적으로는 RLP는 remnant 존재를 보이는 경우가 많지만 lipo-단백 이상이 있는 경우에는 그 외의 lipo-단백도 포함되어 있어서 반드시 remnant만을 측정하는 것이 바람직하다.

최근에 RemL-C(remnant lipoprotein cholesterol) kit가 시판되었는데, 이것은 remnant lipo-단백만을 용해하여 그것에 함유된 cholesterol을 측정하는 방법이다.

유의사항 ① 연령, 성별 등에 따른 변동은 알려지지 않았다. ② 지방 및 식이 부하로 증가한다.

Triglyceride [TG]

기준치 50~150 mg/dL
측정법 효소법
검체량 혈청 0.5 mL
검사 목적 Triglyceride가 풍부한 지단백 평가
검체 취급 ① 아침 공복에 채혈하는 것이 필수이다. ② 전날 저녁식사 시 고지방, 고 calorie 식이나 alcohol 과음은 삼간다. ③ 4℃ 에서 수

일간은 안정하지만 장기간 보존에는 −20℃가 바람직하다.

측정치에 따라 짐작되는 질환

• 감소 (50 mg/dL 이하)

〈 예상·잠재질환 〉 저 β-지단백혈증, 무 β-지단백혈증, 갑상선기능항진증, 흡수부전증후군, 간경변, 악액질, 부신부전 **〈 조치 〉** 원질환 치료

• 경도 증가 (150~300 mg/dL)

〈 예상·잠재질환 〉 가족성복합형 고지혈증, 가족성 IV형 고지혈증, 갑상선기능저하증, 당뇨병, LCAT 결손증, Cushing 증후군, 뇌하수체기능저하증, 신증후군, 폐색성 황달, 지방간, 고뇨산혈증, 자가면역 질환, alcohol 다음, 비만, 임신, 고 calorie 식이 **〈 조치 〉** 약물투여 고려, 원질환 치료

• 중등도 증가 (300~1,000 mg/dL)

〈 예상·잠재질환 〉 Lipoprotein lipase 결손증, apo C-II 결손증, 가족성 III형 고지혈증, 가족성복합형 고지혈증, 가족성 IV형 고지혈증, apo E 결손증, 갑상선기능저하증, LCAT 결손증, 당뇨병, Cushing 증후군, 뇌하수체기능저하증, 신증후군, Zieve 증후군, 폐색성 황달, 지방간, 급성췌장염, 고뇨산혈증, 자가면역 질환, 비만, 임신, alcohol 과음, 고 calorie 식이 **〈 조치 〉** 약물 투여 고려, 원질환 치료

• 고도 증가 (1,000 mg/dL 이상)

〈 예상·잠재질환 〉 Lipoprotein lipase 결손증, apo C-II 결손증, apo E 결손증, 신증후군, Zieve 증후군, 급성췌장염, alcohol 과음 **〈 조치 〉** 약물 투여, 원질환 치료

임상적 의의

Triglyceride(TG)는 chylomicron(CM), VLDL이라는 대형 지단백에 주로 함유되어 있다. CM은 소장에서 형성되는 지단백으로 이화속도는 대단히 빨라서 식후 6시간 후에는 거의 혈중에서 소실된다. CM은 apo C-II 존재 하에 lipoprotein lipase(LPL)의 작용을 받아 대사되기 때문에 apo C-II나 LPL 결손 상태에서는 고중성지방혈증이 생긴다. LPL과 apo C-II는 간에서 형성되는 VLDL의 이화에도 관여한다. 간의 VLDL 합성은 간 내의 triglyceride 합성에 비례하여 증가하는 경우가 많다. 따라서 당뇨병, 당질 과잉섭취, 지방간 등에서는 VLDL 합성이 항진되어 고중성지방혈증을 나타낸다.

CM이나 VLDL의 이화에는 apo E가 중요한 역할을 담당하기 때문에 apo E에 이상이 있는 질환(가족성 III형 고지혈증, apo E 결손증)에서는 CM이나 VLDL 또는 그 remnant가 축적하게 된다.

고중성지방혈증은 동맥경화증의 위험인자라는 것과 더불어 극단적인 것은 급성췌장염의 원인이 될 수 있기 때문에 치료가 필요하다.

반대로 apo B의 합성장애(저 β-지단백혈증)나 VLDL, CM의 비정상 assembly(무 β-지단백혈증)에서 VLDL, CM이 감소되므로 저중성지방혈증으로 된다.

유의사항 ① 일반적으로 남성이 여성보다 고농도를 보인다. ② 식사 영향을 받기쉬어 식후에 고농도를 보인다. ③ 가령과 더불어 서서히 증가한다. ④ 운동, 식사, alcohol 등의 영향을 받기 쉽다. ⑤ 동일 개체에서의 일차변동이 크다.

약물 영향 Thiazide, β-차단제, 경구 피임약, steroid, testosterone, 항진균제(imidazole계) 등에서 증가하는 경우가 있다.

Ketone bodies

기준치 음성
측정법 시험지법(nitroprusside 반응)
검체량 혈청 1 mL
검사 목적 당뇨병, 절식, 기아 등의 상태 파악
검체 취급 혈청 분리 후 동결보존. −70℃에서 1개월 이내. Acetoacetate는 급속히 분해되기 (특히 세균감염) 때문에 신선한 검체를 사용하여 빨리 측정한다.

측정치에 따라 짐작되는 질환

• 약양성~강양성(1+~3+)

《예상·잠재질환》 당뇨병, 당원병, 절식, 기아, 고지방식, 발열, 구토, 설사, 외상, shock, 수술, 임신중독, 약물중독, 갑상선기능항진증, glucagonoma, 갈색세포종, 말단비대증, 허혈성 심질환, 뇌혈관 장애, 자율신경 실조증 **《조치》** 당뇨병성 ketoacidosis는 monitor 하에 수액, 지속적인 insulin 투여, 전해질을 보정(특히 K)한다. Acidosis 보정은 pH<7.0~7.1 이외는 통상 보정하지 않는다. 기타 증상, 검사결과로 원질환의 진단 및 치료한다.

임상적 의의

Ketone 체는 acetoacetate, β-hydroxybutyric acid, acetone의 총칭이다. 생체에서 당의 이용장애, 절식, 기아, 대사항진 등으로 생체 내 energy 의존도가 당질에서 지방산으로 기울면 지방의 분해항진으로 증가하는 유리 지방산이 간세포로 취입되어 acyl CoA로 되고, 그 일부는 mitochondria에서 β산화를 받아 acetyl CoA가 합성된다. Acetyl CoA는 acetoacetate로 되는데, 그 대부분은 β-hydroxybutyrate dehydrogenase에 의해 환원되어 β-hydroxybutyric acid로 변화하지만 일부는 비효소적으로 탈탄산화 되어 acetone으로 된다.

간에서 ketone 체는 간세포에서 대사되지 않기 때문에 골격근, 심근, 신장 등의 조직에서 재이용되는데, 조직의 처리능력을 초과하면 혈중에 증가하여 요로 배설되는 것이다. 혈중 acetoacetate, β-hydroxybutyric acid가 증가하면 acidosis의 원인이 된다.

당뇨병에서는 insulin 작용부족으로 지방분해가 항진되기 때문에 유리 지방산이 증가하고, 간에서는 carnitine palmitoyl transferase (CPT)의 활성화 등으로 ketone 체가 증가한다.

Ketone 체가 현저하게 증가(3~5 mmol/L 이상) 하면 pH가 7.3 이하의 당뇨병성 ketoacidosis로 되는 것이다.

유의 사항 ① 식사, 운동, stress 등으로 인하여 일내 변동을 보인다. ② Insulin 농도와는 대체로 역상관성을 보인다. ③ 소아는 성인보다 ketosis를 일으키기 쉽다. ④ 당뇨병에서는 아침식사 전에 증가한다. ⑤ Nitroprusside 반응은 주로 acetoacetate와의 반응이고, acetone과의 반응은 acetoacetate 반응의 1/10 정도로 약하고, β-hydroxybutyric acid와는 반응하지 않는다(ketofilm 시험지는 β-hydroxybutyric acid만을 반응한다. 혈청, 혈장 및 전혈 50 μL를 사용하는 전용 측정기, 또는 비색표로 간단히 bed side에서 정량이 가능하다). ⑥ Ketoacidosis가 개선되는 것과 더불어 β-hydoxybutyric acid에서 acetoacetate 로의 전환으로 반응이 강하게 나타나는 경우가 있다.
약물 영향 Nitroprusside 반응은 L-dopa, cephalosporin계 약물, SH기가 있는 약물 등에서 위양성을 나타내기도 한다.

Ketone body fractionation

기준치

· Acetoacetate : 68 μmol/L 이하

· β-hydroxybutyric acid : 74 μmol/L 이하

· Total ketone bodies : 120 μmol/L 이하

측정법 효소법

검체량 혈청 0.5~1.5 mL

검사 목적 당대사 이상 및 간기능(동맥혈)의 지표

검체 취급 ① 아침공복 시 채혈이 원칙이다. β-Hydroxybutyric acid는 안정하지만 acetone은 불안정하므로 채혈 후 조속히 냉각 분리하여 당일 중에 측정한다. ② 요 검체는 보존할 수 없다.

측정치에 따라 짐작되는 질환

■ 총 Ketone 체

● 증가(120~2,000 μmol/L)

〈예상질환〉 1형 당뇨병, 조절불량 2형 당뇨병, 영양불량, 신생아 **〈잠재질환〉** 당뇨병, 단기간 절식, 구토, 설사, 운동후, 임신후기, 유유아, 갑상선기능항진증, stress hormone 상승 시 **〈조치〉** 채혈시 식사 및 생활상황 확인, 혈당 측정

● 고도 증가(2,000 μmol/L 이상)

〈예상질환〉 1형 당뇨병(미치료, 치료 중지, 감염시 등) **〈잠재질환〉** 당뇨병, 장기간 기아상태, 임신 중독증, 비만자의 저 energy 식이요법 중 **〈조치〉** Acidosis 검색(동맥혈 가스분석). 당뇨병성 ketoacidosis는 전해질에 주의하면서 insulin+생리식염수를 정맥 투여한다. Sodium bicarbonate 투여는 반드시 필요한 것은 아니다.

임상적 의의

Ketone 체(acetoacetate, β-hydroxybutyric acid, acetone)는 간에서 지방산의 산화로 생성되고, 간외 조직에서 연료로서 이용된다. 고 ketone 체혈증은 조직에서의 이용 장애가 아니라 간에서의 ketone 체 생성 증가의 결과로 energy가 지방산으로 변하고 있음을 나타내는 것이다. Insulin 작용결핍(당뇨병), insulin 길항 호르몬의 증가로 인한 지방 조직의 지방분해가 촉진되어 유리된 지방산의 간으로의 유입 항진, 기아 등에 의한 glucose 이용저하에 수반하여 간의 지방산 재 ester화 장애 등이 원인이 된다.

당뇨병 환자의 지속적인 고 ketone 체혈증은 체내의 당대사 이상이 현저하여 insulin 증량 등으로 시정할 필요가 있다. 조절불량 1형 당뇨병에서는 심한 지방분해로 인하여 ketone 체의 생성항진이 지속하여 당뇨병성 ketoacidosis를 일으킨다. 간에서 지방산 β산화의 최종산물인 acetyl-CoA로부터 최초로 생성되는 ketone 체는 acetoacetate이고, mitochondria 내의 산화환원 상태에 의하여 β-hydroxybutyric acid와 상호 변환되지만 조절불량 당뇨병에서는 β-hydroxybutyric acid 증가가 현저해진다. 간 mitochondria 내의 NAD^+/NADH, 즉 간의 energy charge를 보다 정확하게 반영하는 지표로 동맥혈 ketone body 비(acetoacetate / β-hydroxybutyric acid : arterial ketone body ratio; AKBR)는 shock 및 간 수술 전후의 간 기능을 평가하는데 이용한다. Acetone은 acetoacetate의 비효소적 탈탄산으로 생성되지만 빠르게 호기로 배출(acetone 냄새)되기 때문에 혈중에는 검출되지 않는다.

유의사항 ① 건강인에서는 혈중 insulin 농도에

역비례하여 일내변동을 보인다. ② 음식물 섭취, 운동 등의 일상적인 요인으로 크게 변화한다. ③ Nitroprusside 반응을 이용한 시험지(ketostix)는 acetone에 대한 반응성이 acetoacetate의 5% 정도로 낮고, β-hydroxybutyric acid와는 반응하지 않는다. 최근 개발된 ketofilm 시험지는 반대로 β-hydroxybutyric acid와만 반응한다. 당뇨병에서는 β-hydroxybutyric acid가 우위로 증가하는데, ketoacidosis가 개선되는 과정에서는 우선 β-hydroxybutyric acid가 감소하고, acetoacetate는 수시간 늦게 감소한다. ④ 요중 ketone체와 혈중 ketone체는 반드시 나란히 증가하지 않는다. 고 ketone체혈증이 의심되는 경우에는 혈중 ketone체를 측정하여야 한다.

약물 영향 Nitroprusside 시험지법에서는 L-dopa, SH기가 있는 약물, cephalosporin계 약물에서 위양성을 나타내기도 한다.

Acetone

기준치 5 μg/mL 이하

측정법 GC 법

검체량 혈청 0.5 mL

검사 목적 당뇨병, 절식, 기아 등에서의 중증도 판정

검체 취급 혈청분리 후 냉장 보존한다(4℃에서 2일 이내) 또는 분리제가 없는 용기를 사용하여 혈청분리 후 냉동 보존한다(약 15일 이내 안정). Acetone은 휘발성이기 때문에 신선한 검체를 사용하여 신속히 검사하는 것이 바람직하다.

측정치에 따라 짐작되는 질환

• 증가 (5 μg/mL 이상)

〈예상·잠재질환〉 당뇨병, 당원병, 절식, 기아, 고지방식, 저탄수화물 식이, 발열, 구토, 설사, 탈수, 음주, 운동, 외상, shock, 수술, 약물중독, 감염, 갑상선기능항진증, glucagonoma, 갈색세포종, 말단비대증, 허혈성 심질환, 뇌혈관 장애, 자율신경 실조증 **〈조치〉** 당뇨병성의 ketoacidosis에는 monitor 하면서 수액하고, insulin을 지속 투여하고, 전해질을 보정(특히 K)한다. Acidosis의 보정은 pH<7.0~7.1 이외는 통상 보정하지 않는다. 기타, 증상, 검사결과 등으로 원인질환을 진단하고 치료한다.

임상적 의의

Acetone은 acetoacetate, β-hydroxybutyric acid와 함께 ketone 체의 일종이다. 생체에서 당의 이용장애, 절식, 기아, 대사항진 등으로 인하여 생체 내의 energy 의존도가 탄수화물에서 지방산으로 기울면 지방의 분해항진으로 증가된 유리 지방산이 간세포 내로 취입되어 acyl CoA로 되는데, 그 일부는 mitochondria에서 β-산화를 받아 acetyl CoA가 합성된다. Acetyl CoA는 acetoacetate로 되거나 대부분은 β-hydroxybutyrate dehydrogenase에 의해 환원되어 β-hydoxybutyric acid로 변환되는데, 일부가 비효소적으로 탈탄산(decarboxylation)되어 acetone으로 된다.

간에서 합성된 ketone 체는 간세포에서는 대사되지 않기 때문에 골격근, 심근, 신장 등의 조직에서 재이용되지만 조직의 처리능력을 초과하면 혈중에 증가하여 요로 배설되도록 된다.

당뇨병에서는 insulin의 작용부족으로 인한 지방의 분해항진으로 유리 지방산의 증가와 간에서의 carnitine palmitoryltransferase(CPT)

활성화 등으로 ketone 체가 증가한다. Ketone 체가 현저하게 증가(3~5 mmol/L 이상)하면 pH가 7.3 이하인 당뇨병성 ketoacidosis로 되고, acetone도 현저하게 증가한다. Acetone은 휘발성으로 인하여 호기로 배출되기 쉬워 acetone 냄새로 인식할 수 있지만 acidosis를 일으키는 것에는 직접 기여되지 않는다.

유의 사항 ① 식사, 운동, stress 등으로 인하여 일내변동을 보인다. ② Insulin 농도와는 대체로 역상관을 보인다. ③ 당뇨병에서는 아침식사 전에 고농도를 보인다.

Lactic acid

기준치

· 성인 : 4~16 mg/dL

· 소아(8~15세) : 5~18 mg/dL

측정법 효소법

검체량 제단백액 0.4 mL

검사 목적 Lactate acidosis의 진단과 치료 지침

검체 취급 ① 공복 안정한 가운데 지혈대(tourniquet)를 사용하지 않고 채혈하는 것이 바람직하다. ② 제단백하여 보존하는데, 단기간 보존은 4℃, 장기간일 경우는 동결 보존한다.

측정치에 따라 짐작되는 질환

• **증가(성인 16 mg/dL, 소아 18 mg/dL 이상)**

〈예상질환〉 조직 순환부전을 수반하는 것 : 골격근의 과잉운동(경련, 강한 근긴장), shock, 심근경색, 좌심부전, 대량실혈, 폐색전, 호흡부전, 만성빈혈, 급성 cyan 중독, 급성 CO 중독

〈잠재질환〉 조직 순환부전을 수반하지 않는 것 : 간부전, 요독증, 당뇨병, 비타민 B_1 결핍증, 악성종양, alkalosis, 약물, hormone, 독물, 선천성 효소 결손증(당원병 I형, fructose-1,6-diphosphatase 결손증, pyruvate carboxylase 결손증, pyruvate decarboxylase 결손증, mitochondria 이상증) **〈조치〉** 원질환의 진단과 치료

• **감소(성인 4 mg/dL, 소아 5 mg/dL 이하)**

〈예상·잠재질환〉 I형 이외의 당원병(glycogen storage disease), lactate dehydrogenase (LD) 결손증, 근 phosphoglycerate kinase 결손증

〈조치〉 원질환의 진단과 치료

임상적 의의

Lactate는 골격근, 뇌 및 적혈구에서 glycogen 대사가 시작되는 해당계 대사경로의 최종 산물로 혐기적으로 pyruvate로부터 생산되어 대부분 간 및 신장에서 대사된다. 그리고 그 농도가 16 mg/dL 이상 증가하여 혈액의 pH가 산성일 때에 lactate acidosis라 하고, 당뇨병성 ketoacidosis나 신부전과 함께 사망률이 높은 대사성 acidosis로 shock 등으로 인한 순환부전이나 전신의 대사이상으로 야기된다. 또한 근육질환, 뇌근육병증(encephalomyopathy), 척수소뇌(spinocerebellar) 변성증의 일부 등의 원인으로 당원병, mitochondria 이상증을 고려할 때, 부하시험이나 DNA 분석으로 감별진단한다. 한편, 운동강도 지표로는 lactate의 혈중 농도가 급격하게 증가하는 변이점(變移点)을 lactate 변이점이라고 하는데, 최대 산소섭취량으로 일반인은 50~60%, 운동선수는 70~80%로 이해하고 있다.

유의 사항 ① 소아는 성인보다 약 3 mg/dL 높다. ② 남녀 차이는 없다. ③ 일내변동은 조조에 가장 낮고, 아침에서 밤에 이르는 동안 서서히 증가한다. ④ 심한 운동(무산소 운동), 음식물 섭취로 혈중 농도는 증가한다. ⑤ 용혈로 인

한 영향은 적다. ⑥ 동맥혈은 정맥혈에 비해 약간 낮다.
약물 영향 Biguanide계 경구 혈당 강하제, epinephrine, ethanol, methanol, glucagon, sorbitol, xylitol, fructose 수액, salicylic acid 제제, isoniazid, diazepam 등은 lactic acid의 혈중 농도를 증가시킨다.

Pyruvic acid

기준치 0.3~0.9 mg/dL
측정법 효소법
검체량 제단백액 0.4 mL
검사 목적 Lactate acidosis의 진단 및 치료 지표
검체 취급 ① 공복 안정한 가운데 지혈대(tourniquet)를 사용하지 않고 채혈하는 것이 바람직하다. ② 제단백하여 동결 보존한다.

측정치에 따라 짐작되는 질환

• 증 가
(예상·잠재질환) 순환부전, 간장애, 요독증, 당뇨병, 비타민 B_1 결핍증, 당원병 I형, lactate dehydrogenase(LD, M형) 결손증, fructose-1, 6-diphosphatase 결손증, mitochondria 이상증(pyruvate carboxylase 결손증, pyruvate dehydrogenase 결손증, Luft 병, 호흡근 이상, mitochondria 뇌근육병증 기타), propionic acid 뇨증, methylmalonic acid 뇨증, 중금속 중독, 약물·독물 **(조치)** 원질환의 진단과 치료

• 감 소
(예상·잠재질환) 근형 당원병(V형, VII형)
(조치) 원질환의 진단과 치료

임상적 의의

Pyruvic acid는 당, 아미노산, 지방산 대사 모두에 관여하여 그 혈중 농도는 영양소의 섭취량, 생성·이용의 효소활성, 조직의 산소분압 등의 총화로 결정된다. 따라서 조직의 산소분압 상태, 효소활성의 저하 여부 등을 알 수 있다.

산-염기 평형이상, acidosis가 고려될 때, 그 예후 판정에 중요하다. 또한 근육질환, 뇌근육병증, 척수소뇌 변성증의 일부 등의 원인으로 당원병, mitochondria 이상증을 고려할 때, 부하시험이나 DNA 분석으로 감별 진단을 시행한다.
유의사항 ① 생후 수일간 증가. ② 남녀 차이는 거의 없다. ③ 운동 후 증가하고, 1~2시간 후에 되돌아온다. ④ 식후 1~2시간에 정점(20~50% 증가)에 달하고, 3~4시간에 되돌아온다. ⑤ 일내변동은 확실치 않다. ⑥ 겨울에 약간 낮고, 여름에는 높은 것으로 알려졌다. ⑦ 18,000 feet(약 5,486 m) 이상 높은 곳에서 증가한다.
약물 영향 Biguanide계 경구 혈당 강하제, epinephrine, ethanol, methanol, glucagon, sorbitol xylitol, fructose 수액, salicylic acid 제제, isoniazid, diazepam, digitalis 과잉투여, 대량의 부신피질 호르몬·ACTH 제제·경구피임약 상용, thiazide계 약물 등은 혈중 pyruvic acid 농도를 증가시킨다.

Urinary organic acid analysis for congenital metabolic disorder

기준치 GC-MS로 유기산 분석 결과, 단위는 μg/mg·Cr (기준치)
Lactic acid(<56, glycolic acid(14~72), 2-hydroxyacetic acid(ND), 3-hydroxypropi-

onic acid(<19), 3-hydroxybutyric acid (<7), 2-hydroxyisovaleric acid(ND), 3-hydroxyisovaleric acid(<21), 2-hydroxy-isocaprolic acid(ND), methylmalonic acid (<3), 2-hydroxy-3-methylvaleric acid (ND), 4-hydroxybutyric acid(<5), ethylmalonic acid(<5), succinic acid(2~42), methylsuccinic acid (<4), fumaric acid (<4), glutaric acid(<3), 3-methylglutaric acid(<3), glyceric acid(<92), adipic acid (<5), 2-hydroxyphenylacetic acid(ND), phenyl-lactic acid(ND), suberic acid(<5), 2-hydroxyglutaric acid(<15), 3-hydroxy-3-methylglutaric acid(<7), sebacic acid (ND), 4-hydroxyphenyl lactic acid(<4)

측정법 GC/MS

검체량 부분뇨 5 mL

검사 목적 요중 유기산 분석에 의한 선천성 대사 이상증의 진단

검체 취급 부분뇨로 측정한다. 채취시간에 제한은 없다. 분석할 때까지 동결 보존한다.

측정치에 따라 짐작되는 질환

• **기준치 이상**

《예상·잠재질환》Methylmalonic acid 혈증, propionic acid 혈증 **《조치》**다른 검사소견(혈액 가스, ketone 체, lactic acid, pyruvic acid 등)도 동시에 검색하여 필요에 따라 효소진단이나 유전자 진단을 한다. 급성기에는 포도당 수액이나 산혈증을 보정하고, 장기적으로는 식이요법 등의 유지요법을 시행한다. 환자에 따라서는 비타민제 등의 특이적인 약물치료가 적응되기도 한다.

임상적 의의

어떤 효소가 선천적으로 결손 되면 그 효소반응의 기질이 되는 물질은 축적되어 반응 생성물질은 감소한다. 선천성 유기산 대사 이상증은 아미노산, 지방산, 당질의 중간 대사과정의 선천적 효소결손으로 인하여 유기산이 증가하는 질환이다. 증가된 중간대사산물이 세포 밖으로 유리되어 혈액, 요에서 증가한다.

대표적인 질환의 하나인 methylmalonic acid 혈증에서는 isoleucine 대사 가운데 methylmalonyl-CoA를 succinyl-CoA로 대사하는 methylmalonyl-CoA mutase가 장애되어 methylmalonyl-CoA의 대사산물인 methylmalonic acid가 요에서 증가한다. 또한 상류의 propionyl-CoA의 대사산물(methyl citric acid, 3-hydroxypropionic acid, propionylglycine)도 증가한다.

임상적으로는 ① 유아기 조기부터 급성결과를 취하여 여러 가지 심각한 증상을 보이는 것, ② 통상은 무증상으로 감염 등을 계기로 하여 acidosis나 급성 뇌병증 같은 증상 등을 일으키는 것, 또는 ③ 신경증상이 서서히 만성적으로 진행하는 것으로 나누고, 개개의 질환은 드물지만 선천적 효소결손의 종류가 많으므로 전체의 빈도는 높다고 생각한다. 유아기 조기에 근긴장 저하, 다호흡, 구토, 경련을 나타내는 환자나 감염을 계기로 급성뇌병증 같은 증상을 보이는 환자의 요로 유기산 분석을 시행하여 선천성 유기산 대사 이상증을 screening할 수 있다.

증상의 악화기에는 요 ketone 체 강양성, 대사성 산혈증, 고 ammonia혈증, 고유산혈증이 나타나는 경우가 많다.

유의 사항 검사기관에 따라 기준치가 다른것에 주의한다. 소아는 성인보다 기준치가 높은 경향이 있다. 유기산 대사 이상증에서는 기준치의 수십 배로 증가하거나 건강인에서는 검출되지 않는 것이 검출되기도 한다.

약물 영향 일부 항경련약의 대사산물이 나타나지만 진단에 영향은 미치지 않는다.

IV. 단백 검사

α_1-Acid glycoprotein [α_1-AG; AAG]

기준치 40~100 mg/dL
측정법 Nephelometry, SRID, ELISA
검체량 혈청 0.5 mL
검사 목적 염증성질환, 악성종양 screening
검체 취급 혈청 분리 후 냉동 보존한다.

측정치에 따라 짐작되는 질환

• **증가 (100 mg/dL 이상)**

〈예상질환〉 급성·만성염증, 교원병, 악성종양, steroid hormone 투여, 심근경색, 신증후군, allergy 질환 **〈조치〉** 고농도를 보이는 경우, 기타 염증 marker, 임상화학 검사, 일반혈액 검사 등을 병용하여 염증질환을 선별한다. 또한 악성종양의 존재도 의심하여 검색할 필요가 있다.

• **감소 (40 mg/dL 이하)**

〈예상질환〉 간장애, 영양불량

임상적 의의

α_1-Acid glycoprotein(산성 당단백)은 혈장 단백의 하나로 면역 억제작용, virus 감염에 대한 적극적 면역작용, 어떤 종류의 약물 수송 등 많은 기능을 가진 분자량 47 kDa의 산성 1111 당단백이다. 이것은 염증, 악성종양 등에서 혈중에 증가하는 급성상 반응단백(acute phase reactive protein)의 주요 성분이다. 생합성은 일부 림프구, 단핵구 및 다핵 백혈구 등에서 합성되지만 주요 합성부위는 간이다.

초기의 비특이적으로 생체 방어를 담당하여 조직손상이나 감염, 그리고 지속적으로 급성기 염증에 관여하는 생체의 급성기 반응을 유도한다. 암에 대해서는 폐암, 간세포암에서 병변의 진전과 병행하는 지표라고 보고되어 있다.

유의 사항 ① 일내변동이 있어서 야간에 감소한다는 보고가 있다. ② 유아기, 노령기에는 저농도를 보인다.

α_1-Antichymotrypsin [ACT]

기준치 21~38 mg/dL
측정법 Nephelometry, SRID, RIA, ELISA
검체량 혈청 0.5 mL
검사 목적 염증성 질환, 악성종양의 screening
검체 취급 ① 혈청, 혈장에 따른 차이는 없다. ② 4℃에서 1개월, −80℃에서는 6개월 안정하다.

측정치에 따라 짐작되는 질환

• **증가 (38 mg/dL 이상)**

〈예상질환〉 뇌종양, 백혈병, 악성림프종, 감염증(급성, 만성) **〈잠재질환〉** 간암, 위암, 폐암, 교원병, 뇌경색, 뇌내출혈, 수두증, Alzheimer형 치매, 신기능장애, 열상, 출산, 수술 **〈조치〉** CEA, AFP, CA 19-9 등의 종양 marker 측정, 두부 CT 등의 영상진단에 의한 원발 부위를 검색한다. 또한 기타 급성기 반응물질(CRP, haptoglobin, sialic acid 등)과의 비교로 염증성 질환을 제외 진단한다.

임상적 의의

혈청 당단백(분자량 64~69 kDa)으로 chymotrypsin, cathepsin G, 췌장 esterase 2 등의 serine protease와 결합하여 그 fibrin 분해를 저해하는 급성기 반응물질이다. 간, 뇌, 폐 등에서 생합성 되지만 혈액에 존재하는 것은 주로 간에서 합성된 것이다. 암 환자에서 증가하는 것은 암세포에 의한 생산도 있지만 주로 간의 생합성 항진 때문인데, 기능적으로는 암세포 대사에 저해적으로 영향을 미칠 가능성도 시사되고 있다. 뇌종양에서는 혈중 및 뇌척수액 양자에서 현저하게 증가한다. 백혈병, 악성 림프종과 같은 혈액악성종양에서도 두드러지게 증가한다. 그 밖에 간암, 위암, 폐암 등에서 혈중 농도가 증가한다. 악성종양으로 뇌에 이상이 나타나는 단계에서는 뇌척수액에서도 현저하게 증가한다.

유의 사항 ① ACT에는 몇 가지 subclass가 있는데 항혈청에 따라 반응에 차이가 생긴다. ② 연령에 따라 경도로 증가한다.

α_1-Antitrypsin [α_1-AT]

기준치 166~288 mg/dL

측정법 Nephelometry

검체량 혈청 0.3 mL

검사 목적 폐기종이나 간경변의 위험인자로 측정

검체 취급 4℃ 보존, 측정까지 1주일 이상 경과할 경우에는 냉동 보존한다.

측정치에 따라 짐작되는 질환

• 고도 감소(40 mg/dL 이하)

〈예상질환〉 α_1-Antitrypsin 결손증(측정 불능), α_1-antitrypsin 결핍증 **〈조치〉** 원질환의 진단과 치료

• 중등도 감소(41~166 mg/dL)

〈예상·잠재질환〉 α_1-Antitrypsin 결핍증, 신생아 호흡곤란 증후군, 전격성간염, 단백상실성 위장증, 영양불량, 신장이식의 조기 거부반응 **〈조치〉** 원질환의 검색과 치료

• 증가(288 mg/dL 이상)

〈예상·잠재질환〉 감염증, 악성종양, 교원병, 임신, 수술, 성인 호흡곤란 증후군 **〈조치〉** 원질환의 진단과 치료

임상적 의의

α_1-Antitrypsin은 간에서 생합성 되는 protease inhibitor로 염증 시 그 합성이 촉진되는 급성기 반응물질의 하나이다. 따라서 감염증이나 교원병 등의 염증성 질환에서 크게 증가한다. 또한 악성종양에서도 종양에 관련되는 cytokine 등에 의하여 합성이 촉진되는 것으로 이해하고 있다. 종양의 증대나 전이와도 상관성을 보인다. α_1-Antitrypsin의 선천적 결손증 또는 결핍증은 폐기종이나 간경변의 위험인자로 간주되고 있다. 약년기에 폐기종이나 간경변을 보이면 α_1-Antitrypsin을 측정해 보는 것이 바람직하다. 간에서 합성되는 단백이므로 간장애가 심한 경우에는 감소치를 보인다. 신증후군이나 단백상실성 위장증에서는 체외로의 상실 때문에 감소한다.

유의 사항 ① 출생 시에 성인의 70%, 생후 3주에 성인치와 거의 같은 농도로 된다. ② 성별, 일내, 일간, 계절의 변동은 보이지 않는다.

③ 기타 염증지표나 종양 marker와 대비된다.
④ 이상치를 보이는 약물사용에 주의한다.
약물 영향 Estrogen, 경구피임약, prostaglandin, steroid로 인하여 증가한다.

Acute phase reactants score [APR score]

기준치 음성(score 0)
측정법 LA
검체량 혈청 0.2 mL
검사 목적 신생아 감염증 진단

측정치에 따라 짐작되는 질환

• **양성 (score 1 이상)**

〈예상질환〉 신생아 감염증, 악성종양, 각종 염증성 질환 **〈조치〉** 신생아기에는 감염증에 대한 특이성이 극히 크다. 이 이외의 시기에서는 비감염성의 염증성 질환, 악성종양 등의 가능성도 고려하여 영상진단, 혈액학적 검사 등으로 진단을 확정할 필요가 있다.

임상적 의의

APR score는 급성기 반응물질(acute phase reactant; APR) 가운데 α_1-acid glycoprotein (α_1-AG), haptoglobin(Hp), C-reactive protein(CRP)의 3가지 단백을 동시에 측정하여 3자의 성적으로 진단하는 방법이다(표 25). 신생아기에는 감염증에 대한 특이성이 매우 커서 병상 경과와 좋은 상관성을 보여 항생물질 투여 기준이 된다. 신생아기 이외에는 비감염성의 감염증성 질환, 종양 또는 현저한 조직파괴로 인하여 증가하기 때문에 종양 marker로도 이용하기도 한다. 단, 신생아 감염증 진단을 위하여 APR score가 있지만 근년에는 고감도 CRP 정량법으로 대체되는 경향이다.

표 25. APR Score

α_1-AG	+	+	+	−	−	+	−	−
Hp	+	−	+	+	−	−	+	−
CRP	+	+	−	+	+	−	−	−
APR score*	3	2	2	2	1	1	1	0

+ : 양성(증가)
− : 음성(기준범위내)
* : 각 측정 항목의 양성 수를 세어 score 1 이상을 APR score 양성으로 한다.

유의 사항 CRP나 haptoglobin은 자극 12~24시간 후에, α_1-acid glycoprotein은 24~48시간 후에 혈중에 유의하게 증가하기 때문에 그 간의 시간을 고려하는 것이 바람직하다.

Albumin

기준치 3.7~4.9 g/dL
측정법 BCG법
검체량 혈청 0.5 mL
검사 목적 영양상태, 간·신장장애 등의 평가
검체 취급 혈청분리 후, 냉장보존에서 1주, 동결보존에는 장기간 안정하다.

측정치에 따라 짐작되는 질환

• **고도 감소 (2.5 g/dL 이하)**

〈예상질환〉 신증후군, 중증간장애, 악액질
〈잠재질환〉 단백누출성 위장증, 흡수부전 증후군, 영양장애, 화상, 선천성 무 albumin혈증
〈조치〉 원질환의 진단과 치료, 질환에 따라서는 albumin 제제의 경정맥 투여, 영양공급을 한다.

• **중등도 감소 (2.5~3.2 g/dL)**

〈예상·잠재질환〉 앞의 고도 감소 항에 열거한 질환(선천성 무 albumin혈증 제외) 이외의 염

증성 질환 **〈조치〉** 원질환의 진단과 치료

• **경도 감소**(3.2~3.7 g/dL)

〈예상·잠재질환〉 앞의 중등도 감소 항에 열거한 질환 이외에 갑상선기능항진증, 혈액 희석 **〈조치〉** 원질환의 진단과 치료

임상적 의의

혈청 albumin은 간에서 합성되는 분자량 66 kDa인 단백질로 혈중 반감기는 약 15일이다. Albumin 감소는 ① 생산저하(간장애, 염증성 질환), ② 체외(요, 위장관, 피부)로의 누출, ③ 대사항진(갑상선기능항진, 염증성 질환), ④ 영양불량(저영양, 소화흡수 장애) 등에서 일어난다. 또한 혈액 희석으로도 albumin 농도는 경도로 감소한다. 혈청 albumin 증가는 탈수증 이외에는 나다니지 않는다.

유의사항 ① 누운 자세보다 서있는 자세에서 높고, 또한 운동으로 증가하고, 이른 아침보다 저녁에 고농도를 보인다. ② 용혈은 정의오차를 초래한다.

Albumin/Globulin ratio [A/G ratio]

기준치 1.2~2

측정법 총단백은 Biuret법으로, albumin은 BCG법으로 측정한 다음 산출한다.

검체량 혈청 0.5 mL

측정 목적 주로 면역 globulin 증감의 screening

검체 취급 혈청 total protein과 혈청 albumin 항 참조

측정치에 따라 짐작되는 질환

• **저하**(1.2 이하, 기준치 하한 이하)

〈예상·잠재질환〉 다발성골수종, 교원병, 간질환(간경변, 만성간염), 자가면역성간염, 만성감염증, 신증후군, 단백누출성위장증, 흡수부전증후군, 영양장애, 선천성 무 albumin혈증 **〈조치〉** 단백분획, albumin·면역 globulin 정량 등으로 원질환의 진단과 치료

• **증가**(2 이상, 기준치 상한 이상)

〈예상·잠재질환〉 원발성면역부전증후군, 후천성 면역부전증후군, 약물(부신피질 호르몬, 면역억제제), 방사선 **〈조치〉** 단백분획, albumin·면역 globulin 정량 등으로 원질환의 진단과 치료

임상적 의의

A/G 비의 상승은 globulin의 감소를 의미한다. A/G 비의 감소는 albumin 감소 또는 globulin 증가(단 clone성, 다 clone성), 양자 합병, 그리고 albumin 및 globulin 감소로 인하여 일어난다. Albumin과 globulin이 함께 증가하는 탈수증이나 함께 감소하는 혈액희석에서는 A/G 비는 변화하지 않는다. 건강인에서도 A/G 비가 증가하는 경우가 있는데, 그 대부분은 면역 globulin, 특히 IgG가 약간 감소하는 경우가 원인이다. 최근에는 혈청단백 분획검사가 비교적 간단히 수행할 수 있어서 A/G 비는 중요시 되지 않고 있다.

유의사항 Cellurose acetate 막 전기영동법에 의한 단백분획으로 산출된 A/G 비는 높아지는데, 이것은 색소흡착능력이 globulin보다 albumin 쪽이 양호하기 때문이다.

Ceruloplasmin

기준치 20~37 mg/dL

측정법 Nephelometry

검체량 혈청 0.3 mL
검사 목적 Wilson병, Menkes병, 무(저) ceruloplasmin혈증의 진단과 감별진단
검체 취급 동결 보존하면 6개월간 안정하다.

측정치에 따라 짐작되는 질환

• **증가(기준치 상한 이상)**

《예상질환》감염증, 교원병(RA 활동기 등), 악성종양, 격렬한 운동, 임신 **《잠재질환》**급성 심근경색, 약물(남성/여성 호르몬제, phenytoin), 철결핍성빈혈, 흡연, 건선, 폐기종, Duchenne형 근이영양증, 갑상선 중독증 **《조치》**원질환(특히 감염증, 교원병, 악성종양)의 진단과 치료. 약물 사용력, 임신, 흡연, 운동 여부. 흉부 X 선, 호흡기능 검사. 피부소견. 갑상선 기능검사

• **감소(기준치 하한 이하)**

《예상질환》저영양, 간경변/간세포암의 일부, 신증후군 **《잠재질환》**Wilson병, Menkes병(Menkes' kinky hair disease), 단백누출성위장증, 흡수불량증후군, 열상, 신생아 **《조치》**신경소견, 각막륜, 간기능 검사, 모발이상, 유전성 검토. 혈중 및 요중 동 측정, 요단백, 아미노산 측정, 간생검(동 정량 포함), 간염 virus marker 검색. 소화관 검사. 저영양, 만성 간질환의 병력 검색

임상적 의의

Ceruloplasmin은 간세포에서 합성되는 급성기 반응단백의 하나이다. 그러므로 염증성 cytokine 생산이 항진하는 질환(감염증, 교원병, 악성종양 등)에서 합성이 증가한다. 격렬한 운동, 남성 및 여성 호르몬 투여로도 합성이 증가한다.

한편, Wilson병에서 혈청 ceruloplasmin 농도가 극히 낮기 때문에 진단적 의의가 있다. 간에서의 유전자 전사율이나 mRNA 양이 감소하여 합성이 저하하는 것으로 이해하고 있다. Menkes병에서도 간의 ceruloplasmin 합성이 저하되어 있다. 신증후군, 단백누출성위장증, 열상에서는 상실로 인하여 감소하는 것이다(「Copper」항 참조).

유의 사항 ① 임신부에서 2~3배로 증가(특히 3개월 이후), 여성 > 남성 ② 신생아에서 저농도 ③ 아침에 높고, 저녁에 낮다. ④ 운동으로 증가 ⑤ 흡연자 > 비흡연자
약물 영향 남성 및 여성 호르몬제제, phenytoin 투여로 증가한다.

Cryoglobulin

기준치 음성(80 μg/mL 이하)
측정법 한랭 침전법
검체량 혈청 5 mL
검사 목적 Cryoglobulin혈증 진단
검체 취급 채혈과 혈청분리를 37℃ 조건하에서 시행한다. 혈청은 4℃에 가만히 방치하는데, 침전물이 형성될 때까지 1주일 정도 걸리는 경우도 있다.

측정치에 따라 짐작되는 질환

• **양성(Cryoglobulin 검출)**

《예상·잠재질환》본태성 cryoglobulin혈증, 골수종, macroglobulin혈증, 림프증식성 질환, 기타 악성종양, 교원병, 자가면역 질환(SLE, 류마티스 관절염, 경피증, 다발성근염, Sjögren 증후군, 혈관염 증후군, 자반병성 신장염 등), 감염증(B형 간염, 아급성세균성 심내막염 등), 간질환(C형 간염) **《조치》**원질환

의 진단과 치료

임상적 의의

Cryoglobulin이란 37℃ 이하로 냉각하면 백색침전물을 형성하고, 37℃로 다시 가온하면 백색침전물이 용해되는 혈청의 이상단백으로 그 본체는 rheumatic 인자가 중심인 면역 globulin이다. Cryoglobulin을 형성하는 면역 globulin은 단 clone성(I형), 다 clone성(Ⅲ형), 혼합형(Ⅱ형) 등 3가지 형으로 분류한다. I형, Ⅱ형에는 골수종 등 림프구 증식성 질환이 많고, Ⅲ형에는 교원병이나 간질환, 감염증이 많다. Cryoglobulin이 존재하면 Raynaud 현상, 관절통, 한랭 담마진(두드러기), 자반, 피부궤양 등의 증상이 나타나기 쉽다. 저온에서 왜 침전물을 형성하는지는 밝혀지지 않았다.

유의 사항 ① 침전물이 재가온으로 가용화되는 것을 확인한다. ② Cryoglobulin이 검출되면 그 형(type)을 Ouchterlony법이나 면역전기영동법으로 결정한다.

Serum amyloid A protein [SAA]

기준치 8 μg/mL 이하

측정법 LA(latex 응집 비탁법)

검체량 혈청 1 mL

검사 목적 염증 상태 감별

검체 취급 4℃에서 1주 이내, 동결 융해 1회 이내 가능하다.

측정치에 따라 짐작되는 질환

• **증가(8.01 μg/mL 이상)**

《예상질환》 원발성 amyloidosis, 감염증, 조직괴사, 악성종양, 자가면역 질환, 심근경색

《조치》 SAA 측정이 CRP보다 유용하다고 생각되는 병태는 virus 감염증인데, 그 중에도 influenza, mumps, 무균성 수막염에서 증가한다. 속발성 amyloidosis 환자에서 지속적으로 SAA 농도가 증가하는 것은 악화인자로 생각한다. 악성종양이 의심되는 경우는 일종의 종양 marker로 다른 종양 marker와 병용하면 유용하다.

임상적 의의

만성염증에 속발하는 type의 amyloidosis에는 amyloid A라는 단백성분이 섬유화, 세포외 간질에 침착하여 장기장애를 일으킨다. 혈청 amyloid A(serum amyloid A; SAA)는 그 AA 성분의 혈중 전구체로 생각되는 것으로 명명된 것이다.

사람의 SAA 단백은 SAA 1, SAA 2, SAA 4의 3가지가 동정되었는데, 이들 가운데 SAA 1과 SAA 2는 IL-1, IL-6, TNF 등의 염증성 cytokine의 작용으로 주로 간에서 합성되는 급성기 반응물질로 amyloid원성 단백의 성상을 보인다.

SAA의 혈중 농도는 염증 활동성을 예민하게 반영한다. 그 kinetics는 CRP의 그것과 거의 같다. 따라서 SAA 측정의 임상적 의의는 CRP의 임상적 의의를 대부분 overlap하고 있다.

유의 사항 검체 가온, 변질 등으로 외견상 고농도로 측정되는 일이 있다.

Bence Jones protein [BJP]

기준치 음성

측정법 면역전기영동법

검체량 요 10 mL

검사 목적 골수종이나 amyloidosis 진단

검체 취급 축뇨는 세균 번식이 있을 수 있기 때문에 수시뇨를 검체로 사용한다.

측정치에 따라 짐작되는 질환

• **양 성**

《예상·잠재질환》 다발성골수종, macroglobulin 혈증, 원발성 amyloidosis, 만성림프구성 백혈병, 기타 림프구증식성 질환 **《조치》** 원질환의 진단과 치료

임상적 의의

Bence Jones protein(BJP)이란 단 clone성으로 생산되는 면역 globulin의 L chain으로 분자량이 작기 때문에 요로 배설된다. 골수종이나 macroglobulin혈증 등 형질세포의 종양성 질환에서 M 단백과 함께, 또는 단독으로 검출된다. 골수종의 약 60%, macroglobulin혈증의 약 20%에서 BJP 양성이다. BJP 양성 골수종은 신장장애를 합병하기 쉽다. 원발성 amyloidosis는 고율(80%)로 BJP 양성을 나타낸다. 병세추이, 치료효과를 판정하는데 중요하다.

유의사항 ① BJP가 의심되는 경우에 요를 10~100배로 농축하여 검사한다. 요단백 음성에서도 BJP의 존재는 부정할 수 없다. ② BJP의 존재가 정말로 종양성 질환의 존재를 의미하는지는 모른다. 다른 임상검사 소견을 종합하여 판단한다.

C-reactive protein [CRP]

기준치

· 정성/반정량 음성

· 정량

성인 : 0.3(~0.6) mg/dL 이하(측정법에 따라)

신생아 : 표 26 참조

측정법 미량 면역측정법(비탁법, nephelometry, latex 비탁법)

검체량 혈청 0.3~0.5 mL

검사목적 염증이나 조직파괴 병변 유무의 평가

검체 취급 장기간 안정하다(단, 1~4일간은 냉장보존, 4일 이상은 냉동보존이 바람직하다).

측정치에 따라 짐작되는 질환

• **기준치 [0.3(~0.6) mg/dL 이하]**

《예상질환》 건강인 **《잠재질환》** 신생아 감염증, 조혈계 종양, 골전이를 수반한 전립선암, 호르몬 생산종양 **《조치》** 신생아 감염증 의심 : CRP를 고감도 정량법으로 수시간에 걸쳐 측정하여 표 26의 정상성숙 신생아 CRP 출생 후 추이와 대비하여 판단하고, 혈액검사, 세균검사를 한다. 악성종양 의심 : 종양 marker, 혈청 면역검사, 영상진단을 수행하여 원질환 진단, 치료한다.

• **경도 증가(1 mg/dL 이하)**

《예상질환》 경증 급성염증 질환, 염증성 질환 초기 및 회복기 **《잠재질환》** 신생아 감염증, 치주염, virus 감염, 진균감염, 뇌경색, 교원병, 조혈계 종양 **《조치》** 염증질환의 선별검사(다른 염증 marker, 임상화학 검사, 혈청 면역검

표 26. 정상 성숙 신생아 CRP 출생 후의 추이 (단위 : g/dL)

출생 후	0	6시간	6~24시간	1일	2일	3일	4일	5일	6일
90 percentile	11.3	66.8	532	848	1203	747	558	296	227

사, 혈액검사)를 한다. 의심되는 질환에 따라 흉부 X 선, 심전도, 초음파 검사, 세균검사를 하여 원질환을 진단하고 치료한다.

- **중등도 증가 (1~10 mg/dL 이상)**

〈예상질환〉 세균감염증, 악성종양, 심근경색, RA, 혈관염, 류마티스 열, 외상, 활동기 면역부전증 **〈잠재질환〉** 신생아 감염증, virus 감염, 진균 감염, 뇌경색, 조혈계 종양 **〈조치〉** **감염증 의심** : 세균검사(분리, 배양검사, 원인균 동정, 감수성 시험). **교원병 의심** : 임상화학 검사, 혈청 면역검사(특히 자가항체), 혈액검사, 요검사. **악성종양 의심** : 종양 marker, 혈청 면역검사, 혈액검사, 영상진단. **심근경색 의심** : 심근 marker, 심전도, 심장 초음파 검사 등을 시행하여 원질환을 진단하고 치료한다.

- **고도 증가 (10 mg/dL 이상)**

〈예상질환〉 중증 세균감염증, RA 활동기 **〈잠재질환〉** 신생아 감염증, virus 감염, 진균 감염, 조혈계 종양 **〈조치〉** 중등도 증가 항과 같다.

임상적 의의

폐렴구균의 C 다당체와 결합하는 혈장 단백으로 발견된 CRP는 급성상 반응물질의 하나로 염증 및 조직파괴 시에 증가한다. 그 기전은 염증 시에 체내로 침입 또는 체내에서 생긴 이물을 macrophage가 탐식하여 그로 인하여 활성화된 macrophage는 3 가지 cytokine(IL-1, IL-6, TNF-α)를 방출한다. 이들 cytokine은 간세포의 CRP를 위시하여 급성기 반응물질을 생합성하는 유전자에 작용하여 합성을 촉진시킨다.

CRP는 병원 미생물의 침입, 순환장애 등으로 세포나 조직의 상해, 괴사, 수술 등 염증이나 조직파괴가 일어나면, 혈중에 빠르고 예민하게 증가하는데, ESR처럼 질환 특이성은 부족하지만 질환의 활동성이나 중증도를 잘 반영한다.

최근에 고감도 미량 면역측정법으로 정량분석이 가능해져 건강인 혈청 CRP 농도는 2~135 mg/dL 정도로 상당한 개인차가 있는 것으로 알려졌다.

유의 사항 ① WHO의 CRP 표준물질이 1차 표준물질인데, 1992년에 IFCC에서 혈장단백 표준물질(CRM 470)이 만들어져 현재는 CRM 470을 1차 표준물질로 CRP 표준물질이 널리 사용되고 있다. CRP/g/L(IFCC 표시 단위) = 1 IU/mL(WHO 표시 단위)이다. ② 건강인에서도 극미량의 CRP가 존재하는데, 종래의 정성/반정량으로는 음성으로 나타난다. ③ 0.001 mg/dL 정도의 검출감도를 보이는 고감도 측정법은 동맥경화, 심근경색, 당뇨병, 신생아 감염증 등의 검출도 가능해졌다. ④ CRP는 발병 후 6시간 정도 후에 증가하고, 회복 후 빠르게 정상화된다. CRP는 ESR치와 상관성이 좋지만 증가나 감소에 시간차가 있는데, CRP가 ESR보다 빨리 증가하고, 정상화도 빠르다. ⑤ 악성종양에서도 조혈계 종양, 골전이를 수반한 전립선암, 호르몬 생산 종양에서는 CRP는 기준치 이하인 경우가 흔히 있다. ⑥ 정상성숙 신생아의 출생 직후의 CRP 농도는 대단히 낮지만 출생 후 곧 극적으로 증가한다(표 26 참조). 출생 2일째 최고치를 보이고 1주간에 성인치로 된다. 따라서 신생아 감염증이 의심되는 경우에는 저농도 측정용 latex 면역 비탁법으로 경시적으로 monitor 하여 증가경향을 이상으로 해석한다. 신생아의 CRP monitoring에는 모세관으로 검체를 채취한다. ⑦ 관상동맥 질환의 위험도가 높은 환자는 고감도 측정법으로 CRP 저농도 범위를 관측하여 발병을 예지할 수 있다는 보고가 있다. ⑧ 연령(가령과 더불어 증가), 성별(남성이 여성보다 약간 고농도), 임신(후기에 증가), 발치, 흡연 등에 영향을 받는다.

약물 영향 호르몬제제, steroid제제의 투여로 CRP는 저농도를 보인다.

Type Ⅳ collagen

기준치 150 ng/mL 이하

측정법 EIA

검체량 혈청 0.4 mL

검사 목적 간섬유화 정도의 파악

검체 취급 ① 조조 공복에 채혈, ② 4℃에 1주간 안정하지만 장기간 보존에는 냉동이 필요하다. ③ 유백 혈청은 고농도를 보인다.

측정치에 따라 짐작되는 질환

• **증가 (150~600 ng/mL)**

〈예상질환〉 급성간염, 만성간염, 간경변, alcohol성 간장애, 간세포암 **〈잠재질환〉** 합병증(혈관장애)을 수반한 당뇨병 **〈조치〉** 간기능 검사, 기타 섬유 marker 검사, 간생검 등으로 진단하고 치료한다.

• **고도 증가 (600 ng/mL 이상)**

〈예상질환〉 전이성 간암 **〈잠재질환〉** 간경변, 간세포암 **〈조치〉** 종양 marker 검사, 영상진단, 간생검 등으로 진단하고, 치료한다.

임상적 의의

Ⅳ형 collagen은 기저막의 주요 구성성분으로 체내에 널리 분포되어 있다. 건강인의 간에는 유동(類洞)에 기저막이 존재하지 않지만 간의 섬유화와 더불어 유동의 모세혈관화가 생겨 기저막 구조가 출현한다. 그 결과로 혈중에 Ⅳ형 collagen이 증가한다. 따라서 Ⅳ형 collagen은 간섬유화의 marker로 유용하다. 만성간염에서는 급성간염보다 고농도를 보이고, 간경변은 만성간염보다 고농도를 보인다. 간세포암은 간경변보다 더욱 고농도를 보이는데, 이것은 암세포의 증식과 더불어 나타나는 혈관신생 세포침윤으로 인한 맥관 파괴 때문이라고 해석한다. 전이성 간암에서는 현저하게 증가되는 경우가 많다.

간 이외의 질환은 합병증(미소혈관증)을 수반하는 당뇨병에서 증가하는 것이 보고되었다.

유의사항 ① 가령으로 인한 변동은 보이지 않는다. ② 성차 또한 나타나지 않는다.

Type Ⅳ collagen 7 S

기준치 5 ng/mL 이하

측정법 RIA

검체량 혈청 0.5 mL

검사 목적 간섬유화 정도 파악

검체 취급 ① 혈청분리 후 빨리 측정한다. ② 보존은 4℃에서 1주간은 안정하고, 장기간 보존인 경우에는 −20℃에서 보존한다.

측정치에 따라 짐작되는 질환

• **경도 증가 (5~10 ng/mL)**

〈예상질환〉 만성간염, alcohol성 간장애, 간경변, 간세포암, 골수섬유증 **〈잠재질환〉** 급성간염, 폐암, 당뇨병, 임신, 막성신증, 갑상선기능항진증 **〈조치〉** 간기능 검사, 기타 섬유화 marker·종양 marker 검사, 영상진단, 간생검, 골수천자 등으로 진단한다.

• **고도 증가 (10 ng/mL 이상)**

〈예상질환〉 Alcohol성 간장애, 간경변, 간세포암, 전이성 간암 **〈잠재질환〉** 전격성 간염 **〈조치〉** 간기능 검사, 기타 섬유화 marker·종양 marker 검사, 영상진단, 간생검 등으로 진단한다.

임상적 의의

Ⅳ형 collagen은 기저막의 주요 구성성분이다. 간의 유동에는 모세혈관에 보이는 기저막 구조가 없고, 간의 섬유화와 더불어 유동의 모세혈관화로 인하여 기저막양 구조가 출현한다. 신생 Ⅳ형 collagen의 이화나 기저막 파괴로 혈중 농도가 증가하는 것으로 이해하고 있다.

급성간염에서는 악화기 절정에 증가하지만 전격성 간염에서는 증가정도가 크기 때문에 중증도를 판정하는데 도움이 된다. 만성간질환에서는 섬유화 정도가 크고, 활동성이 큰 질환일수록 고농도를 보인다. 현시점에서는 조직학상 간섬유화 정도에 가장 상관성이 좋은 검사인 것이다. 간암에서는 맥관에의 침윤, 파괴나 암 자체의 collagen 대사의 항진으로 증가하는데, 특히 전이성 간암에서는 현서하세 증가한다.

유의 사항 제대혈에는 성인의 2.5배의 혈중 농도를 나타내는데, 생후 곧바로 성인과 같은 농도로 감소한다. 고령자는 약간 증가하는 경향이 있다. 성차는 나타나지 않는다. 식사, 운동, 정신적 stress로 인한 영향은 보이지 않는다. 임신에서 증가한다. Bilirubin·용혈의 영향은 받지 않지만 유백 혈청은 낮은 농도를 보인다.

Urinary type Ⅳ collagen

기준치

· 조조 첫뇨 : 4.9 μg/g·Cr 이하

· 수시뇨 : 7.3 μg/g·Cr 이하

측정법 EIA

검체량 조조 첫뇨 5 mL

검사 목적 당뇨병신증의 조기진단

검체 취급 요 검체를 채취하여 냉장 보존한다. 동결은 불가하다. 요중 Ⅳ형 collagen은 검체 보존으로 생기는 요침사에 섞이므로 요침사 용해제가 들어있는 전용용기를 사용한다.

측정치에 따라 짐작되는 질환

• 증가 (기준치 상한 이상)

⟨예상질환⟩ 당뇨병신증 **⟨잠재질환⟩** 기타 세포외 기질이 증가하는 신증 **⟨조치⟩** Creatinine clearance 및 요중 albumin 등을 검사하여 신증의 진전도를 정기적으로 평가하여 병기에 따라 치료한다.

임상적 의의

Ⅳ형 collagen은 세포외 기질의 주요 구성성분의 하나로 기저막의 기본적인 골격형성 등에 관여한다. 당뇨병신증의 조직학적 변화로서 사구체 기저막의 비후, mesangium 영역의 확대 또는 세뇨관 지저막의 비후 등인데, 이들 조직학적 변화는 세포외 기질의 축석에 기인하고 있이시 실제로 Ⅳ형 collagen 증가도 나타난다. 이 방법으로 측정되는 요중 Ⅳ형 collagen은 분자량이 약 500 kDa으로 커서 혈중 Ⅳ형 collagen이 사구체 기저막을 통과하여 요로 배설된다는 것은 생각할 수 없고, 사구체 상피세포나 세뇨관 상피세포에서 생성되는 것이 요로 분비되는 것으로 이해하고 있다. 이 세포외 기질의 증가는 신증 전기부터 나타나는 경우도 있어서 요중 Ⅳ형 collagen을 측정하는 것으로 조기에 당뇨병신증의 조직변화를 포착할 가능성이 있는 것이다.

유의 사항 일내·일차변동이나 운동으로 인한 영향은 비교적 적다.

Ferritin

기준치

· 남성 : 15~200 ng/mL

· 여성 : 12~150 ng/mL
측정법 RIA, EIA
검체량 혈청 0.5 mL
검사 목적 체내 저장철 파악, 조직붕괴, 염증성 cytokine 작용 추측
검체 취급 혈청분리 후 냉장보존에서 약 1주간, 동결보존에서 장기간 안정하다.

측정치에 따라 짐작되는 질환

• **감소 (기준치 하한 이하)**

〔예상질환〕 철결핍성빈혈, 잠재성 철결핍

〔잠재질환〕 Huntington병 **〔조치〕** 철결핍의 원인(만성 실혈 여부, 섭취 철량, 조혈 항진 등)을 검색. 혈청철, hemoglobin 농도, 철결합능 등을 검사하여 감별 진단한다.

• **증가 (기준치 상한 이상)**

〔예상질환〕 급성백혈병, 만성골수성백혈병의 급성전화, 악성림프종, 다발성골수종, 성인 Still병, 혈구탐식증후군, 세망육종, 원발성간암, 전이성간암, 췌장암, 유방암, hemochromatosis, hemosiderosis, 재생불량성빈혈, 만성염증성 질환에 동반하는 빈혈, 간염, 간경변, 췌장염, 심근경색 **〔잠재질환〕** 위암, 대장암 **〔조치〕** 악성종양이 의심될 경우에는 영상진단, 혈액학적 검사로 검색한다.

임상적 의의

Ferritin은 내부에 2,500개의 철을 수용하는 분자량 약 440 kDa의 철결합성 거대구상 단백으로 간, 비장, 골수 등의 망내계 세포 외에 심장, 폐, 장관 등 거의 모든 장기에 분포하고 있다. Ferritin의 발현은 과잉 철 ion에 의하여 ferritin mRNA 상의 iron responsive element(IRE)와 그 부위의 결합단백(IRE-BP)이 분리되면 촉진된다는 것이 밝혀졌다. 그 기능은 철의 저장과 세포 내 철의 독성을 해소하는데 있다. 그러나 악성종양, 간장애, 심근경색, 감염증 등에서는 저장철 양과는 관계없이 증가한다. 이것은 조직파괴에 수반하여 혈중으로의 유출 등이 원인으로 이해하고 있다. 암에서는 진행과 더불어 증가하여 경과관찰, 치료효과를 판정하는데 또한 재발을 monitor하는데 유용하다.

Ferritin은 혈액에도 미량이지만 존재하고 있어서 저장철 양을 반영하여 증감한다. 즉 혈청 ferritin 농도는 저장철 양과 좋은 상관성을 보인다. 따라서 혈청 ferritin 농도로 간접적으로 저장철 양을 추정할 수 있다. 만성염증 시에는 혈청 철이 감소하는데, 혈청 ferritin은 오히려 증가한다. 그 이유는 염증성 cytokine(TNF, IL-1, IL-6 등)의 작용으로 혈청철이 간으로 취입되지만, 저장철은 transferrin 과는 주고받지 않아 세포 내 철이 증가하기 때문이다.

유의 사항 ① 남성에서는 연령으로 인한 변화는 없다. ② 여성은 젊은 층에서 낮은데, 남성의 약 반 정도이다. 월경으로 인한 만성적인 철 상실이 주원인이라고 이해하고 있다. 폐경 후에는 남성의 농도에 접근한다. ③ 일내변동은 거의 없다.

약물 영향 철제제 투여로 일시 고농도를 나타내는 경우가 있다. 또한 비경구 철제제에 의한 치료 초기에 저장철 양을 반영하지 않아 일과성으로 증가하는 경우가 있다.

Fructosamine

기준치 205~285 μmol/L
측정법 NBT 비색법
검체량
혈장 : 0.2 mL, 혈청 : 0.5 mL

검사 목적 혈당 조절 평가
검체 취급 ① EDTA-2NaF 첨가 채혈 ② 혈장 분리 후 동결보존 한다.

측정치에 따라 짐작되는 질환

• **증 가**

《예상질환》 당뇨병 **《잠재질환》** 고 bilirubin 혈증, 고뇨산혈증, 유백혈증 **《조치》** 상기 질환의 감별, 당뇨병의 혈당 조절

• **감 소**

《예상질환》 저단백혈증 **《잠재질환》** Albumin 대사회전 항진(갑상선기능항진증, 신증후군 등) **《조치》** 상기 질환의 감별

임상적 의의

혈청단백이 비효소적으로 혈중 당과 서서히 결합하여 당화 혈청 단백이 형성된다. 당화 단백이 alkali 용액에서 강력한 환원력이 있는 것을 이용하여 nitroblue tetrazolium(NBT)을 기질로 사용하는 환원 정색반응으로 당화혈청 단백을 측정하는 것으로 간편하고 신속하여 널리 측정하고 있다.

혈청단백의 혈중 반감기는 대략 1~3주간으로 그 기간에 폭로된 glucose 농도(혈당치)에 비례하여 당화 혈청단백이 증가하기 때문에 중-단기 혈당 조절을 나타내는 지표로 유용한다. Fructosamine 농도는 검사직전 12일간의 혈당치가 50%, 그 전의 12일간의 혈당치가25%, 그 이전의 혈당치가 25% 기여하는 것으로 이해하고 있다.

유의 사항 ① 당화단백 이외의 환원물질의 영향을 받기 쉽다. ② 혈중단백 농도에 영향을 받기 때문에 단백 보정이 필요한 경우가 있다. ③ 혈청과 혈장의 측정치는 좋은 상관성을 보이지만 혈장 쪽이 낮은 치를 보인다. ④ 단기간에 혈당 조절이 크게 변화하는 경우의 혈당 조절의 지표로 유용하다.

Glycoalbumin

기준치 11~16%
측정법 효소법
검체량 혈청/혈장 약 0.5 mL
검사 목적 혈당조절 상태의 평가
검체 취급 냉장 보존한다.

측정치에 따라 짐작되는 질환

• **감소(11% 이하)**

《예상질환》 Albumin 대사회전 항진(신증후군, 갑상선기능항진증, 심한 열상 등 **《조치》** 상기 질환을 감별한다. 다른 혈당조절 지표와 비교한다.

• **증가(16% 이상)**

《예상질환》 당뇨병, 혈중 albumin 반감기 연장(갑상선기능저하증, 간경변 등) **《조치》** 당뇨병의 혈당을 조절한다.

임상적 의의

Glycoalbumin(GA)은 albumin의 N 말단이나 lysine유래 amino기와 glucose가 비효소적 당화반응으로 결합하여 형성하는 ketoamine이다. 이 반응은 Maillard 반응의 초기단계라 부르고, glucose 농도와 반응시간에 의존한다. 최근 GA치는 과거 40~60일의 가중 평균 혈당을 반영하고, 특히 직전의 17일간의 혈당치가 GA치의 50%, 그 전의 17일간은 25%, 그 이전의 혈당치는 나머지 25%를 기여한다.

Albumin이 hemoglobin보다 혈중 반감기가 짧기 때문에 GA는 HbA_{1c} 보다 혈당조절 상태 변화를 보다 신속하고 민감하게 반영할 수

있어서 당뇨병 치료개시의 효과판정, 불안정형 당뇨병의 치료평가 및 임신당뇨병(gestational diabetes) 등에서 엄격한 조절이 필요한 경우에 혈당조절 지표로서 유용하다.

또한 fructosamine은 혈청 총단백의 ketoamine 전체를 측정하는데 대하여 GA는 albumin 단일 ketoamine을 측정하는 것으로 혈청 단백 비율의 변화는 측정결과에 영향이 미치지 않는 이점이 있다.

유의사항 ① 성별에 따른 변동 및 일내변동은 보이지 않는다. ② Albumin의 이화항진을 수반하는 경우에는 낮은 치를 보인다. ③ 불안정형 당뇨병이나 임신당뇨병 등의 혈당조절 지표로 유용한 검사이다. ④ 중증인 갑상선기능 이상증 등으로 처럼 albumin 대사회전이 현저하게 변화된 경우에는 GA치가 실제 혈당상태를 반영하지 못하므로 주의한다. ⑤ 현저한 저영양 상태에서는 albumin의 이화가 억제되어 높은 치를 보일 가능성이 있다.

약물 영향 측정 자체에 대한 공존 물질의 간섭은 거의 문제가 되지 않지만 albumin의 lysine 잔기를 수식할 수 있는 약물에 의해 당화가 저해되는 경우에는 낮은 치를 보일 가능성이 있다(예: aspirin 장기간 복용). Steroid 제는 그 단백이화 작용으로 인하여 albumin의 혈중 반감기를 단축시킬 경우에 GA가 약간 낮아질 가능성이 있다.

Haptoglobin [Hp]

기준치

- Hp 1-1형 : 130~327 mg/dL
- Hp 2-1형 : 103~341 mg/dL
- Hp 2-2형 : 41~273 mg/dL

측정법 Nephelometry, 면역 비탁법

검체량 혈청 0.5 mL

검사 목적 용혈 및 간의 합성기능 지표

검체 취급 ① 채혈 시 용혈을 피하도록 주의한다. ② 4℃에서 1주간은 보존할 수 있으나 장기간 보존은 −20℃ 이하에 보존한다.

측정치에 따라 짐작되는 질환

• 고도 감소(10 mg/dL 이하)

〈예상질환〉 용혈성 질환(자가면역성 용혈성 빈혈, 구상적혈구증, 발작성 야간혈색소뇨증, 혈액형 부적합 수혈, malaria), 무효조혈 항진(거대적혈모구성빈혈, thalassemia), 간질환(급성간염, 전격성간염, 간경변), 신생아기 Crohn병 **〈잠재질환〉** 선천성 haptoglobin 결손증 **〈조치〉** 용혈이 의심될 때는 혈구산정(CBC), bilirubin 분획, LD, Ham 시험, 말초혈액 도말표본에서 파쇄적혈구 등을 증명한다. 간장애가 의심될 때는 간기능 검사, 응고검사, 간생검, 영상진단을 한다.

• 경도 감소(10~기준치 하한)

〈예상·잠재질환〉 앞의 항의 질환, 갑상선기능항진증, Sheehan 증후군 **〈조치〉** 앞의 항과 같다. 원질환 검색

• 증가(기준치 상한 이상)

〈예상·잠재질환〉 염증성 질환(감염증, 교원병 등), 급성심근경색, 악성종양, Alzheimer병, 정신분열증 **〈조치〉** 원질환 검색

• Haptoglobin 유전형과 질환(증가시)

- Hp 1-1형 : 백혈병, 알코올성 간경변
- Hp 2-1형 : 난소암, 급성심근경색
- Hp 2-2형 : 본태성고혈압, SLE, 고 cholesterol혈증(백인)

임상적 의의

Haptoglobin(Hp)은 α_2-globulin에 속하는 단백으로 hemoglobin(Hb)과 특이적으로 결합한다. 주로 간에서 생산되는데, 그 감소는 이화항진 또는 생산저하에 반영한다. 혈관 내 용혈이 있으면 Hp-Hb 복합체를 형성하고, 통상 3~5일의 반감기가 10~30분으로 현저하게 단축된다. 따라서 혈중 농도는 현저하게 감소한다. 혈관 외 용혈, 조혈기능 이상에서도 감소한다. 이상 저농도를 보이는 경우는 Hb의 이화항진으로 우선 해석한다. 혈관 내 용혈이 의심되는 경우에는 혈장 Hb, Hb뇨, hemosiderin뇨의 유무를 검색한다.

간장애에서는 장애정도에 따라 albumin·응고인자 등과 함께 생산이 감소하여 혈중 농도가 감소한다.

또한 haptoglobin은 급성기 반응물질의 하나로 감염, 염증, 조직붕괴, 악성종양 등에서 간 이외의 이소성 생산(호산구 등)으로 혈중 농도가 증가한다. 또한 부적합 수혈이 시사되는 경우에는 용혈이 약간 있어도 혈중 농도는 감소하므로 판별하는데 유용하다.

유의사항 ① 신생아기, 태아 hemoglobin (HbF) 처리 때문에 혈중 Hp이 소비되어 감소한다. 가령과 더불어 점차 증가한다. ② 성인에서는 남성 호르몬의 영향을 받아 남성에서 고농도를 보이고, 여성에서는 배란기에 estrogen의 증가에 따라 감소하고, 월경기에는 증가한다. ③ 환경인자에 의한 변동, 일차변동이 크기 때문에 기준범위가 넓다. ④ 고지혈증에서는 측정에 영향을 미친다.

약물 영향 ① 부신피질 호르몬, 남성 호르몬, 황체 호르몬 투여로 증가한다. ② Estrogen, 갑상선 호르몬 투여에서는 감소한다.

α_2-Heat stable glycoprotein [α_2-HS]

기준치 60±10 mg/dL

측정법 Nephelometry

검체량 혈청 0.3 mL

검사 목적 간의 단백질 합성능 평가

검체 취급 혈청분리 후 −20℃에 보존하면 안정

측정치에 따라 짐작되는 질환

• 감소 (50 mg/dL 이하)

〈예상질환〉 전격성간염, 비대상성 간경변, 악성종양(특히 폐암) **〈조치〉** 간세포 기능 총량을 간의 단백 합성능만으로 판정하는 것은 위험하다는 것은 주지하는 바와 같다. 색소배설시험, 간 용량 측정 또한 glucagon 부하시험 등의 성적을 추가하여 종합적으로 판정하는 것이 중요하다. 그러나 급성 간장애는 주로 단백 합성능의 변화로 추정할 수 없는 경우가 있어서 보다 상세한 병태 해석을 위해서는 prealbumin, hepaplastin test를 동시에 측정할 필요가 있다. 구체적으로는 α_2-HS가 35 mg/dL 이하, hepaplastin test 33% 이하인 양자의 조건을 충족시키는 경우는 전격성감염일 가능성이 매우 크기 때문에 곧바로 간세포 재생을 촉진하기 위한 수단을 강구할 필요가 있다. 간경변에서는 α_2-HS가 45 mg/dL 이하를 보이면 예후불량 징후라고 해석한다.

• 증가 (70 mg/dL 이상)

〈예상질환〉 급성간염 회복기

임상적 의의

α_2-Heat stable glycoprotein은 분자량 49 kDa의 당단백으로 합성에 차지하는 hepatic share는 87%이다. 종래에 간의 단백 합성능의 지표로 사용하는 혈청 albumin에 비하여 혈중 반감기는 4~6일로 짧고, 간세포의 단백 합성능의 급격한 변화를 보다 예민하게 반영하여 발병 초기에 변동하여 전격형 간염이나 중증형 급성간염 및 비대상성 간경변을 진단하는 데 적당하다. 또한, 악성종양에서도 감소하는 경우가 많고, 현저한 감소를 보이는 폐암 예 등이 보고되었지만 그 기전의 상세한 내용은 밝혀지지 않았다.

유의사항 ① 색소 배설시험, prealbumin 및 hepaplastin test를 동시에 측정하여 종합적으로 판단한다. ② 또한 CT, 초음파 검사에 의한 간 용량 측정도 꼭 필요한 검사이다.

Heart type fatty acid-binding protein [H-FABP]

기준치 3.2~6.0 μg/L
측정법 ELISA, LA, latex 면역비탁법
검체량 혈청 0.3 mL, 혈액 1 mL
검사 목적 급성 관상동맥 증후군 등의 심근장애 marker
검체 취급 검체를 곧바로 측정할 수 없는 경우에 냉동 보존하면 약 1년간 안정하다.

측정치에 따라 짐작되는 질환

• 증가 (12 μg/L 이상)

〈예상질환〉 급성심근경색 **〈잠재질환〉** 불안정 협심증, 대동맥 해리(aortic dissection), 대동맥류 파열, 폐경색, 심근염, 다발성 근염(특히 신부전을 수반하는 경우), 골격근 장애 **〈조치〉** ① 흉통이 있는 경우에는 심전도에서 ST-T 변화를 확인, 흉부 X 선, 심장 초음파, 흉부 CT 등의 검사로 진단한다. ② 심근경색의 의심이 강하다면 긴급 관상동맥 조영검사로 확인한다. ③ 신부전을 검색하기 위하여 신장기능을 검색한다. ④ 내원 시 심장정지 등의 상황에서 골격근 장애와의 감별이 필요한 경우에는 myoglobin을 측정하여 myoglobin/H-FABP가 14 이하라면 심근경색의 가능성이 크다. 또한 심근경색인 경우에는 발병에서 6시간 이후라면 CK-MB나 troponin T도 증가하기 때문에 참고가 된다.

임상적 의의

심근은 지방산이 주 energy 원이기 때문에 지방산의 운반 등에 관여하는 H-FABP의 함유량이 많다. 골격근의 H-FABP 함유량은 심근의 10~30%에 지나지 않기 때문에 심근장애의 유용한 marker인 것이다. H-FABP는 세포질에 존재하는 15 kDa의 저분자 가용성 단백질로 myoglobin(17 kDa)과 거의 마찬가지로 심근경색 후 2~3시간의 극히 조기에 증가하고, 약 70~90%의 감도(sensitivity)를 보인다.

또한 심근경색 재관류의 판정, 심근경색 size 추정, 개심수술 후의 심근장애 조기판정(대동맥 차단해제 후에 약 50분에 최고치에 달한다)에 유용한 검사이다. 심근경색 발병 24시간 후에는 H-FABP의 혈중 농도가 저하되어 있어서 CK-MB 나 troponin T를 측정할 필요가 있다. 패혈증 shock나 Co 중독의 예후판정에 유용하다는 보고도 있다.

전혈을 사용하는 간이 측정 plate가 개발되어 bedside에서 15분 이내에 측정이 가능하게 되었다.

유의사항 Myoglobin, CK-MB나 troponin T와 병용하면 보다 특이성이 향상된다. 간이 측정 plate로 측정한 경우, 신장기능 저하 예에서 위양성을 보인다는 점에 유의하여야 한다. 흉통 증후군을 감별하는데 유용하지만 어디까지나 증상, 심전도 등의 종합소견으로 판단하여야 한다. 또한 급성대동맥 해리를 부정하는 것이 아니라는 것에 주의하여야 한다.

Hemoglobin A_{1c} [HbA_{1c}] (glycated hemoglobin)

기준치 HbA_{1c} (국제표준치) : 4.7~6.2%
측정법 HPLC
검체량 전혈 2 mL
검사 목적 혈당 조절의 평가
검체 취급 ① EDTA-2NaF 첨가 채혈. ② 4~8℃에서 1주간 안정, 장기간(3개월 정도) 보존할 경우는 −70 ~ −80℃에 보존한다

측정치에 따라 짐작되는 질환

• 증 가

(예상질환) 당뇨병 **(잠재질환)** 신부전, alcohol 중독자, 유백혈증, 고 bilirubin혈증, 이상 hemoglobin **(조치)** 상기 질환을 감별하고, 당뇨병의 혈당을 조절한다.

• 감 소

(예상질환) 적혈구 수명 단축(실혈, 용혈, 악성빈혈, 신생물 등) **(잠재질환)** 임신, 지속성 저혈당(insulinoma 등), 이상 hemoglobin **(조치)** 상기 질환을 감별한다.

임상적 의의

Hemoglobin이 비효소적으로 혈중 당과 서서히 결합하여 당화 hemoglobin을 형성한다.

Hemoglobin이 당화되면 보다 음성으로 하전 되기 때문에 HbA의 주성분인 HbA_0와 구별하여 이것을 HbA_1이라 총칭한다. HbA_{1c}는 HbA의 β chain의 N 말단 아미노산에 glucose가 결합된 것으로 HbA_1의 대부분을 차지한다.

적혈구가 골수에서 형성된 후 혈중에 부유하고 있는 기간에 노출된 glucose 농도(혈당치)에 비례하여 당화 hemoglobin의 생성량이 증가하기 때문에 장기간의 혈당조절을 나타내는 지표로 유용한 검사이다. 당화 hemoglobin 의 농도는 검사 직전 1개월간의 혈당치가 50%, 그 전 1개월간의 혈당치가 25%, 그리고 그 전 2개월간의 혈당치가 25% 기여하는 것으로 이해하고 있다.

유의 사항 ① HbA_1과 HbA_{1c} 간에는 상관성이 좋지만 신부전, HbF 등의 영향을 받지 않는 HbA_{1c}의 측정이 권장되고 있다. ② 검사기관 간 차이를 최소화하기 위하여 보정 후의 HbA_{1c}의 기준치를 4.3~5.8%로 정하였다. ③ 당뇨병의 합병증을 예방하거나 진전을 방지하기 위하여 HbA_{1c}를 7% 이하로 유시하고 있다.

Hemopexin

기준치 50~100 ng/dL
측정법 SRID, TIA
검체량 혈청 0.1 mL
검사 목적 용혈성 빈혈의 보조진단 및 그 중증도 판정
검체 취급 ① 최대한 용혈을 피하면서 채혈한다. ② 동결 보존하지만 14일 이내에 측정하는 것이 바람직하다.

측정치에 따라 짐작되는 질환

• 감소 (50 ng/dL 이하)

(예상질환) 용혈성빈혈(자가면역성 용혈성빈

혈, 악성빈혈, 유전성 구상적혈구증, 야간 발작성 혈색소뇨증 등), 중증 급성간염, 전격성간염, 활동성 만성간염, 간경변, 신증후군, 단백상실성 위장증, 흡수불량 증후군, porphyrin증 **〈조치〉** 혈액학적 검사, 특히 haptoglobin 동시 측정, 영상진단으로 감별 진단하고 적절한 치료를 한다.

- **증가 (100 ng/dL 이상)**

〈예상질환〉 악성종양(악성흑색종 등) **〈잠재질환〉** 급성 및 만성의 각종 감염증, 외상, 수술, Duchenne형 근이영양증 보인자 **〈조치〉** 기타 급성기 반응단백 측정, 혈액학적 검사 등에서 악성종양이 크게 의심되는 경우에는 각종 영상진단에 의한 암 발견을 시도한다.

임상적 의의

Hemopexin은 간에서 생산되는 분자량 70~80 kDa의 β분획에 속하는 혈장 당단백의 하나이다. 염증 등에서는 급성상 반응단백의 성질을 반영하여 증가하는데, 악성종양에서는 종양세포에 의한 생산, 조직붕괴에 의한 혈중 유출로 증가한다. 용혈성 질환에서는 대량의 hemoglobin의 일부가 haptoglobin과 결합하지 않고 albumin, hemopexin과 결합한다.

Heme·hemopexin 복합체는 신속하게 혈중에서 제거되기 때문에 hemopexin 농도는 감소한다. 고도로 증가하는 경우에는 악성종양의 존재를 시사하는 marker가 되고, 또한 악성흑색종에서는 종양의 증식속도, 치료효과를 잘 반영한다는 보고가 있다.

면역전기영동에서도 hemopexin은 transferrin과 함께 β분획의 성분으로 검출된다.

유의사항 ① 신생아는 현저하게 낮다가 점차 증가하여 생후 약 1년에 성인치로 된다. ② 성별에 따른 차이는 없고, 임신의 영향도 없다.

Immune complex [IC]

기준치 음성

· C_{1q} (solid phase)법 : 3 μg/mL 이하

· 항 C_{3d} 항체법 : 13 μg/mL 이하

· Monoclonal RF법 : 4.2 μg/mL 이하

측정법 ELISA

검체량 혈청 0.3 mL

검사 목적 면역복합체 관여 질환의 진단과 치료

검체 취급 ① 혈청 검체를 동결 보존한다 (−70℃ 이하). ② C_{1q} 법, 항 C_{3d} 항체법은 보존에 따라 영향을 받는다. mRF는 별로 영향을 받지 않는다.

측정치에 따라 짐작되는 질환

- **강양성**

〈예상질환〉 SLE, 악성류마티스 관절염(MRA), 혈관염 증후군, 사구체신염, 만성감염증 **〈잠재질환〉** 악성종양, 감염증 **〈조치〉** 원질환의 진단과 치료

- **약양성**

〈예상질환〉 SLE, 류마티스 관절염(RA), Sjögren 증후군, 감염증 **〈잠재질환〉** 혈관염증후군, 사구체신염, 악성종양, allergy **〈조치〉** 원질환의 진단과 치료

임상적 의의

면역 복합체(immune complex; IC)는 혈류에 항체와 그 표적항원(자가항원 및 기타 항원)을 핵으로 하여 보체, 기타 혈청 단백 등과는 그 항원항체 복합물과 결합하여 보체가 활성화된다. 통상 망내계, 탐식세포로 빨리 취입되기 때문에 혈류에는 존재하지 않는다. 순환 IC로 혈중에 존재하기 위해서는 대량의 IC 출현, 탐식세포 기능부전 등 이어야 한다. 실제로 임상에 문제가 되는 것은 대량의 IC이다.

IC 측정법은 원리가 다른 많은 방법이 있는데, 각각에는 다 일장일단이 있다. IC에 대한 보체결합은 항체에 보체인 C_{1q} 가 결합하는 것부터 시작하여 C_{1q} solid phase법을 널리 사용하고 있다. 또한 C_3 분해산물 중 C_{3d} 가 IC와 대부분 결합하므로 IC-C_{3d} 를 측정하는 방법도 사용하고 있다(C_{3d} 항체법). 그리고 IC를 형성하는 IgG에 rheumatic factor(RF)가 특이적으로 결합하므로 F(ab')$_2$ mouse monoclonal RF를 solid phase화한 ELISA법으로 IC를 측정한다(mRF법). 보체와 결합하지 않는 IC도 측정할 수 있지만 혈중 변성 IgG 등의 영향을 받을 가능성이 있다.

순환 IC는 자가면역 질환뿐만 아니라 다량의 항원과 그 대응 항체가 혈류 중에서 결합하는 것으로 출현하고, 조직에의 침착으로 인하여 국소에서 보체가 활성되어 장기장애가 초래되는데 반드시 병태와 연관되는 것은 아니다. 질환 활동성을 반영할 가능성이 있어서 활동성의 지표가 되기도 한다.

유의 사항 ① 식사, 시간 등에 의한 영향은 적다. ② 검사방법에 따라서 양성률에 차이가 있는 경우가 있다.

Immunoelectrophoresis [IEP]

측정법 면역전기영동법

검체량 혈청 0.5 mL

검사 목적 M 단백의 class 및 L chain의 형 판정

검체 보존 혈청 분리 후 냉장보존에서 약 1주간, 동결보존에서 장기간 안정하다.

측정치에 따라 짐작되는 질환

• M 단백이 출현하는 질환

(예상·잠재질환) 양성 M 단백혈증, 골수종, amyloidosis, 만성림프성 백혈병, B세포성 림프종, macroglobulin혈증 등 **(조치)** M 단백의 면역화학적 정량. 원질환의 진단과 치료

임상적 의의

• **주요 검사 목적**

M 단백[단 clone성 면역 globulin(Ig)]의 class(IgG, IgA, IgM, IgD, IgE) 및 L chain형 (κ, λ) 판정이 주요 검사 목적이다.

• **면역전기영동법**

Agarose 전기영동법과 gel 내 침강반응을 조합시킨 정성적 분석법이다. 여러 가지 단백 동정이 가능하다. 일반 검사로 M 단백의 class 및 L chain형 판정에 이용하는 경우가 많다. M 단백의 존재는 형질세포나 림프구양 세포가 clone성으로 증가한다는 것을 의미한다.

특정 결손(저하) 단백을 동정하는데 도움이 되지만, 많은 단백을 정량 할 수 있어서 면역전기영동법보다는 특이 단백을 정량 하는 경우가 많다.

유의 사항 비슷한 검사로 전기영동 면역고정법이 있는데, 일반적으로는 전기영동 면역고정법이 검출감도가 크다.

Immunofixation electrophoresis

측정법 전기영동 면역고정법

검체량 혈청 0.5 mL

검사 목적 M 단백의 class 및 L chain의 형 판정

검체 취급 혈청 분리 후, 냉장보존에 약 1주일, 냉동보존에 장기간 안정하다.

측정치에 따라 짐작되는 질환

• M 단백이 출현하는 질환

《예상·잠재질환》 양성 M 단백혈증, 골수종, AL amyloidosis, 만성림프구성백혈병, B 세포성림프종, macroglobulin혈증 등 **《조치》** M 단백의 면역화학적 정량으로 원질환의 진단과 치료

AL amyloidosis : 면역 globulin light chain 유래 amyloid가 심장, 간, 신장, 소화관, 말초신경, 골격근 등의 전신 여러 장기에 침착 하는 예후가 불량한 질환이다. AL은 amyloid light chain을 의미한다.

임상적 의의

• 일반 임상에서의 주요 검사목적

M 단백[monoclonal protein의 class(IgG, IgA, IgM, IgD, IgE) 및 L chain의 type(κ, λ)] 판정

• 전기영동 면역고정법

단백 혼합시료(혈청 등)를 지지체(agarose gel 또는 cellulose acetate 막)로 전기영동 하여 얻은 분획에 항혈청이 스며든 여지를 덮어 항원 항체 반응을 시킨 다음 면역 침강물을 검출하는 방법이다. 여러 가지 단백을 동정할 수 있다. 일반 임상검사에서는 M 단백의 class 및 L chain의 형을 판정하는데 이용하는 경우가 많다. M 단백의 존재는 형질세포나 림프구양 세포가 clone성으로 증가하고 있는 것을 의미한다.

특정 결손(저하) 단백을 동정하는 데도 도움이 되는데, 대부분의 단백은 정량이 가능하기 때문에 전기영동 면역고정법보다 정량하는 편이 많다.

유의 사항 항원량과 항체량의 비율이 적당하지 않으면 항원이 존재하더라도 검출되지 않는다. 혈청의 희석률이 중요하다.

Immunoglobulin A [IgA]

기준치 113~563 mg/dL

· 남성 : 107~490 mg/dL

· 여성 : 85~450 mg/dL

· 뇌척수액 : 0.15~0.6 mg/dL

측정법 면역 비탁법

검체량 혈청 1 mL

검사 목적 체액성 면역이상 판정

검체 취급 IgG에 준한다.

측정치에 따라 짐작되는 질환

• 고도 감소 (10 mg/dL 이하)

《예상질환》 원발성 면역부전 증후군, 출생 시 **《잠재질환》** IgA형 이외의 골수종, 신생아기 **《조치》** 원발성 면역부전 증후군에 관해서는 경구 IgA제제 투여의 적응. 골수종에서는 원질환의 치료

• 경도~중등도 감소 (10~106 mg/dL)

《예상질환》 원발성 면역부전증후군, 단백 상실성 질환(신증후군, 단백누출성 위장증 등), 저영양 **《잠재질환》** 소아기, IgA형 이외의 골수종 **《조치》** 원질환의 진단과 치료

• 증가 (364~800 mg/dL)

《예상질환》 만성 염증성 질환(만성감염증, 교원병, 자가면역 질환), 림프구 증식성 질환, 만성간질환, IgA 신증, Wiskott-Aldrich 증후군 **《잠재질환》** IgA형 골수종 **《조치》** 원질환의 정밀검사와 치료

• 고도 증가 (800 mg/dL 이상)

《예상질환》 IgA형 골수종 **《조치》** 원질환의 정밀검사와 치료

임상적 의의

일반적인 사항에 관하여는 IgG 항을 참조.

IgA가 선택적으로 저농도를 나타내는 질환으로는 IgA 단독 결손증이나 모세혈관 확장성 운동실조증(ataxia telangiectasia) 등이 있다. IgA가 선택적으로 증가하는 질환으로는 IgA형 다발성 골수종(단 clone성 증가) 이외에 IgA 신증이나 자반병성 신장염(다 clone성 증가)이 있다. IgA 신증이나 자반병성 신장염에서는 IgA형 면역복합체가 사구체에 침착 된다.

유의사항 ① IgA는 태반을 통과하지 못하여 출생 시에 최저치를 보이다가 서서히 증가한다. ② 성별에 따른 차이는 보이지 않는다. ③ 경시적 변동이 적은 검사이므로 빈번히 측정할 필요는 없지만 골수종에서는 치료효과의 지표가 된다.

약물 영향 면역억제제 장기간 투여, steroid hormone, phenytoin 투여에서 경도~중등도 감소를 보인다.

Immunoglobulin D [IgD]

기준치 2~12 mg/dL

측정법 Nephelometry

검체량 혈청 0.3 mL

검사 목적 체액성 면역이상의 판정

검체 취급 IgG에 준한다.

측정치에 따라 짐작되는 질환

• **감소 (2 mg/dL 이하)**

〈예상·잠재질환〉 원발성 면역부전증후군, IgD 결손증

• **증가 (12 mg/dL 이상)**

〈예상·잠재질환〉 IgD형 골수종, 주기성 발열에 수반하는 고 IgD혈증

임상적 의의

다른 면역 globulin과 달리 IgD는 기준치 폭이 넓어 그 임상적 의의는 밝혀지지 않은 면이 많다. IgD의 단독 결손에는 이감염(易感染) 경향이 나타나지 않는다. 측정의의가 있는 질환은 IgD형 골수종과 원인불명의 주기성 발열을 수반하는 IgD혈증 뿐으로 이해하고 있다. 후자는 독립된 질환 여부에 대해서는 논의의 여지가 있다.

유의사항 ① 태반을 통과하지 못하므로 출생시에 낮은 농도를 보인다. ② 여성에서 남성보다 고농도를 보인다. ③ IgD형 골수종과 주기성 발열 이외에는 임상적 의의가 없다. ④ IgD형 골수종에서도 IgD가 경도로 증가하는데 지나지 않아서 전기영동상 M 단백이 잘 나타나지 않으므로 주의하여야 한다.

Immunoglobulin E [IgE]

기준치

· RIST : 250 IU/mL 이하

· RAST : 0.34 PRU/mL 이하

측정법

· RIST : Radioimmunosorbent test

· RAST : Radioallergosorbent test

검체량 혈청 0.2 mL

검사 목적 Allergy성 질환이 의심될 경우의 판정

검체 취급 ① 신속한 혈청 분리 후 냉동보존이 바람직하다. ② 동결·융해를 반복해서는 안 된다.

측정치에 따라 짐작되는 질환

• **RIST : 증가 (250 IU/mL 이상)**

• **RAST : 증가 (0.34 PRU/mL 이상)**

《예상·잠재질환》 IgE형 골수종, atopy성 질환, 기관지천식, 기생충 질환, 원발성 면역부전증후군의 일부(Wiscott-Aldrich 증후군, DiGeorge 증후군, 선택적 IgA 결손증 등), Hodgkin병
《조치》 원질환의 진단과 치료

임상적 의의

IgE에 대한 특이 항체를 사용하여 혈청 IgE 총량을 측정하는 것이 RIST이고, allergy의 원인이 되는 항원(allergen)에 대한 특이 IgE 양을 측정하는 것이 RAST이다. Allergen 특이 IgE 항체는 비만세포나 호염기구에 부착되어 있다. Allergen이 체내로 침입되면 이들 세포 상에서 항원항체반응이 일어나고, 그 결과로 histamine이나 SRS-A 등의 화학 전달물질이 세포에서 방출되어 I형 allergy가 발생하는 것으로 이해하고 있다. 따라서 allergy성 질환에서는 RIST로 IgE 총량을 측정함과 동시에 RAST로 allergen을 동정하는 것이 중요하다. 질환 활동성이나 치료효과를 평가하는데도 유용하다. Allergy성 질환이 아닌데도 IgE가 증가하는 경우는 기생충 질환이나 기타 질환을 검색한다. IgE형 골수종에서는 단 clone성 IgE가 증가한다.

유의 사항 ① Allergy성 질환에서는 혈중 IgE치가 계절에 따라 변동하기 때문에 그 증감을 판정할 때는 이 점을 유의해야 한다. ② 혈청 IgE 농도가 정상이라도 항원 특이 IgE 항체가 증명되는 경우가 있다.

High sensitive immunoglobulin E

기준치

- 1세 이하 : 20 U/mL 이하
- 1~3세 : 30 U/mL 이하
- 4~6세 : 110 U/mL 이하
- 7세 이상 : 170 U/mL 이하

측정법 IgE FEIA법

검체량 혈청 0.4 mL

검사 목적 소아의 allergy 질환이 의심되는 경우의 검색

검체 취급 ① 채혈 후, 빨리 혈청을 분리하여 동결 보존한다. ② 동결·융해를 반복해서는 안 된다.

측정치에 따라 짐작되는 질환

- **증가(기준치 이상)**

《예상·잠재질환》 IgE 형 척수종, atopy성 질환, 기관지천식, 기생충질환, 원발성 면역부전 증후군의 일부, Hodgkin병 **《조치》** 원질환의 진단과 치료

임상적 의의

혈청 IgE 측정은 allergy, atopy성 질환이나 기생충 질환에서 임상적 의의가 크다. 종래 혈청 IgE 측정은 RIST법(IgE 항 참조)을 사용하였는데, 소아 같은 저농도의 IgE 측정에는 한계가 있었다. 또한 혈청 IgE 농도는 소아기에는 성장과 더불어 증가하므로 측정치를 평가하기 위해서는 그 연령에 따른 기준치가 필요하다. 고감도 IgE 측정법의 도입으로 저농도 영역의 측정이 가능하게 되었다. RIST법의 검출감도 이하에서도 고감도 IgE 농도가 기준치를 넘는 경우에는 유의한 증가로 해석하여 allergy성, atopy성 질환의 가능성을 고려한다.

유의 사항 연령에 따라 기준치가 다르다.

Immunoglobulin G [IgG]

기준치
· 혈청 : 740~1,650 mg/dL
· 요 : 1.0 mg/dL 이하
· 뇌척수액 : 4 mg/dL 이하
측정법 면역 비탁법
검체량 혈청 0.3 mL
검사 목적 체액성 면역이상 판정
검체 취급 분리한 혈청을 장기간 보존하는 경우에는 냉동 보존한다. 단, 동결·융해 반복은 피하는 것이 바람직하다.

측정치에 따라 짐작되는 질환

• **고도 감소 (200 mg/dL 이하)**
《예상질환》원발성 면역부전증후군 **《잠재질환》**IgG 형 이외의 다발성 골수종 **《조치》**보충요법(γ-globulin제제 투여)

• **경도~중등도 감소 (200~740 mg/dL)**
《예상질환》원발성 면역부전 증후군, steroid, 면역억제제 투여, 방사선 조사, 신증후군, 단백누출성 위장증, 저영양 **《잠재질환》**IgG형 이외의 다발성 골수종 **《조치》**원질환의 진단과 치료

• **증가 (1,650~4,000 mg/dL)**
《예상질환》교원병, 자가면역 질환(SLE, RA, Sjögren 증후군, 피부근염, 만성갑상선염 등), 간질환(간경변, 만성간염), 만성감염증, 림프구증식성 질환, 다발성 골수종 **《조치》**증가하는 IgG가 단 clone성인지, 다 clone성인지를 조사한다. 원질환의 진단과 치료

• **고도 증가 (4,000 mg/dL 이상)**
《예상질환》다발성 골수종 **《잠재질환》**활동성이 큰 교원병 **《조치》**증가하는 IgG가 단 clone성인지, 다 clone성인지를 조사한다. 원질환의 진단과 치료

임상적 의의

기타 면역 globulin과 공통성이 크므로 일반론으로 기술하고자 한다. 면역 globulin의 비정상적인 저농도에는 선천적인 면역 globulin 생산계 부전으로 인한 것(원발성 면역부전 증후군), 다른 질환에 속발하는 것이 있다. 전자는 유아기에 이감염성을 나타낸다.

전체 면역 globulin이 저농도를 보이는 것과 특정 면역 globulin 또는 subclass의 생산 부전을 나타내는 것이 있다. 약물이나 방사선 조사는 후천적으로 면역 globulin 생산계를 장애한다. 신증이나 단백누출성 위장증에서는 면역 globulin이 체외로 상실된다. 또한 골수종에서는 M 단백 이외의 면역 globulin은 그 생산이 억제되어 저농도를 나타낸다.

비정상적으로 고농도를 보이는 면역 globulin에는 단 clone성과 다 clone성이 있다. 전자는 그 대부분이 면역 globulin 생산세포의 종양성 증식이다(골수종 등). 다 clone성 고면역 globulin혈증의 mechanism으로는 만성적인 항원자극 지속(감염증), 면역체계의 비정상 활성화 또는 억제부전(교원병, 자가면역질환), 저 albumin혈증에 대한 대상작용(만성간질환) 등을 고려하고 있다. 면역 globulin 측정은 생체 내 체액성 면역 상태를 종합적으로 파악하는데 유용하여 원발성 면역부전증의 진단이나 골수종 및 염증성 질환의 활동성 평가 및 치료효과 판정에 유용한 검사이다.

유의사항 ① IgG는 태반을 통과하므로 신생아기에는 어느 정도 혈중에 존재하지만 유아 자체에 의한 생산이 늦기 때문에 생후 2~4개월에 최저치에 달하고, 그 후 서서히 증가하여 성인농도에 이르는 시기는 5~10세이다. ② 성

별, 일내변동, 식사영향 등은 없다. ③ 경시적 변동이 적은 검사이기 때문에 빈번하게 측정할 필요는 없지만 골수종에서는 치료효과를 판정하는 지표가 된다.

Immunoglobulin M [IgM]

기준치 46~260 mg/dL
· 남성 : 50~320 mg/dL
· 여성 : 60~370 mg/dL
· 뇌척수액 : 0.1 mg/dL 이하
측정법 면역 비탁법
검체량 혈청 0.3 mL
검사 목적 체액성 면역 이상의 판정
검체 취급 IgG에 준한다.

측정치에 따라 짐작되는 질환

• **감소 (46 mg/dL 이하)**

《예상·잠재질환》 원발성 면역부전 증후군, 출생시, 다발성 골수종, 단백누출성 위장증, 저영양, 약물(면역억제제, steroid hormone 등)

《조치》 원질환의 정밀검사와 치료

• **증가 (261 mg/dL 이상)**

《예상·잠재질환》 고 IgM혈증을 수반하는 원발성 면역부전 증후군(반성 고 IgM혈증 증후군), macroglobulin혈증, 간질환, 교원병, 자가면역 질환, 감염증 **《조치》** 원질환의 정밀검사와 치료

임상적 의의

일반적인 사항에 관해서는 IgG 항을 참조. IgM이 선택적으로 감소하는 선천성 질환으로는 IgM 결손증, Bloom 증후군, Wiscott-Aldrich 증후군 등이 있다. 반성(sex-linked) 고 IgM혈증 증후군에서는 IgM으로부터 다른 면역 globulin으로의 switch 장애 때문에 IgM이 증가하고, IgG, IgA는 현저하게 감소한다. 그 본체는 활성화 T세포에 나타나는 CD 40 ligand의 기능 이상이라는 것이 판명되었다.

다른 면역 globulin의 측정과 마찬가지로 원발성 면역부전 증후군의 진단, marcroglobulin혈증이나 염증성 질환의 활동성, 치료효과 판정에 유용한 검사이다. 초감염 조기에 다른 면역 globulin이 증가하기 전에 IgM이 증가한다. IgM형 특이항체의 검출은 초감염인지 기감염인지를 감별하는데 유용한 경우가 있다.

유의 사항 ① IgM은 태반 통과성이 아니어서 출생 시에 최저농도를 보이다가 그 후 서서히 증가한다. ② 여성에서 고농도를 보이는 경향이 있다. ③ 경시적 변동이 적은 검사이기 때문에 빈번하게 측정할 필요는 없지만 macroglobulin혈증에서는 치료효과의 지표가 된다.

약물 영향 장기간 면역 억제제, steroid 약물 사용에 감소하는 경향을 보인다.

Immunoglobulin free light chain κ/λ ratio

기준치
· κ type : 3.3~19.4 mg/L
· λ type : 5.7~26.3 mg/L
· κ/λ ratio : 0.26~1.65

측정법 Latex nephelometry, laser nephelometry
검체량 혈청 1.0 mL
검사 목적 Monoclonal plasma cell 증식 검색
검체 취급 혈청 분리 후 냉동 보존한다.

측정치에 따라 짐작되는 질환

- κ/λ ratio 이상

《예상·잠재질환》 κ/λ 비가 1.65 이상인 경우는 κ형, 0.26 이하인 경우는 λ형의 clonal 형질세포 증식을 의미한다.

- 양적 이상

《예상·잠재질환》 신장장애 예에서도 높은 값을 보이지만 κ/λ 비는 기준범위 내에 있다. 마찬가지로 polyclonal하게 면역 globulin 생산이 항진하는 교원병 등의 병태에서도 κ/λ 비의 이상은 보이지 않는다. 다발성 골수종, 특히 Bence Jones형에서는 비정상으로 큰 값을 보인다. 또한 완전형 면역 globulin이 검출되지 않는 비분비형으로 부르는 type에서도 monoclonal free light chain이 검출된다.

임상적 의의

면역 globulin light chain(L chain)에는 κ와 λ라는 2가지 종류가 있다. L chain은 heavy chain(H chain)보다 많이 생산되어 H chain과 결합하지 않은 유리 L chain(FLC)은 세포 밖으로 유출된다. H chain과 결합한 L chain에서는 표출되지 않는 FLC만으로 표출되는 epitope에 대한 polyclonal 항체가 개발되어 FLC를 측정하는 것이 가능하게 되었다. 건강인에서는 κ FLC는 λ FLC의 약 2배 생산되고, κ FLC는 단량체인데 대하여 λ FLC는 2량체로 존재하므로 신장에서의 여과속도는 약 3배나 달라서(반감기 κ : 2~4시간, λ : 3~6시간) λ FLC 쪽이 약간 높아진다. 다발성 골수종으로 대표되는 monoclonal 형질세포 증식이 있으면 κ형 또는 λ형의 한 쪽이 과잉으로 생산되어 혈청 농도 또는 혈청 κ/λ 비가 이상을 보이게 된다. 반감기가 20~25일인 완전형 면역 globulin보다도 반감기가 짧은 FLC는 보다 신속하게 치료효과를 반영한다. 이 검사는 다음과 같은 임상적 의의가 있다.

① 형질세포 이상증 선별검사 : 면역전기영동, 면역고정법에 추가하여 FLC를 측정한다. 전신성 AL amyloidosis의 약 10% 증례에서 면역고정법은 혈액·요에 monoclonal 면역 globulin 또는 Bence Jones 단백이 증명된다. FLC는 92~98% 환자에서 κ/λ 비 이상이 보이므로 종래 검출되지 않았던 증례에서도 유효하다. 마찬가지로 비분비형 또는 분비결핍형 골수종으로 불리는 증례에서도 monoclonal FLC가 검출된다.

② 예후예측 인자 : Monoclonal gammopathy of undetermined significance(MGUS)나 무증후성 골수종에서는 κ/λ 비 이상은 이후의 무증후성 골수종이나 증후성 골수종으로 진전되는 위험인자의 하나라는 것이 보고되었다. 증후성 골수종, 산발성(sporadic) 형질세포종, AL amyloidosis에서 κ/λ 비가 이상을 보이는 예는 예후불량이다.

③ 병세 평가 : 비분비형 골수종이나 AL amyloidosis 등 M 단백이 미량인 병형에서 치료경과를 monitoring하는데 유용하다. 또한 다발성 골수종의 경과 중에 완전 Ig형 M 단백이 감소하면서 Bence Jones 단백의 증가와 더불어 장기장애를 초래하는 light chain escape라고 부르는 현상을 조기에 발견하는데 유용하다.

④ 효과 판정 : 국제 골수종 workshop에서의 치료효과 판정기준으로 혈청 FLC κ/λ 비 검사가 효과적이라고 천명하였다.

⑤ dFLC : κ/λ 비 뿐만 아니라 종양성 증식 측(involved FLC)과 비종양성 증식 측 (uninvolved FLC)의 차이(difference FLC)의 유효

성이 주목되고 있어서 골수종이나 AL amyloidosis의 효과판정에 이용하고 있다.

유의 사항 ① 측정 kit의 lot 간의 차이에 주의한다. ② FLC 농도가 높은 경우, 희석하여 측정할 필요가 있다.

α_2-Macroglobulin

기준치
- 남성 : 100~200 mg/dL
- 여성 : 130~250 mg/dL

측정법 Nephelometry

검체량 혈청 0.5 mL

검사 목적 ① Protease 저해제의 하나로서 전립선암의 치료효과 판정, ② DIC 또는 신증후군의 진단보조

검체 취급 ① 아침공복에 채혈한 혈청을 사용한다. ② 4℃에 7일간, −20℃에서 1년간은 안정하다. ③ Plastic 시험관 사용을 피한다.

측정치에 따라 짐작되는 질환

• 고도 감소 (40 mg/dL 이하)

〈예상질환〉 조혈기 종양, 골전이를 동반한 전립선암, 말기암 **〈잠재질환〉** 유전성 α_2-macroglobulin 결손증 **〈조치〉** 혈액·골수상, 종양 marker, 영상진단

• 감소 (40 mg/dL~기준치 하한)

〈예상질환〉 조혈기 종양, 전립선암, 말기암, 신부전, DIC, RA, 저 estrogen혈증 **〈잠재질환〉** 근위축성 측삭경화증(lateral sclerosis), Ehlers-Danlos 증후군 **〈조치〉** 전항과 같다. 원질환의 검색

• 증가 (기준치 상한 이상)

〈예상질환〉 사구체 신염, 신증후군, 만성간염, 간경변, 당뇨병, 고 estrogen혈증 **〈잠재질환〉** Ataxia telangiectasia **〈조치〉** 원질환의 검색

임상적 의의

α_2-Macroglobulin은 혈중에 존재하는 protease 저해제로서는 양적으로 가장 많다. 분자량 770~820 kDa으로 간, 망내계 조직, 골격근 등에서 생산된다.

전립선암에서는 α_2-macroglobulin는 감소 또는 결여를 보이는데, 이것은 전립선암에서 방출되는 protease가 α_2-macroglobulin과 복합체를 형성하고, 이 복합체의 이화항진으로 인하여 혈청 농도가 감소하는 것으로 이해하고 있다. 치료에 따라서 다시 증가하므로 치료효과를 판정하는데 이용할 수 있는 검사이다.

DIC에서는 plasmin-α_2-macroglobulin 복합체를 형성하는데, 이 복합체가 빠르게 대사되기 때문에 혈청 농도가 감소한다.

신증후군에서는 분자량이 크기 때문에 요로 배설되지 않고 혈중에 남아 저단백혈증에 의한 단백 합성능 항진으로 혈청 농도가 증가하는 것으로 해석하고 있다.

유의 사항 ① 2~4세에 고농도를 보이던 것이 가령과 더불어 점차 감소한다. 고령자에서는 증가하는 경향을 보인다. ② 성인에서는 여성이 남성보다 고농도를 보인다. 임신에서 증가한다. ③ 항응고제는 측정치에 영향을 미치지 않는다.

약물 영향 Estrogen 투여로 증가한다.

β_2-Microglobulin [β_2-mG], serum

기준치 1.0~1.9 mg/L

측정법 Latex 응집 면역법

검체량 혈청 0.3 mL

검사 목적 신장기능장애(사구체 여과량 저하) screening

검체 취급 4℃에 보존하면 약 1주일, −20℃에서 동결 보존하면 1년간은 안정하다.

측정치에 따라 짐작되는 질환

• **증가 (2.0 mg/L 이상)**

〈예상질환〉 신장기능 저하(또는 신장질환일 가능성 있음), 자가면역질환, 악성종양, 간기능 저하 **〈잠재질환〉** 장기이식 후의 거부반응 **〈조치〉** 어디까지나 screening으로 사용하는 검사이다. 이상치를 보일 경우 상기 질환을 검색하기 위하여 정밀검사를 시행한다.

• **감소 (0.9 mg/L 이하)**

일부 간기능 저하에서 낮은 농도를 보이는 경우가 있지만 임상적 의의는 낮다.

임상적 의의

β_2-Microglobulin은 분자량 11,800 Da, 아미노산 99개로 구성된 polypeptide로 주요 조직 적합성 항원이다. HLA class I 항원의 L chain으로 전신 유핵세포의 세포표면에 분포한다.

대사경로로는 주로 사구체에서 여과된 후 근위세뇨관에 취입되어 가수분해를 받는다. 또한 간에서도 이화된다. 따라서 사구체 여과량이 저하될 때, 또는 간기능장애 시에 증가한다.

생산이 증가하는 면역질환(SLE, 자가면역용혈성빈혈, 류마티스 관절염, Sjögren 증후군, sarcoidosis, AIDS 등)이나 악성종양(원발성 간암, 위암, 대장암, 다발성 골수종, 만성림프성 백혈병, 악성림프종 등)에서도 혈중 농도는 증가한다.

장기간 혈액투석 환자에서 보이는 투석 amyloidosis의 원인물질로도 중요하다. 주로 사구체 여과 저하의 지표로서 임상적으로 사용하지만 앞에서 기술한 바와 같이 특이성은 낮다. 현재는 사구체 여과의 지표로 보다 특이성이 큰 cystatin C를 이용한다.

유의 사항 특이적 검사가 아니므로 이상치를 보일 경우, 그 원인이 되는 질환이나 병태를 진단하기 위하여 다른 검사를 진행한다.

β_2-Microglobulin [β_2-mG], urine

기준치

· 축뇨 : 30~370 ㎍/day

· 수시뇨 : 16~518 ㎍/L, 4~180 ㎍/g·Cr

측정법 Latex 응집 비탁법

검체량 축뇨 또는 부분뇨 1 mL

검사 목적 세뇨관 장애 평가(사구체 장애에서도 2차적으로 세뇨관이 장애된다)

검체 취급 ① 산성뇨에서는 불안정하여 가능한 한 신속히 측정한다. ② 요 검체의 pH를 중성으로 조정하여 보존하면 2~3일 내라면 4℃, 장기간 보존이 필요하면 −20℃에서 동결 보존한다.

측정치에 따라 짐작되는 질환

• **고도 증가 (5,000 μg/day 이상)**

〈예상질환〉 진행된 만성신부전, 당뇨병신증, 급성세뇨관 괴사, aminoglycoside계 항균약으로 인한 세뇨관 장애 **〈잠재질환〉** Cd 중독, Hg 중독, cisplatin nephropathy, 자가면역질환 **〈조치〉** 원질환 진단과 치료

• **증가 (1000~5000 μg/day)**

〈예상질환〉 간질성신염, 만성사구체신염 **〈잠재질환〉** 통풍신, 자가면역 질환, 악성종양 **〈조치〉** 원질환의 진단과 치료, 가능하면 신생검

• **감소 (30 μg/day 이하)**

이와 같은 증례는 없다.

임상적 의의

β_2-Microglobulin(β_2-mG)은 분자량 11.8 kDa, 아미노산 99개로 이루어진 polypeptide로 주요 조직적합 항원인 HLA class I 항원의 L chain으로 전신에 있는 유핵세포 표면에 분포한다. 요중 α_1-mG과 마찬가지로 사구체 기저막을 통해 여과되어 세뇨관에서 재흡수-이화되는데, 세뇨관 장애가 있는 경우, 재흡수가 저하되어 요로 배설이 증가하게 된다.

자가면역 질환, 악성종양, virus 질환에서는 β_2-mG 생산이 증가하는 경우가 있다. 이와 같은 병태에서는 혈중 β_2-mG 농도가 증가하여 사구체 기저막을 통과하는 β_2-mG이 증가하여 최종적으로 요중 배설도 증가한다(over flow).

산성뇨에서는 대단히 불안정하기 때문에 임상적 의의는 별로라고 생각한다. 이 β_2-mG 대신에 안정한 α_1-mG 측정을 권장하고 있다.

유의 사항 사구체 질환이 1차성에서도 세뇨관이 2차성으로 장애 되어 β_2-mG 배설이 증가한다.

Mucoprotein (acid soluble glycoprotein)

기준치 60~140 mg/dL
측정법 색소 결합법
검체량 혈청 0.5 mL
검사 목적 악성종양의 follow up
검체 취급 냉장, 동결 가능

측정치에 따라 짐작되는 질환

• **감소(60 mg/dL 이하)**

《예상질환》 간경변, 신증후군 **《조치》** AST, ALT, LD, ALP 등의 효소활성을 검색하여 진단, 치료한다.

• **증가(140 mg/dL 이상)**

《예상질환》 염증성 질환, 악성종양(위암, 대장암, 간담도계암 등) **《조치》** 주로 악성종양 환자 추적에 유용한데, 이때도 종양 marker 등과 대비하여 검토하는 것이 바람직하다. 증가치를 보이는 경우는 재발, 암 병소확대, 불완전 적출을 고려한다.

임상적 의의

Mucoprotein(seromucoid)이란 당질을 함유한 복합단백의 총칭으로 정상 혈청 총단백의 약 10%를 차지한다. 전기영동, SRID법의 개발로 mucoprotein이라고 부르는 것의 종류는 다양하게 밝혀져 급성감염증, 외상, 심근경색, allergy 반응 등에서 급성기 반응물질로서 증가한다는 것이 알려졌다. 또한 암에서 증가는 질환과의 관련은 반드시 특이적인 현상이라고는 말할 수 없지만 종양유래의 mucoprotein도 반드시 부정할 수 없어서 검토의 여지가 남아있다.

산가용성 당단백이 mucoprotein과 동의로 생각하여 산가용성 당단백인 α_1-acid glycoprotein(α_1-AG)은 50~60% 차지하고, 그 밖에 α_1-antitrypsin, α_2-HS-glycoprotein 등은 소량 함유되어 있다.

이 검사의 악성종양에 대한 임상응용의 진단적 가치는 한계가 있지만 임상경과 관찰에는 어느 정도 유용하다고 생각한다. 소화기암에 고농도 예가 많고, 유방암이나 갑상선암에서는 기준범위를 보이는 예가 많다는 보고가 있는데, 이것은 mucoprotein이 소화기 암의 암 병소 확대에 따라 증가하는 경향이 있다고 이해하고 있다.

Mucoprotein에 함유된 당단백은 급성기 반응물질의 일종인 단백이기 때문에 염증성 질환이나 악성종양 등의 조직 파괴성 질환에서 현저하게 증가한다. 따라서 광범위한 질환에서 증가하기 때문에 선별검사 및 경과관찰에 이용되는 검사이다.

또한 근년에 개개의 단백을 보다 정확하게 측정할 수 있어서 질환에 따라 각기 정밀검사를 진행하고 있다.

유의사항 ① 연령, 성별과의 관련은 없다. ② 식사의 영향은 거의 받지 않는다. ③ 담도계 폐색이나 암의 간전이에서 증가한다.

Mucoprotein fraction

기준치

- 분자량 약 20 kDa : 약 10%
- 분자량 약 40 kDa : 약 50~60%
- 분자량 약 60 kDa : 약 10%
- 분자량 약 70 kDa : 약 20%
- 분자량 약 200 kDa : 소량

측정법 SDS-PAGE

검체량 혈청 또는 혈장 0.1 mL

검사 목적 염증성 질환, 악성종양의 screening

검체 취급 4℃에서 단기간, −20℃ 또는 −80℃에서 장기간 보존이 가능하다.

측정치에 따라 짐작되는 질환

- **분자량 약 40 kDa 분획의 증가 (α_1-acid glycoprotein의 증가)**

〈예상질환〉 악성종양, 급성·만성염증, 심근경색, allergy성 질환 **〈조치〉** Mucoprotein의 구성 성분으로 생각하는 α_1-acid glycoprotein, α_1-antitrypsin, α_2-HS-glycoprotein에 대하여 검색한다. 이 방법은 악성종양의 선별검사로는 사용할 수 없으나 악성종양이 의심되는 경우에는 다른 종양 marker를 조합하여 검사하는 것이 바람직하다.

임상적 의의

Mucoprotein이란 당질이 함유된 복합단백의 총칭으로 정상 혈청 총단백의 약 10%를 차지하고 있다. Graber 및 Williams는 면역전기영동법을 측정법으로 도입하였고, Mancini 등은 single radial immunodiffusion(SRID)법을 개발하여 혈청 핵단백 성분을 정량 하여 그 변동을 추구하는 것이 가능하게 하였다. 그 결과 mucoprotein이라고 부르는 것의 종류가 다양하다는 것이 판명되어 급성감염증, 외상, 심근경색, allergy 질환 등에서도 급성기 반응물질로서 이것들이 증가한다는 것이 알려졌다. 따라서 암 환자 생체 내 증가는 병태와의 관련에서 반드시 특이적인 현상이라고는 말할 수 없지만, 종양 유래의 mucoprotein도 반드시 부정할 수 없어 검토의 여지가 남아있다.

SDS-PAGE에 의한 분석에서는 분자량 약 40 kDa의 분획은 전체의 약 60%를 차지하는데, 이것은 α_1-acid glycoprotein(α_1-AG)이라고 생각한다. 분자량 약 20 kDa인 가장 작은 분획은 약 10%를 보이는데, 이것은 당단백 성분의 분해산물이라고 생각한다. 기타 분자량 약 60~70 kDa 및 200 kDa인 당단백은 약 30%인데, 이것에 대해서는 α_1-antitrypsin, α_2-HS-glycoprotein, 보체 C_3 등이 추정되고, albumin 의 혼입도 부정할 수 없다. 면역확산법, laser nephelometry의 성적에서는 α_1-AG를 제외한 α-β 영역의 당단백 성분의 함유량이 SDS-PAGE보다도 대단히 낮은 치를 보이는데, 이 점에 관해서는 더욱 검토가 필요하다. 이 검사의 악성종양에 대한 임상응용에 대한 문헌적 보고는 발견할 수 없지만, 그 분획 구성 성분의 보다 상세한 연구로 어느 정도 유용한 하나의 수단이 될 수 있다고 생각한다.

Myoglobin [Mb]

기준치
· 남성 : 60 ng/mL 이하
· 여성 : 35 ng/mL 이하
측정법 RIA-PEG법, larex 응집 비탁법
검체량 혈청 0.2~0.3 mL
검사 목적 심근경색의 조기진단, 중증도 진단
검체 취급 ① 상온에서 myoglobin이 분해되기 때문에 채혈·혈청 분리 후 곧바로 측정하는 것이 바람직하다. ② 보존할 경우에는 동결한다.

측정치에 따라 짐작되는 질환

• 증가 (기준치 상한~1,000 ng/mL)

〈예상질환〉 심근경색, 근이영양증, 다발성근염, 피부근염 **〈잠재질환〉** 협심증, 갑상선기능저하증, 신부전 **〈조치〉** CK isoenzyme, myosine light chain 측정, 심전도, 심장 초음파 검사, 심혈관 조영, 근생검, 유전자 해석 등으로 진단, 치료한다.

• 고도 증가 (1,000 ng/mL 이상)

〈예상·잠재질환〉 당뇨병, 악성고열, 간질, crush syndrome, 약물성, 저 K혈증 **〈조치〉** 근생검, 신기능 검사, lactic acid, pyruvic acid 측정, 기타 원질환의 검색

임상적 의의

Myoglobin은 골격근·심근에 존재하는 heme 단백으로 분자량이 17,200 Da으로 작기 때문에 근세포 파괴로 용이하게 유출되고, 세포막의 투과성 항진으로도 혈중에 유입된다.

심근경색에서는 발병 1~3시간에 증가하여 가장 빨리 검출할 수 있는 임상화학적 변화이다. 7~10시간에 최고치에 달하고, 2일에 정상화 된다. 심근에 대한 특이성은 크지 않으나 심근경색 진단, 중증도 평가에 매우 유용하다. 또한 재관류 진단에도 유용한 검사이다.

혈중 농도가 300~2,000 ng/mL를 초과하면 myoglobin이 요로 배출된다. 주로 골격근 장애 그리고 이것에 신부전이 추가되었을 때 나타난다.

유의 사항 ① 일내변동은 나타나지 않는다. ② 남성은 여성보다 고농도를 보인다. ③ 근육주사나 운동으로도 증가하는 경우가 있다.
약물 영향 HMG-CoA 환원효소 저해약, glycyrrhizin제제 등에서 증가하는 경우가 있다.

Pancreatitis-associated protein [PAP]

기준치 6.4~55 ng/mL
측정법 ELISA
검체량 혈청 0.2 mL
검사 목적 급성췌장염의 중증화 예지, 예후 예측, 치유 판정
검체 취급 −20℃의 동결에서 1년 이상 보존이 가능하다.

측정치에 따라 짐작되는 질환

• 경도 증가 (55~100 ng/mL)

〈예상질환〉 급성췌장염, 만성신부전 **〈잠재질환〉** 위암, 대장암, 간암, 담관암, 췌장암, 만성췌장염, 급성간염, 간경변 **〈조치〉** Amylase, lipase 측정, 염증소견, 간기능 검사, 신장기능 검사, 종양 marker 측정, 영상진단, 소화기 내시경 검사 등으로 원질환을 진단하고 치료한다.

• 중등도 증가 (100~300 ng/mL)

〈 예상질환 〉 급성췌장염, 만성신부전 **〈 잠재질환 〉** 췌장암, 중증 급성간염 **〈 조치 〉** Amylase, lipase 측정, 췌장염 중증도 판정, 염증소견, 간기능 검사, 신장기능 검사, 종양 marker 측정, 영상진단 등으로 원질환을 검색한다.

- **고도 증가(300 ng/mL 이상)**

〈 예상질환 〉 급성췌장염 **〈 잠재질환 〉** 만성신부전, 췌장암, 중증 급성간염 **〈 조치 〉** 중등도 증가의 조치와 같음

임상적 의의

Pancreatitis-associated protein(PAP)는 정상 췌장에서는 거의 발현되지 않고, 췌장염 등의 췌장 침습에 대한 stress에 응답하여 생산되는 stress 단백의 하나로 특히, 급성췌장염에서는 혈중 PAP 농도가 현서하세 증가한다. 급성췌장염에서는 amylase, lipase, trypsin 등의 췌장 효소의 혈중 농도는 초기단계에서 증가하다가 수일 후에 급격히 혈중 농도가 감소하여 경증 또는 중증의 췌장염 어느 경우나 혈중 농도에 차이가 없는 경우가 많기 때문에 중증도와는 거의 상관성을 보이지 않는다.

하지만 PAP는 췌장염 발병 6시간 경부터 증가하여 최고 농도는 통상 3~7일째에 보인다. 췌장의 침습에 대한 stress 응답기구로 인하여 췌선방 세포에서 강하게 발현하기 때문에 PAP의 혈중 농도는 췌장의 stress 정도 그리고 췌장염의 중증도를 반영하는 것으로 이해하고 있다.

또한 혈중 최고 농도는 급성췌장염 예의 전반적인 경과에서 중증도나 CT grade와 상관성이 있어서 질환의 개선과 더불어 감소하거나 악화나 장기화와 더불어 증가하거나 천연하면서 증감하기 때문에 혈중 PAP의 동태는 급성췌장염의 중증화 예지, 예후예측, 치유 판정에 이용할 수 있는 검사로 이해하고 있다.

유의사항 만성신부전 환자에서는 항상 증가하는데, 흔히 고도 증가를 보인다.

Pentosidine

기준치 0.02~0.04 μg/mL
측정법 HPLC
검체량 혈청/혈장 300 μL
검사 목적 당화 및 산화의 종합적 지표
검체 취급 동결 보존한다.

측정치에 따라 짐작되는 질환

- **고도 증가(0.12 μg/mL 이상)**

〈 예상질환 〉 신부전, glyoxylase I 결손증, 일부 schizophrenia(정신분열병) **〈 조치 〉** 신장기능, 적혈구 glyoxylase 활성, 정신분열병 유무 확인 등으로 원질환을 진단하고 치료한다.

- **경도 증가(0.04~0.12 μg/mL)**

〈 예상질환 〉 당뇨병, glyoxylase 결손증, 일부 정신분열병, 류마티스 관절염 등의 염증성 질환 **〈 조치 〉** 혈당치, 적혈구 glyoxylase 활성, 정신분열병 유무, 염증 marker 측정 등으로 원질환을 진단하고 치료한다.

임상적 의의

Pentosidine은 당화 최종산물(advanced glycation end products; AGEs)의 일종으로 고혈당, 신장기능 저하나 산화 stress 하에서 당(지질)에서 변화된 carbonyl 화합물과 생체 단백과의 비효소적 반응으로 생성된다.

당뇨병에서는 pentosidine의 전구물질에서 당 유래 carbonyl 화합물의 증가, 신부전에서의 carbonyl 화합물의 배설저하와 산화 stress 항진, 그리고 염증성 질환에서의 산화 stress 항진에

기초하여 carbonyl 화합물의 생산이 항진되어 pentosidine 농도가 증가한다. 특히 신부전 환자는 크게 증가하는데, 건강인과 비교하면 수배~20배 정도 증가한다. Pentosidine 농도는 당뇨병이나 신부전의 혈관 합병증 등의 지표가 된다는 보고가 있다. Carbonyl 화합물을 제거하는 효소인 glyoxylase I이 결손 된 환자에서는 혈당이나 신장기능이 정상이라도 증가한다.

최근, 일부 정신분열병 환자에서도 혈당이나 신장기능과 관계없이 증가하는 것이 밝혀졌다(원인은 glyoxylase I 유전자 이상으로 설명되는 증례도 있다).

유의 사항 당화, 산화의 종합적 지표. 신장기능, 혈당치, 적혈구 glyoxylase 활성, 정신분열병 유무, 염증 marker 농도 등을 참고하여 평가하여야 한다.

Prealbumin [PA]

기준치 21~43 mg/dL

측정법 Nephelometry, SRID

검체량 혈청 0.3 mL

검사 목적 간의 단백합성에 대한 예민한 지표

검체 취급 ① 4℃에서 23일 보존 가능. ② 장기간 보존은 −20℃ 이하에 보존하면 안정하게 측정할 수 있다.

측정치에 따라 짐작되는 질환

• 감소 (21 mg/dL 이하)

〈예상질환〉 수술 후 영양불량, 영양 섭취부족, 중증 감염증, 급성간염(급성기), 만성활동성간염, 간경변 **〈잠재질환〉** 흡수불량 증후군 **〈조치〉** 혈청 총단백, albumin, transferrin, cholestrol 등의 측정, 염증 marker 측정, 간기능검사 등으로 진단하고 치료한다. 고 calorie 수액, 혈장단백 보충

• 증가 (43 mg/dL 이상)

〈예상질환〉 신증후군, 갑상선기능항진증, 임신후기 **〈잠재질환〉** 경도 alcohol성 간장애(금주 직후) **〈조치〉** 단백합성에 영향을 미치는 원질환을 검색한다.

임상적 의의

Prealbumin은 간에서 합성되지만 반감기가 약 2일로 짧아 rapid turnover protein(RTP)의 일종으로 생각한다. 그러므로 간장애 정도를 albumin이나 기타 혈청 단백보다 조기에 반영한다. 또한 영양 평가 단백으로 의의가 최근에 관심사가 되었다.

급성간염에서는 초기에 감소하지만 저농도를 유지할 때는 중증화를 고려한다. 식사 섭취부족, 흡수불량 증후군 등의 영양장애에서는 아미노산 섭취부족으로 간에서의 prealbumin 합성저하로 인하여 혈중 농도가 감소하게 된다. 염증성 질환, 외상, 수술 등에서는 단백의 이화항진이나 염증소에서의 삼출로 prealbumin이 감소한다. 신증후군이나 갑상선기능항진증에서는 생산이 항진되어 고농도를 보인다.

유의 사항 ① 신생아기는 성인의 약 1/2의 혈중 농도를 보이는데, 1세에서 성인과 거의 같은 농도에 달한다. ② 여성은 남성보다 높은 경향을 보인다.

Surfactant protein A [SP-A]

기준치 24.6±9.6 ng/mL

(cutoff value : 43.8 ng/mL)

측정법 ELISA, EIA

검체량 혈청 0.1 mL
검사 목적 간질성 폐렴의 진단
검체 취급 혈청분리 후 −20℃ 이하에서 보존한다. 해동 후 곧바로 측정한다. 4℃에서도 1일 이내는 별문제가 없다.

측정치에 따라 짐작되는 질환

• 증 가

〈예상질환〉 특발성 간질성 폐렴 71.4%, 교원병 관련 간질성폐렴, 폐포단백증(pulmonary alveolar proteinosis), 과민성 폐렴 **〈잠재질환〉** Sarcoidosis, 폐결핵, 미만성 범세기관지염, 만성폐기종, 기관지확장증, 진폐, 세균성폐렴, 흡연 **〈조치〉** 원질환을 진단하고 치료한다.

• 감 소

〈예상질환〉 건강인, 기관지천식

임상적 의의

Ⅱ형 폐포 상피세포에서 생산되는 지질-단백 복합체의 일종으로 폐포강에 분비하여 폐포허탈(alveolar collapse)을 방지한다. 활동기의 간질성폐렴에서 혈중 농도는 증가한다. 효소면역 측정법에서 특발성 간질성폐렴, 교원병 관련 간질성폐렴, 폐포단백증에서는 건강군과 비교하여 유의한 증가치를 보인다.

간질성폐렴과 비간질성폐렴의 감별, 간질성폐렴, 과민성폐렴 등의 급성 악화기, 활동성의 평가, 예후추정의 지표 등에 유용한 검사이다. 기관지 세척액 중의 농도는 혈청 농도와 역상관성을 보이지만 그 임상적 의의는 확정되지 않았다.

SP-A high test(EIA)에 의한 양수 중 SP-A는 신생아 호흡곤란증후군(RDS) 진단에 사용하고 있다.

유의 사항 ① 흡연자는 비흡연자보다 높고, 가령과 더불어 증가한다. ② 특발성 간질성폐렴에서의 양성률은 71%로 SP-D 양성률 87%보다 낮다. ③ 활동성, 비활동성의 감별, steroid 요법의 효과판정에 유용하다. ④ 조진에 고농도를 보이는 증례는 예후불량이다.
약물 영향 부작용으로 간질성폐렴을 일으킬 위험성이 있는 약물(amiodarone HCl, methotrexate 등)을 사용하는 경우에는 흉부 X선 검사, 호흡기능 검사와 함께 측정하여 경과를 관찰한다.

Surfactant protein D [SP-D]

기준치 110 ng/mL 이하
측정법 ELISA, EIA
검체량 혈청 0.1 mL
검사 목적 간질성 폐렴의 진단
검체 취급 혈청 분리 후 −20 이하에서 보존한다. 해동 후 곧바로 측정한다. 4에서도 1일 이내는 별문제가 없다.

측정치에 따라 짐작되는 질환

• 증 가

〈예상질환〉 특발성 간질성폐렴 87 %, 교원병 관련 간질성폐렴 71 %, 폐포단백증 80 %, 과민성폐렴, 방사선 폐렴 **〈잠재질환〉** Sarcoidosis, 폐결핵, 미만성 범세기관지염, 만성폐기종, 기관지확장증, 진폐, 세균성폐렴 **〈조치〉** 원질환을 진단하고 치료한다.

• 감 소

〈예상질환〉 건강인, 기관지천식

임상적 의의

Ⅱ형 폐포 상피세포에서 생산되는 인지질-단

백 복합체의 일종으로 폐포강에 분비하여 폐포의 허탈을 방지한다. 활동기의 간질성폐렴 증례의 혈중에서 고농도로 증가한다. 효소면역측정법으로 특발성 간질성폐렴, 교원병 관련 간질성폐렴, 폐포단백증에서는 건강인에 비해 유의하게 고농도를 보인다.

간질성폐렴과 비간질성폐렴의 감별, 간질성폐렴, 과민성폐렴 등의 급성 악화기, 활동성의 평가, 예후추정의 지표 등으로 유용하다. 또한 증가된 경우의 임상적 의의는 유사한 검사인 surfactant protein A(SP-A)와 거의 동등하다.

기관지 세척액에서도 증가하지만 그 농도는 낮아 임상적 의의는 확정되지 않았다. 태아 폐 유래의 SP-D는 양수에 출현하므로 양수 중의 농도를 측정하여 태아 폐 성숙도를 판정하는 marker로 사용하고, 미숙아에서 보이는 호흡곤란증후군(RDS) 진단에 유용한 검사이다.

유의 사항 ① Cutoff 치인 110 ng/mL은 특발성 간질성폐렴의 양성률은 87%, 건강인에서 위양성률은 4%이다. ② 활동성, 비활동성의 감별에는 유효하지만 병인(病因)에 특이적이지는 않다. ③ 초진에 고농도를 보이는 증례는 예후불량이다.

약물 영향 부작용으로 간질성폐렴을 일으킬 위험성이 있는 약물(amiodarone HCL, methotrexate 등)을 사용하는 경우에는 흉부 X 선 검사, 호흡기능 검사와 함께 측정하여 경과를 관찰한다.

Total iron binding capacity [TIBC], Unsaturated iron binding capacity [UIBC]

기준치

■ TIBC

- 남성 : 238~367 μg/dL
- 여성 : 246~396 μg/dL

■ UIBC

- 남성 : 117~275 μg/dL
- 여성 : 159~307 μg/dL

측정법 CPBA 법

검체량 혈청 0.5 mL

검사 목적 빈혈의 원인질환 감별

검체 취급 ① 채혈 syringe 및 검체 용기는 철이 용출되지 않는 것을 사용한다. ② 혈청 분리 후 냉장보존에서 약 1주간, 동결보존에서 장기간 안정하다.

측정치에 따라 짐작되는 질환

■ **총철결합능(TIBC)**

TIBC의 증감은 transferrin의 증감을 의미하므로 transferrin 항을 참조

■ **불포화 철결합능(UIBC)**

- **저하(기준치 하한 이하)**

〈예상질환〉 만성감염증, 신증후군, 급성간염, 간경변, 악성종양 **〈잠재질환〉** 재생불량성빈혈, hemochromatosis, hemosiderosis, 단백누출성 위장증, 교원병, 선천성 무 transferrin혈증 **〈조치〉** 혈청 철, ferritin, 기타 혈액검사로 원질환을 진단하고 치료한다.

- **증가(기준치 상한 이상)**

〈예상질환〉 철결핍성빈혈 **〈잠재질환〉** 진성적혈구증다증 **〈조치〉** 혈청 철, 혈구산정(CBC)하여 철결핍성 원질환을 진단하고 치료한다.

임상적 의의

TIBC란 혈청 transferrin이 결합할 수 있는 총철량이므로 TIBC의 증감은 transferrin의 증

감을 의미한다.

UIBC(TIBC-혈청 철)는 간의 transferrin 생산량, 체외 상실(신장 또는 장관을 통한)과 혈청 철량에 의하여 영향을 받는다.

유의사항 ① 일내변동이 있는데, UIBC는 혈청 철이 높은 아침에 낮은 경향이 있다. ② TIBC/UIBC 모두 생리가 있는 여성에서 높은 치를 보인다.

Total protein [TP]

기준치 6.3~7.8 g/dL

측정법 Biuret법

검체량 혈청 0.5 mL

검사 목적 영양상태, 간·신장 장애 등의 평가

검체 취급 혈청 분리 후, 냉장보존에 약 1주일, 냉동보존에서는 장기간 안정하다.

측정치에 따라 짐작되는 질환

- **고도 감소 (5 g/dL 이하)**

〈예상질환〉 신증후군, 중증 간장애, 악액질

〈잠재질환〉 단백누출성 위장증, 무 γ-globulin혈증, 선천성 무 albumin혈증 **〈조치〉** 원질환의 진단과 치료. 질환에 따라서는 albumin제제 점적 정맥주사(신증후군은 통상 행하지 않음), 영양보급

- **중등도 감소 (5~6 g/dL)**

〈예상·잠재질환〉 고도 감소 항에 추가하여 영양장애, 흡수부전 증후군, 저 γ-globulin혈증 **〈조치〉** 원질환의 진단과 치료. 영양보급

- **경도 감소 (6~6.3 g/dL)**

〈예상·잠재질환〉 중등도 감소의 질환에 추가하여 염증성질환, 혈액희석 **〈조치〉** 원질환의 진단과 치료. 적절한 영양보급

- **경도 증가 (7.8~9 g/dL)**

〈예상·잠재질환〉 다음의 중등도~고도 증가의 질환에 추가하여 만성간염, 간경변 초기, 만성 염증성질환, 악성종양, 탈수증 **〈조치〉** 원질환의 진단과 치료

- **중등도~고도 증가 (9 g/dL 이상)**

〈예상·잠재질환〉 다발성골수종, 원발성 macroglobulin혈증, 자가면역성 간염 **〈조치〉** 원질환의 진단과 치료. 필요에 따라서 plasmapheresis 를 시행한다.

임상적 의의

혈청에는 여러 가지 단백 성분이 존재하는데, cellulose acetate 막 전기영동으로 albumin, α_1-globulin, α_2-globulin, β-globulin, γ-globulin의 5 분획으로 분리할 수 있다. 통상, 총단백의 증감은 혈청 단백의 대부분을 차지하는 albumin과 γ-globulin의 변동을 반영한다. γ-Globulin의 90%는 면역 globulin인 IgG이다. 기타 면역 globulin인 IgA, IgM, IgD, IgE도 이 분획(정확하게는 β~fast γ 분획)에 포함되어 있다.

총단백의 증가는 γ-globulin의 증가를 반영하는 것이고, albumin이 증가하는 경우는 탈수증 이외에는 없다.

총단백의 감소는 γ-globulin의 감소도 관여하지만 대부분의 경우, albumin의 감소를 반영하고 있다. Albumin 감소는 영양불량, 간의 합성능 저하, 체외로의 상실, 대사항진으로 일어난다.

유의사항 ① 진단 특이성이 낮아 혈청 단백분획이 필요한 경우가 있다. ② 용혈이 일어나면 hemoglobin도 단백으로 측정되어 측정계에도 영향을 끼치기 때문에 총단백 농도는 높아

진다. ③ 동맥혈은 정맥혈보다 0.5 g/dL 정도 낮은 농도를 보인다. ④ 누워있는 자세보다 서 있는 자세에서 약간 고농도를 보이고, 또한 운동으로 혈청 단백이 약간 증가하고, 조조보다 저녁에 약간 고농도를 보인다. ⑤ Biuret법은 유백혈청에서 정의 오차를 초래한다.

약물 영향 Biuret법은 항균약(ampicillin, cefatrizine 등)의 대량 투여로 positive error가 생긴다.

Serum protein fractionation

기준치

- Albumin : 60.5~73.2%
- α_1-Globulin : 1.7~2.9%
- α_2-Globulin : 5.3~8.8%
- β-Globulin : 6.4~10.4%
- γ-Globulin : 11~21.1%

측정법 Cellulose acetate 막 전기영동

검체량 혈청 0.5 mL

검사 목적 M 단백이나 특정 단백결손(저하)증의 screening

검체 취급 혈청 분리 후, 냉장보존에 약 1주일, 냉동보존에 장기간 안정하다.

측정치에 따라 짐작되는 질환

• 임상진단에 도움이 되는 영동 pattern

- 무 albumin혈증 : Alb↓
- 신증후군 : Alb↓, α_2↑
- α_1-Antitrypsin 결손증 : α_1↓
- 무 transferrin혈증 : β↓
- 무(저) 면역 globulin혈증 : γ↓
- 간경변 : (Alb, α_1, α_2)↓, γ↑, β-γ bridging
- M 단백[(monoclonal protein) : 다발성골수종, macroglobulin혈증, 양성 M 단백혈증] : α_2 ~ γ에 예리한 peak 출현

(조치) 전기영동 면역고정법, 면역전기영동법, 면역 정량법으로 특정 단백의 양적 변동을 검토(신증후군이나 간경변에서는 필요 없음)한다. 원질환의 진단과 치료

임상적 의의

혈청을 cellulose acetate 막 전기영동 하면 혈청 단백은 albumin, α_1-globulin, α_2-globulin, β-globulin, γ-globulin의 5 분획으로 분리된다. 이것을 단백염색(Ponceau-3R 등)하여 각 분획의 상대량을 densitometry하여 산출한다.

여러 가지 질환에서 단백분획에 특징적인 변동을 보이는데, 각각의 분획에 많은 단백이 포함되어 있어서 질환에 특이적인 검사는 아니다. 총 단백에 혈청 단백분획의 상대량을 곱하여 각 분획의 절대량의 증감을 추정하여 임상에 이용하는 경우도 중요하다. 그러나 일상적인 임상에서는 M 단백이나 특정 단백결손증(저하)의 screening에 이용하고 있다.

유의 사항 M 단백의 유무를 알기위해서는 각 분획의 수치뿐만 아니라 실제 영동상이나 densitometry상을 관찰하는 것이 중요하다. 용혈이 일어나면 유출된 hemoglobin은 β-globulin 분획으로 영동되기 때문에 β-globulin 분획이 증가한다. 또한 hemoglobin과 haptoglobin의 복합체가 α_2~β-globulin 분획으로 영동되기 때문에 α_2와 β-globulin 분획의 분리가 불량해진다. 혈청 대신 혈장으로 단백을 분획하면 fibrinogen이 β-globulin 분획으로 영동되어 M 단백으로 오인되는 경우가 있다. 봄, 가을에는 albumin 분획이, 여름에는 γ-globulin 분획이 증가하는 경향을 보인다. 채혈 시간, 식이, 체위의 영향은 거의 받지 않는다.

Transferrin [Tf]

기준치

· 남성 : 190~300 mg/dL

· 여성 : 200~340 mg/dL

측정법 Nephelometry

검체량 혈청 0.5 mL

검사 목적 빈혈의 원인질환 감별

검체 취급 혈청 분리 후 냉장보존에는 약 1주간, 동결보존에는 장기간 안정하다.

측정치에 따라 짐작되는 질환

• 감소 (기준치 하한 이하)

〈예상질환〉 간장애(간경변, 급성간염), 영양장애, 감염증, 신증후군 **〈잠재질환〉** 단백누출위장증, 교원병, 선천성 무 transferrin혈증

〈조치〉 원질환의 진단과 치료

• 증가 (기준치 상한 이상)

〈예상질환〉 철결핍성빈혈, 임신, 단백 동화 호르몬 사용시 **〈조치〉** 원질환의 진단과 치료

임상적 의의

Transferrin은 분자량 약 80 kDa의 철결합성 당단백질로 주로 간에서 생산된다. Tf 1 분자는 2개의 철 원자와 결합하여 Tf 수용체를 매개하여 철을 받아들인다.

Tf의 증감은 간의 생산 증감, 체외로의 상실(신장 또는 장관으로)에 의하여 영향을 받는다. 간에서의 생산은 철결핍성빈혈이나 단백 동화 호르몬 투여에 증가한다. 한편 생산 저하는 중증 간장애 이외에 감염증이나 교원병 등 염증반응이 강할 때 일어난다.

유의 사항 ① 성별에 따른 차이를 보이는데, 20대, 30대에서는 여성이 높다. ② 일내변동이 있어서 아침에 고농도를 보인다.

Urinary transferrin

기준치

· Tf 지수 : 1.0 mg/g·Cr 이하

· 축뇨 : 0.8 mg/day 이하

측정법 Latex 응집 비탁법

검체량 조조뇨, 수시뇨 2 mL

검사 목적 ① 요단백의 선택성 판정, ② 당뇨병 신증의 조기진단

검체 취급 ① −20℃ 동결보존 1~2일에서 감소하는 경우가 있기 때문에 동결보존은 불가하다. ② 검체 채취 후 가급적 빨리 검사한다. 냉장보존에서 4일간 안정하다.

측정치에 따라 짐작되는 질환

• 증가 (기준치 상한 이상)

〈예상·잠재질환〉 당뇨병, 신증후군(특히 미소변화군), 만성신장염, SLE, 류마티스 관절염, 다발성골수종, 뇌종양, virus성 뇌염, 요로감염, 세뇨관 장애 **〈조치〉** 혈중 transferrin 측정, 요단백, 요중 미량 albumin, 요중 IV형 collagen, β_2-microglobulin, NAG 등의 측정, Bence Jones 단백 유무, 필요한 경우 신생검 등을 검사하여 진단하고, 치료한다.

• 감 소

임상적 의의는 거의 무시할 정도이다.

임상적 의의

Transferrin의 분자량은 77 kDa으로 albumin(67 kDa)보다 크지만 음성 하전(등전점 5.5~5.7)은 albumin(4.7~4.9)보다 약하다. 그러므로 정상 신장에서는 size barrier와 전하

barrier로 인하여 사구체로 여과되지 않지만 신장질환에서는 사구체의 미소변화를 예민하게 포착하여 albumin보다는 요로 배설되기 쉽다. 미소변화형 신증후군에서 전하 barrier의 소실로 인한 요단백 선택성의 지표로서 측정하고 있다. 당뇨병신증에서는 요중 미량 albumin의 출현보다 조기에 요중 transferrin이 증가하므로 보다 조기에 당뇨병신증의 발견과 치료효과 판정에 사용한다.

유의사항 ① 성차가 있어서 여성은 남성에 비해 낮은 농도를 보인다. 생리로 인한 실혈이 주원인으로 이해하고 있다. ② 일내변동이 있어서 아침에 높고, 저녁에 낮다. ③ 연령차가 있어서 발육기나 고령자는 낮은 농도를 보이는 경향이 있다. ④ 용혈에서 증가한다.

[주] Selective Index (SI)

$$SI=\frac{C_{IgG}}{C_{Tf}}=\frac{U_{IgG}\times P_{Tf}}{P_{IgG}\times U_{Tf}}$$

(C: clearance, U: 요중 농도, P: 혈청 농도. 농도의 단위를 합쳐서 계산한다.)

신증후군에 대한 steroid 치료의 유효성을 예측하기 위하여 측정한다. 0.1 이하는 사구체를 통한 단백 여과의 선택성이 좋아 steroid의 반응성이 좋은 것으로 추측한다. 0.2 이상은 선택성이 좋지 않아 steroid에 대한 저항성을 보이는 경우가 많다.

Urinary α_1-microglobulin [α_1-mG]

기준치 0.9~2.7 mg/L (EIA)
측정법 RIA, EIA, LCR
검체량 축뇨 1 mL
검사목적 세뇨관 장애 평가(사구체 장애에서도 2차적으로 세뇨관이 장애된다)
검체취급 실온에서도 대단히 안정하지만 신선한 요를 사용하여 측정한다.

측정치에 따라 짐작되는 질환

• **증가 (3 mg/L 이상)**

〈예상질환〉 간질성신염, 만성사구체신염

〈잠재질환〉 중금속(Cd, Hg) 또는 약물(aminoglycoside계 등)로 인한 세뇨관 장애

〈조치〉 신장애 원인이 되는 약물, 중금속에 대한 노출 여부, 신기능 평가, 신생검 등으로 진단하고 치료한다.

• **감소 (0.5 mg/L 이하)**

〈예상질환〉 간질환으로 인한 생산저하 **〈조치〉** 원질환 진단과 치료

임상적 의의

α_1-Microglobulin(α_1-mG)은 분자량 약 30 kDa, 당 함량 20%인 당단백으로 간에서 생산된다. 사구체 기저막을 자유로이 통과하고, 대부분은 근위세뇨관에서 재흡수－이화되는데, 세뇨관 장애가 있을 때, 재흡수가 저하되어 요중 배설이 증가한다.

β_2-Microglobulin도 같은 기전으로 요중 배설이 증가하지만 산성뇨에서 아주 신속하게 변성된다. 그러나 α_1-mG은 안정하기 때문에 요 marker로서는 우수하다.

유의사항 ① 요중 albumin 배설이 정상 또는 경도 증가에 α_1-mG 배설이 증가되어 있으면 세뇨관 장애를 의심한다. ② 사구체 질환에서도 2차적으로 세뇨관이 장애되어 α_1-mG 배설이 증가한다. ③ 요중 N-acetyl-β-D-glucosaminidase(NAG) 활성과 조합시키면 보다 정확한 병태를 파악할 수 있다. 심한 만성신부전에서는 요중 NAG 활성이 저하(생산 세포 감소)하지만, 요중 α_1-mG 배설은 증가한다. 급

성인 세뇨관 간질성 질환(급성간질성 신염, 급성세뇨관 괴사)에서는 양자 모두 크게 증가하지만 만성으로 경과하는 것은 NAG 배설이 흔히 크게 증가하는데 α_1-mG 배설은 경도이다.

Urinary liver type fatty acid binding protein [L-FABP]

기준치 8.4 ㎍/g·Cr 이하

측정법 EIA

검체량 축뇨 또는 부분뇨 1 mL

검사 목적 세뇨관 기능장애를 수반하는 신장질환의 진단보조(사구체 질환이라도 2차적으로 세뇨관이 장애를 받게 된다)

검체 취급 채뇨 후, 실온에서 1일, 4℃에서 7일, −20℃에서 3개월 이상 장기간 보존 가능

측정치에 따라 짐작되는 질환

• **고도 증가(50 ㎍/g·Cr 이상)**

《예상질환》 진행된 만성 신장질환, 급성 신장장애 **《잠재질환》** 약물성 신장애, 조영제 신증, 특히 패혈증에서는 1,000 ㎍/g·Cr 이상으로 증가하는 경우도 있다. **《조치》** 다른 요검사 소견과 신장기능 monitoring 등으로 원인을 검색하고 치료한다.

• **증가(10 ㎍/g·Cr 이상)**

《예상질환》 만성 신장질환의 악화, 특히 당뇨병신증, 만성사구체신염, 간질성신염 **《조치》** 다른 요검사 소견과 신장기능 monitoring 등으로 원인을 검색하고 치료한다.

• **L-FABP가 감소하는 병태는 없다.**

임상적 의의

L형 지방산 결합 단백(L-FABP)은 33개 아미노산으로 구성된 14 kDa의 작은 단백질이다. L-FABP 분자는 독특한 조개껍질 같은 구조를 취하는데, 그 조개껍질 같은 구조에 지방산이 끼어서 peroxisome 또는 mitochondria로 수송된다. 지방산은 그 곳에서 β산화를 받아 energy 원으로 이용된다. 즉, L-FABP는 지방산 수송단백으로 세포 내 지방산의 항상성 유지에 중요한 역할을 담당하는 것으로 이해하고 있다. L-FABP는 간과 신장의 근위세뇨관에서 발현하고 있어서 요로 배설되는 L-FABP의 대부분은 근위세뇨관에서 유래한 것이다.

신장의 근위세뇨관 상피세포 내에 지방산이 증가하는 병태(지방산 stress)에서는 L-FABP의 발현이 항진되어 세포에서 유리 지방산을 처리할 능력을 높인다. 이때에 요에는 L-FABP가 증가한다. 유리 지방산은 용이하게 과산화를 받기 때문에 처리능력을 상회하는 지방산이 부하되면 염증 야기물질을 생산하는 간질세뇨관에 염증이 일어나 신장이 황폐되어간다. 따라서 요중 L-FABP 배설량을 측정하여 신장질환이 새로 발병할 위험 또는 기존의 신장질환이 악화될 위험을 임상적으로 monitor 할 수 있다.

근위세뇨관 상피세포에 대량으로 지방산이 부하된 신장질환의 발병 또는 악화하는 병태로는 ① 대량의 단백뇨, ② 허혈, ③ 신장 독성물질에의 노출 등이다. 혈청 albumin에는 유리 지방산이 결합되어 있기 때문에 요단백이 많을 때에는 대량으로 albumin과 함께 지방산이 근위세뇨관에 부하된다. 또한 허혈이나 신장 독성물질에 노출 되도 세포막이 파괴되어 그 결과로 유리 지방산이 세포질 내에 부하된다.

유의사항 Spot 뇨에서는 요중 농도에 따라 좌우되므로 요 creatinine으로 보정하여 1 g의 creatinine 당 배설량으로 평가한다. 세뇨관뿐만 아니라 사구체, 간질, 혈관계 등 여러 가지

신장의 구성요소에 이상이 보일 때에 요중 L-FABP가 증가한다. 따라서 요중 L-FABP가 증가할 경우에는 충분히 임상적으로 검토가 필요하다.

Urinary microalbumin

기준치
- 축뇨 : 30 mg/day 이하, 22 mg/g·Cr 이하, 15 μg/min 이하(albumin excretion rate; AER)
- 수시뇨 : 30 mg/L 이하, 27 mg/g·Cr 이하

측정법 면역 비탁법(TIA)
검체량 요 5 mL
검사 목적 경도 신장장애 진단
검체 취급 냉장고에 보존하고 신속하게 측정한다. 장기간 보존은 −20℃에 보존한다. 염산 첨가 요 검체는 사용 불가

측정치에 따라 짐작되는 질환

- **고도 증가(축뇨 : 300 mg/day 이상, 200 μg/min 이상)**

《예상질환》 당뇨병신증, 사구체신염, lupus 신염 **《잠재질환》** 기립성 단백뇨 **《조치》** 변동이 크기 때문에 재검사하여 확인한다. 당뇨병 조절상태를 확인하고, 원질환의 진단과 치료를 확립한다.

- **증가(축뇨 : 30~300 mg/day, 20~200 μg/min)**

《예상질환》 당뇨병신증 초기, 기립성 단백뇨, 발열, 고혈압, 심부전 **《잠재질환》** 사구체신염, lupus 신염, 신경화증 **《조치》** 고도 증가의 조치와 동일

임상적 의의

단백뇨가 정성검사에서 음성(총단백으로 10~30 mg/dL 이하) 시기에 요로 배설되는 albumin의 증가를 검출하여 초기 신장장애를 진단하는 것은 매우 의의가 있는 것이다. 따라서 요 정성검사에서 요단백이 1+ 이상인 경우에는 이 정성검사를 하지 말고, 요단백 정량과 필요에 따라 요단백 전기영동을 시행하는 것이 중요하다.

당뇨병신증 초기에는 사구체 내압이 상승하여 사구체가 장애를 입어 albumin의 요중 배설이 증가한다. 이 초기 단계에서 당뇨병 조절을 충분히 잘 하면 요로의 albumin 배설이 감소하여 현성 당뇨병신증의 발병을 억제할 수 있는 것으로 이해하고 있다.

고혈압에서도 albumin의 요중 배설이 증가하지만 고혈압을 조절하는 것만으로도 요중 albumin 배설이 더더욱 감소한다는 것이 알려졌다.

기타, SLE에서도 요단백 음성에, 요중 albumin이 증가하는 경우는 lupus 신염의 존재가 시사된다.

최근에는 요중 albumin의 배설 증가가 당뇨병 유무와 관계없이 심혈관계 질환의 위험인자로 인식하게 되었다. 그 기전은 밝혀지지 않았지만 내피기능 장애와 결부되는 것으로 이해하고 있다.

유의사항 ① 변동이 크기 때문에 축뇨로 1일 총배설량으로 해석하거나 요중 creatinine 1 g 당으로 환산하거나(albumin 지수) 또는 1분당 배설량으로 환산하여(albumin excretion rate; AER) 해석하는 연구를 하고 있다. ② 어느 것이나 1회 검사만으로 판단해서는 안 되고 반복하여 검사하여 평가한다. ③ 요단백 음성 환자에서 수시뇨로 screening하여 30 mg/g·Cr 이상이면 축뇨로 다시 검사하여 1일 총배설량, albumin 지수, AER을 구하여 평가한다.

V. 효소 활성 검사

Acid phosphatase [ACP]

기준치 14 IU/L/37℃ 이하

측정법 DCAP-P 기질법

검체량 혈청 0.5 mL

검사 목적 전립선 질환 진단

검체 취급 ① 채혈, 혈청 분리 후 빨리 측정한다. ② 즉시 측정할 수 없을 때는 citric acid로 pH를 6.2~6.6으로 조정하고 4℃에 보존한다. ③ −20℃에 보존하면 1개월간은 안정하다.

측정치에 따라 짐작되는 질환

• **증가 (14~35 IU/L/37℃)**

〈예상질환〉 전립선암, 전립선비대증, 전립선염, 부갑상선기능항진증, Paget병, 간담도 질환, 만성신부전 **〈잠재질환〉** 백혈병, 암 **〈조치〉** Tartaric acid 저항성 ACP 측정, 전립선 특이항원(prostate specific antigen; PSA), γ-seminoprotein(γ-Sm) 측정, 골대사 marker 측정 등으로 진단, 치료한다.

• **고도 증가 (35 IU/L/37℃ 이상)**

〈예상·잠재질환〉 전립선암 **〈조치〉** PSA, γ-Sm 측정, 전립선 생검 등으로 진단, 치료한다.

임상적 의의

Acid phosphatase(ACP)에는 5 종류의 Isoenzyme이 존재한다. 혈중 ACP 활성의 대부분은 전립선에서 유래하는 것이므로 전립선 질환, 특히 전립선암 진단·치료효과 판정에 유용한 검사이다. 조기암에서의 양성률이 낮아 암에 특이적이지 못하여 전립선암의 조기진단에 반드시 유용한 것은 아니다. 일단 고활성을 보이는 전립선암의 치료효과 판정이나 재발을 검색하기 위해서는 유용하지만 이 점에 대해서도 현재 PSA나 γ-Sm이 보다 우수한 지표이다.

여러 가지 골 흡수성 질환에서도 ACP가 증가하는데, 이것은 파골세포에서 유래한 것이다. 골 ACP는 파골세포 기능과 관련하여 골대사의 생화학적 지표가 되는 것이다.

유의 사항 ① 소아, 사춘기, 폐경 후 여성에서 고활성을 보인다. ② 일내변동, 일차변동을 보인다. ③ 용혈로 측정치가 증가한다. ④ 전립선의 기계적인 자극으로 활성이 증가한다. ⑤ 유백혈청에서 고활성을 보이는 경우가 있다.

약물 영향 여성 호르몬, 부신피질 호르몬 사용 환자에서는 낮은 활성을 보이는 경우가 있다.

Tartrate-resistant acid phosphatase 5 b

기준치

· 남성 : 170~590 mU/dL

· 폐경 전 여성 : 120~440 mU/dL

· 폐경 후 여성 : 250~760 mU/dL

측정법 EIA

검체량 혈청 0.3 mL
검사 목적 파골세포 유래의 골흡수 marker
검체 취급 −20℃에서 장기간 보존이 가능하다.

측정치에 따라 짐작되는 질환

• **증가 (기준치 상한 이상)**

〈예상질환〉 Paget병, 부갑상선기능항진증, 전이성 골종양 **〈잠재질환〉** 폐경기 여성 **〈조치〉** intact-PTH 등을 측정하여 원질환을 검색한다.

임상적 의의

Tartrate-resistant acid phosphatase(TRACP)는 macrophage에서 유래하는 5a형(TRACP-5a)과 파골세포에서 유래하는 5b형(TRACP-5b)이 있는데, 후자를 간편하게 측정하는 것이 가능하게 되어 파골세포의 골흡수능을 보다 특이적으로 평가할 수 있게 되었다.

TRACP-5b는 파골세포의 골흡수가 항진하는 방태에서는 증가한다. 따라서 대표적인 질환으로 공종양, 부갑상선기능항진증이 있다.

Adenosine deaminase [ADA]

기준치 5~20 IU/L 이하
측정법 효소법
검체량 혈청 0.5 mL
검사 목적 간질환 및 결핵의 보조진단
검체 취급 ① 혈청에서 비교적 안정. ② 4℃에서 1주간 안정. ③ −20℃ 동결에서 수개월간 안정하다.

측정치에 따라 짐작되는 질환

• **감소 (5 IU/L 이하)**

〈예상·잠재질환〉 ADA 결손증 **〈조치〉** 체액성 및 세포성 면역검사, 유전자 해석 등으로 진단하고 치료한다.

• **증가 (20~60 IU/L)**

〈예상질환〉 급성간염, 만성간염, alcohol성 간장애, 폐결핵, 풍진 **〈잠재질환〉** 백혈병, 간경변, HIV 감염증 **〈조치〉** 간기능 검사, 섬유화 marker, 혈액−골수상, 세균검사, virus 항체가 측정 등으로 진단하고 치료한다.

• **고도 증가 (60 IU/L 이상)**

〈예상질환〉 간경변, 간암, 전염성단핵구증, 백혈병 **〈잠재질환〉** HIV 감염증 **〈조치〉** 간기능 검사, 영상진단, 혈액−골수상, virus 항체가 측정 등으로 원질환을 진단하고 치료한다.

임상적 의의

ADA는 2 종류의 isoenzyme(ADA_1, ADA_2)이 존재하는데, 혈청 ADA의 약 80%는 ADA_2로 림프구, 단핵구에서 유래하는 것으로 이해하고 있다.

급성간염에서는 발병초기에 ADA_1, 회복기에 ADA_2가 증가한다. 만성간염에서도 활성이 증가하는데 간경변에서는 더욱 증가한다. 원발성 간암에서도 증가치를 보이지만 전이성 간암에서는 경도의 증가를 보인다.

백혈병에서는 ADA_1이 증가하지만 T 세포성 백혈병에서는 ADA_2가 증가한다. 전염성단핵구증, 풍진, 결핵에서도 활성이 증가하는데, 이들은 T 세포계 림프구에서 유래하는 것이다.

ADA 결손증은 ADA_1의 구조 유전자 이상으로 이해하고 있다. 적혈구뿐만 아니라 전신 조직의 ADA_1 결손을 보인다.

유의 사항 ① 신생아의 ADA 활성치는 성인치와 같고, 유아기는 성인의 1.5~2배. 그 후 점차 감소하여 성인치에 달한다. ② 용혈로 활성이 증가한다. ③ 항응고제의 영향을 받지 않는다.

Adenosine diphosphate [ADP]

기준치

· 적혈구 : 163.0 ± 15.1 nmol/mL RBC

· 혈소판 : 2.57 ± 0.64 μmol/10^{11} platelets

측정법

· 적혈구 : UV법

· 혈소판 : Luciferin-luciferase법

검체량

· 적혈구 : Heparin 채혈 5 mL

· 혈소판 : Citrate 채혈 10 mL

검사 목적 유전성 용혈성빈혈, 선천성 혈소판 이상증, 혈소판 방출기구 이상증 등의 진단

검체 취급 ATP 항과 동일

측정치에 따라 짐작되는 질환

ADP는 adenine nucleotide의 하나로 임상적으로는 혈소판 내의 저장량, 혈소판에서의 방출량이 관심사이다.

• 혈소판의 ADP 함량 감소

《잠재질환》 선천성 혈소판이상증[δ-storage-pool disease(Hermansky-Pudlak syndrome, non-albino type)], 당원병 I형 **《조치》** 혈소판 ATP/ADP 비, 혈소판에서의 ATP, ADP 방출 측정, 혈소판 형태 관찰 등. 저혈당, 간종대 확인. 간생검 및 효소활성 측정으로 원질환을 진단하고 치료한다.

• 혈소판에서의 ADP 방출 감소

《잠재질환》 선천성 혈소판이상증[δ-storage-pool disease(Hermansky-Pudlak syndrome, non-albino type), α-storage-pool disease (gray platelet syndrome)], 본태성혈소판혈증, 혈소판 방출기구 이상증, 비 steroid계 소염진통제 사용자, 당원병 I형 **《조치》** 혈소판 ATP/ ADP 비, 혈소판에서의 ATP, ADP 방출 측정, 혈소판 형태 관찰, 골수천자 등. 저혈당, 간종대 확인. 간생검 및 효소활성 측정으로 원질환을 진단하고 치료한다.

임상적 의의

ATP 항 참조

Adenosine triphosphate [ATP]

기준치

· 적혈구 : 1,351.0 ± 84.5 nmol/mL RBC

· 혈소판 : 6.75 ± 0.74 μmol/10^{11} platelets

측정법

· 적혈구 : UV법

· 혈소판 : Luciferin-luciferase법

검체량

· 적혈구 : Heparin 채혈 5 mL

· 혈소판 : Citrate 채혈 10 mL

측정 목적 유전성 용혈성빈혈, 선천성 혈소판 이상증, 혈소판 방출기구 이상증 등의 진단

검체 취급 적혈구 검사는 heparin 첨가 채혈하고, 과염소산으로 제단백하여 상청을 측정에 사용한다. 제단백 여액은 −80℃에서 1개월간 보존이 가능하다. 혈소판 검사는 citrate 첨가 채혈(3.8% citrate-Na : 혈액 = 1 : 9)하고, 원심으로 다혈소판 혈장(platelet rich plasma; PRP)으로 측정한다.

측정치에 따라 짐작되는 질환

ATP는 adenine nucleotide의 하나로 임상적으로는 적혈구, 혈소판에의 저장량 또는 혈소판에서의 방출량이 관심사이다.

■ **적혈구의 ATP**

• **적혈구의 ATP 함량 감소**

〈잠재질환〉 적혈구 효소이상으로 인한 유전성 용혈성빈혈(pyruvate kinase 결핍증, phosphoglycerate kinase 결핍증, glucose phosphate isomerase 결핍증 등), adenosine deaminase 활성 증가증 **〈조치〉** 자가용혈 시험, 적혈구 효소 측정 등으로 용혈성빈혈을 감별 진단한다.

■ **혈소판의 ATP**

• **혈소판의 ATP 함량 감소**

〈잠재질환〉 선천성 혈소판이상증[δ-storage-pool disease(Hermansky-Pudlak syndrome, non-albino type)], 당원병 I형 **〈조치〉** 혈소판 ATP/ADP 비, 혈소판에1서의 ATP, ADP 방출 측정, 혈소판 형태 관찰 등. 저혈당, 간종대 확인. 간생검 및 효소활성 측정으로 원질환을 진단하고 치료한다.

• **혈소판의 ATP 방출 감소**

〈잠재질환〉 선천성 혈소판이상증[δ-storage-pool disease(Hermansky-Pudlak syndrome, non-albino type), α-storage-pool disease (gray platelet syndrome)], 본태성 혈소판증, 혈소판 방출기구 이상증, 비 steroid계 소염진통제 사용자, 당원병 I형 **〈조치〉** 혈소판 ATP/ADP 비, 혈소판의 ATP, ADP 방출 측정, 혈소판 형태 관찰, 골수천자 등. 저혈당, 간종대 확인. 간생검 및 효소활성 측정으로 원질환을 진단하고 치료한다.

임상적 의의

■ **적혈구의 ATP**

성숙 적혈구는 purine nucleotide의 *de novo* 합성이 되지 않고, Salvage 경로에서 합성된다. 즉, adenosine에서 adenosine kinase의 작용으로 AMP가 만들어진다. AMP는 adenylate kinase에 의하여 2 AMP = ATP + AMP와 상호 변환되고, 이들 3 자의 nucleotide의 비율은 세포의 energy 대사 상황에 따라 변동한다.

Adenosine을 inosine으로 대사하는 것은 adenosine deaminase로 적혈구 내 이 효소활성이 증가하면 adenosine이 고갈되어 ATP 등의 adenine nucleotide는 감소한다.

성숙 적혈구에서는 해당계 등 energy 생산계의 효소이상이 생기면 ATP 공급이 저하된다. 그 결과 적혈구의 변형능력을 잃어서 용혈성빈혈이 야기된다. 기타 체세포에서는 이상을 일으킨 효소를 ribosome에서 단백합성으로 보충하거나 유사효소를 합성하여 보충하지만 성숙 적혈구에서는 단백합성이 이루어지지 않기 때문에 효소이상으로 인한 결과가 나타나기 쉽다.

■ **혈소판의 ATP**

혈소판은 2 종류의 특수 과립이 있는데, 혈소판이 활성화될 경우, 내용물을 방출한다. 농염과립은 중심에 ATP, ADP, serotonin 등이 축적되고, α-과립은 fibrinogen, Ⅷ인자, 혈소판 유래 성장인자(platelet-derived growth factor; PDGF) 등이 저장되어 있다.

δ-Storage-pool병은 혈소판의 2 종류의 특수과립 가운데, 농염과립의 결핍 또는 결여를 보이는 질환으로 농염과립에 저장되어 있는 ATP, ADP는 저장량 및 방출량 모두 현저하게 저하한다.

α-Storage-pool병은 혈소판의 α-과립의 결핍 또는 결여를 나타내는 질환으로 농염과립 중의 ATP, ADP 저장량에는 이상이 없지만 이들의 방출량이 저하되어 있어서 과립의 방출기구에 이상이 있는 것이 시사되고 있다.

본태성 혈소판혈증에서도 농염과립 중의 ATP, ADP 저장량이 감소되어 있거나 방출량도 적다. 따라서 2 차성의 storage-pool병으로 해석하고 있다.

혈소판 방출기구 이상증은 특수과립의 방출기구에 이상이 있는 것으로 cyclooxygenase 결손이나 calcium 동원 이상 등의 선천성 원인 이외에 비 steroid계 소염진통제 사용자 등에서도 나타난다.

당원병 I형은 nucleotide의 합성저하(생산 이상증)로 인하여 농염과립 중의 ATP, ADP 저장량이 감소되어 있고, 방출량도 적다.

Alanine aminotransferase [ALT]

기준치 6~43 IU/L
측정법 자동분석장비 (UV법)
검체량 혈청 0.5 mL
검사 목적 간세포에서 유출되는 효소로 간담도계 질환, 특히 간질환의 검출, 정도, 경과파악의 중요한 지표이다.
검체 취급 ①4℃ 보존에 1주일 이내에 측정한다. ② −20℃ 동결 보존하면 1개월간은 안정하다.

측정치에 따라 짐작되는 질환

• **고도 증가(1,000 IU/L 이상)**

〈예상질환〉 Virus성 급성간염(악화기), virus성 만성간염의 급성악화 **〈잠재질환〉** 전격성간염, 약물성 간염, 허혈성 간염(peak 시) **〈조치〉** 감염원, 약물, 혈압저하 여부. AST, LD와 비교. 간염 virus marker 검색, bilirubin, PT 측정, albumin, ChE, cholesterol 측정. 복부 초음파 등으로 검색한다.

• **고도 증가(500~1,000 IU/L)**

〈예상질환〉 Virus성 급성간염(악화기), virus성 만성간염의 급성악화 **〈잠재질환〉** 급성 alcohol성 간염, 약물성 간염, 간염 virus 이외의 virus로 인한 급성간염, 총담관 결석 **〈조치〉** 감염원, 약물, 복통, 음주 여부. AST, LD와 비교. γ-GT, ALP 측정. 간염 virus marker 검색, bilirubin, PT 측정, albumin, ChE, cholesterol 측정. 복부 초음파 검사 등으로 검색한다.

• **중등도 증가(100~500 IU/L)**

〈예상질환〉 Virus성 만성간염 **〈잠재질환〉** 자가면역성 간염, 급성 alcohol성 간염, 약물성 간염, 지방간, 간염 virus 이외의 virus로 인한 급성간염, 폐색성 황달, 원발성담즙성 간경변 **〈조치〉** 감염원, 약물, 복통, 음주 여부. 비만, 당뇨병 검색. γ-GT, ALP 측정. 간염 virus marker 검색, bilirubin, ChE, PT 측정, albumin, cholesterol 측정, 항핵 항체, IgG 농도, LE 세포 검사. 복부 초음파, 간생검 등으로 검색한다.

• **경도 증가(100 IU/L 이하)**

〈예상질환〉 Virus성 만성간염, 간경변/간세포암, 지방간 **〈잠재질환〉** 자가면역성 간염, 약물성 간염, 폐색성 황달 **〈조치〉** 감염원, 약물, 복통, 음주습관 문진. 비만, 당뇨병 검색. γ-GT, ALP, 간염 virus marker 검색, bilirubin, PT, albumin, cholesterol, ChE 측정. 항핵 항체, IgG 농도와 LE 세포 현상 검사. AFP, PIVKA-II 측정. ICG 15분치, ammonia 측정. 상부 소화관 내시경, 복부 초음파, 간생검 등으로 검색하여 감별 진단하고, 치료한다.

임상적 의의

ALT는 주로 간세포에 존재하는 효소로 간세포 괴사, 파괴로 인하여 혈중으로 유출된다. 그러므로 혈중 ALT 활성 증가는 간세포 괴사, 파괴 정도를 반영한다. 그러나 엄밀하게는 세포 내 함량이나 형질막 투과성의 영향을 받는다. 간세포 괴사 및 파괴의 원인은 간염 virus, 약물, 허혈 등이다.

질환마다 임상상이나 경과에 특징이 있기 때문에 감별이 중요하다. 예를 들면, 허혈성 간염에서는 일과성 혈압저하 시에만 ALT가 유출되고, 이후 유출이 멈추기 때문에 혈중 반감기(약 41시간)에 따라서 급속하게 회복된다.

유의사항 ① 서있는 자세에서는 안정하게 누워 있을 때보다 약 10% 정도 더 높다. ② 운동으로 약간 증가한다. ③ 연령, 임신 등의 영향을 받지 않는다. 성별에 따른 차이는 없는 것으로 이해하고 있지만 여성이 남성보다 약간 낮다는 보고도 있다. ④ 용혈로 약간 증가하지만 AST는 증가하지 않는다. ⑤ C형 만성간염에서 ALT 활성이 31 IU/L 이하인 경우는 경과 중 ALT가 증가하지 않는 무증후성 carrier가 많다. 기준치 이내라도 31 IU/L 이상인 경우는 경과관찰 중에 다시 고활성을 보이는 경우가 많다는 것이 밝혀졌다.

약물 영향 Isoniazid(isonicotinic acid hydrazide; INH)의 장기간 투여 등에서 비타민 B_6가 결핍되면 pyridoxal phosphate를 사용하지 않는 측정계로 측정하는 경우 실제보다 저활성을 보이는 경우가 있으므로 주의해야 한다. Pyridoxal phosphate는 AST, ALT의 조효소로 작용하므로 pyridoxal phospate와의 결합체가 효소활성을 보이기 때문이다.

Aldolase

기준치 2~6 IU/L
측정법 UV법
검체량 혈청 0.5 mL
검사 목적 근육질환(심근 포함) 진단
검체 취급 ① 채혈 후 전혈 그대로 실온에 방치하면 적혈구에서 aldolase가 유출되기 때문에 가능한 한 빨리 혈청을 분리한다. 4℃에 24시간 보존에 14%, 동결해도 2주간에 10% 정도 활성이 저하된다. ② SH제 공존 하에는 실온에서도 안정하다. ③ EDTA나 citric acid-Na는 Ca^{2+}이 제거되어 활성이 저하되므로 항응고제가 필요한 경우에는 heparin을 사용한다.

측정치에 따라 짐작되는 질환

- **고도 증가(30 IU/L 이상)**

〈예상질환〉 급성심근경색(특히 순환부전을 수반하는 경우) **〈잠재질환〉** 심근염, 진행성 근이영양증(Duchenne형 등), 악성고열증, 말초순환부전, 다발성근염, 피부근염, 외상이나 열상 또는 동맥폐색으로 인한 근장애, 근형 당원병, CO중독, 전격성간염 **〈조치〉** 급성심근경색을 진단하고 치료한다(심전도, 백혈구, ESR, CK isoenzyme, AST, LD, troponin T, myosine light chain 측정. 심장 초음파 검사, 관상동맥조영. Nitroglycerine 투여 등). 기타 원질환의 진단과 치료. 신장기능 관리(myoglobin뇨)

- **중등도 증가(15~30 IU/L)**

〈예상질환〉 급성심근경색, 급성간염, 뇌혈관장애, 뇌압항진증(뇌종양 등), 갑상선기능저하증 **〈잠재질환〉** 심근염, 근이영양증(지대형, 안면견갑상완형, 근긴장형), 수막염, 용혈성빈혈, Guillain-Barré 증후군, 악성종양(간세포암, 전이성 간암, 위암, 대장암, 췌장암 등) **〈조치〉** 원질환의 진단과 치료[급성심근경색(상기), 병력청취, 신경학적 진찰, 두부 CT, 혈구산정, 복부 CT, 복부 초음파, 상하부 소화관 내시경, 갑상선 기능검사 등]

• **경도 증가 (기준치 상한~15 IU/L)**

(예상질환) 만성간염, 간경변 **(잠재질환)** 폐암, 백혈병, 악성림프종, 급성신장염 **(조치)** 원질환의 진단과 치료(간기능 검사, 혈구산정, 백혈구 분획, 림프절 생검 등)

• **감소 (기준치 이하)**

(잠재질환) Fructose 불내증, Tay-Sachs병

(조치) 원질환의 진단과 치료

임상적 의의

Aldolase는 해당계 효소의 하나로 glucose-1, 6-diphosphate를 가역적으로 glyceraldehyde 3-phosphate와 dihydroxyacetone phosphate로 분해한다. 또한 fructose-1-phosphate를 가역적으로 glyceraldehyde와 dihydroxyacetone phosphate로 분해한다.

심근, 골격근, 혈구, 간, 신장, 뇌, 척수 등에 많이 분포하는데, 이들 세포, 조직, 장기의 장애에서 혈중으로 유출된다. 다른 단백 등과는 결합하지 않아 혈중 반감기는 4시간으로 짧아서 조직장애의 실상을 잘 반영한다.

면역학적으로 구별되는 3 가지 isoenzyme이 있다. 일상 검사는 A형의 활성 측정을 최적조건으로 측정하기 때문에 근육 유래 A형을 우선적으로 측정한다.

유의 사항 ① 상기 질환 이외의 증가 원인으로 격렬한 운동, 근육주사, 수술 후, 분만 후, 간질 대발작, shock 후, 소아에서는 채혈 시, 근전도 후 등이다. 격렬한 운동 후에는 수일간 고활성을 보인다. ② 적혈구 중에는 A형 aldolase가 혈청의 150배 함유되었기 때문에 용혈 검체에서는 고활성을 보인다. ③ 신생아는 성인보다 높고, 10대에서 성인치로 된다. 남성쪽이 약간 높다.

약물 영향 Glucocorticoid, α-수용체 자극약, β-blocker, ACTH 투여 등에서 증가하고, estrogen 투여에서 감소한다.

Aldolase isoenzyme

기준치

· A 형 : 170±39 ng/mL

· B 형 : 28.5±9.2 ng/mL

· C 형 : 2.4±0.7 ng/mL

측정법 RIA법

검체량 혈청 0.5 mL

검사 목적 근육질환, 간질환, 기타 감별진단

검체 취급 「Aldolase」항과 같다.

측정치에 따라 짐작되는 질환

• **증가 (A형 isoenzyme 고활성)**

(예상질환) 급성심근경색 **(잠재질환)** 심근염, 진행성 근이영양증(Duchenne형과 그 보인자, 지대형, 안면견갑상완형, 근긴장형), 다발성근염, 피부근염, 근형 당원병, 악성종양(간세포암, 전이성 간암, 위암, 대장암, 췌장암, 폐암 등), 혈액질환(용혈성빈혈, 악성빈혈, 백혈병, 악성 림프종), 갑상선기능저하증, 수막염, Guillain-Barré 증후군 **(조치)** 급성심근경색의 진단과 치료(심전도, ESR, 백혈구, AST, LD, CK isoenzyme, troponin T, myosin light chain. 심장 초음파, 관상동맥 조영. Nitroglycerine 투여 등). 다른 원질환의 진단과 치료(병력청취, 신경학적 진찰, 두부 CT, 혈구산정, 백혈구 분획, 림프절 생검, 복부 CT, 복부 초음파, 상하부 소화관 내시경, 갑상선 기능검사 등)

• **증가 (B형 isoenzyme 고활성)**

(예상질환) 급성간염, 만성간염, 간경변 **(잠재질환)** 급성신장염, 급성췌장염, 전격성간염 **(**

조치 원질환의 진단과 치료(간기능 검사, 간염 virus marker 검색, 복부 CT, 복부 초음파 등)

- **증가 (A형+C형 isoenzyme 고활성)**

예상질환 뇌혈관 장애 **잠재질환** 뇌압항진증(뇌종양 등) **조치** 병력청취, 신경학적 진찰, 두부 CT 등

임상적 의의

Aldolase는 해당계 효소의 하나로 fructose-1,6-diphosphate(FDP)를 가역적으로 glyceraldehide-3-phosphate와 dihydroxyacetone phosphate로 분해한다. 또한 fructose-1-phosphate(F1P)를 가역적으로 glyceraldehyde와 dihydroxyacetone phosphate로 분해한다.

심근, 골격근, 혈구, 간, 신장, 뇌, 척수 등에 많이 분포하여 이들 세포, 조직, 장기의 장애에서 혈중으로 유출한다.

면역학적으로 구별되는 3가지 isoenzyme이 있다. A형은 FDP에 고친화성으로 혐기성 해당이 왕성한 골격근, 심근, 뇌, 암세포에 많다. B형은 FDP, F1P 양자에 대하여 친화성이 높고 간, 신장에 많다. C형은 신경계 세포에 많지만 A형과 공존하고 있다.

유의사항 「Aldolase」항과 같다.

약물 영향 「Aldolase」항과 같다.

Alkaline phosphatase [ALP]

기준치 80~260 IU/L

측정법 PNP-AMP법(자동측정기)

검체량 혈청 0.5 mL

검사목적 간담도계 질환, 골대사 항진상태 screening, 진단, 경과 파악 등

검체 보존 ① 안정한 효소이지만 장기간 보존은 동결한다(−20℃에서 6개월). ② EDTA 혈장은 ALP의 부활제인 Mg^{2+}가 제거되어 ALP 활성이 낮아지기 때문에 사용할 수 없다.

측정치에 따라 짐작되는 질환

- **고도 증가 (600 IU/L 이상)**

예상질환 폐색성 황달(담관암, 간문부 담관암, 췌두부암, 총담관 결석, Vater 유두암), 간 점거성 병변(전이성 간암 등), 간내 담즙울체(PBC, PSC 등), 골질환(전이성 골종양) **잠재질환** 간 침윤성·점거성 병변[간농양, 악성 림프종, 백혈병 침윤, sarcoidosis, 속립결핵, 매독(2~3기), amyloidosis 등], 갑상선기능항진증(약 60% 예에서 증가한다. ALP 만의 증가로 수진하는 예도 있으므로 주의가 필요하다)

조치 복통 발작, 황달 경과, 사용약물 문진. 복부 및 갑상선 촉진. 담도계 효소, transaminase, 총 bilirubin 측정. 복부 초음파, 복부 CT. 항 mitochondria 항체, 종양 marker. 간 생검. PTC(D), ERCP. ALP isoenzyme

- **경도~중등도 증가 (260~600 IU/L)**

예상질환 상기에 추가하여 담도감염, 골질환(골절, 골연화증 등), 약물성 간장애, alcohol성 간장애, 지방간, 울혈간, 간염, 간경변, 간세포암(진전 예), 악성종양, 갑상선기능항진증, 생리적 증가(성장기, 임신, 혈액형 B형, O형의 분비형 등 **잠재질환** 간 침윤성·점거성 병변(악성림프종, 백혈병 침윤, sarcoidosis, 속립결핵 등), 골질환(부갑상선기능항진증, 구루병, 골육종, Paget병 등), 궤양성대장염, 만성신부전 **조치** 병력과 신체 소견. 간기능 검사, 종양 marker, 간염 virus marker 검색.

복부 초음파, 복부 CT, 골촬영, 간생검, 림프구 자극시험 등으로 원질환을 검색하여 진단하고 치료한다.

• **감소 (89 IU/L 이하)**

〈잠재질환〉 유전성 저 ALP혈증 **〈조치〉** 원질환의 진단과 치료

임상적 의의

Alkaline phosphatase(ALP)는 γ-GT, LAP, 5'-nucleotidase 등을 간담도계 효소라고 부르는데, 폐색성 황달이나 간내 담즙울체의 지표로 사용하는 한편 간내 점거성, 침윤성 병변을 시사하는 효소로서도 널리 간담도 질환의 지표가 된다.

간·담 유래 이외에 골, 태반, 소장 유래 isoenzyme이 있으므로 ALP가 고활성을 보일 경우에는 isoenzyme 측정이 필요하다.

유의사항 ① 혈액형 B형, O형의 분비형에서는 식후에 생리적으로 증가하므로 원칙적으로 공복에 채혈한다. ② 성장기(소아는 성인의 3배), 임신후기(임신 전의 2~3배)에는 생리적으로 증가한다. ③ 남성이 약간 고활성을 보인다. ④ 갑상선기능항진증이나 매독 등의 비간질환에서도 증가하는 경우를 잊어서는 안 된다. ⑤ ALP가 증가하는 질환으로 간내 점거성 병변이 있는데, 전이성 간암이 그 대표이다. 한편, 작은 간세포암, 간낭포, 간혈관종에서는 ALP가 증가하지 않는 경우가 많다. 그러나 또 한편으로 간 내의 산포성 소육아종성 병변에서 증가한다. 매독, sarcoidosis, 결핵이 그 대표이다. ⑥ ALP만이 비정상적인 고활성을 보이는 경우, macro AST나 macroamylase혈증과 마찬가지로 효소결합 면역 globulin이 원인인 경우가 있다.

약물 영향 항경련 약물로 증가하는 경우가 있다.

Alkaline phosphatase isoenzymes

기준치

· ALP_2 (간형) : 20.5~54.5%

· ALP_3 (골형) : 43.4~78.3%

· ALP_5 (소장형) : 0.0~5.7%

[주] 소아는 ALP_3 가 우세

측정법 Agarose gel, cellulose acetate막 전기영동법

검체량 혈청 0.5 mL

검사 목적 폐색성 황달, 간담도계 질환, 골대사항진성 질환, 임신말기, 소장 ALP(혈액형 B형, O형, 간경변)의 감별진단

검체 취급 안정한 효소지만 장기간 보존은 동결 보존한다(−20℃에서 6개월).

측정치에 따라 짐작되는 질환

■ **Cellulose acetate 막 전기영동법**

• **ALP_1 증가 (고분자 ALP)**

〈예상질환〉 폐색성 황달(담관암, 간문부 담관암, 췌두부암, 총담관결석, Vater 유두암 등)

〈잠재질환〉 간 침윤성·점거성 병변[전이성 간암, 간농양, 악성림프종, 백혈병 침윤, sarcoidosis, 속립결핵(miliary tuberculosis), amyloidosis 등] **〈조치〉** 복통발작, 황달 경과 문진. 간담도계 효소, transaminase, bilirubin 측정. 복부 초음파, 복부 CT. 항 mitochondria 항체, 종양 marker, 간생검, PTC(D), ERCP 등을 검사하여 진단, 치료한다.

• **ALP_2 증가 (간성 ALP)**

〈예상질환〉 상기에 추가하여 담도감염, 약물성 간장애, alcohol성 간장애, 지방간, 울혈간, 간염, 간경변, 간세포암(진전 예) 등 거의 대부분의 간담질환 **〈조치〉** 병력과 신체소견, 간기

능 검사, 종양 marker, 간염 virus marker. 복부 초음파, 복부 CT. 간생검. 림프구 자극시험 등을 검사하여 진단, 치료한다.

• ALP_3 증가(골성 ALP)

〈예상질환〉 성장기, 골 생성항진을 수반하는 골질환(골절, 골연화증, 전이성 골종양, 부갑상선기능항진증, 구루병, 골육종, Paget병 등), 갑상선기능항진증(ALP_2가 우세하다는 보고도 있다. 그러나 간장애 정도와 골대사 회전항진 정도의 균형에 따라 달라지는데 영동 pattern으로도 어느 분획이 우세한지가 판단되지 않는 경우도 많다) **〈조치〉** 병력과 신체소견. 골 촬영 등으로 진단, 치료한다.

• ALP_4 증가(태반성 ALP)

〈예상질환〉 임신후기 **〈잠재질환〉** 종양(생식기계), 이상 임신 **〈조치〉** 산부인과적 진찰. 복부 초음파, 복부 CT. 종양 marker 등으로 검색한다.

• ALP_5 증가(소장성 ALP)

〈예상질환〉 혈액형 B형, O형의 분비형 환자의 식후 **〈잠재질환〉** 간경변, 만성신부전, 당뇨병 **〈조치〉** 상기 질환의 검색

• ALP_6 증가(면역 globulin 결합 ALP)

〈예상질환〉 궤양성 대장염의 활동기, 류마티스 관절염 등 **〈조치〉** 상기 질환의 검색

■ PAGE 전기영동법

• ALP_I 증가

〈잠재질환〉 간세포암 **〈조치〉** 간기능 검사, 종양 marker, 간염 virus marker, 복부 초음파, 복부 CT, 간생검 등으로 검색

임상적 의의

ALP에는 간담, 태반, 소장 유래 isoenzyme이 있는데, ALP가 고활성을 보이는 경우는 isoenzyme 분석이 필요하다.

간담질환에서는 간에서의 *de novo* 합성이 항진되어 혈중 활성이 증가한다. 간에서는 간세포의 모세담관측 형질막에 가장 많이 분포한다. 심한 폐색성 황달에서는 γ-GT나 5'-nucleotidase처럼 세포막 성분에 결합된 고분자 ALP(ALP_1)가 혈중에 검출되지만 ① Lipoprotein X와 복합체를 만든다. ② 담즙산의 계면활성 작용으로 막성분 탈락 등의 출현기전을 고려하고 있다. 골성 ALP(ALP_3)는 골을 조성하면서 증가하기 때문에 골 성장, 골절 등에서 증가한다. 태반성 ALP(ALP_4)는 태반에서 만들어져 모체 혈중에 출현한다. 소장성 ALP(ALP_5)는 소장 점막에서 지방과 더불어 흉관으로 들어가고 혈액형 B형, O형 분비 환자의 식후 혈중에 출현한다. 간경변 환자의 약 40%에서도 검출된다. 면역 globulin 결합 ALP(ALP_6)는 ALP_2에 IgG가 결합된 것이다. PAGE에서 나타나는 ALP (ALP_I)는 간세포암에서 생산된다.

유의 사항 ① 혈액형 B형, O형의 분비형은 식후에 생리적으로 증가하기 때문에 원칙적으로 공복에 채혈한다. ② 성장기(소아는 성인의 3배), 임신후기(임신 전의 2~3배)에는 생리적으로 증가한다. ③ 남성이 약간 고활성을 보인다.

약물 영향 항경련약에 의해 증가하는 경우가 있다.

Bone specific alkaline phosphatase [BAP, bs-ALP]

기준치
· 남성 : 3.7~20.9 μg/L
· 여성 : 2.9~14.5 μg/L
(폐경기 후 여성 3.8 ~22.6 μg/L)
측정법 CLEIA (chemiluminescent enzyme immunoassay)
검체량 혈청 0.5 mL
검사 목적 골대사 이상증 진단
검체 취급 동결보존, 채혈 후 곧바로 혈청 분리, 냉장보존 불가, EDTA 채혈은 감소치를 보이는 경우가 있다.

측정치에 따라 짐작되는 질환

• **고도 증가 (300 μg/L 이상)**
〈 예상질환 〉 구루병(rickets), 중증 골연화증, Paget병 **〈 잠재질환 〉** 원발성 골종양, 암의 골전이 **〈 조치 〉** 다른 골대사 marker를 측정하여 진단한다.

• **경도~중등도 증가 (30~300 μg/L)**
〈 예상질환 〉 갑상선기능항진증, 부갑상선기능항진증, 폐경기 골다공증, 신성 골이영양증, 골절의 치료기 **〈 잠재질환 〉** 악성종양에 수반하는 고 Ca혈증, Cushing 증후군, 부신피질 호르몬 투여 중, 성장 호르몬 치료 중인 소아, 다발성 골수종, sarcoidosis **〈 조치 〉** 다른 골대사 marker를 측정하여 진단한다.

임상적 의의

일상으로 측정하는 alkaline phosphatase (ALP)는 골 이외에 간, 신장, 장관에서도 유래하기 때문에 특이성이 낮다. 간, 신장, 골형의 ALP는 단백부분은 완전히 같고, 당쇄부분만이 다르기 때문에 분리하여 측정하기가 곤란하였다. 그러나 IRMA법이나 EIA법을 사용하여 간편하고 신뢰성이 큰 측정법이 개발되었다.

ALP는 골에서는 골모세포에서 생산되기 때문에 골 형성기능을 잘 반영하는 것으로 이해하고 있다. 임상적 의의로는 우선 ALP 활성치가 증가한 환자에 대하여 간담도계 질환인가, 또는 골 질환인가를 정확하게 감별할 수 있는 검사로서 중요하다.

또한 생리적으로 변동하는 소아 성장기, 특히 사춘기에서 중등도 증가(50~200 U/L)를 이해하는 것이 필요하고, 여성에서는 폐경기 전후에서 경도 증가(+10 U/L 정도)를 보인다.

골 대사질환에 대한 치료기간에 그 치료효과를 판정하는데도 이용을 권장하고 있다. 단, 이 경우, 급속하게 반응하여 감소, 정상화 하는 경우는 오히려 적고, 약간 지연된 반응을 보이는 경우가 많다는 것도 이해할 필요가 있다. 예를 들면 갑상선기능항진증에서 항갑상선 약물 내복으로 혈중 갑상선 호르몬 농도가 정상화되어도 당분간(긴 경우는 1년 정도) ALP만이 증가된 그대로 지속되는 경우를 흔히 보인다.

유의 사항 혈중 ALP 활성치가 높은데도 불구하고 간담도계 질환이 부정되는 증례에 대하여 반드시 검사한다. 소아는 현저하게 고농도를 보이므로 주의가 필요하다. 20세 이후에는 일정한 농도로 떨어지지만 여성에서는 폐경기에 경도로 증가한다. 분명 골 대사질환이 아닌, 예를 들면 신부전이나 악성종양 환자에서도 고농도를 보이는 예가 있다는 것을 알아 둘 필요가 있다.

약물 영향 부신피질 호르몬 치료 중인 환자에서는 흔히 고농도를 보인다.

Amylase

기준치 60~220 IU/L 이하

측정법 효소법

검체량 혈청 0.5 mL

검사 목적 췌장염 진단 및 경과 파악. 타액선 질환, 기타 등의 진단.

검체 취급 EDTA 또는 citrate-Na 채혈 혈장은 측정치가 낮으므로 혈청 또는 heparin 채혈을 한다. 혈청인 경우, 실온에서 1주, 4℃ 또는 동결에서 수개월간 안정하다.

측정치에 따라 짐작되는 질환

• **증가(기준치 상한 이상)**

《예상질환》급성췌장염, 만성췌장염 **《잠재질환》**췌장낭포, 췌장암, 총담관 결석, Vater 유두암, 급성이하선염, 타석(salivary calculus), 소화관 천공, 장폐색, 복막염, 자궁외 임신, amylase 생산 종양(폐암, 난소암, 난관암 등), macroamylase혈증, 만성신부전, ERCP 후, shock **《조치》**요중 amylase, amylase isoenzyme 측정과 ACCR 계산(기준치 : 1~4%). 원질환의 진단과 치료. 병력과 신체 소견. 기타 췌장 효소 측정. 복부 초음파, 복부 CT, 복부 단순 X 선. 산부인과 진찰. BUN, creatinine 측정. 혈당 측정 등으로 진단하고 치료한다.

• **감소(기준치 하한 이하)**

《잠재질환》췌장 적출 후, 만성췌장염이나 췌장암으로 인한 췌장 실질의 황폐, 타액선 적출 후 **《조치》**췌장 효소 보충요법 등

임상적 의의

혈청 amylase 유래는 주로 췌장과 타액선에서 비롯된다. 각 장기에 특이적인 isoenzyme이 존재하는데, 혈중에는 통상 타액선형 amylase가 약간 많다. 혈청 amylase 증가기전은 췌장이나 타액선의 염증, 종양, 결석으로 생기는 폐색으로 인하여 혈중으로 유출, 장으로의 누출, 신장으로의 배설장애(macroamylase 혈증, 만성신부전), 이소성 생산(종양) 등이다.

저 amylase혈증은 췌장이나 타액선의 적출 후, 또는 만성췌장염이나 췌장암으로 인한 췌장 실질의 황폐로 발생한다.

Macroamylase는 amylase 분자에 면역 globulin이 결합된 복합체로 혈청의 효소활성이 증가한다. 분자량이 크기 때문에 신장으로의 배설이 저하되어 지속성 고 amylase혈증을 초래한다. ACCR(amylase creatinine clearance ratio)은 1% 미만으로 된다. 결합하는 면역 globulin은 80%가 IgA, 15%가 IgG이고, 나머지는 IgA+IgG가 대부분이다.

유의 사항 ① 성별에 따른 차이 및 운동의 영향은 없다. ② 건강인에서 식사의 영향이 없는데, 고 amylase혈증에서는 식후에 증가를 보인다. ③ 현저한 유백혈증이나 용혈은 측정에 영향을 미치는 경우가 있다. ④ 신생아에서는 amylase가 거의 검출되지 않고, 5~10세에서 성인 수준으로 된다. ⑤ 마른 사람이 약간 높은 활성을 보인다. ⑥ 대동맥류 파열, 난소난관 질환, 당뇨병성 ketoacidosis, 심장 by pass 수술 등에서도 증가한다.

Amylase isoenzyme

기준치

· 타액선형 : 53~87%

· 췌장형 : 13~47%

· 타액선형/췌장형 비 : 0.8~2.7

측정법 Cellulose acetate막 전기영동법

검체량 혈청 0.5 mL
검사 목적 Amylase가 췌장 유래인가 타액선 유래인가의 검토
검체 취급 「Amylase」항과 같다.

측정치에 따라 짐작되는 질환

• **고췌장형 Amylase혈증**

(예상질환) 급성췌장염, 만성췌장염 **(잠재질환)** 췌장낭포, 췌장암, 총담관 결석, Vater 유두암, 소화관 천공, 장폐색, 복막염, 만성신부전, ERCP 후 **(조치)** 혈중 및 요중 amylase 측정과 ACCR 계산(기준치 : 1~4%). 기타 췌장효소 측정. 병력과 신체소견. 복부 초음파, 복부 CT, 복부 단순 X 선. BUN, creatinine 측정. 혈당 측정 등으로 원질환을 진단하고 치료한다.

• **저췌장형 Amylase혈증**

(잠재질환) 췌장적출 후, 만성췌장염이나 췌장암으로 인한 췌장실질의 황폐 **(조치)** 효소 보충요법 등

• **고타액선형 Amylase혈증**

(예상질환) 원인불명 지속형 고타액선형 amylase혈증 **(잠재질환)** 급성이하선염, 타석, 자궁외 임신, Sjögren 증후군, amylase 생산 종양(폐암, 난소암, 난관암 등), shock, 만성신부전 **(조치)** 병력과 신체소견. 산부인과 진찰. 복부 초음파, 복부 CT. BUN, creatinine 측정 등으로 원질환을 진단하고 치료한다.

• **저타액선형 Amylase혈증**

(잠재질환) 타액선 적출 후

임상적 의의

혈청 amylase는 주로 췌장과 타액선에서 유래되는 것이다. 각 장기에 특이적인 isoenzyme 이 있는데, 혈중에는 통상 타액선형 amylase가 약간 많다. 혈청 amylase의 증가기전으로는 췌장이나 타액선의 ① 염증이나 ② 종양, 결석에 의한 폐색으로 인한 혈중으로의 유출, 장에서의 누출, 이소성 생산(종양), 신장에서의 배설장애(macroamylase혈증, 만성신부전) 등이 있다.

저 amylase혈증은 췌장이나 타액선의 적출 후, 또는 만성췌장염이나 췌장암으로 인한 췌장 실질의 황폐로 발생한다.

유의 사항 「Amylase」항과 같다.

Pancreas type amylase

기준치 30~95 IU/L
측정법 Et-G_7-PNP 기질 면역저해법
검체량 혈청 0.3 mL
검사 목적 췌장염에서의 amylase 변동 파악
검체 취급 「Amylase」항 참조

측정치에 따라 짐작되는 질환

• **증가(기준치 상한 이상)**

(예상질환) 급성췌장염, 만성췌장염 **(잠재질환)** 췌장낭포, 췌장암, 총담관 결석, Vater 유두암, 방유두 게실(증후군), 소화관 천공, 장폐색, 복막염, 만성신부전, ERCP 후 **(조치)** 요중 amylase 측정과 ACCR 계산(기준치 1~4%), 기타 췌장효소 측정(lipase, trypsin, PSTI, 췌장 phospholipase A_2, elastase 1). 병력, 신체소견, 복부 초음파 검사, 복부 CT, 복부 단순 X 선, MRCP. 급성췌장염과 만성췌장염 급성악화 예는 전신관리(일반혈액 검사, 임상화학 검사, 염증과 DIC marker, 수액요법과 요량계측, 혈액 가스분석에 의한 수분－전해질

관리, 혈압 및 심전도 monitoring, shock 대비, 산소흡입, 혈당 관리 등)를 시행한다.

- **감소 (기준치 하한 이하)**

⟨ 예상질환 ⟩ 췌장적출, 만성췌장염이나 췌장암으로 인한 췌장실질의 황폐 **⟨ 조치 ⟩** 췌장효소 보충요법 등

임상적 의의

혈청 췌장형 amylase의 유래는 췌장이다. 통상 혈중에는 타액선형 amylase가 약간 많다. 혈청 췌장형 amylase의 증가기전은 췌장의 염증으로 인한 유출, 종양이나 결석으로 인한 췌장관 또는 유두부 폐색, 장관으로의 누출, 신장으로의 배설장애(신부전증) 등이다.

저 amylase혈증은 췌장이나 타액선 등의 적출 또는 만성췌장염이나 췌장암으로 인한 췌장실질의 황폐로 일어난다.

유의 사항 「Amylase」항 참조

Urinary amylase

기준치

- **요 Amylase**

· **축뇨**

BG 5 P 기질법 : 157~773 IU/day

Gal-G2-CNP 기질법 : 65~840 IU/L/37℃

· **수시뇨**

남성 : 41.9~582.5 IU/g·Cr

여성 : 54.9~797.0 IU/g·Cr

- **요 Amylase isoenzyme**

· **췌장(P)형** : 44.5~64.5% (농도 환산 활성치 34~470 IU/L/37℃)

· **타액선(S)형** : 21~48.5% (농도 환산 활성치 8~227 IU/L/37℃)

측정법 효소법(BG 5 P, Gal-G2-CNP, Et-G7-PNP 기질법)

검체량 0.5~5 mL (축뇨 및 수시뇨)

검사 목적 췌장·타액선 질환 감별

검체 취급 요에서는 불안정하여 저온에서 보존하고, 신속히 측정한다. 보존뇨는 염류와의 공침을 일으켜 낮은 활성치를 보인다. 동결은 불가하다.

측정치에 따라 짐작되는 질환

■ **요 및 혈청 amylase와 그 isoenzyme**

- **요 amylase, 혈청 amylase 모두 증가**

⟨ 예상·잠재질환 ⟩ 췌장형 isoenzyme 우위 : 급성췌장염, 만성췌장염의 활동기, 췌낭포, 췌장종양, 담도계 질환, ERCP, steroid 투여. 타액선형 isoenzyme 우위 : 이하선염, 폐렴, 간질환, amylase 생산 악성종양(폐암, 난소암, 난관암, 악성중피종 등), 당뇨병성 혼수, 당뇨병성 ketoacidosis, 수술(인공심폐 사용 후), shock, 자궁외 임신, 타액분비 과다, 거식증, amylase 생산 종양 **⟨ 조치 ⟩** 혈청 amylase isoenzyme 측정, ACCR 측정, 혈중 lipase, elastase 1, phospholipase A_2 등의 측정, 원질환의 정밀검사로 진단과 치료

- **요 amylase 정상~감소, 혈청 amylase 증가**

⟨ 예상·잠재질환 ⟩ 타액선형 isoenzyme 우위 : 특발성 타액선형 고 amylase혈증, 만성 신부전, 만성간질환, macroamylase혈증, 오래된 검체(amylase isoenzyme 분리 불능) **⟨ 조치 ⟩** 혈청 amylase isoenzyme 측정, ACCR 측정으로 원질환 정밀검사. ACCR 1% 이하의 낮은 치는 macroamylase혈증일 가능성을 시사하는 소견이다.

- **요 amylase, 혈청 amylase 모두 감소**

《예상·잠재질환》 췌장형 isoenzyme 우위(타액선형 isoenzyme 감소) : Sjögren 증후군, 방사선치료. 타액선형 isoenzyme 우위(췌장형 isoenzyme 감소) : 만성췌장염(췌외분비부전기), 낭포성섬유증, 선천성 췌장 amylase 결손증, 췌장암 말기, 췌장절제. **《조치》** 혈청 amylase isoenzyme 측정으로 원질환을 정밀 검사한다.

[주] Amylase creatinine clearance rate (ACCR)

급성췌장염에서 혈청 amylase는 발병 6~12시간에 상승하여 3~5일간 지속한다. 요 amylase는 혈청 보다 늦게 상승하고, 상승기간도 길다. 채혈과 수시뇨로 단시간에 측정할 수 있는 ACCR의 상승은 급성췌장염의 유용한 검사소견으로 10% 전후(14.5±6.5%)까지 상승한다. ACCR은 급성췌장염에 대하여 특이도가 크지만 그 후의 추시에 따라 ACCR은 다른 췌장질환, 열상, 당뇨병성 ketoacidosis, aminoglycoside 등으로 인한 신장장애 등에서도 상승하여 반드시 특이도가 크다고는 할 수 없고, 급성췌장염을 진단하는데 유용성이 있을 뿐이다. Macroamylase혈증에서는 0.1~0.3%로 낮은 치를 보인다.

$$\text{ACCR} = \frac{U_{\text{amy}}(\text{IU/L}) \times P_{\text{cr}}(\text{mg/dL})}{P_{\text{amy}}(\text{IU/L}) \times U_{\text{cr}}(\text{mg/dL})} \times 100(\%)$$

(U: 요중 농도, P: 혈청 농도)

기준치 : 1.4~4.0%

임상적 의의

Amylase는 췌장과 타액선에서 주로 생산된다. 분자량은 사람 췌장형(P형)은 약 55 kDa이고, 타액선형(S형)은 약 60 kDa이다. P형 : S형은 혈중에서 4 : 6인데 대하여 요중에서는 6 : 4로 분자량이 작은 P형의 배설이 많아진다. 혈액, 요에 함께 증가하는 것은 틀림없는 효소유출로 췌장과 타액선의 세포파괴, 분비액의 유출장애 또는 역류로 인한 내압상승, amylase 생산 종양 등으로 이해하고 있다. 반대로 혈액, 요 모두에서 감소하는 것은 췌장, 타액선의 병적 조직황폐로 이해하고 있다. 혈중 amylase 증가에 요 amylase 정상 또는 감소는 혈중 저류로 신장기능 장애, 분자량이 큰 macroamylase 혈증, 간기능 장애 등으로 해석한다.

Macroamylase는 amylase가 면역 globulin (IgG, IgA 등)과 결합하여 고분자화한 것으로 신장으로의 배설이 저하되기 때문에 ACCR이 1% 이하의 현저한 감소치를 보인다. 전기영동분석에서는 S~P 영역에 폭 넓게 분포하여 분리 불능형으로 된다.

유의사항 ① 요 amylase는 증가치를 보이는데 혈청 amylase가 증가치를 보이지 않을 때는 고의로 타액을 요에 혼합시키는 허위성 장애(Münchausen syndrome)일 가능성이 있으므로 요중 타액선형 amylase를 측정한다. ② 성별에 따른 차이는 없고, 일내변동이 적다. 또한 음식물 섭취의 영향도 거의 없다. ③ 요가 농축된 상태(절식, 구토, 설사 등)에서는 병적인 원인이 없어도 증가치를 보인다. ④ 타액선형 amylase는 출생 시에는 성인 기준치의 1/10, 생후 1개월 이내에 약 1/2, 1~3세에 7/10, 5세에 성인치로 된다. 췌장형 amylase는 생후 3개월까지는 거의 나타나지 않다가 1세에 1/4, 2세에 1/2, 5~10세에 9/10, 10~15세에 성인치로 된다.

약물 영향 췌장형 amylase는 Oddi 근 수축을 일으키는 부교감신경 자극제, codein, morphin이나 secretin, pancreozymin, 등의 소화관 호르몬, salazosulfapyridine에 의하여 증가한다. 타액선형 amylase는 valproic acid에 의하여 증가한다. Acarbose(글루코바이 정)는 α-amylase 활성 저해작용도 있으므로 주의하여야 한다.

Angiotensin converting enzyme [ACE]

기준치 8.3~21.4 IU/L
측정법 Hippuryl-L-histidyl-L-leucine 기질 비색법
검체량 혈청 0.7 mL
검사 목적 Sarcoidosis 진단, 질환 상태 파악
검체 취급 ① 실온에서 1일 ② −20℃에서 6개월간은 안정하다.

측정치에 따라 짐작되는 질환

• **고활성 (기준치 상한 이상)**

〈예상질환〉 활동성 sarcoidosis **〈잠재질환〉** 갑상선기능항진증, 간경변(특히 복수 양성 예), 급성간염, 만성간염, 만성신부전(특히 장기간 투석 예), 당뇨병(특히 망막증이 있는 예), 본태성 고혈압의 일부, 규폐증 등 **〈조치〉** Sarcoidosis의 진단과 치료. 기타 질환 제외 진단

• **저활성 (기준치 하한 이하)**

〈예상질환〉 ACE 저해약 복용 **〈잠재질환〉** 폐기종, 폐암, 폐렴 **〈조치〉** 약물 복용 여부 확인, 흉부 X 선, 호흡기능 검사 등으로 진단하고 치료한다.

임상적 의의

이 효소는 angiotensin I에서 아미노산 2개를 제거하여 angiotensin II를 만드는 기능과 bradykinin에서 아미노산 2개를 제거하여 불활성화시키는 작용을 함께 나타내는 효소이다. 주로 모세혈관 내피세포막 효소로서 존재하지만 macrophage계 세포에서도 생산된다.

Sarcoidosis에서는 유상피세포 육아종에 풍부하게 존재하여 혈중으로 유출되는 것으로 이해하고 있다. 신부전이나 당뇨병성 망막증에서는 혈관장애가, 간장애에서는 간의 분해능 저하가, 각기 관여하는 것으로 이해하고 있다. 폐질환에서는 폐의 구조파괴나 폐혈관 내피세포 장애와 관련이 있는 것으로 생각하고 있다.
유의사항 EDTA 및 citric acid-Na는 효소활성에 영향이 미치기 때문에 검체는 혈청 또는 heparin 채혈 혈장을 사용한다.
약물 영향 ACE 저해약 복용자에서 감소

Aspartate aminotransferase [AST]

기준치 11~33 IU/L
측정법 자동분석장비 (UV법)
검체량 혈청 0.5 mL
검사 목적 간세포, 근육, 적혈구 등에서 유출되는 효소로 이들의 장애로 인한 질환의 검출, 정도, 경과파악의 중요한 지표
검체 취급 ① 4℃에서 1주간 안정하다. ② −80℃ 동결 보존에서 1개월간 안정하다.

측정치에 따라 짐작되는 질환

• **고도 증가 (1,000 IU/L 이상)**

〈예상질환〉 Virus성 급성간염(악화기), virus성 만성간염의 급성악화 **〈잠재질환〉** 전격성간염, 약물성 간염, 허혈성 간염(peak 시) **〈조치〉** 감염원, 약물, 혈압저하 여부 확인. ALT, LD와 비교. 간염 virus marker 검색. Bilirubin, PT 측정. Albumin, cholesterol, ChE 측정. 복부 초음파 검사 등으로 진단하고, 치료한다.

• **고도 증가 (500~1,000 IU/L)**

〈예상질환〉 Virus성 급성간염(악화기), virus

성 만성간염의 급성악화 **〈잠재질환〉**급성 alcohol성 간염, 약물성 간염, 간염 virus 이외의 virus에 의한 급성간염, 총담관 결석, 심근경색 **〈조치〉**감염원, 약물, 복통, 음주, 흉통의 문진. ALT, LD와 비교. γ-GT, ALP 측정. 간염 virus marker 검색. Bilirubin, PT 측정. Albumin, ChE, cholesterol 측정. ESR, CK, 백혈구 산정. 심전도, 복부 초음파 검사 등으로 진단하고 치료한다.

• 중등도 증가 (100~500 IU/L)

〈예상질환〉Virus성 만성간염 **〈잠재질환〉**자가면역성간염, 급성 alcohol성 간염, 약물성 간염, 지방간, 간염 virus 이외의 virus로 인한 급성간염, 폐색성 황달, 원발성담즙성 간경변, 심근경색, 근육질환, 용혈성질환 **〈조치〉**감염원, 약물, 복통, 음주, 흉통, 탈력, 요 색조 문진. 비만, 당뇨병 검색. ALT, LD와 비교. γ-GT, ALP 측정. 간염 virus marker 검색. Bilirubin, PT 측정. Albumin, ChE, cholesterol 측정. 항핵 항체, IgG 농도, LE 세포 현상 검색. 망상적혈구, Hb, haptoglobin 측정. ESR, CK, 백혈구 측정. 심전도, 신경학적 소견, 복부 초음파, 간생검 등으로 감별 진단하고 치료한다.

• 경도 증가 (기준치 상한~100 IU/L)

〈예상질환〉Virus성 만성간염, 간경변/간세포암, 지방간 **〈잠재질환〉**자가면역성간염, 약물성 간염, 폐색성 황달 **〈조치〉**감염원, 약물, 복통, 음주의 문진. 비만, 당뇨병 검색. γ-GT, ALP 측정. 간염 virus marker 검색. Bilirubin, PT 측정. Albumin, ChE, cholesterol 측정. 항핵 항체, IgG 농도, LE 세포 현상 검사. AFP, PIVKA-II 측정. ICG 15분치, ammonia 측정. 상부 소화관 내시경, 복부 초음파, 간생검 등으로 감별 진단하고 치료한다.

임상적 의의

AST는 주로 간, 근육세포, 적혈구에 존재하는 효소로 이들 세포의 괴사, 파괴에 의하여 혈중으로 유출된다. 그러므로 혈중 AST 활성증가는 간세포, 근육, 적혈구의 괴사, 파괴 정도를 반영한다. 그러나 엄밀하게는 세포 내 함량이나 형질막 투과성의 영향을 받는다. 즉, 간세포의 괴사, 파괴원인은 간염 virus, 약물, 허혈 등의 병태이다.

질환에 따라 임상상이나 경과에 특징이 있어서 감별진단이 중요하다. Alcohol성 간염은 AST＞ALT로 된다(AST/ALT 비에 의한 감별진단 항 참조). 허혈성 간염은 AST의 반감기(약 11~15시간)에 따라 급속히 회복된다(ALT 항 참조). 심근경색이나 용혈성 질환을 간과해서는 안 된다(간기능 검사라는 용어에 현혹 돼서는 안 된다).

AST는 일부 mitochondria에도 존재하여 mitochondria막 장애를 초래하는 심각한 간장애에서 혈중으로 유출된다. Alcohol성 간염이나 Reye 증후군에서 나타난다.

AST만이 고활성(상한의 2~3배 정도)을 보이고, 검색결과 다른 질환이 보이지 않는 경우에는 효소 결합성 면역 globulin이 결합된 AST(macro AST)의 존재를 AST/ALT 비로 감별 진단할 필요가 있다.

유의사항 ① 채혈이나 검체취급 시 용혈이 일어나면 적혈구에서 AST가 유출되어 혈중 AST, LD 활성이 증가한다. ② 서있는 자세에서는 안정하게 누운 자세보다 약 10% 더 높다. ③ 운동으로 CK와 함께 증가한다(최대 약 20배).

약물 영향 비타민 B_6 결핍에서 저활성을 보이

는 경우가 있고, 장기간 isoniazid(INH) 복용자에서 주의해야 한다. ALT 항의 약물 영향과 동일하다.

Mitochondria-AST [m-AST]

기준치 7 IU/L/37℃ 이하
측정법 Protease법
검체량 혈청 0.5 mL
검사 목적 Alcohol성 간장애의 진단, 경과 파악
검체 취급 혈청은 동결 보존한다.

측정치에 따라 짐작되는 질환

- **증가(기준치 이상)**

〈예상질환〉 Alcohol성 지방간, alcohol성 간염 **〈잠재질환〉** 급성간염, 전격성간염 **〈조치〉** 음주력을 상세히 문진, 감염원 문진. 식욕, 권태감 정도, 의식장애의 문진과 진찰. AST, LD와의 비교, 총 bilirubin, γ-GT, 중성지방, prothrombin 시간 측정, 간염 virus marker 검색, 복부초음파 검사, 당뇨병 등 다른 alcohol 관련 질환 합병 여부를 검색한다.

임상적 의의

AST에는 세포질에 존재하는 s-AST와 mitochondria에 국재하는 m-AST의 2개의 isoenzyme이 있다. m-AST는 건강인 혈청에는 총 AST 활성의 약 10~20% 차지한다. 양 isoenzyme 의 항원성은 전혀 다르기 때문에 혈청 s-AST를 항 s-AST 항체와 결합시켜 제거하고, 상청에 남은 m-AST 활성을 측정하는 면역학적 분별법이 개발되었다. 또한 s-AST만을 분해하는 protease를 사용하여 m-AST를 분리하는 방법도 개발되었다.

세포상해가 커서 mitochondria까지 장애를 받으면 m-AST의 혈중 활성이 증가한다. m-AST의 혈중 반감기는 1~2시간으로 s-AST의약 15시간에 비하여 짧기 때문에 혈중에서 m-AST가 고활성으로 지속하는 경우는 심한 장애가 지속되고 있는 것으로 해석한다. m-AST 활성의 절대치는 급성간염이나 전격성간염에서 가장 높다. 이들 질환에서 m-AST 고활성이 지속되는 경우에는 심각한 경과가 염려되는 소견이다. Alcohol성 간염이나 alcohol성 지방간에서는 총 AST 활성에 차지하는 m-AST 활성의 비율이 더욱 높아진다. 이런 변화는 금주(禁酒)로 빠르게 개선된다. 또한 m-AST의 증가는 간 절제수술 후의 예후와도 관련이 있다.

혈중 총 AST에 대한 m-AST의 비율은 급성간염에서 1.6~22.4%, 만성간염에서 1.1~16.1%, 간경변에서 1.5~8.1%, 원발성간암에서 3.4~9.7%, 지방간(비 alcohol성)에서 6.7~12.3%, alcohol성 간장애에서 13.1~46.3%로 보고되었다.

AST/ALT ratio

검사 목적 ① 만성간염과 간경변증의 감별, ② Alcohol성 간염의 진단, ③ 심근경색 급성기 등 근육질환의 진단

측정치에 따라 짐작되는 질환

AST/ALT 비의 기준은 왕년에 Karmen 단위가 주류인 시절에는 1이였지만 국제단위(IU)로는 약 0.87이다.

- **AST, ALT > 500 IU/L인 경우**

급성간염에서 악화기는 AST/ALT>0.87, 회복기는 AST/ALT<0.87로 되는 경우가 많다. 전

자는 간조직의 AST 활성이 ALT 활성의 3~4배 정도라는 것을 반영하고 있기 때문이고, 후자는 AST의 반감기(11~15시간)가 ALT의 반감기(41시간)보다 짧기 때문이라고 이해하고 있다. Alcohol성 간염의 중증 예도 여기에 속한다.

• **AST, ALT < 500 IU/L인 경우**

심근, 근육, 용혈성 질환은 이들 세포에 AST가 많다는 것을 반영하여 AST/ALT > 0.87로 된다. 심근경색의 급성기는 AST, LD, CK, ESR 등이 상승하기 때문에 AST/ALT > 0.87로 된다. Transaminase의 증가는 간질환에서 만이 아니라는 점에 유의하여야 한다.

Alcohol성 간염에서는 AST/ALT > 0.87이 특징으로 그 비는 2 가까이까지 상승한다. 비타민 B_6의 감소나 근육에서의 유출이 하나의 원인일 가능성이 있지만 2가지 효소의 간소엽 분포의 차이가 일부 관여하는 것으로 이해하고 있다. 즉, AST가 균일하게 분포하는데 대하여 ALT는 문맥 부근에 많다. Alcohol성 간염에서는 소엽 중심부에 괴사가 크기 때문에 AST 우위로 증가한다. 또한 alcohol성 지방간에서도 AST 쪽이 고활성을 보이는 경우가 많다.

한편, 만성간염에서는 반대로 문맥 주변에 괴사가 커서 ALT 우위(AST/ALT < 0.87)로 증가하는 하나의 원인으로 이해하고 있다. 또한 AST와 ALT의 반감기 차이도 ALT 우위가 하나의 원인이 된다.

간경변/간세포암에서는 AST/ALT > 0.87로 되는 경우가 많은데, 그 기전은 밝혀지지 않았다.

• **Macro AST**

효소 결합성 면역 globulin이 AST와 결합하여 AST 활성을 증가시키는 경우가 있다는 것이 알려졌다. AST 활성만 고활성(AST/ALT > 2)인 건강인 등에서는 macro AST의 존재를 생각한다.

유의사항 급성심근경색 등 근육 유래 AST로 인하여 AST/ALT > 0.87로 되는 경우가 있으므로 유의하여야 한다.

Catalase

기준치 적혈구 : 12.7±1.3 nmol/g Hb
측정법 비색법, potassium permanganate titration법
검체량 전혈 5 mL
검사 목적 무 또는 저 catalase혈증 검색
검체 취급 ① 세척 적혈구를 동결·융해로 용혈을 일으켜 측정한다. ② 저온에서 측정하는 것이 바람직하다. ③ Heparin 또는 EDTA 채혈한다. ④ 전혈은 4℃에서 수 일간, 0℃에서 1주간 안정하다.

측정치에 따라 짐작되는 질환

• **증가 (기준치 상한 이상)**

〈잠재질환〉 지방간, 전격성간염, 약물성·중독성 간장애, 급성 alcohol성 간염, 급성췌장염, 용혈성빈혈 **〈조치〉** 원질환의 진단과 치료

• **감소 (기준치 하한 이하)**

〈잠재질환〉 무 catalase혈증, 저 catalase혈증
〈조치〉 원질환의 진단과 치료

임상적 의의

Catalase는 세포 내에 생기는 과산화수소를 분해하는 반응을 촉매 하는 효소로 간, 적혈구에 많이 존재한다. 간에서는 peroxisome 내에 존재한다. 무 catalase혈증은 peroxisome 이상증의 하나로 상염색체 열성 유전질환이다. Catalase 측정의 임상적 의의는 이 질환을 진단하는데 있

다. 적혈구에서는 가용성 분획에 존재하여 용혈이나 상기 질환에서 혈청 활성치는 증가한다.

약물 영향 Clofibrate 등의 항고지혈증 약물에서는 peroxisome이 증식하여 catalase가 증가한다.

Cholinesterase [ChE]

기준치 사용하는 기질에 따라 다르다.

- Acetylcholine : 0.6~1.2 ⊿pH
- p-Hydroxybenzoylcholine(PHBC)
  남성 : 251~489 U/L
  여성 : 214~384 U/L
- Butyrylthiocholine(BTC)
  : 3,600~7,600 U/L
- 2,3-Dimethoxybenzoylthiocholine(DMBT)
  : 100~240 IU/L

측정법 자동분석기기 (rate assay법)

검체량 혈청 0.5 mL

검사 목적 간의 합성기능이나 영양상태 평가, 지방간 등의 진단, 유기인산 중독이나 cholinergic crisis 진단 등

검체 취급 4℃에서 1개월 이내에 측정할 수 있고, −80℃에서 수 개월간 안정하다. Ca^{2+} 제거로 활성이 저하하기 때문에 혈장인 경우는 heparin 채혈을 하여야 한다.

Cholinergic crisis : 중증 근무력증 치료에 사용하는 항 cholinesterase 약의 과잉으로 생기는 전신의 탈력과 이피로가 악화된 상태를 말한다. 근섬유속연축(攣縮)과 흔히 호흡근 마비가 생긴다.

측정치에 따라 짐작되는 질환

- **고활성 (기준치 상한 이상)**

〈예상질환〉 지방간, 당뇨병, 신증후군, 갑상선기능항진증 **〈잠재질환〉** 비만, 본태성 가족성 고 ChE혈증, 간세포암에 수반하는 고 ChE혈증 **〈조치〉** 원질환의 진단과 치료. 비만도 계산, 복부 초음파 검사. 혈당, 요당, HbA_{1c} 측정, 75 g OGTT, 요단백, cholesterol 측정. 혈청 albumin, TSH, FT_3, FT_4 측정 등으로 진단하고 치료한다.

- **저활성 (기준치 하한 이하)**

〈예상질환〉 간경변/간세포암, 전격성간염, 만성간염의 급성 악화, 저영양, 패혈증 등의 급성 중증 감염증, 각종 악성종양 **〈잠재질환〉** 유기인 중독, 각종 만성 소모성 질환[교원병, 점액수종, 뇌하수체·부신부전, 열상, 천포창(pemphigus), 울혈성 심부전, 궤양성 대장염 등], 유전성 ChE 이상증 **〈조치〉** 저영양, 감염증, 만성 간질환의 병력 검토. 원인 질환을 진단하기 위하여 혈구 산정, 간기능 검사, 간염 virus marker 검색, 복부초음파, 각종 종양 marker 검색, 상하부 소화관 검사, 흉부 X선, 복부 CT 등으로 검색한다.

임상적 의의

ChE는 간세포에서 생산되는 단백이다. 혈청 ChE 활성이 증가하는 것은 간세포에서 생산이 항진되었다는 것을 의미한다. 생산은 고영양 상태, 단백합성이나 지질대사 항진을 반영하는 것으로 생각하여 지방간, 당뇨병, 신증후군, 갑상선기능항진증 등에서 활성이 항진되는 원인으로 이해하고 있다. 간세포암에서 증가하는 것은 생산항진, 즉 종양 수반 증후군(paraneoplastic syndrome)으로 생각하고 있다.

한편 간세포에서 ChE 합성저하를 초래하는 2 종류의 병태로는 간질환과 저영양 상태가 있다. 급성 중증감염증, 악성종양, 만성 소모성질환은 후자에 속한다. 백혈병 치료약인 L-asparaginase로 인한 간장애에서도 감소한다.

또한 유기인 중독에서의 활성저하는 ChE의 효소활성 자체의 저해로 인하는 것이다. ChE 저해약으로 교감신경 자극약[distigmine bromide 나 neostigmine(중증 근무력증에 사용)]이 있는데, 과량 투여로 인하여 cholinergic crisis가 유발되는 경우가 있다. 또한 haptoglobin 제제에는 ChE가 혼입되어 있어서 사용 후 ChE 활성치가 증가하는 경우가 있다.

그리고 선천성 혈청 ChE 저하증·결손증 환자에서는 cholinester의 분해가 늦어 근이완약이나 국소 마취제 사용 시에 천연성(遷延性) 무호흡을 일으키므로 혈청 ChE 활성 측정은 중요하다.

[주] Cholinesterase [ChE]

ChE는 cholinester를 choline과 유기산으로 가수분해하는 효소로 ① acetylcholine만을 가수분해하는 acetylcholinesterase(AChE 또는 진성 ChE)와 ② benzoylcholine, butyrylcholine 등 acylcholine류에 작용하여 유기산과 choline으로 분해하는 ChE(pseudocholinesterase; 위성 ChE)의 2 종류가 존재한다.

통상 ChE라고 하면 후자(②)를 의미하는 것으로 간기능 검사의 하나로 측정하고 있다. AChE는 신경조직, 적혈구, 골격근 등에 분포되어 있다.

유의 사항 ① 성인에서는 여성이 남성보다 낮은데, ② 여성은 임신, 월경 시 감소한다. ③ 신생아는 성인의 2/3, 영아는 성인의 130%까지의 활성을 보인다.

약물 영향 유기인의 ChE 활성 저해작용은 잘 알려진 사실이다. 신경성방광 등에서 distigmine bromide 내복 또한 주의를 요한다. Haptoglobin제제로 인한 증가는 상기와 같다.

Creatine kinase [CK]

기준치

- 남성 : 57~195 IU/L
- 여성 : 32~180 IU/L

측정법 UV(NAC)법

검체량 혈청 0.5 mL

검사 목적 심장을 포함 근육질환의 진단, 경과 파악

검체 취급 ① 4℃에서 24시간, ② 동결에서 48시간 안정하다.

측정치에 따라 짐작되는 질환

- **고도 증가(2,000 IU/L 이상)**

《예상질환》 급성심근경색 **《잠재질환》** 심근염, 진행성 근이영양증(Duchenne형, 지대형), 악성고열증(succinylcholine 전신마취), 말초순환부전, 다발성근염, 피부근염, 외상이나 열상 또는 동맥폐색으로 인한 근장애, 근형당원병 **《조치》** 급성심근경색 진단과 치료(심전도, ESR, 백혈구, CK isoenzyme, AST, LD, troponin T, myosin light chain 측정. 심장초음파, 관상동맥 조영, nitroglycerine 투여 등). 원질환을 진단하고 치료한다. 신기능 관리(myoglobin뇨)

- **중등도 증가(500~2,000 IU/L)**

《예상질환》 급성심근경색 **《잠재질환》** 심근염, 진행성 근이영양증(Duchenne형, 지대형), 말초순환부전, 다발성근염, 피부근염, 갑상선기능저하증, 외상이나 열상 또는 동맥폐색으로 인한 근장애 **《조치》** 급성심근경색의 진단과 치료를 서두른다(앞의 고도 증가 항 참조). 원질환을 진단하고 치료한다. 갑상선기능 검사

- **경도 증가(기준치 상한~500 IU/L)**

〈잠재질환〉 급성심근경색, 심근염, 심외막염, 진행성 근이영양증(Duchenne형, 지대형), 다발성근염, 피부근염, alcohol 다음자, 갑상선기능저하증, 주기성 사지마비, 신경원성 myopathy, 근강직성 dystrophy, 뇌외상, 뇌경색, β-blocker **〈조치〉** 급성심근경색의 진단과 치료를 서두른다(앞의 고도 증가 항 참조). 병력청취, 신경학적 진단. 원질환을 진단하고 치료한다. 전해질, 갑상선기능 검사

- **감소(기준치 하한 이하)**

〈예상질환〉 갑상선기능항진증 **〈잠재질환〉** 임신, 장기간 와상(臥牀) **〈조치〉** 병력. 갑상선기능 검사 등으로 검색한다.

임상적 의의

Creatine kinase는 심근과 골격근 장애에서 증가한다. 급성심근경색 진단에 유용하여 진단과 치료를 서두른다. 작은 경색소나 불안정 협심증에서는 반복 측정이 필요한 경우가 있다. 심근과 골격근은 isoenzyme이 다르기 때문에 감별에 유용하다.

갑상선기능저하증에서 AST, LD 등과 함께 증가한다. 원인은 효소 대사가 지연되기 때문인데 일부는 골격근 유래로도 생각하고 있다. Isoenzyme은 MM형 우위라는 보고가 있다.

유의 사항 ① 상기 질환 이외의 증가 원인으로 격렬한 운동, 근육주사, 주사액 누설, 수술, 분만, 간질 대발작, 전기적 제세동, 소아 채혈시, 근전도 등이다. 운동 후에는 수일간 고활성을 보인다. 운동선수는 고활성치를 지속하여 보이는 경우가 있다. ② 용혈에 약간 고활성을 보인다. ③ 남성은 여성보다 약간 높다. ④ LD, cholesterol과 함께 갑상선기능저하증에서 증가하는 대표적 혈청 효소이다. CK 활성이 증가하는 경우에서 반드시 갑상선 기능을 검토하는 것이 바람직하다.

약물 영향 β-Blocker, clofibrate 등에서 증가하는 예가 있다.

Creatine kinase isoenzyme

기준치

- CK-MM : 88~96%
- CK-MB : 1~4%
- CK-BB : 1% 이하

측정법 Agarose gel, cellulose acetate 막 전기영동법

검체량 혈청 0.5 mL

검사 목적 CK 활성이 증가하는 질환의 감별진단

검체 취급 ① 4℃에서 24시간, ② 동결에서 48시간 안정하다.

측정치에 따라 짐작되는 질환

- **CK-MM 증가(골격근 유래)**

〈잠재질환〉 골격근의 장애시[진행성 근이영양증(Duchenne형, 지대형)], 악성고열증(succinylcholine 전신마취), 말초순환부전, 다발성근염, 피부근염, 외상이나 열상 또는 동맥폐색으로 인한 근장애, 근형 당원병, alcohol 과음자, 갑상선기능저하증, 주기성 사지마비, 신경원성 myopathy, 근강직성 이영양증 **〈조치〉** 원질환의 진단과 치료. 갑상선기능 검사

- **CK-MB 증가(10~50% 심근 유래)**

〈예상질환〉 급성심근경색 **〈잠재질환〉** 심근염, 심외막염, 다발성근염(20% 정도까지 CK-MB 검출), 진행성 근이영양증(5% 정도 CK-MB 검출) **〈조치〉** 급성심근경색 진단과 치료(심전도, ESR, 백혈구, CK isoenzyme, AST, LD, troponin T, myosin light chain 측정. 심장

초음파, 관상동맥 조영, nitroglycerine 투여 등)

• **CK-BB 증가(뇌, 평활근 유래)**

〈잠재질환〉 뇌외상, 뇌경색, 악성종양(전립선암, 방광암, 유방암, 폐암 등), 급성복증(ileus, 장간막동맥 혈전증 등) **〈조치〉** 원질환의 진단과 치료

• **CKm 증가(mitochondria 유래)**

〈잠재질환〉 악성종양

임상적 의의

CK는 근육이나 신경에 다량으로 함유되어 있는 효소이다. 심근과 골격근의 장애에서 증가한다. 심근과 골격근의 isoenzyme은 달라서 각각 MB, MM이 있다.

MB의 증가는 통상 심근 유래지만 골격근도 재생 중에는 CK-MB를 많이 함유하기 때문에 다발성근염 등에서는 CK-MB가 나타나는 경우가 있다. 심근경색에서 말초순환부전을 수반하는 경우, CK-MM도 동시에 증가하여 CK-MB가 차지하는 비율이 저하하는 경우가 있어서 혼동하기 쉽다. 또한 CK-BB는 뇌, 평활근 유래이고, CKm은 mitochondria 유래이다.

유의 사항 ① 상기 질환 이외의 증가 원인으로 격렬한 운동, 근육주사, 주사액 누설, 수술, 분만, 간질 대발작, shock, 소아 채혈 시, 근전도 검사 후 등이다. 운동에는 수 일간 고활성을 보인다. 운동선수는 고활성치가 지속되는 경우가 있다. ② 용혈에서 약간 고활성을 보인다. ③ 남성은 여성보다 약간 높다. ④ 갑상선기능저하증에서는 MM형이 우위라는 보고가 있다.

Creatine kinase-MB [CK-MB]

기준치

· 25 IU/L/37℃ 이하 (면역저지-UV법)

· 5 ng/mL 이하 (CLIA)

측정법 면역저지-UV법, 화학발광면역 측정법(CLIA)

검체량 혈청 0.5 mL

검사 목적 급성심근경색 등의 심근질환 진단, 경과 파악

검체 취급 혈청에서 빠르게 불활성화 되기 때문에 빨리 냉장상태에서 측정한다. 그리고 혈청을 빨리 동결하여 보존한다. 또한 활성저해 원인은 활성중심의 SH기의 저해이므로 thiol 화합물을 첨가하여 예비 가온 후, 재활성화 하여 측정할 수 있다.

측정치에 따라 짐작되는 질환

• **증 가**

〈예상질환〉 급성심근경색 **〈잠재질환〉** 심근염, 다발성근염, 피부근염, 진행성근이영양증 **〈조치〉** 급성심근경색 진단과 치료를 신속히 수행한다.

임상적 의의

CK isoenzyme의 한 분획이다. CK는 M과 B의 2가지 subunit로 되어 MB(주로 심근 유래), MM(주로 골격근 유래), BB(뇌, 평활근 유래), CKm(mitochondria isoenzyme) 등이 있다. 혈중에는 CK-BB는 통상 존재하지 않아 전기영동법으로 측정한 CK-MB는 총 CK의 5% 이하이고, 나머지는 CK-MM이다. 그러므로 항 CK-M 항체 존재 하에 CK 활성을 측정하여 CK-MB 활성으로 하는 방법(면역저지-UV법)이 있다. 한편 항 CK-B 항체를 사용하여 직접 CK-MB 단백량을 측정하는 CLIA 법도 있다. CK-MB는 주로 심근장애로 인하여 혈중으로 유출하는 것을 측정하여 심근장애 지표로 이용할 목적으로 측정한다.

유의사항 ① CK 및 CK isoenzyme 항 참조. ② 용혈, 운동, 근육주사, 수술 등에서 증가한다. ③ 면역저지-UV법에서 거짓 증가를 보이는 경우가 있는데, 이것은 Ig 결합 CK와 CKm이 검출되기 때문이다. CK isoenzyme을 전기영동법으로 분석하면 이상 band로 나타난다.

약물 영향 β-Blocker, clofibrate, glycyl-lycine 등에 의한 약물성 근장애에서도 증가한다.

Deoxythymidine kinase

기준치 5.5 U/L 이하

측정법 Proliphygen TK kit

검체량 혈청 0.5 mL

검사 목적 조혈기 종양 진단 및 치료효과 판정

검체 취급 ① 4℃에서 16일, ② −20℃에서 장기간 안정하다.

측정치에 따라 짐작되는 질환

• 현저한 증가

〈예상질환〉 급성골수성백혈병, 급성림프구성백혈병, 만성골수성백혈병의 급성 전화 시 **〈잠재질환〉** 악성림프종 진행 예, 악성종양(유방암, 폐소세포암) **〈조치〉** 백혈구 분획, 골수천자, 림프절 생검, 백혈구 표면 marker, 특수염색, 염색체 검사, virus 항체 검사, 간기능 검사, 흉부 X 선 등으로 원질환을 진단하고 치료한다.

• 증 가

〈잠재질환〉 백혈병 재발, 악성림프종, 유방암, 폐소세포암, 악성빈혈, cytomegalovirus, EB virus 감염증(전염성 단핵구증), G-CSF 투여 시 **〈조치〉** 백혈구 분획, 골수천자, 림프절 생검, 백혈구 표면 marker, 특수염색, 염색체 검사, virus 항체 검사, 간기능 검사, 흉부 X 선 등으로 원질환을 진단하고 치료한다.

임상적 의의

이 효소는 deoxythymidine을 인산화하여 deoxythymidine monophosphate로 변환하는 반응을 촉매한다. 이 반응은 DNA의 분해로 생기는 deoxythymidine을 재이용하는 경로가 있어서 증식 중인 세포에서 활성이 증가한다.

2 가지 isoenzyme이 있는데, 혈청에서 검출되는 것은 세포질에 존재하는 cytosol형이다. 악성종양, virus 감염, 임신 등에서 혈청 활성이 증가한다.

유의사항 EDTA 및 citric acid-Na은 효소활성에 영향을 미치기 때문에 검체는 혈청 또는 heparin 채혈 혈장을 사용한다.

2,3-Diphosphoglyceric acid [2,3-DPG]

기준치

· 전혈

남성 : 1.74~2.26 μmol/mL

여성 : 1.52~2.08 μmol/mL

· 적혈구

남성 : 3.67~5.01 μmol/mL RBC

여성 : 3.84~5.34 μmol/mL RBC

· Hemoglobin 1g 당

남성 : 10.75~14.77 μmol/g Hb

여성 : 11.69~15.25 μmol/g Hb

측정법 UV법

검체량 제단백 상청 2.5 mL

검사 목적 Hemoglobin의 산소결합·해리능력 조절기전 측정

검체 취급 Heparin 채혈하여 냉장에서 6시간 이내에 0.6 N perchloric acid 또는 trichloroacetic acid 등으로 제단백한 상청을 검체로 사용한다. 0.6 N perchloric acid와 혈액을 5 : 1의 체적 비로 충분히 혼합하고, 3,000 rpm, 5분간 원심하여 상청을 사용한다. 상청은 4℃에서 2주간, −20℃에서 1개월간 보존이 가능하다.

측정치에 따라 짐작되는 질환

• 증 가

〈예상질환〉 운동, 흡연, 빈혈(철결핍성, 용혈성), 만성폐질환, 울혈성 심부전, 간경변, 갑상선기능항진증, 만성신부전 **〈잠재질환〉** 고지대 거주, cyanotic 선천성 심질환 **〈조치〉** 신체소견, 생활력 및 기왕력 청취, 일반혈액 검사, 간기능 검사, 흉부 X 선, 호흡기능 검사, 심전도, 갑상선기능 검사, 신장기능 검사 등으로 원질환을 진단하고 치료한다.

• 감 소

〈예상질환〉 당뇨병성 ketoacidosis, 보존혈액 수혈 **〈잠재질환〉** 빈혈(유전성 구상적혈구증, hexokinase 결핍증) **〈조치〉** 혈당, 혈액 가스 분석, 일반혈액 검사 등으로 원질환을 진단하고 치료한다.

임상적 의의

2,3-DPG는 적혈구에 존재하는 해당계의 중간 대사산물이다. Hemoglobin의 산소해리 곡선을 좌우로 shift하여 조직으로의 산소공급을 조절한다. 즉, 2,3-DPG는 산소보다 큰 친화성으로 hemoglobin β chain에 mole 비 1 : 1로 결합하기 때문에 적혈구 내 2,3-DPG의 증가는 hemoglobin에서 산소를 해리하기 쉽게(hemoglobin의 산소해리 곡선을 우로 shift)하여(Bohr 효과) 조직으로의 산소공급을 증가시킨다. Acidosis에서는 적혈구의 해당계를 억제하기 때문에 적혈구 내 2,3-DPG 농도는 감소한다. 한편, 갑상선 호르몬, 성장 호르몬, 남성 호르몬은 2,3-DPG 농도를 증가시킨다. 고지대 거주자는 혈액 pH의 상승이 2,3-DPG 증가를 촉진한다. 운동은 60분 이내에 2,3-DPG 농도를 증가시키지만 sportman에는 증가하지 않는 경우도 있다.

유의사항 ① 여성 > 남성 ② 가령, 운동, 흡연으로 증가한다.

Bohr effect : Hemoglobin의 산소에 대한 친화성이 수소 ion 농도 증가(pH 저하)로 인하여 저하하는 현상(alkaline Bohr effect)을 말한다.

Hemoglobin의 산소 평형곡선은 우측으로 이동한다. 혈액은 대사가 활발한 조직에 따라 많은 산소를 공급하고, 조직에서 발생한 수소 ion(Bohr proton)을 보다 많이 수용한다. pH 6.8 이하에서는 반대로 친화성이 증가(산성 Bohr effect)한다.

Elastase 1

기준치 100~400 ng/dL

측정법 RIA, latex 면역비탁법

검체량 혈청 0.3 mL

검사 목적 췌장염 및 췌장암의 검색

검체 취급 4℃에서 수 일간, −20℃에서 6개월간 안정하다.

측정치에 따라 짐작되는 질환

• 증가 (400 ng/dL 이상)

〈예상질환〉 급성췌장염, 췌장암, 만성췌장염(재발기) **〈잠재질환〉** 췌낭포, 췌장 외상, ERCP 후, 소화관 천공, 신부전, 자가항체 **〈조치〉** 다른 췌장효소 측정[lipase, trypsin, PSTI(pancreatic secretory trypsin inhibitor), 췌장

phospholipase A_2]. 병력과 이학적 소견. 복부 초음파, 복부 CT, 복부 단순 X 선. 급성췌장염과 만성췌장염 급성악화 증례에서는 전신관리(혈구산정, 임상화학, 염증과 DIC marker, 수액요법과 요량 계측·혈액 가스분석에 의한 수분·전해질 관리, 혈압 및 심전도 monitor, shock 대책, 산소흡입, 혈당관리 등) 하여야 한다.

• **감소 (100 ng/dL 이하)**

《잠재질환》 췌장 완전적출, 만성췌장염이나 췌장암으로 인한 췌장실질의 황폐 **《조치》** 췌장 효소 보충요법. 췌장암을 부정한다.

임상적 의의

혈청 췌장 elastase 1은 췌장에서 유래하는 elastase이다. Serine protease의 일종으로 백혈구 elastase와는 면역학적으로 다르다. 췌장에는 elastase 2도 있지만 elastase 1이 많다. 양자는 물리학적, 면역학적 성질이 다르다.

췌장 elastase 1은 췌장에서 혈중으로 유출하는 효소로 췌장염이나 췌장암에서 혈중 level이 증가한다. 유출 이외에 종양이나 결석으로 인한 췌관 또는 유두부 폐색, 장관으로의 누출, 신장의 배설장애(만성신부전) 등으로도 증가한다. 한편, 췌장적출 후 또는 만성췌장염이나 췌장암으로 인한 췌장실질의 황폐로 기준치 하한을 보이는 경우도 있다.

유의사항 ① 남녀 차이, 연령에 따른 차이는 보이지 않는다. ② 식사 영향이 없다. ③ 일내 변동도 없다. ④ Elastase 1에 특이적인 IgG형의 자가항체가 보고되고 있어서 RIA로 측정한 측정치가 크기 때문에 주의하여야 한다. 고 elastase 1혈증의 약 10~20% 정도이다.

Glucose-6-phosphate dehydrogenase [G-6-PD]

기준치 5.2~11.5 IU/g Hb/37℃

측정법 비색법 (Beutler 등의 방법)

검체량 전혈 5 mL (heparin, EDTA 또는 ACD액)

검사 목적 G-6-PD 결핍증 진단

검체 취급 Heparin, EDTA 또는 ACD액 존재하에 채혈하여 전혈을 4℃에 보존하면 2~3일 안정하다. 동결은 불가하다.

측정치에 따라 짐작되는 질환

• **감소 (기준치 하한 이하)**

《잠재질환》 G-6-PD 결핍증 **《조치》** 가족력, 기왕력 청취. 약물복용 제한. G-6-PD 이상의 정밀검사

임상적 의의

효소는 혈청 내 활성이 아니라 적혈구 내 활성 저하에 임상적 의의가 있는 것이다. 즉, G-6-PD 결핍증을 진단하기 위하여 적혈구 내의 이 효소활성을 측정한다.

G-6-PD 결핍증은 반성열성 유전을 취하는 유전성 질환으로 DNA의 염기치환이 원인인 것이다. Sulfa제나 해열제 복용으로 급성 용혈 발작을 일으켜 hemoglobin뇨가 출현한다. 우리나라에는 거의 없지만 Africa 흑인 남성의 약 12%, Philippine, Thailand, Taiwan, 중국 남부 등 동남 Asia 남성의 수%에서 나타난다.

G-6-PD는 5탄당 인산 회로의 최초 반응에 관여하여 NADPH를 생산한다. 적혈구에서는 환원형 glutathione(GSH)이 hemoglobin이나 적혈구막의 산화로 인한 변성을 방지하고 있지만 NADPH가 부족하면 GSH가 고갈되어 hemoglobin이나 적혈구막이 변성되어 적혈구

의 변형능이 장애를 받아 용혈의 원인이 된다.
유의사항 수혈을 받으면 측정결과에 영향이 나타난다. 이 효소는 적혈구 효소이기 때문에 적혈구의 일령(day)에 따라 감소한다. 그러므로 용혈로 인하여 망상적혈구가 증가된 경우에는 효소활성이 높게 측정되는 경우가 있다.
약물 영향 항말라리아 약물(primaquine 등), sulfa제 등의 내복으로 용혈 발작이 일어나기 때문에 내복하지 않도록 한다.

Glutamate dehydrogenase [GLDH]

기준치 0.3~11.4 IU/L/37℃
측정법 UV법
검체량 혈청 0.5 mL
검사 목적 간세포 장애의 정도, 특히 소엽 중심성 장애 진단
검체 취급 ① 4℃에서 3일 ② −40℃에서 장기간 안정하다.

측정치에 따라 짐작되는 질환

• 증가 (기준치 상한 이상)

〈예상질환〉 급성간염, 만성간염의 급성악화, alcohol성 간염, 간경변, 간암, 울혈간 **〈잠재질환〉** 인공투석 전후, 혈액질환, 췌장질환, 수술침습 **〈조치〉** 음주력 청취, 간기능 검사, 간염 virus marker 검색, 복부 초음파, 복부 CT, 간생검, 신기능 검사, 혈구산정, 췌장효소 측정, 종양 marker 검색 등으로 원질환을 진단하고 치료한다.

임상적 의의

이 효소는 glutamic acid를 α-ketoglutaric acid로 변환시키는 산화적 탈아민 반응을 촉매한다. 간에 풍부한데(두 번째로 많은 신장의 10배 이상), 특히 소엽 중심부 간세포의 mitochondria에 국재한다. 간세포 괴사, 파괴 정도가 강하고, mitochondria까지 장애를 받은 경우에 혈중으로 유출한다. Mitochondria 유래 m-AST에 비해 반감기가 길기 때문에 m-AST보다 장기간 이상치가 지속된다.
유의사항 ① 최근의 과음으로 증가하기 때문에 음주력을 충분히 청취한다. ② 만성 간질환 환자에서는 운동으로도 증가하는 경우가 있다. ③ 여성에서 약간 낮다.
약물 영향 여성 호르몬으로 활성이 저하한다.

γ-Glutamyl transferase [γ-GT]

기준치
· 남성 : 10~50 IU/L
· 여성 : 9~32 IU/L
측정법 자동분석장비(Szasz법 γ-glutamyl-p-nitroanilide 기질법)
검체량 혈청 0.5 mL
검사 목적 Alcohol성 간장애, 약물성 간장애, 담도계 질환, 폐색성 황달, 간내 담즙울체 등의 진단, screening, 경과파악
검체 취급 매우 안정하여 실온(24℃)에서 2일간, −20℃에서 1년간 보존이 가능하다.

측정치에 따라 짐작되는 질환

• 초고도 증가 (500 IU/L 이상)

〈예상질환〉 급성 alcohol성 간염, 폐색성 황달, 간내 담즙울체(PBC 등) **〈조치〉** 음주력, 복통 발작, 황달 발생 경과 문진. 담도계 효소, bilirubin, AST, ALT 측정. 복부 초음파, 간생검, 항 mitochondria 항체, ERCP, PTC(D) 등

으로 진단하고 치료한다.

• **고도 증가(200~500 IU/L)**

〈예상질환〉Alcohol성 간장애, 폐색성 황달, 간내 담즙울체(PBC, 약물성) **〈잠재질환〉**만성 활동성간염 **〈조치〉**음주력, 약물 사용력, 복통 발작, 황달 경과 문진. 담도계 효소, AST, ALT, bilirubin 측정. 복부 초음파, 항 mitochondria 항체, PTC(D), ERCP, 림프구 자극시험, 간생검 등으로 진단하고 치료한다.

• **중등도 증가(100~200 IU/L)**

〈예상질환〉Alcohol성 간장애, 약물성 간장애, 만성 활동성간염 **〈잠재질환〉**간경변, 간암, 지방간, 담도질환 **〈조치〉**음주력, 약물 사용력, 간질환 기왕의 문진. 비만도 계산, 간기능 검사, 간염 virus marker 측정. 복부 초음파, 복부 CT, 종양 marker 측정, 간생검, 림프구 자극시험 등으로 진단하고 치료한다.

• **경도 증가(100 IU/L 이하)**

〈예상질환〉Alcohol성 간장애, 약물성 간장애(항간질약, 항경련약, 향정신 약물, steroid 등), 만성간염, 지방간 **〈잠재질환〉**간경변, 간암 **〈조치〉**음주력, 약물 복용력, 간질환 기왕력 확인. 비만도 계산. 간기능 검사, 간염 virus marker 측정. 종양 marker 측정. 간생검, 복부 초음파 등으로 진단하고 치료한다.

임상적 의의

간에는 간세포 모세담관막~담관상피에 γ-GT가 분포한다[원래, 쇄자연 효소(brush border enzyme)로 세뇨관, 소장 미융모 등 미융모에 존재하는 곳에 ALP와 함께 국재한다]. 간담질환에서 혈청 γ-GT 활성이 증가하는데, 그 기전은 여러 가지가 관여한다. Alcohol이나 약물은 효소 유도 작용이 있어서 간 내 γ-GT 단백량을 증가시킨다. 간 내 담즙울체, 폐색성 황달, 간 내 점거성 병변에서는 ALP, LAP 등 다른 간·담도계 효소와 함께 증가한다. 특히 폐색성 황달에서는 총 γ-GT 활성 일부에서 고분자량 γ-GT가 출현하는데, 이것은 세포막 성분에 결합된 γ-GT라고 이해하고 있다. 또한 간세포암에서는 암특이 γ-GT isoenzyme이 나타나는 예가 있다.

유의 사항 ① 음주에 의해서도 γ-GT 활성이 증가하는 예가 있다. ② 개인차가 크지만 동일인에서는 운동, 식사 영향을 받지 않아 일내변동은 물론 일차변동도 보이지 않는다. ③ 여성은 낮은 활성치, 소아나 성인도 낮은 활성치를 보이지만 신생아는 고활성치를 보인다.

약물 영향 항간질약, 항경련약, 향정신 약물, 수면제, steroid제 등의 투여로 활성이 증가한다.

Guanase

기준치 1.3 IU/L/37℃ 이하
측정법 Guanine 기질 rate assay(NBT법)
검체량 혈청 0.5 mL
검사 목적 간질환 진단의 일조
검체 취급 4℃에 1주일, −20℃에서 6개월 안정하다.

측정치에 따라 짐작되는 질환

• **고도 증가**

〈예상질환〉급성간염 **〈잠재질환〉**전격성간염 **〈조치〉**간염 virus marker 검색, 감염원 문진. AST, LD, 총 bilirubin, PT 측정. Albumin, ChE, 총 cholesterol 측정. 복부초음파 등으로 원질환을 진단하고 치료한다.

• **중등도 증가**

〈예상질환〉급성간염의 급성악화 **〈잠재질환〉**폐색성 황달, 간세포암, 급성 alcohol성 간염 **〈조치〉**감염원, 복통, 음주력 문진. AST, LD, γ-GT, ALP 측정. 간염 virus marker 검색. 총 bilirubin, PT, albumin, ChE, 총 cholesterol 측정. AFP, PIVKA-II 측정. 복부초음파, 간생검 등으로 원질환을 진단하고 치료한다.

• **경도 증가**

〈예상질환〉만성간염, 간경변 / 간세포암 **〈잠재질환〉**자가면역성 간염, 약물성 간장애, alcohol성 간장애, 원발성담즙성 간경변, 지방간, 간경색 **〈조치〉**감염원, 약물, 음주력 문진. 간염 virus marker 검색. γ-GT, ALP, 총 bilirubin, PT 측정. Albumin, ChE, 총 cholesterol 측정. 항핵 항체, IgG, LE 세포 측정. AFP, PIVKA-II 측정. ICG 15분치, ammonia 측정. 상부 소화관 내시경, 복부초음파, 간생검 등으로 검색하여 원질환을 진단하고 치료한다.

임상적 의의

Guanase는 주로 간세포 가용성 분획에 존재하는 효소로 간세포의 괴사, 파괴 정도를 반영하여 혈중으로 유출한다. ALT와 달리 골격근, 심근에는 거의 존재하지 않기 때문에 ALT보다도 간질환에 대한 특이성이 크다.

간세포의 괴사, 파괴 원인은 간염 virus, 약물 등이지만 지방간에서는 ALT에 비하여 증가 정도가 낮다. 심근경색에서는 원칙적으로 증가하지 않지만 울혈성심부전을 수반하는 경우에는 증가한다.

유의 사항 ① 측정법에 따라서는 용혈, 황달, 유백의 영향을 받는다. ② 성별에 따른 차이는 없다. ③ 심한 운동, 근육주사의 영향을 받지 않는다.

Isocitrate dehydrogenase [ICDH]

기준치 3~10 IU/L/37℃

측정법 UV법

검체량 혈청 0.5 mL

검사 목적 간실질 세포장애의 지표

측정치에 따라 짐작되는 질환

• **고도 증가**

〈예상질환〉급성간염, 간세포암, 전이성 간암 **〈잠재질환〉**선천성 담도폐색증, 중독성 간장애 **〈조치〉**병력 청취, 간기능 검사, 간염 virus marker, 종양 marker, 복부초음파, 복부 CT 등으로 원질환을 진단하고 치료한다.

• **중등도~경도 증가**

〈예상질환〉만성간염, 간경변, 간암 **〈잠재질환〉**폐색성 황달, 담석, 담낭염, 췌장염, 췌장암, 용혈성 황달, 신생아 황달, 전염성 단핵구증 **〈조치〉**병력 청취, 간기능 검사, 간염 virus marker, 종양 marker, 복부초음파, 복부 CT, PTC(D), ERCP 등으로 원질환을 진단하고 치료한다.

임상적 의의

이 효소는 citrate cycle의 효소로 mitochondria에 국재하는 NAD 의존형과 가용성 분획에 존재하는 NADP 의존형이 있다. 간 이외에 골격근, 심근, 신장 등에 분포한다. 간세포의 괴사, 파괴로 인하여 혈중으로 유출한다. ALT보다 간세포 장애 특이성이 큰 것으로 이해하고 있다.

Lactate dehydrogenase [LD]

기준치 120~245 IU/L
측정법 UV법(L → P)
검체량 혈청 0.5 mL
검사 목적 간세포 등의 파괴·상해 및 악성종양의 존재 시사
검체 취급 ① 혈청분리 후 실온에서 1주간은 안정. ② −20℃에서 활성이 감소되기 때문에 −40℃~ −80℃에 동결 보존한다. 1개월간은 안정하다.

측정치에 따라 짐작되는 질환

• **감소 (120 IU/L 이하)**

〈예상질환〉 H형 subunit 결손증(heterozygote), 저해인자(자가항체) **〈잠재질환〉** H형 subunit 결손증(homozygote) **〈조치〉** LD isoenzyme, 유전자 해석 등으로 진단하고 치료한다.

• **경도 증가 (245~350 IU/L)**

〈예상질환〉 심부전, 심근증, 만성간염, 간경변, 만성신염, 신증후군, 악성종양 **〈잠재질환〉** 피부근염, RA, 결합항체 **〈조치〉** 원질환을 진단하고 치료한다.

• **중등도 증가 (350~500 IU/L)**

〈예상질환〉 악성림프종, 림프구성 백혈병, 만성골수성 백혈병, 악성종양, 피부근염, 진행성 근이영양증 **〈잠재질환〉** 급성간염, 심근경색, 급성골수성 백혈병 **〈조치〉** 혈액·골수상, CK 및 LD isoenzyme, 장기 생검, 영상진단 등으로 진단하고 치료한다.

• **고도 증가 (500 IU/L 이상)**

〈예상질환〉 심근경색, 급성간염, 급성골수성 백혈병, 악성림프종, 악성빈혈 **〈조치〉** CK 및 LD isoenzyme, 간기능 검사, 혈액·골수상 등으로 진단하고 치료한다.

임상적 의의

LD는 체내 모든 세포에 존재한다. LD에는 5종류의 isoenzyme이 있는데, 조직마다 함유된 isoenzyme pattern이 다르다. 혈청 LD 활성 증가는 세포손상에 기인하는 것이다. 따라서 활성 증가 정도는 조직장애 정도를 나타낸다. 세포에서의 유출이 그치면 혈청 LD 활성이 정상화되지만 그 소실속도는 isoenzyme에 따라 다르다.

LD_5는 소실이 빠르기 때문에 LD_5가 증가하는 급성간염, 울혈성 심부전에서는 거의 그 시기의 장애 정도를 나타낸다. LD_1은 반감기가 2~3일로 길어서 LD_1이 증가하는 급성심근경색에서는 2~3주 전의 장애를 알 수 있는 것이다. 각 장기의 isoenzyme pattern은 특징이 있기 때문에 isoenzyme 분획 검사는 손상장기를 추정하는데 탁월하다.

유의 사항 ① 신생아는 성인의 약 2배로 많다. 영~유아기에 점차 감소하다가 사춘기 이후에는 일정한 활성을 보인다. ② 성차는 거의 없으나 임신후기에는 증가한다. ③ 운동으로 증가하는 경우가 있다. ④ 식사에 의한 변동은 나타나지 않으나 음주로 약간 증가한다. ⑤ 근육주사로 약간 증가하는 경우가 있다. ⑥ EDTA, citric acid 등의 항응고제는 LD 활성을 저해한다. ⑦ 용혈에서 고활성을 보인다.
약물 영향 Steroid제, tetracycline, carbenicillin, propranolol, clofibrate 등의 투여에서 고활성을 보인다. 면역억제제, 항암제 사용 중인 환자에서 저활성을 보인다.

Lactate dehydrogenase isoenzyme

기준치
- LD_1 : 21~33%
- LD_2 : 30~37%
- LD_3 : 18~23%
- LD_4 : 7~12%
- LD_5 : 5~14%

측정법 Agarose gel 전기영동법
검체량 혈청 0.5 mL
검사 목적 LD 활성증가 원인이 되는 장기·질환의 추정
검체 취급 ① 혈청 분리 후 실온(10~20℃) 보존이 안정하다. ② 장기간 보존은 −40℃ 이하에서 보존한다. ③ 용혈 검체는 사용할 수 없다.

측정치에 따라 짐작되는 질환

● $LD_{1,2}$ 증가
- 심근·신장 유래 : 심근경색, 신경색
- 적혈구 유래 : 용혈성빈혈, 악성빈혈, 기계적 용혈
- 종양 유래 : Seminoma

● $LD_{2,3}$ 증가
- 골격근 유래 : 근이영양증, 다발성근염
- 백혈병 세포 유래 : 백혈병
- 악성종양 유래 : 소화기암, 림프육종

● $LD_{3,4,5}$ 증가
- 종양 유래 : 전이암

● LD_5 증가
- 간 유래 : 급성간염, 울혈간, 간세포암
- 악성종양 유래 : 자궁암, melanoma
- 골격근 유래 : 근이영양증

임상적 의의

LD는 체내의 온갖 장기·조직에 분포하고 있는데, 각 장기·조직마다 isoenzyme pattern이 다르다. 이들 장기·조직이 장애를 받으면 LD가 유출돼 혈청 LD 활성이 증가한다. 질환에 따라 특이성이 낮기 때문에 LD isoenzyme을 분획하여 장애를 받은 장기를 추정하는 것에 임상적 의의가 있는 것이다. 또한 LD에 대한 항체와 LD가 결합하여 분자량이 큰 LD(LD 결합 면역 globulin)가 출현하는 경우가 있다. 이 경우, 전기영동에서 명료하게 분획되지 않는다.

유의사항 ① 총활성과의 대비도 고려할 필요가 있다. ② 각 isoenzyme에 따라 반감기가 다르기 때문에 발병 후 시간의 경과를 고려하여 판단한다. ③ 골격근에서는 주로 적색근(red muscle)에서 유출할 때는 $LD_{1,2}$가 우위를 보이고, 주로 백색근(white muscle)에서 유출되는 경우는 LD_5가 우위로 된다.

LD isoenzyme & LD/AST ratio

측정치에 따라 짐작되는 질환

■ $LD_{1,2}$ dominant

● LD/AST ratio
- 5~20 : 심근경색
- 30 이상 : 악성빈혈, 용혈성빈혈
- 50 이상 : 배세포종양

임상적으로는 심장, 적혈구가 문제가 되는 경우가 많은데, LD/AST 비와 조합시키면 감별이 가능하다. 심근경색은 $LD_1 > LD_2$에 LD/ AST 비는 약 10 정도이다. 적혈구 유래인 경우는 $LD_1 \geq LD_2$에 LD/AST 비는 30 이상으로 높다.

■ $LD_{2,3}$ dominant

• LD/AST ratio

· 5~20 : 근 dystrophy, 다발성근염, virus 감염증, 교원병

· 20 이상 : 백혈병, 악성종양, 전염성 단핵구증

$LD_{2,3}$ 우위를 보이는 질환이 많다. 본래 $LD_{2,3}$ 이 풍부한 조직 이외에 $LD_{3,4,5}$ 가 풍부한 조직도 반감기의 차이로 $LD_{2,3}$ 으로 보이는 경우가 있다. 백혈병 세포는 $LD_{2,3,4,5}$ 우위이지만 반감기 차이로 수식되어 $LD_{2,3}$ 우위로 된다.

■ $LD_{3,4,5}$ dominant

• LD/AST ratio

· 5 이상 : 급성인 근육장애

· 20 이상 : 악성종양

$LD_{2,3}$ 우위로 되는 원인질환의 급성기, 소화기암, 췌장암, 자궁암 등의 악성종양에서는 $LD_{3,4,5}$ 우위로 된다. 악성종양에서는 LD/AST 비가 높게 나타난다.

■ LD_5 dominant

• LD/AST ratio

· 5 이하 : 급성간염,

· 5~20 : 자궁암, 간세포암, 급성 골격근 붕괴

LD_5 는 반감기가 가장 짧기 때문에 LD_5 증가는 효소 유출이 신선한 것으로 질환의 급성기에 보인다.

유의 사항 LD는 격렬한 운동이나 장기간 운동 후에 근육파괴로 인하여 고활성을 보이는 경우가 있다. 이런 경우에는 근육에 다량으로 존재하는 creatine kinase(CK) 활성이 증가하므로 감별에 도움이 된다.

Leucine aminopeptidase [LAP]

기준치 20~70 U/L

측정법 L-leucyl-*p*-naphthylamine 기질법

검체량 혈청 0.5 mL

검사 목적 간·담도의 폐색상태 파악

검체 취급 ① 혈청분리 후 조속히 측정. ② 4℃ 보존에 수 일~1주간 안정

측정치에 따라 짐작되는 질환

• 증가 (70~200 U/L)

《예상질환》 담석, 담낭염, 급성간염, alcohol성 간장애, 간세포암, 전이성 간암 **《잠재질환》** 만성간염 **《조치》** Bilirubin 분획·담즙산 측정, 담도계 효소 측정, 영상진단 등으로 진단하고 치료한다.

• 고도 증가 (200 U/L 이상)

《예상질환》 간세포암, 전이성 간암, 담석증으로 인한 담도폐색, 약물성 간염 **《잠재질환》** 가족성 고 LAP혈증 **《조치》** 앞의 증가 항과 같다. 문진(약물 사용력)

임상적 의의

Leucine aminopeptidase(LAP)는 peptide의 N 말단을 절단하여 leucine 또는 다른 아미노산을 유리하는 효소이다. 간, 신장, 소장, 췌장 등에 분포한다. 간에서는 microsome 막 및 담즙 분비측 막에 활성을 보인다. 간염에서는 세포장애로 인하여 유출하는 것으로 생각하고, 담즙울체나 약물성 간장애, alcohol성 간장애에서는 효소 유도로 활성이 증가한다.

임상적으로는 주로 간·담도 등의 폐색 상태를 파악하는데 이용되고 있다. ALP(alkaline phosphatase)의 고분자막 결합형 ALP_1의 출

현과 상관성을 보이고, 증가한 LAP는 ALP와 같은 혈청 중의 막성분에 존재한다. Isoenzyme 으로는 간이나 림프구 세포질에 존재하는 LAP가 있는데, 측정 시 기질을 L-leucinamide로 바꿔 측정할 수 있다. 폐색성 담도질환 이외에 virus 감염증, 백혈병, 악성림프종 등에서 증가한다.

유의 사항 ① 일내변동은 나타나지 않는다. ② 식사로 인하여 영향을 받지 않는다. ③ 유아기에 높고 성장기에 경도로 증가하지만 성인에서는 가령에 의한 변화는 보이지 않는다. ④ 여성에 비하여 남성에서 활성이 높다. 임신(5개월 이후)에 활성이 증가한다.

약물 영향 면역억제제 사용 중인 환자에서는 활성이 감소한다.

Lipase

기준치 36~160 IU/L

측정법 비탁법

검체량 혈청 0.5 mL

검사 목적 췌장질환의 병태 해명

검체 취급 ① 신선한 혈청을 사용한다. ② 4℃에서 1~2주간, −20℃에서 1년 이상 보존이 가능하다.

측정치에 따라 짐작되는 질환

• 감소 (36 U/L 이하)

《 예상질환 》 만성췌장염, 췌장 절제 **《 잠재질환 》** 췌장종양 **《 조치 》** Amylase 측정, 췌장 외분비 기능검사 등으로 감별 진단하고 치료한다.

• 증가 (160~500 U/L)

《 예상질환 》 급성췌장염, 만성췌장염, 췌장종양, 췌장질환, 신부전 **《 잠재질환 》** 담낭·담도질환, 당뇨병, 소화성 궤양 **《 조치 》** 췌장염 중증도 판정, 종양 marker, 영상진단 등으로 진단하고 치료한다.

• 고도 증가 (500 U 이상)

《 예상질환 》 급성췌장염 **《 잠재질환 》** 만성췌장염 급성악화, 담도질환 **《 조치 》** 앞의 증가 항과 같다.

임상적 의의

Lipase는 췌장 선방세포(acinus cell)에서 합성되어 췌장액으로 분비되는데, 혈중 활성은 췌장의 손상으로 인하여 혈중으로 유출하는 lipase에 좌우된다. 췌장에 대하여 특이성이 커서 췌장 병변, 특히 췌장염의 병태를 해명하는 데 유용한 검사이다. 급성췌장염에서 고활성으로 천연하는 경우는 췌장 가성낭포(pancreatic pseudocyst)를 의심할 수 있다.

신부전에서 lipase가 증가하는 경우가 많지만 현저하게 증가하는 경우는 적다. 담낭, 담도질환, 소화성 궤양 등에서도 경도로 증가하는 경우가 있다.

저활성을 보이는 경우는 진행된 만성췌장염, 췌장절제 등으로 임상적으로는 췌장 외분비 기능저하가 문제가 된다.

유의 사항 ① 일내변동이나 식사의 영향은 거의 없다. ② 성별에 따른 차이는 나타나지 않는다. ③ 심한 고지혈증에서는 저활성을 보일 가능성이 있다. ④ 용혈의 영향은 보이지 않는다.

Monoamine oxidase [MAO]

기준치 23~49 IU/L/37℃

측정법 색소추출법, 효소법

검체량 혈청 0.5 mL

검사 목적 간의 섬유화 정도 파악

검체 취급 ① 혈청분리 후 빨리 측정한다. ② 4℃ 냉장에서도 수일에 활성이 감소된다.

측정치에 따라 짐작되는 질환

• **감소 (0~23 IU/L)**

(예상질환) 악성종양, SLE(활동기), 광범위 화상 **(잠재질환)** 고뇨산혈증(원인 불명) **(조치)** 원질환의 검색

• **증가 (49~70 IU/L)**

(예상질환) 만성간염, 간경변, 당뇨병, 말단비대증 **(잠재질환)** 전신성 경화증, 폐섬유증, 심부전 **(조치)** 간기능 검사, 다른 섬유화 marker 측정, 간생검 등으로 원질환을 검색한다.

• **고도 증가 (70 IU/L 이상)**

(예상·잠재질환) 간경변, 말단비대증 **(조치)** 위의 증가 항과 같음

임상적 의의

Monoamine oxidase(MAO)는 amine 류(類)의 탈아미노화를 하는 효소이다. MAO에는 isoenzyme이 있는데, 혈중 MAO는 결합조직 중의 MAO와 면역학적으로 동일하다고 생각하고 있다. 결합조직 중의 MAO 역할은 밝혀지지 않았으나 결합조직의 증가에 수반하여 혈중 MAO 활성치도 증가한다.

간의 섬유화로 인하여 혈중 농도가 증가하지만 만성간염에서 간경변으로 이행하는데 따라서 혈중 MAO 활성치도 증가한다. MAO는 간의 결합조직에 특이적인 것은 아니고, 폐나 피부·관절 등의 섬유화가 항진된 경우에도 혈중 MAO 활성치는 증가한다.

유의 사항 ① 신생아기는 성인에 비하여 고활성으로 약 2배에 달한다. ② 20~50세에 거의 일정한 활성치를 취하는데, 고령자에서는 약간 고활성치를 보인다. ③ 남녀 차이는 보이지 않는다. ④ 항응고제는 측정치에 영향을 미치지 않는다.

약물 영향 Isoniazid는 강력한 저해작용이 있기 때문에 투여 환자에서는 거의 활성이 나타나지 않는다. Steroid제, 경구 피임약, L-dopa, hydrazine-HCl, penicillamine 등도 저해작용을 보인다.

Myosin light chain

기준치 2.5 ng/mL 이하

측정법 IRMA법

검체량 혈청 0.3 mL

검사 목적 심근경색의 중증도 진단

검체 취급 ① 혈청 분리 후 곧바로 측정한다. ② −20℃에서 수 개월간 안정하다.

측정치에 따라 짐작되는 질환

• **증가 (2.5~10.0 ng/mL)**

(예상질환) 심근경색, 심근염, 근이영양증, 피부근염, 다발성근염, 신부전 **(조치)** CK 및 isoenzyme, troponin T, myoglobin 측정, 심전도, 심장 초음파, 심 catheter 검사, 근전도, 근생검 등으로 진단하고 치료한다.

• **고도 증가 (10 ng/mL 이상)**

(예상·잠재질환) 심근경색(중등도 이상) **(조치)** CK 및 isoenzyme, troponin T 측정, 심전도, 심장 초음파, 심 catheter 검사 등으로 진단하고 치료한다.

임상적 의의

Myosin은 근원섬유를 구성하는 단백으로 2개의 heavy chain과 4개의 light chain으로 구성되었다. 분자량은 20~30 kDa으로 작아서

세포 밖으로 유출되기 쉽고, 또한 혈중에서 안정하기 때문에 심근장애의 임상화학적 지표로 고려하고 있다.

심근경색에서는 발병 3~4주에 증가하기 시작하여 12~24시간에 최고치에 달하고, 7~15일간 고농도를 유지한다. 경색의 크기를 평가하는데 유용한 검사이다. 발병 후 시간을 경과하면서 진단하는 데도 유용하다.

신부전에서는 요중 배설이 늦기 때문에 고농도를 나타낸다. 측정에 사용하는 항체는 골격근 myosin light chain과 교차반응을 보이고, 골격근의 대량 장애에서 증가한다.

유의 사항 ① 일차변동은 나타나지 않고, 식사의 영향도 나타나지 않는다. ② 여성은 남성보다 저농도를 보인다. ③ 근육주사, 운동의 영향을 받지 않는다. ④ 항응고제는 측정에 영향을 미치지 않는다.

5'-Nucleotidase

기준치 2~15 mIU/mL
측정법 ADH-GLDH 법
검체량 혈청 1 mL
검사 목적 폐색성 황달, 간내 담즙울체의 marker
검체 취급 ① 실온 또는 4℃에서 4일, −20℃에서 4개월간 안정, ② EGTA 또는 EDTA 사용 채혈한 혈장에서는 활성이 저하된다.

측정치에 따라 짐작되는 질환

• 고도 증가

〈예상질환〉 폐색성 황달(담관암, 췌두부암, 담낭암, 담관결석), 간내 담즙울체(PBC, PSC, 세담관염 등) **〈조치〉** 복통발작, 황달 발생 경과 문진. 담도계 효소, AST, ALT, bilirubin 측정. 복부초음파, 복부 CT, 항 mitochondria 항체, 종양 marker, PTC(D), 간생검, ERCP 등으로 진단하고 치료한다.

• 중등도 증가

〈예상질환〉 전이성 간암, 간세포암(진전 예), 약물성 간장애, 담관염 **〈잠재질환〉** 간침윤성 병변(악성림프종, 백혈병의 침윤, sarcoidosis, 속립결핵 등) **〈조치〉** 담도계 효소, AST, ALT, bilirubin 측정. 종양 marker, 복부초음파, 복부 CT, 간생검, 림프구 자극시험 등으로 진단하고 치료한다.

• 경도 증가

〈예상질환〉 급성간염, 만성간염, 간경변, 급성 췌장염 **〈조치〉** 간질환의 기왕력, 가족력 문진. 간기능 검사, 간염 virus marker 측정. 췌장효소 측정, 복부초음파, 복부 CT, 간생검 등으로 진단하고 치료한다.

임상적 의의

5'-Nucleotidase는 ALP, γ-GT, LAP와 함께 담도계 효소라고 부르는데, 폐색성 황달이나 간내 담즙울체의 지표로 사용되어 왔다. 5'-Nucleotidase는 nucleotide의 5' 위치의 인산을 가수분해하는 효소이다. 측정 기질로 adenosine-5'-phosphate를 사용하면 5'-nucleotidase에 의해 adenosine과 무기인산이 생긴다. Adenosine deaminase로 adenosine을 inosine으로 변환시켜 glutamate dehydrogenase, α-ketoglutamate, NADH를 가하여 NADH에서 NAD로의 흡광도 변화를 자외부(UV)에서 측정한다.

간에는 간세포의 모세담관측 형질막(특히 미소융모 말단)에 가장 많이 분포하여 담즙에서도 활성이 확인되지만 세포질에도 존재한다.

혈중 5'-nucleotidase는 담즙에서 역류되어

유입되는 것으로 이해하고 있다. 심한 폐색성 황달에서는 γ-GT나 ALP와 같이 세포막 성분에 결합한 5'-nucleotidase가 혈중에서 검출되는데, 이것은 담즙산의 계면활성 작용으로 인하여 막성분과 더불어 탈락한 것으로 이해하고 있다.

유의 사항 ① 식사나 운동, 음주, 골질환, 임신의 영향을 받지 않는다. ② 성별에 따른 차이는 없다. 소아에서 낮은 활성을 보인다.

Pancreatic phospholipase A_2 [PLA_2]

기준치 130~400 ng/dL
측정법 RIA
검체량 혈청 0.5 mL
검사 목적 췌장질환의 병세 진단
검체 취급 4℃ 보존에 수일간 안정하다. −20℃에서는 약 6개월간 안정하다.

측정치에 따라 짐작되는 질환

• **감소 (130 ng/dL 이하)**

〈예상질환〉 만성췌장염, 췌장절제 **〈잠재질환〉** 췌장종양 **〈조치〉** Amylase, lipase 측정, 췌장 외분비기능 검사 등으로 원질환을 진단하고 치료한다.

• **증가 (400~1,000 ng/dL)**

〈예상질환〉 급성췌장염, 만성췌장염, 간·담도질환 **〈잠재질환〉** 췌장종양, 신부전, 당뇨병 **〈조치〉** 감소의 조치 항과 같다. 추가로 종양 marker, 영상진단으로 원질환을 진단하고 치료한다.

• **고도 증가 (1,000 ng/dL 이상)**

〈예상질환〉 급성췌장염 **〈잠재질환〉** 신부전, 만성췌장염의 급성악화, 췌장종양 **〈조치〉** 증가의 조치 항과 동일하다.

임상적 의의

혈청 pancreatic phospholipase A_2(PLA_2)는 주로 소화효소로서 존재하는 췌장에서 유출된 것으로 이해하고 있다. 이 효소를 측정하여 췌장질환의 병세를 파악할 수 있어서 췌장질환의 진단, 경과관찰에 유용하다.

급성췌장염에서는 수십 배~수백 배의 고활성을 보여 임상경과와 좋은 상관성을 보인다. 또한 amylase, elastase 1에 비하여 장기 특이성이 크다. 췌장염 발병 직후부터 증가하여 첫 1일에 최고 활성치를 보이는데, 다른 유출효소와 비교하여 고활성치가 천연한다. 만성췌장염에서는 처음부터 고활성을 보이는 경우가 많은데, 진행하면서 활성치가 감소한다. 만성췌장염의 급성기에는 증가한다.

유의 사항 ① 일내변동은 나타나지 않고, 식이의 영향도 받지 않는다. ② 가령과 더불어 약간 증가한다. ③ 성별에 따른 차이를 보이지 않는다.

Pancreatic secretory trypsin inhibitor [PSTI]

기준치 20 ng/mL 이하
측정법 RIA
검체량 혈청 0.2 mL
검사 목적 종양의 screening
검체 취급 −20℃ 보존에서 6개월간 안정하다.

측정치에 따라 짐작되는 질환

• **증가 (20~100 ng/mL)**

〈예상질환〉 급성췌장염, 악성종양, 감염증, 외상, 수술, 신부전 **〈잠재질환〉** 간염, 간경변, 담석증, 당뇨병, 만성췌장염 **〈조치〉** Amylase, lipase 측정, 염증소견, 종양 marker 측정, 영상진단 등으로 원질환을 진단하고 치료한다.

- **고도 증가(100 ng/mL 이상)**

〈예상·잠재질환〉 급성췌장염, 외상 **〈조치〉** Amylase, lipase 측정, 췌장염의 중증도 판정, 염증소견, 간기능 검사, 신장기능 검사, 종양 marker 측정, 영상진단 등으로 원질환을 검색한다.

임상적 의의

췌장 분비성 trypsin inhibitor(PSTI)는 췌장 및 췌장 이외의 장기에서 합성되지만 isoenzyme의 존재는 알려지지 않았다. 췌장염에서는 amylase, lipase 등과 비교하여 고활성치의 지속시간이 길고, 감염이나 DIC를 수반하는 예에서는 더욱 활성 정도가 크고, 지속시간도 길다. 이런 것으로 미루어 혈중 PSTI는 급성상반응물질로 생각하고 있다. 수술, 외상 후에도 증가하는데 최고 활성치에 달하는 것은 3일 이후인 경우가 많다.

또한 폐렴 등의 감염증에서도 증가하여 침습·염증의 marker로도 생각할 수 있다. 악성종양에서도 증가하는 경우가 많지만 종양의 조직형이나 발생부위와는 관계가 없고, 병상기간이 진행된 경우에 빈도 높게 증가한다. CEA와는 상관성이 없으나 양자를 병용하면 양성률이 커져 종양 marker로도 유용한 검사이다.

유의사항 ① 일내변동이 없고, 식이 영향도 받지 않는다. ② 성별에 따른 차이도 없고, 임신의 영향도 없다. ③ 가령과 더불어 약간 증가한다. ④ 항응고제는 측정에 영향을 끼치지 않는다. ⑤ 신부전에서 증가한다.

Pepsinogen I

기준치 15~100 ng/mL

측정법 IRMA법

검체량 혈청 0.3 mL

검사 목적 위점막 위축의 지표, 위암 screening

검체 취급 ① 실온(25℃)에서 3일간, 4℃에서 7일간 안정하다. ② −20℃에서 수년간 보존이 가능하다.

측정치에 따라 짐작되는 질환

- **감소(15 ng/mL 이하)**

〈예상질환〉 악성빈혈, 위축성위염, 위선종, 위암, 간경변, 위장 절제 **〈잠재질환〉** 위황색종 **〈조치〉** 상부 소화관 X선 검사, 내시경 검사, 영상진단 등으로 감별진단하고 치료한다.

- **증가(100 ng/mL 이상)**

〈예상질환〉 위·십이지장 궤양, Zollinger-Ellison 증후군, 신부전, 급성위점막 병변 **〈잠재질환〉** Brunner 선종 **〈조치〉** 상부소화관 X선 검사, 내시경 검사, 혈중 gastrin 측정, 영상진단, 요검사, 신기능 검사 등으로 원질환 검색, 치료

임상적 의의

Pepsinogen은 위액 중 단백분해 효소인 pepsin의 불활성 전구체로 위산분비를 관장한다. Pepsinogen I은 위저영역의 주세포에서 분비된다. 위점막에서 생산되는 pepsinogen의 1%가 혈중으로 유입된다.

위점막 내에서의 생산항진으로 고농도를 보이는데, 신기능 저하 시 배설감소로 고농도로 나타난다. 위점막 내에서의 생산저하로 감소하고, 위절제 후에는 점막량이 감소하기 때문에 감소한다.

Pepsinogen I 의 고농도는 소화성 궤양을 고려하게 되는데, 궤양의 재발생·난치성을 판정하는 데도 도움이 된다. 저농도인 경우에는 위점막의 위축 여부와 정도를 판정하는데 유용하다. 위축성 위염은 위암의 고위험군으로 생각되므로 건강검진 선별검사에도 pepsinogen I 및 I/II 비가 이용되고 있다. 그리고 *Helicobacter pylori* 양성에서는 음성 보다 유의하게 고농도를 보인다.

유의 사항 ① 20~70세에서는 일정치를 보인다. ② 성별에 따른 차이는 없다. ③ 일차변동, 인종에 따른 차이는 나타나지 않는다. ④ 식사는 측정치에 영향을 미치지 않는다. ⑤ 항응고제의 영향을 받지 않는다.

약물 영향 Proton pump 저해제 사용으로 2~3배 증가하고, 복용중단 후 이전 농도로 돌아오는데 1~2개월 걸린다.

Proton pump inhibitor : 위벽세포 내 분비소관에서 proton-potassium ATPase의 SH기와 disulfide 결합(불가역적 결합)하는 것으로 효소활성을 저해하여 지속적으로 산 분비를 억제한다. Proton-potassium ATPase의 수명은 약 80시간으로 일단 결합하면 다음에 새로 생산될 때까지 그 효소활성은 저해를 받는다.

Pepsinogen II

기준치 3~40 ng/mL

측정법 IRMA법

검체량 혈청 0.3 mL

검사 목적 위점막 위축의 지표

검체 취급 ① 실온(25℃)에서 3일간, 4℃에서 7일간 안정하다. ② −20℃에서 수년간 보존이 가능하다.

측정치에 따라 짐작되는 질환

- **감소(3 ng/mL 이하)**

《예상질환》 위축성 위염, 위절제 **《잠재질환》** 위선종, 위암 **《조치》** 상부 소화관 X선 검사, 내시경 검사, 영상진단 등으로 원질환을 진단하고 치료한다.

- **증가(40 ng/mL 이상)**

《예상질환》 위·십이지장 궤양, 급성 위점막 병변, Zollinger-Ellison 증후군 **《잠재질환》** Brunner 선종 **《조치》** 상부 소화관 X선 검사, 내시경 검사, 혈중 가스분석, 영상진단, 요검사, 신장기능 검사 등으로 원질환을 진단하고 치료한다.

임상적 의의

Pepsinogen II는 위 전역(全域)의 선(腺)세포 및 Brunner선 세포에서 분비된다. 위점막의 생산항진 또는 신장의 배설저하로 혈중 농도가 증가한다. 점막의 생산저하나 위점막량 그 자체의 감소에서도 감소한다. Pepsinogen II 증가는 pepsinogen I 처럼 소화성 궤양의 고위험군으로 이해하고 있다. 저농도를 보이는 경우에는 위점막 위축의 존재와 정도를 판정하는데 유용한 검사이다. 또한 *Helicobacter pylori* 양성은 음성보다 유의하게 pepsinogen II 가 증가한다.

유의 사항 ① 가령과 더불어 점차 증가하는 경향을 보인다. ② 성별에 따른 차이는 없다. ③ 일차변동, 인종에 따른 차이는 없다. ④ 식사는 측정치에 영향을 미치지 않는다. ⑤ 항응고제의 영향을 받지 않는다.

약물 영향 Proton pump 저해제 사용으로 2~3배 정도 측정치가 증가하는데, 복용중지 후 이전 농도로 돌아오는 데는 1~2개월 걸린다.

Pepsinogen I/II ratio

기준치 혈청 pepsinogen I/II 비 : 1~9
검사 목적 위점막 위축의 지표, 위암의 screening

측정치에 따라 짐작되는 질환

- **양성(혈청 pepsinogen I 농도 70 ng/mL 이하, I/II 비 3 이하)**

〈예상질환〉 위축성 위염, 위선종, 위암, 위 악성 림프종 **〈잠재질환〉** 간경변

- **강양성(혈청 pepsinogen I 농도 30 ng/mL 이하, I/II 비 2 이하)**

〈예상질환〉 위축성 위염, 위선종, 위암, 위 악성 림프종 **〈잠재질환〉** 간경변

임상적 의의

혈청 pepsinogen I/II 비는 위점막 위축 병변의 범위와 정도를 반영하는데, pepsinogen I/II 비가 낮으면 병변의 범위와 정도 모두 증가한다. Pepsinogen I, II 측정에 I/II 비를 추가하여 검사하면 위축성 병변 진단의 특이성도 커진다. 위축성 위염은 위암의 고위험군으로 이해하고 있으므로 그 범위와 정도를 판정하는 것은 위암 선별을 보다 효율적으로 진행하는데 유용한 것이다. 또한 I/II 비는 최대 산분비량과 상관성을 보이므로 소화성 궤양에서는 십이지장 궤양에서 증가치를 보이고, 위궤양에서는 낮은 치를 보이기 때문에 궤양 부위를 진단하는 데도 유용한 검사이다.

유의사항 연령 증가와 함께 감소하는데, 20대의 평균치는 7이지만 60대는 3이다.

Procollagen III peptide [P-III-P]

기준치 0.3~0.8 U/mL
측정법 IRMA법
검체량 혈청 0.3 mL
검사 목적 간섬유화 정도 파악
검체 취급 ① 혈청 분리 후 빨리 측정한다. ② 4℃에서 3~4일간 보존이 가능하지만 장기간 보존할 경우 −20℃ 이하에서 보존한다. 동결·융해를 반복해서는 안 된다.

측정치에 따라 짐작되는 질환

- **경도 증가(0.8~1.8 U/mL)**

〈예상질환〉 급성간염, 만성 활동성 간염, 간경변, alcohol성 간장애, 간세포암, 원발성 담즙성 간경변 **〈잠재질환〉** 간섬유증, 폐섬유증, 골수섬유증, 류마티스 관절염 **〈조치〉** 간기능 검사, 기타 섬유화 marker·종양 marker 측정, 영상진단, 간생검 등으로 진단하고 치료한다.

- **고도 증가(1.8 U/mL 이상)**

〈예상질환〉 강경변, 간세포암 **〈잠재질환〉** 급성간염, 갑성선기능항진증, 만성신부전 **〈조치〉** 앞의 항과 같다.

임상적 의의

Procollagen은 collagen 합성과정의 전구체이다. 세포에서 합성된 procollagen은 세포 밖에서 양끝이 endopeptidase에 의해 절단되어 collagen으로 된다. Procollagen III peptide (P-III-P)는 이때 절단된 N 말단측 peptide이다. 혈중 P-III-P는 침착된 collagen 양을 반영하는 것이 아니라 collagen 합성 지표로 이해하고 있다.

급성간염에서는 급성기에 증가하고, 회복기에 점차 감소하지만 지속적으로 고농도를 보일 때는 만성활동성 간염으로의 이행을 고려한다.

만성간염에서는 활동성과 관련하여 간경변에 간암을 합병하면 P-Ⅲ-P는 현저하게 증가한다. 간 이외의 섬유화에서도 증가하여 류마티스 관절염의 활동성을 판정하는 데도 이용하고 있다.

유의 사항 ① 유아기에는 고농도를 보이는데 그 후 점차 감소하다가 사춘기에 다시 증가한다. 20세 이상에서 일정한 농도를 보인다. ② 성별에 따른 차이는 없다. ③ 임신에서 증가한다. ④ 창상 치유과정에서 증가한다. ⑤ Bilirubin, 용혈, 항응고제는 측정치에 영향을 미치지 않는다.

Prolyl hydroxylase [PH]

기준치 80 ng/mL 이하
측정법 EIA
검체량 혈청 0.5 mL
검사 목적 간을 중심으로 한 섬유증생의 지표
검체 취급 혈청 분리 후 신속하게 측정한다. −20℃ 보존에서 1년간 안정하다.

측정치에 따라 짐작되는 질환

• **경도 증가(80~150 ng/mL)**

〈예상질환〉 만성간염, alcohol성 간장애, 간경변, 당뇨병, 전신성경피증(SSc) **〈잠재질환〉** SLE, 간세포암, 전이성간암, 급성간염(악화기) **〈조치〉** 간기능 검사, 섬유화 marker, 종양 marker 측정, 영상진단, 간생검 등으로 원질환을 진단하고 치료한다.

• **고도 증가(150 ng/mL 이상)**

〈예상질환〉 간경변, 원발성담즙성 간경변, 간세포암, 전이성간암 **〈잠재질환〉** 만성활동성간염, alcohol성 간장애 **〈조치〉** 앞의 항과 같음

임상적 의의

Proline을 수산화시키는 효소가 prolyl hydroxylase(PH)이다. Collagen은 다른 단백에서는 보이지 않는 hydroxyl proline을 함유하고 있지만 PH는 collagen 생합성의 조절효소(regulatory enzyme)이다. PH는 세포 내에서는 4 배체(α-chain, β-chain 각 2개)이지만 혈중에서는 β-chain만이 안정하게 존재한다.

섬유증식성 질환에서 조직 내 활성이 증가하여 혈청 내 이 효소도 증가한다. 섬유증생을 반영하는 것으로 생각되지만 간에서는 섬유화 정도나 감염의 활동성과의 상관성은 보이지 않는다는 보고가 있어서 평가가 일정하지 않다. 현재 PH 측정은 면역학적으로 PH의 단백량을 측정하는 것이어서 그 측정치는 반드시 PH의 효소활성을 표현하는 것은 아니다.

유의 사항 ① 남성에 비하여 여성에서 약간 고농도를 보인다. ② 0~4세에서 최고치를 보이다가 점차 감소하여 30세대에서 일정한 농도를 보인다. ③ 저영양 상태에서 감소한다. ④ 용혈, bilirubin, 유백 혈청의 영향은 받지 않는다. ⑤ 항응고제는 측정치에 영향이 없다.

Pyruvate kinase [PK]

기준치
· 적혈구 : 3.7~5.5 U/10^{10} RBC
· 혈청 : 50~160 mU/mL
측정법 UV법
검체량 혈액 2.5 mL(적혈구), 혈청 0.5 mL
검사 목적 Pyruvate kinase 결손증 진단
검체 취급 ① 항응고제는 heparin을 사용한다.

② 4℃에 보존이 가능하지만 3일 이내에 측정하여야 한다. ③ 동결보존은 불가하다.

측정치에 따라 짐작되는 질환

• **고도 감소 (0.2~0.9 U/10^{10} 적혈구)**

〈예상·잠재질환〉 Pyruvate kinase 결손증 (homozygote) **〈조치〉** 적혈구 효소활성 측정, 해당 중간체-adenine nucleotide 측정, 유전자 해석, 수혈, 중증례는 비장적출 등으로 원질환을 진단하고 치료한다.

• **중등도 감소 (0.9~1.8 U/10^{10} 적혈구)**

〈예상·잠재질환〉 Pyruvate kinase 결손증 (heterozygote), 급성골수성백혈병(AML), 골수이형성증후군(MDS), 화학요법 **〈조치〉** 전항과 같음. 원질환 검색

• **경도 감소 (1.8~3.7 U/10^{10} 적혈구)**

〈예상·잠재질환〉 급성골수성백혈병, 골수이형성증후군, 화학요법 **〈조치〉** 원질환 검색

• **활성 증가**

〈예상질환〉 망상적혈구 증가 **〈잠재질환〉** 고 ATP 증후군 **〈조치〉** 원질환 검색

임상적 의의

Pyruvate kinase(PK)에는 4 종류의 isoenzyme이 있는데, L형은 간, R형은 적혈구, M_1형은 근육, 심장, 뇌, M_2형은 백혈구, 혈소판, 신장에서 나타난다. L형과 R형은 동일 유전자에 code되어 있어서 그 이상이 선천성 PK 결손증이다. 유전자 구조는 L형과 R형은 같은 *PKL* 유전자에서 다른 promoter를 사용하여 선택적인 전사로 인하여 생기고, M_1형과 M_2형은 동일 *PKM* 유전자 전사물질의 상호 배타적 alternative splicing으로 생긴다.

Pyruvate kinase 결손증에서의 PK 활성은 homozygote에서는 정상의 5~25%, heterozygote에서는 약 50%로 감소한다. 유전자 해석에 의한 변이, 결실, 삽입 등의 이상이 밝혀지고 있다. 비구상성 용혈성빈혈이 생기는 해당계 효소이상 중에서는 가장 빈도가 높다. AML, MDS에서의 활성 감소의 기전은 밝혀지지 않았다.

유의사항 ① 식이 영향은 받지 않는다. ② 검체 중의 백혈구를 제거하여야 한다. ③ 3개월 이내에 다량 수혈을 받은 경우에서 판독은 곤란하다.

Superoxide dismutase [SOD]

기준치

· 남성 : 150 ng/mL 이하

· 여성 : 123 ng/mL 이하

측정법 ELISA

검체량 혈청 0.5 mL

검사 목적 활성산소 제거능 지표

검체 취급 안정한 효소이므로 동결하면 수개월 이상 보존이 가능하다.

측정치에 따라 짐작되는 질환

• **증가 (기준상한~300 ng/mL)**

〈예상·잠재질환〉 난소암, 폐혈증, 만성신부전, 급성-만성간염, alcohol성 간장애, 원발성담즙성 간경변, 간세포암, 위암, 백혈병, 악성림프종, 급성호흡곤란증후군(acute respiratory distress syndrome; ARDS), 췌장염, 류마티스 관절염 **〈조치〉** 원질환의 검색

• **고도 증가 (300 ng/mL 이상)**

〈예상질환〉 난소암, 원발성담즙성 간경변

〔잠재질환〕 자궁암 **〔조치〕** 원질환의 검색

임상적 의의

Superoxide dismutase(SOD)는 체내에서 생성되는 활성산소(reactive oxygen species; ROS)를 과산화수소와 산소로 분해하는 효소로 가장 중요한 ROS 제거계이다. SOD에는 3종류의 isoenzyme(Mn-SOD, Cu·Zn-SOD, 세포외 SOD)이 존재하는데, Mn-SOD가 각종 질환에서 증가한다. 난소암에서 증가하는 것은 암세포에 기인하는 것으로 종양 marker의 하나로 여기고 있다.

심근경색에서는 발병 24시간 이내에 약간 증가하고, 100시간 전후에서 크게 증가한다. 후반의 증가는 경색량과 상관성을 보이지만 경색소에서 TNF 등의 cytokine이 방출되는 주위 세포의 SOD 합성이 증가하기 때문에 장애를 받은 세포막에서 유출하는 것으로 이해하고 있다.

패혈증에서도 경도로 증가하는데, 급성호흡곤란증후군(ARDS)이 합병된 예에서는 발병 이전보다 고활성을 보여 ARDS의 예지 marker로도 이용하고 있다. ARDS에서는 폐에 침윤된 호중구, macrophage에서 cytokine 분비로 생산이 항진될 가능성을 고려하고 있다.

유의사항 ① 여성은 남성에 비해 저활성을 보인다. 또한 임신으로 감소한다. ② 운동으로 인한 변동은 보이지 않는다. ③ 항응고제는 영향을 미치지 않는다. ④ 용혈에서 고활성을 보인다.

Troponin I [TnI]

기준치 0.5 ng/mL 이하
측정법 형광효소면역 측정 (dry chemistry)
검체량 혈청 0.1 mL
검사 목적 급성심근경색 진단
검체 취급 −80℃에서 보존한다.

측정치에 따라 짐작되는 질환

• **증가(기준치 상한 이상)**

〔예상질환〕 급성심근경색 **〔잠재질환〕** 불안정협심증, 심근염, 심한 신부전, 심한 골격근장애 **〔조치〕** ESR, 백혈구, CK, CK-MB, AST, LD, BUN, creatinine 측정. 심장 초음파, 관상동맥조영, 심전도, nitroglycerin 투여 등으로 급성심근경색, 불안정협심증을 고려하여 진단하고 치료를 서두른다.

임상적 의의

Actomyosin의 ATPase 억제활성이 있는 troponin I (TnI)는 tropomyosin 결합부위의 troponin T (TnT), Ca 결합부위의 troponin C (TnC)와 함께 troponin 복합체를 형성하여 심근, 횡문근 수축조절을 관장하는 단백이다. 심근과 골격근에서 이성체가 다르므로 면역학적으로 구별이 가능하다. 심근 TnI(분자량 22,500 Da, 골격근에서는 분자량 19,800 Da)는 심근 특이성이 크다.

심근괴사를 반영하여 혈중 농도는 증가한다. 급성심근경색(AMI) 발병 3시간 이내에 40~45%의 증례에서, 3~6시간 후 75~80% 증례에서, 12시간 이후에는 모든 증례에서 이상치를 보인다. 10~20시간 후에 최고치를 보이고, 이후 수일~1주에 걸쳐서 이상치를 나타낸다. 심근 TnT와 함께 소위 진단범위가 대단히 넓은 marker이다.

심근 TnI는 근원섬유의 구조단백이지만 일부는 세포질에 유리되어 존재하고 있어서 AMI의 발병조기부터 혈중으로 유출되는 것으로 이해하고 있다.

Actomyosin : 근육의 근 filament를 구성하는 2종류

의 단백질인 actin과 myosin의 혼합용액을 말한다. Actomyosin 액을 가는 관을 통하여 저 ion 강도 용액 중에 짜내면 실 모양의 actomyosin 실이 된다.

유의사항 ① 신장으로 배설되기 때문에 신장애가 심한 예에서는 이상치를 보이는 경우가 있다. ② Shock, 제세동(defibrillation), 근육주사, 근육질환에서는 CK, CK-MB, myoglobin 등 임상화학 검사에 비하여 이상치를 보일 확률이 낮아 위양성은 10% 정도이다. ③ 심근 TnT와 달리 용혈의 영향을 받지 않는다.

Troponin T [TnT]

기준치 0.1 ng/mL 이하
측정법 EIA법(Enzyme test·troponin T, BM)
검체량 혈청 0.5 mL
검사 목적 급성심근경색 진단
검체 취급 ① 4℃에서 1일. ② −20℃ 동결보존에 3개월간 안정하다.

측정치에 따라 짐작되는 질환

• 증가(기준치 상한 이상)

〈예상질환〉 급성심근경색 **〈잠재질환〉** 불안정 협심증, 심근염, 심한 신부전, 대단히 심한 골격근장애, 심장이식 후 거부반응, 개심수술 시 심근장애 **〈조치〉** ESR, 백혈구, CK, AST, LD, BUN, creatinine 측정. 심장초음파 검사, 관상동맥 조영. 심전도 monitor, nitroglycerin 투여 등으로 급성심근경색, 불안정 협심증, 심근염을 고려하여 진단과 치료를 서두른다.

임상적 의의

Troponin T (TnT)는 troponin I, troponin C와 함께 troponin 복합체를 형성하여 횡문근의 수축조절을 담당하는 단백이다. 심근과 골격근에 따라 이성체가 다르기 때문에 면역학적으로 구별이 가능하다. 현재 TnT는 심근 특이성이 가장 큰 단백이다.

심장에서 심근 구조단백이라는 것과 더불어 일부는 세포질에도 존재하여 심근괴사를 반영하여 혈중 농도가 증가한다. 급성심근경색에서는 약 3~6시간 후부터 증가하여 8~18시간 후에 최고치에 달하고 2~3주까지 유의한 증가를 지속한다. 급성심근경색 후, 재관류 여부에 따라 혈중 농도의 경시적 변화가 달라지는데 재관류 예에서는 3~7일 후에 제2의 peak가 나타난다. 또한 불안정 협심증의 중증례의 진단에도 유용하다.

신장으로 배설되기 때문에 심한 신부전증에서는 영향을 받을 가능성이 있으나 골격근장애는 아주 심하지 않는 한 영향을 고려하지 않는다.
유의사항 ① 심한 신부전에서는 약간 고농도, ② 용혈에서 약간 고농도, ③ 혈청, 혈장 모두 검체로 사용할 수 있다.

Trypsin (immunoreactive trypsin; IRT)

기준치 100~500 ng/mL(Green cross, RIA)
측정법 RIA, EIA
검체량 혈청 0.5 mL
검사 목적 췌장질환 급성기 진단
검체 취급 ① 4℃에서 수일, ② −20℃ 동결 보존에 6개월간은 안정하다.

측정치에 따라 짐작되는 질환

• 증가(기준치 상한 이상)

〈예상질환〉 급성췌장염, 만성췌장염의 급성

악화기 **《잠재질환》** 췌장암의 조기(췌장 두부암이 체미부암보다 빈도가 높다), Vater 유두부암, 담관암, 담석·담관결석, 췌장 외상, 췌장 자극[ERCP, pancreozymin 소화관 호르몬(secretin, bombesin 등) 자극], 신부전, alcohol 의존증, 간경변 **《조치》** 신부전을 제외하고 췌장질환의 진단과 치료. 복부소견과 전신상태 파악. 복통 여부, 복통 성상, 복통지속 여부 문진. 황달 여부, alcohol, 약물 사용력, 담석, 당뇨병, 고지혈증의 기왕력. 혈구 산정, 임상화학 검사(다른 췌장 효소 포함), 복부 초음파, 복부 CT, 종양 marker, ERCP, 75 g OGTT. 치료는 전신상태의 안정화를 최우선으로 한다.

• 감소 (기준치 하한 이하)

《예상질환》 만성췌장염의 비대상기, 진행된 췌장암, 췌장절제, 1형 당뇨병 **《조치》** 보존적 보조요법을 행한다.

Bombesin : 개구리 피부에서 추출한 14개 아미노산으로 구성된 peptide로 gastrin 방출 polypeptide (GRP)와 C 말단의 10개 아미노산 가운데 9개가 동일하다. 따라서 그 작용은 GRP와 유사하여 gastrin 분비촉진으로 인한 위산 분비항진, cholecystokinin 분비촉진으로 인한 담낭수축이나 췌장액 분비촉진을 일으킨다. 또한 중추신경계에 대하여 여러 가지 신경학적 작용을 나타낸다.

임상적 의의

Trypsin은 대표적인 단백분해 효소로 췌장 특이성이 크다. 췌장 선방세포에서 trypsinogen 으로 합성되어 십이지장으로 분비되어 활성형 trypsin으로 된다. 혈중 trypsin은 췌장 유래 유출효소이다. 혈중에는 trypsinogen으로 존재하는 이외에 활성화 trypsin은 α_1-antitrypsin(α_1-AT) 또는 α_2-macroglobulin에 결합하여 존재한다.

혈중에는 trypsin의 활성 저해물질 등이 공존하기 때문에 다른 효소와는 달리 혈중 효소 활성을 측정하기가 곤란하다. 따라서 특이항체를 사용하는 RIA법 또는 EIA법으로 단백량을 측정한다. 현재의 방법은 췌장 trypsin의 2가지 형 가운데 cationic trypsin을 측정한다. 또한 trypsinogen과 α_1-AT 결합 trypsin은 측정되지만(trypsin과의 교차반응성은 각각 100%, 80%), α_2-macroglobulin 결합 trypsin은 항원성의 변화 때문에 측정되지 않는다.

혈중 trypsin의 증가는 췌장의 염증, 췌관폐색, 췌장 외분비 자극, 신장으로의 배설저하 등에서 볼 수 있다. 혈중 trypsin 감소는 췌장실질의 감소 또는 황폐로 인한 것이다.

유의사항 ① RIA법 2 종류, EIA법 1 종류의 kit가 시판되고 있는데, 각기 정상 기준치가 다르다. ② 일내변동은 보이지 않는다. ③ 식후에 약간 증가하지만 반드시 공복에 채혈을 고집하지 않아도 된다.

Urinary N-acetyl-β-D-glucosaminidase [NAG]

기준치 CPR-NAG 사용(사용하는 합성기질에 따라 다르다).

· 축뇨 : 1.8～6.8 U/day

· 수시뇨 : 1～4.2 U/L, 1.6～5.8 U/g·Cr

측정법 합성기질을 사용 rate assay

검체량 축뇨 또는 부분뇨 1 mL

측정 목적 세뇨관 장애의 screening(사구체 장애에서도 2차적으로 세뇨관이 장애된다.)

검체 취급 ① 채뇨 후 실온보존에 3일, 4℃에서 7일, −20℃에서 1개월 정도는 활성이 변동하지 않는다. ② 활성은 요의 pH에 영향을 받는다. pH가 alkali로 기울면 활성치는 감소한다. 염산 첨가 요 검체는 사용불가

측정치에 따라 짐작되는 질환

• 고도 증가 (20 U/day 이상)

(예상질환) 급성 내지 활동성 간질성신염, 급성 내지 활동성 사구체신염, lupus 신염(활동성), 신증후군, 급성세뇨관 괴사 **(조치)** 급성 내지 활동성의 신장애일 가능성이 있어서 신생검으로 진단을 포함하여 입원 정밀검사가 필요하다.

• 경도 증가 (10~20 U/day)

(예상질환) 만성간질성신염, 사구체신염, 당뇨병신증 **(잠재질환)** 고혈압, 심한 단백뇨
(조치) 경도 내지 중등도의 세뇨관 장애일 가능성이 있으므로 정밀검사가 필요하다.

• 감소 (1 U/day 이하)

(예상질환) 신실질 세포의 감소를 초래하는 병태, 진행된 만성신부전 **(조치)** 급성 세뇨관 장애는 부정할 수 있다. 병태(만성신부전 등)에 따라서 대증요법으로 처치한다.

임상적 의의

NAG는 신장의 근위세뇨관의 lysosome에 있는 가수분해 효소로 muco 다당류나 당단백의 분해에 관여한다. 요로 배설되는 NAG는 근위세뇨관에서 유출된 것으로 세뇨관 장애가 있을 때, 그 배설이 증가한다.

사구체 질환에서도 세뇨관이 2차적으로 장애가 생기기 때문에 요중 NAG 배설이 증가한다. 따라서 여러 가지 신장장애에서 요중 NAG 배설이 증가하여 그들 질환의 존재와 정도를 예측할 수가 있다.

요로감염인 경우, 신우염에서는 NAG 배설이 증가하지만 방광염에서는 NAG 배설이 증가하지 않으므로 감별진단에 유용하다. 또한 요중 배설이 신장애를 반영하지 않는 경우가 있으므로 주의하여야 한다.

사구체, 세뇨관의 형태적인 장애가 없고, 요단백 배설이 증가하는 경우(미소변화형 신증후군 등)에도 NAG 배설이 증가한다. 또한 혈당치가 높은 경우에도 요중 NAG 배설이 증가한다. 그리고 심한 신장애가 진행하여 NAG을 생산하는 세뇨관 수가 감소한 경우에는 NAG 배설이 도리어 감소한다.

유의 사항 ① 요량에 따라 결과치가 크게 좌우되므로 24시간 축뇨로 해석하는 것이 바람직하다. ② Spot 요에는 creatinine 1 g 당으로 보정하여 평가한다. 그러나 세뇨관에서 유출하는 NAG을 creatinine으로 보정하는 의의는 아직 충분히 확립되지 않았다.

VI. 전해질·혈액가스·중금속

Anion gap [AG]

기준치

• $[Na^{+}]-[HCO_3^{-}]-[Cl^{-}]$ = 12±2 mEq/L

검사 목적 산염기 평형이상의 감별진단

측정치에 따라 짐작되는 질환

• **10 mEq/L 이하**

(예상질환) 저 albumin혈증 **(잠재질환)** Li 중독, 고 γ-globulin혈증(IgG형 다발성 골수종 등), 혈중 Br 증가(Cl의 거짓 증가치 : 시판 감기약 등으로 인한) **(조치)** 원인 검색과 제거

• **14 mEq/L 이상**

(예상질환) Anion gap 증가형 대사성 acidosis **(잠재질환)** 대사성 alkalosis **(조치)** 원인 검색과 제거

임상적 의의

혈청의 ion 조성은 양 ion의 비율은 Na이 140 mEq/L로 압도적으로 많고, 다른 양 ion(K, Ca, Mg 등)의 비율은 크지 않다. 반면에 음 ion은 양 ion과 등가로 존재하지만 Cl와 HCO_3가 주이고 다른 단백이나 유기산은 통상 측정하지 않고, 또한 크게 변동하는 경우도 적다. 따라서 Na−Cl−HCO_3는 거의 일정하여 이것을 aion gap(AG)로 정의한다. 뒤집어 생각하면 AG는 통상 측정하지 않는 음 ion 증감의 지표가 된다. 그 측정되지 않는 음 ion(특히 유기산)으로는 lactic acid, pyruvic acid, phosphoric acid(이것들은 흔히 별도로 측정하지만), sulfuric acid 등이다. 앞의 2 가지는 lactate acidosis에서 증가하고, 뒤의 2 가지는 신부전인 경우에 증가한다. 그 밖에 어떠한 유기산(음 ion)이 비정상적으로 축적될 때는 AG가 증가한다. 따라서 AG 증가는 일부 acidosis(AG 증가형)의 지표가 된다. Cl가 증가하는 type의 acidosis(신부전 초기나 신세뇨관성 acidosis, 설사 등으로 인한)에서는 AG가 증가하지 않는다.

기타, aspirin이나 methanol 등 약물자체나 그 대사산물, 또한 keto acid 등 어떠한 유기산(음 ion)이 비정상적으로 축적하는 경우에도 AG는 증가한다. 따라서 AG 증가는 lactate acidosis, ketoacidosis, 말기신부전, 그리고 약물중독 등의 지표가 된다. 한편, 대사성 acidosis에서 Cl가 증가하는 것, 즉 세뇨관성 acidosis, 신부전 초기, 설사에서는 AG가 증가하지 않는다.

유의 사항 ① AG 증가는 AG 증가형 대사성 acidosis에서 볼 수 있다. ② AG가 정상이라도 저 albumin혈증 등 AG에 영향이 미치는 다른 인자가 없는지를 주의하여야 한다. ③ AG 감소치는 고 γ-globulin혈증이나 저 albumin혈증 등에 주의하여야 한다.

[주] 요 Anion Gap

때로 요 AG를 측정하는 경우도 있다. 요에

서도 양 ion과 음 ion의 총화는 같다. 요중 양 ion은 Na, K, NH_4이고, 음 ion은 Cl, HCO_3, phosphate 등이다. HCO_3는 대부분이 근위세뇨관에서 재흡수를 받고, 인산이나 황산 ion의 1일 배설량은 거의 일정하다. 따라서 1일 요중 ion 배설량에는 $Na+K+NH_4 = 80+Cl$이라는 식이 성립한다. 이 식으로 요 $AG = Na+K-Cl = 80-NH_4$로 생각할 수 있다. 통상의 대사성 acidosis에서는 근위세뇨관에서의 ammonia 생산이 항진되어 산의 배설이 촉진되기 때문에 요중 NH_4가 증가하고, 요 AG는 negative 치를 나타낸다. 그러나 신부전이나 원위세뇨관성 acidosis 등의 상황에서는 NH_4 ion 배설이 감소하기 때문에 대사성 acidosis인 상황에도 불구하고 요 AG는 positive 치를 나타낸다. 그러므로 요 AG는 AG 정상 고 chloride혈성 대사성 acidosis의 원인을 감별하고, 신부전이나 원위세뇨관성 acidosis와 설사 등으로 인한 기타 원인을 구별할 수 있는 지표가 된다.

약물 영향 혈청 Cl 농도는 다른 halogen의 영향을 받으므로 Br이나 I의 농도가 높으면 거짓 고 Cl혈증으로 되는 경우가 있어서 AG에도 영향이 나타난다.

Arterial carbon dioxide tension [$PaCO_2$]

기준치 36~44 mmHg(단, 신장 및 연령에 수반하여 기준치는 다소 변동한다)

· 20대 : 33.8~46.1 mmHg

· 80대 : 38.2~50.4 mmHg

측정법 CO_2 초자전극법

검체량 동맥혈 1 mL

검사 목적 산염기 평형이상의 진단 및 호흡상태 파악

검체 취급 $PaCO_2$ 측정은 응고되지 않도록 heparin 첨가 시험관에 채혈하여 곧바로 측정한다.

측정치에 따라 짐작되는 질환

$PaCO_2$는 폐의 환기상태와 상관하는 임상적으로 중요한 지표이다. $PaCO_2$는 혈장 HCO_3^- 농도와 더불어 산염기 평형에 중요한 역할을 수행하므로 그 평가는 가스교환·환기나 호흡기의 이상뿐 아니라 산염기 평형이상이라는 관점에서 필수적으로 측정하여야 한다. 따라서 $PaCO_2$를 평가할 경우, 혈액 pH와 함께 해석하는 것이 중요하다.

■ **$PaCO_2$ 상승 (hypercapnia)**

환기저하·폐포 저환기에 기인한다.

• **pH < 7.4 (호흡성 acidosis)**

《예상질환》 기도질환[만성폐색성폐질환(COPD), 기관지천식 중석(重積)발작, 이물로 인한 기도폐색, 수면 시 무호흡증후군] **《잠재질환》** 호흡중추 억제(향정신약이나 마취 등의 약물, 뇌외상, 뇌혈관장애, 갑상선기능저하증), 신경근 질환(중증근무력증, Guillain-Barré 증후군, 다발성경화증, 저 K혈증), 흉곽이상(frail chest, 측만증, 후만증) **《조치》** 원인제거, acidosis가 심한 경우는 호흡관리(인공호흡 포함)를 한다. 단, 지나친 산소투여는 호흡억제로 인한 저환기를 초래할 수 있어서 호흡성 acidosis가 악화(CO_2 narcosis)되므로 낮은 양으로 산소를 투여한다. 또한 만성호흡성 acidosis의 호흡관리에서는 과탄산 후(posthypercapnic) alkalosis 출현에도 주의하여야 한다.

• **pH > 7.4**

《예상질환》 대사성 alkalosis로의 대상반응

〈조치〉 대상성 반응에 대해서는 기본적으로 경과를 관찰한다.

■ $PaCO_2$ 저하 (hypocapnia)

과환기에 기인한다.

• pH < 7.4

〈예상질환〉 대사성 acidosis의 대상반응 **〈조치〉** 대상성 반응에 대해서는 기본적으로 경과를 관찰한다.

• pH > 7.4 (호흡성 alkalosis)

〈예상질환〉 불안(과환기 증후군), 저산소혈증(폐렴, 기관지천식, 폐색전증, 중증빈혈, 고지생활) **〈잠재질환〉** 고열 패혈증(특히 Gram 음성 간균), Aspirin 중독, 인공호흡 관리(자발호흡과의 mismatch), 간부전(Kussmaul 호흡) **〈조치〉** 원인제거, 종이봉지에 의한 재호흡(paper bag rebreathing)으로 개선시킨다.

Posthypercapnic alkalosis : 만성호흡성 acidosis에서는 호흡관리로 $PaCO_2$가 급격하게 개선된 경우, 대상성으로 증가된 HCO_3^-의 신장으로 배설이 늦어 고도의 대사성 alkalosis를 초래하여 경련이나 부정맥 등을 유발할 가능성이 있다. 따라서 $PaCO_2$의 시정은 당초 pH가 7.2 이상을 유지할 수 있을 정도로 유지하는 것이 무난하다.

임상적 의의

생체는 세포의 호기적 대사의 최종 산물로 하루에 15,000 mmol의 H_2O와 CO_2를 생성한다. CO_2는 H_2O와 결합하여 H_2CO_3를 거쳐 H^+과 HCO_3^-으로 변화한다. 이 H^+은 주로 적혈구에 의한 완충계로 인하여 pH가 거의 변화하지 않아 HbH와 HCO_3^-의 형태로 폐로 운반되고, 여기서 Hb에서 해리하여 H^+와 HCO_3^-, 그리고 CO_2와 H_2O의 형태로 변화하여 호흡으로 배출된다. 혈액에 용해 CO_2나 H_2CO_3로 존재하는 것은 극히 소량이다[H_2CO_3로서 약 1.2 mEq/L; H_2CO_3 농도(mEq/L)로의 환산은 $PaCO_2$(mmHg) × 0.03으로 계산한다].

폐포에서의 혈액에서 폐포로의 CO_2 이행은 대단히 빨라서 $PaCO_2$는 폐포환기량에 의존한다. 즉, 폐포환기량이 증가하면 $PaCO_2$는 저하하고, 환기량이 감소하면 $PaCO_2$는 상승한다. $PaCO_2$의 변화를 예민하게 감지(1 mmHg의 $PaCO_2$ 상승에 환기량이 1~4 L 증가)하여 $PaCO_2$를 40±4 mmHg의 좁은 범위로 조절되고 있다. 기타, $PaCO_2$는 혈중 pH의 변화, 저산소혈증, 약물 등의 호흡중추에 작용하는 인자나 호흡근에 영향을 미치는 인자에 의해서도 수식을 받는다.

이들 기구는 산염기 평형을 조절하는 데도 중요한 의의가 있다. 대사성 acidosis에서 pH가 저하하면 호흡이 자극되어 $PaCO_2$가 저하한다. 이것은 생체가 CO_2를 배출하는 것으로

$$H_2O + CO_2 \rightleftarrows H_2CO_3 \rightleftarrows HCO_3^- + H^+$$

의 반응을 왼편으로 진행시켜 증가된 H^+을 정상화 하는 방향을 취하도록 한다. 한편, 대사성 alkalosis에서 혈중 pH가 상승하면 우측으로 반응이 진행한다. 이것들을 대상성 변화라고 한다.

1차성으로 폐포환기량이 감소하여 $PaCO_2$가 상승한 경우에는 상기 반응이 우측으로 진행하여 H^+ 농도가 증가(pH 저하)하여 호흡성 acidosis로 된다. 1차성의 폐포환기량의 증가는 호흡성 alkalosis를 초래한다.

• 임상 증상

$PaCO_2$의 변동 자체로 임상증상을 초래하는 경우는 적지만 급성인 $PaCO_2$ 증가에서 불안, 불온, 혼미, 심해지면 환각, 조상태로 된다. $PaCO_2$ > 70 mmHg에서는 혼수로 빠진다 (CO_2 narcosis). 만성인 고 CO_2 혈증에서는 무증상이거나 가벼운 졸음 상태, 기억장애를 나타낸

다. 또한 $PaCO_2$가 증가하면 혈관확장 작용 때문에 반사성 빈맥, 피부홍조, 심박출량이 증가하는 경우도 있다.

유의 사항 ① $PaCO_2$를 판독할 때는 $PaCO_2$나 pH를 함께 해석하여야 한다. ② $PaCO_2$ 증가에는 저환기, $PaCO_2$ 감소에는 과환기를 고려한다. ③ Acidosis 약물 등 호흡에 관여하는 인자에 대해서도 검토한다. ④ 대상성 변화도 고려한다.

Arterial oxygen tension [PaO_2]

기준치 95±7 mmHg (약 100 mmHg)

· 연령과 상관성을 보이는 경향이 있다.

· $PaO_2 = 107 - 0.4 \times age$(안정하게 누운 자세)

측정법 O_2 초자전극법

검체량 동맥혈 1 mL

검사 목적 호흡상태 파악

김체 취급 ① PaO_2 측정은 heparin 첨가 시험관에 동맥혈을 채혈한다. ② 검체채취 후 기포를 제거하고 가급적 빨리 측정한다. 빙냉하여도 3시간 이내에 측정한다. ③ 채혈부위는 대퇴동맥, 상완동맥, 또는 요골동맥 등 박동이 잘 잡히는 곳에서 채혈한다.

측정치에 따라 짐작되는 질환

$PaCO_2$는 호흡상태를 나타내는 지표로 중요하지만 그 해석은 폐의 산소교환 지표인 폐포동맥혈 O_2분압교차(A−aDO_2) 및 폐포의 환기 지표인 PCO_2를 함께 검토할 필요가 있다. A−DO_2를 구하는 방법은 다음 사항을 이해하여야 한다. 우선 폐포기 산소분압(P_AO_2)은 다음 식으로 나타낸다.

P_AO_2 = 흡입기 산소분압(P_IO_2) − 폐포기 CO_2 분압(P_ACO_2) ÷ 0.8 = $P_IO_2 - 1.25 \times PaCO_2$

(폐포에서의 CO_2 교환은 신속해서 $P_ACO_2 = PaCO_2$. 0.8은 호흡몫(respiratory quotient)

여기서 실내 공기(1 기압 = 760 mmHg)에서는 $P_IO_2 = (760 - 47) \times 0.21 = 150$ mmHg(47은 수증기압, 0.21은 흡입기 산소 함유률)에서 $P_AO_2 = 150 - 1.25 \times PaO_2$로 된다. 따라서 실내기압에서의 A−$aDO_2$는 다음 식으로 된다.

A−aDO_2(mmHg) =
$150 - 1.25 \times PaCO_2 - PaO_2$

통상, A−aDO_2는 10 mmHg 이하이지만 20 mmHg 이상으로 커지면 폐포 수준에서의 산소교환이 장애를 받은 것으로 생각할 수 있다.

한편, $PaCO_2$는 폐포 환기량을 반영하고 있다. 폐포에서의 CO_2 교환은 신속하여 호흡중추에 의한 $PaCO_2$는 엄밀하게 조절되고 있어서 $PaCO_2$ 상승은 폐 병변이 말기에 이를 때까지 거의 관찰되지 않는다.

PaO_2 저하의 원인은 $PaCO_2$와 A−aDO_2를 조합하여 아래와 같이 분류한다.

■ $PaCO_2$ 감소, A−aDO_2 정상

이 경우는 폐에 이상이 아닌 산소결핍 상태를 나타낸다. 환기가 촉진된 것으로 $PaCO_2$는 감소한다.

《예상질환》 고지대 거주, 빈혈, 저농도 산소흡입

《잠재질환》 대사성 acidosis의 대상반응 **《조치》** 원인제거, 산소투입

■ $PaCO_2$ 정상 또는 감소, A−aDO_2 증가 (I형 호흡부전)

심장의 우→좌 shunt에서도 임상상을 보이는데, 이런 것이 아닌 경우에는 폐의 가스교환 장애를 시사한다. 이것은 다시 확산장애, 환기혈류 불균등의 2 가지로 크게 나눈다.

• **확산장애**

폐포와 모세혈관 사이의 이상으로 인하여 격벽이 두꺼워져서 혈액－폐포간 가스교환의 장애로 야기된다.

〈예상질환〉 간질성 폐렴, 폐렴, 폐울혈, ARDS

〈조치〉 원인제거, 인공호흡으로 관리한다.

• **환기혈류 불균등**

폐포에서 환기와 혈류량의 균형이 깨져 부적절하게 되기 때문에 생긴다. 환기량에 대하여 혈류량이 적은 부분이 사공(death space)으로 되어 기능을 못하기 때문에 환기가 있어도 효과가 없게 된다. 반대로 혈류량에 대하여 환기량이 적은 경우는 shunt되거나 그 부위를 흐르는 혈액은 충분하게 산소화가 되지 않는다.

〈예상질환〉 폐색전증, 무기폐, 기관지천식, 만성폐색성폐질환 **〈잠재질환〉** 대사성 acidosis의 대상성 반응 **〈조치〉** 원인제거, 환기촉진 등 호흡을 관리한다.

■ **$PaCO_2$ 증가, A－aDO_2 정상 (Ⅱ형 호흡부전)**

이 경우는 폐포 저환기가 의심되는 소견이다.

〈예상질환〉 만성폐색성 폐질환, 기관지천식, 수술 후 저환기, 질식 **〈잠재질환〉** 신경근 질환, 호흡근장애, 흉곽질환 **〈조치〉** 원인제거, 환기촉진, 인공호흡기

■ **$PaCO_2$ 증가, A－aDO_2 증가**

이런 경우는 심각한 폐질환이 시사된다.

〈예상질환〉 호흡기 질환 말기 **〈조치〉** 호흡관리(단, 호흡중추가 $PaCO_2$에 대한 감수성을 잃어 호흡이 오히려 저산소혈증으로 유지되는 경우도 있다. 이 때, 산소흡입으로 O_2 분압이 60 mmHg를 초과하면 환기가 억제되게 된다. 따라서 O_2 분압이 50~60 mmHg, 산소포화도로 85~90% 정도를 목표로 산소요법이 요구된다.

임상적 의의

PaO_2 는 폐에서의 혈액 산소화 능력의 지표로 흡입기 산소분압, 폐환기 산소분압, A－aDO_2 의 3 가지로 규정한다. 그 감소는 호흡기계 이상, 즉 호흡부전을 의미한다. 동맥혈 가스분석으로 호흡부전의 원인을 어느 정도 감별할 수 있다.

① A-aDO_2 증가를 수반하는 PaO_2 저하(shunt, 확산장애, 환기혈류 불균등)에서는 PaO_2 는 정상 또는 저하된다(Ⅰ형 호흡부전).

② 폐포 저환기로 인한 PaO_2 저하는 $PaCO_2$ 상승을 수반한다(Ⅱ형 호흡부전).

단, 실제로 임상에서는 양쪽 인자가 혼재되어 있는 경우가 많다.

마찬가지로 체내의 산소화 상태를 보는 지표로서 hemoglobin의 산소화율을 측정하는 동맥혈 산소포화도(SaO_2)를 들 수 있다. Pulse oximeter는 이것을 비침습적으로 측정하는 것으로 임상에서 흔히 사용하고 있다. 주의할 점은 PaO_2 와 SaO_2 와의 관계는 직선상으로 평행하지 않고 S자 곡선을 그린다는 것이다. 이 곡선상 PaO_2 80 mmHg 이상에서는 SaO_2 는 거의 포화상태인 95% 이상을 보인다. 이것으로 미루어 SaO_2 가 90% 이하라면 유의한 저산소혈증으로 해석한다. 또한 이 곡선은 체온저하, 2,3-DPG 감소, pH 상승, $PaCO_2$ 저하로 인하여 좌방이동(left shift)하여 말초조직에서 O_2 방출이 되지 않는 것을 의미하고, 한편 체온상승, 2,3-DPG 증가, pH 저하, $PaCO_2$ 상승으로 인한 우방이동(right shift)하여 O_2를 방출한다는 것을 의미한다.

유의사항 ① PaO_2 판독 시 $PaCO_2$, A－aDO_2와 함께 해석한다. ② 우 → 좌 shunt의 가능성도 잊어서는 안 된다. ③ SaO_2와 함께 산소해리곡선의 좌측이동에도 유의한다.

Arterial pH

기준치 pH 7.38~7.41
측정법 pH 초자 전극법
검체량 동맥혈 1 mL
검사 목적 산염기 평형이상 진단
검체 취급 ① 동맥혈 pH는 heparin을 처리한 용기에 혈액을 채취한 후 기포를 제거하고 조속히 측정한다. 측정까지 시간이 요하는 경우는 곧바로 빙냉할 필요가 있다. ② 정맥혈로 검사할 경우는 $PaCO_2$가 높거나 pH는 저하하는 것에 주의한다(일반적으로 정맥혈 pH는 동맥혈보다 0.01~0.03 낮다).

측정치에 따라 짐작되는 질환

동맥혈 pH가 기준치보다 낮은 경우를 acidemia, 높은 경우를 alkalemia라고 한다. pH를 산 또는 alkali 방향으로 움직이는 병태를 각각 acidosis, alkalosis라고 한다. 이들 용어는 동의어가 아닌 것에 주의하여야 한다.

■ **동맥혈 pH < 7.38 (acidemia)**

- **HCO_3^- < 22 mEq/L : 대사성 acidosis (염기상실, 산 부하로 인함)**

《예상질환》 내인성 물질의 대사로 인한 불휘발성 산의 축적[유산 acidosis, 요독증, ketoacidosis(당뇨병성, 알코올성, 기아)], 설사 **《잠재질환》** 세뇨관성 acidosis, 저 aldosterone증, 외인성 물질로 인한 불휘발성 산의 축적(methyl alcohol, ethyleneglycol, aspirin), acetazolamide(탄산탈수소효소 저해제), 요관 S자상 결장문합 **《조치》** 원인을 제거한다.

- **$PaCO_2$ > 44 mmHg : 호흡성 acidosis (저환기로 인함)**

《예상질환》 기도질환[COPD, 기관지천식 중적(重積)발작, 이물에 의한 기도폐색, 수면 시 무호흡증후군] **《잠재질환》** 호흡중추 억제(향정신약이나 마취 등의 약물, 뇌혈관장애, 갑상선기능저하증), 신경근 질환(중증근무력증, Guillain-Barré 증후군, 다발성 경화증, 저 K혈증), 흉곽이상(frail chest, 측만증, 후만증) **《조치》** 원인제거, acidosis가 심한 경우는 호흡관리(인공호흡기 포함)한다.

■ **동맥혈 pH > 7.41 (alkalemia)**

- **HCO_3^- > 26 mEq/L : 대사성 alkalosis (산상실, 염기 부하로 인함)**

예상질환 구토, 이뇨제 사용, 저 K혈증, 심한 탈수 **잠재질환** 원발성 aldosterone증, sodium bicarbonate 투여, 대량 수혈, milk-alkali 증후군 **《조치》** 원인질환에 대한 진료, acetazolamide나 생리식염수·아미노산 제제를 투여한다.

- **$PaCO_2$ < 36 mmHg : 호흡성 alkalosis (과환기로 인함)**

《예상질환》 불안(과환기 증후군), 저산소혈증(폐렴, 기관지천식, 폐색전증, 중증빈혈, 고지대 거주) **《잠재질환》** 고열·패혈증(특히 Gram 음성 간균), aspirin 중독, 인공호흡 관리(자발호흡과의 mismatch), 간부전(Kussmaul 호흡) **《조치》** 원인제거, 과환기증후군은 종이 봉투에 의한 재호흡(paper bag rebreathing)을 시행한다.

Kussmaul respiration : 당뇨병 등의 원인으로 대사성 acidosis가 생길 때에 일어나는 깊고, 빠르고, 동시에 규칙적인 호흡이다.

임상적 의의

체내 산염기 평형의 완충계는 hemoglobin, 인산이나 세포 내 단백질을 비롯하여 많은데, 이들은 같은 pH 환경에 있어서 pH 변화에 대하여 협동적으로 작용한다. 따라서 산염기 평형의 중요한 완충계의 하나인 $CO_2 \cdot HCO_3^-$ 완충계를 해석하여 체내 산염기 평형의 전반적인 상태를 추측할 수 있는 것이다. 또한 $CO_2 \cdot HCO_3^-$ 완충계는 산염기 완충계로서 양적으로도 많고(가장 많은 것은 hemoglobin 단백이다), CO_2는 폐에서, HCO_3^-는 신장에서, 각기 독립적으로 조절을 받고 있어서 산염기 평형을 조절하는 system으로 중요한 작용을 한다. $CO_2 \cdot HCO_3^-$ 완충계는 아래의 Henderson-Hasselbalch 평형식이 성립한다.

$$pH = 6.1 + \log [HCO_3^-] / [H_2CO_3]$$
$$= 6.1 + \log [HCO_3^-] / 0.03 \times PaCO_2$$

이 평형식에서 HCO_3^-는 대사성 인자로, $PaCO_2$는 호흡성 인자로 각기 동맥혈 pH에 영향을 미치고 있다. 그 중 어느 것에 이상이 생길 경우, 생체는 다른 편을 조절하여 동맥혈 pH의 변화를 최소화 되도록 한다. 이것을 대상성 변화라고 하는 생리적인 반응이기 때문에 acidosis나 alkalosis 등의 병적인 process와는 구별된다. 1차성 이상에 대상성 변화가 가해져서 최종적인 동맥혈 pH가 결정되는 것이다.

임상적으로는 pH가 7.20 이하로 되면 심장 수축력 저하, 말초혈관 확장, 부정맥, 고 K혈증 등을 초래하고, 심해지면 의식장애, 기면, 혼수 등이 초래된다. 중추신경 증상은 혈액－뇌 관문의 존재 때문에 대사성 acidosis로는 경하게 된다.

pH가 7.55 이상으로 되면 저 K혈증, tetany, 산소 해리곡선의 좌측이동으로 인한 말초조직의 허혈 등이 나타난다. 심해지면 의식장애, 기면, 근경련 등도 출현한다.

유의 사항 ① pH<7.40은 acidemia, pH>7.40은 alkalemia라고 한다. ② pH 변화가 $PaCO_2$로 인한 것(호흡성)인지, HCO_3^-에 의한 것(대사성)인지를 판단한다. ③ 대상성 변화가 적당한지 아닌지도 검토한다. ④ pH가 7.20~7.55 사이는 치명적이 아니므로 acidosis 라고해서 안이하게 sodium bicarbonate ($NaHCO_3$)를 투여해서는 안 된다.

Base excess [BE]

기준치 0±2 mEq/L

측정법 혈액 가스분석에 의한 계산

검체량 동맥혈 1 mL

검사 목적 체내 alkali 증감의 지표(임상적으로는 거의 의미가 없다)

검체 취급 ① 혈액 가스 측정은 통상 동맥혈을 heparin 채혈한다. ② 채혈 후 10분 이내에 측정한다.

측정치에 따라 짐작되는 질환

Base excess(BE)는 혈액가스 분석으로 얻은 생체의 pH, $PaCO_2$, HCO_3^- 등의 수치로 산출하는 것으로 혈액을 37℃, $PaCO_2$ 40 mmHg로 평형시킨 상태에서 pH를 7.40에 적정하는데 필요한 alkali 양[pH 7.40보다 높은 값에서 적정해 가는 경우는 산(acid) 양이 되는데 이 경우의 BE는 －(minus) 값으로 된다]으로 구한다. 그러나 이것으로 알아야 할 것은 그 시점에서의 체내 alkali의 증감뿐만 아니라 그것이 생체가 취한 생리적으로 적절한 양인지 아닌지를 알 수 없다. 즉 예를 들면 1차성으로 alkali가 증가된 상태(alkalosis : 병적 반응)가 호흡성 acidosis에서 $PaCO_2$가 상승된 것에 반응하여 alkali가 증가된 상태(호흡성 대상 : 생리적 반응)인가는 단정할 수 없다. 생체 내의 alkali

나 산의 양이 적절한지 여부는 어디까지나 그 때의 생체 전반적인 산염기 평형에 근거하여 논하기 때문에 생체 전체의 산염기 평형완충계의 변동을 아울러서 해석할 필요가 있다. BE처럼 단순하게 alkali 동태만을 나타내는 지표는 그와 같은 관점에서는 충분치 않으므로 그것만을 채택하여 평가하는 것은 적절하지 않아 임상적으로 판단을 그르칠 가능성이 있다. BE 같은 애매한 지표는 사용할 수 없고, 또한 필요도 없다.

산염기 평형을 생각할 때 Henderson-Hasselbalch 식에서 호흡성 인자로 $PaCO_2$, 대사성 인자로 HCO_3^-를 고려하면 좋은데, HCO_3^-는 대사성 인자인 buffer의 일부로 실제는 단백 완충계나 약산에 의한 완충계도 존재한다. 그래서 그들 모든 완충계의 총화를 buffer base(BB)로 정의하고, pH 7.4, $PaCO_2$ 40 mmHg에서의 normal BB와의 차이를 base excess(BE)라고 정의하여 대사성 인자로서의 체내 염기상태를 파악하도록 한 것이다. 구체적으로는 혈액을 37℃, $PaCO_2$ 40 mmHg로 평형시킨 조건에서 pH를 7.4로 적정하는데 요구되는 강산 또는 강염기의 양(mEq/L)이다. 실제로는 HCO_3^- 이외의 완충작용은 hemoglobin(Hb)으로 생기는 것이 대부분이기 때문에 통상 혈액 가스분석으로 얻어지는 parameter에 Hb을 추가하여 얻은 경험식으로 계산한다.

$$BE = (1-0.014\times Hb)\times\{(HCO_3^- - 24) + (9.5+1.63\times Hb)\times(pH-7.4)\}$$

또는

$$BE = (1-0.023\times Hb)\times\{(HCO_3^- - 24) + (7.7+2.30\times Hb)\times(pH-7.4)\}$$

그러나 BE가 증가하면 그것만으로 대사성 alkalosis가 있다고 해석하는 사람도 있어서 유용성에는 의문도 있다. 오히려 임상에서는 $[HCO_3^-]$을 근거로 대사성 인자를 고려하는 것으로 충분하다고 생각한다.

- BE : Plus (+)

〈예상질환〉 대사성 alkalosis **〈잠재질환〉** 급성 호흡성 alkalosis, 만성 호흡성 acidosis **〈조치〉** 원인 제거, 만성 호흡성 acidosis에 의한 것은 대상성 변화이기 때문에 아무 것도 아니다.

- BE : Minus (−)

〈예상질환〉 대사성 acidosis **〈잠재질환〉** 급성 호흡성 acidosis, 만성 호흡성 alkalosis **〈조치〉** 원인 제거, 만성 호흡성 alkalosis에 의한 것은 대상성 변화이기 때문에 아무 것도 아니다.

임상적 의의

Base excess(BE)는 1차성, 2차성에 관계없이 대사성 이상으로 생체 내에 생긴 염기(BE는 plus 값을 취한다) 또는 산(BE는 minus 값을 취한다)의 양을 가리키는 것으로 생각한다. BE의 계산식으로 밝혀진 바와 같이 pH가 7.4, HCO_3^- 이 24 mEq/L일 때에 BE는 0이 된다.

임상에서는 대사성 acidosis, 대사성 alkalosis의 시정할 경우 필요한 총염기량, 총산량을 계산하는데 사용하는 경우가 있다.

· 대사성 acidosis의 경우, acidosis의 시정에 필요한 총염기량(total base)은

$$\text{Total base} = 0.3 \times \text{체중} \times (-BE)$$

· 대사성 alkalosis의 경우, alkalosis의 시정에 필요한 총산량 (total acid)은

$$\text{Total acid} = 0.3 \times \text{체중} \times (BE)$$

이상의 보정은 단순성 대사성 산염기 평형이상에는 적용이 가능하지만 호흡성의 산염기 이상을 동반하는 경우에는 적용할 수 없다. 또한 보정할 때에는 과잉으로 시정되지 않도록 계산치에서 얻어진 값의 1/2 또는 1/3의 보정을 하

는 그 시점에서 한번 확인하는 것이 좋다(half correct라고 한다).

유의사항 ① BE > 2는 대사성 alkalosis를 주로 의미한다. ② BE < −2는 대사성 acidosis를 주로 의미한다. ③ 대사성 염기 과잉에서도 BE가 증가한다(대사성 alkalosis라고는 할 수 없다). ④ 대사성 염기 감소에서도 BE는 감소한다(대사성 acidosis라고는 할 수 없다). ⑤ HCO_3^-로 판단하는 것이 좋다. 이 역시 anion gap으로 보정 HCO_3^- 도 구하여 mask된 대사성 alkalosis의 존재 등을 판단할 수 있다.

Plasma bicarbonate concentration [HCO_3^-]

기준치 24±2 mEq/L
측정법 Henderson-Hasselbalch 식으로 계산
검체량 혈액 1 mL
검사 목적 산염기 평형이상의 진단
검체 취급 HCO_3^- 측정은 heparin 처리 채혈한다. PaO_2 및 $PaCO_2$ 항 참조

측정치에 따라 짐작되는 질환

• **증가 (26 mEq/L 이상)**

《예상질환》 대사성 alkalosis(H^+ 상실 : 구토, 이뇨제 사용, 원발성 aldosterone증, 저 K혈증, HCO_3^- 증가 : sodium bicarbonate 투여, 대량수혈, 심한 탈수, milk alkali 증후군)

《잠재질환》 호흡성 acidosis(폐기종, 만성 기관지염, 호흡부전)에서의 대상성 반응 **《조치》** 원인질환에 대한 진료, acetazolamide나 생리식염수·아미노산 제제투여, 대상성 반응에 대해서는 기본적으로 경과를 관찰한다.

• **감소 (22 mEq/L 이하)**

《예상질환》 대사성 acidosis (HCO_3^- 상실 : 설사, 요관 S자상 결장문합, acetazolamide 투여, 세뇨관에서의 H^+ 분비장애 : 근위 및 원위 세뇨관성 acidosis, 불휘발성 산의 생산과잉과 축적 : lactate acidosis, keto acidosis, 요독증, methyl alcohol이나 ethylene glycol 등의 약물) **《잠재질환》** 호흡성 alkalosis(과환기 증후군)에서의 대상성 반응 **《조치》** 원인질환에 대한 진료, sodium bicarbonate 투여, 대상성 반응에 대해서는 기본적으로 경과를 관찰한다. 단, 호흡성 산염기 평형이상에서의 대상반응으로 HCO_3^- 가 변동하는 경우에는 생체측의 한계가 있고, 호흡성 acidosis에서의 HCO_3^- 증가는 급성인 경우 30 mEq/L, 만성인 경우 12 mEq/L에 머무른다. 한편, 호흡성 alkalosis에서의 감소는 급성인 경우 18 mEq/L, 만성인 경우 12 mEq/L에 머무른다.

임상적 의의

혈장 HCO_3^- 는 사구체에서 여과될 때, 혈중과 같은 농도(정상상태라면 24 mEq/L) 그대로 여과된다. 정상상태에서는 여과된 HCO_3^- 의 대부분이 세뇨관에서(세뇨관강으로 분비되는 H^+ 과 결합하여 $CO_2 + H_2O$의 형태) 재흡수되어 요로는 극히 미량이 배출되는데 지나지 않는다. 그러나 근위세뇨관에서의 재흡수에는 역치(threshold)(정상에서는 24 mEq/L로 거의 일정하다)가 있어서, 역치를 초과하여 사구체에서 여과 분(分)은 곧바로 요로 배설된다. 또한 대사성 alkalosis 같이 HCO_3^- 배설을 요할 때 는 피질집합관 (β interstitial cell)에서도 HCO_3^- 가 분비된다.

따라서 alkalosis 등에서 혈장 HCO_3^- 가 증가하기 위해서는 alkali 부하가 있는 것만으로는 불충분하고, 동시에 ① 근위세뇨관에서의

HCO_3^- 재흡수 항진, ② 피질집합관에서의 HCO_3^- 분비저하로 alkali를 유지하는 상태가 필요하다. 예를 들면 구토에서 보이는 대사성 alkalosis의 출현은 위산인 HCl의 체외 상실로 인하여 HCO_3^- 가 남고(즉, alkali 부하), 동시에 체액량 감소나 2차성 aldosterone증, 저 K 혈증 등으로 인하여 신장의 HCO_3^- 재흡수 역치가 상승(즉, alkali 유지)되기 때문이다.

반면에, 혈장 HCO_3^- 가 감소하는 것은 alkali 상실 또는 세뇨관에서의 H^+ 분비장애나 불휘발성 산의 생산과잉과 축적으로 인한 산이 부하되는 경우이다.

HCO_3^- 은 혈장에서 가장 중요한 완충계인 탄산·중탄산계의 공역염기이다. 생체 내에서의 산 부하에 대하여 빠르게 중화하도록 작용하고, 소비된 분량만큼은 신장에서 생성된다. 혈장 HCO_3^- 는 사구체에서 100% 여과되지만 그 대부분이 세뇨관에서 재흡수 되어 요에는 극히 소량밖에 배출되지 않는다. 요 pH가 6.0에서는 1~2 mmol/L에 지나지 않는다. 그 이하에서는 0이라고 생각해도 좋다.

혈장 HCO_3^- 가 증가하기 위해서는 우선 alkali 부하가 필요하고, 다음으로 신장에서 HCO_3^- 재흡수가 항진되지 않으면 안 된다. 예를 들면, 구토에서 보이는 대사성 alkalosis의 출현은 위산인 HCl의 체외 상실로 인하여 체내에 HCO_3^- 가 정체하고 동시에 신장에서의 HCO_3^- 재흡수 역치(threshold)가 증가하기 때문이다. 대체로 세포외액이 감소하고, aldosterone 작용이 증강, 그리고 K 결핍을 동반하는 경우는 그 조건을 충족시킨다.

한편, 혈장 HCO_3^- 가 감소하는 것은 산 부하이고, 신장에서의 HCO_3^- 생성이 수반되지 않는 경우이다. 유기산이 축적된 경우는 유기산이 간에서 alkali로 변환되므로 $NaHCO_3$의 과잉 사용에서는 대사성 alkalosis로 전환되어 버리는 것에 주의해야 한다.

유의 사항 ① pH의 변동이 HCO_3^- 에 의한 것인지, PCO_2에 의한 것인가를 판단한다. ② HCO_3^- 에 의한 것이라면 anion gap을 계산한다. ③ 정상 anion gap(12 mmol/L)으로부터의 간격을 HCO_3^- 에 추가하여 보정치를 계산한다. 이 값이 낮으면 anion gap에 변화가 없는 대사성 acidosis의 존재가 의심되는 소견이다. ④ PCO_2 의 변동에는 한계가 있는 것을 알아야 한다.

Calcium [Ca]

기준치

- 혈청 : 8.5~10.5 mg/dL
- 혈청 ion화 Ca(Ca^{++}) : 4.5~5.0 mg/dL
- 요 : 0.1~0.3 g/day (섭취량의 영향 때문에 엄밀한 의미의 기준치는 아니다. 다만 한국인 성인에서 200 mg/day 이하가 많다).

측정법 효소법, chelate법, ion 선택 전극법 (ion화 Ca 측정)

검체량 혈청 : 0.5 mL, 요 : 1 mL

검사 목적 Ca, 비타민 D 대사이상 진단

검체 취급 ① Ion화 Ca을 측정할 때는 heparin-Na으로 채혈하고, 유동 paraffin으로 공기와 차단하여 원심분리한다. 이것은 산화를 방지하기 위함이다. ② 혈청은 냉장·냉동 모두 안정하다. ③ 축뇨에 의한 Ca 측정은 산성하 축뇨가 이상적이다. Ca 염의 결정화로 인한 과소평가를 방지하기 위함이다. ④ 채혈 시, 누운 자세보다 서 있는 자세에서 고농도를 보인다.

측정치에 따라 짐작되는 질환

• **고도 감소(6.5 mg/dL 이하)**

〈예상질환〉 저 albumin혈증(ion화 Ca는 정상), 만성신부전, 부갑상선기능저하증, 부갑상선 적출, 저 Mg혈증, 비타민 D 결핍증, 비타민 D 의존성 구루병, 비타민 D 저항성 구루병 **〈잠재질환〉** 가성 부갑상선기능저하증 **〈조치〉** 비타민 D 투여, Ca 제제 투여, 원인제거

• **중등도 감소(6.5~7.5 mg/dL)**

〈예상질환〉 저 albumin혈증(ion화 Ca는 정상), 만성신부전, 부갑상선기능저하증, 부갑상선 적출, 저 Mg혈증, 비타민 D 결핍증, 비타민 D 의존성 구루병, 비타민 D 저항성 구루병 **〈잠재질환〉** 가성 부갑상선기능저하증 **〈조치〉** 비타민 D 투여, Ca 제제 투여, 원인제거

• **경도 감소(7.5~8.5 mg/dL)**

〈예상질환〉 저 albumin혈증(ion화 Ca는 정상), 만성신부전, 부갑상선기능저하증, 부갑상선 적출, 저 Mg혈증(대주가), 비타민 D 결핍증, 비타민 D 의존성 구루병, 비타민 D 저항성 구루병 **〈잠재질환〉** 횡문근융해증 급성기, Addison병, 급성췌장염, 갑상선기능항진증, 가성 부갑상선기능저하증 **〈조치〉** 비타민 D 투여, Ca 제제 투여, 원인 제거

• **경도 증가(10.5~11.5 mg/dL)**

〈예상질환〉 원발성 부갑상선기능항진증, 악성종양에 의한 것, 비타민 D 과잉증, thiazide계 약물, sarcoidosis **〈잠재질환〉** Milk-alkali 증후군, 횡문근융해증 회복기 **〈조치〉** 원인제거, 악성종양에서는 calcitonin, bisphophonate, sarcoidosis에서는 steroid 약물 투여

• **중등도 증가(11.5~12.5 mg/dL)**

〈예상질환〉 원발성 부갑상선기능항진증, 악성종양으로 인한 것, sarcoidosis, 비타민 D 과잉증 **〈잠재질환〉** Milk-alkali 증후군, 횡문근융해증 회복기 **〈조치〉** 원인제거, 악성종양 에서는 calcitonin, bisphosphonate, sarcoidosis에서는 steroid 약물 투여

• **고도 증가(12.5 mg/dL 이상)**

〈예상질환〉 악성종양에 의한 것 **〈조치〉** calcitonin, bisphosphonate, 탈수를 개선하고 loop 이뇨제 투여

임상적 의의

성인 남성 체내에는 약 1,000 g의 Ca이 있는데, 그 99% 이상이 골과 치아에 있고, 약 1%가 골격근, 세포외액 등에 존재한다. 정상 혈청 Ca 농도는 10 mg/dL으로 albumin과 결합되어 있는 것, Ca염 형태(탄산염, 인산염, 구연산)로 있는 것 그리고 free ion화 Ca(Ca^{++})의 3 가지 분획으로 이루어졌다. Albumin 1 g 당 Ca 1 mg이 결합되어 정상 albimin 농도(4 g/dL)에서는 4 mg/dL이 albumin과 결합한 분획이다.

혈중 Ca을 조절하는 기관으로는 Ca 대사의 입구에 해당하는 소장, 출구에 해당하는 신장, 혈액과의 사이에 Ca을 주고받는 골, 여기에 Ca 대사조절 사령탑으로 작용하는 부갑상선 등 4 가지가 중요하다. 구미인의 1일 섭취량은 약 1 g이지만 우리나라 사람은 그 보다 적은 것으로 이해하고 있다. 섭취한 모든 Ca이 흡수되는 것이 아니라 소장에서의 흡수는 겨우 20% 정도에 지나지 않는다. 비타민 D의 조절을 받는 신장에서는 사구체로 여과된 Ca^{++}의 대부분(95% 이상)이 재흡수 되어 요로 배설되는 것은 수 %에 지나지 않는다. 배설량도 200 mg 이하이다.

혈중 Ca 농도는 자극이 없으면 감소한다. 그러나 부갑상선 호르몬(PTH)과 활성형 비타민 D에 의하여 항상성이 유지된다. 즉, 혈중(ion

화) Ca 농도가 감소하면 부갑상선의 Ca 감지 수용체(Ca sensing receptor; CaSR)가 억제되어 PTH의 생산분비가 자극되고, 이 PTH는 신장에서 비타민 D 활성화를 촉진한다. PTH는 골에서 Ca 방출을 촉진하고, 활성화된 비타민 D는 장관의 Ca 흡수를 항진하고, 신장의 Ca 재흡수를 증가시킨다. 이와 같은 기전으로 혈중 Ca 농도는 증가한다.

부갑상선기능저하증의 일부에서 CaSR 이상을 보이는 것이 있어서(상염색체 우성 저 Ca혈증) CaSR의 기능항진에 의한 부갑상선 호르몬 분비가 장애되어 있을 가능성도 지적하고 있다. 최근 CaSR 작동 약물이 실용화되어 신부전의 2차성 부갑상선기능항진증에 사용되고 있다. 그것의 부작용으로 저 Ca혈증을 초래한 경우도 있다.

반대로 혈중 Ca 농도가 증가하면 부갑상선에서는 CaSR의 자극으로 인하여 PTH 생산과 분비가 억제되고, 그 결과로 신장에서의 비타민 D 활성화도 억제된다. 또한 활성형 비타민 D도 PTH의 유전자 발현을 억제하는 feedback 작용을 가지고 있다. 이와 같은 feedback 기구가 존재하기 때문에 혈중 Ca 농도는 8.5~10.5 mg/dL이라는 대단히 좁은 범위로 유지되고 있는 것이다. 이것은 평균치에서 ±10%의 변동으로 이와 같은 변동폭이 좁은 전해질은 이외에 혈청 Na 농도밖에 없다.

가족성 저 Ca뇨성 고 Ca혈증은 CaSR에 의한 PTH 분비억제가 유전적으로 장애되어 고 Ca혈증임에도 불구하고 요중 Ca 배설이 감소되어 있는 병태라는 것이 밝혀졌다.

악성종양에 수반한 paraneoplastic syndrome으로 급격하게 심각한 고 Ca혈증이 출현하는 경우가 있다. 이 병태의 대부분은 종양에서 생산되는 부갑상선 호르몬 관련 단백(PTHrP)으로 인하여 골의 융해가 관여하는 것으로 해석하고 있지만 IL-6, TNF-α 등 그 인자의 관련도 보고되고 있다.

저 albumin혈증일 경우에는 Ca^{++}은 변동 없어도 albumin과 결합한 Ca이 감소하여 Ca 농도는 겉보기에 저농도를 보인다. 따라서 임상적으로는 Ca 농도를 albumin 농도로 보정할 필요가 있다. 이런 경우에는 다음의 Payne 식으로 보정한다.

보정 Ca 농도(mg/dL) = Ca 실측치(mg/dL) + [4 − 혈청 albumin 농도(g/dL)]
(이것이 기준범위에 있으면 정상)

또한 혈액 pH 0.1 저하(상승)에 대해서 free ion화 Ca(Ca^{++})은 0.12 mg/dL 증가(감소)한다. Alkalosis에서 tetany가 용이하게 초래하게 된다.

유의사항 ① 혈청 Ca의 약 50%는 혈청 albumin과 결합되어 있어 혈청 albumin 농도로 보정할 필요가 있다. [보정 혈청 Ca 농도 = Ca 실측치 + (4 − 혈청 albumin)]이 보정치를 흔히 사용한다. ② 1일 요중 배설량이 200 mg 이상은 배설 증가로 생각한다. ③ 혈청 P 농도의 변동은 intact PTH, 비타민 D 대사물, alkaline phosphatase(PTH 작용 항진으로 증가한다) 등을 조합하여 함께 판단한다. ④ 산·염기 평형상태를 조사한다. 골에서의 Ca 유리는 탄산염도 동시에 방출되어 대사성 alkalosis로 기우는 경우도 있지만 PTH 작용이 항진하는 경우는 PTH의 골작용과 동시에 신장에서의 HCO_3^- 배설이 항진되어 반대로 acidosis로 되는 경우도 있어서 병태는 복잡하다. ⑤ 악성종양으로 인한 고 Ca혈증도 액성인자(humaral factor)에 의한 것과 골 전이에 의한 것이 있다.

Calcium-sensing receptor(CaSR) : 혈중 Ca ion과의 결합으로 인하여 세포 내로 정보를 전달하는 세포기능을 조절하는 수용체로 부갑상선 세포에서 처음으로 cloning되었는데, 혈중 Ca ion에 의한 부갑상선 호르몬 분비조절에 중심적 역할을 담당한다. 갑상선 C 세포, 세뇨관 세포 등에도 존재하여 calcitonin 분비, 세뇨관 calcium 재흡수 조절 등에 관여한다. G 단백질 공역형 수용체에 공통인 7회 세포막 관통구조를 나타내고, 세포 외 Ca ion과의 결합으로 인한 Gq 단백의 개입으로 phospholipase C가 활성화하여 세포 내 Ca ion 농도를 증가시킨다. 불활성화 변이로 인하여 가족성 저 calcium뇨성 고 calcium혈증을, 활성화 변이로 인하여 상염색체 우성 저 calcium혈증(autosomal dominant hypocalcemia)를 나타낸다.

Chloride (chlorine) [Cl]

기준치

- 혈청 : 96~108 mmol/L
- 요 : 110~250 mmol/day (섭취량에 영향을 받기 때문에 엄밀한 의미의 기준치는 아니다. 다만 심한 구토로 HCl의 신외성 상실이 커지면 요중 배설이 감소하여 20 mmol/L 이하로 된다).
- 뇌척수액 : 120~132 mmol/L

측정법 Ion 선택 전극법이 일반적이고, Na, K와 동시에 측정된다.

검체량 혈청 0.5 mL, 축뇨 1 mL

검사 목적 Chloride 대사이상, 산염기 평형장애 등의 진단

검체 취급 ① 채혈 시 울혈을 피한다. 울혈로 P_aCO_2가 축적되면 적혈구에서 HCO_3가 방출되어 그것과 교환으로 Cl가 세포 내로 이행(chloride shift)되기 때문에 혈청 Cl 농도는 감소한다. 전혈의 방치로 P_aCO_2가 저하되면 위와 반대로 혈청 Cl 농도는 증가한다. 따라서 채혈 후 빨리 원심분리해야 한다. ② 혈청은 냉장, 동결 모두 안정하다.

측정치에 따라 짐작되는 질환

- **고도 감소 (75 mmol/L 이하)**

《예상질환》 저 Na혈증을 초래하는 원인과 대사성 alkalosis의 조합 **《잠재질환》** 저 Na혈증을 초래하는 원인(SIADH 등) **《조치》** 저 Na혈증 및 대사성 alkalosis의 조치와 같다.

- **중등도 감소 (76~85 mmol/L)**

《예상질환》 저 Na혈증을 초래하는 원인, 대사성 alkalosis를 초래하는 원인(구토, 위액흡인, glucyl-lysine, 이뇨약 투여 **《잠재질환》** 대사성 alkalosis를 초래하는 원인(원발성 aldosterone증, Bartter 증후군, 기타) **《조치》** 저 Na혈증, 대사성 alkalosis의 조치를, 그밖에는 경구적 또는 비경구적으로 KCl 보급, 원인 제거

- **경도 감소 (86~95 mmol/L)**

《예상질환》 저 Na혈증을 초래하는 원인, 대사성 alkalosis를 초래하는 원인(구토, 위액흡인, 이뇨제 투여, glycyl-lysine) **《잠재질환》** 대사성 alkalosis를 초래하는 원인(원발성 aldosterone증, Bartter 증후군, 기타), 호흡성 acidosis **《조치》** 원인 제거

- **경도 증가 (109~118 mmol/L)**

《예상질환》 고 Na혈증을 초래하는 원인, 설사, 신세뇨관성 acidosis(type I, II, IV), 요관결장루, 탄산탈수소효소 저해약 **《잠재질환》** 고 Cl성 아미노산 수액, 호흡성 alkalosis **《조치》** 고 Na혈증, 대사성 acidosis에 의한 것은 그 조치를, 그밖에는 sodium bicarbonate 투여, 기타 원인 제거

- **중등도 증가 (119~128 mmol/L)**

〈예상질환〉경도 증가와 같음 **〈잠재질환〉**경도 증가와 같음 **〈조치〉**경도 증가와 같음

- **고도 증가(129 mmol/L 이상)**

〈예상질환〉고장성 탈수 **〈조치〉**고장성 탈수 치료, 5% 포도당액의 점적

임상적 의의

Cl는 혈장 및 간질액(즉, 세포외액)에 있는 주요 음 ion으로 Na과 함께 혈중 삼투압 물질로서 그 대부분을 차지한다. 따라서 혈중 Cl 농도는 원칙적으로 혈중 Na 농도와 거의 병행하여 변동하여 Na 농도이상을 일으키는 병태는 동시에 Cl 농도이상도 일으킨다(「sodium」 항 참조). Cl와 Na이 다른 점은 Cl가 또 하나의 중요한 혈중 음 ion인 HCO_3^-의 영향을 크게 받는다는 것이다. HCO_3^-는 산염기 평형에 중요한 의의를 갖고 있어 acidosis, alkalosis에서 변동한다. 그 결과 Cl 농도도 영향을 받는다. 예를 들면 대사성 alkalosis에서 HCO_3^- 농도가 증가하면 그분만큼 Cl 농도는 감소한다(동맥혈 pH 항, Anion Gap 항 참조).

요중 Cl 농도의 의의는 Na과 마찬가지로 체액량의 상태를 반영하는 것으로 이해하고 있는데, 산염기 평형이 급격하게 이상을 수반할 경우에는 반드시 측정할 필요는 없다. 심한 구토로 대사성 alkalosis로 되는 경우 [탈수를 합병하기 때문에 신장에서 재흡수가 증가하여 요중 Cl는 감소하지만 $NaHCO_3$가 요로 상실되므로 요중 Na은 거의 감소하지 않는다] 나 설사 등 신외성 인자로 현저한 대사성 acidosis로 된 경우 [탈수에 반응하여 요중 Na이 감소하지만 산(acid) 배설 때문에 요에 NH_4Cl가 증가한다. 따라서 Cl은 감소하지 않는다] 등, Na과 Cl가 해리하는 경우도 있다.

혈청 Cl은 양 ion Na에 대한 주요 음 ion이다. 따라서 Na 대사이상에서는 혈청 Cl 농도도 그 변화에 걸맞게 변동한다. 통상 Na : Cl의 농도 비는 14 : 10 정도이다. 따라서 이 경우의 병태에 관해서는 sodium 항을 참조하기 바란다. 그러나 앞에 기술한 바와 같은 anion gap(AG)이 증가하는 대사성 acidosis에서는 Na/Cl 비가 변하지 않는 경우도 있다.

Na와 동떨어진 변동을 보이는 경우는 산염기 평형상태를 수반하는 경우이다. 혈청 음 ion은 Cl과 HCO_3가 대부분인데, 혈청의 전기적 중성을 유지하기 위해서는 Cl과 HCO_3은 reciprocal한 변동(반비례라고 이해해도 좋다)을 나타내는 것과 다를 바 없다.

HCO_3의 변동은 대사성 산염기 평형이상을 의미하지만 유기산이 축적되어 있는 경우, Cl의 변동을 수반하지 않고 산염기 평형이상이 생긴다.

이와 같은 병태는 anion gap이라고 하는 개념으로 생각하면 이해하기 쉽다. 즉 anion gap(AG) = Na−Cl−HCO_3 로 Cl와 HCO_3가 역방향으로 변동할 때는 AG가 변하지 않는다. 설사, 세뇨관성 acidosis가 여기에 포함된다. 구토에서는 Cl가 저하하여 대사성 alkalosis가 된다. 한편 AG가 증가하는 것은 lactic acid acidosis, ketoacidosis 이외에 methanol, ethylene glycol, aspirin 등에 의한 중독 등에서 보인다.

유의사항 ① 혈청 Na과 병행하여 변동하는지 여부를 검토한다. ② 수시뇨로 요 Cl 농도도 조사한다. ③ 산염기 평형상태도 동시에 고려한다. 여기에서 요중 Na과 해리되지나 않는지 검토한다. ④ 뇌척수액의 Cl 농도는 결핵성 수막염에서 감소한다. ⑤ 우리나라에서는 드물지만 낭포성 섬유증(cystic fibrosis)에서는 땀의 Cl 농도가 크게 증가(60 mmol/L 이상)하는 경우

에 진단된다.

약물 영향 ① Cl 전극은 halogen ion의 영향을 받으므로 혈청 Br이나 I 농도가 높으면 고 Cl혈증으로 오인되는 경우가 있다. ② Br을 함유하는 약물은 마취약인 halothane, 진경진통제인 scopolamine butylbromide(buscopan), 근이완제인 pancuronium bromide(myoblock), 향정신약인 bromperidol(impromen) 등이 있고, iodine을 함유한 것에는 조영제가 있다.

Iodine [I]

기준치
· 혈청 무기 iodine : 0.5~1.5 μg/dL
· 요중 iodine 배설량 : 200~1,000 μg/day

검체량 혈청 1 mL, 축뇨 3 mL

측정법 원자흡광법(AAS)

검사 목적 Iodine 부족(갑상선기능 저하, 갑상선종을 초래)이나 iodine 과잉의 진단

측정치에 따라 짐작되는 질환

• **감 소**

〈잠재질환〉 Cretin 증(선천성 갑상선기능저하증), iodine 섭취부족(특히 산중 생활) **〈조치〉** 해조류 섭취, iodine 첨가 식품 사용

• **증 가**

〈잠재질환〉 해조류 섭취, povidone-iodine 사용, iodine 첨가 식염 사용 **〈조치〉** iodine 제한 식이

임상적 의의

건강인의 체내 총 iodine 양은 약 20~50 mg이다. 그 대부분이 유기 iodine이고 그 80%가 갑상선에 존재한다. 무기 iodine은 같은 halogen인 Cl^-와 유사한 태도를 보이고, 주로 세포외액에 분포한다.

무기 iodine은 소화관에서 용이하게 흡수되고, 그 대부분은 요로 배설된다. 요중 배설량은 구미인은 150~500 μg/day이고, 한국인은 어류나 해조류를 많이 섭취하기 때문에 1,000 μg/day 이상이 되는 경우도 드물지 않다. 50 μg/day 이하로 되면 iodine 부족으로 갑상선기능저하증으로 되거나 갑상선종이 발생하기 쉬어진다. 해조류를 입수하기 어려운 Chile, Argentine, Nepal, Zaire, New Guinea 등의 여러 나라에서는 요중 iodine 배설량이 25~50 μg/day 이하여서 갑상선종이 많이 출현한다.

반면에 과잉 섭취에서도 갑상선종이 발생하는 경우가 있다. 이런 환자는 대조군보다 요중 배설량이 15배나 증가하였는데, iodine 제한식이 제공으로 개선시킬 수 있는 것이다.

갑상선기능저하증에서는 갑상선에 iodine 취입 저하로 인해 iodine의 요중 배설량이 증가한다.

유의 사항 ① Iodine의 과잉 또는 결핍의 판정은 혈중 농도보다 1일 요중 배설량이 참고가 된다. ② 요중 iodine 배설량이 50 μg/day 이하이면 결핍증이 의심되고, 10,000 μg/day 이상에서 과잉증이 의심되는 소견이다.

Inorganic phosphorus [IP], Phosphorus [P]

기준치
· 성인 : 2.5~5.0 mg/dL
· 소아 : 4.0~7.0 mg/dL
· 폐경 후 여성 : 남성보다 약간(약 0.3 mg/dL) 높다.

· 요중 P 배설은 식이에 따라 변동하는데, 통상 성인에서 1 g/day 전후이다.

측정법 비색법

검체량 혈청 : 1 mL, 축뇨 : 3 mL

검사 목적 인 대사에 이상을 초래하는 질환의 진단이나 경과관찰, 횡문근 융해 원인의 정밀검사 등

검체 취급 동결 보존

측정치에 따라 짐작되는 질환

• **고도 감소 (1.0 mg/dL 이하)**

〈 예상질환 〉 Alcohol 의존증 이탈기, 당뇨병성 ketoacidosis 회복기, 장관 내 인 결합 약물(aluminum hydroxide, magnesium oxide, calcium carbonate), 고 calorie 수액 **〈 잠재질환 〉** 악성종양의 급성 증식기 **〈 조치 〉** 원인 제거, potassium phosphate(K_2HPO_4) 투여

• **경도~중등도 감소 (1.0~2.5 mg/dL)**

〈 예상질환 〉 원발성 부갑상선기능항진증, 비타민 D 부족(구루병, 골연화증), 흡수불량 증후군, 영양장애(섭취부족), alcohol 의존증, aluminum hydroxide 함유 제산제 (alumi gel, marox, alusarmin), Fanconi 증후군, 급성 호흡성 alkalosis, 식후, 만성신부전 초기(비타민 D 생성 저하로 인한) **〈 잠재질환 〉** 가족성 저인혈증성 구루병, 특발성 저인혈증, 종양성 저인혈증 **〈 조치 〉** 원인 제거, skimmed milk (탈지분유) 경구 투여

• **경도~중등도 증가 (4.5~6.0 mg/dL)**

〈 예상질환 〉 신부전, 급성 조직파괴(tumor lysis syndrome), 횡문근융해증, 부갑상선기능저하증, 비타민 D 중독 **〈 잠재질환 〉** 종양성 carcinosis(고인혈증성 드문 질환), 말단비대증, 갑상선기능항진증, lactate acidosis **〈 조치 〉** 원인제거, 인 제한 식이(단백 제한 40 g/day), calcium carbonate제제 투여

• **고도 증가 (6.0 mg/dL 이상)**

〈 예상질환 〉 신부전, 급성 조직파괴(tumor lysis syndrome), 횡문근융해증, 부갑상선기능저하증, 비타민 D 중독 **〈 잠재질환 〉** 종양성 carcinosis(고인혈증성 드문 질환) **〈 조치 〉** 원인 제거, 인 제한 식이(단백 제한 40 g/day), calcium carbonate제제 투여, 투석

임상적 의의

인은 체내에 600 g 정도 존재하고, 약 85%는 hydroxyapatite 형태로 골에 축적되어 있다. 나머지는 ATP 등으로 세포에 존재하고, 세포외액에 존재하는 무기인은 약 500~600 mg으로 전체의 불과 0.1%로 적기 때문에 혈중 인 농도는 장관의 섭취 흡수량(비타민 D에 의한 흡수 자극), 세포 내외의 이행, 신장으로의 배설(부갑상선 호르몬에 의한 배설 증가)로 인하여 결정되는데, glucose와 함께 세포 내로 취입되기 때문에 식후에는 오히려 낮은 농도를 보이게 되므로 주의하여야 한다. 비경구적 부하, 투석에 의한 제거 등으로 급격하게 변동하기 쉽다. 반대로 아주 천천히 부하하거나 제거할 경우에는 혈중 인 농도는 큰 변동을 나타내지 않는다.

1일 인 섭취량은 약 800~2,000 mg이고, 비타민 D 존재 하에 장관에서 흡수가 항진된다. 배설은 신장에서 조절하는데, 부갑상선 호르몬(PTH)과 활성형 비타민 D로 인하여 신장에서 인의 재흡수가 저하된다. 근년에 섬유모세포 증식인자(fibroblast growth factor; FGF) 23이 인 이뇨를 촉진하는 물질로 주목을 받고 있다.

따라서 주요 배설경로인 신장에 이상이 있는 경우나 호르몬 이상, 용혈이나 종양붕괴 등으로 인한 세포붕괴나 세포 내 취입증가를 일으키는 병태, 섭취나 흡수의 이상으로 인 농도가 변동한다.

인은 온갖 세포에 존재하여 세포 내 주요 음ion(약 100 mmol/L)을 구성하지만 무기인으로는 불과 1 mmol/L에 지나지 않고, 대부분은 단백, 지질, 당 등과 결합하는 유기인의 형태로 존재한다. 특히 적혈구에는 2,3-DPG (2,3-diphosphoglyceride)에 가장 많다.

종양성 골연화증은 주로 간엽계의 양성종양이 신장에서 인 배설을 촉진하는 물질(phosphatonin)을 과잉으로 생성하여 저인혈증으로부터 골연화증을 일으키는 병태로 최근 섬유모세포 증식인자(fibroblast growth factor; FGF) 23이 신장에서 인 배설을 촉진하는 물질(phosphatonin)의 하나라는 것이 밝혀졌다.

심각한 저인혈증은 조직 산소결핍[2,3-DPG가 감소하고, Hb의 산소포화 곡선이 좌방이동(left shift)하여 산소의 말초에서의 방출이 억제된다], 횡문근 융해 등을 일으키므로 긴급 대응이 필요하다.

유의사항 ① Ca 농도를 고려하여 판단한다. ② 결핍이나 과잉상태는 축뇨 중의 인 배설량으로 조사한다. ③ 고 γ-globulin혈증, 고 bilirubin혈증, 고지혈증에서는 가성 고 P혈증이 초래되기 때문에 판독에 주의하여야 한다. ④ 조조공복 시에 판단한다[식후에는 세포 내로 이행하므로 혈청 인이 감소한다(Δ1.0~1.5 mg/dL)]. ⑤ 세포파괴(용혈)로 인한 고인혈증이 의심될 때는 고 K혈증이나 고뇨산혈증, 또한 LD 고활성 여부 등을 종합하여 평가한다. ⑥ 혈청 인 농도는 소아에서 높고, 또한 일내변동이 있어서 오후에 높은 경향이 있다. ⑦ 폐경 후 여성은 남성보다 약간 고농도(약 0.3 mg/dL 정도 높다)를 보인다.

Magnesium [Mg]

기준치

- 혈청 : 1.8~2.4 mEq/L (0.9~1.2 mmol/L)
- 혈장 : 1.5~2 mEq/L (0.75~1.0 mmol/L)
- 요 : 3~19 mEq/L (섭취량에 영향을 받기 때문에 엄밀한 의미의 기준치는 아니다)

측정법 비색법, 원자흡광법

검체량 혈청 0.5 mL, 요 5.0 mL

검사 목적 Mg 결핍증 및 과잉증 진단

검체 취급 ① 혈청은 냉장·냉동 모두 안정하다. ② 용혈에서 증가하기 때문에 채혈 후 빨리 실온에서 원심분리한다. ③ 혈중 농도는 식사에 의한 영향은 거의 받지 않는다.

측정치에 따라 짐작되는 질환

• 감소(기준치 하한 이하)

〈예상질환〉 저영양, 대주가, loop 이뇨약, 당뇨병 **〈잠재질환〉** 흡수불량 증후군, 심한 설사, 소장절제, 원발성 aldosterone증, 세뇨관 장애(Bartter/Gitelman 증후군, 이식 신장 등), 약물(cyclosporine, amphotericin B, cisplatin, tacrolimus, pentamidine 등) **〈조치〉** Magnesium oxide 투여, 원인제거

• 증가(기준치 상한 이상)

〈예상질환〉 급성신부전, 만성신부전, Mg 함유 제산제, 하제 **〈잠재질환〉** 갑상선기능저하증, Addison병, theophylline 중독, lithium 섭취, milk alkali 증후군, 당뇨병성 ketoacidosis, 종양붕괴증후군 **〈조치〉** 원인 제거, 신부전은 투석요법, calcium gluconate 정맥주사

[주] 저 Mg혈증이 있고, 요중 Mg 배설량이 10 mg/dL 이상 또는 Mg 배설률이 2% 이상이면 신장으로의 상실로 인한 것을 시사하는 소견이다. 단, 체내 Mg의 대부분은 세포에 있기 때문에 저 Mg혈증은 반드시 Mg 결핍과 병행하지 않는다는 점에 주의를 요한다.

임상적 의의

Mg는 생체에서 Ca, Na, K 다음으로 많은 양 ion이다. 성인의 생체에는 20~28 g의 Mg이 있는데, 그 중 60~65%가 골에, 27%는 근육에, 6~7%는 그 밖의 조직에, 나머지 1%가 세포외액에 존재한다. Ca이 주로 세포 밖에 존재하는데 비하여 Mg는 세포 내에 존재하여 인산전달반응과 ATP가 관여하는 효소 반응계에 중요한 역할을 담당하고 있다. 즉, 여러 가지 ion의 능동수송에 영향을 미치고 있다.

경구로 섭취되는 Mg는 전반적으로 소장에서 흡수되지만 흡수율은 30~50% 정도이다. 비타민 D, 부갑상선 호르몬(PTH)는 소장의 Mg 흡수율을 높인다. 식이 중 지방이 많으면 흡수율은 저하된다.

혈청 Mg는 30%가 단백 결합형, 15%는 염으로, 55%는 free ion(Mg^{2+})으로 존재하는데, 뒤의 2 가지는 사구체로 여과된다.

Mg는 오로지 신장으로 배설되는데, 사구체로 여과된 Mg의 약 15~20%는 근위세뇨관에서, 5~10%는 원위세뇨관에서 재흡수 되어 요로 배설되는 것은 수 %에 지나지 않는다. 세포외액량의 증대, 사구체 여과치(GFR) 상승, 이뇨제, digitalis, 고 Ca혈증, 성장 호르몬·갑상선 호르몬, 광질 steroid, insulin, calcitonin 등은 Mg의 신장으로의 배설촉진으로 작용하고, 세포외액량 감소, 사구체 여과량 감소, PTH, 비타민 D는 배설억제로 작용한다. Cyclosporine, amphotericin B는 세뇨관에서의 Mg 재흡수를 저해하고, 배설을 촉진하여 저 Mg혈증을 초래한다.

혈청 Mg 농도는 1.8~2.4 mg/dL의 좁은 범위로 조절된다. 수분이나 기타 많은 전해질과 달리 Mg은 호르몬에 의한 조절기구가 없다. Mg의 세포 내외 이동에 관해서도 조절기구가 없어서 Mg 상실은 세포외액의 Mg 농도의 대폭적인 감소를 초래한다. 반대로 Mg 과잉 시에 작동하는 조절기구도 없기 때문에 신부전 등에서는 Mg 과잉부하로 인하여 용이하게 고 Mg혈증을 초래한다.

저 Mg혈증에서는 빈맥, 부정맥, 진전, tetany, 근력저하 등의 증상 이외에 허혈성 심장질환 등의 심혈관 장애도 유발하는 경우가 있어서 주의가 필요하다.

고 Mg혈증은 무증상인 경우가 많지만 혈청 Mg 농도가 4.8 mg/dL을 초과하면 오심, 구토, 식욕부진, 서맥, 기립성 저혈압, 졸음, 저 Ca혈증이 나타난다. 또한 혈청 Mg ≥ 12 mg/dL에서는 사지마비나 심장정지를 초래할 위험이 크다.

유의사항 ① 혈청 Mg의 30%는 혈청 단백과 결합되어 있기 때문에 혈청 Ca과 마찬가지로 저 albumin혈증에서는 실제보다 낮아진다. ② Mg 결핍은 저 Mg혈증을 나타내지 않는 경우도 있기 때문에 요중 Mg 배설률로 판단한다. ③ 혈청 Mg가 1~2 mmol/L에서는 무증상인 경우가 많다. ④ 저 Ca혈증, 저 P혈증, 저 K혈증에서는 Mg 결핍을 고려한다.

Plasma osmolality [*P*osm]

기준치

· 275~295 mOsm/kg H_2O

· 단위는 mOsm/L도 사용하는데, 물은 1 L = 1 kg이기 때문에 문제가 되지 않지만 혈장은 1 L당 0.93 kg이다. 따라서 혈장 삼투압으로는 mOsm/kg H_2O를 사용하는 것이 보다 정확한 것이다.

측정법 Osmometer (빙점강하법, 증기압법)

검체량 혈청 1 mL

검사 목적 삼투압 이상을 초래하는 질환이나 삼투압 물질이 축적되는 병태의 감별

검체 취급 혈장 삼투압은 항응고제를 사용하여 채혈한다. Heparin이나 EDTA-2K를 사용한다. 동시에 혈장 ADH 농도를 측정하는 경우에는 EDTA-2K 사용이 바람직하다.

측정치에 따라 짐작되는 질환

- **고도 증가 (340 mOsm/kg H_2O 이상)**

〈예상질환〉 고장성 탈수, 당뇨병 **〈조치〉** 고 Na혈증에 준한다. 원인 제거, 고장성 탈수는 음수 또는 5% glucose 점적주사(열사병 등 수 시간 단위로 일어나는 경우가 아닌 한 급격한 보정은 피한다)

- **증가 (295~340 mOsm/kg H_2O)**

〈예상질환〉 고장성 탈수, 당뇨병 **〈잠재질환〉** Methanol 중독, para-aldehyde 중독, 항응고제인 EDTA-2Na(또는 EDTA-2K) 과량 첨가된 검체인 경우 **〈조치〉** 고 Na혈증에 준한다. 원인제거, 고장성 탈수에서는 음료수 또는 5% glucose 점적주사, methanol 중독에는 ethanol 투여

- **감소 (275 mOsm/kg H_2O 이하)**

〈예상질환〉 ADH 부적합 분비 증후군(SIADH), 저장성 탈수, 만성신부전, 부종성 질환(신증후군, 울혈성심부전, 간경변) **〈잠재질환〉** 심인성 다음, 수(水)중독, 염류상실성 신증, 신외성 Na 상실(구토, 설사 등) **〈조치〉** 저 Na혈증에 준한다. 원인 제거, SIADH·수중독에서는 수분제한, 저장성 탈수에서는 고장식염수 투여, 염류상실성 신증에서는 식염부하[극단적으로 낮은 경우(240 mOsm/kg H_2O 이하)에 경련 등의 증상을 수반하지 않는 한 급속한 보정은 피한다].

임상적 의의

혈장 삼투압은 혈장 1 L 중 용질의 분자 수이기 때문에 혈중 mole 수가 많은 소분자에 영향을 받는다. 즉, Na, glucose, 요소 등이 주요 분자이다. 이들의 혈중 농도로 다음과 같이 혈장 삼투압을 구한다.

$$Posm = 2 \times Na + \frac{Glucose}{18} + \frac{BUN}{2.8}$$

이것으로 알 수 있는 바와 같이 혈장 삼투압은 혈청 Na 농도의 대략 2배라고 생각해도 좋다. 그러므로 삼투압 이상의 진단과 치료는 Na 농도 이상에 준한다. Glucose는 세포막 내외에서 실제 삼투압 물질로 작용하고, 물의 세포 내외로 이동을 일으키지만 요소(urea)는 세포막을 비교적 자유롭게 통과하므로 세포 내외의 삼투압 물질로서의 작용은 크지 않다.

혈장 삼투압과 Na 농도가 큰 차이를 보이는 것은 위 식의 glucose와 BUN이 크게 증가하는 경우이고, 그 밖에도 mannitol, glycerol이 존재할 때는 혈청 Na에 비해 혈장 삼투압이 높다. 이와 같은 병태를 osmolar gap이라고 한다. 이것이 진단적 가치를 발휘하는 것은 anion gap이 증가하는 대사성 acidosis의 감별진단이다. Methanol, ethyleneglycol, para-aldehyde 등에 의한 중독에서는 대사물을 포함하여 중성의 소분자 축적으로 삼투압이 증가한다. 한편

salicylic acid나 lactic acid 축적에서는 이들 음 ion이 있기 때문에 전기적 중성을 유지하기 위하여 Na ion이 증가하므로 삼투압 gap은 생기지 않는다.

유의 사항 ① 혈장 삼투압은 Na 농도의 대략 2배 정도로 근사하다. ② 삼투압 gap 증대 여부를 검토한다. ③ 요 삼투압을 동시에 측정하여 혈장 삼투압과의 관계를 검토한다. ④ 저삼투압에서는 혈장 ADH를 측정하여 진단에 이용한다. ⑤ SIADH에서는 저뇨산혈증을 수반한다. 저 Na혈증이 있으면 반드시 혈청 요산 농도를 측정하여 낮으면 SIADH일 가능성이 큰 것이다.

약물 영향 항응고제의 과량으로 삼투압이 높아질 가능성이 있다.

Urine osmolality [U_{OSM}]

기준치

- 100~1,300 mOsm/kg H_2O
- 정상에서는 음수량에 따라 크게 변동하지만 100~1,300 mOsm/kgH_2O의 범위로 변동한다(가령이나 신장질환으로 신장기능이 장애를 받은 정도에 따라 그 폭이 좁아지지만 말기 신부전에서는 약 300 mOsm/kgH_2O의 등장뇨를 보인다).

측정법 빙점강하법

검체량 요 1 mL

검사 목적 요의 농축이나 희석 상태 판정

검체 취급 냉장에서는 세균이 번식되는 경우가 있기 때문에 1주일 이상 보존하기 위해서는 동결보존이 바람직하다. 특히, 요당이 있는 경우에는 단기간이라도 동결보존이 바람직하다.

측정치에 따라 짐작되는 질환

요삼투압은 체액의 삼투압 변화에 따라서 자유수(自由水) 배설량이 조절되기 때문에 상황에 따라 변동한다. 따라서 요삼투압 단독으로는 진단적 가치가 없다. 요삼투압 평가는 반드시 혈장 삼투압과 비교하여 판단할 필요가 있다.

■ 고삼투압혈증 (P_{OSM}이 295 mOsm/kg H_2O 이상)

• $U_{OSM} > P_{OSM}$

〈예상질환〉 고장성 탈수, 당뇨병 **〈잠재질환〉** Mannitol, glycerin 투여 **〈조치〉** 원인제거, 음수 또는 5% glucose 점적주사

• $U_{OSM} < P_{OSM}$

〈예상질환〉 중추성뇨붕증, 신성뇨붕증(항상 이 양상을 보인다) **〈잠재질환〉** 저 K혈증, 고 Ca혈증, Li 중독(요 농축능 저하로 인함) **〈조치〉** 원인 제거, 음수, 중추성뇨붕증에서 desmopressin 점비(点鼻)가 유효하고, 신성뇨붕증에는 thiazide계 약물을 투여한다(체액량 감소 효과로 인함).

■ 저삼투압혈증 (P_{OSM}이 275 mOsm/kg H_2O 이하)

• $U_{OSM} < P_{OSM}$

〈예상질환〉 심인성 다음[수(水) 중독] **〈조치〉** 수분 제한

• $U_{OSM} > P_{OSM}$

〈예상질환〉 SIADH, 신부전(말기 만성신부전이나 급성의 신성신부전에서는 신장의 요 희석/농축력이 저하하여 등장뇨를 보인다) **〈잠재질환〉** 부종성 질환(신증후군, 울혈성심부전, 간경변으로 인한 복수), 부신부전, 염류상실성신증, 신외성 Na 상실[설사, 구토, 외루(外瘻)](이들 질환에서 저삼투압을 보이는 것은 조만간 Na 등의 전해질에 비해 수분을 많이 취한

경우뿐이다) 《조치》 원인 제거, SIADH, 신부전에는 수분제한, 염류상실성신증, 신외성 Na 상실에는 식염 부하 등으로 처치한다.

임상적 의의

혈장 삼투압이 증가하면 ADH가 분비되고, 이것이 신장에 작용하여 수분의 재흡수를 높여 혈장 삼투압을 이전으로 되돌린다. 그러므로 자유수 배설이 감소하여 요량이 적어지기 때문에 요삼투압이 증가한다.

무언가의 이유로 ADH가 분비 또는 작용에 장애가 있으면 그 반응은 일어나지 않아 요삼투압은 충분히 증가하지 않는다. 그러나 이런 경우에서도 갈증이 있으면 음수 행동으로 혈장 삼투압은 정상에 가깝게 되는 경우가 많다. 중추성 및 신성인 요붕증이 그 전형적인 것이다. 불완전형에서는 요가 다소 농축되어 $U_{OSM} > P_{OSM}$으로 되는 경우도 있지만 혈장 삼투압 증가에 비해 수분 재흡수가 충분하지는 않다. Vasopressin(또는 desmopressin)을 투여하면 중추성뇨붕증에서는 요삼투압이 증가하지만 신성뇨붕증에서는 반응이 불충분하다.

반대로 혈장 삼투압이 감소되면 ADH 분비가 억제되어 신장의 수분 재흡수가 억제되므로 요삼투압이 감소된다. 심인성 다음 또는 수분중독에서도 본래 이 정상 조절이 작동하지 않게 된다. 정상적인 수분 배설능이 상당히 커지게 된다(~30 L/day). 따라서 저삼투압혈증에 이르기에는 이것을 초월하여 수분을 섭취하게 되는데, SIADH, 약물 등의 작용으로 인한 신장의 희석능이 장애되어 있을 가능성이 의심되는 것이다.

[주] Free water clearance(C_{H2O})라는 개념은 요삼투압이 혈장 삼투압보다 낮으면(삼투압 물질을 수반하지 않은) 자유수를 배설하는 한편, 요 삼투압 쪽이 높으면 반대로 체내에 자유수 축적이 신장에 생긴다는 것을 의미한다. 생리적인 혈장 삼투압 조절은 이 자유수 clearance가 positive인지, negative인지에 따라 이루어진다.

C_{H_2O} = urine volume × $(1 - U_{osm}/P_{osm})$으로 나타낸다.

유의 사항 ① 요 삼투압이 혈장 삼투압과 같은 방향으로 기우려 있으면 생리적으로 정상적인 반응에, 양자가 역방향으로 향한 것은 무언가의 이상이 초래되었다는 것이 시사된다. 이런 경우는 원질환의 병태를 검색하여야 한다. ② 혈장 삼투압이 낮아서 요 삼투압이 높은 경우를 감별하기 위해서는 세포외액의 증감, 요 Na 농도를 검색하여야 한다.

Potassium [K]

기준치

- 혈청 : 3.6~5.0 mmol/L
- 요 K 농도도 측정하지만 요중 배설량은 섭취량에 영향을 받으므로 엄밀한 의미의 기준치는 아니다. 통상 식사에서의 배설량은 60 mmol(약 2400 mg)/day 정도이다. 요중 K 농도는 혈중 K 농도 이상을 감별하는데도 이용한다(저 K혈증인 경우, 요중 K < 20 mmol/L 이면 신외성 상실이, 요중 K > 40 mmol/L이면 신성 상실이 의심되는 소견이다.

측정법 Ion 선택 전극법, 염광광도법

검체량 혈청 0.5 mL, 요 1.0 mL

검사 목적 K 대사이상 진단

검체 취급 ① 채혈 후 조속히 원심 분리한다. 전혈로 방치하면 적혈구에서 K가 유리된다. 특히 전혈를 냉장 보존하는 것은 금기 사항이다.

② 혈청은 냉장·냉동 모두 안정하다. EDTA-2K 또는 -2Na에 채혈한 검체는 K, Na가 비정상적으로 고농도를 보이기 때문에 부적당하다. 혈장은 heparin 채혈이 좋다. 혈청 K는 혈장 K보다 0.2~0.4 mmol/L 높다.

측정치에 따라 짐작되는 질환

- **고도 감소 (1.9 mmol/L 이하)**

〈 예상질환 〉 섭취부족·구토·설사·체액량 감소(2차성 aldosterone증으로 인한)가 복합적으로 작용한 상태 **〈 잠재질환 〉** Aldosterone 작용항진(원발성 aldosterone증, Bartter 증후군, 이소성 ACTH 생산, glycyrrhizin 등), alkalosis **〈 조치 〉** 비경구적 K 보급, 원인 제거

- **중등도 감소 (2.0~2.9 mmol/L)**

〈 예상질환 〉 구토, 설사, 설사약 복용, 이뇨제 투여, 섭취부족 **〈 잠재질환 〉** Aldosterone 작용항진(고도감소의 잠재질환 항 참조), alkalosis, Mg 결핍, 저 K혈증성 주기성 사지마비, 신세뇨관성 acidosis **〈 조치 〉** 경구적 또는 비경구적 K 보급, 원인 제거

- **경도 감소 (3.0~3.4 mmol/L)**

〈 예상질환 〉 중등도 감소와 동일 **〈 잠재질환 〉** 중등도 저하와 동일 **〈 조치 〉** 경구적 K 보급, 원인 제거

- **경도 증가 (5.0~5.4 mmol/L)**

〈 예상질환 〉 위성 고 K혈증(백혈구 증가증, 혈소판 증가증), 급성·만성신부전, angiotensin 변환효소 저해약, β-차단제, K 유지성 이뇨약(spironolactone, triamterene 등), 비 steroid성 소염진통제, 당뇨병(저 renin성 저 aldosterone증), acidosis **〈 잠재질환 〉** Nafamostat mesilate, 악성종양, Addison병, 횡문근 융해 **〈 조치 〉** 위성 고 K혈증은 방치, 신부전은 K 섭취 제한과 양 ion 교환수지, 기타 원인 제거

- **중등도 증가 (5.5~6.4 mmol/L)**

〈 예상질환 〉 급성·만성신부전, 투석 환자, 당뇨병(저 renin성 저 aldosterone증) **〈 잠재질환 〉** Nafamostat mesilate, 고 K혈증성 주기성 사지마비, 횡문근 융해 **〈 조치 〉** K 섭취 제한과 양 ion 교환수지, sodium bicarbonate 투여, 기타 원인 제거

- **고도 증가 (6.5 mmol/L 이상)**

〈 예상질환 〉 급성·만성신부전, 투석 환자 **〈 잠재질환 〉** 횡문근 융해 **〈 조치 〉** K 섭취 제한과 양 ion 교환수지, insulin·glucose 요법, sodium bicarbonate 투여, 투석

임상적 의의

체내 K 총량 가운데 98%는 세포 내에 존재(약 3,500 mmol)하고, 세포외액에 함유되는 K는 전체 K량의 약 2%인 60~80 mmol에 지나지 않는다. 이 때문에 세포 내외의 K 이동으로 용이하게 혈청 K 농도는 변할 수 있다. 이 이동에 영향을 미치는 인자로는 산염기 평형상태(산혈증은 세포 내에서 세포 외로, alkali혈증은 세포외에서 세포 내로), insulin(세포 내로의 취입촉진), catecholamine(α 작용은 세포 내에서 세포 외로, β 작용은 세포 외에서 세포 내로) 등이 있다.

1일의 K 섭취량은 약 50~100 mM로 정상에서는 그 90% 이상이 요(나머지는 변)로 배설된다. 따라서 K 대사의 항상성은 거의 대부분 요중 K 배설 조절에 의해 이루어진다. 이 요중 K 배설은 피질부(皮質部) 집합관에서의 K 분비에 의해 결정되는데, ① K 섭취량, ② aldosterone 작용, ③ 집합관의 요류 속도, Na 도달량, ④ 세뇨관 중의 비재흡수성 음 ion(대량의 HCO_3^-, penicillin 등)의 존재 등에 영향을 받는다.

저 K혈증 원인은 섭취부족, 신성 상실, 신외성 상실 등을 고려하는데, 요중 K 농도가 감별에 유용하다. 저 K혈증에서는 alkalosis를 동반하는 경우가 많다.

고 K혈증을 보이는 경우는 진행된 신부전이나 aldosterone 작용부전 (K 유지성 이뇨약 사용이나 저 renin성 저 aldosterone증 등)이 의심되는 소견이다. 이 경우 대사성 acidosis가 합병되는 경우가 많다. 이들 체내 balance 이상을 초래하는 병태에 추가하여 세포 내외의 이동에 의한 인자를 고려한다. 신장의 K 배설능은 대단히 커서 신장기능이 중등도 이상으로 장애를 받지 않는 한 K의 과잉섭취만으로 고 K혈증으로 되는 경우는 아마도 없을 것이다.

6.5 mmol/L 이상의 고 K혈증에 대해서는 긴급 대응이 필요하다. 2.0 mmol/L 이하의 저 K혈증도 근력 저하로부터 호흡근 저하가 발생하거나 횡문근 융해를 일으키는 경우가 있어서 신속한 치료가 필요하다.

세포 내 K 농도는 세포외액(혈청)보다 30~40배 높기 때문에 용혈로 인해 고농도로 된다. 용혈 이외에도 같은 원리로 응고, 혈청 분리 과정에서 혈구 내 K가 유리된다. 특히 백혈구 수 5만~10만, 혈소판 수 100만 이상에서 보이는 것이 있는데 위성 고 K혈증이라고 부른다. 이 경우 heparin 채혈에 의한 혈장 K 농도는 증가하지 않는 것으로 판단할 수 있다.

유의사항 ① 위성 고 K혈증을 제외한다(백혈구 증가증, 혈소판 증가증, 검체 용혈, 채혈 시 항응고제에 K가 포함되지 않은 것을 사용할 것). ② 수시뇨로 요 K 농도를 측정하고, fractional excretion을 계산한다(신성인지 또는 신외성인지를 판단한다). ③ 산염기 평형도 함께 평가한다. ④ 약물에 의한 영향(angiotensin II 저해약이나 steroid, 대량의 penicillin 등)을 고려한다.

Sodium [Na]

기준치

- 혈청 : 135~149 mmol/L
- 요 : 40~220 mmol/day

(섭취량에 영향을 받지 때문에 엄밀한 의미의 기준치는 아니다). 요중 Na 배설량(요중 Na 농도×요량)은 정상에서는 섭취량과 거의 같지만 Na 섭취량(≒ 배설량)의 평균치는 식염으로 15 g/day 정도이다. 요중 Na 농도는 저 Na혈증 감별에 유용하다. 즉, 20 mmol/L 이하에서는 순환 혈장량 감소가 시사되는 소견이다. 또한 10 mmol/L 이하에서는 Na 결핍 또는 혈관 내 탈수를 시사한다.

측정법 Ion 선택 전극법, 염광광도법

검체량 혈청 0.5 mL, 축뇨 5.0 mL

검사 목적 Na·수분 대사이상 진단

검체 취급 ① 채혈 후 전혈 그대로 방치하면 Na는 농도가 낮은 세포 내로 이행하여 혈청 농도는 저하한다. ② EDTA-2Na 또는 heparin-Na로 채취한 검체의 Na 측정은 부적당하다. ③ 혈청은 냉장·냉동 모두에서 안정하다.

측정치에 따라 짐작되는 질환

- **고도 감소 (114 mmol/L 이하)**

〈예상질환〉 항이뇨 호르몬 부적합 분비 증후군(SIADH) **〈잠재질환〉** Addison병 **〈조치〉** 중추신경 증상을 나타낼 때는 고장식염수 + loop 이뇨제

- **중등도 감소 (115~124 mmol/L)**

〈예상질환〉 SIADH, 만성신부전, 부종성 질환

(울혈성 심부전, 신증후군, 간경변), Na 결핍 **〈잠재질환〉** Addison병, 부신피질자극 호르몬(ACTH) 단독 결손증, Na 상실성 신증 **〈조치〉** SIADH에서 무증후성이라면 수분만 제한. 기타 원인 제거. 탈수를 수반할 때는 생리 식염수 점적

- **경도 감소** (125~134 mmol/L)

〈예상질환〉 SIADH, 만성신부전, 부종성 질환(울혈성 심부전, 신증후군, 간경변, 구토, 설사), 이뇨제 투여, Na 결핍 **〈잠재질환〉** Addison병, Na 상실성신증, 심인성 다음증, marathon 등 장거리 경주 후, 위성 저 Na혈증(실제 혈장 Na 농도는 정상), 고혈당(실제 Na 농도는 낮지만 혈장 삼투압은 정상~증가) **〈조치〉** 수분 제한, 탈수 보정 등 원인에 따라 다르다. 경과 관찰과 원인 제거

- **경도 증가** (150~159 mmol/L)

〈예상질환〉 탈수, 요붕증 **〈잠재질환〉** 원발성 aldosterone증, Na 과잉 투여 **〈조치〉** 경구적 수분공급, 원인 제거

- **중등도 증가** (160~169 mmol/L)

〈예상질환〉 의식장애로 인한 탈수, 요붕증이 합병된 경우(뇌혈관 장애 등) **〈잠재질환〉** 요붕증으로 음수가 불가능한 경우 **〈조치〉** 경구로 수분보급, 5% glucose 용액으로 수분보급

- **고도 증가** (170 mmol/L 이상)

〈예상질환〉 의식장애 환자에 부적절한 수액관리, 요붕증이 합병된 경우(뇌혈관 장애 등) **〈잠재질환〉** 비 ketone성 고삼투압성 혼수 **〈조치〉** 수액으로 보정. 저 Na인 경우와 마찬가지로 발병 속도에 대응하여 치료속도를 가감한다.

임상적 의의

혈청 Na 농도는 체내 Na 총량과 체내 수분량과의 비율로 결정된다. Na 농도 이상은 곧바로 Na 과잉이나 결핍을 의미하는 것이 아니라 실제로 수분과 Na 양의 상대적 이상으로 생긴다. 오히려 수분대사 이상이라는 측면이 크다. 예를 들면 저 Na혈증의 본질은 신장의 요 희석 장애로 인한 자유수의 배설억제로 나타나는 경우가 많다. SIADH나 순환 혈장량 저하(탈수, 심부전 등) 등 ADH 분비가 증가하는 병태를 바탕으로 잘 나타난다. 한편, glucocorticoid는 집합관의 수분 투과성을 정상적으로 억제하는 역할을 하는 것으로 생각하는데, glucocorticoid 결핍증(Addison병 등)에서는 수분의 재흡수가 항진되어 수분이뇨가 제한되어 저 Na혈증을 일으킨다.

저 Na혈증은 입원환자에서 가장 고율로 보이는 전해질 이상(약 20% 정도라는 보고가 있다)인데, bed side에서 저 Na혈증을 접하는 경우, 세포외액의 승감으로 3가지로 나눠 감별하는 것이 바람직하다. 세포외액량의 ① 증가는 부종성 질환, ② 저하는 Na 상실(탈수 등), ③ 거의 정상은 SIADH라고 분류한다.

SIADH에서는 순환 혈장량이 약간 증가하는 결과로 신장의 요산 재흡수가 억제되어 혈청 요산 농도가 감소하는 것이 특징이다. 위성 저 Na혈증은 현저한 고단백혈증, 고지혈증이 나타나지만 혈청 삼투압은 정상이다. 고혈당 상태에서는 100 mg/dL 증가에 혈청 Na는 1.6 mmol/L 감소하지만 삼투압은 오히려 2.3 mOsm/kg H_2O 정도 상승한다.

한편 고 Na혈증은 Na에 비하여 수분상실이 현저한 경우(고장성 탈수)에 생긴다. 고 Na혈증은 고삼투압혈증을 의미하고, 통상은 갈증으로 인하여 수분 섭취량의 증가와 더불어 ADH 분비항진으로 혈청 Na 농도를 정상화하려고

하는 feedback 기구가 작동한다. 현저한 고 Na혈증이 존속할 때는 물을 마실 수 없는 상태, 즉 의식장애, 갈증중추의 장애 등이 존재하는 것으로 이해하여도 무방하다. 의식이 있는 경우나 원발성 aldosterone증의 고 Na혈증은 경도이다.

유의사항 ① 혈장 삼투압을 측정하여 위성 저 Na혈증이나 유사 저 Na혈증(고혈당, 고지혈증, 고단백혈증)을 우선 제외한다. ② 수시뇨 검체로 Na, K 농도를 측정하여 혈청 Na 농도와 비교한다. 세포외액량의 상태(정상, 증감)를 평가한다(기립성 저혈압, 피부점막의 습윤상태 등 임상적 지표도 중요). ③ 저 Na혈증은 입원 환자에서는 가장 고율로 나타나는 전해질 이상이다.

Aluminum [Al]

기준치 10 μg/L 이하

측정법 원자흡광법

검체량 혈청 0.5 mL

검사 목적 ① 인공투석 환자의 투석환경 관리, ② aluminum 뇌병증 예방

검체 취급 ① Al은 glass 용기에서 용출되므로 검체 채취는 plastic 용기를 사용한다. ② 채혈 후 2~3회 전도혼합하고, 약 60분 후 원심분리하고, 냉장 보존한다.

측정치에 따라 짐작되는 질환

- **감소 (기준치 이하, 10 μg/L 이하)**

  낮은 농도가 문제가 되는 일은 없다

- **경도~중등도 증가 (10~200 μg/L)**

〈예상질환〉 만성신부전, aluminum hydroxide 함유 제산제 복용 **〈잠재질환〉** Citrate-Na, citrate-Ca 복용 **〈조치〉** 약물 복용으로 인한 경우는 복용을 중단한다. Chelate제(deferoxamine) 투여

- **고도 증가 (200 μg/L 이상)**

〈예상질환〉 혈액투석 + aluminum hydroxide 제산제 복용 **〈잠재질환〉** Citrate-Na, citrate-Ca 복용 **〈조치〉** 약물 복용에 의한 것은 약물 투여 중지. Chelate제(deferoxamine) 투여

임상적 의의

Aluminum(Al)은 현재까지 필수성이 증명되지 않은 미량 원소이다. 그리고 생체에는 유해원소이고, 임상적으로는 Al 축적으로 인한 중독이 문제가 되고 있다.

경구로 섭취된 Al은 소화관에서 섭취량의 1% 정도가 흡수되어 혈액, 골, 간, 신장, 뇌를 위시하여 널리 분포한다. 또한 Al은 주로 신장을 경유 요로 배설된다. 담즙으로의 배설은 극히 미량이기 때문에 만성신장병 환자나 특히 혈액투석 환자에서는 Al 축적이 문제가 된다.

이전에는 투석환자의 고 P혈증을 시정할 목적으로 aluminum hydroxide gel을 널리 사용하였다. 또한 투석액에 Al이 함유되어 있기 때문에 장기간 투석환자에서는 혈중 Al 농도가 대단히 높아지게 된다. 그리고 구음장애, 경련, 인지증 증상을 일으킨(투석 뇌병증) 환자의 뇌 내에는 Al 축적이 확인되고 있어서 투석 뇌병증의 원인으로 Al이 의심되고 있다. 그러므로 현재는 대부분의 투석에 Al을 제거한 RO 수 (역삼투수)를 사용하고 있어서 경구 P 흡착약인 aluminum hydroxide gel이 함유된 것은 투석(만성신장병) 환자에는 금기로 되고 있다. 따라서 Al은 오로지 aluminum hydroxide gel이 함유된 위장약에서 유래하는 경우가 대부분이다.

또한 lemon juice나 orange juice와 Al을 함께 섭취하면 Al 흡수가 증가한다는 것이 알려

졌다. 이것은 공존하는 citric acid가 물에 용해하기 쉬운 aluminum citrate를 형성하여 Al 흡수가 증가하기 때문이다. 마찬가지로 calcium citrate나 sodium citrate를 사용하는 경우에도 주의가 필요하다.

Al 축적이 뇌에서는 Al 뇌병증을 일으키고, 골에서는 Al 골증을 일으켜 문제가 되기 때문에 현재는 투석 환자에 사용을 금지하고 있다. 따라서 고 P혈증 치료에는 carbonate-Ca, acetate-Ca, citrate-Ca 등을 사용한다. 그러나 P 흡착 효율이 aluminum hydroxide gel에 미치지는 못하지만, 이런 경우에는 고 Ca혈증이 초래되는 것이 문제이다. 또한 citrate-Ca은 장관의 Al 흡수를 높이기 때문에 고 Al혈증 환자는 금기이다. 이런 것은 만성신부전 환자의 대사성 acidosis 치료에 citrate-Na을 사용할 때도 마찬가지다. Sodium bicarbonate로 치료할 때보다 5~6배나 Al 흡수가 높아진다는 것이 알려졌다.

Al 중독 증상은 뇌병증[myoclonus, 정신이상, 언어장애, 섬망(delirium), 경련] 및 골증 이외에 erythropoietin 불응증으로 빈혈을 일으킨다. 또한 신성골증 치료에 수반하는 과도한 부갑상선 기능의 억제나 부갑상선 적출로 인하여 골이 저회전 상태로 되면 Al 축적으로 인하여 저회전형 골병변(adynamic bone disease)을 초래하기 쉽다는 것이 알려졌다. 이 risk는 특히 당뇨병 환자에서 높다. 이런 점에서 intact-PTH 농도가 120 pg/mL 이상으로 되도록 Ca, P 대사를 조정하는 것이 권장되고 있다.

Al 중독의 진단목적과 체내에 축적된 Al을 제거할 목적으로 chelate제인 deferoxamine을 정맥주사 또는 근육주사로 투여한다. Al 중독은 기초치가 200 μg/L 이상으로 deferoxamine 주사 후에 200 μg/L 이상 증가하는 것으로 진단한다. Intact-PTH가 저농도이면 골연화증을 일으킬 가능성이 있다. Al을 chelate한 deferoxamine 복합물을 효과적으로 제거하기 위해서는 high performance 막을 추천하고 있다. 이것에 의한 clearance는 종래의 것보다 4배나 높다고 한다. 실제 치료에서는 1 g의 deferoxamine을 주 1 회 투석 전날에 근육주사 하는 것을 제창하고 있는데, 철(Fe) 역시 chelate되기 때문에 철결핍에 주의하여야 한다. 또한 mucormycosis의 부작용이 나타날 가능성이 있어서 주의가 필요하다.

유의사항 혈청 Al 농도는 intact-PTH와 함께 판독하여야 한다.

Arsenic [As]

기준치

· 요 : 120 μg/spec(24시간 축뇨) 이하, 중독농도는 5,000 μg/spec 이상

· 전혈 : 1~16 μg/L (평균 7 μg/L)

· 모발/손톱 : 1.0 μg/g 이하

측정법 유도결합 plasma 분석법, 원자흡광법(수소화물 발생)

검체량 전혈 : 7 mL, 요 : 10 mL, 모발/손톱 : 0.5 g

검사 목적 비소 중독(급성·만성) 진단

검체 취급 전혈은 heparin 채혈하고, 요 채취는 산성 축뇨한다. Metal free 용기를 사용한다.

측정치에 따라 짐작되는 질환

• 증 가

〈 잠재질환 〉 살충제, 쥐약, 제초제 취급. 비소 오염수 폭로 **〈 조치 〉** 급성중독은 위세척, 활성탄 사용.

Dimethylcaprol이나 dimethylcaptosuccinic acid는 chelate제로 사용된다. 만성중독에는 비소를 피하는 것밖에 없다.

임상적 의의

비소는 자연계에 널리 분포(토양에 5~10 mg/kg)하고, glass, ceramic, 염료, 반도체 산업 등에서 사용되고 있다. 비소는 3가 또는 5가의 무기비소 형태로 존재하고 독성이 강하다. 무기비소는 생물체 내에서 methyl화 되어 유기비소로 된다. 유기비소의 독성은 비교적 낮다. 해산물에는 비소가 많이 함유되어 있지만 유기비소이기 때문에 문제는 없고, 실제 인체에도 극미량 존재하고 있다.

비소중독은 식품중독(살해 목적), 공해, 자살, 타살에서 보인다. 만성중독은 비철금속의 야금이나 제련, 아비소 제조, 농약 제조 등의 직업병에서 보인다.

비소폭로 지표로서 요중 비소가 유용하다. 단, 음식물 유래의 무해한 비소(유기비소)와 무기비소를 나누어 고려할 필요가 있다.

무기비소의 흡인으로 인한 급성중독 증상은 부식작용으로 인한 위장 과민증상, 구토, 설사, 상기도염, 소화관 천공, 신부전, shock 등이 있다. 또한 근육경련, 안면부종, 심장·호흡기 장애, 말초신경 장애, 빈혈, 백혈구 감소증 등도 나타난다. 중독시기에 일치하여 손톱의 백색선조(Mees line)가 나타난다.

만성폭로에서는 피부 및 점막의 색소침착, 흑피증, 탈색, 각화증, 사마귀 형성, 또한 피부암 등의 피부증상이 나타난다. 그 이유로 비소가 kelatin 단백의 SH 기에 결합하기 때문이라고 해석하고 있다. 그 외에 비중격 천공, Bowen병, 지각장애 우위의 다발신경염, 폐암도 나타난다.

비화수소(AsH_3)는 반도체 제조에서 생기는 대단히 독성이 강한 가스로 급성·만성 중독과 달리 용혈에 의한 독성을 보인다. 용혈성빈혈과 hemoglobin뇨증으로 인하여 신부전, 폐수종을 일으킨다.

유의 사항 ① 흑피증(melanoderma), 흑족병이 보이면 비소중독을 고려한다. ② 손톱에 가로 방향으로 생기는 백색 선조를 참고로 한다.

Copper [Cu]

기준치

· 혈청 : 남성 70~140 μg/dL,
　　　 여성 80~155 μg/dL

· 혈장 : 혈청 농도보다 10 μg/dL 낮다

· 요 : 남성 4.2~33 μg/day,
　　 여성 2.5~20 μg /day

측정법 원자흡광법, 비색법

검체량 혈청 0.4 mL, 요 5 mL

검사 목적 ① Wilson병 등의 동대사 이상 진단 보조, ② 원발성 담즙성간경변 평가, ③ 원발성 경화성 담관염 평가

검체 취급 ① 동은 극히 미량이기 때문에 검체 채취 시 오염에 주의한다. ② 혈청은 동결에서 약 6개월, 냉장에서 2주간 보존이 가능하다.

측정치에 따라 짐작되는 질환

동 측정은 일상검사로 측정하지 않기 때문에 엄밀한 의미에서 증가, 감소가 문제되는 경우는 적다. 호중구 감소, 철제 불응성 빈혈, 골다공증은 동 결핍증의 초발증상·소견이므로 이런 경우는 혈청 동, ceruloplasmin 측정이 필요하다. 혈청 동 40~50 μg/dL 이하, 혈청 ceruloplamin 15 mg/dL 이하를 이상 감소라고 생각한다. 또한 진단적 치료로 호중구 감소, 빈혈, 골병변 등이 동 투여로 개선되면 동 결핍증이라고 진단할 수 있다.

- **혈청 동 감소**

〈잠재질환〉 영양불량, Wilson병, 선천성 동흡수장애(Menkes kinky hair syndrome), 신증후군(ceruloplasmin 요중 배설), 급성백혈병의 회복기, 소아기의 철결핍성빈혈(철과 함께 동이 조혈에 필요), kwashiorkor 증후군이나 만성설사, ACTH나 steroid 사용 **〈조치〉** 동결핍증인 경우에는 동제제 투여

- **혈청 동 증가**

〈잠재질환〉 빈혈(악성빈혈, 임신으로 인한 거대적혈모구성 빈혈, 철결핍성 빈혈, 재생불량성 빈혈), 백혈병, 림프종, 감염증, 담즙성 간경변, 경화성 담관염, hemochromatosis, 자가면역성 질환(SLE, RA, 류마티스열, 갑상선기능저하증, 갑상선기능항진증, 피임약이나 estrogen 사용, 임신 **〈조치〉** 급성으로 심한 경우는 chelate 투여

- **요중 동 증가**

〈잠재질환〉 Wilson병, 자가면역성 간염, 담즙울체 **〈조치〉** Wilson병은 동흡수 저해제 투여, chelate제 투여

임상적 의의

동은 생체에 널리 분포하는 필수 미량원소로 여러 가지 동효소, 동단백으로 존재한다. 특히, 조혈, 골대사, 결합조직 대사에 중요한 역할을 담당한다. 혈청과 적혈구에 거의 절반씩 존재하고, 혈청 동의 95%는 ceruloplasmin 결합 동이고, 나머지 5%가 albumin 및 아미노산과 결합하고 있다. 따라서 혈청 동의 동태는 ceruloplamin 동태를 반영한다. 배설의 대부분은 담즙을 경유 분변으로 배설되고, 요나 장액, 땀 등으로도 다소 배설된다.

동은 음식물에 포함하여 소장상부(공장)에서 흡수된다. 흡수 기구는 아미노산과 결합하여 흡수되는데, 장점막세포에 존재하는 SH 기가 풍부한 metallothionein이 동의 흡수·이행을 조절하고 있는 것으로 이해하고 있다.

동은 혈청과 적혈구에 거의 반씩 존재하고 있다. 혈청 동의 약 95%는 ceruloplamin과 강하게 결합하고, 나머지는 albumin이나 아미노산과 느슨하게 결합하고 있다. 적혈구 동의 60%는 superoxide dismutase(SOD)에 함유되어 있다.

성인에서는 여성이 남성보다 혈청 동이 약간 높다. 이것은 여성 호르몬의 영향이라고 생각하는데, 특히 임신 중에는 estrogen에 의한 ceruloplasmin 합성이 혈청 동을 증가시킨다. 일내변동도 있는데, 아침 공복에 낮다.

동이 약간 높은 것은 병적 의미는 없지만 담낭암 환자에서 고동혈증이 주목되고 있다. 또한 혈액 투석 환자에서 과잉증이 보고되고, 용혈, acidosis, methemoglobin혈증, 저혈당, 구토, 심와부통, 설사, 두통을 호소한다.

동 결핍상태에서는 호중구 감소, sideroblastic anemia, 모발·피부의 색소탈락, 습진, 정신운동 발육부전, 체중 증가불량, 근긴장 저하, 저체온, 간비종, 설사, 생식 기능부전 등의 증상이 나타난다. 소아에서는 골병변으로 구루병, 골절, 골막반응 등을 보인다.

대표적인 동대사 이상인 Wilson병은 상염색체성 열성유전으로 간의 동대사 장애로 인하여 간으로 동의 취입 또는 담즙으로 배설되지 않아 간에 축적되고, 또한 간에서 혈중으로 유출된

동은 뇌·각막·신장 등에 축적되는 질환이다.

간경변, 추체외로 증상 및 Kayser-Fleisher 각막륜의 3 대 주요 징후를 나타내는 질환이다. 20세 이전에 발병하는 경우가 많다. 어릴수록 간 증상으로 발병하는 경우가 많고, 사춘기 이후의 발병례에는 신경 증상이 출현하는 비율이 높다. 혈청 동 감소(75 μg/dL 이하), ceruloplasmin 감소(20 mg/dL 이하), 요로 동이 대량으로 배설된다(100 μg/day 이상). 간의 동 함유량이 크다. 치료는 D-penicillamine을 사용한다. Wilson병의 원인 유전자는 1993년에 13번 염색체상에 있는 p-type ATPase 동 운반 막단백(ATP-7B에 의해 code된다. 간 내에 있다)이라는 것이 밝혀졌다. 연관 질환인 Menkes병은 X 연쇄 열성 유전을 보이는 질환으로 그 이상은 X 염색체상에 있는 p-type ATPase 동 운반 막단백(ATP-7A ; 7B와 56%의 상동성이 있고, 간 외에 있다)이라는 것도 알려졌다. Menkes병은 장관에서 동 흡수가 방해를 받아 모발이상(꼬인 모발), 저체온, 정신발달지체, 근긴장 저하 등의 증상이 유아기부터 보인다. Ceruloplasmin 유전자는 3번 염색체에 있고, 그 이상이 가족성 ceruloplasmin 결손증으로 이해하고 있다.

병인으로 간의 ceruloplasmin mRNA 이상, ceruloplasmin 합성장애, ceruloplasmin 단백구조 이상, 담즙으로의 동 분비장애, 장관의 동 과잉흡수, 동 결합단백인 metallothionein 이상설이 있는데, 그 때문에 간세포에 대량의 동이 축적하는 것으로 해석하고 있지만 상세한 것은 밝혀지지 않았다.

유의사항 ① 혈청 동 농도 이상이 의심되어 검색하는 경우는 원인불명의 빈혈과 Wilson병인 경우가 많다. ② 축뇨로 1 일 요중 동 배설량을 조사한다. ③ 혈청 동 농도가 큰 것은 그리 큰 임상적 의의는 없다. ④ Ceruloplasmin 이 증가하면 혈청 동도 증가한다. ⑤ 혈청 동 농도는 여성이 남성보다 고농도를 보인다. ⑥ 일내변동이 있어 아침 공복에 저농도를 보인다.

Gold [Au]

기준치 150~210 μg/dL
측정법 원자흡광법
검체량 혈청 1 mL, 요 6 mL
검사 목적 금 축적 유무 확인
검체 취급 동결본존

측정치에 따라 짐작되는 질환

• 증 가

〈예상질환〉 류마티스 관절염이나 기타 자가면역 질환에 사용되는 금 함유 제제 사용 **〈조치〉** 증상의 정도로 금제제 중단을 검토한다. 점막피부증상에는 항 histamine 약이나 steroid 연고, 중증인 경우에는 steroid의 전신 투여를 검토한다. 금속 chelate제(BAL, penicillamine, N-acetylcysteine)은 steroid 불응성일 때에는 검토한다.

임상적 의의

빈도가 큰 증상으로는 점막피부 장애나 신장장애를 열거할 수 있다. 단백뇨, 혈뇨, 신증후군을 보이는 경우가 있다. 또한 급성신부전, 만성신부전의 보고도 있다. 세뇨관에 금 침착이 증명되었다. 간장애, 골수기능 억제, 피부염도 발생한다. 드물게 간질성 폐렴도 나타난다. 금제제의 요중 배설은 대단히 늦어 100일 이상이나 걸린다. 이하에 금 중독에 관한 임상증상에 관하여 기술한다.

점막피부 장애 : 피부염이나 구내염이 잘 나타나는 증상이다. 피진은 여러 가지 양상을 나타내지만 전형적으로는 소양감을 수반하는 경우가 많고 1~2개월 지속한다.

신장 독성 : 단백뇨나 현미경적 혈뇨, 경우에 따라서는 신증후군이 나타난다. 병리학적으로는 막성신증을 나타내지만 미소변화군인 것도 있다. 중등도까지의 단백뇨는 금제제를 계속 사용하여도 자연히 소실되는 경우도 있지만 신증후군 등의 고도 단백뇨인 경우에는 약물중단이 바람직하다. 약물중단 후 평균 11개월, 길어도 2~3년에 단백뇨는 사라진다. 소실 후, 1/2 양으로 다시 투여하기도 한다.

혈액질환 : 혈소판 감소, 무과립구증, 범혈구 감소의 3 가지가 주요 소견이다. 빈도는 드물지만 혈소판 감소가 그 중에도 가장 많이 보이는 소견이다. 약물 투여 직후부터 중단 후 18개월 사이에 나타나는 경우도 있다.

간질성 폐렴 : 금제제를 500 mg 이상 사용할 경우에 나타나는 경우가 있다. 금제제 중단과 steroid 병용으로 조속히 개신되는 경우가 많다.

소화관 장애 : 오심, 구토, 복통, 설사, 발열 같은 장염증상을 나타낸다. 아주 드물지만 치사율이 50%나 되는 심각한 부작용을 보이는 경우도 있다.

신경장애 : 말초신경 장애나 Guilain-Barré양 증상, 안근마비 등 뇌신경 마비, 뇌염 등을 나타낸다. 일반적으로는 가역성이다.

유의사항 ① 류마티스 관절염 환자에서 금제제 사용력에 주의한다. ② 단백뇨, 혈뇨 등의 발현에 주의한다.

Iron [Fe]

기준치

· 남성 : 64~187 μg/dL

· 여성 : 40~162 μg/dL

측정법 Nitroso-PSAP법

검체량 혈청 0.5 mL

검사 목적 빈혈의 원인질환 감별

검체 취급 ① 채혈 syringe 및 검체 용기는 철이 용출되지 않는 것을 사용한다. ② 혈청 분리 후 냉장 보존에서 약 1주간, 동결 보존에서 장기간 안정하다

측정치에 따라 짐작되는 질환

• 감소 (기준치 하한 이하)

⟨ 예상질환 ⟩ 철결핍성빈혈 **⟨ 잠재질환 ⟩** 감염증, 교원병, 진성적혈구 증가증, 악성종양 **⟨ 조치 ⟩** 총철결합능(TIBC), 불포화 철결합능(UIBC), ferritin 이외의 검사 data를 종합하여 철결핍성 빈혈, 증후성 빈혈, 진성적혈구증다증 등을 감별한다. 원질환을 진단하고 치료한다.

• 증가 (기준치 상한 이상)

⟨ 예상·잠재질환 ⟩ Hemochromatosis, 급성간염, 재생불량성빈혈, 급성백혈병, 철적모구성 빈혈, 적혈구 무형성(pure red cell aplasia) **⟨ 조치 ⟩** 원질환을 진단하고 치료한다.

임상적 의의

정상 성인의 총철량은 약 4 g으로 단백과 결합하여 존재한다. 약 2/3은 hemoglobin과 결합하여 적혈구에 있고, 약 1/3은 ferritin이나 hemosiderin과 결합하여 저장철로서 여러 세포에 널리 분포하고 있다. 특히 간세포나 간, 비장, 골수 중의 망내계 세포에 많고, 약 0.1%

는 transferrin과 결합하여 혈장에 존재한다.

혈청 철 감소는 ① 철의 상실(출혈), ② 수요 증대, ③ 저장철을 이용할 수 없을 때(감염증, 교원병 등) 나타난다. 반대로 증가하는 원인으로 ① 많은 철이 체내로의 이입(빈번한 수혈), ② 수요 저하, ③ 저장철 방출(급성간염 등으로 인한 세포파괴) 등이다.

유의사항 ① 여성은 남성에 비해 낮은 농도를 보인다. 월경에 의한 실혈이 주원인으로 이해하고 있다. ② 아침에 높고, 밤에 낮은 일내변동을 보인다. ③ 발육기나 노인에서는 낮은 농도를 보이는 경향이다. ④ 용혈에서 증가한다.

Lead [Pb]

기준치

- 전혈 : 20 μg/dL 이하(중독 60 μg/dL 이상). WHO에서는 1995년에 혈중 연 농도 20 μg/dL에서 유의한 임상증상이 출현한다고 보고하였다.
- 혈청 : 20 μg/dL 이하(중독 60 μg/dL 이상)
- 요 : 60 μg/L 이하[요중 Pb 농도는 곧 연(납) 폭로 지표로서 의의가 있고, 혈중 농도와 상관성을 보인다]

측정법 원자흡광법

검체량 혈액 3 mL, 부분뇨 또는 축뇨 3 mL

검사목적 납중독의 조기발견 및 폭로의 monitoring

검체취급 납은 미량이기 때문에 검체 채취나 측정에는 납의 혼입을 방지한다. Disposable 용기를 사용하지 않는 경우, 초자기구 등은 brush로 세척한 후 세제에 담그고, 수세한 후 10~30% 질산에 1주야 담근 후 재증류수로 세척 후 건조한다. 요는 5M 염산을 1% 되게 첨가하면 6개월 이상 보존할 수 있다.

측정치에 따라 짐작되는 질환

• 증 가

《예상질환》 무기연 중독 : 연전지(축전지) 제조, crystal glass 제조, 칠보제품 제조, 염화 vinyl 가공, 연제품의 해체·수리·재생업, 배기가스(납 함유), 연 함유 paint층의 이식(異食) 등.

유기연 중독 : Gasolin의 octane가를 높이기 위하여 혼입하는 4-ethyl lead 등 함유 gasoline tank 청소작업 및 운송 중의 사고로 인한다.

《조치》 원인 제거, chelate[$CaNa_2$-EDTA (edathamil, edetic acid)]제 근육정맥 주사로 투여한다.

[주] 혈중 연 농도 60 μg/dL 이하를 직업에 의한 만성납중독 상한으로 일반적으로 생각하고 있다. 일반인에 대해서는 1980년에 WHO에서 40 μg/dL 이하(생식가능 여성에서는 30 μg/dL 이하)라고 하는 기준을 마련하였었다.

요중 납은 직접적인 폭로지표로 사용되는 경우가 많다. 요의 농축·희석으로 영향을 받기 때문에 요 creatinine 배설량으로 보정한다. 요중 납은 혈중 납과 평행한 추이를 보이는데, 요중 납 농도 110~150 μg/dL이 혈중 납 농도 60 μg/dL에 상당하는 것으로 이해하고 있다.

임상적 의의

무기연의 침투경로는 기도를 통하는 것(분진 또는 fume)이 주(50%)이고, 다음으로 소화관에서 흡수(10%가 체내로 이입)되는 것이다. 소아에서 paint 등의 이식증(pica)으로 인하여 체내로 들어오는 사례가 있다. 체외로의 배출은 80%가 신장으로 배출되고, 15%는 분변, 땀, 모발, 손톱 등을 통해 배출된다.

연중독의 3 주징은 빈혈, 복부산통(colicky),

신경증상(요골신경 마비, 말초신경 장애) 등인데, 운동신경 장애가 지각신경 장애보다 현저하다. 무기연 중독으로 인한 빈혈의 기전으로는 heme 대사이상으로 인한 것으로 적혈구 내의 protoporphyrin 증가, 요중 δ-aminolevulinic acid(ALA)나 coproporphyrin 증가를 보인다. 요중 ALA 증가는 연중독 초기의 지표로 유용하다.

50㎍/dL 전후의 저농도에서는 두통, 변비, 전신 권태감이 나타나고, 80㎍/dL 전후에서 빈혈이 나타난다. 이것은 납에 의한 heme 대사 이상으로 인한 것으로 적혈구 내 protoporphyrin이 증가하고, 요중 ALA이나 coproporphyrin이 증가한다. 150㎍/dL 전후에서 말초신경 장애가 나타나고, 200㎍/dL 전후에서는 복부증상(변비, 설사, 복통 등), 신근마비(말초신경이 장애를 받으면 wrist drop이나 foot drop을 초래한다), 뇌병증(뇌척수 관문이 미숙한 유아에서 보임)이나 신장애(Fanconi 증후군, 신부전)가 출현하게 된다. 치육의 연선(lead line)은 특징적이다.

유기연의 침입경로는 alkyl-lead 증기(상온에서 용이하게 기화한다)의 기도와 피부를 통해 침입한다. 유기연 중독의 증상은 무기연과는 전혀 달라 잠복기가 있고, 정신증상이 주증상이다. 경과는 아주 급성으로 수 일의 잠복기 후에 뇌신경 증상(불안, 흥분, 불면, 망상, 환각 등)을 초래한다. 심한 정신증상을 일으키면 예후는 나쁘지만 회복 예는 후유증이 적다. 유기연 중독은 무기연 중독과 달리 요중 coproporphyrin이나 ALA의 증가, 빈혈, 말초신경 장애는 일으키지 않는다.

[주] 유기연 중독인 4-alkyl lead 중독은 자동차의 antiknock제 폭로로 일어난다. 지용성이기 때문에 혈관뇌 관문을 쉽게 통과하여 중추신경계에 축적된다. 따라서 무기연 중독보다 심각한 뇌병증(정신착란, 환각, 경련, 혼수)이 나타난다. 대량폭로에서 수 시간에 뇌병증이 나타나 사망에 이른다. 급성기를 극복하면 예후는 양호하다. 경증에서는 불면, 두통, 악몽, 불안감, 흥분 등을 보이고, 무기연 중독에 많은 복통은 경도이다.

유의사항 ① 전혈 중 연 농도와 요중 배설량을 함께 검색한다. ② 가능하면 chelate제에 의한 연 동원시험을 시행한다. ③ 연 폭로의 병력을 주의 깊게 조사한다.

[주] 연 동원시험

기초 농도에서는 측정 오차가 생기기 쉬우므로 chelate제로 체내 납을 동원하여 요로의 배설 증가를 조사하는 방법을 시행한다. $CaNa_2$-EDTA 20 mg/kg를 5% glucose 용액 250 mL에 용해한 것을 1시간동안 점적 주사한다. 그 후 24시간의 요중 연 배설량을 측정한다. 500㎍/day 이상을 양성으로 판정한다. 이것을 2일간 연속 시행하여 체내의 동원 가능한 연량(鉛量)을 추정한다.

Lithium [Li]

기준치

- 0.0004~0.0070 mmol/L (통상은 상당히 낮은 농도)
- 조병(mania)에서의 혈중 유효농도 : 0.4~1.0 mmol/L

측정법 원자흡광광도법, 염광광도법

검체량 혈청 : 1 mL, 요 : 1 mL

검사 목적 Lithium 투여 중의 혈중 농도 monitoring

검체 취급 ① 최저 농도를 보기 위하여 최종 투

여 후 12시간 또는 투여 직전에 채혈한다. ② 동결 보존

측정치에 따라 짐작되는 질환

혈청 또는 요중 lithium은 조병(mania)에 사용하는 lithium carbonate 사용에 따라 검출된다. Li의 유효 혈중 농도는 검사기관에 따라 다르지만 0.4~1.0 mmol/L 정도이다. 혈중 반감기는 18~36시간이다.

요중 배설은 사구체 여과량의 약 20%이다. 세뇨관에서의 태도는 Na와 비슷하여 Na 저류를 보이는 상태에서는 Li 축적이 일어나기 쉽다. 즉 탈수, 신부전, 울혈성 심부전, 간경변, 비 steroid성 항염증약(NSAIDs) 사용할 때 등이고, 감량할 필요가 생긴다. ACE 저해약 사용할 때도 중독되기 쉬우므로 주의가 필요하다.

중독 농도는 1.5~2.5 mmol/L에서 경도, 2.5~3.5 mmol/L에서 중등도, 3.5 mmol/L 이상에서 고도로 된다. 사용 약물 농도와 중독 농도가 근접하기 때문에 치료에 Li을 사용할 경우에는 혈중 농도를 monitor하면서 투여량을 조절할 필요가 있다.

임상적 의의

Lithium 중독증상이 경증인 경우는 다뇨, 위장증상(식욕부진, 오심, 구토, 설사), 정신신경증상(무기력, 기억력 장애, 진전, 근탈력) 등이다. 중독증상이 심해지면 운동실조, 경련, 정신착란, 혼미, 혼수로 사망에 이르는 경우도 있다. 또한 백혈구 증다, 동성서맥(sinus bradycardia), 저혈압, 갑상선종(기능항진증은 수반하지 않는다)이 나타난다.

Li의 신장에 미치는 영향은 여러 가지인데, 다뇨는 항이뇨 호르몬에 대한 길항작용 때문에 전형적인 신성 요붕증을 초래한다. 또한 세뇨관성 acidosis도 초래한다. 미세 변화형 또는 사구체 경화증의 신증후군을 합병한 보고도 있다. 세뇨관 간질성 장애의 15~20% 증례에서는 서서히 신장기능이 저하되지만 Li 중독만으로 혈청 creatinine이 2 mg/dL 이상이 되는 경우는 적은 것으로 이해하고 있다. 신생검 예에서는 원위세뇨관 및 집합관 상피세포의 공포화·위축, 간질의 섬유화, 사구체의 경화성 병변 등이 나타난다고 한다.

유의 사항 ① 과음·다뇨, 요 농축장애를 보이는 Li 중독도 염두에 둔다. ② Na 저류상태가 아닌가를 생각한다. ③ 백혈구증다증이 참고가 된다. ④ Li 투여 중에는 혈중 Li 농도를 정기적으로 측정한다.

Manganese [Mn]

기준치
- 전혈 : 7~15 ng/mL
- 혈청 : 0.5~2 ng/mL
- 요 : 1.8 μg/day (1.0 μg/L) 이하
- 단핵세포 : 5~13 ng/10^8 cells
- 권장 섭취량(미국) : 2.5~5.0 mg/day

측정법 원자흡광법

검체량 혈액 2 mL, 혈청 1 mL

검사 목적 Mn 결핍 또는 Mn 중독 진단

검체 취급 검체는 동결보존 또는 질산에 담가서 보존한다.

측정치에 따라 짐작되는 질환

- **감소(기준치 하한 이하)**

(잠재질환) 완전 정맥 영양 **(조치)** 미량 원소 제제(Mn, Zn, Fe, Cu, I) 투여

- **증가(기준치 상한 이상)**

〔잠재질환〕 동맥경화성 질환, 감염증, 정신질환, 류마티스 관절염 **〔조치〕** 원질환을 진단하고 치료한다.

임상적 의의

모든 동물에서 Mn는 필수 미량 원소이다. 실험동물에서는 Mn 결핍으로 생식기능 저하, 발육지연, 선천성 기형, 골·연골의 형성부전, 내당능 저하 등이 알려졌다. Mn을 함유한 금속효소로서 pyruvate carboxylase와 superoxide dismutase의 2 가지가 대표적이다. Mn은 식물성 식품에 많이 함유되었고, 동물성 식품에는 적다. 특히 찻잎에 많다. 다음으로 과일, 곡류, 콩류, 패류에 비교적 많다. 소화관의 Mn 흡수는 수%로 적다. 그리고 체내 Mn의 95~98%는 담즙과 더불어 십이지장으로 배설된다.

사람에서 Mn 결핍증이 나타나는 경우는 매우 적다. Mn 결핍 식이에 의한 임상실험에서는 통상의 1/20에서 1/100의 Mn 결핍 식이에 의해 1주일 후에는 요 및 변중 Mn 양이 급격하게 저하하여 Mn 첨가 식이로 바꾸면 즉각 증가한다. 그러나 전혈, 혈청, 모발의 Mn 농도에 유의한 변화는 나타나지 않는다. 증상으로는 Mn 결핍 식이로 인하여 많은 사람에서 다리, 복사뼈, 가슴 등에 가려움을 호소하고, 수정 모양의 땀띠가 상복부, 서혜부, 하지에 출현한다는 보고가 있다.

또한 Mn을 함유하지 않은 수액으로 완전 정맥영양을 받은 환자의 전혈, 혈장 및 단핵세포 중의 Mn 농도를 경시적으로 측정한 연구에서는 전혈이나 혈장 Mn 농도는 수액을 지속해도 거의 감소되지 않는다. 그러나 단핵세포 중 Mn 농도는 Mn 결핍 수액을 지속적으로 투여할 경우 유의하게 감소하여 약 2주간에 건강인의 기준치 이하로 감소한다. 그 결과로 Mn 결핍상태를 판정하기 위해서는 단핵세포중 Mn 농도를 측정하는 것이 가장 예민하다 하겠다. 또한 단핵세포 중 pyruvate carboxylase 활성을 지표로 이용하는 방법도 보고되었다. 더욱이 미국 의학회의 권장하는 수액 중 Mn 농도는 400~800 μg/day이다.

한국인은 식사로 1일에 3~9 mg의 Mn을 섭취하므로 통상의 식사를 하면 Mn 결핍으로 되는 일은 없다. 그러나 Mn이 없는 수액을 장기간에 걸쳐 투여하면 Mn 결핍증을 일으킬 가능성이 있다. 이 경우의 증상은 빈혈, 피부증상, 골 이상, 지질대사 이상으로 나타난다. 이와 같은 이상을 보인다면 Mn 결핍을 일차의심해 볼 필요가 있는 것이다. Mn을 투여하여 증상이 개선되면 Mn 결핍으로 진단한다. 장기간 수액을 투여할 경우에는 예방적으로 1~2 mg/day 정도 첨가하변 좋다.

Mn 중독에 관하여 경구섭취 Mn 독싱 예는 거의 나타나지 않는다. Methemoglobin혈증 예가 보고되어 있다. Mn 분진의 흡입으로 인한 만성중독이 종래 Mn 폐렴으로 알려진 것인데, 중추신경 장애(Parkinson 증후군)로 진전되었다. 그 후 작업환경 개선으로 최근에는 거의 보이지 않는다.

유의사항 ① 우선 Mn 중독 또는 결핍증을 의심하여 해석한다. ② 전혈뿐만 아니라 단핵세포 중의 함유량도 검색한다. ③ 기준치에는 개인차가 크기 때문에 결핍증의 확진은 치료적 진단으로 한다. ④ Magnesium 결핍이 있으면 Mn 결핍으로 빠지기 쉬어진다고 한다.

Mercury [Hg]

기준치
· 전혈 : 5 μg/dL 이하
· 요 : 2.5 μg/dL 이하
· 모발 : 5 μg/g (ppm) 이하

[주] WHO 조사에서는 원자흡광법에 의한 측정으로 정상인의 혈중 총 수은은 그 74%가 0.5 μg/dL이고, 98%가 5 μg/dL 이하였다고 보고하였다. 우리나라에서는 남성 1.2~7.1 μg/dL 이하이고, 여성 0.7~6.9 μg/dL이라고 한다. 이들 결과로 전혈 중 수은 농도는 5 μg/dL 이하가 기준치로 생각할 수 있을 것이다.

측정법 원자흡광법

검체량 전혈 : 0.5 mL, 요 : 1 mL, 모발 : 0.1 g

검사 목적 수은중독 진단

검체 취급 ① 전혈로 측정하기 때문에 항응고제는 heparin을 사용한다. ② 초자용기는 사용하지 않는다.

측정치에 따라 짐작되는 질환

• 고농도를 보이는 질환

《 예상질환 》 Minamata병 **《 잠재질환 》** 수은오염 어패류를 많이 섭취한 사람, 수은 함유 의약품 상용자, 수은공장 근로자 **《 조치 》** 직장환경 정비, 직장에서의 격리, 필요한 경우 금속 chelate제(BAL, penicillamine), 급성 무기수은 중독인 경우는 위세척 등을 시행한다.

임상적 의의

수은은 일상생활 환경에 널리 존재하지만 생체기능에는 아무런 역할도 수행하지 못한다. 고농도로 축적된 수은은 인체에 유해한 수은중독을 일으킨다. 수은의 폭로경로는 흡입(80%가 흡수된다), 경구(장관으로의 흡수는 현저히 낮다), 경피 등으로 체내로 이입된다. 배설은 주로 요>분변이고(단, 유기수은은 요로 10%), 두발도 수은의 배설기관으로서의 역할을 담당하여 혈중 농도의 250배로 농축된다. 머리카락이 자라면서 축적된 수은은 머리카락 끝으로 이동하여 탈모와 더불어 체외로 제거된다. 그러므로 두발의 수은 함유량은 수은오염의 지표로 흔히 이용하고 있다.

■ 수은 중독의 종류

수은은 중추신경, 내분비기, 신장 등의 장기에 장애를 초래하여 구강, 치경(dental cervix), 치아에도 손상을 입힌다. 수은의 화학적 성상에 따라 중독증상이 다르다. 다음과 같이 3 가지 형태로 분류한다.

금속수은 중독 : 실온에서 증발하는 금속수은으로 인한 중독으로 주로 수은계기 공장, 수은 광산 등 금속수은을 사용하는 공장에서 흡입으로 발생한다.

급성중독의 표적장기는 주로 폐로 부식성 기관지염, 세기관지염, 호흡부전, 기타 진전, 흥분을 일으키는 경우도 있다. 만성중독의 표적장기는 뇌로 진전, 불면, 흥분, 정신증상, 구내염, 타액 분비과다, 치육염, Atkinson 징후(눈의 수정체 전낭의 갈색색소 침착)를 보인다. 적면공포(erythrophobia)를 수반하는 인격 변화는 역사적인 논문으로 유명하다.

무기수은 중독 : 가성소다 제조용 전극, 촉매, 도료공장, 체온계, 온도계, 의약품, 치과용 amalgam 등에 이용되고 있다. 게다가 매독이나 피부염 치료에 사용되고, 이뇨제로 사용되는 경우도 있다. 무기수은(승홍 $HgCl_2$)은 쥐약, 소독제 등에 사용되고 있어서 때로는 자살 목적으로 대량 사용하는 경우가 있다. 섭취 직

후에 소화관 점막의 염증 때문에 구토, 복통, 하혈 등의 소화기 증상을 일으킨다.

표적장기는 신장으로 주로 세뇨관 괴사를 통하여(면역복합체 신장염의 보고도 있다) 급성 신부전을 일으킨다. 신경증상으로 불면, 불쾌감, 이자극성, 억울상태, 경련, 진전, 운동실조, 안진, 시력장애, 말초신경 장애등이 나타나는데, 금속수은이나 유기수은에 비해 가볍다. 이것은 Hg^{2+}가 혈액뇌 관문을 통과하기 어렵기 때문이라고 이해하고 있다. 소독 살충제인 phenyl 수은, alkyl 수은은 유기수은이지만 체내에서 무기화 되어 같은 증상을 일으킨다.

유기수은 중독 : Methyl 수은에 의한 Minamata병이 대표이다. 1956년경에 일본에서 acetaldehyde 제조공장 폐액 중 methyl 수은으로 오염된 어패류를 많이 섭취한 환자나 그 태아에까지 많은 유기수은 중독 환자가 발생하였다. 증상으로는 시지마비, 입 수위 마비로 발병하고, Hunter-Russell 증후군(구심성 시야 협착, 운동실조, 구음장애, 지각장애, 신경성 난청)을 초래한다. 발한, 정신 증상(흥분, 억울, 불면)도 나타난다.

Methyl 수은에 의한 만성중독의 최소 발병량은 250 μg/day로 체내 축적량이 25 mg에 달하면 지각장애가 일어나고, 55 mg에서 보행장애, 90 mg에서 언어장애, 170 mg에서 청력장애 그리고 200 mg를 초과하면 사망한다. 다랑어 선원에서는 두발중 수은량이 50 ppm를 초0 경우는 없다. 어느 경우든 치료는 BAL, D-penicillamine에 의한 chelate 요법을 시행한다.

유의사항 ① 수은 중독은 피폭 기회가 없다고 할 수 없으므로 병력을 상세하게 조사한다. ② 기준치를 초과하였더라도 곧바로 중독증상이 발현된다고는 할 수 없다. ③ Alkyl 수은 중독에서는 요중 수은 측정은 의미가 없고, 두발 중 수은 양이 지표가 된다. ④ 특이적인 Hunter-Russell 증후군을 염두에 둔다.

약물 영향 수은이 함유된 약물을 투여하지 않도록 유의한다.

Zinc [Zn]

기준치

· 혈청 : 80~160 μg/dL

· 요 : 270~660 μg/day

· 초유(모유) : 평균 650 μg/dL로 고농도이다.

측정법 원자흡광법, 비색법

검체량 혈청 : 0.5 mL, 축뇨 : 10 mL

검사 목적 아연의 결핍이나 중독 진단, 특히 결핍이 중요(미각장애, 장기간 수액, 영양불량인 경우 등에 주의)

검체 취급 ① 혈청 아연 농도는 공복에서 증가, 식후 2~3시간 후에 약 20% 정도 감소하기 때문에 일정 조건하에서 채취하여야 한다. ② 실온에서 전혈을 방치한 경우에는 적혈구에서의 방출로 인하여 2시간 후에 약 20% 정도 증가한다. 용혈에서도 고농도를 보인다. ③ EDTA가 들어있는 항응고제를 사용해서는 안 된다. ④ 고무마개는 아연을 함유하고 있어서 사용할 수 없다. 채혈관도 plastic tube에서 약간 높아진다.

측정치에 따라 짐작되는 질환

• 고도 감소(30 μg/dL 이하)

혈청 Zn 농도 30 μg/dL 이하부터 확실한 결핍증이다.

〈 예상질환 〉 섭취부족, 장기간 고 calori 수액투여, 유지 투석요법 **〈 잠재질환 〉** 장성지단 피

부염 **〈 조치 〉** 아연 투여

- **경도~중등도 감소 (31~80 μg/dL)**

〈 예상질환 〉 섭취부족, 유지 투석요법, 임신, 저 albumin혈증 등 **〈 조치 〉** 원인 제거, 아연 투여

- **경도~중등도 증가 (160~299 μg/dL)**

〈 예상질환 〉 과잉섭취, 투석액으로 인한 중독 등 **〈 잠재질환 〉** 내분비 질환 **〈 조치 〉** 원인 제거

- **고도 증가 (300 μg/dL 이상)**

〈 예상질환 〉 급성중독 **〈 조치 〉** 구급처치

임상적 의의

아연의 60~70%는 albumin과, 나머지 대부분은 peptide나 아미노산과 결합하고 있다. 임상적으로 문제가 되는 아연 이상은 고농도를 보이는 것보다 저농도를 보이는 것으로 그 대부분은 섭취부족이나 흡수장애이다. 1일 섭취량의 권장량은 성인 남성은 12 mg/day이고, 성인 여성은 9 mg/day이다.

아연결핍 증상은 안면·회음부의 피진으로 시작하여 진행하면 구내염, 설염, 탈모, 손톱변형, 복부증상(설사, 복통, 구토)과 발열 등을 동반한다. 기타 창상치유 지연, 성장장애, 면역력 저하, 정신증상(우울상태)이 나타난다.

최근 관심사는 아연결핍 환자의 미각저하(미각장애)이다. 미각장애 기전으로 미뢰(taste bud) 상피세포에는 아연이 많이 함유되어 있는데, 미세포(taste cell) 신생에 아연이 필요하기 때문에 아연결핍인 경우에는 미각장애를 초래하게 된다. 따라서 맛을 못 느낀다고 호소하는 환자가 있으면 아연결핍을 의심할 필요가 있다. 또한 angiotensin 변환 효소(ACE) 저해제로 인한 미각장애도 그 아연의 chelate 작용이 원인일 가능성도 고려하고 있으나 인과관계는 확립되지 않았다.

장성지단 피부염(enteropathic acrodermatitis syndrome)은 상염색체성 열성유전 형식을 취하는 선천성 아연 흡수 부전증인데, 상기와 같은 전형적인 아연결핍 증상을 보인다. 아연결핍으로 인한 이들 증상발현은 아연으로 인하여 활성화된 금속효소(alkaline phosphatase, alcohol dehydrogenase, decarboxylase, RNA 또는 DNA polymerase)의 기능저하로 인한 것으로 이해하고 있다. 염증성 장질환이나 짧은 창자 증후군에서 보이는 아연결핍은 흡수장애로 생기는 질환이다. Crohn병에서는 30~70% 환자에서 혈청·요중 아연 농도가 감소한다.

혈중 아연농도에 이상이 초래되는 질환을 표 27에 정리하였다.

■ 감소하는 질환

섭취 부족

채식주의자, 정맥영양, 경장영양, 저영양

표 27. 혈중 아연 농도에 이상이 초래되는 질환

혈청 Zn (μg/dL)	고려되는 질환과 병태	대처 방법
300~700	급성 중독	응급 처치
160~299	과잉섭취, 투석기에 의한 중독, 2차성	원인 정밀검사 및 그 제거
84~159	기준 범위	
60~83	경도 결핍, 약물, 임신, 저 albumin혈증	원인 정밀검사 및 그 제거
59 이하	결핍증	필요에 따라 Zn 공급
30 이하	확실한 결핍(장성지단 피부염, 장기간 고 calorie 수액)	Zn 투여

흡수 장애

선천성 : 장성지단 피부염

후천성 : Phytinic acid, 식품섬유, 흡수불량 증후군(간장애, 췌장장애, 염증성 장질환, 짧은 창자 증후군), EDTA, penicillamine

과잉 상실

소화액으로의 상실 : 소아 난치성 설사, 장루, 설사 동반 소화기질환

요중 배설증가 : 간경변, 당뇨병, 신질환, 용혈성빈혈, 정맥영양, 이화항진 시(수술, 외상, 감염증 등)

기타 : 화상, 투석

수요 증대

임신, 신생아 (미숙아), 동화 항진 시(정맥 영양 등)

불분명

선천성 흉선결손증, mongolism

■ **증가하는 질환**

내분비 질환

성장 호르몬 결손증, 갑상선기능항진증, 부신부전, Addison병

혈액질환

용혈성빈혈, 적혈구 증가증, 호산구 증가증

기타

Zinc binding protein 이상

유의 사항 ① 결핍증을 의심하는 것이 우선 중요하다. ② 특히 미각이상자, 피부염, 소아의 성장장애에서 아연결핍을 고려한다. ③ 고 calorie 수액에서는 아연결핍에 유의해야 한다. ④ 혈청과 축뇨에서 아연 농도를 측정하고, 아연 투여로 증상의 개선 여부로 진단한다. 또한 식사로 인하여 평균 20% 정도 감소한다. 일내 변동도 알려져 오전 8시에 최고 농도를 나타내고, 오후 3시에 최하 농도를 보인다. 변동이 큰 경우는 40%나 미친다고 한다.

약물 영향 증가시키는 약물로 thiazide, loop 이뇨제, disulfiram 등이 있고, 감소시키는 약물은 glucocorticoid, clofibrate, 경구 피임약 등이 있다.

VII. 색소관련 물질

Bilirubin, total

기준치 0.2~1.2 mg/dL
측정법 효소법, 비색법
검체량 혈청 0.5 mL
검사 목적 황달 유무 판정

Total bilirubin은 직접 bilirubin과 간접 bilirubin의 합이다. 또한 bilirubin의 증가는 직접형이나 간접형에 따라서 질환의 원인이 규명되므로 상세한 것은 직접 bilirubin 항과 간접 bilirubin 항을 참조.

Direct bilirubin

기준치 0~0.3 mg/dL
측정법 Aalkali azo bilirubin, 효소법, 비색법
검체량 혈청 0.5 mL
검사 목적 간세포 장애, 담즙 배설장애의 진단
검체 취급 ① 공복에 채혈하고, 혈청분리 후에는 차광하고 빨리 측정하는 것이 바람직하다. ② 채혈 시에는 용혈이 일어나지 않도록 주의한다. ③ 장기간 보존을 위해서는 차광하에 −20℃에 냉동한다.

측정치에 따라 짐작되는 질환

- **경도 증가 (0.4~5.0 mg/dL)**

〈예상·잠재질환〉 급성간염, 만성간염, 간경변, 간암, 전격성간염, alcohol성 간염, 자가면역성 간염, 약물성 간장애, 급성지방간, 간내 담즙울체, 원발성 담즙성 간경변, 원발성 경화성 담관염, 폐색성 황달, 간농양, hemochromatosis, Wilson병, Dubin-Johnson 증후군, Rotor 증후군, *Leptospira*증 **〈조치〉** 원질환의 치료

- **중등도 증가 (5.0~20.0 mg/dL)**

〈예상·잠재질환〉 급성간염, 만성간염, 간경변, 간암, 전격성간염, alcohol성 간염, 자가면역성 간염, 약물성 간장애, 급성지방간, 간내 담즙울체, 원발성 담즙성 간경변, 원발성 경화성 담관염, 폐색성 황달, 간농양, *Leptospira*증
〈조치〉 원질환의 치료

- **고도 증가 (20.0 mg/dL 이상)**

〈예상·잠재질환〉 급성간염, 비대상성 간경변, 간암, 전격성간염, 급성지방간, 원발성 담즙성 간경변, 원발성 경화성 담관염, 폐색성 황달
〈조치〉 원질환의 치료

임상적 의의

비포합형 bilirubin은 간에서 uridine diphosphate glucuronyl transferase(UDPGT)의 작용으로 포합형 bilirubin으로 변화된 후 담즙으로 배설된다. 이 포합형 bilirubin이 직접 bilirubin으로 수용성이다.

직접 bilirubin의 증가는 간담도계 질환(간

세포 장애, 간내 담즙울체, 담도폐색)의 존재를 시사한다. 간염, 간경변 등의 간세포 장애로 세포 내 소기관이나 모세담관의 파괴로 bilirubin이 혈중으로 유입된다. 간실질 장애가 심하면 간접 bilirubin의 취입 장애로 고간접 bilirubin 혈증도 동시에 출현한다. 간 내외의 담즙울체에서는 bilirubin의 역류로 고직접 bilirubin 혈증이 출현한다.

체질성 황달로는 포합형 bilirubin의 배설장애로 기인되는 Dubin-Johnson 증후군, Rotor 증후군이 있다.

유의 사항 남성이 고농도를 나타낸다.

약물 영향 Estrogen, 경구피임약, 단백동화 steroid, rifampicin 등은 bilirubin의 담즙으로의 배설을 처해함으로 인하여 혈중 직접 bilirubin을 증가시킬 가능성이 있다.

Indirect bilirubin

기준치

- 0.1~0.8 mg/dL (alkali azo bilirubin법)
- 0~0.8 mg/dL (효소법, 비색법)

측정법 Alkali azo bilirubin법, 효소법, 비색법

검체량 혈청 0.5 mL

검사 목적 Bilirubin 생성 파악

검체 취급 ① 공복에 채혈하여 혈청 분리 후에 차광하고, 빨리 측정하는 것이 바람직하다. ② 채혈 시 용혈이 일어나지 않도록 주의한다. ③ 장기간 보존을 위해서는 차광하에 −20℃에서 냉동한다.

측정치에 따라 짐작되는 질환

- **경도 증가 (0.9~5 mg/dL)**

〈예상·잠재질환〉 용혈성 빈혈, 신생아 황달, Gilbert 증후군, Crigler-Najjar 증후군 II형, shunt 고 bilirubin혈증, 심부전, Lucey-Driscoll 증후군 **〈조치〉** 원질환을 치료한다.

- **중등도 증가 (5~20 mg/dL)**

〈예상·잠재질환〉 Crigler-Najjar 증후군 II형, 신생아 황달 **〈조치〉** 원질환을 치료한다.

- **고도 증가 (20 mg/dL 이상)**

〈예상·잠재질환〉 Crigler-Najjar 증후군 I형 **〈조치〉** 원질환을 치료한다.

임상적 의의

Bilirubin은 heme 단백이 처리되어 생성되는 물질이다. 체내에서 생산되는 bilirubin은 비포합형 bilirubin으로 간에 운반된 후, uridine diphosphate glucuronyl transferase (UDPGT)의 작용으로 포합형 bilirubin으로 변화한다. 이 비포합형 bilirubin이 간접 bilirubin에 대략 상당한다.

따라서 간접 bilirubin 증가는 ① 체내에서의 생산과잉, ② 간에서의 포합이상으로 인하여 출현한다. 체내에서의 생산과잉을 초래하는 것으로 용혈성 빈혈이나 shunt hyperbilirubinemia가 있다. Shunt hyperbilirubinemia는 골수에서 무효조혈의 항진으로 유래하는 경우가 많다. 간에서의 포합이상은 체질성 황달에서 나타난다. Gilbert 증후군, Crigler-Najjar 증후군 II형은 UDPGT 활성이 저하하여 출현하는 질환이고, Crigler-Najjar 증후군 I형은 UDPGT 활성의 결손으로 인하여 출현한다. Lucey-Driscoll 증후군은 임신여성 혈액 또는 모유에 함유되어 있는 UDPGT 억제물질로 인한 황달이다.

비포합형 bilirubin은 지용성이어서 요에는 출현하지 않는다.

유의 사항 ① 장시간 절식, 감염, 외상, 저영양

상태에서 증가한다. ② 신생아에서는 고농도를 보인다.

약물 영향 단백동화 steroid, estrogen, 경구 피임약, rifampicin 등에서 증가할 가능성이 있다.

Direct bilirubin & indirect bilirubin

검체 취급 각 bilirubin 항 참조

측정치에 따라 짐작되는 질환

• **Direct bilirubin 우위의 증가**

〈예상·잠재질환〉 급성간염, 만성간염, 간경변(대상성, 비대상성), 간암, 전격성간염, 자가면역성 간염, alcohol성 간염, 약물성 간장애, 급성지방간, 간내 담즙울체, 원발성 담즙성 간경변, 원발성 경화성 담관염, 폐색성 황달, 간농양, hemochromatosis, Wilson병, Dubin-Johnson 증후군, Rotor 증후군, *Leptospira*병 **〈조치〉** 원질환의 치료

• **Indirect bilirubin 우위의 증가**

〈예상·잠재질환〉 용혈성 황달, 신생아 황달, 심부전, Gilbert 증후군, Crigler-Najjar 증후군(I형, II형), Lucey-Driscoll 증후군, shunt 고bilirubin혈증 **〈조치〉** 원질환을 치료한다. 핵황달(kernicterus)에 대처한다.

임상적 의의

각 bilirubin 항 참조

유의 사항 각 bilirubin 항 참조

Bromosulfophthalein test [BSP test]

기준치 5% 이하 (45분치)

측정법 비색법

검체량 혈액 3 mL

검사 목적 BSP 부하에 의한 간기능 평가

검체 취급 냉장, 가능한 한 빨리 검사한다. 검체는 BSP 정맥주사 후 반대편 주정맥에서 채혈한다.

측정치에 따라 짐작되는 질환

• **중등도 증가(5~15%)**

〈예상질환〉 만성간염(비활동기) **〈잠재질환〉** Dubin-Johnson 증후군 **〈조치〉** 원질환의 진단과 치료

• **고도 증가(15% 이상)**

〈예상질환〉 만성간염(활동기), 간경변 **〈잠재질환〉** Rotor 증후군 **〈조치〉** 원질환의 진단과 치료

임상적 의의

혈관 내 주입된 BSP는 대부분이 albumin과 결합한다. 간세포에서 glutathione 포합을 받아 담즙으로 대부분이 배설된다. BSP 시험 결과치는 간혈류량과 간세포 기능을 나타내지만 현재는 거의 검사하지 않는다.

유의 사항 Dubin-Johnson 증후군에서는 90~120분에 걸쳐 BSP가 다시 증가하는 특징을 나타낸다.

약물 영향 ① 요산배설 촉진제인 probenecid에 의하여 BSP의 간 및 신장으로의 배설을 억제한다. ② Rifampicin에 의하여 BSP 또는 ICG 배설이 지연된다.

Indocyanine green test [ICG test]

기준치 10% 이하 (15분치 : ICGR_{15})

측정법 비색법

검체량 혈액 3 mL

검사 목적 ICG를 사용한 간기능·간예비능의 평가

검체 취급 ① 냉장. 조속히 측정한다. ② 조조 공복에 시행하는데, 검사 종료까지 안정하게 누워 있는다. ③ 검체는 ICG 정맥주사 후 반대편 주정맥(肘靜脈)에서 채혈한다.

측정치에 따라 짐작되는 질환

• **중등도 상승(10~30%)**

〈예상질환〉 만성간염 **〈잠재질환〉** 간경변 **〈조치〉** 원질환을 진단한다(간초음파 검사, 간생검 등).

• **고도 상승(30% 이상)**

〈예상·잠재질환〉 간경변 **〈조치〉** 원질환을 진단하고 치료한다.

임상적 의의

혈관에 주입되는 ICG는 대부분이 α_1-lipoprotein과 결합한다. 간에서는 간세포의 포합을 받지 않고, 유리되어 그대로 담즙으로 배설된다. ICG의 15분치는 간 혈류량을 잘 반영한다. 50% 이상은 비정상적인 증가치로 Rotor 증후군, 체질성 ICG 배설 이상증 등의 ICG에 특징적인 배설이상을 보이는 경우가 많다. 부하량을 변경하여 최대 제거율(ICGR_{max})를 산출하는 경우도 있지만 대부분은 시행하지 않는다.

유의사항 ① 50% 이상의 증가치는 Rotor 증후군, 체질성 ICG 이상을 고려한다. ② Bilirubin은 ICG와 경합하기 때문에 황달 환자에는 시행하지 않는다. ③ 고지혈증이 있는 경우 측정에 영향을 받는다. ④ 심부전으로 간 혈류량이 저하되어도 증가치를 보인다.

약물 영향 ① 담낭 조영제는 ICG와 경합한다. ② Rifampicin에 의하여 ICG 또는 BSP 배설이 지연된다.

Phenolsulfonphthalein test [PSP test]

기준치 25~50% (15분치)

측정법 비색법

검체량 요 전량

검사 목적 신혈류량과 세뇨관 재흡수 평가

검체 취급 냉장. 조속히 측정한다.

측정치에 따라 짐작되는 질환

• **20~25% (중등도 신장기능 장애)**

〈예상질환〉 신부전, 간질성 신염, 근위세뇨관 장애 **〈잠재질환〉** 수분이뇨 부족, 요로장애 **〈조치〉** 원질환 진단, 기타 방법으로 신장기능 평가

• **20% 이하 (신장기능 장애)**

〈예상·잠재질환〉 진행된 신부전, 간질성 신염, 근위세뇨관 장애, 요로폐색 **〈조치〉** 원질환 진단

임상적 의의

PSP는 혈중에서 albumin과 결합하기 때문에 거의 사구체로 여과되지 않으나 근위세뇨관에서 대부분이 분비되고, 이후에는 재흡수 되지 않는다. 따라서 요중 PSP 배설은 신혈류량, 근위세뇨관 기능, 요로 상태를 반영한다. 특히 15분치는 신혈류량과 좋은 상관성을 보여 신장기능의 선별검사로 사용하였으나 현재는 거의 검사하지 않는다.

유의사항 시간을 정확하게 지키고, 완전하게 배뇨되었는지를 확인한다.

약물 영향 ① Rifampicin, phenobarbital계 약물은 발색되기 때문에 결과치를 증가시킨다. ② Aspirin, penicillin, probenecid 등은 근위세뇨관으로의 수송을 저해하기 때문에 결과치를 감소시킨다.

Porphobilinogen [PBG]

기준치 2 mg/day 이하

측정법 비색법

검체량 요 3 mL

검사 목적 Porphyrin증의 존재·감별진단

검체 취급 ① 실온에 방치하면 갈색의 porphyrin으로 된다. ② pH나 산화물질로 porphyrin으로 변환되므로 sodium carbonate를 첨가하여 축뇨하고, 냉암소에 보존한다.

측정치에 따라 짐작되는 질환

- **증가 (2~5 mg/day)**

〈예상질환〉 급성간헐성 porphyrin증 관해기, 잠재성 급성간헐성 porphyrin증 **〈잠재질환〉** 용혈성 빈혈, 철모구성 빈혈 **〈조치〉** 요중 ALA, porphyrin body 측정, 각종 빈혈검사, 유전자 해석 등으로 진단하고, 치료한다. 유발 약물은 금지한다.

- **고도 증가 (5 mg/day 이상)**

〈예상·잠재질환〉 급성간헐성 porphyrin증·이형 porphyrin증·유전성 coproporphyrin증의 급성기 **〈조치〉** 임상 증상, 분변 중 porphyrin body 측정, 유전자 해석 등으로 진단하고, 치료한다. 유발 약물은 금지한다.

임상적 의의

Porphyrin 및 그 전구체는 일련의 생합성 경로를 거쳐 heme으로부터 합성된다. Heme은 그 3/4이 골수에서 합성되어 hemoglobin으로 되고, 1/4은 간에서 합성되어 cytochrom P 450으로 된다.

Porphobilinogen은 porphyrin 전구체로 간성 porphyrin증 가운데 급성간헐성 porphyrin증(AIP), 유전성 coproporphyrin증(HCP), 이형 porphyrin증(VP)에서 요중에 증가한다. AIP는 porphobilinogen deaminase 결손증이고, HCP는 coproporphyrinogen oxidase, VP는 protoporphyrinogen oxidase 결손증이라는 것이 알려졌다.

유의 사항 ① 연령 증가에 따른 변화는 나타나지 않는다. ② 식사로 인한 영향은 거의 나타나지 않는다. ③ 일내변동, 계절에 따른 변동도 보이지 않는다. ④ 연(납) 중독에서는 정상치를 보인다.

Porphyrin bodies and their precursors in urine
Porphyrin body : [UP], [CP], [PP]
Precursor : [ALA], [PBG]

기준치

- **정 성**

· Porphyrin body(UP, CP) : 음성

· PBG : 음성

- **정 량**

· ALA : 5 mg/day 이하

· PBG : 2 mg/day 이하

· UP : 30 μg/L 이하

· CP : 250 μg/L 이하

측정법

- **정 성**

· Porphyrin body : Fischer법의 Brugsch변법(형광법)

· PBG : Watson-Schwartz법

- **정 량 ALA, PBG : 비색법**

검체량 축뇨 10 mL

검사 목적 Porphyrin증의 발견과 병형 진단

검체 취급 ① 정성시험은 신선뇨만 사용한다. ② 정량검사는 sodium carbonate 3~5g 를 첨가하여 냉암소에서 축뇨하고 곧바로 동결 보존한다. PBG는 신선뇨가 바람직하다.

측정치에 따라 짐작되는 질환

- **Porphyrin body : 양성 (UP, CP만 검출)**

〈 예상질환 〉 선천성 porphyrin증, 연(납)중독 **〈 잠재질환 〉** 간질환(간경변, 간염 등), 조혈기 질환(각종 빈혈, 백혈병, hemochromatosis 등) **〈 조치 〉** 요중 porphyrin체 및 전구물질의 정량(「Porphobilinogen」 항 참조), 필요에 따라 적혈구, 분변에서도 측정한다(요에는 PP가 배설되지 않는다).

- **PBG 정성시험 : 양성**

〈 예상질환 〉 상기와 같다(다만 급성간헐성 porphyrin증에서는 요중 porphyrin체 음성에 PBG나 ALA의 배설만이 증가하므로 이 시험의 의의는 크다) **〈 잠재질환 〉** 상기와 같다. **〈 조치 〉** 상기와 같다.

임상적 의의

Porphyrin은 heme의 전구물질로 주로 간과 조혈세포에서 합성된다(glycine + succinyl CoA → ALA → PBG → UP → CP → PP → heme). UP는 요로, CP는 요 + 담즙으로, PP는 담즙으로만 각기 배설된다.

Heme 합성경로에 관여하는 효소의 선천적인 결손이나 후천적인 저해(납중독 등)는 결손 또는 저해된 효소에 따라 중간체인 porphyrin체나 그 전구물질이 축적된다. 그 때문에 ALA, PBG, UP 또는 CP가 각각 여러 가지로 조합되어 요로 배설된다.

Porphyrin 체 및 그 전구물질 자체는 생리활성이 없는 중간체지만 그 축적은 생체에 장애를 초래한다. Porphyrin 체가 축적되면 일광과민증, 용혈, 간장애, 담석의 원인이 되고, 전구물질의 축적은 신경장애의 원인이 된다.

일광 과민증, 급성 신경증상 등 porphyrin증의 특징적인 증상을 보이는데, porphyrin증이 의심되면 어떤 porphyrin이나 그 전구물질이 어느 정도로 요, 분변, 적혈구에 나타나는가를 측정하여 진단과 증상을 판단한다. 2차성으로 요중 porphyrin이 증가하는 질환으로 중요한 것은 납중독이다. 빈혈, 신경장애, 요통 등이 나타난다.

유의 사항 ① 원칙적으로 요중 porphyrin 체가 정성시험에서 양성이면 정량 검사한다. 급성간헐성 porphyrin증에서는 요중 porphyrin 체는 음성이므로, 이 질환이 의심되는 경우에는 PBG를 정성 시험한다. 정성시험에서 양성이라면 각 porphyrin 체 및 전구물질을 정량시험한다(「Porphobilinogen」 항 참조).

또한 필요에 따라 적혈구 또는 분변의 porphyrin 체도 측정하여 종합적으로 조합하여 porphyrin증과 그 병형을 진단한다. PP는 요로는 전혀 배설되지 않기 때문에 PP의 이상은 적혈구나 분변을 검사하여야 한다. ② ALA와 PBG만이 요중 배설이 증가하고, 적혈구나 분변에는 porphyrin 체가 증가하지 않는 때는 급성간헐성 porphyrin증이 강력히 시사된다. ③ ALA와 PBG의 요중 배설이 증가하고, CP의 배설도 증가할 때는 이형 porphyrin증이나 유전성 coproporphyrin증을 고려한다. 이형 porphyrin증에서는 분변 중 PP가 증가한다. ④ ALA와 PBG의 요중 배설이 증가하지 않고, UP와 CP의 배설이 증가하는 경우에는 만발성 피부 porphyrin증으로 적혈구나 분변의 porphyrin 체는 증가하지 않는다. ⑤ 납중독에서는 요중 ALA와 CP 배설이 증가하고, 적혈구와 분변의 PP가 증가한다. 납을 취급하는 사람이나 납에 폭로된 경험이 있는 사람에 주의한다.

약물 영향 ① 정성시험에서 porphyrin 체는 tetracycline과 phenazopyridine이 요에 동시에 존재하는 경우에 가양성을 보인다. PBG는 urobilinogen, indole 화합물이 존재하는 요에서 가양성을 보인다. ② 정량에는 특기 사항이 없다.

VIII. 뇌하수체 호르몬

Adrenocorticotropic hormone [ACTH]

기준치 7.2~63.3 pg/mL

측정법 RIA(고체상법), FIA

검체량 혈장 0.5 mL(반드시 EDTA 함유 특별 용기에 채혈)

검사 목적 부신피질 기능이상의 진단과 평가

검체 취급 ① 반드시 EDTA 채혈을 하여야 한다. ② 혈중에서 분해되기 쉬운 호르몬이므로 채혈 후 곧바로 냉각 원심하여 혈장을 냉동 보존한다. ③ 안정한 동결보존 가능기간은 약 45일간이다.

측정치에 따라 짐작되는 질환

■ ACTH 고농도

• Cortisol 증가 예

〈예상질환〉 Cushing병(ACTH 생산 뇌하수체선종) **〈잠재질환〉** 이소성 ACTH 생산 종양, 이소성 CRH 생산 종양, 결절성 부신과형성의 일부, 신경성 식욕부진증, 우울병, stress, 원발성 cortisol 불응증 **〈조치〉** ① Cushing병에서는 ACTH의 기초농도가 기준치 상한에서 수백 pg/mL인 것이 많고, 그 평균은 이소성 ACTH 증후군의 기초농도에 비해서 낮은 경우가 많다. ACTH 의존성의 고 corticol 혈증의 감별에는 dexamethasone 억제시험이 필요하다. ② ACTH 기초농도가 매우 큰 경우는 이소성 ACTH 증후군일 가능성이 높아진다. 또한 이소성 ACTH 증후군에서 방출되는 ACTH에는 생물활성이 낮거나 분자 크기가 다른 ACTH를 보이는 경우가 있다. 이소성으로 ACTH를 생산하는 종양에는 폐소세포암, 소화기나 기관지의 carcinoid 종양이 대표적이다. CRH도 마찬가지로 종양에서 이소성으로 생산되지만 ACTH와 CRH가 동시에 생산되는 종양도 많다. ③ 결절성 부신 과형성에는 대결절성과 소결절성이 있는데, 대결질싱의 일부에서 ACTH가 증가하는 경우가 있다. CT 등의 영상진단에서 결절성의 양측 부신종대를 나타낸다. ④ 신경성 식욕부진증, 우울병, stress 등에서는 생리적인 반응성으로 ACTH와 cortisol 이 증가하는 경우가 많지만 dexamethasone 0.5 mg 부하로 억제된다. ⑤ 원발성 cortisol 불응증은 드문 질환으로 당질 corticoid 수용체 이후에 장애가 있는 cortisol 불응증으로 생각하고, ACTH나 cortisol의 증가치 등 뇌하수체－부신피질계의 검사결과는 Cushing병과 아주 유사하지만 Cushing병에 특징적인 신체소견이나 glucocorticoid 과잉에 의한 대사이상을 나타내지 않는다.

• Cortisol 감소 예

〈예상질환〉 원발성 부신피질부전 **〈잠재질환〉** Nelson 증후군, 선천성 부신과형성 **〈조치〉** ① Nelson 증후군은 양측 부신적출 후, glucocorticoid 보충이 불충분 하였던 경우에 발생하기 쉬운 ACTH 생산 뇌하수체 선종으로 통상의 ACTH 생산 뇌하수체 선종보다 발육이 빠른 커다란 종양으로 진전되는 경우도 많다. 진단은 뇌하수체 부위의 MRI 영상검사가 필요하다. ② 선천성 부신 과형성에서는 21-hydroxylase의 활성저하가 약 90%를 차지하는 것으로 가장 많다. 그 임상소견으로 몇 가지 병형으로 분류하는데, 신생아나 소아기에 진단되는 경우가 많다. 효소활성 저하가 가벼운 경우는 성인이 되어 증상이 나타나는 경우가 있다. 영상진단에 의한 양측 부신의 종대와 부신피질 steroid의 중간 대사산물 측정이 참고가 된다. ③ 원발성 부신피질부전은 색소침착 등의 특징적인 임상소견과 ACTH 증가, cortisol 감소로 진단된다. Glucocorticoid의 보충으로 ACTH 농도가 감소하므로 보충량의 기준이 된다. 자가면역성과 결핵성이 주요 원인인데, 자가면역성의 비율이 커지고 있다. 자가면역성이 원인인 경우에는 항부신 항체가 40% 환자에서 검출된다. 양자는 CT 등의 영상진단으로 감별된다. 자가면역성인 경우에는 다선성(多腺性) 자가면역 증후군일 가능성을 고려한다.

■ **ACTH 저농도**

〈예상질환〉 Cushing 증후군(부신종양), 뇌하수체기능저하증 **〈잠재질환〉** ACTH 단독 결손증, CRH 분비부전증 **〈조치〉** ① 부신성 Cushing 증후군에서는 혈중 ACTH 농도가 통상 10 pg/mL 이하이다. ② 뇌하수체기능저하증은 혈중 ACTH 농도가 25 pg/mL 이하인 경우가 많지만 일부 예에서 경도증가를 보인다. 또한 ACTH는 기초농도의 단 1회 측정치가 기준치 이하라도 ACTH 분비부전으로 속단할 수 없다. 생물활성은 있지만 항체에 의해 인식되지 않는 대단히 드문 ACTH 분자이상을 제외하고, ACTH 감소(분비부전)는 cortisol의 감소를 초래하므로 반드시 ACTH와 cortisol을 동시에 측정하여 양자의 결과치로 ACTH의 분비를 평가하여야 한다. ACTH 분비나 그로 인한 cortisol 분비를 재차 검토하려면 ACTH와 cortisol의 일내변동이나 insulin 저혈당 자극, CRH 부하시험, metyrapone 시험 등 ACTH 분비를 자극하는 부하시험이 필요하다. 상기 질환에 관해서는 「CRH 부하시험」항 참조

임상적 의의

ACTH는 39개의 아미노산으로 이루어진 peptide hormone으로 뇌하수체 전엽에서 proopiomelanocortin(POMC)으로 합성되어 ACTH, β-endorphin, γ-lipotropin(γ-LPH)으로 processing 되어 방출된다.

ACTH는 증가는 ① 원발성 부신피질부전 등 negative feedback 억제 해제, ② ACTH 생산 뇌하수체선종, 이소성 ACTH 증후군 등의 종양성 분비, ③ stress 등의 생리적인 분비항진으로 초래된다.

반대로 ACTH 감소는 ① 과잉의 glucocorticoid로 인한 negative feedback 억제 (부신피질의 cortisol 생산 선종이나 치료목적의 glucocorticoid 투여), ② 뇌하수체 질환으로 인한 ACTH 생산 세포 장애, ③ 시상하부에서의 CRH 분비저하로 인하여 ACTH는 감소한다.

ACTH－cortisol계의 이상을 조기에 파악하는 데는 일내변동(아침, 저녁, 심야의 1일 3회 정도의 ACTH－cortisol 측정)을 측정하는 것이 바람직하다. 시상하부－뇌하수체－cortisol계의 negative feedback 조절은 민감하여 과잉의 glucocorticoid로 인하여 ACTH 생산 세포는 변성을 일으켜 glucocorticoid 과잉이 해

소되어도 정상적인 분비기능을 회복하려면 오랜 기간이 걸린다. 이때 부신피질에서의 cortisol 분비는 회복에 앞서 CRF-ACTH 분비가 회복되는 경향이 있다.

유의 사항 ① CRF-ACTH-cortisol계는 정상에서는 오전 4~6시를 정점으로 일내변동을 보이므로 이 점을 고려하여 판독한다. ② ACTH는 정상에서도 변동이 심한 호르몬이기 때문에 단 1회 측정한 ACTH 농도만으로 판단할 수는 없고, 동시에 측정한 cortisol 농도나 일내변동 여부, 각종 시험을 병용하여 진단한다. ③ 중추신경계에 관여하는 기능적 질환(신경성 식욕부진증, 우울병 등)에서도 ACTH-cortisol은 고농도를 보이는 경우가 있다.

약물 영향 ① 내복뿐만 아니라 연고 등 외용 glucocorticoid제제에 민감하게 억제되므로 주의한다. ② α-자동약, β-길항약은 ACTH 분비를 촉진한다. ③ Dopamine agonist, serotonin 저해제, somatostatin 유도체 등은 억제적으로 작용한다.

Arginine loading test

기준치 GH의 최고치 6 ng/mL 이상(성인 3 ng/mL 이상)

측정법 Arginine(0.5 g/kg 또는 5 mL/kg)을 30분에 걸쳐서 점적 주사하고, 주사 전(0분), 주사 30, 60, 90, 120분 후에 GH를 측정(RIA, EIA, FIA, IRMA)한다.

검체량 GH 측정용에 각 혈청 0.5 mL

검사 목적 GH 분비 부전증의 진단과 평가

검체 취급 Insulin 부하시험 항 참조

측정치에 따라 짐작되는 질환

- **감소(GH의 최고 농도 3~6 ng/mL)**

⟨예상질환⟩ 중등증 GH 분비부전성 저신장증

⟨조치⟩ Insulin 부하시험 항 참조

- **중등도 감소(1.8~3 ng/mL)**

⟨예상질환⟩ 중등증 성인 GH 분비부전증, 중증 GH 분비부전성 저신장증 **⟨조치⟩** Insulin 부하시험 항 참조

- **고도 감소(1.8 ng/mL 이하)**

⟨예상질환⟩ 중증 성인 GH 분비부전증, 중증 GH 분비부전성 저신장증 **⟨조치⟩** Insulin 부하시험 항 참조

임상적 의의

Arginine의 작용기전에 관해서는 밝혀지지 않은 점이 많지만 시상하부에 작용하여 somatomedin 분비를 억제하여 뇌하수체의 GH 분비를 촉진하는 것으로 이해하고 있다. GH 분비부전성 저신장증 및 성인 GH 분비부전증에서 GH 분비 예비능을 검색하기 위하여 사용하는 경우가 많다. 특히 중증 성인 GH 분비부전증 또는 범뇌하수체기능저하증의 진단에는 우선 insulin 부하시험이나 성장 호르몬 방출 peptide-2(GHRP-2) 부하시험으로 GH 분비 예비능을 검색한다.

유의 사항 ① 드물게 건강인에서도 arginine에 반응하지 않는 예가 있다. ② 소아나 여성이 남성에 비해 양호한 반응을 보인다.

약물 영향 Insulin 부하시험 항 참조. Arginine에 대한 GH 반응은 isulin 부하시험과 달리 steroid hormone 투여 등의 영향을 받지 않는다.

Bromocriptine test

기준치 GH, prolactin 모두 최저치는 전치의 1/2 이하로 억제반응을 시사한다.

측정법 Bromocriptin 2.5 mg(1정)을 경구투여하고, 투여 전 2, 4, 6시간 후에 채혈하고, 다시 8시간 후, 12시간 후 그리고 24시간 후에 채혈하면 약물 효과 지속시간을 판정하기 쉽다. 말단비대증에서는 GH와 prolactin을 측정하고, 또한 고 prolactin혈증에서는 prolactin만을 측정한다(RIA, EIA, FIA법).

검체량 GH와 prolactin 측정용으로 각 혈청 1 mL, 어느 것이나 한 가지 측정으로 각 혈청 0.5 mL

검사 목적 뇌하수체 선종에서의 GH, PRL 분비억제 평가

검체 취급 「Insulin 부하시험」항 참조

측정치에 따라 짐작되는 질환

말단비대증에서는 GH, prolactinoma에서는 prolactin(PRL)이 전치의 1/2 이하로 감소하면 반응이 있는 것으로 해석한다. 건강인에서는 GH는 증가하고, PRL은 감소한다.

임상적 의의

Bromocriptine은 ergot alkaloid로 작용시간이 긴 강력한 dopamine D_2 agonist이다. 따라서 L-dopa 시험과 마찬가지로 건강인에서는 GH 증가 및 PRL 억제가 일어나는데, GH 증가는 시상하부 GH-RH를 매개하여 작용하고, PRL 저하는 뇌하수체에서 직접 작용하는 것으로 이해하고 있다. 말단비대증 환자에서는 기이한 반응의 하나로 GH는 감소하고, GH 생산 선종에서의 PRL 분비도 억제된다. 또한 고 prolactin 혈증 환자에서는 원인이 무엇이든 관계없이 PRL가 감소된다. 따라서 고 prolactin혈증의 원인을 검색하는 것이 아니라 cabergoline 또는 bromocriptin 치료를 예정하고 있는 경우에 prolactin의 분비억제 정도를 알기 위한 시험으로 이용하는 경우가 많다.

유의사항 ① 부작용으로는 오심, 구토, 뒤이어 기립성 저혈압이 있지만 그 출현은 개인차가 크지만 대략 12시간 이내에 경쾌하게 된다. ② 말단비대증, 고 prolactin혈증 환자에서는 이 검사결과를 토대로 cabergoline 또는 bromocriptine의 투여량과 투여 횟수를 정하는 기준이 된다. ③ Prolactinoma 환자에서는 cabergoline 또는 bromocriptine으로 인한 PRL의 억제와 종양의 축소효과가 비례하는 경우가 많다.

Corticotropin releasing hormone (factor) test [CRH (CRF) test]

기준치

• 판 정

· ACTH의 최고치가 전치의 1.5배 이상, 또는 최고치가 30 pg/mL 이상

· Cortisol의 최고치가 15 μg/mL 이상

측정법

CRH(50 μg/mL/ampule로 시판) 50 μg을 단 1회 정맥주사하고, 투여 전(0분), 투여 후 15, 30, 60, 120분에 ACTH(RIA법), cortisol (EIA법)을 측정한다. 「ACTH」, 「Cortisol」 항 참조

검체량 혈청 각 0.5 mL

검사 목적 ACTH 분비이상의 진단과 평가

검체 취급 ACTH, cortisol 측정용 검체 채취, 보존의 주의 점은 각 항을 참조

측정치에 따라 짐작되는 질환

- **ACTH의 전치가 저농도에서 무반응**

〈예상질환〉 뇌하수체기능저하증, 외인성 glucocorticoid 투여 **〈잠재질환〉** ACTH 단독 결손증, CRH 분비부전 **〈조치〉** ① 뇌하수체기능저하증, ACTH 단독 결손증에서는 cortisol 농도가 낮고, ACTH의 일내변동은 나타나지 않는다. ② 뇌하수체기능저하증인 경우에는 MRI 영상 등에서 기질적인 변화를 보이는 경우가 많다. ③ ACTH 단독 결손증에서는 다른 뇌하수체 호르몬 분비는 원칙적으로 정상이다. ④ 원발성 부신피질부전에서는 cortisol은 낮지만 ACTH 의 전 농도는 높아 과잉반응을 보인다. ⑤ 외인성으로 투여되는 glucocorticoid의 일부(예를 들면 dexamethazone 등)는 cortisol로 측정되므로 주의가 필요하다. Cream 등 외용약으로 투여되는 경우에도 ACTH 분비억제의 원인이 된다.

- **ACTH의 전치가 고농도에서 무반응**

〈예상질환〉 이소성 ACTH 증후군 **〈조치〉** ① 통상, 이소성 ACTH 증후군에서 혈중 ACTH 농도는 뇌하수체 선종인 경우보다 높고, 또한 ACTH 농도 비율로 cortisol 농도가 낮은(ACTH의 생물활성이 낮다) 경우도 있다. ② 이소성 생산 종양에서는 ACTH 분비는 dexamethazone 8 mg/day 투여에서 억제되지 않는다. ③ 폐소세포암이나 소화관·기관지 carcinoid 종양에서 이소성으로 분비되는 경우가 많으므로 그들 종양을 검색할 필요가 있다. ④ 아주 드물지만 이소성 CRF 생산종양에 의해 동일한 증상이나 검사결과를 나타내는 경우가 있다. 이 경우에도 외인성으로 투여된 CRF에 ACTH가 반응하지 않는 경우가 많다.

- **ACTH의 전치가 정상 상한~고농도에서 1.5배 이상 증가**

〈예상질환〉 ACTH 생산 뇌하수체 선종(단, 드물게 반응하지 않는 예도 있다) **〈조치〉** ACTH 반응만으로는 원발성 부신피질부전과 마찬가지지만 임상증상이나 동시에 측정되는 cortisol 농도 등으로 감별이 용이하다.

임상적 의의

CRH는 방실핵의 neuron에서 합성되고, 뇌하수체 문맥혈중으로 방출되는 41개의 아미노산으로 구성된 polypeptide로 뇌하수체 전엽의 ACTH 생산 세포에 직접 작용하여 ACTH 분비를 촉진한다. 따라서 CRH 시험은 뇌하수체 전엽 수준에서의 ACTH 분비 예비능을 평가하기 위하여 이용한다.

CRH에 대한 ACTH의 반응저하는 뇌하수체기능저하증이나 ACTH 단독 결손증 같은 뇌하수체 ACTH 생산 세포 장애나 내인성 CRH의 장기간 결손에서 일어난다.

ACTH의 과잉반응은 ① ACTH 생산 뇌하수체 선종(Cushing병), ② 원발성 부신피질부전, ③ 일부 우울병 등에서 보이고, cortisol의 반응이나 다른 신체소견 등을 고려하여 진단하여야 한다.

유의사항 ① 원칙적으로 아침 공복에 시행한다. ② 정맥주사 직후 일과성 두부 열감, 불쾌감을 보이는 일이 있으나 문제가 되는 부작용은 없다. ③ ACTH의 최고치는 통상 30분 또는 60분 후에 나타나고, cortisol의 최고치는 약간 늦다.

Dexamethazone suppression test

기준치

• **Nugent 법**

Dexamethazone(0.5 mg) 투여 다음 날의 cortisol 5 μg/dL 이하, ACTH 10 pg/mL 이하, 단, preclinical Cushing 증후군에서는 cortisol은 억제가 불충분하여 2~5 μg/dL로 되는 경우가 많다(정상인에서는 3 μg/dL 이하가 많다).

• **Liddle 법**

· 요중 17-OHCS : 3 mg/day (2 mg/g Cr) 이하, 또는 대조일의 1/2 이상 감소
· 요중 유리 cortisol : 대조일의 1/2 이상 감소
· 혈청 cortisol : 5 μg/dL 이하

상기와 같은 결과로 억제하는 것으로 해석한다. 단, 이들 지표 가운데 판정에 괴리를 보이는 경우에는 요중 유리 cortisol 농도가 가장 신뢰성이 큰 것으로 이해하고 있다.

측정법 시험방법으로 대표적인 것을 「측정치에 따라 짐작되는 질환」에 정리하였다.

검체량

· 요중 17-OHCS, 요중 17-KS : toluene 첨가 1일 축뇨의 각 20 mL
· 요중 유리 cortisol : 1일 축뇨의 5 mL
· 혈청 cortisol : 혈청 0.2 mL
· 혈장 ACTH : EDTA 첨가 용기에 채혈, 혈장 1 mL

검사 목적 Cortisol 과잉증의 진단과 평가

검체 취급 「ACTH」, 「Cortisol」 항 참조

측정치에 따라 짐작되는 질환

■ **시험 방법**

Dexamethazone 억제시험에는 여러 가지 시험방법이 있으나 여기서는 대표적인 방법을 소개하고자 한다.

• **0.5 mg(소량) over night dexamethazone 억제시험**

주로 고 cortisol혈증이 기능적인 것인지 또는 기질적인 것인지를 감별한다.

· 1일째
오전 9시 : 혈장 cortisol, ACTH 측정
오전 11시 : dexamethazone을 0.5 mg 내복
· 2일째
오전 9시 : 혈장 cortisol, ACTH 측정

• **8 mg(대량) overnight dexamethazone 억제시험**

소량 over night와 같은 방법으로 0.5 mg 대신에 8 mg을 내복한다.

• **표준 dexamethazone 억제시험**

8 mg(1회 2 mg/day 4회), 2일간 dexamethazone을 내복하고, 2일째의 요중 17-OHCS 또는 유리 cortisol을 측정한다.

■ **판 정**

• **0.5 mg(소량) overnight dexamethazone 억제시험**

Screening에 사용하는 경우가 많고, 기능성 고 ACTH, cortisol 혈증은 억제되지만 기질성에서는 억제되는 않는다.

• **8 mg(대량) overnight dexamethazone 억제시험**

Screening에서 기질성이 의심되고, 이 방법에서 혈중 cortisol이 1/2 이하로 억제되면 ACTH 생산 뇌하수체 선종(Cushing병)으로 진단된다.

• **표준 dexamethazone 억제시험**

Cushing병의 확정진단에 사용하는데, 요중 17-OHCS 또는 유리 cortisol이 전치의 1/2 이하로 억제된다. 대량 overnight dexamethazone 억제시험이나 표준 dexamethazone 억제시험에서 억제가 불량한 경우에는 혈중 ACTH 농도에 따라 다음과 같은 가능성을 고려한다.

- Control day의 ACTH 감소

《 예상질환 》 Cortisol 생산 부신피질 선종(Cushing 증후군) **《 잠재질환 》** 기능성 부신암 **《 조치 》** ① Cushing 증후군(부신선종)과 기능성 부신암과의 감별은 곤란한 경우가 많으나 부신암은 대단히 드문 질환으로 종양 진단 시 부신종양의 직경이 부신암으로는 5 cm 이상, 선종은 5 cm 이하라는 것이 우선적인 기준이다. ② 부신암에서는 부신 androgen 분비가 선종에 비해 많고, 요중 17-KS > 17-OHCS로 되어 여성에서는 선종인 경우에 비해 남성화 징후가 눈에 띄는 경우가 있다. 또한 부분적인 steroid 합성효소 결손을 일으키기 쉬워 steroid 중간대사산물의 비정상적인 증가를 보이는 경우가 있다. ③ 부신암은 간 등으로 전이되기 쉽고 치료에도 저항성을 보여 50% 생존율은 약 1년이다.

- Control day의 ACTH 증가

《 예상·잠재질환 》 이소성 ACTH 생산 종양(ACTH도 억제되지 않는다) **《 조치 》** 이소성 ACTH 생산 종양의 빈도는 폐암(특히 소세포암)이 제일 높아 약 50%를 차지하고, 다음으로 기관지나 상부 소화관의 carcinoid(16%), 악성상피성 흉선종, 췌장 Langerhans섬 종양이다. 이소성 ACTH 증후군 중에서는 ACTH와 CRH를 동시에 생산하는 종양(특히 carcinoid)도 보고되었다. 이소성 ACTH 증후군에서는 원칙적으로 ACTH, 17-OHCS와도 dexamethazone 8 mg/day에서는 억제되지 않으나 드물게 부분적으로 억제되는 경우도 있으므로 주의해야 한다. 또한 기타 Cushing 증상을 나타내는 질환에 비하여 저 K혈증을 일으키기 쉽다. 이들 이소성 ACTH 증후군의 검색과 감별에는 영상진단이 중요하다. 또한, 마찬가지로 ACTH가 증가하는 Cushing병과는 감별에 선택적 해면정맥동(cavernous sinus) 또는 뇌하수체 정맥동 채혈로 얻은 검체에서 ACTH를 측정할 필요가 있는 경우도 있다.

혈중 ACTH 농도의 중추/말초 비가 2 이상(CRH 시험 후는 3 이상)이면 Cushing병, 2 미만(CRH 시험 후는 3 미만)이면 이소성 ACTH 증후군일 가능성이 크다.

- **Dexamethazone 8 mg/day에서 17-OHCS·KS(또는 요중 유리 cortisol)이 억제되고 2 mg/day에서는 억제되지 않는 경우**

《 예상질환 》 ACTH 생산 뇌하수체 선종(Cushing병. ACTH도 억제된다) **《 조치 》** Cushing병의 10~15%에서는 2 mg/day의 dexamethazone 투여로 요중 17-OHCS가 억제된다. 반대로 8 mg/day의 dexamethazone 투여에서는 억제되지 않는 예도 소수이긴 하지만 보고되어 있으므로 진단에는 dexamethazone 억제시험 결과뿐만 아니라 뇌하수체 MRI 영상 등을 종합하여 진단한다. Cushing병의 뇌하수체 선종은 약 60%가 직경 1 cm 이하의 microadenoma이다.

임상적 의의

이른바 Cushing 증상을 나타내는 고 cortisol 혈증에서는 ACTH나 cortisol 분비가 어느 정도 negative feedback 억제를 받는지, 반대로 어느 정도 자율성을 갖는지가 감별진단 point가 된다.

그래서 corticotropin 방출 호르몬(CRH)이

나 ACTH 분비에 강력한 negative feedback을 나타내고 또한 cortisol이나 17-OHCS의 측정과는 관계없이 dexamethazone을 용량을 달리하여 투여하고, cortisol이나 ACTH 억제 여부에 따라 Cushing 증상의 원인 질환을 감별하는데 이용한다. ACTH 의존성 고 cortisol혈증 가운데 ACTH 생산 뇌하수체 선종(Cushing병)은 비교적 feedback 억제를 받기 쉽다. 한편, 이소성 ACTH 증훈군 같은 종양에서의 ACTH 분비는 전혀 억제되지 않는다. ACTH 비의존성 고 cortisol혈증에서는 부신선종, 부신암과도 대량의 dexamethazone 투여(8 mg/day)에서도 cortisol 분비는 억제되지 않는다.

유의 사항 ① Cortisol 과잉분비에 의한 합병증, 특히 고혈압이나 중증 당뇨병 환자에서는 일시적으로 증상을 악화시킬 가능성도 있기 때문에 주의해야 한다. ② 비만 예에서 소량 0.5~1 mg overnight dexamethasone 억제시험으로 screening할 경우, 위양성률이 비교적 높으므로 주의를 요한다.

L-Dopa test

기준치 GH의 최고치 6 ng/mL 이상(일반적으로 60~90분에 최고치에 도달), 성인 3 ng/mL 이상

측정법

- 성인은 L-dopa 500 mg을 내복 투여한다. 소아는 100 mg/10 kg 체중, 또는 체중 15 kg 이하에서는 125 mg, 15~30 kg에서는 250 mg을 투여한다. 투여 전(0분), 투여 30, 60, 90, 120분 후의 GH를 측정한다(RIA, EIA, FIA법).
- 고 Prolactin혈증 환자에서 prolactin(PRL) 억제를 검색할 경우에는 같은 순서로 PRL(필요에 따라 GH도)를 측정한다(RIA, EIA, FIA).

검체량

- GH 측정용 : 각 혈청 0.5 mL
- GH, PRL을 측정하는 경우 : 각 혈청 1 mL

검사 목적 GH 내지 PRL 분비 이상증의 진단과 평가

검체 취급 「Insulin 부하시험」 항 참조

측정치에 따라 짐작되는 질환

■ GH분비 부하시험으로 GH 반응을 보는 경우

• 감소 (GH 최고치 3~6 ng/mL)

〈예상질환〉 중등증 GH 분비부전성 저신장증

〈조치〉 「Insulin 부하시험」 항 참조

• 중등도 감소 (GH 최고치 1.8~3 ng/mL)

〈예상질환〉 중등증 성인 GH 분비부전증, 중증 GH 분비부전성 저신장증 **〈조치〉** 「Insulin 부하시험」 항 참조

• 고도 감소 (GH 최고치 1.8 ng/mL 이하)

〈예상질환〉 중증 성인 GH 분비부전증, 중증 GH 분비부전성 저신장증 **〈조치〉** 「Insulin 부하시험」 항 참조

■ 말단비대증 환자에서 기이한 반응 유무를 보는 경우

최저치가 전치의 1/2 이하에서 L-dopa에 의한 기이한 반응을 보인다.

■ 고 PRL혈증에서 PRL 억제를 조사할 경우

최저치가 전치의 1/2 이하는 L-dopa로 인하여 억제를 보인다. Prolactinoma에서는 2차성 고 prolactin혈증에 비해 억제되지 않는 비율이 높다.

임상적 의의

L-Dopa는 신경 전달물질로 시상하부에 중요한 작용을 하는 dopamine의 전구물질로 뇌혈액 관문을 통과하여 중추신경에서 dopamine으로 변환되어 시상하부 인자나 뇌하수체전엽 호르몬 분비를 수식한다. 건강인을 비롯하여 말단비대증 이외의 질환에서는 L-dopa는 GH 분비를 자극하지만 말단비대증 환자에서는 기이한 반응의 하나로 GH 분비를 억제한다. L-Dopa가 GH 분비를 수식하는 기전에 관해서는 밝혀지지 않았지만 주로 시상하부에 작용하여 GH-RH 분비가 촉진되는 것으로 이해하고 있다.

임상적으로는 GH 분비 자극시험으로서 사용되는 경우가 많고, 성인인 경우는 연령 증가에 따라 반응저하가 적어진다. 말단비대증 환자의 90%에서는 L-dopa에 의해 GH가 억제되지만 dopamine계에 의한 기이한 반응 여부와 치료약 선택기준으로 보다 강력한 dopamine agonist인 bromocriptine 시험을 사용하는 경우가 많다. 또한 L-dopa는 뇌하수체 전엽의 prolactin 생산 세포에 직접 작용하여 동시에 prolactin 분비를 억제한다. 단, L-dopa에 의한 PRL 억제는 고 prolactin혈증의 원인과는 관계없이 일어나기 때문에 진단적 가치가 적어서 치료기준으로 bromocriptine 시험이 대신 사용된다.

유의사항 ① 문제가 되는 부작용은 없지만 일과성 오심, 구토를 보이는 일이 있다. ② 자극, 억제 모두 최대반응은 60~90분에 나타난다.

약물 영향 「Insulin 부하시험」 항 참조

β-Endorphin

기준치 10 pg/mL 이하

측정법 RIA(PEG법), ELISA

검체량 혈장 4 mL

검사 목적 부신피질 기능 이상증의 보조진단

검체 취급 ① EDTA-2 Na, aprotinin 용액이 들어 있는 tube에 채혈 후, 곧바로 얼음물로 냉각시키고, 가능한 한 빨리 혈장을 분리 동결한다. ② −70℃ 동결 후 1개월 이내에 측정하는 것이 바람직하다.

측정치에 따라 짐작되는 질환

• 증 가

《예상질환》 ACTH 생산 뇌하수체 선종(Cushing병), 원발성 부신피질부전 **《잠재질환》** 이소성 ACTH 증후군의 일부 **《조치》** 이들 질환의 감별에는 ACTH, cortisol 측정에 추가하여 dexamethazone 억제시험이나 MRI, CT 등의 영상진단이 중요하다. β-Endorphin 측정이 필수는 아니다.

임상적 의의

β-Endorphin은 31개의 아미노산 잔기로 구성된 polypeptide로 뇌하수체 전엽의 corticotroph에서 ACTH와 공통 전구체인 proopiomelanocortin (POMC)에서 processing 으로 생성되어 분비된다. 또한 중추신경계, 교감신경계, 소화관, 췌장에서도 합성된다. 그 생리작용에 관해서는 밝혀지지 않은 점이 많지만, 중추 신경계에서는 내인성 opioid 물질의 하나로 통감역치 조절, 또한 뇌하수체 전엽 호르몬 분비를 조절하는 시상하부 인자로 작용하는 것으로 이해하고 있다. 혈중 β-endorphin 농도는 원칙적으로 동일 전구체에서 유래하는

ACTH, β-lipotropin의 혈중 농도와 평행하는 것으로 혈중 β-endorphin은 주로 뇌하수체 전엽에서 유래하는 것으로 이해하고 있다.

유의사항 ① ACTH처럼 조조에 높고, 심야에 낮아지는 일내변동을 보이기 때문에 검체 채취는 오전에 정해진 시각에 행한다. ② ACTH 분비를 자극 또는 억제하는 각종 부하시험에서도 β-endorphin은 ACTH와 평행한 증감을 보인다. ③ 여성인 경우, 혈중 β-endorphin 농도는 배란 전에 일과성으로 증가한다. 또한 임신말기나 진통·분만 시에도 증가한다. ④ 우울병, 만성 alcohol 의존증, 정신분열병 등의 정신질환의 일부에서 증가한다는 것이 보고되었는데, 그 의의에 관해서는 밝혀지지 않았다. ⑤ Metformin 투여로 insulin 감수성이 개선되는데 수반하여 증가한다는 보고가 있지만 그 의의에 대해서는 밝혀지지 않았다.

약물 영향 ACTH 항 참조

Follicle stimulating hormone [FSH]

기준치

• 여 성

· 전사춘기
  10세 미만 : 0.54~2.47 mIU/mL
  10세 이상 : 1.16~3.64 mIU/mL
· 사춘기
  Tanner 분류 2~3기 : 0.92~3.29 mIU/mL
· 월경 주기
  난포기 초기 : 2.7~10.2 mIU/mL
  배란기 peak : 2~23 mIU/mL
  황체기 : 1.0~8.4 mIU/mL
· 임신 시 : 1 mIU/mL 이하
· 폐경 후 : 9.2~124.7 mIU/mL

• 남 성

· 전사춘기
  10세 미만 : 0.38~1.11 mIU/mL
  10세 이상 : 0.01~0.25 mIU/mL
· 사춘기
  Tanner 분류 2~3기 : 1.73~4.27 mIU/mL
  Tanner 분류 4~5기 : 1.21~8.22 mIU/mL
· 성년기 : 1.2~15 mIU/mL
· 노년기 : 15 mIU/mL 이상

측정법 RIA(solid phase법), EIA, FIA,CLIA

검체량 혈청 0.5 mL

검사 목적 성선기능 이상의 진단과 평가

검체 취급 채혈 직후, 곧바로 혈청을 분리하여 냉동에서 6개월 보존이 가능하다.

측정치에 따라 짐작되는 질환

• 증 가

〈 예상질환 〉 원발성 성선기능저하증, 폐경 후

〈 잠재질환 〉 FSH 생산 뇌하수체 선종, 중추성 사춘기 조숙증 **〈 조치 〉** ① 원발성 성선기능저하증에는 후천적인 생식기 질환 이외에 여성의 Turner 증후군, 남성의 Kleinefelter 증후군, 정소(고환) 여성화 증후군이나 성선 형성이상으로 인한 선천성 질환이 포함된다. ② FSH 생산 뇌하수체 선종은 드문 선종이지만 고령자에 많고, 호르몬 분비에 의한 눈에 띄는 임상증상이 나타나지 않으며 다른 선종에 비해 증식 속도가 빠른 경향이 있는 뇌하수체 선종이다. 여성 환자에서 폐경 이후 FSH가 생리적으로 증가하는 연령에서는 FSH 증가가 FSH 생산 선종의 분비인지, 폐경 후 증가치+비기능성 선종인지를 감별하기 어려운 경우도 있다. FSH 생산 선종에서는 ① LH가 증가하지 않으나 증가해도 극히 경도로 증가한다. ② TRH 부하시험에서 FSH가 증가하는 경우가 있다. ③ FSH

의 혈중 농도에 비하여 α-subunit, FSH-β-subunit나 LH-β-subunit의 어느 것의 비율이 비정상적으로 크다는 등이 진단에 도움이 된다. 그리고 중추성 사춘기조발증은 LH 항 참조

• **감 소**

〈잠재질환〉 뇌하수체기능저하증, 시상하부성 성선기능저하증 **〈조치〉** 저농도(분비부전)의 확정진단에는 LH-RH 부하시험이 필요하다. 장애부위가 뇌하수체인지 시상하부(LH-RH 분비부전)인지를 감별하기 위해서는 LH-RH 연속 부하시험이 유효하다.

임상적 의의

FSH는 LH 처럼 뇌하수체 전엽의 LH/FSH 생산 세포에서 생산·분비된다. 그 분비는 LH-RH에 의해 자극되고, LH에 의한 성선 자극작용과 공동으로 여성에서는 난소 내의 난자·닌포 발육을 촉진하고, 남성에서는 정자형성에 관여한다. 그 분비는 성선에서 분비되는 inhibin에 의해 강하게 negative feedback을 받는다. 그러므로 폐경 후 여성이나 고령 남성에서는 FSH의 기초농도는 LH의 기초농도보다 높아진다. 또한 FSH 증가와 뇌하수체 선종이 보이는 경우에는 FSH 생산 뇌하수체 선종일 가능성도 고려하여야 한다.

유의 사항 ① 연령이나 월경주기에 따라 농도가 변동한다. 특히 여성에서는 월경주기 10일째까지 측정하는 것이 바람직하다. ② FSH 기초농도의 이상, 특히 감소하는 경우에는 estrogen이나 testosterone 농도 및 LH-RH 부하시험에서의 FSH, LH의 반응을 참고하여 진단을 진행한다.

약물 영향 Clomiphene, estrogen, androgen, LH, FSH, LH-RH analog 등의 투여 중에는 영향을 받으므로 검사 전에 중지하던가 영향을 고려하여 판정한다.

Glucagon test

기준치 Growth hormone(GH) 최고치 6 ng/mL 이상

측정법 RIA, EIA, FIA [Glucagon 1 mg(소아 30 μg/kg)을 근육주사 전(0분), 후 60, 120, 150(180)분에 GH을 측정한다]

검체량 GH 측정용으로 각 혈청 0.5 mL

검사 목적 GH 분비부전증의 진단과 평가

검체 취급 혈청 분리 후 동결 보존하면 6개월은 안정하다.

측정치에 따라 짐작되는 질환

• **감소 (GH 최고치 3~6 ng/mL)**

〈예상질환〉 중등증 GH 분비부전 저신장증

〈조치〉 Insulin 부하시험 참조

• **중등도 감소 (GH 최고치 1.8~3 ng/mL)**

〈예상질환〉 중등증 성인 GH 분비부전증, 중증 GH 분비부전 저신장증 **〈조치〉** Insulin 부하시험 참조

• **고도 감소 (GH 최고치 1.8 ng/mL 이하)**

〈예상질환〉 중증 성인 GH 분비부전증, 중증 GH 분비부전 저신장증 **〈잠재질환〉** 시상하부 장애로 인한 GH-RH 분비부전, Pit-1 이상증, Prop-1 이상증 **〈조치〉** Insulin 부하시험 참조

임상적 의의

Glucagon은 일과성으로 혈당을 상승시키고, 반응성으로 insulin의 분비를 촉진시킨다. 이 내인성 insulin으로 인하여 초래되는 저혈당이 자극이 되어 GH 분비가 일어난다. 이와 같이 여러 단계를 거쳐 GH 분비가 일어나기

때문에 GH의 최고 농도는 120~180분으로 늦고, 지극이 약간 불확실하기 때문에 건강인도 30~40%에서 GH 분비가 보이지 않는 경우가 있어서 GH 분비를 증강시킬 목적으로 사전에 propranolol을 투여하는 경우도 있다 (glucagon－propranolol test). 저혈당이 자극이 되기 때문에 동시에 ACTH－cortisol도 분비된다. 검사하는데 시간이 걸리고 다른 GH 분비 자극시험과 비교하여 특히 탁월한 점이 없어서 최근에는 거의 시행하지 않는다.

약물 영향 Dopamine, α_2-epinephrine 작동 약물은 GH 분비를 촉진하고, β-epinephrine은 GH 분비를 억제한다. 따라서 이들 약물, 특히 dopamine 작동 약물은 검사 2~3일 전에 중단하도록 한다. 또한 갑상선 호르몬 저하, 부신피질 호르몬의 과잉은 GH 분비를 저하시키므로 주의하여야 한다.

Growth hormone [GH]

기준치

・남성：0.17 ng/mL 이하
・여성：0.28~1.64 ng/mL
・GH 분비 자극시험 후의 최고 농도：6 ng/mL(단, 성인은 3 ng/mL)
・75 g OGTT에 의한 GH 분비 억제시험 후의 최저 농도：1 ng/mL 이하

측정법 RIA, EIA, FIA

검체량 혈청 0.5 mL

검사 목적 GH 분비 이상증의 진단과 평가

검체 취급 채혈 후 곧바로 혈청분리, 동결하면 6개월간은 보존이 가능하다.

측정치에 따라 짐작되는 질환

• 감 소

〈예상질환〉 GH 분비부전성 저신장증, 성인 GH 분비부전증 **〈잠재질환〉** GH 분비부전성 저신장증의 일부지만 GH 1, GH-RH 수용체, Pit-1, Prop-1, HESX 1, LHX 3, LHX 4 이상증 등 유전자 이상에 의한 선천적인 GH 단독 결손증 또는 복합형 뇌하수체기능저하증 **〈조치〉** 혈중 GH 기초농도만으로 진단하기는 부족해서 확정진단은 insulin 부하시험, arginine 부하시험 등의 GH 분비 자극시험을 시행한다.

• 증 가

〈예상질환〉 말단비대증 **〈잠재질환〉** Laron 증후군, 간장애, 저영양 **〈조치〉** 혈중 GH 기초농도만으로 진단되는 경우는 적으므로 확정진단은 75 g 당부하 시험을 한다. 혈중 GH의 평균 분비량을 반영하는 요중 GH이나 혈중 IGF-I, IGFBP-3를 참고한다.

임상적 의의

GH는 뇌하수체 GH 생산 세포에서 맥동적(脈動的)으로 분비되는데, 주로 소아에서는 성장, 성인에서는 대사에 관여하는 호르몬이다. 식사 등 영양인자, stress, 수면 등의 중추신경계의 영향을 받고, 시상하부 호르몬의 GH-RH에 의하여 촉진적으로 조절되고, somatostatin에 의하여 억제적으로 조절된다. 염증, 종양 등으로 인한 시상하부 내지 그 상위의 중추신경 장애는 GH 분비부전의 원인이 된다. 또한 외상 등에 의한 시상하부와 뇌하수체를 연결하는 뇌하수체경의 단열(斷裂)도 GH 분비부전의 원인이 된다.

뇌하수체의 GH 생산 세포의 장애원인으로 뇌하수체 선종이나 그 외과적 치료, 방사선 치

료나 여성은 분만 시 대출혈, 또는 드물게 GH 유전자, GH-RH 수용체 유전자나 그 발현을 조절하는 전사인자 등의 유전자 이상도 있다. 한편 GH 과잉분비는 GH 생산 뇌하수체 선종으로 인한 말단비대증이 대표적이고, 간장애, 저영양이나 드물게는 Laron 증후군 같은 GH 수용체 유전자 이상에 기인하는 것도 있다.

유의사항 ① 혈중 GH 기초농도만으로 진단이 곤란하여 GH 분비 부전증이나 과잉증이 임상적으로 의심되는 경우에는 분비자극 시험이나 억제시험으로 확정 진단한다. ② 기질적인 질환이 의심되거나 복수의 뇌하수체 호르몬 분비부전이 있는 경우는 적어도 1가지, 그 이외에는 2가지 이상의 GH 분비자극 시험을 하여 그 최고 농도로 진단한다. ③ GH 분비부전성 저신장증은 GH 분비자극 시험에서 최고농도가 6 ng/mL 이하(GHRP-2 시험으로는 16 ng/mL 이하)는 중등증으로 진단하고, 혈중 GH 최고 농도가 3 ng/mL 이하(GHRP-2 시험으로는 10 ng/mL 이하)는 중증형으로 진단한다. ④ 성인 GH 분비부전는 GH 분비 자극시험에서 GH 최고 농도가 3 ng/mL 이하는 중등증으로 진단하고, 혈중 GH 최고 농도가 1.8 ng/mL 이하 (GHRP-2 시험으로는 9 ng/mL 이하)는 중증형으로 진단한다. ⑤ 혈중 GH 기초농도가 높을 때는 말단비대증이 의심되고, 75 g OGTT에 의한 GH 최저 농도가 1 ng/mL 이하로 억제되지 않는 경우에 진단하고, 혈중 GH의 평균 분비량을 반영하는 혈중 IGF-I 농도 등을 참조한다. ⑥ 이상과 같은 내분비 검사에 추가하여 MRI 등의 영상진단을 병용하여 병인·부위를 진단한다.

약물 영향 Insulin 부하시험 참조

표 28. 연령별·성별 요중 GH 기준치

연령 (세)	남성	여성
4~5	3.3~57.5	7.4~51.3
6~7	6~50.1	8.1~46.8
8~9	5~38	3.2~81.3
10~11	2.7~51.3	6~50.1
12~13	4.6~55	8.7~55
14~15	3.4~53.7	2.8~39.8
16~17	3.8~26.3	2.2~24.5
18~19	1.8~21.9	2.5~11

(단위 : pg/mg·Cr)

Urinary growth hormone

기준치 EIA로 분석한 연령 및 성별에 따른 기준치를 표 28에 정리하였다.

측정법 EIA (CLEIA)

검체량 24시간 축뇨 또는 조조 칫뇨 5 mL

검사 목적 유아기를 제외한 소아기의 GH 분비부전증 평가

검체 취급 반드시 동결보존. 보존 가능기간은 약 1개월

측정치에 따라 짐작되는 질환

• **감소 (기준치 이하)**

(예상질환) GH 분비부전성 저신장증, 성인 GH 분비부전증 **(조치)** 복수의 GH 분비 자극시험을 행하여 GH 분비반응의 최고치로 진단을 확정한다.

• **증가 (기준치 이상)**

(예상질환) 말단비대증 **(잠재질환)** GH 불응증(Laron 증후군 포함) **(조치)** 말단비대증은 75 g OGTT에 의한 혈중 GH의 억제불량으로 진단한다. GH 불응증에는 외인성 GH 투여로 IGF-I의 반응불량을 증명한다.

임상적 의의

24시간 또는 야간수면 시의 생리적 GH 분비를 평가하기 위하여 검사한다.

유의사항 IGF-I나 IGFBP-3와 달리 간 등의 단백합성 저하의 영향을 받지 않지만 신장으로 소량 누출하는 GH를 측정하기 때문에 신장기능에 영향을 받고, 단백뇨를 보이는 예에서는 고농도를 보인다. 특히 요중 albumin 양과 정의 상관성을 보인다. 따라서 기립성 단백뇨를 포함 단백뇨 또는 신장기능 이상을 보이는 예에서는 GH 분비를 반영하지 않으므로 주의하여야 한다. 일차변동이 있기 때문에 2~3일간 반복하여 측정한다.

약물 영향 약물이 측정계에 간섭할 가능성은 거의 없다. 단, GH 분비는 약물에 영향을 받아 요중 GH 농도에 반영된다. GH의 약물 영향에 대해서는 GH 관련 각 항을 참조

Growth hormone－releasing hormone test [GH－RH test]

기준치 GH 최고 농도 : 6 ng/mL 이상

측정법 EIA, FIA, RIA, IRMA

GH-RH(50 μg/mL/ampule)을 50 μg(소아에서는 1 μg/kg 체중) 1회 정맥주사하여 GH 를 0, 30, 60, 90, 120분 후에 측정한다.

검체량 혈청 0.5 mL

검사 목적 GH 분비 이상증 평가

검체 취급 GH 측정용으로 채혈한 다음 조속히 혈청을 분리하고, 혈청으로 동결보존이 가능하다. 보존 가능기간은 6개월 정도이다.

측정치에 따라 짐작되는 질환

• 최고 농도 3~6 ng/mL

〈잠재질환〉 GH 분비부전성 저신장증 의심

〈조치〉 다음 최고 농도 3 ng/mL 이하 조치항을 참조

• 최고 농도 3 ng/mL 이하

〈잠재질환〉 중등증 성인 GH 분비부전증, 중증 GH 분비부전성 저신장증, Pit-1 이상증, Prop-1 이상증, GH-RH 수용체 이상증 **〈조치〉** ① GH 분비부전증이나 그 중증도를 확정하기 위해서는 GH-RH 이외의 GH 분비 자극시험을 하여 복수의 분비 자극시험으로 GH 분비가 저하되었다는 것을 확인한다. ② 또한 GH 분비부전의 한 병태로 GH는 각종 부하시험에서 정상으로 반응하지만 수면 시의 GH 분비를 비롯하여 생리적 GH 분비만이 저하되는 경우도 있으므로 혈중 IGF-I 또는 요중 GH에 의한 생리적 분비를 합쳐서 평가하여야 한다.

• 이전 농도·고농도, 과잉반응

〈예상질환〉 말단비대증의 일부, Laron 증후군

〈조치〉 ① 말단비대증의 약 60%에서 GH-RH에 의한 GH의 과잉반응을 보이지만 무반응이나 반복 GH-RH 투여에 대한 반응성 저하 결여 등의 이상도 보고되고 있다. ② Laron 증후군은 GH 수용체의 유전자 변이에 의한 것이 많고, GH의 분비과잉과는 관계없이 혈중 IGF-I은 낮고, 외인성으로 투여된 GH에 대하여 IGF-I의 증가도 나타나지 않는다.

임상적 의의

GH-RH는 41개와 44개의 아미노산으로 구성된 시상하부 호르몬의 하나로 외인성으로 투여하면 뇌하수체 전엽의 GH 생산 세포에 직접 작용하여 GH 분비를 촉진하고, 주로 시상하부를 매개하여 GH 분비를 자극하는 L-dopa나 insulin 부하(저혈당) 시험과는 작용기전이 다

르다. 따라서 시상하부 장애로 인한 GH-RH 분비저하에서는 GH-RH에 대한 GH 분비는 유지되지만 뇌하수체의 GH 생산 세포의 장애에서는 GH-RH에 대한 GH의 반응이 보이지 않아 GH 분비저하의 원인 부위를 동정하는데 도움이 된다.

단, GH-RH의 분비저하가 오래된 경우에는 1회의 GH-RH 투여로는 GH 반응이 나타나지 않고, GH-RH 연속투여 시험으로 GH 반응이 회복되는 경우도 있다.

유의 사항 ① GH은 식후에 증가하므로 검사 전 수시간 절식시킨다. ② GH의 최고 농도는 통상 15~30분 후에 나타나고, 120분 후에는 기초농도로 돌아온다. ③ 성별에 따른 차이는 없지만 가령으로 반응은 저하되므로 고령자에서는 연령을 고려하여 판정한다. ④ 정신적인 stress도 GH을 증가시키기 때문에 소아 등에서는 채혈 시 stress로 이미 기초농도가 높아진 경우에는 정상에서도 충분한 반응을 볼 수 없는 경우가 있다. ⑤ 뇌하수체 질환 이외에서도 GH 분비에 이상을 초래하는 신경성 식욕부진증, 간경변, 신부전 등에서는 GH 분비 예비능을 올바르게 반영하지 못하는 경우가 있다. 이상에서 일부 유전성 GH 분비부전증 등을 제외하고, GH 분비부전성 저신장증이나 성인 GH 분비부전증을 확정진단에는 이용하지 않는다.

약물 영향 ① 여러 가지 약물이 GH 분비에 영향을 미치는데, 임상적으로 특히 문제가 되는 것은 중추에 작용하는 항 dopamine으로 GH 분비를 억제한다. ② 또한 부신피질 호르몬 과잉, 갑상선 기능항진이나 비만도 GH 분비에 억제적으로 작용하므로 주의를 요한다.

Insulin loading test

기준치

- GH 분비 자극시험으로서의 기준치
  GH의 최고 농도 : 6 ng/mL 이상, 성인은 3 ng/mL 이상
- ACTH-cortisol 분비 자극시험의 기준치
  ACTH의 최고 농도 : 전치의 1.5배 이상, 또는 50 pg/mL 이상
  Cortisol의 최고 농도 : 20 μg/dL 이상

측정법

- 즉효성 insulin 0.1 U/kg를 생리식염수 1~2 mL로 희석하여 정맥주사(1회)한다.
- 당뇨병이나 insulin 저항성인 경우에는 0.15 U/kg로 증량한다. 부신피질부전 등 저혈당이 야기되기 쉬운 경우에는 0.05 U/kg로 감량하거나 다른 부하시험을 이용한다. 주사 전(0분), 주사 30, 60, 90, 120분 후에 GH (RIA, EIA, FIA), 혈당을 측정한다.
- ACTH-cortisol계를 검색할 경우에는 cortisol(필요에 따라서는 ACTH도)을 RIA, EIA, FIA 등으로 측정한다.

검체량 혈청 0.5 mL

검사 목적 GH·ACTH 분비부전의 진단과 평가

검체 취급 채혈 후 곧바로 혈청을 분리하여 동결하면 6개월 보존이 가능하다.

측정치에 따라 짐작되는 질환

- **감소 (GH 최고농도 3~6 ng/mL)**

《잠재질환》 중등증 GH 분비부전성 저신장증 **《조치》** GH 분비 예비능 저하가 고려되는 경우에는 복수의 GH 분비자극 시험으로 GH 분비저하를 확인할 필요가 있다. 또한 혈중 IGF-I (somatomedin C) 농도, 요중 GH 배설이나 수면 시 GH 분비 등 생리적인 GH 분비

를 반영하는 지표도 GH 분비능을 파악하는데 참고가 된다.

• **중등도 감소(GH 최고 농도 1.8~3 ng/mL)**

《예상질환》 중증 GH 분비부전성 저신장증, 중등증 성인 GH 분비부전증 **《잠재질환》** GH 단독 결손증, 시상하부 장애로 인한 GH-HR 분비저하, GH 분비부전, Pit-1 이상증, Prop-1 이상증 **《조치》** ① 뇌하수체기능저하증은 종양성이나 염증성 병변, 또한 Sheehan 증후군으로 인하여 야기되는 경우가 많으므로 그 원인 진단은 MRI 영상이 도움이 된다. 뇌하수체기능저하증은 그 정도에 따라 다양하게 뇌하수체 전엽 호르몬의 분비저하를 일으키는데, GH는 뇌하수체 전엽 호르몬 중에도 조기부터 분비저하를 일으키기 쉽게 된다. GH 단독 결손증은 원인을 알 수 없는 특발성인 것이 많아 다른 호르몬, 특히 성선자극 호르몬의 경도 분비저하를 수반하는 경우도 있다. 또한 드물지만 GH 유전자 이상이나 원인불명의 가족성 GH 단독 결손증도 있다. ② 시상하부 장애로 인한 GH-RH 분비저하에 의한 GH 분비부전은 GH-RH 연속 투여 후의 GH 반응이 회복되는 경우가 많다. 또한 MRI 영상진단도 필요하다.

• **고도 감소(GH 최고 농도 1.8 ng/mL 이하)**

《예상질환》 중증 성인 GH 분비부전증에서 GH 치료적응의 가능성이 있는 중증 GH 분비부전성 저신장증 **《조치》** ① 두개 내 기질성 질환의 합병 내지 기왕력, 치료력 또는 주산기(周産期) 이상의 기왕이 있다. ② GH를 포함하여 복수의 뇌하수체 호르몬 분비저하가 있다. ① 및 ②가 있으면 1 종류의 GH 분비자극 시험으로 판정해도 무방하다. 이것 이외의 GH 분비부전증에는 2 종류 이상의 GH 분비자극 시험이 필요하다.

• **ACTH, cortisol 분비저하**

《예상질환》 뇌하수체기능저하증, ACTH 단독 결손증 **《잠재질환》** 시상하부 장애로 인한 CRH 분비저하 **《조치》** ACTH 항, CRH 부하 시험 항 참조

임상적 의의

Insulin의 정맥 내 투여로 일어나는 저혈당은 시상하부 외측에서 감지되어 catecholamine 작동성 neuron의 α_2-수용체를 통한 GH-RH 분비촉진, 동시에 somatostatin 분비억제로 GH 분비를 자극한다. GH 분비 예비능을 검색하는 검사는 소아 저신장증의 GH 분비능은 물론 성인의 GH 분비 예비능을 파악하기 위하여 널리 이용하고 있다. 동시에 저혈당 자극은 CRF 분비를 촉진하고, ACTH－cortisol 분비를 증가시키므로 뇌하수체－부신피질계 검사를 겸한다.

유의사항 ① 충분한 저혈당을 일으킬 필요가 있어서 절식을 철저히 하여 경시적으로 채혈하여 혈당의 최저 농도가 전농도의 50% 이하, 동시에 50 mg/dL 이하인가를 확인한다. ② 검사개시 30~60분 후에 동계, 냉한(식은 땀) 등의 저혈당 증상을 보이는지 환자상태를 잘 관찰하여 지나친 저혈당 증상이 지속되는 경우나 의식장애, 경련에는 곧바로 20% glucose 를 주사한다.

약물영향 GH 분비는 여러 가지 catecholamine 작동 약물의 영향을 받는다. 그 가운데 dopamine, α_2-epinephrine 작동 약물은 분비를 촉진적으로 작용하고, β-epinephrine은 억제적으로 작용한다. 따라서 이들 약물, 특히 dopamine 작동 약물은 흔히 사용하므로 가능하면 2~3일 전에 중단하도록 한다. 또한 갑상선 호르몬의 저하, 부신피질 호르몬의 과잉은

GH 분비를 저하시키므로 주의하여야 한다. 이들 약물을 중단하지 않은 경우나 GH 분비에 영향이 미칠 가능성이 있는 다른 약물을 투여하고 있는 경우에는 부하시험 당일의 약물 투여는 부하시험이 끝날 때까지 기다리는 것이 바람직하다.

Insulin-like growth factor-I [IGF-I], (Somatomedin C)

기준치 IGF-I은 성장 호르몬(GH)의 분비량을 반영하여 사춘기를 중심으로 연령에 따라 변동을 보이므로 환자의 연령·성별에 따라 기준범위가 다르다(표 29 참조).

측정법

- 추출법, bead 고정법
- 혈중에서는 대부분의 IGF-I은 IGF 결합 단백(현재 10 종류가 알려졌는데, 특히 IGF- BP3이 중요) 및 acid labile subunit(ALS)와 결합하여 존재한다. 이 단백과 결합하는 것으로 IGF-I의 분해가 방지되는 일종의 저장고로서 작용하는 것으로 이해하고 있으나 상세한 생리학적 의의는 밝혀지지 않았다.
- IGF-I 측정은 측정 전처리로 ethanol 등으로 추출하는 추출법과 추출하지 않는 비추출법이 있는데, 감도나 특이성에서 전자가 우수하여 현재는 일반적으로 추출법을 사용한다.

표 29. 연령별·성별 IGF-I 기준치

연령(세)	남 자	여 자
1 m~2 y	41~225	51~196
14 y~18 y	292~768	162~822
성 인	100~366	62~384

(단위 : mg/mL)

검체량 혈청 0.3 mL

검사 목적 GH 분비 이상증의 보조진단과 치료 효과의 평가

검체 취급 ① 채혈 후, 곧바로 혈청을 분리한다. ② 동결로 6개월 보존이 가능하다.

측정치에 따라 짐작되는 질환

• **증 가**

《예상질환》 말단비대증 **《조치》** 말단비대증의 진단은 ① IGF-I 고농도에서 보는 바와 같이 GH 과잉분비나 기이한 반응, ② 특징적인 신체소견, ③ MRI 영상에 의한 뇌하수체 선종 증명 등 다각적으로 진행한다. 수술이나 뇌하수체졸중(pituitary apoplexy) 등으로 선종이 없어져 GH 분비가 정상화 또는 저하된 증례(이른바 비활동성 말단비대증)에서도 신체 소견은 어느 정도 남기 때문에 GH, IGF-I의 측정은 필요한 것이다.

• **감 소**

《예상질환》 뇌하수체기능저하증, GH 분비부전성 저신장증(GH 단독 결손증 포함), 저영양(신경성 식욕부진증 포함) **《잠재질환》** Laron 증후군 **《조치》** ① 혈중 IGF-I 측정은 1회의 채혈로 GH의 생리적 분비를 어느 정도 추측할 수 있어서 편리하다. ② 뇌하수체기능저하증이나 GH 단독 결손증(GH의 완전한 단독 결손인 것도 있지만 LH/FSH 등 다른 뇌하수체 전엽 호르몬 분비부전을 동반하는 경우도 있다)에서는 GH 감소에 수반하여 IGF-I도 감소한다. ③ GH 수용체 이상이 주요 원인인 Laron 증후군에서는 혈중 IGF-I이 저농도를 보이지만, 혈중 GH의 기초농도는 높아 각종 분비 자극시험에서 GH의 과잉반응을 보인다. 또한 외인성으로 GH를 투여해도 혈중 IGF-I이 증가

하지 않는 것이 특징이다. ④ 신경성 식욕부진증이나 심한 저영양 상태에서는 혈중 GH는 약간 높고, IGF-I 농도는 낮다.

임상적 의의

IGF-I는 성장 호르몬(GH) 의존성으로 여러 가지 조직에서 합성, 분비되는데, 주로 autocrine 작용으로 조직의 증식을 촉진한다. 혈중 IGF-I는 최대 IGF-I 생산 장기인 간에서 유래하는 것으로 저영양 상태 등에서 간의 단백합성이 저하하지 않는 한 측정 전 24시간의 GH 분비량과 거의 상관하기 때문에 GH의 평균 분비량을 추정하는데 사용한다. GH 수용체 이상으로 인한 Laron 증후군에서는 GH의 과잉분비와 상관없이 IGF-I는 저농도로 GH를 외인성으로 투여해도 IGF-I는 증가하지 않는다. 신경성 식욕부진증에서는 혈중 GH 기초치가 증가하지만 저영양 때문에 IGF-I는 저농도를 보이는 경우가 많다.

유의 사항 ① IGF-I는 GH의 분비량을 반영하여 사춘기를 중심으로 연령에 따라 변동을 보이므로 환자의 연령·성별에 따라 정상범위가 다르다. ② 간기능 장애·저영양 상태에서는 GH 분비와 관계없이 저농도를 보이므로 주의해야 한다.

약물 영향 기본적으로는 GH 분비에 의존하므로 GH 분비에 영향을 끼치는 약물 투여를 보류하던가 그것을 고려하여 판정한다.

Insulin-like growth factor-II [IGF-II]

기준치 521~873 ng/mL (사춘기에는 약간 낮은 경향)

측정법 RIA(추출법)

검체량 혈청 3 mL

검사 목적 저혈당이나 고신장(高身長)의 원인 감별

검체 취급 채혈 후 곧바로 혈청을 분리하여 동결하면 약 6개월 보존이 가능하다.

측정치에 따라 짐작되는 질환

• **증 가**

〈예상질환〉 Beckwith-Wiedemann 증후군

〈잠재질환〉 간암, 간엽계 종양, 소화기암, Wilms 종양의 일부 **〈조치〉** 상기 질환의 진단에 대해서는 문헌 참조. IGF-II 측정의 임상적 의의는 확정되지 않았지만 췌장외 종양에서 보이는 저혈당 원인의 일부로 이해하고 있다.

임상적 의의

태아기에는 IGF-II와 그 수용체의 발현이 높아 태아 성장에 중요한 역할을 수행하는 것으로 이해하고 있지만 출생 후 빠르게 감소하여 그 이후의 생리적 의의에 대해서는 밝혀지지 않은 부분이 많다. IGF-II는 유사한 구조를 한 IGF-I과 달리 GH 의존성이 적어 GH 분비부전에 수반하여 경도로 감소하지만 말단비대증에서 GH가 증가하여도 IGF-II는 기준치 이상으로 증가하지 않는다. 혈중 IGF-II농도와 병태와의 관련이 밝혀진 것은 일부 질환에 지나지 않는다. Beckwith-Wiedemann 증후군에서는 부친 쪽의 *IGF-II* 유전자의 disomy가 있거나 IGF-II가 과잉 발현으로 혈중 농도에 수반하여 고신장(高身長), 저혈당이나 Wilms 종양이 고빈도로 발생하는 등의 증상을 보인다. 또한 Wilms 종양의 일부에서도 *IGF-II* 유전자가 과잉 발현하므로 종양 발생에 관여하는 것으로 이해하고 있다. 또한 췌장 외 종양에서 저혈당

원인의 일부로 대분자 IGF-II를 고려하고 있다. 주로 간에서 생산되고 신장으로 배설되므로 간부전, 궤양성 대장염, 1형 당뇨병의 급성기에서 감소하고, 신부전에서 증가한다.

유의사항 국소에서의 IGF-II 생리활성 발현은 IGFBP, 특히 BP-2나 IGF-II 수용체의 변화에 수식되므로 혈중 IGF-II 농도가 생리작용을 어디까지 반영하는가를 해석하는 데는 주의를 요한다. IGF-II생산 종양에서는 혈중 IGF-I이 억제되어 IGF-II/IGF-I 비가 높아지는 경우가 있다.

약물 영향 IGF-I에 비하면 낮지만 어느 정도 GH 의존성이 있으므로 GH 분비에 영향을 미치는 약물을 투여하는 것을 삼가지만 그것을 고려하여 판정한다.

Insulin-like growth factor binding protein-3 [IGFBP-3]

기준치 2.0~3.8 μg/mL

측정법 RIA(2 항체, IRMA), ELISA

검체량 혈청 0.2 mL

검사 목적 GH 분비부전증의 보조진단과 치료평가

검체 취급 혈청 분리 후 동결 보존하면 1개월은 안전하다.

측정치에 따라 짐작되는 질환

• 감소 (기준치 이하)

〈잠재질환〉 GH 분비부전 저신장증, 성인 GH 분비부전증, GH 불응증(Laron 증후군 포함), 저영양(신경성 식욕부진증 포함) **〈조치〉** 원질환을 진단하고 치료한다.

• 증가 (기준치 이상)

〈잠재질환〉 말단비대증 **〈조치〉** IGF-I의 증가 항 참조

임상적 의의

IGF-I(somatomedin C), IGF-II는 혈중에서는 IGF 결합단백(IGFBP)과 결합하는데, IGFBP는 IGFBP-1에서 IGFBP-10까지의 10 종류가 알려졌다. 그 가운데 IGFBP-3이 가장 많고, IGF-I, IGFBP-3, acid labile subunit (ALS) 의 3가지가 결합하여 복합체 형태로 혈중에 존재한다. 기능은 IGF 수송, IGF의 반감기 조절, IGF와 그 수용체 결합에의 수식, IGF의 조직, 세포 특이 분포, 유리형 IGF에 의한 급성 혈당 조절 등이다.

IGFBP-3은 GH-IGF-I 의존성으로 주로 간에서 합성되고, 일내변동은 보이지 않고, 식사나 운동 등의 영향을 받지 않는다. 혈중 IGF-I 농도와 마찬가지로 GH의 생리적 분비의 지표가 되는데, 특히 GH 분비부전 저신장(低身長)을 진단하기 위한 screening 및 GH 치료효과를 판정하는데 사용한다. 단, 영양장애, 간질환, 조절불량 당뇨병, 갑상선기능저하증 등 다른 원인으로 인한 혈중 농도저하가 있다.

유의사항 측정방법이 동일하더라도 측정 kit에 따라 기준치가 다소 다르므로 측정 kit의 기준치를 참고하는 것이 바람직하다. 혈중 IGF-I 농도와 IGFBP-3 농도는 좋은 상관성을 보이고, GH 분비를 반영하여 남녀 모두 사춘기 전후에 증가하고, 성인에서는 약간 감소한다. GH 분비의 증감에 대한 감도는 IGF-I이 현시점에서 약간 우세하다.

약물 영향 약물의 측정계에 간섭할 가능성은 거의 없다. 단, GH 분비는 약물에 따라 영향을 받아 요중 GH 농도에 반영한다. GH에 대한 약물의 영향에 대해서는 GH 관련 검사를 참고한다.

Luteinizing hormone [LH]

기준치

• **여 성**

· 사춘기 전

10세 미만 : 0.01~0.09 mIU/mL

10세 이상 : 0.02~0.11 mIU/mL

· 사춘기

Tanner 분류 2~3기 : 0.05~2.44 mIU/mL

· 월경주기

난포기 초기 : 1.5~12.7 mIU/mL

배란기 peak : 2.6~66.3 mIU/mL

황체기 : 0.7~17 mIU/mL

· 임신 시 : 0.2 mIU/mL 이하

· 폐경 후 : 7.5~56.2 mIU/mL

• **남 성**

· 사춘기 전

10세 미만 : 0.02~0.15 mIU/mL

10세 이상 : 0.04~0.25 mIU/mL

· 사춘기

Tanner 분류 2~3기 : 0.44~1.63 mIU/mL

Tanner 분류 4~5기 : 1.61~3.53 mIU/mL

· 성년기 : 1.6~9.5 mIU/mL

· 노년기 : 4 mIU/mL 이상

측정법 RIA(solid phase법), EIA, FIA, CLIA

검체량 혈청 0.5 mL

검사 목적 성선기능 이상의 진단과 평가

검체 취급 채혈 후 곧바로 혈청을 분리하여 동결 보존하면 6개월은 안정하다.

측정치에 따라 짐작되는 질환

• **고농도**

〈 예상질환 〉 원발성 성선기능저하증, 폐경 후

〈 잠재질환 〉 다낭포성 난소증후군, 중추성 사춘기 조숙증 **〈 조치 〉** ① 원발성 성선기능저하증에 관해서는 「FSH」 항을 참조 ② 다낭포성 난소증후군은 LH의 기초농도가 FSH보다 고농도를 보이는 경우가 많고, LH-RH 부하시험에서 LH의 과잉반응을 보이는 경우가 있다. 중추성 사춘기 조숙증은 gonadotropin 분비항진과 성 steroid hormone 분비항진 양자가 나타난다.

• **저농도**

〈 예상질환 〉 뇌하수체기능저하증, 시상하부성 성선기능저하증 **〈 조치 〉** 감소(분비부전)의 확정 진단에는 LH-RH 부하시험이 필요하다. 장애부위가 뇌하수체인지 시상하부(LH-RH 분비부전)인지를 감별할 경우에는 LH-RH 연속 부하시험이 효과적이다.

임상적 의의

LH는 난포자극 호르몬(FSH)과 더불어 뇌하수체 전엽의 LH/FSH 생산 세포에서 합성되고, 그 분비는 시상하부 호르몬인 LH-RH에 의해 자극되고, 난소에서는 estrogen, 고환에서는 testosterone의 분비를 촉진한다. 이들 성 steroid는 시상하부 및 뇌하수체 수준에서 LH-RH나 LH 분비를 억제하는 negative feedback 계를 형성한다. 따라서 원발성 성선기능저하에서 성 steroid 분비가 감소하면 negative feedback 억제와는 관계없이 LH 분비는 항진된다. 한편 시상하부 장애로 인하여 LH-RH 분비가 감소되면 예를 들면 뇌하수체에 장애가 없어도 LH/FSH 생산 세포가 위축되어 LH 분비는 감소된다. 이 경우에는 수일간 LH-RH를 외인성으로 투여하면 LH 분비는 회복되지만 뇌하수체 장애인 경우에는 회복되지 않는 경우가 많다.

유의 사항 ① 연령이나 월경주기에 따라 기초농도가 변동하므로 주의를 요한다. ② 또한 LH

분비는 율동적 주기를 보이는데, 사춘기에는 현저하므로 기초농도 측정은 복수 회 측정하는 것이 바람직하다. ③ LH, FSH 분비이상을 정확하게 판정하기 위해서는 estrogen 또는 testosterone 농도나 LH-RH 부하시험에서의 LH, FSH 반응을 참고하는 것이 바람직하다.

약물 영향 Clomiphen, estrogen, androgen, LH, FSH, LH-RH analog 등의 투여 중에는 영향을 받으므로 검사 전에 중지하거나 영향을 고려하여 판정한다.

Luteinizing hormone-releasing hormone test [LH-RH test]

기준치 확립된 기준치는 없지만 이하의 황체형성 호르몬(LH), 난포자극 호르몬(FSH)의 측정치를 참고하여 판정한다.

■ **LH : 기초농도의 5~10배 증가**

• **여 성**

사춘기 전

10세 미만 : 전치 0.01~0.09 mIU/mL,
peak치 1.93~4.73 mIU/mL

10세 이상 : 전치 0.02~0.11 mIU/mL,
peak치 2.14~7.82 mIU/mL

사춘기

Tanner 분류 2~3기 :
전치 0.05~2.44 mIU/mL,
peak치 5.70~18.5 mIU/mL

성 인 : 전치 0.6~14.9 mIU/mL,
peak치 9.1~49.4 mIU/mL

• **남 성**

사춘기 전

10세 미만 : 전치 0.02~0.15 mIU/mL,
peak치 1.70~3.77 mIU/mL

10세 이상 : 전치 0.04~0.25 mIU/mL,
peak치 2.03~11.8 mIU/mL

사춘기

Tanner 분류 2~3기 :
전치 0.44~1.63 mIU/mL,
peak치 10.9~20.6 mIU/mL

Tanner 분류 4~5기 :
전치 1.61~3.53 mIU/mL,
peak치 21.7~39.5 mIU/mL

성 인 : 전치 0.5~5.3 mIU/mL,
peak치 4.5~ 61.9 mIU/mL

■ **FSH : 기초농도의 1.5~2.5배 증가**

• **여 성**

사춘기 전

10세 미만 : 전치 0.54~2.47 mIU/mL,
peak치 0.97~6.31 mIU/mL

10세 이상 : 전치 1.16~3.64 mIU/mL,
peak치 1.34~5.04 mIU/mL

사춘기

Tanner 분류 2~3기 :
전치 0.92~3.29 mIU/mL,
peak치 1.11~3.89 mIU/mL

성 인 : 전치 1.0~23 mIU/mL,
peak치 5.3~ 27.9 mIU/mL

• **남 성**

사춘기 전

10세 미만 : 전치 0.38~1.11 mIU/mL,
peak치 1.38~9.18 mIU/mL

10세 이상 : 전치 0.01~0.25 mIU/mL,
peak치 5.69~16.6 mIU/mL

사춘기

Tanner 분류 2~3기 :
전치 1.73~4.27 mIU/mL,
peak치 1.68~10.8 mIU/mL

Tanner 분류 4~5기 :
전치 1.21~8.22 mIU/mL,
peak치 11.2~17.3 mIU/mL
성 인 : 전치 1.2~15 mIU/mL,
peak치 2.5~ 32.4 mIU/mL

측정법 RIA, EIA, CLIA

· LH-RH(100 μg/mL/ampule)을 100 μg 1회 정맥주사하고, 투여 전(0분), 15, 30, 60, 90, 120분 후에 LH, FSH를 측정

· 「LH」 및 「FSH」항 참조

검체량 LH 및 FSH의 각 point마다 혈청 0.5 mL

검사 목적 뇌하수체 gonadotropin 분비이상의 진단과 평가

검체 취급 LH, FSH 용 모두 원심하여 혈청을 분리한 다음 동결 보존하면 6개월은 안정하다.

측정치에 따라 짐작되는 질환

• 반응 저하

예상질환 뇌하수체기능저하증 **잠재질환** 시상하부성 성선기능저하증(LH-RH 분비부전), 신경성 식욕부진증 **조치** ① LH-RH를 5~7일 점적투여한 전후에 LH-RH 부하시험을 하면 뇌하수체성인 경우는 투여 전후 모두 LH-RH에 대한 LH와 FSH는 저반응으로 변화가 없지만 시상하부성에서는 연속투여 후에는 LH-RH에 의한 반응은 어느 정도 회복된다. ② 신경성 식욕부진증에서는 LH-RH에 대한 반응은 정상에서 LH/FSH 모두 저반응 또한 FSH만이 과잉반응을 보이는 등의 증례나 이환기간에 따라 다르다. LH와 FSH 모두 저반응을 보이는 경우는 내인성 LH-RH 분비저하에 의한 LH/FSH 생산세포의 기능저하를 고려하고, 또한 난소가 위축이 일어나면 inhibin의 저하로부터 FSH가 과잉분비 되는 것으로 추측한다.

Inhibin : 주로 성선에서 생산되어 뇌하수체 전엽의 FSH 분비를 억제한다. α-chain과 β-chain의 heterodimer로 이루어졌는데 β-chain은 actibin과 공통이다. Inhibin은 과립막 세포종 또는 융모성 질환의 종양 marker로서 유용하다.

임상적 의의

LH-RH는 아미노산 10개로 이루어진 시상하부 peptide로 뇌하수체 전엽의 gonadotroph에 직접 작용하여 LH, FSH 분비를 촉진한다. 따라서 LH-RH 투여에 대한 LH, FSH의 반응은 뇌하수체에서 이 2가지 호르몬 분비 예비능의 지표로 뇌하수체 전엽의 종양성 병변, 염증성 병변 등으로 파괴되면 반응은 저하한다. 특히 LH, FSH는 병변 초기부터 분비가 저하하는 경향이 강하고, 여성에서는 무월경으로 되는 증상으로 나타나기 쉽다.

시상하부의 이상에 LH-RH 분비가 저하된 상태가 오래 지속되면 2차적으로 LH/FSH 생산세포가 위축하기 때문에 LH-RH의 1회 투여로 LH, FSH의 반응은 저하된다. 이 경우에는 뇌하수체성인지, 시상하부성인지를 감별하기 위하여 LH-RH 연속 부하시험이 필요하게 된다.

유의 사항 ① 특히 문제가 되는 부작용은 없다. ② LH, FSH의 기초농도와 LH-RH에 대한 반응은 연령(생식기 상태)에 따라 변화하기 때문에 주의를 요한다. ③ 사춘기 이전에는 FSH의 기초농도가 LH보다 높고, LH-RH에 대한 반응이 둔하고 최고농도는 FSH가 LH보다 높은 경우가 많다. ④ 사춘기 이후, 생식 연령에서는 LH의 기초치가 FSH의 기초농도보다 높고, 최고농도도 LH가 FSH보다 높다. ⑤ 폐경 후에는 FSH, LH 모두 기초농도가 증가하여(FSH가 LH보다 높다) LH-RH에 대해서도 과잉반응으로 된다. 특히 폐경 연령 이후의 이런 변화는

여성에서 더욱 강하게 보이지만 남성에서도 65세 이상의 고령자에서는 이런 경향을 보인다. Gonadotropin 분비 저하증을 진단하기 위해서는 분비를 저하시키는 약물 투여, 고도비만, 신경성 식욕부진증을 제외할 필요가 있다.
약물 영향 Estrogen제제(pill 포함)는 LH-RH에 의한 LH, FSH의 반응을 수식하므로 주의한다.

α-Melanocyte stimulating hormone [α-MSH]

기준치 10 pg/mL 이하
측정법 RIA(2 항체법)
검체량 혈장 4 mL
검사 목적 ACTH 과잉 생산 평가
검체 취급 반드시 EDTA-2Na, aprotinin 용액이 들어있는 용기에 채혈하고, 곧바로 저온 원심분리하여 혈장을 냉동 보존한다.

측정치에 따라 짐작되는 질환

• 증가 (10 pg/mL 이상)

《예상질환》 ACTH 생산 뇌하수체 선종 (Cushing 병)의 일부 **《잠재질환》** 이소성 ACTH 증후군의 일부 **《조치》** ACTH, CRH 시험 항 참조

임상적 의의

α-MSH는 13개 아미노산 잔기로 구성된 peptide이다. 사람에서는 태생기에만 존재하는 뇌하수체 중엽에서 proopiomelanocortin (POMC)으로부터 processing으로 생성된다. 통상 사람의 뇌하수체 전엽 corticotroph에서 POMC는 ACTH, β-lipotropin(β-LPH), γ-LPH, β-endorphin으로 process되어 분비되는데, 중엽에서는 ACTH는 α-MSH와 corticotropin양 중엽 peptide(corticotropin-like intermediate lobe peptide; CLIP)로, γ-LPH는 β-MSH로, β-endorphin은 acetyl화 된다. 태생기 이후에는 중엽의 소실에 수반하여 생산하지 않아 혈중에서도 검출되지 않는다. 단, 일부 이소성 ACTH 증후군이나 ACTH 생산 뇌하수체 선종에서는 중엽형의 이상한 POMC의 processing이 일어나기 때문에 α-MSH나 β-MSH가 생산, 방출되는 경우가 있다. 또한 혈중 α-MSH는 비만도, 내장지방 축적, insulin 저항성과 상관하여 증가하지만 중추 유래는 아닌 것으로 이해하고 있다.
약물 영향 ACTH 항 참조

Oxytocin

기준치

・여성

비임신 : 5 μU/mL 이하

임신 : 3~200 μU/mL

성주기에서는 황체기에 비하여 난포기에 고농도를 보인다. 임신에서는 임신 초기에서 후기에 걸쳐 서서히 증가한다. 분만 중에 고농도, 산욕기는 서서히 감소하여 분만 1주 후에는 비임신 농도로 돌아온다.

・남성 : 5 μU/mL 이하

측정법 RIA (2 항체법)
검체량 혈장 1 mL
검사 목적 비정상적 임신 평가
검체 취급 ① 원칙적으로 조조 절식 시에 채혈한다. 채혈 후 곧바로 혈액 2 mL에 전용 첨가제 4 방울을 가하고, 10~15분 빙냉 후 냉각 원심하여 혈장을 전용용기에 넣어 동결 보존한

다. ② 냉동보존 가능기간은 6주 정도이다.

측정치에 따라 짐작되는 질환

• **고농도**

〈예상질환〉 절박유산, 포상기태 등의 비정상 임신 **〈잠재질환〉** ADH 분비이상 증후군(SIADH), 이소성 oxytocin 생산 종양 **〈조치〉** 앞에서 기술한 여성의학과 질환 이외에는 진단적 가치는 적고, SIADH의 진단에 있어서도 특히 필수적인 검사는 아니다.

• **저농도**

〈예상질환〉 시상하부 장애, 뇌하수체 후엽장애 **〈조치〉** Vasopressin과 동일 부위에 국재 하는 신경세포에서 분비되기 때문에 요붕증을 일으키는 것처럼 시상하부 병변에서는 분비가 감소하는데, 직접 증상과 결부되는 것이 아니므로 시상하부 장애를 진단하는 데는 vasopressin 측정만으로 충분하다.

임상적 의의

Oxytocin은 vasopressin과 마찬가지로 시상하부의 시색상핵과 방실핵에서 동일 유전자에 code된 neurophysin I과 함께 합성되어 뇌하수체 후엽에서 분비된다. 그 주요 작용은 자궁수축, 젖의 분비로 분만·수유에 관여하지만 남성에서의 생리작용은 밝혀지지 않았다. Vasopressin의 분비장애를 일으키는 시상하부 질환에서 분비가 저하될 가능성이 높은데, 생리작용이 분만·산욕기에 한하기 때문에 그다지 임상적으로 문제가 되는 경우는 없어서 측정되는 기회가 적다.

유의 사항 수유 시 흡입으로 인한 유두자극, 분만 시 자궁수축 반사가 분비자극 인자로 보고되어 있다. 한편, stress나 공포 등 교감신경계의 부활은 분비를 억제한다.

약물 영향 Stress, 발열, nicotine(흡연), 혈장 삼투압 상승, estrogen 투여 등이 분비자극 인자로 보고되어 있다.

Prolactin [PRL]

기준치

- 소아(10세까지) : 1.2~12 ng/mL
- 성인 남성 : 1.5~10 ng/mL
- 성인 여성 : 1.5~15 ng/mL
- 고령자(70세 이상) : 1.2~15 ng/mL

이상의 기준치는 WHO 1st IRP-PRL(75/504)를 표준물질로 사용한 기준치이다. 또한 임신부, 산욕기에는 증가하므로 이 기준치는 꼭 들어맞지 않는다.

측정법 RIA(solid phase법), EIA, FIA, CLIA

검체량 혈청 0.3 mL

검사 목적 PRL 분비 이상증의 진단과 평가

검체 취급 ① 보통 채혈. ② 채혈 후 조속히 혈청을 분리하여 동결보존. ③ 동결보존 가능기간은 약 6개월 정도다.

측정치에 따라 짐작되는 질환

• **고농도(특히 기초농도 100 ng/mL 이상)**

〈예상질환〉 Prolactinoma **〈조치〉** Prolactinoma 진단에는 2차성 고 prolactin혈증이나 특발성 고 prolactin혈증을 제외하면 MRI 영상에 의한 뇌하수체 종양의 존재가 중요하다. 다만, microadenoma의 일부에서는 MRI에서 묘출되지 않을 가능성이 있어서 그런 경우는 기초농도의 증가, TRH 및 항 dopamine 제(sulpiride나 metoclopramide 등) 부하에 대한 prolactin의 저반응이나 지연반응이 참고가 되지만 prolactinoma에 특이적이 아니므로 그 해석에는 주의를 요한다.

- **고농도 (기초농도가 기준치 상한에서 경·중등도 증가. 대부분 100 ng/mL 이하)**

《 예상질환 》 2차성 고 prolactin혈증(약제성, 원발성 갑상선기능저하증, 시상하부·뇌하수체경 장애, 간경변, 신부전, 임신, 특발성 고 prolactin혈증 등), 말단비대증에 수반하는 고 prolactin혈증 **《 조치 》** 2차성 고 prolactin혈증에서는 약제성의 빈도가 크다. Sulpiride, metoclopramide, domperidone 등의 항구토제에서 haloperidol, chlorpromazine 같은 major tranquilizer까지의 항 dopamine 약으로 인한 것이 많다. 기타 약물로는 reserpine, α-methyldopa 같은 catecholamine 대사에 영향을 미치는 약물이나 estrogen이 함유된 경구 피임약, H_2-blocker 등이 있다.

- **저농도 (복수 회 1.5 ng/mL 이하)**

《 예상질환 》 PRL 분비저하증, 뇌하수체기능저하증, Pit-1 또는 Prop-1 이상증 **《 조치 》** Pit-1 이상증은 GH, prolactin, TSH 분비 세포의 분화 결정인자인 Pit-1 단백의 유전자 이상으로 발생하는 것으로 이들 3가지 전엽 호르몬의 복합적인 분비저하를 초래하는 드문 질환이다. 3가지 호르몬 가운데 TSH 분비저하에 관하여는 증례에 따라 차이가 있다. Prop-1 이상증에서는 GH, PRL, TSH에 추가하여 성선자극 호르몬의 복합 결손을 보이고, 때로는 ACTH 결손을 수반한다.

임상적 의의

Prolactin(PRL)은 시상하부에서 분비되는 dopamine에 의해 억제적으로 제어된다. 고 PRL혈증은 여성에서는 유즙분비-무월경 증후군을 일으킨다. 남성에서는 성선기능 저하증을 초래하는 일이 있지만 비정상으로 자각하기는 어렵다. 원인으로 prolactinoma에 의한 것과 그 밖의 원인으로 인한 것(2차성 고 PRL혈증)과의 감별이 중요하다. 그 이유는 원인에 따라 치료법이 전혀 다르기 때문이다.

2차성 고 PRL혈증의 원인으로, ① 약물에 의한 내인성 dopamine의 저해, ② 시상하부·뇌하수체경 장애에 의한 내인성 dopamine의 분비저하, ③ 갑상선자극 호르몬 방출 호르몬(TRH)의 과잉분비로 인한 PRL 분비자극, ④ 간·신기능 부전, ⑤ estrogen 증가(임신, estrogen 대량 복용), ⑥ 특발성(원인불명, Argonzdel Castillo 증후군) 등이 있다. 이 가운데, 특히 항 dopamine제인 chlorpromazine 계의 major tranquilizer나 일부 항구토제가 원인이 되는 약물성이 많아 병력에 주의해야 한다.

감별에는 MRI에 의한 영상진단이 무엇보다도 유효하고, 다음으로 기초농도 또는 TRH나 sulpiride(또는 metoclopramide) 시험에 대한 prolactin 반응도 참고가 된다. 그러나 양자를 감별하기 위한 결정적인 검사법은 없고, 영상진단상 뇌하수체 종양이 발견되지 않는 경우에는 microadenoma인지, 2차성 고 PRL혈증인지 진단이 곤란한 증례도 있다.

유의 사항 ① Assay에 사용하는 표준물질의 종류에 따라 측정치가 다르므로 주의해야 한다. ② 기초치나 자극시험의 반응치에는 성별에 따라 차이를 보이는데, 여성이 남성보다 높다. ③ REM 수면기나 월경주기에 따라 다소 영향을 받지만 임상적으로 문제는 되지 않는다. ④ 임신에서는 임신말기로 향해 서서히 증가하여 산욕기에는 기초치의 고농도에 추가하여 수유로 인한 PRL의 일과성 분비가 일어난다. ⑤ 운동, 유방자극, 성교, stress 등으로 변동한다.

약물 영향 약물성 고 PRL혈증이 문제가 되는 것처럼 PRL 분비는 여러 가지 약물로 인하여 항진되므로 환자의 병력을 상세하게 문진 할 필요가 있다. 특히 정신과 영역에서 사용되는 chlorpromazine이나 haloperidol 등 phenothiazine계의 항 dopamine 약물이 있고, 다음으로 sulpiride, domperidon이나 metoclopramide 등의 항 dopamine 작용이 있는 항구토제이다. 또한 최근에는 사용 빈도가 감소되었으나 reserpine이나 α-methyldopa 등 같은 dopamine 작동성 혈압강하제도 주의를 요한다. 빈도는 낮지만 H_2-blocker도 고 PRL혈증을 야기시킨다는 것이 보고되었다. 기타 많은 약물이 열거되었는데, 상세한 내용은 내분비에 관한 문헌을 참고한다. Phenothiazine계 약물은 반감기도 길고, 질환의 성격상 중단하기가 곤란하기 때문에 이들 약물을 복용하고 있는 환자가 고 prolactin혈증을 초래한 경우에는 MRI 영상을 중심으로 prolactinoma를 rule out하여야 한다.

Thyroid stimulating hormone [TSH] (thyrotropin)

기준치

· RIA solid phase : 0.34～3.5 μU/mL

· ECLIA : 0.52～4.19 μU/mL

측정계에 따라 기준치가 다소 다르므로 사용하는 assay계의 기준치를 참조한다.

측정법 IRMA, EIA, CLEIA, CLIA, FIA

검체량 혈청 0.5 mL

검사 목적 갑상선 기능이상의 진단과 평가

검체 취급 채혈 후 혈청을 분리하여 동결하면 6개월 보존이 가능하다.

측정치에 따라 짐작되는 질환

• **증 가**

《 예상질환 》 원발성 갑상선기능저하증 **《 잠재질환 》** TSH 부적합 분비 증후군(SITSH) **《 조치 》** ① 원발성 갑상선기능저하증을 일으키는 대표적인 질환은 Hashimoto병으로 원인의 70～80 %를 차지한다. 미만성 갑상선 종대를 보이고, 항 thyroglobulin 항체나 항갑상선 peroxidase 항체가 양성이다. 또한 iodine scintigram에서의 iodine 섭취율 저하나 CT, 초음파 검사에서의 내부 불균일한 갑상선 등이 진단의 보조가 된다. 드물기는 하지만 Hashimoto병이 다선성(多腺性) 자가면역 증후군 II형의 한 증상으로 나타나는 경우가 있다. Hashimoto병 이외의 원발성 갑상선 기능저하의 원인으로는 전체 갑상선 적출이나 방사성 iodine 치료 후, 이소성 갑상선(ectopic thyroid) 등의 형성 이상, 갑상선 호르몬 합성장애 등이 있다. ② TSH 부적합 분비 증후군은 혈중 갑상선 호르몬, 특히 유리 T_4의 고농도를 수반하는 TSH 과잉분비 병태에서 뇌하수체 TSH 생산종양과 갑상선 호르몬 불응증이 주요 원인이 된다.

뇌하수체 TSH 생산 종양은 비교적 드문 뇌하수체 선종이지만 이 선종의 TSH 분비는 TRH 부하에 반응하지 않는다는 것, T_3 억제시험에서 억제되지 않는 것, 혈중 TSH-α-subunit가 고농도라는 것(α-subunit/TSH mole 비가 1 이상), 등이 특징적이다. 이들 소견과 뇌하수체 MRI 영상으로 진단한다. ③ 갑상선 호르몬 불응증(Refetoff 증후군)은 전신형과 뇌하수체형이 있는 드문 질환으로 함께 갑상선 호르몬 수용체가 그 이후의 장애로 negative feedback이 걸리지 않아 TSH는 고농도로 증가한다. 전신형은 갑상선기능이 정상이거나 저하증상을 보이고, 뇌하수체형은 갑상선기능 항진증상을 나타낸다.

• **감 소**

《예상질환》 갑상선중독증 **《잠재질환》** 뇌하수체성 갑상선기능저하증, 시상하부성(3차성) 갑상선기능저하증 **《조치》** ① 갑상선중독증의 대부분은 갑상선기능항진증으로 70~80%는 Graves병이 차지하고, 다음으로는 기능성 갑상선종(Plummer병)이다. 또한 갑상선 기능항진이 아닌 갑상선중독증에는 아급성 갑상선염이나 무통성 갑상선염 등의 염증성 파괴성 병변이 있다.

Graves병의 진단은 갑상선종, 안구돌출에 추가하여 여러 가지 대사항진 증상을 보이고, TSH 수용체 항체가 나타난다. 이들 질환의 감별에는 방사성 iodine에 의한 갑상선 scintigraphy가 유용하다. 즉 Graves병에서는 미만성으로 iodine 취입항진, 기능성 갑상선종에서는 hot nodule, 파괴성 병변에서는 iodine 취입이 저하한다. 또한 CT나 초음파 등의 영상진단을 함께 이용하여 진단한다. ② 뇌하수체성 갑상선기능저하증은 종양이나 염증으로 인한 뇌하수체 전엽의 파괴나 Sheehan 증후군으로 인하여 많은 종류의 호르몬 결손으로 발생되는 경우가 많다. MRI에 의한 뇌하수체의 영상진단과 각종 부하시험으로 전엽 호르몬 분비능을 평가하여 진단한다. 드문 질환으로 유전자 이상에 의한 TSH 결손이나 생물활성이 없는 TSH 분자이상, 또한 TSH 생산 세포 분화에 필요한 PIT-1 유전자 이상증에 의한 TSH, GH, prolactin의 3가지 호르몬 복합 결손증이 있다. 시상하부 TRH 분비저하에 의한 시상하부성 갑상선기능저하증에서는 TSH 기초농도의 저하는 아니지만 경도의 것이 많고, TRH 부하시험에서는 TSH peak치의 저하와 지연반응이 보인다. 이 경우는 요붕증, 마름, 비만 등의 다른 시상하부장애 증상의 유무나 시상하부-뇌하수체의 MRI 영상진단이 중요하다. 시상하부성(3차성) 갑상선기능저하증은 시상하부로부터의 TRH 분비장애로 인한 갑상선기능저하증으로 두개인두종, 수막종 등 시상하부 종양, 염증성 종류(腫瘤), 외상, 선천성 기형 등이 원인이 된다. TRH 시험에서 TSH의 지연반응이 나타난다.

임상적 의의

TSH는 뇌하수체 전엽의 TSH 생산 세포에서 합성, 분비되는 당단백 호르몬으로 α와 β의 2가지 subunit로 이루어진 것으로 α는 LH, FSH와 공통이다. TSH 분비는 갑상선자극 호르몬 방출 호르몬(TRH)에 의해 자극되고, 갑상선 호르몬에 의하여 negative feedback 억제를 받는다. 이 feedback 조절은 예민하여 갑상선 호르몬의 분비가 약긴 항진되어 있지만 혈중 갑상선 호르몬 농도가 기준범위를 넘지 않은 상태에서도 TSH는 감소되고, 반대로 갑상선 호르몬의 약간의 분비저하에서도 고농도로 된다. 이와 같은 TSH의 분비 변화는 TRH에 대한 TSH의 반응을 보면 더욱 확실하다.

일상 검사에서 TSH 농도이상은 이 feedback계를 매개하여 갑상선 호르몬 분비이상으로 인한 지속성이 많고, TSH 농도 이상을 보이는 경우에는 우선 갑상선의 원발질환을 의심한다. 갑상선에 이상이 없는 경우에는 뇌하수체나 시상하부의 질환일 가능성이 있어 다른 뇌하수체 호르몬의 분비 동태나 영상진단이 중요한 것이다.

유의 사항 ① 성별에 따른 차이나 문제가 되는 일내변동은 나타나지 않는다. ② 연령에 따른 차이는 없다. ③ TSH는 반드시 갑상선 호르몬 농도(특히 FT_4 농도)와 함께 판정한다. 원발성 갑상선 질환으로 인한 갑상선 호르몬 분비이상을 TSH 농도가 무엇보다도 빨리 반영한다. ④ 근년에 고감도 assay가 도입되어 비정상적인 저농도에 관해서도 기초농도만으로 판정이 가능하지만 분비저하를 확징하기 위해서는 TRH 부하시험을 시행하는 것이 바람직하다.

약물 영향 ① 약물로는 dopamine 길항약은 TSH 분비를 촉진하고, 반대로 dopamine 작용약은 TSH 분비를 억제한다. ② 또한 성장 호르몬이나 glucocorticoid도 TSH 분비에 억제적으로 작용한다.

Thyrotropin-releasing hormone test [TRH test]

기준치

- **성장 호르몬(GH)**

성장 호르몬의 기이한 반응을 보기 위한 부하시험으로 시행할 경우, GH가 전치의 2배 이상의 증가를 보이는 기이한 반응이 있게 된다. 또한 TRH 부하시험은 GH의 기이한 반응을 보는 이외에 prolactin이나 TSH의 분비 예비능을 조사하기 위해서도 시행한다. 그 경우의 기준치를 참고한다.

- **Prolactin (PRL)**

전농도의 2배 이상 또는 다음의 peak 농도를 만족한다.

· 여성 : peak 농도 30~65 ng/mL
· 남성 : peak 농도 15~30 ng/mL

- **갑상선 자극 호르몬(TSH)**

전농도의 2배 이상 내지 peak 농도 10 μU/mL 이상으로 정상(때로 peak치는 15~30분에 나타난다)

측정법 TRH 200 μg을 1회 정맥주사, 투여 전, 투여 15, 30, 45, 60, 120분 후에 채혈, GH와 필요에 따라 PRL, TSH를 측정(RIA, EIA, CLEIA, FIA, CLIA법)

검체량

· GH 측정용 : 각 혈청 0.5 mL
· GH와 PRL, TSH를 함께 측정할 경우 : 각 혈청 1 mL

검사 목적 GH, TSH, PRL 분비이상의 보조진단과 평가

검체 취급 「Insulin 부하시험」 항 참조

측정치에 따라 짐작되는 질환

- **GH의 기이한 반응 있음**

《잠재질환》 말단비대증(GH 생산 뇌하수체 선종과 이소성 GH-RH 생산 종양), 간경변, 신부전, 우울병, 당뇨병의 일부 **《조치》** 말단비대증은 75 g 당 부하시험에서의 혈중 GH 억제 불량으로 진단한다. 이소성 GH-RH 생산 종양의 가능성 있으면 혈중 GH-RH를 고감도 assay로 측정한다. 간경변, 신부전, 우울병, 당뇨병은 각각의 진단기준에 따른다.

임상적 의의

건강인에서는 TRH 투여에 GH는 반응하지 않으나 말단비대증 환자의 약 2/3에서는 TRH 투여 후에 GH가 증가하는데, 말단비대증에서의 전형적인 기이한 반응을 보인다. 기이한 반응이 일어나는 기전에 관해서는 이직 밝혀지지 않았다. 다만, GH-RH 생산 종양에 속발하는 GH 생산 세포의 과형성이나 간경변, 우울병 등에서 나타나는 것으로 미루어 GH 생산 세포의 종양화가 직접적인 원인은 아닌 것으로 이해하고 있다. TRH에 대한 GH의 기이한 반응

은 말단비대증 진단을 방증하는 것이고 동시에 수술요법의 효과판정에도 유효하다.

기이한 반응을 보이는 환자가 선종 적출수술 후, GH의 감소와 더불어 기이한 반응이 소실되는 경우에는 선종의 완전적출 가능성이 큰 것이다.

• **Prolactin(PRL)의 반응성**

TRH는 뇌하수체 전엽의 PRL 생산 세포에 직접 작용하여 PRL 분비를 촉진한다. TRH에 대한 PRL의 반응저하는 시상하부장애에 속발하는 것이 아니라 뇌하수체 자체가 원인인 뇌하수체기능저하증을 보인다. Prolactinoma에서는 PRL의 TRH에 대한 반응은 아니지만 지연 증가반응을 나타내는 경우가 많다. 2차성 고 PRL혈증에서는 TRH에 대한 PRL의 반응은 그 원인에 따라 다른데, 대체로 과잉반응을 나타내는 경우가 많다.

• **TSH의 반응성**

TRH에 대한 TSH의 반응저하는 갑상선중독증(갑상선 호르몬 투여 포함), 뇌하수체전엽 기능저하에서 일어난다. TRH 분비저하로 인한 소위 3차성 갑상선 기능저하에서는 TSH가 지연 증가반응을 보인다. 한편 TRH에 대한 TSH의 과잉반응은 subclinical한 상태를 포함하여 원발성 갑상선 기능저하에서 보인다.

유의사항 ① 중추성 갑상선기능저하증의 약 반수에서는 혈중 TSH가 정상~경도 증가를 보인다. 생물활성이 결핍된 TSH가 분비될 가능성이 있으므로 이 검사 전후의 혈중 FT_3 증가율을 검색한다. ② 원발성 갑상선기능저하증을 제외하면 생물활성 결핍 TSH가 분비될 가능성이 감별에 참고가 된다. TRH 수용체 이상에 의하여 혈중 TSH 감소와 이 검사에서의 혈중 TSH 저반응이 나타나는 경우가 있으므로 주의하여야 한다. ③ 다른 부하시험과 같이 검사는 아침식사를 굶고 오전 중으로 검사를 종료한다. ④ 일과성 열감, 구토, 요의를 호소하는 일이 있지만 실제로는 문제가 되는 경우는 별로 없다.

약물 영향 Bromocryptine, octreotide는 기이한 반응을 수식할 가능성이 있으므로 투여를 중단하여 검사한다.

Vasopressin [antidiuretic hormone (ADH)]

기준치 0.3~4.2 pg/mL

측정법 RIA 2 항체법

검체량 혈장 2.5 mL

검사 목적 요붕증과 SIADH의 진단과 평가

검체 취급 EDTA-2Na 3~7.5 mg이 함유된 채혈관에 채취하고, 혈장 분리 후 동결 보존한다.

측정치에 따라 짐작되는 질환

• **증 가**

《잠재질환》 이소성 vasopressin 생산 종양, 이소성 ADH 생산 종양 이외의 vasopressin 부적합 분비 증후군(syndrome of inappropriate secretion of ADH; SIADH), 탈수증, 신성뇨붕증 **《조치》** ① 이소성 vasopressin 생산 종양은 압도적으로 폐암, 특히 소세포 미분화암과 귀리세포암에 많아 80%를 차지하고, 다음으로 악성 흉선종 등이므로 이들 종양을 검색할 경우 필요하다. 이소성 생산 종양 중에는 ACTH나 calcitonin 등을 vasopressin과 동시에 생산하는 것도 있다. 그 혈중 vasopressin 농도는 2~25 pg/mL로 광범위하게 분포하는데, 자유롭게 물을 마시는 조건 하의 여러 가지 측정에서 건강인보다 고농도를 보이는 경우가 많다. 증상으로는 SIADH를 나타낸다. ② 이소성 vasopressin 생산 종양 이외에도 SIADH는 중추신경 질환을 중심으로 나타난다. 다만, SIADH에서 혈중 ADH 기초농도는 반드시 고농도를 보이지 않고, 정상범위에 있으면서 저혈장 삼투압으로 인하여 억제되지 않는 것이나 분비역치가 낮게 설정되어 있는 것 등 4 가지의 vasopressin 분비이상 type로 나눈다. 따라서 SIADH의 진단과 치료는 SIADH 진단기준에 따르고 vasopressin의 기초농도는 참고에 그친다.

Vasopressin 분비이상을 상세하게 파악하려면 수분 부하시험이나 수분 제한시험 등에서 혈장 삼투압을 변화시켜 혈장 삼투압과 그때의 vasopressin 농도를 graph에 plot하여 보는 것이 좋다. ③ 신성뇨붕증은 신장질환에 속발하는 경우와 선천성 vasopressin 불응증에 의한 것이 있다. 후자의 원인으로 vasopressin V_2 수용체나 aquaporin의 유전자 이상이 보고되었다. 어떠한 경우도 외인성 vasopressin (pitressin 또는 desmopressin 부하)으로 인한 요 삼투압은 증가하지 않는다.

• **감 소**

〈잠재질환〉 Vasopressin 분비 저하증 (중추성 요붕증) **〈조치〉** ① 중추성 요붕증에서는 vasopressin 분비가 저하하는데, vasopressin은 기초농도가 미량인데다 혈장 삼투압에 의한 변동도 있기 때문에 1회의 기초농도만으로 분비저하를 증명하기는 어렵다. 따라서 수분 제한시험을 하여 혈장 삼투압을 올릴 경우, 중추성 요붕증에서는 요 삼투압이 300 mOsm/kgH_2O를 초과하지 않는 것으로 간접적으로 vasopressin 분비저하를 진단한다. 이 시험으로 심인성 다음증(polydipsia)에서는 요 삼투압이 300 mOsm/kgH_2O보다 커지지만 요 삼투압의 최고치는 건강인에 비해 낮은 경우가 많다. 신성뇨붕증에서는 외인성 vasopressin 투여로 요 삼투압은 증가하지는 않는다. 또한 중추성 요붕증에서는 5% 고장식염수 부하시험에서 혈장 삼투압 증가에 수반하여 vasopressin 분비가 감소하는데, 혈청 Na과 혈장 vasopressin은 각각 144 mmol/L에 1.5 pg/mL 이하, 146 mmol/L에 2.5 pg/mL 이하, 148 mmol/L에 4 pg/mL 이하, 150 mmol/L에 6 pg/mL 이하이다. ② 중추성 요붕증은 종양이나 염증에 의한 시상하부 장애로 인하여 발생하는 경우가 많으므로 비만, 마름, 성선기능 이상 등의 시상하부 장애로 인한 기타 증상의 합병에 주의하고, MRI 영상이 원인을 진단하는 데는 필수검사이다.

임상적 의의

Vasopressin은 시색상핵과 방실핵의 대세포 neuron에서 합성되어 뇌하수체 후엽에서 분비되어 세뇨관의 V_2 수용체를 거쳐 수분의 재흡수를 촉진한다. 단백으로 번역한 다음 processing을 받는 소포에서 pack되어 분비될 때까지 동일 유전자상에 code되어 있는 neurophysin II와 결합한다. Vasopressin의 혈중 농도는 미량으로 변동폭이 적은 호르몬이기 때문에 기초농도를 참고하여 분비 자극시험(수분 제한시험, 고장식염수 부하시험 등)이나 억제시험(수분 부하시험 등)을 병용하여 진단하여야 한다.

Vasopressin의 혈중 농도는 주로 혈장 삼투압과 순환 혈액량에 의해 규정된다. 따라서 vasopressin 농도의 판정에는 동시에 측정한 혈장 삼투압과 vasopressin 농도를 graph상에 plot하여 이것에 순환 혈액량에 의한 보정을 추가하여 판정하면 분비이상을 용이하게 검출할 수 있다.

유의사항 ① 음주(ethanol)는 vasopressin 분비를 억제한다. ② 흡연(nicotin)은 vasopressin 분비를 촉진한다.

약물 영향 Phenytoin은 vasopressin 분비를 억제한다. Phenothiazine계, butyrophenone계 등의 항정신병약, serotonin 재취입 저해약이나 tricyclic antidepressant, vincristine, clofibrate, carbamazepine에는 SIADH에 해로운 성질이 있다.

IX. 갑상선 호르몬

Anti-thyroid peroxidase antibody (anti-microsomal antibody)

기준치
· PA(microsome test) : 음성 (100배 이하)
· RIA, EIA : 0.3 U/mL 이하

고감도 측정법(RIA, EIA)은 항 TPO 항체로서 측정되는 kit가 보급되고 있다.

측정법 PA, RIA, EIA
검체량 혈청 0.3 mL
검사 목적 만성갑상선염(Hashimoto병) 진단
검체 취급 동결 보존한다.

측정치에 따라 짐작되는 질환

• **고도 증가 [PA : 1,600배 이상, RIA(EIA) : 100 U/mL 이상]**

〈 예상질환 〉 만성갑상선염(Hashimoto병), 위축성 갑상선염(myxedema), Graves병 **〈 잠재질환 〉** 무통성 갑상선염 **〈 조치 〉** 항 thyroglobulin 항체 및 TSH receptor 항체를 측정하여 진단을 확정하여 치료한다.

• **경도 증가 [PA : 100~1,600배, RIA (EIA) : 0.3~100 U/mL]**

〈 예상질환 〉 만성갑상선염(Hashimoto병), Graves병, 무통성 갑상선염 **〈 잠재질환 〉** 아급성 갑상선염의 한 시기, 교원병, 선종양(樣) 갑상선종 **〈 조치 〉** 항 thyroglobulin 항체 및 TSH receptor 항체를 측정하여 진단하고 치료한다.

• **기준치 [PA : 100배 이하, RIA (EIA) : 0.3 U/mL]**

〈 잠재질환 〉 단순성 갑상선종, Graves병, 갑상선종양, 아급성 갑상선염, 선종양(樣) 갑상선종 **〈 조치 〉** 원질환의 항 thyroglobulin 항체 및 TSH receptor 항체를 측정하여 진단하고 치료한다.

임상적 의의

항 microsome 항체의 항원인 갑상선 microsome 분획은 갑상선 peroxidase라는 것이 판명되었다. 따라서 이 항체는 갑상선 peroxidase(TPO)와 결합하고, 또한 *in vitro* 에서 TPO 활성을 저해한다는 것도 보고되었다. 그러나 *in vivo* 에서 실제로 이 항체가 갑상선 기능에 영향을 미치는 TPO의 활성 저해 여부는 밝혀지지 않았다.

만성갑상선염에서는 이 항체와 thyroglobulin 항체 모두 양성을 보이는 예가 많고, Graves병에서는 이 항체는 양성인데 thyroglobulin 항체는 음성인 예도 비교적 많다.

경과를 추적해가면 비교적 변동이 큰 항체이므로 병태 변화를 파악할 수 있다. 따라서 만성갑상선염과 Graves병 환자의 경과를 추적하고자 할 경우 적어도 1년에 1회는 측정하는 것이 바람직하다.

유의 사항 ① 이 검사와 동시에 항 thyroglobulin 항체도 측정하면 병태를 파악하는데 대단히 유용하다. 만약 양 항체 모두 음성이라면

Hashimoto병이나 Graves병일 가능성은 낮다. ② 항 thyroglobulin 항체가 강양성에 항 TPO 항체가 음성인 예에서는 microsome test에서 prozone으로 인하여 판독이 곤란한 소견을 보이는 경우가 때때로 나타난다. ③ 임신, 출산 경과와 더불어 변동하므로 임신 중에는 3개월마다 검사한다.

Thyroxine [T_4]

기준치 5~12 μg/dL
측정법 RIA solid phase법, CLEIA, EIA, FIA, CLIA
검체량 혈청 0.2 mL
검사 목적 갑상선기능항진증 및 저하증 진단
검체 취급 동결 보존

측정치에 따라 짐작되는 질환

- **고도 증가 (20 μg/dL 이상)**

〈 예상질환 〉 Graves병에 의한 갑상선기능항진증 **〈 잠재질환 〉** 갑상선 호르몬 불응증 **〈 조치 〉** 갑상선 crisis로 진행할 우려가 있기 때문에 조속히 치료를 개시한다.

- **경도~중등도 증가 (12~20 μg/dL)**

〈 예상질환 〉 경증 Graves병, 아급성 갑상선염, 무통성 갑상선염, 갑상선 호르몬제 과잉 내복, 정상임신 **〈 잠재질환 〉** 갑상선자극 호르몬(TSH) 생산 뇌하수체 선종, 가족성 이상 albumin성 고 T_4혈증, 갑상선 호르몬 불응증, 우울병, 만성활동성 간염, 악성융모상피종 **〈 조치 〉** 혈중 FT_4, TSH, TSH receptor 항체를 측정하여 원질환을 진단하고 치료한다.

- **경도 감소 (3~5 μg/dL)**

〈 예상질환 〉 만성갑상선염(Hashimoto병)에 수반하는 갑상선기능저하증, euthyroid sick 증후군, 저단백혈증, 간경변증 **〈 잠재질환 〉** 아급성 갑상선염 및 무통성 갑상선염의 회복기, 유전성 thyroxine 결합 globulin(TBG) 감소증 **〈 조치 〉** 진단을 확정하기 위하여 혈중 FT_4, TSH, 항 thyroglobulin 항체, 항 microsome 항체(항PTO 항체)를 측정하여 원질환을 진단하고 치료한다.

- **고도 감소 (3 μg/dL 이하)**

〈 예상질환 〉 만성갑상선염에 수반하는 갑상선기능저하증, 뇌하수체성(중추성) 갑상선기능저하증, 갑상선 완전적출 후 **〈 잠재질환 〉** 유전성 TBG 완전 결손증 **〈 조치 〉** 점액수종성 혼수에 빠져들지 않도록 조속히 호르몬 보충을 개시한다.

임상적 의의

갑상선 호르몬은 혈중에서는 thyroxine 결합 globulin(TBG), prealbumin, albumin 등 3 종류의 결합단백과 결합하여 조직으로 운반되고 있다. 따라서 갑상선에서 호르몬 생산이 비정상적으로 항진될 때는 당연히 고농도를 보이는데, 그 밖에도 결합단백의 혈중 농도가 비정상적으로 증가되어 있는 상태에서는 증가치를 보인다. 이 전형적인 예가 임신이다. 또한 T_4와의 결합 친화성이 비정상적으로 큰 albumin이 있는 가족성 이상 albumin성 고 T_4혈증에서도 증가한다.

한편, 낮은 경우에는 높은 경우와 반대의 기구가 존재한다는 것이 상정된다. 즉, 통상적인 갑상선기능저하증 이외에 신증후군 같은 저 TBG혈증 환자에서 감소한다.

이상치가 나타날 때는 혈중 유리 T_4 (FT_4) 농도를 측정하여 원인을 추구한다. 또한 최근에는 T_4 측정보다 FT_4 를 측정하는 것이 일반적이다.

유의 사항 ① 성별이나 연령, 식사와의 관련성은 거의 없다. ② 고 estrogen 상태, 예를 들면 임신이나 피임약 복용에서는 정상의 약 2배로 증가한다. ③ 혈중 FT_4와 TSH를 동시에 측정하면 유용성이 커진다.

약물 영향 경구 피임약(estrogen) 투여에서는 혈중 T_4 농도가 비정상적으로 증가한다.

Free thyroxine [FT_4]

기준치 0.9~1.8 ng/dL
측정법 RIA (solid phase법), 평형 투석법, EIA, CLEIA, CLIA, FIA
검체량 혈청 0.3 mL
검사 목적 갑상선기능항진증 및 저하증 진단
검체 취급 동결 보존한다.

측정치에 따라 짐작되는 질환

• **고도 증가 (8.0 ng/dL 이상)**

〈예상질환〉 Graves병으로 인한 갑상선기능항진증, 무통성 갑상선염 및 아급성 갑상선염의 악화기 **〈잠재질환〉** 갑상선 호르몬 불응증 **〈조치〉** 갑상선 crisis를 초래할 우려가 있기 때문에 조속히 치료한다.

• **경도~중등도 증가 (1.8~8.0 ng/dL)**

〈예상질환〉 경증 Graves병, 무통성 갑상선염, 아급성 갑상선염, 갑상선 호르몬제 과잉복용 **〈잠재질환〉** 갑상선자극 호르몬(TSH) 생산 뇌하수체 선종, 갑상선 호르몬 불응증 **〈조치〉** 혈중 FT_3, TSH, TSH receptor 항체를 측정하여 진단을 확정한다.

• **경도 감소 (0.4~0.9 ng/dL)**

〈예상질환〉 만성갑상선염에 수반하는 갑상선기능저하증, euthyroid sick 증후군(예를 들면 간경변증, 신부전, 암말기, 등), 저단백혈증 **〈잠재질환〉** 아급성 갑상선염 및 무통성 갑상선염의 회복기 **〈조치〉** 혈중 TSH, 항 thyroglobulin 항체, 항 microsome 항체(항 TPO 항체)를 측정하여 진단을 확정한다.

• **고도 감소 (0.4 ng/dL 이하)**

〈예상질환〉 만성갑상선염에 수반하는 현저한 갑상선기능저하증, 특히 점액수종, 뇌하수체성(중추성) 갑상선기능저하증 **〈잠재질환〉** 갑상선 완전적출 후 **〈조치〉** 점액수종성 혼수에 빠지지 않도록 조속히 호르몬 보충을 시작한다.

임상적 의의

갑상선 호르몬은 혈중에서는 그 99% 이상이 결합단백(TBG 등)과 결합된 형태로 존재한다. 이들 단백과 결합하지 않은 유리형, 즉 FT_4는 극미량의 혈중 농도를 보인다. 그러나 이 FT_4가 표적세포 내로 들어가 T_3로 전환된 후에 갑상선 호르몬의 작용을 발휘한다는 것을 생각하면 혈중 FT_4 농도는 갑상선 기능의 지표로 가장 신뢰성이 있는 검사이다. 다만, 경도 감소를 보이는 경우는 정말로 갑상선기능저하증인지, 또는 euthyroid sick 증후군에서 보이는 거짓 감소치인지를 우선 검토해야 한다. 이 목적을 위해 혈중 TSH 농도를 동시에 측정하는 것이 유용하다.

유의 사항 ① 연령, 성별, 식사와의 관련성은 거의 없다. ② 임신부에서는 다소의 증감을 나타내기도 하는데, 이와 같은 경우에는 평형 투석법으로 다시 측정하는 것이 바람직하다. ③ 혈중 FT_3와 TSH도 동시에 측정하여 이들 3가지 검사를 종합하면 병태를 파악하는데 더욱 확실해진다.

약물 영향 Steroid hormone 복용 시에 감소하는 경우가 있다.

Thyroxine-binding globulin [TBG]

기준치 14~28 μg/mL
측정법 RIA(PEG법), EIA
검체량 혈청 0.5 mL
검사 목적 임신에서의 TBG 증가증 판정
검체 취급 동결 보존한다.

측정치에 따라 짐작되는 질환

• **고도 증가(50 μg/mL 이상)**

〈잠재질환〉 유전성 TBG 증가증(남성) **〈조치〉** 가족을 조사할 가치가 있을 정도로 드물다.

• **경도~중등도 증가(28~50 μg/mL)**

〈예상질환〉 임신, 경구 피임약 복용 등 estrogen 과잉상태, 기타 원인의 TBG 증가증, 예를 들면 만성 활동성간염, 갑상선기능저하증 **〈잠재질환〉** 유전성 TBG 증가증(남성, 여성 모두), 남성 호르몬 감소증 **〈조치〉** 혈중 T_4, FT_4, TSH를 측정하여 원질환을 진단하고 치료한다.

• **경도~중등도 감소(5~14 μg/mL)**

〈예상질환〉 갑상선기능항진증, 저단백혈증 예를 들면 신증후군 등 **〈잠재질환〉** 유전성 TBG 감소증, 유전성 TBG 결손증의 heterozygote(여성), 남성 호르몬 과잉증 **〈조치〉** 혈중 T_4, FT_4, TSH를 측정하여 원질환을 진단하고 치료한다.

• **고도 감소(5 μg/mL 이하)**

〈예상질환〉 TBG 결손증(남성) **〈잠재질환〉** 유전성 TBG 현저한 감소증(남성), 유전성 TBG 현저한 감소증의 homozygote(여성) **〈조치〉** 가족을 대상으로 조사한다.

임상적 의의

임상적으로 가장 의의 있는 측정은 임신 시이다. 임신 전기부터 증가하기 시작하여 임신 후기에는 비임신의 약 2배로 증가하는 바와 같이 임신 시기에 따라 그 증가도가 다르다. TBG 이상증은 이것만으로는 갑상선 기능에 악영향을 미치지 않으므로 통상은 TBG를 측정하지 않고 혈중 FT_4를 측정하면 그것으로 충분하다. 단, 갑상선 기능검사 결과에 괴리가 있거나 혈중 TSH치 등의 기타 검사 data와 비교하여 부적합한 예에 관해서는 TBG를 반드시 측정하여 결합단백 이상증이 아닌가 의심되는 경우에 검사할 필요가 있다.

유의사항 ① 여성이 남성보다 경도의 고농도를 보인다. 그 원인은 estrogen 과잉 때문이다. ② 임신부의 갑상선 기능을 검사할 때 이 검사가 유용하다.

약물 영향 Estogen제제 투여에서 현저한 증가를 보인다.

Triiodothyronine [T_3]

기준치 80~180 ng/dL
측정법 RIA(고체상법), EIA, CLEIA, FIA CLIA
검체량 혈청 0.3 mL
검사 목적 ① 갑상선기능항진증 진단, ② T_3 우위형 Graves병의 판정
검체 취급 동결 보존한다.

측정치에 따라 짐작되는 질환

• **고도 증가(800 ng/dL 이상)**

〈예상질환〉 Graves병에 의한 갑상선기능항진증 **〈잠재질환〉** T_3제제 내복 **〈조치〉** 갑상선 crisis로 이행될 염려가 있기 때문에 조속히 치료한다.

• **견도~중등도 증가(180~800 ng/dL)**

《 예상질환 》 경증 Graves병, 무통성 갑상선염, 아급성 갑상선염, T_3 갑상선중독증, 갑상선 분말 내복중, T_3 제제 내복중, 정상임신 **《 잠재질환 》** 갑상선자극 호르몬(TSH) 생산 뇌하수체 선종, 갑상선 호르몬 불응증 **《 조치 》** 혈중 유리 T_3 (FT_3), TSH, TSH receptor 항체를 측정하여 원질환을 진단하고 치료한다.

- **경도 감소(50~80 ng/dL)**

《 예상질환 》 여러 가지 갑상선기능저하증, 저단백혈증, euthyroid sick 증후군, 공복시 **《 잠재질환 》** 무통성 갑상선염, 아급성 갑상선염의 회복기, 유전성 thyroxine 결합 globulin (TBG) 감소증 **《 조치 》** 혈중 T_3와 TSH를 측정하여 원질환을 진단하고 치료한다.

- **고도 감소(50 ng/dL 이하)**

《 예상질환 》 Euthyroid sick 증후군(예를 들면 간경변증, 신부전, 악성종양 말기 등), 갑상선 완전적출 **《 잠재질환 》** 신경성 식욕부진증 **《 조치 》** 혈중 T_3와 TSH를 측정하여 원질환을 진단하고 치료한다.

임상적 의의

갑상선에서 호르몬 생산이 증가하는 질환, 예를 들면 통상 Graves병에서는 혈중 T_3 농도가 thyroxine(T_4) 농도보다 현저하게 증가한다. 그 결과 혈중 T_3/T_4 비(ng/μg)를 산출하면 정상은 0.01~0.02이고, Graves병은 0.02 이상으로 된다. 이 혈중 T_3/T_4 비는 Graves병과 기타 갑상선기능항진증의 감별에 참고로 이용할 수 있다. 또한 항갑상선제 내복 중인 Graves병 환자가 관해 상태 여부를 판정하는 방법의 하나로 혈중 T_3/T_4 비가 0.02 이하로 저하하여 정상화하는지를 평가하는 좋은 지표가 되는 것이다.

혈중 T_3 농도는 일차변동이 있는데, 공복상태에서는 감소한다. 그 원인은 T_4 에서 T_3 로의 deiodinase 활성이 증감하기 때문이다. 또한 기온이 상승하면 감소하는 경우도 보인다.

유의 사항 ① 신생아에서 높고, 고령자에서는 낮은 경향이 있다. ② 저농도를 보이는 예에서는 갑상선기능저하증인지 euthyroid sick 증후군인지를 판정하는 것이 특히 중요하다. ③ 혈중 T_4 농도와 갑상선자극 호르몬(TSH) 농도를 동시에 측정하는 것으로 진단의 정밀도가 커진다.

약물 영향 Steroid 투여로 감소한다. β-차단제 투여로 감소하는 것으로 이해하고 있지만 그 정도는 경미하다.

Free triiodothyronine [FT_3]

기준치 2.0~4.0 pg/mL

측정법 FIA, RIA(solid phase법), EIA, CLIA, CLEIA

검체량 혈청 0.3 mL

검사 목적 갑상선기능항진증 진단

검체 취급 동결 보존한다.

측정치에 따라 짐작되는 질환

- **고도 증가(20 pg/mL 이상)**

《 예상질환 》 Graves병에 의한 갑상선기능항진증 **《 잠재질환 》** 무통성 갑상선염 및 아급성 갑상선염 악화기 **《 조치 》** 갑상선 crisis로 이행될 우려가 있으므로 조속히 치료를 개시한다.

- **경도~중등도 증가(4~20 pg/mL)**

《 예상질환 》 경증 Graves병, 아급성 갑상선염, 무통성 갑상선염, T_3 갑상선중독증, T_3 제제 복용중, 건조 갑상선 분말 복용중 **《 잠재질환 》** 갑상선자극 호르몬(TSH) 생산 뇌하수체 선종,

갑상선 호르몬 불응증, iodine 결핍증 **〈조치〉** 혈중 FT_4, TSH, TSH receptor 항체를 측정하여 진단을 확정한다.

- **감소 (2 pg/mL 이하)**

〈예상질환〉 각종 원발성 갑상선기능저하증, 뇌하수체성(중추성) 갑상선기능저하증, euthyroid sick 증후군(예: 간경변증, 신부전, 암말기 등), 공복상태 **〈잠재질환〉** 아급성 갑상선염 및 무통성 갑상선염의 회복 전기, 갑상선 완전적출 후, 신경성 식욕부진증 **〈조치〉** 혈중 FT_4, TSH, 항 thyroglobulin 항체, 항 microsome 항체(항 TPO 항체)를 측정하여 진단을 확정한다.

임상적 의의

Graves병과 같이 갑상선 자체가 기능항진 상태인 갑상선중독증 환자에서는 특히 혈중 FT_3 가 FT_4 보다 현저하게 증가한다. 그 원인은 갑상선 내에서 T_3 생산이 T_4 보다도 높기 때문이다. 또한 iodine 결핍증에서는 호르몬 합성의 기초재료가 되는 iodine의 절대량이 부족하기 때문에 T_4 보다 T_3 쪽이 수월하게 생산되어 결과적으로 혈중 FT_3가 증가한다.

혈중 FT_3 는 표적세포의 세포막을 통과하여 직접 T_3 receptor와 결합하기 때문에 T_4 에 비하면 호르몬 작용이 아주 빠르게 발현한다. 한편, 혈중 반감기도 짧아 약 6시간이다.

유의사항 ① 신생아에서 증가하고, 가령과 더불어 감소하는 경향을 보인다. ② 저농도 예에서는 갑상선기능저하증인지 euthyroid sick 증후군인지를 감별하는 일이 특히 중요하다. ③ 혈중 TSH 및 혈중 FT_4도 동시에 측정하면 병태 파악의 정밀도가 높아진다.

약물 영향 Steroid 투여로 감소한다. β-차단제 투여에서도 감소한다고 하지만 그 영향은 경미하다.

Reverse triiodothyronine [rT_3]

기준치 190～370 pg/mL

측정법 RIA(PEG법)

검체량 혈청 0.5 mL

검사 목적 Euthyroid sick 증후군 진단

검체 취급 동결 보존한다.

측정치에 따라 짐작되는 질환

- **고도 증가 (600 pg/mL 이상)**

〈예상질환〉 Graves병으로 인한 갑상선기능항진증 **〈잠재질환〉** Euthyroid sick 증후군의 악화기 **〈조치〉** 혈중 유리 T_4(FT_4), FT_3, TSH를 측정하여 원질환을 진단하고 치료한다.

- **경도～중등도 증가 (370～600 pg/mL)**

〈예상질환〉 각종 갑상선기능항진증, euthyroid sick 증후군, 공복상태, 신경성 식욕부진증, 갑상선 호르몬 불응증 **〈조치〉** 혈중 FT_4, FT_3, TSH를 측정하여 원질환을 진단하고 치료한다.

- **경도 감소 (100～190 pg/mL)**

〈예상질환〉 원발성 갑상선기능저하증, 아급성 갑상선염 및 무통성 갑상선염의 회복기 **〈잠재질환〉** Iodine 결핍증 **〈조치〉** 혈중 FT_4, FT_3, TSH를 측정하여 원질환을 진단하고 치료한다.

- **고도 감소 (100 pg/mL 이하)**

〈예상질환〉 현저한 원발성 갑상선기능저하증(특히 점액수종), 뇌하수체성(중추성) 갑상선기능저하증, 갑상선 완전적출 후 **〈잠재질환〉** T_3 제제 내복 중 **〈조치〉** FT_4, FT_3, TSH를 측정하여 원질환을 진단하고 치료한다.

임상적 의의

Reverse T_3(rT_3)는 T_4 에서 iodine이 떨어져 나간 것이다. 5' 위치의 탈 iodine으로 T_3 가 생기고, 5 위치의 탈 iodine으로 rT_3 가 생긴다. 이 5 위치의 deiodinase 활성이 증가하면 혈중 rT_3 농도는 증가한다. 또한 5' 위치의 deiodinase 활성이 감소된 경우에 rT_3 대사가 저하하기 때문에 결과적으로 혈중 농도는 증가하다. 이와 같이 deiodinase 이상이 가장 현저한 것은 공복시나 신경성 식욕부진증 등의 저영양 상태이다.

이 호르몬은 생리활성이 거의 없다고 생각되기 때문에 혈중 농도를 측정하는 의의는 낮다. 다만 euthyroid sick 증후군에서 저 T_4/T_3 혈증을 보이는 병태와 중추성 갑상선기능저하증과의 감별은 뜻밖에 어렵다. 이와 같은 증례에 대해서는 혈중 rT_3를 측정하여 중~고농도를 보이면 전자, 감소하면 후자로 판정할 수 있으므로 유용하다.

유의 사항 ① 신생아에서는 고농도를 보인다. ② 저농도인 경우는 갑상선이 기능하지 않는 것을 시사하는 것이다. ③ 혈중 T_3 농도도 함께 측정하여 종합적으로 해석하면 병태 파악이 확실하게 된다.

Thyroglobulin [Tg]

기준치 5~30 ng/mL
측정법 RIA solid phase법, ECLIA
검체량 혈청 0.3 mL
검사 목적 ① 갑상선 종양 진단, ② 갑상선 종양의 증대도(增大度)판정
검체 취급 동결 보존한다.

측정치에 따라 짐작되는 질환

- **고도 증가 (150 ng/mL 이상)**

《예상질환》 선종양(樣) 갑상선종, 갑상선암(원발소 및 전이성 병변도 포함) **《잠재질환》** Graves병, 아급성 갑상선염, 갑상선 양성선종, 만성갑상선염(Hashimoto병), 갑상선 절제수술 직후 **《조치》** 초음파 및 FT_4, TSH, 항 thyroglobulin 항체를 측정하여 진단을 확립한다.

- **중등도 증가 (30~150 ng/mL)**

《예상질환》 갑상선암, 갑상선 양성선종, Graves병, 무통성 갑상선염, 만성갑상선염 **《잠재질환》** 선종양 갑상선종, 갑상선자극 호르몬(TSH) 생산 뇌하수체 선종, 갑상선 호르몬 불응증, 아급성 갑상선염 **《조치》** 초음파 검사 및 FT_4, TSH를 측정하여 진단을 확정한다. 질환을 진단하고 치료한다.

- **기준치 (5~30 ng/mL)**

《예상질환》 만성갑상선염에 수반하는 갑상선기능저하증, Graves병 관해 상태 **《잠재질환》** 뇌하수체성(중추성) 갑상선기능저하증, Graves병에 대한 ^{131}I 치료 후 **《조치》** 원질환을 진단하고 치료한다.

- **감소 (5 ng/mL 이하)**

《예상질환》 갑상선 호르몬제 과잉 복용으로 인한 갑상선 중독증, 갑상선 완전 적출 후, Graves병에 대한 ^{131}I 치료 후의 지발성 갑상선기능저하증 **《잠재질환》** 선천성 갑상선 형성부전증 **《조치》** 원질환을 진단하고 치료한다.

임상적 의의

종양 marker로서 중요하다. 종양이 갑상선에 존재하는 경우에는 거의 예외 없이 고농도를 보인다. 전이성 병변을 수반하는 갑상선 종양에서

는 특히 현저하게 증가한다. 다만, 양성인 선종양 갑상선종에서도 현저하게 증가하기 때문에 양성·악성을 감별하기에는 적합하지 않다.

혈중 thyroglobulin이 증가하는 기전에는 2가지가 있는데, 하나는 갑상선 자체의 기능이 항진되어 있는 것이고, 다른 하나는 갑상선의 파괴기전이 생긴 경우이다. 전자는 Graves병이 대표적이고, 후자는 아급성 갑상선염 등이다.

갑상선중독증의 수 많은 원인 가운데 thyroglobulin이 감소하는 것은 갑상선 호르몬을 과잉으로 복용한 경우이다. 이른바 의원성 갑상선 중독증 단 한 가지이므로 감별진단에 유용하다.

유의 사항 ① 혈중 thyroglobulin 자가항체가 양성인 환자, 예를 들면 만성갑상선염에서는 측정치의 신뢰도가 떨어진다. 따라서 이 검사는 반드시 항 thyroglobulin 항체도 측정할 필요가 있다. ② 현저하게 증가하는 경우는 악성 갑상선암 전이 이외에 양성인 선종양 갑상선종일 가능성도 충분하다. ③ 갑상선을 천자 등으로 자극할 경우에는 일과성으로 증가한다.

약물 영향 갑상선 호르몬제 과잉복용에서 감소한다.

Anti-thyroglobulin antibody [TgAb]

기준치

- PA(thyroid test) : 음성 (100배 이하)
- RIA, EIA : 0.3 U/mL 이하

측정법 PA(수신응집반응), RIA, EIA

검체량 혈청 0.3 mL

검사 목적 만성갑상선염(Hashimoto병) 진단

검체 취급 동결 보존한다.

측정치에 따라 짐작되는 질환

- **고도 증가 [PA 1,600배 이상, RIA (EIA) 100 U/mL 이상]**

《 예상질환 》 만성갑상선염(Hashimoto병), 위축성 갑상선염(점액수종) **《 잠재질환 》** Graves병, hashitoxicosis **《 조치 》** 항 microsome 항체 또는 항 TPO 항체를 추가로 측정하여 진단을 진행한다.

- **경도 증가 [PA 100~1,600배, RIA (EIA) 0.3~100 U/mL]**

《 예상질환 》 만성갑상선염(Hashimoto병), Graves 병, 무통성 갑상선염, 갑상선암, 선종양 갑상선종, hashitoxicosis **《 잠재질환 》** 아급성 갑상선염의 한 시기, 위축성 갑상선염(점액수종), 교원병 **《 조치 》** 고도 증가 항의 조치와 동일하다.

- **기준치 [PA 100배 이하, RIA (EIA) 0.3 U/mL 이하]**

《 잠재질환 》 단순성 갑상선종, Graves병, 갑상선종양, 아급성 갑상선염, 선종양 갑상선종

《 조치 》 상기 조치 항과 동일하다.

Hashitoxicosis : Hashimoto병의 Hashi와 갑상선중독증의 thyrotoxicosis의 2 단어를 융합한 것으로 일본에서 만든 용어지만 최근에는 거의 사용하지 않는다. 임상적으로는 갑상선기능항진증을 보이지만 병리조직학적으로는 림프구 증식 등 만성갑상선염(Hashimoto)의 병상을 나타내는 질환이다. 종래는 이 2 가지 질환의 합병으로 보았지만 통상적인 Graves병인 갑상선기능항진증에서도 혈중 thyroglobulin항체 양성 예가 적지 않아 현재는 Graves병의 한 아형으로 생각하고 있다.

임상적 의의

자가면역성 갑상선질환 즉 Graves병과 만성갑상선염(Hashimoto병)은 장기 특이 자가면역 이상으로 갑상선 특유 단백질인 thyroglobulin에 대하여 항체가 생긴다. 특히, 항체가가

증가된 정도에 따라 질환의 중증도가 커진다.

고감도 측정법인 RIA나 EIA는 감도뿐만 아니라 항원(thyroglobulin)에 대한 특이성이 큰 것이 장점이다.

혈중 thyroglobulin 농도를 측정할 경우, 이 항체를 가지고 있는 환자에서는 혈중 thyroglobulin 농도는 참값보다 적어진다. 즉, 이 항체가 간섭하기 때문이다. 따라서 갑상선종양 환자에 대해서는 혈중 thyroglobulin 농도를 측정할 때는 동시에 이 항체도 측정하는 것이 바람직하다.

이 항체는 만성갑상선염 환자의 자가면역 이상이 개선되면 감소하므로 만성갑상선염의 경과를 추적할 경우 적어도 1년에 1회 측정하는 것이 바람직하다.

유의사항 ① 이 검사와 함께 항 microsome 항체도 측정하면 유용성이 커진다. 만약에 양 항체 모두 음성인 경우는 만성갑상선염일 가능성은 적어진다. ② 임신, 출산 경과와 더불어 증감한다.

Thyroid stimulating antibody [TSAb]

기준치 180% 이하

측정법 Bioassay RIA(돼지 갑상선 유리 세포 사용)

검체량 혈청 1 mL

검사 목적 ① Graves병 진단, ② 악성안구돌출증 진단과 예후 판정

검체 취급 반드시 동결 보존한다.

측정치에 따라 짐작되는 질환

- **고도 증가 (1,000% 이상)**

《예상질환》 Graves병의 중증형, T_3 우위형 Graves병 **《잠재질환》** euthyroid Graves병(내분비성 안구돌출증), 선종양 갑성선종을 수반하는 Graves병 **《조치》** 항갑상선제로 관해에 이르기까지 곤란한 경우가 예상된다.

- **중등도 증가 (180~1,000%)**

《예상질환》 Graves병 **《잠재질환》** euthyroid Graves병(내분비성 안구돌출증), 아급성 갑상선염의 한 시기 **《조치》** 항갑상선제로 관해에 이를 수 있도록 치료를 시작한다.

- **기준치 (180% 이하)**

《예상질환》 단순성 갑상선종, 만성갑상선염(Hashimoto병), 아급성 갑상선염, 무통성 갑상선염, Graves병 관해기, 갑상선암, 갑상선 양성선종, TSH 생산 뇌하수체 선종, 의원성 갑상선중독증, 갑상선 호르몬 불응증, 선종양(樣) 갑상선종 **《조치》** 원질환을 진단하고 치료한다.

임상적 의의

갑상선자극 호르몬 수용체 항체(TRAb) 측정이 radio receptor assay로 이 방법은 배양 갑상선 세포의 cAMP 생산량을 측정하는 assay계이기 때문에 특이성이 큰 갑상선 자극활성을 보인다고 할 수 있다. 미치료 Graves병의 92%에서 양성을 보인다.

이 방법에서 증가치를 보이는 질환은 Graves병에 의한 갑상선기능항진증 이외에 정상 갑상선 기능을 보이지만 안구돌출 증상만이 전면에 나타나는 euthyroid Graves병(내분비성 안구돌출증)을 들 수 있다.

특히, Graves병 눈병증(Graves ophthalmopathy) 진단에는 TSH receptor 항체보다는 이 방법이 감도, 특이성 모두 우수하다.

유의사항 ① 이 검사가 양성이면 Graves병이

나 그와 관련이 깊은 질환으로 판단해도 큰 차이는 없다. ② TSAb 뿐만 아니라 갑상선자극 저해형 항체(TSBAb)도 있으므로 특수한 예에서는 Graves병인데도 기준치를 보이는 경우가 있으므로 주의가 필요하다.

Thyroid－stimulation blocking antibody [TSBAb]

기준치 30% 이하
측정법 Bioassay RIA(배양 갑상선 세포의 cAMP 양 측정)
검체량 혈청 1 mL
검사 목적 Blocking 항체에 의한 갑상선기능 저하증의 진단
검체 취급 반드시 동결 보존한다.

측정치에 따라 짐작되는 질환

- **고도 증가 (70% 이상)**

〈예상질환〉 만성위축성 갑상선염(점액수종)에 수반하는 갑상선기능저하증의 일부 **〈잠재질환〉** 갑상선종대를 보이는 만성갑상선염(Hashimito병)에 수반하는 갑상선기능저하증 **〈조치〉** TSH receptor 항체(TRAb)와 갑상선자극 항체(TSAb) 를 측정하여 진단을 확립한다.

- **중등도 증가 (30～70%)**

〈예상질환〉 만성위축성 갑상선염(점액수종)에 수반하는 갑상선기능저하증의 일부
〈잠재질환〉 갑상선 기능저하를 보이는 갑상선종대형 만성갑상선염, euthyroid Graves병, 무통성 갑상선염의 기능저하 시기 **〈조치〉** TRAb와 TSAb를 측정하여 진단을 확립한다.

- **기준치 (30% 이하)**

〈예상질환〉 만성갑상선염(Hashimoto병), 단순성 갑상선종, 갑상선 양성선종, 갑상선암, 선종양 갑상선종, 무통성 갑상선염, Graves병, euthyroid Graves병, 아급성 갑상선염, 의원성 갑상선중독증, TSH 생산 뇌하수체 선종, 갑상선 호르몬 불응증 **〈조치〉** TRAb와 TSAb를 측정하여 진단을 확립한다.

임상적 의의

갑상선자극 호르몬 수용체 항체(TRAb) 측정은 radio receptor assay로 배양 갑상선 세포를 사용한다. 이 때문에 만약 TRAb가 갑상선 저해형 IgG인 경우, 아주 확실한 이상치를 보이게 된다. 또한 *in vitro*에서의 작용을 보다 잘 반영하고 있다는 것도 유리한 점이다.

만일 피검혈청이 TSBAb 이외에 갑상선자극 항체(TSAb)도 포함할 경우, 본래의 TSBAb 활성이 영향을 받으므로 기준치에 가까운 방향으로 shift 한다. 따라서 실제로는 TSBAb가 있는데도 불구하고 이 측정법으로 음성으로 나타내는 예도 존재하므로 주의하여야 한다.

유의 사항 ① 갑상선기능저하증 환자에서 이 측정결과가 양성인 경우는 TSBAb가 원인인 갑상선기능장애가 있다고 해석해도 무방하다. ② TSBAb에 추가하여 TSAb도 있는 예에서는 이 검사에서 양성 결과를 나타내지 않을 가능성도 있다.]

Thyroid stimulating hormone (thyrotropin) receptor antibody [TRAb] (TSH－binding inhibiting immunoglobulin; TBII)

기준치 10% 이하

측정법 RRA(radioreceptor assay)

검체량 혈청 0.3 mL

검사 목적 ① Graves병 진단, ② 항갑상선 약물치료 중지시기의 판정

검체 취급 반드시 동결 보존한다.

측정치에 따라 짐작되는 질환

• 고도 증가(55% 이상)

〈예상질환〉 Graves병(중증형), T_3 우위형 Graves병 **〈잠재질환〉** 만성갑상선염 가운데 갑상선자극저해 항체(TSBAb)가 있는 예, 선종양 갑상선종을 수반하는 Graves병 **〈조치〉** 항갑상선제 치료로는 관해에 이르는 것이 곤란하다.

• 경도 증가(10～55%)

〈예상질환〉 Graves병 **〈잠재질환〉** 만성갑상선염 가운데 TSBAb가있는 예, 아급성 갑상선염의 한 시기 **〈조치〉** 항갑상선제로 관해에 이르도록 치료를 시작한다.

• 기준치(10% 이하)

〈예상질환〉 Graves병의 관해기, 단순성 갑상선염, 무통성 갑상선염, 만성갑상선염(Hashimoto병), 아급성 갑상선염, 갑상선종양성 병변, TSH 생산 종양, 갑상선 호르몬 불응증, 의원성 갑상선중독증 **〈조치〉** TSAb를 측정하여 음성으로 있는지 여부를 확인한다.

임상적 의의

이 측정법은 radioreceptor assay 등에서 IgG가 TSH 수용체와 결합하여 TSH와 유사한 작용을 발휘하는 항체(갑상선자극 항체 TSAb), TSH와 TSH 수용체와의 결합을 저해하여 TSH 작용을 발휘하지 못하게 하는 저해형 항체(갑상선 자극저해 항체 TSBAb)의 양자가 검출된다.

이 항체가가 55% 이상 증가하는 결과치가 Graves병 환자에서 나타날 경우, 항갑상선제 복용치료로는 관해에 이르기가 어렵다는 것이 예측된다.

이 측정법이 음성을 보이는 갑상선기능항진증에 대해서는 Graves병보다는 아급성 갑상선염이나 무통성 갑상선염일 가능성이 크다.

유의 사항 ① 이 측정에서 6～10%의 경우는 정상으로 간주하기보다는 이상치로 생각하고, Graves병일 가능성이 크다고 보는 편이 타당하다. ② Graves병에서는 경과와 더불어 감소하고, 재발하면 다시 증가하므로 질환의 예후 판정에 유용하다.

X. 부갑상선 호르몬

Calcitonin

기준치 25~50 pg/mL 이하(표 30 참조)
측정법 RIA(2 항체법)
검체량 혈청 0.5 mL
검사 목적 갑상선수양암 진단
검체 취급 반드시 동결 보존한다.

측정치에 따라 짐작되는 질환

• 고도 증가(100 pg/mL 이상)

《예상질환》 갑상선수양암, 다발성 내분비 종양 2 A형(MEN-2 A), 수양암 이외의 calcitonin 생산 종양 **《조치》** 혈중 CEA 측정, 원질환의 진단과 치료

• 중등도 증가(50~100 pg/mL)

《예상질환》 갑상선수양암, 다발성 내분비 종양 2 A형(MEN-2 A) **《잠재질환》** Calcium 급속 부하시험 직후, 갑상선 적출수술 직후, pentagastrin 부하시험 직후, 고 calcium혈증 crisis 초기 **《조치》** 혈중 CEA 측정, 원질환의 진단과 치료

표 30. 성별·연령별 혈중 Calcitonin의 기준치

연령 (세)	남성 (pg/mL)	여성 (pg/mL)
20~29	34.4~39.2	29.4~68.6
30~49	30.9~120.1	17.1~58.7
50~69	16.6~95.4	21.6~54.0
70~90	26.2~49.0	17.0~55.8

• 기준치(25~50 pg/mL 이하)

《잠재질환》 부갑상선기능항진증, 부갑상선기능저하증, 골다공증, calcitonin제제 주사요법 중 환자, 갑상선 선종, 선종양 갑상선종, 수양암 이외의 갑상선암 **《조치》** 원질환의 진단과 치료

임상적 의의

Calcitonin은 갑상선 C 세포 이외에서도 생산되므로 갑상선을 완전히 적출 제거해도 혈중에서 검출된다. 혈중 calcitonin은 반감기가 짧기 때문에 수양암 이외의 병변에서 일과성으로 분비가 촉진되는 기전이 발현되는 경우에도 고 calcitonin혈증 상태는 지속되지 않으므로 혈중 농도가 증가하는 경우는 적다. 혈중 calcitonin이 증가된 경우에는 수양암이 의심되고, 증가가 현저한 경우는 다른 장기로의 전이일 가능성이 있는 것이다.

또한 수양암으로 진단된 경우는 그 가족의 혈중 calcitonin도 측정하여 유전성 여부를 조사하고, 필요하면 pentagastrin 부하시험을 하여 잠재성 질환을 검출한다. 더욱이, 갑상선을 수술하기 전에 갈색세포종 합병 여부를 검사하는 것도 중요하다.

유의 사항 ① 갑상선의 종양성 병변에 대해서는 일상적으로 이 검사를 시행한다. ② 증가가 분명한 경우에는 수양암이 강하게 의심된다. 갈색세포종의 합병은 없는지, 다발성 내분비종

양(multiple endocrine neoplasia; MEN)이 아닌지를 검색하고 또한 가족을 조사하는 것도 필요한 검색 수순이다. ② 성별에 따른 차이를 보이는데 남성이 약간 고농도를 보인다(표 30).

약물 영향 골다공증 치료약인 calcitonin을 투여하고 있는 예에서도 측정치에 큰 영향은 받지 않는다.

Procalcitonin [PCT]

기준치 0.05 ng/mL 이하
측정법 면역화학발광법
검체량 혈청/혈장(heparin) 20~200 μL
검사 목적 세균감염증, 특히 패혈증의 진단과 중증도 진단
검체 취급 채취한 검체는 4시간 이내에 측정하는 것이 바람직하지만 그렇지 못한 경우에 −20℃에서 동결 보존하고, 신속히 측정한다. 검체를 동결융해를 반복해서는 안 된다.

측정치에 따라 짐작되는 질환

■ 전신성 세균감염증·패혈증의 진단

● 경도 증가(0.05~0.5 ng/mL)

〈 잠재질환 〉 국소 세균감염증의 가능성을 있지만 전신감염은 부정적이다.

● 중등도 증가(0.5~2 ng/mL)

〈 예상질환 〉 패혈증(세균성)의 가능성이 있음 : 감염으로 인한 전신성 염증반응을 수반하는 것을 패혈증으로 진단한다. **〈 잠재질환 〉** Virus 감염증, 진균감염증, 자가면역 질환, 수술, 외상 **〈 조치 〉** 측정을 반복하면서 경과를 관찰한다. 임상증상으로 해당하는 질환에 따라 세균학적 검사, 면역 혈청검사 등으로 진단한다.

● 고도 증가(2 ng/mL 이상)

〈 예상질환 〉 패혈증(세균성)의 가능성이 높음 : shock나 장기부전을 수반하는 중증세균성 패혈증에서는 10 ng/mL 이상으로 증가하는 경우가 많다. **〈 조치 〉** 중등도 증가항의 조치와 같다.

■ ① 하기도 감염증, ② ICU 입원환자의 진단과 치료방침

치료방침 결정은 기초질환의 중증도에 따라 다른 cutoff 치가 권장되고 있다.

· 하기도 감염증 : 0.1 ng/mL 이하
· ICU 입원환자 : 0.25 ng/mL 이하

〈 잠재질환·조치 〉 세균감염은 아닌 것으로 해석하고, 항균 약물 투여는 필요치 않는 것으로 판단된다.

· 하기도 감염증 : 0.1~0.25 ng/mL
· ICU 입원환자 : 0.25~0.5 ng/mL

〈 잠재질환·조치 〉 세균감염의 가능성이 낮고, 통상 항균 약물 투여는 필요하지 않다.

· 하기도 감염증 : 0.25~0.5 ng/mL
· ICU 입원환자 : 0.5~1.0 ng/mL

〈 잠재질환·조치 〉 세균감염의 가능성이 있어서 항균 약물요법이 권장된다.

· 하기도 감염증 : 0.5 ng/mL 이상
· ICU 입원환자 : 1.0 ng/mL 이상

〈 잠재질환·조치 〉 세균감염이 시사되어 항균 약물요법이 강하게 권장된다.

임상적 의의

Procalcitonin(PCT)은 calcium 조절 호르몬인 calcitonin의 전구체로 호르몬 활성은 확인되지 않았다. 정상적인 대사상태에서는 갑상선의 C 세포에서 생성되어 대사로 인하여 활성이 있는 calcitonin으로 분비된다. 정상적인 상태에서는 PCT로는 혈중으로 방출되지 않아 정상

인의 혈중 농도는 0.05 ng/mL 이하에 지나지 않는다.

중증 세균감염증에서는 갑상선 밖에서 PCT가 생산되는데, 이 PCT는 안정된 그대로 혈중으로 분비되어 calcitonin으로 분해되지는 않는다. 백혈구, 간, 폐, 비장, 신장 등 전신의 많은 조직에서 생산되는 것이 시사되고 있다. PCT 생산까지의 반응시간은 2~3시간, 혈중 반감기는 20~24시간이다.

CRP, TNF-α, interleukin-6(IL-6) 등의 검사는 전신성 염증반응을 나타내는 비세균감염 상태에서도 증가하기 때문에 이들 검사로 전신성 염증반응을 수반하는 세균감염증을 진단하기는 곤란하다. 혈중 PCT 측정은 세균감염으로 인한 패혈증의 감별진단 및 중증도 평가에 유용하고, CRP, TNF-α, IL-6 등보다 우수하다. ICU 환자를 대상으로 검토한 결과를 보면 0.5 ng/mL를 세균감염 감별의 cutoff 치로 하면 진단효율은 75.4%이고, 중증패혈증 진단에서는 2.0 ng/mL를 cutoff 치로 하여 진단효율은 84.3%라는 보고가 있다.

유의사항 ① 세균감염과 그 중증도에 따라 증가하지만 기초질환, ICU에서 치료의 필요 여부에 따라 기준치가 달라질 가능성이 있어서 임상증상과 다른 검사소견을 종합하여 병태를 판단하여야 한다. ② 세균감염으로 인한 중증 패혈증에서 회복기에는 신속하게 감소한다. 치료에 대한 반응은 CRP보다 빠르다. ③ Malaria 감염증에서는 고농도를 보일 가능성이 있다. ④ Virus 감염증, 진균감염증, Kawasaki병 환자에서는 양성으로 되는 경우가 있다. ⑤ 심장수술 등의 침습이 큰 수술 직후에는 양성으로 되는 경우가 있다.

약물 영향 Steroid, 면역억제 요법으로 감소할 가능성이 있다.

β-CrossLaps [β-CTx], β-isomerized C-terminal telopeptide of type I collagen

기준치 치료 후 β-CTx가 전 농도에 비하여 33% 이상 감소된 경우, 골 흡수가 억제되었다고 판단할 수 있다. 측정치로 각기 관련 질환을 감별 할 수는 없다.

측정법 ELISA

검체량

- 요 : 1.5 mL
- 혈청/혈장 : 1 mL

검사 목적 ① 골 대사상태 파악, ② 골 흡수억제제의 유효성 평가

검체 취급 검체는 수시뇨 및 축뇨를 사용하는데, 조조 제 2뇨가 가장 적합하다.

β-CrossLaps : 골 흡수과정을 평가할 수 있는 골 대사 marker의 하나이다. 골 단백 성분인 1형 collagen의 분해산물 가운데 C 말단 telopeptide 가교영역 부위에 존재하는 asparaginic acid와 glycine 결합에 β 이성화한 8개 아미노산 서열(Glu-Lys-Ala-His-Asp-β Gly-Gly-Arg)을 의미한다.

측정치에 따라 짐작되는 질환

■ **골다공증 병태 평가 및 치료 monitoring**

치료 후 β-CTx 변화율이 33% 이상 감소할 때 골 흡수가 저하되었다고 판단할 수 있다.

β-CTx 변화율(%) = (치료 전 농도 − 치료 후 농도)/치료 전 농도×100

• **증가 (표 31의 β-CTx 농도에서 +1 SD 이상)**

(예상질환) 원발성 골다공증 **(잠재질환)** 원발성 부갑상선기능항진증, Graves병, Paget병,

악성종양의 골전이, 다발성 골수종, 종양의 액성 인자로 인한 고 Ca혈증(갑상선 호르몬 관련 단백 생산) 등 골 흡수가 항진된 병태 **(조치)** 골밀도 측정과 추체 X 선 촬영 등으로 속발성 골다공증의 원인이 되는 질환(상기 등)을 제외한다. 현저하게 증가하는 경우에는 악성종양의 존재를 고려할 필요가 있다.

표 31. 여성의 β-CTx 농도의 연령별 분포

연령 (세)	요중 농도 (μg/mmol·Cr)
0~19	2,309±1,108
20~29	275±109
30~39	177±58
40~49	274±154
50~59	394±233
60~69	400±232
70 이상	476±285

임상적 의의

골은 항상 대사하면서 골흡수와 골형성을 반복하고 있다. 정상 성인은 골의 흡수와 형성 과정에 평형이 유지되지만 골다공증에서는 골흡수가 골형성을 상회하여 골량이 감소하여 용이하게 골절된다. β-CTx는 골 단백성분의 I형 collagen C 말단부위의 가교구조를 포함한 분해산물로 C 말단부위 8 아미노산 서열(Glu-Lys-Ala-His-Asp-Gly-Gly-Arg)의 인식 항체로 측정된다.

β-CTx에는 α, β형 이성체가 있는데, β형은 α형 골 collagen 분자가 비효소적으로 변성되어 생기는 것으로 이해하고 있다. β-CTx는 고령자의 골흡수 상태를 평가하기 위한 가장 예민한 검사로 골다공증 환자에서 골흡수 억제효과 정도를 판단할 수 있다. 또한 최근에는 골밀도와는 독립적인 골절 risk의 예지인자로 유용하다는 보고도 있다.

Bisphosphonate 제제 등의 골흡수 억제 약물치료로 요중 β-CTx는 신속하게 감소한다. Pamidronate를 정맥주사로 투여한 후 다음 날부터 주사 전 농도의 60%로 감소하고, 4일 후에는 20%까지 감소한다는 보고도 있다. 내복의 bisphosphonate 치료의 경우 3개월 이후에 내복 전 농도보다 60~70% 정도 감소하고, 지속적으로 내복하면 저농도로 지속된다. Bisphosphonate 제제나 여성 호르몬 보충요법으로 관찰한 β-CTx의 감소율이 1~2년 후의 골밀도 증가도와 상관성을 보인다는 보고도 있다.

유의사항 ① β-CTx 농도를 동시 측정한 creatinine 농도로 보정하기 위한 요 희석도로 인하여 측정치가 크게 영향을 받는다. 동시에 요중 전해질을 측정하여 두면 요검체의 희석정도로 검체가 적절하게 채취되었는지 여부를 판단할 수 있다. ② 일내변동이 있는데, 야간에 증가하고 낮에는 낮은 농도를 보인다. ③ 요중 β-CTx는 소아기에 높고, 사춘기 이후 서서히 감소한다. 또한 폐경기 이후에 고농도를 보인다(표 31 참조).

약물 영향

- **증가시키는 약물** : Levothyroxine(약리량), gonadotropin 방출 호르몬(GnRH) agonist
- **감소시키는 약물** : Bisphosphonate 제제(alendronate, risedronate, etidronate, pamidronate), estrogen 제제, 선택적 estrogen 수용체 modulater(raloxifene), calcitonin 제제 등

Ellsworth－Howard test (loading test of parathyroid hormone)

기준치 판정법을「측정치에 따라 짐작되는 질환」에 기술하였다.

측정법

· 요중 cAMP 배설 반응 : RIA

· 요중 인(P) 배설 반응 : Phosphomolybdate법

검체량

· 요중 cAMP 배설 반응 : Toluene 축뇨 1 mL

· 요중 P 배설 반응 : 요 1 mL

검사 목적 PTH 작용이상의 진단과 평가

검체 취급 요중 cAMP는 toluene 1~2 mL를 첨가하여 냉장 보관한다.

측정치에 따라 짐작되는 질환

- **시험 방법 (그림 2 참조)**
- **판정 (표 32 참조)**

· 요중 cAMP 배설량 : $U_4-U_3 \geq 1\ \mu mol/hour$, 또는 $U_4/U_3 \geq 10$에서 반응하고

· 요중 P 배설량 : $(U_4+U_5)-(U_2+U_3) \geq 35$ mg/hour에서 반응한다.

임상적 의의

이 시험은 외인성으로 부갑상선 호르몬(PTH)을 투여하여 신장의 PTH 생물활성을 검색하는 방법으로 그 결과는 신장의 PTH 수용체 이후의 기능을 반영한다. 따라서 PTH 수용체 이후에 이상을 보이는 가성 부갑상선기능저하증의 진단과 그 병형 분류에는 필수 검사이나 검사의 전제로 저 Ca, 고 P혈증 등의 부갑상선 기능저하의 진단이 확정되어야 한다.

사람 PTH(1-34)를 100 U 정맥주사 후, 아래와 같이 1시간마다 채뇨하여 요중 cAMP 및 P 배설량을 측정한다.

					↓ (PTH 투여)		
시간(시)	9	10	11	12	13	14	15
음수 (mL/hour)	200	200	200	200	200	200	
채뇨 (mL/hour)		U_1	U_2	U_3	U_4	U_5	

그림 2. 시험방법

특발성 부갑상선기능저하증에서는 PTH 투여로 요중 cAMP나 P의 배설량이 증가하지만, 가성 부갑성선기능저하증 I형에서는 요중 cAMP 와 P의 배설량은 모두 반응하지 않고, II형에서는 P의 배설량만 반응하지 않는다. 장애가 cAMP 생산 이전인가 이후인가의 차이에 의한 것으로 해석하고 있다. I형에는 G단백(Gsa) 이상, PTH 이외의 호르몬 저항성, Albright 유전성 골형성 이상증(Albright hereditary osteodystrophy; AHO) 등의 유무로 Ia, Ib, Ic의 3 가지 아형이 알려졌다.

유의사항 요중 P 반응의 판정에는 다음과 같은 조건을 만족하여야 한다. 즉 ① 검사 시에 저 Ca, 고 P혈증 상태여야 할 것. ② P 결핍상

표 32. 부갑상선기능저하증의 감별진단

병 형	혈중 PTH	Ellsworth-Howard 시험	
		요중 cAMP 반응	요중 P 반응
가성 부갑상선기능저하증 I형	증 가	반응 무	반응 무
가성 부갑상선기능저하증 II형	증 가	반응 유	반응 무
가성 특발성부갑상선기능저하증	증 가	반응 유	반응 유
특발성 부갑상선기능저하증	감 소	반응 유	반응 유

태는 아니고, PTH 투여 전의 요중 P 배설량이 10 mg/2시간 이상일 것. ③ 채뇨가 정확하게 행해지고 있을 것. PTH 투여 전 2시간과 투여 후 2시간의 요중 creatinine 배설비가 0.8~1.2 사이에 있을 것. ④ P 배설의 일내변동이 크지 않을 것, PTH 투여 전 2회의 요중 P배설의 차이가 17.5 mg/시간 이하일 것 등이다.

약물 영향 ① P 흡수 저해제나 Ca제를 투여해서는 안 된다. 투여 중인 환자는 1주일 이상 투약을 중단한 다음에 검사한다. ② 검사 전날은 유제품을 섭취하지 않는다. ③ 검사는 원칙적으로 오전 9시에 시작(PTH 투여는 오후 1시) 하는 것이 바람직하다. 이 경우 유제품이 함유되지 않은 가벼운 아침식사를 취한다.

High sensitive-parathyroid hormone [PTH-HS]

기준치 180~560 pg/mL
측정법 RIA(2 항체법)
검체량 혈청 1 mL
검사 목적 부갑상선기능저하증 진단
검체 취급 동결보존, 다만 종래의 PTH 측정법에 비해 비교적 안정하여 채혈 후 실온에 방치해도 24시간까지는 변화를 초래하지 않는다.

측정치에 따라 짐작되는 질환

• **고도 증가(10,000 pg/mL 이상)**

《예상질환》 원발성 부갑상선기능항진증, 만성신부전(중증 투석 환자) **《잠재질환》** 이소성 PTH 생산 종양 **《조치》** 원질환의 진단과 치료

• **경도~중등도 증가(560~10,000 pg/mL)**

《예상질환》 원발성 부갑상선기능항진증, 만성신부전, 골연화증, 구루병, EDTA 부하 **《잠재질환》** 부갑상선 선종의 천자액, 가성 부갑상선기능저하증, 부신피질 steroid 복용, 흡수부전 증후군 **《조치》** 추가로 intact-PTH를 측정하여 원질환을 진단하고 치료한다.

• **감소(180 pg/mL 이하)**

《예상질환》 특발성 부갑상선기능저하증, 수술 후성 부갑상선기능저하증, 갑상선기능항진증, 골 전이를 수반한 악성종양, PTH 이외의 액성인자(예: PTHrP)를 생산하는 악성종양, Ca 부하시험 **《잠재질환》** Sarcoidosis, 비타민 D 복용 중인 골다공증 환자, Paget병, 비타민 D 중독증, 가족성 저 Ca뇨성 고 Ca혈증 **《조치》** 추가로 intact-PTH 및 PTHrP를 측정하여 원질환을 진단하고 치료한다.

임상적 의의

사람의 PTH 분자(1-84) 가운데, 43-68의 PTH를 tracer로 사용하는 검사법이 있는데, PTH 분자 중간 부분과 완전 교차성을 보이지만 N 말단측(1-44)이나 C 말단측(69-84)과는 교차성을 보이지 않는다.

이 검사의 장점은 안정성이 크다는 것으로 채혈조건이 혈청이든 EDTA 혈장이든 측정결과에 차이가 나타나지 않고, 채혈 후 24시간까지 실온에 방치해도 안정하다. 이 검사의 최소측정 한계는 50 pg/mL로 건강인의 혈중 PTH를 모든 증례에 측정할 수 있다.

C 말단 PTH 측정법에 비해 신장의 영향을 받지 않는 것도 장점으로 creatinine clearance치가 40 mL/min 이하로 되어야 비로소 혈중 농도가 증가할 정도이다.

유의 사항 ① PTH 분비는 일내변동(야간에 증가)을 보인다. 이 검사는 이 일내변동이 반영되므로 채혈시의 조건이 일정하도록 주의한다. ② 혈중 반감기가 짧으므로 Ca 부하시험이나

EDTA 부하시험 같은 급속한 변화를 조사하는 데는 적합하다. ③ PTH-C 측정에 비해 신장기능에 따른 영향은 적다.

약물 영향 ① Citric acid, EDTA, 부신피질 steroid hormone에 의해 증가하므로 주의하여야 한다. ② 비타민 D제에서 감소하는 경향이 있다.

Intact parathyroid hormone [intact-PTH]

기준치 15~65 pg/mL

측정법 ECLIA

검체량 혈청 1 mL

검사 목적 부갑상선기능항진증 및 저하증의 진단

검체 취급 ① 채혈 후 곧바로 혈청분리한다. ② 냉상 보존은 불가하다.

측정치에 따라 짐작되는 질환

- **고도 증가(500 pg/mL 이상)**

《 예상질환 》 만성신부전(투석 중) **《 조치 》** 원질환을 진단하고 치료한다.

- **경도~중등도 증가(65~500 pg/mL)**

《 예상질환 》 신장기능부전증, 원발성 부갑상선기능항진증, 골연화증 **《 잠재질환 》** 흡수부전증후군, 구루병, 이소성 PTH 생산 종양(암 등), 가성 부갑상선기능저하증, 부신피질 steroid 복용 중 **《 조치 》** 신장 기능을 평가하고, 원질환을 진단하고 치료한다.

- **감소(15 pg/mL 이하)**

《 예상질환 》 2차성 부갑상선기능저하증(부갑상선 완전적출 후) **《 잠재질환 》** 특발성 부갑상선기능저하증, 비타민 D 중독증, 위장 전이를 수반한 악성종양, 다발성 골수종, 급성 calcium 정맥주사 부하 **《 조치 》** 추가로 고감도 부갑상선 호르몬(PTH-HS)을 측정하여 원질환을 진단하고 치료한다.

임상적 의의

부갑상선 호르몬(PTH)은 부갑상선에서 혈중으로 분비되어 대사를 받아 혈중에는 PTH-N 말단부, PTH-C 말단부, 중간 부위를 포함한 PTH, 부갑상선에서 방출된 그대로의 intact-PTH 등의 적어도 4 종류의 PTH 분획이 있다. 따라서 이 검사는 부갑상선에서 방출된 PTH 그 자체를 검출하는 것으로 부갑상선 기능에 가장 좋은 지표가 되는 검사인 것이다. 실제로 선택적 갑상선 정맥혈 채취에서 부갑상선 선종의 존재를 진단할 경우, PTH-N은 진단율이 크지 않고 intact-PTH의 신뢰성이 가장 크다. 이 장점을 이용하여 기능성 부갑상선 선종을 적출한 직후에 intact-PTH를 측정하며 급속한 감소 여부로 수술의 성공 여부를 확인할 수 있다.

유의 사항 ① 환경 조건에 따라 예민하게 변화하므로 측정에는 채혈 시간이나 조건을 일정하게 하기 위하여 아침 공복에 채혈하는 것이 바람직하다. ② 또한 고감도 부갑상선 호르몬(PTH-HS) 측정과 달리 intact-PTH는 불안정하므로 채혈 후 곧바로 원심 분리하는 것이 필요하다. ③ 신장 기능의 영향을 받지 않는다. 혈중 반감기가 짧으므로 Ca 부하 등, 급속한 변화를 조사하는 목적에 적합하다.

약물 영향 ① Citric acid, EDTA 투여로 증가한다. ② 비타민 D제 투여에서 감소한다.

Nephrogenous cyclic AMP [NcAMP]

기준치
· 축뇨 : 1.8~6.3 μmol/day
· 혈장 : 11~21 nmol/L
측정법 RIA
검체량 축뇨 : 2 mL, 혈장 : 0.3 mL
검사 목적 ① Ellsworth-Howard 시험으로의 판정, ② 악성종양 수반 고 Ca혈증 진단
검체 취급 반드시 동결보존, 냉장보존 불가. 안정 시 공복에 채뇨하여 곧바로 toluene을 첨가한다. 24시간 축뇨일 경우에는 용기에 toluene 1~2 mL를 넣어 두고, 채뇨종료 후에 잘 혼합하여 필요량(약 2 mL)을 동결 보존한다. 24시간 요량을 기록한다.

측정치에 따라 짐작되는 질환

• **고도 증가** (20 μmol/day 이상)
〈예상질환〉 악성종양 수반 고 Ca혈증, 특히 골전이를 수반하지 않은 PTHrP 생산성 악성종양 **〈잠재질환〉** 원발성 부갑상선기능항진증, 신부전 수반 2차성 부갑상선기능항진증 **〈조치〉** 악성종양 검색으로 원질환을 진단하고 치료한다.

• **경도 증가** (6.3~20 μmol/day)
〈예상질환〉 원발성 부갑상선기능항진증, 신부전 수반 2차성 부갑상선기능항진증, 악성종양 수반 고 Ca혈증 **〈잠재질환〉** 골연화증, 구루병, 부신피질 호르몬 투여, 갑상선기능항진증, SIADH **〈조치〉** 상기 조치 항과 동일하다.

• **감소** (1.8 μmol/day 이하)
〈잠재질환〉 비타민 D 중독증, 특발성 부갑상선기능저하증, 수술 후 부갑상선기능저하증, 가성 부갑상선기능저하증, 골전이 수반 악성종양 **〈조치〉** 혈중 Ca, P, intact-PTH 등을 측정하여 종합적으로 판단한다.

■ Ellsworth-Howard 시험으로의 판정

사람 PTH 주사 전후 1시간의 요중 cAMP 절대치의 차이 및 비를 산출하고, 또한 전후 2시간의 요중 인산 배출량 절대치의 차이를 산출한다. ⊿cAMP 농도의 차이가 1 μmol 이상, cAMP비 10배 이상을 반응이 있다고 판정한다. 인산에 대해서는 ⊿P 농도의 차이가 35 mg 이상을 반응이 있다고 판정한다.

• **양 성**
〈예상질환〉 특발성 부갑상선기능저하증, 정상 건강인 **〈잠재질환〉** 가성 부갑상선기능저하증 II형, 가성 부갑상상선기능저하 **〈조치〉** 원질환을 진단하고 치료한다.

• **음 성**
〈예상질환〉 가성 부갑상선기능저하증 I 형

임상적 의의

cAMP는 세포 내 정보 전달계의 second messenger로 여러 가지 호르몬 작용 발현에 중요한 역할을 담당하고 있다. 이 가운데 요 중에 검출되는 cAMP는 그 대부분이 신장 유래이고, 그 중 약 90%는 세뇨관에 receptor가 있는 PTH의 작용을 반영하는 것으로 이해하고 있다. 따라서 요중 cAMP 측정은 부갑상선 기능 및 PTH receptor 기능을 검색할 목적으로 이용하고 있다.
유의 사항 ① cAMP는 phosphodiesterase에 의해 분해되므로 안정 공복에 toluene 첨가 채뇨한다. ② Ellsworth-Howard 시험할 때, 동시에 요중 인산 농도도 측정하는 것이 진단에 중요하다.

약물 영향 Indomethacin에 의하여 경도로 억제된다.

Osteocalcin [bone Gla protein; BGP]

기준치 3~13 ng/mL
측정법 IRMA
검체량 혈청 0.2 mL
검사 목적 신성 골위축증 진단
검체 취급 ① 반드시 동결보존한다. ② 채혈 후 바로 혈청분리한다. ③ 냉장보존은 불가하다.

측정치에 따라 짐작되는 질환

- **고도 증가 (40 ng/mL 이상)**

〈예상질환〉 신성골위축증(신부전에 수반) **〈잠재질환〉** 성장 소아, 골육종 **〈조치〉** 다른 골대사 marker를 측정하여 원질환을 진단하고 치료한다.

- **경도 증가 (13~40 ng/mL)**

〈예상질환〉 갑상선기능항진증, 부갑상선기능항진증, 악성종양의 골전이, 골육종, 경증 신부전, 정상 소아 **〈잠재질환〉** 패혈증, 류마티스 관절염, 골다공증, 대리석골병(marble bone) **〈조치〉** 상기 조치 항과 동일하다.

- **감소 (3 ng/mL 이하)**

〈잠재질환〉 골다공증, 당뇨병, 비타민 K 결핍증 **〈조치〉** 상기 조치 항과 동일하다.

임상적 의의

Osteocalcin은 골 Gla 단백 (bone Gla protein; BGP)이라고도 부르고, 골의 mineral 성분인 hydroxyapatite와 강한 친화성이 있어서 골에 필수적인 단백질로 이해하고 있다. 그 기능은 아직 밝혀지지 않았지만 이 Gla화에는 비타민 K가 필요하다는 것이 확인되었다.

Osteocalcin은 골형성 marker로 인식하고 있는데, 실제로는 골 특이 골 대사 marker로 골 대사회전을 잘 반영하는 것이다. 이 검사로 질환을 진단할 수는 없지만 동일 증례에 대하여 경시적으로 혈청 osteocalcin을 측정하여 환자의 골 대사회전을 파악하는데 유용하다.

유의사항 ① 소아에서는 현저한 증가치를 보이므로 주의가 필요하다. ② 20세 이후는 거의 일정한 농도를 유지하지만 여성에서는 폐경 이후에 경도로 증가한다. ③ 혈중 alkaline phosphatase(ALP)(특히 골형 ALP) 활성과도 정의 상관성을 보이지만 신장기능 장애 예에서는 분명 증가치를 보인다.
약물 영향 비타민 K제 투여로 영향을 받는다.

Under carboxylated osteocalcin [ucOC]

기준치 4.5 ng/mL 이하
측정법 ECLIA(electrochemiluminescence immunoassay)
검체량 혈청 0.5 mL
검사 목적 골다공증에서 비타민 K_2제 선택 시와 비타민 K_2제의 효과 판정의 보조적 지표
검체 취급 동결 보존한다. 하루 내 측정인 경우 냉장보존도 가능하다.

측정치에 따라 짐작되는 질환

- **경도~중등도 증가 (4.5~5.5 ng/mL)**

〈예상질환〉 골에 대한 비타민 K 부족 **〈잠재질환〉** 신부전, 골절 후 **〈조치〉** 골에 대한 비타민 K 부족개선을 위하여 청국장 등의 비타민

K 함유 식품섭취를 증가시키면서 비타민 K제 투여를 고려한다.

• **고도 증가(5.5 ng/mL 이상)**

《예상질환》골절 위험 증가 **《잠재질환》** 신부전, 골절 후 **《조치》**비타민 K제를 투여한다.

임상적 의의

Osteocalcin(OC)이 골기질로 hydroxyapatite에 결합하여 기능을 발휘하기 위해서는 비타민 K 작용으로 3 위치에 적어도 2 부위의 glutamic acid 잔기가 γ-carboxyglutamic acid 잔기로 변환(Gla 화)될 필요가 있다. 비타민 K 결핍상태에서는 OC가 Gla화 되지 않아 저 carboxyl화 osteocalcin(ucOC)으로 혈중에 방출되어 증가하게 된다. 비타민 K_2 [menatetrenone(활성형 비타민 K)] 45 mg/day 투여로 혈청 ucOC 농도는 2개월 후에 유의하게 감소되는 것으로 미루어 효과판정의 보조적인 지표로도 유용하다.

고령 여성에서 ucOC 증가가 대퇴골 경부골절 위험의 증가와 관련이 있다는 보고가 있다. PIVKA-II로는 평가할 수 없고, 골에 대한 비타민 K 부족상태를 평가할 수 있다. 골다공증 치료약으로 비타민 K_2에 의한 치료를 고려할 때나 골절 위험에 비타민 K 부족이 관여하는지가 의심될 경우에 검사하여 cutoff 치(4.5 ng/mL) 이상이라면 치료를 고려하는 것이 바람직하다.

유의 사항 경구 bisphosphonate 등의 골 흡수제 약물은 골 대사회전을 저하시키므로 이 검사치를 감소시킨다. 골 대사가 항진하는 10대와 45~55세의 폐경기 전후의 여성에서 증가치를 보이므로 판독에 주의하여야 한다. 아마도 비타민 K 부족이 많아지기 때문에 가령과 더불어 증가한다. 혈청 triglyceride와 정의 상관성을 보인다.

약물 영향 Warfarin이나 비타민 K의 부족상태에 영향이 미치는 치료(비타민 K나 장기간 항균약 투여)로 영향을 받을 가능성이 있다.

Parathyroid hormone-C terminal [PTH-C]

기준치 0.8 ng/mL 이하

측정법 RIA(2 항체법)

검체량 혈청 0.2 mL

검사 목적 부갑상선기능항진증 진단

검체 취급 동결 보존한다.

측정치에 따라 짐작되는 질환

• **고도 증가(3 ng/mL 이상)**

《예상질환》신성 골위축증(신부전에 의함)

《잠재질환》원발성 부갑상선기능항진증, 부갑상선 낭종 천자액 **《조치》** 추가로 intact-PTH를 측정하여 원질환을 진단하고 치료한다.

• **중등도 증가(0.8~3 ng/mL)**

《예상질환》원발성 부갑상선기능항진증, 신장기능부전증, 골연화증, 구루병 **《잠재질환》** 흡수부전 증후군, 가성 부갑상선기능저하증, 이소성 PTH 생산 종양(암 등), 부신피질 steroid 복용 중 **《조치》**추가로 intact-PTH를 측정하여 원질환을 진단하고 치료한다.

• **기준범위(0.8 ng/mL 이하)**

《잠재질환》골다공증, 골전이를 수반한 악성종양, 다발성 골수종, 비타민 D 중독증, 갑상선기능항진증, Paget병, 원발성 부갑상선기능저하증 **《조치》** 추가로 고감도 부갑상선 호르몬(PTH-HS)를 측정하여 원질환을 진단하고 치료한다.

임상적 의의

이 검사는 PTH 가운데 생물활성이 없는 C 말단 단편을 인식하는 항체에 의한 측정법이다. 장점은 PTH-C가 체내에서 비교적 안정한 상태로 존재한다는 것과 혈중 반감기가 다른 PTH 단편보다 길기 때문에 만성적 PTH 분비 동태를 파악하기가 용이하다는 점이다.

신부전은 거의 모든 증례에서 증가한다. 단, 각종 부하시험(예: calcium 부하)에서 혈중 PTH의 변동을 조사하는 것처럼 급속한 변동을 추적할 목적에는 적합하지 않다.

또한 임상에서는 갑상선 낭종인지, 부갑상선 낭종인지를 판별하기 어려운 예가 있는데, 이와 같은 경우에 그 낭종액의 PTH-C 농도를 측정하면 전자는 기준치, 후자에서는 현저한 고농도를 보이므로 진단에 유용하다.

유의 사항 ① 신장기능에 의한 영향이 특히 현저하다는 것을 판단할 때, 고려에 넣는다. ② 일내변동이 작으므로 어느 때나 채혈하여도 거의 일정한 결과를 얻을 수 있다.

약물 영향 비타민 D 복용으로 감소하는 경우가 있다.

Parathyroid hormone-related protein-intact [PTHrP-intact]

기준치 1.1 pmol/L 이하

측정법 RIA(고체상법)

검체량 혈청 0.5 mL

검사 목적 고 Ca혈증을 수반하는 악성종양 진단

검체 취급 동결 보존한다.

측정치에 따라 짐작되는 질환

- **고도 증가 (10 pmol/L 이상)**

《예상질환》 고 calcium혈증을 수반하는 악성종양(골전이가 없는 예), 성인 T 세포 백혈병 **《잠재질환》** 골전이와 고 calcium혈증을 수반하는 악성종양 **《조치》** 원질환을 진료한다.

- **경도~중등도 증가 (1.1~10 pmol/L)**

《예상질환》 고 calcium혈증을 수반하는 악성종양(골전이 여부와 무관), 정상 혈중 calcium을 보이는 악성종양, 특히 편평상피폐암, 대세포폐암, 성인 T 세포 백혈병 **《잠재질환》** 수유중인 산모, 악성림프종, 다발성 골수종, 건강인의 일부 **《조치》** 악성종양을 검색하여 원질환을 진료한다.

임상적 의의

악성종양에서는 흔히 고 calcium혈증을 합병한다. 그 중 약 80%는 골흡수를 촉진하는 액성인자로 인한 것으로 80%에서는 부갑상선 호르몬 관련 단백(parathyroid hormonc related protein; PTHrP)이 액성인자이다. PTHrP는 아미노산 141개로 구성되었는데, N 말단의 13 잔기의 아미노산은 PTH와 상동성이 있기 때문에 그 작용도 PTH과 아주 유사하다. 따라서 PTHrP 생산 종양에 의한 고 calcium혈증 환자에서는 신성 cAMP 생산이 높아지는 한편 혈중 PTH 농도는 감소한다.

유의 사항 ① 악성종양에서 혈중 calcium 농도가 낮은데도 증가하는 예에서는 측정 의의가 있다. ② 이 검사와 동시에 요중 cAMP 배설량이나 혈중 PTH도 측정하면 환자의 전반적인 병태를 파악하기가 용이하다. ③ 신장 기능의 영향을 받기 쉬우므로 주의한다. 고 calcium혈증을 합병하는 암의 종양 marker로서 치료경과 중의 변동을 추적하는 것도 좋은 방법이다. ④ 소아에서는 고농도를 보이는 경향이 있다.

약물 영향 없음. 다만 유즙에 PTHrP가 고농도로 함유되어 있다.

Parathyroid hormone－related protein－C terminal [PTHrP－C]

기준치 10~60 pmol/L
측정법 RIA 고체상법
검체량 혈장 0.5 mL
검사 목적 고 Ca혈증을 나타내는 악성종양의 진단
검체 취급 동결 보존한다.

측정치에 따라 짐작되는 질환

- **고도 증가 (200 pmol/L 이상)**

〈예상질환〉 고 Ca혈증을 나타내는 악성종양, 심한 신부전 **〈잠재질환〉** 골전이와 고 Ca혈증을 수반하는 악성종양, 성인 T 세포 백혈병 **〈조치〉** 악성종양을 검색하여 원질환을 진단하고 치료한다.

- **경도~중등도 증가 (60~200 pmol/L)**

〈예상질환〉 중등도 신부전, 고 Ca혈증을 나타내는 악성종양(골전이 여부와 무관계), 정상 Ca 농도를 보이는 paraneoplastic(종양 수반) 증후군 **〈잠재질환〉** 수유 중인 산모, prolactin 생산 뇌하수체선종, 악성림프종, 다발성 골수종 **〈조치〉** 악성종양을 검색하여 원질환을 진단하고 치료한다.

임상적 의의

소위 paraneoplastic 증후군(종양 수반 증후군)에서 생산되는데, PTHrP와 거의 같은 기전으로 출현한다. 다만 신부전에서는 PTHrP-C가 신장에서 배설이 지연되기 때문에 고농도를 보인다. 그러므로 임상에서는 PTHrP-intact 검사가 우수한 것으로 판단한다.

유의 사항 ① 검사치의 정상과 이상을 판별하는 데는 PTHrP 판정보다 유용하다. 정상인은 이 검사에서 증가치를 보이는 경우는 거의 없다. ② 신장 기능의 영향을 받기 쉽다는 결점이 있다. 신부전 환자에서는 실제로 종양에서 분비되는 PTHrP보다 거짓으로 현저하게 증가한다. ③ 신장애가 없는 예에서 paraneoplastic 증후군의 치료경과 marker가 된다.

약물 영향 없음. 단, 유즙에 고농도로 함유되어 있다.

XI. 부신수질·교감신경계 호르몬

5-Hydroxyindole acetic acid [5-HIAA]

기준치

· Plasma : 1.8~6.1 ng/mL

· Urine : 1~6 mg/day

· CSF : 20~30 ng/mL

측정법 HPLC

검체량 혈장 1.5 mL, 요 1 mL, CSF : 1.5 mL

검사 목적 Serotonin 대사 평가

검체 취급 요 검체는 산성 축뇨(pH 1.0~3.0)하고, 혈장 및 뇌척수액은 채취 즉시 동결 보존한다. Carcinoid 증후군이 의심될 경우에는 발작이 일어난 때의 검체를 측정하는 것이 바람직하다.

측정치에 따라 짐작되는 질환

■ 요중 5-HIAA

• **고도 증가 (50 mg/day 이상)**

(예상질환) Carcinoid 증후군 **(잠재질환)** Dumping 증후군(dumping 증상 발현 시) **(조치)** 영상진단으로 serotonin 생산 종양 동정, dumping 증상 확인 등으로 원질환을 진료한다.

• **경도~중등도 증가 (10~50 mg/day)**

(예상질환) 전항과 같음 **(잠재질환)** Dumping 증후군, 뇌성마비(IQ 50 이하), Down 증후군, 선천성 풍진증후군, 편두통(발작 시) **(조치)** 전항과 같음

• **경도 감소 (0~1 mg/day)**

(잠재질환) Phenylketone뇨증 **(조치)** 혈중 phenylalanine 측정하여 원질환을 진료한다.

■ 뇌척수액(CSF) 5-HIAA

• **정상~중등도 증가 (20~50 ng/mL)**

(잠재질환) 수면 시 무호흡증후군, 지주막하 출혈, 수두증(진행기), 간질 **(조치)** CT, MRI에 의한 영상진단, 수면 polygraphy나 pulse oximeter 등에 의한 수면시 무호흡 등을 진단하고 치료한다.

• **중등도 감소~정상 (0~20 ng/mL)**

(잠재질환) Parkinson 증후군, Wilson병, 선천성 무도병, 변형성 근긴장이상증, 우울증, Alzheimer형 치매, 신경성 식욕부진증 **(조치)** 신경내과 및 정신과적 진단과 치료

임상적 의의

5-HIAA는 serotonin (5-hydroxytryptamine; 5-HT)의 주요 대사산물이다. 5-HT는 전체의 90%는 위장관의 크롬친화 세포에 있고, 약 8%는 혈소판에, 1~2%는 중추신경계에 존재한다. 말초에서 생합성 된 5-HT는 뇌혈액 관문을 통과할 수 없기 때문에 혈중 및 요중 5-HIAA의 대부분은 말초장기에서 유래한 것이다. 한편 정신신경 질환에서 5-HT neuron의 관여를 증명하려면 뇌척수액 중 5-HT 및 5-HIAA의 변동을 측정할 필요가 있다. 5-HIAA 의 증감은

5-HT 생산 증감에 영향을 받으므로 carcinoid 종양에서는 비정상적으로 고농도로 증가하는 경우도 있다. 뇌척수액 중 5-HIAA는 5-HT neuron의 활동을 잘 반영하는 것으로 생각되고 있어서 Parkinson 증후군이나 Wilson병, 선천성 무도병 등에서 감소한다.

유의사항 Carcinoid 증후군이나 dumping 증후군에서도 증상이 없는 때는 요중 5-HIAA 농도가 정상치를 보인다는 보고가 있으므로 주의가 필요하다.

약물 영향 ① Chlorpromazine 복용에서 증가한다. ② 바나나를 많이 먹어도 증가한다. ③ α-Methyldopa는 감소시킬 가능성이 있다. ④ 경축·근긴장 치료약인 methocarbamol은 요중 농도를 증가시킨다. ⑤ 중추성 비마약성 진해제인 guaifenesin은 요중 정량치를 증가시킨다(carcinoid 검사).

Catecholamine [CA]

기준치

- **혈 장**
  - Epinephrine(E) : 100 pg/mL 이하
  - Norepinephrine(NE) : 100~450 pg/mL
  - Dopamine(DA) : 20 pg/mL 이하
- **요**
  - Epinephrine : 3~15 μg/day
  - Norepinephrine : 26~121 μg/day
  - Dopamine : 190~740 μg/day

측정법 HPLC

검체량 혈장 1.5 mL, 요 3 mL

검사 목적 Catecholamine 생산 종양 진단

검체 취급 ① 요는 24시간 염산첨가 축뇨하고, 요량을 기제하고, 일부를 동결 보존한다. ② 혈장은 냉각분리 후 곧바로 동결하고, −20℃에 보존한다.

측정치에 따라 짐작되는 질환

■ 요중 Catecholamine

- **Epinephrine 증가 (27 μg/day 이상)**
- **Norepinephrine 증가 (168 μg/day 이상)**

〈 예상질환 〉 갈색세포종, 신경모세포종 **〈 잠재질환 〉** 본태성 고혈압증, 신성고혈압증, 악성고혈압증, 갑상선기능저하증, 울혈성 심부전증, 협심증, 간염, 간경변, 십이지장궤양, 당뇨병, Parkinson 증후군, 우울병, stress **〈 조치 〉** CT, ^{123}I-MIBG 등에 의한 병소 부위를 확인 진단한다.

- **Epinephrine 정상 (3~15 μg/day)**
- **Norepinephrine 정상 (26~121 μg/day)**

〈 잠재질환 〉 갈색세포종, 신경모세포종 **〈 조치 〉** 재검 및 metanephrine, normetanephrine, vanillylmandelic acid(VMA), homovanilic acid(HVA) 등을 측정한다. 가능성이 크면 CT, ^{123}I-MIBG 등으로 국재 진단을 한다.

- **Epinephrine 감소 (3.3 μg/day 이하)**
- **Norepinephrine 감소 (48 μg/day 이하)**

〈 잠재질환 〉 가족성 자율신경실조증, 특발성 기립성저혈압증 **〈 조치 〉** 신경내과 검사로 진료한다.

임상적 의의

Catecholamine(CA)은 dopamine(DA), norepinephrine(NE), epinephrine (E)의 총칭으로 주로 교감신경, 부신수질, 뇌 등에 분포하고, NE는 교감신경 전달물질로서, E는 부신수질 호르몬으로 중요하다. 또한 DA는 NE의 전구물질인 동시에 그 자체가 중추신경, 신장, 소

화기, 소화기계에 대하여 특유의 작용이 있는데, 그 측정치 자체는 임상적으로 그다지 유용하지 않다. 혈중, 요중 CA 농도 감소는 실제로 그다지 문제가 되지 않고, 증가하는 경우가 문제이다. 특히 E와 NE의 측정은 CA 생산 종양인 갈색세포종과 교감신경모세포종을 진단하는데 이용하고 있다. E는 부신수질에서만 생산되기 때문에 E의 증가는 부신 원발의 갈색세포종임을 시사하는 것이고, 부신 외성의 갈색세포종에서는 NE가 증가한다. 10%는 양측 부신에서 발생하기 때문에 국재 진단이 중요하다. 교감신경모세포종에서는 NE 및 DA가 증가하지만 E는 정상이다. 기타 질환에서는 CA가 변동하는 경우가 있어도 진단을 위하여 CA를 측정하는 경우는 없다.

유의 사항 ① 갈색세포종, 신경모세포종에서도 요중 및 혈중 CA 농도가 정상인 경우가 있으므로 주의해야 한다. ② Stress, 운동, 채혈 시 체위나 분리 후의 보존상태, 약물, 음식물 등 여러 가지 요인에 의해서 측정치가 영향을 받으므로 주의해야 한다. ③ 명백한 일내변동은 보이지 않으나 수면 중에는 약간 감소한다. ④ 유소아는 성인보다 낮고, 연령 증가와 더불어 점차 증가한다. ⑤ 겨울철에 증가한다.

약물 영향 ① 형광법으로 측정하는 경우는 형광을 발하는 tetracycline계 약물 또한 CA 유사 화학구조를 가진 α-methyldopa, isoproterenol, labetalol 등에 의해서 측정에 간섭을 받는다. ② CA의 생합성, 대사에 영향을 미치는 reserpine, guanethidine, tyramine 등의 투여도 중지한다.

Homovanilic acid [HVA]

기준치

· 혈장 : 4~15 ng/mL

· 요 : 1.5~6.6 mg/day

측정법 HPLC

검체량 **혈장** 1.5 mL, 요 : 1.5 mL

검사 목적 Dopa 및 dopamine 생산 종양의 진단

검체 취급 ① 요 검체는 24시간 염산 축뇨하여 4℃ 냉암소에 보존한다. ② 유유아에서는 요를 여지에 흡수시킨 검체로 측정하는데, 동시에 creatinine 농도를 측정하여 보정한다. ③ 혈액은 EDTA-2Na를 첨가한 시험관에 아침 공복에 30분 이상 안정하게 누은 자세에서 채취하여 냉각 원심하여 혈장을 분리하여 −20℃ 이하로 동결 보존한다. ④ 일내변동이 있기 때문에 조조 채혈이 바람직하고, 채혈시간을 기제한다.

측정치에 따라 짐작되는 질환

■ 요중 HVA

• 증가 (6.7 mg/day 이상)

〈 예상질환 〉 신경모세포종, 교감신경모세포종, 교감신경절세포종, 악성흑색종, 갈색세포종 **〈 잠재질환 〉** 본태성 고혈압증, 신경성 식욕부진증, Tourette 증후군, 소아 자폐증, 정신분열증의 일부, 우울증의 일부 **조치** CT, ^{123}I-MIBG 등에 의한 병소 부위를 확인 진단한다.

• 감소 (1.4 mg/day 이하)

〈 잠재질환 〉 Parkinson 증후군, Alzheimer병, Down 증후군, Shy-Drager 증후군 **〈 조치 〉** 신경내과학적으로 진료한다.

임상적 의의

Homovanilic acid(HVA)는 dopa 및 dopamine의 최종 대사산물이다. Dopa는 catecholamine 및 melanin의 전구물질이고, dopamine은 catecholamine의 일종으로 chromium 친화성 세포에서 norepinephrine이나 epinephrine으로 전환되어 교감신경계의 조절에 관여할 뿐만 아니라 신경전달 물질로서 중추에 중요한 작용을 하고 있다. 즉, HVA는 생체에서 dopa 및 dopamine 생산을 반영하여 중추 및 말초의 교감신경 기능을 추측할 수 있는 것이다. 혈장 및 요중 HVA의 약 60%는 부신 등의 말초 장기에서 유래한다. 크롬친화세포종(chromaffinoma) 가운데 dopamine을 과잉으로 생산하는 신경모세포종(neuroblastoma)이나 dopa를 다량 생산하는 악성흑색종(malignant melanoma)은 HVA가 증가하므로 그 진단이나 치료 효과의 지표로 이용하고 있다.

유의사항 ① 통상 고농도를 보이는 신경모세포종 등에서도 정상치를 보이는 것도 있으므로 주의를 요한다. ② 갈색세포종에서는 요중 HVA가 비정상적으로 고농도를 보이고 빈도는 크지 않다. ③ 중추 dopamine 작동 신경의 활동상태를 정확하게 파악하는 데는 뇌척수액 중의 HVA를 측정하는 편이 좋다. 뇌척수액중 HVA 농도는 혈장 농도보다 높다. ④ 바나나, 감귤류, 바닐라 등의 phenolic acid가 많이 함유된 음식물이나 dopa가 많이 함유된 음식물(단백질, 곡물 등)을 대량으로 섭취하면 HVA 생산이 항진되므로 이것들의 섭취를 제한할 필요가 있다. 또한 저단백식이에서는 요중 HVA의 배설량이 감소한다. ⑤ 연령 증가와 더불어 증가하고, 이른 아침에 높고, 저녁에 낮아지는 일내변동이 있다.

약물 영향 Reserpine, 교감신경 억제제(clonidine 등), L-dopa 등의 투여로 이상치를 보이는 경우가 있다.

Metanephrine, Normetanephrine

기준치

- **요중 총 metanephrine**
  0.12~0.49 mg/day
- **요중 metanephrine 2 분획**

· Metanephrine : 0.05~0.23 mg/day

· Normetanephrine : 0.07~0.26 mg/day

측정법 HPLC

검체량 요 5 mL

검사 목적 Catecholamine 생산 종양 진단

검체 취급 ① 요는 24시간 염산첨가 축뇨하고, 4℃ 냉암소에 보존한다. ② 혈장은 EDTA 채혈하고, 냉각원심 후, −20℃에 동결 보존한다.

측정치에 따라 짐작되는 질환

■ **요중 총 metanephrine (metanephrine+normetanephrine)**

- **고도 증가(1 mg/day 이상)**

〈예상질환〉 갈색세포종(pheochromocytoma), 교감신경모세포종(sympathicoblastoma), 교감신경절 세포종 **〈조치〉** CT, ^{123}I-MIBG 등을 검사하여 병소 부위를 확인 진단한다.

- **경도 증가(0.50~1.00 mg/day)**

〈예상질환〉 갈색세포종, 교감신경모세포종, 교감신경절세포종, 본태성 고혈압, 심부전, 심근경색, 뇌혈관장애, shock, stress, 당뇨병, 갑상선기능항진증, 갑상선기능저하증, Cushing 증후군, 원발성 aldosterone증, 급성간염, 만성간염, 간경변 **〈조치〉** CT, ^{123}I-MIBG 등을 검사하여 병소 부위를 확인 진단한다.

• 감소 (0.12 mg/day 이하)

〈예상질환〉 Shy-Drager 증후군, 기립성 저혈압, 류마티스 열 **〈조치〉** 신경내과 및 면역학적 검사로 원질환을 진단하고 치료한다.

임상적 의의

Metanephrine 및 normetanephrine은 뇌, 교감신경, 부신수질에서 생성, 분비되는 norepinephrine 및 epinephrine이 catechol-O-methyl transferase에 의해서 methyl화 되어 불활성화 되는 중간 대사산물로 요 및 혈중에서는 유리형 및 황산 포합형으로 존재한다. Metanephrine 및 normetanephrine 또는 그 합인 총 metanephrine은 catecholamine(CA)의 생성, 분비를 반영하여 CA 처럼 갈색세포종, 교감신경모세포종의 진단, 치료효과 판정, 경과관찰에 이용한다.

유의사항 ① 갈색세포종에서는 거의 모든 예에서 요중 총 metanephrine이 증가하는데, CA 배설과 항상 병행하여 증가하는 것이 아니기 때문에 CA 및 vanillylmandelic acid(VMA) 등도 측정한다. 교감신경모세포종에서도 norepinephrine, dopa, dopamine, homovanilic acid 등을 검토한다. ② 최근, 혈장 metanephrine이 정상이면 갈색세포종을 부정할 수 있으나 요중 metanephrine이나 혈장 CA가 정상에서도 부정할 수 없다. 혈장 metanephrine 쪽이 갈색세포종의 진단에는 감도가 높다는 보고가 있다. ③ CA 처럼 일내변동(낮에 증가하고, 밤에 감소한다), 연령(가령과 더불어 증가), 계절(겨울철에 증가)의 영향을 받는다.

약물영향 CA 생합성, 대사에 영향을 미치는 약물(reserpine, 교감신경차단제, MAO 저해제) 등은 측정 결과로 영향을 미치므로 복용을 중단한다.

Serotonin [5-hydroxytryptamine; 5-HT]

기준치 57~230 ng/mL(전혈), 다혈소판 혈장(PRP), CSF 등은 기준치가 다르다.

측정법 HPLC

검체량 혈액 1 mL

검사목적 Carcinoid 증후군·dumping 증후군의 진단

검체 취급 ① 5-HT는 불안정하여 채혈은 EDTA 첨가 plastic 용기를 사용하고 4℃에 보존한다. ② 분리 후 보존은 −20℃에 동결 보존한다. ③ Carcinoid가 의심될 경우에는 발작 중에 채혈하는 것이 바람직하다.

측정치에 따라 짐작되는 질환

• 증가 (전혈 230 ng/mL 이상)

〈예상질환〉 Carcinoid 증후군, dumping 증후군(dumping 증상 발현 시) **〈잠재질환〉** 뇌성마비(IQ 50 이하), 치매(저산소증에 의한), 선천성 풍진증후군, 편두통(발작 전) **〈조치〉** 영상진단에 의한 serotonin 생산 종양 동정, dumping 증상 확인, 5-hydroxyindole acetic acid(5-HIAA) 측정 등으로 원질환을 진단하고 치료한다.

• 감소 (전혈 57 ng/mL 이하)

〈잠재질환〉 교원병(SLE, RA, 전신성 경화증, 혼합형결합조직병), 편두통(발작 중), 통합실조증, 조울병, phenylketone뇨증 **〈조치〉** 면역학적 검사 등으로 교원병을 진단하고, 정신과 질환을 진단한다.

임상적 의의

Serotonin(5-hydroxytryptamine; 5-HT)은 골격근을 제외하는 혈관 평활근에 대한 수축작용, 위장관 기능 조절작용, 혈소판 응집 촉진작용 등 많은 생리작용이 있고, 뇌에서는 신경전달 물질로 작용하는 것으로 이해하고 있다. 5-HT는 전체의 90%는 위장관 chromaffine 세포에 있고, 약 8%는 혈소판에 존재하고, 1~2%는 중추신경계에 함유되어 있다. 5-HT는 뇌혈관 관문을 통과하지 못하므로 뇌 기능은 말초 5-HT의 영향을 거의 받지 않는다. 전혈의 5-HT는 대부분이 혈소판 유래이다.

5-HT가 흔히 증가하는 것은 5-HT를 생산하는 carcinoid 증후군이나 위절제 환자의 식후에 일어나는 혈관운동신경 증상과 소화기 증상을 나타내는 dumping 증후군이다. 후자는 섭취한 음식물이 소장으로 급속히 유입되어 chromaffine 세포에서의 5-HT 분비를 촉진하기 때문이라고 설명하고 있다.

또한 교원병 환자에서는 질환의 활동기에 혈소판의 5-HT 농도가 감소한다는 보고가 있다. 편두통 환자에서도 발작 시에 혈소판의 5-HT 농도가 감소한다. CSF의 5-HT는 신경성 식욕부진증 환자나 울병, Parkinson병 등에서 감소한다.

유의 사항 ① Carcinoid 증후군이나 dumping 증후군에서는 발작 시에 채혈하지 않으면 혈중 5-HT가 증가치를 보이지 않는 경우가 많으므로 주의가 필요하다. ② 5-HT의 대사산물인 5-HIAA도 동시에 측정하는 것이 바람직하다. ③ 혈소판 유래 5-HT가 많기 때문에 검체에 따라 기준치를 설정할 필요가 있다. 목적에 따라 전혈, 혈장, 혈청, 혈소판 등의 5-HT 농도를 측정한다. 또한 중추의 병변은 CSF의 5-HT를 측정한다.

약물 영향 Magnesium sulfate에 의해 증가하고, cocaine, reserpine, 항우울약에 의해 감소한다.

Vanillylmandelic acid [VMA]

기준치

- 혈장 : 3.3~8.6 ng/mL
- 요 : 1.5~4.3 mg/day

측정법 HPLC

검체량 혈장 1.5 mL, 요 : 1.5 mL

검사 목적 Catecholamine 생산 종양 진단

검체 취급 ① 요는 24시간 염산 축뇨하여 4℃ 냉암소에 보존한다. 일부는 냉동 보존한다. ② 유유아에서는 축뇨가 어려우므로 creatinine 보정을 한다.

측정치에 따라 짐작되는 질환

■ **요중 VMA**

- **증가 (4.4 mg/day 이상)**

(예상질환) 갈색세포종, 신경모세포종, 신경절세포종 **(잠재질환)** 선천성 심질환, 뇌혈관 장애(특히 지주막하 출혈), shock, 외상, 열상, 저혈당, 당뇨병, stress, 갑상선기능항진증, 갑상선기능저하증, Cushing 증후군, 원발성 aldosterone증, 요붕증, 급성간염 **(조치)** CT, ^{123}I-MIBG 등을 검사하며 병소 부위를 확인 진단한다.

- **감소 (1.4 mg/day 이하)**

(잠재질환) 가족성 자율신경 실조증, Shy-Drager 증후군, 뇌종양, phenylketone뇨증, 만성간염 **(조치)** 신경내과 검사 및 영상진단 등으로 원질환을 진료한다.

임상적 의의

VMA는 epinephrine, norepinephrine의 최종 대사산물이다. 즉, VMA는 생체의 catecholamine 생산량을 반영하고 요중 배설량이 많아 생화학적으로도 비교적 안정하여 측정하기 쉽기 때문에 catecholamine 생산 종양의 진단과 치료효과 판정에 이용되는 검사이다. 기타 질환이나 교감신경 기능항진 상태에서 요중 VMA가 증가하지만 이들 질환을 진단하기 위하여는 VMA를 측정하지는 않는다.

유의사항 ① Catecholamine 생산 종양에서도 요중 VMA가 정상치를 보이는 경우가 있으므로 주의가 필요하다. ② 비색정량법에서는 salicylic acid제제나 바나나, 커피, 바닐라 등의 음식물의 영향을 받기 쉬우므로 이들의 섭취를 제한할 필요가 있다. ③ 요중 배설량에는 주간에 높고, 야간에 낮은 일내변동이나 연령의 영향(유소아는 성인보다 낮다), 계절적 변동(겨울철에 증가), 체동의 영향 등이 있기 때문에 이런 조건을 고려할 필요가 있다.

약물 영향 ① Catecholamine제제, reserpine, glucagon 투여에서 증가하고, MAO 저해제, pentobarbital, clonidine, morphine, chlorpromazine 등의 투여에서 감소한다. ② 비색법에 의한 측정은 salicylic acid제제 복용에서 고농도를 나타낸다. ③ Methocarbamol 투여에서 요중 농도가 증가한다. ④ Labetalol 투여에서는 외견상 증가할 가능성이 있으므로 투여전에 검사한다. ⑤ Guaifenesin 투여에서 요중 정량치가 증가한다(갈색세포종 검사).

XII. 부신피질 호르몬

Aldosterone

기준치 30∼160 pg/mL

측정법 RIA

검체량 혈장 0.5 mL

검사 목적 부신의 mineralocorticoid 분비량 평가

검체 취급 ① 아침 안정 시 누운 자세에서 채혈한다. ② 혈장은 동결 보존한다.

측정치에 따라 짐작되는 질환

• 감소 (30 pg/mL 이하)

《예상질환》 Addison병, 선택적 저 aldosterone증 **《잠재질환》** 18-Hydroxylase(CMO type I) 결손증, 18-OH-dehydrogenase(CMO type II) 결손증, 21-hydroxylase 결손증, 기타 mineralocorticoid 과잉(17α-hydroxylase 결손증, 11β-hydroxylase 결손증, DOC 생산 종양 등), 가성 aldosterone증(glycyrrhizin이나 감초 복용 시), angiotensin 변환 효소 저해약이나 angiotensin II 수용체 길항약 복용 시 **《조치》** 혈장 renin 활성을 측정함과 동시에 renin 분비 자극시험을 시행한다.

[주] CMO : corticosterone methyloxidase.
CMO I 과 CMO II 는 *CYP 11 B 2*상에 존재한다.

• 증가 (160 pg/mL 이상)

《예상질환》 원발성 aldosterone증, 특발성 aldosterone증, 속발성 aldosterone증(간경변, 신증후군, 심부전증 등), glucocorticoid 반응성 aldosterone증, 악성고혈압, 신혈관성 고혈압, 신장질환 **《잠재질환》** Bartter 증후군, renin 생산 종양, 가성 저 aldosterone증(수용체 결손), spironolactone 복용 시 **《조치》** 혈장 renin 활성 측정과 동시에 renin 분비 자극시험을 시행한다. 또한 ^{131}I-aldosterol에 의한 부신 scintigraphy를 시행하여 진단한다.

임상적 의의

Aldosterone은 부신피질 구상층에서 합성되는 mineralocorticoid이다. 신장의 원위세뇨관에 작용하여 K와 수소 ion과의 교환으로 Na를 재흡수 한다. Aldosterone의 분비는 renin에 의해 생산되는 angiotensin II 로 인하여 자극을 받는다. 또한 고 K혈증이나 ACTH에 의해서도 aldosterone의 분비는 증가한다.

혈장 renin 활성(plasma renin activity; PRA)를 동시에 측정한다. PRA, aldosterone 모두 증가하는 경우에는 부종성 질환(간경변, 신증후군, 심부전 등)의 속발성 aldosterone증을 고려한다.

유의 사항 ① 체위(서있는 자세는 누운 자세보다 2∼3배 높다). ② Na 섭취량(저 Na 식이에서 증가) ③ K 섭취량(고 K 식이에서 증가) ④ 일내변동에도 주의한다(아침에 높다). ⑤ 여성에

서는 월경주기의 황체기나 임신에서 증가한다.

약물 영향

- **증가시키는 약물** : 이뇨약, spironolactone, dopamine 길항제, estrogen제제
- **감소시키는 약물** : Glycyrrhizin이나 감초, angiotensin 변환효소 저해제, angiotensin Ⅱ 수용체 길항약, 직접적 renin 저해약(DRI)

Androstenedione

기준치

- 남성 : 0.43~1.74 ng/mL
- 여성 : 0.16~2.06 ng/mL

측정법 RIA

검체량 혈청 0.8 mL

검사 목적 주로 부신의 androgen 분비량 평가

검제 취급 동결 보존한다.

측정치에 따라 짐작되는 질환

• **감소(기준치 하한 이하)**

〈예상질환〉 뇌하수체기능저하증, Addison병, 부신선종에 의한 Cushing 증후군, 선천성 부신피질 효소 결손증(17 α-hydroxylase 결손증, 3β-hydroxysteroid dehydrogenase 결손증) **〈잠재질환〉** Turner 증후군, Klinefelter 증후군, 합성 부신피질 steroid 투여, 경구 피임약 투여 **〈조치〉** 혈중 cortisol을 측정한다. 다른 androgen(예: testosterone이나 DHEA 등)을 측정하여 진단, 치료한다.

• **증가(기준치 상한 이상)**

〈예상질환〉 임신, Cushing병, 이소성 ACTH 생산 종양, 부신암, 선천성 부신피질 효소 결손증(21-hydroxylase 결손증, 11β-hydroxylase 결손증), 다낭포성 난소(polycystic ovary; PCO) **〈잠재질환〉** 특발성 다모증, 특발성 사춘기 조숙증, androgen 생산 종양(고환, 난소), 고 prolactin혈증, 고환 17β-hydroxysteroid dehydrogenase 결손증, androgen 불응증(고환성 여성화 증후군, Reifenstein 증후군) **〈조치〉** Glucocorticoid 또는 mineralocorticoid계에도 이상 여부를 확인한다. 다모·남성화 등이 있는 경우에는 부신 scintigraphy, CT, MRI 등의 영상진단으로 진단한다.

임상적 의의

Androgen의 일종이지만 그 생리활성은 testosterone의 1/5~1/10이다. 부신이나 고환 또는 난소에서 합성된다. 일부는 말초조직에서 dehydroepiandrosterone(DHEA)에서 합성된다. 고환에서는 androstenedione을 전구체로 하여 17β-hydroxysteroid dehydrogenase에 의해 testosterone이 합성된다. 그러니 부신이나 난소에서는 이 효소활성이 낮기 때문에 부신이나 난소에서 분비되는 testosterone은 미량이다. 말초조직에서의 변환을 포함시켜도 남성에서는 부신 유래 testosterone은 총량의 1% 이하이다. 여성에서는 testosterone의 약 50%가 말초에서 androstenedione이 testosterone으로 변환된 것이다. 또한 여성에서는 말초조직에서 androstenedione은 estrone으로도 변환된다.

고환이나 난소에서는 androstenedione의 합성·분비는 gonadotropin에 의해 지배된다. 한편, 부신에서의 androstenedione은 부신피질 자극 호르몬(ACTH)에 의해 지배를 받는다. 외성기 이상이나 남성화 징후, 성 조숙증이나 2차 성징의 발현이상, 무월경을 보이는 경우에 측정한다. 선천성 부신피질 효소 결손증이나 Cushing 증후군의 감별진단에도 유용하다.

유의 사항 ① 연령(사춘기에 증가하고, 가령과 더불어 감소한다). ② 일내변동(아침에 높고, 저녁에 낮다). ③ 성별에 따른 변동은 별로 나타나지 않는다. ④ 성주기(배란 전후에 증가한다).

약물 영향

- **증가시키는 약물** : ACTH, 황체화 호르몬(LH), 융모성 gonadotropin(HCG) 투여 시
- **감소시키는 약물** : 합성 부신피질 steroid제

Cortisol

기준치 2.7~15.5 μg/dL

측정법 RIA, EIA

검체량 혈청 0.5 mL

검사 목적 부신의 glucocorticoid 분비량 평가

검체 취급 아침 안정 시에 채혈한다.

측정치에 따라 짐작되는 질환

- **감소 (2.7 μg/dL 이하)**

〈예상질환〉 뇌하수체기능저하증, Addison병 **〈잠재질환〉** ACTH 단독 결손증, 선천성 부신피질 과형성, 합성 부신피질 steroid제 투여중 **〈조치〉** 혈중 ACTH를 동시에 측정한다.

- **증가 (15.5 μg/dL 이상)**

〈예상질환〉 Cushing병, Cushing 증후군(부신선종, 암) **〈잠재질환〉** 이소성 ACTH 생산 종양, 비만, 신경성 식욕부진증, CBG 증가 시(임신, estrogen 투여 중) **〈조치〉** 혈중 ACTH를 동시에 측정한다. 요중 17-OHCS, 요중 17-KS, 요중 유리 cortisol(17-OHCS가 증가하는 단순성 비만에서는 감소)의 측정도 참고가 된다. Dexamethasone 억제시험이 감별에 필요한 경우도 있다.

임상적 의의

Cortisol은 부신피질 속상대(zona fasciculata)에서 합성되는 glucocorticoid이다. 뇌하수체 전엽에서 ACTH에 의해 분비가 조절된다.

Cortisol의 1일 분비량은 약 20 mg으로 혈중에서는 90%가 corticoid 결합 globulin(CBG, transcortin)과 결합하여 존재한다. 간·신장에서 대사되고, 요로 배설되는데, 20~30%가 17-OHCS로서 측정된다.

Glucocorticoid의 활성 추정과 동시에 시상하부－뇌하수체－부신계의 병변을 추정할 수 있다.

유의 사항 ① 아침에 높고, 저녁에 낮아지는 일내변동에 주의한다. ② 운동이나 stress에도 증가한다. ③ CBG 증가 시(임신, estrogen 투여)에는 증가하므로 주의하여야 한다.

약물 영향 ① 여성 호르몬으로 인하여 증가하고, ② 합성 부신피질 steroid제로 인하여 감소한다.

Free cortisol

기준치

- 남성 : 58~160 μg/day
- 여성 : 31~99 μg/day

측정법 RIA

검체량 축뇨 5 mL

검사 목적 부신의 glucocorticoid 1일 총분비량 평가

검체 취급 축뇨, 동결보존한다.

측정치에 따라 짐작되는 질환

- **감소 (기준치 하한 이하)**

〈예상질환〉 Addison병, 뇌하수체기능저하증

〈잠재질환〉 ACTH 단독 결손증, 선천성 부신피질과형성, 합성 부신피질 steroid제 투여, 간경변 **〈조치〉** 혈중 ACTH나 cortisol 농도를 동시에 측정하여 원질환을 진단한다.

- **증가(기준치 상한 이상)**

〈예상질환〉 Cushing병, Cushing 증후군(부신선종, 부신암) **〈잠재질환〉** 이소성 ACTH 생산종양 **〈조치〉** 혈중 ACTH나 cortisol 농도를 동시에 측정하여 원질환을 진단한다. Dexamethasone 억제시험이 감별에 유용한 경우도 있다.

임상적 의의

요로 배설되는 비포합형 cortisol을 정량한다. 혈액에 존재하는 cortisol의 90%는 corticosteroid 결합 globulin(CBG, transcortin)과 결합되어 있어서 핵 내로 이행하지 못해 생물학적으로는 활성을 보이지 않는다. 나머지 10%는 유리(비포합형) cortisol로 존재하고 있어서 호르몬 작용을 보이는 활성형인 것이다. 혈중 cortisol 농도는 CBG 등의 결합 단백이 증가된 경우는 겉보기에 증가치를 보인다. 따라서 혈중 유리 cortisol 농도와 병행하는 요중 유리 cortisol은 생체 내 glucocorticoid 활성을 잘 반영한다.

유의사항 ① 운동이나 stress에서 증가한다. ② 임신이나 단순한 비만증에서는 증가하지 않는다.

약물 영향 혈중 유리 cortisol의 증감을 보다 조기에 반영하기 때문에 요중 유리 cortisol은 cortisol을 아침 1회 투여한 경우에는 동량을 아침 저녁 2회로 나누어 투여한 경우에 비해 보다 고농도를 보인다. 1일 보충량을 파악하기 위해서는 17-hydroxycorticosteroid(OHCS)를 측정하는 것이 적합하다.

Dehydroepiandrosterone [DHEA], Dehydroepiandrosterone-sulfate [DHEA-S]

기준치

· DHEA : 1.2~7.5 ng/mL

· DHEA-S : 400~1,500 ng/mL

측정법 RIA

검체량 혈청 0.5 mL

검사 목적 부신의 androgen 분비량 평가

검체 취급 동결 보존한다.

측정치에 따라 짐작되는 질환

- **감소(기준치 하한 이하)**

〈예상질환〉 뇌하수체기능저하증, Addison병, 부신선종으로 인한 Cushing 증후군 **〈잠재질환〉** 선천성 부신피질 효소 결손증(17 α-hydroxylase 결손증), Turner 증후군, Klinefelter 증후군, 사춘기지발증 **〈조치〉** 혈중 ACTH나 cortisol을 측정한다. 또한 LH, FSH 등을 측정하여 진단한다.

- **증가(기준치 상한 이상)**

〈예상질환〉 Cushing병 **〈잠재질환〉** Cushing 증후군(이소성 ACTH 생산 종양, 부신암), 선천성 부신피질 효소 결손증(21-hydroxylase 결손증, 11 β-hydroxylase 결손증), 다낭포성 난소증후군, 특발성 사춘기조발증, 고 prolactin 혈 **〈조치〉** 혈중 ACTH나 cortisol, aldosterone을 측정하고, 또한 혈중 LH, FSH를 측정하여 원질환을 진단하고 치료한다.

임상적 의의

부신 유래 androgen의 대부분은 DHEA-S이다. 부신 androgen의 생물학적 활성은 대단히 약하다. DHEA-S의 반감기는 360분으로 길고,

testosterone의 전구물질이기도 하다. 남녀 모두 DHEA-S의 거의 모두는 부신 유래인데, DHEA의 10~20%는 고환 또는 난소 유래이다. 부신에서 분비되는 DHEA-S는 말초에서 DHEA로 변환된다. 이들 DHEA는 부신이나 성선에서 분비되는 DHEA와 함께 androstenedione으로 전환되고, 다시 testosterone, dihydrotestosterone으로 전환되어 남성 호르몬으로서의 작용을 나타낸다. 남자에서는 DHEA에서 testosterone으로의 전환은 1% 이하로 testosterone의 대부분이 고환에서 유래한다. 한편, 여성에서는 부신과 난소 유래의 DHEA, androstenedione에서 testosterone으로의 전환이 testosterone의 대부분을 차지한다.

DHEA나 DHEA-S는 뇌하수체의 부신피질 자극 호르몬(ACTH)에 의해 합성·분비가 조절받는다. DHEA나 DHEA-S의 기타 생물학적 작용에 관해서는 허혈성 심질환이나 암 환자에서 저농도를 보이는 것으로 미루어 항동맥경화 작용이나 발암 억제작용이 있다는 보고가 있다.

유의사항 ① 연령(사춘기에 증가하고, 가령과 더불어 감소한다). ② 임신후기에 감소한다. ③ 일내변동(아침에 증가하고, 저녁때 감소한다)이 있다.

약물 영향 ① 고 prolactin혈증을 일으키는 항 dopamine제 투여에서 증가한다. ② 경구 피임약, 합성 부신피질 steroid제 투여에서 감소한다.

11-Hydroxycorticosteroids [11-OHCS]

기준치 7~23 μg/dL

측정법 형광법 (DeMoo 변법)

검체량 혈청 1 mL

검사 목적 부신의 glucocorticoid 분비량 평가

검체 취급 아침 안정 시에 채혈한다. 혈청을 동결 보존한다.

측정치에 따라 짐작되는 질환

- **감소 (7 μg/dL 이하)**

〈예상질환〉 부신피질기능저하증(Addison병, 뇌하수체기능저하증), 선천성 부신피질 과형성 (21-hydroxylase 결손증, 11β-hydroxylase 결손증) **〈잠재질환〉** 갑상선기능저하증, 신증후군, 간질환 **〈조치〉** 필요에 따라 부신피질 자극 호르몬(ACTH) 부하시험을 시행하고, 또한 혈중 cortisol이나 ACTH 농도를 측정하여 원질환을 진단하고 치료한다.

- **증가 (23 μg/dL 이상)**

〈예상질환〉 부신피질기능항진증(Cushing병, Cushing 증후군, 이소성 ACTH 생산 종양), 부신피질 자극상태(ACTH, insulin 등의 투여) **〈잠재질환〉** 갑상선기능항진증, 임신 **〈조치〉** 필요에 따라 dexamethasone 억제시험 등을 시행하고, 또한 혈중 cortisol이나 ACTH 농도를 측정하여 원질환을 진단하고 치료한다.

임상적 의의

C-11 위치에 OH가 붙은 corticoid(steroid hormone)의 총칭이다. Cortisol이 75%를 차지하는데, corticosterone, 20β-hydroxycortisol, 21-deoxycortisol 등도 포함된다. C-11 위치에 OH가 붙은 corticoid는 강산에 의해 형광을 발하기 때문에 그 측정이 비교적 간편하다. 그 혈중 농도를 측정하는 것으로 부신피질 기능이상을 평가할 수 있다. 단, 최근에는 보다 특이적인 cortisol 측정이 용이하기 때문에 그

임상적 의의는 적어지고 있다.

유의 사항 부신피질의 cortisol 분비를 반영하는 지표가 된다. 17-hydroxycorticosteroid 항을 참조.

약물 영향 Spironolactone, quinidine, gelatin 투여 등에서 증가한다.

17-Hydroxycorticosteroids [17-OHCS]

기준치

- 남성 : 2.1~11.5 mg/day
- 여성 : 2.6~7.8 mg/day

측정법 비색법

검체량 축뇨 8 mL

검사 목적 부신의 glucocorticoid 분비량 평가

검체 취급 ① Toluene 축뇨(축뇨량 기록). ② 동결 보존한다.

측정치에 따라 짐작되는 질환

• 감소 (기준치 하한 이하)

〈예상질환〉 뇌하수체기능저하증, ACTH 단독 결손증, Addison병, 선천성 부신피질 과형성 (21-hydroxylase 결손증, lipoid 과형성) **〈잠재질환〉** 기아나 신경성 식욕부진증, 간질환, 신장질환 **〈조치〉** 보다 특이적인 혈중 cortisol 측정과 혈중 ACTH를 측정하고, ACTH 부하시험을 시행하여 원질환을 진단하고 치료한다.

• 증가 (기준치 상한 이상)

〈예상질환〉 Cushing병, Cushing 증후군(부신선종, 암), 이소성 ACTH 생산 종양, 선천성 부신피질 과형성(11 β-hydroxylase 결손증) **〈잠재질환〉** 단순성 비만, alcohol 상음자, 갑상선기능항진증 **〈조치〉** 보다 특이적인 혈중 cortisol과 혈중 ACTH를 측정하고, 또한 여러 가지 부하시험(dexamethasone 부하시험, metyrapone 부하시험)을 시행하여 원질환을 진단하고 치료한다.

임상적 의의

17-OHCS는 C-21 steroid의 C-17 위치에서 17,21-dihydroxyketone side chain이 phenylhydrazine과 반응하여 황녹색을 나타내는 Porter-Silber 반응을 이용하여 cortisol이나 11-deoxycortisol 및 그 대사산물을 측정하는 것이다.

17-OHCS로서 측정되는 요중 steroid는 cortisol, cortisone, tetrahydrocortisol, tetrahydrocortisone 등이다. 즉, 1일 glucocorticoid의 분비량의 지표가 된다.

유의 사항 신생아기부터 점차 증가하여 15~40세에 최고치를 보이다가 이후 감소한다.

약물 영향

- **증가시키는 약물** : 항균약(cephalothin, chloramphenicol, rifampicin), 이뇨제(spironolactone, hydrochlorothiazide, furosemide), glucocorticoid 등
- **감소시키는 약물** : 합성 glucocorticoid, mitotane, salicylate, 향정신약(phenobarbital), 항경련제(phenytoin), 요산 배설약(probenecid) 등.

17-Ketogenic steroids [17-KGS]

기준치

- 남성 : 6.0~18.4 mg/day
- 여성 : 3.55~11.2 mg/day

측정법 비색법

검체량 축뇨 12 mL
검사 목적 부신의 glucocorticoid 분비량 평가
검체 취급 ① Toluene 축뇨(축뇨량 기록), ② 동결 보존한다.

측정치에 따라 짐작되는 질환

• 감소 (기준치 하한 이하)

〈 예상질환 〉 부신피질기능저하증(Addison병, 뇌하수체기능저하증) 〈 조치 〉 17-OHCS나 혈중 cortisol 농도 등을 측정하여 원질환을 진단하고 치료한다.

• 증가 (기준치 상한이상)

〈 예상질환 〉 부신피질기능항진증(Cushing병, Cushing 증후군, 이소성 ACTH 생산 종양), 부신피질 자극상태(ACTH, insulin 등의 투여), 선천성 부신피질 과형성(21-hydroxylase 결손증, 11 β-hydroxylase 결손증) 〈 조치 〉 17-OHCS나 혈중 cortisol 농도 등을 측정하여 원질환을 진단하고 치료한다.

임상적 의의

요로 배설되는 C-21 steroid가 $NaBH_4$(sodium borohydride)로 인하여 환원된 후, $NaIO_4$(sodium metaperiodate)에 의해 산화되어 17-ketosteroid(KS)로 변환되는 17-hydroxy-21-steroid의 총칭이다. 부신피질에서 분비되는 주요 corticoid인 cortisol 및 그 전구체나 대사산물의 총량을 알 수 있다. 양적으로는 cortisol이 가장 많으므로 cortisol 분비량과 병행한다고 할 수 있다. 단, metyrapone (metopiron) 시험에서는 11-deoxycortisol 양이 증가하는 것으로 미루어 17-OHCS보다 17-KGS가 예민한 것으로 이해하고 있다.

유의 사항 ① 성별·연령에 따른 차이는 없다. ② 축뇨가 완전하다면 일내변동을 고려하지 않아도 좋다.

약물 영향

- 증가시키는 약물 : Nalidixic acid, penicillin G(측정계를 간섭하여 외견상 고농도를 초래), ACTH 또는 metyrapone
- 감소시키는 약물 : Iodine 함유물(측정계를 간섭하여 외견상 저농도를 초래), 경구피임

17-Ketogenic steroids [17-KGS] 2 fractions

기준치

• 11-Oxy-17-KGS
- 남성 : 3.86~13.8 mg/day
- 여성 : 3.25~8.1 mg/day

• 11-Deoxy-17-KGS
- 남성 : 1.54~3.91 mg/day
- 여성 : 0.84~2.77 mg/day

측정법 비색법
검체량 축뇨 12 mL
검사 목적 부신의 glucocorticoid 또는 그 전구체 및 대사산물의 분비량 평가
검체 취급 ① Toluene 축뇨(축뇨량 기록). ② 동결 보존한다.

측정치에 따라 짐작되는 질환

• 11-Deoxy-17-KGS/11-Oxy-17-KGS 비 0.2 이하

〈 예상질환 〉 Cushing 증후군, 부신피질기능저하증(Addison병, 뇌하수체기능저하증) 〈 조치 〉 17-OHCS나 혈중 cortisol 농도를 측정하여 진단한다.

• 11-Deoxy-17-KGS/11-Oxy-17-KGS 비 0.2 이상

〈예상질환〉 선천성 부신피질과형성(21-hydroxylase 결손증, 11β-hydroxylase 결손증), metyrapone 투여 **〈조치〉** 17-OHCS, 혈중 cortisol 농도나 17-hydroxyprogesterone 농도를 측정하여 원질환을 진단하고 치료한다.

임상적 의의

요로 배설되는 17-KGS를 C-11 위치의 OH기의 유무에 따라 column chromatography로 11-deoxy-17-KGS와 11-oxy-17-KGS의 2분획을 측정한다. 전자는 부신피질에서 분비되는 주요 corticoid인 cortisol의 전구체를 반영하고, 후자는 그 대사산물의 총량을 반영한다. 11-Deoxy-17-KGS에는 11-deoxycortisol(S), tetrahydro S, 11-deoxycortrol, 17- hydroxylpregnenolone, 17-hydroxyprogesterone, preg nantriol 등이 포함된다. 11-Oxy-17-KGS에는 cortisol(F), tetrahydrocortisol, cortol, cortisone 등이 포함된다.

17-KGS와 같은 의의가 있지만 부신피질 호르몬 합성효소 결손증을 진단하는 데는 보다 유용하다.

유의 사항 「17-KGS」 항 참조

약물 영향 「17-KGS」 항 참조

17-Ketosteroids [17-KS]

기준치

· 남성 : 3.5~13 mg/day

· 여성 : 3~8 mg/day (단, 성인의 기준치)

측정법 비색법

검체량 축뇨 8 mL

검사 목적 부신의 androgen 분비량 평가

검체 취급 ① Toluene 축뇨(축뇨량 기록). ② 동결 보존한다.

측정치에 따라 짐작되는 질환

• 감소(기준치 하한 이하)

〈예상질환〉 뇌하수체기능저하증, Addison병, 부신선종으로 인한 Cushing 증후군 **〈잠재질환〉** Turner 증후군, Klinefelter 증후군 **〈조치〉** 17-OHCS를 측정한다. 혈중 ACTH, cortisol 농도를 측정한다. 또한 성선기능을 검색한다. 17-KS 감소에 혈중 gonadotropin 증가는 원발성 성선기능저하증이 시사되고, 17-KS, 혈중 gonadotropin 양자가 감소하면 속발성 성선기능저하증이 시사된다.

• 증가(기준치 상한 이상)

〈예상질환〉 Cushing병, Cushing 증후군(부신암이나 이소성 ACTH 생산 종양에서 현저한 증가), 21-hydroxylase 결손증, 11β-hydroxylase 결손증 **〈잠재질환〉** 고환종양, 난소종양, 다낭포성 난소(PCO) **〈조치〉** 17-OHCS, 혈중 ACTH, cortisol 농도를 측정한다. Dexamethasone 억제시험에서 17-KS 배설량이 부신암에서는 억제되지 않고, 선천성 부신피질 효소 결손증에서 억제된다. 또한 성선기능을 검색한다.

임상적 의의

17-KS는 Zimmermann 반응(C-17 위치에 ketone이 있는 C-17 steroid가 metadinitrobenzene과 반응하여 pink 색을 나타낸다)을 이용하여 남성 호르몬(androgen; C-19 steroid의 총칭)의 분비량을 측정하는 것이다. 생물학적 활성이 있는 testosterone이나 dihydrotestosterone(DHT)은 불과 1% 이하이고, 그 대부분은 DHEA와 DHEA-S이다. 따라서 남성 호르몬의 활성 지표로의 의의는 낮다. 요

중 17-KS 배설량은 건강한 남성에서는 20~30%가 고환 유래이고, 나머지는 부신 유래이다. 건강한 여성이나 소아는 오직 부신 유래뿐이다. 부신종양이나 부신성기 증후군에서 임상적 의의가 나타난다.

유의사항 ① 성별에 따른 차이를 보인다(남성 > 여성). ② 연령(성인에서 최고치를 보이다가 이후 점차 감소)

약물 영향

- **증가시키는 약물** : 항생물질(penicillin, erythromycin, chloramphenicol, nalidixic acid), 향정신약(chlorpromazine), 이뇨약(spironolactone), 남성호르몬, glucosteroid(대량 투여) 등이다.
- **감소시키는 약물** : 향정신약(chlordiazepoxide), 강심약(digoxin), 혈압강하제(reserpine), glucosteroid. 요산 배설 촉진약(probenecid)은 17-KS의 요중 배설을 억제한다.

17-Ketosteroids [17-KS] 2 fractions

기준치

- 11-Oxy-17-KS
  - 남성 : 0.52~1.72 mg/day
  - 여성 : 0.51~2.19 mg/day
- 11-Deoxy-17-KS
  - 남성 : 3.54~10.9 mg/day
  - 여성 : 2.51~9.03 mg/day

측정법 HPLC

검체량 축뇨 25 mL

검사 목적 부신의 androgen 분비량 평가

검체 취급 ① Toluene 축뇨(축뇨량 기록). ② 동결 보존한다.

측정치에 따라 짐작되는 질환

■ 11-Deoxy-17-KS

• 감소 (기준치 하한 이하)

〈예상질환〉 성선기능저하증 **〈조치〉** 더욱 더 상세하게 17-KS의 분획을 측정하고, 또한 혈중 cortisol이나 testosterone 농도를 측정하여 원질환을 진단하고 치료한다.

• 증가 (기준치 상한 이상)

〈예상질환〉 Cushing 증후군(부신암이나 이소성 ACTH 생산 종양에서 현저한 증가), 선천성 부신피질 과형성(21-hydroxylase 결손증, 11 β-hydroxylase 결손증) **〈잠재질환〉** 고환종양, 난소종양, 다낭포성 난소(PCO) **〈조치〉** 더욱 더 상세하게 17-KS나 17-KGS 분획을 측정하고, 혈중 cortisol이나 testosterone 농도를 측정한다. 그리고 dexamethasone 억제시험을 시행하여 원질환을 진단하고 치료한다.

■ 11-Oxy-17-KS

• 증가 (기준치 상한 이상)

〈예상질환〉 Cushing 증후군(부신선종) **〈조치〉** 11-deoxy-17-KS의 기준치 상한 이상의 조치와 같다.

임상적 의의

17-KS의 2 분획은 요로 배설되는 17-KS를, C-11 위치의 OH기의 유무에 따라 column chromatography로 11-deoxy-17-KS와 11-oxy-17-KS를 측정한다. 11-Deoxy-17-KS에는 andro sterone(An), etiocholanolone(Et), dehydroepiandrosterone(DHEA) 등이 포함되고, 부신피질 및 남성 성선에서 유래한다. 11-Oxy-17-KS에는 11-oxy-An, 11-oxy-Et, 11-keto-Et, 11-keto-An이 포함되고, 부신피질에서 유래한다.

17-KS의 2 분획 측정은 부신질환 특히 Cushing 증후군의 감별이나 선천성 부신피질 과형성을 진단하는데 유용하다.

유의 사항 ① 성별(남성 > 여성) ② 연령(성인에서 최고치를 보이다가 이후 점차 감소)

약물 영향 「17-KS」 항 참조

17-Ketosteroids [17-KS] 3 fractions

기준치

- Androsterone (An)

· 남성 : 0.2~3 mg/day

· 여성 : 0.08~2.6 mg/day

- Etiocholanolone (Et)

· 남성 : 0.04~2.8 mg/day

· 여성 : 0.04~1.1 mg/day

- Dehydroepiandrosterone (DHEA)

· 남성 : 0.04~1.6 mg/day

· 여성 : 0.02~1.0 mg/day

측정법 GC-MS

검체량 축뇨 25 mL

검사 목적 Androgen이 부신 유래인가, 성선 유래인가를 감별

검체 취급 Toluene 축뇨(축뇨량 기록) ② 동결 보존한다.

측정치에 따라 짐작되는 질환

■ Androsterone (An)

- **감소 (기준치 하한 이하)**

《 예상질환 》 성선기능저하증 **《 잠재질환 》** 갑상선기능저하증 **《 조치 》** 혈중 testosterone 농도를 측정하고, 또한 혈중 황체화 호르몬(LH), 난포자극 호르몬(FSH) 농도를 측정하여 원질환을 진단하고 치료한다.

- **증가 (기준치 상한 이상)**

《 예상질환 》 선천성 부신피질 과형성(21-hydroxylase 결손증, 11 β-hydroxylase 결손증)

《 잠재질환 》 고환종양, 난소종양, 다낭포성 난소증후군, 남성화 부신종양, 갑상선기능항진증

《 조치 》 혈중 cortisol이나 testosterone 농도를 측정한다.

■ Etiocholanolone (Et)

- **감소 (기준치 하한 이하)**

《 예상질환 》 선천성 부신피질 과형성(17 α-hydroxylase 결손증), 갑상선기능항진증 **《 조치 》** 혈중 갑상선 호르몬 농도를 측정한다.

- **증가 (기준치 상한 이상)**

《 예상질환 》 선천성 부신피질 과형성(21-hydroxylase 결손증, 11 β-hydroxylase 결손증)

《 잠재질환 》 다낭포성 난소증후군, 남성화 부신종양, 갑상선기능저하증 **《 조치 》** 혈중 cortisol 이나 갑상선 호르몬 농도를 측정한다.

■ Dehydroepiandrosterone (DHEA)

- **증가 (기준치 상한 이상)**

《 예상질환 》 부신암, Cushing병, 이소성 ACTH 생산 종양, 선천성 부신피질 과형성(21-hydroxylase 결손증, 11 β-hydroxylase 결손증), 다낭포성 난소증후군, 부신암 **《 조치 》** 혈중 cortisol 농도를 측정한다.

임상적 의의

요로 배설되는 17-KS 가운데 11-deoxy-17-KS에 포함되는 androsterone(An), etiocholanolone(Et), dehydroepiandrosterone (DHEA)를 분획 정량한다. An과 Et는 남성 성선 유래이지만 DHEA는 부신 유래로 androgen

(남성 호르몬)의 1일 분비량을 파악할 수 있다. An은 androgen 작용이 약하지만 그의 5β 위치가 환원된 입체이성체인 Et는 androgen 작용이 없다. An/Et 비는 androgen index로 5α 및 5β 환원 효소의 활성 비를 나타낸다. 남성에서는 부신 유래의 androgen과 고환 유래의 testosterone 분비와 대사를, 여성에서는 부신성 androgen의 분비와 대사를 반영한다.

유의 사항 ① 성별(남성>여성) ② 연령(성인에서 최고치를 보이다가 이후 점차 감소)

약물 영향 「17-KS」 항 참조

17-Ketosteroids [17-KS] 7 fractions

기준치 표 33 참조

측정법 GC-MS

검체량 축뇨 25 mL

검사 목적 부신피질과 성선 유래의 androgen 분비량 평가

검체 취급 Toluene 축뇨(축뇨량 기록)

측정치에 따라 짐작되는 질환

■ Androsterone (An)과 11-OH-An

• 감소 (기준치 하한 이하)

〈예상질환〉 성선기능저하증 **〈잠재질환〉** 갑상선기능저하증 **〈조치〉** 혈중 testosterone 농도를 측정한다. 또한 혈중 황체화 호르몬(LH), 난포자극 호르몬(FSH) 농도를 측정한다.

• 증가 (기준치 상한 이상)

〈예상질환〉 Cushing 증후군, 선천성 부신피질과형성(21-hydroxylase 결손증, 11β-hydroxylase 결손증) **〈잠재질환〉** 고환종양, 난소종양, 다낭포성 난소(PCO), 갑상선기능항진증 **〈조치〉** 혈중 cortisol이나 testosterone 농도를 측정한다.

■ Etiocholanolone (Et)

• 감소 (기준치 하한 이하)

〈예상질환〉 갑상선기능항진증 **〈조치〉** 혈중 갑상선 호르몬 농도를 측정한다.

• 증가 (기준치 상한 이상)

〈예상질환〉 Cushing병 **〈잠재질환〉** 갑상선기능저하증 **〈조치〉** 혈중 cortisol이나 갑상선 호르몬 농도를 측정한다.

■ Dehydroepiandrosterone (DHEA)

• 증가 (기준치 상한 이상)

〈예상질환〉 부신암, Cushing병, 다낭포성 난소 **〈조치〉** 혈중 cortisol 농도를 측정한다.

임상적 의의

요로 배설되는 17-KS 가운데 11-deoxy-17-KS에 포함되는 androsterone(An), etiocholanolone(Et), dehydroepiandrosterone (DHEA)과 11-oxy-17-KS에 포함되는 11-hydroxy-An, 11-hydroxy-Et, 11-keto-Et, 11-keto-An의 7 분획을 측정한다. 앞의 3 자는 부신피질과 성선에서 유래하고, 뒤의 4 자는 부신피질에서 유래한다.

표 33. 17-Ketosteroid 7 분획의 기준치

17-KS 7 분획	남 성 (mg/day)	여 성 (mg/day)
Androsterone	1.0~4.2	0.4~3.0
Etiocholanolone	0.55~2.6	0.3~2.5
Dehydroepiandrosterone	0.12~5.2	0.04~2.6
11-Ketoandrosterone	0.12 이하	0.07 이하
11-Ketoetiocholanolone	0.04~0.65	0.03~0.5
11-OH-Androsterone	0.40~2.3	0.22~1.6
11-OH-Etiocholanolone	0.03~0.65	0.02~0.65

남성에서는 부신 유래 androgen과 고환 유래 testosterone의 분비와 대사를, 여성에서는 부신성 androgen의 분비와 대사를 반영하므로 시상하부－뇌하수체－부신계 또는 시상하부－뇌하수체계 기능을 알 수 있다.

유의 사항 ① 성별에 따라 차이를 보인다(남성＞여성). ② 연령(성인에서 최고치를 보이다가 이후 점차 감소)

약물 영향 「17-KS」 항 참조

XIII. 성선·태반 호르몬

Cervical mucosal insulin-like growth factor binding protein-1 [IGFBp-1]

기준치 음성

측정법 효소면역 chromatography

검체량 자궁경관 점액 또는 질원개(fornix of vagina) 점액을 전용 면봉으로 채취

검사 목적 전기(前期) 양막파열의 진단

검체 취급 전용 면봉으로 체취한 후, 곧바로 추출액으로 추출 처리하여 신속하게 검사한다.

측정치에 따라 짐작되는 질환

• **양 성**

〈예상질환〉 양막파열(amniorrhexis) **〈잠재질환〉** 천자 후의 양수 혼입 **〈조치〉** 양막파열이 의심되는 경우에 저농도 양성인 경우, 1주 후에 재검사 하거나 자궁경관 분비액의 암태아성 fibronectin을 측정하여 진단한다.

임상적 의의

임신 중에 IGFBP-1은 태반기저 탈락막에서 생산되어 모체 혈중으로 유출된다. 양수의 IGFBP-1은 100배 이상의 고농도를 보이는데, 이는 태아 유래로 이해하고 있다. 그 후 양수로 용출하고, 양막파열로 인하여 자궁경관 점액에도 증가한다.

효소면역 chromatography법은 blue latex colloid와 결합한 항체가 검체 중의 IGFBP-1 항원과 결합하면서 여지 상(上)에 이동하고, 제 2의 IGFBP-1 항체를 고착시킨 부위에 blue band로서 집적된 상태를 육안으로 판정하는 것이다. 양성의 한계는 1 ng/mL 정도로 추정된다.

이 방법의 진단효율은 감도 95%, 특이도 93%이다. 모체 혈중의 이 물질의 농도는 양수의 1/100~1/1,000로 농도가 낮아서 혈액 혼입으로도 위양성을 나타내므로 fibronectin, AFP, pH 등, 다른 검사와 비교해도 특이성이 우수하다.

유의 사항 검체인 점액의 채취량이 적으면 위음성으로 되는 경우가 있다. IGFBP-1은 요나 정액에도 거의 없기 때문에 이것들의 영향은 받지 않는다. 암태아성 fibronectin과 달리 채취 전에 부부관계를 하지 않도록 주의할 필요는 없다. 질 내의 protease로 인하여 분해되어 위음성으로 되는 경우가 있으므로 종합적으로 판정하는 것이 바람직하다.

Dihydrotestosterone [DHT]

기준치

· 남성 : 0.2~1.0 ng/mL

· 여성 : 0.05~0.3 ng/mL

측정법 RIA

검체량 혈청 1 mL

검사 목적 성선 기능 평가

검체 취급 혈액 채취 후, 즉시 원심 분리하여 −20℃에서 동결 보존한다.

측정치에 따라 짐작되는 질환

• **감 소**

(잠재질환) 5α-Reductase 결손증, 성선기능부전증 **(조치)** 혈중 testosterone 측정. Human chorionic gonadotropin(hCG) 부하시험 등으로 원질환을 진단하고 치료한다.

• **증 가**

(잠재질환) 전립선비대증, 다모증(여성) **(조치)** 혈중 LH, testosterone 측정 등으로 원질환을 진단하고 치료한다.

임상적 의의

DHT는 가장 강력한 남성 호르몬 작용을 보이는 testosterone으로 표적세포의 활성형 호르몬이다. 즉, 유리형 testosterone이 표적세포 내로 들어가면 빠르게 5α-reductase의 작용을 받아 DHT로 되어 세포질 내 수용체와 결합하여 복합체를 형성한다. 이 복합체가 핵 DNA에 작용하여 testosterone의 작용을 발현시킨다. 그 후, DHT는 대사되어 세포 밖으로 나가므로 혈중 DHT 농도에 반영되지 않는다. 혈중 DHT의 대부분은 간이 주체인 비표적 장기에서 testosterone으로부터 변환되어 존재하는 것이다. DHT의 혈중 농도는 testosterone의 약 1/10로 낮고, 또한 결합 단백과 강하게 결합하고 있다. 이상의 것으로 혈중 DHT 자체는 남성 호르몬 활성의 지표로서의 의의는 testosterone에 비해 낮다.

그러나 남성 가성 반음양을 초래하는 5α-reductase 결손증 진단에 유용하다는 것이 알려졌다. 이 질환의 환자도 특히 소아에서는 혈중 DHT의 기초농도만으로는 정상인과의 구별이 곤란하므로 hCG를 부하하여 testosterone/DHT 비의 상승을 확인하고 판별하여야 한다. 또한 전립선비대증 환자나 여성의 다모증 환자에서 혈중 DHT가 증가한다는 보고가 있다.

유의 사항 ① 혈중 DHT 측정은 5α-reductase 결손증 등의 특수한 경우를 제외하고, 임상적으로는 현시점에서 그다지 유용성은 없다. ② 혈중 DHT는 성별(남성 > 여성), 가령에 따른 변동(생후 6개월까지의 남아에서는 증가하지만 그 후 격감하여 사춘기까지 저농도를 보인다. 사춘기 이후에는 다시 증가하여 20대부터 70대까지는 거의 일정한 농도를 유지한다. 80세 이후에는 감소한다)을 고려할 필요가 있다. ③ 혈중 DHT도 testosterone처럼 일내변동을 보이는데, 변동 폭이 작아 1일 평균치의 10% 이내이다.

약물 영향 hCG부하에서 증가하고, 5α-reductase 저해약(finasteride) 투여에서 감소한다.

Estrogen

기준치

• **임 신**

· 32~36주 : 15 mg/day 이상
· 37~38주 : 20 mg/day 이상
· 39~42주 : 25 mg/day 이상

• **비임신**

· 난포기 : 3~20 μg/day
· 배란기 : 10~60 μg/day
· 황체기 : 8~50 μg/day
· 폐경후 : 10 μg/day 이하

• **남성** : 2~20 μg/day

측정법
· 임신 : LPIA
· 비임신 및 남성 : RIA
검체량
· LPIA : 축뇨 1 mL (임신)
· RIA : 축뇨 3 mL (비임신)
검사 목적 성선, 태반 기능 평가
검체 취급 요 검체는 방부제(toluene 1~2 mL)를 첨가한 24시간 축뇨(축뇨량 기록)를 냉암소에 보존한다.

측정치에 따라 짐작되는 질환

■ **임 신**

● **증 가**

〈잠재질환〉 다태임신 **〈조치〉** 영상진단을 포함하여 산부인과 진단

● **감 소**

〈잠재질환〉 포상기태, 무뇌아 임신, 자궁내 태아사망, 태아 적모구증, 자궁 내 태아 발육지연, 태아태반기능부전, 태반 sulfatase 결손증, 태반 aromatase 결손증, 중증임신고혈압 증후군 **〈조치〉** 여성의학과적 태아·태반계 기능의 평가와 치료

■ **비임신, 남성**

● **증 가**

〈잠재질환〉 Estrogen 생산 난소종양(난소과립막 세포종), 난소 과잉자극 증후군[뇌하수체성 성선자극 호르몬(hMG)제제 사용], 사춘기 조숙증, 선천성 부신피질 과형성, estrogen 생산 부신종양, 간경변, 이소성 gonadotropin 생산 종양 **〈조치〉** LH/FSH 측정 및 여성의학과적 진단과 치료. 영상진단에 의한 종양의 동정, 외과적으로 치료한다.

● **감 소**

〈잠재질환〉 난소기능 저하 또는 부전증(Turner 증후군 등의 난소 저(무) 형성에 의한 것, 또는 Sheehan 증후군, Simmonds 증후군 등의 저 gonadotropin성인 것), 신경성 식욕부진증, 태반기능부전, Chiari-Frommel 증후군, 태반 aromatase 결손증 **〈조치〉** LH/FSH 측정, 각종 뇌하수체 부하시험, 염색체 분석 등으로 진단한다. 원발성 난소기능저하증에 대해서는 estrogen 보충요법을 시행한다.

임상적 의의

Estrogen은 약 30 종류가 있는데, 중요한 것은 estron(E_1), estradiol(E_2) 및 estriol(E_3)이다. 요중 estrogen의 대부분은 포합형으로 임신 이외에서는 감소한다. 비임신 여성에서는 성주기에 따라 증감하고, 임신부에서는 임신 주수에 따라서 현저하게 증가한다.

총 estrogen이 증가하는 질환은 난소과립막 세포종이나 estrogen 생산 부신종양 같은 estrogen 생산 종양, 배란 유발제에 의한 난소 과잉자극 증후군이나 이소성 gonadotropin 생산 종양 등이 있다. 반대로, Turner 증후군 같은 난소기능이 저하된 질환에서는 총 estrogen이 감소한다. 임신부에서는 요중 estrogen의 대부분이 E_3 이고, 태아·태반기능의 저하로 총 estrogen이 감소한다. 현재는 태아-태반기능의 지표인 E_3 를 특이적으로 측정할 수 있어서 총 estrogen을 측정하는 의의는 낮아졌다.

유의 사항 ① 총 estrogen은 성별(여성 > 남성), 연령(사춘기 전에는 낮고, 사춘기 이후에는 증가하고, 폐경 후 2년 정도에서 감소한다), 성주기, 임신 여부 및 임신 주수, 또한 개인차, 영양상태 등에 의하여 변동하기 때문에 주의가 필요하다. ② 태반기능부전이 의심되는 경우에는 E_2, E_3 나 사람 태반 lactogen 등 다른 태반

기능 검사도 함께 검사한다.

약물 영향 경구 피임약, hMG제제, 갑상선 호르몬제제(levothyroxine), 부신피질 steroid 등의 사용 중에는 총 estrogen이 비정상을 보이는 경우가 있다.

Estradiol [E_2]

기준치

- **비임신시 혈중 E_2**
  - ·난포기(전기) : 11~82 pg/mL(후기) : 52~230 pg/mL
  - ·배란기 : 120~390 pg/mL
  - ·황체기 : 9~230 pg/mL
- **임신시 혈중 E_2**
  - ·전기(10~20주) : 0.05~15 ng/mL
  - ·중기(21~30주) : 6~29 ng/mL
  - ·후기(31~42주) : 9~40 ng/mL
- **남성 : 20~59 pg/mL**

측정법 RIA

검체량 혈청 0.5 mL

검사 목적 성선, 태반, 뇌하수체 기능의 평가

검체 취급 혈액은 채혈 후 곧바로 혈청을 분리하여 −20℃에 냉동 보존한다.

측정치에 따라 짐작되는 질환

- **증 가**

〈잠재질환〉 Estrogen 생산 난소종양(난소과립막 세포종), 난소 과잉자극 증후군[뇌하수체성 성선자극 호르몬(hMG)제제 사용], 사춘기 조숙증, 선천성 부신피질 과형성, estrogen 생산 부신종양, 간경변, 다태 임신, 이소성 gonadotropin 생산 종양 **〈조치〉** 영상진단, 뇌하수체 부신 기능 정밀검사, 종양 제거, 내과적 치료

- **감 소**

〈잠재질환〉 난소기능 저하 또는 부전증[Turner 증후군 등의 난소 저(무) 형성에 의한 것, Sheehan 증후군, Simmonds 증후군 등의 저 gonadotropin성인 것], 신경성 식욕부진증, 태반기능부전, Chiari-Frommel 증후군, 태반 aromatase 결손증 **〈조치〉** 부하시험이나 영상진단에 의한 뇌하수체기능 정밀검사, 염색체 분석 등에 의한 진단. 원발성 난소기능저하증에 대해서는 estrogen 보충요법을 시행한다.

임상적 의의

E_2는 약 30 종류인 estrogen 중에서 자궁비대 작용 등의 estrogen 작용이 가장 강력하고, 난소, 태반에서 생산된다. 여성 혈중 E_2는 난소의 성숙에 수반하여 가령과 더불어 증가하고, 임신 시에는 현저하게 증가하지만 갱년기와 함께 감소한다. 사춘기 조숙증에시는 사춘기 전에 혈중 E_2가 크게 증가한다. 또한 난소과립막 세포종 같은 estrogen 생산 종양이나 배란 유발제를 사용할 때에도 크게 증가하는 경우가 있다. 반대로 난소 태반기능이 저하되는 질환에서는 혈중 E_2가 감소한다. 즉, Turner 증후군 등의 난소 저(무) 형성에 의한 원발성인 것과 시상하부−뇌하수체계의 기능장애로 인한 저 gonadotropin성인 것이 있다. 또한 태반기능부전이나 aromatase 결손증 등에 의한 E_2 합성장애에서도 감소한다.

유의사항 ① 혈중 E_2는 성별(여성 > 남성), 연령(사춘기 이전은 낮고, 사춘기 이후에 증가하는데 폐경 후 2년경에 감소한다), 성주기(LH surge의 1일 전에 peak를 나타내고, 배란일경에 한 번 감소하고, 황체기에 다시 증가한다), 임신 여부 및 임신주 수, 또한 개체차이로 인한 변동이 크고, 측정법, 검사기관에 따라 정상치

도 다르기 때문에 주의가 필요하다. ② 태반 기능부전이 의심되는 경우는 E_3나 human placental lactogen(hPL) 등의 다른 태반기능 검사도 아울러 검사한다.

약물 영향 경구 피임약, 갑상선 호르몬제, 부신피질 steroid 등의 복용에서 혈중 E_2 농도가 이상치를 보이는 경우가 있다.

Estriol [E_3]

기준치

• **임신 혈중 E_3**

· 13~20주 : 6~50 ng/mL

· 21~33주 : 26~197 ng/mL

· 34~40주 : 51~360 ng/mL

• **임신 요중 E_3**

· 32~36주 : 15 mg/day 이상

· 37~38주 : 20 mg/day 이상

· 39~41주 : 25 mg/day 이상

측정법 RIA

검체량 혈청 0.2 mL, 요 5 mL

검사 목적 태아·태반 기능의 평가

검체 취급 ① 채혈 후 곧바로 혈청을 분리하여 −20℃ 이하에서 동결 보존한다. ② 요 검체는 toluene을 넣은 용기에 확실하게 24시간 축뇨(축뇨량 기록)하고, 일부를 동결 보존한다.

측정치에 따라 짐작되는 질환

■ **혈중 E_3**

• **증가(주로 임신 중)**

〈잠재질환〉 다태 임신, 간질환(남성) **〈조치〉** 영상진단이나 혈청 임상화학 검사 등으로 진단하고 원질환을 치료한다.

• **감 소**

〈잠재질환〉 포상기태, 무뇌아 임신, 자궁 내 태아사망, 태아 적모구증(erythroblastosis), 자궁 내 태아 발육지연, 태아·태반기능부전, 태반 sulfatase 결손증, 태반 aromatase 결손증, 중증 임신고혈압 증후 **〈조치〉** 영상진단 및 여성의학과 검사 등에 의한 원질환의 진단과 치료

■ **요중 E_3 농도에 의한 태아·태반 기능**

• **임신 32~36주**

〈경계치〉 10~15 mg/day **〈위험치〉** 10 mg/day 이하

• **임신 37~38주**

〈경계치〉 15~20 mg/day **〈위험치〉** 15 mg/day 이하

• **임신 39~41주**

〈경계치〉 15~20 mg/day **〈위험치〉** 15 mg/day 이하

임상적 의의

E_3은 eatradiol(E_2)처럼 주로 태반 및 난소에서 합성된다. 또한 임신 중에는 태아 부신에서 생산되는 androgen인 dehydroepiandrosterone sulfate(DHEA-S)는 태아 간에서 16α-hydroxylase에 의해 16α-OH-DHEA-S로 전환된 다음 태반에서 E_3가 합성된다. 따라서 태아의 부신, 간 또는 태반의 기능저하로 인하여 E_3 농도 역시 감소한다. 임신부 요중 estrogen의 대부분은 E_3로 태아·태반 기능을 잘 반영하는 지표가 된다. 즉, 다태 임신이나 거대아에서는 크게 증가하고, 자궁 내 태아사망, 무뇌아, 포상기태, 중증 임신고혈압 증후군 등에서는 감소한다. 또한 태아가 정상이라도 sulfatase 결손 등의 태반효소 결손증에서도 감소한다.

유의 사항 ① E_2처럼, 혈중 및 요중 E_3 농도도

성별(여성>남성), 연령(사춘기 이전은 낮고, 사춘기 이후에 증가하고, 폐경 후 2년경에 감소한다), 성주기, 임신 여부 및 임신 주수, 또한 개체차이에 따라 변동이 크고, 측정법, 검사시설에 따라 정상치도 다르므로 주의가 필요하다. ② 영양상태에 따라 변동이 크다. ③ 일내 변동을 보이기 때문에 채혈 시간에 주의할 필요가 있다. ④ 모체가 간기능 또는 신기능 장애가 있으면 요중 E_3 농도는 감소되므로 주의가 필요하다. ⑤ 태반기능부전이 의심되는 경우에는 E_2나 human placental lactogen(hPL) 등의 다른 태반기능 검사도 아울러 검사한다.

약물 영향 Dexamethasone이나 betamethasone 등의 steroid나 항갑상선약, ampicillin 투여 중에는 감소하고, oxytocin 점적주사 중에는 임신부 혈중 E_3 농도가 증가한다.

Human chorionic gonadotropin [hCG], α-subunit, β-subunit

기준치 (남성, 비임신)

· hCG ($\alpha\beta$ complex)

혈청 : 0.7 mIU/mL 이하

요 : 0.7 mIU/mL 이하

· hCG β-subunit

혈청 : 0.1 ng/mL 이하

요 : 0.1 ng/mL 이하

측정법 EIA, RIA, IRMA, FIA

검체량 혈청 0.5 mL, 요 1 mL

검사 목적 ① 임신의 경과관찰, ② 비정상 임신 진단 및 경과 관찰

검체 취급 검체 채취 후 곧바로 측정하든가, −20℃에 동결 보존한다.

측정치에 따라 짐작되는 질환

■ 요중 hCG 농도

• **증가 (10,000~32만 mIU/mL)**

〈예상질환〉 임신 **〈잠재질환〉** 포상기태, 융모암, 이소성 hCG 생산종양 **〈조치〉** 정상 및 비정상 임신을 감별 진단한다.

• **현저한 증가 (32만~1백만 mIU/mL)**

〈예상질환〉 포상기태 **〈잠재질환〉** 융모암, 이소성 hCG 생산종양 **〈조치〉** 영상진단 및 외과적으로 절제한다.

• **비정상 증가 (1백만 mIU/mL 이상)**

〈예상질환〉 포상기태 **〈잠재질환〉** 융모암 **〈조치〉** 초음파 단층법 등의 여성의학과 검사로 진단, 치료한다.

임상적 의의

hCG는 융모조직에서 생산되는 당단백으로 α와 β 2개의 subunit로 이루어졌다.

α-Subunit는 뇌하수체 전엽에서 분비되는 황체화 호르몬(LH), 난포자극 호르몬(FSH), 갑상선자극 호르몬(TSH)의 α-subunit와 면역학적으로 동일하고, 구조적으로도 아주 유사하다.

hCG의 β-subunit는 FSH, TSH의 β-subunit와는 다르지만 LH의 β-subunit와는 C 말단 아미노산(carboxyl terminal peptide; β-CTP)의 30개가 다르기 때문에 양자의 교차성이 문제가 된다. 그러나 최근에는 hCG β-CTP와 특이적으로 반응하는 항체가 만들어졌기 때문에 hCG를 고감도, 특이적으로 정량 할 수 있게 되었다. 또한 hCG의 α, β-subunit가 결합되는 부위와 β-CTP를 인식하는 2 종류의 항체를 사용하는 tow-site immunoradiometric assay (IRMA)법이 개발되어 intact-hCG 측정이 가

능하게 되었다. 그렇지만 α, β-subunit는 반드시 등량 생산되는 것이 아니라 어느 한편이 과잉 생산되는 경우나 subunit만이 생산되어 hCG가 확인되지 않는 경우도 있다. 통상적인 임신에서는 경과와 함께 α-subunit는 점차 증가하고, β-subunit은 감소한다.

hCG 증가는 임신이나 융모성 종양, 또한 비융모성 종양(고환종양, 난소암, 췌장암, 위암, 간암, 폐암 등)에 기인하는 이소성 hCG 생산이다. 즉, hCG는 임신진단이나 경과관찰, 또는 비정상 임신진단이나 치료 후의 경과관찰에 이용되는 검사이다. 또한 β-subunit의 C 말단이 결여된 β-subunit의 (6−40)과 (55−92)의 peptide 부위가 S−S 결합으로 연결된 β-core fragment가 임신 요에서 다량으로 검출된다. 이 β-core fragment는 융모성 종양 또는 비융모성 종양에서도 잘 검출되기 때문에 다른 β-subunit나 그 fragment와 함께 UGP (urinary gonadotropin peptide)나 UGF (urinary gonadotropin fragment)는 종양 marker로도 이용된다.

임신에서는 수정 후 10~14일 후에 혈중, 요중 hCG가 증가하고, 임신 2~3개월 후 요 중에 10만~30만 mIU/mL, 혈중에 10~30 μg/mL로 최고 농도를 보인 다음, 약간 감소하여 출산까지 비교적 고농도를 유지한다. 자궁 내 태아사망인 경우에는 정상 임신보다 hCG는 감소한다. 포상기태에서는 hCG가 현저하게 증가하지만 기태만출(奇胎娩出) 후 예후가 양호한 예는 hCG가 순조롭게 감소하여 대략 15주 이후에는 기준치 이하로 지속하는데, 파괴성 포상기태나 융모암의 발병 예는 hCG 농도가 증가한다.

또한 갱년기 여성 혈중에 hCG양 면역활성을 보이는 hCG-like substance(HLS)가 검출되는 경우가 있으므로 주의가 필요하다.

유의 사항 ① 임신초기에는 hCG 농도가 급속하게 변화하고, 그 측정법도 달라지기 때문에 검사의뢰 시 임신주 수에 주의한다. ② 경과 중에 hCG가 감소하는 듯한 태아사망, 자궁외 임신에서는 고감도 hCG 측정을 하지 않으면 음성으로 판단되는 일이 있기 때문에 주의가 필요하다. ③ 불임치료에 hCG를 사용하는 경우에는 투여 후 1주 이내의 요 검체에서 양성으로 나타나는 경우가 있을 수 있기 때문에 주의가 필요하다.

약물 영향 hCG를 치료에 사용하는 경우에는 위양성을 나타내는 경우가 있다.

Human placental lactogen [hPL]

기준치

- 혈청 : 3.0 μg/mL 이하
- 뇌척수액 : 3.0 μg/mL 이하
- 임 신
  - 5~8주 : 0.07 μg/mL 이하
  - 9~12주 : 1.1 μg/mL 이하
  - 13~16주 : 0.3~2.1 μg/mL 이하
  - 17~20주 : 0.7~3.6 μg/mL 이하
  - 21~24주 : 1.3~5.6 μg/mL 이하
  - 25~28주 : 2.2~8.0 μg/mL 이하
  - 29~40주 : 3.0~9.9 μg/mL 이하

측정법 RIA, latex 응집 면역법

검체량 혈청 1 mL

검사 목적 태반기능 평가

검체 취급 ① 혈청 분리 후 −20℃에 보존한다. ② 동결 융해는 피한다.

측정치에 따라 짐작되는 질환

• 증 가

(잠재질환) 다태임신, Rh 부적합 임신, 심한 간질환, 신장질환 합병 임신 **(조치)** 초음파 단층법 등으로 원질환을 진단하고 치료한다.

• 감소 (임신 전기)

(잠재질환) 절박유산, 자궁 외 임신, 포상기태, 융모상피암 **(조치)** hCG 측정, 영상진단 등으로 원질환을 진단하고 치료한다.

• 감소 (임신 후기)

(잠재질환) 절박유산, 태반기능부전, 자궁 내 태아발육 지연, 임신고혈압 증후군, 예정일 초과 임신, 당뇨병 합병 임신, 갑상선기능이상 합병 임신, SLE 합병 임신, 심혈관계 이상임신 **(조치)** 혈중 estradiol, estriol, progesterone 측정, 영상진단 등으로 원질환을 진단하고 치료한다.

임상적 의의

hPL은 융모의 합포세포에서 생산·분비되는 분자량 22,279 Da의 당사슬을 함유하지 않는 단순 단백질로 구성된 아미노산의 96%는 사람의 성장 호르몬(GH)과 67%는 사람의 prolactin(PRL)과 일치한다. hPL의 생리작용은 모체 지방조직에 작용하여 지질분해를 촉진하고, 모체 혈중에 유리 지방산(FFA)이나 glycerol 방출을 증가시키는 것이다. 이것으로 지질을 모체 energy원으로 사용하고, 말초에서의 glucose 이용을 억제하여 잉여 glucose를 태아에게 운송하여 태아발육을 촉진한다. 또한 지방분해로 생기는 ketone체도 태반을 통과하여 태아 energy로 이용된다.

hPL의 생산은 태반의 중량과 활성에 비례하기 때문에 임신 시의 태반기능 판정이나 융모조직의 종양화를 판정하는데 이용된다. 즉, 절박유산에서는 임신 8~10주에 감소하여 정상범위 하한 이하로 되거나 또는 서서히 증가하는 경향을 보이지 않는 경우는 예후가 불량하다. 자궁 내 태아발육 지연에서도 임신 28주경에 hPL이 증가하지 않고 감소하는 추이를 보인다. 임신 30주 이후에 혈중 hPL이 4 μg/mL 이하의 측정범위를 FD zone(fetal danger zone; 태아위험역)으로 주의하여야 한다. 포상기태나 융모암에서도 hPL이 감소하고, hCG가 증가하는 특징적인 pattern이 나타난다.

유의사항 ① 일내, 일차변동은 적다. ② 임신주 수에 따라 변동하므로 채혈 시 임신주 수를 확인한다. ③ 임신주 수에 따른 변동으로 태반기능의 추이를 추정할 수 있으므로 연속 측정하여 hPL의 변화를 검사하는 것이 긴요하다.

17α-Hydroxyprogesterone [17α-OHP]

기준치

· 성인 : 0.2~4.5 ng/mL

· 소아 : 0.6 ng/mL 이하

측정법 RIA

검체량 혈청 0.2 mL

검사 목적 21-Hydroxylase 결손증 진단

검체 취급 ① 건조 여지혈액을 사용한다. ② 실온에서 최소한 1개월은 안정하다. ③ CAH mass screening에는 선천성 대사이상증 screening용 여지의 원(圓)부위에 충분한 혈액을 흡수시켜 건조한다. ④ 성인은 월경주기에 따른 변동이나 일내변동이 있기 때문에 채혈일의 월경주기와 채혈시간을 기록한다.

측정치에 따라 짐작되는 질환

• 고도 증가(50 ng/mL 이상)

〈예상질환〉선천성 부신피질 과형성(21-hydroxylase 결손증), **〈조치〉**Cortisol, ACTH 측정과 cortisol 보충요법. P-450_{C21} 유전자 해석 등으로 원질환을 진단하고 치료한다.

• 소아, 경도~중등도 증가(2~50 ng/mL)

〈잠재질환〉치료 후의 21-hydroxylase 결손증, heterozygous carrier, 11β-hydroxylase 결손증, 부신성기 증후군, 고환 간질세포종

〈조치〉Cortisol, deoxycorticosterone, ACTH 측정과 cortisol 보충요법, P-450_{C21} 유전자 해석 등으로 원질환을 진단하고 치료한다.

• 소아, 감소(0.6 ng/mL 이하)

〈예상질환〉선천성 부신피질 과형성(17α-hydroxylase 결손증), 뇌하수체기능저하증, 무월경, 배란장애 **〈조치〉** Cortisol, testosterone, ACTH 측정. 뇌하수체, 부신피질 기능 정밀검사. 부신피질 호르몬 보충요법 등을 시행한다.

임상적 의의

17α-OHP는 부신피질에서 progesterone이 17-hydroxylase 작용을 받아 생산되고, 또한 pregnenolone에서 17α-hydroxypregnenolone을 거쳐 3β-hydroxysteroid dehydrogenase의 작용으로 생성된다. 17α-OHP는 다시 21-hydroxylase의 작용으로 11-deoxycortisol로 되고, 최종적으로는 cortisol이 생성된다.

선천성 부신피질 과형성(congenital adrenal hyperplasia; CAH)의 약 90%는 상염색체 열성 유전하는 21-hydroxylase 결손증에서 cytochrom P-450_{C21} 유전자(*CYP 21 A 2*)이상으로 인한 것이다. 이 효소가 결손 된 태아에서는 cortisol 생산이 장애 되어 있기 때문에 모체에서 공급되고 있다. 출생 후에는 공급이 단절되기 때문에 feedback 기구에 의해 ACTH 분비항진을 초래하여 부신 과형성이 생겨 21-hydroxylase의 기질인 17α-OHP가 비정상적으로 증가한다. 또한 마찬가지로 선천성 부신 과형성의 원인이 되는 11β-hydroxylase 결손증에서도 17α-OHP가 증가하지만 드물다. CAH 출생 전 진단은 양수중 17α-OHP 측정이 이용된다. 또한 임신 10주의 태반 융모조직의 Southern blotting법이나 양친의 P-450_{C21} 유전자 이상을 Southern blotting으로 해석하는 출생 전 유전자 진단이 가능하다. 또한 mass screening으로 건조 여지혈액을 사용하는 ELISA법을 이용하고 있다. 17α-OHP는 남성에서는 고환, 여성에서는 내협막세포(inner capsule cell)나 임신 황체에서 생산되기 때문에 고환종양이나 임신에서도 증가하는 경우가 있다. 17α-OHP는 선천성 부신피질 과형성의 하나인 17-hydroxylase 결손증에서 감소한다.

유의사항 ① 미숙아 및 저체중아에서는 여지혈중 17α-OHP를 ELISA법으로 측정하면 17α-hydroxypregnenolone 및 그 황산 포합체와 교차반응을 일으켜 증가하는 경우가 있으므로 주의하여야 한다. 추출법이나 HPLC, GC-MS에 의한 분석으로 확인할 필요가 있다. ② CAH의 진단용으로 측정할 때는 관계없지만 성인 여성에서는 월경주기나 임신으로 변동한다. 성인 남성에서도 오후 8시경에 최저치를 보이고, 조조에 걸쳐 증가하는 일내변동을 나타낸다.

약물 영향 ACTH 투여에서 증가하고, 부신피질 호르몬 투여에서 감소한다.

Oncofetal fibronectin in cervical mucus

기준치 50 ng/mL 이하

측정법 RIA, ELISA

검체량 질분비물

검사 목적 절박유산, 질염, 자궁경관암 등의 진단

검체 취급 ① 검체는 질 세정 전에 채취한다. ② 정액이 혼입되어 있는 검체는 불가하다. ③ 채취 시 출혈 여부를 확인한다. ④ 동결 보존한다.

측정치에 따라 짐작되는 질환

• **증가 (50 ng/mL 이상)**

《 예상질환 》 절박유산(양성인 경우, 유산율은 1주 이내 47%, 2주 이내 60%, 누적 77.5%)

《 잠재질환 》 질염, 자궁경관염(융모양막염의 2기 이상), 임신 조기 **《 조치 》** 과립구 elastase를 동시 측정하여 진단한다

임상적 의의

Fibronectin은 융모막 trophoblast 세포에서 생산되어 융모막과 탈락막(decidual membrane)의 접촉부위에 존재한다. 세포 외 matrix의 성분으로 세포접착에 중요한 물질이다. 태아 유래 isoform의 유전자(mRNA)와 산물(암태아성 fibronectin)은 태아, 태반, 암조직, 양수 중에 많은데, 혈청에서도 미량 검출된다. 자궁경관질 분비액의 암태아성 fibronectin은 주로 양수에서 유래되는 것으로 절박유산의 지표가 된다. 유산·조산 증례에서의 감도는 과립구 elastase보다 떨어지지만 특이도는 우수하다.

유의 사항 임신 18주 미만에서는 유산 증후군이 양성인 경우에는 반드시 유산하지 않는다. 임신 18~36주에 기준치 상한(50 ng/mL)을 초과한 증례의 75%는 유산·조산하고(양성 예측치), 기준치 이하인 증례의 80%는 정상적으로 출산한다(음성 예측치). 측정치마다 유산·조산율도 아래와 같이 농도가 높을수록 증가한다.

- 50~100 ng/mL : 29%
- 100~250 ng/mL : 67%
- 250~500 ng/mL : 89%
- 500 ng/mL 이상 : 96%

Pregnanediol [P_2]

기준치

- 비임신
  - 난포기 : 0.28~1.42 mg/day
  - 황체기 : 0.79~6.83 mg/day
- 임 신
  - 전 기 : 1.29~6.08 mg/day
  - 중 기 : 3.05~24.22 mg/day
  - 후 기 : 9.1~60.51 mg/day
- 남 성 : 0.16~0.79 mg/day

측정법 GC-MS

검체량 요 12 mL

검사 목적 성선, 태반, 부신 기능의 평가

검체 취급 ① 통상의 1일 축뇨 또는 수시뇨도 무방하다. ② 즉시 측정하는 것이 바람직하지만 그렇지 못할 경우에는 동결 보존한다.

측정치에 따라 짐작되는 질환

• **감소 (비임신)**

《 잠재질환 》 난소기능저하증, 황체기능부전, 뇌하수체기능저하증, Addison병 **《 조치 》** LH/FSH, ACTH 측정 또는 각종 뇌하수체 부하시험, 혈중 estradiol, progesterone 측정 등으로 원질환의 진단과 호르몬 보충요법을 시행한다.

• **감소 (임신)**

〈 잠재질환 〉 태반기능부전증(임신고혈압 증후군, 자궁 내 태아발육 지연) **〈 조치 〉** 혈중 progesterone, hCG 측정, 초음파 단층법 등으로 원질환을 진료한다.

• **증 가**

〈 예상질환 〉 임신 **〈 잠재질환 〉** 선천성 부신피질과형성, 부신성기 증후군, Cushing 증후군, 부신암, 고환 간질세포종, 본태성 고혈압 **〈 조치 〉** 성선, 부신 기능의 정밀검사로 원질환을 진료한다.

임상적 의의

황체에서 만들어진 progesterone은 간에서 환원되어 약 65%는 5β-pregnane-3α,20α-diol로 된다. 이것을 통칭하여 pregnanediol (P_2)이라 하고, 다시 3번 위치에 glucuronic acid가 포합하여 5β-pregnane-3α,20α-diol-3-glucuronide로서 요로 배설된다. 즉, 요중 P_2는 혈중 progesterone 농도를 반영하고, 월경주기의 황체기에 progesterone 생산능을 나타내어 임신 중의 태반기능을 나타낸다. 임신 중에는 요중 P_2는 증가하지만 황체기능부전이나 태반기능부전에서는 요중 P_2는 감소한다. 또한 P_2는 부신이나 고환에서 생산되는 progesterone의 대사산물로도 존재하므로 남성 및 소아에도 존재한다. Addison병이나 뇌하수체기능저하증에서 요중 P_2는 감소하고, 각종 효소결손으로 인한 선천성 부신피질 과형성에서는 증가한다.

유의 사항 ① 여성에서는 성주기 또는 임신주기에 따라서도 변동하기 때문에 검체채취 시의 상태에 주의할 필요가 있다. ② 황체기능을 검색할 때에는 한 번만이 아니라 경시적으로 요중 P_2를 측정하여 그 변화를 추적 검사할 필요가 있다.

약물 영향 황체 호르몬 gestagen제의 투여나 hCG 부하에서 요중 P_2가 감소 또는 증가하기 때문에 상기 2가지 약물을 P_2측정 전에는 사용해서는 안 된다.

Pregnanetriol [P_3]

기준치

· 여 성

난포기 : 0.13~1.3 mg/day

황체기 : 0.13~1.9 mg/day

폐경기 : 0.02~0.83 mg/day

· 남 성 : 0.13~1.6 mg/day

측정법 GC-MS

검체량 요 12 mL

검사 목적 선천성 부신피질과형성 진단

검체 취급 ① 24시간 축뇨(축뇨량 기록)가 바람직하지만 아침 첫뇨에 creatinine 보정한 것을 사용해도 된다. ② 유유아는 축뇨가 곤란하기 때문에 조조뇨에 creatinine 보정한다. ③ 보존할 경우에는 동결 보존한다.

측정치에 따라 짐작되는 질환

• **증 가**

〈 예상질환 〉 선천성 부신피질과형성(21-hydroxylase 결손증) **〈 조치 〉** 혈중 17α-hydroxy pregnenolone이나 ACTH, testosterone 측정 및 glucocorticoid 투여로 인한 억제 여부를 조사하여 진단한다. **〈 잠재질환 〉** 11β-hydroxylase 결손증, 부신성기 증후군, 고환 간질세포종, 임신 **〈 조치 〉** 혈중 17α-hydroxyprogesterone, cortisol, deoxycorticosterone, ACTH, testosterone 측정으로 원질환을 진단하고, 부

신피질 호르몬 보충요법으로 치료한다.

• **감 소**

〈잠재질환〉 선천성 부신피질과형성(17 α-hydroxylase 결손증), 뇌하수체기능저하증, 무월경, 배란장애 **〈조치〉** 뇌하수체, 부신피질 기능의 정밀검사 등으로 진단하고, 부신피질 호르몬 보충요법으로 치료한다.

임상적 의의

P_3(5 β-pregnane-3 α,17 α,20 α-triol)는 부신, 난소, 고환 등에서 만들어지는 17 α-hydroxyprogesterone(17 α-OHP)은 간에서 대사되어 P_3로 되고, 3번 위치의 수산기가 glucuronic acid 포합을 받아 요로 배설되는 것이다. 따라서 P_3는 혈중 17 α-OHP의 변동을 반영하기 때문에 요중 P_3는 17 α-OHP가 이상치를 보이는 선천성 부신피질 과형성 진단에 사용한다. 또한 부신피질 과형성 환아의 steroid 치료기준으로도 사용한다. 요중 P_3는 월경주기나 임신에서 변화하지만 다른 호르몬이나 대사산물보다 적기 때문에 난소기능이나 태반기능을 판정하는 데는 사용되지 않는다.

유의사항 ① 혈중 17 α-OHP 측정이 널리 사용되기 때문에 요중 P_3측정은 선천성 부신피질 과형성의 보조진단과 steroid제의 보충량을 비침습적으로 검색하기 위하여 사용하는 경우가 많다. ② 성인 여성에서는 황체기와 임신에서 약간 증가한다.

약물 영향 ACTH 부하에서 증가하고, 부신피질 steroid 투여에서 감소하기 때문에 측정 전에 이들 약물투여를 중단할 필요가 있다.

Progesterone [P_4]

기준치

· 비임신

난포기 : 0.92 ng/mL 이하

배란기 : 2.36 ng/mL 이하

황체기 : 1.28～29.6 ng/mL

폐경기 : 0.44 ng/mL 이하

· 임 신

1～20주 : 13.8～51.1 ng/mL

21～30주 : 42.2～128 ng/mL

31주 이후 : 65.2～221 ng/mL

· 남 성 : 0.88 ng/mL 이하

측정법 ECLIA, CLIA

검체량 혈청 0.5 mL

검사 목적 황체, 태반, 성선, 부신 기능의 평가

검체 취급 ① 통상적인 채혈도 좋으나 성별 및 임신인 경우는 임신주 수를 명기하여야 한다. ② 보존하는 경우는 동결 보존한다.

측정치에 따라 짐작되는 질환

• **증 가**

〈잠재질환〉 선천성 부신피질 과형성(21-hydroxylase 결손증, 11 β-hydroxylase 결손증, 17 α-hydroxylase 결손증), Cushing 증후군, 부신암, 고환 간질세포종(interstitial cell tumor), 임신부, 다낭포성난소 증후군, 본태성 고혈압 **〈조치〉** 혈중 17 α-hydroxyprogesterone, cortisol, deoxycorticosterone, ACTH, testosterone 측정, 초음파 단층법이나 CT 등에 의한 영상진단으로 진단하고, 호르몬 보충요법이나 종양 등을 치료한다.

• **감 소**

〈잠재질환〉 난소기능저하증, 황체기능부전,

무월경, 배란이상, 유산, 태반기능부전, 융모상피종, 범뇌하수체기능저하증, Addison병 **〈조치〉** 뇌하수체, 부신기능을 정밀하게 검사하고 치료한다.

임상적 의의

P_4는 부신피질 및 성선에서 합성된다. 특히 여성에서는 난소 및 태반에서 합성 분비되는 P_4가 황체기능이나 임신에 중요한 역할을 담당하고 있다. 남성에서는 부신피질이나 고환조직에서 합성, 분비되는데, 혈중 P_4는 미량이므로 생체에서 중요한 작용을 발휘한다고는 생각하기 어렵다. 여성에서 혈중 P_4는 황체기능이나 태반기능을 추측할 수 있는 지표가 된다. 또한 부신이나 고환의 과형성이나 종양일 때 혈중 P_4는 증가하고, 부신기능 저하를 초래하는 질환에서 혈중 P_4는 감소한다.

유의사항 ① 여성에서는 월경주기나 임신 주수에 따라 대폭적으로 변동하기 때문에 주의가 필요하다. ② 성인 남성에서는 일내변동이 있어서, 오후 8시경에는 측정감도 이하로 감소한다. ③ 통상 배란 후 7일째의 혈중 P_4가 10 ng/mL 이하일 때는 황체기능부전이 의심되지만 황체기에는 P_4분비저하가 생기는 시기가 다를 가능성이 있기 때문에 진단에는 황체기의 다른 3 점에서 측정하는 것이 바람직하다. ④ 임신초기의 혈중 P_4는 hCG와 함께 경시적으로 측정하면 절박유산의 예후를 추정하는데 도움이 되지만 임신말기의 혈중 P_4는 비정상적으로 감소해도 정상적으로 분만하는 예가 있어 그 의의에 관해서는 밝혀진 바가 없다.

약물 영향 ① ACTH 부하는 P_4를 증가시키고, dexamethasone 투여에서는 P_4가 감소한다. ② hCG 투여는 특히 황체기에 투여하면 P_4가 현저하게 증가한다. ③ 또한 성인 남성에서는 식염제한으로 P_4가 증가하고, 식염부하에서 감소한다.

Testosterone

기준치

· 혈중 Testosterone

남성 : 2.01~7.50 ng/mL

여성 : 0.06~0.86 ng/mL

· 요중 Testosterone

남성 : 13~160 μg/day

여성 : 2~47 μg/day

측정법 RIA, ECLIA, CLEIA

검체량 혈청 0.4 mL, 요 2 mL

검사 목적 성선, 부신 기능의 평가

검체 취급 ① 채혈 후 신속히 분리하여 냉장 보존한다. ② 곧바로 측정하지 않을 때나 유리 testosterone 측정에는 −20℃에 동결 보존한다.

측정치에 따라 짐작되는 질환

■ 성인 남성(혈중 testosterone)

• 감소(2.00 ng/mL 이하)

〈잠재질환〉 성선기능저하증, 거세, 사춘기 지연, 뇌하수체기능저하증, estrogen 또는 prolactin 생산 종양, 고환정체, 정색정맥류, 간경변, 당뇨병, Cushing 증후군, 신부전, 비만, 고령자 **〈조치〉** LH 측정, hCG 부하시험, 성선자극 호르몬 방출 호르몬(GnRH) 부하시험, 염색체 분석 등을 검색하여 진단한다. 필요하면 ctestosterone 보충요법을 시행한다.

• 증가(7.51 ng/mL 이상)

〈잠재질환〉 남성 호르몬 생산 종양(성선 및 부신), 선천성 부신과형성, 갑상선기능항진증, 약물 (testosterone제제, GnRH제제, hCG, clomiphene, rifampicin) **〈조치〉** 성선 및 부신의 영상진단, 부신기능 검사, hCG 측정 등으로 진단하고 치료한다.

■ **성인 여성 (혈중 testosterone)**

• **증가 (0.87 ng/mL 이상)**

〈잠재질환〉 다낭포난소 증후군, 남성화 부신종양, 남성화 난소종양, 선천성 부신과형성, 고환 여성화 증후군(핵형은 46 XY), 특발성 다모증, 임신, 선천성 성선형성 이상증(Turner 증후군, 반음양 등), Cushing 증후군 **〈조치〉** 요중 17-KS, 혈중 LH, DHEA-S 측정 또는 hCG 부하시험, 성선 및 부신의 영상진단 등으로 진단하고 치료한다.

임상적 의의

Testosterone은 C-19 steroid인 남성 호르몬 가운데 가장 강력한 남성 호르몬 작용을 나타낸다. 남성에서는 거의 모두가 고환의 간질세포(Leydig 세포)에서 생산되고, 여성에서는 부신과 난소에서 유래하는 것이 많다. 부신에서 생산되는 남성 호르몬은 androstenedione, dehydroepiandrosterone(DHEA 및 DHEA-S) 등이지만 말초조직에서 testosterone으로 변환되는 부분도 많다. Testosterone은 대부분 혈중에서 성 호르몬 결합 globulin[sex hormone binding globulin(SHBG) 또는 testosterone binding globulin(TeBG)]이나 albumin과 결합하고, 총 testosterone의 약 1~3%가 free testosterone으로 존재한다. Free testosterone의 의의에 관해서는 밝혀지지 않은 점이 많아 단독으로 측정하는 것은 현시점에서는 그다지 의미가 없다.

Testosterone 측정은 남성에서는 성선기능부전증, 성조숙증 등 성 호르몬에 의한 성의 성숙과정 또는 기능장애가 있는 경우나 여성에서는 남성화를 초래하는 질환이 있는 경우에 검사한다. 남성에서 혈중 testosterone이 감소하는 경우는 gonadotropin 측정으로 원발성 고환기능부전과 간뇌(diencephalon)−뇌하수체계의 이상으로 인한 2차성 고환기능부전을 감별할 필요가 있다. 또한 Klinefelter 증후군이나 Turner 증후군 같은 성 분화이상으로 인한 선천성 성선기능부전증이 의심되는 경우에는 염색체 검사도 필요하다. 고환 여성화 증후군은 핵형이 46 XY의 남성형으로 복강 또는 서혜부에 고환이 있지만 testosterone의 활성형인 dihydrotestosterone 수용체 이상 때문에 남성 호르몬 불응증으로 되어 성격도 체격도 여성형으로 된다. 혈중 testosterone 농도는 여성의 농도치고는 고농도를 보인다.

유의사항 ① 남성 혈중 testosterone은 생후 2개월에서 수개월의 신생아기에 고농도를 보이고, 그 후 사춘기 전까지 저농도로 지속되지만 사춘기부터 급격하게 증가하고, 노화와 더불어 서서히 감소하는데, 고령 남성에서는 현저하게 감소한다. 여성에서도 같은 경향을 보인다. ② 혈중 testosterone은 일내변동이 있어서 심야에서 조조에 걸쳐 증가하고, 오후부터 밤에 걸쳐 감소한다. ③ 급격한 운동으로 증가하고, 지속적인 운동에서는 다소 감소한다는 것이 알려졌다. ④ 혈중 gonadotropin 측정이나 hCG 부하시험(1일에 3,000 단위, 3일간 근육주사)과 조합하여 검사하면 고환기능을 보다 정확하게 평가할 수 있다.

약물 영향 Testosterone제제, 단백동화 호르몬제, clomiphene, gonadotropin제제(GnRH, hCG) 등에서 증가하고, 부신피질 호르몬제, 진정제, 마약, imidazole 유도체(항진균제) 등에서 감소한다.

Free testosterone

기준치 가령과 더불어 점차 감소한다. 표 34 참조
측정법 RIA
검체량 혈청 0.3 mL
검사 목적 성선, 부신 기능 평가
검체 취급 채혈 후 신속하게 혈청을 분리하여 동결 보존한다.

측정치에 따라 짐작되는 질환

■ 성인 남성

• 증가(기준치 상한 이상)

⟨잠재질환⟩ 남성 호르몬 생산 종양(성선 또는 부신), 선천성 부신피질과형성, 갑상선기능항진증, 약물 투여(testosterone제제 등) **⟨조치⟩** 성선 또는 부신의 영상진단 등으로 원질환을 진료한다.

• 감소(기준치 하한 이하)

⟨잠재질환⟩ 원발성 또는 2차성 성선기능저하증, 고령자, 사춘기 지연, 정류고환, 정색정맥류, 음낭 병변, estrogen 내지 prolactin 생산 종양, 간경변, 약물 투여(각종 호르몬제 등) **⟨조치⟩** Gonadotropin 측정, hCG, 성선자극 호르몬 방출 호르몬(GnRH) 부하시험, 염색체 검사 등으로 원질환을 진료한다.

표 34. 연령별 Free Testosterone의 기준치

연령 (세)	남성 (pg/mL)	여성 (pg/mL)
20～29	8.5～27.9	≦2.7
30～39	7.6～23.1	≦
40～49	7.7～21.6	≦
50～59	6.9～18.4	≦
60～69	5.4～16.7	−
70～79	4.5～13.8	−

■ 성인 여성

• 증가(기준치 이상)

⟨잠재질환⟩ 다낭포성난소 증후군, 남성화 부신종양, 남성화 난소종양, 선천성 부신피질과형성, 고환여성화 증후군, 특발성 다모증, 임신, 선천성 성선형성 이상증(Turner 증후군, 반음양 등), Cushing 증후군, 약물 투여(남성 호르몬제제, 단백동화 호르몬제 등) **⟨조치⟩** 요중 17-KS, 혈중 LH, DHEA-S 측정이나 hCG 부하시험, 성선, 부신의 영상진단 등으로 원질환을 진단하고 치료한다.

임상적 의의

Testosterone은 혈중 성호르몬 결합 globulin[sex hormone binding globulin(SHBG) 또는 testosterone binding globulin(TeBG)]이나 albumin과 결합하고 있어서 총 testosterone의 약 1～3%는 free testosterone으로 존재한다. Free testosterone 측정은 총 testosterone 측정과 마찬가지로 성선기능 이상이 의심되는 질환에 적용한다. 통상 혈청 testosterone 농도는 free testosterone 농도와 좋은 상관성을 보이지만 TeBG나 albumin 농도가 변동하는 질환에서는 혈중 testosterone 측정에 영향을 받는다. 예를 들면, 갑상선기능항진증, 간질환, 임신 등에서는 TeBG 증가로 인하여 혈청 총 testosterone 농도는 증가치를 보이게 된다. 그러나 free testoterone은 TeBG의 영향을 받지 않기 때문에 앞의 질환의 성선기능을 보다 잘 반영하는 것으로 이해하고 있다.

유의 사항 ① Testosterone 항 참조 ② 가령과 더불어 점차 감소하는데 고령 남성에서 현저하게 감소한다.

약물 영향 Testosterone제제, 단백동화 호르몬제, gonadotropin제제(GnRH, hCG), clomifene 등으로 증가하고, 부신피질 호르몬제, 진정제, 마약, imidazole 유도체(항진균약) 등에서 감소한다.

Uterine cervical mucous granulocyte elastase

기준치

· EIA : 1.6 μg/mL 이하 (정량)

· 적색 latex 착색법 : 음성 (정성)

측정법 EIA, 적색 latex 착색법

검체량 자궁경관 점액을 전용 면봉으로 채취

검사 목적 자궁경관염, 질염, 절박유산 screening

검체 취급 검체채취는 질세척 전에 시행한다. 면봉이 외자궁구 주변의 분비물이나 질액에 접촉되지 않도록 주의한다. 검체채취 면봉을 전용 추출액 1 mL로 추출 전처리 후, 곧바로 검사한다. 보존할 경우, 냉장(8℃)에서 3일 이내에, 냉동(−15℃ 이하)에서 3개월 이내에 검사하여야 한다.

측정치에 따라 짐작되는 질환

• 증가 (기준치 이상)

⟨예상질환⟩ 융모양막염(chorioamnionitis; CAM) **⟨잠재질환⟩** 자궁경관염, 질염, 절박유산 **⟨조치⟩** 양성인 경우, 항생제로 치료하고 주 1회 이 검사를 시행한다. 절박유산이 의심되는 경우는 경관 점액 내 암태아성 fibronectin (oncofetal fibronectin)을 측정한다.

임상적 의의

염증부위로 유주하는 과립구가 방출하는 분자량 약 30 kDa인 중성 protease로 자궁경관염이나 질염에서는 경관점액에서 증가한다. 임신부에서는 염증이 상행으로 파급하여 융모양막염을 일으켜 절박유산, 전기(前期) 파수, 조산 등의 원인이 되므로 임신 중에 자궁경관염이나 질염을 조기진단하는 것이 중요한데, 이 방법의 진단효율은 감도 55%, 특이도 94%, 확진율은 80%라고 한다. 또한 반응강도는 염증 정도에 따라 변하므로 치료를 monitor하는 데도 유효한 것으로 이해하고 있다.

유의 사항 면역반응(적색 latex 착색법) 후의 정색강도에 따라 약양성(+W)과 강양성(+S)으로 판정한다. EIA에서는 기준치 1.6 μg/mL를 초과하면 양성으로 판정한다.

XIV. 소화계 호르몬

1,5-Anhydro-D-glucitol [1,5-AG]

기준치 14 μg/mL 이상
측정법 GC, 효소법
검체량 혈청 : 0.4 mL
검사 목적 혈당조절 상태 평가
검체 취급 냉장 보존한다.

측정치에 따라 짐작되는 질환

• **고도 감소 (6 μg/mL 이하)**
〈예상질환〉 당뇨병 **〈잠재질환〉** 만성신부전 **〈조치〉** 당뇨병의 진단, 치료. 신장기능 평가도 아울러 시행한다.

• **중등도 감소 (6~10 μg/mL)**
〈예상질환〉 당뇨병 **〈잠재질환〉** 임신후기, 만성신부전, 기아, 장기간 고calorie 수액 **〈조치〉** 「고도 감소」 항의 조치와 같다.

• **경도 감소 (10~14 μg/mL)**
〈예상질환〉 당뇨병 **〈잠재질환〉** 신성당뇨, 위절제 후 oxyhyperglycemia, 임신후기, 만성신부전, 중증간경변, 기아, 장기간 고 calorie 수액 **〈조치〉** 「고도 감소」 항의 조치와 같다.

임상적 의의

1,5-AG는 주로 음식물로 섭취되어 전신 조직에 1,5-AG의 체내 pool이 형성되어 있다. 신사구체로 여과되는 1,5-AG는 세뇨관에서 정상인 경우 99.9% 재흡수되어 혈중 1,5-AG 농도는 일정하게 유지되는데, 구조가 아주 비슷한 glucose가 존재하면 세뇨관에서 재흡수는 경합 저해를 받는다. 따라서 사구체로 여과되는 1,5-AG의 재흡수는 요당의 배설량에 반비례해 real time으로 감소하여 결과적으로 혈중 1,5-AG 농도는 감소하게 된다. 혈당조절 개선으로 혈중 1,5-AG 농도는 증가하지만 고혈당 상태가 지속하면 체내 1,5-AG가 고갈하여 저농도 유지로 변화하지 않게 된다.

혈중 1,5-AG 농도는 요당 배설량의 증감에 대단히 민감하게 반응하기 때문에 HbA1c나 fructosamine보다도 단기간의 혈당 변동의 지표가 되고, 특히 경도 고혈당 영역의 monitor에 유효한 검사이다.

유의 사항 ① 남성이 약간 높은 농도를 보이는 경향이 있지만 cutoff 치는 성별에 따른 차이가 없다. ② 정상에서는 일내변동이 거의 나타나지 않는다. ③ 2~3개월 이상 안정한 저농도를 보이는 경우에는 혈중 1,5-AG 농도[A(μg/mL)]와 1일 요당 배설량[G(g)]과의 사이에 A×G (A·G index) = 16의 관계가 있다. ④ 요당 배설이 소실되면 약 0.3 μg/mL/day의 비율로 증가하여 회복된다. ⑤ 신생아는 저농도를 보인다.

약물 영향 ① Steroid에 의해 요당 배설역치가 저하하는 경우에 거짓 감소치를 보인다. ② 1,5-AG 함유 일부 영양제 수액으로 거짓 증가치를 보일 가능성이 있다.

Connecting peptide immunoreactivity [CPR]

기준치
· 혈청 : 1.2~2.0 ng/mL(공복시 1.7±0.1 ng/mL)
· 요 : 24~97 μg/day
측정법 RIA, EIA
검체량 혈청 0.3 mL, 요 1 mL
검사 목적 ① 내인성 췌장 β세포기능 검색(특히 insulin 치료 환자 대상), ② 당뇨병 병형 분류, ③ insulinoma 진단
검체 취급 혈청을 분리하여 −20℃에서 동결 보존한다. 검체의 동결 융해를 반복해서는 안 된다.

측정치에 따라 짐작되는 질환

• **고도 감소 (0.5 ng/mL 이하)**

《예상질환》 1형 당뇨병 **《잠재질환》** 2형 당뇨병의 SU제 2차 무효 예 **《조치》** Insulin 투여로 치료한다.

• **경도 감소 (0.5~1.2 ng/mL)**

《예상질환》 2형 당뇨병 **《잠재질환》** 경계형 내당능 이상증 예(impaired glucose tolerance; IGT) **《조치》** 2형 당뇨병에 대해서는 경구 혈당 강하제의 적응을 고려한다. IGT에 대해서는 75 g 경구 포도당 부하시험(oral glucose tolerance test; OGTT)으로 당뇨병 여부를 확실하게 진단한다.

• **증가 (2 ng/mL 이상)**

《예상질환》 비만자, 만성신부전 **《잠재질환》** 2형 당뇨병 초기, 간경변, insulinoma, 가족성 고 proinsulin혈증, insulin 자가면역 증후군 **《조치》** 신부전이나 간경변 등의 원질환의 검색, 혈중 insulin(IRI) 동시 측정, 가족의 CPR 측정, 췌장종양 유무를 검색한다.

임상적 의의

췌장 β세포에서 합성되는 proinsulin은 주로 Golgi 장치에서 분해되는데, proinsulin 1 분자에서 insulin 1 분자와 C-peptide 1 분자가 생성된다. 생성된 insulin과 C-peptide는 분비 과립에 저장되어 자극에 따라 혈중으로 방출된다. C-peptide는 insulin에 비하여 경도로 간으로 취입되고, 그 대부분은 신장에서 대사, 배설되어 요에서 대량으로 검출된다. 이상의 C-peptide의 생성, 분비, 대사과정에 이상이 생기면 혈중 및 요중 C-peptide의 이상치가 출현하게 된다.

생성 과정의 이상으로 저농도를 보이는 것이 1형 당뇨병이고, 고농도를 보이는 것은 insulinoma나 가족성 고 proinsulin혈증이나. 분비과정의 이상으로는 2형 당뇨병에서 저농도를 보인다. 대사과정의 이상으로는 만성신부전에 의한 신장의 대사장애나 배설장애로 인하여 혈중 C-peptide의 이상 증가를 임상에서 흔히 경험한다. 중증 간경변에서도 증가하는 경우가 있다. 주의해야 할 점은 C-peptide는 proinsulin의 일부이므로 C-peptide 측정은 proinsulin 자체도 포함하여 측정된다는 것이다(「proinsulin」 항 참조).

유의 사항 ① Insulin 치료 중인 환자의 내인성 insulin 분비능을 파악하는 유력한 검사이다. ② 1일 요중 C-peptide 양이 20 μg/day 이하일 때는 1형 당뇨병인 경우가 많다. ③ Glucagon 부하 후 C-peptide의 경시적 변화는 1형 당뇨병과 2형 당뇨병을 감별하는데 유용하다. ④ 신기능 장애가 있을 때의 혈중 및 요중 C-peptide 농도를 해석할 경우는 주의해야 한다.

Gastrin

기준치 30~150 pg/mL
측정법 RIA (PEG법)
검체량 혈청 0.5 mL
검사 목적 Gastrinoma 진단, 위장 carcinoid의 원인 정밀검사(위축, 산 분비상태를 간접적으로 파악한다).
검체 취급 Gastrin은 식사 자극으로 분비되므로 그 영향을 피하기 위하여 조조 공복에 채혈하고, 혈청 검체는 −20℃ 이하에서 냉동 보존한다.

측정치에 따라 짐작되는 질환

- **감소 (30 pg/mL 이하)**

〈예상질환〉 위저선 polyp, 위절제 **〈잠재질환〉** 십이지장궤양 **〈조치〉** 원질환의진단과 치료

- **기준범위 (30~150 pg/mL)**

〈예상질환〉 십이지장궤양 **〈잠재질환〉** Gastrinoma(Zollinger-Ellison 증후군) **〈조치〉** 원질환의 진단과 치료

- **경도~중등도 증가 (150~500 pg/mL)**

〈예상질환〉 만성위축성위염, 위궤양, 과형성 polyp, 위선종, 위암, 신부전, 산 분비 억제약(특히 proton pump 저해제) 투여, 간경변 **〈잠재질환〉** Gastrinoma **〈조치〉** 원질환의 진단과 치료

- **고도 증가 (500 pg/mL 이상)**

〈예상질환〉 자가면역성 위염(A형 위염) **〈잠재질환〉** 악성빈혈, gastrinoma, 당뇨병성 위배출장 **〈조치〉** 위산 분비능 검색, 내시경 검사(carcinoid·위암의 존재 진단), 내인자 항체, 항벽세포 항체 검사 등으로 진단, 치료한다.

임상적 의의

혈청 gastrin은 위전정부에 주로 존재하는 gastrin 분비 (G)세포에서 분비되는 호르몬이다. 이 호르몬 분비는 식사 등으로 자극되지만 공복에는 위 내 pH에 따라서 G 세포의 분비가 조절된다. 즉 위 내 pH 5.0 이상인 alkali화가 어느 정도 오래 지속하면 고 gastrin 혈증을 초래한다. 따라서 gastrin 증가는 위산분비가 현저하게 저하되어 있음을 나타내는 좋은 marker가 된다. 저산(低酸)상태가 특히 현저한 것은 위산 분비 영역의 위선(胃腺)이 위축되어 위산분비능이 현저하게 저하되는 자가면역성 위염(A형 위염) 환자에서 이런 현상이 오래 지속하면 악성빈혈이 된다. 또한 반대로 고 gastrin혈증에도 불구하고 산 분비항진을 수반하는 질환으로 췌장 또는 십이지장 등에 발생하는 gastrinoma(gastrin 생산 종양)를 진단하는데 사용한다.

Gastrin은 소화성 궤양, 악성빈혈, 위축성위염 등의 감별진단이나 보조진단으로 임상적 의의가 있는 검사이다. 고 gastrin혈증의 감별진단으로는 내시경 검사로 위점막 상태, 위액분비 상태를 관찰하는 것이 중요하다. Gastrin 증가, 산성 위액 과분비, 설사에 추가하여 gastrinoma가 의심되는 다발 궤양, 십이지장 하행각 궤양 또는 점막하 종양의 존재 등의 소견이 나타나는 것으로 미루어 gastrinoma를 의심하여 부하시험도 고려한다. Gastrinoma 진단에는 secretin 부하시험을 하였지만 secretin을 입수하기 곤란하여 현재는 시행하지 않는다. 위축성 위염, 특히 악성빈혈에서 볼 수 있는 자가면역성 위염(A형 위염)과 gastrinoma의 감별에는 내시경 검사(위체부 생검) 외에 항벽세포 항체, 항내인자 항체, 혈청 pepsinogen 측정이 유용하다.

유의 사항 위점막 위축의 평가에는 직접 내시

경 검사를 하는 육안관찰 또는 Congo red 염색법, 경우에 따라서는 점막을 생검하여 위축 정도를 확인하는 것이 가장 확실하다. 위분비 기능은 기초분비와 함께 gastrin 자극시험으로 자극 산 분비능을 검색하는 것이 표준적인 방법이다. 위축 평가에는 pepsinogen 농도나 그 비율도 이용한다. 그러나 위염·소화성 궤양의 원인으로 문제가 되는 *Helicobacter pylori*를 제균하면 gastrin이나 pepsinogen 비가 정상화하는 경향이 있다는 것이 밝혀져 이들의 혈중 농도는 모두 위점막의 위축뿐만 아니라 그 염증 상태의 영향을 받는다고 생각되므로 제균 후에는 이들 marker와 위축과의 관련성에 대하여 재평가할 필요가 있는 것이다.

약물 영향 ① 내시경 검사의 전처치로 butylscopolamine bromide를 주사하는 경우에는 gastrin이 유의하게 증가하고, 반대로 glucagon을 주사하는 경우에는 유의한 감소를 보인다. 이러한 변동은 전치의 30% 이내로 임상적으로 문제가 되지는 않으나 임상시험 등 엄밀한 검토를 필요로 하는 경우에는 유의할 사항이다. ② Proton pump 저해제나 H_2 수용체 길항약 투여로 고 gastrin혈증을 초래한다는 것이 알려져 이러한 약물이 투여된 경우에는 투여 후 약 1~2주간은 고농도를 보이는 일이 있을 수 있다.

Gastrin stimulation test

기준치

· 기초 분비량(BAO) : 2~7 mEq/hour

· 최고(자극) 산 분비량(MAO) : 9~23 mEq/hour

측정법 적정법

검체량 위액 전량

검사 목적 Gastrin을 사용, 위산 분비능 평가

검체 취급 냉장. 측정 순서는 ① 위관 삽입, ② 위액채취(10분마다 30~60분), ③ tetragastrin 4 μg/kg 또는 pentagastrin 6 μg/kg 피하주사, ④ 위액채취(10분마다 60~120분)

측정치에 따라 짐작되는 질환

- **분비 항진**(BAO >7 mEq/Hr, MAO>23 mEq/Hr)

〈예상·잠재질환〉 십이지장궤양, 위궤양, 미만성 위염, 원발성 부갑상선기능항진증 **〈조치〉** 원질환의 진단과 치료

- **고도 분비 항진**(BAO >20 mEq/Hr, MAO >60 mEq/Hr), BAO/MAO<0.6

〈예상·잠재질환〉 Zollinger-Ellison 증후군 **〈조치〉** 혈중 gastrin 측정, secretin 시험, 복부 영상진단 등으로 진단

- **분비 저하**(BAO<2 mEq/Hr, MAO<9 mEq/Hr)

〈예상·잠재질환〉 위궤양, 만성위축성 위염, 위암, 위 polyp, WDHA 증후군 **〈조치〉** 원질환의 진단과 치료

임상적 의의

가장 생리적으로 강력한 위산분비 자극물질인 gastrin을 사용하여 위산분비 기능을 조사하는 검사로 다른 위액 검사법에 비하여 부작용이 적고, 검사시간도 짧은 검사이다.

유의 사항 이상 증가치를 보이는 경우에는 Zollinger-Ellison 증후군을 시사한다.

약물 영향 H_2-blocker 등, 위액 분비에 영향이 미치는 약물은 검사 전날부터 투여를 중단한다.

Immunoreactive glucagon [IRG]

기준치 40～180 pg/mL

측정법 RIA (2 항체법)

검체량 혈장 1mL

검사 목적 당대사 이상의 병태 검색

검체 취급 EDTA-2Na+trasylol(aprotinin)이 들어있는 용기에 채혈하고, 혈장을 분리하여 동결 보존한다.

측정치에 따라 짐작되는 질환

• **고도 증가 (1,000 pg/mL 이상)**

(예상질환) 고도로 증가하는 경우, glucagon 생산 종양이 가장 의심된다. **(조치)** 피진, 내당능 저하, 저아미노산혈증이 있으면 각종 영상검사로 국소종양을 진단한다.

• **중등도 증가 (300～1,000 pg/mL)**

(예상질환) Glucagon 생산 종양, 열상, 당뇨병성 ketoacidosis, 중증 감염증 **(잠재질환)** 당뇨병, 간경변증, 신부전 **(조치)** 원질환의 진단과 치료

• **감소 (40 pg/mL 이하, 기준치 하한 이하)**

(예상질환) 췌장적출, 불안정형 당뇨병 **(잠재질환)** Glucagon 결손증 **(조치)** Arginine, alanine 부하시험에 의한 분비자극에 대한 반응을 검토한다.

임상적 의의

Glucagon이 증가하는 질환 가운데 glucagon 생산종양을 제외한 대다수 질환은 높은 경계치를 취하기 때문에 임상진단에의 응용은 제한된다. 또한 저농도를 보이는 질환에서도 경계치를 나타내는 것이 많고, 불안정형 당뇨병에서는 저혈당 자극에 대한 IRG 반응이 감소한다.

유의 사항 ① 저혈당, 기아, 고단백식 후에 증가한다. ② Stress, 운동으로 증가한다. ③ 성별, 연령에 따른 변동은 나타나지 않는다.

Immunoreactive insulin [IRI]

기준치 5～15 μU/mL (공복 시)

측정법 RIA, EIA

검체량 전혈 1 mL, 혈청 0.5 mL

검사 목적 ① 내인성 췌장 β세포량과 기능 검색, ② 당뇨병의 병형 분류, ③ 당뇨병의 치료 약물 선택

검체 취급 ① 혈청을 분리하여 −20℃에서 동결 보존한다. ② 검체를 반복하여 동결 융해하지 않는다.

측정치에 따라 짐작되는 질환

• **고도 감소 (1 μU/mL 이하)**

(예상질환) 1형 당뇨병 **(잠재질환)** 2형 당뇨병의 SU제 2차 무효 예 **(조치)** Insulin 치료를 한다.

• **경도 감소 (1～5 μU/mL)**

(예상질환) 2형 당뇨병

• **경도 증가 (15～30 μU/mL)**

(예상질환) 비만(insulin 분비항진에 의한 것) **(잠재질환)** 간경변, 신부전(insulin 대사 저하로 인한 것)

• **고도 증가 (30 μU/mL 이상)**

(예상질환) Insulin 항체(외래성 insulin 주사로 인한 경우와 insulin 자가면역 증후군에 의한 경우가 있다) **(잠재질환)** 특수한 insulin 저항성 증후군(비정상 insulin혈증, insulin 수용체이상 A, B, C형, 가족성 고 proinsulin

혈증), insulinoma **〈조치〉** Insulin 항체 유무 검색, 췌장종양 존재 동정, 강력한 insulin 저항성을 초래하는 원질환을 검색한다.

임상적 의의

1형 당뇨병에서는 자가면역 이상으로 인하여 insulin을 분비하는 췌장 β세포가 파괴되었기 때문에 발생하는 것으로 전형적인 증례에서는 insulin이 매우 낮은 농도를 보인다. 이와 같은 증례에는 외래성의 insulin 주사가 필수인 것이다.

2형 당뇨병에서는 공복 시 insulin 농도가 경도 감소에서 경도 증가까지 여러 가지가 있는데, 75g 경구 glucose 부하시험(OGTT)에서도 부하 후의 insulin 반응은 저하에서 과잉 반응을 나타내는 것까지 여러 가지가 있다. 단, 2형 당뇨병의 insulin 반응의 특징은 부하 후 조기에 insulin 분비가 지연되는 것이다.

비만인 경우에는 당뇨병 여부와 상관없이 고 insulin혈증을 나타내는 예가 많은데, 이것은 비만으로 인한 말초의 insulin 저항성에 대하여 췌장 β세포에서 insulin이 과잉분비 되기 때문이다. 이 고 insulin혈증에 인하여 말초의 insulin 감수성이 저하하는 악순환을 초래한다.

Insulin은 생체에서 주로 간, 신장에서 대사되기 때문에 간경변이나 신부전 등 심각한 장기장애가 있는 경우에는 insulin 대사가 저하하여 공복 시 혈중 insulin이 증가한다. 어떠한 원인으로 혈중에 insulin 항체가 존재하는 경우에는 측정상 IRI 농도는 비정상적인 증가치를 나타낸다.

비정상 insulin혈증에서는 비정상 insulin이 대사되지 않기 때문에 고 insulin혈증을 나타내게 된다.

유의사항 ① 당연한 것으로 식사섭취 후나 glucose 부하 후의 공복 시 농도보다 증가하는 경우가 많다. ② 75g OGTT 시의 IRI 반응 추이는 건강 성인에서는 다음과 같다.

- 공복 시 : 10±5 μU/mL
- 부하 후 30분 : 68±22 μU/mL
- 부하 후 60분 : 48±19 μU/mL
- 부하 후 90분 : 43±18 μU/mL
- 부하 후 120분 : 39±16 μU/mL
- 부하 후 180분 : 18±14 μU/mL

Immunoreactive proinsulin [IRP]

기준치

- **공복 시 혈중 Proinsulin 농도**

- Gel 여과법 : 0.05~0.40 ng/mL
- Direct proinsulin RIA : 0.08±0.05 ng/mL
- Insulin 분해 효소법 : 0.24±0.02 ng/mL

측정법 Gel 여과법, direct proinsulin RIA, insulin 분해 효소법

검체량 Gel 여과법은 혈청 10 mL, 기타는 혈청 2~3 mL

검사 목적 ① Insulinoma 진단, ② 가족성 고 proinsulin혈증 발견

검체 취급 ① 혈청을 분리하여 −20℃에서 동결 보존한다. ② 동결 융해를 반복해서는 안 된다.

측정치에 따라 짐작되는 질환

- **고도 감소(측정 감도 이하)**

〈예상질환〉 1형 당뇨병 **〈잠재질환〉** 2형 당뇨병의 SU제 2차 무효 예 **〈조치〉** Insulin 치료를 시행한다.

- **경도 증가(0.4~0.8 ng/mL)**

〈예상질환〉 2형 당뇨병, 경계형 내당능이상 증례(impaired glucose tolerance; IGT) **〈잠**

재질환 〉 심한 간장애, 만성신부전 **〈 조치 〉** 75g OGTT에 의한 당뇨병 진단 또는 IGT 진단(IRI를 동시에 측정한다). 원질환을 검색한다.

- **고도 증가 (0.8 ng/mL 이상)**

〈 예상질환 〉 Insulin 항체 양성 당뇨병 질환 **〈 잠재질환 〉** Insulinoma, 가족성 고 proinsulin혈증, insulin 자가면역 증후군 **〈 조치 〉** 혈중 IRI 동시 측정, insulin 항체 검색, 췌장종양 유무, 가족의 IRP 측정 등으로 원질환을 검색한다.

임상적 의의

췌장 β세포에서 합성되는 proinsulin은 그 전구체인 preproinsulin이 세포 내 소포체막을 통과할 때에 분해되어 생성된다. 다시 proinsulin은 Golgi 장치에서 insulin과 C-peptide 로 분해된다. 가족성 고 proinsulin혈증은 이 proinsulin에서 insulin으로의 분해과정에 유전적인 이상이 있어서 중간형 proinsulin이 혈중에 증가하는 대단히 드문 질환이다.

Proinsulin은 그 분자에 insulin(IRI)과 C-peptide(CPR)가 있기 때문에 일반적으로는 IRI 및 CPR 그리고 proinsulin 자체도 포함하여 측정한다. Insulin의 전구체로 생리활성이 부족하여 혈중에는 거의 방출되지 않는 것으로 생각되는 proinsulin을 직접 측정할 수 있는 측정법의 개발로 여러 가지 당뇨병에서 혈중에 증가한다는 것이 밝혀졌다. 특히, 공복 시의 proinsulin 농도는 2형 당뇨병, 경계형, 정상인 순으로 증가하고, IRP/IRI의 mole 비, 즉 총 IRI 중의 proinsulin이 차지하는 비율도 2형 당뇨병에서는 정상인(5~48%, 평균 15%)보다도 증가하고 있다. 2형 당뇨병이나 경계형에서 proinsulin이 높은 것은 췌장 β세포의 과로로 인한 2차적 현상으로 미성숙 과립의 분비를 반영하는 것으로 추정되고 있다.

혈중 proinsulin 측정은 insulinoma 진단법으로 임상적 의의가 있다. 또한 insulinoma는 proinsulin의 양적 증가뿐만 아니라 질적으로도 건강인의 proinsulin과 다르다는 것이 알려졌다.

유의 사항 ① Insulinoma나 가족성 proinsulin혈증 진단에는 대단히 중요한 검사이다. IRP/IRI의 mole 비는 insulinoma인 경우 50% 이상, 가족성 고 proinsulin혈증인 경우는 74~92%(평균 85%)로 증가치를 보인다. ② IRI, CPR 측정에는 proinsulin도 포함되어 있다는 것을 명기하지 않으면 안 된다.

Insulin antibody

기준치 ^{125}I-Insulin 결합률 : 일반적으로 5% 이하

측정법 RIA(PEG법)

검체량 혈청 0.3~1 mL

검사 목적 Insulin 자가면역 증후군 진단

검체 취급 검체는 상온에서 혈청을 분리하고, −20℃에서 보존(동결, 융해를 반복하지 않는 한 역가는 안정)한다.

측정치에 따라 짐작되는 질환

- **양 성**

〈 예상·잠재질환 〉 Insulin 자가면역 증후군, 기타 자가면역 질환, 1형 당뇨병(발병 초기의 insulin 치료 전), insulin 치료 중의 당뇨병(insulin 저항형 당뇨병 포함), insulin allergy, 인위적 저혈당증(factitious hypoglycemia) **〈 조치 〉** Insulin 주사력 유무, 저혈당 증상 여부 등에 따라 혈중 IRl, CPR 측정, 또한 insulin 자가면역 증후군, insulin 치료 중의 당뇨병 등

이 의심되는 경우, 비표식 insulin에 의한 억제 시험을 시행하여 진단, 치료한다.

임상적 의의

양성인 경우는 ^{125}I-insulin의 일부를 항원으로 인식하는 단백(insulin 항체 포함)의 존재가 시사된다. 그러나 insulin에 특이적으로 결합하는 단백(insulin 항체) 이외에도 insulin제제의 첨가물질이나 insulin의 iodide화에 수반하는 구조변화 등을 인식하는 비특이 반응이 일어날 가능성도 있기 때문에 screening적 의의에 지나지 않는다. 이상과 같이 비표식 insulin에 의한 억제시험으로 결합 억제효과를 확인하여 억제되면 insulin에 특이적인 insulin 항체로 판정할 수 있다.

Insulin 자가 항체(IAA)를 보이는 질환 : Insulin 자가면역 증후군, 1형 당뇨병(발병초기의 insulin 치료 전), 기타 자가면역 질환

종 특이 insulin 항체(주로 IgG) : Insulin 치료 중의 당뇨병(insulin제제에 대한 것), factitious hypoglycemia(insulin제제로 인한 것)

IgE인 경우(RAST 법) : Insulin allergy

유의사항 ① 검체량을 비롯하여 혈청 성분, tube에의 흡착, 혈중 항체 결합 insulin 양 등에 영향을 받기 때문에 screening적 의의에 지나지 않는다. ② Human insulin을 사용할 때도 insulin 항체가 나타난다. ③ 항체는 생체에서 대단히 불안정하므로 insulin 자가면역 증후군에서는 항체의 역가 변동이 심하고, 증상이 있을 때에 채혈하지 않으면 결과의 신뢰성이 떨어진다.

약물 영향 Insulin제제 사용, SH기가 있는 약물(thiamazole, tiopronin, glutathione, penicillamine) 복용으로 insulin 항체가 출현하여 양성을 보이는 경우가 있다.

Insulin receptor

기준치
· 수용체 수 : 10~100개/적혈구
· 친화성 : *Km* 치 10^{-9} M
· Tyrosine kinase 활성 : 정상 대조와의 비교

측정법
· 수용체 수, 친화성 : 표식 insulin 결합법(적혈구 사용)
· Tyrosine kinase 활성 : 수용체 자가 인산화법(적혈구에서 정제)

검체량 전혈 5~10 mL

검사 목적 Insulin 수용체기능 판정

검체 취급 Heparin 채혈. 채혈 후 4℃에 보존하고, 곧바로 검사하는 것이 바람직하다.

측정치에 따른 예상 질환

■ **수용체 수, 친하성**

• **경도 감소**

〈예상·잠재질환〉 2형 당뇨병, 비만, 여러 가지 원인으로 인한 고 insulin혈증

• **고도 감소**

〈예상·잠재질환〉 Insulin 수용체 이상증, B형 insulin 저항증, leprechaunism(요정증), Robson-Mendenhall 증후군

■ **Tyrosine kinase 활성**

• **경도 감소**

〈예상·잠재질환〉 2형 당뇨병, 비만

• **고도 감소**

〈예상·잠재질환〉 Insulin 수용체 이상증, 요정증, Robson-Mendenhall 증후군

임상적 의의

Insulin 수용체 검사는 수용체 수, 수용체의

insulin에 대한 친화성 및 수용체기능 검사로 분류한다. Insulin 수용체 이상증, 요정증, Robson-Mendenhall 증후군 등의 수용체 유전자 이상에 수반하는 질환에서는 유전자 이상의 종류에 따라서 여러 정도의 수용체 수, 친화성 및 기능저하가 나타난다.

또한 2형 당뇨병, 비만에서는 경도의 수용체 수 및 수용체 기능저하를 나타내는 경우가 있지만 그 정확한 기전에 대해서는 밝혀지지 않았다. Insulin이 결합하면 insulin 수용체는 세포로 취입되어 분해된다. 현저한 고 insulin혈증에서는 insulin 수용체의 세포 내 취입이 항진되어 수용체 수가 감소한다. B형 insulin 저항증에서는 혈액에 존재하는 수용체 자가항체에 의하여 수용체 수 및 친화성이 저하하지만 수용체기능은 정상이다.

유의 사항 수용체기능 검사는 말할 것도 없이 수용체 수에 관해서도 표준적인 검사법이 확립되지 않아 검사방법 및 기술적인 차이로 인하여 다른 표준치를 얻게 된다. 그러므로 항상 정상 대조군과 비교하지 않으면 안 된다.

Neurotensin [NT]

기준치 22.0±2.7 pg/mL(성인 공복 시)

측정법 RIA(무추출)

검체량 혈장 1 mL

검사 목적 NT 생산 종양이나 소화기능 이상의 평가

검체 취급 채혈 후 aprotinin과 heparin을 첨가한 시험관에 곧바로 옮기고 빙냉한다. 혈장을 분리한 후, 15분 이내에 −20℃에서 동결 보존한다.

측정치에 따라 짐작되는 질환

• 증 가

〈예상질환〉 췌장 내분비 종양의 일부, 공장−회장 bypass 수술 후, dumping 증후군(식사나 OGTT에 대한 과잉반응 **〈잠재질환〉** 폐소세포암, Parkinson병 **〈조치〉** 폐소세포암이 의심되면 영상진단, 생검 등으로 확진한다. Parkinson병은 신경학적 소견이 있으면 진단을 진행한다.

임상적 의의

Neurotensin(NT)은 13개의 아미노산 잔기로 구성된 peptide로 중추신경계, 장관신경총 등의 신경계와 소장점막의 N 세포에 존재한다. 그 생물활성이 다양하여 어떤 작용이 생리적으로 중요한지는 잘 알려지지 않았다. 소화기계에서는 위산분비 억제작용, 소장의 식후 장관운동 pattern 야기, 대장의 장관운동 촉진작용이 보고되고 있고, 췌장에서는 외분비 자극작용과 insulin, glucagon 분비 촉진작용, pancreatic polypeptide 방출작용이 알려져 있다. 또한 중추신경에서는 흑질−선조체, 중간피질−대뇌변연계의 dopamine 작동 neuron의 기능조절이나 뇌하수체 전엽 호르몬 분비조절에 관여하고 있다. 그러나 혈중 neurotensin이 어느 조직에서 유래하고, 어떻게 병태나 병인에 결부되는지는 밝혀지지 않았지만 Parkinson병에서 증가한다는 보고가 있다. 또한 식후에 혈중 NT양(樣) 면역활성이 증가하는데, N 말단 fragment의 NT(1−8)와 NT(1−11)에 있다는 것이 알려졌다. 소장기능에 관여한 후의 대사산물로 이해하고 있다.

Secretin

기준치 60~120 pg/mL
측정법 RIA, EIA
검체량 혈청 1 mL
검사 목적 혈중 secretin 농도를 측정하는 것은 일반적이지 않다(임상적 의의가 있는 질환이 특별히 없기 때문이다).
검체 취급 항원성의 저하를 방지하기 위하여 곧바로 혈청을 분리하여 동결한다.

측정치에 따라 짐작되는 질환

• 증 가

(예상질환) 십이지장 궤양 **(잠재질환)** 간경변, 만성신부전 **(조치)** 복통, 위험인자, 간장애, 고혈압 등의 문진, 상부소화관 내시경, 간기능 검사, 신장기능 검사, 요검사 등으로 진단, 치료한다.

• 감 소

(잠재질환) 악성빈혈, 무산증, 췌장암, celiac병
(조치) 각 질환을 검색한다.

임상적 의의

Secretin은 27개의 아미노산으로 구성된 polypeptide성 소화관 호르몬이다. 말초혈중 secretin 농도는 미량이지만 측정은 항 secretin 항체를 사용하는 RIA나 EIA가 개발되었다.

Secretin은 십이지장 점막에 분포하는 secretin 세포(S 세포)에서 생산하여 분비과립에 저장하여 위산 자극에 의하여 혈중에 방출 분비된다. 주요 생리작용은 췌장 외분비, 특히 수분과 중탄산염의 분비를 항진시킨다. 이 작용은 다음에 별도 항목으로 기술한 secretin 시험으로 췌장 외분비기능 검사에 응용하고 있다. Secretin 정맥주사 후, 췌장액의 액량, amylase, 중탄산염의 분비량을 측정한다. 또한 Zollinger-Ellison 증후군에서는 secretin 점적 정맥주사 후 혈중 gastrin 농도가 다른 질환과 반대로 증가한다.

Secretin 자체의 혈중 농도가 진단적 의의를 보이는 질환은 특별한 것이 없다. 간경변에서 혈중 농도가 증가하는 것은 불활성 장애 때문이라고 이해하고 있다. Celiac병에서 감소하는 것은 분비과립에서의 방출장애, Zollinger-Ellison 증후군에서는 장기간에 걸친 위산 자극에 의한 S 세포의 피폐 때문이라고 해석하고 있다.

유의 사항 식사 후에 혈중 secretin이 증가(위산이 십이지장으로 유입되어 S 세포를 자극하기 때문)하므로 공복에 채혈한다.

Secretin test

기준치 Secretin : 60~120 pg/mL(**표 35 참조**)
측정법 Amylase, bicarbonate 측정법에 준함
검체량 췌장액 전량
검사 목적 Secretin 사용 췌장 외분비 기능의 평가

표 35. Secretin 시험의 기준치

구 분	정맥주사법	점적주사법
액량 (mL/kg)	2.8~5.0	1.5~2.3
Amylase 배출량 (SU/kg)	1,349~3,631	416~2421
중탄산염 최고농도 (mEq/L)	78~142	*74~134
중탄산염 배출량 (μEq/L)	251~467	152~244

* 평균 중탄산염 농도

검체 취급 채취 후 조속히 측정한다. 측정 순서는 ① 위·십이지장액 채취관 삽입, ② 전 채혈, ③ secretin 100 U 정맥주사, ④ 췌장액 채취(10분마다 1시간 동안), ⑤ 이후에 채혈

측정치에 따라 짐작되는 질환

• **기능 저하**

《 예상·잠재질환 》 만성췌장염, 췌장암, 췌장낭포성 질환, 췌장절제 후 **《 조치 》** 원질환의 진단과 치료

• **기능 항진**

《 예상·잠재질환 》 Alcohol성 만성췌장염 초기, 지속성 췌장염, 간경변 **《 조치 》** 원질환의 진단과 치료

임상적 의의

Secretin에 의한 췌장액 유출을 췌장액 채취용 2중관을 사용 위액과 분리 채취하여 췌장의 외분비 기능을 평가하는 시험이다.

췌장액량, amylase, bicarbonate 각각을 측정하여 췌장 외분비 기능을 정량적으로 평가할 수 있고, 기능저하와 더불어 기능항진도 파악할 수 있는 검사이다. 또한 세포진을 시행하여 췌장암의 보조진단으로 이용하는 경우도 있다. 유의사항 ① pH가 산성이면 위액 혼입이 의심된다. ② 췌장액량이 감소되어 있을 때는 채취 췌장액 부족일 가능성이 있다. ③ 췌장액량이 증가되는 경우에는 위액 혼입의 가능성이 있다.

XV. 생리활성 물질

Adiponectin

기준치 2~20 μg/mL(측정방법에 따라 다르다)
측정법 ELISA, RIA
검체량 혈청 0.5 mL
검사 목적 Insulin 저항성 평가
검체 취급 혈청 분리 후 냉동 보존한다.

측정치에 따라 짐작되는 질환

• 감 소

《예상질환》 당뇨병, 관상동맥 질환, 비만, metabolic syndrome **《잠재질환》** Adiponectin 유전자 변이 **《조치》** 생활습관 개선을 포함 insulin 저항성 개선이나 동맥경화증 발병 · 진전을 예방한다.

임상적 의의

지방세포는 단순히 energy를 저장할 뿐만 아니라 여러 가지 생리활성 물질 adipocytokine을 분비한다는 것이 밝혀졌다. Energy의 과잉섭취 등으로 인하여 지방세포에 과잉으로 지방이 축적되어 가면 adipocytokine 분비이상이 생겨 여러 가지 병태를 야기시키는 것으로 이해하고 있다. Adiponectin은 adipocytokine의 하나로 insulin 저항성 개선작용이나 항동맥경화 작용 등이 있는 것이 알려졌다. 혈중 adiponectin은 다당체를 형성하고 있어서 비만(특히 내장비만), 당뇨병, 관상동맥 질환 등에서는 혈중 농도가 감소한다는 것이 알려졌다. Metabolic syndrome의 marker가 될 가능성이 시사되고 있다.

약물 영향 Thiazolidine 유도체는 adiponectin의 혈중 농도를 증가시킨다.

Adipocytokine : 지방세포는 energy 원으로 triglyceride를 저장할 뿐만 아니라 내분비 세포로서의 기능을 가지고 있어서 많은 생리활성 물질을 분비한다. 지방세포에서 분비되는 생리활성 물질을 adipocytokine이라 총칭한다. Adipocytokine에는 당뇨병, 고지혈증, 고혈압증 등의 생활습관병과 동맥경화를 촉진시키는 물질과 반대로 앞의 작용을 억제하는 물질의 쌍방을 포함하고 있다. 전자는 대형 지방세포에서 분비되는 TNF-α, PAI-1, HB-EGF(heparin-binding epidermal growth factor-like growth factor), angiotensinogen, resistin 등이 포함되고, 후자는 소형 지방세포에서 분비되는 leptin, adiponectin 등이 알려졌다. TNF-α나 resistin은 insulin 저항성을 야기시키고, PAI-1은 혈전형성을 촉진시킨다. HB-EGF는 혈관 평활근의 유주증식을 유도하고, angiotensinogen은 혈압을 상승시킨다. Leptin은 시상하부의 수용체에 작용하여 식욕을 억제하고, adiponectin은 골격근에서의 지방산의 산화를 촉진하고, glucose 취입을 촉진하여 insulin 감수성을 개선시킨다. 내장지방 증후군에서는 내장지방의 축적에 수반하여 adiponectin이 감소하고, TNF-α, resistin, PAI-1, angio tesinogen은 증가하여 insulin 저항성, 혈전형성, 혈압상승 등이 유발된다.

Amino−terminal pro−brain natriuretic peptide [NT−proBNP]

기준치 125 pg/mL 이하
측정법 전기화학발광 면역법
검체량 혈청/혈장 0.02 mL
검사 목적 심부전의 진단과 중증도 판정
검체 취급 냉장에서 3일간 보존이 가능하다.

측정치에 따라 짐작되는 질환

- **55 pg/mL 이하 (정상)**

〈 예상·잠재질환 〉 심장질환이 의심되지 않는다.

- **증가 (55~125 pg/mL)**

〈 예상·잠재질환 〉 심장부하 있음 (stage A)

- **증가 (125~500 pg/mL)**

〈 예상·잠재질환 〉 심장질환 의심(stage B)

- **증가 (500~1,000 pg/mL)**

〈 예상·잠재질환 〉 심부전 포함 심장질환 의심 (stage B)

- **증가 (1,000~4,000 pg/mL)**

〈 예상·잠재질환 〉 심부전 포함 심장질환 의심 (stage C)

- **증가 (4,000~8,000 pg/mL)**

〈 예상·잠재질환 〉 심부전 포함 심장질환 (stage C)

- **증가 (8,000 pg/mL) 이상**

〈 예상·잠재질환 〉 심부전 포함 심각한 심장질환 (stage D)

- **미국 심장병 학회의 심부전 평가 및 관리 guideline의 stage에 따른 조치는 다음과 같다.**

〈 Stage A 〉 기질적 심장질환 무, 심부전 무 (심부전 발병의 고위험) **〈 조치 〉** 위험인자 조정을 요한다.

〈 Stage B 〉 무증후군, 기질적 심장질환 유, 심부전 증상 무, 조기 심부전 **〈 조치 〉** β 저해약물, ACE (angiotensin converting enzyme) 저해약물, ARB(angiotensin II receptor blocker)를 투여한다.

〈 Stage C 〉 심부전 증후군, 기지의 구조적 심장질환, 숨참, 이피로감, 운동능력 저하
〈 조치 〉 염분제한, 약물(이뇨제, ACE 저해약물, β 저해약물, digitalis, ARB)을 투여한다.

〈 Stage D 〉 치료저항군, 말기신부전
〈 조치 〉 보조순환, 심장이식, 강심약물을 지속적으로 정맥주사 한다.

임상적 의의

Brain natriuretic peptide(BNP)는 전구체 호르몬인 proBNP에서 합성되는 심장 호르몬이다. 심근세포에 대한 stress(좌심실 확장기압 상승, 좌심실 확장기 용적 증대, 좌심실 비대, 벽운동 이상, 심근허혈 등)로 인하여 proBNP의 생합성이 급속히 항진하여 단백분해 효소의 작용으로 생리활성이 없는 BNP 전구체 N fragment [NT-proBNP(1−76)]와 생리활성이 있는 NT-proBNP(77−108)로 분해되어 순환혈액으로 방출된다. 따라서 건강인의 NT-proBNP 및 BNP 농도는 낮지만 만성 또는 급성 심부전 환자에서는 중증도에 따라 현저하게 변동하므로 NT-proBNP 및 BNP 농도는 심부전의 병태파악에 유용한 검사이다. 그러므로 NT-proBNP는 BNP와 마찬가지로 심부전 진단에 유용하지만 BNP의 혈중 반감기가 약 20분인데 대하여 NT-proBNP의 혈중 반감기가 120분이라는 것과 BNP와 달리 NT-proBNP는 혈청으로 측정할 수 있어서 다른 임상화학 검사와 동시에 측정할 수 있는 것, 또한 냉장, 실온에서 안정하기 때문에 추가검사나 보존한 검

체로 측정할 수 있는 등의 장점이 있다.

유의 사항 55 pg/mL 이하에서는 심장질환이 의심되지 않는다. 측정결과 수치에 따라 심부전의 중증도를 판정할 수 있다.

Angiotensin II

기준치 13~25 pg/mL

측정법 RIA

검체량 혈장 2 mL

검사 목적 고혈압, 심부전 등의 원인 진단과 병태 파악

검체 취급 ① 약물 투여를 2주 이상 중단하고, 보통 식이(식염 10 g/day 정도) 하에 아침기상 전에 누운 자세에서 채혈한다. EDTA 채혈하고 곧바로 냉각 원심하여 분리한 혈장을 −20℃ 이하에서 보존한다 ② −20℃에서 1주간 보존이 가능하다. ③ 혈장 angiotensin II 농도는 극히 낮고, 혈장 내 비특이적 저해물질의 존재, 항체 특이성 등의 문제 때문에 혈장에서 추출한 다음 RIA로 측정한다. ④ 상기 채혈조건에 의한 기초농도 이외에 무염식, furocemide 40 mg 정맥주사, 30분간 보행, 생리식염수 부하 등의 자극시험, 억제시험도 시행한다. ⑤ PRA, 혈장 aldosterone 농도를 동시에 측정하는 경우가 많다.

측정치에 따라 짐작되는 질환

• 증가 (기준치 상한 이상)

⟨예상질환⟩ 신혈관성 고혈압, 악성고혈압, 간경변, 신증후군, 급성심부전 **⟨잠재질환⟩** Bartter 증후군, 방사구체 세포종, 갈색세포종, 갑상선기능항진증, Addison병, 신실질성 고혈압, 수신증, 낭포신 **⟨조치⟩** 혈압측정과 신체소견, 요검사, 임상화학·전해질 검사, 신장기능검사, PRA와 혈장 aldosterone 농도의 동시 측정, 복부초음파, 복부 CT 등의 검사로 진단하고 치료한다.

• 감소 (기준치 하한 이하)

⟨잠재질환⟩ 저 renin성 본태성 고혈압, 원발성 aldosterone증, Liddle 증후군 등 **⟨조치⟩** 혈압 측정과 신체소견, 요검사, 임상화학·전해질 검사, 신장기능 검사, PRA와 혈장 aldosterone 농도의 동시 측정, 복부초음파, 복부 CT 등의 검사로 진단하고 치료한다.

임상적 의의

Angiotensin II 는 renin−angiotensin계의 중심적인 생리활성 물질로 8개의 아미노산으로 이루어진 peptide이다. 간에서 생산되는 renin 기질을 renin이 절단하여 아미노산 10개로 이루어진 angiotensin I 이 생기고, angiotensin converting enzyme(ACE)이 다시 C 말단측 아미노산 2개를 제거하여 angiotensin II가 생성된다. 생체에서는 반감기 1~2분에 대사된다.

혈장 angiotensin II 농도는 혈장 renin 활성(plasma renin activity; PRA)과 나란히 증감하는 경우가 많은데, 임신, 경구 피임약 같은 renin 기질 합성 증가로 인한 영향 또는 약물 복용의 영향(ACE 저해약, angiotensin II 길항약)을 받는 경우도 있다. 생리적으로도 체위, Na 섭취, 체액량에 따라서 변동하기 때문에 상기와 같이 채혈조건을 일정하게 유지하여야 한다.

유의 사항 ① 생리적으로는 PRA와 나란히 증감하므로 순환 혈액량이 감소하는 상태(출혈, 탈수, 이뇨제, 보행 등)에서 감소한다. ② 임신, 경구 피임약과 같이 renin 기질 합성이 증가하는 경우에 증가한다.

약물 영향 이뇨제, hydrazine, 경구 피임약 등

에서 증가하고, β-차단약, indomethacin, ACE 저해약, clonidine, methyldopa, 감초의 장기간 복용 등에서 감소한다.

Atrial natriuretic peptide [ANP]

기준치 10~43 pg/mL
측정법 CLEIA
검체량 혈장 0.5 mL
검사 목적 체액량 평가(혈장 renin 활성과 함께 대단히 유용)
검체 취급 ① 조조공복 시, 30분간 누운 자세에서 채혈. ② EDTA aprotinin이 들어있는 채혈관에 채혈하고, 냉각원심 후 혈장을 동결 보존한다.

측정치에 따라 짐작되는 질환

• **감소 (10 pg/mL 이하)**

〈예상·잠재질환〉 탈수, 체액량 감소, 이뇨제 투여, 출혈, 요붕증, 부신부전, 갈색세포종 **〈조치〉** 원질환의 진단과 치료

• **증가 (44~300 pg/mL)**

〈예상·잠재질환〉 울혈성 심부전(NYHA 분류 class I, II), 만성신부전, 본태성 고혈압증(특히 저 renin성 고혈압증), 발작성 빈박증, 신증후군, 간경변, 임신고혈압 증후군, 갑상선기능항진증, 원발성 aldosterone증, Cushing 증후군, SIADH, 체액량 증가, 과잉수액 **〈조치〉** 원질환의 진단과 치료

• **고도 증가 (300 pg/mL 이상)**

〈예상·잠재질환〉 울혈성 심부전(NYHA 분류 class III, IV), 체액량 증가, 과잉수액 **〈조치〉** 원질환의 진단과 치료

임상적 의의

ANP는 강력한 이뇨, sodium 이뇨작용 및 혈관 평활근 이완작용이 있고, 주로 심방에서 심방근의 신전으로 인하여 합성·분비가 자극된다. 따라서 혈장 ANP 농도는 임상적으로 심방압이나 체액량의 변화를 초래하는 질환, 즉 심부전, 신부전, 고혈압증 등에서 증가하고, 치료로 병태가 개선되는데 따라 감소한다. 특히, 투석 중인 만성신부전에서는 투석 종료 시 체중 설정에 참고가 된다. 또한 심비대에 수반하여 심실에서도 ANP 생합성이 항진되어 혈장 ANP 농도가 증가한다. 중증심부전에서는 그 중증도에 비례하여 혈장 ANP 농도가 증가하는데, New York Heart Association(NYHA) 분류 class III 이상의 중증으로 되면 900 pg/mL 이상으로 현저하게 증가하는 예도 적지 않다. 이와 같이 혈장 ANP 농도는 병태의 중증도 진단이나 임상경과 파악, 치료효과 등을 판정하는 수단으로 유용하다.

유의사항 ① 혈장 ANP 농도는 채혈 시 여러 가지 인자(안정상태, 자세, 식염 섭취량, 체액량에 영향이 미치는 약물 등) 또는 검체 처리(4℃에서 신속하게 원심 분리하여 혈장을 동결 보존하는 것이 필요하다) 등에 영향을 받는다. 예상 외의 측정치를 얻은 경우, 이들 요인의 영향을 고려하여 재검하여 이상치의 재현성을 확인한다. ② 혈장의 동결융해를 반복하면 peptide 분해로 인하여 저농도를 보이는 경우가 있다.

Brain natriuretic peptide [BNP]

기준치 18.4 pg/mL 이하
측정법 CLEIA
검체량 혈장 0.5 mL

검사 목적 ① 심부전 평가, ② 심비대, 심근장애에 대단히 예민한 지표
검체 취급 ① 아침 공복에 30분간 누운 자세에서 안정을 취한 다음 채혈한다. ② EDTA aprotinin이 들어있는 채혈관에 채혈하여 냉각원심 후 혈장을 동결 보존한다.

측정치에 따라 짐작되는 질환

• **증가 (18.4~100 pg/mL)**

《 예상·잠재질환 》 울혈성 심부전(NYHA 분류 class I, II), 고혈압증, 만성신부전, 심근증, 심비대 **《 조치 》** 원질환의 진단과 치료

• **고도 증가 (100 pg/mL 이상)**

《 예상·잠재질환 》 울혈성 심부전(NTHA 분류 class III, IV), 급성심근경색 **《 조치 》** 원질환의 진단과 치료

임상적 의의

BNP는 주로 심실에서 생합성 되는데, 심실부하나 심근비대, 심근허혈로 인하여 분비가 항진된다. 따라서 혈장 BNP 농도는 임상적으로 심부전, 신부전, 고혈압증, 심비대나 급성심근경색 등에서 증가하고 치료로 병태가 개선되면 감소한다. 특히, 중증심부전(NYHA 분류 class III 이상)에서는 기초치의 수100~1,000배에 달하고, 혈장 ANP 농도를 상회한다. 또한 급성심근경색 예에서는 발병 직후부터 급격하게 증가하여 24시간 이내에 최고 농도에 달한다.
유의사항 ① 혈장 BNP 농도는 채혈 시 여러 가지 인자(안정상태, 자세, 식염 섭취량, 체액량에 영향이 미치는 약물 등) 또는 검체처리(4℃에서 신속하게 원심 분리하여 혈장을 동결 보존할 필요가 있다)에 영향을 받는다. 예상 외의 측정치를 얻은 경우, 이들 요인의 영향을 고려하여 재검하여 이상치의 재현성을 확인한다. ② 혈장의 동결 융해를 반복하면 peptide가 분해하기 때문에 낮은 결과치를 얻게 된다. ③ 고령자는 기초치가 높으므로 주의가 필요하다.

Cyclic adenosine monophosphate [cAMP]

기준치
· 혈장 농도 : 10~24 pmol/mL
· 요중 배설량 : 2~7 μmol/day
측정법 RIA
검체량 혈장 0.3 mL, 축뇨 2 mL
검사 목적 주로 부갑상선 기능 평가 및 병태의 감별
검체 취급 ① 혈액은 채혈 후 즉각 사전에 빙냉한 EDTA-2Na 함유 채혈관에 옮기고, 전도혼합(invert mix) 후 신속하게 4℃에서 혈상을 분리하여 동결 보존한다. ② 요 검체는 toluene 1~2 mL를 넣은 용기로 냉암소에서 축뇨하고, 축뇨 종료 후 신속하게 동결 보존한다. 동결상태 그대로 의뢰하고 검사할 때까지 해동은 절대로 금한다.

측정치에 따라 짐작되는 질환

• **감소 (요중 배설량 2 μmol/day 이하)**

《 예상질환 》 속발성 부갑상선기능저하증(수술, 방사선 조사, 암침윤, 육아종성 병변, hemochromatosis 등으로 인한 것), 갑상선기능저하증, 고 Ca혈증, 저 Mg혈증(alcohol 과음, Mg이 없는 비경구 영양의 장기간 투여, 흡수불량증후군 등), 신부전, 혼수상태 **《 잠재질환 》** 특발성 부갑상선기능저하증, 가성 부갑상선기능저하증 I 형, 비타민 D 과잉섭취, 비타민 D 유도체 외용·섭취, 신성뇨붕증 **《 조치 》** BUN, creatinine, Mg을 측정하여 신부전과 저 Mg혈증을 제외한다. 요중 Ca 배설저하와 저 Ca－고 P혈증을 보이면 혈장 intact PTH 측정과 Ellsworth-Howard 시험을 시행한다. 가족력 청취도 중요하다. 고 Ca혈증이라면 혈청 1,25-dihydroxy 비타민 D_3를 측정한다. TSH, FT_4를 측정하여 갑상선 기능저하를 제외한다. 1일 요량, 혈청 Na, 혈장 삼투압, 요삼투압(요비중)을 측정하여 요붕증을 제외한다.

• 증가(요중 배설량 7 μmol/day 이상)

《 예상질환 》 원발성 부갑상선기능항진증, 부갑상선 이외의 PTH 생산 종양, PTHrP 생산 종양, 갑상선기능항진증 **《 잠재질환 》** 가성 부갑상선기능저하증 II형, 비타민 D 결핍증, 비타민 D 저항증(비타민 D 저항성 구루병) **《 조치 》** 요중 Ca 배설저하가 아닌 고 Ca혈증에서 혈장 intact PTH가 증가하는 원발성 부갑상선기능항진증이 이소성 PTH 생산 종양을 의심하여 intact PTH가 증가하면 혈장 PTHrP를 측정한다. 요중 Ca 배설이 증가하지 않는 저 Ca혈증에서 혈장 intact PTH가 증가하면 혈청 1,25-dihydroxy 비타민 D_3측정과 Ellsworth-Howard 시험을 시행하여 원질환을 진단하고 치료한다.

• 증가(혈장 농도 24 pmol/mL 이상)

《 잠재질환 》 2차성 부갑상선기능항진증, 신부전, 심근경색, 심부전, 조상태, stress, 간경변, 폐색성황달, 특발성 부종 **《 조치 》** 상기질환·상태를 감별한다.

임상적 의의

PTH, PTHrP, ACTH, TSH, LH, FSH, vasopressin, catecholamine, serotonin, glucagon, prostaglandin I_2, E_2 등은 adenylate cyclase(AC)를 활성화하는 수용체에 결합하여 adenosine-3-phosphate에서 cAMP 합성을 촉진하여 세포 내 cAMP 농도를 증가시켜 생리작용을 발휘한다. 세포 내 cAMP는 cAMP phosphodiesterase에 의해 adenosine-1-phosphate(AMP)로 변환되어 생리활성을 잃게 된다.

PTH와 PTHrP는 근위세뇨관 세포에서 PTH/PTHrP 수용체를 매개하여 AC를 활성화시켜 세포 내 cAMP 농도를 증가시키는 것으로 인산이뇨작용을 발휘하는데, 세뇨관강으로 누출된 cAMP가 요로 배설된다. PTH가 결핍되는 속발성 또는 특발성 부갑상선기능저하증, 또는 고 Ca혈증, 저 Mg혈증, 비타민 D 및 그 유도체의 섭취로 PTH 감소, 또는 PTH/PTHrP 수용체에서 AC 활성화까지 사이에 장애가 있는 가성 부갑상선기능저하증 I 형에서는 세뇨관에서의 cAMP 생산이 감소하여 요중 cAMP 배설량이 감소한다. 신장기능 저하로 인하여 요중 cAMP 배설량이 감소하면 혈장 cAMP 농도가 증가한다. 신부전으로 인한 속발성 부갑상선기능항진증에서는 혈장 cAMP 농도가 증가하지만 요중 cAMP 배설량은 감소한다. 원발성 부갑상선기능항진증, PTH/PTHrP 생산종양, 비타민 D 결핍증, 비타민 D 저항증에서 PTH나 PTHrP가 증가된 경우나 cAMP 생산까지는 정상, 그렇지만 그 이후에 장애되는 가성 부갑상선기능저하증 II형에서는 세뇨관에서의 cAMP 생산이 항진하여 요중 cAMP 배설량이 증가한다.

심근경색, 심부전, 조상태, stress 등 교감신경이 흥분된 상태에서는 ① 혈중 catecholamine의 증가로 adrenalin β수용체를 매개하여 AC가 활성화 되어 혈장 cAMP 농도가 증가한다. 갑상선 호르몬은 adrenalin 수용체의 증가나 cAMP phosphodiesterase의 저해 등으로 세포 내 cAMP 농도를 증가시켜서 요중 cAMP 배설량이 갑상선기능항진증에서 증가하고, 갑상선기능저하증에서 감소한다. 간경변, 폐색성 황달에서는 내인성 glucagon의 증가로 인하여 혈장 cAMP 농도가 증가하지만 간의 예비능이 저하하면 glucagon 투여에 대한 혈장 cAMP는 증가하지 않게 된다.

신성뇨붕증 가운데 vasopressin 수용체 이상으로 AC 활성화가 장애를 받은 것에서는 요중 cAMP 배설량이 감소하는데, vasopressin을 투여해도 증가하지 않는다. 한편, vasopressin으로 인하여 cAMP를 매개로 활성화되는 water channel인 aquaporin 2의 이상으로 인한 것에서는 vasopressin 투여로 요중 cAMP 배설량이 증가한다.

유의사항 ① 저 Ca혈증 또는 고 Ca혈증을 감별진단에 부갑상선기능저하증 또는 항진증이 의심되는 경우에 측정한다. ② 임신 중에는 혈장 및 요중 cAMP가 2~3배로 증가하고, 분만 후 정상화되므로 주의가 필요하다.

약물영향

- **증가시키는 약물** : PTH제제, calcitonin제제, prostaglandin I_2, E_2제제, glucagon, vasopressin, 항우울약, caffeine, theophylline, milrinone, cilostazol, 갑상선 호르몬제제
- **감소시키는 약물** : 비 steroid성 소염진통제, steroid 약물, lithium carbonate, demeclocycline, 비타민 D제제, 비타민 D 유도체

Cyclic guanosine-3',5'-monophosphate [cGMP]

기준치 1.1~10 pmol/mL

측정법 RIA, EIA

검체량 혈장 0.5 mL, 요 1 mL

검사 목적 Sodium 이뇨 peptide계 및 NO 활성화 지표

검체 취급 4℃ 보존. 동결 불가하다.

측정치에 따라 짐작되는 질환

혈장 cGMP 농도는 혈장 sodium 이뇨 peptide(ANP, BNP, CNP) 및 혈장 NO 농도와 연관하여 변동하는 것으로 이해하고 있다. 측정치에 관한 분명한 진단기준은 현재 없다.

- **감소 (0.5 pmol/mL 이하)**

이형 협심증 환자에서 혈장 cGMP가 감소한다는 보고가 있다. 내피세포 유래의 혈관 이완인자인 NO 및 C형 이뇨 peptide(CNP) 생산저하 또는 NO나 sodium 이뇨 peptide에 대한 혈관 평활근 세포의 반응성 저하가 시사된다.

- **경도~중등도 증가 (15~25 pmol/mL)**

체액 저류형의 2차성 고혈압증(aldosterone증, 신성고혈압증, Cushing 증후군), 심부전, 부정맥(Af, VT), 신부전 등 혈행 동태 변화에 수반하는 심방·심실압 부하로 인한 심방 및 심실 유래의 ANP, BNP 증가를 초래하는 질환군이 이 범위에 속한다.

- **고도 증가 (25 pmol/mL 이상)**

중증심부전, 급성심근경색, 중증부정맥(rapid Af, AF, VT) 등의 현저한 혈행 동태 변화, 심방·심실압 부하를 수반하는 질환군 및 사람 ANP 제제 투여 환자에서 나타난다. 또한 패혈증성 shock 시 등 대량 NO, CNP 생산이 촉진될 때에도 크게 증가하는 경우가 있다.

임상적 의의

cGMP는 세포에서 guanylate cyclase에 의해 GTP로부터 생산되고, phosphodiesterase에 의해 5'-GMP로 변환되어 활성을 잃게 된다.

Guanylate cyclase는 sodium 이뇨 peptide family(ANP, BNP, CNP) 및 내피세포 유래 이

완인자(endothelium-derived relaxing factor; EDRF)로 동정되는 일산화질소(NO)에 의해 활성화되고, cGMP 생산으로 혈관확장, 혈압 강하작용, 이뇨작용 및 혈소판 응집 억제작용을 보인다. 따라서 세포 내 cGMP 농도의 간접적 지표로 생각되는 혈장 cGMP는 고혈압, 심근경색, 신부전 등에서 sodium 이뇨 peptide 및 NO와 연관하여 변동한다.

또한 심부전 치료약인 ANP제제 및 NO 생산을 매개하여 작용하는 아질산제 효과의 지표로도 사용할 수 있다. 최근에는 발기부전(erectile dysfunction; ED) 환자에 대하여 PDE 5 저해제의 효과 지표로서 사용이 가능한지를 검토하고 있다.

C-type natriuretic peptide(CNP) : 1990년 돼지에서 ANP, BNP에 이어 제3의 sodium 이뇨 peptide로서 분리, 동정되었다. 주로 중추신경계, 혈관 내피세포, macrophage에서 발현한다. 뇌 내에서는 신경 peptide로서 혈압강하, 체액량 감소에 작용하고, 말초에서는 혈관내피 유래의 국소인자로서 혈관확장이나 혈관 평활근의 증식억제에 관여한다. 패혈증성 shock에서는 혈중 농도가 현저하게 증가하는 것이 보고되었다.

유의사항 심방·심실압 부하를 나타내는 질환군의 ANP, BNP 농도에 연관되는 cGMP 농도 변화가 혈관 내피세포 유래의 혈관 이완인자인 NO 및 CNP 농도에 의존하는 변화를 혈행 역학적으로 병태를 파악하도록 판독하여야 한다.

약물 영향 사람 ANP제제, 아질산제제 및 phosphoesterase 저해제를 사용할 경우에는 cGMP 농도가 증가한다.

Leptin

기준치 0.5~45.2 ng/mL(측정방법에 따라 다름)

측정법 RIA, ELISA

검체량 혈청 0.5 mL

검사 목적 비만 등의 energy 대사 조절 평가

검췌 취급 혈청을 분리하여 냉동 보존한다.

측정치에 따라 짐작되는 질환

• 증 가

〈예상질환〉 비만 **〈잠재질환〉** Leptin 수용체 유전자 이상증, Cushing 증후군, 만성신부전, 임신 등 **〈조치〉** 원질환을 치료한다.

• 감 소

〈잠재질환〉 Leptin 유전자 이상증, 지방축적성 당뇨병, 신경성 식욕부진증, 기아 등 **〈조치〉** 원질환을 치료한다.

임상적 의의

유전성 비만 mouse의 유전자 해석으로 발견된 단백질로 지방세포에서 생산되어 혈중으로 분비된다. 시상하부에 작용하여 강력한 섭취억제 작용이 있는 동시에 energy 소비를 촉진시킨다. Leptin 유전자 이상으로 인하여 leptin이 생산되지 않아 현저한 비만을 나타내는 가계가 보고되었다. 통상적인 비만은 혈중 leptin 농도가 높지 않는데도 불구하고 leptin 저항성으로 인한 작용부족 상태인 것으로 이해하고 있다.

유의사항 혈중 leptin 농도는 심야에 증가하고, 낮에는 감소하는 일내변동을 보인다. 또한 여성에서 높고, 배란 전후에 peak가 있는데 황체기에 고농도를 보인다. 또한 임신으로 인하여 고농도로 증가한다는 것이 알려졌다. 그밖에 연령이나 성적 성숙도에 따라서도 차이를 보이는 것으로 생각하고 있다.

Plasma renin activity [PRA], Plasma renin concentration [PRC]

기준치

- Plasma renin activity (PRA)

· 누운 자세 : 0.3~2.9 ng/mL/hour

· 선 자세 : 0.3~5.4 ng/mL/hour

- Plasma renin concentration (PRC)

· 수시 : 3.2~36 pg/mL

· 누운 자세 : 2.5~21 pg/mL

· 선 자세 : 3.6~64 pg/mL

측정법 RIA

검체량

· PRA : 혈장 0.3 mL

· PRC : 혈장 0.5 mL

검사 목적 Renin－angiotensin계의 기능 평가

검체 취급 ① 소조 안정한 누운 자세에서 채혈(EDTA 첨가)한다. ② Heparin 채혈은 측정 불가. ③ 동결 보존한다.

측정치에 따라 짐작되는 질환

■ PRA

- **감소 (기준치 하한 이하)**

《 예상질환 》 저 renin성 본태성 고혈압증, 원발성 aldosterone증(고도 감소) **《 잠재질환 》** 저 renin성 저 aldosterone증(당뇨병성 신증이 많다), Liddle 증후군, 11-deoxycorticosterone (DOC) 생산종양, 가성 aldosterone증(glycyrrhizin 이나 감초 복용) **《 조치 》** 혈장 aldosterone을 측정하고, 필요하면 renin 자극시험(standing 자세, furosemide 부하)을 시행하여 원질환을 진단하고 치료한다.

- **증가 (기준치 상한 이상)**

《 예상질환 》 고 renin성 본태성 고혈압증, 신장질환 **《 잠재질환 》** 신혈관성 고혈압증, 악성 고혈압증, 갈색세포종, Bartter 증후군(고도 증가), 방사구체 세포종[renin 생산 종양(고도 증가)], 설사약이나 이뇨제의 남용, 임신 **《 조치 》** 신장기능을 평가하고, 혈장 aldosterone이나 catecholamine을 측정한다. Renogram이나 신동맥 촬영, 복부초음파 검사, CT, MRI 등으로 원질환을 진단하고 치료한다.

임상적 의의

Renin은 신사구체 수입 세동맥벽에 있는 방사구체 세포에서 생산되는 분자량 37 kDa의 단백 분해효소이다. 당초 분자량 45 kDa인 preprorenin이 생산되어 prorenin(불활성형 renin)으로 되고, 다시 renin(활성형 renin)이 된다. Renin은 renin 기질(angiotensinogen)에 작용하여 angiotensin Ⅰ이 생성된다. 다시 angiotensin 변환효소(ACE)의 작용으로 angiotensin Ⅱ가 생성된다. Angiotensin Ⅱ는 강력한 혈관 수축작용이 있고, 또한 부신 구상층에 작용하여 aldosterone을 분비시킨다. 따라서 혈압조절이나 수분·전해질 대사에 중요한 역할을 담당한다.

혈장 renin 활성(PRA)은 피검 혈장의 angiotensin 변환효소와 angiotensinase를 저해하여 내인성 renin 기질에서 renin에 의해 *in vitro* 에서 새로 생산되는 angiotensin Ⅰ의 생성량을 측정하는 것이다.

한편, 혈장 renin 농도(PRC)는 혈중 활성형 renin 농도를 측정한다. 산(acid)이나 trypsin으로 불활성형 renin을 활성화시킨 후에 renin 농도를 측정하는데, 이것을 총 renin 농도라고 한다.

유의 사항 ① 체위(서있는 자세는 누운 자세보다 2~3배 크다). ② Na 섭취량(저 Na식이에

서 증가). ③ 체액량(탈수에서 증가) 등에서 변동한다.

약물 영향

· **증가시키는 약물** : 이뇨약, Ca 길항약, 혈관확장약, angiotensin 변환효소 저해약, β-자극약, glucocorticoid, estrogen, 설사약

· **감소시키는 약물** : β-차단약, 교감신경 억제약, mineralocorticoid, heparin, 심방성 Na 이뇨 peptide, indomethacin 등의 NSAID, 직접적 renin 저해약(단, 이 경우는 PRC는 고농도를 보인다)

Prostaglandin I_2 [PGI_2], (prostacyclin)

기준치

6-keto-prostaglandin $F_{1\alpha}$를 측정한다.

· 혈장 : 10~1,700 pg/mL

· 요 : 100~200 pg/mL

측정법 Ketoacid column 또는 박층 chromatography로 분리 후, RIA, EIA

검체량 혈장 1 mL, 요 5 mL 정도

검체 취급 EDTA 또는 heparin 채혈하여 곧바로 10^{-5} M 이상의 indomethacin 또는 aspirin과 혼화하고, 혈장은 −20℃에 보존한다.

측정치에 따른 예상 질환

측정법에 따라 수치에 큰 차이가 있어 감소, 증가만으로 그친다.

• 증 가

〈잠재질환〉 Rartter 증후군, 요독증, 본태성 고혈압증, 문맥압항진증, 저산소, 허혈, 울혈, 외과 수술. Dipyridamole, nitroglycerin, progesterone, heparin, insulin, calcitonin, lidocaine 등의 사용 **〈조치〉** 원질환, 사용 약물을 검색한다.

• 감 소

〈잠재질환〉 당뇨병, 협심증, 뇌혈전, 지주막하출혈, 동맥경화증, 폐고혈압증, 혈전성 혈소판감소성자반병, 용혈성 요독증성 증후군, SLE, 전자간, 비타민 E 결핍, 고 cholesterol혈증, aspirin, clofibrate, 비 steroid계 소염제, 부신피질 steroid 등의 사용 **〈조치〉** 원질환, 사용 약물을 검색한다.

임상적 의의

PGI_2는 주로 혈관 내피세포에서 생산되어 강력한 혈관 평활근 이완작용, 혈소판 응집억제 작용 등을 나타내는 생리활성 물질이다. PGI_2는 생체에서 아주 불안정하여 측정할 경우에는 그 대사산물인 6-keto-$PGF_{1\alpha}$가 대상이 된다. PGI_2 생산량의 변화는 각종 장기의 혈관기능 이상으로 귀착되는데, 명확한 진단적 의의는 확립되지 않았다. 또한 병태에 있어서 thromboxane A_2를 비롯하여 다른 인자와의 균형도 중요하다. 그렇지만 폐고혈압증, 폐색성 동맥질환 등에서 PGI_2 유연제제의 유용성이 확인되어 금후, 생체 내 PGI_2 생산량을 평가하는 측정법의 향상이 기대된다.

유의사항 ① 혈중 PGI_2의 대사산물은 6-keto-$PGF_{1\alpha}$ 이외의 것도 확인되어 있어서 6-keto-$PGF_{1\alpha}$의 혈중 농도만이 PGI_2 활성을 반영하는지는 밝혀지지 않았다. ② 생리인자로는 한랭·임신에서 증가하고, 연령 증가·비만에서 감소한다. ③ 남성보다 여성에서 증가한다.

약물 영향 Aspirin, clofibrate, 비 steroid계 소염제, 부신피질 steroid 등의 약물 사용으로 감소한다.

XVI. 비타민

Biotin

기준치

· 혈청 총 biotin : 292~1,049 pg/mL(1.2~4.3 nmol/L)

측정법 HPLC

검체량 혈청 2 mL

검사 목적 Biotin 결핍상태 판정

검체 취급 혈청 또는 전혈(미생물법으로 측정하는 경우는 citric acid-Na 첨가 채혈)을 동결 보존한다.

측정치에 따라 집작되는 질환

● 감소 (292 pg/mL 이하)

《예상질환》 Biotin 결핍증 **《잠재질환》** 생란 대량 섭취, 건조난백 섭취, 단소장 증후군, 고위(高位) 소장루, Leiner 병[erythroderma desquamativum(비늘홍색피부증)], 건선 **《조치》** Biotin을 경구로 투여한다.

임상적 의의

모유의 biotin 부족, 난치성 설사 등에서 유아기의 조기에 biotin 결핍증을 보이는 경우가 있다. 고 calorie 수액용 종합 비타민에는 biotin이 함유되어 있지만 시판종합 비타민에는 함유되지 않았다.

혈액투석 환자에서 고 biotin혈증을 보이는 경우가 있다.

Biotin 의존증으로는 biotin 의존성 다발성 carboxylase 결손증(구토, 호흡곤란, 근긴장 저하, 피진, 고유산혈증, 고 ammonia혈증, 고양이 오줌냄새 등이 있다), biotin 의존성 고 propionic acid혈증이 알려졌는데, biotin 대량 투여(5~10 mg/day)로 결핍증상이 사라진다.

유의 사항 Biotin은 동식물계에 널리 분포하여 있고, 장내세균에서도 합성되므로 성인에서는 보통 섭취부족으로 인한 결핍은 발생하지 않는다.

약물 영향 항경련약(carbamazepine, phenobarbital, phenytoin, primidone)에 의해 감소한다.

β-Carotene

기준치

· 혈청 β-Carotene

남성 : 11.6~86.6 μg/dL(0.216~1.613 μmol/L)

여성 : 30.7~163 μg/dL(0.572~3.036 μmol/L)

· 혈청 총 carotenoid : 200 μg/dL 이하

측정법 HPLC

검체량 혈청 0.6 mL

검사 목적 식이성 carotenoid 과잉증의 확정 진단

검체 취급 ① 용혈에 주의하고, 혈청을 차광하여 냉동 보존한다. ② −70℃ 이하에서는 1년 이상 안정하다.

측정치에 따라 짐작되는 질환

• **증가 [200 μg/dL(3.73 μmol/L) 이상]**

《예상질환》 식이성 carotenosis **《잠재질환》** 간질환, 당뇨병, 갑상선기능저하증, 지질이상증, 아급성갑상선염, 고지단백혈증 Ⅰ·Ⅱa·Ⅱb형, 만성신장염, 신증후군, 임신 **《조치》** β-Carotene 섭취를 중지하면 회복된다. 간기능 장애를 초래하는 경우는 없다.

• **감소 [10 μg/dL(0.19 μmol/L) 이하]**

《예상질환》 흡연, 음주 **《잠재질환》** 고열, 간질환, 단소장 증후군(short-bowel syndrome), 장염, 췌장낭포성 섬유증, 흡수불량 증후군 **《조치》** 원인 질환을 치료한다.

임상적 의의

Carotenoid는 자연계에 널리 분포하는 색소의 1군의 총칭으로 일부는 소장 상피세포에서 비타민 A로 변환하므로 provitamin A 라고도 한다. α-Carotene, β-carotene, γ-carotene, β-cryptoxanthine 등이 그 대표이다.

당뇨병, 갑상선기능저하증에서는 β-carotene의 retinol로의 전환이 장애를 받기 때문에 고농도를 보인다. 간질환에서는 간경변, 폐색성 황달에서 고농도를 보이는 경우가 있다. 갑상선기능항진증에서는 retinol의 소비와 β-carotene의 retinol로의 전환이 함께 높아지므로 β-carotene은 저농도를 나타낸다.

Carotenosis(hypercarotenemia)는 carotenoid 과잉섭취로 인하여 각질층이 두꺼운 손바닥, 발바닥 등의 피부에 황색조의 색소침착이 나타나는 상태로 황달과 달리 안구결막의 황염, 간기능 장애는 나타나지 않는다.

유의사항 ① Carotenoid는 체내에서 합성되지 않아 모두 음식물에서 유래한다. ② 흡연, 음주, 운동 등의 영향을 받아 낮은 농도를 보인다. ③ 성별에 따라 차이가 생기는데, 혈청 β-carotene(분자량: 536.85 Da)은 여성이 남성보다 높다. 대부분의 carotenoid는 여성이 높다. ④ 혈청 총 carotenoid는 계절에 따라 변동을 보이는데, 여름~가을에 높고, 겨울~봄에 낮다. ⑤ β-Carotene은 50세 이후에 고농도를 보이는 경향이 있다.

약물 영향 Kanamycin, neomycin, metohormin(경구 당뇨병약), 경구 피임약에 의해 저농도를 보이는 경우가 있다.

Folic acid [FA]

기준치

· 혈청 : 4.4~13.7 ng/mL(10.0~31.0 nmol/L)

· 적혈구 : 140~628 ng/mL(317~1,422 nmol/L)

측정법 RIA, 화학발광법

검체량 혈청 0.5 mL

검사 목적 엽산 결핍으로 인한 거대적혈모구빈혈(megaloblastic anemia)의 확정진단

검체 취급 ① 혈청 엽산의 경우, 특히 용혈을 피하여야 한다. 혈청은 동결 보존한다. 4℃에서는 24시간, −20℃ 이하에서는 6~8주간 안정하다. ② 적혈구 엽산의 경우, EDTA를 첨가하여 채혈하고, hematocrit를 측정한 후 혈액 100 μL 당 0.2% ascorbic acid 용액 2 mL를 가하여 용혈액을 만들어 차광 보존한다. 4℃에서는 8시간, −20℃ 이하에서는 8주간 안정하다.

측정치에 따라 짐작되는 질환

• **감 소**

· 혈청 엽산 : 4.4 ng/mL 이하

· 적혈구 엽산 : 140 ng/mL 이하

〈예상질환〉 거대적혈모구빈혈 **〈잠재질환〉** 소아 갑상선기능항진증, alcohol 의존증, 저영양상태, 괴혈병, 만성간질환, 비타민 B_{12} 결핍증, 임신, 아미노산 과잉섭취, 무산성 위염, Lesch-Nyhan 증후군, 장기간 혈액투석, celiac병, 열대성 sprue, Crohn병, 궤양성 대장염, 흡수불량 증후군, 골수섬유증, 비타민 B_6 결핍성 용혈성빈혈, glutathione 대사장애, 국한성장염, Whipple병, amyloidosis, 광범위 장절제, 비늘벗음(scalling) 피부염 **〈조치〉** 엽산 5~20 mg을 경구 투여한다.

임상적 의의

엽산 결핍이 진행할 때 최초로 혈청 엽산이 감소하고 잇따라서 호중구 과분엽, 요중 formimino-L-glutamic acid(FIGLu) 증가, 적혈구 엽산 감소, 대적혈구 출현, 골수상에서의 거대적혈모구 출현이 순차적으로 관찰된다. 단, 혈청 엽산은 최근의 엽산 섭취에 영향을 받기 쉽고, 적혈구 엽산은 조직의 엽산 저장상태를 보다 정확하게 반영한다. 그렇지만 혈청 및 적혈구 엽산이 정상이라도 골수상에 거대적혈모구가 출현하는 경우도 있다. 혈청 엽산이 감소되는 경우는 반드시 혈청 비타민 B_{12} 를 측정할 필요가 있다. 비타민 B_{12} 결핍증에서는 혈청 엽산이 증가한다.

유의사항 엽산은 미곡(쌀)에도 많이 함유되어 있고, 장내세균에서 합성되는 엽산도 이용되므로 결핍증이 일어나지 않는 것으로 이해하고 있다. 그러나 식습관의 서구화로 인한 쌀 소비 감소가 진행되므로 주의할 필요가 있다. 또한 엽산은 녹황색 채소나 간에 많이 함유되어 있다.

약물 영향 ① 혈청엽산의 경우, 엽산 길항약(methotrexate, pentamidine, pyrimethamine, triamterene, trimetoprim), aminosalicylic acid, 최면·항경련약(valproic acid, phenytoin, primidone, glutethimide, carbamazepine, phenobarbital), neomycin, colchicine, cycloserine, mephenamic acid, isoniazid, nitrofuran 유도체, phenacetin, cholestyramine, sodium bicarbonate, estrogen, 경구 피임약 및 alcohol 섭취로 감소한다. ② 적혈구 엽산의 경우, 항경련약(phenytoin, phenobarbital, primidone), 경구 피임약에 의해 감소하는데, 기타 약물에 대해서도 혈청 엽산과 마찬가지로 영향을 받는다.

Nicotinic acid (niacin), Nicotinamide (niacinamide)

기준치

· 전혈 총 nicotinic acid : 2.9~7.1 μg/mL (23.2~57.7 μmol/L)

측정법 HPLC

검체량 전혈 1.5 mL

검사 목적 Nicotinic acid 영양상태 판정

검체 취급 Heparin 또는 EDTA 첨가 채혈한 전혈을 검사에 사용한다. 동결하면 장기간 보존이 가능하다.

측정치에 따라 짐작되는 질환

• 감소 (2.9 μg/mL 이하)

〈예상질환〉 Nicotinic acid 결핍증(pellagra)

〈잠재질환〉 Hartnup병, 선천성 tryptophan뇨증, hydroxykynurenine 뇨증(kynureninase 결손증), carcinoid 증후군, alcohol 의존증

〈조치〉 nicotinamide를 경구 투여한다.

임상적 의의

Nicotinic acid와 nicotinamide 양자를 niacin 으로 칭하는 경우도 있다. Nicotinic acid는 혈중에서는 대부분이 NAD(nicotinamide adenine dinucleotide), NADP(nicotinamide adenine dinucleotide phosphate)의 형태로 혈구에 존재한다. 이들을 모두 가수분해하여 nicotinic acid로 측정한 결과치를 총 nicotinic acid라고 부른다. Nicotinic acid 결핍증에서는 전혈 총 nicotinic acid 농도가 감소한다.

NAD는 음식물 중 nicotinic acid 및 nicotinamide 이외에 일부는 tryptophan에서 tryptophan−nicotinic acid 경로를 거쳐 생합성 된다. 따라서 nicotinic acid 영양상태는 nicotinic acid 그 자체의 섭취량 이외에 tryptophan 섭취량의 영향을 받는다. 통상은 tryptophan 60 mg으로부터 nicotinic acid 1 mg이 생합성되는 것으로 이해하고 있다.

Hartnup병은 tryptophan의 장관 흡수장애, 근위세뇨관의 중성 아미노산 재흡수 장애로 인하여 혈중 tryptophan이 감소하여 일광피부염, 소뇌성 보행장애, 정신장애 등의 nicotinic acid 결핍 증상이 출현하는 것으로 요 indican 반응 양성, 중성 아미노산 배설 증가가 특징이다. Nicotinic acid 투여로 피부, 정신증상이 개선된다.

Tryptophan−nicotinic acid 경로에 관련되는 효소 결손으로 인하여 혈중 nicotinic acid 농도가 감소하여 결핍 증상이 출현하는 것이다. 즉 tryptophan pyrrolase 결손으로 인한 선천성 tryptophan뇨증, kynureinase 결손으로 인한 hydroxykynurenine뇨증 등이 그것에 해당한다.

그러나 xanthurenic acid뇨증에서는 kynureninase의 조효소인 pyridoxal phosphate 결합부의 이상으로 인하여 통상적인 양의 비타민 B_6을 섭취한 경우에는 지능장애 등의 증상을 보이고, 대량의 비타민 B_6 투여로 요중 xanthurenic acid, kynurenic acid, 3-hydroxykynurenine의 배설 증가는 사라지는데, 통상은 nicotinic acid 결핍 증상이 나타나지는 않는다.

또한 비타민 B_6 결핍에서는 그 kynureninase 활성저하로 인하여 tryptophan에서 NAD로의 전환이 억제된다.

Carcinoid 증후군에서는 tryptophan이 serotonin 생성에 소비되어 혈중 농도가 감소한다.

유의 사항 전혈 총 nicotinic acid 농도 감소, tryptophan−nicotinic acid 경로의 이상을 검토하는 경우에는 tryptophan 경구 부하시험(L-tryptophan 2 g)을 시행한다.

약물 영향 경구 당뇨병약(glybenclamide), 항간질약(valproic acid-Na), 항결핵약(isoniazid)에 의해 감소한다.

Pantothenic acid

기준치

- 혈청 : 0.2~1.8 μg/mL (0.9~8.2 μmol/L)
- 24시간뇨 : 1~15 mg/day (5~68 μmol/day)
- 부분뇨 : 2.0 mg/g·Cr 이상 (1.03 mmol/mol·Cr 이상)

측정법 HPLC, *Lactobacillus plantarum* 에 의한 미생물법

검체량

- HPLC : 혈청 1 mL 또는 24시간 축뇨
- 미생물법 : 혈청 5 mL 또는 24시간 축뇨

검사 목적 Pantothenic acid 결핍증의 확정진단

검체 취급 혈청 또는 전혈을 동결 보존한다.

측정에 따라 짐작되는 질환

• **감소 (혈청 및 축뇨의 기준치 하한 이하)**

〈예상질환〉 Pantothenic acid 결핍증(burning feet syndrome) **〈잠재질환〉** 비타민 B군(B_6, B_{12}, nicotinic acid, biotin, folic acid) 결핍증, 비타민 C 결핍증 **〈조치〉** Calcium pantothenic acid 10~200 mg을 경구로 투여한다.

임상적 의의

Pantothenic acid는 대부분이 적혈구에서 coenzyme A의 형태로 존재하여 혈장 농도는 낮다. 장관흡수는 수동적이다. Pantothenic acid 결핍증은 심각한 영양실조를 제외하고는 대단히 드물어서 단독 결핍증이 야기되는 경우는 거의 없다.

유의사항 ① Pantothenic acid 함유 종합 비타민, 건강식품 섭취 여부에 대하여 확인한다. ② Pantothenic acid의 1일 목표량은 6 mg이다.

Retinol

기준치 30~80 μg/dL (1.05~2.80 μmol/L)
측정법 HPLC
검체량 혈청 1 mL
검사 목적 비타민 A의 체내 동태 파악
검체 취급 조조공복에 채취하고, 차광하여 보존한다. 4℃에서는 4주, −20℃ 이하에서는 2~5년간 안정하다.

측정치에 따라 짐작되는 질환

• **감소 [20 μg/dL (0.70 μmol/L) 이하]**

〈예상질환〉 비타민 A 결핍증(야맹증) **〈잠재질환〉** 흡수불량 증후군, 간질환(과영양성 지방간은 제외), 폐색성 황달, 갑상선기능항진증, 감염증, 외상, 아연 결핍증 **〈조치〉** 비타민 A(retinol palmitinic acid ester : 3000~10만 IU/day)를 경구 투여한다. 2차성 결핍에서는 원인 질환 치료와 식사지도(난황 등의 동물성 유지 섭취)가 필요하다.

• **증가 [80 μg/dL (2.80 μmol/L) 이상]**

〈예상질환〉 비타민 A 과잉증 **〈잠재질환〉** 과영양성 지방간, 고지혈증, 신부전, 갑상선기능저하증 **〈조치〉** 비타민 A 투여를 중지하면 통상은 후유증이 남지 않고 치유된다.

임상적 의의

비타민 A(retinol)는 혈중에서는 유리형으로 retinol 결합단백(RBP)과 결합하여 운반되고, 체내에서는 ester형 retinol로서 주로 간에 저장된다.

비타민 A의 섭취부족이나 지용성 물질의 흡수장애를 초래하는 흡수불량 증후군에서 혈청 retinol 농도가 감소한다. 또한 간질환에서 RBP의 생성이 저하하는 경우에 retinol-RBP 복합체(holo-RBP)의 혈중 분비가 감소하여 혈청 retinol 농도가 감소하므로 간질환의 중증도나 간의 예비능 지표로서 유용하다. 또한 폐렴 등의 감염증, 외상, 갑상선기능항진증에서는 비타민 A의 소비가 커진다는 것이 알려졌다.

신부전에서는 apo-RBP의 사구체 여과가 장애를 받으므로 혈청 apo-RBP 농도가 증가한다. 따라서 비타민 A가 충분히 섭취되면 혈청 retinol이 증가하는 모순이 있지만, 실제로는 retinol/RBP mol 비는 저하하여 혈청 retinol이 기준치 상한을 초과하는 경우는 적다. 또한 cadmium 중독 등에서 apo-RBP의 세뇨관 재흡수가 장애를 입은 경우에는 혈청 retinol이 감소하는 경향을 보인다.

비대상성 간경변, 아급성 간염에서는 간의 비타민 A 저장량이 감소하여 혈중 retinyl ester(주로 retinol palmitic acid ester)가 증가한다. 고지혈증에서는 간에서 VLDL이 과잉으로 생성되기 때문에 간세포 표면의 remnant receptor와 경합하여 혈중 retinyl ester의 간 clearance가 저하한다.

혈청 retinol이 20 μg/dL 이상인 경우는 간에 충분한 비타민 A가 저장되어 있는 것이고, 10 μg/dL 이하는 그 고갈을 보이는 것으로 이해하고 있다. 건강인에서도 비타민 A 섭취 후에는 혈중 retinyl ester가 증가하지만 비타민 A 과잉증에서는 공복에서도 현저하게 증가한다.

유의사항 ① 통상, 공복 시의 혈장에는 retinol 만이 존재한다. 식후에는 retinyl ester가 출현하는 경우가 있다. ② 비타민 A란 동물 유래 비타민 A의 생물작용을 보이는 모든 물질을 총칭하는 일반 명칭이다. ③ 식물에서는 비타민 A가 β-carotene형인 provitamin으로 존재한다. ④ 혈청 retinol의 기준범위는 retinol 결합단백(RBP) 농도에 근거하여 약간의 성별에 따른 차이를 보이는데, 남성은 여성보다 높다.

약물 영향 Allopurinol, cholestramine, fradiomycin(neomycin) 투여로 감소치를 보인다. 비타민 C, E에는 각각 이론적으로 비타민 A의 절약작용이 있다.

Retinol-binding protein [RBP]

기준치

- 남성 : 3.4~7.7 mg/dL
- 여성 : 2.2~6.0 mg/dL

측정법 Nephelometry

검체량 혈청 0.5 mL

검사 목적 단백 영양상태 파악

검체 취급 혈청을 보존하는 경우 4℃에서 72시간, −20℃에서 6개월은 안정하다. 이 기간 이상 보존이 필요할 경우에는 −70℃ 이하에서 보존한다.

측정치에 따라 짐작되는 질환

• 감소(기준치 하한 이하)

〈예상질환〉 비타민 A 결핍증 **〈잠재질환〉** 흡수불량 증후군, 저단백 영양실조증(kwashiorkor), 간질환(과영양성 지방간은 제외), 폐색성 황달, 갑상선기능항진증, 감염증, 외상 **〈조치〉** Retinol palmitic acid ester 경구 투여, 원인질환의 치료

• 증가(기준치 상한 이상)

〈예상질환〉 만성신부전 **〈잠재질환〉** 과영양성 지방간 **〈조치〉** 원인질환 치료

임상적 의의

Retinol 결합 단백(RBP)은 혈중 반감기가 약 16시간으로 짧기 때문에 단백 영양상태의 지표로 이용하고 있다. 간세포에서 apo-RBP(분자량 약 21 kDa)로서 합성되는데, retinol과 결합하여 holo-RBP로 되어 혈중으로 분비된 후, 다시 transthyretin(TTR)(분자량 약 55 kDa)과 복합체를 형성하기 때문에 사구체로 여과되지 않는다. 혈중에는 통상 약 70%가 이 형태로 존재한다. 그러나 표적세포에 retinol을 공급하면 apo-RBP는 transthyretin으로 해리되기 때문에 사구체로 여과되고, 다시 근위세뇨관에서 재흡수 되어 이화된다.

건강 정상인에서는 retinol 및 transthyretin과 결합하고 있지 않는 RBP(apo-RBP)는 신사

구체에서 여과된 후 세뇨관에서 재흡수 되어 이화된다.

Holo-RBP는 transthyretin과 복합체를 형성하기 때문에 사구체로 여과되지 않고, 반감기는 약 16시간이지만 유리 RBP는 반감기가 3.5시간으로 더욱 짧다. 비타민 A 결핍증에서는 RBP가 간세포의 소포체에서 Golgi 장치로의 이동이 억제되어 혈중 분비가 감소되기 때문에 혈중 농도는 감소한다.

간실질 장애에서는 RBP와 함께 transthyretin 생성이 억제되기 때문에 retinol은 표적 장기에 운송되지 않는다. 갑상선기능항진증, 감염증, 외상에서는 말초조직의 대사항진으로 인하여 혈중 농도가 감소된다. 세뇨관성 단백뇨를 초래하는 질환에서는 β_2-microglobulin과 마찬가지로 세뇨관에서의 재흡수가 장애를 입어 요중 배설이 증가한다.

신부전에서는 사구체로 apo-RBP 여과가 저하되기 때문에 혈청 RBP가 상대적으로 증가한다.

유의사항 비타민 A 영양상태를 판정하는 데는 혈청 retinol과 함께 RBP 측정이 필요하다.

약물 영향 Estrogen, 경구 피임약, phenobarbital, phenytoin에 의해 증가한다.

Retinol palmitate ester (retinyl ester)

기준치 5 μg/dL 이하 (0.10 μmol/L 이하)

측정법 HPLC

검체량 혈청 1 mL

검사 목적 간질환이나 지질 이상증의 병태 파악

검체 취급 확실한 조조공복에 채혈한다. 혈청/혈장을 신속하게 분리하여 −20℃ 이하에서 차광하여 보존한다. 가능한 한 1주 이내에 측정한다.

측정치에 따라 짐작되는 질환

• **증가 (기준치 이상)**

〈예상질환〉 비타민 A 과잉증, 비타민 A 섭취

〈잠재질환〉 비대상성 간경변, 아급성간염, 지질이상증(고지혈증 Ⅲ형) **〈조치〉** 비타민 A 투여를 중지하고 원질환을 치료한다.

임상적 의의

음식물 중 비타민 A는 소장점막 상피세포에서 retinyl ester로 되어 chylomicron(CM)의 core(중앙부)로 취입된다. CM에 실려서 간으로 운반된다. Retinyl ester는 식후에 일시적으로 혈중에 존재하지만 간의 remnant 수용체를 매개하여 간세포로 취입되어 공복에는 거의 검출되지 않는다. 혈청 비타민 A의 주성분은 retinol이므로 retinyl ester는 비타민 A 결핍의 지표로는 되지 않는다. 비타민 A 과잉증, 간실질 장애 시의 간 예비능, apolipo 단백 E 대사 등을 파악하기 위하여 측정한다.

중증 간장애에서는 간 remnant 수용체의 감소로 인하여 CM으로 취입이 지연된다. 지질이상증(고지혈증)에서는 VLDL remnant와 CM remnant의 경합으로 인하여 간에서의 retinyl ester clearance가 지연되는 것으로 설명되고 있다. 다만, 어느 것이든 이미 간에 비타민 A가 축적되어 있다는 것을 전제로 한다. Retinol 항 참조

유의사항 ① Retinyl ester의 주성분(70~80%)인 retinol palmitate ester를 측정한다. ② 공복에는 혈액에 retinol palmitate ester는 검출되지 않는다.

약물 영향 Retinol 항 참조

Vitamin B_1 (thiamine)

기준치 20~50 ng/mL (59~118 nmol/L)
측정법 HPLC
검체량 전혈 1 mL
검사 목적 비타민 B_1 영양상태 판정
검체 취급 −20℃ 이하에서 2개월은 안정하다.

측정치에 따라 짐작되는 질환

• 감소 (20 ng/mL 이하)

《예상질환》 비타민 B_1 결핍증[말초성 신경장애(각기병), 중추성 신경장애(Wernicke 뇌병증)] **《잠재질환》** 간장애, 당뇨병, 갑상선기능항진증, 부신피질 기능저하 **《조치》** 흡수가 잘 되는 비타민 B_1 유도체를 경구 투여한다.

임상적 의의

곡물의 배아나 육류에서 섭취되는 thiamine은 간에서 인산화되어 활성형 thiamine pyrophosphate(TPP)로 된다.

섭취부족으로 인한 비타민 B_1 결핍증에서는 전혈 총 비타민 B_1 농도가 감소한다. 단, 비타민 B_1 염산염은 1회에 10 mg 이상을 투여해도 흡수량은 거의 증가하지 않는다. 따라서 대량 투여하는 경우는 fursulthiamine 등 용이하게 흡수되는 비타민 B_1 유도체를 사용할 필요가 있다. Alcohol은 비타민 B_1 흡수율을 저하시키고, 간장애가 추가되면 활성화 장애를 초래한다. 고당질식, 격렬한 육체노동, 운동, 발열은 비타민 B_1의 소비를 증대시킨다. 소화관 수술 등 경구 섭취가 불가능한 경우에 시행하는 고 calorie 영양에서는 10일 정도에서도 Wernicke 뇌병증이 발병된 예가 있다.

주요 활성형은 thiamine pyrophosphate (TPP 또는 TDP)이다. 간기능 장애, 당뇨병, 부신피질 기능저하에서는 활성형으로의 전환이 억제되어 이용장애가 생긴다. 장기간의 설사, 악성종양, 만성질환에서도 감소가 예상된다.

적혈구 transketolase 활성 및 TDP 첨가에 의한 활성 증가율(TDP 효과)은 비타민 B_1 영양상태를 screening하는데 사용한다.

이용장애를 판정할 때는 비타민 B_1 부하시험(비타민 B_1 염산염 20 mg 근육주사)을 한다. 이용장애 예에서는 30분 후의 전혈 총 비타민 B_1 농도는 기준범위를 초과하여 증가하지만 그 후 빠르게 하강하여 2시간 후의 TDP+TMP/total 비타민 B_1 비는 낮아지고, 3시간 요중 비타민 B_1 배설량은 많아진다.

유의사항 ① 전혈 총 비타민 B_1 농도 감소, 적혈구 transketolase 활성저하 및 TDP 효과 상승을 비타민 B_1 영양상태의 지표로 사용한다. ② 24시간 요중 비타민 B_1 배설량은 당일의 비타민 B_1 섭취량, 요량 등의 영향을 받기쉬어 변동 폭이 크기 때문에 지표성이 낮다.

약물 영향 Barbituric acid 유도체에 의해 감소한다. 또한 의약품은 아니지만 식품 가공에 사용하는 sulfite 염은 특히 중성, 산성에서 식품 중의 비타민 B_1을 분해한다.

또한 양치류, 커피, 차에 포함되어 있는 caffeic acid 등 o-, p-hydroxypolyphenol은 비타민 B_1 길항물질로 알려졌다.

Vitamin B_2 (riboflavin)

기준치 66~111 ng/mL (175~295 nmol/L)
측정법 HPLC
검체량 전혈 0.5 mL

검사 목적 비타민 B_2 영양상태 판정

검체 취급 Heparin 또는 EDTA 채혈 전혈을 사용한다. 비타민 B_2는 광선, alkali, 열에 약하기 때문에 차광하여 운송, 보존한다. 측정 조작을 암실에서 할 필요는 없다.

측정치에 따라 짐작되는 질환

• **감소 (60 ng/mL 이하)**

《예상질환》 비타민 B_2 결핍증 **《잠재질환》** 간장애, 당뇨병, 갑상선기능항진증, 부신피질 기능저하 **《조치》** 비타민 B_2의 경구 투여. 비타민 B_2 장관 흡수성이 양호하여 대량 투여인 경우에도 비타민 B_1처럼 용이하게 흡수되는 유도체를 사용할 필요는 없다.

임상적 의의

비타민 B_2는 혈중에 FAD(flavin adenine dinucleotide), FMN(flavin mononucleotide; riboflavin 5'-phosphate), FR(free riboflavin)의 3 가지 형태로 존재하는데, 이것들의 합계를 FR로 환산하여 총 비타민 B_2라고 부른다.

비타민 결핍증에서는 전혈 총 비타민 B_2는 낮은 농도를 보인다. 혈장 비타민 B_2 농도는 당일의 비타민 B_2 섭취의 영향을 받기 쉬워 24시간 요중 비타민 B_2 배설량이 조기에 감소하지만 생리적 변동 폭이 커서 어느 경우라도 전혈 비타민 B_2 농도보다 지표성이 낮다.

이용장애 판정에는 전혈 비타민 B_2 성분(FAD, FMN, FR)의 분획 측정, 비타민 B_2 부하시험(FMN-Na염 25.42 mg 근육주사)을 한다. 이용장애 예에서는 FAD 생합성이 장애를 받기 때문에 비타민 B_2 부하시험에서 30분 후에 총 비타민 B_2는 일단 기준범위를 넘어 증가하지만 그 후 빠르게 하강하여 2시간 후의 FAD+FMN/total 비타민 B_2 비는 낮고, 3시간뇨중 비타민 B_2 배설률은 증가한다.

적혈구 glutathione reductase(EGR) 활성저하 및 FAD 효과(시험관 내에서 FAD를 첨가한 때와 같은 활성 증가율) 상승은 비타민 B_2 그 자체보다 측정이 용이하기 때문에 비타민 B_2 영양상태를 screening하는데 사용하고, 특히 후자의 지표성은 높다.

유의사항 전혈 총 비타민 B_2 농도저하, EGR 활성저하, FDA 효과(FDA의 시험관 내 첨가로 인한 활성증가), 24시간 요중 비타민 B_2 배설량 감소에 의한 비타민 B_2의 영양 상태를 판정한다.

약물 영향 항 choline 작동성 약물은 장관 내용의 통과를 지연시키기 때문에 비타민 B_2의 흡수를 증가시키고, probenecid는 세뇨관에서 비타민 B_2 배설을 저해하고, boric acid 섭취는 비타민 B_2의 요중 배설을 증가시킨다는 것이 알려졌다. Chlorpromazine 등 phenothiazine계 신경억제 약물은 FDA 합성을 저해한다.

Vitamin B_6 (pyridoxine)

기준치

· 혈청 총 비타민 B_6

4～17 ng/mL (23.6～100.5 nmol/L)

6～25 ng/mL (pyridoxal phosphate 환산)

· 혈청 pyridoxal phosphate(PL　P)

5～30 ng/mL (20～121 nmol/L)

측정법 HPLC

검체량 혈청 1 mL

검사 목적 비타민 B_6 영양상태 판정

검체 취급 ① 혈청을 차광, −80℃(−20℃는 불가)에서 동결 보존하면 약 10일간은 안정하다. 동결 융해를 반복해서는 안 된다. ② 요는 toluene을 첨가하여 냉장 보존한다.

측정치에 따라 짐작되는 질환

• 감소 (4 ng/mL 이하)

〈예상질환〉 비타민 B_6 결핍증 **〈잠재질환〉** 저영양, 흡수불량 증후군, alcohol 의존증, 요독증, 신장투석, 기관지 천식, 수근관 증후군, hydrazine 화합물 중독, 임신, 산욕 당뇨병, 임신고혈압 증후군, estrogen 투여(경구 피임약)

〈조치〉 Pyridoxine 염산염을 경구 투여한다.

임상적 의의

생체에는 비타민 B_6 로서의 생물활성이 있는 pyridoxine(PN), pyridoxal(PL), pyridoxamine(PM), pyridoxine phosphate(PNP), pyridoxal phosphate(PLP), pyridoxamine phosphate(PMP)의 6 가지 형태 및 생물활성이 없는 4-pyridoxic acid(PIC)가 존재하는데, 혈중에는 혈청, 전혈에서도 주성분은 PLP이다.

식물성 식품의 비타민 B_6 는 PN이 많고, 장에서 흡수되면 PNP를 거쳐 신속하게 PLP로 된다. 동물성 식품에는 PLP가 많은데, 일단 가수분해되어 PL로 흡수되고, 그 후 재차 PLP로 되어 혈중으로 이행한다. 요중 주요 대사산물은 간에서 PL로부터 생성되는 PIC이다.

비타민 B_6 결핍에서는 혈청 총 비타민 B_6 농도, 요중 PIC는 감소한다. 또한 적혈구 AST 활성은 감소하고, PLP 효과(시험관 내에서 PLP를 가할 때의 활성 증가율)가 상승하므로 비타민 B_6 영양상태를 screening하는데 사용한다. 특히 PLP 효과는 비타민 B_6 결핍 초기에 증가하고, 특이성도 높다. 비타민 B_6 이용장애를 판정하기 위해서는 비타민 B_6 부하시험을 사용한다.

비타민 B_6 의 필요량은 단백섭취량 g 당 0.014 mg이 필요하다. 장내세균이 합성한 것도 이용하여 통상은 결핍증이 생기지 않으나 isoniazid(항결핵) 등 항 비타민 B_6 약물 복용에서 비타민 B_6 결핍증상이 출현하는 경우가 있다.

유의 사항 ① 혈청 총 비타민 B_6 농도 감소, 요중 PIC 배설량 감소. Tryptophan 부하시험(L-tryptophan 2 g 경구)은 비타민 B_6 결핍에 의한 tryptophan−nicotinic acid 경로의 이상을 검토하기 위하여 시행한다. ② 비타민 B_6 결핍에는 tryptophan 부하 후 24시간뇨 xanthurenic acid, kynurenic acid, acetylkynurenine, kynurenine, 3-hydroxykynurenine은 부하 전과 비교하여 현저하게 증가한다.

약물 영향 Carbamazepine, primidone, phenobarbital, phenytoin(항경련약), isoniazid, cycloserine(항결핵약), L-dopa, penicillamine, hydrazine, theophilline, 경구 피임약, disulfiram, alcohol에 의해 감소한다.

Vitamin B_{12} (cobalamin)

기준치 260~1,050 pg/mL(192~775 pmol/L)

측정법 RIA, 화학발광법

검체량 혈청 0.5 mL

검사 목적 비타민 B_{12} 영양상태 판정

검체 취급 채혈 시에 heparin, NaF, ascorbic acid(비타민 C)의 혼입을 피한다. 혈청은 차광 보존한다. 8℃에서는 1야, −20℃ 이하에서 8주간 안정하다.

측정치에 따라 짐작되는 질환

• 감소 (260 pg/mL 이하)

〈예상질환〉 거대적혈모구빈혈 **〈잠재질환〉** 위절제, 위축성 위염, 내인자 항체, 국한성 회장염(Crohn병), sprue, celiac병, 췌장기능부전, 광절열두조충증, orotic acid뇨증, transcobalamin I 결손증, Imerslund- Graesbeck 증후군, 유전성 무과립구증, 흡수불량 증후군, alcohol 의존증 **〈조치〉** 비타민 B_{12}를 투여한다.

- **증가 (1,050 pg/mL 이상)**

〈잠재질환〉 만성신장질환, 울혈성 심질환(중증), 당뇨병, 만성골수성 백혈병, 림프구성 백혈병, 단핵구성 백혈병(일부), 적백혈병, 진성다혈증, 백혈구 증다증, 암 간전이, 급성간염, 전격성 간염, 간경변, 간암, 약물성 담즙울체, 저단백 영양실조증(kwashiorkor) **〈조치〉** 비타민 B_{12} 경구 투여로 인한 증가가 가장 많으므로 그 기왕력(3개월 이내)의 유무를 확인할 필요가 있다.

임상적 의의

섭취부족으로 인한 결핍은 계란, 유제품 조차도 섭취하지 않는 엄격한 채식주의자를 제외하고는 통상 발생하지 않는다. 또한 우리나라에서는 채식주의자라도 김, 돌김을 대량으로 섭취하면 비타민 B_{12} 결핍이 일어나지 않는다.

경구 섭취된 비타민 B_{12}는 아마도 타액 내 R 단백(haptocholine)과 결합하고, 다음에 십이지장에서 R 단백이 췌장액의 단백분해효소에 의하여 분해되면 위의 벽세포에서 분비되는 내인자와 결합하여 내인자－비타민 B_{12} 복합체가 형성된다. 이 복합체는 회장 말단부에서 내인자 수용체와 결합하여 효율 좋게 흡수된다. 장관에 비타민 B_{12}가 고농도로 있으면 확산으로 흡수되지만 흡수율은 낮다. 회장의 점막세포에서 흡수된 비타민 B_{12}는 transcobalamin II (간, macrophage에서 생성되는 운송단백)와 결합하여 혈중으로 방출되어 간으로 운송되는데, 이 transcobalamin II－비타민 B_{12} 복합체는 반감기가 약 6분으로 짧고, 8~24시간 이내에 R 단백(혈장에서는 transcobalamin I, III가 존재하는데, 대부분을 차지하는 transcobalamin I은 유약한 골수세포에서, transcobalamin III는 성숙골수세포에서 생성된다)과 결합하여 혈중을 순환하게 된다. 결국 혈장에는 비타민 B_{12}의 약 3/4이 transcobalamin I, 1/4이 transcobalamin II와 결합되어 있다. 따라서 선천성 transcobalamin I 결손증에서는 혈청 비타민 B_{12}가 감소하는데 대하여 transcobalamin II 결손증은 혈청 비타민 B_{12} 농도가 기준범위에 있고, 게다가 후자에서는 적혈구의 성숙장애 등 비타민 B_{12} 결핍 특유의 혈액학적 소견이 발현된다. Transcobalamin II는 골수 등 비타민 B_{12}를 필요로 하는 장기에 비타민 B_{12}를 이송하는 역할도 담당하고 있다. Transcobalamin II 의 반감기는 90분, transcobalamin I의 반감기는 6~10일로 이해하고 있다.

위장 전체 절제, 항벽세포 항체, 항내인자 항체의 생성으로 비타민 B_{12} 흡수가 저하하여 결핍이 초래된다. 항벽세포 항체는 벽세포의 H^+, K^+-ATPase에 대한 항체로 악성빈혈의 90%에서 보이지만 특이성은 낮다. 항내인자 항체는 특이성이 크고, 악성빈혈 진단에 사용하고 있다. 항내인자 항체 가운데 저지항체(비타민 B_{12}와 내인자의 결합을 저지)는 악성빈혈의 60~70%, 결합항체(내인자－비타민 B_{12} 복합체와 회장점막 세포의 내인자 수용체와의 결합을 저지)는 40%에서 나타난다.

비타민 B_{12}가 증가하는 경우는 백혈병이나 암에서 백혈병 세포 및 암세포의 transcobalamin I 유사 단백 생산항진으로, 간염에서는 간세포 괴사로 인하여 혈중으로 유출되는 것으로 이해하고 있다.

유의 사항 혈청 비타민 B_{12}가 감소하는 경우, 기준치 하한~150 pg/mL를 low risk, 150~100 pg/mL를 moderate risk, <100 pg/mL를 high risk로 분류하는 경우도 있다. 대량의 비타민 B_{12}를 함유하는 비타민 B_1, B_6, B_{12} 종합제제가 시판되고 있어서 이것을 복용한 사람은 장기간에 걸쳐서 고농도를 보인다. 위장 전체를 절제한 후에 거대적혈모구성 빈혈이 출현하는 데는 통상 1~2년을 요한다.

약물 영향 Proton pump 저해약(장기간 사용), H_2-blocker(장기간 사용), aminoglycoside, aminosalicylic acid, fradiomycin(neomycin), cholestyramine, 항경련약(phenytoin, primidone, phenobarbital), colchicine, cimetidine, pentamidine, ranitidine, triamterene, 경구 피임약에 의해 감소한다.

Vitamin C (ascorbic acid)

기준치 0.55~1.5 mg/dL (3.1~8.5 μmol/L)
측정법 HPLC
검체량 혈청 1.0 mL
검사 목적 비타민 C 영양상태 판정
검체 취급 특히 용혈에 주의할 필요가 있다. 곧바로 5 g/dL metaphosphate, 10 g/dL trichloroacetic acid로 제단백하고, −20℃ 이하에서 동결 보존하면 2개월 정도는 안정하다.

측정치에 따라 짐작되는 질환

• 감소 (0.20 mg/dL 이하)

〈예상질환〉 비타민 C 결핍증(괴혈병) **〈잠재질환〉** 혈액투석, 빈혈, 임신, alcohol 의존증, 지방성 설사, 흡수불량 증후군, 갑상선기능항진증, 류마티스성 질환, 암 **〈조치〉** 비타민 C를 경구 투여한다.

임상적 의의

비타민 C는 생합성 되지 않으므로 섭취부족이나 흡수장애로 혈중 농도가 감소한다. 비타민 C 결핍 위험이 큰 군 가운데 흡연자는 비흡연자에 비해 혈청 비타민 C 농도가 낮은 사람이 많고, 비타민 C의 대사회전이 빠른 것, 고령자에서는 동일 혈청 농도를 유지하기 위해서는 젊은 사람보다 다량의 비타민 C가 필요하다는 것, 식사습관, 치아 손실, 경제력 등이 이유로 열거할 수 있다.

당뇨병에서는 고혈당 때문에 glucose와 구조가 비슷한 비타민 C의 백혈구로의 취입이 감소한다는 것이 알려졌다.

유의 사항 비타민 C는 신선한 과일, 녹황색 채소 등의 비타민 C가 풍부한 음식물의 섭취량에 따라 혈중 농도는 변동한다. 흡연, stress, 운동, 임신 등에서 혈중 비타민 C 농도는 감소한다. 혈중 비타민 C는 약 2.0 mg/dL에서 포화되므로 과량의 비타민 C는 신장으로 배설된다.

약물 영향 Aminopirin, aspirin, barbituric acid, estrogen, 중금속, nitrosoamine, 경구 피임약에 의해 감소한다.

Vitamin E (tocopherol)

기준치
· 혈청 α-tocopherol : 0.5~1.1 mg/dL (12.0~26.0 μmol/L)

[주] 항산화 작용이 가장 크고, 혈중에 가장 많은(80~90%) α-tocopherol을 측정한다.

측정법 HPLC
검체량 혈청 0.5 mL

검사 목적 비타민 E 영양상태 판정
검체 취급 공복에 채혈한다. 차광하여 보존하다. 4℃에서 4주, −20℃에서는 1년 정도 안정하다.

측정치에 따라 짐작되는 질환

• **감소 (0.5 mg/dL 이하)**

《예상질환》 비타민 E 결핍증 **《잠재질환》** 저체중 출산아, 지방성 설사, 담도폐색, 간경변, 췌장 낭포성 섬유증, 만성췌장염, gluten 위장증, 국한성 장염, 만성 담즙울체, 무β-지단백혈증
《조치》 비타민 E acetate염을 경구 투여한다.

• **증가 (1.1 mg/dL 이상)**

《예상질환》 비타민 E 투여 **《잠재질환》** 지방이상증(고지혈증)

임상적 의의

비타민 E 결핍은 성인에서는 섭취부족만으로 일어나는 것이 아니라 지질흡수, 대사장애에 수반하여 발생하는 것으로 이해하고 있다. Selenium의 섭취부족, 다가불포화 지방산의 섭취 증가는 비타민 E의 필요량을 증가시킨다.

혈청 비타민 E(α-tocopherol) 농도는 혈청 총지질, β-lipo 단백과 상관성을 보인다. 따라서 비타민 E 영양상태의 지표로는 혈청(혈장)보다는 적혈구 α-tocopherol 농도쪽을 보다 높이 평가하고 있다.

유의사항 혈청 α-tocopherol 농도가 0.58 mg/dL 이하로 낮은 농도를 보이는 경우에 결핍이라고 해석하지만 지질이상증인 경우에는 적혈구 α-tocopherol 농도를 참조하여 0.12 mg/dL 이하를 결핍으로 판단한다.

약물 영향 항경련약(carbamazepine, phenobarbital, phenytoin), cholestyramine에 의해 감소한다.

Vitamin K

기준치

· 혈장 비타민 K_1 (phylloquinone) : 0.13~1.19 ng/mL (0.29~2.64 nmol/L)
· 혈장 비타민 K_2 (menaquinone) : 0.04±0.01 ng/mL

측정법 HPLC
검체량 혈장 2.5 mL
검사 목적 비타민 K 영양상태 판정
검체 취급 공복에 채혈하여 곧바로 차광한다. 혈청(혈장)는 −20℃ 이하에 동결 보존하면 2~3개월은 안정하다. −70℃ 이하에서는 2년간 안정하다.

측정치에 따라 짐작되는 질환

• **감소 (기준치 하한 이하)**

《예상질환》 신생아(유아) 출혈성 질환, 현저한 비타민 K 결핍증 **《잠재질환》** 담즙 유출장애(선천성 담도폐색증, 총담관낭종, 담석, 담도암), 지질 흡수장애(췌장낭포성 섬유증, sprue, celiac 병, 궤양성 대장염, 국한성 회장염, 단소장 증후군) 간질환(신생아 간염, 전격성 간염), 항균약(특히 *N*-methyltetrazol thiol 기가 있는 것)의 장기간 투여, 대량 비타민 E, A 투여
《조치》 비타민 K_1을 경구 투여한다.

• **증가 (기준치 상한 이상)**

《예상질환》 비타민 K 투여

임상적 의의

엽록체에서 생산되는 비타민 K_1(녹황색 채소, 콩에 많다)과 장내세균, 청국장 발효균에서 합성되는 비타민 K_2 (분변에 다량으로 존재)가 있다.

성인에서는 섭취부족으로 인한 결핍은 드물

고, 흡수불량 증후군, 간질환, 항생물질, 항응고약 투여 등, 여러 가지 원인이 경합된 경우에 비타민 K 결핍이 나타난다. 혈청 비타민 K 농도는 중성지방, α-tocopherol의 영향을 받는다.
약물 영향 항균약의 장기간 투여, warfarin, cholestyramine으로 인하여 감소한다.

1,25-Dihydroxy vitamin D_3 [1,25-$(OH)_2$-D_3]

기준치
· 성인 : 20~60 pg/mL (52~156 pmpl/L)
· 소아 : 20~70 pg/mL (52~182 pmol/L)
측정법 RIA, ELISA
검체량 혈청 1 mL
검사 목적 생체내 Ca 대사 조절 호르몬의 측정
검체 취급 채혈 후 곧바로 혈청(혈장) 분리가 필요하다. 혈청(혈장)은 동결 보존(−20℃ 이하)한다. 실온에서는 72시간 정도까지는 안정하다.

측정치에 따라 짐작되는 질환

• 감소 (20 pg/mL 이하)

〈예상질환〉 비타민 D 결핍증(소아에서는 구루병, 성인에서는 골연화증) **〈잠재질환〉** 만성 신부전, 특발성·수술 후 부갑상선기능저하증(부갑상선 호르몬 결핍증), 비타민 D 의존증 I형(1α-hydroxylase 결손), 유전성 저 P-고 Ca 혈증성 구루병, 가성 부갑상선기능저하증(부갑상선 호르몬 불응증), 폐경후·노령 골다공증, 종양성 고 Ca혈증, 갑상선기능항진증, 1형 당뇨병(성장기), 저체중 출산아 **〈조치〉** 활성형 비타민 D를 투여한다.

• 증가 (70 pg/mL 이상)

〈잠재질환〉 부갑상선기능항진증, 비타민 D 의존증 II형(비타민 D 수용체 장애), sarcoidosis, 말단비대증, 성장기, 임신, 수유(授乳) 여성, estrogen 투여

임상적 의의

내인성 비타민 D의 활성 대사산물인 1,25-$(OH)_2$-D_3은 소장에서의 Ca 흡수를 촉진하여 혈중 Ca의 항상성 유지작용을 나타낸다.

비타민 D는 비타민 D 결합단백(DBP)과 1:1의 mole 비로 결합하여 혈중을 순환한다.

DBP 가운데 비타민 D와 결합하고 있는 것은 2~3%이다. 비타민 D는 간에서 수산화 되어 혈중 주성분인 25-OH-D_3로 되고, 다시 근위세뇨관에서 수산화되어 혈중 Ca 농도를 조절하는 활성형 1,25-$(OH)_2$-D_3 그리고 Ca에 영향이 미치지 않는 24,25-$(OH)_2$-D_3로 된다.

혈중 Ca 농도가 감소되면 부갑상선 호르몬(PTH)이 분비된다. PTH는 신장 1α-hydroxylase를 유도하여 1,25-$(OH)_2$-D_3 합성을 촉진한다. 그 활성형 비타민 D는 소장에서 비타민 D 수용체와 결합하여 Ca 흡수를 촉진하여 혈중 Ca 농도를 증가시킨다.

1차성 부갑상선기능항진증과 암성 고 Ca혈증, 또는 비타민 D 의존증 I형과 II형과의 감별, 만성 신장질환에 비타민 D 투여시 monitoring 등에 유용하다. 그리고 부갑상선기능항진증에서는 고 Ca혈증과 함께 저 P혈증이 야기되기 때문에 신장에서의 1α-hydroxylase 활성이 증가하여 1,25-$(OH)_2$-D_3는 고농도를 보인다. 고 Ca혈증을 수반하는 sarcoidosis는 PTH 양 물질이 생성되기 때문에 1,25-$(OH)_2$-D_3 합성이 유도된다.

유의사항 1,25-$(OH)_2$-D_3는 생체 내 Ca 대사 조절 호르몬으로 그 혈중 농도는 거의 일정하게 유지되고 있다.
약물 영향 혈중 연(납)의 증가에 따라 감소한다.

25-Hydroxy vitamin D_3 [25-(OH)-D_3]

기준치 7.0~41.0 ng/mL (18~103 nmol/L)
측정법 RIA
검체량 혈청 0.2 mL
검사 목적 비타민 D 영양상태 판정
검체 취급 채혈 후 곧바로 혈청(혈장)을 분리하여 -20℃ 이하에 동결 보존한다. 실온에서는 72시간 정도는 안정하다.

측정치에 따라 짐작되는 질환

• 감소 (7.0 ng/mL 이하)

〈예상질환〉 비타민 D 결핍증(성인에서는 골연화증, 소아에서는 구루병) **〈잠재질환〉** 흡수불량 증후군, 지방성 설사, 간경변, 췌장기능부전, celiac병, 장절제, 만성신부전, 신증후군, 부갑상선기능저하증, 저체중 출산아 **〈조치〉** 활성형 비타민 D를 투여한다.

임상적 의의

호르몬인 1,25-dihydroxy 비타민 D_3의 혈중 농도는 일정하게 유지되고 있다. 한편 혈중 25-(OH)-D_3는 피부에서 생산되는 비타민 D와 음식물로 섭취되는 비타민 D의 합계한 양을 반영하여 변동한다. 따라서 혈중 25-(OH)-D_3는 영양학적 지표로 중요하다.

25-(OH)-D_3에는 계절에 따른 변동이 있는데, 여름에 증가하고, 겨울에 감소한다. 간질환에서는 담즙분비 저하에 수반하는 비타민 D의 흡수저하, 간 실질세포 장애로 인한 25-hydroxylase 활성 저하로 해석한다.

유의사항 25-(OH)-D_3는 비타민 D 영양상태를 판정하는데 이용한다.
약물 영향 Aluminum hydroxide, 항경련약(carbamazepine, phenobarbital, pyrimidone, phenytoin), cholestyramine, glucocorticoid, isoniazid, rifampicin에 의해 감소한다.

XVII. Tumor Marker

α-Fetoprotein [AFP]

기준치 10 ng/mL 이하
측정법 RIA, EIA, CLEIA
검체량 혈청 0.3 mL
검사 목적 PIVKA-II와 비견되는 간세포암의 검색
검체 취급 혈청 4℃(장기간은 -20℃) 보존이 가능하다.

측정치에 따라 짐작되는 질환

• **경도~중등도 증가(10~1,000 ng/mL)**

〈예상질환〉 간세포암, 난황낭종, 간경변 **〈잠재질환〉** 만성간염, 급성간염, tyrosine혈증, 모세혈관 확장성 운동 실조증, 임신, 위암, 담관암, 췌장암, 신장암, 폐암, 대장암, 자궁암, 방광암 **〈조치〉** 간기능 검사, 각종 간염 virus marker, CEA나 CA 19-9 등의 각종 종양 marker 검색, 소화기 내시경 검사, 복부 CT, 복부 초음파 검사, MRI 등의 영상검사 등을 시행하여 진단, 치료한다.

• **고도 증가(1,000 ng/mL 이상)**

〈예상질환〉 간세포암, 난황낭종, 간모세포종(hepatoblastoma) **〈잠재질환〉** 유아 간염, 선천성 담도폐쇄증, 간전이를 수반하는 위암, 췌장암 **〈조치〉** 간세포암, 난소낭종의 존재를 염두에 두고, 복부~골반부 CT, 복부 초음파 검사, MRI 등의 영상검사 등을 정밀하게 시행하여 진단, 치료한다.

임상적 의의

AFP는 태아기에 간 및 난황낭에서 생산되는 분자량 약 70 kDa의 태아성 단백이다. 여러 가지 물질의 결합단백으로서 모체와 태아간의 물질 수송에 관여하고, 또한 면역 억제작용이 있는 단백으로 이해하고 있다. 이 태아기에 존재하는 단백이 암화, 특히 간세포암에서 다시 생산되기 때문에 종양 marker로서 이용된다.

AFP는 간세포암의 marker로서 간세포암의 보조진단, 치료효과 판정및 재발의 지표로서 사용한다. 마찬가지로 난황낭종, 간모세포종 진단에도 사용한다. 또한 중증 간질환, 전격성 간염 등에서 간의 재생지표로도 사용한다.

유의 사항 유아기에는 태아기부터 잔존, 임신부는 태아에서의 이행하므로 고농도를 보인다. 또한 지질이상증(고지혈증), 면역 globulin 이상증에서는 위양성 반응을 보이는 경우가 있다.

α-Fetoprotein fractionation (L3-lectin binding α-fetoprotein) [AFP-L3]

기준치 AFP-L_3 : 10% 이하
측정법 Liquid-phase binding assay(LBA), microchip immunoassay

검체량 혈청 0.3 mL (AFP 50~200 ng/mL로 조정하여 사용. 필요에 따라 희석)

검사 목적 AFP 양성 간질환(특히 간세포암)의 감별 진단. Microchip immunoassay는 최소 검출의 향상으로 AFP 20 ng/mL 이하의 저농도에서의 조기 간세포암의 진단과 예후 판정에 상용한다.

검체 취급 혈청은 4℃ 또는 동결보존이 안정하다.

측정치에 따라 짐작되는 질환

• 양성 (AFP-L3 10% 이상)

⟨ 예상질환 ⟩ 간세포암 50%, 전격성 간염, 간모세포종, 배세포 종양 **⟨ 잠재질환 ⟩** 간경변+만성간염 6.1%, AFP 생산 소화기암 **⟨ 조치 ⟩** 양성인 판정결과가 간암의 영상소견으로 확인하지 못한 경우는 월 1회 통상의 AFP 정량법으로 경과를 관찰하고, 3개월에 1회 정도 이 검사로 진단, 치료한다.

임상적 의의

AFP 분자상에 있는 mannose에서 분지하는 (bisecting GlcNAc 구조) 당쇄는 생산 세포에 따라 다르다. 이 가운데 간세포암 유래의 AFP 당쇄는 fucosyl화가 커서 이것이 lens culinaris (LC)와 강력한 친화성이 있는 것을 이용하여 총 AFP 중 lectin 결합 분획 비로 기타 세포 유래의 AFP와 감별하는 검사이다.

만성간염이나 간경변은 LC와의 친화성이 약한 L_1 분획이 증가하므로 L_3 분획의 증가로부터 간세포암 발생을 조기에 진단할 수 있어서 기타 원인불명의 AFP 증가를 감별하는 데도 유효하다. 또한 L_3 분획이 큰 간세포암은 악성도가 커서 치료에 저항성을 크게 나타낸다.

유의 사항 측정이 자동화되어 측정치의 경과관찰에 따라 간세포암의 발생을 예측한다. 특히 microchip immunoassay를 사용하면 단시간에 간편하게 분석할 수 있다(AFP 농도 2 ng/mL까지 분석이 가능). 따라서 조기에 간세포암을 진단하는 데도 유용하다. 또한 AFP-L_3 분획이 크면 예후가 좋지 않을 가능성이 있다.

Cervical mucous α−fetoprotein

기준치 125 ng/mL 이하

측정법 색소면역 측정법

검체량 질 분비액

검사 목적 양막파열 진단

검체 취급 특별한 장치는 필요 없고, 반응시간은 2분으로 짧기 때문에 신속하게 검사하는 것이 바람직하다.

측정치에 따라 짐작되는 질환

• 증 가

⟨ 예상질환 ⟩ 양막파열(amniorrhexis) **⟨ 잠재질환 ⟩** 천자 후의 양수 혼입 **⟨ 조치 ⟩** 양막파열이 의심되는 경우에 저농도 양성인 경우, 1주 후에 재검사하던가 암태아성 fibronectin을 측정하여 진단한다.

임상적 의의

태아 유래 AFP가 양수에 용출하는데, 양막파열에서는 자궁경관 점액에도 증가한다. 양막파열을 조기에 진단하는 것이 중요한데, 이 방법에 의한 진단효율은 감도 100%, 특이도 90%, 진단율 80%로 이해하고 있다.

측정치는 임신주 수와 채취 점액량에 따라변동을 보이지만 임신초기와 말기에는 양수 중 AFP 농도는 낮다.

유의 사항 검체 채취량이 적으면 위음성을 보

이는 경우가 있다. AFP는 질 분비액, 요, 정액에는 거의 함유되지 않기 때문에 양수 유래, 즉 양막파열 진단이 정확할 수 있다. 단, 모체 혈중에는 포함되어 있기 때문에 모체 출혈로 인하여 위양성을 보이는 경우가 있다.

Basic fetoprotein [BFP]

기준치
· 혈청 : 75 ng/mL 이하
· 요 : 15~20 ng/mL 이하

측정법 EIA

검체량 혈청 0.3 mL, 요 0.5 mL

검사 목적 광범위한 악성종양 검색

검체 취급 ① 혈청 : 채혈 후 3~4시간 이내에 혈청을 분리한다. 1주 이내에 검사할 경우, 4℃에 보존하고, 그 이상 보존할 경우에는 −20℃에 동결 보존한다. 분리제가 들어 있는 시험관이나 방부제로 sodium azide 사용은 금지한다. ② 요 : 24시간 이내에 측정하고, 1% BSA가 함유된 보존액에 냉장, 동결 보존한다.

측정치에 따라 짐작되는 질환

• **혈청 BFP 증가 (75 ng/mL 이상)**

(예상질환) 원발성 간암, 담도계암, 췌장암, 신장암, 전립선암, 고환종양, 자궁체암, 난소암, 폐소세포암, 백혈병 **(잠재질환)** 간염, 간경변, 담석증, 전립선비대증, 자궁근종 **(조치)** 다른 장기 특이성이 큰 종양 marker를 측정한다. 영상진단으로 암 부위를 진단한다. 또한 간염 등의 위양성을 배제하기 위하여 AST, ALT 등의 임상화학 검사로 간기능을 검사한다.

• **요 BFP 증가 (20 ng/mL 이상)**

(예상질환) 요로 상피암(특히 방광암) **(잠재질환)** 방광염, 전립선비대증 **(조치)** 요로 세포진, 요잠혈 현미경적 혈뇨 검사를 병용하여 원질환을 진단하고 치료한다.

임상적 의의

BFP는 분자량 55 kDa인 염기성 암 관련 태아성 단백이다. BFP는 건강인 혈청이나 장 등의 조직에서는 발견되지 않지만, 각종 암조직에는 광범위하게 분포하여 혈중으로 이행한다. 혈청 BFP는 앞에서 기술한 여러 가지 암의 screening, 병상 경과(수술 후 재발, 치료효과 판정 등)의 monitoring에 사용하지만 다른 종양 marker와 상관성이 극히 낮기 때문에 다른 종양 marker와 조합하여 검사하는 것이 바람직하다. 또한 조기암의 양성률이 다른 종양 marker에 비해 약간 높은 특징이 있다.

요 BFP는 요로 상피암(방광암, 요관암)의 screening 및 monitoring에 유용하다.

유의 사항 ① 혈청 BFP 음성인 간경변이 양성화되는 경우에는 원발성 간암일 가능성이 크다. ② 혈중 BFP의 위양성률이 특히 큰 질환은 간염이다. ③ 용혈 검체는 고농도를 보인다. ④ 비교적 조기에 혈중 BFP가 증가하는 경향이 강한 질환은 생식기계 암을 들 수 있다. ⑤ 방광 완전적출 후의 회장도관 또는 요관을 외부로 노출시킨 요의 BFP는 증가치를 보인다.

약물 영향 Ascorbic acid 농도가 크면 약간 감소한다는 보고가 있으므로 복용 환자에 주의가 필요하다.

Breast carcinoma associated antigen 225 [BCA 225] (Breast carcinoma associated glycoprotein 225)

기준치 160 U/mL 이하
측정법 EIA
검체량 혈청 0.5 mL
검사 목적 유방암 진단 및 경과 관찰
검체 취급 소량의 항응고제에는 영향을 받지 않는다. 냉장 보존한다.

측정치에 따라 짐작되는 질환

• **증가 (160 U/mL 이상)**

⟨ 예상질환 ⟩ 원발유방암, 재발유방암 **⟨ 잠재질환 ⟩** 양성 유선질환, 유방암 이외의 악성종양, 임신 33주 이후 **⟨ 조치 ⟩** 원발유방암이 의심되는 경우에는 촉진이나 mammography, 초음파 검사 등으로 진단한다. 확진이 안 된 경우에는 생검으로 진단한다. 또한 estrogen receptor, progesterone receptor 측정은 내분비 요법 적부를 판정하는데 도움이 된다. 유방암 치료 후의 재발이 의심되는 경우에는 재발부위를 검색한다.

임상적 의의

BCA 225는 사람의 유방암 세포주 T 47 D의 배양 상청의 virus 양 입자 분획을 면역원으로 사용하여 얻은 2 종류의 monoclonal 항체 CU 18과 CU 46의 조합하여 측정하는 유방암 종양 marker이다. 이들 항체를 인식하는 항원은 분자량 225 kDa, 250 kDa인 mucin형 당단백으로 추정하고 있다. 원발성 유방암에서 진행된 증례 이외에는 진단적인 가치가 낮다. 그러나 재발 유방암은 CEA, CA 15-3 등의 종양 marker와 비교하여 양성률이 높아 임상적으로 유방암의 치료효과를 판정하는데 유용하다. 또한 CEA와 함께 측정하는 것이 상호간의 양성률, 특이성을 개선하는데 가장 바람직하다.
유의사항 ① 감도는 낮지만 특이성이 높다. ② 정상 여성에서 양성을 보이는 경우가 있다.

Carbohydrate antigen 15－3 [CA 15－3]

기준치 27 U/mL 또는 30 U/mL 이하 (검사기관에 따라 다르다)
측정법 RIA, EIA, CLEIA, CLIA
검체량 혈청 0.5 mL
검사 목적 유방암 검색
검체 취급 곧바로 혈청을 분리하여 실온에 방치해도 비교적 안정하지만, 고농도에서는 현저한 감소를 보이므로 장기간 보존할 경우에는 －20℃에서 보존이 필요하다.

측정치에 따라 짐작되는 질환

• **기준범위 (30 U/mL 이하)**

⟨ 예상질환 ⟩ 건강인, 유선 양성질환 **⟨ 잠재질환 ⟩** 원발유방암, 유방암의 국소 재발, 유방암 이외의 암 **⟨ 조치 ⟩** 다음의 증가 항의 조치를 참고한다.

• **증가 (30 U/mL 이상)**

⟨ 예상질환 ⟩ 유방암의 전이, 재발 **⟨ 잠재질환 ⟩** 원발유방암, 유방암의 국소 재발, 유방암 이외의 암 (난소, 자궁, 췌장, 폐, 대장, 위) **⟨ 조치 ⟩** 유방암 환자에서 이상치가 나타나는 경우에는 전이소의 존재가 의심되므로 CT, 초음파, 골 scintigraphy 등으로 전이부위를 검색한다. 수술 환자에서 증가하는 경우, 재발이 의심되므로

자주 영상진단으로 검색한다. 또한 기타 종양 marker(CEA, TPA 등)을 조합하여 측정한다.

임상적 의의

CA 15-3은 human milk-fat globule membrane을 면역원으로 사용하는 monoclonal 항체 115 D 8과 monoclonal 항체 DF 3을 병용하여 측정하는 유방암 관련 항원이다. 115 D 8은 암에 대한 감도가 크고, DF 3는 유방암에 대한 특이성이 높다는 특징이 있어서 이들 2 가지를 조합시킨 것으로 유방암의 유용한 marker인 것이다. 현재는 유방암 및 난소암의 marker로 사용되고 있는데, 조기진단에는 부적합하여 치료 평가와 경과를 monitor하는데 적합하다. 또한 반응성의 차이로 CEA와의 병용은 양성률을 높이는데 유용하다.

유의사항 ① 임신기, 수유기 여성에서는 변동을 보인다. ② 간이나 신장장애의 영향을 받지 않는다고 알려졌지만 간경변에서 5 U/mL 정도까지 증가하는 경우가 있다.

Carbohydrate antigen 19-9 [CA 19-9]

기준치 37 U/mL 이하 (측정 kit에 따라 차이가 크다)

측정법 RIA, CIA, IRMA, EIA, ELISA, FIA

검체량 혈청 0.5 mL

검사 목적 각종 소화기 악성종양의 검색

검체 취급 실온에서 1일, 4℃에서 1주, −20℃에서 장기간 보존이 가능하다.

측정치에 따라 짐작되는 질환

- **감소 (1 U/mL 이하)**

〈예상질환〉 Lewis A(Le[a]) 음성 환자

- **경도 증가 (37~50 U/mL)**

〈예상질환〉 젊은 부인 **〈잠재질환〉** 췌장·담도 양성질환, 자궁내막증, 난소낭종, 자궁근종, 조절불량 당뇨병, 간경변

- **중등도 증가 (50~100 U/mL)**

〈예상질환〉 양성 간·담·췌장질환, 양성 여성의학과 질환, 만성호흡기 질환 **〈잠재질환〉** 췌장암, 담도암, 소화기암, 난소암, 자궁체암, 폐암

- **고도 증가 (100~1,000 U/mL)**

〈예상질환〉 췌장암, 담도암, 난소암, 진행 소화관암, 진행 폐암 **〈잠재질환〉** 담석증, 담관염, 난소낭종, 기관지낭포, 기관지확장증, 용혈연쇄구균 감염증

- **조 치**

고농도를 보이는 경우에는 복부초음파, CT 등의 영상진단, 내시경 검사, 혈액학적 검사, 기타 종양 marker 등으로 암을 검색한다. 췌장·담도계 암의 진단에는 암 특이성이 큰 SLX 나 ST-439 어느 것이든 하나, 또한 DU-PAN-2 나 CEA를 조합하는 검사를 권고하고 있다. 이상의 검사에서 이상이 없는 경우에는 췌장암을 중심으로 검색하기 위하여 초음파 내시경, ERCP 등의 영상진단이나 췌장액 세포진을 추가한다. 여성에서는 여성의학과 검색도 시행한다. 이것으로도 진단이 되지 않는 경우는 CA 19-9를 1개월 후에 재검하여 증가하는 경우에는 재차 상기 정밀검사를 시행한다.

임상적 의의

CA 19-9는 사람의 결장, 직장암 세포주 SW 1116을 면역원으로 만든 monoclonal 항체 NS 19-9가 인식하는 항원으로 항원 결정기는 sialyl Lewis A(Le[a])로 건강인에는 약 200 kDa

의 당단백상에 있고, 암 환자에는 분자량 약 5000 kDa의 거대 mucin 당단백상에 존재한다. 또한 sialyl Le[a] 항원은 E-selectin의 ligand의 하나로 생각하고 있어서 전이와의 관련이 시사되고 있다. 조직분포는 췌관, 담낭, 담관, 위, 기관지, 타액선, 전립선, 결장, 직장 등의 상피세포상에 분포하지만 췌관, 담낭, 담관에 많이 발현하여 이들 조직의 암에서 높은 양성률을 나타낸다. 조기암에서 양성률이 낮아 선별검사로 적당치 않으나 치료 및 재발의 monitor로 사용된다.

유의사항 ① 젊은 여성에서 약간 높다는 보고가 있지만 정상범위 내 변동이 대부분이다. ② 혈액형 Le[a] 음성자는 음성을 보이므로 이 검사를 적용할 수 없다. ③ 진행암의 확대 절제에서는 수술 후 일과성으로 증가하는 경우가 있다. ④ 췌장암에서도 acinar cell과 islet cell 유래의 암은 음성으로 나타나므로 주의를 요한다. ⑤ IMx kit는 간경변 환자에서 양성률이 높다. ⑥ Prozone 현상으로 인한 비정상 저농도에 주의해야 한다.

Carbohydrate antigen 50 [CA 50]

기준치
· 35 U/mL 이하 (FIA)
· 40 U/mL 이하 (EIA, RIA)

측정법 FIA, EIA, RIA

검체량 혈청 0.3 mL

검사 목적 췌장·담도계, 난소 등의 악성종양의 검색

검체 취급 ① 아침 공복에 채혈한 후, 혈청을 분리하여 4℃에 냉암소에 보존하면 11일간 안정하다. ② 장기간 보존에는 −20℃가 바람직하다.

측정치에 따라 짐작되는 질환

• 기준범위 (35 U/mL 이하)

〈예상질환〉 젊은 여성, 건강한 성인 **〈잠재질환〉** 양성 간·췌장·담도 질환, 자궁내막증, 난소낭종, 자궁근종

• 경도~중등도 증가 (35~100 U/mL)

〈예상질환〉 양성 간·담도·췌장 질환, 양성 여성의학과 질환, 임신, 만성호흡기 질환 **〈잠재질환〉** 간암, 담도암, 소화기암, 정상 부인, 난소암, 자궁체암, 폐암, 기관지 낭포증

• 중등도~고도 증가 (100~500 U/mL)

〈예상질환〉 췌장암, 담도암, 진행 소화관암, 진행 간암, 진행 폐암, 진행 난소암 **〈잠재질환〉** 담석증, 담관염, 난소낭종, 기관지낭포, 기관지 확장증

• 고도 증가 (500 U/mL 이상)

〈예상질환〉 진행 췌장·담도암, 진행 소화관암 **〈잠재질환〉** 담도폐색에 감염 합병, 만성기관지 감염증, 기관지낭포

• 조 치

위에 기술한 각종 악성질환이 의심되면 흉·복부 X 선, CT, 초음파 검사, 내시경 검사로 악성종양의 존재 부위를 동정한다. 또한 기타 종양 marker를 동시에 측정한다.

임상적 의의

CA 50은 사람의 대장암 세포주 Colo-205를 면역원으로 만든 monoclonal 항체 C-50으로 인식되는 당쇄항원으로 CA 19-9에서 fucose만 제거된 sialyl lacto-*N*-tetraose 구조로 CA 19-9에 대하여 교차반응을 보인다. 따라서 Lewis A(Le[a]) 음성자에서도 CA 50이 검출되

는 장점이 있지만 Le[a] 양성자에서 양자(兩者)를 병용하는 이점은 부족하다. CA 50은 소화관, 췌관, 담관, 타액선, 전립선, 유선, 기관지 등의 정상조직에 미량이지만 존재하여 암화에 따라 그 발현량이 증가하고, 다시 주위 간질로 유리하여 혈청 농도가 증가하는 것으로 설명하고 있다. 또한 임상적 유용성은 췌장, 담도계를 중심으로 소화기암의 선별검사, 치료효과, 재발을 monitor하는데 유용하다.

유의 사항 ① 여성이 남성에 비해 1.5~2배 고농도를 보인다. 성주기에 따라 변동하지는 않는다. ② Sodium citrate 처리 혈장 측정치는 감소하는 경향을 보인다. 반면에 heparin 처리 혈장은 약간 증가한다.

약물 영향 Ascorbic acid 농도의 증가와 더불어 측정치는 감소한다.

Carbohydrate antigen 54/61 [CA 54/61] (Carbohydrate antigen 546)

기준치 12 U/mL 이하

측정법 Double determinant EIA

검체량 혈청 0.2 mL

검사 목적 난소암 진단

검체 취급 보통 채혈, 실온 응고, 혈청은 4℃ 또는 동결 보존한다.

측정치에 따라 짐작되는 질환

• **증가(12 U/mL 이상)**

《예상질환》① 20 U/mL 이상은 난소암일 확률이 크다 : 난소암 63%(I기 암 70%, 장액성 낭포선암 67%, 점액성 낭포선암 75%, 유내막선암 63%, 명세포선암 41%, 미분화암 48%, 전이암 88%), ② 의심되는 질환 : 양성 난소종양 12%, 자궁내막증 19% **《잠재질환》**위암 37%, 대장암 25%, 췌장암 41%, 폐암 35% 등 여성의학과 이외의 암 **《조치》**양성으로 나타나는 농도로 증가하면 난소암일 확률이 높지만, 다른 장기의 암일 가능성도 부정할 수 없다.

임상적 의의

CA 54/61은 2 종류의 monoclonal 항체를 인식하는 mucin형 당단백 분자의 모핵 carbohydrate chain(sialyl Tn) 항원으로 CA 72-4, STN과 동일한 group의 종양 marker이다. 난소암에서 고율로 생산되어 혈중에서 검출된다. 난소암의 진단보조와, 난소암과 자궁내막증의 치료 중 또는 치료 후에 monitor로 이용된다.

CA 125와 달리 복막, 흉막, 심막의 염증에서는 혈중 농도가 증가하지 않는다.

유의 사항 ① CA 125에 비하여 점액성 난소암의 양성률이 높고, 복막염증의 영향을 받지 않으므로 follow up에 적합하다. ② 여성의 성주기에 따른 변동은 보이지 않는다. ③ 20 U/mL 이상은 난소암일 가능성이 크다.

Carbohydrate antigen 72-4 [CA 72-4]

기준치 4 U/mL 이하

측정법 RIA, IRMA, EIA, ECLIA

검체량 혈청 0.5 mL

검사 목적 난소암, 자궁암, 소화기계 악성종양의 검색

검체 취급 ① 실온에서 3일, 4℃에서 2주간 안정하다. ② 장기간 보존에는 −20℃ 또는 70℃가 바람직하다.

측정치에 따라 짐작되는 질환

• **증가 (4 U/mL 이상)**

〈예상질환〉 위암, 대장암, 난소암(mucin성 낭포선암), 췌장암, 폐암 **〈잠재질환〉** 간암, 담도계암, 유방암, 폐렴, 양성 유선종양, 심근경색, 각종 암의 복막파종 **〈조치〉** 난소암이 의심되는 경우에는 CA 125, 유방암이 의심되는 경우에는 CA 15-3, 소화기암인 경우는 DU-PAN-2, CA 50, CA 19-9, SLX 등의 종양 marker를 병용 측정한다. 또한 각종 영상진단, 세포진, 조직진을 시행하여 진단하고, 치료한다.

임상적 의의

유방암의 간전이 세포막 성분분획을 면역원으로 monoclonal 항체 B 72.3을 만들고, 이것과 반응하는 항원 TAG 72의 정제 항원을 면역원으로 monoclonal 항체 CC 49를 만들어 이들 양항체로 측정하는 종양 marker가 CA 72-4이다. 대응항원은 혈청형 당쇄항원 family에 속하고, epitope는 각각 sialyl Tn 항원(STN)과 T 항원에 sialic acid가 붙은 것으로 되어있다. Tn 항원의 sialyl 화가 암화에 수반하여 증가하기 때문에 측정치는 증가한다. 위암, 대장암, 난소암, 췌장암 등에서 검출률이 높아 이들 질환의 치료효과, 재발 monitor로서 유용하다. 조기암에서는 양성률이 낮아 선별검사로 적합하지 않으나 양성질환으로 인한 위양성률이 낮은 장점이 있다. 또한 위에서 기술한 이유로 epitope가 거의 동일한 sialyl Tn 항원을 동시에 측정하는 의의는 없다.

유의사항 ① Prozone 현상이 의심될 때는 다시 측정한다. ② 용혈 검체는 사용하지 않는다. ③ 양성질환이라도 비교적 발생빈도가 큰 mucin 생산종양이나 Crohn병 등을 고려할 필요가 있다.

약물 영향 Heparin 치료 환자 혈장은 저농도를 보인다.

Carbohydrate antigen 125 [CA 125]

기준치

- 남성, 폐경 후 여성 : 25 U/mL 이하
- 폐경 전 여성 : 40 U/mL 이하

측정법 RIA, EIA, CLEIA, CLIA

검체량 혈청 0.5 mL

검사 목적 난소암, 자궁암의 검색

검체 취급 ① 측정치는 보존온도에 따라 증가하므로 −20℃에 냉동 보존한다. −20℃에서 1년간 보존이 가능하다. ② 혈장은 융해 시에 fibrin이 석출하면 위양성 반응을 보이는 경우가 있다는 지적이 있다.

측정치에 따라 짐작되는 질환

• **증가 (기준치 이상)**

〈예상질환〉 난소암(장액성 낭포선암, mucin성 낭포선암), 간암, 담도암, 췌장암, 자궁내막증 **〈잠재질환〉** 자궁경부암, 자궁체암, 위암, 결장암, 폐암, 암 복막전이, 양성 난소종양, 자궁근종, 복막염, 흉막염, 임신초기(12주까지), 월경기, 산욕기 **〈조치〉** 문진이나 기초체온 표에 의한 월경주기 확인, 요 임신반응, 초음파 검사에 의한 임신 여부 검색, 염증성 질환 여부를 검색한다. 이상에 해당하는 경우는 후일 재검한다. 또한 배란장애 치료로 난소과잉자극증후군으로 되어 때로는 증가치를 보이는 경우가 있으므로 그 기왕력을 확인할 필요가 있다. 이상이 부정적이면 내진, 영상진단으로 난소종양을 검색한다. 복수가 있으면 세포진으로 악성종양의 유무를 확인한다. 난소종양이 부정적이면 기타 여성기 종양을 세포진, 조직진, 자궁경 등으로 검색한다. 자궁내막증은 문진이 특히 중요하다. 이상의 검사로 여성의학과 질환이 부정적인 경우는 다른 장기의 암도 고려하여 검사를 진행한다.

임상적 의의

CA 125는 Bast 등이 사람의 난소 장액성 낭포선암의 복수세포 배양계를 면역원으로 만든 monoclonal 항체 OC 125에 의해 인식되는 항원으로 태생기 체강상피(coelomic epithelium)의 분자량 200 kDa 이상인 당단백과 관련하고 있어서 epitope는 core 단백일 가능성이 시사되고 있다. 상피성 난소암 환자 혈청에는 고빈도, 고농도로 존재하므로 난소암의 종양 marker로 인식되어, 진단, 치료효과 평가, 재발 예지의 monitoring 등에 유용하다. 치료로 완전 관해 시에는 기준치 이하로 감소되는데, 정상치까지 감소되지 않는 것은 대부분이 재발, 악화되는 second look operation의 좋은 지표가 된다. 자궁내막증에서도 보조진단, 치료효과 판정이나 재발진단에 이용된다. 또한 장막염에서도 증가하므로 병태파악에 유용한 검사이다.

유의사항 ① 혈청 CA 125 농도는 성주기에 따라 변동하여 월경기에 높고, 난포기부터 황체기에 걸쳐 감소한다. ② 또한 임신초기(12주까지)에 증가하고, 그 후 정상범위까지 감소한다. ③ 염증성 질환의 합병 여부를 확인한다. ④ 암 환자의 follow up 시에는 복막 전이를 고려한다. ⑤ 일부 EIA kit를 사용할 경우, 건강인도 0.1%에서 항 idiotype 항체로 인하여 고농도로 증가한다는 보고가 있다. ⑥ 예상 외로 감소치를 보이는 경우는 prozone 현상일 가능성이 있기 때문에 희석하여 재검 여부를 확인할 필요가 있다(1 step, 2 step 등의 측정법으로 확인한다. 1 step sandwich법의 경우, 항원 과잉이 되는 경우가 있다). ⑦ ABO 혈액형의 영향을 보이는데, O형에서 낮은 농도를 보인다.

Anti-idiotype antibody : 면역 globulin의 idiotype (특정 B 세포 clone으로 형성된 항체, 즉 특정 항원 특이성을 보이는 항체의 항원성으로 결정된 면역 globulin의 type)를 특이적으로 인식하여 그것에 반응하는 항체이다. 면역 globulin(항체)의 가변부 (V 영역)에 존재하는 항원성을 idiotype 라고 총칭하고, 개개의 항원 결정기를 idiotope [면역 globulin이나 T 세포 수용체 (T-cell receptor; TCR)의 항원인식 부위에 구성된 특이적인 항원 결정기] 라고 부른다.

Carbohydrate antigen 130 [CA 130]

기준치

- 남성, 폐경 후 여성 : 19 U/mL 이하
- 폐경 전 여성 : 35 U/mL 이하

측정법 RIA, IRMA

검체량 혈청 0.5 mL

검사 목적 난소암, 자궁암이나 간·담도·췌장 악성종양의 검색

검체 취급 이 항원은 안정하여 통상적인 임상검사 혈청검체의 보존조건에서는 문제가 없는 것으로 생각한다.

측정치에 따라 짐작되는 질환

- **증가 (기준치 이상)**

《 예상질환 》 난소암(장액성 난포선암), 폐암(선암, 소세포암), 간세포암, 췌장암, 담낭담관암, 자궁내막증 **《 잠재질환 》** 난소암(mucin성

낭포선암), 자궁경부암, 자궁체암, 폐암(편평상피암, 대세포암), 위암, 대장암, 자궁근종, 난소 양성질환, 월경, 임신(특히 10주 이전), 양성 폐질환, 간경변, 간염 **〈조치〉** 난소암을 우선적으로 예상하여 영상진단 등을 시행한다. 다른 질환에 대한 진단지침도 거의 CA 125 항에 준한다.

임상적 의의

CA 130은 Matsuoka 등이 보고하였는데, 폐선암 세포주 PC-9를 면역원으로 사용하여 만든 monoclonal 항체 130-22와 145-9에 의해 인식되는 항원으로 난소암 및 폐암조직에 존재한다. 또한 epitope가 CA 125와 동일 분자상에 있다는 것이 보고되었다. 난소암에서 CA 130 농도는 완치수술로 정상치까지 감소하고, 재발로 인하여 다시 증가한다. 또한 비완치 수술에서는 현저하게 감소하지 않는다. 따라서 난소암 종양 marker로서의 치료 평가 및 경과를 monitor하는데 유용하다. 또한 CA 125와 CA 130을 동시에 측정하면 양성 예는 거의 일치하여 진단적 의의는 CA 125와 유사하다고 생각한다.

유의사항 ① 월경 시에 증가하고, 난포후기에서 황체기에 걸쳐 감소한다. ② 정상임신에서는 임신 5~9주에 최고치(200 U/mL 이상도 있다)로 되고, 그 후 감소한다. ③ Prozone 현상으로 인한 위음성에 주의한다.

Carbohydrate antigen 602 [CA 602]

기준치 여성 63 U/mL 이하
측정법 Double determinant EIA
검체량 혈청 0.2 mL
검사 목적 난소암의 진단보조
검체 취급 보통 채혈, 실온응고, 혈청은 4℃ 또는 동결보존한다.

측정치에 따라 짐작되는 질환

• **증가(63 U/mL 이상)**

〈예상질환〉 ① **현저한 증가**: 난소암 72.5% (90 U/mL 이상은 난소암일 확률이 높다), 자궁내막증 58%. ② **의심스러운 질환**: 양성 난소종양 16.7%, 자궁체암 27.4%, 자궁경부암 4%

〈잠재질환〉 복막염, 흉막염, 여성의학과 질환 이외의 종양(췌장, 위, 대장, 간, 폐의 진행암), 월경기와 난포기 여성 4.7%, 정상임신, 자궁외임신 **〈조치〉** 양성 농도인 경우, 모핵 carbohydrate chain의 sialyl Tn group의 marker (CA 54/ 61, STn 또는 CA 72-4)와 나란히 암관련 galactose 전이 효소(GAT)를 측정하여 이것이 양성이면 난소암의 확률이 높다. CA 602, CA 125와 CA 130은 같은 core 단백 분자를 인식하는 종양 marker로 병용해서는 안 된다.

임상적 의의

CA 602, CA 125, CA 130과 함께 monoclonal 항체를 인식하는 당단백 분자상의 core 단백 항원으로 난소암, 특히 장액성 난소암에서 고율로 생산되어 혈중에서 검출된다. 이 항원은 CA 125 분자상에 있는데, epitope 구조는 CA 125와 다르다.

임상적 의의는 CA 125, CA 130과 유사하여 난소암의 진단보조와 난소암과 자궁내막증 치료 중 또는 치료 후의 monitor로 이용한다. 복막, 흉막, 심막의 염증에서도 혈중 농도는 증가한다.

유의사항 ① CA 125에 비하여 기준범위 내 변

동에 재현성이 좋아서 follow up에 적합하다. ② 여성의 성주기와 일치하게 변동하는데, 월경기에서 난포기에 증가하는 경향이 있다. ③ 90 U/mL 이상은 난소암일 확률이 높다.

약물 영향 성호르몬 투여는 양성 여성의학과 질환의 혈중 농도에 영향을 미친다(자궁내막증은 호르몬 요법으로 농도가 감소한다).

Carcinoembryonic antigen [CEA]

기준치 5 ng/mL 이하

측정법 RIA, EIA, CLIA, ECLIA

검체량 혈청 0.3 mL

검사 목적 대장암을 위시하여 선암의 검색

검체 취급 −20℃ 에서 1개월간 보존 가능하다.

측정치에 따라 짐작되는 질환

• **경도 증가(5~10 ng/mL)**

〈예상질환〉 결장암, 직장암, 췌장암, 담도암, 폐암, 위암, 갑상선수양암, 유방암, 비뇨기암, 자궁암, 간세포암, 식도암, 난소암 **〈잠재질환〉** 복막 가성점액종(pseudomyxoma peritonei), 급성간염, 만성간염, 간경변, 폐색성 황달, 염증성 장질환, 위축성 위염, 위염, 게실염, 만성기관지염, 폐질환, 갑상선기능저하증, 당뇨병, 신부전, 장기간 흡연 **〈조치〉** 소화기암을 중심으로 암의 정밀검사를 시행한다. 변 잠혈반응, 내시경 검사, 장 조영, 복부 CT, 복부 초음파 검사 등을 시행하고, 암이 확인되지 않는 경우에는 CEA를 재검사한다. 경과를 관찰하는 것이 중요하다. 암 수술 환자의 CEA 농도 증가는 간 등으로의 전이, 국소 재발일 가능성을 시사하는 소견이므로 정밀검사로 2차적인 근치 수술을 포함하여 치료방침을 결정한다.

• **고도 증가(10 ng/mL 이상)**

〈예상질환〉 결장암, 직장암, 전이성 간암, 췌장암, 담도암, 폐암, 위암 **〈잠재질환〉** 갑상선수양암, mucin성 난소종양 **〈조치〉** 암의 존재가 강하게 시사되므로 소화기를 중심으로 다시 면밀하게 검색한다. 암 수술 후 환자의 CEA가 크게 증가하는 것은 간 전이를 강하게 시사하는 소견이므로 간을 중심으로 정밀한 검사를 시행한다.

임상적 의의

1965년 Gold 등에 의해 발견된 태아 소화관 점막과 공통의 항원성이 있는 당단백으로 내배엽 유래의 소화관 점막의 암화에 특이적으로 출현하는 것으로 미루어 소화기암이 중심인 대표적 marker로 혈청진단에 널리 응용되었다. 정상 대장점막에서도 CEA가 생산되지만 관강(管腔)으로 분비되어 혈중으로 이행되는 양은 정상에서는 미량인데 비하여 암 등에서는 혈중으로 이입되기 쉽고, 암의 맥관침윤(vascular invasion), 간 전이 등에서 현저하게 증가한다.

대장암에서는 stage가 진행할수록 고농도로 증가하고, 위암에서는 분화형 선암의 stage Ⅲ, Ⅳ에서 증가하는데, 어느 암이나 간 전이 예에서 현저하게 증가한다. CEA 양성 예에서는 수술 후 낮은 농도일수록 완치율이 높고, 또한 수술, 화학요법 후의 증가곡선이 급할 때는 간 전이, 복막 전이의 지표가 된다. 수술 후 monitoring은 대장암에서 유용하여 stage II, III인 증례에 대하여 3개월마다 적어도 3년간 시행하도록 권장하고 있다. 전이성 대장암에 대한 화학요법의 monitoring에도 유용하다.

유의 사항 ① 일내변동, 성별에 따른 차이는 없다. ② 고령자, 심한 흡연자에서 고농도를 보이는 경우가 있다. ③ 화학요법으로 인하여 암세포가 파괴되기 때문에 일과성으로 증가하는 경우가 있다.

CEA in nipple discharge

기준치 400 ng/mL 이하
측정법 Immunochromatography
검체량 유두 이상분비액 3 μL
검사 목적 유두분비 이상증의 유방암 screening
검체 취급 곧바로 측정할 수 없는 경우엔 원심분리하여 세포성분을 제거하고 동결 보존한다.

측정치에 따라 짐작되는 질환

• **증가 (400~1,000 ng/mL)**

《 예상질환 》 유방암(특히 비침윤성) **《 잠재질환 》** 경계병변, 유관내선종, 유선증(mastopathy) **《 조치 》** 유관조영 및 유관 내시경하 생섬으로 확정 진단한다. 필요에 따라 초음파, MRI 등을 검사하여 진단한다.

• **고도 증가 (1,000 ng/mL 이상)**

《 예상질환 》 유방암 **《 잠재질환 》** 암 이외의 가능성은 낮다. **《 조치 》** 유관조영 및 유관 내시경하 생검으로 확정 진단한다. 필요에 따라 초음파, MRI 등을 검사하여 진단한다.

임상적 의의

CEA는 상피세포에서 생산되어 체외로 배출되는 당단백이다. 정상 유선상피에서도 생산되지만 유방암, 특히 비침윤성 유방암에서 많이 생성되어 관강 쪽으로 분비되기 때문에 유두분비액 중에 고농도로 증가한다. 유두분비 이상증에서 유방암을 비침습적으로 screening 할 수 있는 점에서 유용하다. Cutoff 치를 400 ng/mL로 하면 감도 약 70 %, 특이도 95 % 이상이다. 전혀 촉지(觸知)되지 않는 무종류성(T 0) 유방암에서도 감도 및 특이도 70~80 %로 양성으로 된다.

Cross-linked carboxyterminal telopeptide of type I collagen

기준치 5 ng/mL 이하
측정법 RIA
검체량 혈청 0.3 mL
검사 목적 암의 골전이 진단, 골흡수 marker
검체 취급 Citrate 첨가 혈장에서는 낮은 농도를 보인다. 혈청은 4℃에서 1개월 보존이 가능하고, 동결에서 6개월 보존이 가능하다. 5회 정도 동결융해는 안정하다.

측정치에 따라 짐작되는 질환

• **증 가**

《 예상질환 》 **고빈도로 보이는 질환** : 암성 고 Ca혈증 100%, 만성신부전 95%, 암의 골전이(조골성 84%, 용골성 79%), 전립선암 골전이 61%, 갑상선기능항진증 37%, **때로 보이는 질환** : 전립선암 골전이 없음 19%, 골 Paget병 **《 잠재질환 》** 신장질환, 간질환, 압박골절 **《 조치 》** 골형성 marker PICP와의 병용으로 감별진단한다.

임상적 의의

주로 골모세포에서 생산되는 I형 collagen의 C 말단 측의 telopeptide(CTx)는 골에서는 pyridinoline으로 가교되어 있는데 골세포의 붕괴에 즈음하여 절단되어 유리 형으로 혈중에 출현한다. 골흡수를 반영하는 marker로 전립선암을 포함하여 암의 골전이 진단에 유용하다.

유방암에서는 CTx 증가가 골전이 발현에 선

행한다고 한다. I형 collagen은 세포 외 matrix에도 널리 존재하고, CTx는 신장질환과 간질환에서도 증가한다. 특히 신장에서 대사되기 때문에 신장기능이 2/3 이하로 저하되면 혈중 농도는 증가한다.

유의 사항 골전이에서의 감도는 크지만 다른 요인으로 인한 증가에 주의하여야 한다. 골에 대한 특이성은 NTx(I형 collagen cross-linked N-telopeptide) 쪽이 높은 것으로 이해하고 있다.

Cytokeratin 19 fragment [CYFRA 21-1]

기준치 3.5 ng/mL 이하(측정법에 따라 다소 차이를 보인다)

측정법 EIA, ECLIA, RIA, IRMA

검체량 혈청 0.5 mL

검사 목적 폐암(특히 편평상피암) 진단, 치료효과, 재발의 지표

검체 취급 −20℃에서 동결보존한다.

측정치에 따라 짐작되는 질환

• **증 가**

《 예상질환 》 폐암(편평상피암), 식도암, 위암, 결장-직장암, 난소암, 간암, 자궁암 **《 잠재질환 》** 간 양성종양, 폐 양성종양 **《 조치 》** 폐 편평상피암은 I기, II기의 조기에는 60% 이상의 양성률을 보이는데, 영상진단, 혈액검사 등으로 진단을 확정하여 수술 등의 치료를 한다. Cytokeratin 19 fragment는 위양성이 적은 marker로 양성 예에는 정밀검사가 필요하다. 또한 치료 후 follow up에도 cytokeratin 19 fragment가 증가하는 경우, 재발에 앞서 나타나는 것이라는 점을 고려하여 영상진단 등으로 상세하게 전신을 정밀하게 검사할 필요가 있다.

임상적 의의

Cytokeratin은 세포 골격의 중간 직경의 filarment를 형성하는 keratin 섬유단백이다. 분자량 40~90 kDa의 polypeptide로 19개의 아분획으로 분류한다. 그 중 cytokeratin 19가 사람의 암에서 발현되는 것을 검토하였다. 1992년 Sieber 등이 2 가지 monoclonal 항체, 즉 KS 19.1과 BM 19.21을 사용하는 측정계를 개발하여 혈중 cytokeratin 19 fragment가 특히 편평상피암에 대하여 유용한 종양 marker라는 것을 보고하였다.

폐편평상피암에서 SCC와 비교하여 양성률이 높고, 흡연으로 인한 영향이 없고, 치료효과와의 상관성도 우수하다. 각종 여성의학과 암, 소화기암 등 비편평상피암에서도 양성으로 나타나 이들 암의 종양 marker로 유용한 것이다.

유의 사항 남성이 여성에 비하여 고농도를 보이고, 또한 가령에 따라 증가한다. 신장기능이 저하된 환자에서는 증가치를 보이는 경우가 있다.

DU-PAN-2 (pancreatic cancer-associated antigen-2)

기준치

· 150 U/mL 이하 (screening)

· 400 U/mL 이하 (혈청 진단)

측정법 RIA, EIA

검체량 혈청 0.2 mL

검사 목적 간·췌장·담도계 악성종양의 검색

검체 취급 ① 혈청 분리 후에 동결 보존(−20 ℃에 1년간 안정)한다. ② Heparin, EDTA 혈장

도 측정이 가능하다.

측정치에 따라 짐작되는 질환

• **증가 (400 U/mL 이상)**

《예상질환》 췌장암, 담도암, 간세포암 **《잠재질환》** 식도암, 위암, 대장암, 급성간염, 만성활동성간염, 간경변, 담도염 병발 담석증

• **기준치 상한 이상 (150 U/mL 이상)**

《예상질환》 췌장암, 담도암, 간세포암, 급성간염, 만성활동성간염, 간경변 **《잠재질환》** 식도암, 위암, 대장암 **《조치》** CEA, CA 19-9, AFP 등 다른 종양 marker와 조합하여 측정한다. 또한 CT, 복부초음파 등의 영상진단을 시행하여 진단, 치료한다.

임상적 의의

사람의 췌장암 배양세포 HPAF-1을 면역원으로 사용하여 얻은 DU-PAN-1에서 DU-PAN-5의 5 가지 monoclonal 항체 가운데 DU-PAN-2로 인식되는 항원으로 다양한 분자량을 가지는 mucin 양 당단백이라고 이해하고 있다. 또한 단백 분해 효소로 인하여 항체 결합성이 유지되는 것으로 epitope가 당쇄로 생각되어 최근, sialyl lacto-*N*-tetraose (NeuAc-Gal-GlcNAc-Gal-R; sialyl Lewis C)라고 보고되었다. 이 당쇄는 CA 19-9에 fucose가 결합되지 않은 전구구조로 fucosylase(−)인 CA 19-9 음성(Lewis 항원 음성)사람에서도 생산되어, 이들 증례에 특히 유용하다. 또한 임상 응용에서 조기진단에는 부적당하지만 치료효과, 재발 monitor에는 유용하다.

유의사항 최초로 양성질환 또는 악성질환을 구분할 수 있는 기준은 1,000 U/mL이다.

Estrogen receptor

기준치 음성 (양성세포 비율 ≤ 10%)

측정법 IHC법으로 종양세포 가운데 면역반응 양성세포 수를 측정하여 양성세포 비율을 산정한다.

검체량 조직 2 cm × 2 cm 정도

검사 목적 호르몬 의존성 증식을 보이는 종양의 치료법 선택

검체 취급 ① 종양조직을 적출한 후 10% 중화완충 formalin 고정액으로 24시간 정도 고정하고, paraffin 포매 block으로 검사를 의뢰한다. ② 실온에서 보존한다.

측정치에 따라 짐작되는 질환

• **양 성**

《예상질환》 유방암(현시점에서 검사의 적응은 유방암뿐이지만 자궁체암, 갑상선암, 수막종 등에서의 유용성도 검토되고 있다) **《조치》** Estrogen receptor 양성 유방암은 내분비 요법이 50~ 60%에서 유효하므로 시행을 검토하고 있다. 또한 progesterone receptor, HER 2/neu 단백 등의 발현상태를 함께 확인하여 종양의 성질을 평가한다.

임상적 의의

Estrogen receptor는 자궁, 유선, 중추신경계, 혈관 평활근을 포함하여 널리 분포하고 있다. Estrogen receptor는 핵내 수용체 family의 하나로 estrogen은 그 수용체를 매개하여 세포 증식을 항진시키는 작용이 있다. 유방암 등의 일부 암은 종양의 증식을 이 호르몬에 의존하고 있는 경우가 있다. 이와 같이 estrogen 의존성 유방암에 대해서는 항 estrogen 약물 등의 내분비 요법이 대단히 유효해서 estrogen receptor의 발현을 검색하는 것은 치료방침을 결정하거나 예후를 추정할 수 있다는 점에서 중요한 의미가 있는 것이다.

유의 사항 ① Estrogen receptor는 정상자궁, 질, 난소, 유선, 시상하부, 고환, 간, 신장, 췌장, 흉선, 골 등에 분포하고 있다. ② 폐경 후에 양이 증가하지만 양성률은 불변이다.

Ferritin (as tumor marker)

기준치
· 남성 : 15~200 ng/mL
· 여성 : 12~150 ng/mL

측정법 RIA, EIA

검체량 혈청 0.5 mL

검사 목적 ① 체내 저장철량 파악, ② 조직붕괴, ③ 염증성 cytokine 작용 추측

검체 취급 −20℃에 동결 보존한다.

측정치에 따라 짐작되는 질환

• 감소 (기준치 하한 이하)

〈예상질환〉 철결핍성 빈혈, 잠재성 철결핍(임신, 월경, 철 섭취 저하 등) **〈잠재질환〉** Huntington병 **〈조치〉** 혈청철, hemoglobin 농도, 철결합능 등을 검사하여 감별 진단을 한다.

• 증가 (기준치 상한 이상)

〈예상질환〉 급성백혈병, 만성골수성백혈병의 급성전화, 악성림프종, 다발성골수종, 혈구탐식증후군, 성인 Still병, 세망육종(reticulosarcoma), hemochromatosis, 원발성 간암, 췌장암, 폐암, 유방암, hemosiderosis, 재생불량성 빈혈, 무효조혈, 염증성 질환에 수반하는 빈혈, 췌장염, 간염, 심근경색 **〈잠재질환〉** 위암, 대장암 **〈조치〉** 악성종양이 의심되는 경우에는 영상진단, 혈액학적 검사 등으로 검색하여 진단하고 치료한다.

임상적 의의

Ferritin은 내부에 2,500개나 되는 철을 수용하는 거대구상 단백으로 간, 비장, 심장 등 거의 전신에 분포한다. Ferritin의 발현은 과잉 철 ion에 의해 ferritin mRNA상의 iron responsive element(IRE)와 그 부위의 결합단백(IRE-BP)이 떨어지면 촉진된다는 것이 밝혀졌다. 그 기능은 철의 저장과 세포 내 철의 독성 해소이고, 혈청 ferritin 농도는 저장 철 양과 좋은 상관성을 나타낸다.

그러나 악성종양, 간장애, 심근경색, 감염증 등에서는 저장철 양과는 무관하게 증가한다. 그것은 조직파괴에 수반하여 혈중으로의 유출 등이 원인으로 이해하고 있다. 암에서는 진행에 따라 증가하므로 경과관찰, 치료효과 판정, 재발의 monitor로 이용하고 있다.

유의 사항 ① 남성에서는 연령에 따른 변화는 없고, 그 농도는 여성의 2~3배이다. ② 여성에서는 젊은 층에서 낮고, 폐경 후에 증가치를 나타낸다.

약물 영향 철제제 투여, 수혈에서 일시적으로 고농도를 나타내는 경우가 있다.

Galactosyl transferase [GAT] associated with tumor

기준치 13.6 U/mL 이하

측정법 Double determinant EIA

검체량 혈청 0.2 mL

검사 목적 난소암 진단

검체 취급 혈청분리 후 4℃ 또는 동결보존 한다.

측정치에 따라 짐작되는 질환

• **증가(양성) (13.6 U/mL 이상)**

《예상질환》 ① 20 U/mL 이상은 난소암일 확률이 높음 : 난소암 53% (Ⅰ기 암 23%, Ⅰ기 암 42%, Ⅲ기 암 57%, Ⅳ기 암 68%, 재발암 61%, 장액성 낭포선암 53%, 점액성 낭포선암 30%, 유내막선암 60%, 명세포선암 43%, 미분화암 45%, 전이암 41%). ② **의심 또는 부정할 수 없는 질환** : 양성 난소종양 7%, 자궁내막증 5.6%, 정상 여성 2.6% **《잠재질환》** 위, 대장, 췌장, 폐 등 여성의학과 이외의 암(17%) **《조치》** 양성인 경우는 난소암일 가능성이 높으므로 난소암 특이 검사로 검색하여 진단하고 치료한다.

임상적 의의

GAT란 세포 내 β1-4 galactose 전이효소가 무언가의 기전으로 체액 중의 정상 효소보다 긴 분자로 방출된 것으로 2 종류의 monoclonal 항체를 사용하여 측정한다.

난소암의 보조진단으로 이용하고 있다. CA 125 등과 달리 복막이나 내막질환에서는 증가하지 않는다.

유의 사항 ① 기존의 난소암 marker 가운데 가장 양성반응 적중률이 높다(92~96%). ② 20 U/mL 이상은 난소암일 확률이 높다. ③ 여성의 성주기에 따른 변동도 없다.

Gastrin-releasing peptide precursor [ProGRP]

기준치 46 pg/mL 이하

측정법 ELISA, CLIA,CLEIA

검체량 혈청/혈장 0.2 mL

검사 목적 폐소세포암 진단

검체 취급 보통채혈, 실온응고, 혈청은 4℃ 또는 동결 보존한다. 보존으로 감소하는 경향이 있다. Thrombin으로 인하여 분해되기 때문에 thrombin 함유 응고 촉진제가 들어 있는 채혈관은 사용할 수 없다. 혈청보다는 혈장 검체가 안정하다.

측정치에 따라 짐작되는 질환

• **증가(46 pg/mL 이상)**

《예상질환》 폐소세포암 72.5%(국한형 72.5%, 진전형 79%) **《잠재질환》** 양성호흡기 질환 5%, 폐비소세포암 2~4%, 신장장애 18%, 기타 신경내분비 종양 **《조치》** 신경 특이 enolase (neuron specific enolase; NSE)와의 병용이 유효하다.

임상적 의의

ProGRP는 신경내분비 세포에서 형성되는 gastrin 방출 peptide(GRP) 전구체의 일부분으로 그 자체는 호르몬 활성이 없지만 GRP보다 혈중 반감기가 길기 때문에 신경내분비 종양의 marker로 monoclonal 항체를 사용하는 ELISA가 개발되었다. 특히, 양성률이 큰 폐소세포암의 marker로 진단보조와 치료 monitor에 이용되고 있다. 그리고 신장장애에서 증가하는 것은 배설장애 때문이라고 이해하고 있다.

유의 사항 NSE에 비하여 양성 증례에서 증감폭이 크기 때문에 follow up에 적합하다. 또한 NSE와는 달리 용혈의 영향을 받지 않는다.

약물 영향 화학요법 중의 신장 기능 악화에 주의가 필요하다.

Human papillomavirus DNA [HPV-DNA]

기준치 음성

측정법 Liquid phase(DNA) hybridization

검체량 조직 250 mg 또는 찰과 세포 소량

검사 목적 자궁경부암 이형성의 screening과 보조진단

검체 취급 동결 보존한다.

측정치에 따라 짐작되는 질환

• 양 성

〈예상질환〉 자궁경부암(HPV 16, 18, 31, 33, 35, 39, 45, 51, 52, 56, 58, 59, 68), 뾰족콘딜로마(condyloma acuminatum)(HPV 6, 11)

〈조치〉 특히 HPV 16, 18형이 위주인 high risk형으로 분류되는 HPV-DNA의 지속감염은 자궁경부암의 예측인자로 생각하고 있어서 세포진·조직진으로 암의 존재를 검색한다. 경과관찰을 위한 검진을 효율적으로 운용하여 적정한 검진간격이 고려되는 기준으로 이용한다.

임상적 의의

HPV는 parvovirus과에 속하는 소형 DNA virus로 현재까지 100 종류 이상으로 분류되어 자궁경부암, 외음암, 음경암, 피부암 등의 원인 virus로 이해하고 있다. 대부분의 HPV 감염은 일과성으로 면역력에 따라 자연적으로 소실된다. 한편, 16, 18, 31, 33, 35, 39, 45, 51, 52, 56, 58, 59, 68형은 high risk형으로 분류되어 자궁경부암이나 그 전암 병변에서 고빈도로 검출되는 것이 알려져서 그 지속감염이 자궁경부암의 예측인자로 이용하고 있다. 현재 우리나라에서는 자궁경부 찰과 세포진이 가장 우수한 자궁경부암 screening법으로 알려졌지만 HPV-DNA의 검출은 그 보조진단이나 진단 정밀도 향상에 기여하는 것으로 이해하고 있다. 또한 우리나라에서도 high risk형 HPV vaccine이 승인되었다.

유의사항 ① 감염 즉시 발암되는 것은 아니라 일과성 감염이 많다는 것에 유의한다. ② 오염의 영향이 크다.

Human papillomavirus genotyping

기준치 음성

측정법 전류 검출형 DNA chip

검체량 DNA 양으로 0.08 ng/tube 이상

검사 목적 자궁경부 찰과 세포로 고위험 HPV 형 판정

검체 취급 자궁경부 세포 함유 면봉은 −20℃ 이하에서 1개월 보존이 가능하다. 재동결을 피한다. 실온에서는 당일, 냉장 보존에서는 7일 이내에 측정한다. 액체상 세포진용 채취액의 보존은 해당 제품의 취급 설명서에 따른다.

측정치에 따라 짐작되는 질환

• 양 성

〈예상질환〉 고위험군 13 종류의 HPV(16, 18, 31, 33, 35, 39, 45, 51, 52, 56, 58, 59, 68형)의 어느 형이나 양성 또는 중감염 **〈조치〉** 어느 형인가의 양성인 경우, 임상진단 등을 참고로 환자를 관리한다. 특히 자궁경부암의 발생과 관련이 깊은 8 종류(16, 18, 31, 33, 35, 45, 52, 58형)의 고위험군인 HPV가 양성인 경우에는 신중한 경과관찰 또는 임상적인 판단으로 적절한 처치를 고려하는 것이 바람직하다. 예를 들면 조직진에서 CIN 1으로 진단된 HPV 16, 18, 31, 33, 35, 45, 52, 58형이 검출된 경

우, 3개월마다 추시하고, 2회 연속 세포진 음성이라면 통상적인 정기검진으로 관찰한다. 상기 이외의 HPV 또는 음성인 경우 12개월마다 추시한다. 조직진에서 CIN 2로 진단되고, HPV 16, 18, 31, 33, 35, 45, 52, 58형이 검출된 경우에는 3개월마다 추시 또는 수술을 고려한다.

CIN (cervical intraepithelial neoplasia) : 상피성 종양에서 기저막의 파괴가 없고, 간질에의 침윤도 없고, 진전이 상피 내에 머무른 것의 총칭으로 통상은 침윤이 수반되지 않은 악성종양에 사용하는 용어이다. 자궁경부에서는 상피내암과 이형성을 합하여 자궁경부 상피내 종양이라는 개념이다.

임상적 의의

생검에서 CIN 1, 2로 진단된 환자의 자궁경부-질 부위 찰과 세포에서 검출되는 13 종류의 HPV는 자궁경부 발암 위험으로 이해하고 있다. 특히, HPV 16, 18, 31, 33, 35, 45, 52, 58형이 검출되는 경우에는 ① CIN 3, 침윤암으로의 진전 위험이 다른 형에 비해 높다. ② CIN의 자연 퇴축기간이 연장되는 것은 cohort 연구결과로 밝혀졌다. 따라서 이 검사의 결과는 CIN 환자관리의 보조진단으로 유용하다.

유의사항 ① **위양성 :** 오염으로 인한 경우로 이해하고 있다. LAMP법은 대단히 고감도로 DNA를 증폭하므로 다른 검체의 증폭 산물 등의 DNA가 미량이라도 혼입된 경우에는 잘못된 결과를 얻는 경우가 있다. ② **위음성 :** Virus 양이 적은 경우나 DNA가 충분히 채취되지 않은 경우에는 위음성으로 판정되는 경우가 있다.

KMO 1

기준치 530 U/mL 이하

측정법 EIA

검체량 혈청 0.2 mL

검사 목적 췌장, 담도계 종양 및 간암의 진단, 치료효과, 재발의 지표

검체 취급 혈청 분리 후 4℃에서 1주, −20℃에서는 12개월 보존이 가능하다.

측정치에 따라 짐작되는 질환

- 증가 (530 U/mL 이상)

〈예상질환〉 췌장암, 담낭−담관암, 간암 **〈잠재질환〉** 위암, 대장암, 난소암, 폐암, 만성췌장염, 담관염, 급성간염, 간경변 **〈조치〉** 췌장, 간, 담도계의 종양을 예상하여 복부 CT, 복부 초음파 검사 등의 영상진단을 시행한다. 이들 악성종양이 확인되지 않는 경우에는 내시경 검사나 소화기 이외의 영상진단으로 암을 검색하도록 한다. 여러 가지 장기 특이종양 marker를 함께 측정한다.

임상적 의의

사람의 대장암 배양세포 Colo-201을 면역원으로 사용하여 만든 monoclonal 항체가 인식하는 당쇄항원으로 암세포 표면에는 당지질상에 존재하고, 혈중에서는 mucin양 고분자 당단백상에 존재하는데 항원 결정기는 CA 19-9와 같은 sialyl Lewis A이다. 그러므로 KMO 1의 양성률은 CA 19-9와 좋은 상관성을 보이지만 CA 19-9의 양성률이 낮은 간세포암에서도 고율로 양성을 보이는 것으로 다른 임상적 의의가 있다.

KMO 1은 췌장, 담도계, 간의 조기암에서도 증가하고, 또한 치료효과, 재발, 전이와 좋은 상관성을 보인다. 이상과 같이 각종 암, 특히 췌장암, 담도계 암, 간암의 진단, 치료효과, 재발의 지표로 유용한 검사이다.

유의사항 ① 성별, 연령별에 따른 차이는 없다.

또한 일내변동도 나타나지 않는다. ② RPHA법에 의한 측정은 RF(rheumatoid factor)가 고농도인 검체에서 위양성을 보이는 경우가 있다.

NCC-ST-439

기준치

- 남성, 50세 이상 여성 : 4.5 U/mL 이하
- 49세 이하 여성 : 7 U/mL 이하

측정법 EIA

검체량 혈청 0.5 mL

검사 목적 유방암, 폐암, 소화기계 악성종양의 marker

검체 취급 4℃에서 수일간 안정, −20℃에서 1년 정도 안정하다. 검체에 타액이 혼입될 경우에는 비정상적인 고농도를 보이는 경우가 있다.

측정치에 따라 짐작되는 질환

- **증가 (기준치 이상)**

〈예상질환〉 췌장암, 담도암, 유방암, 대장암, 간암 **〈잠재질환〉** 폐선암, 위암, 난소암, 자궁체암, 만성췌장염, 간염, 간경변, 담석, 담관염, 대장 polyp, 자궁내막증, 임신 **〈조치〉** CEA, sialyl Le^a 군의 당쇄 항원(CA 19-9, CA 50, Span-1, KMO 1), CA 15-3 등의 다른 종양 marker를 동시에 측정한다. 상기 각종 악성종양의 유무를 검색하여 진단된 경우에는 진행암일 확률이 크다는 것을 염두에 두고 대처한다. 양성질환으로 진단된 경우에도 수개월 후에 재검사한다. 암조직 절제수술 후 경과관찰에서 고농도를 보이는 경우에는 전이, 재발에 대하여 검색한다. 재발을 발견하지 못한 경우에도 반드시 추적 검색하여야 한다.

임상적 의의

NCC-ST-439 항원은 사람의 위암 세포주 St-4를 면역원으로 사용하여 만든 monoclonal 항체에 의하여 인식되는 말단에 sialic acid 잔기가 있는 mucin형 당단백으로 위암을 위시하여 각종 암조직에 고율로 발현하여 암 환자 혈청에 출현한다. 또한 항원구조는 Ⅱ형 sialyl Le^x의 특별한 분자와 반응하는 것이 판명되었다. 항원구조는 반복성의 차이 때문에 기지의 당쇄 항원과는 다른 것으로 추정하고 있다.

유의 사항 젊은 여성에서 높은 경향이 있어서 40세 이하에서는 정상이라도 20~30 U/mL 정도 고농도를 보이는 증례도 있으므로 주의가 필요하다. 또한 임신부에서 높은 경향이다.

Neuron specific enolase [NSE]

기준치

- 10 ng/mL 이하 (RIA)
- 9 ng/mL 이하 (EIA)

측정법 RIA, IRMA, EIA, ECLIA

검체량 혈청 0.3 mL

검사 목적 폐소세포암, 신경내분비계 종양의 검색

검체 취급 ① 신속히 혈청을 분리한다. ② −20℃에 보존하면 수개월은 안정하다

측정치에 따라 짐작되는 질환

- **증가 (10 ng/mL 이상)**

〈예상질환〉 신경모세포종, 폐소세포암 [lung small cell Ca 특히, oat cell Ca(귀리세포암)] **〈잠재질환〉** 비소세포 폐암(non-small cell Ca), 유방암, 난소암, 식도암, 위암, 췌장암, 대장암, 갑상선수양암(thyroid medullary Ca),

갈색세포종, gastrinoma, insulinoma, carcinoid, 중추신경계의 염증, 혈관장애, 간염, 간경변 **〈조치〉** 신경내분비 종양에서는 동시에 장기 관련 호르몬 측정이 필요하다(뇌하수체 종양 각종 뇌하수체 호르몬, insulinoma에서는 insulin, glucagonoma에서는 glucagon, carcinoid에서는 serotonin, 갈색세포종에서는 catecholamine, 갑상선수양암에서는 calcitonin). 폐암에서는 CEA, SCC 등을 동시에 측정하여 선암, 편평상피암 등과 감별한다. 또한 소세포암에서는 이소성 호르몬 생산 종양을 나타내는 것도 많아 ACTH, CRF, PTHrP 등의 측정도 필요하다. 신경모세포종에서는 암유전자 N-*myc*의 증폭 여부가 참고가 된다.

임상적 의의

NSE는 해당계 효소 enolase의 isoenzyme(분자량 약 50 kDa)으로 신경세포와 축삭돌기에 특이적으로 존재하는 glia 세포에서는 나타나지 않기 때문에 neuron specific enolase라고 부르고 있다. 신경모세포종이나 망막모세포종에서 증가한다. 신경내분비 세포[뇌하수체 전엽, 갑상선 방여포 세포(parafollicular cell), 췌장 Langerhans섬 세포] 등에서도 발현하여 이들 종양에서도 증가하므로 신경내분비 종양의 성격을 가진 소세포암의 진단, 치료 marker로 임상에 응용되고 있다. 또한 식도암, 위암, 대장암, 기타 폐암에도 존재가 확인되어 이들 암의 치료효과, 재발의 monitor로서도 유용하다.

유의사항 ① 일내변동, 계절에 따른 변동은 나타나지 않는다. ② 간장애로 인한 농도 변동은 없지만 신부전에서는 영향을 받는다. ③ 투석 후 증가한다는 보고가 있다. ④ 용혈 검체는 고농도를 보인다.

5'-Nucleotide phosphodiesterase isoenzyme-V [5'-NPD-V]

기준치 3.0 mm 이하, 3.8 mm 이하 (담배 20개피/day 이상의 흡연자)

측정법 PAGE

검체량 혈청 20 μL

검사 목적 원발성 간암, 전이성 간암의 검색

검체 취급 ① −20℃에서도 최저 6개월간 활성이 유지된다. ② 열에 대해서도 비교적 안정하다.

측정치에 따라 짐작되는 질환

• **증가(4 mm 이상)**

〈예상질환〉 원발성 간암, 전이성 간암, HBsAg 양성 간염 **〈잠재질환〉** 담관암, 양성 간담도 질환, HBsAg 음성 간염, 간경변 **〈조치〉** CT, 초음파 검사 등의 영상진단, 기타 종양 marker 검색을 병용하여 양성질환을 rule out하여 확정한다. 원발성 간암에서 AFP를 조합하는 진단은 매우 효과적이다.

임상적 의의

핵산의 phosphodiester를 가수분해하여 alcohol과 5'-nucleotide를 유리시키는 핵산 분해효소(exonuclease)로 그 제 5 분획은 원발성, 전이성 간암의 우수한 marker이다. 존재 부위는 종양세포의 핵막, 정상 간세포의 세포막이라고 하는데, 담즙 자체에도 5'-NPD-V는 양성이므로 본래 간세포에서 만들어져 담즙으로 유출되는 것이 암이나 기타 원인으로 혈중에 출현하는 것으로 이해하고 있다.

원발성 간암에서의 양성률은 78%로 AFP보다 높은 양성률을 보인다. 또한 양성질환은 HBsAg 양성 간염증례에서 83%, HBsAg 음성 간염증례에서 35%, 간경변에서 59%가 양성으로 나타난다. 전이성 간암에 대한 감수성은 CEA를 상회하고, 양성률은 간 전이 진행과 더불어 증가하는 경향이 있다. 수술 후 경과관찰 중의 간 전이 발견에 이용되지만 조기발견에는 불충분한 것으로 이해하고 있다.

유의 사항 간기능 장애로 증가하기 때문에 혈청 총 bilirubin 농도 2.5 mg/dL, AST, ALT 활성 50 IU/L 이상의 어느 것이든 하나를 충족하는 것은 제외한다.

Polyamine

기준치 46.2 μmol/g·Cr 이하

측정법 효소법

검체량 요 5 mL

검사 목적 암의 치료효과 판정 및 재발여부 판정

검체 취급 24시간 축뇨 [0.01%(W/V) sodium azide 첨가]. −20℃에 동결 보존한다.

측정치에 따라 짐작되는 질환

- 증가 (46.2 μmol/g·Cr 이상)

〈 예상질환 〉 위암, 대장암, 폐암, 식도암, 혈액악성질환 **〈 잠재질환 〉** 간암, 담도암, 감염증, 재생간, 창상 치유, 당뇨병, 교원병, 심근경색 **〈 조치 〉** 감염증, 재생간 등의 양성질환을 제외진단하고, 암이 강하게 의심되는 경우에는 장기 특이성이 큰 다른 종양 marker나 영상진단으로 암의 국재를 진단한다.

임상적 의의

Polyamine은 강염기성 저분자 유기물질로 좁은 의미의 polyamine은 spermidine(spd), spermine(spm)이지만 diamine인 putrescine (put), cadaverine(cad)을 포함하는 넓은 의미의 polyamine이 있다. 이것들은 ornithine decarboxylase의 작용으로 단계적으로 합성되는데, 핵산, 단백 합성이 왕성한 조직에서 고농도로 증가하므로 암 조직에서 고농도를 보인다.

Polyamine은 장기 특이성이 떨어져 양성질환에서도 증가하기 때문에 암을 조기에 진단하는 데는 부적당하지만 악성종양에 대한 각종 치료효과를 판정하고 재발을 판정하는데 유용하다.

유의 사항 ① 요중 polyamine은 요중 creatinine 농도로 보정할 필요가 있다. ② 임신에서 증가하지만 출산 후에 정상화한다.

Pregnancy specific β1−glycoprotein [SP1]

기준치 7.0 ng/mL 이하

측정법 RIA

검체량 혈청 0.5 mL

검사 목적 태반기능, 융모성 질환의 marker

검체 취급 혈청은 4℃ 또는 동결 보존한다.

측정치에 따라 짐작되는 질환

- 경도~중등도 증가 (8~50 ng/mL)

〈 예상질환 〉 정상 임신, 융모암 **〈 잠재질환 〉** 자궁내막암, 난소암, 고환종양, 폐암, 유방암, 소화기암, Rh 부적합 임신, 당뇨병, 자궁근종, 급성췌장염 **〈 조치 〉** hPL, hCG, β-hCG, progesterone 등을 측정 비교하여 각종 질환을 감별 진단한다.

- 고도 증가 (50 ng/mL 이상)

〈 예상질환 〉 정상 임신, 포상기태(hydatidiform mole) **〈 잠재질환 〉** 태아의 Down 증후군, 임신고혈압 증후군 **〈 조치 〉** hPL, hCG, β-hCG, progesterone 등의 측정 및 영상진단으로 정상 임신과 포상기태를 감별한다.

임상적 의의

임신 특이 β_1 당단백(SP_1)은 분자량 90 kDa, single chain의 당단백으로 trophoblast에서 생산된다. SP_1을 code하는 유전자는 19번 염색체 long arm에 존재하며 CEA 유전자와 유사하다. 생물학적 기능은 steroid hormone, 철과의 결합능, 면역 억제작용, 세포 접착에의 관여 등이 시사되고 있다. 임상적으로는 임신부의 경과관찰로 태아 태반기능, 융모성 질환의 marker로서 이용한다. 또한 SP_1/hCG 비는 융모암과 포상기태 감별에 유용하다(융모암 < 포상기태). 또한 고환종양의 marker로도 사용된다.

유의사항 SP_1은 수정 후 7일째에 혈중에서 검출이 가능하고, 임신기간을 통하여 증가하여 임신 38주에 peak에 달한다. 산욕 12일째에는 검출되지 않는다.

Progesterone receptor

기준치 음성 (양성세포 비율 ≤ 10%)

측정법 IHC법 (종양세포 중 면역반응 양성세포 수를 측정하여 양성세포 비율을 산정)

검체량 조직 2 cm × 2 cm 정도

검사 목적 호르몬 의존성 증식을 보이는 종양의 치료법 선택

검체 취급 ① 종양조직을 적출한 후 10% 중화완충 formalin 고정액에서 24시간 정도 고정시키고, paraffin 포매 block으로 검사를 의뢰한다. ② 실온에서 보존한다. 주변의 지방조직 및 정상 선조직으로 분리하여 2~3 mm로 가늘게 자르고 급속하게 동결하여(액체 질소 등에), −80℃에 보존한다.

측정치에 따라 짐작되는 질환

• **양 성**

〈예상질환〉 유방암, 자궁내막암, 수막종 **〈조치〉** 종양의 성질을 보다 정확하게 파악하여 적절한 치료법을 선택하기 위하여 estrogen receptor나 HER 2/neu 단백 발현상태를 종합하여 확인하는 것이 중요하다.

임상적 의의

Progesterone receptor는 핵내 수용체 family의 하나로 자궁, 시상하부, 송과체 전엽, 유선에 분포하고 있다. 또한 progesterone receptor는 estrogen 표적세포에서 최종 산물로 estrogen receptor 기능을 간접적으로 반영한다. 그러므로 estrogen 의존성 유방암에서는 estrogen receptor와 progesterone receptor를 병용하여 측정하는 것으로 종양의 성상을 보다 정확하게 파악할 수 있어서 내분비 요법의 선택이나 치료효과 예측에 정밀도 향상이 기대된다. 실제로 양자가 양성인 종양에서는 내분비 요법이 약 60% 증례에서 유효한 것에 대하여 어느 한 가지만이 양성인 것에서는 약 30%, 양자 모두 발현하지 않는 것은 약 10%로 유효율이 저하된다. 이와 같이 호르몬 요법의 기초적인 지표로서 양 receptor를 측정하는 것이 가장 중요하다. 또한 그 측정법으로 2000년 미국 종양학회는 면역 염색의 유효성이 강조되고 있어서 종래의 EIA법에서 IHC법으로 측정이 대체되고 있다.

유의사항 Progesterone receptor는 정상인 자궁, 시상하부, 송과체 전엽, 유선 등에 존재한다.

Prostate-specific antigen [PSA]

기준치 4.0 ng/mL 이하
측정법 EIA, IRMA, RIA, TR-FIA
검체량 혈청 0.5 mL
검사 목적 전립선암 screening
검체 취급 ① 전립선 massage나 생검 전, 또는 massage 후 적어도 48시간 이상 뒤에 채혈하여 혈청을 분리한 후에 −20℃에 보존하면 약 1년간은 안정하다. ② EDTA나 citrate 염 등의 항응고제를 포함한 혈장은 낮은 농도를 보인다.

측정치에 따라 짐작되는 질환

• **증 가**

〈예상질환〉 전립선암, 전립선비대증 **〈잠재질환〉** 급성전립선염, prostate intraepithelial neoplasia(PIN), 전립선경색, 요 정체 **〈조치〉** 전립선 촉진, 직장초음파 검사 등으로 검색하여 암이 의심되는 경우에 생검하여 확진한다. 방사선, 호르몬 등의 치료로 기준범위로 감소하는 증례는 비교적 예후가 좋은 것으로 해석할 수 있는 예후추측 인자의 하나이다.

종래 4.0~10 ng/mL를 gray zone으로 해석하였는데, 4.0 ng/mL 이하에서도 예를 들면 1.0~4.0 ng/mL에서는 20%에서 전립선암이 생검으로 발견되었기 때문에 gray zone이라는 의의는 미약하다. 10.0 ng/mL 이상인 경우, 약 60% 이상이 전립선암이라고 판단한다.

임상적 의의

혈청 PSA 농도는 전립선암의 진단과 경과관찰에 대단히 중요한 종양 marker로 암의 증식에 수반하여 대수관계로 증가한다는 것이 알려졌다. PSA는 전립선 상피세포의 조면 소포체에서 생산되어 전립선액으로 분비되어 응괴된 정액을 융해하는데 관여하는 단백분해 효소인 kinin-kallikrein family에 속한다. 분자량은 30~34 kDa으로 237 아미노산 잔기와 7% 당으로 구성된 단량체의 당단백이다.

전립선 원주세포막, 기저세포막의 구축이 전립선암 세포의 침윤으로 파괴되어 관내 PSA가 전립선 조직으로 확산되어 순환혈중에서 증가하여 간다. 또한 전립선암, 전립선비대증에서는 PSA를 탐식한 macrophage나 호중구가 간에서 처리되기 때문에 혈중 농도가 증가하는 것으로 이해하고 있다.

PSA의 발현은 androgen에 의하여 현저하게 영향을 받는다. 전립선 내 PSA 검출은 testosterone 농도와 직접적인 상관성을 보인다.

· 전립선암 screening, 조기진단

조기 전립선암에서도 양성률이 높다. 급성전립선염이나 전립선경색이 강하게 의심되는 경우를 제외하고는 전립선암을 확진하기 위하여 전립선 생검을 한다. PSA 측정은 암에 대한 양성 적중률이 높은 검사이다.

· 전립선암의 재발, 전이의 지표

전립선암 세포 체적과 상관성이 있어서 대부분의 증례에서 병세와 일치하는 변동을 보인다. PSA는 전립선암의 병기분류, 경과관찰을 위한 가장 유용한 종양 marker로 인식하고 있다.

전립선암 치료 중, 임상적으로 재발 징후가 나타나지 않는데도 불구하고 PSA만이 증가하는 경우는 적지 않다. 이 현상은 전립선암 세포수의 증가를 의미하는 것으로 임상적 재발에 앞서 증가하는 경우가 많은 PSA failure로 이해하고 있다. 따라서 전립선암 재발을 감시할 목적으로 PSA의 3회 연속증가를 확인하는 것이 바람직하다. 전립선비대증에서도 증가한다. 또한 PSA 고농도는 임상증상 진행의 marker인 것이다.

· 치료효과 판정에 대단히 유용

전립선암에서 증가하고, 치료로 정상화된다. 치료 전 PSA 농도와 예후에, 그리고 치료초기의 최저 농도와 예후에 관련이 있다.

유의 사항 ① 혈청 PSA 농도는 15세 이하에서 검출하한 이하, 16~40세는 일정하고, 50세 이상에서는 증가한다는 보고가 있지만 일정한 견해는 아니다. ② 일내변동은 없지만 일차변동은 보인다. ③ 전립선 생검 직후에는 물론 생검 2주 후에도 기초농도 이상으로 증가하므로 PSA 재검은 생검 6주 이후가 바람직하다. 전립선 촉진 직후에는 PSA 측정을 피한다. 또한 사정 직후에 증가하지만 48시간 후에는 사정 전 농도로 돌아온다.

Free PSA/total PSA

기준치 15~19 % (kit에 따라 다르다)

측정법 EIA, CLEIA

검체량 혈청 0.5~0.7 mL

검사 목적 전립선암의 screening

검체 취급 혈청 분리 후 동결 보존한다.

측정치에 따라 짐작되는 질환

- **기준치 이하 (PSA 4~10 ng/mL에 free PSA/total PSA 15~19% 이하)**

《예상질환》 전립선암 **《잠재질환》** 전립선비대증, 전립선염 **《조치》** 전립선 생검으로 진단하고 치료한다.

임상적 의의

전립선 특이항원(PSA)은 전립선암의 진단, 치료효과의 판정과 경과관찰에 필수 종양 marker인데, PSA의 경도 증가범위(4~10 ng/mL)는 위양성률이 높은 gray zone으로 되어있다. PSA는 혈청에서 α_1-antichymotrypsin(ACT), 또는 α_2-macroglobulin과 결합하여 복합체를 형성하고 있고, 일부는 결합하지 않은 free PSA로 존재한다. 전립선암 환자는 결합형 PSA의 비율이 크다는 것이 알려져서 free PSA/total PSA 비(F/T 비)는 전립선 양성질환보다 낮은 경향이 있으므로 PSA의 gray zone에서 F/T 비의 적절한 cutoff 치를 설정하여 전립선암 진단의 특이성을 향상시켜 불필요한 생검을 피할 수 있기를 기대하는 것이다. γ-Sm은 free PSA를 인식하기 때문에 γ-Sm/PSA도 F/T 비와 마찬가지로 유용성이 있다. 치료효과 판정, 예후추측의 의의는 아직 확립되지 않았다.

유의 사항 Free PSA는 직장 촉진이나 요도 조작의 영향으로 증가한다. 소위 PSA gray zone에서 free PSA/total PSA 비가 낮은 경우는 전립선암일 가능성이 보다 높다는 것을 의미하는 것이다.

Prostate-specific antigen-α_1-antichymotrypsin [PSA-ACT]

기준치 1.1 ng/mL 이하

측정법 EIA, CLIA

검체량 혈청 0.2 mL

검사 목적 전립선암 screening

검체 취급 혈청 분리 후 동결 보존한다.

측정치에 따라 짐작되는 질환

- **중등도~고도 증가 (5.5 ng/mL 이상)**

《예상질환》 전립선암 **《잠재질환》** 전립선비대증, 전립선염 **《조치》** 전립선 생검으로 확진하여 치료한다.

임상적 의의

전립선 특이항원(PSA)은 혈청에서 α_1-antichymotrypsin(ACT) 및 α_2-macroglobulin과 결합하여 복합체를 형성하고, 일부는 유리형 PSA(free PSA)로 존재한다. 전립선암 환자에서는 ACT와 결합한 PSA(PSA-ACT)의 비율이 높다는 것이 알려져서 적절한 cutoff 치를 설정하여 전립선암 진단의 특이성을 향상시켜 불필요한 생검을 피하고자 개발된 검사이다. 그러나 치료효과 판정, 예후추측 등의 임상적 의의는 아직 확립되지 않았다.

유의 사항 직장 촉진이나 요도 조작 후의 검체 채취는 피하는 것이 바람직하다.

Prostatic acid phosphatase [PAP]

기준치 3 ng/mL 이하 (kit에 따라 다르다)

측정법 RIA, EIA

검체량 혈청 0.5 mL

검사 목적 ① 전립선암 치료 후 경과관찰(보조적) ② PSA 등과 조합하여 진단 정확도 향상

검체 취급 ① 전립선 massage나 생검을 행하기 전에 채혈한다. ② 혈청 분리 후 citrate로 pH 6.2~6.5로 조정하여 4℃에 보존하면 약 1주 이상 효소활성은 안정을 유지한다. ③ 실온에서도 24시간은 안정하다.

측정치에 따라 짐작되는 질환

- 경도 증가 (3~100 ng/mL)
- 중등도~고도 증가 (100~1,000 ng/mL)

(예상질환) ① 경도 증가 : 조기~진행성 전립선암. ② 중등도~고도 증가 : 진행성 전립선암 **(잠재질환)** 전립선비대증, 골육종, 다발성골수종, 전이성 간종양, 췌장암 **(조치)** 전립선 촉진, 직장 내시경, 요도 조영으로 암이 의심되는 경우에 전립선 생검으로 확진한다. 골 X 선, 골 scintigraphy, CT, DIP, MRI 등으로 병기를 확정하고, 그에 따라 치료한다. PA, γ-Sm 등 기타 종양 marker 측정을 병행하여 진료한다.

임상적 의의

PAP는 이전부터 진행성 전립선암의 진단, 경과관찰에 사용되어 온 acid phosphatase (ACP) 중의 전립선 특이 분획에 대한 항혈청 제조에 의하여 얻어지는 분자량 100 kDa인 당단백이다.

PAP는 조기진단에는 진단율이 20~30%로 만족스럽지는 않다. 그러므로 경과관찰에 사용되는 경우가 많은데, 저양성률 때문에 이용 증례가 제한되는 결점이 있다. 그러나 치료에 대한 PAP 반응과 비재발률 사이에 상관성을 보여 전립선암 환자의 치료초기에 예후를 추정할 수 있다는 것이 시사되고 있다. 또한 전립선암의 양성률은 63%, 전립선비대증에서 위양성이 5%로 특이성이 뛰어나다. 그렇지만 현재는 전립선 특이 항원(PSA)보다 우수한 marker가 없어 전립성 종양 marker로서의 의의는 그리 크지 않다.

유의 사항 ① 전립선암의 screening을 PAP 단독으로 검사하는 것은 위험이 있어서 PSA와의 병용이 필수이다. 또한 진행 전립선암의 진행 예측도 PAP 단독으로 판정 가능한 증례는 제한적이다. ② 전립선 촉진이나 요도 조작 후, 일과성으로 증가한다. ③ 극단적인 고지혈증에서 증가치를 보인다. ④ 고열 환자의 혈청 PAP 농도는 감소하는 경우가 많다.

Protein induced by vitamin K absence or antagonist-Ⅱ [PIVKA-Ⅱ]

기준치 40 mAU/mL 이하

측정법 ECLIA

검체량 혈장 0.5 mL

검사 목적 ① 간세포암의 진단보조, ② 비타민 K 결핍 진단

검체 취급 Citrate 혈장 또는 혈청을 사용한다. ② 동결 보존한다.

측정치에 따른 예상 질환

• **증가 (40~1,000 mAU/mL)**

〈예상질환〉비타민 K 결핍증(신생아, 모유 영양아, 폐색성 황달, 설사, 항균약 장기간 투여), 간세포암, 만성간염, 간경변, warfarin 투여

〈잠재질환〉 *N*-methyltetrazolethiol 기 (*N*-MTT 기)가 있는 항균약 투여, 악성종양, 간내·간외 담즙울체 **〈조치〉** PT, APTT, HPT, thrombo test 등을 검사하고, vitamin K 투여를 고려한다. 간 병변을 진단한다.

• **고도 증가 (1,000 mAU/mL 이상)**

〈예상질환〉 비타민 K 결핍증, warfarin 투여, 간세포암 **〈잠재질환〉** 악성종양 **〈조치〉** PT, APTT, HPT, thrombo test 등을 측정하고, 비타민 K 투여. 원질환을 진단하고 치료한다.

임상적 의의

PIVKA-Ⅱ(protein induced by vitamin K absence or antagonist-Ⅱ)는 Ⅱ 인자(prothrombin)의 전구물질로 비타민 K 결핍상태에서 나타난다. 혈중 반감기는 2~3일이다.

비타민 K 의존성 인자의 전구체 PIVKA의 N 말단부에 존재하는 몇몇 glutamic acid(Glu)는 환원형 비타민 K를 조효소로 이용하는 γ-carboxylase에 의해 γ-carboxyglutamate(Gla)로 전환(1 분자에 10개 전후)되어 Ca ion과의 결합능, 인지질과의 결합능을 나타내는 정상 응고인자로 된다.

비타민 K 의존성 응고인자(Ⅱ, Ⅶ, Ⅸ, X 인자)는 그 생리활성을 얻기 위하여 환원형 비타민 K에 의한 carboxyl화를 필요로 한다. Coumarin 유도체인 warfarin은 비타민 K의 대사에 필요한 효소를 저해하여 비타민 K 변환주기를 저지하여 환원형 비타민 K를 감소시킨다. 그 결과, 비타민 K 의존성 응고인자 활성화가 장애되어 응고 활성이 없는 PIVKA-Ⅱ가 증가한다. *N*-MTT 기가 있는 cepham계 항균약도 같은 기전으로 PIVKA-Ⅱ가 증가한다. 따라서 비타민 K 결핍증, warfarin 투여 시, *N*-MTT 기를 가진 항균약 투여 시에는 PIVKA가 나타나게 된다. 비타민 K의 결핍상태로 되지 않으면 PIVKA는 감소한다. 기타 PIVKA-Ⅶ, -Ⅸ, -X, -PC(protein C), -PS(protein S) 등의 검출이나 측정도 시행하고 있다. 또한 간세포암에서도 PIVKA-Ⅱ가 증가하여 α-fetoprotein과 함께 측정하면 간세포암의 보조진단에 유용한 검사이다.

· 종양 marker로서의 PIVKA-Ⅱ

PIVKA-Ⅱ는 간세포암의 약 50% 이상에서 양성이고, 특이도 또한 90% 이상으로 대단히 높다. 종양 직경과 상관성을 보이고, 문맥침윤예는 고농도를 보이는 경우가 많고, 또한 암의 진행도가 클수록 고농도를 보이고, 고농도를 보이는 예는 예후불량이다. 간세포암에서 PIVKA-Ⅱ는 α-fetoprotein(AFP), AFP-L_3% 와 상관성이 없으므로 3 가지 측정은 상보적으로 유용하다. 간세포암의 80% 이상에서 3 가지 중 어느 것이나 양성을 나타낸다.

간세포암에서 왜 PIVKA-Ⅱ가 증가하는지는

밝혀지지 않았지만 간세포암 환자에 비타민 K를 투여하면 PIVKA-II가 감소하는 것이 알려졌다.

유의 사항 ① 비타민 K가 공급되지 않으면 1주일경에 PIVKA-II가 나타나고, 2주에는 분명하게 증가한다. ② 간세포암인지, 단순히 비타민 K 결핍상태인지는 예후가 좌우되므로 간질환의 진단을 중시하여야 한다. ③ 대단히 드물지만 PIVKA-II생산 위암이 보고되었다. ④ 비타민 K 결핍이나 warfarin 투여 중에 측정에는 latex 응집법 [기준치 1 μg(= 1,000 mAU)/mL 이하] 도 이용하지만 감도가 낮은 문제가 있다.

SP1/hCG－β ratio (pregnancy specific β1－glycoprotein / human gonadotropin－β－subunit ratio)

기준치

· SP_1(Schwangerschafts protein 1) : 정상임신 15주경부터 증가하여 36주에 20,000 ng/mL 이상에서 plateau로 된다.

· SP_1/hCG-β 비 : ① 임신주 수에 비례하여 증가하는데, 9주에 10~100, 18주부터 1,000 이상, ② 각각의 정상임신 주의 평균치와 표준편차로 해당 예의 저하율(SD 비)을 구하여 SD 비 1.1 이하를 저하로 판정한다.

측정법 RIA(SP_1), EIA(SP_1), 별도로 hCG-β 측정(FEIA, ECLIA 등)

검체량 혈청 0.4 mL

검사 목적 융모성 질환 감별

검체 취급 혈청을 분리하여 4℃ 또는 동결 보존한다.

측정치에 따라 짐작되는 질환

• **저 하**

《예상질환》 ① 현저한 저하 : 융모암, 침입기태, ② 경도저하 : 전체 포상기태(SD 비, 2.1±0.26), 부분 포상기태(SD 비, 1.6±0.55), 예후불량 절박유산(SD 비, 1.05±0.26) **《잠재질환》** 자궁외 임신, 예후양호 절박유산 **《조치》** SP_1/hCG-β 비가 현저하게 저하되는 경우에는 그대로 판정한다. 경도저하인 경우는 정상임신 각 임신주의 평균치와 표준편차로 해당 예의 저하율(SD 비)를 계산하여 1.1 이하를 저하로 판정한다.

임상적 의의

hCG-β와 SP_1은 공히 태반의 융모세포에서 생산되는데, 융모성 질환, 특히 종양에서는 SP_1의 생산이 상대적으로 감소되는 것을 이용하여 융모성 질환을 감별 진단하는데 보조로 이용한다.

SP_1은 cDNA cloning으로 CEA family와의 유사성이 알려졌다. 또한 SP_1은 유방암이나 결장암 환자 혈중에서의 검출이 보고되었다.

유의 사항 SD 비 = [증례의 SP1/hCG-β 비] －임신주의 평균치 / 임신주의 표준편차 (1 SD)

약물 영향 성 호르몬 투여는 hCG-β 혈중 농도에 영향을 미친다.

Ribonuclease [RNase]

기준치

· 50~150 ODU/mL (Reddi법)

· 0~30 ODU/mL (Orcinol법)

· 0~0.15 μg RNA titer/mL (Connoly법)

· 240~880 ng/mL (RIA법)

[주] 지금까지 보고된 몇몇 기준치는 측정법이나 단위가 통일되지 않아 현재는 각 검사기관에 따라 독자적인 기준치를 설정하는 이외에 방법이 없지만 표준 측정법이 빨리 확립되기를 바랄 뿐이다.

측정법 Reddi법, RIA, 자외부(UV) 직접 계측법, 산 가용성 분획 측정법

검체량 혈청 50 μL (UV법 1회 측정분)

검사 목적 장기 비특이 종양 marker

검체 취급 ① Heparin은 RNase 활성 저해제이므로 heparin 처리채혈은 적당하지 않다. 기타 항응고제의 영향에 관해서는 밝혀지지 않은 점이 많으므로 원칙적으로는 혈청을 검체로 사용하여야 한다. ② RIA법은 4℃ 보존에 수일간 안정하고 −20℃ 보존에 6개월 이상 거의 변화가 없다.

측정치에 따라 짐작되는 질환

• 증 가

《예상질환》 췌장암, 담도암, 악성림프종, 백혈병, 위암, 대장암, 급성췌장암, 만성췌장암(재발기), 신부전 **《잠재질환》** 췌장성 섬유증식증, 폐암, 유방암, 간경변, 저영양 상태, 각종 양성종양 **《조치》** 신부전, 췌장염인 경우는 그 정도를 알기 위하여 신장기능 marker, 췌장염 marker를 검사한다. 그것이 부정되는 경우는 각종 악성종양의 존재를 고려하여 정밀검사를 시행한다. 췌장암, 담도암 등의 발견 시 이미 진행암안 경우에 양성률이 높다. 혈중 췌장형 RNase 활성이 증가하는 경우에 긴급치료를 필요로 하는 것은 급성췌장염이다. 그것이 부정되고 악성종양이나 신장기능 장애도 없을 때는 저영양 상태를 반영하는 증가를 고려하여 전신상태를 개선시키도록 한다.

임상적 의의

Ribonuclease(RNase)는 endonuclease로 single strand 또는 double strand RNA의 염기 함유 nucleotide의 3'-phosphate와 인접한 ribose의 5'-OH 사이의 ester 결합을 가수분해하여 3'-nucleotide를 유리시킨다. 사람에서는 임상적인 관점에서 췌장에 다량 존재하는 RNase I(EC 3.1.27.5)과 흉선, 췌장, 간 등에 존재하는 RNase II(EC 3.1.27.1)로 나눈다. 분자량은 각각 13.7 kDa과 10~40 kDa, 최적 pH의 차이로 alkali RNase, 산성 RNase라고도 부른다. 암 환자 혈청 RNase가 증가한다는 보고는 많은데 그 기전은 잘 알려지지 않았다. 그 중에서도 췌장암 진단에 유효하다는 보고가 있어 관심을 모으고 있었지만 최근에는 진단목적으로는 사용하지 않는다. 환자의 일반상태나, 특히 영양상태를 평가하는 marker로 사용되는 경우가 많다.

유의 사항 ① 일반적으로 총 RNase 활성이라면 pH 8.0에서의 측정치를 의미하는데, RNase-II가 어느 정도 포함되는지는 확실치 않다. 또한 산 가용성 분획성분도 사용하는 핵산 제거제의 종류나 농도 등이 꼭 일정하지 않다는 것을 생각하면 RNase 활성 측정법이 표준화되지 않은 상태에서 임상적 평가는 아직 어려운 단계에 있다. ② 신생아는 성인보다 높지만 유아기에는 일단 성인보다 낮아진 다음 4세 이후 연령 증가와 더불어 증가한다는 보고가 있다. ③ 신기능부전에서는 혈청 RNase가 현저하게 증가한다.

γ-Seminoprotein [γ-Sm]

기준치 4 ng/mL 이하

측정법 RIA, EIA
검체량 혈청 1 mL
검사 목적 장기 특이성이 큰 전립선 질환의 검색
검체 취급 전립선의 물리적 자극으로 용이하게 증가하기 때문에 전립선의 촉진, 생검, 내시경 검사 전에 채혈하여 곧바로 혈청을 분리하고 −20℃에서 동결 보존한다.

측정치에 따라 짐작되는 질환

• **증가 (4 ng/mL 이상)**

《예상질환》 전립선암 **《잠재질환》** 전립선비대증, 급성전립선염, 급성폐뇨 **《조치》** 이상치를 보이는 경우, 전립선암을 예상한다. 전립선 촉진, 요도 조영, 초음파 검사, CT 등의 영상진단, 세포진, 조직진, PSA 등 다른 전립선 종양 marker의 병용으로 확진한다. 또한 급성전립선염에서도 양성을 보이기 때문에 경과관찰도 필요하다.

임상적 의의

γ-Sm은 분자량 23~33 kDa의 당단백으로 전립선 조직에서 분리·정제된 serine protease 이다. γ-Sm과 PSA는 당초에는 개별적인 물질로 알고 있었는데, 아미노산 서열 및 protease로서의 기능이 밝혀져서 현재는 유리형 PSA와 동일 물질이라는 것이 밝혀지게 되었다.

PSA는 혈청에서 protease inhibitor 등과 복합체를 형성하고 있어서 복합형 PSA와 일부의 비복합 유리형 PSA를 합쳐서 총 PSA로 측정하고 있다. γ-Sm은 유리형 PSA를 인식한다는 것이 알려져서 γ-Sm과 총 PSA의 비로 복합형 PSA가 증가하는 전립선암과 유리형 PSA가 증가하는 전립선비대증을 감별하는데 유용하다.

혈청 γ-Sm 농도는 양성률도 전립선암 85.6%로 전립선비대증 8.8%보다 유의하게 고율을 보인다. 또한 stage A, B의 조기암에서도 72.7%의 고율로 양성을 보이는 것으로 γ-Sm 측정은 전립선암의 선별검사, 치료효과, 재발을 monitor하는데 유용한 검사이다.

유의 사항 ① 건강한 남자에서는 저농도를 보이고, 연령에 의한 변동은 나타나지 않는다. ② 여자에서는 검출되지 않는다.

Serum anti-p53 antibody [serum anti-p53 Ab]

기준치 1.30 U/mL 이하
측정법 ELISA
검체량 혈청 0.2 mL
검사 목적 식도암, 대장암, 유방암의 조기진단
검체 취급 혈청 분리 후 동결 보존한다.

측정치에 따라 짐작되는 질환

• **증가 (1.30 U/mL 이상)**

《예상질환》 식도암, 대장암, 유방암 **《잠재질환》** 기타 암 **《조치》** 영상진단, 조직진단 등 기타 관련 검사결과와 임상증상 등을 기반으로 종합적으로 진단한다. 각종 종양 marker(SCC, CEA, CYFRA, CA 19-9, CA 15-3)과 함께 측정하면 더욱 진단에 정밀도가 커진다.

임상적 의의

p53은 세포주기 회전억제, 유전자 수복, apoptosis 유도 등의 다양한 기능을 발휘하여 암억제 유전자로서 역할을 한다. 대장, 위, 유선, 폐, 뇌, 식도 등의 여러 가지 암에서 p53 유전자는 변이되어 활성이 상실된다. 변이 allele에서는 반감기가 연장된 변이 p53 단백이 생산되어 항 p53 항체가 출현한다. 항 p53 항체

는 암세포 특이항원에 대한 항체여서 미량의 암세포가 있어도 검출이 가능하기 때문에 조기 진단에 유용하다. 또한 수술 후 재발을 monitoring하는 데도 유용하다.

유의사항 ① 암 환자라도 항 p53 항체가 검출되지 않는 경우가 있다(위음성). ② 혈청 항 p53 항체 양성 예에 대해서는 병리조직을 사용하여 종양세포의 p53 유전자 변이 여부를 확인하는 것이 바람직하다.

Sialyl Lewis^{X} antigen [CSLEX]

기준치 8 U/mL 이하
측정법 EIA
검체량 혈청 0.3 mL
검사 목적 폐선암, 재발 유방암 및 기타 암의 보조진단
검체 취급 혈청분리 후 동결 보존한다.

측정치에 따라 짐작되는 질환

• **증 가**

〈예상질환〉 폐선암, 췌장암, 대장암, 난소암, 위암, 간암, 재발 유방암, 만성간염 **〈잠재질환〉** 간경변, 만성 및 급성 호흡기 감염증 **〈조치〉** 암 이외에 간질환이나 염증성 질환에서도 양성률이 높다는 것을 인식하면서 검사결과를 해석한다.

임상적 의의

CSLEX는 Ⅱ형 당쇄의 sialyl Le^{X}를 폭넓게 인식하는 monoclonal 항체로 측정한다. 이 항원은 건강인의 신장과 과립구에서 검출되고, 간염에서는 간세포 주위에서 증명되는 것 이외에 암에서는 폐, 위, 대장, 유선, 간, 췌장, 난소 등의 암조직에서 생성되어 혈청에서 검출된다. 급성상 반응물질인 α_1-acid glycoprotein(α_1-AG) 상의 당쇄에도 이 항원이 있다.

암 이외에 감염증이나 만성간염에서 고빈도로 증가하는 것으로 미루어 종양 marker로서의 특이성은 SLX(sialyl SSEA-1 당쇄 : sialyl Le^{X}-i 항원을 인식)보다 뒤떨어진다.

유의사항 SLX와 함께 NCC-ST-439(sialyl Le^{X}의 황산기 앞 당쇄만을 인식)의 당쇄와도 반응한다. Lewis 혈액형의 영향은 받지 않는다.

Sialyl Tn antigen [STN]

기준치 45 U/mL 이하
측정법 RIA
검체량 혈청 0.3 mL
검사 목적 난소암 및 소화기암 진단, 치료효과, 재발의 지표
검체 취급 혈청분리 후, −20℃에 동결 보존한다. 용혈, 황달의 영향은 적다.

측정치에 따라 짐작되는 질환

• **경도~중등도 증가(45~100 U/mL)**

〈예상질환〉 난소암, 위암, 대장암, 췌장암 **〈잠재질환〉** 담도계암, 폐암, 자궁경부암, 여성의학과의 양성질환, 간염, 간경변, 담석, 폐결핵 등의 양성 호흡기 질환, 혈액형이 B 또는 AB인 건강인 **〈조치〉** 각종 영상진단(CT, MRI 등)이나 기타 종양 marker, 혈액검사, 등으로 진단을 확정한다. 증가 예는 원격전이, 복막파종의 가능성이 높고, 또한 치료 후 재발률도 높으므로 정밀검사, follow에 세심한 주의가 필요하다.

• **고도 증가(100 U/mL 이상)**

《예상질환》 난소암 **《잠재질환》** 위암, 대장암, 췌장암, 담도계암, 자궁경부암, 양성 호흡기 질환 **《조치》** 고도 증가를 보이는 경우, 난소암이 강하게 시사되기 때문에 각종 영상진단 등으로 철저히 검색하여야 한다. 또한 위암, 대장암에서 고도로 증가하는 경우에는 진행기, 재발, 복막파종 등의 경우가 많아 철저하게 검색하는 것이 바람직하다.

임상적 의의

Sialyl Tn 항원은 암 관련 당쇄 항원의 하나로 mucin형 모핵 당쇄 group에 속하고, 구조는 NeuAc $\alpha_2 \rightarrow 6$ GalNAc $\alpha_1 \rightarrow$ Ser/Thr 이다. 왜 암세포에서 증가하는가에 대해서는 당쇄부전설과 당 전이효소 이상으로 인하여 본래 당이 전이되지 않아 Ser, Thr 잔기에서도 이 항원이 합성되기 때문에 항원성이 강해진다는 설등이 있다. 또한 사람태아의 장관에 강양성을 보이므로 발육분화 항원으로서의 의의가 있다는 생각도 있다. 임상적으로는 난소암과 소화기암에서 증가하는 특징이 있다. 난소암의 40~50%에서 고농도를 보이고 위양성은 대단히 적다. 위암, 대장암, 췌장암 등은 20~40%의 양성률을 보인다. 조기암의 양성률은 낮지만 진행암에서는 상당히 높은 양성률을 보여 진행된 stage의 환자에 대한 경과관찰에 유용하다. 위암이나 대장암에서 심달도가 큰 것이나 장막침윤, 간전이가 있는 경우에 양성률이 높다. 위암에서는 이 항원의 양성률이 CEA보다 높아서 특히 유용하다고 한다. 난소암, 위암, 대장암에서 양성인 암은 음성인 암에 비하여 예후가 불량하다는 보고도 있어서 예후예측 인자가 될 가능성이 있다.

유의사항 ① 남성은 여성보다 고농도를 보이는데, 50~60세대에 최고 농도를 보인다. 여성은 월경, 임신의 영향을 받지 않는다. ② 이 항원의 혈청 농도는 환자의 ABO식 혈액형에 영향을 받는데, 건강인에서는 AB형 및 B형에서 영향이 가장 크고, 다음으로 A형이고, O형이 가장 낮다.

Sialyl stage-specific embryonic antigen-1 [sialyl SSEA-1] (sialyl Lewis^x-i antigen; SLX)

기준치 38 U/mL 이하

측정법 IRMA

검체량 혈청 0.3 mL

검사 목적 폐암을 비롯하여 선암의 marker

검체 취급 ① 타액에 이 항원이 많이 함유되어 있기 때문에 타액이 혼입되지 않도록 주의한다. ② 백혈구에도 이 항원이 존재하므로 신속하게 혈구를 분리하여야 한다. ③ 동결보존으로 2개월은 안정하다.

측정치에 따라 짐작되는 질환

• **경도~중등도 증가(38~224 U/mL)**

《예상질환》 폐암(선암 > 비선암), 췌장암, 담도계암, 난소암 **《잠재질환》** 식도암, 위암, 대장암, 간암, 신장암, 자궁암, 자궁근종, 난소 양성종양, 만성간질환, 만성폐질환, 췌장염 **《조치》** 악성종양을 고려하여 각종 영상진단, 다른 종양 marker를 병용하여 진단을 확정한다. 이 항원 양성인 암은 혈행성 전이가 용이하게 생기기 쉽다는 것을 고려하여 양성인 경우에는 원발소의 크기를 불문하고 전이 여부를 정밀하게 검사한다.

• 고도 증가(224 U/mL 이상)

〈예상질환〉폐선암 〈잠재질환〉선암 이외의 폐암, 췌장암, 담도계암, 위암, 간암, 난소암 〈조치〉고도 증가인 경우, 악성종양이 크게 시사되고, 특히 가능성이 큰 폐선암을 고려하여 영상진단 등으로 정밀하게 검사한다.

임상적 의의

SSEA-1은 mouse의 초기 배아에 특징적으로 발현하는 암태아성 항원으로 mucin형 당단백이다. SSEA-1은 악성종양에서 다양하게 수식되는데, 그 대표가 sialyl SSEA-1(SLX)이다. 이 항원은 E-selectin의 ligand라는 것이 밝혀졌는데, 정상조직에서 염증반응, 암세포의 전이능력에 관여할 가능성이 있는 것으로 이해하고 있다. 임상적으로 SLX는 주로 폐선암, 난소암, 췌장암의 혈청진단에 사용되지만 epitope가 2형 당쇄(Galβ1 → 4 GlcNAc)이므로 1형 당쇄(Galβ1 → 3 GlcNAc)를 epitope로 하는 CA 19-9, CA 50과 상관성을 보이지 않아 조합하여 측정하는 것이 진단을 향상시키는데 유용하다.

유의사항 성별, 연령, 흡연, 내당능 이상에 따른 영향은 보이지 않는다. 2형 당쇄에 속하기 때문에 혈액형에 따라 영향은 받지 않는다.

E-selectin: 당쇄, 다당류와 결합하는 lectin양 영역이 있는 세포접착 인자이다. Lectin domain, EGF양 domain, 보체조절 domain으로 된 세포표면 단백질로 보체조절 domain 수의 차이로 L-selectin, E-selectin, P-selectin으로 분류한다. L-selectin은 림프구 등의 백혈구에 항상적으로 발현하고 있다, E-selectin은 혈관내피, P-selectin은 혈관내피 및 혈소판에서도 발현하고 있다. 백혈구가 염증부위에서 혈관 내피세포에 접착하여 침윤하는 데에 중요한 역할을 한다. 또한 암 전이, 이식 거부반응, 동맥경화에의 관여도 밝혀지고 있다.

SPan-1 antigen

기준치 30 U/mL 이하

측정법 IRMA (bead solid phase)

검체량 혈청 0.2 mL

검사 목적 췌장암, 담도암의 진단, 치료효과, 재발의 지표

검체 취급 ① 타액에 SPan-1이 존재하기 때문에 타액 혼입에 주의하여야 한다. ② 혈청 분리하여 −20℃에서 동결 보존한다.

측정치에 따라 짐작되는 질환

• 경도~중등도 증가(30~1,000 U/mL)

〈예상질환〉췌장암, 담도암, 간세포암, 간경변 〈잠재질환〉위암, 대장암, 식도암, 폐암, 악성림프종, 만성간염, 급성간염, 만성췌장염, 유방암 〈조치〉췌장·담도계 암이 의심될 경우, 초음파 검사, CT, EUS, ERCP 등의 영상진단으로 검색하여 원질환을 진료한다.

• 고도 증가(1,000 U/mL 이상)

〈예상질환〉췌장암, 담도암 〈잠재질환〉위암, 대장암 〈조치〉상기 암이 존재할 가능성이 높으므로 보다 정밀한 검사를 행한다. 영상적으로 암이 증명되지 않은 경우에도 철저한 경과 관찰이 필요하다.

임상적 의의

SPan-1 항원은 췌장암 세포주 SW 1990을 면역원으로 사용하여 만든 monoclonal 항체를 인식하는 항원으로 췌장암 세포의 막 및 분비물에 존재한다. 정상 췌장관 상피와 선방세포의 일부, 담관 상피, 세뇨관 상피 및 기관 상피에 경도로 나타난다. 만성췌장염에서의 위양성률은 낮고, 췌장암에서 높은 양성률을 보이

므로 그 진단, 치료효과, 재발의 monitoring에 유용하다.

또한 sialyl Lewis 항원 음성 환자에서 CA 19-9이 음성이므로 SPan-1 측정이 유용하다.

유의사항 ① 황달, 지질의 영향은 받지 않는다. ② 가령과 더불어 증가한다. ③ 여성에서 약간 증가하는 경향을 보인다.

Soluble intercellular adhesion molecule－1 [sICAM－1]

기준치
· EIA : 82.5~276 ng/mL
· ELISA : 115~306 ng/mL
측정법 EIA, ELISA
검체량 혈청 0.5 mL
검사 목적 암의 전이·침윤의 예지인자
검체 취급 ① 혈청은 통상적으로 분리한 다음, －20℃ 이하에서 동결 보존한다.

측정치에 따라 짐작되는 질환

• **증 가**

〈예상질환〉 췌장암, 담관암, 위암, 폐암, 신장암, 특발성 폐섬유증, B 세포 백혈병, 성인 T 세포 백혈병 **〈잠재질환〉** 대장암, 식도암, 췌장암, sarcoidosis, 과민성 폐렴, 염증성 장질환, 혈관염이나 간질성 폐병변을 수반하는 교원병, virus성 급성간염, 간경변 **〈조치〉** 다른 종양 marker 검사로 악성종양이 의심되는 경우에는 각종 영상진단, 혈액검사 등으로 진단을 확정한다. 또한 다른 접착인자, cytokine을 측정하여 면역기구의 상태를 파악한다.

임상적 의의

CD 54(intercellular adhesion molecule-1; ICAM-1)은 75~115 kDa의 막관통형 당단백으로 주로 혈관내피세포에서 발현하는데, 그 대표적인 ligand인 LFA-1이나 Mac-1이 있는 림프구와의 접착에 관여하는 접착분자이다. IFN-γ나 IL-1 등의 염증성 cytokine으로 인하여 발현이 증강되므로 염증 부위에서의 면역응답에 관여가 시사되고 있다.

또한 ICAM-1 분자는 소화기암, 조혈기 종양, melanoma 등의 악성종양에서도 발현되고 있어서 전이나 장기침윤을 일으키는 경우에 가용성 ICAM-1이 현저하게 증가한다는 보고가 있다. ICAM-1은 발현 세포에서 유리되어 가용성 ICAM-1으로도 존재하여 장기 특이성은 없지만 종양의 증대나 전이 여부 등을 판단하는데 유용성이 시사되고 있다.

Squamous cell carcinoma related antigen [SCC Ag]

기준치
· 1.5 ng/mL 이하 (RIA bead kit, EIA)
· 2.6 ng/mL 이하 (RIA)
측정법 RIA, IRMA, EIA
검체량 혈청 0.3 mL
검사 목적 편평상피암 검색
검체 취급 ① 4℃에서 1~2주, －20℃에서 수년간 안정하다. ② SCC 항원은 피부표면, 타액에 대량으로 존재하므로 검사 종사자는 마스크, 장갑을 착용한다. ③ 채혈은 여러 번 천자하게 되면 조직액의 혼입될 우려가 있다.

측정치에 따라 짐작되는 질환

• **증가 (기준치 이상)**

〈 예상질환 〉 자궁경부암(편평상피암), 질 편평상피암, 외음부 암, 피부암, 폐암(편평상피암) **〈 잠재질환 〉** 식도암, 폐암(비편평상피암), 상기도암, 두경부암, 성숙 낭포기형종의 악성화, 방광암(편평상피암, 이행상피암), 각종 호흡기 양성질환(폐렴, 폐결핵, 만성폐색성 폐질환, 기관지 천식), 건선(psoriasis), 여드름 **〈 조치 〉** 고농도를 보이는 경우에는 편평상피암의 출현을 고려하여 검색한다. 비교적 어느 암에나 세포조직 진단법 또는 영상진단법 등 우수한 방법이 있으므로 그것들을 이용한다. SCC가 고농도인 경우, 진행암일 가능성이 높으므로 그에 따라 조치한다. 치료 후 증례에서 증가하는 경우, 재발, 전이가 의심되므로 검색한다.

임상적 의의

SCC 항원은 1977년에 자궁경부 편평상피암에서 정제된 분자량 약 44.5 kDa의 단백으로 serine protease inhibitor family와 높은 homology를 보인다. 타액에도 다량의 SCC 항원이 방출되어 뭔가 생리적 역할이 있을 것으로 생각하고 있다. 편평상피암에서는 세포 밖으로 방출되는 많은 산성 분획이 증가하는데, 이것이 혈중으로 방출되기 때문에 혈중 양성률이 커지는 것으로 이해하고 있다. 또한 일반적으로 편평상피가 존재하는 부위에 광범위한 중증 질환이 존재하면 혈중 농도는 증가한다. 이상에서 SCC 항원은 각종 장기의 편평상피암의 진단, 치료효과, 경과관찰의 monitor로서 유용하다.

유의 사항 ① 흡연자와 비흡연자에는 유의한 차이가 있다는 보고와 없다는 보고가 있다. ② 신부전 환자에서는 양성률이 높다. ③ 신생아에서 고농도를 보인다.

Thymidine kinase [TK]

기준치 5 U/mL 이하

측정법 REA (radioenzyme assay)

검체량 혈청 0.3 mL

검사 목적 조혈기 종양 진단, 세포분열의 활동성 marker

검체 취급 Heparin 채혈 혈장을 저온에서 분리하여 동결 보존한다. 융해 후 신속하게 검사한다.

측정치에 따라 짐작되는 질환

• **증 가**

〈 예상질환 〉 급성백혈병 93%, 기타 악성종양, 급성 virus 감염 **〈 잠재질환 〉** 골수이형성증후군 35%, 재생간, virus 질환, 임신 **〈 조치 〉** 종양진단에는 감염이 없는 시기를 선택하고, 감염이 있는 경우, 감염을 치료한 후에 재검사한다.

임상적 의의

세포분열 G_1기에서 S기에 걸쳐 세포에서 활성이 증가하는 효소로 조직재생, 태생기, virus의 융해기, 악성종양 등에서 혈중 TK 활성이 증가한다. 활성크기는 세포증식 정도에 비례하여 치료의 monitoring에도 유용한 것으로 이해하고 있다.

유의 사항 ^{125}I 표식 기질을 사용하여 효소반응 후 침전물 중의 ^{125}I 양으로 효소활성을 정량한다.

약물 영향 TK 저해약(항 virus 약), 대사 길항약 투여에서 감소한다.

Tissue polypeptide antigen [TPA]

기준치 70 U/L 이하

측정법 RIA, IRMA (bead solid phase 법)

검체량 혈청 0.5 mL

검사 목적 암의 치료효과, 재발, 전이, 예후 등의 평가

검체 취급 ① 통상적인 혈청 분리 후 −20℃에 보존한다. ② 타액으로 인한 오염으로 고농도를 보이는 경우가 있으므로 주의하여야 한다.

측정치에 따라 짐작되는 질환

• 증가 (70 U/L 이상)

《예상질환》 유방암, 폐암, 위암, 대장암, 원발성 간암, 담도암, 췌장암, 방광암, 전립선암, 고환종양, 난소암, 자궁경부암, 갑상선암, 육종, 악성흑색종, 림프종, 백혈병 **《잠재질환》** 식도암, 간염, 간경변, 담도 감염증, 췌장염, 폐렴, 간농양, 요로 감염증, 임신, 과음, 수술 침습

《조치》 다른 장기 특이적인 종양 marker(CEA, AFP, CA 153 등) 측정, 영상진단, 혈액학적 검사 등으로 진단, 치료한다.

임상적 의의

조직 polypeptide 항원(TPA)은 여러 가지 악성종양의 세포막이나 세포질 내 소포체에 존재하는 공통항원으로 동정된 single chain polypeptide이다. 그 후의 연구로 TPA는 cytokeratin이라는 것이 밝혀졌다. 악성종양의 증식활성에 상관하여 증가한다. TPA는 장기 특이성이 부족하여 양성질환에서도 증가하므로 암을 조기에 진단하는 데는 유용성이 적지만 종양의 크기, 병세, 질환기간과 관련하여 증가하기 때문에 치료효과 판정, 재발, 전이의 지표, 예후 추측 등에 유용한 것으로 이해하고 있다. 특히 재발, 전이인 경우, 혈청 TPA 농도 증가는 임상 증상이나 국소소견에 선행하는 경우가 있다.

유의 사항 흡연, 식사, 월경주기로 인한 영향은 없지만 임신, 다량의 음주로 증가하는 경우가 있다. 췌장염, 간염, 간경변, 신부전 등의 배경이 있는 환자에서는 위양성을 보이므로 주의가 필요하다.

Urinary bladder tumor antigen [BTA]

기준치 Ⅳ형 사람 유래 collagen 농도로 환산하여 20 μg/mL 이상을 양성

측정법 Latex 응집반응 (시험지법)

검체량 신선한 요 수 mL

검사 목적 방광암 치료 후의 재발 marker

검체 취급 ① 신선뇨를 채뇨하여 냉장에서 48시간 이내 보존이 가능하다. ② 발포 styrol제 채뇨 컵은 채뇨에 사용할 수 없다.

측정치에 따라 짐작되는 질환

• 양성 반응

《예상질환》 고 grade 방광암 **《잠재질환》** 저 grade 방광암, 방광염, 요로 수술 **《조치》** 양성 예는 요중 핵 matrix 단백질 22(NMP 22) 또는 요 세포진, 방광경 검사 등으로 진단하고 치료한다.

임상적 의의

방광암에서는 Ⅳ형 collagenase, plasmin, elastase 등의 protease가 분비되어 방광상피 기저막을 파괴하기 때문에 기저막에 있는 Ⅳ형 collagen 등의 세포 외 기질이 단편화되어 요

로 방출된다. 이들 기저막 단편은 특이적인 단백단편 복합체인 BTA를 형성한다.

BTA 시험은 BTA를 사람 IgG로 coating한 latex 입자와 혼합하여 항원항체 반응에 의한 응집반응을 시험지로 판정한다. 감수성과 특이성이 요 세포진보다 높아 방광암 치료 후의 재발 marker로 유용하여 육안적 혈뇨 환자의 screening에 사용할 수 있는 검사이다.

유의 사항 ① 농뇨, 요도 방광 수술, 요도-방관 검사 후에 양성으로 되기 쉽다. ② 발포 styrol 제 컵(채뇨용)은 단백을 흡수하기 때문에 사용할 수 없다.

Urinary deoxypyridinoline [D-Pyr, Dpd]

기준치

· 남성 : 2.1~5.4 nmol/mmol·Cr

· 여성 : 2.8~7.6 nmol/mmol·Cr

· 폐경 후 여성 : 2.1~8.4 nmol/mmol·Cr

측정법 EIA, CLEIA

검체량 1일 요의 일부(부분뇨) 1 mL 또는 오전 제 2 뇨(또는 제 1 뇨)

검사 목적 **골흡수** : 원발성 부갑상선기능항진증, 골다공증, 암의 골전이 등의 진단

검체 취급 동결 보존한다.

측정치에 따라 짐작되는 질환

• 증 가

〈예상질환〉 골다공증, 압박골절 **〈잠재질환〉** 암의 골전이, 원발성 부갑상선기능항진증, 갑상선기능항진증, 골 Paget병 등의 대사성 골질환, 간질환 **〈조치〉** 갑상선 호르몬, 부갑상선 호르몬의 측정, 복부초음파 검사, 신장 X 선 촬영, 골염 측정 등으로 진단하고 치료한다.

임상적 의의

Deoxypyridinoline은 I 형 collagen 대사산물 가운데 골 collagen에 국재하는 골 특이성이 가장 큰 골흡수 marker로 이해하고 있다. 이것은 식사의 영향은 거의 받지 않는다. Creatinine으로 보정된 요 농도는 골대사 질환의 정도에 비례하므로 골다공증 정도의 진단, 압박골절 예측, 치료효과 평가 등에 유용하다.

유의 사항 성별, 연령에 따라 기준치가 다르다. 특히 폐경 후 여성에서 고농도를 보인다. 사전에 요중 D-Pyr이 증가된 질환이 진단된 경우는 그 증가 정도를 질환의 악화 지표로 이용할 수 있다.

약물 영향 갑상선 호르몬, 부갑상선 호르몬 투여로 증가하고, estrogen, 비다민 D 투여로 감소한다.

Urinary nuclear matrix protein 22 [NMP 22]

기준치 12 U/mL 이하

측정법 ELISA

검체량 신선뇨 5 mL

검사 목적 방광암 screening, 치료 후의 재발 marker

검체 취급 신선뇨를 사용한다.

측정치에 따라 짐작되는 질환

• 증가(12 U/mL 이상)

〈예상질환〉 방광암(고 grade) **〈잠재질환〉** 방광암, 요로결석, 전립선비대증, 방광염 **〈조치〉** 양성 예는 방광경 또는 영상진단으로 요로상피

암에 대한 정밀검사를 시행한다.

임상적 의의

Nuclear matrix protein 22(NMP 22)는 핵 matrix 단백을 면역원으로 사용하여 만든 2 종류의 monoclonal 항체(302-22와 302-18)에 의하여 인식되는 핵단백이고, 또한 핵 matrix 단백이 세포사(apoptosis)에 수반하여 가용화형(可溶化型)으로 되어 체액으로 분비된다. 방광암, 신우암 등 요로상피암 환자에서는 요중 NMP 22가 높기 때문에 방광암 screening이나 방광 내 재발 monitoring에 유용하다.

한 보고에 의하면 요중 NMP 22 측정으로 진단한 방광암 진단율은 61.1%로 요세포진의 33.3%에 비해 약 2배, 또한 종양 직경이 10 mm 이하인 방광암의 진단율은 42.3%로 요세포진의 11.5%에 비해 약 4배 높은 결과를 보였다. 따라서 요세포진 음성군에서 다수의 방광암이 검출되었다. 현미경적 혈뇨 환자에서 요로상피암을 진단하기 위한 prospective한 검토에서는 요중 NMP 22의 요로상피암 진단율은 85.7%였다. 요중 NMP 22가 음성인 경우는 요로상피암일 가능성이 낮아 종래의 진단법에 비하여 경과관찰에 내시경 검사 등과 같은 침습적 검사를 줄일 수 있는 것으로 이해하고 있다.

유의사항 ① 요중 NMP 22 농도는 요로상피암 이외에 농뇨나 염증 등에서도 기준치를 초과하는 결과를 보이는 경우가 있다. ② 연령이나 성별에 영향을 받지 않는다.

YH-206 antigen

기준치 25 U/mL 이하

측정법 EIA

검체량 혈청 0.3 mL

검사 목적 선암, 특히 췌장암, 위암에 대한 치료효과 판정

검체 취급 혈청은 통상적으로 분리한 후 −20℃ 이하에서 동결 보존한다.

측정치에 따라 짐작되는 질환

• **증가(25 U/mL 이상)**

《예상질환》췌장암, 위암 **《잠재질환》**담관암, 폐선암, 간경변, 간암, 대장암 **《조치》**소화기계를 중심으로 영상진단, 혈액검사, 다른 종양 marker 등을 측정하여 진단을 확정한다.

임상적 의의

YH-206 항원은 폐선암 세포주 A-549를 면역원으로 사용하여 만든 monoclonal 항체 YH-206으로 검출되는 mucin 항원으로 epitope는 당쇄로 이해하고 있다. 선암에서의 발현율이 높아 위암 및 췌장암의 marker로 유용하다. 양성 예는 stage가 진전된 경우가 많아 실제 이용은 주로 치료효과를 monitoring하는데 있다.

또한 진행암에서 CA 19-9 음성에 이 항원만이 양성인 증례는 몇 예에 불과하여 CA 19-9과는 다른 임상적 의의가 있는 것으로 생각한다.

XVIII. 요 검사

요검사의 역할과 선택기준

임상적 의의

요검사의 역할은 ① screening, ② 확정 진단, ③ 제외 진단, ④ 활동성 marker이다.

• Screening

① 조기발견으로 치료가 가능한 질환이 대상인 것, ② 검체 채취가 간편한 것, ③ 검사가 간단한 것, ④ 검사수가가 비싸지 않은 것, ⑤ 놓지는 경우가 적은 것(감도가 높은 것), ⑥ 재현성이 높다는 것 등이 screening 조건으로 적합한 것이다. 요검사이 시험지빕은 상기 조건을 거의 만족시키고 있다. 시험지법의 내용으로는 요단백, 요잠혈 반응(혈뇨), 요당, 요 urobilinogen, 요 ketone체가 있다.

• 확정 진단을 위한 검사

양성 결과로 진단확률이 높아진다. 검사를 여러 번 반복해도 진단확률이 100%로 되는 것은 아니다. 치료법을 선택하기 위하여 충분한 진단확률을 얻으면 충분하다. 검사의 감도(질환이 있는 사람에서 검사가 양성으로 되는 확률)와 특이도(질환이 없는 사람에서 검사가 음성으로 되는 확률)로 양성 odds ratio[감도/(1-특이도)]를 이용한다. 질환(병태)임을 50%의 확률(odds 1)로 고려할 때, 양성 odds ratio가 큰 검사(예를 들면 9)를 시행하여 양성 결과를 얻으면 검사 후 odds는 (1×9 = 9 odds)로 되고, 검사 후 확률은 90% [odds/(1+odds)] 까지 상승한다. 요검사에서는 사구체 신장염에 대한 요침사, 요단백 정량, 또한 간질성 신장염에 대한 α_1-microglobulin, β_2-microglobulin, *N*- acetyl-*β*-D-glucosaminidase(NAG)이 해당된다. 급성 신부전에서는 요비중, 요량도 해당된다. 또한 porphyrin증에 대한 요 porphyrin체도 해당된다.

• 제외 진단을 위한 검사

음성 결과로 진단확률이 저하된다. 이 경우는 음성 odds ratio [(1−감도)/특이도]를 이용한다. 예를 들면 감도 90%, 특이도 85%인 검사는 양성 odds ratio [0.9/(1−0.85)] = 6 음성 odds ratio는 [(1−0.9)/0.85] = 0.12로 된다. 만약 질환 확인을 최초로 50%의 확률(odds 1)로 예상하고, 음성 결과를 얻었다면 진단확률은 11%(odds 1×0.12)까지 저하된다. 임상에서는 이런 정도를 의식하지 않고 양성·음성 odds ratio를 사용하여 진단확률을 수정한다.

• 활동성 marker로서의 검사

진단이 확정되어 치료가 시작된 후에 병세 변화를 추적하기 위하여 시행하는 검사이다. 요검사에 관해서는 사구체 신장염에서의 요단백 정량(요단백량/요 creatinine 양 = 1일 요단백량에 상당), 당뇨병 초기에서의 요중 미량 albumin, 그리고 요붕증, 당뇨병, 신부전에서의 요량에 상당한다.

검사를 의뢰할 때는 주소, 임상경과, 연령, 성별, 가족력, 간단한 임상소견 등으로 질환의 검사 전 확률을 의식하는 것이 중요하다. 그리고 검사의 감도, 특이도로부터 정밀도가 큰 검사(양성 odds ratio가 큰 검사, 또는 음성 odds ratio가 작은 검사)를 선택하는 것이 바람직하다.

Odds : 어떤 사상이 일어나는 확률을 그것이 일어나지 않는 확률로 나눈 것. 즉 어떤 사상이 일어나는 확률을 p, 일어나지 않는 확률을 q(=1−p)로 하면 odds = p/q = p(1−p)로 정의한다.

Odds ratio : 어떤 군(group)에서의 odds를 다른 군에서의 odds로 나눈 것. 어떤 risk 요인에 폭로를 받은 군(폭로군)이 어느 기간 내에 질환이 발생하는 비율(확률)을 p 1, 비폭로군에서의 그것을 p 0로 하면 p 1/(1−p 1)이 폭로군에서의 질환 odds이고, p 0/(1−p 0)가 비폭로군에서의 질환 odds이다. 이 2가지 odds 비(질환 odds 비)는 폭로군, 비폭로군 모두에서 질환 발생 비율이 적은 경우에는 폭로의 상대 위험도(risk 비)의 좋은 근사치를 보인다. Odds 비는 상대 위험도나 이환율 비(율 비)보다 통계 처리가 용이하기 때문에 잘 사용한다.

Ketone bodies in urine

기준치 음성 (acetoacetic acid로 15 mg/dL 이하)

측정법 시험지법 (Range 반응)

검체량 요 10 mL (정성)

검사 목적 당 이용저하 상태(기아, 당뇨병, ketoacidosis 등)의 screening

검체 급 배뇨 후 2시간 이내에 검사한다(휘발성이 있고, 분해하기 쉽다).

측정치에 따라 짐작되는 질환

- **양성 (1+~4+)**

《 예상질환 》 기아, 운동, 당 대사이상(당뇨병, ketoacidosis), 구토, 설사, 주기성 구토, ketone성 저혈당 **《 잠재질환 》** 고지방식, 내분비질환(갑상선기능항진증, 말단비대증, 갈색세포종 등) **《 조치 》** 당뇨병 환자에서 요당, 요 ketone체 양성인 당뇨병성 ketoacidosis를 일으킬 가능성을 고려하여 혈당, 동맥혈 분석, 혈청 전해질을 측정하고, insulin 투여와 수분을 공급한다. 기타인 경우, 원질환을 치료한다.

임상적 의의

Ketone 체란 acetone, acetoacetic acid, β-hydroxybutyric acid를 총칭하는 용어이다. 시험지법으로 측정할 수 있는 것은 앞의 2가지이다. Glucose가 energy 원으로 이용되지 않는 경우, 지방 및 단백질이 energy 원으로 이용되어 그 분해가 항진될 때에 ketone 체가 생성된다.

Glucose의 이용이 저하된 상태(insulin 작용부족이 진행된 당뇨병, 장기간의 기아 등)에서 체내에 ketone 체가 축적된다. Acetoacetic acid, β-hydroxybutyric acid가 증가하면 ketoacidosis로 된다. Acetone은 기화되기 쉬워 호기로 배출되고, β-hydroxybutyric acid는 세뇨관에서 용이하게 재흡수 된다. 따라서 요로 배출되는 ketone 체는 주로 acetoacetic acid이다. 생리적 변동으로 공복 시나 운동 후에 ketone 체 농도가 증가하는 경우가 있다.

유의 사항 ① 조조공복에는 요 ketone 체가 양성으로 되기 쉬우므로 당뇨병의 조절상태를 판단하기 위해서는 조조공복에 채뇨한다. ② 당질이 풍부한 식이 섭취에서도 요 ketone 체가 소실되지 않는 경우는 insulin 부족이 심하다고 판단하여 insulin을 증량한다. ③ 당뇨병성 ketoacidois에서는 β-hydroxybutyric acid가 증가하여 acetoacetic acid가 증가하지 않는 경우가 있다. 이와 같은 경우에는 위음성으로 보이므로 주의하여야 한다. ④ 소아에서는 주기성 구토나 ketone성 저혈당에서도 요중 ketone 체가 양성으로 나타난다.

약물 영향 L-dopa, cephem계 약물, SH기가 함유된 약물 등의 대량투여 후의 요에서 위양성을 나타낸다.

Nitrite

기준치 음성
측정법 시험지법 (Griess 반응)
검체량 요 10 mL (정성)
검사 목적 요로 감염의 screening
검체 취급 조조 첫뇨 또는 방광 내에서 4시간 이상 저류된 요를 가능한 한 채뇨하여 검사한다.

측정치에 따라 짐작되는 질환

• **양성 (아질산 ion으로 0.1 mg/dL 이상)**

《예상질환》 요로 감염 **《조치》** 요침사에서 적혈구, 백혈구 확인, 요 배양으로 세균동정, 감수성을 보이는 항균제를 투여한다.

임상적 의의

음식물에 함유된 질산염이 요로 배설되어 세균에 있는 아질산 환원효소와 반응하여 생성되는 아질산염을 Griess 반응으로 검출한다. 양성인 경우는 10^5 개/mL 이상의 세균뇨를 의미한다.

유의 사항 다음의 ①~③의 경우에는 세균에 감염되었어도 아질산염이 음성으로 보이므로 주의하여야 한다. 즉, ① 아질산 환원효소가 결핍된 세균감염, ② 요가 방광 내에 4시간 이상 저류되지 않아 질산염이 아질산염으로 환원되지 않은 경우, ③ 질산염이 함유된 음식물을 섭취하지 않은 경우 등이다. 그러므로 4시간 이상 방광에 저류된 세균뇨인 경우에만 80%의 양성률을 보이고, 단시간 저류된 세균뇨인 경우에는 40% 정도의 양성률로 감소한다.

약물 영향 Ascorbic acid 존재하에서 위음성을 보이는 경우가 있다.

Urinary occult blood

기준치 음성 (감도 0.015~0.062 mg/dL Hb)
측정법 시험지법
검체량 요 10 mL
측정 목적 신장 및 요로 질환의 screening
검체 취급 신선뇨를 사용

측정치에 따라 짐작되는 질환

• **양성 (1+~3+)**

《예상질환》 사구체신장염, 간질성 신장염, 요로감염, 요로결석, 요로종양 **《잠재질환》** 출혈성 소인(素因), hemoglobin 뇨, myoglobin 뇨, 성기출혈의 혼입 **《조치》** 적혈구가 요에 있는지를 확인하기 위하여 요침사를 검경한다. 요로 조영 및 초음파로 결석, 종양의 유무를 확인, 사구체질환이 의심되는 경우 신생검을 시행한다.

임상적 의의

신장 또는 요로의 출혈로 요에 적혈구가 배설될 경우에 양성반응을 보인다. 정상에서도 적혈구는 3개/μL(강확대에서 매시야 당 1개 정도)는 생리적으로 보이는 것이다. 시험지법으로는 적혈구 5개/μL(강확대에서 매시야 당 2~3개 정도)에서 양성을 보인다.

사구체·세뇨관·신우 이후의 요로 어느 부위

에서의 출혈에서도 요잠혈 양성으로 된다. 용혈로 인한 hemoglobin 뇨나 근육 융해로 인한 myoglobin 뇨에서도 요잠혈 반응은 양성으로 된다. 침사에서 적혈구가 보이면 혈뇨로 확정할 수 있다. Hemoglobin 뇨에서는 혈청이 pink~적색으로 용혈이 있는 것으로 보이지만 myoglobin 뇨는 혈청이 착색되지 않는다. Hemoglobin 뇨와 myoglobin 뇨의 감별에는 면역 전기영동이 유용하다.

유의사항 ① 요단백 유무와 요침사를 합쳐서 종합적으로 판단한다. ② 사구체 출혈에서는 적혈구가 검출되고, 흔히 요단백 양성을 보인다. 고빈도로 적혈구에 변형 또는 파괴상이 보인다. 적혈구 원주체는 사구체 출혈의 증거가 된다. 요로 출혈에서 변형 적혈구는 보이지 않지만 빈도는 낮다. ③ 요로 출혈인 경우는 침사에서 적혈구가 나타나고, 요단백은 나타나지 않는다. 단, 3~6 mL/L 이상의 출혈에서는 누출된 혈청단백 때문에 요단백이 양성으로 되므로 주의하여야 한다. ④ 잠혈 양성에 침사에서 적혈구가 나타나지 않는 경우, hemoglobin 뇨나 myoglobin 뇨를 고려하게 되는데, 요를 오래 방치된 경우, 저장으로 인하여 용혈 되었을 가능성도 있다.

약물 영향

- 위음성 : Ascorbic acid(비타민 C)가 다량 요에 함유되어 있을 경우나 요로감염에 수반하여 아질산염이 존재할 경우
- 위양성 : 차아염소산 등의 산화제 혼입

Urinary protein

기준치

- 정성 : 음성
- 정량 : 0.045~0.300 g/day

측정법

- 정성 : 시험지법 (pH 지시약의 단백오차법)
- 정량 : Pyrogallol red 착염 발색법

검체량 요 1~10 mL

검사 목적 신장질환의 평가

검체 취급 ① 정성검사는 가능한 한 조조뇨를 검사한다. ② 정량검사는 24시간 축뇨를 사용한다. 염산 축뇨는 사용할 수 없다.

측정치에 따라 짐작되는 질환

- **경도 증가, 정성 : 1+~2+(30~100 mg/dL)**
- **경도 증가, 정량 : 0.5~1.5 g/day**

(예상질환) 만성사구체 신장염, 당뇨병성 신증, 고혈압성 신경화증 **(잠재질환)** 양성 단백뇨 (기립성 단백뇨, 열성 단백뇨 등에서 1 g/day 이하가 많다), 중금속이나 약물성 세뇨관 장애, 간질성 신장염, Fanconi 증후군 **(조치)** 신장애를 일으키는 전신질환(고혈압, 당뇨병 등)이나 약물 사용력 검색, 요중 NAG(*N*-acetyl-β-D-glucosaminidase), α_1-microglobulin 측정, 신생검 등으로 원질환을 진단하고 치료한다.

- **증가, 정성 : 2+~3+(100~300 mg/dL)**
- **증가, 정량 : 2~3 g/day**

(예상질환) 만성사구체 신염, 당뇨병성 신증, 소상사구체 경화증 **(잠재질환)** 신장 amyloidosis, 사구체 미소병변(미소변화군) **(조치)** 혈뇨 유무, 신장기능 검사, 전신질환 검색, 최종적으로는 신생검에 의한 진단에 근거하는 치료방침을 세운다.

- **고도 증가, 정성 : 3+~4+(300~1,000 mg/dL)**
- **고도 증가, 정량 : 3.5 g/day 이상**

(예상질환) 미소변화군, 당뇨병, 만성사구체

신장염(막성신증, 막성증식성 신장염 등), 소상사구체 경화증 **《잠재질환》** 신장 amyloidosis, lupus 신장염, 자반병성 신장염 **《조치》** 금기가 아니면 가능한 한 신생검을 시행하여 진단을 확정하고 치료방침을 수립한다.

임상적 의의

사구체 기저막의 size barrier(collagen 섬유의 그물망의 작은 구멍, 직경 약 70 Å로 이해하고 있다) 또는 charge barrier(음성 하전의 proteoglycan과 laminin)의 장애로 요로 단백이 배설되는 것이 요단백으로 인식되었다(사구체성 단백뇨).

최근에는 사구체 상피세포의 족돌기(足突起) 사이에 있는 slit 막과 그 주변의 단백(nephrin, podosin, α-actinin 등) 이상이 사구체로의 단백누출이 중요한 것이다. Angiotensin 변환효소(ACE) 저해약이나 angiotensin II 수용체 길항약이 요단백을 감소시키는 기전의 하나로 이들 단백의 발현회복이 지적되고 있다.

통상은 주로 비교적 분자량이 적은 albumin과 β-globulin이지만 지저막의 파괴가 심할 때(막성증식성 사구체신장염, 당뇨병, amyloidosis 등)에서는 γ-globulin 등 큰 단백도 배설된다.

정상 사구체에서는 α_1-microglobulin이나 β_2-microglobulin 등 저분자 단백이 배설되고 근위세뇨관에서 재흡수 되는데, 세뇨관 장애에서는 이들 단백이 대량으로 배설되어 단백뇨를 보인다. 이 경우 1.5 g/day 이상 되는 예는 거의 없다.

기립성 또는 열성 등의 양성 단백뇨는 1 g/day 이상 배설되는 경우는 드물다. 조조뇨에서 단백 음성으로 입위(立位)부하일 때만 양성을 보이므로 기립성 단백뇨의 가능성이 크다.

요단백은 신장질환 진행의 위험인자인 것은 분명하다. 이것은 신장질환의 결과로 나타나는 요단백이 신장질환을 악화시킨다는 것을 의미한다. 또한 요단백이 심혈관 질환의 위험인자라는 것도 알려졌다. 그러므로 요단백 양을 정확하게 평가하여 경과를 관찰하는 것은 임상적으로 대단히 큰 의미를 갖는 것이다.

유의 사항 ① 요잠혈, 침사 등과 함께 종합적으로 판단한다. 정성검사로 양성인 경우에는 반드시 정량검사를 시행한다. ② 요 정량은 1일 양으로 판단한다(축뇨가 완전한지 여부는 요중 creatinine(Cr) 배설량으로 monitoring한다. ③ 1.5~2 g/day 이상은 사구체 질환이 확실. ④ 요단백이 1 g/day 이상일 때는 요단백의 전기영동이 진단에 도움이 되는 경우가 많다. 통상은 주로 albumin과 β-globulin이지만 사구체 기저막의 파괴가 심할 때는 γ-globulin도 배설되므로 혈청 단백의 전기영동 pattern과 유사하다. 세뇨관 장애에서는 α-, β-globulin의 배설이 증가한다. ⑤ 시험지로 측정한 정성에서는 albumin에 감도가 크고, 면역 globulin, Bence Jones 단백, muco 단백에는 반응하지 않는다. 따라서 요단백 정성검사가 음성인데, 정량검사에서 이상을 보이는 경우, 다발성골수종 등 면역 globulin(또는 그 일부)의 배설이 증가하는 병태를 고려한다. 감염으로 pH가 alkali로 치우친 경우에는 위양성으로 나타난다. ⑥ 1일 축뇨가 되지 않을 때는 요중 Cr 농도로 나누어 1 g의 Cr 당의 요단백량을 계산한다(단위는 g/g·Cr로 표시). 이것은 1일 요단백을 추정하는 값이 된다. 단, 1 g/day의 Cr이 배설 된다는 것을 전제하여 Cr 배설량이 1 g/day 이상의 근육질의 남성에서는 이 값이 1일 요단백량보다 적게 된다. 반대로 Cr 배설량이 1 g/day 이하의 근육량이 적은 사람에서는 이 값이 1일 요단백량보다 많게 된다.

약물 영향 Ammonium 화합물(방부제나 세척제)이 요에 혼입되면 위양성을 나타내는 경우가 있다. Polyvinylpyrrolidone(PVP) 수액 후에도 위양성을 보인다.

Urinary sediments

기준치 현미경 강확대 (high power field; HPF×400)

- 적혈구 : 0~1개/HPF 이하
- 백혈구 : 남성 0~1개/HPF 이하, 여성 0~4개/HPF 이하
- 원주체 : 0~1개/전시야 이하, 초자 원주체 이외의 원주체는 정상에서는 보이지 않는다.
- 상피세포 : 편평상피세포(요도, 외음부 유래)는 정상에서도 나타난다. 세뇨관 상피세포나 이행상피세포(신우~방광 유래), 원주 상피세포(요도 격막부, 요도선, 전립선, 자궁내막세포 등에서 유래)는 1/HPF 이하에, 봉입체세포, 난원형지방체, 이형세포는 정상에서 보이지 않는다.
- 세균 및 결정체 : 소량이 보이는 경우가 있다. 세균은 요 방치로 증가한다.

측정법 현미경 검경

검체량 채뇨 후 1시간 이내에 가능한 한 신속히 관찰한다.

검사 목적 신장질환 및 비뇨기질환의 진단과 감별

검체 취급 보존은 불가. 채뇨 후 곧바로 측정. 채뇨 6시간 이상 방치된 검체는 사용 불가

측정치에 따라 짐작되는 질환

■ **적혈구 증가 (5개/HPF 이상이면 이상)**

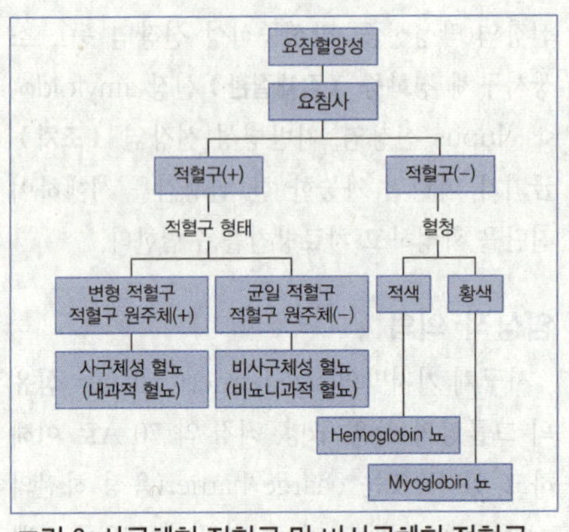

그림 3. 사구체형 적혈구 및 비사구체형 적혈구

● **사구체형 적혈구 (변형 적혈구, 그림 3)**

〈 예상·잠재질환 〉 만성 사구체신염(IgA 신증, 막성증식성신염, 막성신증 등), 급성사구체신염, lupus 신염, 가족성 양성혈뇨(사구체기저막증후군) 급속진행성신장염, 간질성신장염, 세뇨관 괴사, 신우신염, 낭포신, 신장결핵, 신경색, 유주신, nutcracker 현상, 신장 동정맥기형, 특발성 신장출혈 **〈 조치 〉** 조조뇨로 재검, 신장초음파 검사, 면역학적 혈청검사, 혈뇨와 함께 단백뇨가 지속되어 사구체성 질환이 의심되면 신장생검을 시행한다. 연령에 따라 혈뇨의 주원인이 달라진다(그림 4).

● **비사구체형 적혈구 (균일한 적혈구, 그림 3)**

〈 예상질환 〉 요로결석, 방광염, 방광종양, 전립선염, 전립선 종양, 요관종양, 신우종양, 신장종양, 신·요로 외상 **〈 잠재질환 〉** 요도염, 요도종양, 요도·방광 내 이물 **〈 조치 〉** 신장초음파 검사, 비뇨기과 검사로 진단, 치료한다.

■ **백혈구 증가 (5개/HPF 이상이면 이상)**

〈 예상질환 〉 신·요로계 감염증(신우신염, 방광염, 전립선염 등) **〈 잠재질환 〉** 급성 사구체신장

염, 만성 사구체신장염의 급성 악화기, lupus 신장염, 약물성 급성 간질성신장염, 유백뇨 **〈조치〉** 요중 세균 유무(도말, 배양검사), 원질환을 진단한다.

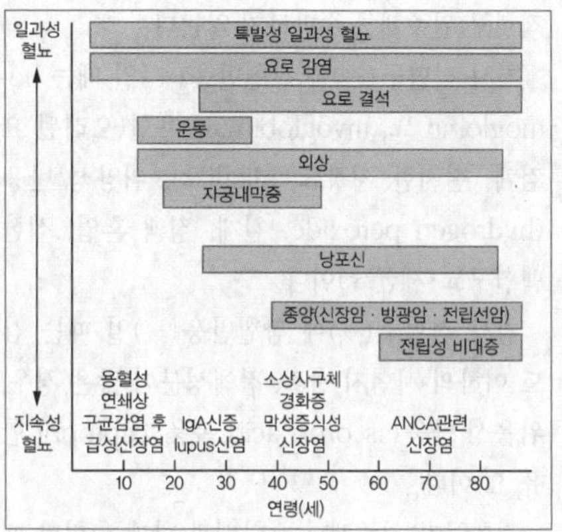

그림 4. 각종 신장염의 연령별 혈뇨의 주원인

■ **원주체 : 약확대(×100)로 전시야 1개 이상**

〈예상·잠재질환〉 초자 원주체는 정상에서도 요량이 적을 때, 운동 후나 이뇨약 사용 시에 보인다. **〈조치〉** 신생검 등으로 원질환을 진단 치료한다.

① **적혈구 원주체** : 사구체신장염(IgA 신장증, 막성증식성신장염, 소상사구체 경화증, 용혈연쇄구균 감염 후의 급성 사구체신장염, lupus 신장염 등), 혈관염, 신경색등에서 나타난다.

② **백혈구 원주체** : 급성 신우신염, 세뇨관간질성신장염, 사구체신장염(용혈연쇄구균 감염 후 급성 사구체신장염, 막성증식성신장염, lupus 신장염, ANCA 관련 신장염 등)에서 나타난다.

③ **상피원주체** : 신증후군, 급성 세뇨관 괴사, amyloidosis, 자간, 이식 신장의 급성거부반응 등에서 나타난다.

④ **과립원주체** : 급성신우신염, 세뇨관 간질성 신장염, 사구체신장염 등에서 나타난다.

⑤ **납양원주체** : 만성신부전에서 나타난다.

⑥ **지방원주체** : 중증 신증후군, lupus 신장염, 당뇨병신증 등에서 나타난다.

⑦ **공포변성 원주체** : 당뇨병신증에서는 병기에 따라 보이는 원주체가 변하고, 납양 원주체와 함께 신부전기(腎不全期)에 나타난다.

■ **상피세포**

〈예상·잠재질환〉 편평상피세포(요도, 외음부 유래)는 병적 의의가 없다. 세뇨관 상피세포나 난원형 지방체의 증가는 세뇨관장애, 이행상피세포(신우~방광 유래), 원주상피세포, 이형세포의 증가는 요로의 염증·종양이 의심된다. 핵내 봉입체 세포는 CMV, herpes virus 등의 DNA virus 감염에서 보이고, 세포질 내 봉입체 세포는 measles, rubella, influenza virus 등의 RNA virus 감염에서 보인다. **〈조치〉** 신장초음파 검사, 요중 NAG 측정, 요세포진, 비뇨기과 검사 등으로 진단, 치료한다.

■ **세균, 진균, 원충**

〈예상·잠재질환〉 요로감염증(대장균, 녹농균, *Proteus*, 장구균 등), *Candida* 증, 효모양 진균, 피부사상충, 질 *Trichomonas*, 정자 **〈조치〉** 배양 동정

■ **결정체**

- Ammonium-magnesium phosphate crystal (장방형, struvite), ammonium urate crystal (산사나무 열매형), calcium carbonate crystal (과립상 아령형), calcium phosphate crystal (기둥형)

〈예상·잠재질환〉 상기 결정체는 alkali뇨, 특히 urease 생산 균인 *Proteus*나 *Klebsiella* 등에 의한 요로 감염에서 나타난다. 정상에서도

보이기도 한다.

- **Uric acid crystal (황갈색 능형), calcium oxalate crystal (정 8면체, 아령형)**

〈 예상·잠재질환 〉 요산 결정체는 산성뇨에서 출현한다. 요산결석(결석 성분과 결정체 성분 간에는 상관성을 보이지 않는 경우도 있다).

- **병적 결정체**

〈 예상·잠재질환 〉 Cystine 결정체(무색, 정 6각형 판상구조)는 systine뇨증, tyrosine 결정체(침상), leucine 결정체(원형 방사상), bilirubin 결정체(침상)는 중증 간장애, cholesterol 결정체(무색, 장방형 판상)는 신증후군에서 나타나고, 급성신부전에 동반하는 요산 결정체는 종양붕괴 증후군(tumor lysis syndrome)이 의심되고, 급성신부전에 동반하는 calcium oxalate 결정체는 ethyleneglycol 중독이 의심되고, 2,8-dihydroxyadenine(DHA) 결정체(국화상, 방사상 원형)는 선천성 대사이상 [adenine phosphoribosyl-transferase(APRT) 결손증]에서 나타나는 소견이다.

임상적 의의

요침사 검경으로 신장질환의 원인을 어느 정도 파악할 수 있으므로 신장기능 장애의 정도를 보는 creatinine clearance와 함께 임상적으로 중요한 검사이다. 요중 적혈구 증가는 신장-요로계의 출혈을 의미하며 적혈구 5개/HPF 이상을 혈뇨로 해석한다. 이것은 시험지법의 (+)는 hemoglobin 0.06 mg/dL 이상에 상당한다. 사구체성 혈뇨로 인한 요중 적혈구는 표적세포(target cell), acanthocyte, doughnut cell, microcyte 등 대소부동인 동시에 다양한 형태의 변형 적혈구(dysmorphic RBC)가 보이고, 적혈구 원주체를 수반하는 경우가 많다.

단, acanthocyte는 소수 출현이라도 의의가 있다.

비사구체성 혈뇨로 인한 요중 적혈구는 원반형, ghost cell(저장뇨, 고 pH뇨), 별사탕 모양(고장뇨, 저 pH뇨) 등의 형태를 보이지만 변형이 적고 균일한 적혈구(isomorphic RBC)로 적혈구 원주체를 수반하지 않는다.

침사 적혈구(−)에 잠혈반응(+)일 때는 hemoglobin 뇨, myoglobin 뇨, 용혈(오래된 요검체, 현저한 저장뇨, alkali뇨), 위양성 반응(hydrogen peroxide, 철제, 정액 혼입, 심한 백혈구뇨·세균뇨)이다.

침사 적혈구(+)에 잠혈반응(−)일 때는 감도 이하의 시험지 변질, 점액성분이 많은 경우, 위음성 반응(ascorbic acid 복용, captopril 함유 요)이다.

적혈구가 원주체나 요단백과 함께 출현할 때는 사구체신염 등 신장 실질 질환일 가능성이 크다. 침사 중 적혈구만 증가하는 경우는 비뇨기 질환을 신장 초음파, 경정맥 신우조영, CT 등의 영상진단이나 요세포진, 방광경 검사 등으로 감별한다.

요중 백혈구는 대부분이 호중구로 Sternheimer 염색에서 농염세포(죽은 세포나 노화된 호중구), 담염세포(살아 있는 호중구), 담염세포 가운데 세포질 내에 Brown 운동을 하는 휘세포(glitter cell)로 나눈다. 요로감염에서는 휘세포나 담염세포가 많이 보인다.

여성에서는 질분비물이 혼입되어 편평상피세포 증가를 수반하는 농염 백혈구 증가를 흔히 보이는데, 이것은 반드시 요로감염을 의미하는 것은 아니다. 중간뇨를 정량 배양하여 105/mL 이상의 세균이 검출되는 경우 요로감염으로 해석한다. 일반세균이 음성인 경우는 결핵균, 진균 등에 의한 감염일 가능성도 있다. 비감염성 백혈구 증가는 lupus 신장염, 급성

사구체신장염, 만성 사구체신장염의 급성 악화 등에서 보인다.

요중 호중구 증가는 약물성 급성간질성신장염, allergy성 방광염, 기생충 감염 등에서 보인다. 요중 림프구 증가는 유백뇨, 신장결핵, 신장이식 후의 거부반응에서 나타난다.

원주체는 요류압 감소, 요 삼투압 상승, 요중 albumin 증가, pH 저하로 인하여 분비되는 Tamm-Horstfall protein과 albumin이 gel화되어 세뇨관강 내에서 형성되는데, 그 종류와 성상에 따라 세뇨관의 붕괴과정과 요 정체 정도를 파악할 수 있어서 원주체의 수는 병변의 범위를 보이므로 신장기능 장애의 지표로 중요하다. 납양 원주체는 신장기능의 악화와 더불어 증가하므로 만성신부전의 정도를 파악할 수 있는 소견이다.

유의사항 ① 신선한 요 검체를 곧바로 원침하여 검경하여야 한다. 요 검체를 실온에서 2시간 이상 방치하면 세균이 증식하여 alkali화가 심해져서 요로감염 여부를 판단하기 곤란해진다. ② 오래 방치된 요나 alkali뇨는 혈구, 원주체, 상피세포의 붕괴가 커서 올바른 판독이 곤란해진다. ③ 여성에서 월경 시 채뇨는 혈액의 혼입을 피하도록 하여야 한다. 또한 질분비물의 혼입을 피하기 위해서 중간뇨를 채취하여야 한다. ④ 원주체는 조조 첫뇨에서 검출하기 용이하다. 재검하여 일과성 이상을 제외한다. 여름철에 결정체의 출현률이 높다. 요를 냉암소에 방치하면 적갈색의 요산염이나 인산염이 석출되는 경우가 있다. ⑤ 요의 외관 관찰(색조, 혼탁 유무, 냄새 등)을 충분히 하고, 요 정성검사 결과를 고려하여 원인질환을 추정하여 다시 정밀검사를 시행하는 것이 바람직하다.

약물 영향 Sulfa 제로 인하여 산성뇨에서는 sulfa제 결정체가 생긴다. Acetylsalicylic acid, phenacetin 사용에서도 요중 결정체가 형성된다.

Urinary specific gravity

기준치 1.005~1.030
- 통상 : 1.010~1.025
- 수분 제한 : 1.030~1.035
- 수분 부하 : 1.001~1.005

측정법 요굴절법

검체량 신선뇨 약 10 mL

검사 목적 신수질 기능(요희석·농축력)의 평가

검체 취급 요를 방치하면 요소가 이산화탄소(CO_2)와 ammonia(NH_3)로 분해되어 비중이 저하한다.

측정치에 따라 짐작되는 질환

- **증가 (1.025 이상)**

〈예상·잠재질환〉 탈수(설사, 구토, 열성질환, 수분 제한 등), 당뇨병, 신증후군, 다발성 골수종, 조영제, 삼투압 이뇨제(mannitol제제, glycerin), ADH 분비 과잉증, 신전성 급성신부전 **〈조치〉** 1일 요량, 요삼투압. 요소견, FE_{Na}, U_{Na}, 신장기능 검사 등으로 원인을 해명한다.

- **감소 (조조 첫뇨에서 1.010 이하)**

〈예상질환〉 수분 과잉섭취, 만성신부전, 급성신부전의 이뇨기, 신우신염, 이뇨제 투여, 저 K혈증(이뇨제, 원발성 aldosterone증, Batter 증후군, 세뇨관성 acidosis 등), 고 Ca혈증(원발성 부갑상선기능항진증, sarcoidosis, 악성종양 등), 중추성 요붕증, 신성 요붕증, 약물성 세뇨관 장애(lithium, gentamicin, methicillin, amphotericin B, vinblastine 등) **〈잠재질환〉** 심인성 다음증, 저단백식, 저염식, 요로폐색 **〈조치〉** 요량, 요 및 혈장 삼투압, ADH 측정,

신장기능 검사, ADH 부하시험, 수분제한 시험 등으로 원인을 해명하여 대처한다.

임상적 의의

요의 희석, 농축력의 평가에는 용질의 농도(해리하는 경우는 ion 강도)에 비례하는 삼투압이 용질의 무게에 비례하는 요비중보다 올바른 지표인 것이다. 그러나 요비중 측정은 간단히 곧바로 측정할 수 있어서 임상적으로 유용하다.

건강인은 요소나 전해질 배설량으로 비중이 결정되므로 요비중과 요삼투압은 정(positive)의 상관을 보인다(요삼투압 35~40 mOsm/kg H_2O의 증가에 요비중은 0.001 증가한다). 그러나 당뇨병의 요중 glucose, 신증후군의 요중 albumin이나 고분자 단백, 조영제, carbenicillin, mannitol 등과 같은 분자량이 큰 물질이 요 중에 다량 배설되어 있는 경우에는 요비중과 요삼투압은 상관성을 보이지 않아 요비중은 1.030~1.050으로 증가하여 요가 농축되어 있는 것 같이 보이지만 실제로 요삼투압은 300 mOsm/kg H_2O 정도에 지나지 않는다.

요비중 1.030 이하는 최대 희석뇨로 요삼투압은 100 mOsm/kg H_2O 이하이다.

만성신부전에서는 잔존 nephron이 적기 때문에 단위 nephron당 용질부하가 커지고, 재흡수가 되지 않아 원위 nephron에 달하는 NaCl 양이 증가하여 삼투압 이뇨가 초래된다. 또한 집합관의 ADH에 대하여 반응성이 저하되고, 희석-농축력 모두 저하되기 때문에 등장뇨로 된다(요비중 1.010).

중추성 요붕증에서는 ADH가 감소되어 집합관 주세포에서의 수분 재흡수가 일어나지 않아 저장성뇨가 배설되어 요비중도 저하된다.

Henle 상행각은 NaCl을 능동적으로 재흡수하지만 수분은 투과하지 못 한다. Loop 이뇨제로 Henle 상행각의 능동수송을 억제하면 집합관에 도달한 용질이 증가분만큼 수분 재흡수율이 저하하여 농축력이 저하한다. 저 K혈증에서는 집합관의 공포 변성, ADH에 대한 반응성 저하, 간질의 삼투압 저하로 요 농축력이 저하되고, 고 Ca혈증에서도 세포의 변성, 괴사, ADH 반응성 저하 등으로 요 농축력이 저하된다.

건강인에서는 요비중은 요량과 반비례하고, 요 색의 농담과 평행한다. 당뇨병에서는 요량이 많아 색도 엷지만 비중은 높다. 또한 신부전에서는 요량이 감소하는데도 불구하고 색도 엷은 동시에 비중이 낮다.

요비중과 요삼투압 측정은 다음의 임상적 감별에 유용하다. ① 신전성 급성신부전과 급성 세뇨관 괴사로 인한 신성 신부전의 감별. 신전성 급성신부전에서 요비중 증가(요삼투압 500 mOsm/kg H_2O 이상)를 보인다. ② 심인성 다음증과 기타 원인에 의한 저 Na혈증의 감별. ADH 분비가 억제되어 있는 심인성 다음증에서 요비중 1.003 이하(요삼투압 100 mOsm/kg H_2O 이하)를 보인다. ③ 다뇨의 감별. 수분 제한으로 인한 심인성 다음증에서는 요비중, 요삼투압이 상승하지만 요붕증에서는 낮은 치를 보인다. ADH 부하시험에 의한 중추성 요붕증에서는 요비중, 요삼투압이 증가하지만 신성 요붕증에서는 낮은 치를 보인다. ④ 고 Na혈증의 감별로 요 삼투압이 혈장 삼투압 보다 낮으면 요붕증이 의심되는 소견이다.

유의사항 ① 수시뇨나 축뇨의 비중은 수분 섭취량에 영향을 받기 때문에 의미를 크게 두지 않는 경우가 있다. 조조 첫뇨는 주간뇨보다 0.002 정도 높은 비중을 보인다. ② 요단백 1 g/dL에 비중을 0.003 감하고(단백 보정), 요당 1 g/dL에 비중 0.004씩 감하면(당 보정) 고유 요비중을 구할 수 있다. ③ 방광염 등의 혼탁뇨에서는 측정이 불가능한 경우가 있으므로 요의 혼탁 유무를 검토한다.

약물 영향 조영제, mannitol제제, glycerin 등으로 인하여 비중이 커진다. 이뇨제에 의해 비중이 저하된다.

Urinary urobilinogen, Urinary bilirubin

기준치

· Urobilinogen : ±~+

· Bilirubin : −(감도 0.8 mg/dL)

측정법 시험지법(① Urobilirubin : Ehrlich의 aldehyde 반응, ② Bilirubin : diazo coupling 반응)

검체량 요 10 mL

검사 목적 간·담도계 질환의 screening

검체 취급 채뇨 후 1시간 이내의 신선뇨를 검체로 사용한다. 방치하면 산화되어 urobilinogen은 urobilin으로 되고, bilirubin은 biliverdin, dipyrrole 등으로 변화하여 위음성을 초래한다.

측정치에 따라 짐작되는 질환

• Urobilinogen 증가(2+~4+)

〈예상질환〉 급성간염, 만성간염, 간경변, 알코올성 간장애, 약물성 간장애, 심부전, 용혈성 빈혈, 내출혈, 자반병, 변비, 장폐색 **〈잠재질환〉** 체질성 황달 **〈조치〉** 간장애를 일으키는 질환, 용혈을 일으키는 질환을 진단하고 치료한다.

• Urobilinogen 감소(−)

〈예상질환〉 간내 담즙울체, 폐색성 황달, 담즙루, 항균 약물 투여로 인한 장내세균 감소 **〈잠재질환〉** 급성간염의 황달 절정, 심한 간부전 **〈조치〉** 담즙울체에 대하여 진단하고 치료한다.

• Bilirubin 증가(1+~3+)

〈예상질환〉 급성간염, 전격성간염, 간경변, 약물성 간장애, 알코올성 간장애, 간내 담즙울체, 폐색성 황달, Dubin-Johnson 증후군, Rotor 증후군 **〈잠재질환〉** 만성간염, 간암 **〈조치〉** 간질환을 진단하고 치료한다.

임상적 의의

간에서 담즙으로 배설된 포합형 bilirubin이 장내세균에 의하여 탈포합과 환원을 받아 urobilinogen으로 된다. Urobilinogen의 80%는 분변으로 배설되고, 20%는 흡수되어 문맥에서 간으로 되돌아가 담즙으로 배설된다(장간 순환). 일부는 대순환으로 들어가 요로 배설된다. 한편, 노폐(老廢) 적혈구 유래 hemoglobin이나 세포 내 heme 단백의 분해과정에서 비포합형 bilirubin(지용성)이 생기는데, 이것이 간으로 운반되어 glucuronic acid 포합을 받아 포합형 bilirubin(수용성)으로 된다. 포합형 bilirubin은 담즙으로 배설되지만 혈중 포합형 bilirubin이 증가하는 간담도 질환에서는 일부가 요로 배설된다. 비포합형 bilirubin은 혈중 albumin과 결합하여 사구체를 통과하지 못한다.

요중 urobilinogen이 증가하는 것은 ① 간에서 담즙으로 urobilinogen이 배설되지 못하고 대순환으로 들어가는 경우(급성간염, 간경변, 울혈간 등), ② 장관 내용물의 정체로 인하여 장에서 urobilinogen 흡수가 증가하는 경우(변비, 장폐색), ③ bilirubin 생산이 증가하는 경우(용혈성 빈혈, 체내 출혈 등) 등이다.

요중 bilirubin 배설이 증가하는 것은 간장애로 인하여 혈중 포합형 bilirubin이 증가하는 질환(급성간염, 전격성간염, 간경변, 간내 담즙울체, Dubin-Johnson 증후군 등)이다.

유의사항 요중 urobilinogen, bilirubin 모두 간담도계 질환의 screening 검사로 이용하고 있지만 질환 특이성이 없다. 하지만 이 2가지 검사를 조합하여 다음과 같이 황달을 일으키는 병태를 감별한다.

· 요 urobilinogen 증가, 요 bilirubin 양성 : 간세포 장애, 포합형 bilirubin의 담도로의 배설장애(간염, 간경변, Dubin-Johnson 증후군 등)

· 요 urobilinogen 감소, 요 bilirubin 양성 : 담즙통과 장애(폐색성 황달 등)

· 요 urobilinogen 증가, 요 bilirubin 음성 : 비포합형 bilirubin 생산 항진(용혈성 빈혈)

· 요 urobilinogen 감소, 요 bilirubin 음성 : 비포합형 bilirubin의 혈중 증가(Gilbert 증후군, Crigler-Najjar 증후군), δ-bilirubin(포합형 bilirubin과 albumin의 결합)의 혈중 증가(급성간염의 황달 회복기)

약물 영향

· Bilirubin : sulpyrine, levomepromazine이나 대량의 chlorpromazine, mefenamic acid 등에서 위양성을 보이고, ascorbic acid에서 위음성을 보인다.

· Urobilinogen : 항균제로 인하여 장내세균이 감소하면 낮은 치를 보인다. Sulfa제, PAS, sulfonylurea, phenothiazine, L-dopa, salicylamide, procaine, antipyrine에서 위양성을 보이고, azo 색소계 약물이나 riboflavin 같은 약물로 인한 심한 착색뇨에서 위음성으로 나타난다.

Urine glucose

기준치

· 정성 : 음성 (감도 0.1 g/dL 미만)

· 정량 : 0.029~0.257 g/day

측정법

· 정성 : 시험지법 (glucose oxidase에 의한 반응)

· 정량 : 효소법 (glucose dehydrogenase법)

검체량 요 1~10 mL

검사 목적 내당능 이상의 screening

검체 취급 요중 세균으로 인하여 glucose가 소비되어 감소치를 보이는 경우가 있으므로 냉장 보존하고 가급적 빨리 측정한다.

측정치에 따라 짐작되는 질환

- **증가, 정성 [1+~4+(0.1~2 g/dL)]**
- **증가, 정량 (0.5~1 g/day 이상)**

〈예상질환〉 당뇨병, 위절제, 갑상성기능항진증

〈잠재질환〉 세뇨관 장애(신성 당뇨, Fanconi 증후군, 중금속 중독, 만성신부전 등), 임신, 생후 10~14일 이내 **〈조치〉** 혈당치, HbA1c, fructosamine 등을 측정하여 당뇨병을 평가하고, 신장장애를 정밀 조사한다.

임상적 의의

건강인은 사구체로 여과된 당은 세뇨관에서 재흡수 되기 때문에 요당은 음성으로 된다. 혈당치가 160~180 mg/dL 이상에서는 여과된 당의 양이 세뇨관의 재흡수 역치(threshold)를 초과하기 때문에 요에 당이 출현한다.

고혈당을 수반하는 요당 양성 병태는 당뇨병이 중요하다. 기타 질환으로 심근경색, 췌장염, 췌장암, 갑상선기능항진증, Cushing 증후군, 갈색세포종, 저 K혈증 등에서도 고혈당, 요당 양성을 보인다. 이들 질환을 감별 진단한다.

고혈당을 보이지 않는데도 세뇨관에서 당의 재흡수가 저하된 경우에도 요당이 양성으로 되는데, 이런 경우는 세뇨관 장애(신성 당뇨,

Fanconi 증후군, 중금속으로 인한 신장장애), 임신, 생후 10~14일 이내 등이다. 당뇨병에 약물요법을 시행한 직후에서도 요당 양성에 혈당이 정상인 경우도 있다.

유의사항 ① 요당이 정성검사에서 양성인 경우, 축뇨하여 1일 배설량을 계산한다. 겸해서 혈당을 측정하여 혈당치가 높아서 나타나는 요당인지, 신장장애로 인한 신성 당뇨인지를 감별한다. ② 당뇨병 진단 및 당뇨병 상태를 평가하기 위한 screening의 의미가 있다. ③ 반드시 혈당치를 측정하여 고혈당을 수반하지 않으면 세뇨관 장애로 인한 신성 당뇨를 고려하여 정밀검사를 진행한다.

약물 영향 정성검사에서 ascorbic acid(750 mg/dL), L-dopa의 존재하에서 위음성을 보인다.

Urine volume

기준치 800~1,600 mL/day

검사 목적 ① 요량 이상 평가, ② (다른 검사와 조합하여) 신장기능 평가

측정치에 따라 짐작되는 질환

• 증가 (2,500~3,000 mL/day)

〈 예상질환 〉 등장성 이뇨(삼투압 이뇨, 당뇨병, mannitol 점적, 만성신부전, 급성신부전 이뇨기, 요로폐색 해제 후), 저장성 이뇨(심인성 다음, 저장수액의 과잉투여, 저 K혈증, 고 Ca혈증) **〈 잠재질환 〉** 저장성 이뇨(수분 이뇨, 중추성 요붕증, 신성 요붕증) **〈 조치 〉** 등장성 이뇨 ($U_{osm}/P_{osm} > 1$, $FE_{osm} > 3\%$)와 저장성 이뇨($U_{osm}/P_{osm} < 1$, $FE_{osm} < 3\%$)의 감별과 원질환을 진단하고 치료한다.

• 고도 감소, 무뇨 (50~100 mL/day 이하)

〈 예상질환 〉 요로폐색(전립선 비대증, 전립선암 등) **〈 잠재질환 〉** 심각한 신실질성 장애(신피질 괴사, 양측성 신동맥 폐색 등) **〈 조치 〉** 원질환의 진단과 치료, 초음파 검사에 의한 수신증, 방광 내 요저류 유무, 수분·전해질을 관리한다.

• 고도 감소, 핍뇨 (400 mL/day 이하)

〈 예상질환 〉 신전성 핍뇨(탈수, 출혈, 구토, 설사, 췌장염, 열상, endotoxin shock, 신증후군, 비대상성 간질환, 간신 증후군 등), 신성 핍뇨(급성세뇨관 괴사, 급성간질성 신장염, 급성사구체 신장염, lupus 신장염, 용혈성요독증증후군, 혈전성 혈소판감소성 자반병, 파종성 혈관내응고 증후군 등) **〈 잠재질환 〉** 신후성 핍뇨(요로폐색)(전립선비대증, 전립선암, 신경인성 방광, 외상, 결석 등) **〈 조치 〉** 신후성 핍뇨는 초음파, CT 등 영상 및 비뇨기과 기법으로 감별 진단하여 원질환에 대하여 치료한다. 신전성 핍뇨와 신후성 핍뇨를 감별하는 것이 치료방침이 전혀 다르기 때문에 중요하다. 신전성 핍뇨일 경우, 신속하게 수액을 투여하여 순환 혈장량을 확보한다. 일상 요검사, 요침사 소견, 요중 Na 농도, FE_{Na} 등으로 양자를 감별하고, 신성이 강하게 의심될 경우에는 신생검이 필요한 경우도 있다.

• 경도 감소 (400~800 mL/day)

〈 예상질환 〉 탈수, 출혈, 구토, 설사 등 순환 혈장량이 감소하는 상태 **〈 잠재질환 〉** 신전성 핍뇨 등의 전조, 신성 핍뇨, 신후성 핍뇨 **〈 조치 〉** 생리적 범위의 요량 감소인가 비생리적 핍뇨의 전조가 있는지를 감별한다.

임상적 의의

신장기능이 정상인 건강인은 1,200 mOsm/kg·H_2O까지의 최대 농축력을 보인다. 체중 60 kg인 성인에서는 1일 600 mOsm의 용질부하가 있다. 따라서 이 용질을 최대 농축력으로 배설하기 위해서는 500 mL/day의 요량이 필요하다. 이 이하에서는 배설되는 몇 배 용질(질소화합물 등)이 체내에 축적된다. 따라서 400 mL/day 이하를 병적 핍뇨로 정의한다. 핍뇨는 사구체 여과량이 극단적으로 저하되어 있음을 표현한 것이다.

반대로 신장애로 인하여 등장뇨(300 mOsm/ kg·H_2O)밖에 배설되지 않는 경우, 600 mOsm의 용질을 배설하기 위해서는 2,000 mL/day의 요량이 필요하다. 따라서 2,500~3,000 mL/day 이상을 병적 다뇨로 정의한다. 다뇨는 세뇨관에서의 재흡수가 저하되었음을 표현하는 것이다.

요량은 가장 간편하게 측정할 수 있어 환자 상태를 파악하는데 유효한 지표가 된다. 핍뇨, 무뇨인 경우는 방치하면 환자의 생명에 부정적인 위험을 초래할 수 있어서 신속한 감별진단과 대처가 필요하다. 이 경우도 요삼투압, Na 농도, Cr 농도 또한 비교적 용이하게 측정할 수 있는 검사로 도움이 된다.

유의사항 ① 축뇨가 완벽한지를 주의한다. 1일 Cr 배설량은 개인에 따라 큰 변동이 없으므로 1일 creatinine(Cr) 배설량을 monitor하여 축뇨가 올바른지를 확인한다. ② 요단백, 잠혈, 침사, N-acetyl-β-D-glucosaminidase(NAG), α_1-microglobulin 배설량 등을 종합하여 신장질환 유무를 검색한다. ③ 요삼투압, Na 농도, Cr 농도를 측정하여 종합적으로 판단한다.

XIX. 체액 · 분변 검사

Ascites

기준치 건강인은 20~50 mL의 복수가 존재하지만, 통상적으로 채취되는 것이 아니므로 기준치는 의미가 없다. 복수는 누출성 복수와 삼출성 복수를 감별(표 36)하거나 세균 및 종양세포 유무를 검사하는 것이 중요하다.

측정법

· 비중 및 단백 농도 : 굴절계
· 세포 수 : counting chamber
· 세포 종류 : May-Giemsa 염색법
· 단백 : Biuret (혈청 총단백과 같은 방법)
· LD : UV 흡수법 (pyruvate 기질법)
· 종양 marker : EIA
· 미생물 검사
· 세포진

검체량 복수 3 mL

검사 목적 복수의 기능평가

검체 취급 ① 채취 후 가능한 한 조속히 측정한다. ② 보존할 경우는 일반검사, 임상화학 검사는 항응고제를 첨가하여 냉장고에 보존한다. ③ 미생물 검사는 혐기성 용기에 넣어 냉장고에 보존하는데, 한랭에 약한 임균 감염이 의심되는 경우에는 실온에 둔다.

측정치에 따라 짐작되는 질환

■ **여출성(transudate) 복수를 초래하는 질환**

《 예상질환 》 순환장애(간경변, 특발성 문맥압항진증, 문맥혈전, 종양색전, 신증후군, Budd-Chiari 증후군, 간정맥 혈전증, 우심부전), 저단백혈증(신증후군, 단백상실성 위장증, 저영양, 아급성 간염, 전격성간염 아급성형) 등 **《 조치 》** 복수 진단에 복부초음파 검사, 간초음파 검사, 복부 X 선, CT 검사, X 선 단순촬영, 내시경검사가 유용하다. 특발성 문맥압항진증이나 Budd-Chiari 증후군 등의 정맥계 폐색성 질환

표 36. 누출성 복수와 삼출성 복수의 감별점

감별 항목	누출성 복수	삼출성 복수
외 관	수양성 투명	혼탁 or 혈성 or 농성
비 중	1.015 이하	1.018 이상
단백 농도	2.5 g/dL 이하	3.0 g/dL 이상
Rivalta 반응	음 성	양 성
섬유소 석출	미 량	다 량
복수 LD/혈청 LD 비	0.6 이하	0.6 이상
세포 수	소수	다수 (100개/μL 이상)
세포 성분	중피세포, 조직구	호중구, 림프구

을 진단하는 데는 혈관 조영이 필요하다. 식염 섭취제한, 이뇨제 투여(문맥혈전이나 간정맥 혈전증인 경우에는 주의가 필요), albumin 투여 등의 전신요법으로 원질환을 치료하고, 전신요법이 효과가 없는 경우 복수 천자로 복수를 제거한다.

■ **삼출성(exudate) 복수를 초래하는 질환**

• **혈성 복수**

〈 예상질환 〉 암성 복막염, 자궁외 임신, 간세포암 파열이나 복부 대동맥 파열 등

• **유백 복수**

〈 예상질환 〉 악성 림프종, 악성종양 전이, 췌장암, 결핵성 복막염, 문맥혈전, 복부외상, 흉관·림프관의 외상 등으로 인한 파괴, filarial 등

• **농성 복수**

〈 예상질환 〉 화농성 복막염, 진균성 복막염

〈 잠재질환 〉 결핵성 복막염 등

• **담즙성 복수**

〈 예상질환 〉 급성담낭염 **〈 잠재질환 〉** 간생검 후, 담도수술 후 등

• **점액성 복수**

〈 예상질환 〉 복막 가성점액종, 악성 중피종

〈 조치 〉 초음파 검사, 복부 X 선, CT 검사, 세포진 검사, 복수의 기계적 배제와 원질환에 대한 치료(항생물질 등의 화학요법제 투여)를 시행한다. 화농성 복막염, 결핵성 복막염 등의 감염성 복수에는 세균 배양검사 및 약제 감수성 검사 등이 필요하다.

임상적 의의

복강 내에는 생리적 체액이 30~50 mL가 존재하는데, 통상 복수란 이 생리적인 양을 초과하여 복강 내에 생기는 저류액을 가리킨다.

여출성 복수는 혈장 성분으로 희석되어 복강 내로 누출된 체액으로 그 성인은 다음과 같다. ① 저단백혈증으로 인한 혈장 삼투압 저하, ② 신장에서의 수분, sodium 흡수 증가, ③ 문맥혈행장애로 인한 문맥압 항진, ④ 간 림프계의 순환장애, ⑤ 내분비 인자·신경성 인자의 이상 등이다.

삼출성 복수는 주로 복강 내의 염증성 질환, 악성종양, 출혈성 질환으로 생성된다. 복강 내 악성질환, 특히 췌장암에서는 복수가 현저하다. 림프종이나 악성종양 등에서 림프액 순환이 장애되면 림프액이 복강 내로 누출되어 림프액 단백이나 chylomicron으로 인하여 유백상을 나타낸다.

유의사항 ① 복수는 간, 담, 췌장을 위시하는 복부 장기의 질환에서 흔히 나타나는 중요한 증후이다. 또한 복부 장기 질환 이외(신증, 울혈성 심부전 등)에서도 복수 저류를 초래하므로 주의한다. ② 복수의 일반검사로 여출성 복수와 삼출성 복수를 감별하여 복수의 저류 원인을 파악하는 것은 중요하다. 그러나 감별점은 절대적인 것은 아니고, 여출성 복수에서도 기계적 자극이나 중독성 자극으로 삼출성 복수의 성상을 보이는 경우도 있다. ③ 외관으로 보아 삼출성 복수로 생각되는 경우는 복수의 세균검사와 세포진 검사를 한다. 세포진에 의한 악성 질환의 진단율은 담도암에서 높고, 위암, 간암에서 50% 정도이다. ④ 복수 LD > 400 IU 이상, 복수 LD/혈청 LD 비가 0.6 이상일 경우, 악성종양의 빈도가 크다.

Amniotic fluid

기준치

· 염색체 검사 : 염색체 이상 무

· 유전자 검사 : 유전자 이상 무

측정법 염색체 검사법, FISH법, Southern blot법, PCR

검체량 15~20 mL (임신 15~19주 전반)

검사 목적 선천성 질환의 출생 전 진단

검체 취급 ① 무균채취 후 전용 용기에 옮긴다. ② 보존은 부적당하다.

측정 결과에 따라 짐작되는 질환

• **염색체 이상 (염색체 검사)**

《예상질환》 염색체이상 증후군(Down 증후군 등), 염색체 취약 증후군, 성분화 이상증 등

• **유전자 이상 (유전자 검사)**

《예상질환》 Duchenne형 및 Becker형 근이영양증, 혈우병 A, 취약 X 증후군, ornithine trinscarbamylase(OTC) 결손증, steroid 21- hydroxylase 결손증 **《조치》** 원질환을 치료한다.

임상적 의의

출생 전 염색체·유전자 검사는 태아 생명을 둘러싼 많은 사회적, 윤리적 문제가 내재되어 있다. 검사 적응은 다음과 같다.

1) 부부 중 어느 편의 염색체 이상 보인자
2) 고령 임신 (35세 이상)
3) 염색체 이상아의 출산 기왕 임신부
4) 유전병 가족력이 있는 경우
5) X 연쇄성 열성 유전성 질환의 보인자
6) 선천성 대사이상증의 보인자
7) 양수 과다·과소, 초음파 단층검사 등으로 태아의 염색체 이상이 의심되는 경우

유의사항 ① 양수 채취에서 모체 세포 혼입이 없는지 확인이 필요하다. ② 아주 적은 염색체 구조이상의 식별, mosaic 감별에 FISH법 등의 병용을 고려한다.

Surfactant protein-A [SP-A] in amniotic fluid

기준치 420 ng/mL 이상 (미숙치 : 음성)

측정법 EIA

검체량 양수 100 μL

검사 목적 태아 폐 성숙의 평가

검체 취급 양수는 복벽 천자나 태포(bag of waters) 천자로 채취하지만, 파수 시에 유출하는 것을 채취하여 맑지 않을 경우에는 300 G로 5분간 원심 분리한다. 곧바로 측정하지 않을 경우에는 −20℃(장기간인 경우 −80℃)에서 보존한다.

측정치에 따라 짐작되는 질환

• **감소 [420 ng/mL 이하 (미숙치:양성)]**

《예상질환》 호흡곤란 증후군 **《잠재질환》** ① 폐렴·패혈증이나 순환장애 등으로 인한 폐 surfactant의 2차적 결핍, ② 성숙폐(위양성) **《조치》** ①인 경우, 출산 후에 호흡곤란 증후군이 초래된 경우에는 폐 surfactant 결핍의 주원인이 1차적인지, 2차적인지를 임상적으로 구별하기가 어려워서 호흡곤란 증후군+질환명 또는 병태명으로 진단하고 치료한다.

임상적 의의

폐 surfactant는 지질-단백 복합체(중량 비 9 : 1)로 단백성분에는 친수성 SP-A와 SP-D, 그리고 소수성 SP-B와 SP-C가 함유되어 있다. 이 가운데 양적으로 가장 많은 SP-A는 SP-D와 더불어 생체 방어기구를 담당하고, 표면장력 저하에는 직접 관여하지 않는다. 그러나 양수 중의 SP-A는 폐 surfactant의 marker로서 조산으로 폐 surfactant가 충분히 생산되지 않아 발병하는 호흡곤란 증후군의 예지에 사용하고 있다.

유의 사항 위양성(미숙치면서 호흡곤란 증후군 미발병) 초래 인자 : ① Cutoff 치 미검토 : 양수채취 시기가 분만 전 24시간 이상인 경우, 당뇨병 모체아인 경우. ② 희석 : 양수과다. ③ 폐액 이행장애 : 폐포 내의 전양수(forewaters)와 후양수(afterwaters)와의 차단. ④ 양수 중 SP-A 침전 : 과도한 원심처리

약물 영향 조산관리에 사용되는 부신피질 steroid 약물과 자궁수축 억제약물 또는 항균 약물 투여로 인한 영향은 나타나지 않는다.

Bile juice

기준치

■ **Meltzer-Lyon법으로 채취**

● **담관 담즙(A 담즙)**

- 색조 : 담황색
- Total bilirubin : 5~20 mg/dL

● **담낭 담즙(B 담즙)**

- 색조 : 암갈색, 점도가 큼
- Mg-sulfate 자극 후 2~20분(평균 6분)에 B 담즙 유출
- 양 : 16~60 mL (평균 30 mL)
- Total bilirubin : 100 mg/dL 이상
- Bile acid : 15~100 mg/mL
- Cholesterol : 1~4 mg/mL
- Phospholipid : 8~50.3 mg/mL
- 세포 : 상피세포와 백혈구 1~2개
- 세균 및 결정체 : 음성(−)

● **간 담즙(C 담즙)**

- 색조 : 희박 황금색
- Total bilirubin : 5~20 mg/dL
- Bile acid : 2~20 mg/mL
- Cholesterol : 0.5~1.6 mg/mL
- Phospholipid : 1.4~8.1 mg/mL

■ **경피경 간담관 담즙**

- Amylase 활성 : 22 IU/L (BG 5-PNP법)
- Total bilirubin : 52.7 mg/dL
- Direct bilirubin : 40.8 mg/dL
- Triglyceride : 16 mg/dL
- Cholesterol : 13 mg/dL
- Phospholipid : 201 mg/dL
- Bile acid : 327.7 mg/dL

측정법

- Amylase : 합성기질법(G7, CNP-G7, PNP-G5 등), BG 5-PNP 법
- Total bilirubin, direct bilirubin : Diazo법, 효소법
- Triglyceride, cholesterol, 인지질, 담즙산 : 효소법

검체량

- 침사 : 담즙 10 mL
- 기타 임상화학 검사 : 담즙 1 mL

검사 목적 담즙 분비기능 평가

검체 취급 담즙채취 후 가능한 한 신속히 검사한다. 그렇지 못 할 경우 4℃에 보존한다. 담즙 종류(A, B, C)를 분류하기 위하여 시험관에 나누어 채취한다.

측정치에 따라 짐작되는 질환

● **B 담즙 유출불량 및 결여**

(예상질환) 담석증, 담낭염, 긴장항진성 담도 운동 이상증(dyskinesia) **(잠재질환)** 간실질 장애 **(조치)** 복부초음파 검사, 조영제 사용 X선 검사, 직접 담낭담도 조영, 담즙 침사 [cholesterol 결정이나 담사(biliary sand) 증명], 기타 관련 임상화학 검사로 원질환을 진단하고 치료한다.

- **B 담즙 유출지연과 대량 배출**

《예상질환》담낭 Oddi 근 이완, 담낭 수축기능 항진 **《조치》**복부초음파 검사, 직접 담낭담도 조영

- **녹색 담즙에 혼탁**

《예상질환》세균감염(녹농균, 장구균의 감염이 많음)으로 인한 담낭담도 염증(담석증의 합병이 많음) **《잠재질환》**담즙량이 많음 : 담도확장증 **《조치》**배양검사, 항균약에 대한 감수성 검사, 항균약 투여 등으로 치료한다.

- **혈성 담즙**

《예상질환》담도계 악성종양 **《잠재질환》**담석증, 출혈성 담낭염, 검사로 인한 출혈 **《조치》** B 담즙 유출불량 및 결여 항의 조치와 동일하다. 악성종양이 의심되는 경우에는 담즙의 세포진 검사도 시행하여 진단한다.

- **종양세포 양성(+)**

《예상질환》악성종양 **《조치》**담·간·췌장에 대한 정밀검사로 원질환을 진료한다.

- **모래 또는 돌 함유**

《예상질환》담석증 **《조치》**B 담즙 유출불량 및 결여 항의 조치와 동일하다.

- **고 amylase 담즙**

《예상질환》췌장·담관 합류 이상증

- **B 담즙, C 담즙에 세균 양성(+)**

《예상질환》세균감염으로 인한 담낭담도 염증 **《조치》**배양검사로 원인세균 증명, 감수성 시험으로 적절한 항균약을 투여한다.

- **회충란, 간흡충의 충란, 장 *Lamblia*, 장 진드기, 이질아메바, typhus 균의 검출**

《조치》투약·치료, 감염증(이질아메바, typhus 균)의 미생물이 검출된 경우, 신속하게 격리 및 신고가 필요하다.

임상적 의의

간에서 지속적으로 분비되는 간담즙은 담관을 경유하여 담낭에 저류되어 농축된다. 따라서 담낭이 농축력이나 수축력의 저하가 초래된 경우, 또는 담낭관이나 담관의 통과장애가 있는 경우 등에서 B 담즙 유출불량 및 결여가 초래된다. 반대로 담낭 Oddi 근의 이완이나 담낭의 수축기능이 항진된 경우, B 담즙 유출이 지연되고 대량으로 배설된다.

유의사항 ① 담도질환의 진단은 영상검사나 여러 가지 임상화학 검사가 중심이지만 담도감염증인 경우, 원인균의 동정, 항균약 선택에 관해서는 담즙검사가 대단히 중요한 검사인 것이다. ② Tube에 의한 채취인 경우, 구강 내 상재균이 혼입되는 경우가 있다. 특히 A 담즙에서 혼입되는 기회가 높다. ③ B 담즙의 이상은 담도계의 통과장애나 담낭의 기능장애를 나타낸다. ④ Cholesterol 결정이 나타나는 경우는 cholesterol 담석이, bilirubin 결정이나 담사(흑색 무결정 부서지기 쉬운 쌀알 크기의 모래)가 나타나는 경우는 bilirubin 담석이 존재할 확률이 높다. ⑤ 혈성 담즙이 나타나는 경우는 악성종양이 우선적으로 의심되는 소견이다.

Broncho-alveolar lavage fluid [BALF]

기준치 비흡연자와 흡연자에 대한 BALF 세포소견은 표 37 참조

측정법 기관지 fiberscope를 사용하여 국한성 병변은 그 부위에서, 미만성인 경우는 중엽 또는 설구에 미온(微溫) 멸균 생리식염수 20~50 mL로 세척 회수한다. 이 조작을 4~6회 반복하여 회수한 BALF를 gauze로 점액 성분을 여

과하여 신속하게 분석한다.

검체량 많을수록 좋다. (최저 2~3 mL 필요)

검사 목적 ① 병원미생물, 감염증의 원인균 동정, 종양세포 검출, ② sarcoidosis, 간질성 폐렴, 과민성 폐렴, 기타 미란성 폐질환의 진단.

검체 취급 냉장 보존하면 수일간은 안정하다.

측정치에 따라 짐작되는 질환

■ **회수액량 감소, 회수세포 수 증가**

〔예상질환〕 흡연

■ **성상과 질환**

• **백탁 유발 미세과립 함유**

〔예상질환〕 폐포 담백증

• **악성세포 검출**

〔예상질환〕 폐포상피암, 암성 림프관증

• **Asbestos 소체**

〔예상질환〕 석면폐

■ **세포 분획**

• **림프구 증가**

〔예상질환〕 과민성 폐렴 **〔예상·잠재질환〕** sarcoidosis, 만성 beryllium폐 **〔잠재질환〕** BOOP(bronchiolitis obliterans organizing pneumonia), COP(cryptogenic organizing pneumonia)

• **호중구 증가**

〔예상질환〕 세균성폐렴, 만성기도감염증 [diffuse panbronchiolitis(DPB), 기관지확장증]

〔예상·잠재질환〕 급성호흡곤란 증후군(acute respiratory distress syndrome; ARDS)

• **호산구 증가**

〔예상질환〕 호산구성 폐렴 **〔잠재질환〕** 약물성 폐렴

• **T 림프구 subset ($CD4^+/CD8^+$) 증가**

[예상질환] Sarcoidosis, 만성 beryllium 폐, 규폐증, 폐호산구성 육아종증, farmer's lung

• **T 림프구 subset ($CD4^+/CD8^+$) 감소**

〔예상질환〕 여름형 (급성기) 과민성폐렴, BOOP, miliary 결핵, AIDS, 석면폐, 폐포 단백증

표 37. 비흡연자와 흡연자의 BALF 세포 소견

항 목			비흡연자	흡연자	흡연중단자
검토 수	(남성, 여성)		64(32, 32)	61(58, 3)	24(24, 0)
평균 연령			37.7±13.6	40.1±10.8	46.0±10.6(p 0.01)
회수율	(%)		73.9±6.9	69.3±10.6(p0.005)	72.6±7.8
세포수집량	($\times 10^3$/mL)		62.7±37.2	242.0±165.6(p <0.001)	89.9±62.9(p <0.02)
세포분획	호중구	(%)	0.7±1.0	0.4±1.2	0.4±0.7
		($\times 10^3$/mL)	0.2±0.4	0.4±1.0	0.3±0.5
	림프구	(%)	11.7±9.1	4.0±3.3(p <0.001)	13.0±11.4
		($\times 10^3$/mL)	6.9±6.7	8.5±7.5	12.0±15.5(p <0.05)
	호산구	(%)	0.3±0.6	0.2±0.5	0.2±0.3
		($\times 10^3$/mL)	0.2±0.4	0.2±1.0	0.1±0.2
	Macrophage	(%)	87.3±9.5	95.4±3.8(p <0.001)	86.4±11.6
		($\times 10^3$/mL)	55.1±35.4	232.1±160.8(p <0.001)	77.0±58.3(p <0.05)
T 림프구 Subset	$CD\ 4^+/CD\ 8^+$ ratio		2.71±1.74	0.98±0.62(p <0.001)	1.55±1.29

임상적 의의

기관지 폐포 세척법(broncho-alveolar lavage; BAL)은 안전하여 감염균 동정, 악성질환의 세포 검출 등 호흡기 질환을 진단하는데 유용한 검사이다.

유의사항 BALF 소견을 파악하려면 흡연 여부를 확인하여야 한다. 흡연자는 비흡연자에 비하여 유의하게 회수율 감소, 회수세포 수 증가, macrophage 증가, 림프구 비율 감소, T 림프구 subset($CD4^+/CD8^+$) 감소 등을 보인다.

Cerebrospinal fluid [CSF]

기준치 (요추 천자)

- 뇌척수액압(초압) : 70~180 mmH_2O
- Queckenstedt 시험 : 100 mmH_2O 이상의 압력 상승
- 외관 : 수양(물 같은) 무색 투명
- 세포 수 : 5개/μL 이하
- 총단백 : 15~45 mg/dL
- Albumin : 9~30 mg/dL
- IgG : 4.0 mg/dL 이하
- IgA : 0.5 mg/dL 이하
- IgM : 0.06 mg/dL 이하
- Glucose : 50~75 mg/dL
- Chloride(Cl) : 120~130 mmol/L
- LD : 8~50 U/L
- MHPG : 5~15 μg/L
- HVA : 5~55 μg/L
- 5-HIAA : 5~35 μg/L
- 미생물 : 음성

측정법

- 세포 수 : Fuchs-Rosenthal 계산판법
- 총단백 : Sulfosalicylic acid법
- Albumin : 면역비탁법
- IgG, IgA, IgM : Latex 면역비탁법
- Glucose : 효소법
- Chloride : Ion 선택 전극법, 전기량 적정법
- LD : Kinetic 법 (pyruvate → lactate)
- MHPG, HVA, 5-HIAA : HPLC법
- 미생물 : 배양검사, PCR법, immunoassay에 의한 항체 측정

검체량 뇌척수액 3~4 mL

검사 목적 뇌척수액의 기능 평가

검체 취급

- 채 취 : 뇌척수액 천자는 환자에게 고통을 주고, 검사에 의한 합병증이 나타나는 경우도 적지 않기 때문에 신중하게 수행할 필요가 있다. 특히, 두개 내 점거 병변, 두개내압 항진, 천자 부위 감염, 전신 감염, 하부 척수 동·정맥 기형, 출혈 경향 등이 있는 경우에는 뇌척수액 검사는 금기이다.
- 보 존 : ① 세포 수 : 채취 후 곧바로 측정(보존 불가)한다. ② 임상화학 검사 : 원심 상청을 사용한다. ③ Glucose, HVA, 5-HIAA : 채취 후 곧바로 측정 또는 동결보존(−20℃ 이하)한다. ④ 단백질, 전해질, 효소 : 2~3일(−4℃ 보존), 4일 이상(−20℃ 이하에 보존)은 안정하다.

측정 결과에 따라 짐작되는 질환

■ 뇌척수액 압력

● 항진(180 mmH_2O 이상)

(예상질환) 뇌종양, 뇌농양, 뇌내출혈, 정맥동 혈전증, 상대정맥 폐색, 뇌경색, 두부외상, 뇌수막염, 뇌척수액 생산과잉, 뇌척수액 흡수장애 **(잠재질환)** 약물(비타민 A, progesterone, tetracycline) 복용, Addison병, 갑상선기능저하증, 월경 이상

• 저하 (70 mmH_2O 이하)

〈예상질환〉척수 지주막하강 폐색, 중증 탈수증, 뇌척수액루, 고삼투압혈증, barbital 중독, 요추천자의 뇌척수액 유출

■ 외 관

• 혼 탁

· 미진(微塵)~미탁(微濁)

〈예상질환〉세균성 수막염, virus성 수막염, virus성 뇌염, 진균성 수막염

· 백 탁

〈예상질환〉세균성 수막염 〈잠재질환〉virus성 수막염, virus성 뇌염, 진균성 수막염

· 유백탁

〈예상질환〉화농성 수막염

• 혈 성

· 분획 채취에서 점차 혈성 소실

〈예상질환〉천자 시 출혈

· 채취 후 즉각 원심하여 상청이 무색 투명

〈예상질환〉천자 시 출혈

· 상기 이외

〈예상질환〉뇌출혈, 지주막하 출혈

• Xanthochromia

〈예상질환〉뇌실질, 수막의 오래된 출혈, 뇌척수 종양, 수막염, 지주막하강 폐색 〈잠재질환〉중증 황달로 혈액·뇌척수액 관문의 투과성 항진 시, 뇌척수액 단백량이 고농도(150 mg/dL)로 증가한 경우

• 섬유소 석출

〈예상질환〉결핵성 수막염

■ 세포 수

• 정상과 이상의 경계범위 (5~10개/μL)

• 경도 증가 (10~50개/μL)

〈예상질환〉Sarcoidosis, Behçet병, 다발성 경화증, 뇌척수종양

• 중등도 증가 (50~500개/μL)

· 림프구 증가

〈예상질환〉Virus성 수막염, virus성 뇌염, 뇌척수염, 진균성 수막염, 결핵성 수막염, 매독성 수막염, 신경매독 〈잠재질환〉Sarcoidosis, Behçet병, 다발성 경화증, 뇌척수종양

· 다핵 백혈구 (대부분 호중구) 증가

〈예상질환〉세균성 수막염, 뇌농양, 경막하 농양, 척수경막하 농양 〈잠재질환〉결핵성, virus성 및 진균성 수막염의 발병 초기

• 고도 증가 (500개/μL 이상)

· 다핵 백혈구 (대부분 호중구) 증가

〈예상질환〉화농성 수막염

■ 이상세포 출현

• 호산구

〈예상질환〉기생충(폐흡충, 선모충, toxoplasma, malaria 등), 결핵, 매독, 아급성 경화성뇌염, coxsackie virus 등에 감염

• 이형림프구

〈예상질환〉전염성 단핵구증, virus성 수막염의 발병 초기

• 백혈병 세포

〈예상질환〉백혈병의 수막침윤

• 종양 세포

〈예상질환〉암성 수막염, 뇌종양, 악성 림프종

■ 총단백

• 감소 (15 mg/dL 이하)

〈예상질환〉만성뇌척수액루, 양성 두개내압 항진증 〈잠재질환〉갑상선기능항진증

• 경도 증가 (45~100 mg/dL)

〈예상질환〉여러 가지 수막염, virus성 뇌염, 뇌척수염, 신경매독, 뇌농양, sarcoidosis, 뇌

출혈, Guillain-Barré 증후군, Behçet병, 다발성 신경염, 다발성 경화증, 뇌척수종양 **〈잠재질환〉** 이물 주입, 외상

• 중등도 증가(100~500 mg/dL)

〈예상질환〉 화농성 수막염, 결핵성 수막염, 무균성 수막염, 뇌농양, 뇌출혈, Guillain-Barré 증후군, 다발성 신경염, 뇌척수종양

• 고도 증가(500 mg/dL 이상)

〈예상질환〉 화농성 수막염, 뇌척수종양, 뇌출혈, 지주막하강 폐색

■ Glucose

• 경도 감소(40~50 mg/dL)

〈예상질환〉 Sarcoidosis, virus성 뇌염, 뇌출혈 **〈잠재질환〉** SLE, 이물 염증

• 중등도 감소(20~40 mg/dL)

〈예상질환〉 결핵성 수막염, 진균성 수막염, 암성 수막염

• 고도 감소(20 mg/dL 이하)

〈예상질환〉 화농성 수막염

• 증가(75 mg/dL 이상)

〈예상질환〉 뇌종양, 뇌출혈, 일본 뇌염, 회백척수염

■ LD 활성

세균성 수막염에서 60 U/L 이상으로 증가한다.

■ HVA, 5-HIAA

Parkinson병, Alzheimer형 치매증, 뇌혈관성 치매증에서 감소한다.

■ 조 치

검사결과에 이상이 나타나는 경우에는 두부 CT, MRI, 뇌파 및 다른 뇌척수액 검사(세포수, 임상화학 검사, 미생물 검사)로 빨리 진단을 확정한다. 수막염 원인균의 결정은 특히 신속성이 요구되므로 PCR법, immunoassay 등의 항체 측정으로 동정한다.

임상적 의의

• CSF cell

병원 미생물이 뇌척수액강 내로 침입하면 혈중 백혈구가 모여들어 CSF cell 수는 증가한다. 병원성 물질이 세균이라면 탐식능이나 opsonin 효과를 나타내는 호중구가 증가하고, virus라면 면역능을 담당하는 림프구가 증가한다. 또한 뇌내출혈, 백혈병 등의 중추신경에의 침윤, 뇌종양, 기타 중추신경계의 염증에서 세포는 증가한다.

• CSF protein

뇌척수액 단백은 ① 중추신경 조직의 붕괴나 출혈로 인하여 혈장 단백의 유입, ② 혈액·뇌척수액 관문인 barrier의 투과성 항진으로 혈장 단백이 이행하기 쉬운 경우, ③ 중추 신경계에서 단백(주로 면역 globulin) 합성이 항진되는 경우(다발성 경화증, 결핵성 수막염, 진균성 수막염 등에서 보임), ④ 뇌척수액의 turn over가 저해되는 경우(지주막하강 폐색 등에서 일어난다)에 증가한다.

• CSF glucose

CSF glucose는 serum glucose에서 유래하는데, 약 90분~4시간 전의 serum glucose 농도를 반영한다. CSF glucose는 세균이나 세포 및 효소의 해당작용으로 인하여 소비된다. 또한 혈당치의 영향을 받기 때문에 당뇨병 등에서 고농도를 보인다.

유의 사항 ① 머리에서 허리 아래로 농도 구배(gradient)를 나타내는 물질은 천자 부위에 주의하면서 판독하여야 한다. 단백질은 뇌실에서 낮고 요추에서 높다. Glucose, HVA, 5-HIAA 농도는 뇌실이 높고 요추가 낮다. ② 천자시 출

혈이 생길 경우에는 세포 수가 증가(조치 : albumin index 이용)한다. ③ Albumin은 간에서만 합성되기 때문에 CSF/serum albumin 비는 혈액·뇌척수액 관문 투과성의 지표가 된다. 또한 IgG(-albumin) index는 IgG의 뇌내 생산량을 표시한다. IgG(-albumin) index의 성인 기준치는 0.48±0.15로 2SD를 넘는 경우는 중추신경 내에서 IgG가 생산되는 것으로 판단한다. IgA, IgM에 대해서도 마찬가지로 albumin index를 사용한다. ④ Virus성 수막염의 후기, 결핵성 수막염에서는 IgG가 고농도를 보이고, 화농성 수막염에서는 IgM과 IgA가 고농도를 나타낸다. ⑤ CSF glucose나 전해질 등과 같은 저분자는 혈중 농도와 거의 변하지 않아 CSF/serum glucose 비는 0.6~0.8이고, CSF Cl 농도는 혈청 농도보다 10~20 mmol/L 정도 높다. 단백질과 같은 고분자 성분은 혈액의 약 1/200~1/50로 CSF/serum 비는 분자량에 반비례한다. CSF glucose 농도는 혈당치의 영향을 받기 때문에 뇌척수액은 공복에 채취하여 혈당치와 함께 평가한다.

약물 영향 마취약, 비타민 A, progesterone, tetracycline, nalidixic acid 등의 약물로 뇌척수액압이 항진된다. Barbital 중독에서는 뇌척수액압이 저하된다.

CSF IgG index

기준치 0.73 이하

$$\text{IgG index} = \frac{\text{CSF IgG} \times \text{serum albumin}}{\text{serum IgG} \times \text{CSF albumin}}$$

측정법 Nephelometry, TIA

검체량 혈청과 CSF : 각 0.8~1.0 mL의 pair 검체

검사 목적 다발성 경화증의 진단 지표

검체 취급 냉장 또는 동결 보존한다.

측정치에 따라 짐작되는 질환

• **증가 (기준치 이상, >0.7)**

〈예상질환〉 다발경화증, 아급성 경화뇌염, 신경매독 **〈잠재질환〉** 뇌염, 수막염, 척수염, 뇌종양, 척수종양, 다발성 신경염 등 **〈조치〉** 진단을 확정지기 위하여 뇌척수액과 혈청을 동시에 채취하는 것이 중요하다. 또한 양적 지표인 IgG index뿐만 아니라 질적 지표인 CSF oligoclonal band도 함께 측정하는 것이 바람직하다.

임상적 의의

다발성 경화증에는 탈수 병소(demyelinating site)의 염증을 반영하여 뇌척수액강에서 생산되는 IgG 양이 현저하게 증가한다. 중추신경계의 림프구에서 생산되기 때문으로 이해하고 있다. IgG 증가는 다발성 경화증 이외에도 감염증, 종양, 자가면역질환 등, 항체 생산 이상을 초래하는 질환에서 보인다. 중추신경계 감염증의 대표적인 질환인 virus성 수막염에서는 혈액－뇌 관문의 파탄으로 인하여 혈청단백 이행으로 주로 IgG가 증가한다. 이 경우, 동시에 albumin도 증가하기 때문에 IgG index는 거의 상승하지 않는다. 이와 같이 CSF IgG의 평가는 혈청에서의 이행을 고려할 필요가 있기 때문에 IgG index를 사용한다.

유의 사항 치료 전에 측정하는 것이 바람직하다.

CSF－myelin basic protein [CSF－MBP]

기준치 102 pg/mL 이하
측정법 ELISA
검체량 CSF 0.3 mL
검사 목적 다발성 경화증의 활동성 지표
검체 취급 동결 보존한다.

측정치에 따라 짐작되는 질환

• 증가 (기준치 이상)

(예상질환) 다발성경화증, 신경 Behçet병, 척수염 **(잠재질환)** 뇌염, 수막염, 근위축성측색경화증(amyotrophia lateral sclerosis; ALS), 뇌혈관장애 등 **(조치)** 다발성경화증의 급성 악화기에 크게 증가하는 경우가 많으므로 검체 채취시기가 중요하다. 혈청에 간섭물질의 존재로 위양성을 보일 가능성이 있기 때문에 혈액이 혼입되지 않도록 주의할 필요가 있다.

임상적 의의

Myelin basic protein(MBP)는 중추신경의 myelin을 구성하는 주요 단백이다. 탈수질환(demyelinating disease)인 다발성경화증을 위시하여 수초를 포함 여러 가지 뇌실질 장애를 보이는 질환에서 CSF-MBP가 증가한다. MBP는 비활동성형인 탈수성 질환이나 비탈수성 신경증에서는 통상 보이지 않는다. 다발성 경화증에서는 급성 악화기 2~3일 이내에 증가하고, 1~2주에 기준치로 돌아온다.

유의 사항 악화기에 검사한다. 또한 검체에 혈액이 혼입될 경우 위양성을 보일 가능성이 크다.

CSF－oligoclonal band

기준치 Band 수 0~1개 (혈청에는 없고, CSF에서만 검출되는 band)
측정법 Agarose gel 전기영동, 등전점 전기영동
검체량

- Agarose gel 전기영동 : CSF 0.5 mL
- 등전점 전기영동 : 혈청과 CSF 각각 0.5 mL pair 검체

검사 목적 다발성경화증의 진단 지표
검체 취급 동결 보존한다.

측정치에 따라 짐작되는 질환

• 양성 (band 수 2개 이상)

(예상질환) 다발성경화증 **(잠재질환)** 아급성경화성뇌염, 신경매독, 뇌염, 수막염, 척수염, 다발성신경염 등 **(조치)** 보다 정확한 다발성경화증을 진단하기 위하여 중추신경계의 IgG 생산이상의 질적 지표인 CSF oligoclonal band에 추가하여 양적 지표인 IgG index를 함께 측정한다. 종래의 agarose gel법은 양성률이 낮으므로 주의가 필요하다.

임상적 의의

다발성 경화증의 뇌척수액에는 면역 globulin인 IgG의 생산이 항진된다. CSF를 전기영동하여 면역 globulin을 특이적으로 염색하면 γ-globulin 영역에 가늘고 진하게 염색되는 여러 개의 band가 출현한다. CSF의 면역 globulin에 질적 이상이 존재한다는 것을 나타내고, 중추신경에서 면역 globulin이 생산된다는 증거이다. 정상 CSF에서는 이와 같은 현상이 나타나지 않는다. 뇌를 중심으로 산재성으로 병변을 보이는 고전형(C-MS) 환자에서는 약 70%에서 양성을 보이지만 다발성 경화증과 유사한 질환

인 시신경 척수염(optic neuromyelitis; ONM)에서의 양성률은 약 10%로 낮다.

유의 사항 치료 전에 측정하는 것이 바람직하다.

Gastric juice

기준치

· 외관 : 수양성 투명~미유백색

· 냄새 : 무취~가벼운 산성 냄새

· 점액 : 소량

· 비중 : 1.002~1.007

· pH : 1.5~2.0

· 1일 분비량 : 1,500~2,000 mL

· 위산 분비능

기초 위액 분비량(BSVR) : 67±44 mL/hour

기초 산 분비량(BAO) : 2.3±3.2 mEq/hour

· Pepsin 분비능

기초 pepsin 분비량(BPO) : 72.8±71.6 tyrosine·mg/hour

· 미생물 : 음성, 때로 구강 내 상재균이 존재

측정법

· 위산 농도 : pH meter

· Pepsin 농도 : Anson-Mirsky 변법

검체량 위액 2~10 mL

검사 목적 ① 위액의 분비기능 평가, ② 위산 pH 평가

검체 취급 위액의 일반성상은 채취 직후에 관찰한다. 위산 및 pepsin 정량은 원심 또는 여과 후 신속하게 측정하지만 부득이 보존할 경우에는 냉장고(4℃)에 보존한다.

측정치에 따라 짐작되는 질환

■ **외 관**

• **황색조 (담즙 혼입)**

〈예상질환〉 위액채취 시 담즙 혼입, 유문폐쇄부전, 십이지장 유두부 이하 협착 등 **〈조치〉** 상부소화관 X 선 검사, 내시경 검사로 진단한다.

• **혈액 혼입**

〈예상질환〉 위액채취 시 출혈, 식도·위·십이지장의 염증, 궤양, 악성종양 등 **〈조치〉** 상부소화관의 정밀검사(내시경 검사, 분변 잠혈반응, 상부소화관 X 선 검사)로 진단한다.

■ **냄 새**

• **부패 냄새**

〈예상질환〉 유문협착 등으로 인한 위 내용물 정체 **〈조치〉** 위의 정밀검사 등으로 원질환을 진단하고 치료한다.

■ **점 액**

• **증가 (+)**

〈예상질환〉 위염 **〈조치〉** 위의 정밀검사로 원질환의 진단과 치료

• **고도 증가 (++)**

〈예상질환〉 Ménétrier병, 위염 **〈조치〉** 위의 정밀검사 등으로 원질환을 진료한다.

■ **위산 분비능**

• **과산 (BAO>5 mEq/hour, MSVR>150 mL/hour, MAO>15 mEq/hour)**

〈예상질환〉 소화성궤양, Zollinger-Ellison 증후군 **〈잠재질환〉** 부갑상선기능항진증 **〈조치〉** 위·십이지장의 정밀검사로 원질환 및 병태를 파악하여 치료한다.

• **저산 및 무산 (BAO<3 mEq/hour, MSVR<100 mL/hour, MAO<7.7 mEq/hour)**

〈예상질환〉 만성위염, 위축성위염, 위 polyp, 위궤양, 위암, 악성빈혈, WDHA 증후군 **〈잠재질환〉** 비타민 B 복합체 결핍증, 간-담도-췌장 질환 **〈조치〉** 상부소화관, 간·담도·췌장의 정

밀검사, 혈액검사 등으로 원질환 및 병태를 파악하여 치료한다.

■ Pepsin 분비능

• **과산에 pepsin 분비 증가**

〈 예상질환 〉 소화관궤양, Zollinger-Ellison 증후군 **〈 잠재질환 〉** 부갑상선기능항진증 **〈 조치 〉** 위-십이지장의 정밀검사로 원질환 및 병태를 파악하여 치료한다.

• **저산 또는 무산에 pepsin 분비 정상**

〈 예상질환 〉 신경성 저산증

• **저산 또는 무산에 pepsin 분비 감소(또는 무)**

〈 예상질환 〉 만성위염, 위축성 위염, 위 polyp, 위궤양, 위암, 악성빈혈, WDHA 증후군 **〈 잠재질환 〉** 비타민 B 복합체 결핍증, 간·담도·췌장 질환 **〈 조치 〉** 상부소화관, 간·담도·췌장의 정밀검사, 혈액검사 등으로 원진환 및 병태를 파악하여 치료한다.

■ **구강 내 상재균 이외의 미생물 검출**

• *Staphylococcus aureus, Bacillus cereus*

〈 예상질환 〉 식중독 **〈 조치 〉** 약제 감수성 시험, 투약 등으로 치료한다.

• **효모양 진균**

〈 예상질환 〉 식도진균증 **〈 조치 〉** 필요에 따라 식도·위 내시경 검사, 투약 등으로 치료한다.

• *Helicobacter pylori*

〈 예상질환 〉 위·십이지장의 염증, 궤양, 악성종양 **〈 조치 〉** 필요에 따라 위 내시경 검사, 투약 등으로 치료한다.

• **결핵균**

〈 예상질환 〉 폐결핵 **〈 조치 〉** 객담의 결핵균 검사, 약제 감수성 검사, 투약 등으로 진단하고 치료한다.

• *Anisakis simplex*

〈 예상질환 〉 격심한 위통 **〈 조치 〉** 내시경으로 충체 검출, 혈청학적 검사, 투약 등으로 진단하고 치료한다.

임상적 의의

위액분비는 신경성 조절(미주신경 : 분비자극, 내장신경 : 분비억제)과 체액 조절 (gastrin : 분비자극, gastron : 분비억제) 이 양자의 연속적인 상호작용으로 조절되고 있다. 위산은 위벽세포에서 분비되고, 위산분비 기능은 위의 전체 세포를 반영하는 것으로 이해하고 있다. 소화성궤양의 생성 원인은 점막을 소화시키고자 하는 위액과 pepsin에 대하여 그것을 방어코자 하는 점액과 점막저항과의 균형이 깨진 것으로 특히 위산 증가가 큰 생성 원인으로 이해하고 있다.

위점막의 위축성 변화는 벽세포의 감소나 위산분비 기능을 저하시킨다. 이와 같은 상태에서는 위의 기능 및 소화력은 저하되어 위 polyp, 위선종, 위암 등의 질환이 발생하기 쉬워진다.

유의사항 ① 위액 분비량, 위산 분비량 및 pepsin 분비량 모두 남성이 여성보다 약간 높고, 고령으로 될수록 낮아진다. ② 위액 채취불량인 경우, MAO가 실제보다 낮아진다. ③ BAO/MAO는 분비자극에 대한 위점막 벽세포의 피자극성(被刺激性)을 나타낸다. ④ Pepsin은 염산과 더불어 분비되기 때문에 위산분비가 정상 또는 과산인 경우보다도 저산이나 무산인 경우에 정량할 필요가 있다(저산 또는 무산에 pepsin 분비 정상 → 신경성 저산증, 저산 또는 무산에 pepsin 분비 저하 → 위점막의 심각한 기질적 변화). ⑤ 결핵균은 객담배양에서 검출되지 않아도 위액배양에서 검출되는 경우가 있다. ⑥ *Vibrio cholerae*가 검출된 예에서는 위 절제로 인한 무산증인 환자가 많다.

Pleural effusion

기준치 흉수는 정상에서는 소량에 지나지 않아 채취할 수 없기 때문에 기준치는 의미가 없다.
측정법 타·청진 소견이나 X 선 소견을 참고하여 초음파 guide 하에 흉강을 천자하여 채취한다. 천자는 늑골상연을 따라 시행한다. 배액은 서서히, 1회에 1,000 mL를 초과하지 않도록 한다.
검체량 다량 일수록 좋다(최저 3~10 mL 필요)
검사 목적 질환의 진단이나 병태 판정에 중요한 정보제공
검체 취급 냉장 보존하면 수일간은 안정하다.

측정치에 따라 짐작되는 질환

■ **외관 및 냄새**

- **혈성 : Ht 치를 측정하여 말초혈의 50% 이상이면 혈흉으로 판단한다**

〈예상질환〉 암성 흉막염, 혈기흉(hemopneumothorax) **〈잠재질환〉** 흉복부 대동맥류 파열, 간암 파열, 폐색전, 양성(良性) 석면 관련 흉수

- **백탁 : 2,000 rpm×10분 원침 후 상청 백탁**

〈예상질환〉 유백흉수(원인 : 흉관 등의 림프관 손상 내지 폐색, 악성 림프종, 림프맥관 근종증) **〈잠재질환〉** Cholesterol 흉수

- **농**

〈잠재질환〉 농흉

- **녹 색**

〈잠재질환〉 담즙성 흉수

- **악 취**

〈잠재질환〉 혐기성 세균

■ **세포 분획**

- **림프구 증가**

〈예상질환〉 결핵성 흉막염, 암성 흉막염

- **호산구 증가**

〈예상질환〉 기생충질환 **〈잠재질환〉** 결핵성 흉막염의 흡수기, 기흉 후의 대상성 흉수

■ **임상화학 검사**

- **단백 농도 3 g/dL 이상**
- **흉수/혈청 단백 농도 비 0.5 이상**
- **흉수/혈청 LD 비 0.6 이상**

단백 농도, LD는 삼출액과 여출액 감별에 이용한다(표 38).

〈예상질환〉 삼출액

- **Glucose 감소(60 mg/dL 이하)**

〈예상질환〉 결핵성 흉막염, 류마티스 관절염, 폐렴 수반성 흉막염, 농흉, 암성 흉막염, SLE, 식도파열, 또한 glucose 농도가 0 mg/dL에 근접하면 류마티스 관절염이나 농흉일 가능성이 크다.

- **종양 marker**

· CEA 증가 (5~10 ng/mL 이상)

〈예상질환〉 암성 흉막염

· NSE 증가

〈예상질환〉 소세포암

- **Amylase**

· 췌장형 amylase 증가

〈예상질환〉 췌장염

· 타액선형 amylase 증가

〈예상질환〉 암성 흉막염, 결핵성 흉수 **〈잠재질환〉** 식도 파열

- **Adenosine deaminase(ADA) 증가 (50 U/mL 이상)**

〈예상질환〉 결핵성 흉막염 **〈잠재질환〉** 만성 농흉, 악성 림프종, 용혈, 폐렴 수반성 흉막염, 흉막 중피종, 교원병, 비정형 폐렴

- Hyaluronic acid 증가

〈예상질환〉 흉막중피종

■ 면역학적 검사

- LE 세포 양성

〈예상질환〉 SLE

- ANA 양성 (160배 이상)

〈예상질환〉 SLE

- 보체 감소 (10 U/mL 이하)

〈예상질환〉 SLE, 류마티스 관절염

- Rheumatoid 인자 양성 (320배 이상)

〈예상질환〉 류마티스 관절염 **〈잠재질환〉** 결핵성 흉막염

■ 세균학적 검사

도말염색이나 배양에서 원인균을 확인하는 것이 목적이지만 검출되지 않는 경우도 많다 (항산균은 염색 강도가 10% 이하, 배양은 30% 이하, DNA, RNA의 PCR 검사로는 20~90% 정도라는 보고가 있다).

■ 이상을 나타내는 경우의 조치

검사 전, 검사 중의 환자 상황, 검체 보존방법 등을 점검하고, 재검사, 의심되는 질환의 혈액검사 등 관련 data를 검토하여 진단, 치료한다.

임상적 의의

흉수는 흉막질환, 흉막 바로 밑에 있는 폐 또는 흉벽의 병변이 흉막에 미쳤을 때에 생긴다. 따라서 흉수검사는 폐, 흉막, 흉벽 질환에 특이성이 큰 검사이다. 흉수저류가 나타날 때 삼출액인지 여출액인지를 우선 감별하고, 기초질환

표 38. 누출액과 삼출액의 감별

	누출액	삼출액
외관	담황색, 투명, 물같음	황색~갈색, 혼탁, 농성, 유백성
비중	1.015 이하	1.018 이상
단백질 흉수/혈청 비	20.5 g/dL 이하 0.5 미만	4.0(3.0) g/dL 이상 0.5 이상
LD 활성 흉수/혈청 비	200 IU/L 이하 0.6 미만	200 IU/L 이상 (암성 흉수 : 1,000 IU/L 이상) 0.6 이상
glucose	혈청과 동일	감소 (< 60 mg/dL) ~ 현저한 감소 (< 20 mg/dL)
Rivalta 반응	음성	양성
세포 수	적음	많음 (1,000/μL 이상)
세포성분	중피세포, macrophage	호중구 (급성염증), 림프구 (만성염증) * 백혈구 50,000/μL 이상에는 폐렴 수반성 흉수 또는 농흉이 의심됨(드물게 췌장염도 있음).
원인 질환, 병태	심부전, 저단백혈증에 기인하는 것이 많음, 울혈성심부전, 간경변, 신증후군, 상대(上大)정맥 증후군, 복막투석, 점액수종, 저영양, sarcoidosis * 심부전은 이뇨제 복용 중에는 삼출액으로 되는 경우도 있다.	악성종양, 결핵성, 세균성, 교원병에 기인하는 것이 많음. 폐렴, 결핵, 악성종양, 교원병, SLE, 류마티스 관절염, 순환기계 질환, 관상동맥 by pass graft 수술 후, Dressler 증후군, 소화기계 질환, 췌장질환, 식도파열, 복부수술 후, 외상성, 약물유도성, 과오종성 폐맥관근종증, 폐색전증(누출성도 있음) asbestos 폭로, Meigs 증후군, 기타

을 감별한다(표 38).

또한 흉강 내에 저류된 혈액의 배액, 공기의 탈기, 흉강 내로의 약액 주입을 목적으로 행하는 경우도 있다. 지속적으로 배액할 경우에는 tube를 삽입하는데, 이때는 배액량과 성상을 관찰한다. 처치 후에는 30분~수시간 정도, 환자를 안정시키고, 합병증 증후를 놓치지 않도록 정기적으로 관찰한다.

[주] 흉강 천자의 합병증

① 혈흉, 기흉 : 증상은 흉통, 호흡곤란, 기침. ② Shock : 증상은 혈압저하, 의식 level 저하, cyanosis 등. ③ 천자부위 화농, 흉강 감염 : 증상은 발열, 천자부위의 발적, 종창, 동통, CRP 및 WBC 증가

Semen

기준치

- **일반검사 (WHO 기준치)**

· 외관 : 황백색~백색

· 액량 : 2 mL 이상

· pH : 7.2~7.8

· 정자 농도 : 20×10^6/mL 이상

· 총정자 수(액량×농도) : 40×10^6 이상

· 정자 운동률 : 50% 이상이 직진 운동성을 보이지만 고속으로 직진하는 정자는 25% 이상

· 정상형태 정자율 : 30% 이상

· 생존율 : 75% 이상

· 백혈구 수 : 1×10^6/mL 이하

· 임상화학 검사

Prostate acid phosphatase : 272~408 K-AU/mL

Zinc : 5~23 mg/dL

Fructose : 40~638 mg/dL

측정법

· 일반 검사 : 자동정액분석장치

· 임상화학 검사 : 혈청과 동일한 측정법

검체량

· 일반 검사 : 정액 5~10 μL

· 임상화학 검사 : 정액 0.5 mL

검사 목적 불임증 진단

검체 취급 ① 48시간 이상 7일 이하의 금욕 후에 가능하면 병원에서 채취한다. ② Condom에 의한 채취는 정자가 사멸되므로 사용해서는 안 된다. 일반적으로는 멸균 광구용기를 사용한다. ③ 정액검사는 채취 정액이 gel 상태에서 용액 상태로 될 때까지 보존한다(약 1시간 37℃에 보존하는 것이 바람직하다). 그 후 1시간 이내에 검사한다.

측정치에 따라 짐작되는 질환

■ **외관 : 적갈색(혈액 혼입), 황색(농 혼입)**

〈예상질환〉 고환, 고환상체, 정관이나 전립선, 또는 요로의 감염·염증, 악성종양

■ **정액량 이상 (2 mL 이하)**

〈예상질환〉 채취불량, 정관이나 전립선, 고환의 이상(폐색·결손 포함), 역행성 사정

■ **pH 이상**

- **pH 7.2 이하**

〈예상질환〉 만성전립선염, 고환염, 고환상체염이나 정관폐색

- **pH 7.8 이상**

〈예상질환〉 급성전립선염, 고환염, 고환상체염

■ **정자 농도 감소 (20×10^6/mL 이하의 정자 결핍증, 무정자증)**

〈예상질환〉 정관 및 정낭 폐색, 정자생산 기능장애, 역행성 사정

■ **정자 운동률 저하(정자무력증, 사멸정자증)**

⟨ 예상질환 ⟩ 고환·고환상체·정관·전립선 또는 요로의 감염·염증, 악성종양, 정색정맥류, 정자기능 이상

■ **질환에 따른 조치**

① 고환상체염, 만성전립선염 등의 염증이 의심되는 경우는 직장진, 요검사(농뇨 유무), 미생물 검사(일반세균 및 *Chlamydia*)를 하여 적절한 항균약을 투여한다. ② 고환종양이 의심되는 경우에는 α-fetoprotein, hCG-β, LD 등의 종양 marker를 검색한다. ③ 정색정맥류는 서있는 자세에서 복압을 걸어 진단하는데, 수술적응은 전문의의 판단이 필요하다. ④ 정관의 통과장애로 인한 폐색성 무정자증인 경우는 정관·정낭을 조영하여 이상부위는 수술로 재건한다. ⑤ 비폐색성 무정자증·고결핍정자증에서는 원발성 고환기능장애 [Klinefelter 증후군(선천적), 양측성 고환염증, 외상, 종양(후천적)], 속발성 고환기능장애가 의심되는 경우에는 고환 생검으로 진단을 확정한다.

임상적 의의

정자는 고환에서 형성되어 고환상체 및 정관을 통해 운송되는 과정에서 성숙되어 정관팽대부(ampulla ductus)에 저장된다. 이것에 정낭, 전립선 또는 요도 등의 분비액이 가해져서 정액이 된다. 따라서 정자생성기능장애, 정로(精路) 통과장애, 사정장애가 정액이상을 초래하는 주요 원인이다. 정액검사는 주로 남성 불임증 진단이나 치료의 경과관찰에 그 목적을 둔다.

유의 사항 ① 정액성상은 일차변동이 크기 때문에 비정상인 경우 재검사한다. ② 정액 일반검사에서 무정자증인 경우는 정액의 fructose를 정량하여 음성이면 무정자증으로 확정한다. ③ 비운동 정자의 비율이 큰 경우, eosin 염색(사멸 정자는 염색되고, 생존 정자는 염색되지 않음)한다. ④ 정상형태 비율감소는 통상인 경우, 정자 운동률 저하와 거의 평행한다. ⑤ 무정자증이나 극단적인 정자감소증 이외에는 정액검사 결과로 불임증을 판정하기에 어려운 예가 많다.

약물 영향 악성종양에 대한 화학요법제(cyclophosphamide, methotrexate, mitomycin C, doxorubicin, cisplatin 등)를 사용할 경우에 정자생성기능장애를 초래할 가능성이 크다. Cadmium, lead 등의 중금속은 정자생성기능장애를 초래한다.

Sputum of microbiologic test

기준치 구강에서 인두까지 viridans group *Streptococcus*나 *Neisseria* spp 등이 상재균총을 형성하고 있다. 기관에서 기관분지부까지는 거의 무균이고, 그것보다 말초는 무균이다.

측정법 도말검사, 배양법, 유전자 진단법(PCR법·probe법)

검체량 1회의 객출 담으로 양의 다소는 문제가 되지 않는다.

검사 목적 호흡기 감염증 진단 및 치료

검체 취급 ① 기상 후 아침에 객담을 채취한다. ② 2~3회 양치질을 잘하고 나서 멸균 용기에 객출시킨다(구강 내 상재균의 혼입을 피하기 위하여). ③ 화학요법 중인 환자는 다음 번 화학요법제 투여 전이 바람직하다. ④ 채취된 객담은 곧바로 검사실로 의뢰한다. ⑤ 보존할 경우에는 채취 당일에 한해서 냉장보존이 가능하다.

측정 결과에 따라 짐작되는 질환

■ 객담의 성상

아래에 기술한 호흡기 감염증에 대한 검사를 종합적으로 판단하여 진단·치료한다. 또한 호흡기 감염증에 공통적인 증상은 기침과 객담(성상은 농성담)인데, 특히 농성담은 세균성 호흡기감염증에 중요한 증상으로 습성기침을 들으면 농성담을 의심하고, 객담의 성상을 확인할 필요가 있다.

• 호흡기 감염증 진단의 단서

- 원인균 검출 : 객담, 흉수, 혈액
- 중증도 판정 : 흉부 X 선, 염증반응, WBC, CRP, ESR, 혈액 가스분석
- 숙주의 상태 : 혈액검사(임상화학·혈청학 검사)

■ 급성기관지염·폐렴

급성감염증으로 인하여 발열을 수반하는 경우가 많고, 중증도 및 임상증상을 가장 예민하게 반영하는 지표가 된다. 또한 중증이면 호흡곤란을 초래하므로 조기발견이 중요하다.

■ 만성하기도 감염증

객담량이 일정한 안정기와 감기 등의 계기로 객담량이 증가하는 급성 악화기로 증상을 나눈다. 안정기의 주요 증상은 객담과 기침으로 중증이면 호흡곤란을 수반한다. 급성 악화기에서는 발열, 기침, 호흡곤란 악화, 객담성상의 변화를 보인다.

■ 시중 감염증

환자의 기초질환이나 임상증상이 나타나기 이전의 약물투여 여부와 그 효과, 가족력이나 애완동물 사육 등의 정보를 얻어 감염균을 생각한다. *Streptococcus pneumoniae, Staphylococcus aureus, Heamophilus influenzae,* methicillin-sensitive *S. aureus* (MSSA)가 중요하다. *S. aureus* 는 오염균으로 분리되는 경우도 있다. 또한 만성 기도감염증 환자는 *Pseudomonas aeruginosa*, 감염 악화 시에는 *Branhamella catarrhalis(Moraxella catarrhalis)* 가 분리되는 경우가 많다. 그러나 *P. aeruginosa* 는 감염균, 상재균 모두 판별이 곤란한 경우가 있다. 수인성이나 토양 등의 자연계에 널리 분포하는 *Legionella pneumophila* 를 대표로 하는 *Legionella* 속은 폐렴을 일으키는 감염균의 20%를 차지한다는 보고도 있다.

■ 원내 감염증

숙주의 면역능이 저하되어 있기 때문에 병원성이 낮고, 상재성이 높은 균종에 의해 감염이 일어나는 일이 있다. 감염균으로 methicillin-resistant *S. aureus* (MRSA), *P. aeruginosa*, 장내세균, *Enterococcus*, 포도당 비발효균(NFGNR), 진균 등이 중요하다. 항균제가 예방적으로 투여되는 빈도가 큰 원내에서는 이들 균의 많은 약물 내성균이 상대적으로 우위를 차지하고, 약한 균도 감염성을 발휘한다.

임상적 의의

치료 대상이 되는 호흡기 감염증은 전염병적 요소는 낮으나 면역저하 환자의 내인성 감염·기회감염의 기회가 증가하고 있다.

기관 절개나 삽관을 하고 있는 환자는 상기도와 하기도를 연결하는 route의 존재, 하기도 내로의 이물 유치로 그 주변에 세균이 비특이적으로 정착하는 일이 조기에 일어난다.

세균성 폐렴·화농성수막염·패혈증 등의 원인균인 *S. pneumoniae* (폐렴구균)가 제 1 선택약이 되는 penicillin G(PCG) 및 β-lactam제에도 내성을 나타내는 균주가 증가하고 있다.

Penicillin-resistant *S. pneumoniae* (PRSP)는 약제내성에 관여하는 유전자 PBP 2 B가 주로 하는 pamieillin-binding protein(PBP)변이에 의한다.

유의 사항 ① 호흡기 감염증에서 분리되는 균주의 상당 수는 상재균이므로 분리되는 모든 균주가 전부 감염균은 아니다. ② 도말검사에서 호중구나 macrophage 주변에 특정 세균이 보이면 감염균일 가능성이 높고, 균의 탐식상을 확인할 수 있으면 그 균이 감염균으로 결정할 수 있다. 또한 유의하다고 생각되는 균이 보이지만, 배양검사에서 음성인 경우는 혐기성 세균의 관여를 시사하는 것이고, 양질의 검체에서 균이 관찰되지 않는 경우는 결핵균이나 *Legionella, Mycoplasma* 의 관여를 시사하는 것이다. 편평상피가 많은 질이 나쁜 검체는 「균이 분리되어도 의의가 없는 균」이라는 것의 지표가 된다(표 39). ③ 객담에서 normal flora 밖에 분리되지 않는 세균성 폐렴은 *Peptostreptococcus, Bacteroides* 등의 혐기성 세균, *Streptococcus milleri* group이 감염되어 있을 가능성이 있는 것이다. ④ 감염균의 검출은 균을 직접 분리 동정하는 방법과 *Mycoplasma, Chlamydia,* virus, 진균 등처럼 혈청학적으로 진단하는 방법이 있다. ⑤ 정량 배양법은 viridans group *Streptococcus, Neisseria* spp 같이 안정하여 수적 우위를 유지하는 상재균을 제외하면 객담에서 $10^7 \sim 10^6$ CFU/mL 이상의 균량이 보이면 감염균으로서 의의가 크다. ⑥ 유전자 진단법에는 18 Sr-RNA로 만든 primer를 사용하여 *Mucor* 속을 제외한 *Aspergillus* 속, *Cryptococcus neoformans, Candida* 속, *Trichosporon beigelii* 등 병원진균 25 균종을 광범위하게 검출하는 방법이 있고, 또한 특이적 probe를 사용하는 것으로 종 또는 속을 동정한다.

표 39. Geckler 분류

구분	세포 수/1 시야	
	호중구	편평상피세포
1	<10	>25
2	10~25	>25
3*	>25	>25
4*	>25	10~25
5**	>25	<10
6	<25	<25

* : 호중구가 많으나 타액 혼입이 의심된다
** : 정도관리상 가장 적당한 것

약물 영향 ① 치료 중에는 도말검사 양성, 배양검사 음성인 경우도 있다. ② 치료 중에 균교대 현상이 일어나는 경우가 있다.

[주] 유전자 진단의 적용

① 분리 배양이 곤란한 병원체(virus, *Chlamydia, Rickettsia*). ② 배양은 가능하지만 시간이 걸리는 경우(*Mycoplasma, Legionella, Mycobacterium*). ③ 면역학적 진단 방법은 특이성이 낮은 경우. ④ 동정이 곤란한 경우(*Legionella*). ⑤ 내성 유전자의 검색 등이다.

Synovial fluid

기준치

· 외관 : 무색~담황색, 투명
· 점도 : 높음
· Mucin clot test : 양호
· 백혈구 : 200/μL 이하
· 다핵 백혈구 : 25% 이하
· Glucose : 거의 혈당 농도와 일치
· 결정체 : 없음
· Gram 염색, 세균 배양 : 음성

측정법 Glucose : EIA

검체량 관절액 2 mL

검사 목적 관절염의 감별진단[감염증, 결정(結晶)성, 교원병 등]

검체 취급 ① 관절을 천자할 때는 우선적으로 청결하여야 한다. ② 관절 천자부위에 phlegmon(연조직염) 등이 있는 경우에는 천자로 인하여 관절 내 감염이 퍼질 위험이 있기 때문에 감염부위 피부나 피하조직을 통한 관절천자는 피한다. ③ 관절액은 점도가 큰 경우가 많으므로 18 G needle을 사용하는 경우가 많다. ④ 미생물 검사는 멸균 tube를 사용하고, 그 외의 검사는 heparin 첨가 tube를 사용한다. 모든 검사는 가능한 한 채취 직후 신속하게 측정한다.

측정치에 따라 짐작되는 질환

■ 일반검사 이상

• 비염증성 관절액(WBC 200∼2,000/μL)

〈예상질환〉 변형성 관절염, 외상, SLE **〈잠재질환〉** Amyloidosis, 골괴사, Charcot 관절, 종양, Wilson병 **〈조치〉** 혈액검사(ANA, RF, ESR, CRP), X 선 검사 등으로 진단한다.

• 염증성 관절액(WBC 2,000∼50,000/μL)

〈예상질환〉 류마티스 관절염, 반응성 관절염, 결정체유발성 관절염, 감염성 관절염(결핵, virus, 진균, 세균), Behçet병, 외상(통상 10,000/μL 이하) **〈잠재질환〉** SLE(통상 10,000/μL 이하), 전신성 경피증, 혼합성 결합조직병(MCTD), 건선성 관절염, 강직성 척추염, 류마티스열, sarcoidosis, 청소년 류마티스 관절염, 심내막염, 색소침착성 융모결절성 활막염(PVNS)(통상 10,000/μL 이하), amyloidosis(통상 10,000/μL 이하) **〈조치〉** 혈액검사(RF, ANA, ESR, CRP), Gram 염색, 배양검사, X 선 검사 등으로 진단한다.

• 감염성 관절액(WBC 50,000/μL 이상)

〈예상질환〉 감염성 관절염(세균, *Mycobacteria*, 진균), 결정체유발성 관절염 **〈잠재질환〉** 류마티스 관절염, 반응성 관절염 **〈조치〉** Gram 염색, 각종 배양검사, 혈액검사(RF, ESR, CRP), X 선 검사 등으로 진단한다. 임균성 관절염이 고려되는 경우에는 관절액만의 세균학적 검사의 감도가 낮기 때문에 인두, 외음부, 피부병변 등에서의 배양검사도 병행한다.

• 출혈성 관절액(RBC>WBC인 상태)

〈예상질환〉 외상, 인대파열 **〈잠재질환〉** 혈우병, Charcot 관절, 종양, 색소침착성 융모결절성 활막염 **〈조치〉** X 선 검사, 혈액검사(응고검사), 관절액 세포진, MRI 등으로 진단한다.

■ 결정체

Sodium urate(통풍 침상), calcium pyrophosphate(가성통풍 봉상 또는 능형), calcium oxalate 결정체(신부전 2개의 pyramid형), hydroxylapatite(원형∼부정형), cholesterol 결정체(비특이적, 류마티스 관절염 및 기타 만성관절증 장방형), 면역 globulin 결정체(골수종, cryoglobulin혈증, amyloidosis; 여러 가지 형태), Charcot-Leyden 결정체(호산구성 활막염 방추형)

임상적 의의

관절액을 검사하는 주요 이유는 감염성 관절염과 결정체 유발 관절염의 진단 및 제외에 있다. 그러나 류마티스 관절염 같은 만성다관절염에서도 특히 면역억제 약물을 복용하는 경우에는 일부 관절에 감염성 관절염을 합병하는 경우가 있으므로 주의가 필요하다. 표 40에 관절액의 분류와 성상을 참고하도록 정리하였다.

관절액의 양은 관절액의 생산량, 관절 내에

서 관절주위 연부조직으로의 관절액 이동, 그리고 관절주위 조직에서 림프관으로 배출의 균형에 따라 영향을 받는다. 활막에 염증이 생기면 barrier 기능이 변화하여 관절액 생산량이 증가하는 경우가 많지만 반대로 림프관 기능이상으로 배출량이 감소하여 관절액 저류가 나타나게 된다.

유의사항 Gram 염색의 감도는 비임균세균성 관절염(*Staphylococcus aureus, Streptococcus hemolyticus* 등)에서도 진단을 제외하기 위해서는 불충분하다. 임상적으로 감염성 관절염이 의심되고, 백혈구 수로 염증성 관절염이 의심되는 경우에는 Gram 염색이 음성이라도 배양검사가 음성으로 확정될 때까지는 감염성 관절염으로 치료한다. 임균성 관절염인 경우는 Gram 염색뿐만 아니라 배양검사의 감도도 충분치 않기 때문에 인두배양, 외음부배양도 병행할 필요가 있다. 여러 곳의 배양을 병용하여도 임균의 검출률이 크지 않기 때문에 결과적으로는 치료에 대한 반응에 근거하여 진단하고 치료하는 경우가 많다.

관절액을 검사하기 전에 항균약이 투여된 경우에는 Gram 염색 및 배양검사가 음성으로 되는 경우가 있지만 이 경우는 관절액의 glucose 농도 감소가 진단의 단서가 되는 경우도 많다. 일반적으로 관절액 glucose 농도는 비염증성 관절액은 혈청 glucose 농도와 거의 같은 정도이고, 염증이 심해지면서 감소하는 것으로 이해하고 있지만 비염증성과 염증성의 관절액에서 overlap하는 부분이 크기 때문에 백혈구 수로 결정되는 증례에서는 특수한 증례를 제외하고는 임상적 의의는 대부분 없다.

결정체 유발 관절염에서는 결정체가 확인되는 경우가 많은데, 특히 백혈구에 탐식된 결정체는 보다 특이성이 큰 것이다. 그러나 특히 calcium pyrophosphate 결정체는 검출되지 않는 경우도 적지 않아 임상적으로 의심되는 경우에는 X 선 검사로 석회침착상을 확인한다. 또한 반대로 결정체의 존재는 결코 감염성 관절염을 부정할 수 없어서 임상적으로 감염성 관절염이 강하게 의심되는 경우에는 감염성 관절염으로서 치료하는 경우도 많다.

약물 영향 국소 마취제에 대한 allergy 유무, 최근 감염증 여부, 복용약물(특히 면역억제제 및 지혈응고에 영향을 미치는 것) 등에 대한 정보를 입수한다.

표 40. 관절액의 분류와 성상

항 목	정 상	비염증성	염증성	감염성
외관	무색~담황색, 투명	담황색~황색, 투명	황색~황백색, 혼탁	황록색~농성, 혼탁
점도	높음	높음	낮음	낮음
mucin clot test	good	good	fair~poor	poor
백혈구(개/uL)	200 이하	200~2,000	2,000~50,000	50,000 이상
다핵백혈구	25% 이하	25% 이하	75% 이상	75% 이상
glucose	혈당치와 동일	혈당치와 동일	혈당치보다 낮음	혈당치보다 낮음
감별진단		변형성 관절증, SLE, 외상, Charcot 관절, 골괴사	류마티스 관절염, 반응성 관절염, 반응성 관절염, 결정체 유발성 관절염, SLE, Behçet병, 감염(결핵, virus, 진균, 세균)	감염(세균, 진균, *Mycobacterium*), 결정체 유발성 관절염

Chondrocalcin (type II procollagen carboxy peptide; P-II-C) in synovial fluid

기준치 1.1 ng/mL 이하
측정법 EIA
검체량 관절액 2 mL
검사 목적 ① 변형성 관절증, 류마티스 관절염의 감별보조, ② 변형성 관절증의 예후판정 보조
검체 취급 앞의 synovial fluid 항 참조

측정치에 따라 짐작되는 질환

• **고도 증가**

〈예상질환〉 변형성 관절염, 외상성 관절수종
〈조치〉 원질환을 진단하고 치료한다.

• **경도 증가**

〈예상질환〉 류마티스 관절염 **〈조치〉** 원질환을 진단하고 치료한다.

임상적 의의

Chondrocalcin은 연골 collagen의 주성분인 II형 collagen의 전구체 성분으로 관절 내 연골 collagen의 합성 항진으로 인하여 농도가 증가한다. 변형성 관절증, 외상성 관절수종에서 고도로 증가하고, 류마티스 관절염에서는 기준치에서 약간 증가하는 경우가 많다. 따라서 변형성 관절증과 류마티스 관절염을 감별하는데 보조검사, 변형성 관절증의 예후를 판정하는데 보조로 유용한 검사로 이해하고 있다. 그러나 실제로는 거의 측정하지 않는다.

Tear fluid, total IgE

기준치 음성 (class 0)
측정법 Immunochromatography
검체량 눈물 소량
검사 목적 Allergy성 결막염의 진단 보조

측정치에 따라 짐작되는 질환

• **양성 (class 1~2)**

〈예상·잠재질환〉 Allergy성 결막염 **〈조치〉** 원질환을 진단하고 치료한다.

임상적 의의

Allergy성 결막염의 진단에는 종래 눈물에서 호산구를 증명할 필요가 있었지만 검체 채취나 검사방법이 번잡하여 시행하기가 곤란하였다. 이 방법은 간편한 동시에 신속하게 눈물의 IgE 양을 반정량적으로 측정할 수 있어서 임상적으로 유용하다.

유의 사항 눈물의 IgE 양을 정성적으로 측정하는 검사로 class 0(음성), class 1(약양성), class 2(양성)으로 판정한다. Class 1 이상을 양성으로 해석한다. Allergy성 결막염의 보조 진단으로 이용한다.

XX. 혈액 검사

Erythropoietin [EPO]

기준치 8~30 mU/mL (검사기관, 측정 kit에 따라 약간 다르다)

측정법 RIA

검체량 혈청/혈장 (EDTA-2Na) 0.5 mL

검사 목적 빈혈, 다혈증의 감별진단

검체 취급 동결 보존한다.

측정치에 따라 짐작되는 질환

• 증 가

〈 예상질환 〉 재생불량성 빈혈, 적혈구 무형성, 산소분압이 낮아지는 병태(폐질환, 동정맥 shunt한 심장질환 등에서는 다혈증을 수반한다. **〈 잠재질환 〉** 각종 빈혈(빈혈 정도에 따라 EPO가 증가한다), EPO 생산 종양(간암, 소세포폐암, 소뇌종양 등) **〈 조치 〉** 원질환을 진단하고 치료한다.

• 감 소

〈 예상질환 〉 신성빈혈(신장이 EPO 생산 장기이므로), 진성다혈증(정상범위도 있다) **〈 조치 〉** 원질환을 진단하고 치료한다.

임상적 의의

Erythropoietin(EPO)은 혈액 산소분압을 감지하여 신장에서 생산된다. 적혈구 조혈에 대한 조혈인자이다.

빈혈인 경우 그 정도에 따라 EPO가 증가하는데, 신성빈혈인 경우에는 증가하지 않는다. 신성빈혈인 경우 빈혈이 심한데도 불구하고 기준범위를 보이는 경우가 있다.

다혈증은 상대 다혈증과 절대 다혈증으로 나누고, 후자에는 심폐질환에 수반하는 것, 진성 다혈증, EPO 생산 종양 등이 포함되는데, 그 감별은 EPO 농도와 산소분압 측정으로 가능하다. 순환 혈장량의 감소로 인한 상대 다혈증에서 EPO는 증가하지 않는다.

유의 사항 ① 기준치는 빈혈이 없는 경우인 것으로 빈혈이 있는 경우는 당연히 EPO가 증가한다. ② 신성빈혈에서는 EPO가 증가하지 않는다. 그렇다고 반드시 감소하지도 않는다. ③ 다혈증 감별에 유용하다. ④ EPO 치료의 monitor로 EPO 측정은 필요 없다.

약물 영향 약물로 투여되는 EPO도 측정되므로 투여 중에는 내인성 EPO는 측정할 수 없다.

Erythroresistant test

기준치 표 41 참조

측정법 Parpart 법

검체량 전혈 3 mL (heparin 처리 혈액)

검사 목적 용혈의 감별진단

검체 취급 채혈 후 신속하게 검사한다.

측정치에 따라 짐작되는 질환

• **저항 감약**

〈예상질환〉 유전성 구상적혈구증 **〈잠재질환〉** 자가면역성 용혈성빈혈, 유전성 타원적혈구증 **〈조치〉** 적혈구, Ht, Hb, MCV, MCHC, 적혈구 형태, Coombs 시험, 비종, 담석 검색 등의 검색으로 진단하고 치료한다.

• **저항 증대**

〈잠재질환〉 겸상적혈구증, thalassemia, 철결핍성 빈혈, 간경변 **〈조치〉** 적혈구, Ht, Hb, MCV, MCHC, 적혈구 형태, 간기능 검색 등으로 진단하고 치료한다.

임상적 의의

적혈구를 삼투압이 낮은 용액에 넣으면 팽화·용혈된다. 구상적혈구증에서는 수분의 침투로 한계 용적에 달하기 쉬워 용이하게 용혈을 일으킨다. NaCl 농도를 조절하여(변화) 삼투압이 낮은 여러 가지 농도의 용액을 만들어 여기에 환자 적혈구를 넣어 용혈비율을 관찰한다. 결과는 graph로 표시하여 평가한다.

표 41. 적혈구 삼투압 저항시험의 기준치

NaCl 농도 (%)	용혈도 (%)
0.85	0
0.75	0
0.70	0
0.65	0
0.60	0
0.55	0
0.50	0~2
0.45	0~17
0.40	47~89
0.35	88~98
0.30	91~100
0.20	92~100
0.10	100

유의 사항 Pattern 인식으로 경계영역인 경우는 다른 검사와 조합하여 종합적으로 진단한다.

Ham test

기준치

· 용혈률 0% : 음성 (정상)

· 용혈률 1~4% : trace

· 용혈률 5% 이상 : 양성

측정법 Ham 시험

검체량 혈청 1 mL

검사 목적 발작야간혈색소뇨증 진단(적혈구 표면 CD 55, CD 59 발현 검사로 인하여 필요성이 상실된 검사로 현재는 거의 이용하지 않는 검사가 되었다)

검체 취급 환자 말초혈, 건강인 혈장 모두를 가능한 한 신선한 것을 사용하고 ABO 혈액형을 일치시킨다.

측정치에 따라 짐작되는 질환

• **양 성**

〈예상질환〉 발작야간혈색소뇨증(paroxysmal nocturnal hemoglobinuria; PNH) **〈잠재질환〉** 선천성 이상조혈성빈혈(congenital dyserythropoietic anemia; CDA) Ⅱ형, 이 질환은 별명으로 hereditary erythroblastic multinuclearity with a positive acidified-serum lysis test(HEMPAS)라고 알려졌다. **〈조치〉** 말초혈액 검사(RBC, Ht, Hb, WBC, 혈소판, 망상적혈구), 골수천자, LD, 호중구 alkaline phosphatase score, 적혈구 표면 CD 55, CD 59의 검색 등으로 진단하고 치료한다.

임상적 의의

Ham 시험은 0.15 N-HCl를 첨가하여 pH 6.4~6.5의 약산성으로 조정한 건강인의 신선 혈청에 환자 적혈구를 넣고 37℃에서 60분간 반응시킨 후 원심한 상청의 hemoglobin 농도에 의한 용혈 비율을 검색한다. PNH에서는 10~50%의 용혈률을 나타낸다. PNH는 PIG-A 유전자 이상으로 인하여 적혈구막 표면에서 보체의 활성화로 용혈된다. 약산성으로 조정하여 보체가 용이하게 활성화되는 성질을 이용하여 비정상 단백이 있는 적혈구를 검출하는 것이 Ham 시험이다.

적혈구 표면 CD 55, CD 59를 flow cytometry로 검출(PNH에서는 양성률 저하)하는 것이 현재는 보다 간편해졌다.

유의 사항 ① Ham 시험은 용수법으로 검사하여 양성/음성으로 판정한다. ② 용혈의 비율은 반드시 임상증상과 일치하지 않는다.

Erythrocyte sedimentation rate [ESR]

기준치
- 남성 : 2~10 mm/h
- 여성 : 3~15 mm/h

측정법 Westergren법 (국제 표준법)

검체량 전혈 1.6 mL

검사 목적 염증 또는 조직파괴 여부와 그 정도의 평가

검체 취급 항응고제를 사용하여 채혈하고 곧바로 검사한다. 일반적으로 보존은 불가하지만 실온에서 2시간 이내, 4℃ 보존에서 6시간 이내에 측정하여야 한다.

측정치에 따라 짐작되는 질환

• 지연 (기준범위 하한 이하)

《예상질환》 ① 적혈구 형태이상(겸상적혈구증, 구상적혈구증, 극상적혈구증), ② 혈장 fibrinogen 감소(저 fibrinogen혈증, DIC, 섬유소 용해항진, 무 fibrinogen혈증), ③ 혈장 점도의 현저한 항진(골수종), ④ 적혈구 증가(다혈증, 이상 hemoglobin증), ⑤ 면역 globulin 감소(무 γ-globulin혈증) **《조치》** CBC, 혈액응고·섬유소 용해계 검사, 혈청단백 농도와 분획 측정, 면역 globulin 정량 등으로 원질환을 진단하고 치료한다.

• 경도 항진 (기준치 이상~25 mm/h)

《예상질환》 빈혈, 감염증 초기, 교원병을 포함 여러 가지 염증성 질환, 다발성 골수종 등 혈청 단백이상을 보이는 질환, 조지붕괴를 수반하는 악성종양, 수술, 심근경색, 외상, 월경, 임신

《조치》 CRP나 다른 염증 marker, 임상화학 검사, 면역혈청 검사, 혈액검사 등을 병용하여 염증성 질환을 선별검사한다. 또한 필요에 따라서 흉부 X 선, 심전도, 초음파 검사, 종양 marker, 세균검사 등으로 원질환을 진단하고 치료한다.

• 중등도 항진 (25~50 mm/h)

《예상질환》 감염증, 염증성 질환, 골수종 등 혈청단백 이상을 보이는 질환, 악성종양, 심근경색, 신증후군, 활동기 면역부전증 **《조치》** CRP나 다른 염증 marker, 임상화학 검사, 면역혈청 검사, 혈액검사 등을 병용하여 염증성 질환의 screening하고, 필요에 따라서 흉부 X 선, 심전도, 초음파 검사, 종양 marker, 세균검사 등을 검사하여 원질환을 진단하고 치료한다.

• 고도 항진 (50 mm/h 이상)

《예상질환》 중등도 항진과 같다. **《조치》** 중

등도 항진의 조치와 동일하게 처리한다.

임상적 의의

항응고제를 첨가한 혈액을 방치하면 적혈구가 침강한다. 이 적혈구의 강하거리를 ESR(적침치)이라고 한다(통상 1시간치). 적혈구 침강은 적혈구와 혈장단백의 상호작용으로 적혈구가 응집하고(응집기), 그 후에 침강이 일어나 밑부분에 축적된다. ESR에 가장 영향이 크게 미치는 것은 응집기로 적혈구의 감소나 혈장단백(특히 양성 전하를 띠는 globulin이나 fibrinogen)이 증가하면 항진하고, fibrinogen 감소나 적혈구 증가에서는 지연된다.

ESR은 질환 특이성은 부족하지만 질환의 활동성이나 중증도를 잘 반영하므로 조기에 이상을 발견하기 위한 screening 검사로 활용하고 있다. 한편 병적이상이 없어도 이상치를 보이는 경우가 있고, 반대로 병적이상이 있어도 정상치를 보이는 경우도 있다.

유의사항 ① ESR과 CRP는 통상 동시에 측정한다. CRP는 발병 후 6시간 정도에서 증가하고, 회복 후 신속하게 정상화되는데 대하여 ESR은 늦게 항진되고, 정상화도 늦다. ② ESR은 연령(25세 후에는 가령과 더불어 증가), 성별(여성이 남성보다 높은 치를 보인다), 월경(약간 항진), 임신(3개월 이후 항진)에 영향을 받는다. ③ 일내변동은 적다(오후는 오전보다 빠르나 차이는 3 mm/h 이내에 지나지 않는다). 음식물 섭취나 운동 직후에는 다소 항진한다. ④ 측정 온도는 18~25℃로 규정되었다(고온에서 항진, 저온에서 지연). ⑤ 빈혈에서 항진한다.

약물 영향 항종양제, 면역억제제 등 조혈억제가 현저한 약물복용에는 ESR이 항진하고, 항염증제 투여로 ESR이 지연된다.

Myelogram (osteomyelogram)

기준치

- **유핵세포** : 10~25만/μL
- **거대핵구** : 50~150/μL
- **골수상 분류(수치는 엄격한 것이 아니고 병리학적, 종합적 진단이 중요하다)**

- **M/E 비** : 2~3
- **과립구계(M)**
- **골수모구** : 0.2~2.9%
- **호중구**
  - 전골수구 : 1.5~8.4%
  - 골수구 : 1.0~9.7%
  - 후골수구 : 3.6~14.6%
  - 간상핵구 : 10.6~24.6%
  - 분엽핵구 : 8.5~33.2%
- **호산구**
  - 전골수구 : 0.1~0.8%
  - 골수구 : 0.3~0.9%
  - 후골수구 : 0.1~1.1%
  - 간상핵구 : 0.1~0.8%
  - 분엽핵구 : 0.3~3.1%
- **호염기구** : 0~0.8%
- **적혈모구계(E)**
- **전적혈모구** : 0.14%
- **거대적혈모구** : –
- **대적혈모구**
  - 염기성 : –
  - 다염성 : –
  - 정염성 : –

• **정적혈모구**

· 염기성 : 0.8~6.7%

· 다염성 : 4.1~29.1%

· 정염성 : 0.1~5.7%

• **기타 (O)**

• **림프모구** : –

• **림프구** : 5.0~32.6%

• **단핵구모세포** : –

• **단핵구** : 0.7~6.0%

• **형질세포** : 0.2~1.7%

• **세망세포** : 0~3.9%

• **거대핵구** : 0~0.1%

• **조직 비만세포** : –

측정법 Wright-Giemsa 염색에 의한 검경법

검체량 도말표본 2~3매 (미고정)

검사 목적 혈액질환 진단, 경과 관찰

검체 취급 ① 골수검사는 사전에 검사목적(필요성)과 방법의 실제를 환자에게 설명하고 적어도 불안과 고통을 최소화하도록 한다. ② 천자는 무균적으로 한다. ③ 골수액 0.2~0.3 mL를 단숨에 강하게 흡인한다. 다량으로 흡인하면 말초혈액이 혼입되기 쉽다. ④ 깨지기 쉬운 세포나 세포 수가 많은 검체는 빨리 응고되므로 신속하게 도말한다. ⑤ 채취한 골수액에 항응고제를 사용하지 말고 빠르게 도말한다. ⑥ 골수액을 검체로 다른 검사(염색체 검사, 세포표면 marker 등)를 동시에 검사할 경우는 충분한 양을 채취한다. 처음에 도말표본을 위하여 소량 채취하고, 이어서 다른 검사에 사용할 것을 채취한다. ⑦ 채취 후에는 채취부위를 충분히 압박하여 완전히 지혈한다. 출혈경향이 있는 환자는 특히 주의하여야 한다. ⑧ 보존할 경우에는 실온에서 보존한다.

측정치에 따라 짐작되는 질환

■ 유핵세포 수와 거대핵구 수

이하에 이상을 보이는 질환을 열거하였는데, 숫자만으로 판단하지 말고 다른 data나 소견과 함께 종합적으로 판단하여야 한다. 이 항에서는 **《조치》**를 생략하고, 다음 항목에서 질환의 특징과 조치를 정리하였다.

• **저형성(유핵세포 50,000/μL 이하)**

《예상질환》 재생불량성 빈혈, 화학요법 후 등

• **과형성(유핵세포 250,000/μL 이상)**

《예상질환》 급성백혈병, 골수 증식성질환, MDS(말초혈액은 범혈구 감소) **《잠재질환》** 용혈성 빈혈(말초혈액은 적혈구 감소), 유백혈병양 반응(말초혈액은 적혈구 또는 백혈구 증가)

• **감소(거대핵구 10/μL 이하)**

《예상질한》 급성백혈병, 재생불량성 빈혈, 화학요법 후 등

• **증가(거대핵구 150/μL 이상)**

《예상질환》 특발성 혈소판감소성 자반병(ITP), 본태성 혈소판혈증, 만성골수성 백혈병

■ 이상을 나타내는 질환

• **급성백혈병(골수성, 림프성)**

① 골수에서 모세포가 30% 이상(WHO 분류는 20% 이상) 증식 ② 골수는 정상~과형성 ③ 급성골수성 백혈병(AML)은 peroxidase 염색 양성인 모구가 3% 이상 ④ 급성림프구성 백혈병(ALL)은 peroxidase 염색 양성인 모구가 3% 이하 ⑤ 표 42를 참조

• **골수 이형성 증후군(MDS)**

① 골수의 모구는 5~20%(이전의 FAB 분류는 5~30%) ② 골수는 정~과형성 ③ 백혈병으로 이행할 가능성이 있으므로 정기적인 혈액검사와 골수상을 관찰할 필요가 있다. ④ 표 43을

표 42. 급성백혈병의 FAB 분류

■ **급성골수성백혈병(AML)**

M 0 : 미분화형 골수성백혈병

모구는 대형으로 과립은 없고, L2 드물게 L1 림프모구를 나타낸다. Peroxidase 음성, 골수구계의 marker CD13, CD33의 한쪽 또는 양쪽을 표현하고, 림프구계의 marker를 표현하지 않는다. 전자현미경 peroxidase 양성.

M 1 : 미분화형 골수모구성백혈병

모구의 3% 이상은 peroxidase 양성, 모세포(type I + II)는 NEC의 90% 이상, Auer 소체가 있다. 전골수구 이상으로 분화된 과립구계 또는 단핵구계는 NEC의 10% 이하.

M 2 : 분화형 골수모구성백혈병

전골수구 이상으로의 분화가 있다. 30% ≦ 모세포(type I + II) < 90%, 단핵구 < 20%, 전골수구 이상으로 분화된 과립구계는 NEC의 10% 이상, Auer 소체는 0～1개, 8 : 21 염색체 전좌 예에서 모세포는 넓은 세포질과 과립이 있다. 이 세포는 전골수구와 구별한다.

M 3 : 전골수구성백혈병

강한 과립이 있는 이상한 전골수구, 중앙에 다수의 Auer 소체 다발이 있는 세포(faggot cell)가 있다. DLC에서 잘 볼 수 있다. 과립이 작은 variant form(variant M 3)이 있다. 15 : 17 염색체 전좌가 있다.

M 4 : 골수 단핵구성백혈병

골수구계와 단핵구계의 2계통으로의 분화가 있다. 골수소견과 말초혈 소견으로 진단한다. 골수에서 모세포는 NEC의 30% 이상, 단핵구계는 NEC의 20% 이상, 말초혈에서는 단핵구 증가 (≧ 5×10^9/L)를 보인다. 그러나 골수가 M 4를 보이고, 말초혈 소견이 합치되지 않는 때 골수는 M 2로 말초혈 소견이 합치할 때도 M 4이지만 혈청 lysozyme의 증가와 NaF로 저해되는 비특이 esterase 반응이 양성이라는 것이 필요하다.

M 4 E : 호산구 증가를 수반하는 M 4

골수 중 호산구는 NEC의 5% 이상, 특이적 호산구 과립, 조대한 호염기성 과립이 있고, 핵은 미분엽, chloroacetate·esterase 및 PAS 반응에 강양성. inv(16)(p 13 q 22) 등의 염색체 이상이 있다.

M 5 : 단핵구성백혈병

골수 중 단핵구모세포, 전단핵구 또는 단핵구는 NEC의 80% 이상. a(미분화형)과 b(분화형)의 2가지 형이 있다.

M 5 a : 미분화형 단핵구성백혈병

총단핵구의 80% 이상이 단핵구모세포, 11 q- 염색체인 예가 있다.

M 5 b : 분화형 단핵구성백혈병

총단핵구의 80% 이하가 단핵구모세포이고, 나머지는 전단핵구와 단핵구이다.

M 6 : 적백혈병

골수 중 적혈모구는 50% 이상이고, 이형성이 있다. 모구는 NEC의 30% 이상.

M 7 : 거대핵구성백혈병

골수는 reticurlin 섬유의 증가로 인하여 진단에 적합하지 않는 경우가 있기 때문에 그런 경우에는 말초혈상을 사용한다. 모구 ≧ 30%, peroxidase 염색 또는 Sudan black B 염색 음성. 전자현미경 혈소판 peroxidase 반응은 양성. 모구는 다양한 형태를 보이고, L 1, L 2의 모구 형태를 또한 보인다. 핵소체는 명료하여 1～3개. 세포질의 과립(+)～(-). 호염기성 세포 돌기(bleb)가 있는 것. 혈소판의 방출상도 보인다. 거대핵구로의 분화도 나타낸다. 혈중에 혈소판의 fragment가 나타난다. 세포 생화학에서는 naphthol AS·D acetate·esterase 및 α-naphtyl· acetate·esterase 염색, PAS 염색에서 국재성으로 양성을 나타낸다.

■ **급성림프모구성백혈병(ALL)**

L 1 : 소형 림프모구

소세포성, 균일성, 핵형 규칙성, 핵소체성은 보이지 않지만, 보여도 소형, 불분명, N/C 비가 크다. 세포질 소량, 소아에 많고, 예후 양호.

L 2 : 대형 림프모구

대세포성, 불균일성, 핵형 불규칙, 핵소체 1개 이상으로 큰 것도 있다. N/C 비가 작다, 성인에 많고, 예후 불량.

L 3 : Burkitt형 림프모구

Burkitt형, 대세포성, 균일성, 핵형은 원형 또는 타원형, 핵소체 1개 이상, 세포질은 상당히 많고, 호염기성에 공포가 두드러진 B 세포이다. (L 1과 L 2의 구별에는 scoring system이 있다)

NEC : 비적모구계 골수세포

(Bennett JM, et al : Br J Hearnatol 1991 ; 78 : 325.)

표 43. FAB group에 의한 MDS 분류

병형	혈중 모구(%)	골수중 모구(%)	환상철적혈모구(%)	단핵구 증가	혈구이형성 정도
불응성 빈혈 (RA)	<1	<5	<15	드묾	+
환상철적혈모구 수반 불응성 빈혈 (RARS)	<1	<5	>15	드묾	±
모구 증가 수반 불응성 빈혈 (RAEB)	<5	5~20	부정	드묾	++
만성골수단핵구성 백혈병 (CMMoL)	0~5	1~20	부정	1,000/μL	++
이행기의 RAEB (RAEB-t)	≧ 5*	20~30*	부정	부정	++

* Blast에 Auer 소체가 있으며 그 숫자에 구애받지 않고 RAEB-t로 분류한다. (Bennett JM, et al : Br J Haematol 1982 ; 51 : 189.)

참조 ⑤ WHO 분류에서는 RAEB-t와 만성골수단핵구성 백혈병은 MDS에서 제외되었다.

- **만성골수성 백혈병 (CML)**

① 과립구계 세포 증가 ② 유핵세포와 거대핵구 증가(과형성) ③ Philadelphia 염색체 양성, *BCR-ABL* chimera 유전자 양성, NAP score 감소, 비타민 B_{12} 증가

- **다발성 골수종**

① 형질세포 증가 ② 면역전기영동에서 M 단백 증명, 정상 면역 globulin 감소, 요중 Bence Jones 단백 증명

- **악성종양, 악성 림프종의 골수침윤**

① 동시에 비정상 세포 출현 ② 악성종양은 조속히 원발소를 검색하여야 한다. ③ 골수암종증 진단에는 PAS 염색이 유용

- **재생불량성 빈혈**

① 적혈모구계, 과립구계, 거대핵구계의 저형성 ② 골수생검의 적응이 된다. ③ 조혈상태 확인(MRI, 골 scintigraphy)

- **용혈성 빈혈**

① 적혈모구 증가. 혈청 LD 활성 증가, 말초혈액 망상적혈구 증가, haptoglobin 감소 ② Coombs 시험 등 용혈 원인 검색

- **적혈구 무형성, 무과립구증**

① 적혈구 무형성은 적혈모구계만 저형성. 대과립 림프구백혈병(만성림프구성 백혈병의 일종)에 합병하는 경우가 있다. ② 무과립구증은 과립구계만 저형성 또는 성숙장애

- **골수 섬유증**

① Dry tap ② 골수생검의 적응이 된다.

- **특발성 혈소판감소성 자반병 (ITP)**

① 거대핵구 증가. ② 항혈소판 항체, 혈소판 표면 면역 globulin 검색

- **Gaucher병, Niemann-Pick병**

① 각각의 세포(Gaucher 세포, Niemann-Pick 세포)가 확인된다. ② 세포질에 포말상 지질을 다량 함유한 macrophage가 다수 나타난다.

임상적 의의

골수검사는 혈액질환 진단, 백혈병 치료효과 판정, 악성림프종 등의 병기 판정 등에 필수 검사이고, 또한 골수이형성 증후군의 감별진단에도 사용하는 중요한 검사이다. 골수상뿐만 아니라 말초혈액 소견이나 세포 표면 marker, 또는 염색체 분석, 유전자 검사 등 다른 검사소견을 종합하여 진단하거나 판정하여야 한다.

• 골수상(골수 천자)

골수상이란 골수천자로 얻어진 골수 혈액에서 유핵세포 수, 거대핵구 수를 산정함과 동시에 도말표본을 만들어 염색하여, 각 세포의 비율을 검색하는 것을 말한다.

또한 천자액의 응고 덩어리를 formalin으로 고정하여 표본을 만들고 목적에 따라 염색하여 골수실질의 구조, 세포밀도, 과형성, 저형성 등에 대하여 정확한 소견을 얻는다. 이것은 생검에 가까운 정보가 얻어지는 경우가 많기 때문에 반드시 동시에 검사한다.

• Dry tap

골수천자를 시행해도 천자액이 얻어지지 않는 것을 dry tap이라 한다. 원인으로는 ① 골수 내 세포가 비정상으로 증식하는 경우(백혈병, 골수에의 암 전이 등). ② 골수 섬유조직의 증식이 현저한 경우(골수섬유증, 악성림프종의 골수 침윤 등)를 들 수 있다. 이와 같은 경우는 골수생검에 의한 조직 병리학적 검토가 필요하다.

더욱이, dry tap의 경우에도 골수액은 주사바늘 끝이나 주사기에 부착되는 경우도 있으므로 이것을 slide glass에 도말하여 염색하면 중요한 정보를 얻게 된다.

• 골수천자의 금기·신중

① 혈우병 등 응고장애를 주 증상으로 보이는 환자는 천자 후에 지혈이 곤란하므로 금기이다. 만일 천자를 해도 얻어지는 정보가 적으므로 특수한 사정이 없는 한 시행하지 않는다. ② 골이 취약하다고 생각되는 경우(고령, 골수종, 암전이 등), 신중하게 고려하여 방침을 결정한다. 가급적 흉골천자는 피한다. ③ 중증 DIC, 중증 호흡기질환 환자, 중증 순환기질환 환자는 기본적으로 금기이다.

• 골수 생검

골수천자는 세포의 형태관찰에 적합하지만 골수생검은 골수의 세포밀도, 조혈세포 분포, 섬유화 정도, 악성림프종, 악성종양의 골수 전이 등의 관찰이나 진단에 적합하다. 골수천자에서 dry tap인 경우는 특히 생검이 중요하다. 환자에의 침습은 골수천자보다 약간 크고, 생검부위는 후장골능선(posterior iliac crest)이 적합하다.

유의사항 채취한 검체에 말초혈이 혼입되면 결과가 부정확하게 된다.

약물 영향 항종양약에 의한 화학요법, 방사선요법 후에는 골수 억제가 초래된다.

Esterase stain

기준치 각종 세포의 염색 소견 (표 44 참조)

측정법 Azo 색소법

표 44. 각종 세포의 Esterase 염색 소견

세 포	①	①+②	③
골수모구	−~±	−~±	−~±
호중구			
미숙	±~3+	−~3+	+~5+
성숙	−~+	−~+	2+~3+
호산구	−	−	−
단핵구	+~5+ (드물게 −)	−~±	−~±
림프구	−~+ (때로 응집성)	−~+ (때로 응집성)	−
형질세포	−~+	−~+	−
세망세포	2+~5+	2+~5+	−
적혈모구	−~±	−~±	−
거대핵구	+~5+	±~2+	−

①: α-NB esterase 염색
②: NaF 저해시험
③: Naphthol AS-D-chloroacetate-esterase

검체량 말초혈 또는 골수혈의 도말표본 2~3매

검사 목적 ① 급성골수성 백혈병 분류, ② 단핵구계 세포 동정

검체 취급 실온 보존한다.

측정치에 따라 짐작되는 질환

이하에 ①~③으로 검사하여 염색태도를 해설한다.

① α-NB esterase 염색

② NaF 저해시험

③ Naphthol AS-D-chloroacetate-esterase 염색

- **① (비특이적 Esterase 염색)**

양성 과립은 적갈색을 나타낸다. 단핵구계 세포에 강한 활성을 보인다.

- **①+②**

단핵구계 세포만 양성 과립이 저해된다.

- **①+③ (비특이적+특이적 Esterase 염색의 2중 염색)**

양성 과립은 청색을 나타낸다. 호중구계 세포에서 강한 활성을 나타낸다. 단핵구계 세포는 약한 산재성 양성이고, α-NB 활성이 양성인 단핵구는 2 가지 esterase 활성이 동시에 증명되는 경우가 있다.

- **①+②+③ (2중 염색)**

호중구계는 청색의 강양성 과립을 나타낸다. 단핵구계 세포만 양성 과립이 저해된다.

임상적 의의

단핵구계 세포와 호중구계 세포를 동정하고, 감별하는데 유용하다. 단핵구계 세포를 식별하려면 α-NB esterase 염색과 NaF 저해시험을 병용한다. 이것에 naphthol AS-D-chloroacetate-esterase 염색을 중복하면 호중구계 세포를 식별할 수 있다. FAB 분류의 M 4, M 5, M 7 등의 형을 결정하는 보조수단으로 사용한다.

유의 사항 Esterase 염색이 음성인 경우에도 단핵구계 세포를 부정할 수는 없다. 병적 단핵구 또는 정상 단핵구의 극히 일부에도 음성이 존재한다.

[주] 측정 원리

Esterase는 각종 ester를 가수분해하는 효소이다. 사용하는 기질에 따라 비특이 esterase와 특이 esterase로 나눈다. 기질이 분해된 후에 생성되는 naphthol이 diazonium염과 coupling 하여 불용성 azo 색소가 형성되어 효소위치가 증명된다.

Iron stain (Berlin blue reaction)

기준치

· Siderocyte : 0~3‰

· Sideroblast : 15~60% (0형~Ⅱ형)

측정법 Gomori법 (Berlin blue법)

검체량 말초혈, 골수혈의 도말표본 2~3매

검사 목적 빈혈의 감별진단, 특히 RARS 진단

검체 취급 실온 보존한다.

측정치에 따라 짐작되는 질환

■ 증 가

- **Siderocyte 증가**

〈예상질환〉 비장적출, 용혈성빈혈, 요독증, 철모구성빈혈, pyridoxine 반응성 빈혈, 골수증식성 질환, 납중독 등의 혈색소 합성장애 **〈조치〉** 원질환의 진단과 치료

- **Sideroblast 증가**

· 정상 철모구 증가

〈예상질환〉 거대적혈모구성 빈혈, 재생불량성 빈혈, thalassemia, 용혈성빈혈, 지중해성 빈혈,

혈청철 증가 시 **⟨조치⟩** 원질환의 진단과 치료

· **비정상 철모구 증가**

⟨예상질환⟩ Pyridoxine 반응성 빈혈(납중독, 적백혈병, 골수종, 급성백혈병, 골수섬유증), 특발성 철모구성빈혈 [환상철모구 존재, 골수이형성 증후군(MDS)의 철모구성 불응성빈혈(refractory anemia with ringed sideroblasts; RARS)로 분류] **⟨조치⟩** 원질환의 진단과 치료

■ 감 소

• **Siderocyte 및 sideroblast 감소**

⟨예상질환⟩ 철결핍성 빈혈, 감염증, 악성종양의 빈혈, 혈청철 감소 시 **⟨조치⟩** 원질환을 진단하고 치료한다.

■ 판 정

양성 과립은 농청색을 나타낸다.

• **양성률**

· Siderocyte : 적혈구 1,000개 중 가염(可染) 철적혈구(‰)

· Sideroblast : 적혈모구 100개 중 가염 철적혈모구(%)

• **양성 지수**

철 과립의 수, 크기, 분포에 따라 분류한다. 0~Ⅱ형은 정상 철적혈모구, Ⅲ~Ⅴ형은 비정상 철적혈모구이다.

0 형 : 철 과립 무(無)

Ⅰ형 : 소수(1~2개)의 미세과립 유(정상형)

Ⅱ형 : 철 과립 3~5개

Ⅲ형 : 조대 과립 6개 이상

Ⅳ형 : 철 과립이 핵 주위 2/3 정도를 차지 한 것 [ring sideroblast (환상 철적혈모구)]

Ⅴ형 : 철 과립이 핵의 전체주위를 둘러싼 것 (환상 철적혈모구)

[주] MDS international working group (IWG-MDS)의 검토에 따라 철적혈모구 비율의 평가는 모든 성숙단계의 적혈모구 100개 이상을 관찰한다.

· **Type 1 철적혈모구** : 세포질에 5개 미만의 철과립 유

· **Type 2 철적혈모구** : 5개 이상의 철과립이 있지만 핵 주위에는 분포하지 않음

· **환상 철적혈모구** : 5개 이상의 철과립이 핵주위에 분포한다(통상은 핵주위 1/3 이상에 철과립이 분포하지만 필수조건은 아니다).

임상적 의의

철 대사이상을 파악한다. 골수이형성 증후군(MDS)의 철적혈모구성 불응성 빈혈(refractory anemia with ringed sideroblast; RARS)형 결정에 중요한 염색이다.

유의 사항 반복되는 적혈구 수혈 후에는 철 과잉상태로 되어 철적혈모구가 증가한다.

[주] 측정 원리

Potassium ferrocyanide가 3가 철 ion과 특이적으로 반응하여 불용성 Berlin blue가 생성되는 반응을 기초로 사용하는 방법이다.

Neutrophil alkaline phosphatase stain [NAP score]

기준치

· 양성 지수 (score) : 200~320

· 양성률 : 71~98%

[주] NAP score

· **양성 지수** : 성숙 호중구 100개의 활성도 점수 총계를 말한다. 활성도에 대하여 각 세포마다 0~6점의 점수를 부여한다.

· **양성률** : 총성숙 호중구에 대한 양성 호중구의 백분율

측정법 검경법

검체량 말초혈액의 도말표본 2~3매
검사 목적 골수증식성 신생물의 감별진단 등
검체 취급 ① Xylene에 의해 양성 과립은 용출되기 때문에 유침 후의 표본은 보존이 불가능하다. ② 시간의 경과와 더불어 효소활성이 저하되기 때문에 채혈 후 30분 이내에 고정조작까지 하여야 한다. 채혈 후 가능한 한 신속하게 검사하여야 한다. ③ 성숙 호중구(Sta, Seg)로 산정하기 때문에 재생불량성빈혈 등 성숙 호중구가 적은 검체는 사용할 수 없는 경우가 있다.

측정치에 따라 짐작되는 질환

- **증 가**

〈예상질환〉 골수섬유증, 만성골수성 백혈병(CML)의 급성전화 시, 임신, 백혈병양 반응, 세균 감염증, 진성 다혈증 **〈조치〉** 원질환을 진단하고 치료한다.

- **감 소**

〈예상질환〉 만성기의 CML, 발작야간혈색소뇨증(PNH), 골수이형성 증후군(MDS) 일부 **〈조치〉** 원질환을 진단하고 치료한다.

- **판정, 7형 분류**

양성 과립은 청색과립으로 세포질에 출현한다. 성숙 호중구(Sta, Seg)에 대하여 그 입자수 및 밀도에 따라 분류한다. 이하에 7형 분류를 정리하였다.

· **7형 분류**

0 형 (활성도 0점) : 양성 과립 없음
I 형 (활성도 1점) : 양성 과립 5개까지
II 형 (활성도 2점) : 양성 과립 30개까지
III 형 (활성도 3점) : 불평등하게 분포
IV형 (활성도 4점) : 평등, 간격 있음
V형 (활성도 5점) : 평등, 조밀하게 분포
VI 형 (활성도 6점) : 혈구에서의 유출상

임상적 의의

Alkaline phosphatase(ALP)는 호중구가 세균 등을 탐식하여 살균할 때에 사용하는 효소로 호중구 기능과 밀접한 관계가 있다. 호중구 ALP 활성(NAP score)은 각종 혈액질환 감별, 감염증 진단에 유용한 검사이다. 특히 CML, MDS, PNH에서는 현저한 감소(score 100 이하)를 보여 진단에 유용하다. CML 만성기인 경우, 이행기·급성전화로의 변화를 파악하는 데도 유용하다.

[주] **측정 원리**

Naphthol AS-MX phosphate를 기질로 사용하여 유리되는 naphthol과 수용성 diazonium 염(fast blue RR 염)을 azo coupling시켜 ALP의 존재부위에 불용성 azo 색소가 침착된다.
약물 영향 Xylene에 의해 양성과립이 용출된다.

Periodic acid Schiff stain [PAS stain]

기준치 염색
측정법 Memahu법
검체량 말초혈 또는 골수혈의 도말표본 2~3매
검사 목적 적백혈병(AML-M6) 진단 등
검체 취급 실온에 보존한다.

측정치에 따라 짐작되는 질환

■ **이상을 보이는 질환**

〈예상질환〉 급성림프구성 백혈병(ALL), 적백혈병(AML-M6), 악성림프종 **〈조치〉** 원질환의 진단과 치료

■ **판 정**

양성 반응은 세포질 내에 적색의 미만성 또

는 과립상을 나타낸다. 세포에 따라 양성 과립이 나타나는 방법(반응과립의 크기, 배열상태)에 현저한 차이가 나타난다.

- **림프구계 세포**

ALL에서는 조대과립상 또는 대상(띠 모양). 건강인의 양성률은 1~4%로 물방울 모양(drop shape)이다.

- **과립상계 세포**

골수모구는 거의 음성을 보이고, 양성인 경우는 미만성 또는 미세과립상이다. 골수구~성숙호중구는 미만성 강양성. 호중구, 호염기구는 미만성 양성

- **단핵구계 세포**

미만성 약양성으로 단핵모구는 음성에서 미세과립상까지 다양하다.

- **혈소판, 거대핵구**

미만성 또는 과립상이다.

- **적혈모구계**

정상 적혈모구는 음성. 적백혈병(AML-M6)에서 출현하는 거대적혈모구양 세포는 미만성에서 과립상의 양성을 보인다.

임상적 의의

백혈병 세포의 모구를 림프구성인지, 골수구성, 단핵구성인가를 감별한다. 급성림프구성 백혈병에서는 조대과립상 또는 대상(띠 모양)으로 나타난다.

적백혈병(AML-M6)에서 출현하는 거대적혈모구양 세포는 양성으로 나타나므로 거대적혈모구성 빈혈과의 감별에 유용하다.

[주] 측정 원리

혈구 내 다당류에 포함되는 glycol기가 periodate에 의하여 특이적으로 산화되어 2 분자의 aldehyde기가 생성된다. 2 분자의 aldehyde기가 Schiff 시약과 반응하여 적색 색소를 형성하는 정색반응이다.

Peroxidase stain [myeloperoxidase; MPO stain]

기준치

- 골수모세포 : ±~1+
- 호중구 : 1+~2+
- 호산구 : 3+
- 호염기구 : 1+
- 단핵구 : ±~1+
- 림프구 : −
- 형질세포 : −
- 세망세포 : −
- 적혈모구 : −
- 거대핵구 : −

측정법 2,7-P법의 변법 (측정 원리 참조)
검체량 말초혈 또는 골수혈의 도말표본 2~3매
검사 목적 급성백혈병 분류
검체 취급 실온 보존한다.

측정치에 따라 짐작되는 질환

- **양성(양성 과립은 녹색을 띤다. 단, 발색제에 따라 색이 다르다.)**

급성백혈병의 감별에서 양성이면 비림프구성으로 판정할 수 있다.

- **Blast 3% 이상 양성**

(예상질환) 급성골수성 백혈병(AML) **(조치)** 원질환의 진단과 치료

- **Blast 3% 이하 양성**

(예상·잠재질환) 급성림프구성 백혈병(ALL), 기타 조건에 따라서는 초미분화형 골수성 백혈병(M0) **(조치)** 원질환의 진단과 치료

임상적 의의

급성백혈병의 모구 감별에 중요한 검사로 peroxidase 반응 양성이면 비림프구성으로 판정할 수 있다. FAB 분류에서 모구의 3% 이상 양성이라면 급성골수성 백혈병(AML), 3% 이하인 경우는 급성림프구성 백혈병(ALL)으로 분류된다. 다만 3% 이하인 경우에도 다른 조건에 의해 M0나 M7으로 분류되는 경우가 있다. 염색방법이 간단하고 시간도 짧게 걸리므로 백혈병 진단에는 일상적으로 병용하고 있다.

유의사항 ① New PO-K 염색 kit에 의한 염색표본이 glycerin·gelatin 등의 수용성 봉입제에 의해 양성 과립이 퇴색되기 때문에 봉입해서는 안 된다. ② 골수표본은 도말 후 2주 이상 경과된 표본은 염색되지 않는 경우가 있다.

[주] 측정 원리

2,7-Diaminofluorene과 *p*-nitrophenol의 혼합기질은 백혈구의 peroxidase의 작용으로 2 분자의 수소를 과산화수소로 이행시키고 2 mole의 물을 생성한다. 이때 부활제로 sodium nitroprusside를 사용하는데, 양성 과립은 녹색으로 발색된다.

Platelet adhesion

기준치 30~70%

측정법 Collagen coated glass bead법 (혈소판 정체율 검사)

검체량 혈액 약 5 mL (3.8% citrate 1 vol.과 전혈 9 vol.을 잘 혼합한다)

검사 목적 ① 혈소판 기능 평가, ② 항혈소판제의 monitoring

검체 취급 채혈 후 3시간 이내에 측정해야 한다.

측정치에 따라 짐작되는 질환

- **정체율(점착능) 저하**

〈예상·잠재질환〉 혈소판 무력증, 혈소판방출 이상증, von Willebrand병, 후천성 기능이상증인 혈소판혈증, 만성골수성 백혈병, 요독증
〈조치〉 혈소판 응집능 등 기타 혈소판 기능을 평가한다. 원질환을 진단하고 치료한다.

- **정체율 증가**

〈예상·잠재질환〉 허혈성 심질환, 당뇨병, 고지혈증, 수술 후 등 **〈조치〉** 원질환의 치료, 항혈소판제 투여 등

임상적 의의

Collagen coated glass bead법은 glass bead가 가득 찬 columm 내로 혈액을 통과시켜 정체된 혈소판 수를 결정하는 것이다. 즉, glass bead상에 점착된 혈소판의 비율을 조사하는 검사이시반 점착뿐만 아니라 혈소판 응집도 관여한다. 혈소판 점착능 이외에 혈소판 ADP 응집능 저하, fibrinogen 및 von Willebrand 인자도 관여한다. 간편한 검사여서 널리 임상에 사용되고 있지만 임신, 수술 후 등에서도 이상치를 나타내는 경우가 있어서 판정하는데 주의가 필요하다. Column의 길이, bead의 직경, 혈액의 통과속도 등을 일정하게 설정하여 측정할 필요가 있다.

유의사항 Collagen 수용체 결손증에서는 점착이 일어나지 않기 때문에 현저한 저하를 보인다. 이 검사는 혈소판 응집능도 검색할 수 있어서 응집능 저하를 초래하는 질환에서도 저하한다.

약물 영향 Aspirin 등의 항혈소판제, 비 steroid성 항염증약(NSAID) 투여 시 혈소판 점착능이 저하할 가능성이 있다.

Platelet aggregation

기준치

· Collagen 2~5 μg/mL : 자극으로 명백한 2차 응집이 생긴다(최대 응집률 45% 이상).

· ADP 2~10 μmol/L : 자극으로 해리를 일으키지 않는 2차 응집이 생긴다.

측정법 아래와 같이 채혈한 혈액을 원심하여 다혈소판 혈장(PRP)을 얻는다. 이 PRP를 혈소판 응집계에 걸고 자극 물질을 첨가한 다음 PRP의 투광도 변화를 측정하여 혈소판 응집능을 판정한다.

검체량 혈액 10 mL (3.8% citrate 1 vol과 전혈 9 vol의 비율로 잘 혼합하여 사용한다)

검사 목적 ① 혈소판 기능 평가, ② 항혈소판제의 monitoring

검체 취급 채혈 후 3시간 이내에 측정을 마치도록 한다.

측정치에 따라 짐작되는 질환

- **응집능 항진(collagen 0.5 μg/mL 이하, ADP 0.5 μmol/L 이하에서도 명백한 2차 응집이 나타나는 경우, 또한 응집 야기제 없이 교반만으로 응집이 일어나는 경우)**

〈예상·잠재질환〉 관상동맥 질환, 허혈성 뇌혈관장애, 당뇨병, 지혈이상증 등 **〈조치〉** 원질환의 치료, 항혈소판제 투여

- **응집능 저하(collagen 5 μg/mL 이상, ADP 10 μmol/L, ristocetin 1.5 μg/mL 이상의 자극을 사용하여도 2차 응집 저하나 해리가 나타나는 경우)**

〈예상·잠재질환〉 선천성 혈소판기능장애(혈소판 무력증, 혈소판방출 이상증 등, Bernard-Soulier 병 및 von Willebrand병에서는 ristocetin 응집저하, 결여가 특징적이다), 약물투여(aspirin 등), 골수증식성 질환, 요독증 등 **〈조치〉** 기타 혈소판 기능 측정, 혈소판막 단백 측정 등으로 원질환을 진단하고 치료한다.

임상적 의의

혈소판 응집능은 혈소판 기능 가운데서도 가장 일반적으로 시행하는 것으로 혈소판끼리의 부착상태를 검색하는 검사이다. 혈소판이 활성화되면 세포로 활성화 신호가 발생하여 최종적으로는 막당단백 GP IIb/IIIa에 결합한 fibrinogen을 매개하여 혈소판끼리 응집한다. 이 경로의 어느 곳에 이상이 일어나면 혈소판 응집능 이상이 나타나는 것으로 이해하고 있다. 이상이 발생된 곳을 확인하기 위하여는 자극제의 종류나 농도를 변경하는 검토, 기타 혈소판 기능 검사를 병용하는 것이 필요하다.

유의 사항 ① 검체로는 다혈소판 혈장(platelet rich plasma; PRP)의 혈소판 농도를 일정하게 조정한다(20만~30만/μL). 혈소판 수가 10만/μL 이하에서는 응집능을 측정하기가 곤란하다. ② 후천성 혈소판 기능저하(골수증식성 질환, 약물, SLE 등)에서는 선천성 혈소판기능 이상증과 비교하여 기능이상이 경도인 경우가 많다. ③ ADP 응집, collagen 응집 모두 결여된 경우에는 혈소판 무력증이 의심된다. ④ ADP 응집 정상에 collagen 응집이 저하된 경우에는 방출기능 이상증 등을 고려한다.

약물 영향 Aspirin 등의 항혈소판제, 또한 비steroid성 항염증제 투여는 혈소판 기능을 저하시킬 가능성이 있다.

Platelet count

기준치 15~35 × 10^4/μL (정맥혈)

측정법 자동혈구계측기에 의한 측정이 일반적이지만 혈소판 수 2×10^4/μL 이하인 경우는 결과치가 부정확해지므로 용수법(직접법)과의 병용이 바람직하다.

검체량 EDTA 혈액 2 mL

검사 목적 출혈경향의 감별진단, 경과관찰

검체 취급 EDTA 첨가 혈액은 실온에서 5시간, 4℃에서 24시간 안정하다.

측정치에 따라 짐작되는

• **고도 감소 (2×10^4/μL 이하)**

〈예상질환〉 백혈병, 재생불량성빈혈, 특발성 혈소판 감소성 자반병, 혈전성 미소혈관 장애(thrombotic microangiopathy; TMA), DIC, 항종양 화학요법 후 **〈잠재질환〉** 가성 혈소판 감소증 **〈조치〉** 골수천자. 원질환의 진단과 치료. 원인과 출혈증상 정도에 따라 혈소판 수혈을 고려한다.

• **중등도 감소 (2~5×10^4/μL)**

〈예상·잠재질환〉 고도 감소 항에 추가하여 간경변 **〈조치〉** 골수천자. 원질환의 진단과 치료. 원인과 출혈경향 정도에 따라 혈소판 수혈을 한다.

• **경도 감소 (5~15×10^4/μL)**

〈예상·잠재질환〉 중등도 감소 항에 추가하여 약물성 혈소판감소증(특히 heparin 유발성 혈소판감소증), 거대적혈모구성빈혈, 교원병, 비장기능 항진, virus 감염 **〈조치〉** 원질환의 진단과 치료

• **증가 (40~80×10^4/μL)**

〈예상질환〉 출혈, 철결핍성 빈혈 **〈잠재질환〉** 수술 후, 비장적출, 감염증, 만성골수성백혈병 **〈조치〉** 원질환의 진단

• **고도 증가 (80×10^4/μL 이상)**

〈예상질환〉 본태성 혈소판혈증, 만성골수성백혈병 **〈잠재질환〉** 진성다혈증, 골수섬유증 **〈조치〉** 원질환의 진단과 치료. 혈소판을 감소시키는 약물(hydroxy urea) 투여, 혈전경향이 있으면 plasmaphresis 등으로 처치한다.

임상적 의의

혈소판 감소기전은 생산저하와 파괴항진으로 전자는 골수기능부전, 후자는 비장기능항진이나 면역학적 기전으로 발생하는 경우가 많다. 혈소판 증가는 종양성과 반응성이 있는데, 후자는 임상적으로 문제가 되는 경우는 적다. 항응고제로 EDTA를 사용하면 EDTA 혈소판 응집이 일어나 자동측정기로 측정할 경우 혈소판 수가 감소하는 경우가 있다(가성 혈소판감소증). 체질적인 경우와 대량의 항균약 사용 등의 약물의 영향 또는 원인불명의 후천적인 경우가 있다.

근년에 heparin 유발성 혈소판 감소증(heparin-induced thrombocytopenia; HIT)이 관심사가 되었다. HIT에는 heparin과 혈소판 제 4 인자(PF-4)와의 복합체에 대한 자가항체가 생산되기 때문에 혈소판 감소와 혈전증이 생긴다.

유의 사항 연령·성별·식이와의 관련이 임상적으로 문제가 되는 일은 거의 없다.

약물 영향 항균약 대량투여로 EDTA 응집으로 인한 가성 혈소판감소증을 초래하는 경우가 있다.

Red blood cell count, Hemoglobin, Hematocrit, Reticulocyte count [RBC, Hb, Ht, Ret]

기준치 정맥혈

· RBC

남성 : 420~570 × 10^4/μL

여성 : 370~500 × 10^4/μL

· Hb (hemoglobin)

남성 : 13.5~17.6 g/dL

여성 : 11.3~15.2 g/dL

· Ht (hematocrit)

남성 : 39.8~51.8 %

여성 : 33.4~44.9 %

· 망상적혈구 (reticulocyte)

남성 : 0.2~2.7 % (2~27 ‰)

여성 : 0.2~2.6 % (2~26 ‰)

· 평균 적혈구 용적 (MCV)

남성 : 82.7~101.6 fL

여성 : 79.0~100.0 fL

· 평균 적혈구 혈색소 양 (MCH)

남성 : 28.0~34.6 pg

여성 : 26.3~34.3 pg

· 평균 적혈구 혈색소 농도 (MCHC)

남성 : 31.6~36.6 %

여성 : 30.7~36.6 %

측정법 자동혈구측정기, 염색 검경법, cell counter

검체량 혈액 2 mL (EDTA-blood)

검사 목적 빈혈·다혈증의 진단과 경과관찰

검체 취급 ① 실온에서는 6~24시간에 적혈구가 팽대하여 MCV, Ht 측정에 영향이 미치므로 채혈 후 신속하게 측정하는 것이 바람직하다. ② 4℃ 보존에 24시간은 안정하다. ③ RBC는 식후나 운동 후에 증가하므로 가능하면 조조 공복에 채혈이 바람직하다.

[주] MCV, MCH, MCHC의 산출법

· MCV = Ht(%)/RBC(10^4/μL) × 1,000

· MCH = Hb(g/dL)/RBC(10^4/μL) × 1,000

· MCHC = Hb(g/dL)/Ht(%) × 100

측정치에 따라 짐작되는 질환

■ RBC, Hb, Ht

● **Hb : 고도~증가 (18 g/dL 이상)**

《 예상질환 》 진성다혈증, 2차성 다혈증(동맥혈 산소분압 저하를 수반하는 심폐질환, erythropoietin 생산 종양에 의한 다혈 등), stress 다혈증, 탈수로 인한 적혈구 증가증 **《 조치 》** Erythropoietin 측정, 골수검사, 순환 적혈구량 검색, 다른 혈액 일반검사와 조합하여 원질환을 진단하고 치료한다.

● **Hb : 경도~중등도 증가 (16~18 g/dL)**

《 예상질환 》 2차성 다혈증(심폐질환, erythropoietin 생산 종양에 의한 다혈 등), stress 다혈증, 탈수로 인한 적혈구 증가증 **《 조치 》** 순환 적혈구 검색, 기타 혈액 일반검사와 조합하여 원질환을 진단하고 치료한다.

● **감 소**

· RBC : 300 × 10^4/μL 이하

· Hb : 10 g/dL 이하

· Ht : 30% 이하

《 예상질환 》 빈혈 **《 잠재질환 》** 빈혈을 초래하는 질환은 혈액질환 이외에도 대단히 많다. **《 조치 》** MCV, MCH, MCHC에 의한 빈혈 감별이나 다른 혈액 일반검사를 조합하여 원질환을 진단하고 치료한다.

■ 망상적혈구 수

• 고도 증가 (10% 이상)

〈예상질환〉 망상적혈구의 급속 증가(① 철결핍성빈혈 또는 악성빈혈 치료 시, 회복 시, ② 대량출혈 회복 시), 속발성 빈혈, 용혈성빈혈, DIC **〈조치〉** 망상적혈구의 급속증가를 보이지 않으면 LD, haptoglobin 측정으로 용혈성빈혈 유무를 확인하여 용혈성빈혈을 초래하는 원질환을 진단하고 치료한다.

[주] 망상적혈구의 급속증가

망상적혈구의 급속증가 후에 적혈구나 Hb가 증가하기 시작한다.

• 경도~중등도 증가 (3~10%)

〈예상질환〉 용혈성 빈혈, 경증 thalassemia, DIC **〈조치〉** LD, haptoglobin, 적혈구 삼투압 저항시험, 직접 Coombs 시험, Ham 시험, hemoglobin 등을 필요에 따라 검색하고, 원질환의 진단과 치료를 진행한다.

• 감소 (2% 이하, 10만/μL 이하) 적혈구 생산이 감소된 상태

〈예상질환〉 재생불량성 빈혈, 악성빈혈 악화기, 급성백혈병, 골수기능 저하 **〈조치〉** 혈청철, TIBC, ferritin, LD, 비타민 B_{12}, 철염색 등의 검색으로 원질환을 진단하고 치료한다.

■ MCV, MCH, MCHC

• 대구성 정색소성 빈혈

· MCV : 증가 (100 fL 이상)

· MCHC : 기준범위 (32~36%)

〈예상질환〉 비타민 B_{12} 결핍성 빈혈(악성빈혈, 위절제 후 빈혈 등), 엽산결핍성 빈혈, 간장애성 빈혈, 골수이형성 증후군 **〈조치〉** 원질환을 진단하고 치료한다.

• 정구성 정색소성 빈혈

· MCV : 기준범위 (80~100 fL)

· MCH : 기준범위 (26~35 pg)

· MCHC : 기준범위 (32~36%)

〈예상질환〉 용혈성빈혈, 급성출혈, 재생불량성 빈혈, 백혈병, 신성빈혈, 소화관 등의 급성출혈, 만성염증에 수반하는 2차성 빈혈 등 **〈조치〉** 원질환을 진단하고 치료한다.

• 소구성 저색소성 빈혈

· MCV : 감소 (80 fL 이하)

· MCH : 감소 (26 pg 이하)

· MCHC : 감소 (32% 이하)

〈예상질환〉 철결핍성빈혈, thalassemia 증후군, 철모구성빈혈, 무 tansferrin혈증, 임신빈혈, 만성염증에 수반하는 빈혈 **〈조치〉** 원질환을 진단하고 치료한다.

임상적 의의

• RBC, Hb, Ht 및 MCV, MCH, MCHC

적혈구의 생산장애, 파괴항진, 급성상실로 빈혈이 생긴다. 적혈구 생산장애는 핵산합성에 필요한 인자의 결핍(비타민 B_{12} 결핍, 엽산결핍), hemoglobin 생산에 필요한 철의 결핍·이용장애(철결핍성빈혈, 만성염증에 수반하는 2차성 빈혈), 적혈구 조혈 자극인자 (erythropoietin)의 결핍(신성빈혈), 정상 조혈억제(백혈병 등), 조혈 줄기세포 장애(재생불량성빈혈, 골수이형성 증후군, 화학요법 후 등) 등이 원인이다. 적혈구 파괴항진은 각종 용혈성빈혈이나 비장기능항진증 등이 원인이 되어 일어난다. 적혈구 수명은 약 120일로 길어서 수일에 진행하는 급성빈혈의 원인은 급성상실(출혈 등)이 용혈성빈혈의 어느 것이나 가능성이 크다.

MCV는 적혈구 1개당 평균용적으로 이를 테면 적혈구의 크기를 의미한다. MCH는 적혈구 1개당 평균적인 hemoglobin 양, MCHC는 적혈구의 일정 용적의 hemoglobin 양을 나타낸다. 빈혈을 감별 진단할 경우에는 RBC, Hb, Ht만으로는 확정적인 진단이 어려우므로 빈혈의 진행속도와 MCV, MCH, MCHC, 망상적혈구, 백혈구, 혈소판을 종합하여 판단한다.

• 망상적혈구 수

망상적혈구는 성숙 적혈구로 진행되는 전 단계의 유약한 적혈구로 그 측정으로 골수의 조혈기능을 추정할 수 있는데, 빈혈 등의 혈액질환의 진단이나 치료효과를 판정하는 데도 유용하다. 총적혈구에 대한 망상적혈구의 비율(%나 ‰)로 절대수를 산출하여 판단할 필요가 있다.

유의 사항

• RBC, Hb, Ht

① RBC는 식후나 운동 후에 채혈하면 증가치를 보인다. ② 여성은 남성보다 낮은 치(약 10%)를 보인다. ③ 남성은 가령(aging)에 따라 감소하는 경향이 있다. ④ 임신부는 순환 혈장량의 증가로 측정치가 감소한다. ⑤ 탈수에서는 순환 혈장량의 감소로 측정치가 증가한다.

• 망상적혈구 수

① 신생아는 증가치를 보인다. ② 대량출혈 후나 빈혈치료, 회복에 현저하게 증가하는 경우가 있다.

• MCV, MCH, MCHC

망상적혈구 수가 많은 검체는 MCV가 높은 치를 나타낸다.

약물 영향

• 망상적혈구 수

① Erythropoietin 투여, 항종양제, 적혈구 수혈에서 이상을 나타낸다. ② 거대 적혈모구성 빈혈에 대한 비타민 B_{12} 투여에서 현저한 증가를 나타낸다.

[주] 망상적혈구라는 용어로 사용하였는데, 2001년도판 의학용어집에는「그물적혈구」,「세망세포」로 변경되었다.

Red blood cell morphology

기준치

• 적혈구 형태 정상

· Anisocytosis (대소 부동) : 무

· Polychromasia (다염성) : 무

· Poikilocytosis (변형) : 무

측정법 현미경 관찰

검체량 혈구산정 검사와 합쳐 혈액 2 mL

검사 목적 빈혈의 감별진단

검체 취급 채혈 후 곧바로 도말하여 가급적 빨리 건조한다.

측정치에 따라 짐작되는 질환

■ 주요 적혈구 형태이상 질환

• Anisocytosis (적혈구 대소 부동)

〈예상질환〉 철결핍성빈혈, 악성질환, 용혈성빈혈

• Target cell (표적 적혈구)

〈예상질환〉 Thalassemia, 폐색성 황달, hemoglobin SC증, 철결핍성빈혈

• Spherocyte (구형 적혈구)

〈예상질환〉 유전성 구형적혈구증, 자가면역성 용혈성빈혈, 약물에 의한 용혈성빈혈

• Elliptocyte (타원 적혈구)

〈예상질환〉 유전성 타원 적혈구증, 기타 빈혈증

- Stomatocyte (유구 적혈구)

(예상질환) 유전성 유구적혈구증, alcohol 의존증

- Sickle cell, drepanocyte (겸상 적혈구)

(예상질환) 겸상적혈구증(hemoglobin S 증)

- Schistocyte, fragmented cell (분열 적혈구, 단편화 적혈구)

(예상질환) 적혈구파쇄 증후군(DIC, TTP, 용혈성 요독증 증후군, 장기이식 후의 혈전성 미소혈관장애), 인공판막 등

- Spur cell, acanthocyte (가시 적혈구)

(예상질환) 간경변

- Rouleau formation, nummulation (연전 형성)

(예상질환) 골수종, macroglobulin혈증, polyclonal hyper γ-globulinemia

- Tear drop cell (누적상 적혈구)

(예상질환) 골수 섬유증

- Basophilic stippling (호염기성 반점)

(예상질환) 급성연중독, 적혈구 효소이상증

- Hemagglutination (적혈구 응집)

(예상질환) 자가면역성 용혈성빈혈, 한랭응집소증

- Howell-Jolly body

(예상질환) 비장적출 후, 악성빈혈, MDS

- Malaria 원충

(예상질환) Malaria

[주] 거의 모든 적혈구 형태이상은 정상에서도 소수 나타난다. 따라서 형태이상을 보이는 적혈구의 비율을 추가하여 판정한다. 많은 경우 임상병리사 단계에서 판단하여 보고하는 것이 현실로 확실한 수치로 규정되어 있지는 않다.

임상적 의의

많은 적혈구 형태이상은 그 출현기전에 대해서는 상세하게 알 수는 없으므로 다음의 형태이상에 대해서만 간단하게 정리하고자 한다.

· Rouleau formation(연전형성) : 혈장 γ-globulin 분획의 증가로 인한 혈장 점조도의 증가와 더불어 적혈구 표면의 전하변화로 일어난다.

· Fragmented cell : Fibrin 혈전 및 혈소판 혈전이 생기는 미소응고가 혈관 내에서 일어나, 그로 인하여 그 곳을 통과하는 적혈구가 섬유로 인하여 파괴되어 적혈구가 단편화되는 것이다.

· Tear drop cell : 골수섬유증에서 섬유 사이를 적혈구가 통과할 때에 끌어 당겨져 그와 같은 형태를 취하게 되는 것이다.

유의사항 관찰은 깨끗하게 도말이 잘된 표본에서 적혈구가 중첩되지 않은 부위에서 관찰하여 판정하는 것이 중요하다.

White blood cell count [WBC]

기준치 4,000~8,000/μL (정맥혈)

측정법 자동혈구측정기

검체량 혈액 2 mL (EDTA 혈액)

검사 목적 감염증을 포함하여 염증이나 혈액질환의 진단과 경과관찰

검체 취급 EDTA 첨가 말초혈액을 채혈한 후 가능한 한 빨리 측정한다.

측정치에 따라 짐작되는 질환

백혈구 수의 이상이 나타나는 경우, 반드시 백혈구 분류를 검사하여 증가 또는 감소하는 백혈구의 종류를 동정한다. 증가 또는 감소하는 백혈구의 종류가 밝혀지면 진단의 폭이 보다 좁아진다. 다음에 백혈구 수의 증감을 초래

하는 질환을 정리하였지만 백혈구 수만으로는 확정진단이 곤란하다.

• **고도 증가(50,000/μL 이상)**

《예상질환》백혈병, 골수 증식성 질환, 심각한 감염증(속립결핵, 패혈증), 악성종양의 전신산포(spread) 전이, 무과립구증이나 엽산 결핍증의 치료에 의한 회복기 **《조치》**WBC가 100,000/μL 이상의 경우는 혈전증의 우려가 있기 때문에 감소시키는 수단이 필요하다. 백혈병인 경우는 항종양제 투여를 시작한다. 때로는 leukopheresis로 말초혈에서 백혈구를 제거하는 경우도 있지만 기초질환을 치료하지 않는 한 효과는 일과성이다.

• **경도~중등도 증가(10,000~50,000/μL)**

《예상질환》감염증(세균, virus), 자가면역성 질환(류마티스열, 교원병 등), 물리적(한랭, 출혈 등)이나 심리적 stress, 중증 대사이상(신·간부전 등), 약물중독, 백혈병, 골수증식성 질환, 임신, steroid제의 영향 **《조치》**진단을 확정하고, 치료한다.

• **경도~중등도 감소(1,000~3,000/μL)**

《예상질환》재생불량성빈혈, 항암제 투여, 약물 allergy(sulfa제, 항생물질, 해열제, 항경련제, 항갑상선제), 방사전 조사, 암의 골수전이, 골수이형성 증후군, 악성빈혈, 비장기능항진증(특발성 문맥압항진증 등), typhoid, virus 감염증(홍역, 풍진, 수두 등), 골수섬유증, 점액수종, AIDS, 무과립구증 **《조치》**진단을 확정하고, 치료한다.

• **고도 감소(1,000/μL 이하)**

《예상질환》상기(경도~중등도 감소)와 같다. **《조치》**Clean room(무균실)의 적응이 된다. 감염증에 충분히 주의하고, 금기가 아니면 G-CSF 등이 적용된다.

임상적 의의

백혈구 증가 및 감소의 원인을 다음에 정리하였다.

■ 백혈구 증가

• **조혈기 종양성 질환**

급성백혈병에서는 모구 주체의 백혈구가 증가한다. 만성백혈병에서는 정상적인 말초혈액에 나타나는 것과 같이 정상적인 형태의 과립구(만성골수성백혈병) 또는 림프구(만성림프구성백혈병) 주체의 백혈구가 증가한다.

• **반응성 증가**

감염증이나 기타 염증에 수반하는 급성기 반응의 하나로 조혈인자(G-CSF, GM-CSF, M-CSF 등)가 생산된다. 이들 조혈인자에 반응하여 조혈항진 또는 백혈구 pool에서 순환 혈중으로 백혈구 동원이 일어나 백혈구 수가 증가한다.

• **조혈인자 증가**

태반에서 M-CSF가 생산되기 때문에 임신성으로 백혈구가 증가하는데, 어떤 종류의 폐암 등에서 CSF 생산종양이 존재하면 백혈구 증가를 초래한다.

■ 백혈구 감소

• **조혈 줄기세포 및 조혈 미소환경의 이상**

재생불량성빈혈, 골수이형성 증후군에서는 이들에 이상이 있어 백혈구 조혈이 감소되기 때문에 백혈구가 감소한다.

• **재료 부족**

악성빈혈 등에서는 조혈에 필요한 비타민 부족으로 인하여 조혈저하, 무효조혈이 초래되어 백혈구가 감소한다.

• **파괴 항진**

비장기능항진, 항백혈구 항체의 존재 등의 병태가 있는 경우, 백혈구 수명이 단축되어 백혈구 감소를 초래한다.

• 화학요법제, 방사전 조사 등

항종양 화학요법으로 인하여 조혈세포에 장애가 있는 경우, 치료 후에 일과성으로 백혈구가 감소한다.

• 종양성 질환

백혈병, 고형종양의 골수전이 등에서 골수중 종양세포의 영향으로 정상적인 조혈이 장애를 입어 백혈구 감소를 초래한다.

유의 사항 백혈구 수의 이상만으로는 진단하기 곤란하여 반드시 백혈구 분획과 기타 검사를 종합적으로 판단할 필요가 있다.

약물 영향 G-CSF 등의 조혈인자 투여로 급속하게 백혈구가 증가하는 경우가 있다. 항종양제 투여 후에 급속하게 백혈구가 감소하는 경우가 있다.

White blood cell morphology, Leukocyte classification

기준치

• 백혈구 분류

· 호중구 : 간상핵구(band form) 2~13%, 분엽핵구(seg. form) 38~58.9%

· 림프구 : 26~46.6%

· 단핵구 : 2.3~7.7%

· 호염기구 : 0~1%

· 호산구 : 0.2~6.8%

• 백혈구 형태 정상 백혈구 형태를 표 45에 정리하였다.

측정법

· 분류 : Wright-Giemsa 염색

· 형태 : 검경법

표 45. 정상 백혈구 형태

세 포		크기 (μm)	모 양	핵			세포질	
				모 양	핵 막	chromatin	색	과 립
■ 과립구 ·호중구	간상구	10~15	원형	간상으로 잘록하다	선명	거친 chromatin 많은 결절상	담등색	등갈색, 미세하고, 전면에 다수 분포
	분엽구			2~4개의 분엽				
·호산구		13~20	원형	분엽상은 호중구에 비해 둥굴다	선명	거친 결절상	담등색	밝은 적등색, 거칠고 호중성 과립보다 크고, 세포질 내에 충만
·호염기구		10~16	원형	부정형이 많은 분엽	불선명	핵은 과립으로 가려져 불선명	담갈색	자갈색, 거친 원형, 크기는 다양, 수는 듬성듬성 분포
■ 단핵구		13~21	불규칙한 원형	원형, 신장형	선명, 얇음	미세한 망상	담청색 담회색	자적색, 미세하고 다수 분포
■ 림프구		6~15	원형, 유원형	원형, 신장형	선명, 두꺼움	거칠고 비교적 큰 결절	담청색	적자색 Azure 과립 소수인 것도 있다. 대소부동

검체량
· 분류 : 혈구 산정과 함께 혈액 2 mL
· 형태 : 혈액 도말표본 2~3매

검사 목적 각종 혈액질환의 진단과 경과관찰

검체 취급 ① 채혈 직후에 표본을 만들고, 곧바로 고정·염색을 한다. ② 장기간 보존한 표본은 형태관찰에 적합하지 않다. ③ 항응고제로 EDTA를 권장한다.

측정치에 따라 짐작되는 질환

■ 백혈구 분류

• 호중구 증가 (neutrophilia) (60% 이상, 7,500/μL 이상)

〈예상·잠재질환〉 ① 감염증(폐렴, 패혈증, 수막염, 뇌염, 성홍열, 편도선염, 담낭염, 신우신염, 충수염), ② 혈액질환(급성출혈, 급성용혈, 골수증식성 질환, Hodgkin 림프종), ③ 악성종양, ④ 교원병(류마티스 관절염, Wegener 육아종증, Behçet병, 동맥주위염, 혈관염), ⑤ 신경질환(뇌출혈, 뇌종양, 뇌경색), ⑥ 내분비대사질환 등(Cushing 증후군, 당뇨병성 acidosis, 통풍, steroid제 투여), ⑦ 소화기 질환(간경변 말기, 췌장염), ⑧ 신장질환(신부전), ⑨ 중독[digitalis, 수은, 연(납), chloroform], ⑩ 이종단백 주사(vaccine), ⑪ Stress(shock, 심근경색, 열상, 골절), ⑫ 생리적(임신, 신생아, 육체노동, 목욕 등)

• 호중구 감소 (neutropenia) (40% 이하, 1,000/μL 이하)

〈예상·잠재질환〉 ① 혈액질환(재생불량성빈혈, 비타민 B_{12} 결핍성 빈혈, 골수종, 골수섬유증, 골수이형성 증후군, 급성백혈병), ② 중증감염증(속립결핵), ③ 감염증(typhoid, virus성 질환, 원충질환, 주혈흡충증), ④ 간비장질환(간경변증, 특발성 문맥압항진증 등의 비장기능항진), ⑤ 내분비 질환(Addison병, Graves병), ⑥ 약물(aminopyrine, barbiturate, 비소, chloro- mycetin, 항종양제, 항갑상선제), ⑦ 방사선 치료

• 호산구 증가 (eosinophilia) (5% 이상, 700/μL 이상)

〈예상·잠재질환〉 ① Allergy성 질환(기관지 천식, atopy성 피부염, 두드러기, 약물 allergy, 혈관염, 고초열), ② 혈액질환(만성호산구성 백혈병, Hodgkin 림프종), ③ 기생충 질환(회충, 십이지장충, distoma, malaria), ④ 피부질환(여드름, 다형 삼출성 홍반), ⑤ 방사선 조사 후, ⑥ 악성종양의 전이, ⑦ 호산구 증가 증후군(hypereosinophilic syndrome)(결절성동맥염, 호산구성 육아종, PIE 증후군, Löffler 증후군)

• 호산구 감소 (eosinopenia) (2% 이하, 100/μL 이하)

진단적 의의는 적다.

〈예상·잠재질환〉 ① 여러 종류의 감염증 초기(성홍열, 홍역 제외)(특히 typhoid는 특징적), ② 혈액질환(악성빈혈, 재생불량성빈혈, 과립구감소증), ③ 내분비 질환(Cushing 증후군), ④ stress, ⑤ steroid 투여

• 호염기구 증가 (basophilia) (2% 이상, 150/μL 이상)

〈예상·잠재질환〉 ① Allergy 질환(두드러기), ② 내분비 질환(점액수종), ③ 혈액질환(만성골수성 백혈병, 골수증식성 질환), ④ 만성염증성 질환(궤양성 대장염)

• 림프구 증가 (lymphocytosis)

· 절대 림프구 증가 (4,000/μL 이상)

〈예상·잠재질환〉 ① 생리적(소아기), ② 급성감염증 및 급성 중독증의 회복기(전염성 단핵

구증, 백일해, 결핵, rickettsiosis, 수두증 후기), ③ 혈액질환(림프구성 백혈병, 악성림프종), ④ 내분비 질환(Graves병, Addison병)

· 상대 림프구 증가 (40% 이상)

〈 예상·잠재질환 〉 호중구 감소증을 일으키는 경우와 같다.

- **림프구 감소 (lymphopenia) (25% 이하, 1,000/μL 이하)**

〈 예상·잠재질환 〉 ① 급성감염증의 초기, ② 림프조직 파괴(악성림프종, 결핵), ③ 혈액질환 [재생불량성빈혈(중증례)], ④ SLE, ⑤ 면역부전(선천성 면역부전 증후군, AIDS), ⑥ 종양 화학요법·방사선요법 후

- **단핵구 증가 (monocytosis) (7% 이상, 1,000/μL 이상)**

〈 예상·잠재질환 〉 ① 감염증(특히 발진성 감염증)(활동성 결핵, 아급성 심내막염, 패혈증, 수두, typhus, 성홍열, 홍역, 풍진), ② 혈액질환 (급성단핵구성 백혈병, 만성골수성 백혈병, 골수이형성 증후군, 만성골수단핵구성 백혈병), ③ 만성질환(만성간염, 간경변증, 궤양성 대장염), ④ 원충병(malaria, *Trypanosoma* 병, kala-azar)

- **단핵구 감소 (monocytopenia) (3% 이하, 300/μL 이하)**

진단적 의의는 낮다.

〈 예상·잠재질환 〉 중증 패혈증, 악성빈혈, 항종양 화학요법 후

■ **백혈구 형태 : 과립구 이상**

- **핵**

· 모구 출현

〈 예상·잠재질환 〉 급성백혈병, 백혈병양 반응, 골수이형성 증후군, 만성골수성 백혈병, 골수섬유증, 급성백혈병에서는 백혈병 열공(hiatus leukemicus, 중간 성숙단계 세포가 없는 혈액상)이 나타난다. 악성종양에 대한 화학요법 후의 골수 회복기(특히 G-CSF 투여 후)에도 고빈도로 일과성으로 모구가 출현한다.

· 좌방이동 (간상핵구 증가, 후골수구 · 골수구의 출현)

[주] Hematopoietic tree에서 미분화를 좌로, 분화된 것을 우로 기록하는 경우가 많은데, 보다 미분화된 세포의 출현을 좌방이동(left shift)이라고 표현한다.

〈 예상·잠재질환 〉 백혈병양 반응, 만성골수성 백혈병, 골수섬유증

· 우방이동, 과분엽 (4 분엽 이상 증가)

〈 예상·잠재질환 〉 거대적혈모구성빈혈, DNA 합성장애, 항종양제 투여, 드물게 선천성(기능이상은 없음)

· 저분엽 (2 분엽 이상이 없음)

〈 예상·잠재질환 〉 골수이형성 증후군(후천성 pseudo-Pelger-Huët 이상), 급성골수성백혈병, 만성골수성백혈병, 항종양제 투여, Pelger-Huët 이상(선천성, 기능이상은 없음)

· Drumstick (핵의 돌기)

남성에는 없고, 여성에서는 분엽핵구의 1~3%에서 나타난다. 성(sex)을 판단할 수 있다.

- **세포질**

· 중독 과립 (세포질의 성숙 불완전)

〈 예상·잠재질환 〉 중증 감염증, 패혈증, G-CSF 투여, 약물 중독, Alder-Reilly 이상(선천성)

· Döhle 소체 (세포질의 성숙 불완전)

〈 예상·잠재질환 〉 성홍열, 중증 감염증, 패혈증, 약물중독, 항종양제 투여, May-Hegglin 이상 (선천성)

· 공포 형성

〈 예상·잠재질환 〉 중증 감염증, 세포상해성 변화(Ara-C 등의 항종양제의 영향), 지질 대사장

애, 어린선, Jordans 이상(선천성)

· 거대과립

《 예상·잠재질환 》 Chédiak-Higashi 증후군(선천성), 호중구 유주장애, 급성백혈병(후천성의 pseudo-Chédiak-Higashi 증후군)

■ **백혈구 형태 : 림프구 이상**

• **이형림프구**

《 예상·잠재질환 》 전염성 단핵구증, 여러 가지 virus·*Rickettsia* 감염증, 홍역, 풍진, 대상포진, 급성 virus성 간염, 대량수혈, 결핵, allergy 질환, 약물중독, 만성림프구성 백혈병

임상적 의의

백혈구 가운데 골수구계 세포(호중구, 호산구, 호염기구, 단핵구)의 조혈은 GM-CSF, G-CSF, M-CSF 등의 조혈인자로 제어되는데, 이들 세포의 증가 원인은 ① 종양성 증식, ② 조혈인자의 반응성 또는 이소성 생산 증가에 의한다.

림프구계 세포는 IL-2, IL-7, IL-4, IL-6 등의 cytokaine으로 제어되고, 림프구계 세포 증가도 ① 종양성 또는 ② cytokine 생산항진으로 비롯된다.

한편, 백혈구 감소 원인은 ① 여러 가지 level 에서의 조혈 줄기세포의 수적·질적 이상, ② 조혈인자, cytokine의 감소로 나누지만 임상적으로 후자인 경우는 적다.

유의 사항 ① 백혈구 분획의 이상은 여러 가지 백혈구가 차지하는 비율로 판정하는 것이 아니라 백혈구 수를 곱해서 얻은 절대수로 판정하는 것이 중요하다. ② 자동혈구측정기가 일반화되었지만 이상이 있는 경우는 용수법과 병용하는 것이 바람직하다.

약물 영향 Steroid 복용은 백혈구 분류를 크게 변동시킨다.

XXI. 혈액 응고 · 섬유소 용해계 검사

Activated partial thromboplastin time [APTT]

기준치 25~40초

측정법 응고법

검체량 혈장 0.4 mL

검사 목적 ① 내인계 응고이상 파악, ② heparin 투여 monitor, ③ thrombin 저해약의 출혈현상 출현검색

검체 취급 ① Citrate 혈장을 사용한다. ② 당일에 검사하는 것이 바람직하다. ③ EDTA 채혈이나 heparin 채혈은 검체로 사용할 수 없다.

측정치에 따라 짐작되는 질환

• **연장 (40~55초)**

〈 예상질환 〉 간경변, 간암, warfarin 투여, 비타민 K 결핍증(신생아, 모유 영양아, 폐쇄성 황달, 설사, 항생제의 장기간 투여), heparin 치료 **〈 잠재질환 〉** DIC, von Willebrand병, lupus anticoagulant, V, Ⅷ, Ⅸ인자 등에 대한 순환 항응혈소 **〈 조치 〉** PT, HPT, thrombo test, fibrinogen, von Willebrand 인자 활성, 순환 항응혈소, 혈소판, FDP 등의 측정으로 원질환을 진단하고 치료한다.

• **고도 연장 (55초 이상)**

〈 예상질환 〉 비대상성 간경변, 전격성 간염, warfarin 투여, 비타민 K 결핍증, heparin 치료 **〈 잠재질환 〉** I, Ⅱ, V, Ⅷ, Ⅸ, X, Ⅺ, Ⅻ 인자, HMWK, prekallikrein 인자 결핍증 또는 이상증, DIC, 항인지질 항체 증후군, 후천성 혈우병, 순환 항응혈소, von Willebrand병, warfarin 치료 중 **〈 조치 〉** 상기 질환과 같거나 선천성일 가능성이 있으면 인자 활성측정. 원질환의 진단과 치료. 비타민 K나 부족인자 투여를 고려. 과잉투여 약물(heparin, warfarin, argatroban 등) 검토

• **고도 단축 (24초 이하)**

〈 잠재질환 〉 채혈 시의 조직액 혼입

임상적 의의

혈장에 접촉상의 접촉인자(prekallikrein, 고분자 kininogen, Ⅻ 인자, Ⅺ 인자)를 활성화시키는 물질(celite, kaolin 등)과 calcium ion, 인지질을 가하여 이른바 내인계 응고계를 활성화시키는 응고시간이다. 따라서 이것에 관련되는 인자는 prekallikrein, 고분자 kininogen (HMWK), Ⅻ, Ⅺ, Ⅷ, X, V, Ⅱ (prothrombin), I (fibrinogen) 인자이다.

접촉상인 활성 Ⅺ 인자는 calcium ion 존재하에 Ⅸ 인자를 활성화시키고, 활성 Ⅸ 인자는 calcium ion, Ⅷ 인자, 인지질과 복합체를 형성하여 X인자를 활성화시키는데, 외인계 응고계인 Ⅶ 인자, 조직인자, calcium ion의 복합체가 X인자 정도로 Ⅸ인자도 활성화시킨다는 것이 알려졌고, 접촉상에서 시작하는 내인계 응고가 어느 정도로 생체에서 역할을 담당하는

지는 밝혀지지 않아 실제로 접촉상의 인자 장애에서는 거의 출혈경향이 나타나지 않는다.

Ⅷ 인자 이외는 간에서 생산되는데, Ⅱ, Ⅸ, Ⅹ 인자는 비타민 K 의존성 인자이다. von Willebrand병에서는 Ⅷ 인자의 감소로 인하여 APTT가 연장되는 경우가 많다.

Antithrombin-heparin 양의 정도에 따라 APTT가 연장되므로 heparin 투여를 monitor 하는데 이용한다. 통상 정상치의 2배 이내로 조절하는 것이 바람직하다.

DIC에서는 거의 모든 인자가 감소하므로 연장되는 경우도 있지만 그렇지 않은 경우도 많기 때문에 주의하여야 한다. 따라서 DIC 진단기준에 APTT 검사를 포함시키지 않는 의료기관도 많다.

출혈경향이 있는 선천성 응고이상증의 진단은 다음과 같은 screening 검사로 대략적으로 분류하여 임상에 활용하고 있다.

- **PT 정상, APTT 정상** : ⅩⅢ 인자 결핍증, 후천성 혈우병 ⅩⅢ, α_2-PI 결핍증, PAI-1 결핍증, 혈소판 기능 이상증, 혈관계 이상
- **PT 연장, APTT 정상** : Ⅶ 인자 결핍증
- **PT 정상, APTT 연장** : Ⅷ, Ⅸ, Ⅺ 인자 결핍증, von Willebrand 병(prekallikrein, HMWK, Ⅻ 인자 결핍증은 출혈경향을 보이지 않는다), 항인지질 항체 증후군, 후천성 혈우병
- **PT 연장, APTT 연장, HPT 정상** : Ⅰ, Ⅴ인자 결핍증
- **PT 연장, APTT 연장, HPT 연장** : Ⅱ, Ⅹ인자 결핍증

유의 사항 ① Fibrinogen이 50 mg/dL 이하로 현저하게 감소되어도 그것만으로도 APTT가 연장한다. 각 인자 역시 40% 이하로 감소되면 연장하기 시작한다. 50% 이상이라면 거의 연장되지 않는다. Fibrinogen 증가로 단축되는 경우가 있다. ② 신생아에서는 연장한다.

Antithrombin Ⅲ [AT Ⅲ]

기준치

- 80~130% (활성)
- 25~35 mg/dL (LPIA)
- 15~31 mg/dL (TIA)

측정법 합성기질법, LPIA, TIA

검체량 혈장 0.4 mL

검사 목적 DIC나 혈전증의 진단, 중증도 판정, 치료방침의 지표, 선천성 AT 결핍증의 진단

검체 취급 ① Citrate 혈장을 사용한다. ② 혈청은 TAT 등 AT와 활성화 응고인자의 복합체가 될 수 있으므로 사용할 수 없다. ③ 동결 보존한다.

측정치에 따라 짐작되는 질환

- **저하 (13~22 mg/dL, 45~80%)**

〈예상질환〉 DIC, 혈전증, 간경변, 간암, 신증후군, 패혈증 **〈잠재질환〉** AT 결손증, 경구 피임약, L-Asparaginase 투여 **〈조치〉** TAT, plasminogen, α_2-PI, FDP, APTT, fibrinogen 측정 등으로 원질환을 진단, 치료한다.

- **고도 저하 (13 mg/dL 이하, 45% 이하)**

〈예상질환〉 DIC, 패혈증, 다장기 부전, 혈전증, 비대상성 간경변, 전격성간염 **〈잠재질환〉** AT 결손증 **〈조치〉** DIC 여부 확인, 원질환의 치료, heparin이나 AT 투여 적응 고려

임상적 의의

주로 간에서(혈관 내피세포에서도) 생산되는 antithrombin Ⅲ(AT Ⅲ)는 생리적으로 중요한 응고저해 인자이다. 분자량 약 58 kDa으로 혈

중 농도는 약 30 mg/dL, 혈중 반감기는 약 3일이다. 유전자는 1번 염색체에 있다. Thrombin이나 활성 X(FXa) 등과 결합하여(복합체 형성) 이들 인자의 활성을 잃게(저해) 하여 응고를 저해하고 있다. 또한 FIXa, FXIa, FXIIa, kallikrein, plasmine 등의 활성도 저해한다. AT Ⅲ에는 thrombin FXa 등과 결합하는 부위와 heparin과 결합하는 부위가 있다. Heparin 비존재 하에서는 thrombin이나 FXa와 서서히 결합하여 저해(진행성 저해)하는데, 미분획 heparin 존재 하에서는 AT Ⅲ의 입체구조가 변화하여 thrombin FXa 등과 빠르게 결합(복합체를 형성)하여 저해나 반응이 현저하게 빨라진다(즉시적 저해). Thrombin에 대한 저해속도는 heparin 존재 하에서 약 1,000배, FXa에 대한 저해속도는 heparin 존재 하에 약 300배로 촉진된다. 저분자 heparin 존재 하에서는 FXa에의 저해가 현저하게 빨라지지만 thrombin에의 저해는 비교적 약하다. Danaparoid sodium의 주성분인 heparan sulfate 존재하에서는 FXa에의 저해가 더욱 심해진다.

AT Ⅲ는 혈관 내피세포상에 많이 존재하는 glycosaminoglycan에 있는 heparan sulfate와 결합하여 강력한 항응고 작용을 보이는 한편, prostacyclin 생산을 간접적으로 자극하여 염증을 억제하는 작용도 있어서 패혈증에 대하여 AT Ⅲ의 대량 단독 투여효과가 검증되고 있다.

DIC나 혈전증의 대부분에서 AT Ⅲ가 저하되어 있어서 그 진단이나 중증도 판정에 유용하다. 저하의 원인으로 thrombin과의 복합체(TAT) 형성으로 인한 소비도 고려하고 있다. 그러나 급성전골수구성 백혈병의 DIC에서는 TAT가 증가하는데 AT Ⅲ는 저하되지 않는 것부터 AT Ⅲ가 저하되어 있는 DIC 예에서는 간에서의 생산저하 또는 혈관 밖으로의 이동 등이 그 저하의 주원인이라는 설도 있다. 생체 내 AT Ⅲ의 50%는 혈관 밖에 분포되어 있는 것으로 이해하고있다.

신증후군에서는 요단백으로 잃으므로 감소한다. 감염증에서는 생산저하가 초래되는 것으로 이해하고 있다.

AT Ⅲ 결손증은 500~1,000명에 1명 정도 나타나고, 혈전증을 합병하기 쉽다. 심부정맥혈전증(DVT)에서 결핍증의 빈도는 일반인의 빈도보다는 훨씬 높으므로 AT Ⅲ 결손증은 DVT의 위험인자인 것이다. AT Ⅲ가 50% 정도로 감소하는 Ⅰ형(결핍증)은 모두 hetero형(상염색체 우성유전)이다. Ⅱ형은 분자 이상증으로 thrombin 등의 저해에 이상이 있는 것(type Ⅱ-reactive site; RS)과 heparin과의 결합에 이상이 있는 것(type Ⅱ-heparin binding site; HBS) (homozygote 에서 보임)과 복합적인 이상이 있는 것(type Ⅱ-pleiotropic effect; PE)로 분류한다(표 46). 활성이 50% 정도인

표 46. 선천성 AT 결핍증의 분류와 검사

결핍증 type	Subtype	AT 항원량	항thrombin 활성	Heparin cofactor 활성
Type Ⅰ (결손증)		감소	저하	저하
Type Ⅱ (분자이상증)	RS	감소(드뭄)	저하	저하
	HBS	정상	정상	저하
	PE	감소/정상	저하	저하

RS (reactive site) : protease 저하
HBS (heparin binding site) : heparin 결합능 저하
PE (pleiotropic effect) : RS와 HBS 모두 저하

예에서는 항원(정상 평균을 100%로 한다)을 측정하여 비활성을 구한다.

후천적으로 혈중 AT Ⅲ가 저하하는 병태로는 간장애, DIC, 중증감염증, 신증후군 등이 있다.

AT Ⅲ가 50% 이하로 되면 heparin 투여효과(즉시적 저해)가 충분치 못하게 되므로 AT Ⅲ제제 투여를 권장하고 있다.

유의사항 ① 통상의 활성 측정법은 충분한 양의 heparin 존재 하에(AT Ⅲ에 heparin을 결합시켜 즉시적 저해활성을 가지게 하여) Xa(또는 thrombin)에 대한 활성 저해 정도(heparin cofactor 활성)를 파악하는 방법으로 heparin과의 결합능이 있는 Xa(또는 thrombin)의 활성을 잃게 하는 정상적인 AT Ⅲ 양을 측정하는 것이다. 따라서 환자에 heparin을 투여하여 어느 정도 즉시적 저해활성이 발현되는가를 알기 위한 monitor로는 사용하지 않는다. 이 경우에는 APTT 측정이 참고가 된다. 항 FXa 활성을 특이적으로 증강시키는 약물로 항 thrombin 활성이 약한 경우, APTT는 거의 연장하지 않는다. 또한 측정에 Xa 아닌 thrombin을 사용하면 별도의 응고저해 인자인 heparin co-factor Ⅱ(thrombin은 저해하지만 Xa를 저해하지 않음)의 활성도 AT III 활성으로 측정된다. ② 신생아에서는 약 60%로 저하한다. ③ 임신말기에는 감소한다. ④ Heparin 투여 시에는 AT Ⅲ와 thrombin 등과의 복합체 형성과 응고억제나 병태개선에 의한 AT Ⅲ소비 개선과의 균형에 따라 증감한다. ⑤ 급성전골수구성 백혈병에서는 DIC가 있어도 AT Ⅲ는 감소하지 않는다.

Bleeding time

기준치

· Duke 법 : 1~3 분

· Ivy 법 : 1~5 분

측정법 Duke법, Ivy법

검사 목적 생체를 이용한 출혈경향의 존재평가

측정치에 따라 짐작되는 질환

• 고도 연장(20분 이상)

《예상질환》 혈소판 감소증(재생불량성빈혈, 백혈병, DIC 등), von Willebrand병 **《잠재질환》** 혈소판의 질적이상(혈소판 무력증 등), 혈관 이상 **《조치》** 혈소판 수 측정, 혈소판 기능검사, 모세혈관 저항시험 등을 검사하여 원질환을 진단하고 치료한다.

• 경도 연장(10~20분)

《예상질환》 혈소판 감소증(특발성 혈소판감소성자반병), 항혈소판제, coumarin 등의 약물 투여, 검사과오 **《조치》** 전항과 같지만 병력검토, 출혈시간 재검도가 필요하다.

임상적 의의

출혈시간은 피부에 절상을 만들어 그 곳의 출혈이 1차 지혈, 즉 혈소판 혈전형성으로 지혈될 때까지의 시간을 측정하는 것이다. 지혈기구에는 혈소판, 응고인자, 혈관 인자가 관여하는데, 이들 가운데 어느 것에 이상이 있으면 출혈시간이 이상치를 보인다. 출혈시간 연장의 원인으로 가장 빈도가 큰 질환은 혈소판 감소로 우선적으로 혈소판 수를 확인하여야 한다. 혈소판 수가 정상이라도 혈소판 기능이상이 있으면 출혈시간이 연장될 수 있다. 출혈시간은 절상 크기에 따라 결과가 크게 영향을 받는다.

숙련자의 기술이 필요하다.

유의 사항 ① 혈소판, 응고계에 작용하는 약물의 영향으로도 출혈시간이 연장되지만 대부분 경도이다. ② Aspirin 등의 약물에서는 투약 후 1주 이상 경과하지 않으면 혈소판 기능이 회복되지 않는다. ③ von Willebrand병에서는 출혈시간 연장이 특히 심하다. ④ 출혈시간의 단축은 절상이 충분치 못한 때가 대부분이다.

약물 영향 Aspirin, indomethacin 등 혈소판 기능을 억제하는 약물로 인하여 출혈시간이 연장되는 경우가 있다.

Blood coagulation time

기준치 6~15 min

측정법 Lee-White법

검체량 전혈 약 2.5 mL

검사 목적 전혈을 사용, 주로 내인성 응고를 평가하는 screening 검사이다.

검체 취급 주사기에 흡인된 첫 1 mL는 조직 thromboplastin이 혼입되어 있을 가능성이 있어서 사용하지 않도록 한다. 당연하지만 채혈 시점부터 측정이 시작되므로 보존은 불가하다.

측정치에 따라 짐작되는 질환

• **분명한 연장**

(예상·잠재질환) Ⅷ 인자 결핍증(혈우병 A), Ⅸ인자 결핍증(혈우병 B), fibrinogen 이상증, 항응혈소 존재 **(조치)** 응고인자, fibrinogen 측정, 보정시험 등으로 원질환의 진단과 치료

• **경도 연장**

(예상·잠재질환) 경도 혈우병, von Willebrand병, 저 fibrinogen혈증, 섬유소 용해능 항진, 항응혈 요법, Ⅺ인자 결핍증, Ⅹ인자 결핍증 **(조치)** APTT, 혈장 Ca 첨가 응고시간 측정, 섬유소 용해능 평가, 응고인자, fibrinogen 측정 등으로 원질환의 진단과 치료

• **단 축**

(잠재질환) 혈전증 등 **(조치)** 검사술식의 오류도 재검토한다.

임상적 의의

혈액을 초자관에 넣으면 이물표면과의 접촉으로 인하여 주로 내인성 응고인자가 활성화된다. 그 후 thromboplastin, thrombin, fibrin이 생성될 때까지의 시간을 측정하는 검사이다. 전혈 응고시간이 연장되는 선천성 질환으로는 Ⅷ 인자 결핍증이 가장 많고, 다음으로 Ⅸ인자 결핍증이다. Ⅻ, Ⅸ, Ⅷ 인자 결핍은 전혈 응고시간에 크게 영향을 미치지만 Ⅹ 및 Ⅴ 인자의 영향은 조금 낮다. Ⅶ 인자는 전혈 응고시간에 전혀 관여하지 않는다. ⅩⅢ 인자 결핍에는 경도로 연장되는 경우가 있지만 제대출혈, 외상 후의 치유의 천연이 특징이다. 반복수혈 등으로 인하여 응고인자에 대한 항체(항응혈소)가 생긴 경우, 전혈 응고시간이 연장되는 경우가 많다. 또한 DIC 등의 섬유소 용해항진 상태에서는 fibrin 분해산물의 항 thrombin 작용 때문에 응고시간이 경도로 연장되는 경우가 있다.

유의 사항 ① 선천성 응고이상 증후군에서 전혈 응고시간은 정상, 또는 약간의 이상에 지나지 않는다. 출혈경향이 있는 경우는 APTT 또는 응고인자를 측정한다. ② 전혈 응고시간이 4분 이내인 경우는 응고항진이라기 보다는 검사 술식에 오류가 있는 경우가 많다.

약물 영향 Warfarin, heparin 등의 항응고 약물 사용 시에는 전혈 응고시간이 연장한다.

Capillary resistance test

기준치 전완 내측에 내경 25 mm 원 중앙의 점상 출혈 수

· 10개 이하 : 정상

· 11~20개 : 경계범위 (+)

· 20개 이상 : 양성 (++)

측정법 양압중간법 (Rumpel-Leede법)

검사 목적 모세혈관의 취약성, 투과성의 *in vivo* 평가

측정치에 따라 짐작되는 질환

• 고도 감약 [20개 이상 (++)]

⟨ 예상·잠재질환 ⟩ 혈소판감소증, 혈소판기능이상증, 혈전성 혈소판감소성 자반병(TTP), DIC, 유전성 출혈성 혈관확장증, Ehlers-Danlos 증후군, von Willebrand병 **⟨ 조치 ⟩** 혈소판 수, 혈소판 응집능, 점착능, 섬유소용해 응고시험, 피부혈관의 병리검사 등으로 원질환을 진단, 치료한다.

• 경도 감약 [11~20개 (+)]

⟨ 예상·잠재질환 ⟩ 경도 혈소판 감소, 이상단백혈증, 증후성 혈관출혈 경향(패혈증, 악액질 등), 간장애, 신장장애, 당뇨병 **⟨ 조치 ⟩** 모세혈관 저항이 고도 감약인 경우에 필요한 검사에 추가하여 혈장 단백, 여러 가지 임상화학 검사 등으로 원질환을 진단, 치료한다.

임상적 의의

모세혈관 저항시험은 구혈대로 모세혈관 내압을 증가시켜 모세혈관이나 세소정맥에서 혈관 밖으로 적혈구가 누출되기 쉬운지 여부를 판정하는 검사이다. 여기에는 혈관조직의 취약성, 혈관 투과성, 혈소판, 응고섬유소 용해인자 등이 관여한다. 중간혈압을 정확히 5분간 가하고, 구혈대를 제거한 2분 후에 판정한다. 모세혈관 저항의 감약은 반드시 임상적으로 출혈경향과 평행하지는 않지만 출혈경향 여부를 판정하는 데는 유용한 검사이다. 단순 자반병, 특발성 혈소판감소성 자반병(ITP), allergy성 자반병 등의 빈도가 높지만 섬유소 용해항진, DIC, 혈소판 기능이상도 중요한 감별진단이다.

유의 사항 ① 생리적 변동이 크므로 주의를 요한다. 측정시간, 판정시간을 일정하게 하고 환자의 stress를 충분히 해소한 상태에서 측정한다. ② 여성은 월경 전에 저항성의 감약을 보이는 경우가 있다.

약물 영향 Aspirin 등의 항혈소판약, 비steroid성 항염증약(NSAID) 투여에서 이상치를 보일 가능성이 있다.

D-dimer [D-D dimer]

기준치

· LPIA : 1.0 μg/mL 이하

· ELISA : 0.5 μg/mL 이하

측정법 Latex 면역 비탁법, ELISA, EIA

검체량 혈장 0.4 mL

검사 목적 가교 fibrin 용해, DIC, 2차 섬유소 용해, 폐혈전색전증의 진단

검체 취급 ① Fibrinogen은 반응하지 않으므로 혈장/혈청에서 측정할 수 있다. ② 동결 보존한다.

측정치에 따라 짐작되는 질환

• 증가 (1~5 μg/mL)

⟨ 예상질환 ⟩ DIC, 혈전증(DVT, PE), 혈전용해 요법, 심근경색, 뇌경색, 백혈병 **⟨ 잠재질환 ⟩**

간경변, 수술, 대동맥류, 신부전, 악성종양, 혈전성 혈소판감소성 자반병(TTP), 용혈성 요독증 증후군(HUS), 협심증 **〈 조치 〉** Thrombin-antithrombin 복합체(TAT), plasmin·α_2-plasmin inhibitor 복합체(PPIC), fibrinogen, prothrombin time(PT) 측정 등으로 원질환을 진단하고 치료한다.

- **고도 증가(5 μg/mL 이상)**

〈 예상질환 〉 DIC, 전격성간염, 비대상성 간경변, 심근경색, 혈전 용해요법, 백혈병 **〈 잠재질환 〉** 혈전증, 악성종양 **〈 조치 〉** TAT, PPIC, fibrinogen, PT, 혈소판 수 측정 등으로 DIC 여부 확인, 원질환의 치료. DIC가 있으면 heparin 등의 항응고요법 등으로 치료한다.

임상적 의의

Fibrinogen에 thrombin이 작용하면 fibrin polymer가 형성되어 불용성 fibrin 망(구조적으로 불안정)으로 된다. 한편 Ca ion 존재 하에 thrombin으로 인해 활성화된 활성 XIII 인자(일명 fibrin 안정화 인자)는 근방에 있는 별도의 fibrin의 C 말단 측에서 γ사슬끼리나 α사슬끼리의 가교결합(γdimer, αpolymer 형성)시켜서 가교(안정화) fibrin을 형성한다(1개의 E 영역에 결합한 2개의 γ사슬끼리만의 가교결합 여부는 미확정). 따라서 가교 fibrin의 D 영역은 2개씩 가교결합하고, 동시에 E 영역과 비공유 결합하여 존재한다. 가교 fibrin에 plasmin이 작용하면 fibrin 분자의 D 영역과 E 영역 사이의 coiled-coil segment가 절단되기(C 말단 측에서 가교결합 한 polymer 부분이 앞서 절단되어 분리된다) 때문에 최종적으로는 DD/E(D dimer와 E 분획의 복합체), 분리된 D dimer 및 E 분획이 생긴다. 가교 fibrin에 대한 plasmin 분해산물은 XDP로 표현하는데, 최소 단위인 DD/E 복합체까지 분해된다. 생체 내에서는 XYD/DXY, YY/DXD, YD/YD, DD/E까지의 크기로 혈중에 가용성으로 존재한다. 한편 plasmin 활성이 강하면 fibrin뿐만 아니라 fibrinogen에도 작용하여 X 분획, Y 분획에서부터 D 분획과 E 분획까지 분해한다.

D dimer의 혈중 반감기는 6시간 정도이다. 따라서 D dimer의 검출은 thrombin 생성, 가교 fibrin 형성, plasmin 생성, 결국에는 2차 섬유소 용해를 나타내는 것이다. 또한 2차 섬유소 용해란 thrombin으로 인하여 fibrinogen에서 형성된 fibrin에 plasminogen과 조직 plasminogen activator(t-PA)가 결합하는 부위가 노출되고, plasmin이 생성되어 섬유소 용해가 일어나는 상태, 즉 fibrin 형성으로 인한 섬유소 용해인 것이다.

유의 사항 ① D dimer와 FDP를 동시에 측정하면 1차 섬유소 용해와 2차 섬유소 용해 정도를 판단하는데 참고가 된다. ② D dimer와 FDP는 통상 상관관계를 보이지만 급성 전골수구성 백혈병 등의 섬유소 용해 우위형 DIC에서는 D dimer에 비해 FDP가 고농도를 보인다. 패혈증에서 보이는 섬유소 용해 억제형 DIC에서는 그 비율이 크지 않다. ③ 임상적으로 정맥혈전색전증의 존재가 부정적인 증례에서 D dimer가 정상치를 보이는 경우에는 혈전증을 일으킬 가능성이 낮고, 반대로 기준치 상한의 2배 이상인 경우는 어느 곳인가에 혈전이 존재할 가능성이 높은 소견이다. ④ 혈전 증례에 urokinase나 t-PA를 투여하면 증가한다.

11-Dehydrothromboxane B_2 [11-$DTXB_2$]

기준치 0.37±0.147 ng/mg·Cr

측정법 GC-MS, EIA

검체량 요 1 mL

검사 목적 ① 생체 내 혈소판 활성화의 평가, ② 항혈소판 제제의 monitoring

검체 취급 수시뇨, 축뇨 모두 측정이 가능하지만 4℃ 보존이 바람직하다.

측정치에 따라 짐작되는 질환

• **증 가**

(예상·잠재질환) 당뇨병, 혈전형성 질환 등 생체 내 혈소판 활성화를 보이는 병태, 심근경색, DIC에서도 증가한다. **(조치)** 원질환을 진단하고 치료한다.

• **감 소**

(예상질환) 항혈전 약물, 항혈소판 약물, 특히 arachidonic acid 대사를 저해하는 약물투여 시 **(잠재질환)** TXA_2 합성효소 결손증, cyclooxygenase 결손증 **(조치)** 원인 약물의 동정, 혈소판 기능을 평가하여 진단하고 치료한다.

임상적 의의

생체에서 혈소판이 활성화된 상태를 평가하기 위하여 혈중 thromboxane B_2(TXB_2) 검사가 지금까지 행하고 있다. 그러나 최근에 TXB_2는 채혈 시 혈소판 자극으로 인하여 용이하게 증가한다는 것이 밝혀졌는데 TXA_2가 효소적으로 처리될 때에만 TXB_2가 생긴다. 즉, 채혈 시 artifact의 영향을 받지 않는 11-dehydrothromboxane B_2(11-$DTXB_2$)을 측정하는 것이 생체 내 혈소판 활성화를 보다 정확하게 나타내는 지표가 된다는 것이 알려졌다. 특히 요중 11-$DTXB_2$를 creatinine 농도를 기준으로 표시하는 것이 요량에 의하지 않고 혈소판에서 생산되는 TXA_2 농도, 즉 혈소판 활성화 상태를 판정할 수 있다.

최근 aspirin을 복용해도 급성 관상동맥 증후군이나 뇌혈관 장애가 예방되지 않는 aspirin 불응증이 큰 문제가 되고 있다. 11-$DTXB_2$가 aspirin 유효 예에서는 감소하는 것으로 미루어 11-$DTXB_2$를 측정하여 aspirin 불응증을 판정하기 위하여 사용하는 경우도 있다.

유의 사항 심근경색, 심장판막증 등에서 증가하지만 일반적으로 TXB_2 만큼 변동이 현저하지 않다. 항혈소판 약물 등의 영향을 판정하는데는 가장 적합하다.

약물 영향 TXA_2 합성경로에 관여하는 cyclooxygenase, phospholipase A 등의 효소를 저해하는 aspirin, indomethacin 등의 nonsteroidal anti-inflammatory drug(NSAID)은 측정치를 현저하게 감소시킨다.

Factor Ⅱ (prothrombin)

기준치 60~130%

측정법 응고시간법

검체량 혈장 0.3 mL

검사 목적 ① 비타민 K 결핍증 ② Ⅱ인자 결핍증 진단

검체 취급 ① Citrate 혈장을 사용한다. ② Heparin 채혈 불가 ③ 동결 보존한다.

측정치에 따라 짐작되는 질환

• **저하 (25~60%)**

(예상질환) Warfarin 투여, 비타민 K 결핍증(신생아, 모유 영양아, 폐색성 황달, 설사, 항생

물질 장기간 사용), 간경변, 간암, DIC **〈잠재질환〉** L-Asparaginase 투여 **〈조치〉** PT, HPT, APTT, thrombo test, PIVKA-II의 측정

- **고도 저하(25% 이하)**

〈예상질환〉 Warfarin 투여, 비타민 K 결핍증, 비대상성 간경변, 전격성간염, DIC **〈잠재질환〉** prothrombin 결핍증 **〈조치〉** DIC 여부 확인. 원질환의 진단과 치료. 비타민 K 투여. 혈장 수혈의 필요성을 고려한다.

임상적 의의

II 인자(prothrombin)는 간에서 생산되는 비타민 K 의존성 인자로 혈중 반감기는 3~4일이다. 유전자는 11번 염색체에 있다. 분자량 약 72 kDa에 혈중에 10 mg/dL 정도로 존재하여 prothrombinase(활성 X 인자, calcium ion, 활성 V 인자, 인지질의 복합체) 상에서 활성 X 인자에 의해 thrombin으로 활성화 된다. Prothrombin, X 인자는 비타민 K 의존성으로 그 N 말단 측에 인지질에 친화성이 큰 γ-carboxyglutamic acid 잔기가 있기 때문에 활성화 혈소판막 표면에 있는 인지질에 결합하여 폭발적인 응고의 장을 형성한다.

Prothrombin 결핍증(상염색체 열성유전)은 우리나라에는 대단히 드물다. PT, APTT, HPT 모두가 현저하게 연장되어 있을 때는 활성을 측정할 필요가 있다.

유의사항 ① Prothrombin 활성 저하는 PT, APTT, HPT, thrombo test의 연장을 초래한다. ② 신생아에서는 저하되어 있다. ③ 임신말기에는 증가한다. 경구피임약으로 약간 증가한다.

Factor V (labile factor)

기준치 75~120%

측정법 응고법

검체량 혈장 0.3 mL

검사 목적 출혈과 혈전이 있는 V 인자 결손증 진단

검체 취급 ① Citrate 혈장을 사용한다. ② Heparin 채혈 불가 ③ V 인자는 불안정 인자라고도 부르는데, 보존으로 활성을 잃기 쉽다. ④ 보존이 필요할 때는 동결 보존한다.

측정치에 따라 짐작되는 질환

- **저하(25~75%)**

〈예상질환〉 간경변, DIC **〈잠재질환〉** 순환 항응혈소, V 인자 결핍증 보인자, 재생불량성 빈혈 **〈조치〉** APTT, PT, HPT, fibrinogen 측정

- **고도 저하(25% 이하)**

〈예상질환〉 간경변, DIC **〈잠재질환〉** V 인자 결핍증, 순환 항응혈소 **〈조치〉** PT, APTT, HPT, fibrinogen 측정, 순환 항응혈소 측정, 원질환의 진단과 치료. 신선한 동결혈장 수혈 적응을 고려한다.

임상적 의의

V 인자는 간이나 골수 거대핵구에서 생산되고, 분자량 약 330 kDa, 혈중 농도는 약 1 mg/dL, 혈중 반감기는 1일 전후이다. 유전자는 1번 염색체에 있다. 혈소판 α 과립에도 약 20% 존재한다. A 1-A 2-B-A 3-C 1-C 2의 domain으로 되어있다. Thrombin에 의해 R 709, R 1018, R 1545가 분해되어 활성화된다. B domain이 제거되고, A 1-A 2 heavy chain과 A 3-C 1-C 2의 light chain이 Ca ion을 매개하여 결합한 활성형 V 인자(Va)로 된다. 보조인

자로서 인지질, Ca ion, 활성 X인자와 복합체(prothrombinase)를 만든 활성 X인자에 의하여 prothrombin의 thrombin 전환에 참가한다. FVa는 protein S를 보조인자로 하여 활성화 protein C(APC)에 의하여 Arg^{306}, Arg^{506}, Arg^{679}가 분해되어 활성을 잃게 된다. 우선, V인자의 Arg^{506}이 APC로 한정분해를 받고, 다음에 Arg^{306}이 절단된다. Protein S는 APC의 보조인자로서 활성 Ⅷ 인자의 활성상실에 참가한다. 따라서 V인자는 응고억제 작용도 있다.

그러나 V 인자의 분자이상(V 인자 Leiden)(Arg^{506}→ Gln)에서는 APC에 의한 Va의 불활성화가 장애를 받아 혈전증을 일으키는 경우가 있다. 이 V인자의 이상을 APC resistance라고 부른다. 이 이상에서는 응고억제 작용도 장애를 입게 된다. 이상의 존재 여부는 APC 존재하의 APTT를 APTT로 나눈 값(기준치는 2 이상)으로 구한다.

V 인자 결핍증(para 혈우병)(상염색체 열성 유전)은 대단히 드물다. 출혈증상을 보이는 것은 homozygote이다. 또한 V, Ⅷ 인자 합병 결핍증은 대단히 드물지만 최근, ER-Golgi intermediate compartment(소포체-Golgi 중간구획)에 존재하는 53 kDa의 ERGIC 단백(lectin, mannose-binding 1; LMAN 1)의 이상이라는 것이 밝혀졌다. LMAN 1은 당단백의 당쇄 processing을 인식하여 그 이상으로 V·Ⅷ 인자의 ER로부터의 이행과 분비가 장애 된다.

V 인자에 대한 저해인자(순환 항응혈소)의 자연발생은 고령자나 자가면역 질환, 수술, 항균약 투여 등에서 보이는 경우가 있다.

유의 사항 Fibrinogen, HPT 정상에 PT, APTT가 현저하게 연장된 경우에는 측정할 필요가 있다. 항원량을 EIA로의 측정이 가능하다.

Factor Ⅶ

기준치 65~135%

측정법 응고시간법, ELISA

검체량 혈장 0.3 mL

검사 목적 비타민 K 의존성 Ⅶ 인자 결핍증 진단

검체 취급 ① Citrate 혈장을 사용한다. ② Heparin 채혈 불가 ③ 동결 보존한다.

측정치에 따라 짐작되는 질환

- **저하(25~65%)**

〈예상질환〉 Warfarin 투여, 비타민 K 결핍증(신생아, 모유 영양아, 폐색성 황달, 설사, 장기간 경정맥 영양, 장관루, 장기간 항균약 투여), 간경변, 간부전, DIC **〈잠재질환〉** 체질성 황달 **〈조치〉** PT, APTT, HPT, thrombo test, PIVKA-Ⅱ 측정, 비타민 K 투여 고려 등으로 진단하고 치료한다.

- **고도 저하(25% 이하)**

〈예상질환〉 Warfarin 투여, 비타민 K 결핍증, 비대상성 간경변, 전격성간염, DIC **〈잠재질환〉** Ⅶ 인자 결핍증 **〈조치〉** PT, APTT, HPT, thrombo test, PIVKA-Ⅱ 측정, DIC 여부 확인, 비타민 K 투여, 원질환을 진단하고 치료한다.

임상적 의의

Ⅶ 인자는 간에서 생산되는 비타민 K 의존성 인자이다. 분자량은 약 50 kDa으로 혈중 농도는 0.1 mg/dL 이하이다. 유전자는 13번 염색체에 있다. 혈중 반감기는 약 3~5시간으로 비타민 K 의존성 인자 가운데 protein C와 함께 가장 짧다. Ⅶ 인자(FⅦ)는 혈중에 출현한 조직인자(TF)와 복합체(TF·FⅦ)를 형성하고 일

부 형성된 TF·활성 Ⅶ 인자(FⅦa) 복합체나 주로 활성 X 인자에 의해(활성 Ⅸ 인자나 thrombin에 의하여 약해지면서) 활성화되어 TF·FⅦa 복합체로 된다. TF·FⅦa 복합체는 Ca ion, 인지질 존재 하에 Ⅸ인자를 활성화하고, 이어서 Ⅸa 인자·Ⅷa 인자 복합체가 X인자를 활성화한다. 혈관장애 부위나 활성화 단핵구 등 대량의 TF가 존재하는 경우에는 FⅦa·TF 복합체는 직접 X인자를 활성화한다.

한편 TF·FⅦa 복합체는 tissue factor pathway inhibitor(TFPI)에 의하여 활성을 잃게 되므로 응고저해(조절)가 일어난다.

Ⅶ 인자 결핍증(상염색체 열성유전)은 아주 드물다(약 50만 명의 한 사람 발생). 뇌출혈, 소화관 출혈, 과다월경, 관절내출혈 등을 보이는 것으로 이해하고 있지만 출혈경향은 나타나지 않는 경우도 있어 FⅦ 활성치와 출혈경향의 중증화와의 상관관계는 낮다.

유의 사항 ① APTT에 비해 PT, HPT, thrombo test가 현저하게 연장하고 있으면 Ⅶ 인자 활성을 측정할 필요가 있다. ② 분자이상이 의심되는 경우, 단백량을 EIA로 측정한다. ③ 신생아에서는 약 50%이다. ④ 임신말기에 약간 증가한다. 경구 피임약으로 증가한다. ⑤ 혈청 cholesterol, triglyceride, 비만, 연령 등이 측정치에 영향을 미친다.

약물 영향 경구 피임약, estrogen은 FⅦ를 증가시킨다.

Factor Ⅷ

기준치 60~130%
측정법 응고법, 합성 기질법
검체량 혈장 0.3 mL
검사 목적 ① 혈우병 A 진단, ② von Willebrand병의 보조진단
검체 취급 ① Citrate 혈장을 사용한다. ② Heparin 채혈 불가 ③ 보존에 활성을 잃기 쉬우므로 조기에 측정하는 것이 바람직하다. ④ 동결 보존한다.

측정치에 따라 짐작되는 질환

• 저하(25~60%)

〈예상질환〉 DIC **〈잠재질환〉** 혈우병 A 보인자, von Willebrand병, 순환 항응혈소 **〈조치〉** PT, APTT, von Willebrand 인자(vWF) 활성을 측정한다. 진단에 근거하여 치료를 결정한다.

• 고도 저하(25% 이하)

〈예상질환〉 DIC **〈잠재질환〉** 혈우병 A, 3형 von Willebrand병, 순환 항응혈소 **〈조치〉** PT, APTT, von Willebrand 인자 활성 측정, 순환 항응혈소 측정, 출혈시간(BT) 측정. 진단에 근거하여 치료를 결정한다.

임상적 의의

Ⅷ 인자(분자량 약 330 kDa)의 혈중 농도는 10 μg/dL으로 미량이고, 혈중 반감기는 약 12 시간이다. 간에서 생성된 Ⅷ 인자는 단독으로는 곧바로 분해되고 말기 때문에 혈중에서는 von Willebrand 인자(vWF)와 복합체를 형성하여 존재한다. 따라서 vWF에 의하여 생산, 활성, clearance가 조정된다.

Ⅷ 인자는 보조인자로서 인지질, calcium ion, 활성 Ⅸ인자와 복합체를 만들어 X인자의 활성화에 참가한다. Thrombin이나 활성 X인자의 작용으로 활성 Ⅷ 인자(FⅧa)로 되면 X 인자의 활성을 약 20만 배로 증가시킨다. FⅧa는 활성화 protein C로 N 말단 heavy chain Arg^{336}의 개열(開裂)로 인하여 활성을

잃게 된다.

Ⅷ 인자 결핍증(혈우병 A)은 X 연쇄성 열성 유전 형식을 취하고, 출생 남자 약 6,000명에 1명 정도로 나타난다. 유전자는 X 염색체에 존재한다. Ⅷ 인자의 유전자 이상은 결실이나 점변이, 삽입, 역위 등 여러 가지가 알려졌는데, intron 22의 역위는 중증형의 약 40%에서 보이는 것이 이 질환의 특징이다. 여성 혈우병은 통상 남성 환자와 여성 보인자 간에 생기는 homozygote이지만 보인자인데도 불구하고 정상 X 염색체가 뚜렷한 불활성화(extreme lyonization)되어 혈우병으로 되는 예도 있다. 출혈증상은 관절내출혈, 근육내출혈, 소화관출혈, 혈뇨, 뇌출혈 등이다. Ⅷ 인자 활성이 1% 이하는 중증, 1~5%는 중등증, 5% 이상~40% 이하는 경증으로 분류한다. 또한 항원량(EIA로 측정)으로 혈우병 B와 같이 분류한다. 혈우병 A 치료는 유전자 조합형 Ⅷ 인자가 사용된다. 혈우병 출혈의 원인은 tissue factor pathway inhibitor에 의하여 활성 Ⅶ 인자 및 활성 X 인자의 불활성화가 관련되는 것으로(즉 Ⅸ, Ⅷ 인자가 개입하는 X 인자 활성화가 지혈에 필요) 이해하고 있다.

V 인자와 Ⅷ 인자 합병 결핍증도 존재한다(V 인자 항 참조). 순환 항응혈소는 혈우병 A에 대한 치료에서 발병하는 경우가 많다(Ⅷ 인자 inhibitor 항 참조).

유의사항 ① PT가 정상이고 APTT가 현저하게 연장되어 있는 경우에는 측정할 필요가 있다. ② 건강인에서 O형은 다른 혈액형과 비교하여 Ⅷ 인자 활성이 20% 정도 낮다. ③ 임신 말기에는 300% 정도로 증가한다. ④ 운동부하나 desmopressin(DDAVP) 투여 등으로 vWF가 내피세포에서 방출되면 생산자극으로 Ⅷ 인자도 증가한다. ⑤ 급성상 반응물질로서 염증 시에 증가한다. 150% 이상으로 되면 혈전현상을 초래하기도 한다. 정맥 혈전색전증에서 증가한다. ⑥ 보존혈액을 대량 투여할 경우에는 Ⅷ 인자, V 인자 결핍으로 되기 쉽다.

Factor Ⅸ

기준치 70~130%
측정법 응고시간법
검체량 혈장 0.3 mL
검사 목적 Ⅸ 인자 결핍 및 혈우병 B의 진단
검체 취급 ① Citrate 혈장을 사용한다. ② Heparin 채혈 불가 ③ 동결 보존가능하다.

측정치에 따라 짐작되는 질환

• **저하 (25~70%)**

〈예상질환〉 Warfarin 투여, 비타민 K 결핍증(신생아, 모유 영양아, 폐색성 황달, 설사, 장기간 항균약 투여), 간경변, DIC **〈잠재질환〉** L-Asparaginase 투여, 순환 항응혈소, 혈우병 B 보인자 **〈조치〉** APTT, PT 측정 등으로 진단하고 치료한다.

• **고도 저하 (25% 이하)**

〈예상질환〉 Warfarin 투여, 비타민 K 결핍증 **〈잠재질환〉** 혈우병 B, 순환 항응혈소 inhibitor **〈조치〉** APTT, PT 측정, 순환 항응혈소 존재 여부 확인, 비타민 K 투여 고려, 응고인자 보충을 고려한다.

임상적 의의

Ⅸ 인자는 간에서 생산되는 비타민 K 의존성 인자이다. 분자량 약 57 kDa으로 혈중 농도는

3~5 μg/dL 정도이고, 혈중 반감기는 약 1일이다.

내인계 접촉상의 활성 XI 인자, Ca ion 또는 조직인자, 활성 VII 인자, Ca ion, 인지질의 복합체로 한정분해를 받아 활성화 된다. 활성 IX 인자는 Ca ion, 인지질, VIII 인자와 복합체(Xase)를 만들어 X 인자를 활성화 한다.

IX 인자 결핍증(혈우병 B)은 혈우병 A와 마찬가지로 X 연쇄성 열성유전 형식을 취하고, 출생 남자 3만 명에 1명 정도로 혈우병 A의 약 1/4의 빈도로 나타난다. 유전자는 X 염색체에 존재한다. 출혈증상은 관절내출혈, 근육내출혈, 소화관 출혈, 혈뇨, 뇌출혈 등이다.

IX 인자 활성에 따라 1% 이하는 중증, 1~5%는 중등증, 5% 이상~40% 이하는 경증으로 분류한다. 또한 항원량이 1% 이하인 것은 CRM^-(혈우병 B^-), 1~50%인 것은 CRM^R(혈우병 B^R), 50% 이상은 CRM^+(혈우병 B^+)로 분류한다(CRM : cross reacting material). 그리고 소(bovine) 뇌 thromboplastin을 사용한 prothrombin time이 현저한 연장을 보이는 혈우병 B_M이라는 특수한 예가 있지만 기전은 밝혀지지 않았다. 혈우병 B Leyden은 사춘기 이후 활성이 점차 증가하는 특수한 예이다.

순환 항응혈소는 혈우병 B에 대하여 IX 인자 제제 투여로 발병하는 경우가 많다(IX 인자 inhibitor 항 참조). VIII 인자 inhibitor와 다른 IX 인자 inhibitor는 시간과 온도의 영향을 받지 않으므로 37℃에서 incubation할 필요는 없다.

유의 사항 ① 신생아의 IX 인자는 약 30% 정도이다. ② 임신말기에는 증가한다. ③ PT 정상에 APTT가 현저하게 연장되는 출혈경향을 수반하면 VIII 인자와 함께 측정할 필요가 있다.

Factor X

기준치

· 응고법 : 70~130 %

· 합성기질법 : 105±38 %

측정법 응고법, 합성기질법

검체량 혈장 0.3 mL

검사 목적 X인자 결핍증 진단

검체 취급 ① Citrate 혈장을 사용한다. ② Heparin 채혈 불가 ③ 동결 보존한다.

측정치에 따라 짐작되는 질환

• **저하 (25~70%)**

〈예상질환〉 Warfarin 투여, 비타민 K 결핍증(신생아, 모유 영양아, 폐색성 황달, 설사, 장기간 항규약 투여), 간경변 **〈잠재질환〉** DIC, amyloidosis, L-Asparaginase 투여 **〈조치〉** PT, APTT, HPT, thrombo test의 측정 등으로 진단하고 치료한다.

• **고도 저하 (25% 이하)**

〈예상질환〉 Warfarin 투여, 비타민 K 결핍증, 비대상성 간경변 **〈잠재질환〉** X인자 결핍증, amyloidosis **〈조치〉** PT, APTT, thrombo test, HPT 측정, 비타민 K 투여, 응고인자 보충을 고려한다.

임상적 의의

X인자는 간에서 생산되는 비타민 K 의존성 인자로 분자량은 약 59 kDa, 혈중 농도는 약 0.8 mg/dL이고, 혈중 반감기는 약 30~40시간이다. 유전자는 13번 염색체에 있다.

X인자는 조직인자, 활성 VII 인자, Ca ion, 인지질의 복합체(외인계 Xase) 또는 활성 IX 인자, Ca ion, 인지질, VIII 인자의 복합체(내인계

표 47. X 인자 분자이상증 분류

		PT	APTT	RVV 시간	X 인자	
					활성	항원량
X 인자 결핍증		연장	연장	연장	감소	감소
X 인자 이상증	Prower	연장	연장	연장	감소	정상
	Friuli	연장	연장	정상	감소	정상
	Padual	연장	정상	정상	감소	정상
	Melbourne	정상	연장	정상	감소	정상

Xase)로 heavy chain의 $Arg^{52}-Ile^{53}$ 결합이 한정 분해되어 활성화된다. 이밖에 Russel 사독(Russel viper venom; RVV, Stypven)이나 Ca^{2+}에 의해서도 활성화를 받는다.

활성 X인자는 Ca ion, 인지질, 활성 V인자와 복합체(prothrombinase)를 만들어 prothrombin을 thrombin으로 전환시킨다. 또한 Ca ion, 인지질 존재 하에 조직인자와 결합한 Ⅶ 인자를 활성화한다. 한편 antithrombin(AT)이나 tissue factor pathway inhibitor(TFPI)는 활성 X인자를 불활성화하여 응고를 조절한다.

선천성 X인자 결핍증(상염색체 열성유전)은 대단히 드물어서 50만 명에 1명으로 추정하고 있다. 현재 5 종류의 X 인자 결핍증이 분류되고 있다(표 47).

후천성 X인자 결핍증은 비타민 K 결핍이 큰 원인인데, 간장애를 제외하고 비타민 K 투여로 개선된다. 또한 amyloidosis에 합병하는 X인자 결핍에 대해서는 수십 예의 보고가 있다. X 인자가 환자의 amyloid 섬유에 흡착하는 것이 병인으로 이해하고 있다.

유의 사항 ① PT, APTT, HPT, thrombo test 모두가 현저하게 연장할 때는 prothrombin과 함께 활성을 측정할 필요가 있다. ② 신생아에서는 약 50% 정도를 보인다. ③ 경구 피임약 복용 및 임신후기에 약간 증가한다.

약물 영향 경구 Xa 저해제, heparin 요법 중에 활성이 저하된다.

Factor Ⅺ

기준치 75~145%

측정법 응고법

검체량 혈장 0.3 mL

검사 목적 출혈경향이 거의 없는 Ⅺ 인자 결핍증 진단

검체 취급 ① Citrate 혈장을 사용한다. ② Heparin 채혈 불가 ③ 동결보존 가능하다.

측정치에 따라 짐작되는 질환

- **저하 (25~75%)**

〈예상질환〉 간경변 **〈잠재질환〉** DIC, L-Asparaginase 투여 **〈조치〉** 원질환을 치료한다.

- **고도 저하 (25% 이하)**

〈예상·잠재질환〉 Ⅺ 인자 결핍증 **〈조치〉** 가족력, 출혈력 확인, 원질환을 치료한다.

임상적 의의

Ⅺ 인자는 간에서 생산되고, 분자량 80 kDa인 2 가닥의 polypeptide chain이 SH 결합하여 160 kDa의 dimer로 존재한다. 혈중 농도는 약 0.5 mg/dL, 혈중 반감기는 약 2~3일이다. 유전자는 4번 염색체에 있다. 고분자 kininogen(HMWK)과 1:1의 복합체를 형성하여 혈중에 존재하는데, 이 복합체는 glass, kaolin, sufatide 등의 음성 하전에 흡착되어 solid phase 상에서 활성 XII 인자에 의하여 활성화를 받는다. 이 과정에서는 Ca ion을 필요로 하지 않는다. 한편, XII 인자가 없어도 활성화된 혈소판상에서는 thrombin에 의해 활성화된다. 활성 XI 인자는 Ca ion 존재 하에서 IX 인자를 활성화시키고, thrombin 형성을 촉진한다.

XI 인자 결핍증(상염색체 열성유전)의 출혈경향은 가볍거나 출혈경향이 없는 예도 있다. 인종적으로 유태계에 많은 것이 특징이다. 다음으로 일본인에 많아 40 예 정도가 보고되었다. Inhibitor가 있는 증례는 SLE 등이 많다.

유의 사항 ① 출혈경향이 거의 없고 PT 정상에 APTT가 현저하게 연장되어 있으면 XI 인자 결핍증일 가능성이 있다. ② 임신말기에 감소하는 예도 있다. ③ 신생아에서 감소되어 있다. ④ 혈전증과의 관계가 관심사가 되고 있는데, 그 증가는 심부정맥 혈전증(DVT)이나 심근경색의 위험인자 가운데 하나이다.

Factor XII

기준치

· 응고법 : 60~140 %

· 합성기질법 : 90±30 %

측정법 응고법, 합성기질법, ELISA, RIA

검체량 혈장 0.3 mL

검사 목적 출혈경향이 전혀 없는 XII 인자 결핍증의 진단

검체 취급 ① Citrate 혈장을 사용한다. ② Heparin 채혈 불가 ③ 동결보존 가능하다.

측정치에 따라 짐작되는 질환

- **저하 (25~60%)**

《예상·잠재질환》 DIC, 간경변, 신증후군, L-asparaginase 투여 **《조치》** 원질환을 치료한다.

- **고도 저하 (25% 이하)**

《예상·잠재질환》 패혈증에 수반하는 DIC, 비대상성 간경변, XII 인자 결핍증 **《조치》** 원질환을 치료한다.

임상적 의의

XII 인자(Hageman factor)는 간에서 생산되고, 분자량 80 kDa에 혈중 농도는 약 3 mg/dL, 혈중 반감기는 2~3일이다. 유전자는 5번 염색체에 있다.

XII 인자는 이물질(음성 하전) 표면에서 일부 활성화된다. 활성 XII 인자는 이물질 표면상에서 고분자 kininogen(HMWK) 존재 하에 prekallikrein을 kallikrein으로 전환하거나 XI 인자를 활성화시킨다. 이상과 같이 시험관 등에 혈액이 이물면(異物面)과 접촉하면 최초로 활성화되는 응고인자이지만 선천성 결핍 환자에서는 출혈경향이 나타나지 않으므로 생체의 지혈에는 별로 크게 관여하지 않는 것으로 이해하고 있다.

한편, XII 인자 결핍 mouse는 뇌경색이 발병하지 않는 것으로 미루어 XII 인자 저해약이 출혈을 수반하지 않는 부작용이 적은 항혈전약으로 기대되고 있다. 또한 prekallikrein이나 XI 인자는 혈중에서 HMWK와 결합하여 존재한다. Kallikrein은 HMWK의 존재 하에서 XII 인자 자체를 활성화하고, HMWK에서 bradykinin(혈관확장, 혈압저하, 부종, 동통 등의 생리작용 초래)을 방출시켜 prourokinase를 urokinase(plasminogen activator type)(주

로 조직 섬유소 용해에 참여)로 전환한다. XI 인자의 활성화는 XII 인자가 없어도 가능하므로 XII 인자는 응고보다는 kinin계나 섬유소 용해에의 관련이 중요하다는 견해도 있다.

XII 인자 결핍증(상염색체 열성유전)은 전세계에 300 예 이상 보고되었다. 외상 후나 수술 후의 지혈도 정상인데, 실제로 XII 인자 결핍 증례가 많을 가능성이 있지만 출혈경향이 없고, 반대로 심근경색을 나타내는 예가 있는 것으로 미루어 이 결핍증이 혈액응고 이상과는 관계가 없다는 견해도 있다.

유의사항 ① 출혈경향이 전혀 없이 PT가 정상이고 APTT가 현저하게 연장될 때는 측정이 필요하다. ② 임신말기에 증가한다. ③ 신생아에서는 감소한다. 경구 피임약, vasopressin 유도체 DDAVP 투여에서 증가한다.

Factor XIII

기준치 70~140%

측정법 합성 기질법(활성), latex 응집법(항원량)

검체량 혈장 0.4 mL

검사 목적 원인불명 출혈(출생 시 제대출혈, 두개 내 출혈)과 창상치유 부전의 감별진단, 습관성 유산의 원인 검색

검체 취급 ① Citrate 혈장을 사용한다. ② 동결 보존한다.

측정치에 따라 짐작되는 질환

• 감소 (30~70%)

〈예상질환〉 DIC, 창상치유 부전, Schönlein-Henoch 자반병, 대수술 **〈잠재질환〉** 비대상성 간경변, 악성종양, Crohn 병, 궤양성 대장염 **〈조치〉** 원질환의 치료, XIII 인자제제 투여를 고려한다.

• 고도 감소 (30% 이하)

〈예상질환〉 DIC **〈잠재질환〉** XIII 인자 결핍증, inhibitor **〈조치〉** DIC 여부 확인. 가족의 XIII 인자 측정과 기왕력 정밀 조사. 결핍증에는 XIII 인자제제를 투여한다.

임상적 의의

XIII 인자(fibrin stabilizing factor; FSF)는 혈액 응고인자 가운데 유일한 transglutaminase로 1 분자의 glutamine(Glu)과 다른 분자인 lysine(Lys)간의 가교결합을 하는 효소로 fibrin의 γ chain끼리나 α chain끼리, fibrin과 α_2-plasmin inhibiter(α_2-PI), fibrin과 collagen이나 fibronectin간의 가교결합을 하여 각각 안정화 fibrin 형성(응고), fibrin clot 용해조절(섬유소 용해), 창상치유에 중요한 역할을 담당한다. 혈중 농도는 1~2 mg/dL이고, 혈중 반감기는 10일 정도이다.

XIII 인자는 혈중에서는 A subunit(FXII A) 2개와 carrier-protein인 B subunit(FXIII B) 2개, 총 4개로 분자(A_2B_2)를 형성하고, 분자량은 약 300 kDa이다. A subunit는 혈중 전체량의 약 1/3이 존재하고, 혈소판에도 약 1/3 정도 존재하고 있다. 태반이나 혈소판 등의 세포 내에서는 A_2 dimer(2량체)로 존재한다. 유전자는 6번 염색체 있다. A subunit는 뇌를 제외하고 전신 조직에서 생산되는데, 골수 거대핵구가 중심 역할을 하고 있다. B subunit는 주로 간세포에서 생산된다. 유전자는 1번 염색체에 있다. Thrombin으로 활성화된 후에 Ca ion과 B subunit가 해리되어 활성 A subunit(FXIII A*)로 된다.

XIII 인자 결손증(상염색체 열성유전)은 대단히 드물지만 신생아 제대출혈, 외상 후의 후출

혈, 창상치유 부전, 자연유산이 나타난다. 선천성 XIII 인자 결핍증은 유전자 level의 결손에 근거하여 B subunit 결핍증(I형)과 A subunit 결핍증(II형)으로 분류하고 있다. I형에서는 B subunit의 이상에 수반하여 A subunit가 안정하게 존재하더라도 2차적으로 결핍으로 된다.

후천적인 XIII 인자 결핍증의 대표적인 것은 DIC로 XIII 인자가 응고항진으로 활성화되고, fibrin 형성에 이용되어 감소한다. 최근, 후천성 혈우병 XIII(13 예)이 보고되어 있어서 응고시간 연장이나 혈소판 수의 이상이 나타나지 않는 경우에는 이 질환을 상기하는 것이 중요하다.

XIII 인자제제의 투여는 결손증 외에 Schönlein-Henoch 자반병, XIII 인자가 70% 이하의 창상치유 부전 예에 적용한다. 치료나 예방 투여에는 출혈 정도나 수술 시의 예상 출혈량에 따라서 치료 level을 활성 10% 이상이나 100% 이상으로 설정한다.

유의사항 ① 신생아나 임신말기에는 감소한다. ② XIII 인자 감소는 통상 screening 검사(혈소판 수, 출혈시간, PT, APTT, fibrinogen)에 이상을 보이지 않으므로 주의를 요한다. ③ DIC에서는 활성이 30% 이하로 되는 경우도 있다. ④ 창상치유 부전 예에서는 출혈이나 혈전과는 직접적인 관계는 없지만 XIII 인자를 일상적으로 측정하는 것이 바람직하다. ⑤ 항원량은 A subunit에 대한 항체를 사용하여 측정한다. B subunit의 항원량 측정은 아직 일상화되지 않았다.

Fibrinogen

기준치 200～400 mg/dL

측정법 Thrombin 응고시간법

검체량 혈장 0.4 mL

검사 목적 출혈, 혈전, DIC, 감염증, 악성종양 등의 병태 파악

검체 취급 ① Citrate 혈장을 사용한다. ② Heparin 채혈 불가 ③ 혈청 불가 ④ 동결보존 가능하다.

측정치에 따라 짐작되는 질환

• 고도 감소 (100 mg/dL 이하)

〈 예상질환 〉 DIC, 급성간부전, 비대상성 간경변 **〈 잠재질환 〉** 무 fibrinogen혈증, 저 fibeinogen혈증, 이상 fibrinogen혈증, L-asparaginase 투여, batroxobin 투여 **〈 조치 〉** 원질환의 진단과 치료, FDP, TAT, plasmin-α_2-plasmin inhibitor 복합체(PPIC), 혈소판 수, PT 등의 측정 등을 검색하여 혈장 수혈을 고려한다.

• 감소 (100～200 mg/dL)

〈 예상질환 〉 DIC, 간경변, 간암 **〈 잠재질환 〉** 급성간염, urokinase 투여, L-asparaginase 투여, batroxobin 투여, t-PA 투여, Kasabach-Merritt 증후군, 이상 fibrinogen혈증 **〈 조치 〉** 원질환을 진단하고 치료한다.

• 증가 (400～700 mg/dL)

〈 예상질환 〉 감염증, 악성종양, 혈전증 **〈 잠재질환 〉** 교원병, 폐색성 황달, 신증후군, 경구 피임약 **〈 조치 〉** 원질환을 치료한다.

• 고도 증가 (700 mg/dL 이상)

〈 예상·잠재질환 〉 감염증, 악성종양 **〈 조치 〉** 원질환의 치료. 혈전 경향에는 batroxobin 투여도 고려한다.

임상적 의의

Fibrinogen(I인자)은 간에서 합성되고(유전자는 4번 염색체에 존재), 분자량은 약 340 kDa으로 혈중 반감기는 3~4일이다. Fibrinogen 분자는 Aα chain, Bβ chain, γ chain이 N 말단 C 말단이 같은 방향으로 늘어서 서로 S-S 결합하고, 다시 2개(Aα, Bβ, γ)가 N 말단으로 향해 합쳐진 형태로 Aα chain끼리, γ chain끼리가 N 말단 부근에서 S-S 결합하는 거의 대칭형 dimer를 형성하고 있어서$(A\alpha, B\beta, \gamma)_2$ 로 표현한다.

N 말단이 모인 중심부를 E 영역(E domain), 2개인 C 말단부를 D 영역, E와 D 간의 3 가닥의 chain이 helix 구조를 취한 부위를 coiled-coil segment라고 부르는데, fibrinogen 분자는 대략적으로는 D-E-D로 표현하기도 한다. 또한 가장 긴 Aα chain은 D 영역에서 구부려 반환하여 연장하고(αC 영역이라고 한다), C 말단이 E 영역에 결합되어 있다(그림 5 참조).

Fibrinogen에 thrombin이 작용하면 Aα chain N 말단에서 fibrinopeptide A(FPA) $(A\alpha_{1\text{-}16})$ 가 방출되어 Aα chain은 α chain으로 된다.

FPA를 방출한 fibrinogen은 desA fibrin으로 부른다. 2개의 α chain N 말단은 2개의 EA-site로 되어 다른 2 분자(fibrinogen과 fibrin)의 D 영역 γ chain에 원래 있는 Da-site와 결합한다. 여기에 수반하여 2개의 EA-site에 결합하는 다른 2 분자의 D 영역 γ chain끼리도 결합하게 된다. 또한 Bβ chain N 말단에서 fibrinopeptide B(FPB)$(B\beta_{1\text{-}14})$가 서서히 방출되어 Bβ chain은 β chain으로 된다. 이것을 desAB fibrin이라 부른다. 2개의 β chain N 말단은 2개의 EB-site로 되어 다른 2 분자의 D 영역 β chain에 원래 있는 Db-site와 결합한다. 이에 수반하여 2개의 EB-site에 결합된 다른 2 분자의 D 영역 β chain끼리도 결합한다. 또한 desA fibrin, desAB fibrin monomer를 fibrin monomer라 부르고, 후자는 $(\alpha, \beta, \gamma)_2$로 표현한다. 그리고 E 영역에 결합되어 있는 α chain C 말단은 E 영역에서 분리되어 다른 분자의 α chain C 말단과 결합하게 된다. 이와 같은 다양한 결합이 점차 진전되어 fibrin polymer가 형성되어 간다. 이 반응의 일부에서 3 분자(fibrinogen-fibrin-fibrinogen) 복합체도 형성되는데, 가용성이므로 가용성 fibrin monomer(SFMC)라고 부른다(SFMC 항 참조).

Fibrinogen은 혈소판 응집에 의한 1차 지혈,

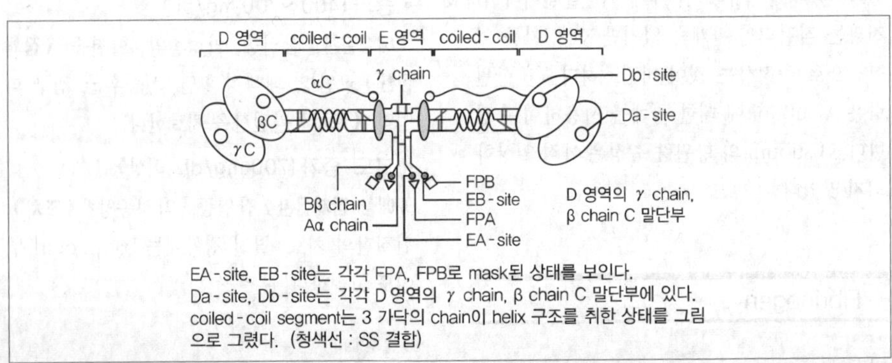

그림 5. Fibrinogen 구조 모형

혈액응고(fibrin망 형성)에 의한 2차 지혈에도 이용되는 중요한 성분으로 그 감소는 심각한 출혈경향을 초래하게 된다. Fibrinogen이나 fibrin은 plasmin에 의해 분해되면 fibrin/fibrinogen 분해산물(FDP)로 되어 망내계에서 처리된다. 따라서 생산 저하나 지혈기전으로 인한 소비, plasmin에 의한 분해 등으로 감소하는 한편 급성기 반응 물질로서 염증이나 악성종양에서 증가한다. 임신 지속에 필요한 물질이기도 하다.

섬유소 용해 우위형 DIC에서는 100 mg/dL 이하로 감소하는 경우가 많은 것으로 이해하고 있다. 50 mg/dL 이하에서는 출혈경향을 보인다. 무 fibrinogen혈증(상염색체 열성유전)은 대단히 드물지만 제대출혈, 뇌출혈, 소화관 출혈, 유산(流産) 등을 초래한다. 선천성 저 fibrinogen혈증의 출혈경향 억제에 가열 처리한 fibrinogen제제가 시판되고 있다. 800 mg/dL 이상에서는 혈전 경향을 주의할 필요가 있다.

유의 사항 ① DIC의 기초질환으로 많은 감염증이나 악성종양에서는 fibrinogen이 증가하므로 DIC를 합병해도 fibrinogen이 감소하지 않는 경우도 많다. 그러나 fibrinogen 감소는 DIC 진단기준(150 mg/dL 이하)에 채택되고 있다. ② Fibrinogen이 수일 이내에 50% 정도 감소하면 그 농도가 정상이라도 DIC일 가능성을 고려할 필요가 있다. 이와 같은 비교적 급속한 감소는 DIC 진단기준의 보조항목으로 채택하고 있다. ③ DIC로 인한 ESR의 급속한 개선(지연)은 fibrinogen의 감소로 인한 경우가 있다. ④ 이상 fibrinogen혈증(상염색체 우성유전)에서는 외견상 fibrinogen의 감소이므로 비탁법이나 면역학적 측정법에 의한 재검이 필요하다. ⑤ 임신말기에 증가한다. 가령과 더불어 다소 증가한다. ⑥ L-Asparaginase 등의 투여(생산 저하), urokinase나 조직 plasminogen activator(t-PA) 투여(섬유소 용해항진) 등에서 감소한다. ⑦ Batroxobin은 FPA를 방출하여 fibrinogen을 desA fibrin으로 변환시키고, 이어서 섬유소 용해를 일으켜 desA fibrin이 FDP로 분해되어 처리되기 때문에 혈중 fibrinogen은 감소한다. ⑧ Fibrinogen은 급성상 반응 단백의 하나이기 때문에 고농도를 보이는 경우 감염증, 악성종양일 가능성도 고려할 필요가 있다. 또한 간의 대상성 기능항진으로 인한 신증후군에서도 고농도를 보인다.

Fibrin/Fibrinogen degradation products [FDP]

기준치
- 혈청 : 10 μg/mL 이하 (total-FDP)
- 혈청 : 100 ng/mL 이하 (FDP-E)
- 혈장 : 5.0 μg/mL 이하 (P-FDP)

측정법 Latex 응집반응

검체량 혈청 0.3 mL

검사 목적 ① DIC 진단, ② Fibrin/fibrinogen 분해 여부 확인

검체 취급 ① Fibrinogen을 fibrin으로 변환 제거할 목적으로 thrombin 또는 batroxobin을 첨가하고, 또한 섬유소 용해가 일어나지 않도록 aprotinin이 들어 있는 용기에 채혈한다. ② 동결 보존한다.

측정치에 따라 짐작되는 질환

■ Total-FDP

● 증가 (10~40 μg/mL)

〈예상질환〉 DIC, 혈전증, 심근경색, 협심증, 간경변, 악성종양, 수술 후, urokinase 투여

(잠재질환) 전립선암, 류마티스 관절염, 소화관 출혈, 혈성 복수, t-PA 투여, batroxobin 투여, 이상 fibrinogen혈증 **(조치)** D dimer, fibrinogen, 혈소판 수 측정, 재검사

• **고도 증가(40 μg/mL 이상)**

(예상질환) DIC, 전격성간염, 비대상성 간경변, 악성종양, urokinase 투여 **(잠재질환)** 혈전증, t-PA 투여, batroxobin 투여 **(조치)** 혈소판 수, D dimer, fibrinogen, TAT, PPIC, PT 등의 측정, 원질환의 치료. DIC로 진단되면 heparin 등의 항응고 요법으로 처치한다.

임상적 의의

Fibrinogen에 plasmin이 작용하면 D 영역과 E 영역 간의 coiled-coil segment가 절단되어(Aα chain의 연장부위는 앞이 절단된다), D 분획과 E 분획이 생성된다. 한편, fibrinogen에 thrombin이 작용하면 fibrin monomer가 중합하여 fibrin polymer로 된다. Fibrin polymer는 다시 thrombin으로 활성화된 XIII 인자와 Ca ion의 작용으로 γ chain과 α chain 간에 가교화되어 강고하고 안정된 가교화 fibrin polymer로 된다. 이 가교화 fibrin에 plasmin이 작용하면 DD/E, D dimer, E 분획이 생성된다(D dimer 항 참조). FDP는 이들 분해산물을 총칭(1차 섬유소 용해산물과 2차 섬유소 용해산물)한 것이다.

Total-FDP는 FDP 전체를 측정하기 위하여 항 fibrinogen·polyclonal 항체를 사용한다. FDP-E는 E 분획을 인식한다. P-FDP는 fibrinogen과는 반응하지 않는 monoclonal 항체(D 분획에 대한 항체)를 사용하는 것으로 혈장에서 측정이 가능하다. FDP는 1차 섬유소 용해, 2차 섬유소 용해를 포함하여 plasmin 생성 marker가 된다.

Total-FDP/P-FDP나 FDP-E와 plasmin·plasmin inhibitor 복합체(PIC 또는 PPIC) 측정에서 1차 섬유소 용해와 2차 섬유소 용해 어느 경우나 plasmin 활성이 항진되었을 때, 모든 것이 고농도를 보인다.

또한 total-FDP/P-FDP, FDP-E와 D dimer를 동시에 측정하여 1차 섬유소 용해, 2차 섬유소 용해의 정도를 파악하는 것이 DIC 병태 파악에 중요하다.

유의사항 ① FDP-E의 1,000 ng/mL 이상은 고도 증가로 해석한다. ② Total-FDP는 통상 항 fibrinogen 항체를 사용하는 검사이기 때문에 fibrinogen을 완전히 제거한 혈청으로 측정하여야 한다. 또한 SFMC가 존재하면 FDP로 측정될 가능성이 있기 때문에 판정은 D dimer, PPIC 등의 측정치도 참고하여 신중하게 판단할 필요가 있다. FDP-E는 fibrinogen과의 교차성이 적지만 존재하므로 혈청으로 측정한다. ③ 섬유소 용해 우위형 DIC에서는 80 μg/mL 이상으로 되는 경우가 많다. ④ 급성전골수구성 백혈병에서 FDP가 고농도로 증가하는 주 원인은 백혈병 세포표면에서의(DIC를 일으키는 조직인자 이외에도) 섬유소 용해를 촉진시키는 annexin II의 발현 증가라는 것으로 이해하고 있다. ⑤ Batroxobin을 투여하면 섬유소 용해가 발동하여 FPD가 현저하게 증가한다. ⑥ 항응고 치료 특히 urokinase나 조직 plasmin activator(t-PA) 투여로 현저하게 증가한다. ⑦ 이상 fibrinogen이 있어도 thrombin 또는 batroxobin 첨가로도 불용성 fibrin 망이 생기지 않고 가용성 그대로 잔존하면 total-FDP로 표현된다. ⑧ 근년에 백혈구 elastase에 의한 분해산물(E-FDP) 측정이 가능해져 급성전골수구성 백혈병이나 패혈증에서 증가하는 것으로 보고되고 있다.

약물 영향 Thrombin 처리 혈청을 만드는 경우, heparin 혼입은 응고를 억제하므로 충분하게 fibrin이 형성되지 않는 경우가 있다.

Hepaplastin test [HPT]

기준치 70~130%
측정법 응고법
검체량 혈장 0.4 mL
검사 목적 ① II, VII, X인자 응고능 파악, ② 간의 단백 합성기능 파악
검체 취급 ① Citrate 혈장 또는 citrate 전혈을 사용한다. ② Heparin 채혈이나 EDTA 채혈은 사용불가 ③ 혈장은 동결보존이 가능하다.

측정치에 따라 짐작되는 질환

• 저하 (30~70%)

(예상질환) Warfarin 투여, 비타민 K 결핍증(신생아, 모유 영양아, 폐색성 황달, 설사, 항생물질 장기간 투여 등), 간경변, DIC **(잠재질환)** 순환 항응혈소, *N*-methyltetrazolethiol 기(*N*-MTT 기)가 있는 항균약 argatroban 투여 **(조치)** PT, thrombo test, APTT 측정, 간기능 검사 등으로 진단하고 치료한다.

• 고도 저하 (30% 이하)

(예상질환) Warfarin 투여, 비타민 K 결핍증, 비대상성 간경변, 전격성간염, DIC **(잠재질환)** II, VII, X인자 결핍증, 고농도 heparin 투여 **(조치)** Fibrinogen 측정, PT, thrombo test, APTT, 간기능 검사, II, VII, X인자 활성 측정 등으로 진단하고 치료한다.

임상적 의의

토끼 뇌로 만든 조직 thromboplastin을 사용하여 II, VII, X인자를 반영하도록 개발된 응고시간이다. Thrombo test와 달리 PIVKA로 인해 저해되지 않는 특징이 있다. Warfarin 등의 항응고제를 투여하지 않은 상태에서 간에서 생산되는 이들 인자의 활성을 반영하여, 간의 단백 합성능의 지표로도 사용한다. Warfarin 투여로 II, VII, X인자는 감소하므로 HPT는 연장한다.
유의사항 ① Warfarin, *N*-MTT기가 있는 항균약 argatroban 투여로 연장한다. ② 신생아에서는 약 50%로 저하되어 있다.
약물 영향 Warfarin, 항 thrombin 약, Xa 저해약 등의 복용에 저하한다.

α_2-Plasmin inhibitor [α_2-PI]

기준치 80~120%
측정법 합성기질법
검체량 혈장 0.4 mL
검사 목적 ① 섬유소 용해항진의 병태 파악, ② 출혈경향의 원인 검색
검체 취급 ① Citrate 혈장을 사용한다. EDTA 혈장도 사용할 수 있다. ② 동결 보존한다.

측정치에 따라 짐작되는 질환

• 저하 (50~80%)

(예상질환) DIC, 간경변, 신증후군, urokinase 투여 **(잠재질환)** 백혈병, t-PA 투여, α_2-PI 결핍증(heterozygote), batroxobin 투여 **(조치)** Plasminogen, PPIC, D dimer, FDP 측정 등으로 진단하고 치료한다.

• 고도 저하 (50% 이하)

(예상질환) 섬유소 용해 우위성 DIC, 비대상성 간경변, 전격성간염, 급성전골수성 백혈병

《잠재질환》 α_2-PI 결손증(homozygote), L-asparaginase 투여 **《조치》** Plasminogen, PPIC, D dimer, FDP, 혈소판 측정 등으로 인한 원질환의 치료, 항섬유소 용해제 투여를 고려한다.

임상적 의의

α_2-Plasmin inhibitor(α_2-PI)는 간에서 합성되는 분자량 약 65 kDa에 혈중 농도는 약 6 mg/dL로 혈중 반감기는 2~3일이다. 유전자는 17번 염색체에 있다. α_2-PI의 발현은 간 이외에 신장, 비장, 피부, 뇌 등에서도 나타난다.

Plasminogen에서 t-PA에 의해 활성화되어 생긴 plasmin은 fibrin 혈전뿐만 아니라 fibrinogen, V, Ⅷ 인자도 분해한다. α_2-PI는 serine protease inhibitor(SERPIN)의 일종으로 그 plasmin의 작용이 과잉으로 되지 않도록 조절하는 주요 저해인자이다.

α_2-PI 분자는 N 말단 부위에 있는 fibrin에의 가교결합 부위, plasmin과 비가역적으로 결합하는 Arg 376, 그리고 plasminogen이나 plasmin (lysine 결합 부위)이 가역적으로 결합하기 쉬운 C 말단 부위 lysine 잔기로 되어 있다.

α_2-PI는 plasmin의 활성중심에 결합하여 1대 1의 복합체를 형성하여 plasmin 활성을 저해한다. 구체적으로는 아래의 2 가지 기능으로 섬유소 용해를 저해 조절되고 있다. ① α_2-PI의 C 말단 부위 lysine 잔기는 plasminogen (lysine 결합 부위)의 fibirin(lysine 잔기)에의 결합을 경합적으로 저해(α_2-PI는 plasminogen에 가역적으로 결합)한다. ② α_2-PI의 N 말단 부위는 일부가 가교 fibrin(α chain C 말단측 Lys 303)에 결합하여 plasmin의 작용을 억제한다. ③ Fibrin 분해가 진행하여 plasmin이 유리되면 α_2-PI는 이것과 가역적으로 결합한 후, plasmin의 C 말단에 있는 활성 중심 serine과 α_2-PIArg 376이 비가역적으로 결합하여 PPIC를 형성하여 plasmin은 활성을 상실하게 된다.

또한 섬유소 용해의 저해인자로는 PAI-1, α_2-PI 이외에 thrombin-thrombomodulin으로 활성화시키는 thrombin 활성화 섬유소 용해 저해인자(thrombin activatable fibrinolysis inhibitor; TAFI)가 있어서 fibrin C 말단 lysine 잔기를 절단하여 plasminogen, t-PA의 결합을 저해하는 작용이 있다.

신증후군에서는 요단백으로 배설되어 감소한다. α_2-PI 결손증(상염색체 열성유전)은 전 세계적으로 10 가계의 보고에 지나지 않는 대단히 드문 질환이다. I 형 α_2-PI 결손증은 혈장 α_2-PI 항원 농도는 활성과 같은 정도로 감소한다. Ⅱ형 α_2-PI 이상증은 혈장에 이상 α_2-PI 분자가 존재하고 있어서 활성과 항원량에 차이가 있다. α_2-PI 결손증은 후출혈, 제대출혈, 관절 근육내출혈 등을 초래한다. 예방적 치료에는 Tranexamic acid(도란사민)을 투여한다.

유의사항 ① 소비로 인한 감소는 PPIC가 형성되고, α_2-PI 활성과 PPIC는 mirror image를 형성한다. ② Urokinase나 조직 plasminogen activator(t-PA) 투여에서 plasmin이 형성되면 PPIC가 형성되어 현저하게 감소한다. ③ Batroxobin 투여에서는 섬유소 용해계의 발동으로 인하여 감소한다. ④ 가령과 더불어 조금씩 감소한다. ⑤ 심하게 감소하면 출혈증상이 현저해지는 경우가 있다. ⑥ 급성전골수구성 백혈병 등에서 백혈구 elastase에 의하여 α_2-PI가 분해되어 감소하는 경우가 있다.

Plasmin-α_2-plasmin inhibitor complex [PPIC]

기준치 0.8 μg/mL 이하
측정법 EIA, LPIA
검체량 혈장 0.3 mL
검사 목적 ① Plasmin 생성 파악, ② 섬유소 용해 우위형 DIC 진단
검체 취급 ① Citrate 혈장을 사용한다. ② Aprotinin이나 tranexamic acid를 채혈 용기에 가하여 섬유소 용해를 억제하는 편이 안전하다. ③ 동결 보존한다.

측정치에 따라 짐작되는 질환

• 증가 (0.8~10 μg/mL)

〈 예상질환 〉 Urokinase 투여, DIC, 혈전증, 악성종양, 대동맥류, 당뇨병, 교원병 **〈 잠재질환 〉** 신증후군, 협심증, 간질환, 교원병, t-PA 투여 **〈 조치 〉** TAT, α_2-PI, plasminogen, D dimer 등의 측정으로 원질환을 치료한다.

• 고도 증가 (10 μg/mL 이상)

〈 예상질환 〉 섬유소 용해 우위형 DIC(급성전골수구성 백혈병, 복부대동맥류, 전립선암 등에 수반하여), urokinase 투여 **〈 잠재질환 〉** 악성종양, t-PA 투여 **〈 조치 〉** DIC 여부 확인, 1차 섬유소 용해 여부 확인, 원질환의 치료, 항섬유소 용해제 투여 적용을 고려한다.

임상적 의의

Plasmin에 의한 fibrin 분해가 진행하여(lysine 결합 부위에서 fibrin에의 결합) plasmin이 머지 않아 fibrin에서 유리되면 plasmin의 lysine 결합 부위가 노출되므로 그 곳에 α_2-PI의 C 말단 부위에 lysine 잔기가 결합하고, plasmin이 α_2-PI를 한정 분해한 후에 plasmin(C 말단에 있는 활성 중심 serine)과 α_2-PI(plasmin에 의해 Arg 376−Met 365가 절단된다)가 비가역적으로 결합하여 plasmin-α_2-PI 복합체(PPIC)가 형성되어 plasmin이 활성을 잃는다. Plasmin의 활성 부위 이외에 lysine 결합 부위에 특이적으로 결합하는 부위가 C 말단에 존재하여 PPIC 형성에 상승적으로 관여한다는 것도 보고되고 있다.

α_2-PI의 혈중 반감기는 약 2~3일인데 대하여 PPIC의 혈중 반감기는 6시간 정도이기 때문에 PPIC 검출은 최근의 plasmin 생성 marker가 된다. DIC나 혈전형성에서 2차 섬유소 용해나 전립선암, 수술, shock 등에서 때로 나타나는 1차 섬유소 용해 발현에서 양성으로 된다. 급성골수구성백혈병은 백혈병 세포표면의 annexin II, t-PA, plasminogen이 결합하여 효율적으로 plasmin이 생성되어 현저하게 섬유소 용해항진으로 생긴 PPIC는 고농도로 증가한다.

섬유소 용해 우위형 DIC의 진단을 위해서는 10 μg/mL 이상이 필수조건으로 이해하고 있다. 섬유소 용해 억제형 DIC에서는 거의 증가하지 않는다.

유의 사항 ① 간의 단백합성능 저하에 좌우되지 않기 때문에 간질환에 수반되는 DIC 진단에도 보조로 유용하다. ② DIC의 개선에 수반하여 감소한다. ③ Urokinase나 t-PA 투여로 현저하게 증가한다. 이때 α_2-PI 활성과 mirror image를 형성한다. ④ 지혈대(tourniquet) 설치로 증가하는 경우가 있다. ⑤ TAT를 동시에 측정하면 thrombin 생성(응고) 경향과 plasmin 생성(섬유소 용해) 경향의 정도를 파악할 수 있다.

Plasminogen [Plg]

기준치
· 80~120% (활성)
· 9.1~14.5 mg/dL (Latex 응집)
· 7~13 mg/dL (TIA)
측정법 합성기질법(활성), latex 응집(항원), TIA(항원)
검체량 혈장 0.4 mL
검사 목적 DIC 진단과 선천성 혈전 요인의 감별
검체 취급 ① Citrate 혈장을 사용한다. ② Aprotinin 첨가 채혈 용기(fibrinopeptide용 등)를 사용하면 활성은 측정되지 않는다. ③ 동결 보존한다.

측정치에 따라 짐작되는 질환

• **감소 (40~80%)**

〈예상질환〉 DIC, 혈전증, 심근경색, 간경변, 간암, 패혈증, urokinase 투여, t-PA 등의 혈전 용해요법 **〈잠재질환〉** 백혈병, 악성종양, plasminogen 결손증, batroxobin 투여 **〈조치〉** α_2-PI, PPIC, FDP, 항원량 측정 등으로 진단한다.

• **고도 감소 (40% 이하)**

〈예상질환〉 DIC, 비대상성 간경변, 전격성간염 **〈잠재질환〉** Plasminogen 결손증 **〈조치〉** DIC 여부 확인, 원질환의 진단과 치료, 이상 plasminogen인 경우 warfarine 투여를 고려한다.

• **증가 (130% 이상)**

〈잠재질환〉 악성종양, stress, 만성염증, 경구피임약, 단백동화 steroid 투여나 염증 (IL-6에 반응) **〈조치〉** 약물사용 확인, 악성종양을 진단한다.

임상적 의의

Plasminogen은 분자량 92 kDa으로 간에서 합성되어 혈중 농도는 약 12 mg/dL이고, 혈중 반감기는 2일 정도이다. 유전자는 6번 염색체에 있다. Plasminogen 분자에는 N 말단 측으로부터 kringle 1, 2, 3에 lysine 결합 부위(fibrin에 결합), kringle 5에 aminohexyl 부위(fibrin에 최초로 결합), t-PA 작용 부위, 활성기 등이 존재한다. N 말단이 glutamic acid인 Glu-Plg의 형태로 존재한다. 그러나 대량의 t-PA로 처리되면 N 말단이 Lyn-Plg도 출현한다. Lyn-Plg는 Glu-Plg 보다 fibrin의 친화성이 높아 t-PA의 활성을 받기 쉽다. Lys-Plg의 반감기는 0.8일로 Glu-Plg의 2.2일에 비해 짧다.

Fibrin이 형성되면 plasminogen(C 말단 측 aminohexyl 부위)과 t-PA(N 말단 finger 영역) 이 우선적으로 fibrin에 결합하고, plasminogen은 t-PA에 의해 한정 분해를 받아 serine protease인 plasmin으로 된다. Plasmin은 lysine 및 arginine의 C 말단을 절단한다. Plasmin에 의해 fibrin 분해가 개시되면 fibrin D 분획의 C 말단에 다수의 lysine 잔기가 노출되고, 그 곳에 plasminogen(N 말단 측 kringle 1, 2, 3에 있는 lysine 결합 부위)과 t-PA(kringle 2에 있는 lysine 결합부위)가 다수 결합하여 fibrin 상에서 plasmin이 서서히 생성되면서 fibrin 분해가 진행한다.

Plasmin은 fibrin 혈전뿐만 아니라 fibrinogen, V, Ⅷ 인자 등도 분해하여 섬유소 용해에서 중심적 역할을 한다. Plasmin이 이용된 후, α_2-PI와 복합체(PPIC)를 형성하여 처리되기 때문에 감소한다.

분자이상(Ⅱ형)의 비정상 plaminogen은 활성이 없는 plasminogen으로 항원량 정상과 활성의 현저한 감소가 특징이다. 비정상 plasminogen혈증에서는 혈전증이 다발하는 예도 있지만 그렇지 않는 예도 많은데, 이들은 거의가 hetero형으로 정상 plasminogen을 50% 가지고 있기 때문이라고 이해하고 있다. 결핍증(I형)도 거의 hetero형이지만 드물게 homo형도 나타난다. I형의 hetero형은 항원량과 활성이 저하되어 있다. I형의 homo에서는 안검결막에 fibrin이 주성분인 위막성 결막염(ligneous conjunctivitis)의 합병이 보고되었다.

유의 사항 ① 항상 간의 단백 합성능의 지표나 α_2-PI도 동시에 측정하고, 가능하면 PPIC도 측정하여 생산저하와 소비를 감별하는 것이 바람직하다. ② 일본에서는 비정상 plaminogen이 매우 많기 때문에 항원량보다는 활성량을 선별검사의 제 1 선택으로 검사하고 있다. ③ 임신 밀기에는 약간 증가한다. ④ 신생아는 정상의 약 50%이다. ⑤ Urokinase나 t-PA 투여로 감소한다. ⑥ Batroxobin 투여에서는 섬유소 용해계가 발동하여 감소한다. ⑦ 연령 증가에 따른 감소는 심하지 않다. ⑧ t-PA, PAI-1에 비하여 일내변동이 적다.

Plasminogen activator inhibitor-1 [PAI-1]

기준치 50 ng/mL 이하

측정법 LPIA

검체량 혈장 0.5 mL

검사 목적 DIC, 혈전증, 내장비만, 내피세포 기능의 진단

검체 취급 ① Citrate 혈장을 사용한다. ② 혈소판에도 있어서 혈소판 응집으로 증가하므로 채혈에 주의가 필요하다. ③ 동결 보존한다. ④ 불안정해서 채혈 후에 실온에 방치하거나 동결 융해를 반복하면 급속히 활성을 잃게 된다.

측정치에 따라 짐작되는 질환

• **증가 (50~100 ng/mL)**

〈 예상질환 〉 DIC, 혈전증, 심근경색, 악성종양, 감염증, 당뇨병, 혈소판증다증 **〈 잠재질환 〉** 간경변, 수술, 폐색성 황달, 지질이상증(고지혈증), 갑상선기능항진증, 골수이식 후의 정맥폐색증, 기관지천식, 대사증후군, 임신 **〈 조치 〉** t-PA, t-PA·PAI-1 복합체, plasminogen, α_2-PI 측정 등으로 진단, 치료한다.

• **고도 증가 (100 ng/mL 이상)**

〈 예상질환 〉 DIC(특히 패혈증성 DIC), 혈전증, 악성종양 **〈 잠재질환 〉** 당뇨병, 패혈증 **〈 조치 〉** DIC 여부 확인, 원질환을 진단, 치료한다.

임상적 의의

혈관 내피세포나 혈관 평할근세포, 지방세포, 골수거대핵구 등에서 생산되는 PAI-1(분자량 약 52 kDa)은 serine protease inhibitor (SERPIN)로, 같은 혈관 내피세포에서 생성 방출되는 조직 plasminogen activator(t-PA)의 주요 저해인자여서 t-PA와 복합체를 형성하여 그것의 활성을 잃게 한다. 유전자는 7번 염색체에 있다. 혈중 농도는 통상 25 ng/mL 전후로 t-PA보다 훨씬 많다. 혈중 반감기는 수분 이내로 대단히 짧다. ① 혈중에 유리 PAI-1(활성형, 잠재형), t-PA·PAI-1 복합체 등의 형태로 존재한다. ② Fibrin 혈전이 생기면 섬유소 용해계가 활성화되어 plasminogen은 protease 활성이 없기 때문에 fibrin, fibrinogen이 분해되는 일은 없다. t-PA 작용으로 plasminogen은 fibrin 상에서 plasmin으로 변환된다. 이 plasminogen의 t-PA에 의한 활성화 반응은

PAI-1이 제어하고 있다. ③ 혈관 내피세포에 대한 endotoxin이나 염증성 cytokine 등 여러 가지 자극으로 증가하기 때문에 PAI-1은 t-PA와 함께 혈관 내피세포 기능을 표현하고 있는 것으로 이해하고 있다. Fibrinogen과 마찬가지로 급성상 반응물질의 하나이다. ④ 패혈증 등 섬유소 용해 억제형의 DIC에서는 endotoxin 등으로 인한 생산 자극으로 PAI-1이 현저하게 증가하는 예후불량 예가 많지만 급성전골수구성 백혈병 등의 섬유소 용해 우위형 DIC에서는 거의 증가하지 않는다. ⑤ 대사증후군의 요건인 내장비만이나 지질이상증(고지혈증), 고혈당, 고혈압 등에서는 PAI-1이 증가하고 있어서 동맥경화나 혈전경향을 조장한다. 대사증후군에서는 insulin, LDL 등이 직접 또는 간접적으로 PAI-1 생산을 증가시키기 때문에 고 PAI-1혈증으로 되는 것이 주목되고 있다. ⑥ PAI-1의 감소는 출혈경향을 조장하는 것으로 이해하고 있는데, PAI-1 결핍증에서는 출혈경향이 나타나고 있다.

유의사항 ① 임신말기나 운동으로 증가한다. ② 활성측정이 바람직하지만 잠재형으로 변하는 문제도 있어 아직 일반화되지 않았다. ③ 일내변동이 있는데, 아침에 증가하고, 저녁에는 반감한다. 밤에는 5 ng/mL 이하로 감소한다. Total PAI-1은 free PAI-1 뿐만 아니라 복합체도 포함하여 총량(PAI-1의 총항원량)을 측정한다.

Platelet factor 4 [PF−4], β−Thromboglobulin [β−TG]

기준치

· 2~18 ng/mL (PF-4)

· 7~50 ng/mL (β-TG)

측정법 ELISA, EIA, RIA

검체량 혈장 0.3 mL

검사 목적 생체 내 혈소판 활성화, 혈전형성 경향의 평가

검체 취급 채혈 시 혈소판 활성화가 큰 문제이기 때문에 ① 지혈대를 약하게 매고, 또 단시간에 채혈한다. ② 주사기를 2개 준비하여 2번째 혈액을 사용한다. ③ 혈액은 EDTA, prostaglandin E_1 등 혈소판 활성을 억제하는 약물이 들어 있는 시험관에 재빠르게 옮기고 얼음물로 냉각시키는 등의 주의가 필요하다.

측정치에 따라 짐작되는 질환

• 증 가

〈예상·잠재질환〉 DIC, 심근경색, 허혈성 뇌혈관장애, 당뇨병성 혈관장애, 심부정맥혈전, 인공 심폐관류, 천식 **〈조치〉** 원질환을 진단하고 치료한다.

• 감 소

〈예상·잠재질환〉 혈소판 감소증 **〈조치〉** 원질환을 진단하고 치료한다.

임상적 의의

혈소판 제 4 인자(PF-4)는 α 과립에 함유된 혈소판 특유의 단백으로 heparin 중화작용이나 단핵구 유주 야기작용이 있다. β-Thromboglobulin(β-TG)은 low affinity PF-4가 다시 분해된 것으로 신장을 통해 배출되기 때문에 신기능장애에서 혈중 농도가 증가한다. 양자 모두 혈소판 활성화를 맞이하여 혈중으로 방출되기 때문에 혈전증 진단, 혈전형성 준비상태를 진단하는데 유용하다. 채혈 시 조작을 신중하게 행하지 않으면 혈소판이 활성화되어 PF-4 및 β-TG가 외견상 증가치를 보일 우려가

있다. 또한 특발성 혈소판감소성자반병(ITP), 간경변 등 혈소판 생산저하 그리고 혈관 밖에서의 혈소판 파괴가 생기면 PF-4 및 β-TG는 낮은치를 보이는 경우가 많다.

유의 사항 ① Heparin 투여에는 혈관내피에 결합한 PF-4가 유리되기 때문에 PF-4가 증가한다. 그러므로 heparin 투여로 인한 PF-4 고농도는 혈소판 활성화의 지표가 되지 못한다. ② PF-4를 측정할 때는 마찬가지로 혈소판 과립에 존재하는 β-TG를 측정하는 것이 바람직하다. β-TG 쪽이 반감기가 길고, 신기능의 영향을 받기 쉽지만 heparin의 영향은 받지 않는다. 반감기가 길기 때문에 혈중에서는 β-TG 쪽이 PF-4보다 대량으로 존재하지만 채혈 시 혈소판 활성화에 의해 방출되는 경우는 양자 모두 거의 같은 농도를 보인다.

약물 영향 Heparin을 사용할 때, PF-4가 증가하는 경우가 있다.

Platelet membrane glycoprotein

측정법 특이 항체를 사용하는 Western blotting, 교차 면역전기영동

검체량 항응고제 처리 혈액 : 20~30 mL

검사 목적 선천성 혈소판 기능이상이 의심될 경우의 확정 진단

검체 취급 3.8% citrate-Na 1 vol에 혈액 9 vol을 가한 것을 160 G, 10분간 원심하여 분리한 다혈소판 혈장(platelet rich plasma; PRP) 상태로 보존하는 것이 바람직하다. 실온에서 2~3일 보존도 가능하지만 가능한 한 신속히 처리한다.

측정치에 따라 짐작되는 질환

• Glycoprotein Ib 결손

〈 예상·잠재질환 〉 Bernard-Soulier 증후군

〈 조치 〉 혈소판 감소, 거대혈소판, 출혈시간 연장, ristocetin 응집저하 등을 확인한다. 필요하면 유전자 level의 확인 등으로 원질환을 진단하고 치료한다.

• Glycoprotein IIb/IIIa 결손

〈 예상·잠재질환 〉 혈소판 무력증 **〈 조치 〉** 출혈시간 연장, 대부분의 혈소판 활성화 물질에 대하여 혈소판 응집을 나타내지 않는 것을 확인한다. 유전자 level의 검색 등으로 원질환을 진단하고 치료한다.

• Glycoprotein Ia 결손

〈 예상·잠재질환 〉 Collagen 수용체 결손증

〈 조치 〉 Collagen 응집 결여를 확인한다.

• Glycoprotein VI 결손

〈 예상·잠재질환 〉 Collagen 수용체 결손증

〈 조치 〉 Collagen 응집 결여를 확인한다.

임상적 의의

혈소판막 당단백의 이상은 출혈경향, 혈소판 기능 이상증에서 발견되는 경우가 많다. 혈소판막 당단백의 발현은 유전적으로 규정되어 있어서 일반적으로는 어떤 당단백의 결손은 선천성 질환의 존재를 의미한다. 최종적인 진단은 유전자 해석이 필요하다. 드물게 자가면역 질환(특발성 혈소판감소성자반병) 등에서 어떤 막단백에 대한 항체가 생산되어 말초에 남아있는 혈소판상에 그 막당단백이 결여되어 있는 경우가 있지만 그 기전은 밝혀지지 않았다.

유의 사항 혈소판막 당단백 해석은 전문성이 필요하다.

Platelet release reaction

기준치

· Luciferase법 : Collagen, thrombin 등을 사용하여 강력하게 자극하면 혈소판 과립중 ATP의 20~30%, ADP의 60~80%가 방출된다.

· Serotonin법 : 강력한 자극으로 70~95%의 serotonin이 방출되지만 ADP, epinephrine의 2차 응집에서는 30~50% 정도의 serotonin이 방출될 뿐이다.

측정법 Luciferase법, serotonin법

검체량 Citrate 혈액 약 10 mL

검사 목적 ① 혈소판 기능 평가, ② 항혈소판제의 monitoring

검체 취급 3.8% citrate 1 vol에 혈액 9 vol을 잘 혼합하여 검체로 사용하는데, 채혈 후 수시간 이내에 측정하여야 한다.

측정치에 따라 짐작되는 질환

• **방출능 저하**

〈예상·잠재질환〉 방출기구 이상증(선천성 thromboxane A_2 생산장애, 비 steroid성 소염제 등의 복용, 만성 골수증식성 증후군, 요독증), 저장 pool 결핍증[Hermansky-Pudlak 증후군, gray platelet(회색 혈소판) 증후군] **〈조치〉** 기타 혈소판 기능 해석, 전자현미경적 검토로 진단한다.

임상적 의의

혈소판 활성화 물질은 세포 내 calcium, protein kinase C, thromboxane A_2(TXA_2) 등의 세포 내 활성화 신호를 야기시키고, 이들에 의해 myosin이 함유된 골격단백을 수축한다. 이 결과 세포 내 과립의 내용물인 ATP, ADP, serotonin 등이 개방 소관(open small tubule)계를 거쳐 혈소판 밖으로 방출된다. 그래서 이들 어느 쪽이든 경로에 이상이 생기면 혈소판 방출능이 저하된다. 특히 TXA_2 합성 이상이나 과립 내 내용 결여를 보이는 저장 pool 결핍증 등이 잘 나타난다.

유의 사항 ① 방출 물질의 농도는 2~3 종류를 사용하여 검토하는 일이 필요하다. ② Serotonin에 의한 방출능을 측정할 때는 방출된 serotonin이 다시 세포로 들어가지 않도록 imipramine을 사용하는 것이 필요하다. Imipramine을 사용하지 않으면 serotonin의 방출량이 외견상 감소할 가능성도 있다. ③ Luciferase법에 의한 ATP 방출능의 측정은 반정량 범위를 벗어나지 않는다. 이상증을 확인하기 위해서는 serotonin법이나 HPLC법으로 측정할 필요가 있다.

약물 영향 Aspirin 등의 항혈소판약, NSAID를 사용한 경우, 방출능이 저하되는 경우가 있다.

Platelet survival, Platelet turnover rate

기준치

• ^{51}Cr label법

· 평균수명 : 8.6±1.1일

· 혈소판 회전 : 37,000±4,000/μL/day

• MDA법

· 평균수명 : 7.8±0.5일

측정법 ^{51}Cr label법, malondialdehyde(MDA)법

검체량 ^{51}Cr label 시, ACD-A 액이 들어 있는 채혈 bag 200~400 mL, 검사 시 5~20 mL

검사 목적 혈소판 생산저하 또는 혈소판 붕괴

항진의 존재 평가

검체 취급 ACD 채혈 후 곧 처리한다. 보존은 불가하다.

측정치에 따라 짐작되는 질환

• 혈소판 수명 정상, 혈소판 회전 저하

〈예상·잠재질환〉 재생불량성빈혈 등 골수거대핵구 저형성, 거대적혈모구성 빈혈 등의 혈소판 무효조혈 **〈조치〉** 골수 병리검사, 배양 등, 원질환을 진단, 치료한다.

• 혈소판 수명 단축, 혈소판 회전 증가 (혈소판 소비항진을 의미)

〈예상·잠재질환〉 ITP(idiopathic thrombocytopenic purpura), DIC, 혈전색전증, 혈관 내 인공장치 **〈조치〉** 혈액응고, 섬유소 용해계 검사, 원질환을 진단하고 치료한다.

임상적 의의

혈소판 수명 검사는 생체 내에서 혈소판이 관여하는 여러 가지 요인에 따라 혈소판 파괴나 소비 증가를 평가하는 우수한 방법이다. 혈소판에 ^{51}Cr을 표식하고, 표식 혈소판이 말초에서 소실되는 시간을 측정하는 방법, 또한 간편한 방법이지만 aspirin 부하에 의한 혈소판의 MDA 생산저하의 회복시간을 측정하여 혈소판 수명을 추정하는 방법도 있다. Aspirin 투여로 말초혈액의 혈소판 MDA 생산은 완전히 저해된다. Aspirin 투여 후의 MDA 생산능의 회복은 골수에서 새로이 생긴 혈소판이 말초혈액에 나타나는 것이고, 또한 반대로 aspirin의 작용을 받은 혈소판이 소실되는 것이다. 그러므로 MDA 생산능의 회복시간을 측정하여 혈소판 수명을 판정할 수 있는 것이다.

말초혈액 혈소판 수가 감소하는 경우, 혈소판 수명, 또한 말초혈액 혈소판 수, 회수율, 혈소판 수명으로 산정하여 혈소판 회전의 양자를 사용하여 혈소판 생산저하 또는 혈소판 붕괴항진의 어느 것이 원인인가를 판정할 수 있는 것이다. 혈전증, 자가면역성 혈소판감소증(ITP) 등에서는 혈소판의 소비가 항진되고, 수명은 단축된다. 또한 이에 따라 생산도 항진되므로 혈소판 회전이 상승한다.

유의 사항 ① 항혈소판 항체로 인하여 혈소판이 파괴되면 ^{51}Cr이 유리되어 혈소판 회전측정에 오차가 생긴다. ② 일반적으로는 MDA법과 ^{51}Cr법의 상관성은 양호하다. 그러나 혈소판의 고도감소 예에서는 MDA법으로 구한 혈소판 수명 쪽이 ^{51}Cr법보다 연장하는 경우가 있다. ③ 혈소판 수 30,000/μL 이하에서는 MDA법으로 측정하기 곤란하다.

약물 영향 Aspirin과 마찬가지로 MDA 생산에 영향을 미치는 비 steroid성 항염증약(NSAID)을 투여할 경우, MDA법은 이용할 수 없다.

Protein C [PC]

기준치
- 65~135% (활성)
- 2.4~4.0 μg/mL (항원량 총 PC)
- 2.5~3.8 μg/mL (항원량 Gla-PC)

측정법
- 활성 : 응고시간법, 합성기질법
- 항원 : ELISA, EIA, LPIA

검체량 혈장 0.3 mL

검사 목적 ① 혈전경향의 원인진단, ② 비타민 K 결핍의 병태 파악, ③ DIC(출생 시의 전격성 자반병)의 병태 파악

검체 취급 ① Citrate 혈장을 사용한다. ② 동결 보존한다.

측정치에 따라 짐작되는 질환

• **감소 (25~65%)**

〈예상질환〉 Warfarin 투여, 비타민 K 결핍증(신생아, 모유 영양아, 폐색성 황달, 설사, 항균약 장기간 투여), DIC, 간경변, 전격성 간염 **〈잠재질환〉** 폐암, 신증후군, 만성신장염, protein C 결핍증, L-asparaginase 투여, 항인지질 항체 증후군 **〈조치〉** Thrombo test, APTT, prothrombin 활성 등의 측정으로 원질환을 진단하고 치료한다.

• **고도 감소 (25% 이하)**

〈예상질환〉 Warfarin 투여, 비타민 K 결핍증(신생아, 모유 영양아, 폐쇄성 황달, 설사, 항균약 장기간 투여), 비대상성 간경변, DIC **〈잠재질환〉** 폐암, protein C 결손증 **〈조치〉** DIC 여부 확인, thrombo test, prothrombin 활성 측정. 원질환의 치료, warfarin 투여 적응을 고려한다.

임상적 의의

주로 간에서 합성되고, 비타민 K 의존성 인자인 protein C(PC)는 antithrombin Ⅲ와 함께 중요한 응고저해 인자이다. 유전자는 2번 염색체에 있다. 분자량 약 62 kDa에 혈중 농도는 약 0.4 mg/dL이다. 혈중 PC의 10~15%는 single chain 분자로 대부분이 S-S 결합에 의한 double chain 분자로 존재한다. L chain의 N 말단에는 비타민 K 의존성 혈장단백에 특징적인 γ-carboxyglutamic acid(Gla) 잔기가 9개 있는데, 세포막상의 PC 기능에 관련되어 있다. 혈관 내피세포의 PC receptor(EPCR)에 결합된 PC는 thrombin-thrombomodulin 복합체에 의해 활성화(활성화 PC; APC) 되면 protein S를 보조인자로서 활성 V인자나 활성 Ⅷ인자를 분해하여 활성을 잃게 한다. 그 결과, FIXa-FVIIIa 복합체(tenase 복합체)로 인한 X인자 활성화와 FXa-FVa 복합체(prothrombinase 복합체)로 인한 prothrombin의 활성화가 현저하게 저해되어 thrombin 생성이 억제된다. 또한 PAI-1를 불활성화시켜 섬유소 용해를 항진시키는 작용도 있다. 또한 APC에는 항염증 작용이 있어서 패혈증 치료약으로 사용할 것을 검토하고 있다. 과잉의 APC는 protein C inhibitor(PCI)로 저해된다. 활성화 PC는 항응고 작용 외에 EPCR 존재 하에 항염증 작용이나 DIC 치료약으로 사용되고 있다.

V인자의 어떤 종류의 분자이상(Arg_{506} → Gln, APC resistance라고도 한다)에서는 APC에 의한 FVa의 불활성화가 장애되어 혈전증이 발병하는 경우가 있다(V인자 항 참조).

선천성 결손증(상염색체 우성유전)에서는 인구 500명에 1명의 비율로 존재한다. 그러나 혈전증을 일으키는 빈도는 적은 것으로 이해하고 있지만, hetero 결합체 결손 환자는 가령과 더불어 혈전증을 반복할 가능성이 있는 것으로 이해하고 있다. 또한 신생아 전격성 자반병(homo형, 현저한 감소 예), 심부정맥혈전증(DVT), 폐경색 등의 혈전증이 나타나고, 항응고(예방치료)의 목적으로 사용하는 warfarin 때문에 warfarin induced skin necrosis를 일으키기도 한다. 혈중 반감기는 약 6시간으로 PC가 최초로 감소하여 오히려 혈전경향을 초래하는 것이 병인으로 생각하고 있다. 유산의 원인이기도 하다.

선천성 PC 결핍증의 type Ⅰ은 결핍증으로 환자의 대다수는 이 type에 속한다. Type Ⅱ는 이상증(항원량에 비하여 활성이 낮은 분자이상)으로 500~1,000명에 1명 정도로 나타나고 있어서 혈전경향이 있는 환자에서 측정하는 것이 바람직하다. 심부정맥혈전증에서 결손증의 빈도는 일반인에 비해 훨씬 높아 PC 결손증은 심부정맥혈전증의 위험인자가 된다. APC제제가 치료약으로 임상에 사용되고 있다.

유의 사항 ① 비타민 K 의존성 인자이기 때문에 결핍증을 진단하려면 다른 비타민 K 의존성 인자나 항원을 측정하여 신중하게 판단할 필요가 있다. ② Warfarin 투여로 조기에 감소한다. ③ L-Asparaginase 투여에서 감소한다. ④ 임신말기에는 감소한다. ⑤ 가령이나 성별에 따른 차이는 적은 것으로 이해하고 있다.

약물 영향 Warfarin 치료 중인 경우에는 활성이 감소하므로 주의한다.

Protein S [PS]

기준치

- 15~30 μg/mL (총 PS, 항원량)
- 5~13 μg/mL (free PS, 항원량)
- 10~20 μg/mL (C4-BP 복합형 PS, 항원량)
- 70~160% (활성)

측정법 응고시간법(활성), EIA 및 ELISA(항원량)

검체량 혈장 0.3 mL

검사 목적 ① 혈전경향의 원인 진단, ② 비타민 K 결핍의 병태 파악

검체 취급 ① Citrate 혈장을 사용한다. ② 동결 보존한다.

측정치에 따라 짐작되는 질환

- **저하 (35~70%)**

〈예상질환〉 Warfarin 투여, 비타민 K 결핍증(신생아, 모유 영양아, 폐색성 황달, 설사, 항균약 장기간 투여), 간경변, 간암, 당뇨병, 신증후군 **〈잠재질환〉** DIC, SLE, 발작성 야간혈색소뇨증, L-asparaginase 투여, 경구 피임약, 항인지질 항체 증후군 **〈조치〉** Protein C, thrombo test, APTT, prothrombin 활성 등의 측정으로 진단, 치료한다.

- **고도 저하 (35% 이하)**

〈예상질환〉 Warfarin 투여, 비타민 K 결핍증, 비대상성 간경변, 신증후군 **〈잠재질환〉** DIC, protein S 결손증 **〈조치〉** Protein C, thrombo test, APTT 등의 측정. 때로는 활성이나 총항원량 측정도 필요하다. DIC 여부 확인, 원질환의 진단과 치료, warfarin 투여 적응을 고려한다.

임상적 의의

Protein S(PS)는 주로 간에서 합성되지만 혈관 내피세포, 단핵구, 골수거대핵구 등에서도 생산된다. 비타민 K 의존성 인자로 분자량은 약 80 kDa이고, N 말단에는 Gla 잔기가 11개 존재한다. 혈중 반감기는 약 2일이다. 유전자는 3번 염색체에 있다. 활성화 protein C(APC)의 보조인자로서 혈중 APC와 FVIIIa/FVa에 대하여 세포막상에서 수용체 역할을 하여 FVa와 FVIIIa의 의 활성을 저해시키는 중요한 응고저해 인자의 하나이다. 또한 단핵구에도 FXa와 FVa에 결합하여 prothrombinase 활성을 저해한다. 따라서 그 결핍은 혈전경향에 관여한다.

Protein S는 약 60%가 C4b 결합단백(C4-BP)과 복합체를 형성하고, 나머지 40%는 유리형으로 존재한다. PS의 APC 보조인자 활성은 유리형 PS에 있고, prothrombinase 저해 활성은 유리형 PS와 복합체형 PS 양자에 존재하는 것으로 이해하고 있다. 유리형의 혈중 농도는 약 1 mg/dL이다.

Protein S 결손증(상염색체 우성유전)은 유

리형 및 복합체형 모두 감소(혈중 총 PS 항원량이 40% 이하)하는 I형, 항원량은 정상이나 기능장애가 있고, 혈중 유리형 PS 항원량에 대하여 APC 보조인자 활성이 유의하게 저하되어 있는 II형, 혈중 총 PS 항원량이 정상 또는 중등도 저하에도 불구하고 혈중 PS의 대다수가 C4-BP와의 복합형으로 존재하기 때문에 유리형 PS 항원량만이 감소하는 III형이 존재하고 있다.

Protein C(PC) 결손증과 마찬가지로 여러 가지 혈전증, 신생아 전격성 자반병(homo형), 유산(流産) 등이 나타난다. 결손증의 빈도는 100명에 1명 정도로 대단히 많다. 심부정맥혈전증(DVT)에서 결손증의 빈도는 일반인의 빈도보다 더욱 크므로 PS 결손증은 DVT의 위험인자가 된다.

유의사항 ① Warfarin 투여로 감소한다. ② L-Asparaginase 투여로 감소한다. ③ 경구 피임약 투여로 감소한다. ④ 임신말기에 감소한다. ⑤ Protein S와는 다른 활성화 protein C(APC)의 보조인자(APC cofactor II)가 있는데, 그 이상이 혈전증의 원인으로 많은 것이 최근에 알려졌다(APC 저항증).

약물 영향 Warfarin 투여 중인 경우에는 저하하기 때문에 주의하여야 한다.

Prothrombin fragment$_{1+2}$ [PF$_{1+2}$]

기준치

· Enzygnost F_{1+2} : 0.44~1.1 nmol/L

· Thrombonostika F_{1+2} : 0.45±0.2 nmol/L

측정법 ELISA

검체량 혈장 0.2 mL

검사 목적 응고계 항진·억제의 평가

검체 취급 ① Citrate 혈장을 사용한다. ② 혈청은 채혈관 내에서 PF_{1+2}가 생성되므로 사용할 수 없다. ③ 동결 보존한다.

측정치에 따라 짐작되는 질환

• **증가(기준치 이상)**

〈예상질환〉 DIC, 혈전증(심근경색·뇌경색 포함), 수술, 악성종양, 주산기(周産期) **〈잠재질환〉** 대동맥류, 당뇨병, 교원병, 임신 고혈압증후군 **〈조치〉** TAT, 가용성 fibrin(SF), D dimer, PIC 등을 측정하여 DIC 또는 pre-DIC 상태 여부를 판정하여 조기진단, 조기치료를 고려한다. 원질환을 검색한다.

• **고도 증가(5 nmol/L 이상)**

〈예상질환〉 DIC, 혈전증(심근경색·뇌경색 포함), 다장기 부전, 전이성 악성종양 **〈잠재질환〉** 대동맥류, 당뇨병, 교원병, 임신고혈압 증후군 **〈조치〉** DIC 유무를 확인. 원질환의 치료, heparin 등 항응고 요법 적응을 고려한다.

• **감소(기준치 이하)**

〈예상질환〉 항응고 요법 시, 혈액응고 장애 **〈조치〉** 본래 미량에 지나지 않기 때문에 기준치 이하라도 임상적 의의는 거의 없다. Warfarin에 의한 경구 항응고 요법의 monitor로 PT (INR)이나 TT와 병용하여 그 유용성을 검토하고 있다.

임상적 의의

Prothrombin이 활성형 X 인자에 의해 절단되어 활성이 있는 thrombin으로 될 때, 방출되는 단편으로 prothrombin N 말단의 polypeptide이다. 그 증가는 thrombin 생산 증가를 보이는 것으로 TAT, 가용성 fibrin(SF), fibrinopeptide A 등과 마찬가지로 응고계의 분자 marker인 것이다. 즉, 이들 물질의 증가는 응고계의 항진을 나타내고, 감소는 응고계의 억제를 나타내는 것이다. 각 marker의 차이는 아직 확실치는 않지만, 구미에서는 PF_{1+2} 측정을 선호하고 있다.

유의사항 ① DIC 진단기준의 보조항목에는 포함되지 않으나 다른 보조항목처럼 취급하여도 무방하다. ② Warfarin 요법의 monitor로 사용하는 경우도 있다.

약물 영향 Warfarin으로 인하여 저하한다.

Prothrombin time [PT]

기준치

- 응고시간 : 11~13초
- INR : 0.9~1.1
- Prothrombin 비 : 0.85~1.15
- Prothrombin 활성 : 80~120%

측정법 응고법

검체량 혈장 0.4 mL

검사 목적 ① 출혈경향의 screening ② DIC 진단 ③ Warfarin 치료 monitor ④ 간장애 monitor

검체 취급 ① Citric acid 혈장을 사용한다. ② EDTA 채혈 불가 ③ Heparin 채혈 불가 ④ 당일 검사하는 것이 바람직하다.

측정치에 따라 짐작되는 질환

• 연장 (13~18초)

〈예상질환〉 간경변, 급성간염, 간암, DIC, warfarin 투여, 비타민 K 결핍증(신생아, 모유영양아, 폐색성 황달, 설사, 항균약 장기간 투여 등) **〈잠재질환〉** V 인자 순환 항응혈소, 비정상 fibrinogen혈증, 골수종, 항 thrombin 약물 argatroban 투여, L-asparaginase 투여 **〈조치〉** APTT, thrombo test, hepaplastin test (HPT), fibrinogen 측정, 순환 항응혈소 측정 등, 간기능 검사, 비타민 K 투여에 의한 개선 여부를 검토한다.

• 고도 연장 (18초 이상)

〈예상질환〉 비대상성 간경변, 전격성 간염, DIC, warfarin 투여, 비타민 K 결핍증 **〈잠재질환〉** I, II, V, VII, X 인자 결핍증, 순환 항응혈소, 항 thrombin 약물 argatroban 투여 **〈조치〉** APTT, thrombo test, hepaplastin test, fibrinogen 측정, DIC 여부 확인, 각 인자 활성 측정(특히 VII 인자), PIVKA-II 측정, 비타민 K 투여에 의한 개선 여부 검토, 부족 인자 보충(혈장 등)을 고려하고, 원질환을 진단하고 치료한다.

• 단축 (10초 이하)

채혈 시 조직액이 혼입된 가능성을 고려한다.

임상적 의의

혈장에 조직 thromboplastin(조직인자와 인지질의 복합체)과 Ca ion을 가하는 소위 외인계 응고를 활성화하여 thrombin이 생성되고, thrombin에 의해 fibrinogen이 fibrin으로 되어 석출하기까지의 시간을 측정한다. 여기에 관여하는 인자는 I(fibrinogen), II(prothrombin), V, VII, X의 각 인자의 활성이다.

각 인자는 간에서 생산되는데, II, VII, X 인자는 비타민 K 의존성 응고인자로 각 인자의 순환 항응혈소가 있으면 그 활성은 저하된다.

기준치는 12초 전후로 짧아 경도의 저하는 반영하지 못하는 경우가 있다. Warfarin이나

N-methyltetrazolthiol(*N*-MTT)기가 있는 cepham계 항균약 등은 비타민 K 대사를 저해하여 정상적인 비타민 K 의존성 인자의 생성을 억제한다(PIVKA-II 항 참조).

Antithrombin(AT)은 활성 X인자나 thrombin을 서서히 저해하기 때문에 PT에는 거의 영향을 받지 않지만 heparin이 과량 들어가면 AT와 heparin으로 인하여 즉각적인 저해작용으로 연장하게 된다. Lupus anticoagulant(항인지질 항체)로는 경도 연장된다.

유의사항 ① 5 가지 인자의 총체적인 응고시간이므로 연장해도 몇 가지 인자의 이상으로 일어나는지는 알 수 없다. II, VII, X 인자 의존성 등배(等倍) 희석의 표준 prothombin 활성 곡선을 만들어도 50% 이상은 응고시간 차가 적다. 정상 혈장의 응고시간과의 비(prothrombin 비) 쪽이 신뢰도가 높다고 이해하고 있다. ② 검사 시약의 PIVKA에 대한 감수성의 차이가 있으므로 각 시약의 국제감도 비 ISI(international sensitivity index)가 정해져 prothrombin 비를 국제적으로 표준화하여 INR(international normalized ratio)로 표현하고 있다. WHO guideline에서 ISI가 1에 가까운 시약을 사용할 것을 권장하고 있다.

$$\text{INR} = \{\text{검체의 PT(sec)} / \text{정상의 PT(sec)}\}^{\text{ISI}} = (\text{prothrombin 비})^{\text{ISI}}$$

특히 warfarin 치료의 control에서는 INR 치가 요구되어 2~3으로 유지되는 경우가 많다. 심장판막 치환 예에는 2.5~3.5가 권장되고 있다. ③ Warfarin, thrombin 저해약, Xa 저해약 투여에서 경도 연장한다. ④ 신생아는 15~20초로 연장한다. ⑤ Fibrinogen 증가로 단축되는 경우도 있다. ⑥ 출혈경향의 screening 검사로 PT, APTT를 이용하는데, 공통경로인 X, V, II 인자 결손증에서는 PT 쪽의 연장 정도가 크다.

Soluble fibrin monomer complex [SFMC]

기준치
- 음성 (FM test)
- 6.1 μg/mL 이하 (FMC)
- 7 μg/mL 이하 (SF)

측정법 적혈구 응집반응(FM test), latex 면역비탁법(FMC, SF), 형광면역 측정법(FMC)

검체량 혈장 0.4 mL

검사 목적 Thrombin 생성, 혈전경향, 응고항진 상태, DIC 진단의 지표

검체 취급 ① Citrate 혈장을 사용한다. ② 수시간 이상 방치하면 검체의 반응성이 약해지는 경우가 생기므로 조속히 검사하는 것이 바람직하다.

측정치에 따라 짐작되는 질환

- **증가 [양성(+), 6.1~40 μg/ml(FMC), 7~40 μg/mL(SF)]**

〈 예상질환 〉 DIC, 혈전증(특히 심부정맥혈전증)
〈 잠재질환 〉 악성종양, 신증후군, 교원병, 당뇨병
〈 조치 〉 Fibrinogen, prothrombin fragment_{1+2}, thrombin-antithrombin 복합체 (TAT), D dimer 측정 등으로 진단하고 치료한다.

- **고도 증가 [양성(2+, 3+), 40 μg/mL 이상 (SF, FMC)**

〈 예상·잠재질환 〉 DIC, 혈전증(DVT, 폐혈전색전증) **〈 조치 〉** 원질환의 진단과 치료, DIC 여부 확인, 심부정맥혈전증의 급성기의 대책을 수립한다.

임상적 의의

Fibrinogen의 N 말단이 모인 중심부를 E 영역, 2개인 C 말단 부위를 D 영역이라고 하여 fibrinogen을 D-E-D로 표현하기도 한다(fibrinogen 항 참조). Fibrinogen에서 thrombin에 의해 FPA, FPB가 방출된 desA fibrin, desAB fibrin의 E 영역에는 2개의 EA-site가 형성되는데, 이것들은 다른 fibrinogen 및 fibrin에 있는 2 분자의 D 영역 γ chain의 Da-site를 결합할 수 있다. Fibrin끼리가 중합(결합)하면 fibrin polymer가 형성되지만 일부에서는 상기와 같이 3 분자(fibrinogen-fibrin-fibrinogen)의 복합체(가용성 fibrin; SF)도 형성된다. Fibronectin도 fibrin monomer에 결합하는 경우가 있다. SF를 함유한 혈중에는 여러 가지 복합체가 형성되는데, 이 복합체가 가용성인체로 있으므로 가용성 fibrin monomer 복합체(SFMC)라고 부른다. SFMC의 혈중 반감기는 수시간으로 이해하고 있다.

Fibrin monomer의 존재는 thrombin 생성을 반영하여 응고항진 상태, DIC의 marker가 된다.

유의사항 ① DIC 진단기준의 보조항목으로 사용한다. ② FM test(정성)는 간단하다는 장점이 있지만 위음성(false negative) 폭이 크므로 PF_{1+2}, TAT, D dimer, PPIC 등도 함께 검사하여 신중한 판단이 필요하다.

Thrombin－antithrombin complex [TAT]

기준치 3.75 ng/mL 이하

측정법 ELISA

검체량 혈장 0.4 mL

검사 목적 ① Thrombin 생성 확인, ② DIC나 혈전증 진단, 응고 항진상태 파악

검체 취급 ① Citrate 혈장을 사용한다. ② 혈청은 채혈관 내에서 TAT가 형성되므로 검체로 사용할 수 없다. ③ 동결 보존한다.

측정치에 따라 짐작되는 질환

• **증가 (3.75~20 ng/mL)**

⟨예상질환⟩ DIC, 혈전증, 심근경색, 패혈증, 간경변 **⟨잠재질환⟩** 대동맥류, 악성종양, 수술, 당뇨병, 신증후군, 교원병, 임신고혈압 증후군 **⟨조치⟩** Antithrombin(AT), plasmin·α_2-plasmin-inhibitor complex(PPIC), D dimer, 가용성 fibrin monomer-fibrinogen 복합체(SFMC), fibrinogen 분해산물(FDP) 등의 측정으로 원질환을 진단하고 치료한다.

• **고도 증가 (20 ng/mL 이상)**

⟨예상질환⟩ 섬유소 용해 우위형 DIC, 혈전증, 급성전골수구성 백혈병, 다장기 부전, 전이성 악성종양 **⟨잠재질환⟩** 수술, 두부외상, 신증후군 **⟨조치⟩** DIC 존재 확인, 원질환의 치료, heparin 등 항응고 요법의 적응 고려

임상적 의의

생리적으로 중요한 응고 저해인자인 antithrombin(AT)는 thrombin이 생성되면 그 과잉작용을 방지하기 위하여 thrombin과 결합 활성을 저해하기 위하여 thrombin-antithrombin 복합체(TAT)가 형성된다. 따라서 TAT는 thrombin 생성 marker가 된다. 혈중 반감기도 15분 이하로 매우 짧기 때문에 채혈 시의 검체 채취 상황을 파악하는 데도 적절한 marker인 것이다.

TAT는 혈전형성 조기에 증가하지만 이것만으로 응고항진 상태라고는 판단할 수 없다. 섬유소 용해항진으로 인하여 용해된 fibrin으로

부터 thrombin이 증가하여 TAT가 증가하는 경우도 있기 때문이다.

유의사항 ① DIC 진단기준의 보조항목으로 채택된 검사이다. 정상치를 보이면 DIC는 부정적이다. ② 임신말기에 증가한다. ③ Warfarin 등의 항응고 요법으로 thrombin 생성이 억제되면 감소한다. ④ Thrombin 형성 marker인 SFMC나 섬유소 용해 지표인 PPIC, D dimer 등과 함께 경시적으로 측정하는 것이 바람직하다. 채혈의 영향을 쉽게 받으므로 채혈조작에 신중을 기하여야 한다.

Thrombo test [TT]

기준치 70~130%

측정법 응고법

검체량 Citrate 첨가 전혈 또는 혈장 0.4 mL

검사 목적 ① Warfarin으로 인한 총체적 항응고 작용과 부작용의 monitoring, ② 비타민 K 의존성 응고인자 이상 검색

검체 취급 ① Citrate 전혈 또는 citrate 혈장을 사용한다. ② Heparin 채혈이나 EDTA 채혈은 불가 ③ 혈장은 동결 보존할 수 있다.

측정치에 따라 짐작되는 질환

• **저하 (30~70%)**

〈예상질환〉 Warfarin 투여, 비타민 K 결핍증(신생아, 모유 영양아, 폐쇄성 황달, 설사, 항균약 장기간 투여 등), 간경변, DIC **〈잠재질환〉** 순환 항응혈소, 골수종, *N*-methyltetrazole-thiol(*N*-MTT) 기가 있는 항균약 투여, 고농도 heparin 투여 **〈조치〉** Prothrombin time(PT), hepaplastin test(HPT), APTT 측정. 간기능 검사. 비타민 K 투여로 인한 개선 여부를 확인한다.

• **고도 저하 (30% 이하)**

〈예상질환〉 Warfarin 투여, 비타민 K 결핍증, 비대상성 간경변, 전격성 간염, DIC **〈잠재질환〉** II, VII, X 인자 결핍증 **〈조치〉** PT, HPT, APTT, fibrinogen 측정, PIVKA-II 측정, II, VII, X 인자 활성 측정, 비타민 K 투여로 인한 개선 여부를 확인한다.

임상적 의의

Thrombo test(TT)는 비타민 K 의존성 인자인 II, VII, X인자를 반영하도록 개발된 응고시간이다.

비타민 K 결핍증이나 warfarin 투여로 생성되는 응고활성이 없는 인자인 PIVKA는 이들 II, VII, X 인자를 결과적으로 저해하여 응고시간이 연장된다. Prothrombin time보다 PIVKA의 영향을 받아 연장하기 쉬운 특징이 있다. 즉, warfarin에 의한 항응고 작용을 총체적(활성의 어떤 인자의 감소와 PIVKA 출현)으로 파악하여 치료의 조절지표로 사용하기 위하여 개발된 검사이다. 그렇지만 측정감도는 활성 5%까지여서 warfarin 과잉상태를 파악할 수 없는 위험이 있어서 현재는 warfarin 투여량의 조절에는 대부분 PT-INR을 사용하는 경우가 많다.

유의사항 ① Warfarin, *N*-MTT 기가 있는 항균약 투여에서 연장. ② Warfarin 투여에 의한 항응고 요법에서는 thrombo test 10~20%(이때 PT-INR은 2~3의 범위에 있다)로 조절하는 경우가 많다.

Thrombomodulin [TM]

기준치

- TM test

· 혈장 : 17 TU/mL 이하

· 혈청 : 15 TU/mL 이하

- Thrombomodulin

· 혈장 : 8.7～22.1 U/mL 이하

· 혈청 : 12.1～24.9 U/mL 이하

· 요 : 31.3～76.9 U/mg·Cr (수시뇨)

측정법 ELISA

검체량 혈장/혈청 0.3 mL, 수시뇨 0.5 mL

검사 목적 미세혈관병증(TMA)의 존재 추정

검체 취급 ① 3.8% citrate 1 volume에 혈액 9 volume을 가하여 혼합한 다음 원심하여 혈장을 채취한다. ② −20℃에서 수개월간 보존이 가능하다. ③ 요 검체 채취는 일내변동이 있기 때문에 일정시간에 채뇨하는 것이 바람직하다.

측정치에 따라 짐작되는 질환

- 증 가

(예상·잠재질환) DIC, 혈전성 혈소판감소성 자반병(TTP), 성인형 호흡곤란증후군(ARDS), 신부전, 당뇨병, SLE **(조치)** 원질환의 진단과 치료

- 불 변

(예상·잠재질환) 심근경색, 협심증, 폐색성동맥경화증, 심부정맥혈전증, 뇌출혈

임상적 의의

Thrombomodulin(TM)은 혈관 내피세포에서 생산되는 thrombin과 복합체를 형성하여 응고 저해인자인 protein C를 활성화 한다. 뇌혈관 이외의 전신 혈관에 광범위하게 존재하는 물질이다. 따라서 혈관, 특히 미소혈관벽의 장애나 파괴로 혈중에 유리되기 때문에 혈관기능의 marker가 된다. DIC, SLE 등의 교원병, 당뇨병 등 전신의 미소혈관장애를 보이는 질환에서 TM은 증가한다. 혈전성 혈소판감소성 자반병(TTP), 용혈성요독증 증후군(HUS) 등, 소위 혈전성 미세혈관병증(thrombotic microangiopathy; TMA)은 혈관내피 장애로 초래되는 질환으로 그 진단, 경과판정에 TM은 좋은 지표가 된다. 또한 신장으로 배설되기 때문에 신부전에서 현저한 증가치를 나타내는 경우가 있다. 요중 TM은 당뇨병, Kawasaki병에서 고농도를 보이고, 신부전에서는 저농도를 보인다.

유의 사항 ① 측정 kit에 따라 기준치가 다르기 때문에 주의를 요한다. ② 신기능 장애가 의심되는 경우에는 TM치와 creatinine 농도를 비교하여 해석하는 것이 바람직하다. ③ 요중 TM은 낮에 높고, 밤에 감소하는 경향이 있다.

Thromboxane B_2 [TXB_2]

기준치

· 35 pg/mL 이하 (GC-MS)

· 11～261 pg/mL 이하 (RIA)

측정방법에 따라 측정치가 크게 차이를 보이므로 각 기관에서 정상치를 설정할 필요가 있다.

측정법 RIA, GC-MS, EIA

검체량 혈장 2 mL

검사 목적 ① 생체 내 혈소판 활성화의 평가, ② 항혈소판제제의 monitoring

검체 취급 가능한 한 19 G needle로 채혈하여 직접 citrate-Na, indomethacin 등이 함유된 채혈관에 넣는다. 냉각원심 후, 혈장을 냉동 보존한다.

측정치에 따라 짐작되는 질환

• 증 가

〈 예상·잠재질환 〉 생체 내 혈소판 활성화를 보이는 질환, 심근경색, 당뇨병, DIC, 신장이식 거부반응 **〈 조치 〉** 원질환의 진단과 치료

• 감 소

〈 예상질환 〉 Arachidonic acid 대사를 저해하는 약물 투여 **〈 잠재질환 〉** TXA_2 합성효소 결손증, cyclooxygenase 결손증 **〈 조치 〉** 원인 약물 동정 또는 혈소판 기능을 평가한다.

임상적 의의

혈소판이 활성화되면 스스로 강력한 혈소판 활성화 물질인 thromboxane A_2(TXA_2)를 생산하여 주위에 있는 혈소판의 활성화를 촉진하는 positive feedback 경로가 있다. 이 TXA_2는 매우 불안정한 물질이고, 반감기는 약 20초로 곧바로 TXB_2로 분해된다. 그래서 생체 내에서 혈소판이 활성화되는 혈전형성 질환, DIC 등에서는 혈중 TXB_2가 증가한다. 즉, TXB_2 측정은 *in vivo* 에서 혈소판 활성화의 존재 여부를 판단하는 지표가 되는 셈이다. 한편 채혈 시의 혈소판 활성화 등의 요인으로 인하여 측정치가 영향을 받기 쉽다는 결점이 있다. 최근 요중 11-dehydrothromboxane B_2가 채혈 시 혈소판 유래의 영향을 받지 않으므로 TXB_2보다 좋은 지표로 주목을 받고 있다.

최근 aspirin을 복용해도 급성관상동맥 증후군이나 뇌혈관 장애를 방지하지 못하는 aspirin 불응증이 큰 문제로 부상하고 있다. TXB_2가 aspirin 유효 예에서는 감소하므로 TXB_2를 측정하여 aspirin 불응증을 판정하는 데 이용하는 경우도 있다.

유의사항 TXB_2가 증가하는 경우, 채혈 시 또는 그 후의 혈소판 활성화가 일어나지 않았다는 것을 충분히 확인할 필요가 있다.

약물 영향 TXA_2 합성 경로에 관여하는 cyclooxygenase, phospholipase A_2 등의 효소를 저해하는 aspirin, indomethacin 등의 비steroid성 항염증약(NSAID) 등은 측정치를 현저하게 감소시킨다.

Tissue factor [TF] (tissue thromboplastin)

기준치

· 남성 : 60~120 pg/mL

· 여성 : 40~100 pg/mL

측정법 EIA

검체량 혈장 0.3 mL

검사 목적 ① DIC의 조기진단, ② 병태해석의 보조진단

검체 취급 Citrate 첨가 혈액에서 혈장을 분리하여 동결 보존한다.

측정치에 따라 짐작되는 질환

• 경도~중등도 증가 (100~300 pg/mL)

〈 예상질환 〉 고형종양, pre-DIC, DIC, 혈전증 **〈 조치 〉** DIC의 병태가 심해지면서 고농도를 보이는 경향이 있어서 유의하여야 한다.

• 고도 증가 (300 pg/mL 이상)

〈 예상질환 〉 신장질환(특히 투석환자에서 300~1,000 pg/mL 정도로 증가한다) **〈 조치 〉** 원질환의 진단과 치료(응고항진에 주의)

임상적 의의

조직인자(TF)는 혈액응고 외인계의 initiator로 세포막을 1회 관통하는 분자량 45 kDa의

막단백이다. TF에 응고 Ⅶa 인자가 결합하면 Ⅸ, Ⅹ인자가 활성화되어 응고가 진행한다. TF는 모든 세포의 막에서 발현하지만 생리적 상태에서는 혈관 내 세포, 즉 혈관 내피세포, 혈구에서는 발현하지 않는다. 그러나 내피세포나 혈중 단핵구도 염증성 cytokine(IL-1, TNF-α), endotoxin 등에 자극을 받으면 발현하게 된다. 혈중 TF는 막관통 부위를 포함한 m-TF(이것은 응고활성이 있음)와 막 부분이 없는 가용화형 TF(s-TF)가 있다. 이것을 분별하기 위해서는 합성기질을 사용하는 응고활성법이 있다.

유의 사항 세포표면의 TF는 염증이나 암 등에서 발현이 증강하기 때문에 이들 병태 하에서 혈중 TF도 증가한다. 특히 pre-DIC, DIC 준비상태를 파악하는데 유용하다.

약물 영향 혈전증 치료약물의 효과판정에 사용하는데, 측정에 직접 영향을 미치는 약물은 알려지지 않았다.

Tissue plasminogen activator [t-PA]

기준치
- 2~8 ng/mL (항원량)
- 1.6 IU/mL (활성치)

측정법 ELISA

검체량 혈장 0.3 mL

검사 목적 섬유소 용해항진상태 파악과 혈관 내피세포 기능 평가

검체 취급 ① Citrate 혈장을 사용한다. 동결보존 ② 채혈 시 t-PA의 증가를 방지하기 위하여 안정 시에 신속하게 채혈한다. ③ 구혈대를 제거하고 채혈하는 것이 바람직하다.

측정치에 따라 짐작되는 질환

• 증가 (8~30 ng/mL)

《예상질환》 DIC, 심근경색, 간경변, 간암, 당뇨병, 폐암, 전립선암, 난소암, 백혈병 **《잠재질환》** 혈전증, SLE, 림프종, 과도한 운동, 약물(vasopressin, retinoic acid) **《조치》** t-PA·PAI-1 복합체, plasminogen activator inhibitor-1(PAI-1), plasminogen, α_2-plasminogen inhibitor(α_2-PI) 등을 측정하여 원질환을 진단하고 치료한다.

• 고도 증가 (30 ng/mL 이상)

《예상·잠재질환》 DIC [특히 다장기부전 증후군(MODS)에 합병], 비대상성 간경변, 전격성 간염, 패혈증, 간암, 심한 열상 shock **《조치》** DIC 여부를 확인하고, 원질환을 진단하고 치료한다.

임상적 의의

t-PA(분자량 약 70 kDa)는 serine protease로 주로 혈관 내피세포에서 생산되어 분비과립에 저장한 후 혈중으로 방출된다. 방출 후 분비과립막상에 머물러서 섬유소 용해 활성을 유지한다. 지혈 때문에 혈액 응고과정에서 생성된 thrombin으로 인한 자극이나 운동, stress, 구혈(avascularization), desmopressin(DDAVP) 투여 등으로 혈관 내로 방출된다. 전립선, 폐, 악성종양에도 존재하고 유전자는 8번 염색체에 있다.

방출된 t-PA는 plasminogen을 한정 분해하여 섬유소 용해 활성이 있는 plasmin으로 전환하여 섬유소 용해를 일으키는 기폭제가 되는 물질이다.

t-PA는 fibrin과 친화성이 있고, plasminogen도 fibrin에 친화성이 있어서 혈중보다도 fibrin clot 중에서 plasminogen을 plasmin으

로 전환한다. 한편 urokinase는 fibrin과의 친화성이 낮아 혈전 용해제로는 거의 효과가 없다.

Fibrin이 형성되지 않은 경우, t-PA가 혈중에 방출되면 대부분은 그 주요 저해인자인 PAI-1이 t-PA보다 과잉으로 존재하기 때문에 곧바로 결합하여 활성을 잃게 된다. 혈중 반감기는 수분 이내이다. 정상혈중 t-PA의 대부분(95%)은 PAI-1과의 복합체이고, free t-PA는 아주 근소하다.

유의사항 ① 혈관 내피세포 기능 marker로 이용한다. 구혈대를 걸면 2~3배로 증가한다. ② 임상적으로 판단할 경우, t-PA·PAI-1 복합체, plasminogen, α_2-PI, plasmin·α_2-plasmin inhibitor 복합체(PPIC) 등도 측정할 필요가 있다. ③ 가령과 더불어 증가한다. ④ 남성이 여성보다 고농도를 보인다. ⑤ 전립선암이나 수술, shock에서 t-PA가 방출되어 혈전이 없는데 섬유소 용해를 일으키는 1차 섬유소 용해를 보이는 경우가 있다. ⑥ 항원량은 통상, t-PA와 t-PA·PAI-1 복합체의 총화를 나타내는 것이지, free t-PA 활성을 나타내는 것이 아니므로 주의한다. ⑦ 항원량은 오전 8시경에 최고 농도를 보이고 저녁에 이르는 동안 낮아지는 일내변동이 있다.

Tissue plasminogen activator-plasminogen activator inhibitor-1 complex [t-PA·PAI-1]

기준치
· 남성 : 17 ng/mL 이하
· 여성 : 10 ng/mL 이하
측정법 ELISA
검체량 혈장 0.3 mL
검사목적 섬유소 용해 항진상태와 혈관 내피세포 기능의 평가
검체 취급 Citrate 혈장을 사용한다. 곧바로 측정하거나 동결 보존한다.

측정치에 따라 짐작되는 질환

• **증가 (기준치 상한~40 ng/mL)**

《 예상질환 》 다장기부전 증후군(MODS)을 수반하지 않은 DIC, 급성심근경색, 암, 간경변, 패혈증 **《 잠재질환 》** 혈전증, 혈관염, 과도한 운동, 만성신부전 **《 조치 》** t-PA, PAI-1, plasminogen, α_2-PI, PPIC, fibrin/FDP 등의 측정으로 원질환을 진단하고 치료한다.

• **고도 증가 (40 ng/mL 이상)**

《 예상질환 》 MODS 수반하는 DIC, 간암 **《 잠재질환 》** 임신고혈압 증후군, t-PA 투여, 심한 패혈증, 심한 열상(裂傷) **《 조치 》** t-PA, PAI-1, plasminogen, α_2-PI, PPIC, FDP 등을 측정하여 원질환을 진단하고 치료한다.

임상적 의의

혈관 내피세포에서 방출되는 t-PA의 대부분은 혈중에 있는 PAI-1과 복합체를 형성하여 활성이 상실된다. 복합체의 혈중 반감기는 약 5분에 지나지 않는다. t-PA·PAI-1 복합체의 증가는 t-PA의 방출 증가, 즉 섬유소 용해개시와 혈관 내피세포 기능을 반영하는 것으로 이해하고 있다. MODS를 수반하는 DIC에서의 t-PA·PAI-1 복합체 고도 증가는 PPIC가 거의 증가하지 않으면서 2차 섬유소 용해항진의 결과라기보다 오히려 혈관장애로 인한 t-PA와 PAI-1의 증가 결과로 이해하고 있다.

유의사항 t-PA·PAI-1 복합체 농도는 아침 8시경에 증가하고, 밤 8시경에는 아침의 50% 정도이다.

Total tissue factor pathway inhibitor [TTFPI]

기준치
· 남성 : 46~82 ng/mL
· 여성 : 39~73 ng/mL
측정법 EIA
검체량 혈장 0.3 mL
검사 목적 ① DIC 병태 진단, ② 혈전소인 진단
검체 취급 Citrate 첨가 혈액에서 혈장을 분리하여 동결 보존한다.

측정치에 따라 짐작되는 질환

• **증가 (100~200 ng/mL)**

〈 예상질환 〉 고 LDL혈증, 심근경색 등의 동맥경화성 질환, DIC, 악성종양, 임신, 요독증, 투석환자 **〈 조치 〉** 원질환의 진단과 치료, 200 ng/mL 이상일 때는 heparin 사용 여부를 검색한다.

임상적 의의

Total tissue factor pathway inhibitor (TTFPI)는 분자량 42 kDa의 당단백으로 혈관 내피세포에서 합성되어 혈장에서 대부분이 lipoprotein과 결합한다. 그 중 약 50%는 VLDL/LDL과 약 40%는 HDL과 강하게 결합한다. 그리고 나머지 약 10%가 유리형이다. Heparin을 정맥주사하면 혈중 TTFPI 농도는 2~10배 정도 증가하는데, 이것은 TTFPI가 내피세포상의 proteoglycan과도 결합하고 있어서 이것이 heparin 정맥주사로 유리되기 때문이다. TTFPI는 TF, Xa 인자, Ⅶa 인자와 결합하여 혈액응고 외인계의 inhibitor로 작용한다.

내피세포에서 합성되므로 기타 응고인자·inhibitor처럼 간장애에서 감소하지 않고, 저 또는 무 β-lipoprotein혈증이나 FDP 양성인 패혈증에서 감소한다. 증가하는 경우는 종양, 고지혈증, 임신, 패혈증 등이다.

유의 사항 LDL-cholesterol과 결합하므로 그 농도와 어느 정도 상관성을 보인다. 심한 DIC에서 감소하지만 일반적인 혈전증에서는 유의한 변동을 보이지 않는다. 드물게 heparin 투여로 인하여 TTFPI가 증가하지 않는 경우는 혈전성 소인으로 된다.

약물 영향 Heparin 정맥주사 후, 내피세포상(上)의 heparin양(樣) 분자와 결합하고 있는 TTFPI가 유리되므로 증가한다.

Free tissue factor pathway inhibitor [FTFPI]

기준치
· 남성 : 13~31 ng/mL
· 여성 : 9~23 ng/mL
측정법 EIA
검체량 혈장 0.4 mL
검사 목적 ① DIC의 병태 진단, ② 혈전 소인 진단
검체 취급 Total TFPI 항 참조

측정치에 따라 짐작되는 질환

• **중등도 증가 (60~100 ng/mL)**

〈 예상질환 〉 DIC, 악성종양(총 FTFPI는 증가하지 않음), 요독증, 투석환자 **〈 조치 〉** 악성종양 유무를 검사한다. 원질환을 진단하고 치료한다.

임상적 의의

현재 지견은 총 TFPI의 동태와 같다. Total TFPI 항 참조

약물 영향 Total TFPI 항 참조

von Willebrand factor [vWF]

기준치

· Ristocetin cofactor 활성 (VWF : RCo) : 65～135%

· 항원량 (VWF : Ag) : 10 μg/mL 이하

측정법 고정 혈소판 응집법(활성), EIA(항원), latex 응집(항원)

검체량 혈장 0.5 mL

검사 목적 ① von Willebrand병 진단, ② 혈우병 A 보인자의 보조진단

검체 취급 ① Citrate 혈장을 사용한다. ② 동결 보존한다.

측정치에 따라 짐작되는 질환

• **저하 (30～65%)**

〈예상·잠재질환〉 von Willebrand병, 후천성 von Willebrand병(교원병, 림프종, 골수종 등) **〈조치〉** Ⅷ 인자활성, 출혈시간, APTT 측정

• **고도 저하 (30% 이하)**

〈예상·잠재질환〉 von Willebrand병(특히 3형, 2A형), 후천성 von Willebrand 증후군 **〈조치〉** 출혈시간, 혈소판 수, Ⅷ 인자활성, APTT, RIPA, vWF 항원 정량, vWF multimer 해석 등. 증상에 따라 multimer를 포함 Ⅷ 인자제제의 투여를 고려한다.

• **증가 (150～200%)**

〈예상·잠재질환〉 DIC, 심근경색, 백혈병, SLE, 당뇨병, 신장염 **〈조치〉** 원질환을 치료한다.

• **고도 증가 (200% 이상)**

〈예상·잠재질환〉 DIC, 심근경색, 백혈병, 패혈증, 뇌경색, 뇌출혈 **〈조치〉** 원질환을 치료한다.

임상적 의의

von Willebrand 인자(vWF)는 주로 혈관 내피세포에서 생산되는데, 골수거대핵구도 vWF 생산능력이 있는 혈소판 중에도 존재한다. 기본분자가 여러 가지 정도로 S-S 결합하여 multimer를 구성하는데, 그 분자량은 500 kDa에서 20 MDa에 이른다. 혈중 농도는 0.5～1.0 mg/dL이고, 반감기는 12～18시간으로 이해하고 있다. vWF 분자구조 중에는 Ⅷ 인자, 혈소판막 당단백 GP Ib, GP Ⅱb/Ⅲa, collagen, heparin 등 지혈, 혈전에 관여하는 분자와 특이적으로 결합하는 부위가 있다. 유전자는 12번 염색체에 있다.

vWF는 Ⅷ 인자 생산을 자극하고, 또한 Ⅷ 인자 안정화 작용이 있어서 Ⅷ 인자는 vWF multimer의 다양한 결합으로 존재하는데, 혈중에서는 vWF와 결합하지 않으면 안정하게 존재할 수 없다. Ⅷ 인자를 결합하는 능력에 이상을 보이는 아주 드문 von Willebrand 병(vWD)의 2N형도 있다.

혈관 내피세포의 Weibel-Palade 소체, 혈소판 과립에는 vWF가 축적되어 있어서 thrombin 자극으로 인하여 방출된다. 혈관 내피하조직의 collagen 등에 결합된 vWF는 혈소판막 당단백 GP Ib-IX과 결합하여 혈소판 점착을 야기하여 그로 인한 지혈에 중요한 역할을 담당한다. vWF의 특성은 multimer 구조에 의존한다.

Ristocetin 존재 하에서는 vWF는 혈소판에 결합하여 혈소판 응집(RIPA)을 일으킨다. 이 vWF 활성이 ristocetin cofactor 활성(VWF : RCo)이다. 이와 같은 vWF 활성은 분자량이 큰 large multimer에서 강하고, 분자량이 작은

것은 그 활성이 약하다. Large multimer가 결여된 2A형에서는 vWF 항원량(VWF : Ag)에 비하여 VWF : RCo 활성이 낮다. vWD의 출혈 증상은 비출혈, 치육출혈, 소화관 출혈, 혈뇨, 월경과다 등이지만 vWF가 결손되어 Ⅷ 인자도 현저하게 감소하는 3형에서는 혈우병과 비슷하게 관절내출혈, 근육내출혈 등도 보인다.

VWF : RCo는 정상 고정 혈소판, ristocetin을 사용하여 환자 혈장의 vWF 활성을 검색하는 것이지만 RIPA는 다혈소판 혈장(환자의 혈소판과 혈장)을 사용하여 ristocetin 응집을 검색하는 것으로 환자의 혈소판 상태도 반영된다.

Size가 큰 multimer는 많은 혈소판과 혈중 단백과 동시에 결합할 수 있기 때문에 효율적으로 기능한다. ADAMTS-13(vWF cleaving protease) 그 자체는 혈전형성이나 지혈기구를 제어하지 않지만 혈전성 폐색을 선택적으로 차단하는 혈전폐색 회피작용이 있다. 그러나 후천적, 선천적 이유로 ADAMTS-13의 기구가 장애되면 vWF multimer가 분해되지 않아 size가 큰 multimer가 증가한다. 전신의 미소 순환계에 vWF 작용이 항진하여 혈전성 혈소판감소성 자반병(TTP)이 발병한다.

유의사항 ① vWD의 진단은 가족력, 출혈력, 출혈시간, RIPA(환자의 다혈소판 혈장을 사용하는 ristocetin 응집), APTT, Ⅷ 인자활성 등과 함께 측정하고, 최종적으로는 multimer를 해석할 필요가 있다. vWF의 항원량 측정도 바람직하다. ② 운동, stress, 감염증, desmopressin (DDAVP) 투여, 임신말기 등에서 증가한다. ③ vWF 결핍증(I형)의 vWD 환자가 출산할 때는 vWF는 정상에 가까울 때까지 증가한다. ④ 건강인에서 O형인 사람은 다른 혈액형을 가진 사람과 비교하여 vWF 활성이 20% 정도로 낮다. ⑤ 혈우병 A 보인자에서는 Ⅷ 인자량/vWF 양이 약 0.5(정상은 약 1.0)로 진단의 일조가 된다.

von Willebrand factor multimers analysis

기준치 Normal pattern(건강인: 20개 정도의 band가 분리된다)
측정법 SDS-agarose gel 전기영동법
검체량 혈장 0.5 mL
검사 목적 von Willebrand병의 감별진단
검체 취급 ① Citrate 혈장을 사용한다. ② 동결 보존한다.

측정치에 따라 짐작되는 질환

■ 1형 von Wilibrand병 (vWD)

vWD의 약 75% 정도 차지한다. vWF 항원량(vWF : Ag)이 감소한다. Ristocetin cofactor 활성(vWF : RCoF) 저하. Ristocetin 응집능(RIPA) 저하. Ⅷ 인자 활성(Ⅷ : C) 저하. multimer pattern은 정상이다. 상염색체 우성 유전한다.

■ 2형 vWD

vWF의 질적이상. vWF : Ag은 정상~감소. 2 N형 이외 vWF : RCo/vWF : Ag는 0.7 이하(정상 0.72~1.26)로 감소. 상염색체 우성유전한다. 단, 2 N형은 열성유전으로 발병한다.

- 2 A형 : vWD의 12%를 차지한다. vWF : RCoF 현저한 감소, RIPA 현저한 감소. Large multimer 결여와 더불어 중등도의 intermediate multimer도 결손되어 있다.
- 2 B형 : vWD의 5% 정도 차지한다. vWF의 혈소판과의 친화성 항진, vWF : RCo 감소, RIPA 항진, multimer pattern 불문

· 2 M형 : vWD의 1%로 대단히 드물다. vWF : RCo 감소, RIPA 저하, large mutimer는 존재
· 2 N형 : vWD의 2%로 대단히 드물다. vWF의 Ⅷ 인자와의 친화성 저하, Ⅷ : C 인자의 현저한 감소, vWF : RCo 정상~감소, RIPA 정상~저하, multimer pattern 불문

■ 3형 vWD

vWD의 5%를 차지한다. Homozygote로 이해하고 있다. vWF : Ag 결손, vWF : RCo 결여, RIPA 결여, multimer 결손, Ⅷ : C 현저한 감소. 상염색체 열성유전한다.

■ 혈소판형 pseudo-vWD

vWF : Ag 정상~감소, vWF : RCo 약간 감소, RIPA 항진, large multimer 결여. 상염색체 우성유전한다.

임상적 의의

von Willebrand병(vWD) 진단과 type 분류에 필요한 검사이다. 전기영동에서 von Willebrand 인자(vWF)의 multimer를 분자량 순으로 분리하여 각 multimer band의 성상을 해석한다. vWF 활성은 고분자의 large multimer에 강하고, 분자량이 작은 것은 그 활성이 약하다. 따라서 vWD는 large multimer가 결여(2 A형)되어 있지만 vWF 전체량이 감소(1형) 또는 결여(3형)되어 있는 것이 대부분이다.

혈소판형으로 알려진 것은 vWF 이상이 아니라 혈소판 이상이지만, 혈소판이 vWF(특히 large multimer)와 강하게 결합되어 있기 때문에 혈중 large multimer가 결여되어 있다. 다혈소판 혈장(platelet rich plasma; PRP)을 사용하는 ristocetin 응집이 항진되어 있다.

vWD 치료에 사용하는 DDAVP를 2 B형, 혈소판형에 투여하면 혈소판 감소를 초래하므로 금기이다.

유의 사항 ① vWD의 최종 진단에 사용하는 것으로 사전에 출혈시간, 혈소판수, APTT, VWF : RCo, Ⅷ 인자활성, vWF : Ag, RIPA 등을 검색할 필요가 있다. ② 2 B형이나 혈소판형에서는 혈소판 감소를 초래하는 경우가 있다.

von Willebrand factor-cleaving protease [VWF-CP] (ADAMTS 13)

기준치

ADAMTS 13 활성
· SDS agarose gel EP : 102.4±23.0%
· ADAMTS 13-act-ELISA : 99.1±43.0%
· FRETS-vWF 73 : 남성 97.9±19.2%
여성 113.5±27.1%

측정법

SDS agarose gel 전기영동
ADAMT 13-act-ELISA
FRETS-vWF 73

검체량 혈장 03~0.5 mL

검사 목적 혈전성 미소혈관 장애(thrombotic microangiopathy; TMA) 감별

검체 취급 ① Citrate 채혈(EDTA 채혈은 엄금), ② 동결보존, ③ 혈장 교환일 경우에는 검사 전에 검체를 채취하여야 한다.

측정치에 따라 짐작되는 질환

● 현저한 감소 (ADAMTS 13 활성 3% 이하)

〈 예상질환 〉 혈전성 혈소판감소성 자반병 (thrombotic thrombocytopenic purpura; TTP), Upshaw-Schulman 증후군(USS) **〈 조치 〉** 긴급치료가 필요하여 적극적인 혈장 교환 요법이나 steroid 투여 등으로 치료한다. 또한 혈장

교환 시행 전에 혈소판 수혈은 금기이다. 동시에 원질환이 존재할 경우에는 그 치료를 병행한다. 환자 병력 및 inhibitor 측정으로 USS를 감별한다. 혈소판 수, 신경증상, LD 및 이 검사를 추적하면서 치료를 진행한다. USS인 경우에는 FFP 수액에 의한 효소보충 요법이 유용하다.

- **중등도 감소 (ADAMTS 13 활성 3~25%)**
- **경도 감소 (ADAMTS 13 활성 25~50%)**

《 예상·잠재질환 》 TTP **《 조치 》** 임상증상, 혈소판 수를 관찰하고, 필요하면 혈장 교환 요법 등을 시행한다. 마찬가지로 원질환을 치료한다.

임상적 의의

지혈인자인 von Willebrand 인자(vWF), 특히 혈관 내피세포에서 생산될 틈도 없이 초고분자 vWF multimers(unusually-largc vWF multimers; UL-vWFMs)와 그 특이 절단효소인 ADAMTS 13의 enzyme/substrate(E/S)의 균형파탄, 즉 E/S의 극단적인 감소로 인하여 혈소판이 작은 혈관 등에서 심한 응집력이 생기는 곳에서 과잉으로 응집하여 혈전이 형성되기 때문에 미소순환장애를 일으켜 전신성으로 심각한 질환이 발생한다. 이것이 TTP의 병인인 것이다.

선천성 TTP에는 ADAMTS 13의 유전자 이상에 의한 USS와 원인이 밝혀지지 않은 것이 있고, 후천성 TTP에는 ADAMTS 13에 대한 IgG형 자가(활성중화)항체(inhibitor)에 의하여 야기되는 정형적 TTP와 혈관 내피세포 장애 등으로 인한 UL-vWFMs의 증가로 예상되는 비정형 TTP, 이것들이 복합된 중간형 TTP 등이 있는 것으로 이해하고 있다. 이들의 분류와 ADAMTS 13 활성치 및 inhibitor 유무를 표 48에 정리하였다. 또한 패혈증을 수반한 DIC에서는 세균 유래 protease 또는 과립구 esterase에 의하여 ADAMTS 13이 파괴되어 활성을 잃기 때문에 UL-vWFMs가 출현하여 TTP와 감별이 곤란하다는 보고도 있다.

TTP 진단은 혈소판 감소, 용혈성 빈혈, 신상기능 장애, 발열, 정신증상 등의 5 징후가 유명하지만 5 징후 모두를 갖춘 것은 드물어서 원인불명의 혈소판 감소, 용혈성빈혈의 2 징후가 있으면 감별질환으로 TTP를 염두에 두고,

표 48. Thronbotic microangipathy (TMA) 환자에서의 ADAMTS 13과 그 분류

	기초질환	ADAMTS 13 활성	ADAMTS 13 inhibitor	분 류
선천성	USS	현저한 감소	무	USS
	원인불명	현저한 감소~거의 정상	무	원인불명
후천성	특발성	현저한 감소	유	정형적 TTP
	약물 (ticlopidine)	현저한 감소	유	
	교원병	현저한 감소~거의 정상	유 / 무	중간형
	임신	현저한 감소~거의 정상	유 / 무	
	감염증 (influenza 등)	현저한 감소~거의 정상	유 / 무	
	악성 종양	현저한 감소~거의 정상	무	비정형 TPP
	조혈 줄기세포 이식	거의 정상	무	
	약물 (MMC 등)	거의 정상	무	
	HUS (0 157 이외)	거의 정상	무	
	0 157 관련	거의 정상	무	HUS

ADAMTS 13 활성을 측정하는 것이 중요하다.

또한, 후천성 정형 TTP의 약 20%에서 통상 탁월한 효과를 보이는 혈장 교환 요법으로 인하여 inhibitor 역가의 급상승(inhibitor boosting)을 보이는 예가 있으므로 주의하여야 한다.

유의 사항 ① TTP 진단은 ADAMTS 13 활성으로 평가하고, inhibitor 역가 측정 단독으로 진단하지 않는다. ② 성차(남성 > 여성) 및 연령차(신생아 < 성인 > 고령자)가 있는 것으로 이해하고 있지만 진단에 크게 영향을 받지 않는다. ③ 고 bilirubin인 검체는 FRETS-vWF 73법에서 영향을 받으므로 bilirubin oxidase로 전처리 한다.

약물 영향 Ticlopidine(혈소판 응집 억제제) 등의 약물에 관련하여 이 효소활성의 저하를 초래하는 TTP가 존재한다는 것에 유의하여야 한다.

XXII. 수혈 검사

Blood groups test

기준치

· ABO 식 혈액형 검사 : 판정은 표 49 참조

· Rh 식 혈액형 검사 : 판정은 표 50 참조

측정법 Slide법, 시험관법

검체량 전혈 1 mL

검사 목적 ABO 및 Rh 식 혈액형의 판정으로 부적합 수혈 방지

검체 취급 수혈자 혈액은 항응고제가 들어 있지 않은 시험관에 채혈한다.

임상적 의의

■ ABO 식 혈액형 검사

환자 혈구의 항원을 검색하는 front typing, 환자 혈청 중의 항 A, 항 B 항체 존재를 검사하는 back typing 양쪽을 검사하여 그 결과의 일치로 혈액형을 판정하는데 일치하지 않는 경우도 있다. 특히 신생아에서는 일치하지 않는 예가 많다.

ABO형의 각 혈액형 빈도는 한국인에서 대략 A : O : B : AB = 34 : 28 : 27 : 11이다.

또한 수혈인 경우에는 반드시 교차시험을 하여야 한다.

[주] Front·Back typing의 불일치 원인

• **적혈구 측의 원인**

① 항원성이 약한 경우 ② 악성종양에 의한 항원성 저하 ③ 자가면역 질환으로 인한 혈구의 항체 감작 ④ 범응집 반응 ⑤ ABO 부적합 수혈 ⑥ 위암, 난소 종양으로 인한 항 A, 항 B 혈청의 중화

• **혈청 측의 원인**

① 불규칙 항체 존재 ② 저 γ-globulin혈증으로 인한 항체 결여 ③ 골수종이나 dextran 투여 후의 연전형성 ④ 신생아의 태반 통과성 모친 유래 항체 존재 ⑤ 신생아(항 A, 항 B 항체의 미생성) ⑥ O형 혈액을 다른 혈액형 환자에 수혈한 후

• **기술적인 문제**

① 항혈청의 역가 저하 ② 혈구 부유 농도 ③ 용혈 반응 간과 ④ 원심법 ⑤ 시험관을 톡톡 치는 방법 ⑥ 반응 온도와 시간의 오류 ⑦ fibrin 석출 ⑧ 세균 오염 등

표 49. ABO식 혈액형 검사의 판정

Front typing		Back typing		판정
항A 혈청	항B 혈청	A형 혈구	B형 혈구	
+	−	−	+	A
−	+	+	−	B
+	+	−	−	AB
−	−	+	+	O

표 50. Rh식 혈액형 검사의 판정

항D 혈청	Rh-hr control	판 정
+	−	양성
−	−	음성(요 확인 시험)*1
+	+	판정 보류*2

*1 : D 음성 확인시험 (간접 항 globulin법)을 시행한다.
*2 : 다시 채혈하여 재검하고, 직접 항 globulin 시험도 시행한다.

• **사무적인 문제**

① 시험관 취급 잘못 ② 기재 과오 등(수혈사고 원인은 기술적인 판정 과오보다 사무적 과오로 인한 것이 많기 때문에 주의를 요한다)

■ **Rh 식 혈액형 검사**

Rh 식에는 C, c, D, E, e의 5 종류의 항원이 있는데, 특히 D 항원의 유무는 수혈 시 중요하다. 즉, D 항원이 있으면 Rh 양성이라고 하고, D 항원이 없으면 Rh 음성이라고 한다. 한국인의 Rh 양성률(D 항원 양성률)은 99.5%이고, 음성률은 대단히 낮아 0.5% 정도(백인은 약 15%)이다.

검사 결과가 D 항원 음성인 경우는 D 음성 확인시험(간접 항 globulin법)을 시행할 필요가 있다.

[주] D 음성 확인시험

이 방법에서 응집이 나타나는 경우는 D^U형으로 생각한다. D^U형(Rh 변이형)은 Rh_1 항원(Rh_0, D)이 약하거나 또는 부분적으로 존재하는데 지나지 않는 혈액이다. 수혈 시 공혈자라면 Rh 양성 혈액으로 취급하여 Rh 양성 환자에 사용하고, 수혈 환자라면 Rh 음성자로 취급하여 Rh 음성 혈액을 수혈한다.

유의사항 ABO 식, Rh 식 모두 반응 온도가 낮지는 않은가 주의한다.

Cross matching test

기준치 판정은 표 51 참조

측정법 생리식염수법, albumin법, bromelin법, 간접 항 globulin법, 저이온강도 염류 용액법(LISS) 등

검체량 전혈 1~2 mL (수혈량에 따라 필요 검체량이 다르다)

검사 목적 ABO 식 및 Rh 식 검사에서 간과된 항체로 인한 부작용의 방지

검체 취급 ① 수혈자 혈액은 항응고제가 없는 초자 시험관에 채혈한다. ② 가능한 한 채혈 후 48시간 이내에 채혈한 검체를 사용한다. ③ 잦은 수혈 환자는 불규칙 항체가 새로 출현하는 경우가 있으므로 그때마다 채혈한 혈액을 사용한다.

임상적 의의

교차 적합시험에는 다음과 같은 2 가지 시험이 있다.

• **주시험 : 환자(수혈자) 혈청+헌혈자 혈구**

• **부시험 : 환자(수혈자) 혈구+헌혈자 혈청**

교차 적합시험은 혈액형 부적합으로 인한 수혈 부작용을 방지하기 위하여 ABO 식, Rh 식의 동형 혈액을 아울러 시행한다.

생리 식염수법은 완전 항체(주로 IgM)를 bromelin법, albumin법, 간접 항 globulin법(간접 Coombs법), 저이온강도 염류 용액법(LISS) 등은 불완전 항체(주로 IgG)를 검출한다.

[주] 혈액형 검사와 불규칙 항체 screening

수혈 시행 미정 환자에 ① ABO 식, Rh 식(Rh_0 : D) 혈액형 검사(즉 type)와 ② 불규칙

표 51. 교차 적합시험의 판정

주시험	부시험	자가대조	판정
−	−	−	수혈 가능
−	+	−	원칙적으로 수혈 안함*
−	+	+	원칙적으로 수혈 안함*
+	−	−	수혈 불가
+	−	+	수혈 불가
+	+	−	수혈 불가
+	+	+	수혈 불가

+ : 응집 또는 용혈
− : 비응집 또는 비용혈
* : 주, 부시험 모두 음성인 혈액이 없는 경우, 부시험 양성이라도 주시험이 음성이면 수혈을 허락할 수 있다.

항체 유무 확인(즉 screen)을 해 놓으면 Rh 양성에 불규칙 항체가 없는 경우는 긴급수혈이 필요한 경우에 교차 적합시험을 생략하는 경우도 있다. 또한 환자에 불규칙 항체가 있는 것이 알려지면 사전에 적합 혈액을 선택할 수 있게 된다. 따라서 혈액형 검사와 불규칙 항체 screening을 교차 적합시험 전에 시행하는 것은 적절한 대책을 사전에 수립할 수 있는 동시에 교차 적합시험으로 소비되는 시간을 단축(긴급수혈에 유용)할 수 있고, 수혈용 혈액의 지나친 비축이나 비용, 노력 등을 절약할 수 있는 것이다. 정확한 교차 적합시험에는 꼭 필요한 방법이다.

Direct Coombs' test (direct anti-globulin test)

기준치 음성 (건강인의 양성률은 수%)

측정법 환자 적혈구에 항 globulin 혈청(Coombs 혈청)을 가하고, 응집 유무를 관찰한다. 체내에서 적혈구에 불완전 항체가 결합되어 있는지 여부를 관찰한다.

검체량 전혈(EDTA 첨가) 1 mL

검사 목적 용혈의 감별진단

검체 취급 한랭응집소증이 의심되는 경우에는 검체가 냉각되지 않도록 취급한다.

측정치에 따라 짐작되는 질환

Coombs 시험에는 직접 Coombs 시험과 간접 Coombs 시험이 있는데, 자가항체 검출에는 주로 직접 Coombs 시험을 하고, 간접 Coombs 시험 적용은 혈액형 부적합 수혈, 혈액형 부적합 임신 등 수혈 관련 검사에 한 한다.

- 양 성

〈예상질환〉 자가면역용혈성빈혈, 각종 교원병을 수반하는 용혈성빈혈, 약물(penicllin, methyldopa 등)로 인한 용혈성빈혈, 발작성 한랭혈색소뇨증, 한랭응집소증, 혈액형 부적합 임신의 신생아 **〈잠재질환〉** 수혈 부작용(혈액형 부적합 수혈), 때로 HB 항체 양성자 **〈조치〉** 원질환을 진단하고 치료한다.

임상적 의의

적혈구에 대한 불완전 항체 유무를 확인하는 검사이다. 자가면역 용혈성빈혈의 거의 모든 예에서 양성을 보인다. 항체는 IgG형이 많고, 때로는 IgM형이 있다. 한랭응집소는 대부분이 IgM형이다. 이것들을 검사하기 위하여 non-specific Coombs 혈청(항 IgG 또는 항 C_3 항체)를 사용하는 Coombs 시험도 한다. 보체 결합성이 있는 항체인 경우, 항 C_3 항체에 의한 Coombs 시험은 양성을 보인다.

혈액형 부적합 임신의 신생아는 신생아 용혈성빈혈의 우려가 있기 때문에 조기에 Coombs 시험을 한다.

유의 사항 혈구 응집시험이므로 결합 항체가 적은 경우에는 응집이 일어나지 않거나 응집이 약한 경우가 있다.

약물 영향 Penicillin계 약물, methyldopa로 인하여 자가면역 용혈성빈혈이 야기되는 경우가 있다. 약물에 대한 항체가 적혈구와 교차반응(cross-react)하기 때문이라고 이해하고 있다.

Indirect Coombs' test (indirect anti-globulin test)

기준치 음성

측정법 환자 혈청과 O형 적혈구를 반응시키고 난 다음에 항 globulin 혈청(Coombs 혈청)을 가하고, 응집 유무를 관찰한다. 혈청 내 항적혈구 불완전 항체(주로 IgG형)를 검출한다. 수혈 검사에서 불규칙 항체의 항원을 동정할 때는 O형 적혈구 대신에 적혈구 항원이 동정되어 있는 사람의 적혈구(시판하고 있음)와 수혈자의 혈청을 반응시킨다.

검체량 혈청/혈장 2 mL (항응고제는 EDTA)

검사 목적 타인의 적혈구와 반응하는 동종항체 검출

검체 취급 한랭응집소가 있는 경우에는 검체가 냉각되지 않도록 취급한다.

측정치에 따라 짐작되는 질환

간접 Coombs 시험의 적용은 혈액형 부적합 수혈, 혈액형 부적합 임신 등 수혈 관련 검사에 사용한다. 자가면역 용혈성빈혈의 검사에는 직접 Coombs 시험을 하고, 간접 Coombs 시험은 필요하지 않다(표 52).

- **양 성**

《예상질환》수혈에 대한 기왕력이 있는 환자, 임신력이 있는 환자에서 적혈구 동종항체가 존재하는 환자 **《잠재질환》**자가면역 용혈성빈혈(특발성, 약물 유도성)에서 자가항체와 동시에 동종항체가 생산되어 있는 경우 **《조치》**대부분 수혈 후, 용혈의 원인이 되므로 동종항체의 항원을 동정하여 그 항원이 없는 적혈구 수혈 제제를 준비한다.

임상적 의의

적혈구에 대한 항체는 자신의 적혈구와 반응하는 자가항체와 자신의 적혈구와는 반응하지 않지만 어떤 종류의 항원을 가진 타인의 적혈구와 반응하는 동종항체가 있다. 동종항체에는

표 52. Coombs 시험 양성인 병태

직접	간접	양성으로 되는 병태
+	−	자가면연성 용혈성 빈혈 신생아 용혈성 빈혈 적혈구막에의 면역복합체·보체 부착 (항 C3항체로 응집)
−	+	혈액형 부적합 수혈 후 혈액형 부적합 임신
+	+	자가면역성 용혈성 빈혈 (자가항체와 동종항체의 공존)

항 A 항체, 항 B 항체 등의 자연 동종항체로 혈액형 부적합 수혈·임신 등에서 면역되어 후천적으로 획득된 면역(획득) 동종항체가 있다. 간접 Coombs 시험은 동종항체를 검출하기 위한 시험이다.

IgG형 항적혈구 항체는 일반적으로 적혈구와 반응해도 생리식염수 중에서는 응집을 일으키지 않는 불완전 항체이다. 응집이 일어나기 위해서는 적혈구를 bromelin 등의 효소로 처리한다. Albumin 등을 첨가하고, 항IgG 항체를 가하는 등의 방법이 있다. 최후에 보이는 항 IgG 항체를 Coombs 항체라고 부르고, 이와 같은 시험을 일반적으로 Coombs 시험이라고 한다.

유의 사항 혈구 응집시험이므로 동종항체가 적은 경우에는 응집이 일어나지 않거나 응집이 일어나도 약한 경우가 있다.

약물 영향 Methyldopa로 유도되는 항체는 자가항체로 동종항체는 적은 것으로 이해하고 있다. 또한 penicillin인 경우는 penicillin이 흡착된 적혈구와 반응한다. 이런 경우, 동종항체가 존재해도 임상적으로 문제가 되지 않는다.

Irregular antibody

기준치
· 불규칙 항체 screening : 음성
· 불규칙 항체 동정 : 기준치 없음
측정법 생리식염수법, albumin법, bromelin법, 간접 Coombs 시험
검체량 혈청 5 mL와 혈병 2 mL
검사 목적 항 A 항체 및 항 B 항체 이외의 적혈구 항체 측정
검체 취급 ① 혈청은 동결, 혈병은 냉장 보존한다. ② 혈청과 혈병을 동시에 검사한다.

측정치에 따라 짐작되는 질환

■ 불규칙 항체 screening

• 양성(불규칙 항체 검출)

〈조치〉 ① 검출한 측정법으로 형 특이성을 측정한다(불규칙 항체 동정). ② 동종항체인 경우는 관련 혈액형을 검사한다. ③ 연전형성, 직접 Coombs 시험이 양성이 아닌 것을 확인한다. ④ 자가 대조를 두지 않는 경우는 확인한다.

■ 불규칙 항체 동정

불규칙 항체가 screening으로 검출된 경우, screening에서 가장 강한 반응을 보인 측정법으로 항체의 형 특이성을 동정한다(표 53). 이때에는 복수의 동정혈구(panel cells)를 사용하여 동정한다(1 가지 혈구 panel로는 완전하게 동정되는 적이 적다). 불규칙 항체가 동정되지 않는 경우가 많으므로 이 점을 이해하고 검사할 필요가 있다.

표 53. 주요 불규칙 항체의 반응 형태

항체 종류 항체 class	최적 온도 (℃)	생리식염수법 IgM, 고역가 IgG	Albumin법 IgM, 고역가 IgG	Coombs법 IgG	효소법 IgG, IgM
D, E, C, c, e	37	△	○	○	○
K, k	37	△	△	○	△
Fy, Fy	37	−	−	○	×
JK, JK	37	−	−	○	△(Coombs 병용)
S, s	37	△	△	○	×
Di, Di	37	−	−	○	−
Jr	37	−	−	○	△(Coombs 병용)
Xg	37	−	−	○	−
Le, Le	5~37	○	○	○	○
P	5~20	○	○	△	○
M, N	5~20	○	○	−	○
A	5~20	○	○	−	○
I, H	5~20	○	△	−	△
Tj	~20	○			○
한랭 응집		+	+		
연전 형성		+	+		
비특이 반응					+

○ : 응집 △ : 때로 응집 − : 거의 응집 무 × : 항원 불활성화

- **동정된 경우**

(조치) 동정된 항체가 수혈 부작용 또는 신생아 용혈성 질환의 원인인지, 적합혈액인지를 판단한다.

- **동정되지 않은 경우**

불규칙 항체 동정은 전문성과 숙련이 필요하므로 특정 검사기관에서 시행하는 경우가 많다.

(조치) ① 복수의 혈구 panel을 사용한다. ② 반응의 특징에 주목한다. ③ 복수의 항체가 의심되고, 자가항체와 동종항체가 공존하는 경우에는 자가혈구를 가온 세척 또는 자가항체 해리가 필요하다.

임상적 의의

사전에 환자에 대한 불규칙 항체 검사를 screening하여 두면 만일에 불규칙 항체가 존재하는 경우에 그 형 특이성을 동정하여 적합혈액을 확보함과 동시에 수혈 부작용을 방지할 수 있는 것이다. 또한 이것으로 수혈 직전의 교차시험을 하지 않아도 된다. 임신에 대한 screening은 신생아 용혈성 질환의 예측과 그 대처를 준비할 수 있는 것이다.

유의사항 ① 응집 유무(및 강약)나 용혈 여부를 주의 깊게 관찰하여야 한다. ② 불규칙 항체 검사에서 혈구 panel(시판)에 Di^a 항원이 포함되어 있는 것을 사용한다. ③ 환자의 수혈력, 수혈 부작용, 임신, 유산, 인공중절 여부를 확인한다.

XXIII. Virus 혈청 검사

Adenovirus antibody

기준치
· CF, NT : 혈청 4배 이하, CSF 1배 이하
· HI : 혈청 8배 이하, CSF 1배 이하

측정법 CF, NT, HI (8형만 측정)

검체량 혈청 0.2 mL, 뇌척수액(CSF) 0.5 mL

검사 목적 Adenovirus 감염이 의심되는 경우의 감염 여부 판정

검체 취급 −20℃에 동결 보존한다.

측정치에 따라 짐작되는 질환

• 증 가

〈예상질환〉 열성인두염, 인두결막염, 급성기도질환, virus성 폐렴, 급성여포성 결막염, 유행성 각결막염, 기타 위장염, 장중적증(indigitation), 출혈성방광염, 발진증 **〈조치〉** 필요에 따라 virus 분리나 adenovirus DNA 검출, LA, EIA, ICA에 의한 항원 검출 kit를 이용하여 항원 검출 등을 시행한다.

임상적 의의

사람에 감염되는 adenovirus는 DNA homology 등의 해석으로 A~F의 아군으로 나누는데, 현재 51 가지 혈청 형이 보고되었다.

잠복기간은 5~7일로 주로 상기도 감염증이나 결막염, 위장염의 원인이 된다. 일반적으로는 국소 감염을 일으켜 불현성 감염으로 되기 쉬운 특징이 있다. 또한 이 virus에 일단 감염되면 형 특이적인 면역이 지속된다.

상기도염은 1, 2, 3, 5형이 많고, 위장염은 40, 41형과 상기도염을 일으키는 형과 유사한 adenovirus가 분리된다. 각결막염은 3, 4, 8, 19, 37형이 분리되고, 3, 4형은 여름철에 유행한다.

Adenovirus는 전 세계에 만연하여 virus성 호흡기 감염증의 1~5%, 유유아 급성위장염의 10% 정도를 일으키는 원인 virus이다. 또한 virus성 결막염은 enterovirus 70형으로 인한 것을 제외하면 대다수가 adenovirus로 인한 것이다. 또한 대단히 드문 adenovirus 7형은 폐렴 등 중증화의 원인으로 근년에 정착되고 있다.

유의 사항 ① CF, NT법에 의한 항체가 증가는 급성기와 회복기의 pair 혈청에서 4배 이상의 차이를 보이면 진단된다. ② CF법은 adenovirus에 대한 공통항원을 사용하므로 adenovirus 감염 진단에 유용하지만 형 특이항체 측정은 불가능하다. ③ NT법으로 형이 동정되는 것은 역학적으로도 중요한 의미를 갖는다.

Adenovirus antigen (1)

기준치 음성

측정법 EIA, immunochromatography법

검체량 각결막 세척액 1 mL
검사 목적 Adenovirus에 의한 결막염 진단
검체 취급 각결막 세척액을 전용 용기에 채취하여 냉장 보존한다.

측정치에 따라 짐작되는 질환

• **양 성**

〈예상질환〉 유행성 각결막염 (epidemic keratoconjunctivitis; EKC), 소아 인두결막열 (pharyngoconjunctival fever; PCF) **〈조치〉** 급성출혈성결막염 (acute hemorrhagic conjunctivitis; AHC), 단순 herpes virus 결막염과의 감별이 중요하다.

임상적 의의

Virus성 결막염의 원인은 주로 adenovirus와 enterovirus의 감염이다. Adenovirus는 51가지의 혈청형이 있는데, 결막염의 원인 virus는 주로 3, 4, 7, 8, 19, 37형이다.

Adenovirus 3, 4, 7형은 소아의 인두결막열(PCF)의 병인이고, 8, 19, 37형은 유행성 각결막염(EKC)의 원인인데, 11형은 급성출혈성 방광염을 일으키는 경우가 있다.

PCF는 별명으로 pool열이라고도 부르는 여름철 수영장에서 전염되어 유행하는 경우가 많다. 또한 EKC도 안과 전염성 질환으로 virus에 오염된 손으로 눈을 비비는 등의 접촉으로 전파되는 것으로 이해하고 있다.

유의 사항 ① 결막염 발병에서 1주 이내라면 고빈도로 검출된다. ② 인두점액의 채취기술에 따라 검출감도가 좌우된다.

Adenovirus antigen (2)

기준치 음성
측정법 EIA, immunochromatography법
검체량 인두 세척액 적당량
검사 목적 Adenovirus로 인한 상기도염의 진단
검체 취급 전용 용기에 채취하여 냉장 보존한다.

측정치에 따라 짐작되는 질환

• **양 성**

〈예상질환〉 급성열성 인두염, 인두결막열(pharyngoconjunctival fever; PCF) **〈조치〉** 특히 겨울철에는 influenza virus 및 기타 설사증 virus와의 감별이 중요하다. 필요에 따라 virus 분리, adenovirus DNA를 검출한다.

임상적 의의

Adenovirus는 51가지 혈청형으로 구성된 DNA virus로 다양한 병상을 보인다. 상기도염을 일으키는 것은 주로 1, 2, 3, 5형인데, 또한 근년에는 7형으로 인한 중증폐렴이 보고되어 정착되고 있다. 위장염, 각결막염 등의 증상도 나타내고, 때로는 심각한 전신감염증을 일으키는 경우가 있다. Adenovirus의 특징은 불현성 감염이어서 잠복감염을 일으키기 쉬우므로 흔히 보균자로 잠복하여 예방이 곤란하다. 일단 감염되면 형특이 면역이 지속된다. Adenovirus에 공통적인 항원에 대한 항체에 gold colloid를 표식한 immunochromatography 법으로 항원을 검출할 수 있다. 형의 분별은 곤란하지만 간편하고, 신속하게 다른 virus 감염과의 감별은 가능하다.

유의 사항 ① 발병에서 1주일 이내라면 고빈도로 검출된다. ② 인두점액 채취기술에 따라 검출감도가 좌우된다.

Adult T cell leukemia virus [ATLV] antibody [human T cell lymphotropic virus type I (HTLV-I) antibody]

기준치

· Screening 검사 : 음성

· 확인검사 : 음성

측정법

· Screening 검사 : PA, ECLIA(CLEIA)

· 확인검사 : Western blotting(WB)

검체량 혈청/혈장 1~2 mL

검사 목적 ATLV(HTLV-I) 감염증의 혈청학적 감염진단

검체 취급 4℃ 이하에 보존한다.

측정치에 따라 짐작되는 질환

■ Screening 검사

• **양 성**

〈예상질환〉 ATLV(HTLV-I) 감염증 의심 **〈잠재질환〉** 위양성(다른 virus 감염증, 면역 globulin제제 투여 환자, fibrin 석출, 임신 등) **〈조치〉** WB법으로 확인검사를 시행한다.

■ 확인검사

• **양 성**

〈예상·잠재질환〉 HTLV-I 감염을 의심 **〈조치〉** ① 항체 양성이 곧바로 성인 T 세포 백혈병(ATL) 또는 HTLV-I 관련 척수증(HAM)의 진단으로 직결되지 않기 때문에 (ATL 발병은 10만 명당 4~6명으로 추정) 혈액 형태학적 검사법이나 provirus DNA의 취입(monoclonal or polyclonal), 여기에 임상증상과 함께 종합적으로 진단한다. ② 양성 임신부인 경우에는 모유를 통한 모자감염의 가능성이 있기 때문에 수유방법이나 이유기간에 주의를 요한다. 감염 모친으로부터 태어난 자녀는 생후 6개월 정도까지 이행항체가 잔존하므로 항체검사의 결과 해석에는 주의하여야 한다.

• **판정 보류**

판정 보류란 band는 나타나지만 판정기준을 만족시키지 못하는 경우를 말한다.

〈예상·잠재질환〉 HTLV-I 감염 급성기, 비특이 반응 **〈조치〉** 말초혈액 단핵구중 HTLV-I provirus genome(DNA)을 표적으로 하는 PCR법(pX 영역)으로 유전자 진단을 한다. 혈청 중의 HTLV-I virus RNA 검출은 어렵다.

• **음 성**

음성이란 band가 출현하지 않는 경우를 말한다.

임상적 의의

ALT는 1977년에 보고된 질환으로 1981년에 그 원인 virus가 ATLV라는 것이 보고되었다. 그러나 ATLV는 1980년에 발견된 HTLV-I 과 동일 virus라는 것이 판명되어 virus 명칭을 HTLV-I 으로 통일되었다. HTLV-I 은 ATL과 달리 HAM/TSP 등의 신경질환을 일으키는 경우도 알려졌다. ATL의 경우에는 HTLV-I provirus DNA가 림프구 내에서 monoclonal로 편성되어 동일 세포가 이상증식을 일으키는데 대하여 HAM/TSP나 HTLV-I 감염 carrier에서는 이와 같은 현상이 나타나지 않는다.

감염 경로는 감염 모친으로부터 자녀로(모자감염), 성교(남성에서 여성으로)로 인한 성감염, 수혈 등이다.

유의사항 ① WB법 판정기준 : Env 단백(gp 46)의 band가 (+)로 나타나고, 동시에 Gag 단백(p19, p24, p53) 가운데 1개 이상의 band가 (+)로 나타난다(WHO 기준). ② ECLIA

(CLEIA)법은 fibrin 석출 검체에서 위양성의 가능성이 있다.

Human immunodeficiency virus [HIV] antibody

기준치

PA, ELISA 등의 선별검사를 시행하여 양성인 경우에만 Western blotting(WB)법 등의 확인검사를 시행한다.

● Screening 검사

· PA : 음성 (혈청 16배 이하)

· ELISA, CLEIA, IC : 음성

● 확인 검사

· WB : 음성

· Real time PCR : 음성

측정법 상기 기준치에 기술한 검사법

검체량 혈청/혈장 0.5~2 mL

검사 목적 사람 면역부전 virus(HIV) 감염증의 혈청학적 진단

검체 취급 4℃ 이하에 보존

측정치에 따라 짐작되는 질환

■ Screening 검사

● 양성 (그림 6)

〈예상질환〉 HIV-1(HIV-2) 감염증 의심

〈잠재질환〉 위양성(다른 virus 감염증, 면역 globulin제제 투여, 임신 등), 위양성률 IC법 1%, ELISA법 0.3% **〈조치〉** Screening 검사 양성 예는 2차 screening 검사 또는 확인검사를 한다. 2차 screening 검사를 할 경우에는 동등 이상의 감도를 보이는 검사 kit를 사용한다. Screening 검사 1가지에만 양성인 경우, 위양성 또는 감염초기를 염두에 둔다. 확인검사는 HIV-1 WB법, HIV-2 WB법, 또는 HIV-1 real time PCR법(HIV-1 핵산 정량검사)을 시행한다.

● 음 성

〈예상질환〉 HIV-1(HIV-2)에 의한 감염 부정

〈잠재질환〉 Window기의 경우(감염초기에 항체가 검출되지 않는 기간) **〈조치〉** HIV-1 핵산 정량검사, 항원항체 ELISA법, p24 항원 검사, 수주 후에 재검사 하여 확인한다.

■ 확인 검사

● 양성 (판정기준을 만족하는 경우)

〈예상질환〉 HIV-1(HIV-2)에 의한 감염을 의심 **〈조치〉** ① CD 4, CD 8 양성 세포 측정이나 혈장(혈청) virus RNA를 정량하고, HIV 감염증을 치료한다. ② 감염 임신부인 경우에는 모자감염의 가능성이 있기 때문에 항 HIV 약물을 분만 전에 투여하거나 제왕절개에 의한 분만을 검토할 필요가 있다. 감염 모친에서 태어난 아이는 생후 12개월경까지 이행항체가 잔존하므로 항체 검사결과를 해석할 때는 주의를 요한다. ③ WB법으로 HIV-1, 2 감염을 감별할 수 없는 경우에는 감별용 peptide WB법을 시행한다.

● 판정 보류 (양성기준을 만족시키지 못한 경우)

〈예상·잠재질환〉 WB법에서 virus 단백의 p24

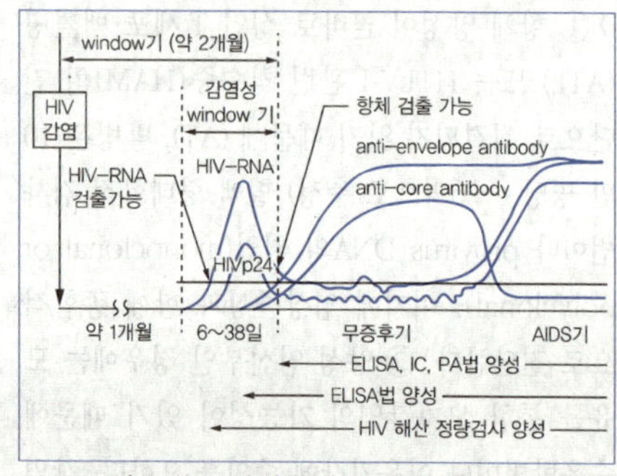

그림 6. HIV 감염증의 경과와 측정 검사

(p25)와 gp 160의 band가 출현한 경우에는 HIV-1 감염초기를 의심하고, p17(p18), p24(p25), p55의 band가 단독으로 출현한 경우에는 위양성인 경우가 많다. **〈조치〉** ① RT-PCR법에 의한 혈청(혈장) 중의 virus RNA을 검출하여 진단한다. 또한 RT-PCR법보다 검출감도는 낮지만 혈청에서 p24 항원을 검출하는 방법도 있다. ② 감염되어 있는 경우에는 수주 후에 항체를 재검사하면 항체가 양성으로 전환될 가능성이 크다.

- **음성(band가 출현하지 않는 경우)**

〈예상질환〉 Screening 검사 위양성 **〈잠재질환〉** Window기인 경우 **〈조치〉** 판정 보류 항과 동일

임상적 의의

HIV는 후천성 면역부전 증후군(AIDS)의 원인 virus로 retrovirus에 속한다. HIV는 전세계적으로 약 3,400만 명이 감염된 것으로 추정하고 있는데, 전세계에 만연하는 1형과 주로 서 Africa에서 볼 수 있는 병원성이 약간 약한 2형으로 크게 나눈다. HIV-1은 다시 많은 subtype로 분류하는데, 우리나라는 주로 subtype B(구미형)와 E(동남 Asia형)가 존재하는 것으로 이해하고 있다.

HIV 감염은 혈액을 매개하여 감염되지만, 수혈용 혈액에 대하여 정책적으로 검사하는 현재, 주요한 감염 경로는 성적접촉(이성간, 동성간)으로 인한 감염이다. HIV에 감염되어도 6~8주간(약 2개월)은 항체가 증가하지 않기 때문에(window 기) 주의를 요한다.

현재 screening 검사 kit에는 항체만을 검출하는 kit(제 3 세대), window기에서 검출을 목적으로 한 항원-항체 동시 검출 kit(제 4 세대)나 신속성을 고려한 IC법 등이 있다. 각각의 kit는 검사시간, 검출감도가 다르기 때문에 필요에 따라 검사법을 선택할 필요가 있다. 특히 IC법은 15분에 검사결과를 얻을 수 있는 반면에 약 1%의 위양성이 나타나기 때문에 검사결과를 해석하기 위해서는 신중하여야 한다.

또한 근년의 HIV 감염증 치료의 진전으로 Africa에서는 AIDS 사망률이 현저하게 감소하여, 감염의 빠른 시기에 가능한 한 강하게 치료하는 것이 환자 예후에 중요한 것 같다.

이상과 같은 점에서도 선별검사 kit는 검출감도가 크고, 위양성이 적은 것이 개발되고 있지만 아직도 위양성이 적지만 존재하기 때문에 감염 후 window 기간의 검사는 어느 방법이나 충분치 않다. 위양성에 대해서는 screening 검사 kit를 조합시켜 검사하면 피할 수는 있지만 screening 검사 양성에, WB법으로 판정할 수 없는 경우나 감염 risk가 대단히 커서 항체 검사가 모두 음성인 경우에는 HIV 관련 유전자 검사를 시행하여 확인할 필요가 있다.

유의사항 ① HIV-1 판정기준(WHO의 WB법 판정기준) : 2개 이상 Env 단백 band(gp 160, gp 120, gp 41)가 나타나는 경우를 양성, band가 나타나지 않는 것을 음성, 어느 것이나 해당되지 않는 것을 판정 보류로 판정한다. ② HIV-2 판정기준(WHO의 WB법 판정기준) : 2개 이상 Env 단백 band(gp 140, gp 105, gp 125, gp 80, gp 36/41)가 나타나는 경우를 양성, band가 나타나지 않는 경우를 음성, 어디에도 해당되지 않는 경우를 판정 보류로 판정한다. ③ HIV-1 핵산 정량검사(RT-PCR법)에 의한 판정 : 20 copy/mL 이상을 양성으로 판정한다. WB법에서 음성 또는 판정보류인 경우에 검토할 필요가 있다. ④ HIV-1의 WB법 판정보류 가운데 p 24와 gp 160이 나타난 경우에는 감염초기나 HIV-2 감염이 의심되는 소견

이다. ⑤ WB법에서는 HIV에 감염되어 있지 않아도 다른 요인으로 무언가의 band가 출현되는 경우가 있으므로 반드시 screening 검사 양성 검체에 대해서만 WB법을 시행하여야 한다. ⑥ 감염기회가 있어도 6~8주 후가 아니면 HIV 항체가 증가하지 않으므로(window 기) 판정에 주의를 요한다. ⑦ HIV-2 감염자는 서 Africa를 중심으로 존재한다. 우리나라는 현재까지 확인되지 않았다.

[주] p24 항원 검사 (HIV 항원 검사)

p24 항원 검사는 EIA법으로 혈청(혈장) virus 단백 p24 항원을 검출하는 검사인데, PCR법보다 조작은 간편하지만 검출감도가 떨어진다.

HIV associated genetic test

기준치

· RT-PCR : 검출감도 이하 (20 copy/mL 이하)

[주] 혈청(혈장) 중의 virus RNA 양 측정은 screening 검사 양성 예에 대하여 확인검사를 시행한다.

측정법 RT-PCR

검체량 혈청(혈장) 3~4 mL

검사 목적 사람 면역부전 virus(HIV)의 유전학적 정량

검체 취급 ① 동일 환자를 계속 측정하는 경우에는 오차를 방지하기 위해서도 검체를 혈장 또는 혈청으로 통일시키는 것이 바람직하다(혈청보다 혈장 쪽이 높은 경우가 있다). ② 혈장을 채취하는 경우 사용하는 항응고제는 EDTA(heparin은 역전사 효소반응, PCR 반응을 저해하여 본래의 결과 치보다 낮은 치를 보이기 때문이다). ③ 혈청은 5일간, 혈장은 6일간 냉장보존(2~8℃)이 가능하다. ④ −20℃에 동결보존은 가능하지만 1개월 이상 보존할 경우에는 −70℃ 이하에 보존한다. ⑤ 동결보존 융해 후에는 잘 혼화하여 사용한다. 동결융해를 5회 이상 반복한 검체는 정확한 결과치를 얻지 못하는 경우가 있다.

측정치에 따라 짐작되는 질환

■ **정량법(RT-PCR) : Virus RNA 양 측정**

- **초고도 증가 (> 1.0 × 10^7 copy/mL, 측정상한 이상)**

《예상·잠재질환》 미치료 환자(HIV-1 감염초기, 병상 진행이 빠른 환자, 감염말기), 항 HIV 약물 치료 환자(치료효과가 불충분한 경우)

- **고도 증가 (10^5~10^7 copy/mL)**

《예상·잠재질환》 미치료 환자(HIV 감염 초기, 병상진행이 빠른 환자), 항 HIV 약물에 의한 치료환자(치료효과가 아직 불분명한 경우)

- **중등도 증가 (10^3~10^5 copy/mL)**

《예상·잠재질환》 미치료 환자, 항 HIV 약물 치료 환자(치료효과가 아직 불충분한 경우)

- **20 copy/mL 이하 (virus는 검출되지만 측정하한 이하)**

《예상·잠재질환》 미치료 환자(장기간 미발병 환자), 항 HIV 약물 치료 환자(치료효과가 있음)

- **비검출 (검출되지 않는 경우)**

《예상·잠재질환》 항 HIV 약물 치료 환자(치료효과가 충분함), HIV에 감염되지 않은 경우, 미치료 환자(장기간 발병되지 않은 환자)

임상적 의의

HIV는 RNA virus이지만 CD 4 양성 림프구 등의 세포 내에서 provirus DNA로 존재하기 때문에 RNA 또는 DNA를 표적으로 유전자 검사가 가능하다. 그래서 HIV 감염 진단(확인검

사) 및 HIV 감염 환자의 치료효과 monitoring은 특수한 경우를 제하고는 혈장(혈청) 중의 virus 입자 내 RNA를 표적으로 하는 RT-PCR법으로 측정하여 진단하는 것이 일반적이다.

현재의 추정으로는 적어도 100억 개의 HIV 입자(RNA)가 매일 생산, 파괴되고, 혈중 반감기는 약 6시간이다. 혈중 virus 양은 AIDS 발병과의 사이에 연속적인 상관성이 있어서 환자 예후를 가장 확실하게 예측할 수 있다.

현재 치료 guideline(미국의 치료 guideline은 5,000~10,000 copy/mL 이상인 모든 환자가 대상이 된다)에는 CD 4 양성 림프구가 350 이하인 경우, HIV 감염 치료약을 권장하고, 임신부, HIV 신증 환자, HBV 중복감염 환자에서 간염 치료를 필요로 하는 경우에는 CD 4 양성 림프구 수와 관계없이 HIV 감염 치료를 시작할 것을 권장하고 있다.

HIV는 HIV-1과 HIV-2로 나누고, HIV-1은 다시 많은 subtype로 분류하고 있다. 우리나라의 감염자에 가장 많이 나타나는 것은 HIV-1 group M의 subtype B(구미 유행형) 및 CRF 01-AE(subtype AE : 동남 Asia 유행형)으로 인한 감염이다. RT-PCR 검사 시약은 group M의 subtype를 가지고 설계되었기 때문에 HIV-1 subtype O(Africa에서 유행)나 HIV-2의 검출, 정량은 할 수 없다.

유의 사항 ① 환자 상태를 파악할 때, 여러 번 복수회의 측정 결과로 판단하는 것이 바람직하다. ② 1 copy는 HIV-RNA 1개를 나타내므로 copy/mL는 1 mL 내의 HIV-RNA 개수를 나타내는 것이다. ③ 측정 재현성은 1/2~2배의 변동이 있기 때문에 virus 양의 증감을 파악하는 데는 주의하여야 한다. ④ Cross contamination의 가능성이 있기 때문에 시약조제, 시약 분주, RT-PCR 반응기기의 설치장소 등 검사조작 구역을 물리적으로 분리할 필요가 있다. ⑤ 100 copy/mL 이하 농도의 검체에서는 측정치의 오차가 크게 나타나는 경향이 있다. ⑥ 채혈 후, 혈액을 수송하여 검사할 경우에는 혈장(혈청) 분리 후 분주하여 수송하는 것이 바람직하다. 분주하지 않을 경우에는 냉장상태에 수송하고, 곧바로 측정 전에 1,200 g(±400 g), 20분간 원심분리하여 잔존 림프구를 침강시킬 필요가 있다. ⑦ HIV-2 감염자의 virus(HIV-2)는 정량 할 수 없다. ⑧ 정량의 직선성은 20~10^7 copy/mL로 그 범위를 초과하는 경우에는 주의하여야 한다.

Anti-SARS coronavirus antibody

기준치 음성
측정법 ELISA, IFA
검체량 1 mL
검사 목적 Virus 특이 항체의 검출에 의한 SARS coronavirus 검출
검체 취급 혈청을 분리한 다음 plastic tube에 넣고, 마개를 단단히 한 후에 parafilm으로 잘 싸서 −20℃ 이하에서 동결 보존한다.

측정치에 따라 짐작되는 질환

• **양 성**

〈예상질환〉 중증급성 호흡기 증후군(severe acute respiratory syndrome; SARS) **〈조치〉** 임상증상, 유전자 증폭검사, virus 분리 등의 결과로 종합적으로 판단한다.

임상적 의의

SARS coronavirus에 감염되어 발열을 보인 후 7일경부터 SARS coronavirus 항체가 혈청

및 분변에서 나타나기 시작한다. 이 virus 감염이 의심되는 경우에는 음성이라도 SARS를 부정할 수는 없다. 발병 후 10일 전후가 가장 검출빈도가 높은 것으로 이해하고 있다.

유의 사항 특이성이 비교적 높아서 위양성을 보이는 경우는 대단히 드물다.

Molecular diagnosis of SARS coronavirus

기준치 음성

측정법 LAMP

검체량 분변, 비강인두 세척액 소량(요 및 혈액은 유효성 미확인)

검사 목적 SARS coronavirus 검출

검체 취급 ① 검체 취급은 표준 예방대책(경우에 따라서는 추가로 비말감염 예방대책)에 따른다. 개인방호용구(mask, goggle, gloves, gown, cap)를 착용한다. ② 고형변인 경우는 멸균 plastic 면봉을 사용하여 직경 0.5~1.0 cm 정도의 덩어리에 상당하는 양을 채변하고, 면봉마다 screw cap tube에 넣는다. ③ 설사변인 경우는 멸균 plastic 면봉을 사용하여 채취하여 멸균 생리식염수(2~3 mL)를 분주한 screw cap tube에 현탁한다. ④ 비강인두 세척액은 설사변에 준한 방법으로 채취하고 멸균 생리식염수(1.5~2 mL)를 분주한 screw cap tube에 넣는다. ⑤ 혈청, 요 검체는 screw cap tube에 채취한다. 어느 경우나 채취 후에는 cap을 parafilm으로 덮어 싼다. ⑥ 운송 시에는 검체가 들어 있는 용기를 zipper가 부착된 vinyl bag에 3중으로 밀폐하여 4℃ 이하에서 수송한다. 면봉이 건조된 상태나 대량의 액체에 담긴 상태에서는 virus 검출이 곤란하다.

측정치에 따라 짐작되는 질환

• 양 성

《예상질환》 중증급성 호흡기 증후군(severe acute respiratory syndrome; SARS) **《조치》** 검사결과가 양성인 경우에는 결과 확인을 다음과 같은 방법으로 시행한다. 원검체로 반복하여 PCR로 검사하거나 또는 다른 검사실에서 동일 검체로 검사하여 확인한다. 또한 별도의 방법으로 제2의 유전자 영역을 증폭하여 양성 결과를 확인하는 것도 바람직하다. 최소한 2가지 다른 검체(예를 들면 비강인두 세척액과 분변), 또는 동일 검체를 임상경과 중에 2일 이상 후에 채취된 경우(예를 들면 2개 이상의 비강인두 흡인 검체), 또는 2가지 다른 검사법으로 검사하거나 매일 원검체를 사용하여 반복하여 검사하는 경우에도 양성으로 나타나는지를 확인한다.

임상적 의의

SARS coronavirus에 감염되어 발열한 날부터 SARS coronavirus는 혈액, 분변에서 검출된다. 발병 후 10일 전후가 가장 검출빈도가 높아진다. 건강인에서는 음성이다. 임상적으로 SARS로 진단되는 예의 양성률은 분변에서 약 80%, 비강인두 세척액에서 약 60%이다.

유의 사항 ① 특이성이 비교적 높고, 위양성으로 되는 경우는 드물다. ② Real time 탁도계에 의한 검출방법으로 15분 이내에 검출되는 경우에는 위양성으로 되는 경우는 없다. ③ 검사결과가 음성이라도 SARS를 부정할 수는 없다.

Coxsackie virus antibody

기준치
· 혈청 : 4배 이하
· 뇌척수액 : 1배 이하
측정법 CF, NT
검체량 혈청 0.2 mL, CSF 0.5 mL
검사 목적 Coxsackie virus 감염이 의심스러운 경우의 감염 여부 판정
검체 취급 동결 보존한다.

측정치에 따라 짐작되는 질환

• Pair 혈청 항체가가 4배 이상 증가
(예상질환) 수족구병(A군 6, 10, 16형), 포진성 구협염(herpangina), 급성림프절성 인두염(A군 10형), 무균성 수막염, 상기도 감염증(A군 21형), 발진증, 심근염(B군), 유행성 근통증
(조치) 필요에 따라서 virus 분리, PCR법으로 핵산을 검출한다.

임상적 의의

Coxackievirus는 직경 28 nm의 *Picorna virus*과 *Enterovirus*속으로 중심에 single strand RNA가 있고, envelope가 결여된 정이십면체 virus이다. 이 virus는 A군과 B군으로 분류하고, A군의 혈청형은 1~22, 24형, B군은 6형으로 분류한다. 경구적으로 감염되어 인두 및 소장에서 증식하여 virus혈증을 일으키는데, 불현성 감염이 많다. Virus는 분변으로 배설된다.

A군은 여름철 소아에서 herpangina, 상기도 감염을 일으킨다. 그밖에 polio양 마비, 무균성 수막염, Guillain-Barré 증후군, 발진성 질환, 기도 마비 등 다양하다. 수족구병은 coxsackie virus A군 16형 또는 enterovirus 71형에 의해 대유행을 일으키는 경우가 있다.

B군은 여름철에 유아에 유행성 무균성 수막염, 여름감기, 열성질환, 마비 또는 기도질환을 일으킨다. B군에 의한 심근염은 특히 유아인 경우, 치명적인 경우도 있으므로 주의하여야 한다. 신생아 감염에서는 간염을 일으키는 경우가 있다. B군의 6형은 췌장 Langerhans 섬세포를 상해하여 당뇨병의 원인이 되는 것으로 이해하고 있다.

유의 사항 ① 혈청학적 진단은 중요시되지 않는다. ② 중화항체의 급성기와 회복기의 pair 혈청에서 4배 이상 증가하면 유의한 것으로 해석한다.

Cytomegalovirus (CMV) antibody

기준치 무 (nothing)
측정법 NT, CF, PA, EIA, FA, ELISA
검체량 혈청/혈장 1 mL
검사 목적 Cytomegalovirus 감염 여부 판정
검체 취급 ① 냉장·냉동 보존한다. ② 비동화로 측정치가 변동하는 경우가 있다(ELISA). ③ 혈청(혈장)을 반복하여 동결 융해하면 측정치가 감소된다.

측정치에 따라 짐작되는 질환

• 항체 양성 전환(pair 혈청 항체가가 4배 이상의 증가, 항 CMV-IgM 항체 검출)
(예상질환) CMV 초감염, 재감염, 기회감염
(잠재질환) 수혈, γ-globulin제제 투여 **(조치)** CMV 분리·동정, CMV 항원 진단, CMV 핵산 진단, 임상소견 검토

임상적 의의

CMV는 herpes virus과에 속하는 DNA

virus이다. CMV 감염증은 선천성과 후천성으로 나누고, 특히 태반 경유 감염에 의해 소두증, 간질, 유산 기타 여러 가지 임상상을 나타낸다.

CMV 검사에서 항체가의 기준치는 존재하지 않아 항체 유무로 CMV에 기감염 또는 미감염을 알 수 없다. 단, pair 혈청을 사용한 검사에서 항체 양성전환, pair 혈청을 동시 측정하여 4배 이상의 항체가의 유의한 증가, 또는 항 CMV-IgM 항체가 검출되는 경우에는 활동적인 CMV 감염이 의심되는 소견이다. 항 CMV-IgM 항체는 CMV의 초감염 뿐 아니라 재감염, 기회감염에서도 양성으로 나타난다. 항체 측정에서 활동적인 CMV 감염이 시사되는 경우에서도 virus학적 검사소견이나 임상소견을 종합하여 판단하고, CMV 감염증 여부를 결정하여야 한다. 통상적인 항체검사의 양성소견만으로 CMV 감염증을 진단할 수는 없다.

성인의 약 70% 이상은 CMV에 이미 감염되어 있어 항 CMV 항체가 양성이라는 것을 염두에 둘 필요가 있다. 또한 수혈이나 γ-globulin 요법을 받고 있는 환자에서 항 CMV-IgG 항체 검사결과를 해석하는 데는 신중을 기해야 한다. 또한 감염 후의 시간경과에 수반하여 IgG 항체의 CMV 항원과의 결합력(avidity)은 점차 강해진다. 그래서 IgG 항체의 avidity를 측정하여 감염시기를 추정하는 시험을 시도하고 있다.

최근 유효한 시약이 개발되어 유전자 진단 등에 의한 신속 진단법이 중요하다.

유의 사항 ① **이감염성 숙주** : 태아, 악성종양 환자, HIV 감염증, 장기이식 환자 등에서는 CMV에 대한 면역응답이 불충분한 경우가 있다. ② **동시 검사** : Pair 혈청은 반드시 동시에 검사한 결과로 비교하여야 한다. ③ CF 항체 검사는 감염 여부를 선별하는데 부적당하다 (CF 항체는 일과성으로 양성을 보인다). 따라서 기감염자라도 흔히 CF 항체는 음성으로 된다. 즉, CF 항체 음성에서도 중화항체 측정법이나 ELISA에서 항체 양성이 증명되는 경우가 있다. 이와 같이 감염 여부 screening에는 CF 항체검사는 적합하지 않아 감도가 큰 ELISA에 의한 IgG 항체 측정이 바람직하다.

약물 영향 수혈, γ-globulin제제 투여에서 증가한다.

Cytomegalovirus (CMV) antigen

기준치 무 (nothing)

측정법 효소항체법, 형광항체법, Western blotting법

검체량

- 요, CSF, BALF, 혈액, 인두 삼출액, 기타 : 1~5 mL
- 생검 재료 : 연속 절편 2~3매

검사 목적 Cytomegalovirus(CMV) 감염 진단

검체 취급 ① 가능한 한 신선한 검체를 사용한다. 보존할 경우는 냉장 보존한다(수일 이내). 동결보존은 피한다. ② Formalin 고정 조직도 검체로 이용할 수 있다.

측정치에 따라 짐작되는 질환

- **CMV 항원 양성 세포 검출**

《 예상질환 》 CMV 감염, CMV 감염증 **《 조치 》** CMV 분리·동정, 정량적 CMV 핵산 측정, CMV-후기 mRNA 검출, 조직병리학적 검사, 임상소견을 검토한다.

임상적 의의

CMV 증식 경과에 따라서 그 감염세포에는 전초기 항원, 조기항원, 후기항원이 발현된다.

비감염 세포나 잠복감염 상태의 세포에서는 CMV 항원이 발현되지 않고, CMV 항원 양성 세포의 검출은 CMV가 활동적인 감염상태에 있다는 것을 보이는 것이다. 단, 전초기 항원이나 조기항원이 양성이라도 감염성 CMV 입자가 생산되지 않는 유산감염(流産感染)이 일어난다.

CMV pp65(p65) 항원 양성 백혈구 출현, 소위 CMV 항원혈증은 건강 감염자에서는 나타나지 않는 CMV 감염증을 시사하는 검사소견이다.

근년에 검체 내 항원 양성 세포의 직접 출현과는 별도로 검체 중의 감염성 CMV를 사람 섬유모세포(2배체 세포)에 접종 분리 배양하여 감염세포에 출현하는 CMV 특이항원의 검출로 신속하게 동정하는 방법이 개발되었다.

최종적으로 CMV 감염증으로 진단하기 위해서는 CMV의 증명과 CMV 감염으로 설명되는 임상소견의 양자가 필수적이다(CMV 감염과 CMV 감염증은 동의어가 아니다)

CMV－DNA, CMV－mRNA

기준치 무 (nothing)

측정법 PCR, hybridization, NASBA, LAMP

검체량

· 요, CSF, BALF, 혈액, 인두 세척액 각각 : 1~5 mL

· 생검자료 : 연속 절편 2~3매

검사 목적 Cytomegalovirus(CMV) 감염, 핵산 존재 판단

검체 취급 냉장동결 보존. 건조재료. 고정조직. CMV-mRNA 검출에는 신선재료

측정치에 따라 짐작되는 질환

• CMV 핵산 검출

〈 예상질환 〉 CMV 감염, CMV 감염증 **〈 잠재질환 〉** CMV 핵산 혼입 **〈 조치 〉** CMV의 분리동정, 조직병리 검사, CMV 항체 검사, CMV 항원 검출, 임상소견 등을 검토하여 진단한다.

임상적 의의

검체에 CMV-DNA가 미량이라도 존재하면 그 DNA 검출결과는 양성이다. 즉, CMV 잠복감염 세포의 존재나 또는 CMV 핵산의 혼재로 인해서도 양성으로 될 가능성이 있다. 그러므로 단일 검체에서 단순히 CMV-DNA를 검출된 뿐이라면 CMV 감염증의 진단상 별로 의의는 없다. 복수의 검체에서 CMV-DNA가 검출된 경우, 또는 정량적 핵산 측정에서 CMV-DNA가 증가된 경우에는 진단상 의의는 크다. 단, 건강인(태아) 혈청, 뇌척수액, 양수에서 통상 CMV-DNA가 검출되는 것이 아니므로 이들 검체에서 CMV-DNA의 검출은 활동적인 CMV 감염이 의심되는 소견이다. 한편, CMV-mRNA, 특히 CMV-후기 mRNA의 검출은 그것만으로 활동적 CMV 감염이 시사되는 소견이다.

CMV 감염증의 진단에는 기타 검사와 마찬가지로 임상소견을 검토할 필요가 있다. 또한 항 CMV 화학요법으로 인하여 증상이 사라진 후에도 한동안 CMV-DNA가 검출되기 때문에 화학요법 종료기간의 결정에는 CMV 항원혈증 검사 등 다른 검사를 병용하는 것이 바람직하다.

유의사항 Hybrid 부위(PCR에서는 annealing 부위)가 변이된 CMV는 검출되지 않는다.

약물 영향

· **증가시키는 것** : CMV 핵산이 혼입된 혈액 재료

· **감소시키는 것** : PCR 반응의 저해물질(항응고제, 인산, 항 virus 약물 잔존)

Davidsohn absorption test

기준치 표 54 참조
측정법 HA
검체량 혈청 0.3 mL
검사 목적 Paul-Bunnell 반응 양성 검체의 전염성 단핵구증과 혈청병 및 건강인 혈청 구별
검체 취급 동결 보존한다.

측정치에 따라 짐작되는 질환

표 54 참조

임상적 의의

Davidsohn 흡수시험은 Paul-Bunnel 반응에서 양성인 혈청병 환자 혈청이나 건강인 혈청(Forssman 항체에 의한)과 전염성 단핵구증 환자 혈청과를 감별하는데 이용한다. 가열 처리한 guinea pig 신장(또는 papain 처리 면양 적혈구)과, 가열 처리 소 적혈구를 사용하여 흡수된 혈청을 사용하여 Paul-Bunnel 반응을 검사하여 응집가의 변화로부터 각각에 의하여 흡수 여부를 파악할 수 있다. 응집가가 현저하게 저하하면 흡수조작으로 인한 항체가 흡수되게 된다. 얻어진 흡수 소견의 차이로 질환을 감별할 수 있는 것이다.

유의 사항 ① 흡수 후의 항체가가 흡수 전 항체가의 1/4 이상인 경우는 불완전 흡수로 판정한다. ② 흡수 후의 항체가가 흡수 전 항체가의 1/10 이하인 경우에는 흡수로 판정한다.

표 54. Davidsohn 흡수시험 결과 해석

흡수 물질	질 환		
	전염성 단핵구증	혈청병	건강인
가열처리 guinea pig 신장	대부분 흡수 되지 않음	완전 흡수	완전 흡수
가열처리 bovine 적혈구	완전 흡수	완전 흡수	불완전 흡수

ECHO virus antibody

기준치
· CF, NT : 혈청 4배 이하, CSF 1배 이하
· HI : 혈청 8배 이하, CSF 8배 이하
측정법 CF, NT, HI
검체량 혈청 0.2~0.5 mL, CSF 0.5 mL
검사 목적 ECHO virus 감염이 의심되는 경우의 감염 여부 판단
검체 취급 동결 보존한다.

측정치에 따라 짐작되는 질환

● 증 가

《예상질환》 무균성 수막염, 마비, 발진, 심낭염, herpangina, 심근증, 근통증, 기도질환, 간염 **《조치》** 필요에 따라 virus를 분리하여 원질환을 진단하고 치료한다.

임상적 의의

ECHO virus는 *Picornavirus* 과 *Enterovirus* 속으로 중심에 single strand RNA를 가진 직경 22~30 nm로 envelope가 없는 구형 virus이다.

ECHO virus는 항문(분변) → 입 경로로 감염되는데, 계절적으로는 여름(6~9월)에 많이 발생한다. 이 virus가 분리된 당초에는 사람의 질환이 밝혀지지 않았고, 또한 환자 이외에 건강인에서도 많은 혈청형이 다른 virus가 분리되어 환자와의 관계가 불확실하였다. 그러므로 enteric cytopathogenic human orphan virus의 두문자를 취하여 ECHO라고 부른다.

현재는 사람의 질환도 밝혀졌고, 사람 유래의 것으로 1~7, 9, 11~27, 29~33형으로 분류되어 있다. 드물게 특정 혈청형으로 인한 무균성 수막염이 집단적으로 발생하고 있다. 임상적으로는 coxsakie virus 감염과 구별되지 않는 경우가 많다.

ECHO virus는 혈청형이 많아 불현성 감염도 보이므로 혈청학적 진단은 거의 중요시 되지 않지만 virus 분리의 뒷받침으로 혈청학적 검사 의의는 크다고 생각하고 있다.

유의사항 ① NT 항체의 급성기와 회복기의 pair 혈청에서 4배 이상의 상승을 보이면 유의한 소견이다. ② NT 항체가를 파악하는 것으로는 ECHO virus 감염 여부, 혈청형을 알 수 없어 혈청학적 진단은 곤란하다.

Enterovirus antibody (type 70, 71)

기준치 혈청 : 4배 이하, CSF : 1배 이하
측정법 NT
검체량 혈청 0.5 mL 또는 CSF 0.5 mL
검사 목적 Enterovirus에 의한 결막염 및 수족구병 진단
검체 취급 동결보존

측정치에 따라 짐작되는 질환

• 증 가

〈예상질환〉 ① Enterovirus 70형 : 급성출혈성결막염(때로는 합병증으로 polio양 마비) ② Enterovirus 71형 : 수족구병(때로는 polio양 마비, 국한성 소뇌염) **〈조치〉** ① Enterovirus 70형 : Virus 분리가 곤란한 경우가 많고, PCR에 의한 검출도 실용화되지 않았다. NT에 의한 항체 증가가 하나의 진단기준이 된다. ② Enterovirus 71형 : 필요에 따라 virus 분리, PCR에 의한 virus 핵산을 증명한다.

임상적 의의

Enterovirus는 *Picornavirus* 과에 속하는 장내 virus이다. 직경 22~30 nm로 envelope가 없는 single strand RNA virus이다.

Enterovirus 70형은 급성출혈성결막염(AHC)의 원인 virus로 안(眼) 분비물에서 배출되어 감염이 확산된다. 증식부위는 눈에 국재하고, 원인 virus와 임상증상의 관련이 밝혀져서 안분비물의 강한 전염성 때문에 가족 내 감염이나 지역 내 유행이 일반적이다. 드물게 합병증으로 결막염의 약 2주 후에 신경질환(polio양 마비)이 발병한다.

Enterovirus 71형은 수족구병의 원인 virus인데, 또 하나의 원인 virus인 coxsackie virus A군 16형과 서로 교대로 약 5년 주기로 유행을 반복한다. 수족구병은 여름에 유행하는 특징이 있고, 구강점막, 손바닥, 발바닥에 수포가 발생하는 것으로 임상진단은 비교적 용이하다. 드물게 polio양 마비, 국한성 소뇌염 등의 중추신경 질환을 합병하는 경우가 있다.

유의사항 ① 급성기와 회복기의 pair 혈청에서 4배 이상 증가하면 유의한 것으로 해석한다. ② **Enterovirus 70형** : Coxsackie virus A군 24형으로 인한 급성결막염과 구별한다. **Enterovirus 71형** : Coxsackie virus A군 16형 이외 coxsackie virus A군 4, 5, 6, 10형으로 인한 수족구병과 구별한다.

Epstein-Barr virus antibody [EBV-Ab]

기준치

· FA : 혈청 10배 이하, CSF 1배 이하

· EIA : 음성 (1.0 이하)

[주] EBV 항체에는 VCA 항체 IgG, VCA 항체 IgM, VCA 항체 IgA, EA 항체 IgG, EA 항체 IgM, EA 항체 IgA, EBNA 항체 등이 있다.

측정법 FA, EIA, 형광항체 보체법(EBNA 항체)

검체량 혈청 각 0.3 mL, 뇌척수액 0.4 mL

검사 목적 EB virus 감염증이 의심되는 경우의 진단보조

검체 취급 −20℃에 동결 보존한다.

측정치에 따라 짐작되는 질환

• **증가 (Pair 혈청 항체가 : 4배 이상)**

《예상질환》 전염성 단핵구증(IM), Duncan병(X 연쇄 림프증식 증후군), Burkitt 림프종, 만성활동성 EBV 감염증, 상인두암, 천연성 EBV 감염증 **《잠재질환》** Gianotti 증후군, 류마티스 관절염, Guillain-Barré 증후군, Sjögren 증후군, Hodgkin병 **《조치》** 종양성 질환인 경우, 종양세포에서 EBV를 검출, *in situ* hybridization법으로 EBER 1 (EBV encoded small nuclear RNA 1) 검출한다.

임상적 의의

EB virus(Epstein-Barr virus; EBV)는 Burkitt 림프종의 배양세포 중에서 발견한 virus로 발견자 이름에서 유래된 것이다.

EBV는 일반적으로 타액을 매개로 전파된다. 신생아의 대부분은 모친에서 이행항체에 의하여 항체 양성을 보이는데, 이행항체가 소실되는 생후 6개월경부터 초감염이 성립된다. 2~3세까지 70% 전후에서 통상 불현성 감염 그대로 항체를 획득하여 성인의 항체 음성은 적다. 유아기의 감염 비율은 국가, 지역에 따라 다른데, 위생환경, 생활환경에 좌우된다. 유아기에서 사춘기에 걸쳐 드물게 전염성 단핵구증(infectious mononucleosis; IM)으로 발병한다.

EBV 감염증은 EBV 특이항체의 검출로 진단이 가능하다. 즉, EBV 핵항원(EBV nuclear antigen; EBNA), 조기항원(early antigen; EA), capsid 항원(virus capsid antigen; VCA)에 대한 각각의 항체 양성 시기와 항체가로 진단한다. VCA 항체, EBNA 항체는 평생 지속한다. 단, 항체 반응은 개인차가 크고, 세포성 면역 저하가 큰 경우에는 EBNA 항체가 음성화되는 경우가 있다.

유의 사항 **EBV 감염증 판정기준** ① VCA 항체 IgG가 pair 혈청에서 4배 이상 증가 또는 640배 이상 고역가, ② VCA 항체 IgM이 양성(10배 이상), ③ EA 항체 IgG가 양성(10배 이상), ④ VCA 항체 IgG 양성에 EBNA 항체 음성, EBNA 항체 양성화 또는 pair 혈청에서 4배 이상 증가

Paul-Bunnell test

기준치 112배 이하 (0.5% 면양 적혈구법)

측정법 적혈구 응집반응

검체량 혈청 0.5 mL

검사 목적 EBV 감염으로 인한 전염성 단핵구증의 보조진단

검체 취급 동결 보존한다.

측정치에 따라 짐작되는 질환

• **양성 (224배 이상)**

⟨예상질환⟩ 전염성 단핵구증(IM), 혈청병 **⟨잠재질환⟩** 드물게 건강인, 동물 혈청 또는 장기(臟器) vaccine 주사 후, 감염증, 혈액질환(용혈성 빈혈 등) **⟨조치⟩** Davidsohn 흡수시험으로 감별한다. IM이 의심되는 경우는 1~2주 간격으로 다시 채혈하여 검사하고, 그 사이에 4배 이상의 응집소가가 증가하면 IM일 가능성이 크다. 원질환을 치료한다.

임상적 의의

Paul-Bunnell 반응은 EBV 감염에 의한 전염성 단핵구증(IM)의 보조진단으로 사용하는 비특이 혈구응집반응(HA)이다. IM 환자 혈청에는 면양 적혈구에 대한 고역가의 응집소(이호항체: heterophile antibody)가 출현하여 항체가가 증가하는 것이다. 또한 혈청병 기타 질환 및 건강인에서도 응집소가는 낮지만 나타나는 경우가 있다. 감별을 위해서는 Davidsohn 흡수시험을 한다.

IM에 수반하여 출현하는 PB 반응은 열처리 guinea pig 신장에 의해 완전하게 흡수되지 않고, 열처리 소 적혈구에 의해 대부분 흡수된다(「Davidsohn absorption test」 항 참조).

유의사항 IM 진단에 사용하는 경우에는 pair 혈청에서 4배 이상의 응집소가의 증가가 보이면 유의하다. 또한 많은 경우 224배 이상으로 된다.

Hepatitis A virus [HAV]

기준치

- **HA-IgM 항체**
  - ·EIA : 음성 (0.8 이하), 0.8~1.1인 경우 판정 보류
  - ·RIA : 음성 (0.9 이하)
- **HA 항체**
  - ·EIA : 음성 (50% 이하)
  - ·RIA : 음성 (29% 이하), 30~69%인 경우 판정 보류

측정법 RIA solid phase법, EIA, RIA

검체량 혈청 0.2 mL

검사 목적 A형 간염 virus 감염 여부 평가

검체 취급 −20℃에 동결 보존한다.

측정치에 따라 짐작되는 질환

■ **HA-IgM 항체**

- **양성 (EIA : 1.2 이상, RIA : 1 이상)**

⟨예상질환⟩ 급성 A형 간염(확진 가능) **⟨조치⟩** 원질환을 치료한다.

■ **HA 항체**

- **양성 (EIA : 50% 이상, RIA : 70% 이상)**

⟨예상질환⟩ A형 간염, HAV 감염의 기왕, A형 간염 vaccine 접종 후 **⟨조치⟩** HA 항체는 IgG, IgM, IgA형 HA 항체의 총화여서 HA-IgM형 항체 음성에 HA 항체 양성인 경우는 HAV의 기왕감염을 의미한다. 혈액 및 요검사, 임상화학 검사(bilirubin, aminotransferase) 등의 변화를 참고하여 판정한다.

임상적 의의

A형 간염은 HAV의 경구감염으로 발병하는 급성간염으로 HAV 감염 후 2~6주의 잠복기를 경과하여 발병한다. 중년~고령자의 HAV 감염은 중증화되는 경우가 있다. A형 간염은 HAV 감염 기왕, vaccine 접종 후 판정한다. IgM형 HA 항체는 초기항체로 발병 시부터 2~3개월간 일과성으로 나타난다. A형 간염 virus 감염 후 2~10일에 양성으로 되고, 60일 이내

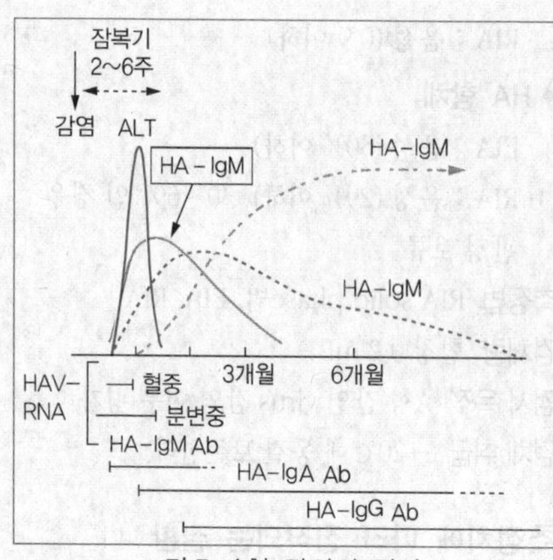

그림 7. A형 간염의 경과

에 대부분 음성화 된다. 만성화, 재발은 안 된다. 다음에 A형 간염의 경과를 그림 7에 도시하고, 각 marker의 특징을 정리하였다.

- HA-IgM 항체 : HAV 초감염으로 양성화하여 발병 전후 수개월간 검출된다(발병 직후는 음성인 경우도 있다). A형 급성간염이 의심될 경우, 이 marker로 검사한다.
- HA-IgG 항체 : 발병 4주 이후에 양성으로 되고, 중화항체로서 장기간 혈중에 존재한다.
- HAV-RNA : 감염 발병 극히 조기부터 ALT 활성 peak 시까지 혈중, 분변 중에서 검출된다.

[주] HA-IgG 항체는 HA 항체와 HA-IgM 항체의 역가로 추측되지는 않는다. HA-IgA 항체는 HA-IgG 항체보다 짧은 기간 동안 검출되기 때문에 유행 후 역학조사에 유용하지만 상품화 kit는 없다.

유의사항 급성 A형 간염 진단은 IgM형 HA 항체 측정을 사용한다.

Hepatitis B virus [HBV]

기준치

- HBs 항원

RPHA, PA : 음성 (8배 이하)
EIA : 음성 (0.05 IU/mL 이하)
RIA : 음성 (0.9 이하). 1~4.9는 판정 보류
CLIA : 음성 (0.05 IU/mL 이하)

- HBs 항체

PA, PHA : 음성 (4~8배 이하)
EIA : 음성 (10.0 mIU/mL 이하)
RIA : 음성 (0.9 이하). 1~1.9는 판정 보류
CLIA : 음성 (10.0 mIU/mL 이하)

- HBc 항체

PHA : 음성 (64배 이하)
RIA : 음성 (29% 이하). 30~69%인 경우는 판정 보류
CLIA : 음성 (1.0 이하)

- HBc-IgM 항체

RIA : 음성 (1.0 이하)
CLIA : 음성 (1.0 이하)

- HBe 항원

RPHA : 음성 (4배 이하)
RIA : 음성 (0.9 이하). 1~1.9 동시에 HBe 항체 30% 이상인 경우는 판정 보류
CLIA : 음성 (1.0 이하)

- HBe 항체

HI : 음성 (4배 이하)
RIA : 음성 (29% 이하). 30~69%인 경우는 판정 보류
CLIA : 음성 (50% 이하)

- HBV-DNA polymerase (RA) : 30 cpm 이하
- B형 간염 virus core 관련 항원 (HBcAg) : 3.0 logU/mL 이하 (CLEIA법)

측정법 PA, RIA, EIA, CLIA, PHA, RPHA, HI, RA
검체량 혈청 0.2~0.5 mL
검사 목적 B형 virus 간염의 병기·병태 평가
검체 취급 −20℃에서 동결 보존한다.

측정치에 따라 짐작되는 질환

■ **HBs 항원**

- **양성(PA : 8배 이상, RPHA : 8배 이상, RIA : 5 이상, EIA : 0.05 IU/mL 이상)**

〈예상질환〉 급성·만성 B형간염, 무증후성 보균자 등 virus 존재 **〈조치〉** HBe 항원·항체, HBc-IgM 항체를 검사하여 carrier인가, 초발감염인가를 진단한다. 특히 RPHA에서 양성인 경우, HBs 항원을 EIA나 RIA로 확인한다. 또한 HBe 항원 음성인 경우, HBe 항체, HBc 항체를 RIA로 검사한다.

■ **HBs 항체**

- **양성(PA : 4배 이상, PHA : 8배 이상, EIA : 10.0 mIU/mL 이상, RIA : 2 이상, CLIA : 1.0 mIU/mL 이상)**

〈잠재질환〉 HBV 감염 기왕, HBV vaccine 접종 후 **〈조치〉** 양성이면 HBV의 기왕 감염을 시사하는 것이다. HBV vaccine 접종 후의 항체 증가를 확인하기 위해서는 RIA, CLIA 등의 정밀한 측정이 적합하다.

■ **HBc 항체**

- **양성(PHA : 64배 이상, RIA : 70% 이상, CLIA : 1.0 이상)**

〈예상질환〉 HBV 감염 **〈조치〉** ① 초발감염인 경우는 IgM 항체가 많다. ② 만성 또는 carrier인 경우는 HBc-IgG 항체가 많다. ③ PHA법에 의한 항체가는 주로 HBc-IgG 양을 측정하므로 초발감염인지, carrier인지를 판단할 때는 주의한다. PHA법에서 양성이라면 ELISA 또는 RIA로 확인한다.

■ **HBc-IgM 항체**

- **양성(RIA : 1.0 이상, CLIA : 1.0 이상)**

〈예상질환〉 B형 급성간염, B형 만성간염의 급성 악화기, 무증후성 carrier의 급성 발병 시 **〈조치〉** 원질환을 치료한다.

■ **HBe 항원**

- **양성(RPHA : 4배 이상, CLIA : 1.0 이상, RIA : 2 이상 또는 1~1.9, 동시에 HBe 항체는 29% 이하)**

〈예상질환〉 활동성 B형간염 **〈조치〉** RPHA에서 HBe 항원 양성인 경우에는 RIA나 ELISA 등의 정밀한 검사로 확인한다.

■ **HBe 항체**

- **양성(HI : 4배 이상, RIA : 70% 이상, CLIA : 50% 이상)**

〈잠재질환〉 HBV 감염 기왕, 무증후성 carrier, B형 만성간염 비활동기 **〈조치〉** 투석 환자, 대량 수혈을 받은 직후의 환자인지를 확인한다. PHA법에서 양성이면 RIA나 ELISA로 확인한다.

■ **HBV 관련 DNA polymerase**

- **증가(30 cpm 이상)**

〈예상·잠재질환〉 활동성 B형간염 **〈조치〉** HBV- DNA 검사 결과를 종합하여 판단한다.

■ **HBcr 항원**

- **증가(3.0 logU/mL 이상)**

〈예상·잠재질환〉 HBV 증식의 지표 **〈조치〉** 지속성 HBV 감염의 진단보조, 항 virus 약물치료 monitoring

임상적 의의

HBV marker에 대한 특징과 병기·병태의

경과에 수반하는 추이를 그림 8, 표 55에 정리하였다.

■ **HBs 항원**

HBs 항원은 HBV 표면단백으로 HBs 항원 양성은 현재 HBV에 감염되었다는 것을 의미하고, 무증후성 HBV carrier, B형 만성간염, 급성 B형간염 초기 등인 경우에 양성으로 나타난다. 항원가 증가는 virus 양 또한 많은 것이고, 양성으로 지속하는 것은 carrier 지속이나 만성화를 의미하는 소견이다. 단, HBs 항원이 양성이라도 HBc가 고역가 양성인 경우는 잠재적 HBV carrier로 생각하는데, 면역억제 상태일 때 등에서 HBV가 양성화하는 경우가 있다.

■ **HBs 항체**

HBV 표면 항원에 대한 항체이다. HBs 항체 양성은 HBV의 기왕감염을 의미한다. 중화항체이므로 HBs 항체 양성자는 HBV 감염 또는 재감염 되도 간염이 예방된다. 또한 HBV vaccine 접종으로 양성화된다. HBV vaccine의 효과를 확인하기 위해서는 CLIA 등의 정밀측정법으로 HBs 항체가를 측정하여 평가한다.

■ **HBc 항체**

HBV의 core 단백에 대한 항체이다. Core 단백을 block하기 때문에 간세포 표면에 나타난 core를 인식할 수 없어서 T 세포에 의하여 간세포 파괴를 억제한다. 감염 후 장기간에 걸쳐 양성으로 되는데, 항체가에 따라서 그 임상적 의의는 크게 달라진다. 즉, 고역가 양성인 경우는 HBV에 이전부터 감염되어 있는 상태를 의미하고, 많은 경우는 HBs 항원 양성이다. 한편 HBc 항체가 저역가 양성인 경우는 과거 또는 최근의 일과성 감염(많은 경우 HBs 항원 음성)을 의미한다.

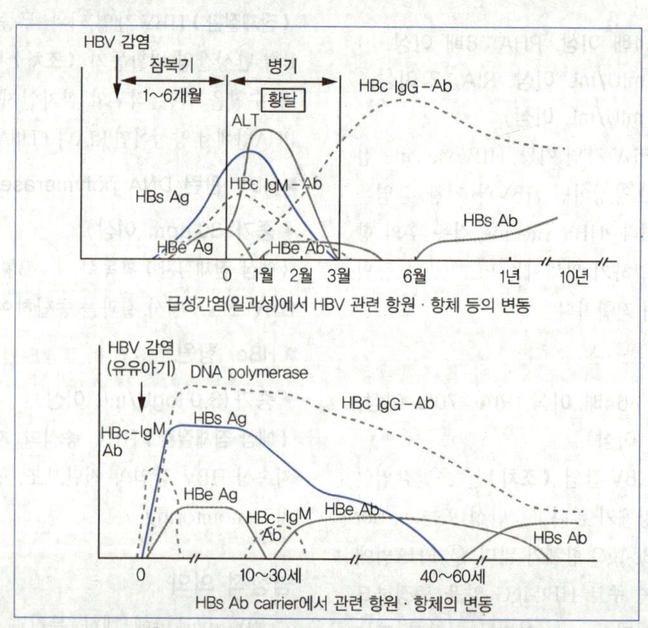

그림 8. HBV marker의 병기 · 병태 경과 추이

■ **HBc-IgM 항체**

급성 B형 간염일 경우에는 감염초기부터 HBc-IgM 항체가 출현하는데, 발병 후 약 3개월간 양성으로 된다. 따라서 HBs 항원이 음성화된 시기에도 HBc-IgM 항체 양성이라면 급성 B형간염으로 진단이 가능하다. 한편, HBV carrier가 급성으로 발병할 경우에도 양성으로 되는 경우가 있어서 초감염으로 인한 급성 B형 간염과 감별하기 위해서는 HBc-IgM 항체의 항체가, HBc 항체, HBs 항원 등 다른 virus marker의 추이와 함께 종합적으로 판단할 필요가 있다.

■ **HBe 항원·HBe 항체**

HBe 항원·항체는 HBV의 활동성을 보이는 marker가 된다. HBe 항원 양성·HBe 항체 음성인 경우, 혈중 virus 양이 많고 감염력이 강하다. HBV carrier의 자연경과에서 청소년기의 무증후성 carrier기에는 HBe 항원 양성·HBe 항체 음성이고, 혈중 HBV-DNA 양은 많다. 간염기에 HBe 항원량이 점차 감소하면서 HBe 항체가는 증가하여 HBe 항원 음성·HBe 항체 양성으로의 변환(seroconversion)과 더불어 혈중 HBV-DNA 양이 감소하고, 간염은 진정된다. 또한 HBe 항원 음성·HBe 항체 양성이라도 혈중 HBV- DNA 양이 많고, 활동성 간염이 지속되는 경우가 있다. 이것은 HBV-DNA의 precore 영역 또는 core promoter 영역의 유전자 변이로 인한 HBe 항원 생산 장애 때문으로 그 혈액이 감염원인 경우에는 전격성 간염이나 중증 간염을 일으키게 된다.

표 55. HBV marker의 의의와 특징

HBs 항원 : HBV 감염 상태
HBs 항체 : HBs 항원에 대한 항체. 과거의 HBV 감염·vaccine 접종
HBc 항체 : HBV의 core 입자에 대한 항체
고항체가 : HBV 감염 상태
저항체가 : 과거의 HBV 감염
IgM형 HBc 항체 : HBV 감염 초기에 출현
고항체가 : 급성 B형간염. 특히 만성간염의 악화기
저항체가 : 만성 B형간염의 급성 악화기
HBe 항원 : 혈중 HBV가 많아 감염력이 강하다. HBV 증식 상태를 의미
HBe 항체 : HBe 항원량이 감소하면 검출된다. HBe 항원 비생산주의 존재
HBcr 항원 : HBV 감염 시 virus 증식을 반영
HBV 관련 DNA polymerase : HBV 양의 간접적인 지표이나 정량성은 부족
HBV-DNA : HBV 존재·양을 파악하기 위하여 측정한다.

■ **HBV 관련 DNA polymerase**

무증후성 carrier기나 활동성 B형 간염일 경우 증가하게 된다. HBV-DNA 복제에 작용하는 효소로 HBV 양과 증식성의 지표가 된다. 활동성 간염인데도 이 polymerase 활성이 보이지 않으면 C형 간염, 약물, alcohol의 관여를 의심한다. 이 DNA polymerase는 HBV의 capsid duplex DNA가 완전한 double strand DNA로 수복되는 기능이 있어서 HBV 입자 증식에 직접 관여한다.

현재는 TMA, RT-PCR(COVAS Taq Man HBV) 등의 고감도 HBV-DNA 정량법으로 HBV-DNA를 직접 측정하는 것이 바람직하다.

■ **HBcr 항원**

HBV virus 양을 반영하는 지표로 항 virus 치료 중 monitoring에 이용한다.

Hepatitis B virus (HBV) genotyping

기준치 음성 (측정불능)
측정법 EIA
검체량 HBs 항원 양성 혈청 80 μL
검사 목적 B형 간염 virus의 유전자형 판정으로 인한 예후추정 및 치료법 선택의 보조
검체 취급 ① 혈청을 냉장 보존하는데, 가능한 한 신선한 검체를 사용하고, 장기간 보존할 경우에는 −20℃ 이하에 동결 보존한다. ② 동결 검체를 동결 융해를 반복하는 것은 피한다.

측정치에 따라 짐작되는 질환

- **양성 (Genotype A, B, C, D type의 어느 것)**

《 예상·잠재질환 》 HBV의 유전자형 판명 **《 조치 》** 급성간염의 예후추정, 만성간염의 예후 추정 및 치료법을 선택한다.

임상적 의의

HBs 항원 양성(HBV 감염) 환자의 유전자형을 *PreS* 2 항원 epitope의 차이로 검출한다. Genome의 염기서열에 8% 차이가 있는 경우에 다른 유전자형으로 판정한다. HBV에는 A∼H와 J의 9 종류의 유전자형이 존재하는데, A, B, C, D가 대부분이다. HBV genotype의 분포에는 지역 특이성이 있는 것으로 이해하고 있다.

HBs 항원의 *PreS* 2 영역에는 4 종의 monoclonal 항체로 판별되는 epitope m, k, s, u가 있고, 유전자형 A, B, C, D에는 각각 su, m, ks, ksu의 epitope를 가지고 있다. 그러므로 m, k, s, u의 4 가지 epitope를 조합하여 유전자형 A, B, C, D를 판정할 수 있는 것이다.

유전자형에 따라서 임상적으로 증상에 큰 차이를 보인다. 유전자형 B에서는 HBe 항원에서 HBe 항체로의 seroconversion(SC)이 자연히 일어나기 쉬어 간염이 조기에 진정화 되는 경우가 많아 간의 병변이 진행되는 경우는 적다. 이에 대하여 유전자형 C는 HBV-DNA 양이 많고, SC가 일어나지 않고, 간암 발생 위험이 높다. 실제로 진행 간경변이나 간암 환자의 대부분이 유전자형 C이다. 유전자형 A인 급성간염은 virus혈증의 지속기간이 길고, 만성화예도 10%에 접근한다.

급성 B형 간염 증례는 유전자형을 측정하여 A라면 만성화의 가능성도 있어서 장기간 관찰할 필요가 있다. A에서는 interferon의 효과가 커서 장기화 예에는 치료를 고려한다. HBV carrier에서 유전자형 B라면 SC가 일어나기 쉽기 때문에 35세 이전까지 치료하지 않고 관찰하는 것이 가능하다. 유전자형 C인 경우에는 사춘기 이전에 간염이 심한 경우는 항 virus 치료(interferon, 핵산 analog 약물)를 고려한다.
유의 사항 HBs 항원 저역가 양성인 경우도 측정불능인 경우가 있다.

Hepatitis B virus DNA [HBV−DNA]

기준치
HBV-DNA 정량
· Real time PCR : 음성 (검출되지 않음)
1.8 LC/mL (12 IU/mL) 이상 : 양성
· TMA : 3.7 LGE/mL 이하
· Branched DNA probe assay : 0.7 Meq/mL 이하
측정법 Real time PCR, TMA, branched DNA probe assay
검사 목적 B형 간염 virus 양을 측정하여 병태와 치료효과를 판정한다.

검체 취급 동결보존이 필수이다.

측정치에 따라 짐작되는 질환

• 양성(기준치 이상)

《조치》 HBV-DNA가 양성에 간기능 장애가 나타난 경우, 치료를 고려할 필요가 있다.

임상적 의의

HBV-DNA는 HBV 감염상태(무증후성 carrier기, 만성간염~간경변, 급성간염 초기 등)인 경우에 양성을 보이고, HBV가 증식하고 있다는 것을 의미한다. HBV-DNA를 정량적으로 측정하고, 다른 virus marker, 임상화학 검사 등을 종합하여 평가하여 병태진단, 치료적응 결정, 치료효과 등을 판정한다. B형 급성간염 초기에는 증가치를 보이지만 통상은 그 후 급속하게 감소한다. B형 만성간염에서는 ALT 증가에 앞서서 HBV-DNA 양이 증가하고, ALT의 peak시에는 HBV-DNA 양은 감소하는 경향을 보인다. 또한 HBV-DNA 양과 간염의 활동성에는 연관성을 보이고, 항 virus 요법을 행하는 경우는 HBV-DNA 양을 10^5 copy/mL 이하(HBe 항원 음성 예는 10^4 copy/mL 이하)로 감소시키는 것이 치료 목표가 된다.

유의사항 Branched DNA probe assay, TMA, real time PCR 등의 측정범위는 상호간 좋은 상관성을 보인다. 측정방법에 따라 virus 양을 평가하는데 다소 차이를 보인다. 즉, branched DNA probe assay는 virus 양이 큰 범위에, real time PCR은 virus 양이 낮은 범위에서 정성·정량이 가능하다. 현재는 PCR로 virus 양을 보다 정확하게 측정하게 되었다. 따라서 핵산 analog제제나 interferon 등에 의한 항 virus 요법의 효과판정이나 경과관찰에 PCR을 사용하고 있다. HBe 항원 양성 carrier 등의 평가에도 고 virus 양을 측정하는 real time PCR이 우수한 방법으로 이해하고 있다.

약물 영향 항 virus 약물(lamivudine 등) 투여에서는 급속하게 virus 양이 감소한다.

Hepatitis B virus core-related antigen [HBcrAg]

기준치 3.0 logU/mL 이하
측정법 CLEIA
검체량 300 μL
검사 목적 B형 간염 virus(HBV) 감염 진단의 보조 및 치료효과 판정
검체 취급 냉장 보존한다. 가능한 한 신선한 검체를 사용하는데, 장기간 보존할 경우에는 −20℃에서 동결 보존한다. 검체를 반복하여 동결 융해하지 않는다.

측정치에 따라 짐작되는 질환

• 증가(3.0 logU/mL 이상)

《예상·잠재질환》 B형 간염 **《조치》** B형 만성간염의 항 virus 치료를 시행여부를 판단한다.

임상적 의의

측정 한계인 3.0 logU/mL 이상에서 혈청 중의 HBV 존재를 보인다. 치료하지 않은 예에서는 HBV-DNA 측정치와 좋은 상관성을 보이므로 HBV 감염증의 진단과 monitoring 지표로 사용한다. HBV-DNA에 비하여 단시간에 측정할 수 있어서 검사의 신속화가 기대된다.

측정 대상이 되는 HBcrAg는 HBe 항원, HBc 항원, 그리고 분자량 22 kDa인 p22cr이라 부르는 HBV precore 단백의 3 종류이다. 검체를 계면활성제로 처리하여 공존하는 항체의 활성을 저해시키고, monoclonal 항체를 사

용하는 2 step sandwich법으로 측정한다.

Lamivudine 등의 역전사 효소 저해약으로 B형 만성간염을 치료할 때에는 투여 중지의 지표, lamivudine 내성주(耐性株) 출현의 지표로서 유용한 것으로 이해하고 있다. 역전사 효소 저해약으로 치료할 경우에는 HBV-DNA가 검출감도 이하인 경우에도 약물투여 중단으로 인하여 간염이 재발하지만 HBcrAg가 검출감도 이하인 경우에는 약물투여 중지 후에도 재발하지 않는다는 것이 알려졌다. Lamivudine 치료개시 6개월 후에 HBcrAg가 4.7 logU/mL 이하로 유지되고 있는 환자에서는 내성주의 발생 위험이 낮은 것으로 보고되고 있다.

유의사항 ① 측정 한계인 3.0 logU/mL인 경우에 HBV 감염을 부정할 수는 없으므로 주의가 필요하다. ② B형 간염의 경과에 따라 측정치도 변동하므로 경과를 추적하면서 측정할 필요가 있다. ③ HBV 감염 여부를 파악할 목적으로는 HBs 항원 또는 HBc 항체를 측정한다.

Hepatitis C virus [HCV]

기준치

- HCV 항체(제 3 세대) : 음성 (0.9 이하)
- HCV core 항체
  RIA solid phase법(IRMA) : 음성 (0.9 U 이하)
  EIA : 음성
- HCV core 단백질(CLEIA) : 20 fmol/L 이하
- HCV 항체 RIBA test : 음성

측정법

- RIA solid phase법(IRMA) : 제 3 세대, HCV core 항체
- EIA : HCV core 항체
- CLEIA : HCV core protein
- Immuno blot법 : RIBA test

검체량 혈청 0.2~0.4 mL

검사 목적 C형 간염 virus에 대한 항체 검출

검체 취급 −20℃에 동결 보존한다.

측정치에 따라 짐작되는 질환

- **양성(제 3세대 : 1 이상, HCV core 항체 : 1 U 이상, HCV core 단백질 : 20 fmol/L 이상)**

《예상질환》 HCV 감염증 시사 **《조치》** Virus 감염의 확인을 위하여 핵산 동정검사 등을 시행한다.

- **판정 보류 또는 위양성**

《조치》 RT-PCR법으로 확인한다.

임상적 의의

HCV는 single strand RNA virus로 약 9.4 kb로 구성되었다. 그 대부분은 open reading frame(ORF)이 차지하고, N 말단에서 core와 envelope를 code하는 구조영역, 이어서 비구조 영역이 배열되고, 후자는 다시 4개의 영역(NS 2~NS 5)로 구분되었다.

최초로 임상에 응용된 C 100-3 항체는 NS 3~NS 4 영역의 일부 아미노산 배열에 기인하는 항원 epitope에 대한 항체인데, 위양성·위음성 반응이 많다.

Core 영역은 각종 유전자형간에 높은 상동성을 보이기 때문에 core 단백을 항원으로 이용한 core 항체 측정법이 개발되어 그들 NS 영역에 core 항체를 조립한 제 2 세대, 제 3 세대 HCV 항체법으로 측정하여 97% 이상의 C형 간염을 진단할 수 있게 되었다.

이들 항체가 반드시 virus혈증을 반영하는지는 알 수 없어 현재의 HCV 유무를 결정하기 위해서는 HCV-RNA 측정이 필요하다. 그러므로 다음에 정리한 HCV 항체 검사의 특징을 참

조하기 바란다.

- **제 3 세대 항체**

Core 영역, NS 3, NS 4, NS 5(제 3 세대) 영역에 대응하는 recombinant 항원을 사용한 항체 측정계로 3 종류의 항원을 사용하는 것으로 감도, 특이성이 우수하기 때문에 screening 검사에 가장 적합하다.

- **Core 항체**

Core 영역에 대응하는 recombinant 항원(C 22-3 등)을 사용하는 항체 측정계로 항체가는 정량성을 나타낸다. HCV viremia 유무와 밀접한 상관성을 보이기 때문에 interferon 치료의 경과관찰이나 효과판정에 적합하다.

- **HCV core protein**

HCV 입자에서 효율이 좋게 core 입자를 노출·분해하는 것으로 이전보다 고감도로 core 단백질을 검출, 정량 할 수 있어 interferon 치료의 경과관찰에 저합하다.

유의사항 ① EIA법의 경우, 불활성화 김체는 위양성을 보인다. ② 급성간염 초기에는 항체 양성 전환까지 1~3개월을 요한다.

Hepatitis C virus RNA [HCV－RNA]

기준치

- **HCV-RNA 정성(동정)**

· COVAS Taq Man HCV : 음성 (15 IU/mL : 1.2 logIU/mL)

· TMA(TMA assay HCV) : 1.0 이하

- **HCV-RNA 정량**

· COVAS Taq Man HCV : 1.2 logIU/mL 이하 (검출범위 : 1.2~7.8 logIU/mL)

· Divergence DNA probe법 : Ver 3로 1 KIU/mL 이하

- **HCV-NS 5 A ISDR (interferon 감수성 결정영역)**

염기배열 결정법 : 기준이 되는 염기배열과 비교하여 변이 아미노산 수로 야생형, 중간형(1~3개), 변이형(4개 이상)으로 분류한다.

측정법 상기 기준치의 여러 가지 방법

검체량 혈청 0.5~1.0 mL

검사 목적 HCV virus 양의 직접 측정에 의한 치료효과 예측 평가

검체 취급 －20℃에 동결 보존한다.

측정치에 따라 짐작되는 질환

■ 정성 검사

- **양 성**

현재의 virus혈증의 존재를 의미한다.

- **판정 보류**

2~3주 후, 다시 채혈하여 재검사한다.

■ 정량 검사

C형 간염의 치료법 선택 및 치료경과 관찰에 사용하므로 측정 결과로 치료 방침을 결정한다.

[주] COVAS Taq Man HCV으로 5 logIU/mL 이하, divergence DNA probe법(Ver. 3)으로 100 KIU/mL 이하인 경우, IFN + ribavirin 병용 요법의 virus 제거율은 80% 이상 기대할 수 있다.

임상적 의의

HCV 감염 여부는 ELISA법에 의한 HCV 항체(제 3 세대)를 일반적으로 사용하고 있는데, 현재의 virus혈증 여부에는 HCV-RNA 정성법으로 검사한다. HCV-RNA 정성은 RT-PCR법을 사용하는 COVAS Taq Man HCV법, TMA 법을 사용하는데, 그 측정 감도는 각각 15

IU/mL, 20~50 IU/mL이다.

HCV-RNA 정량은 IFN + ribavirin 병용 치료효과 예측에 유용하다. HCV 정량법으로는 COVAS Taq Man HCV법, divergence DNA probe법(bDNA) 등이 있다.

- COVAS Taq Man HCV법은 15~6.9×10^7 IU/mL의 virus 양이 검출되는 고감도 광범위 검출이 가능한 방법이다.
- Divergence DNA probe법의 측정한계는 1 KIU/mL와 Ver. 3로 감도, 측정범위가 향상되고 있다.

• HCV-NS 5 A ISDR

1b형은 NS 5 A의 aa 2209~2248의 변이가 IFN 치료효율과 관련하고, 4 아미노산 이상의 변이를 보이는 mutant 주에서는 IFN 효율이 높다.

유의 사항 ① HCV serotype(genotype)와 HCV-RNA 정량으로 최적 interferon 치료법을 선택한다. ② 구 version 정량법으로는 genotype 2의 virus 양을 정확하게 정량 할 수 없으므로 다른 version과의 비교는 주의하여야 한다.

Hepatitis C virus serotype

측정법 EIA

검체량 혈청 0.5 mL

검사 목적 항체검사에 의한 HCV serotype의 평가와 치료효과 예측

검체 취급 동결 보존한다.

측정치에 따라 짐작되는 질환

• HCV Group 1 (C 14-1 항원, genotype 1a, 1b)

(조치) Interferon(IFN)과 ribavirin의 병용치료가 효과 없는 예가 많다는 것을 근거로 치료방침을 결정한다. 단, virus 양이 적으면 현저한 효과를 기대할 수 있다.

• HCV Group 2 (C 14-2 항원, genotype 2a, 2b)

(조치) IFN 치료에 효과를 보이는 예가 많다는 것을 근거로 치료방침을 결정한다.

[주] 상기 group은 serotype와 동일 의미를 나타낸다.

임상적 의의

C형 간염 virus(HCV)는 염기서열의 차이에 따라 몇 가지 genotype으로 분류된다. 세계적으로 지역에 따라 빈도가 크게 다르다. HCV의 유전자형은 특이 primer를 사용하는 PCR법으로 결정하는데, EIA법은 간편하여 대량 검체를 판정할 수 있다. 유전자형에 따라 HCV의 항원성이 다르다는 것을 이용하여 특이 항체에 의한 group 분류를 serotype이라고 한다. NS 4 영역의 유전자형 특이 발현 단백인 C 14-1과 C 14-2를 항원으로 사용한다.

Genotype 1a, 1b형은 serotype 1형에 대응하고, genotype 2a, 2b형은 serotype 2형에 대응한다(단, 소수의 일치하지 않는 예도 있다). 유전자형은 IFN + ribavirin 병용치료효과를 예측하는데 중요하다. 즉, serotype 2형이라면 현저한 효과를 기대할 수 있다. 단, serotype 1형이라도 virus 양이 적으면 현저한 효과를 기대할 수 있다.

유의 사항 IFN 치료효과는 serotype 2형이 높다.

Hepatitis D virus [HDV] (hepatitis delta virus)

기준치

· Delta(HDV) 항체 : 음성

· HDV-RNA : 음성

측정법

· Delta 항체 : EIA

· HDV-RNA : RT-PCR

검체량 혈청 0.6 mL

검사 목적 D형 간염 virus 감염 여부와 병기 평가

검체 취급 동결 보존한다.

측정치에 따라 짐작되는 질환

D형 간염 virus(HDV) 감염증 진단을 전제로 B형 간염을 진단한다(그림 9).

■ Delta 항체(총 Delta 항체)

• 저역가 양성

《 예상·잠재질환 》 HDV의 일과성 감염 또는 기감염 **《 조치 》** 경과를 관찰하면서 delta 항체를 재검사하여 소실 경향이 보이면 일과성 감염으로 해석한다.

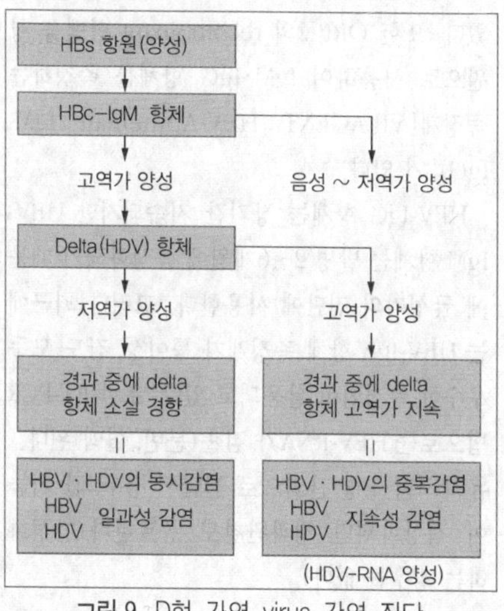

그림 9. D형 간염 virus 감염 진단

• 고역가 양성

《 예상·잠재질환 》 HDV 지속감염 **《 조치 》** 경과를 관찰하면서 delta 항체를 재검사하여 고역가로 지속하면 HDV 지속감염으로 해석(이 시점에서는 HDV-RNA도 양성)하여 치료 방침을 결정한다.

■ HDV-RNA

• 양 성

《 예상질환 》 HDV 감염 지속 **《 조치 》** 원질환을 진단하고 치료한다.

임상적 의의

D형 간염 virus(HDV)는 반드시 B형 간염 virus(HBV) 감염을 수반한다. 양자의 감염에는 ① HDV와 HBV의 동시 감염과 ② HBV carrier에 HDV가 감염된 중복감염이다.

만성 B형 간염의 급성 악화나 중증화, 급성 B형 간염의 중증화에는 이 virus를 염두에 두고 검사한다.

HDV 감염증 진단은 우선 HBV 감염이 전제하기 때문에 B형 간염을 진단한다.

· HBs 항원(양성) + HBc-IgM 항체 (양성) : 급성 B형 간염

· HBs 항원(양성) + HBc-IgM 항체 (음성~저역가) : 만성 B형 간염

Delta 항체(총 delta 항체) 측정 결과로 다음과 같이 해석한다.

· 고역가 양성 : HDV의 지속감염

· 저역가 양성 : HDV의 일과성 감염 또는 기감염

HDV-RNA 양성은 HDV 감염의 지속을 의미한다.

Hepatitis E virus [HEV]

기준치

· HEV 항체 : 음성(HEV-IgA, -IgG, -IgM 항체)

· HEV-RNA : 검출 안 됨

측정법

· HEV 항체 : 혈청학적 진단법(EIA)

· HEV-RNA : RT-PCR 법

검체량

· HEV 항체 : 혈청 0.5 mL

· HEV-RNA : 분변, 또는 혈청 50 μL

검사 목적 E형 간염 virus 감염 평가

측정치에 따른 해석

E형 간염의 경과와 항체가 추이를 그림 10에 도시하였다.

감염 후, 극히 초기에(간염 발병 전) 혈청 및 분변에서 HEV-RNA가 검출된다. 간염증상 발현 조기부터 HEV-IgA 항체 및 HEV-IgM 항체는 양성화되고, 2~3개월 후에는 감소한다. HEV-IgG 항체는 간염 절정기를 지나면서 양성화되어 장기간에 걸쳐서 지속한다.

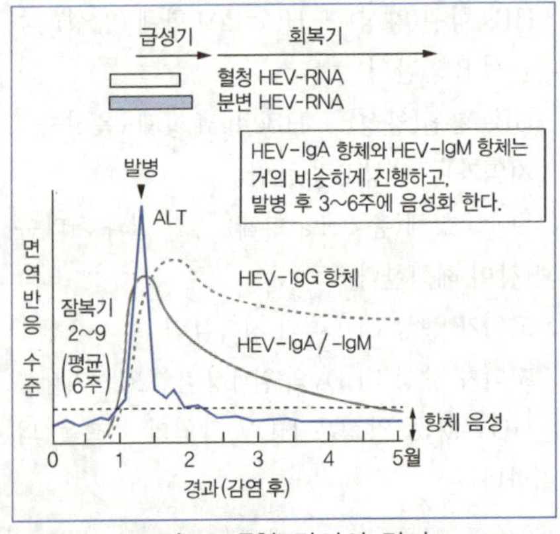

그림 10. E형 간염의 경과

- **HEV-IgA 항체 : 간염발병 조기부터 양성 (2~4개월 지속)**

감도 98%, 특이도 100%, HEV-IgM은 비특이 반응을 보이고 위양성이 출현한다.

- **HEV-IgG 항체 : 양성**

기감염 시에도 양성으로 된다.

- **PCR : HEV-RNA 검출**

발병 후 극히 조기에만 검출된다.

임상적 의의

E형 간염 virus(HEV)의 경구 감염으로 발병하는 급성 간염이 E형 간염이다. 우리나라에서는 수입 감염증으로 취급하는데, Indo, 중앙 Asia, Africa, Mexico에서 유행이 보고되었다. HEV 감염에서 발병까지의 잠복기간은 약 40일이다. 전격화의 빈도는 1~2%로 높은데, 특히 임신부 감염은 20~30%에 달한다.

혈청학적 진단법에는 ORF 2에 대한 합성 peptide를 항원으로 사용하는 시약계와 ORF 3와 ORF 2의 일부에 상당하는 recombinant 단백을 항원으로 사용하는 시약계(Abbott)가 있다. 또한 ORF 2의 recombinant 단백을 항원으로 사용하여 IgM·IgG 항체를 측정하는 측정계[VIRAGENT HEV-Ab(human IgM, IgG)]가 있다.

HEV-IgG 항체는 장기간 지속되지만 HEV-IgM 항체는 발병 2~6개월에 음성화되기 때문에 급성기의 진단에 사용한다. 그러나 최근에는 HEV-IgA 항체 측정계가 특이성, 감도 모두 우수한 측정법이 활용되고 있다. 또한 RT-PCR 법으로는 HEV-RNA가 검출(분변, 혈액)된다.

유의 사항 E형 간염으로 진단된 경우, 간 기능이 정상화되면 경과관찰도 종료한다(만성화하는 경우는 없다).

약물 영향 HEV-RNA 측정(RT-PCR법)은 검체 중의 heparin이 반응을 저해하므로 주의한다.

Herpes simplex virus antibody [HSV antibody]

기준치

- CF : 혈청 4배 이하, CSF 1배 이하
- NT : 1 · 2형 항체 : 혈청 4배 이하, CSF 1배 이하
- FA : IgG, IgM : 10배 이하
- EIA : IgG : 음성 (2.0 이하), IgM : 음성 (0.8 이하)

측정법 CF, NT, FA, EIA

검체량 혈청 0.2 mL, CSF 0.5 mL

검사 목적 Herpes simplex virus에 의한 기감염 파악 및 치료방침 결정

검체 취급 4℃ 이하에 보존한다.

측정치에 따라 짐작되는 질환

• 증 가

〈예상질환〉 각결막염, 치육구내염, herpes성 습진, herpes 뇌염, 단순 herpes 감염증, 불현성 감염 **〈조치〉** 회복기 혈청에서 증가하지 않는 경우에는 1~2주 후에 재검사한다. 필요에 따라서 항원 검출, DNA 검출을 시행한다.

임상적 의의

단순 herpes virus(HSV)는 α-human herpes virus과의 envelope가 있는 DNA virus로 1형과 2형의 아형으로 분류한다. 1형과 2형에는 DNA homology는 약 50%로 공통항원도 있다. 초감염의 대부분은 불현성 감염이지만 감염 후 삼차신경절, 선골신경절에 잠복 감염하여 피로, 임신, 열성질환 등의 원인으로 virus가 활성화되어 입술주변, 음부 등의 피부에 수포가 생기는 특징이 있다.

주산기(perinatal) 성기 herpes는 성기감염 중에서도 신생아에 심각한 증상을 일으키기 때문에 제왕절개의 적용을 신속하게 판단할 필요가 있다. 각막 herpes는 acyclovir나 vidarabine 요법이 유효한 virus성 질환으로 특히 acyclovir에 의한 조기치료는 herpes 뇌염 등에 유효하다. 발병 후 10일 이내에 항 herpes제를 투여하지 않으면 후유증이 남는 것으로 알려졌다.

유의 사항 ① Pair 혈청에서 4배 이상 증가된 경우만 유의. ② 급성기의 단일 혈청만으로 판단하여야 할 경우에는 EIA법으로 IgM을 측정한다. ③ CF에서는 1형과 2형의 교차성이 있기 때문에 구별되지 않는다. 또한 수두·대상포진 virus와의 교차성을 보인다.

Herpes simplex virus antigen (cornea)

기준치 음성

측정법 Immunochromatography

검체량 0.5 mL

검사 목적 각막 herpes가 의심되는 경우의 단순 herpes virus에 의한 감염 여부의 보조진단

검체 취급 각막 병원부위 찰과 추출물을 전용 용기에 채취하여 신속하게 측정한다.

측정치에 따라 짐작되는 질환

• 양 성

〈예상질환〉 상피형 각막 herpes **〈조치〉** 검출 한계를 고려하여 각막 herpes가 의심되지만 음성인 경우에 항원 검출이 필요한 경우, virus

분리, PCR 등을 시도한다. 각막 herpes 항원 검사가 양성이라도 다른 virus, 세균, 진균 등의 중복감염, 2차 감염을 고려한다.

임상적 의의

단순 herpes virus는 envelope가 있는 DNA virus로 1형과 2형의 아형으로 분류한다. 초감염의 대다수는 불현성 감염으로 감염 후 stress나 과로가 원인이 되어 삼차신경절에 잠복감염된 단순 herpes의 재활성화로 인하여 virus가 신경절로부터 각막 상피세포에 이르러 감염을 일으키므로 각막 herpes가 발생하는 것이다. 각막 herpes는 편안성(片眼性)으로 발병하고 재발하는 것이 특징으로 가장 실명률이 높다. 또한 각막 herpes는 대별하여 각막표면 상피에서 virus가 증식하는 상피형(上皮型), virus가 각막 실질세포에 감염하여 단순 herpes virus(HSV)에 대한 면역반응으로 인하여 염증이 생기는 실질형(實質型), virus 증식이 면역반응으로 인한 것인지 아직 밝혀지지 않은 내피형(內皮型)으로 나누는데, 이 검사는 상피형 각막 herpes 감염을 검출하는데 그 목적을 둔 보조진단법이다.

Human parvovirus B 19 antibody

기준치 IgM 항체 : 음성

측정법 EIA

검체량 혈청 0.3 mL

검사 목적 Parvovirus 감염증 진단

검체 취급 검체의 비동화나 빈번한 동결융해는 피한다. 20 IU/mL 이하의 heparin, 1 mg/mL 이하의 EDTA-2Na 및 3 mg/mL 이하의 citrate-Na 등의 항응고제는 결과에 영향이 없기 때문에 혈장을 사용하여도 무방하다.

측정치에 따라 짐작되는 질환

• 양성 (human parvovirus B 19 IgM)

《 예상질환 》 전염성홍반, 다발성관절염 **《 잠재질환 》** 태내감염으로 인한 태아수종 등의 이상, 빈혈증 환자의 중증빈혈 발작(aplastic crisis), 면역억제상태 환자의 만성빈혈, 혈소판감소증, 과립구감소증, 혈구탐식 증후군(VAHS/ HPS) 등 **《 조치 》** 임상증상이 있고, parvovirus B 19 IgM 항체가 양성이면 parvovirus 감염증으로 진단한다. 전염성홍반이나 관절염 증상은 일과성으로 자연히 사라진다. Virus 특이 치료법이 없기 때문에 중증 parvovirus 감염증에 대해서는 대증요법으로 치료한다. γ-Globulin 제제가 유효한 경우도 있다.

임상적 의의

Human parvovirus B 19는 envelope가 없는 작은 구형 virus로 사람에 대하여 병원성을 보이는 유일한 parvovirus이다. 비말감염 및 접촉감염으로 전파되는데, 예후는 일반적으로 양호하다. 감염 후 7~10일에 virus혈증으로 되고, 발열, 근육통, 권태감 등의 감기 같은 증상이 나타난다. IgM 항체는 그 무렵에 증가하기 시작하고, IgG 항체는 감염 후 2주경부터 증가하기 시작한다. 감염 14~18일 후에 어린이는 양쪽 볼이 빨개지고, 1~2일 후에는 어깨에서 허리, 대퇴부에 그물 같은 발진이 출현한다(전염성홍반). 발진이 나타날 무렵에는 혈중 virus 양이 감소하고, 발진은 7~10에 사라진다. 성인에서는 발진은 눈에 띄지 않고, 관절통을 호소하는 경우가 많다. 약 20%는 불현성이다.

Virus의 표적세포는 적혈모구 전구세포로 용혈성빈혈 환자에서는 중증의 빈혈발작을 일으키고, 면역부전 환자에서는 만성빈혈이 초래된다.

임신 중인 모체에 parvovirus B 19가 감염되면 virus혈증을 일으킨 모체 혈액을 통하여 태아로 감염되어 유산, 사산, 태아수종, 저체중아 출산 등이 생기는 경우가 있다. 그러나 태아감염이 일어나도 정상적으로 출산하고, 발육하는 경우도 있다.

유의 사항 IgM 항체 검출은 IgG 항체 유무와는 관계없이 최근의 감염을 의미한다. 일반적으로 IgM 항체, IgG 항체 모두 음성인 경우는 미감염 또는 감염의 극히 초기, IgM 항체 음성·IgG 항체 양성인 경우는 과거의 감염으로 해석한다. 단, 빈혈발작이나 만성빈혈 및 감염 태아에서는 IgM 음성인 경우가 많으므로 관련 검사를 추가로 검사하여 확인할 필요가 있다.

Human parvovirus B 19 DNA

기준치 음성
측정법 PCR
검체량 혈청, 전혈, 혈장, 체액 0.3 mL
검사 목적 Parvovirus 감염증의 보조진단
검체 취급 ① 혈청 이외에도 뇌척수액 등의 체액이나 혈장, 전혈, 골수혈 등이 검체가 된다. 전혈, 골수혈은 냉장 보존한다. ② 항응고제는 PCR에 영향이 없는 EDTA-2Na를 사용한다. ③ DNA 추출 및 PCR 검사 시 오염 및 과잉의 세포 DNA로 인한 반응 저해에 주의하여야 한다. ④ 혈청은 4℃ 또는 −20℃(장기간)에 보존한다.

측정치에 따라 짐작되는 질환

• **양 성**

〈예상질환〉 전염성 홍반, 다발성 관절염 **〈잠재질환〉** 태내 감염으로 인한 태아수종 등의 이상, 빈혈 환자의 중증 빈혈발작(aplastic crisis), 면역억제 상태 환자의 만성빈혈, 혈소판 감소증, 과립구 감소증, 혈구탐식 증후군(VAHS/HPS) 등 **〈조치〉** 임상 증상이 있고, parvovirus B 19 IgM 항체가 양성이라면 parvovirus 감염증으로 진단한다. 전염성 홍반이나 관절염 증상은 일과성으로 자연히 소실된다. Virus 특이 치료법이 없기 때문에 중증 B 19 감염증에 대해서는 대증요법을 행한다. γ-Globulin 제제가 유효한 경우도 있다.

임상적 의의

감염 후 7~10에 virus혈증이 생기고, 콧물, 인두액에서 virus가 검출된다. Virus혈증은 약 1주일 지속되고, 그 동안 환자는 감염원이 된다. 감염 후 14~18일에 발진이 출현(전염성 홍반)하는데, 그 시기에는 IgG 항체로 인하여 virus혈증이 종식되고, 콧물, 인두액 중의 virus는 검출되지 않는다.

Virus 증식이 가장 왕성한 시기에는 감도가 낮은 dot blot법으로도 virus DNA가 검출되지만 근년에는 감도가 큰 PCR, 특히 RT-PCR을 사용하는 정량검사가 유용하다.

B 19는 비말 및 접촉감염으로 전파되는데, virus혈증 시기에 채취된 혈액이 원재료로 사용하여 만든 각종 혈장 분획제제를 통하여 감염되는 경우도 있다. B 19는 envelope가 없고, 직경 약 20 nm로 작으므로 가열로 인한 불활성화나 filter에 의한 제거가 용이하지 않다. 이 virus 감염증은 일반적으로 예후가 양호한 편이지만 임신부, 용혈성 빈혈, 실혈성 빈혈, 면역부전증, 면역억제 상태 환자가 감염되는 경우에는 심각한 병태를 초래하는 경우가 있다.

유의 사항 음성·양성 control 반응이 정상인

경우에만 검체 반응을 판정할 수 있다. 임상 증상이 있고, PCR 양성인 경우에 parvovirus B 19 감염증으로 진단한다. 불현성 감염인 경우에도 양성으로 된다.

약물 영향 Heparin은 PCR을 저해하여 측정치를 감소시킨다.

Influenza virus antibody

기준치

· CF : 혈청 4배 이하, 뇌척수액 1배 이하

· HI : 혈청 10배 이하, 뇌척수액 1배 이하

측정법 CF, HI (WHO 방법)

검체량

· CF : 혈청 0.2 mL, CSF 0.5 mL

· HI : 혈청 0.8 mL, CSF 1.5 mL

검사 목적 ① Influenza virus로 인한 감염 여부 판정 ② Vaccine 유효성 평가

검체 취급 동결 보존한다.

측정치에 따라 짐작되는 질환

• **증 가**

《예상질환》 Influenza virus 감염증 **《조치》** 발병 후 3일 이내 급성기에 신속 항원 검출 kit로 influenza virus 항원을 검출하고, 또한 virus를 분리하여 항원분석으로 항 influenza 약물 투여 등에 유효성을 검토한다. 원질환을 치료한다. Influenza 폐렴, 세균의 2차 감염, 심근염, 심외막염 등의 합병증에 주의한다.

임상적 의의

Influenza virus는 그 핵단백(nucleoprotein; NP)의 항원성으로 A, B, C형으로 구별한다. A형은 적혈구 응집소(HA)와 neuraminidase (NA)의 항원성으로 아형을 분류한다. HA는 H H 1~H 16까지 NA는 N 1~N 9까지 나눈다. 전세계적으로 유행되는 것은 A형과 B형인데, vaccine은 이들을 대상으로 접종한다.

Influenza는 감기증후군 virus 감염증의 하나이기 때문에 재채기, 콧물, 인후통, 기침, 발열 등의 임상증상으로 독감 또는 감기로 취급된다. 각 개인 환자의 감염을 조사하는 것은 influenza virus 감염자를 확정, 치료하는 것은 고령자, 임산부, 유아 등에 감염을 방지하거나 2차적으로 병발하는 폐렴 등으로 사망하는 것을 방지하기 위하여, vaccine 예방 접종 등에 대해서도 중요하다.

유의 사항 ① Pair 혈청에 대하여 4배 이상의 유의한 증가로 진단한다. ② CF : 형특이(A형 또는 B형을 구별한다). ③ HI : HA 단백에 대한 항체를 측정하기 때문에 특이적으로 그 해의 유행주를 감별하거나 vaccine 유효성을 평가하는데 이용할 수 있다.

Influenza A viral antigen

기준치 음성

측정법 EIA, immunochromatography

검체량

· 인두 세척액 적당량

· 비강 세척액 적당량

· 비강 흡인액 적당량

검사 목적 A형 influenza virus에 의한 감염 진단과 치료방침 결정

검체 취급 동결을 피하고, 전용용기에 채취하고, 냉암소에 보존한다.

측정치에 따라 짐작되는 질환

• **양 성**

〈예상질환〉 A형 influenza virus 감염증 **〈조치〉** ① 검출한계를 고려하여 A형 influenza가 의심되지만 음성이어서 항원 검출이 필요한 경우에는 virus 분리 또는 RT-PCR 등으로 검사한다. ② A형 influenza virus 항원이 양성이라도 다른 virus나 세균에 의한 중복감염, 2차 감염일 가능성도 고려한다.

임상적 의의

Influenza는 감기증후군 virus 감염증의 하나이지만 특히 고령자나 유유아 또는 호흡기 질환 환자 등에서는 중증화되기 쉽고, 진행도 대단히 빠르므로 조기진단과 정확하고, 올바른 치료가 필요하다.

Influenza virus는 핵단백 및 막단백의 항원성의 차이로 A형, B형, C형으로 구별하는데, 그 중에서도 A형은 적혈구 응집소와 neuraminidase의 항원 특이성에 따라 다시 아형으로 분류하지만, 끊임없이 항원 변이를 반복하고 있다.

A형 influenza virus의 각 아형에 공통인 핵단백에 대한 monoclonal 항체를 사용하는 EIA와 gold colloid를 표식항체로 사용하는 ICA로 보다 간편하게 항원 검출이 가능해졌다. 이것들로 vaccine 접종자의 감염이나 유행주의 종류와 관계없이 검체 중 A형 influenza virus 항원을 특이적으로 신속하게 검출할 수 있어서 조기진단 및 치료에 항 influenza 약물 사용을 선택하는데 일조가 된다.

또한 신형 influenza virus [pandemic influenza(H1N1) 2009]감염에서도 A형 influenza로서 검출되지만 계절성과의 판별에는 PCR로 검사할 필요가 있다.

유의 사항 Influenza virus 배출은 발병 전 1일~발병 후 4일경 까지므로 가능한 한 발병조기에 채취한 검체로 측정한다.

Influenza B viral antigen

기준치 음성

측정법 EIA, immunochromatography

검체량

- 인두 세척액 적당량
- 비강 세척액 적당량
- 비강 흡인액 적당량

검사 목적 B형 influenza virus에 의한 감염 진단과 치료방침 결정

검체 취급 Influenza A viral antigen 항 참조

측정치에 따라 짐작되는 질환

• **양 성**

〈예상질환〉 B형 influenza virus 감염증 **〈조치〉** ① 검출한계를 고려하여 B형 influenza가 의심되지만 음성이어서 항원 검출이 필요한 경우, virus 분리, 또는 RT-PCR 등으로 검사한다. ② B형 influenza virus 항원이 양성이라도 다른 virus나 세균에 의한 중복감염, 2차 감염일 가능성도 고려한다.

임상적 의의

Influenza는 감기증후군 virus 감염증의 하나로 B형 influenza virus는 단독 또는 A형 influenza virus와 동시에 국한적 유행이 반복되고 있다. 고령자나 유유아, 호흡기 질환 환자에서는 중증화되기 쉽고, 생명에 관계되는 경우도 있어서 조기진단, 올바른 치료가 필요하다. Influenza virus는 핵단백 및 막단백의 항

원성 차이로 A형, B형, C형으로 구별한다. 핵단백에 대한 monoclonal 항체에 효소를 표식하는 EIA 또는 gold colloid 표식 항체를 사용하는 ICA로 간편하게 B형 influenza virus 항원 검출 및 A형 influenza virus와의 감별이 가능해졌다. 이것들로 vaccine 접종자의 감염이나 유행주의 종류와 관계없이 검체에서 B형 influenza virus 항원을 특이적으로 검출할 수 있어서 조기진단 및 치료에 B형 influenza virus에서도 유효한 항 influenza 약물의 사용을 선택하는데 일조가 된다.

유의 사항 Influenza A viral antigen 항 참조

Neuraminidase

기준치 음성

측정법 효소면역 측정법

검체량 인두 세척액 적당량

검사 목적 Influenza virus로 인한 감염증 진단

검체 취급 동결을 피하고, 전용 용기에 채취하여 냉암소에서 보존한다.

측정치에 따라 짐작되는 질환

• **양 성**

〈예상질환〉 A형, B형 influenza virus 감염증

〈조치〉 검출한계를 고려하여 A형 또는 B형 influenza가 의심되지만 음성이어서 항원 검출이 필요한 경우는 virus 분리, 또는 RT-PCR 등의 검사로 확인한다. 측정결과가 양성이라도 다른 virus나 세균으로 인한 중복, 2차감염일 가능성도 고려한다.

임상적 의의

Influenza virus는 핵단백, 막단백의 항원성의 차이로 A형, B형, C형으로 구별한다. A형 및 B형 influenza virus에는 표면막상의 당단백의 하나인 neuraminidase가 있는데, 이것은 virus의 침입으로 인하여 기도점막 상피세포에서 발현되는 sialic acid와 hemagglutinin의 결합을 저지하는 효소로서 작용한다. 이 neuraminidase의 활성을 이용하여 A형, B형 influenza virus의 neuraminidase에 특이적인 neuraminic acid 유도체를 기질로 사용하는 효소반응으로 A형, B형 influenza virus의 감염을 신속하게 파악할 수 있다. A형, B형의 형별은 구별할 수 없지만 이 검사로 조기진단과 치료에서 유효한 항 influenza 약물을 선택하는데 일조가 된다.

유의 사항 Influenza virus가 가진 효소활성을 직접 이용하고 있어서 virus가 배설되는 발병 조기에 채취된 검체로 측정한다.

Japanese encephalitis virus antibody

기준치

· CF : 혈청 4배 이하, CSF 1배 이하

· HI : 10배 이하

측정법 CF, HI

검체량 혈청 0.2 mL, CSF 0.5 mL

검사 목적 ① 일본뇌염 virus 감염 진단. ② Vaccine 유효성 평가

검체 취급 동결 보존한다.

측정치에 따라 짐작되는 질환

• **증 가**

〈예상질환〉 일본뇌염 또는 기타 flavivirus 감염증 **〈조치〉** PCR법으로 CSF 중 virus RNA를

검출한다.

임상적 의의

일본뇌염 virus는 flavivirus속으로 직경 40 ~ 60 nm 구형인 single strand RNA virus이다. 일본뇌염을 매개하는 절족동물은 소형 빨강모기이고, virus 증식 동물은 돼지로 흡혈성 절족동물이 매개하는 arbovirus로서의 전파양식이다. 사람(종말 숙주)은 virus를 보유한 모기에 물려 감염되지만 모기로 인한 감염원은 되지 않아 사람에서 사람으로 감염되지는 않는다.

감염자의 대부분은 불현성으로 발병하면 고열, 두통, 의식장애의 3 가지 주요 증후를 보이는 급성뇌염을 일으키는데, 치명률이 높고(25~50%), 회복 환자도 50%에서 정신·신경장애를 수반하는 후유증이 남는다. 1주간에 HI 항체가는 증가한다.

Vaccine 접종과 환경의 변화로 우리나라의 환자 발생 수는 많지 않지만 동남아시아를 중심으로 널리 분포하므로 수입 감염증에 주의하여야 한다.

유의사항 일반적으로 단일 혈청으로도 고역가(640배 이상)를 보이는 경우, 진단적 가치가 있다. 단, 불현성 감염이나 vaccine 접종으로 인한 항체 획득이 있다. Pair 혈청에서 유의하게 증가하면 확정할 수 있다. CSF 중의 항체 증명도 진단적 가치가 높다. 일본뇌염 virus 이외의 flavivirus(dengue fever virus 등)과 HI 교차반응이 나타난다.

Measles virus antibody

기준치

· CF, NT : 혈청 4배 이하, CSF 1배 이하

· HI : 혈청 8배 이하, CSF 1배 이하

· EIA : 음성 (IgG : 2.0 이하, IgM : 0.8 이하)

· PA : 혈청 16배 이하

측정법 CF, NT, HI, EIA, PA

검체량 혈청 0.2~0.5 mL, CSF 0.5 mL

검사 목적 ① 홍역 virus 감염이 의심되는 경우의 virus 감염 판정. ② 홍역 virus 기감염 여부 판정, ③ Vaccine 효과 평가

검체 취급 동결 보존한다.

측정치에 따라 짐작되는 질환

• 증 가

《예상질환》 홍역, 중추신경 합병증[급성홍역뇌염, immunosuppressive measles encephalitis, 아급성 경화성범뇌염(subacute sclerosing panencephalitis; SSPE)], 기타 합병증(기관지폐렴, 중이염) **《조치》** 필요에 따라 virus를 분리한다.

임상적 의의

홍역 virus는 paramyxovirus과 morbillivirus 속의 직경 120~230 nm인 구형 RNA virus이다.

홍역은 비말감염으로 전파하는데, 봄철에 유행한다. 약 10~12일의 잠복기간을 경과한 후 발열, 콧물, 기침, 눈물 등의 점막 삼출성 염증 증상, 구강 점막의 Koplik 반 및 전신 피부발진을 주증상으로 하는 전신 감염증의 하나이다. 현성 감염률은 90~95% 정도이고, 이환 후에는 평생 면역이 성립된다. 호발 연령은 1~5세, 10세까지 거의 대부분 면역을 획득한다. 불현성 감염은 드물고, 감염되면 전형적인 증상을 보이므로 임상 진단은 용이한데, 성인의 홍역은 소아에 비하여 심각한 증상을 보이기 쉽다. 또한 humen herpesvirus(HHV) 가운데 HHV-6, HHV-7에 의한 돌발성 발진, parvovirus B19에 의한 전염성 홍반, dengue열의 급성기에 홍역 IgM 항체가 약양성으로 되는 경우가 있으므로 결과 해석에 주의하여야 한다.

T 림프구가 파괴되기 때문에 결핵 등의 합병 환자는 주의를 요한다. 10만 명에 1 명은 홍역 발병 후 수년간 slow virus infection을 일으키고 치명적이다.

홍역 유행 시 증상을 보이는 경우 또는 홍역 vaccine 효과 판정에 이 검사를 시행한다.

유의 사항 ① HI가 일반적으로 사용되는데, HI 항체가가 빨리 증가하기 때문에 급성기 혈청을 발병 후 1주 이내에 채취, 측정할 필요가 있다. ② EIA로 홍역 virus IgM 항체가 검출되면 조기 감염을 확인할 수 있어서 IgG, IgM 각각 별도로 측정하면 급성기 진단 또는 감염 여부를 판정할 수 있다. ③ 중추신경 질환인 뇌척수염, 지발성 virus 질환, SSPE 등에서 뇌척수액의 항체가는 증가한다.

Mumps virus antibody

기준치

- CF, NT : 혈청 4배 이하, CSF 1배 이하
- HI : 혈청 8배 이하, CSF 8배 이하
- EIA : 음성 (IgG : 2.0 이하, IgM : 0.8 이하)

측정법 CF, HI, NT, EIA

검체량 혈청 0.2 mL, CSF 0.5 mL

검사 목적 ① Mumps virus 감염증이 의심되는 경우의 감염 여부 판정 ② Vaccine 효과 평가

검체 취급 동결 보존한다.

측정치에 따라 짐작되는 질환

- **증 가**

〈 예상질환 〉 유행성 이하선염, 수막염, 전신 감염증(췌장염, 고환염, 난소염 등) **〈 조치 〉** 필요에 따라 virus 분리, 항원 검사, RT-PCR로 핵산을 검출한다. 합병증에 주의하고, 각각의 장기별 검사를 진행한다(수막염 : CSF 세포 증가, 췌장염 : amylase 활성 증가).

임상적 의의

Mumps virus는 paramyxovirus과 paramyxovirus속에 속하고, single strand RNA가 있는 직경 약 200 nm의 비교적 대형 envelope를 가진 virus이다. 유행성 이하선염, 속칭 볼거리의 병원체로 15세까지에 80% 이상이 감염된다. 감염경로는 주로 비말감염으로 약 30%는 불현성 감염으로 그친다. 호발 연령은 5~6세이지만 성인 이환 예도 있는데, 일단 이환 되면 평생 면역된다. 유행은 봄철에 많은 경향이고 지역적으로 국한되는 경우가 많다.

Mumps virus는 유행성 이하선염이나 합병증으로 무균성 수막염을 일으킨다. 또한 virus 혈증을 일으키는 전신 감염증의 하나이기 때문에 각 장기에 침습을 받아 성인에서는 고환염이나 난소염이 불임의 원인이 되는 경우가 있다.

이와 같이 mumps virus 감염은 역학적으로도 중요해서 일반적으로 면역학적 방법으로 항체가를 측정한다. EIA로 측정한 IgM 항체는 감염 급성기, IgG 항체는 회복기 및 감염 기왕에서 양성으로 된다. Vaccine 접종 후의 효과 판정에 대해서는 감도가 낮은 CF, HI, NT는 적합하지 않아 ELISA로 확인한다.

유의 사항 ① CF는 감도가 불충분하지만 특이성이 양호하다. Pair 혈청에서 4배 이상의 증가, 단일 혈청에서도 32배 이상이라면 추정 진단이 가능하다. ② EIA로 mumps virus IgM 항체가 검출되는 것은 감염이 조기(早期)라는 것을 의미한다. IgG, IgM을 각각 개별적으로

측정하면 급성기 진단, 감염 여부의 판정이 가능하다. ③ CF, HI, NT에서는 vaccine 접종 후의 항체 획득효과 판정이 감도가 낮아 부적당하지만 EIA법은 가능하다.

Parainfluenza virus antibody

기준치 혈청 10배 이하, CSF 1배 이하
측정법 HI (WHO 방법)
검체량 혈청 0.2 mL, CSF 0.5 mL
검사 목적 Parainfluenza virus 감염이 의심되는 경우의 감염 여부 판정
검체 취급 동결 보존한다.

측정치에 따라 짐작되는 질환

• 증 가

〈예상질환〉 Parainfluenza virus 감염증 **〈조치〉** HI법 이외의 혈청학적 검사로 보체결합반응, 중화반응이 있는데 일반적이지 않다. Virus 분리, PCR, 형광항체법 등의 항원 검출법도 특별한 경우를 제하고는 시행하지 않는다.

임상적 의의

Parainfluenza virus는 paramyxovirus과에 속하는 직경 150~250 nm인 single strand RNA virus로 neuraminidase, 적혈구 응집소가 있다. 비말로 인한 경기도로 감염된다. 1~4형의 혈청형으로 분류하는데, 주로 1~3형이 사람의 호흡기 감염증을 일으킨다. 초감염은 현성 감염으로 주로 겨울철의 소아 호흡기 감염증인데, 특히 1세 미만의 유아에서 인두염 group(1, 2형), 기관지염, 세기관지염, 폐렴(3형)이 많다. 재감염에서는 경증의 상기도 감염, 또는 불현성 감염을 보인다. 1, 2형은 2년마다 가을에서 겨울에 유행하는 경향이 있고, 2~6세에서 많이 감염된다. 1형은 휴교령의 원인이 되는 경우가 있을 정도로 소아에서는 호흡기 감염증을 일으킨다. 그 원인 virus를 확정하기 위해서는 parainfluenza virus 항체가를 측정하는 경우가 많다. 3형은 감염력이 강하여 매년 연중 발생하는데 1세까지 약 50%, 3세까지 거의 대부분이 감염된다.

유의 사항 ① 원칙적으로 pair 혈청에서 항체가가 4배 이상 증가하면 유의한 것이다. ② 성인에서는 증상이 가볍거나 불현성 감염으로 그치고, 항체가가 높은 경우가 많으므로 단일 혈청에 의한 항체가를 판정할 경우에는 주의하여야 한다. ③ Parainfluenza virus는 각 형간이나 mumps virus와 교차반응을 보이는 경우가 있으므로 주의한다.

Polio virus antibody

기준치 혈청 4배 이하, CSF 1배 이하
측정법 CF, NT
검체량 혈청 0.2 mL, CSF 0.5 mL
검사 목적 Polio virus 감염 진단
검체 취급 동결 보존한다.

측정치에 따라 짐작되는 질환

• 증 가

〈예상질환〉 급성회백수염, 부전형 polio(감기양 증상), 비마비형 polio(수막자극 증상), 마비형 polio(이완성 근육마비) **〈조치〉** 필요에 따라 virus를 분리한다.

임상적 의의

Polio virus는 picornavirus과 enterovirus 속에 속하는 envelope가 없는 직경 28 nm인 RNA virus이다.

혈청학적으로 1~3형으로 나누는데, 임상 증상의 차이는 없다. Polio virus는 경구 감염으로 발병하고, 경구로 침입된 virus는 인두나 장상피에서 증식한다. 기타 편도선 같은 국소 림프절에서 증식하여 혈류로 들어가 virus혈증을 일으킨다. 머지 않아 virus는 주로 중추신경계의 운동신경 세포에 감염되어 증식한다. 그 결과 신경세포 기능이 파괴되어 사지마비가 일어난다.

일찍이 polio는 전세계적으로 발생하였는데, 생(生) vaccine이 개발되어 환자 발생이 극적으로 감소하였다. WHO에서 polio의 지구상에서 근절시킬 계획도 추진하고 있지만 야생주에 의한 유행이 발생하는 국가도 있기 때문에 vaccine 접종은 아주 중요하다.

정형(定型) polio 등 특징적인 증상을 나타내는 질환에서는 혈청학적 진단만으로 병인을 추측할 수 있게 되었다.

유의사항 ① Pair 혈청에 의한 중화항체가 4배 이상 증가하면 의미 있는 것이다. 그러나 증상이 출현할 때는 이미 중화항체를 가진 예가 많아 항체가는 증가하지 않는 경우도 있으므로 주의한다. ② NT 항체가는 형특이성이 강하지만, CF는 각 형간의 교차반응이 보이므로 주의한다.

Respiratory syncytial virus antibody [RSV-Ab]

기준치

· 혈청 : 4배 이하

· CSF : 1배 이하

측정법 CF, NT

검체량 혈청 0.2 mL, CSF 0.5 mL

검사 목적 RS virus 감염이 의심되는 경우의 감염 여부 판정

검체 취급 −20℃에 동결 보존한다.

측정치에 따라 짐작되는 질환

- **양성(Pair 혈청 항체가가 4배 이상 증가)**

《예상질환》 RSV 감염증 **《조치》** 유아에 대해서는 항원 검출법이 유용하다. 신속 진단용 kit도 시판되고 있다.

임상적 의의

RS virus(RSV)는 respiratory(호흡기의) syncytial(다핵융합 거대세포 형성) virus의 두문자로 명명한 paramyxovirus과 pneumovirus 속의 RNA virus이다. Parainfluenza virus와 같은 과에 속하지만 적혈구 응집소, neuraminidase 활성이 없다.

RSV는 생후 6개월 미만의 소아에 세기관지염이나 폐렴 등의 심각한 하기도 감염을 일으키는 것으로 가을에서 이른 봄에 걸쳐서 유행이 반복되고 있다. 연장아나 성인에서는 비염으로 재감염 된다. 감염 방어에는 분비형 IgA가 중요하고, 혈중 항체가가 장기간 지속되지만 분비형 IgA는 단기간에 소실되기 때문에 재감염을 일으킨다. 재감염에서 중증화되는 경우는 없지만 미감염 유아의 감염원이 되므로 주의하여야 한다.

모체 유래 항체가 존재하는 생후 수개월 미만의 유아에 대해서는 혈청학적 검사의 유용성이 크지 않다. 이것은 모체 유래 항체나 유아의 항체 생산능력이 낮기 때문이다.

또한 모체 유래의 IgG 항체와 RSV와의 면역

복합체로 인한 allergy 반응에 의한 중증화 예가 6개월 미만아에서 보고되었다.

유의 사항 ① 2세 이상에서는 항체 증가가 현저해져 감염 추정이 가능해 진다. ② CF는 감도가 낮다. ③ NT는 생후 6개월 이상 유아에서 유의한 항체가 증가를 기대할 수 있다.

Rotavirus antibody

기준치 혈청 4배 이하 , CSF 1배 이하
측정법 CF
검체량 혈청 0.2 mL, CSF 0.5 mL
검사 목적 항원 검사에서 검출되지 않았지만 rotavirus 감염이 강하게 의심되는 경우의 감염 여부 판정
검체 취급 −20℃에 동결 보존한다.

측정치에 따라 짐작되는 질환

• 양 성

〈 예상질환 〉 Rotavirus 감염증 **〈 조치 〉** 필요에 따라 항원 및 핵산을 검출한다.

임상적 의의

Rotavirus는 1973년 Bishop 등이 급성 설사증 유아에서 전자현미경으로 rota(라틴어로 차바퀴) virus를 발견한 이래 유아 설사증의 원인 virus로 가장 중요한 virus이다.

겨울철 유유아 설사증은 잠복기 2~3일, 백색 수양성 설사, 구토, 발열을 일으키고, 약 1주 정도에서 치유되는 질환으로 혈청학적 항체검사는 virus 특이 IgM 항체 검출 이외는 실용적이지 못하다. A군 rotavirus 항원이 검출되면 감염을 의심할 수 있는 것이다.

유의 사항 ① Pair 혈청에 의한 진단은 실용적이지 못하다(항원 검출을 먼저 시행한다). ② 비정형 rotavirus 감염인 경우, CF 항체 검출은 불가능하다.

Rotavirus antigen, Adenovirus antigen (type 40, 41)

기준치 음성
측정법 EIA, LA, ICA
검체량 분변 1 g 이상
검사 목적 유아 설사증의 원인 병원체 감별
검체 취급 −20℃에 동결 보존한다.

측정치에 따라 짐작되는 질환

• 양 성

〈 예상질환 〉 유아 설사증 **〈 조치 〉** Latex 응집법(LA)은 전자현미경법에 비하여 감도가 약간 떨어진다. 음성이라도 비정형 rotavirus, adenovirus, norovirus 등의 검출을 시도한다. 필요하면 A군 rotavirus 아군·혈청형을 결정한다.

임상적 의의

Rotavirus 및 adenovirus는 유아 설사증의 중요한 원인 virus이다. Rotavirus는 항원 특이성으로 A~G군으로 분류하고, 사람에서는 A~C군이 검출되었다. A군 rotavirus는 모체에서 이행 항체가 없어지는 생후 6개월~2.5세 정도의 유아에서 겨울철에 호발하는 설사증을 일으킨다. 잠복기는 2~3일로 백색 수양성 설사, 발열, 구토 등으로 발병하고, 1주 이내에 회복한다. A군 rotavirus는 외피 당단백은 2 종류(VP 7 및 VP 4)가 있는데, 항원성의 차이로 각각 G 혈청형, P 유전자형으로 규정되어 있다. VP 7의 G 혈청형은 1~15형으로 분류하고, VP 4의

유전자형은 1~26형으로 분류하고 있다. B, C군 rotavirus는 비정형 rotavirus로서 주목을 받고 있지만 B군은 별다른 보고가 없고, C군은 어린이에서 성인에 이르기까지 널리 분포하고 계절에 따른 발생 차이는 없다.

Adenovirus는 51의 혈청형으로 분류하고, 설사증을 일으키는 형으로 1, 2, 3, 4, 7형 등이 분리, 동정되었는데 분변(entero) 중의 adenovirus로서 배양이 어려운 40, 41형이 보고되었다.

이 검사는 분변 중의 A군 rotavirus 및 adenovirus 항원을 사람 adenovirus의 군공통 항원에 대한 항체를 사용하여 면역학적 방법으로 검출하는 것으로 세균성 위장염과 감별하여 불필요한 항생제 투여를 방지할 수 있다.

유의 사항 검출 한계가 있다는 것에 유의한다.

Rubella virus antibody

기준치

· CF법 : 혈청 4배 이하, CSF 1배 이하

· HI법 : 혈청 8배 이하, CSF 1배 이하

· EIA : IgG 음성(2.0 이하), IgM 음성(0.8 이하)

· IFA(IgG, IgM) : 혈청 10배 이하, CSF 1배 이하

측정법 CF, HI, EIA, IFA

검체량 혈청 0.2~0.5 mL, CSF : 0.5 mL

검사 목적 ① 풍진 virus 감염이 의심되는 경우의 virus 감염 판정, ② 풍진 virus 기감염 여부 판정

검체 취급 동결 보존한다.

측정치에 따라 짐작되는 질환

• 증 가

(예상질환) 풍진(vaccine 접종, 불현성 감염 포함) **(조치)** 선천성 풍진증후군(CRS) 발현 가능성이 있는 경우, 제대혈중 virus 유무를 유전자 진단으로 증명하는 것이 바람직하다.

임상적 의의

풍진 virus는 togavirus 과 rubivirus 속의 envelope가 있는 직경 약 60 nm인 RNA virus로 사람에서 사람으로 비말을 통해 감염되고, 잠복기는 2~3주이다.

풍진 virus 감염증은 출생 후 감염과 자궁 내의 선천성 감염으로 나눈다. 전자는 급성 발진성 질환으로 3일 홍역으로 알려진 소아 급성발진증이다. 상기도를 통해 침입한 후 국소 림프절에서 증식하여 virus혈증을 초래하여 발병한다. 경도의 발열, 전신의 발진과 림프절 종창을 주증상으로 하는 감염증으로 일반적으로 예후는 좋다. 후자는 백내장, 심장질환, 난청 등의 선천성 이상을 보이는 만성 지속성 감염이다. 임신 4개월 이내의 임신부가 풍진 virus 초감염으로부터 태내로 감염되면 기형이 생기는 선천성 풍진증후군(congenital rubella syndrome; CRS)이 초래된다. 증상의 발현시기 및 경과에 따라 다르다. CRS 예방책으로 독성을 약화시킨 vaccine을 투여한다.

이 검사는 풍진 virus에 대한 항체를 CF, HI, EIA, IFA 등으로 측정하는 것으로 중요한 혈청학적 검사이다.

풍진 특이 항체가 측정은 HI법이 일반적이어서 풍진 이환 후 수십 년간 서서히 역가는 감소하면서 지속하는 것으로 이해하고 있다. 따라서 항체 검색, vaccine 적용과 그 판정 등에 널리 이용하고 있다. 그러나 CRS 발현 위험성과 직접적인 관련성은 확인되지 않기 때문에 EIA-IgM의 병용이 간편하고, 유용하다.

유의사항

• 임신 초기

① HI가 8배 이하 : 미감염, 임신 5개월까지는 특히 이환 되지 않도록 주의가 필요하다. 출산 후 vaccine 접종이 바람직하다.

② HI가 8~16배 : 필시 이전에 감염된 것으로 해석한다.

③ HI가 16~64배 : EIA-IgM 음성인 경우, 이전 감염으로 면역된 것이다. EIA-IgM 양성인 경우, CRS 발현 위험성이 있다.

④ HI가 128배 이상 : 2주 후에 재검사가 바람직하다. 재검사 해석은 다음과 같다.

· HI가 변동 없고, EIA-IgM 음성인 경우 : 문제가 없는 비교적 최근의 감염으로 해석한다.

· HI가 증가하고, EIA-IgM 음성인 경우 : 재감염의 가능성, CRS 발현 가능성은 없는 것으로 해석하고 있다.

· HI가 증가하고, EIA-IgM 양성인 경우 : 급성감염으로 CRS 발현 가능성이 있다.

• 풍진 감염이 의심되는 경우

① HI가가 8배 이하 : 2주 후에 재검사한다. 재검사 해석은 다음과 같다.

· HI가가 8배 이하 : 미감염

· HI가가 증가, EIA-IgM 양성 : CRS 발현 가능성이 있다.

② HI가가 8배 이상 : 2주 후에 다시 검사한다.

Varicella-zoster virus [VZV]

기준치

· CF법 : 혈청 4배 이하, CSF 1배 이하

· EIA : 음성 (IgG 2.0 이하, IgM 0.8 이하)

· FA : 혈청 10배 이하, CSF 1배 이하

· IAHA : 혈청 2배 이하

측정법 CF, EIA, FA, IAHA

검체량 혈청 0.2 mL, CSF 0.5 mL

검사 목적 수두 기감염 및 재활성화 파악

검체 취급 −20℃에 동결 보존한다.

측정치에 따라 짐작되는 질환

• 증 가

〈예상질환〉 수두, 대상포진, VZV 수막염, VZV 불현성 감염 **〈조치〉** 필요에 따라 VZV 항원 또는 VZV-DNA를 검출한다.

임상적 의의

수두·대상포진 virus(varicella zoster virus; VZV)는 초감염에서는 수두의 원인 virus이고, 재활성화에서는 대상포진의 원인이 된다. Herpes virus과에 속하는 DNA virus이다.

수두는 주로 소아에 이환 하여 전염성 피진을 형성하는 질환으로 결막, 상기도 점막으로 virus가 침입하여 국소 림프절, 간, 비장 등의 장기에서 증식하여 피부에 달하여 발병한다. 치유 후 virus는 신경절에 잠복감염 하여 재활성화 되면 대상포진으로 된다.

악성종양, 면역부전, 면역억제제 사용 중인 환자 등은 수두에 이환 되거나 대상포진을 일으키면 중증으로 때로는 치명적으로 된다. 성인에서 이 virus의 항체 양성률이 높다. 그러나 근년, 소아기에 수두에 이환 되지 않는 경우도 많아 성인의 수두가 분명히 증가하고 있다. 성인 수두는 소아의 경우에 비하여 보다 중증이고, 폐렴 등의 합병증을 보이는 경우도 많다. 또한 지금까지 매우 드물었던 임신부 수두도 때로 나타나고 있어 주산기(周産期)의 새로운 문제도 야기되고 있다.

발병 후 1주에 고역가를 보인다. EIA법은 1주 이내에 IgM이 증가하고, 2~4주 후에 peak

를 보이다가 하강한다.

유의사항 ① 급성기와 회복기의 pair 혈청에서 항체가의 유의한 증가, IgM 항체가가 증가하면 거의 확실하다. ② CF : 발진 출현 후 약 1주에 양성으로 되고, 3주 전후에 최고로 된 다음 하강하여 1년 이내에 검출감도 이하로 감소한다. ③ EIA : 발진 출현 후 1주 이내에 IgM 항체가 증가하여 1~2주에 최고로 되고, 그 후 1개월 정도에서 하강한다. IgG 항체는 1주 후 정도에서 증가하여 2~4주 후에 최고로 되어 하강하는데, 항체가는 장기간 지속한다. 대상포진은 발병 시부터 큰 IgG 항체가를 보이고, IgM 항체가의 증가율은 낮다.

XXIV. 미생물 검사

Anisakis IgG·IgA antibody

기준치 음성 (P/N 비 1.4 이하)
측정법 ELISA
검체량 혈청 0.3 mL
검사 목적 Anisakis증의 보조진단
검체 취급 혈청분리 직후에 검사하지만 −20℃ 이하에서 동결 보존한다.

측정치에 따라 짐작되는 질환

• **양 성**

《예상질환》 해양 포유류인 돌고래, 고래를 최종 숙주로 하는 Anisakis 아과 선충의 3기 유충이 사람의 소화관(주로 위, 회장) 점막을 뚫고 들어와 일으키는 Anisakis증에서 양성으로 된다. 중간숙주인 어패류에서 검출되는 Anisakis 아과 선충 3기 유충은 11 종인데, 사람 Anisakis증의 원인은 Anisakis I형으로 종래 부르던 *Anisakis simplex*(현재 분류상 이견도 있다)의 3기 유충이 대부분이다. **《조치》** 임상적 의의 참조

임상적 의의

Anisakis 아과 선충의 3기 유충은 상기와 같이 기생형태를 취하므로 IgG 뿐만 아니라 IgA 항체 생산을 자극한다. 그러나 전격증형 Anisakis증은 즉시형 allergy 반응으로 야기되는 것으로 이해하고 있는 바와 같이 Anisakis 항체 양성은 단순히 감염의 기왕을 의미하거나 또는 죽은 충체에 의하여 감작된 것을 의미하는데 지나지 않는다. Anisakis 양성자가 다양하여 항체 측정이 반드시 병태와 일치하지는 않는다. 그러므로 항체 측정은 Anisakis증 확진에 대해서는 2차적인 의의가 있을 뿐이다. 그러나 반대로 항체가 음성이라면 대부분의 경우 만성으로 경과하는 Anisakis증을 제외할 수는 있다.

위(胃) Anisakis증인 경우는 충체를 내시경하에서 적출하는 것으로 확진되어 치료도 할 수 있지만 장 Anisakis증인 경우는 내시경으로 진단이 곤란하기 때문에 보조진단으로의 의의는 위 Anisakis증인 경우보다는 크다. 또한 이 검사로 불필요한 장 Anisakis증의 수술을 피할 수도 있다. 때로 소화관 밖으로 엉뚱하게 침입하는 경우도 있는데, 이런 경우도 IgG 항체 측정은 진단상 의의가 있는 것이다.

Antibacterial susceptibility test

기준치 각국의 학회 등에는 측정법, 판정법, 해석 등에 기준이 있지만 대표적인 것은 다음과 같다.

· Clinical and Laboratory Standards Institute (CLSI : 구 NCCLS)의 기준
· European Committee on Antimicrobial

Susceptibility Testing(EUCAST)의 기준

· British Society for Antimicrobial Chemotherapy(BSAC)의 기준

측정법

· Dilution method(희석법)

Broth microdilution method (미량 액체 희석법)

Agar dilution method (한천평판 희석법)

Broth macrodilution method (시험관 희석법)

· Disk diffusion method

Kirby-Bauer법(KB법 : NCCLS disk법)

E test

검사 목적 세균의 약제 감수성 판정

검체 취급 분리 당초의 균주(菌株)를 사용하여 검사한다. 계대(繼代)를 중복하면 분리 당초의 감수성 치와는 다른 경우가 많다. Plasmid성 내성 유전자를 획득한 경우, 계대할 때 plasmid가 탈락하는 경우가 있다. 균주 보존은 배지 보존법, gelatin disk법 또는 skimmilk법이 있다. 상황에 맞춰서 선택할 필요가 있다. 균주 보존용 용기도 시판되고 있고, 지시에 따른다. 정도관리에 사용하는 표준균주는 −60℃ 이하에서 보존한다.

임상적 의의

■ 측정법의 종류 및 개요

• 희석법의 판정

항균약제가 함유되지 않은 배지에서 세균발육을 확인한 후, 항균약물이 함유한 희석계열 가운데 육안적으로 세균발육이 확인되지 않은(증식저지) well의 최소농도를 최소 발육저지 농도(minimum inhibitory concentration; MIC)라 하고, μg/mL로 표시한다. 피검 세균의 MIC로 감수성(susceptible; S), 중간(intermediate; I), 내성(resistant; R)으로 판정한다. 또한 배지 중의 세균이 완전히 살균되어 발육불능인 최소 농도를 최소 살균농도(minimum bactericidal concentration; MBC)라고 한다.

• KB법의 판정

피검세균이 도포된 배지상에 일정 농도의 항균약물이 함유된 disk를 놓고, 형성된 저지원(沮止圓)의 직경으로 감수성(S), 중간(I), 내성(R)으로 판정한다.

• E test

피검세균이 도포된 배지상에 항균약물의 농도 구배(gradient)를 이룬 1장의 strip을 놓아 형성된 저지원의 선단이 나타내는 농도가 MIC가 된다. 단, 균종(菌種)에 따라 판정이 곤란한 경우가 있다.

■ 결과 판정 및 해석

최근, 동정·감수성 검사가 가능한 자동세균 검사장비가 보급되어 각 기종의 검사법, 결과 판정 및 해석은 CLSI의 guideline을 따르는 것이 많다. 일반세균 약제감수성에 관한 CLSI의 표기에서 M 2 series는 disk법의 기준, M 7 series는 희석법의 기준, M 11 series는 혐기성 세균, M 45 series는 분리 빈도가 낮은 세균이나 특수한 배양조건 등이 필요한 세균에 관한 기준이 기재되어 있다. 특히 일상검사에서 사용하는 M 100 series는 M 2 그리고 M 7의 기준을 사용하여 검사할 경우의 항균약물 선택, 검사결과 해석, 정도 관리법 등이 기재되어 있다.

2012년 1월에 공개된 M 100-S 22(performance standards for antimicrobial susceptibility testing; twenty-Second information supplement. CLSI document M 100-S 22)는 M 07-A 9, M 02-A 11 및 M 11 series의 최신판에 준거하여 항균약물 선택, 결과해석 및 정

도 관리법이 기재되어 있다. 또한 CLSI의 기준은 미국에서 사용 가능한 항균약물, 투여량을 기준으로 기재되어 있기 때문에 국내에서의 약물 선택에 맞지 않는 면이 있다. 희석법 및 E test로 얻은 MIC치 또는 KB법에서 얻어진 저지원 직경의 수치를 각 guideline에 맞춰 결과를 판정한다.

• **Guideline의 종류와 결과해석**

감수성 검사결과의 해석은 사용하는 guideline에 따라 다를 수 있다.

1. CLSI 감수성 측정법의 결과해석

이 방법의 균종별(別) 결과해석은 국제적인 표준으로 균종별로 설정되어 있지만 대상 질환은 한정되지 않았다. 또한 미국에서 사용 가능한 항균약물의 투여량 및 투여방법을 기준으로 균종별로 감수성(S), 중간(I), 내성(R) 및 비감수성(NS)의 기준으로 된 감수성 검사결과의 MIC 또는 저지원 직경이 설정되어 있다.

- **감수성 (S)** : 권장하는 투여 양으로 항균약물이 감염부위에 도달하는 농도에서 발육이 억제된다.
- **중간 (I)** : 항균약물이 생리학적으로 농축되는 부위 또는 약물 투여량이 상용량보다 많은 경우에 임상적으로 효과를 기대할 수 있다. 또한 기술적 요인으로 판정 해석에 서로 틀리는 것을 방지하기 위하여 정도 관리상의 완충 지대(zone)로 해석하기도 한다.
- **내성 (R)** : 상용 투여량 및 투여 schedule에서는 발육이 억제되지 않는다. β-Lactamase 등의 각종 내성 기전으로 MIC의 상승 또는 저지원 직경의 축소를 볼 수 있다.
- **비감수성 (NS)** : 감수성(S)의 판정기준만으로 규정되어 있는 세균이 대상이어서 감수성(S)의 결과해석 이상의 MIC 또는 저지원 직경이 작은 경우, 비감수성(NS)으로 판정한다.

2. EUCAST 기준 및 BSAC 기준의 결과해석

CLSI와 마찬가지로 균종별로 설정되어 있지만 대상 질환이 한정되지 않았다. 감수성(S), 중간(I), 내성(R)의 기준이 되는 감수성 검사결과의 MIC 또는 저지원 직경이 표시되어 있다. 중간(I) 치는 감수성(S)과 내성(R) 사이의 값을 중간(I)으로 해석하도록 기재되어 있다.

- Clinical resistant (R) : 치료난항 또는 실패
- Clinical intermediate (I) : 치료효과가 불확실하지만 항균약물이 생리학적으로 농축되는 부위 또는 약물 투여량이 상용량보다 많은 경우에 임상적으로 효과를 기대할 수 있다. 그리고 기술적 요인으로 판정해석에 서로 다른 결과가 생기는 것을 방지하기 위하여 정도 관리상의 완충 zone으로도 해석하고 하다.
- Clinical susceptible (S) : 치료성공 또는 완치

• **항균약물의 장기 이행성**

감염증 치료에서는 병소(病巢) 중의 항균약제 농도가 MIC를 상회할 필요가 있다. 그러나 병소 중의 항균약제 농도를 측정하는 것이 불가능하여 혈중 농도 monitoring(therapeutic drug monitoring; TDM)으로 병소 중의 항균약제 농도를 추정할 필요가 있다. 그러나 감염병소에 따라서는 혈중 농도와 병소 장기와의 농도가 크게 다른 경우가 있다. 항균약제의 계통에 따라 장기 이행성이 서로 다르므로 MIC와 조합하여 이용하면 임상효과에 영향을 미치는 경우가 있다(표 56).

• **항균약제의 작용 인자**

항균약제가 생체에서 작용하기 위해서는 항균약제 인자와 생체 인자가 관여한다. 항균약제 인자로는 감염 국소로의 이행성과 농도, PAE(post-antibiotic effect: 항균약제가 세균

표 56. 항균약제의 종류와 감염국소에의 이행

항균약제	혈액	객담	요	담즙	CSF	골관절	백혈구
Aminoglycoside계 약제	L	H	H	–	–	–	–
Chloramphenicol계 약제	H	H	–	H	H	H	H
β-Lactam계 약제	H	–	H	L	L	–	–
Macrolide계 약제	L	H	–	H	–	H	H
Quinolone계 약제	L	H	H	H	–	L	H
Tetracycline계 약제	L	H	L	H	–	H	H

H : 농도 높음, L : 농도 낮음, – : 검출 안 됨

과 단기간 접촉한 후, 증식하는 세균의 증식억제 효과), 항균력 이외의 작용[fosfomycin (FOM)이나 macrolide계 약제는 *Pseudomonas aeruginosa* 의 biofilm 형성 억제, 염증 시 cytokine 생산의 조절작용 등]이 있다. 생체인자로는 감염 국소로의 이행성과 농도, 기초질환과 감염 방어능, 감염 방어능을 저하시키는 치료 등이 있다.

또한 MIC 치로 감수성을 보이는 것이 치료에 저항하는 균주가 있다. 이것은 약제내성(resistance)은 아니고, 저항성[내용성(耐容性)]이기 때문에 tolerance라 부르고, 약제 투여를 중지하면 감염이 재연(recurrence)하는 경우가 있다. β-Lactam계 약제에 대한 *Pneumococcus*, group B *Streptococcus*, *Enterococcus*, *Staphylococcus* 등에서 tolerance가 보이고, MIC 치와 MBC 치 사이에는 수십 배의 해리를 보이기 때문에 살균적인 항균약제가 정균적(bacteriostatic)이거나 작용하지 않는다.

유의사항 ① Disk법을 사용하는 경우, 저지원의 변동요인은 배지의 요인(두께, 배지표면의 수분량 및 pH)·접종균량·배양시간·배양온도에 따라 영향을 받으므로 조건을 일정하게 유지하여야 한다. ② β-Lactam계 약제 내성 세균은 대부분의 경우 β-lactamase를 생산하기 때문에 감수성 검사를 할 때에 세균 수가 많으면 β-lactamase의 생산 총량이 많아지므로 MIC 치가 높아진다. ③ 피검세균이 내성을 보이는 경우, (ㄱ) 오염은 아닌가, (ㄴ) 동정에 문제는 없는가, (ㄷ) 약제 감수성 검사법에 문제는 없는가, (ㄹ) QC 균주의 성적이 관리 한계치 내에 드는가 등을 검증하고, 내성균이라는 뜻으로 보고할 필요가 있다. 또한 드물게 내성균인 경우에는 전문기관에 피검세균을 송부하여 확인할 필요가 있다.

약물 영향 중증 감염증은 혈중 항균약제 농도를 MIC의 8배 이상이 되도록 투여한 경우 치료 성공률이 높다. 그러나 일정 이상의 혈중 농도를 오래 유지하면 부작용이 나타나는 경우가 많다. 항균약제는 살균적 항균약제와 정균적 항균약제(macrolide계 약제, tetracycline계 약제, glycopeptide계 약제)로 크게 나눈다. 또한 살균적 항균약제는 시간 의존성 살균작용(β-lactam계 약제)와 농도 의존성 살균작용(aminoglycoside계 약제, quinolone계 약제)으로 나눈다.

Anti-cord factor antibody (anti-tuberculosis glycolipid antigen antibody)

기준치 2 U/mL 이하

측정법 ELISA

검체량 혈청 0.2 mL

검사 목적 세포벽의 당지질에 대한 항체 검출에 의한 결핵의 혈청 진단

검체 취급 2~8℃에 보존하고, 10일 이내에 측정한다. 그렇지 못할 경우에는 동결(동결, 융해를 반복하지 않는다) 보존한다.

측정치에 따라 짐작되는 질환

• 증가 (2 U/mL 이상)

〈예상질환〉 폐결핵, 결핵성 흉막염, 결핵성 림프절염, 비결핵성 항산균증 **〈잠재질환〉** 속립결핵(miliary tuberculosis), 골관절 결핵, 오래된 결핵 **〈조치〉** Tuberculin 반응, 흉부 X 선 촬영, 배양검사 등을 하여 활동성 결핵성 병변 여부, 비결핵성 항산균증 여부를 검토한다.

임상적 의의

Cord factor(TDM; trehalose-6,6'-dimycolate)는 결핵균 및 유사균의 세포벽에 특이적으로 함유된 당지질이고, tuberculous glycolipid (TBGL) 항원은 cord factor와 이것보다 극성이 큰 당지질 분획으로 구성되었다. 이들에 대한 항체 측정을 결핵의 혈청 진단에 이용한 것이다.

활동성 결핵으로 진단된 환자의 약 90%에서 양성을 보이고, 공동(cavity)이 생긴 예나 병변이 확대된 예, 배균이 많은 예에서 양성률이 큰 경향이 있다. 비결핵성 항산균증에서도 증가한다. 또한 결핵 치료 후 2년 정도 경과된 환자에서는 항체가가 감소하지 않고, 7년 이상 경과된 오래된 폐결핵 환자에서도 양성 예가 있으므로 결핵의 병세를 평가하는 데는 도움이 안 된다. BCG 접종이나 경도의 감염에서는 증가하지 않는다. 또한 AIDS에 합병된 결핵에서도 증가하지 않는다.

유의 사항 ① 결핵과 비결핵성 항산균증 모두 양성이다. ② 기타 검사소견과 종합하여 진단한다. 폐결핵이라도 범위가 작은 예는 음성 예가 있다. ③ 치료 후에도 당분간 양성이 지속된다.

약물 영향 밝혀진 방해물질이나 약물은 알려지지 않았다. 비동화 검체는 항체 양성으로 판정될 염려가 있으므로 주의하여야 한다.

Anti-deoxyribonuclease B [ADNase B]

기준치

· 0~5세 : 60배 이하

· 6~15세 : 480배 이하

· 16세 이상 : 320배 이하

측정법 효소 저지법

검체량 혈청 0.2 mL

검사 목적 용혈연쇄구균(용연균) (*Streptococcus hemolytieus*) 감염증 진단

검체 취급 ① 혈청이 아주 탁하면 검사가 부정확해지므로 식후 3~4시간 경과한 후에 채혈하는 것이 바람직하다. ② 4℃ 이하(장기간 보존인 경우는 동결보존)에 보존한다.

측정치에 따라 짐작되는 질환

• 양성 (기준치 이상)

〈예상질환〉 용연균 감염증, 류마티스열, 급성 사구체신장염 **〈조치〉** 원질환을 진단하고 치료한다.

임상적 의의

A군 용연균의 대부분은 ADNase B를 생산하지만 다른 연쇄구균은 이 효소가 없으므로 이 검사는 A군 용연균 감염증에 특이적이다. ADNase B는 감염 1주 후부터 증가하여 3주에 peak치를 보인다. 그 후 감소하여 12주 후에는 원래의 역가로 돌아간다. ASO가 이미 감소된 환자에서도 고역가를 보이는 경우가 있기 때문에 유용하다. γ-Globulin 이상 환자에 대한 비특이적인 반응을 주의해야 한다.

유의 사항 기준치에 관하여 여러 가지 설이 있지만 어느 것이나 소아기에는 예민하게 반응하여 양성기간이 ASO, ASK에 비하여 장기간에 걸친다.

Anti-*Helicobacter pylori* antibody

기준치 음성
측정법 LA, EIA, ICG
검체량 혈청, 혈장, 전혈, 요 등 0.5 mL
검사 목적 *Helicobacter pylori* 감염 여부 판정
검체 취급 −20℃에서 동결 보존한다.

측정치에 따라 짐작되는 질환

• **양 성**

《예상질환》 *Helicobacter pylori* 감염 환자 또는 그 기왕환자 **《조치》** 위궤양, 십이지장 감염 환자는 제균을 시행한다.

임상적 의의

여러 가지 kit가 시판되고 있는데, IgG형 항 *H. pylori* 항체를 측정하는 것이 많다. 전혈을 사용하는 면역 chromatography로 5~10분 정도에서 결과를 알 수 있는 kit나 요중 항체를 측정하는 kit도 시판되고 있다.

우리나라에는 감염자가 많아 중년 이후는 검강인에서도 60~70%에서 이 항체가 양성이다. 양성자는 감염자인 경우가 많지만 기왕환자에서도 양성인 경우가 있다.

이 검사에 의한 *H. pylori* 감염 진단의 감도는 90~95%이다. 또한 수%의 위음성 환자가 있는데, 특히 고령자에서 위음성 환자가 많은 경향을 보인다.

이 방법은 제균 치료 후의 효과판정을 위한 검사로는 적합하지 않다. 항체가를 정량 할 수 있는 kit(*H. pylori* 항체)를 사용하면 항체가의 추이로 치료효과를 판정하는 것도 가능하지만 ^{13}C-urea breath test, 배양법, urease 시험, 병리조직 검사 등 감염을 직접 진단하는 방법이 바람직하다.

유의 사항 가령이나 위점막 위축의 진전과 더불어 항체가는 감소한다. 따라서 고령자에서 *H. pylori* 감염 여부를 판정하는 데는 주의하여야 한다.

Fecal *Helicobacter pylori* antigen

기준치 음성
측정법 EIA, ICG
검체량 분변(전용용기 끝으로 2~3개 장소에서 찔러서 채취)
검사 목적 *Helicobacter pylori* 감염 여부 판정
검체 취급 실온에서 보존한다(전용용기).

측정치에 따라 짐작되는 질환

• **양 성**

《예상질환》 *Helicobacter pylori* 감염 환자
《조치》 위십이지장 궤양 환자는 제균을 시행

한다.

임상적 의의

항 *H. pylori* 항체를 도포한 micro well에 분변을 희석액으로 현탁시킨 희석 검체를 적하하고, peroxidase 표식 항 *H. pylori* 항체를 가하고 반응시킨다. 세척 후, 기질을 가하여 발색시킨 다음 흡광도를 측정하여 결과를 판정한다. 배양법·검경법에 근거한 감염 진단과 거의 결과는 일치하여 감도·특이도는 모두 우수하다.

H. pylori 항원을 직접 검출하므로 제균 치료 후에 판정하는 검사로도 사용이 가능하다. 검체로 분변을 사용하므로 비침습성 검사이다.

유의사항 양성이라면 *H. pylori* 감염되었다고 생각할 수 있지만 *H. mustelae* 와의 교차성이 있다는 점에 주의를 요한다.

Rapid urease test

기준치 음성
측정법 Urease법
검체량 내시경으로 채취한 위점막 조직
검사 목적 *Helicobacter pylori* 감염 여부 판정
검체 취급 내시경하 생검으로 채취한 후, 곧바로 검사한다. *H. pylori* 의 위내분포는 일정하지 않아 채취부위에 따라 위음성으로 되는 경우가 있다. 검체보존은 불가하다.

측정치에 따라 짐작되는 질환

• 양 성

〈예상질환〉 *H. pylori* 감염자 **〈잠재질환〉** 위양성은 적다. **〈조치〉** *H. pylori* 감염 위·십이지장 궤양 환자는 제균을 시행한다. 제균 후 양성 환자(1차 제균 실패 예)는 재치료(2차 제균)를 한다.

• 음 성

〈예상질환〉 *H. pylori* 비감염자 **〈잠재질환〉** 이 검사는 감도가 낮아 10~20%의 위음성이 포함된다. 특히, 제균약물 복용 중/복용 직후, 제균 이외의 목적으로 항균약물 복용 중/복용 직후, proton pump 저해약(PPI) 복용 중/복용 직후 등에서는 위음성으로 되기 쉽다. 또한 상부소화관 출혈 직후에도 위음성으로 되는 경우가 많다. **〈조치〉** 이 검사에서 음성이라도 *H. pylori* 감염이 의심되는 경우에는 다른 검사로 확인한다.

임상적 의의

H. pylori 는 urease 활성이 있어서 요소(urea)를 분해하여 ammonia가 생성된다. 이 시험은 요소 함유 시약에 검체(생검 조직)를 가하고, *H. pylori* urease로 인하여 생성되는 ammonia가 pH를 상승시키므로 지시약의 색조 변화를 육안으로 판정하는 검사이다.

유의사항 이 검사는 내시경 검사에서 신속하게 결과를 얻는데 적합하다.

약물 영향 이 검사는 감도가 낮아 *H. pylori* 에 대하여 항균작용이 있는 약물(PPI나 항균약)의 복용 중/복용 직후에는 위음성으로 되기 쉽다.

Anti-hyaluronidase [AHD]

기준치
· 수신 응집반응(PA) : 128배 이하
· 효소 중화시험(ENT) : 256배 이하
측정법 PA, ENT
검체량 혈청 0.5 mL
검사 목적 용혈연쇄구균(용연균) 감염증 진단

검체 취급 ① 식후 3~4시간 이후 채혈하여 검사한다. ② 4℃ 이하(장기간 보존인 경우 동결보존)에 보존한다.

측정치에 따라 짐작되는 질환

• **양성(PA 256배 이상, ENT 512배 이상)**

《예상·잠재질환》 용연균 감염이 직접 또는 간접으로 병인이 되는 질환(급성편도선염, 류마티스열, 성홍열, 아급성 세균성심내막염, 패혈증, 급성사구체신염) **《조치》** 기타 용혈연쇄구균 관련 항체 측정, 항원 검색, 및 임상소견을 종합하여 판단하고 조기에 치료한다.

임상적 의의

AHD는 용연균이 생산하는 효소(hyaluronidase)에 대한 항체인데, 주로 A군 용연균 감염에서 증가한다. AHD 역가는 PA(hyaluronidase를 결합시킨 면양 적혈구를 응집시키므로 그 응집소가 측정)나 ENT(효소 중화시험)로 측정하여 용연균 감염을 진단하는 것이다.

유의사항 ① PA에서 256배 이상(또는 ENT에서 512배 이상)인 경우는 용연균 감염이 시사된다. ② 건강인도 어느 정도의 항체가를 나타내기 때문에 정상 여부를 판정하기 위해서는 급성기와 회복기의 2회 채혈 검사하여 4배 이상의 차이를 보일 때 유의한 것으로 해석한다.

Anti-streptokinase antibody [ASK]

기준치 1,280배 이하

측정법 PA(수신적혈구 응집반응)

검체량 혈청 0.5 mL

검사 목적 용혈연쇄구균(용연균) 감염증 진단

검체 취급 ① 식후 3~4시간 이후에 채혈하여 검사한다. ② 4℃ 이하(장기간 보존인 경우 동결보존)에 보존한다.

측정치에 따라 짐작되는 질환

• **양성(2,560배 이상)**

《예상·잠재질환》 용연균의 감염이 직접 또는 간접으로 병인이 되는 질환(류마티스열, 급성편도선염, 성홍열, 아급성 세균성심내막염, 패혈증, 급성사구체신염) **《조치》** ASO 등 다른 용연균 관련 항체 검사, 항원 검색 및 임상소견을 종합하여 판단하고, 조기에 치료한다.

임상적 의의

ASK는 용연균이 생산하는 streptokinase에 대한 항체인데, 용연균 A, C, G군의 감염으로 증가한다. ASK는 streptokinase로 감작시킨 면양 적혈구나 인공 담체(carrier)를 응집하기 때문에 그 응집가를 측정하여 용연균 감염증을 진단할 수 있는 것이다.

유의사항 ① 응집가가 2,560배 이상인 경우는 용연균의 감염이 의심된다. ② 건강인에서도 어느 정도의 항체가를 보이므로 정상 여부를 판정하기 위해서는 급성기와 회복기의 2회 채혈 검사하여 4배 이상의 차이를 보일 때 유의한 것으로 해석한다.

Anti-streptolysin O antibody [ASO]

기준치

· 성인 : 166 단위 이하

· 소아 : 250 단위 이하

측정법 PA, LA 등

검체량 혈청 0.5 mL
검사 목적 용혈연쇄구균(용연균) 감염증 진단
검체 취급 ① 혈청이 아주 탁하면 검사가 부정확해지므로 식후 3~4시간 지난 다음에 채혈한다. ② 4℃ 이하(장기간 보조인 경우는 동결보존)에 보존한다.

측정치에 따라 짐작되는 질환

• **양성(성인 250 단위 이상, 소아 333 단위 이상)**

〈예상·잠재질환〉 용연균 감염이 직접 또는 간접으로 병인이 되는 질환(류마티스열, 급성편도선염, 성홍열, 아급성 세균성심내막염, 패혈증, 급성사구체신염) **〈조치〉** 다른 용연균 관련 항체 검사, 항원 검색 및 임상소견을 종합하여 판단하고 조기에 치료한다.

임상적 의의

Streptolysin O(SO)는 주로 A군 용연균이 생산하는 외독소(streptolysin O)로 항원성이 강하기 때문에 감염 환자의 혈중에 ASO가 생산된다. 용연균 감염에 의해 증가한다. ASO는 SO의 용혈작용을 중화하기 때문에 그 독소 중화가를 측정하여 용연균 감염증을 진단할 수 있는 것이다(Rantz-Randall법).

그러나 Rantz-Randall법은 자동화가 곤란하기 때문에 최근에는 latex나 혈구 등을 carrier로 사용하는 PA법(수신응집법)이나 각종 자동면역 측정법이 보급되고 있다. 기준치는 측정법에 따라 약간 차이가 있어서 국제단위(IU/mL)로 표시하는 경우도 많아 각 제품의 사용서에 따라서 판단하지만 용혈법에 의한 Todd 단위에 거의 유사한 수치를 얻을 수 있도록 조정하고 있다.

유의 사항 ① 건강인의 ASO 치는 연령에 따라 다르다. 독소중화 시험인 경우, 성인에서 250 단위, 소아에서 333 단위 이상일 때는 용연균의 감염이 의심된다. ② 건강인도 어느 정도의 항체가를 보이므로 정상 여부를 판정하기 위해서는 급성기와 회복기의 2회 채혈 검사하여 4배 이상의 차이를 보이면 유의한 것이다. ③ 소아의 ASO가는 성인보다 고역가를 보이는 경우가 많다. ④ β-Lipo 단백은 SO에 의한 용혈을 저지하는 작용이 있기 때문에 간질환, 신증후군, 골수종, macroglobulin 혈증 등에서 ASO가가 비특이적으로 증가하는 경우가 있다.

Aspergillus antibody

기준치 음성(침강 항체법), 16배 이하(CF법)
측정법 침강 항체법, CF법
검체량 혈청 1 mL
검사 목적 *Aspergillus* 감염증의 보조진단
검체 취급 동결 보존한다.

측정치에 따라 짐작되는 질환

• **양 성**

〈예상질환〉 *Aspergillus* 감염증 **〈조치〉** 균의 검출이나 임상소견 등으로 종합하여 판단한다.

임상적 의의

혈중 *Aspergillus fumigatus*에 대한 항체를 검출한다. 폐 *aspergilloma*나 allergy성 기관지 폐 *Aspergillus*증 등의 만성 비침습성 *Aspergillus*증에서는 양성률이 80% 이상으로 비교적 높다. 이 방법으로 검출된 항체는 주로 IgG이기 때문에 급성기에는 항체가가 증가하지 않는 경우가 있고, 폐 aspergilloma는 치료 후에도 고항체가를 보이는 경우가 있으므로 주의하여야 한다.

Aspergillus antigen

기준치
· Cutoff index 치 : 1.0 이하(음성), 1.0~1.4 (판정 보류), 1.5 이상(양성)
측정법 ELISA
검체량 혈청 0.7 mL
검사 목적 침습성 *Aspergillus* 증의 보조진단
검체 취급 4℃ 이하에서 냉장 보존한다.

측정치에 따라 짐작되는 질환

• 양 성

⟨ 예상질환 ⟩ 침습성 폐 *Aspergillus* 증 **⟨ 조치 ⟩** 임상소견, 영상소견 등을 종합하여 판단하고, amphotericin B 등의 *Aspergillus* 증에 효과를 보이는 항진균약 투여를 고려한다.

임상적 의의

혈청 내 가용성 *Aspergillus* 항원(galactomannan 항원)에 대한 monoclonal 항체를 이용하는 ELISA로 검사한다. 측정감도는 galactomannan 농도로 1 ng/mL 정도이다. 침습성 *Aspergillus* 증에서 항체 검사의 양성률은 낮지만 항원 검사의 감도는 높다. 한편 폐 aspergilloma 같은 만성 *Aspergillus* 감염증에서는 galactomannan 항원이 검출되지 않는다.

또한 *Aspergillus* 속 뿐만 아니라 *Penicillium* 속, *Alternaria* 속 등과 교차반응을 보인다. 그러므로 투여량에 따라서는 *Penicillium* 속의 배양상청 유래 물질을 재료로 만든 반합성(半合成) 항균약(PIPC, AMPC/CVA 등)에 반응할 가능성이 있다.

그리고 galactomannan은 식물의 종자(특히 두류)에 많이 함유되어 있어서 소화관 점막이 손상된 환자에서는 혈중으로 이행하여 위양성을 보이는 경우가 있다. Galactomannan 항원은 혈중 clearance가 높아서 자주 측정할 필요가 있지만 감도, 특이도 모두 높아 침습성 *Aspergillus* 증 진단으로 유용한 검사이다.

유의 사항 혈액질환 영역에서는 보다 고감도를 얻기 위하여 현행 cutoff 치 1.5를 낮추어 운용하는 것도 검토하고 있다. 다만 다른 영역에서 혈액질환 영역에서처럼 cutoff 치를 적용한다면 위양성 결과를 초래할 가능성이 예상되기 때문에 세심한 검토가 필요하다.

약물 영향 균체 항원을 목표로 하기 때문에 항진균약에 의한 영향은 없다.

Borrelia burgdorferi antibody [Lyme disease antibody]

기준치 음성
측정법 FA, ELISA, Western blot
검체량 혈청 0.5 mL
검사 목적 Lyme병 진단
검체 취급 ① 식후 3~4시간 이후에 채혈하는 것이 바람직하다. ② 4℃ 이하(장기간 보존인 경우는 동결보존)에 보존한다.

측정치에 따라 짐작되는 질환

• 양성(160배 이상)

⟨ 예상질환 ⟩ Lyme병, 각종 *Borrelia* 감염증 **⟨ 잠재질환 ⟩** 매독 *Treponema*, 기타 항 *Spirochaeta* 항체 보유자, SLE 등의 자가항체 양성자, 치주염 **⟨ 조치 ⟩** 진드기에 물린 상처 검색과 유주성 홍반 유무 등 임상소견과 함께 종합

적으로 판단한다.

임상적 의의

Lyme병은 *Borrelia burgdorferi*의 감염으로 인하여 초래되는 감염증으로 보건기관에 신고하여야 한다. 또한 이 *Borrelia*는 매독이나 *Leptospira*, 홍반열 *Rickettsia* 등과의 교차반응을 보인다. 그러므로 이들 질환으로 인해서도 위양성 반응을 보일 가능성이 있다. 한편, 감염 초기에 항균약이 투여된 환자에서는 항체가 검출되지 않는 경우가 있다.

혈중 항체 검출법은 형광항체법, 효소항체법(주로 peroxidase법), 기타 방법이 개발되고 있는데, *Borrelia*는 항원이 변하기 쉽다는 것이 알려져서 혈청학적 진단에는 한계가 있다. FA나 ELISA에서 IgM 항체를 검출하는 방법에는 감염 후 조기에 양성으로 되지만 특이성이 약간 떨어진다. Lyme병의 진단은 *Borrelia*를 매개하는 진드기에 물린 상처 유무, 만성유주성 홍반이나 수막염 등의 임상증상 및 항체검사 결과 등을 종합하여 판단한다.

유의 사항 ① 혈중 항체 검출은 가능한 한 2가지 검사법으로 검사하는 것이 바람직하다. ② 진드기에 물린 후에 유주성 홍반 출현 여부를 검색한다.

Botulinum toxins (botulin)

기준치

· 혈청 중 독소 : 음성

· 검체(구토물, 위액, 위내용물, 분변) : 음성

측정법 Mouse bioassay에서 양성인 경우, 항독소 혈청을 사용하여 독소형(A, B, E, F형)을 결정한다.

검체량

· 항혈청 투여 전에 채취한 혈청 : 10 mL

· 검체 : 1 g(최저 25 mg 이상), 소아는 검체로 분변이 적합

· 추정원인 식품 : 남아있는 것 모두

검사 목적 Botulism의 확정 진단

검체 취급 ① 반드시 항혈청 투여 전에 혈액을 10~15 mL를 채취하여 혈청을 분리한다. ② 일반적으로 독소섭취 후 1주 경과하면 혈청에서 독소를 증명하기 곤란하지만 독소를 대량 섭취한 경우에는 관계없다. ③ 유아 botulism은 분변이 좋은 검체이다. 환아는 변비경향을 보이므로 검체채취를 위하여 멸균수로 관장을 고려한다. 검체보존은 냉장하지 냉동은 하지 않는다.

측정치에 따라 짐작되는 질환

• **양 성**

《 예상·잠재질환 》 *Clostridium botulinum* 식중독, 유아 botulism, 성인형 장관 botulism (intestinal toxemia botulism), 창상 botulism (골절 수반 창상), 대단히 드물지만 치료용 독소의 오용(誤用)으로 인한 증례, 실험실 사고로도 발생한다. 독소시험의 양성률은 33~44%이다. 이 양성률은 발병에서 검체 채취까지의 시간과 역상관성을 보인다.

임상적 의의

Botulism은 드문 질환이지만 환자가 발생한 경우에는 구명을 위하여 신속진단·조기의 항독소 혈청 투여·적절한 ICU 관리가 필요하다. 항독소 혈청 투여는 조기에 시행할수록 좋은데, 발병 후 24시간 이내가 바람직하다.

Botulism은 임상적으로 진단해도 좋다. 발병 초기증상은 대칭성으로 오는 뇌신경 마비로

지속적으로 하강성 대칭성의 수의근 마비를 초래한다. 호흡부전으로 되어 적절하게 치료하지 않으면 사망에 이른다. 식중독인 경우에는 오심·구토가 최초로 나타난다. 감각신경이나 지능은 정상이다

독소는 분자량 150 kDa의 single polypeptide로 choline 작동성 전달에 작용한다. 말초 신경계의 운동신경 세포의 전(前) synapse 말단에서 acetylcholine의 유리를 저해한다. 신호가 근육에 전해지지 않아 이완성 마비를 일으킨다. 또한 독소는 epinephrine 작동성 전달에도 영향이 미친다. 추정 치사량(성인)은 A형인 경우, 정맥주사로 0.09~0.15 μg, 경구투여로 70 μg이다.

Clostridium botulinum (CB)의 아포(spore)는 환경·동물의 장관 등에 존재한다. Botulinus 식중독은 CB가 특수한 조건 하에서 식품에서 증식하여 생산된 독소를 섭취하여 발생한다. 유아 botulism은 꿀(honey) 등에 존재하는 CB의 아포를 섭취하여 일어난다. 미숙한 장관 내 세균총이 문제인 것이다. 건강성인의 장내에는 CB의 발아증식에 적절한 환경이 아니므로 CB의 아포는 장관 내에서 발아하지 않고 통과하여 배설된다. 그러나 장관에 기질적·기능적 이상이 있는 환자, 소화관 수술력이 있는 환자, 또는 항균약 투여 중인 환자에서는 성인형 장관 botulism이 일어난다. 이 경우에는 독소가 분변에서 장기간(최대 2개월) 검출된다. 창상 botulism은 혐기 환경으로 된 창상부위에서 생산된 독소로 인하여 발생한다. 잘못 독소를 흡인한 경우에도 발생한다.

유의 사항

· Bioassay : 환자 혈청 0.4 mL를 mouse 복강에 접종하고, 24시간~4일간, 복벽함몰 등 독소에 기인하는 특유 증상을 관찰한다. 양성인 경우에는 검체와 항독소를 시험관 내에서 혼합하여 30분간 실온에 방치(중화시험) 후, mouse 복강 내 접종하여 독소형을 결정한다. CB의 독소는 A~F의 7 가지 독소형으로 분류하는데, A, B, E, F가 사람에 botulism을 일으킨다.

· **배양법** : 환원 chocolate meat 배지를 사용한 CB의 증균배지(5일간), 선택분리 배지를 사용한 CB의 분리배양(혐기)을 시행한다. 배양 전에 검체의 alcohol 처리, 가열처리(60℃에서 10~20분)를 한다. CB 이외에 botulinum 독소를 생산하는 *Clostridium butyricum* 과 *Clostridium baratii* 가 존재한다는 것이 보고되고 있다.

약물 영향 중증근무력증 치료약인 pyridostigmine은 botulinum 독소검사를 방해한다.

Brucella agglutination reaction

기준치 음성

측정법 세균응집반응, CF, ELISA

검체량 혈청 0.5 mL

검사 목적 *Brucella* 감염증 진단

검체 취급 식후 3~4시간 뒤에 채혈하는 것이 바람직하다. 4℃ 이하에서 보존한다. 장기간 보존할 경우에는 −20℃ 이하에서 동결 보존한다.

측정치에 따라 짐작되는 질환

- **양성 (세균응집반응에서는 혈청 희석 1:160 이상에서 50% 응집하는 것을 항체가 양성으로 판정한다)**

〈 예상질환 〉 *Brucella* 감염증 **〈 조치 〉** 원질환의 진단과 치료. 또한 진단은 혈청학적 검사뿐만 아니라 증상, 발열시기의 혈액배양, 환자 직업(수의사 등), 해외 여행력 등을 고려하면서

판단한다.

임상적 의의

*Brucella*증은 *Brucella* 속 균으로 인한 감염증으로 환자를 신고할 필요가 있다. 고열과 평열을 반복하는 인축 공통 감염증이다. 근년에는 보기 드문 질환이다. 사람에서 사람으로의 감염은 대단히 드물다. 검사는 세균응집반응과 보체 결합반응, 효소 항체법 등이 있다. 보체 결합반응인 경우에는 *Yersinia enterocolitica*와 교차하므로 주의를 요한다.

유의 사항 ① 혈청반응에서는 급성기와 회복기의 pair 혈청에서 4배 이상의 항체가 변동이 있으면 유의한 것이다. ② 이 균은 실험실 감염 위험이 가장 크므로 검체 취급에 주의할 필요가 있다.

Candida spp. antigen

기준치 음성 (2배 또는 4배 이하)

측정법 LA

검체량 혈청 0.3 mL

검사 목적 *Candida*증(침습성/파종성) 진단

검체 취급 4℃(24시간 이내의 보존) 또는 동결(장기간 보존)

측정치에 따라 짐작되는 질환

• 양 성

〈예상질환〉 *Candida albicans*와 더불어 non-*albicans Candida*(*C. tropicalis*, *C. glabrata*, *C. parapsilosis*, *C. guilliermondii*, *C. lusitaniae*, *C. krusei* 등)로 인한 각종 병형의 침습성 *Candida*증(*Candida* 혈증, 간비 *Candida*증, *Candida* 폐렴, 중추신경계 *Candida*증 등) **〈잠재질환〉** *Candida*의 장관 내 정착, 기타 심재성 진균증(*Aspergillus*증, *Cryptococcus*증 등), RF 강양성, 신기능부전(혈청 creatinine 고농도) **〈조치〉** 진균학적 검사(병소 유래 또는 관련 검체의 직접검경, 배양검사, 병리조직검사)로 진단한다. 진단이 확정되지 않는 경우에는 *Candida mannan* 항원 검사, 영상진단, 안저검사 등으로 정밀하게 검사하여 원질환을 진단하고 치료한다.

임상적 의의

*Candida*를 면역시킨 가토 유래 항혈청을 사용하는 latex 응집반응 검사법이다. 이 항체는 *Candida* 균체 성분과 생체 유래 성분과의 복합물에 대한 항체로 이해하고 있다. 즉, 이열성 당단백을 검출하는 latex 응집반응으로 감도, 특이도 모두 불충분하지만 간편성과 신속성이 우수하다. 또한 치료효과 monitoring이나 경과관찰에도 도움이 된다. 항원가는 병태 개선에 따라 감소하고 재발이나 악화와 더불어 증가한다.

유의 사항 ① 항원의 혈중 지속기간은 비교적 짧아서 자주 검사하면 양성률이 높아진다. 판단기준을 호중구 감소 환자는 낮게(2~4배) 설정하고, 호중구가 감소하지 않은 환자는 높게(4~8배) 설정한다. ② 항원가 추이를 관찰한다. ③ RF 양성 환자를 제외한다.

Candida mannan antigen

기준치 음성

측정법 LA, ELISA

검체량 혈청 0.8 mL

검사 목적 *Candida*증(침습성/파종성) 진단

검체 취급 4℃(24시간 이내의 보존) 또는 동결(장기간 보존)

측정치에 따라 짐작되는 질환

- **양 성**

〈예상·잠재질환〉 *Candida* spp antigen 항 참조 **〈조치〉** *Candida* spp. antigen 항 참조

임상적 의의

Mannan은 D-mannose의 homo 중합체(polymer)로 *Candida*의 세포벽을 구성하는 주요 다당성분으로 알려졌다. 대부분은 단백질과 복합체를 만들어 세포벽의 가장 바깥 부위에 국재하는데, 특히 세포분열이 왕성한 발육세포에서는 용이하게 세포 밖으로 방출된다. 그 결과, *Candida* 혈증 등의 급성침습성 또는 파종성의 *Candida* 감염이 일어난 경우에는 mannan혈증 상태로 된다. 이 혈중 mannan을 항 mannan 항체와의 혈청학적 반응을 이용하여 측정하는 것이 이 검사의 원리이다.

*Candida mannan*의 구조는 균종에 특이적이지만 균종간에 제법 유사성을 보인다. 그러므로 어느 시약도 *C. albicans* 유래 또는 *C. tropicalis* 유래의 mannan에 대한 항체를 사용하고 있어서 *C. tropicalis* 이외의 non-*albicans Candida*의 mannan과도 교차반응성을 보인다. 이것은 *C. albicans* 감염에 한하지 않고, non-*albicans Candida* 각 균종에 의한 감염인 경우에도 양성 반응을 나타내는 이유이다(단, 원인 균종에 따라 반응성에 강약을 보인다).

혈중 mannan 농도는 혈중 또는 조직에 존재하는 *Candida*의 균량을 반영하는 것으로 이해하고 있어서 그 항원가는 침습성 또는 파종성 *Candida*증의 병세에 대응하여 감염이 진전되어 악화되면 증가하고, 경쾌해지면 감소한다. 따라서 진단뿐만 아니라 치료효과 판정이나 예후 추측에도 유용하다. 단, 조기진단에 어느 정도 유용한지는 아직 충분한 검토가 필요하다.

유의 사항 ① 같은 *Candida*증의 원인 균(*Candida* 속)이라도 균종 및 감염의 중증도나 병형에 따라서 항원의 반응성이나 정도가 다르다는 것에 유의하여야 한다. ② 항원의 혈중 지속시간이 비교적 짧으므로 검사를 자주할수록 양성률이 높아진다.

Chlamydia spp antigen, antibody

기준치

■ *C. trachomatis*

- **항체 검사**

· ELISA(IgG, IgA, IgM) : 음성 (0.9 이하)

· FA(IgG, IgM) : 혈청 10배 이하, CSF 1배 이하

- **항원 검사**

· EIA, FA : 음성

■ *C. psittaci*

- **항체 검사**

· CF : 혈청 4배 이하, CSF 1배 이하

· FA(IgG, IgM) : 혈청 10배 이하, CSF 1배 이하

■ *C. pneumoniae*

- **항체 검사**

· ELISA(IgG, IgA) : 0.9 이하

측정법 ELISA, FA, EIA, CF

검체량

· 항체 검사 : 혈청 0.2 mL, CSF 0.4 mL

· 항원 검사 : 분비물, 요침사, 도말표본 2매

(ELISA, FA 또는 PCR로 특이항원 검출)
검사 목적 *Chlamydia* 감염증 진단
검체 취급 4℃ 이하에 보존한다. *C. trachomatis* 항원인 요침사, 도말표본은 동결 보존한다.

측정치에 따라 짐작되는 질환

• 항체 검사

- ELISA : 1.11 이상 양성
- ELISA : 0.9~1.1인 경우 (10일 이후 재검)
- FA : 혈청 10배 이상, CSF 1배 이상 양성
- CF : 혈청 4배 이상, CSF 1배 이상 양성

〈예상질환〉 *C. trachomatis* : 비임균성 요도염, pelvic inflammatory disease(PID). *C. psittaci* : 앵무병. *C. pneumoniae* : *Chlamydia* 폐렴
〈잠재질환〉 *C. trachomatis* : 봉입체 결막염, Reiter 증후군, Fitz-Hugh-Curtis 증후군, 신생아폐렴 **〈조치〉** DOXY, MINO를 함유한 항생제 투여를 고려한다.

임상적 의의

Chlamydia 속은 4 종류가 있는데, 그 중 *C. trachomatis*, *C. psittaci*, *C. pneumoniae* 의 3 종류가 사람에 감염을 일으킨다.

C. trachomatis 감염은 현재 성행위 감염증(sexually transmitted disease; STD)의 가장 많은 원인으로 이해하고 있다. 요도염은 증상이 가볍기 때문에 치료하지 않고 방치되는 예도 많다고 한다. 그 중에 PID나 Fitz-Hugh-Curtis 증후군으로 진행하는 증례나 반응성으로 Reiter 증후군을 나타내는 증례가 포함된다. 또한 신생아 감염에 따라서 신생아 폐렴이나 봉입체 결막염이 생기는 경우도 있다. 직접 검체를 얻을 수 있는 부위의 감염 검색은 항원 검사가 바람직하고, 복강 내 감염 등 직접 검체를 얻을 수 없는 부위의 검색은 항체 검사가 바람직하다.

*C. psittaci*는 앵무새에서 전파되는 앵무병의 원인균이다. 심각한 호흡기 증상을 나타내고, 치사율도 20~40%나 된다고 한다.

*C. pneumoniae*는 시중 폐렴의 병원균의 하나로 중요하다. 성인의 항체 보유율은 60% 전후이다. 폐렴 자체의 병세는 가볍다.

유의 사항 ① Cutoff 치 이상의 반응을 보이는 경우를 양성으로 판정한다. ② Cutoff 치 이하의 반응인 경우를 음성으로 판단한다.

Chlamydia pneumoniae (Chlamydophila pneumoniae)

기준치
[주] 판정기준

- 음성 : 0.90 이하
- 판정 보류 : 0.90~1.09
- 양성 : 1.10 이상

측정법

- 항체법 : ELISA(IgG, IgA, IgM), MFA(항원봉입체)
- 분리배양 : 인후분비액, 비인강 찰과물, 편도음와(tonsilla lacunar) 찰과물, 기관지폐포세척액 등을 HeLa 229 세포, HL (hypoplastic leukemia) 세포에서 배양

검체량 혈청 0.2 mL
검사 목적 *Chlamydia* (*Chlamydophila*) *pneumoniae* 감염증 진단
검체 취급 동결 보존한다.

측정치에 따라 짐작되는 질환

• 양 성

〈예상질환〉 급성상기도염(인두염, 편도염, 부

비강염, 후두염, 급성기관지염, 폐렴, 흉막염, 만성기도 감염증의 급성 악화) **《잠재질환》** 심근증, 심근경색, 관절염, sarcoidosis, 동맥경화, 허혈성심질환 **《조치》** 마른기침을 보이는 만성호흡기질환이 있는 경우에는 급성 악화일 가능성이 의심되는 소견이다. β-Lactam계 약물을 투여하여도 개선되지 않는 호흡기 감염증은 *Chlamydia* (*Chlamydophila*) *pneumoniae* 일 가능성을 고려하여 항균약 투여를 고려한다.

임상적 의의

사람을 자연숙주로서 사람에서 사람으로 비말 감염되어 호흡기 감염증을 일으킨다. 항체 보유율은 4~7세에서 급상승하는데, 8~11세는 44%, 이후 50% 전후이고, 성인 건강인에서 60%에 이른다.

유의사항 ① 항체가는 pair 혈청에서 4배 이상 증가, IgG는 512배 이상, IgM이 16배 이상인 경우에는 현재의 감염을 의미한다. ② IgG가 16~256배인 것은 과거의 감염을 의미하고, 소아인 경우는 IgG가 128배에서도 현재의 감염으로 해석한다. ③ 초감염에서 항체는 3주까지 검출되지 않는다. ④ IgG는 감염 후 6~8주 이후까지 유의한 항체 상승은 아니다. 재감염에서는 IgG가 1~2주에 512배 이상으로 증가하지만 IgM은 증가하지 않는다.

Chlamydia psittaci (*Chlamydophila psittaci*)

기준치

· CF : 혈청 4배 이하, CSF 1배 이하

· FA (IgG, IgM : 혈청 10배 이하, CSF 1배 이하

측정법

· 보체결합반응(CF) : SR(single radial) CF

· 간접 형광항체법

검체량 혈청 0.2 mL/CSF 0.4 mL

검사 목적 *Chlamydia* (*Chlamydophila*) *psittaci* 의 혈청 및 CSF 중의 항체가 측정

검체 취급 동결 보존한다.

측정치에 따라 짐작되는 질환

● **양 성**

《예상질환》 급성호흡기감염증(기관지염, 폐렴) **《잠재질환》** 수막염, 결절성 홍반, 상부경부 림프절염, 유산, 결막염, 심근염, 뇌증 **《조치》** 감염방지를 위하여 조류 먹이에 tetracycline 제제 혼입. 이 질환으로 조류 사망이 의심되는 경우에는 사체 및 배설물을 소각 처리한다.

임상적 의의

무증상 보균 조류, 발병 조류의 배설물에서 유래되는 분무액(aerosol)의 흡인으로 기도감염을 일으킨다. 조류 외에 포유류의 감염도 있다.

유의사항 ① **CF법** : Pair 혈청에서 4배 이상 증가. 단독 혈청에서 32배 이상의 항체 증가. CSF에서 1배 이상 증가는 양성으로 해석한다. ② **간접 형광항체법** : IgG 16배 이하는 음성, IgG C 16~256배는 항체 보유 (감염 기왕), IgG 512배 이상 또는 IgM 16배 이상 증가는 급성감염을 의미한다. 급성기와 3주 이상의 간격을 둔 pair 혈청에서 IgG 4배 이상의 증가는 급성감염으로 해석한다.

Chlamydia trachomatis

기준치

· 항체검사 : ELISA 0.9 이하, FA 혈청 10배

이하, CSF 1배 이하

· 항원검사 : EIA & FA 음성

측정법

· 항체검사 : ELISA (IgG, IgM, IgA), FA (IgG, IgM)

· 항원검사 : EIA, FA

검체량

· 항체검사 : 혈청 0.2 mL

· 항원검사 : 요침사, 부분뇨, 요도 분비물, 질 분비물, 눈곱

검사 목적 *Chlamydia trachomatis* 감염증 진단

검체 취급 4℃ 이하. *C. trachomatis* 항원의 요침사, 도말표본은 동결 보존한다.

측정치에 따라 짐작되는 질환

• 양 성

(예상질환) 혈청형 A, B, C : trachoma(전염성 만성각결막염), 혈청형 D, E, F, G : 비임균성 요도염, 만성전립선염, 자궁경관염, 난관염, 주산기 감염증, 신생아 결막염 **(잠재질환)** ① 혈청형 A, B, C : 봉입체성 결막염(소아, 성인), ② 혈청형 D, E, F, G : 고환상체염, 만성 골반내 감염증, 유산, 조산, 사산, 저체중아, ③ 혈청형 L-1, L-2, L-3 : 회음 림프육아종(제4성병) **(조치)** 경관에서의 항원 검출은 1회로는 곤란하여 항체 검사를 병용한다. IgA(+)·IgG(+, ±, −)인 경우, *Chlamydia* 감염을 의심하여 항원 검사가 바람직하다. IgG(+)·IgA(±, −)에서는 *Chlamydia* 감염 기왕 또는 감염 의심으로 10일 후에 재검사하거나 항원 검사가 바람직하다. IgG(−, ±)·IgA(±, −)는 보류 범위로 10일 후에 재검사하는 것이 바람직하다.

임상적 의의

*Chlamydia*의 증식 cycle은 세포에의 감염 → 기본소체의 탐식세포 내 증식 → 기본소체에서 망양체(網樣體)로의 전환 → 망양체의 2분열로 증식 → 봉입체 형성 → 기본소체 성숙 → 숙주세포의 파괴로 인한 병소 방출 → 세포에의 감염이다.

*Chlamydia trachomatis*의 감염경로는 주로 사람에서 사람으로의 접촉감염으로 현재, 성행위 감염증(sexually transmitted disease; STD)의 원인으로 가장 큰 비율을 보이고 있다. 한 문헌에 의하면 기혼 임신부에서 5%는 양성, 또한 남성(20~30세)에서도 5%가 양성이었다. 추가로 미혼 중절 희망 여성에서 30대 8%, 20대 13%, 10대 24%로 특히 젊은 사람간에 침투되어 있는 것은 AIDS 감염경로와 겹칠 가능성이 커서 우려되는 사항이다.

유의 사항 특이적 IgM 항체는 감염 후 조기에 출현하여 4~8주에 최고치를 보이고, 2~3개월간 검출된다. 재감염에서는 IgM은 검출되지 않고, IgA, IgG는 검출된다.

Chlamydia trachomatis gene analysis

기준치 음성

측정법 DNA probe assay, PCR, LCR, SDA, TMA

검체량

· DNA probe assay : 자궁경관 찰과물, 남성 요도 찰과물

· PCR, SDA, TMA : 남성 첫뇨(2~8 mL), 자궁경관 찰과물, 남성요도 찰과물, 인두 찰과물

검사 목적 *Chlamydia trachomatis* 유전자 검출

검체 취급 4℃ 이하에서 보존한다.

측정치에 따라 짐작되는 질환

• **양 성**

《예상질환》 *Chlamydia* 감염증(비임균성 요도염, 골반내 감염증, 자궁경관염 등) **《조치》** Macrolide계, tetracyclin계, new quinolone계 또는 azithromycin 등의 항균 약물투여를 고려한다.

임상적 의의

DNA probe법은 찰과검체 중의 C. *trachomatis* ribosome RNA(rRNA)에 특이적인 DNA probe를 결합시키고, 그 결합체의 화학발광 강도를 판정하는 것으로 특이성이 크다. 최소 검출감도는 1회 측정당 세포 내 봉입체로서 5개(inclution)이다. PCR법, SDA법은 *C. trachomatis*에 특이적인 cryptic plasmid DNA의 일부를, TMA법은 rRNA를 증폭시키는 방법이다. 이들 방법은 특이성이 커서 다른 세균이나 또는 같은 *Chlamydia* 속의 *C. pneumoniae*나 *C. psittaci*와의 교차반응이 나타나지 않는다. 최소 검출감도는 1회 측정당 1 IFU이다.

*C. trachomatis*의 DNA가 표적인 유전자 검사법은 *C. trachomatis* 감염의 확정진단에 유용하지만 사멸 DNA도 검출된다는 결점이 있기 때문에 치유판정의 지표로는 불충분하다는 보고가 있다. 한편, rRNA가 표적인 유전자 검사법은 이론적으로는 사멸 DNA는 검출되지 않음으로 *Chlamydia* 감염증의 진단 및 치료 후의 판정에서 정밀도가 향상된 것으로 이해하고 있다. 또한 이들 유전자 검사법은 pelvic inflammatory disease(PID), Reiter 증후군, Fitz-Hugh-Curtis 증후군 등, 비임균성 요도염이 발단으로 발생하는 질환에 대한 *C. trachomatis* 감염 여부에 대해서도 의의가 크다.

유의사항 음성 판정은 *C. trachomatis* 감염의 가능성을 완전히 부정하는 것이 아니다(감염된 경우에서도 감염된 시기, 검체 채취부위, 검체 취급법 등에 따라 검사결과가 음성으로 되는 경우가 있다). 핵산 증폭법인 경우, 증폭반응 저해인자(혈액, 결정체, β-hCG 등)의 혼입으로 인하여 위음성으로 보이는 경우가 있다. SDA법에서 bilirubin(10 mg/mL)이나 phenazopyridine(10 mg/mL) 등, 요에서 볼 수 있는 색소성이 강한 물질은 판정불능이나 위음성의 원인이 되는 경우가 있다. 빛이 투과되는 시험관에 넣은 면봉 검체, 첫뇨가 아닌 요검체도 위음성을 보일 가능성이 있다.

약물 영향 유전자를 표적으로 검사하기 때문에 약물의 영향은 받지 않는다.

Clostridium difficile toxin A and B [CD tox A & B]

기준치 음성

측정법 EIA

검체량 설사변 최소한 0.5 g 이상

검사목적 *C. difficile 감염*증 진단(*C. difficile* 관련 질환 진단)

검체 취급 ① 혐기성 운송 용기에 최저 0.5 g, 가능하면 5 g 정도를 채취하여 냉장한다. ② 2일 이상 보존이 필요한 경우에는 동결(−70℃) 보존한다.

[주] 통상은 분변에서 toxin이 검출되지 않는다. 드물게 항균약이나 항암제 투여 중인 환자에서 설사 등 소화기 증상이 없는 변의 배양에서 *C. difficile* 독소생산 균주가 분리되는 경우

가 있다. 게다가 분변에서 toxin이 검출되는 경우가 있다.

측정치에 따라 짐작되는 질환

• **양 성**

〈잠재질환〉 ① 성인의 항균약이나 항암제 투여(과거 2개월)와 관련된 설사증의 설사변에서 toxin A와 toxin B의 2 가지 또는 1 가지가 검출되는 경우에 *C. difficile* 증으로 진단한다. 항균약 관련 설사증의 11~33%, 항균약 관련 대장염의 60~75%, 위막성 대장염의 90~100%에서 *C. difficile* 가 관련하고 있다. 급성복증(toxic megacolon, 중독성 거대결장증), 결장 천공을 일으키는 경우가 있다. 또한 때로 치명적이다. ② 어린이나 저 γ-globulin혈증 등 심각한 기초질환이 있는 유유아인 경우는 *C. difficile* 증을 전적으로 무시할 수 없다. 그러나 toxin A 음성에 toxin B 양성 균주에 의한 설사증의 예가 있어서 toxin A만의 검출은 불충분하기 때문에 toxin B의 검출이 필수이다.

〈조치〉 ① 경증인 경우에는 사용하고 있는 항균약 투여를 중지하는 것만으로 2~3일에 경쾌해진다. 경쾌해지지 않는 경우에는 vancomycin 또는 metronidazole 투여로 균의 박멸을 시도한다. Vancomycin이나 metronidazole로 치료 중에 재발을 주의하여야 한다. 재발하는 경우가 많다고 한다. ② *C. difficile* 가 원인인 대장염, 설사 환자는 원내에서 *C. difficile* 병의 돌연 증가하는 경우가 생길 수 있으므로 환자를 격리시키는 것이 바람직하다. 그러나 설사가 가라앉은 경우에는 격리할 필요가 없다. ③ 또한 *C. difficile* 선택 분리배지를 사용한 균의 분리 배양과 독소 생산성을 검토한 후, 역학 조사를 위하여 분리균을 typing하여 두는 것이 바람직하다.

임상적 의의

C. difficile 에는 독소생산 균주와 비생산 균주가 있다. 토양이나 사람을 포함하여 동물의 장관 내에 서식하는 것이 알려졌다. 병원 내 환경에서도 분리된다. *C. difficile* 가 생산하는 독소는 현재 3 종류가 알려졌는데, 그 중에 toxin A와 toxin B가 중요하다. Toxin A는 enterotoxin이고, toxin B는 cytotoxin이다. 근년 제3의 독소인 binary toxin이 문제시 되고 있다. 분자량이 200~300 kDa 이상인 Large Clostridial Toxins로 분류되는 toxin A와 toxin B가 특히 중요하다. 이들 2 가지 독소의 본질은 monoglucosyltransferase로 Rho GTPase를 불활성화하여 Rho GTPase가 필요한 세포 하류의 활성을 block한다. Toxin A는 비만세포 의존성 또는 비의존성의 경로에, 장관 내로 분비액의 항진과 백혈구 침윤을 유도한다. 또한 Toxin A에 폭로된 세포는 mitochondria의 손상으로 인하여 세포사를 일으킨다. ATP 양의 감소와 활성 산소의 증가가 원인이다. 또한 이들 독소는 장관상피가 물리적인 장벽기능을 발휘하는 중요한 역할을 담당하는 장관 상피세포 접합부를 손상시킨다. 환자의 설사변에는 *C. difficile* 와 함께 toxin이 검출된다.

• **내인성 감염**

어떤 집단의 사람 장내에는 통상의 배양법으로는 검출되지 않는 수준의 독소생산 *C. difficile* (내인성)가 존재한다. 감염증이나 악성종양 등에 항균 또는 항암 화학요법을 받는 경우, 이들 환자의 일부에서 독소생산 *C. difficile* 의 비정상적인 증식이 일어나 독소를 생산한다. 숙주인자도 추가하여 설사 또는 대장염을 일으키는 경우가 있다.

• **원내 감염증**

*C. difficile*를 보균하지 않는 *C. difficile*에 감수성인 population이 존재한다. 입원기간이 길면 기초질환이 있는 이들 환자에 항균약 투여가 계기가 되어 발병한다. 이것은 외인성으로 다른 환자나 의료 종사자를 통하여 *C. difficile*를 획득하여(원내 감염) 발병한다. 고빈도로 나타난다. 근년, 독소 생산량이 증가하는 변이주(BI/NAP 1/027주)에 의한 미국, Canada, Europe의 일부에서 돌연한 발생이 문제가 되고 있다.

• **무증후 carrier**

유아에서는 전혀 증상이 없음에도 불구하고 변에서 독소가 검출되고, *C. difficile*가 분리되는 현상을 흔히 접한다. 그러나 유아가 독소에 감수성이 없는 이유는 잘 모르고 있다. 성인(成因)은 국가마다 달라 구주에서는 0.3%, 우리나라에서는 최고 15%? 정도 존재한다. 항균약 투여를 받은 volunteer의 약 반수는 무증후 carrier이다.

유의사항 **설사변중 독소 검출** : 위양성 반응, 위음성 반응을 보이는 경우가 있다. 가능하면 *C. difficile*의 분리와 분리 균주의 독소 생산성을 병행 검토한다.

Clostridium difficile toxin A and B genes

기준치 음성

측정법 균의 분리 배양, PCR+PAGE(toxin A 검출용 primer, toxin B 검출용 primer)

검체량 설사변(무형변) 5 g 이상 또는 설사 변에서 분리한 *C. difficile* 순수배양균(고형변은 통상 검사대상은 아니지만 항균약제 투여 경험과 소화기 증상이 있는 경우에는 검사한다)

검사 목적 항균약제·항암제를 복용 중·복용 후에 설사를 일으킨 경우, *C. difficile*에 의한 것인가 또는 기타 원인으로 인한 것인가를 특정 지우기 위하여 검사한다.

검체 취급 검체 채취 후 곧바로 혐기성 운송 용기에 넣어 검사실로 보낸다. 연구실 수준의 일이므로 전문가에 의뢰한다.

[주] ① 분변에 독소 생산 *C. difficile*가 없는 사람이 있다. ② Toxin A 및 B 생산 음성인 *C. difficile*(무독 균주)를 보유하고 있음에도 불구하고 무증상인 carrier가 있다. ③ 설사가 아닌 분변에서 toxin A가 검출되는 경우, 양성으로 되는 경우가 있다. 이와 같이 전혀 무증상인 사람이 toxin A 및 toxin B 생산 양성 또는 toxin A 음성에 toxin B 양성인 *C. difficile*를 보유하는 경우가 있으므로 주의하여야 한다.

측정 결과에 따른 해석

• **양 성**

항균약 또는 항암제 투여와 관련된 설사 환자에서 분리한 *C. difficile* toxin A와 B의 유전자 일부를 증폭하여 *C. difficile* 관련 질환 여부를 진단하는 보조로 이용한다.

항균약 투여로 인한 설사에서도 약 75~80%는 독소 생산 *C. difficile*에 의한 설사이다. 이 경우, 균교대 현상으로 *C. difficile* 무독 균주가 증가하는 경우가 있다. 따라서 그와 같은 경우와 *C. difficile* 독소 생산 균주에 의한 *C. difficile* 관련 설사와의 감별이 필요하다.

Toxin A 염기배열의 비반복 부위의 유전자를 증폭하여 양성인 경우에 toxin A^{+} 균주로 판정한다. Toxin B 염기배열의 비반복 부위의 유전자를 증폭하여 양성인 경우에 toxin B$^+$ 균주로 판정한다. Toxin A와 B의 2 가지를 생산하는 균주가 많다.

단, 최근에 toxin A 염기배열의 반복 부위의 유전자를 증폭할 필요성이 지적되었다. Toxin A 염기배열의 반복 부위의 유전자를 증폭하여 size가 작은 band가 생길 때는 toxin A$^-$/toxin B$^+$ 균주로 판정한다. 이미 이 균주의 임상적 의의가 증명되었고, 이 균주의 원인인 원내 돌연한 발생 예가 보고되었다. 또한 독소 생산 변이주(NAP 1 주)에 의한 돌연한 발생도 보고되었다. Toxin A$^+$/toxin B$^-$는 알려지지 않았다.

임상적 의의

C. difficile 에는 독소생산 균주와 비생산 균주가 있다. 독소생산 균주가 중요하다. 항균약 관련 설사증이 의심되는 환자의 설사변에서 *C. difficile* 를 분리한 경우에는 그 가능성이 높지만 정식으로는 분리 균주가 독소생산 균주인가를 확인할 필요가 있다. 또한 설사변 중의 toxin A와 toxin B의 존재를 확인할 필요가 있다.

[주] 진단에 도움이 되는 요점

① **설사변** : 반드시 항균약 또는 항암제 투여와 관련되는 설사여야 한다.

② **원내 감염증** : 입원기간이 길고, 기초질환이 있는 환자에 고빈도로 나타나게 된다. 의료 종사자가 관여하는 원내감염의 위험성도 있다.

③ **시중 감염증** : 만 명에 몇 사람 정도의 빈도로 보인다는 보고가 있다.

유의 사항

· **세균 배양** : 선택 분리 배지(cycloserine-cefoxitin-mannitol-agar; CCMA 또는 cycloserine-cefoxitin-fructose-agar; CCFA)를 사용한 혐기배양에서 황색의 R형 집락을 형성한다. S 형 집락도 드물게 보이므로 주의한다. *C. difficile* 증의 진단을 위해서는 분리 균주가 toxin A와 toxin B 또는 toxin B를 생산하고 있는가 여부를 확인할 필요가 있다.

· **PCR법** : 증폭산물의 size에 주의한다. *C. difficile* 의 독소생산은 염색체상의 유전자에 지배되고 있다. Toxin A 증폭용 primer set를 사용하여 toxin A 염기배열이 반복되지 않은 부위의 유전자가 증폭되면 독소생산 균주로 판단할 수 있는 것으로 이해하고 있다. 그러나 최근에는 toxin A 염기배열의 반복 부위 유전자의 증폭을 동시에 시행할 필요성이나 독소 생산 조절인자의 결실 등에 대해서도 검사할 필요성이 지적되고 있다.

· **종합 판정** : 고형변에서 *C. difficile* 유독 균주가 분리되는 경우가 있다. 변의 성상과 환자의 임상소견 등을 종합하여 판단한다.

Cryptococcus neoformans antigen

기준치 음성
측정법 LA
검체량 혈청/CSF 0.8 mL
검사 목적 사람 유래 검체에서 분리된 *Cryptococcus neoformans* 균의 동정
검체 취급 4℃ 이하. 장기간 보존인 경우는 −20 ℃ 이하.

측정치에 따라 짐작되는 질환

● **양 성**

《예상질환》 *Cryptococcus* 증 **《조치》** 항진균약 투여. 확정진단은 *C. neoformans* 를 분리 동정할 필요가 있고, 뇌척수액(CSF), 객담, 기관지 폐포 세척액, 폐조직, 피부조직 등의 배양

검사도 동시에 시행한다.

임상적 의의

환자 혈청 또는 CSF 중의 *C. neoformans*의 협막 다당류 항원인 glucuronoxylomannan을 역수신 latex 응집반응으로 검출한다. 감도·특이도 모두 양호하여 *Cryptococcus* 증의 진단보조로 유용하다. *Cryptococcus* 폐렴에서 95%의 양성률, *Cryptococcus* 수막염에서 100%의 양성률을 보인다는 보고도 있다. 또한 항원가의 추이는 치료경과와 좋은 상관성을 보인다.

유의 사항 *C. neoformans*와 공통항원이 있는 *Trichosporon beigelii*의 전신 감염증의 혈청에서 위양성 반응을 보이는 것은 매우 드물지만 주의가 필요하다.

약물 영향 항균약의 영향은 받지 않는다.

Culture test-Anaerobic bacterium

기준치 배양 음성

측정법 혐기배양 (gas pak법, 혐기 chamber법 등)

검체량 혐기성 수송용기에 넣어 의뢰한다.

검사 목적 혐기성 세균 검출

검체 취급 혐기성 세균 검출에 적절한 재료를 채취하여 혐기성 수송용기를 사용하여 수송하는 것이 중요하다. 검사실에 접수된 검체는 가능한 한 빨리 배지에 접종한다(실온 : 2시간 이내, 4℃ : 24시간 이내).

측정치에 따라 짐작되는 질환

• **양 성**

〈예상질환〉 복강 내 감염증, 여성성기 감염증, 가스괴저(gas gangrene), 파상풍, 위막성 장염, 창상, 오연성(誤嚥性) 폐렴 등 **〈조치〉** 임상증상, 검사재료, 검출 세균 등으로 종합하여 판단하고 유효한 항균약물 투여를 고려한다.

표 57. 생체부위에 따른 상재 혐기성 세균

상재 혐기성 세균	피부*	구강 인두	대장	질
Bacteroides spp.		±	++	±
Prevotella spp.		++	+	±
Fusobacterium spp.		+	±	±
Propionibacterium spp.	+	+	+	+
Clostridium spp.		±	+	±
Bifidobacterium spp.		+	++	±
Eubacterium spp.		+	++	±
Peptostreptococcus spp.	±	+	++	++
Veillonella spp.		+	+	+

± : 60% 이하 + : 존재 ++ : 다수 존재
* : 외이도, 결막, 비강도 포함

임상적 의의

혐기성 감염증은 *Clostridium botulinum*이나 *C. tetani* 등을 제외하면 대부분은 내인성인 이유로 조직의 허혈·괴사 등으로 상재(표 57) 하지 않는 부위로 침입 또는 상재하는 곳에서도 그 균형이 붕괴되어 증식하여 감염증을 야기하는 것이다.

폐쇄성 농양(뇌농양, 폐농양, 농흉, 복강내 농양, 직장주위 농양, 골반내 농양, 여성성기 또는 부비강의 농양 등)에서 채취된 농은 혐기배양이 필수이다. 또한 혈액에서도 혐기성 세균이 분리되기 때문에 혈액배양의 호기용 bottle과 함께 혐기용 bottle에도 접종하는 편이 바람직하다.

비인두 및 치육 swap, 상처부위나 궤양부위 표면을 swap한 것, 질이나 경관의 swap, 배설뇨 및 catheter 뇨, 객담, 장관 내용물(*C.*

difficile 제외), 자궁 내 피임기구(intrauterine contrasetive device; IUD) 등은 혐기성 배양에 부적합 검체이므로 혐기성 세균이 강하게 의심되는 경우에는 검체채취 방법에 충분히 주의하여야 한다.

악취나 임상재료 중의 가스, 편성 혐기성 세균(obligate anaerobe) 전반에 효과가 없는 항균약물(aminoglycoside antibiotics나 monobactam antibiotics 등)의 사용 중에 발생 또는 악화된 감염증인 경우에는 혐기배양을 하는 하나의 기준이 된다.

· **혐기성 배양법(혐기성 환경조성)**

검체 수가 많은 검사기관에서는 혐기성 배양장치·혐기 chamber를 사용하는 편이 편리하지만 그렇지 않으면 pouch나 jar에 산소흡수·탄산가스 발생제-혐기 pak에 넣어 혐기상태로 배양하는 방법도 손쉬운 방법이다.

유의 사항 펑소, 무균석인 검체에서 혐기성 세균이 분리되는 경우에는 원인균으로 해석한다. 혐기성 세균은 호기조건 하에서 발육하는 세균에 비하여 발육이 늦어 배양에 시간이 걸린다. 검사실은 혐기성 세균의 존재를 재빨리 전하는 것이 중요하고, 임상은 동정·감수성 시험이 시간이 걸린다는 것을 고려하여 치료방침을 결정하는 것이 중요하다.

약물 영향 Aminoglycoside antibiotics 이외의 항균약물의 영향을 받을 가능성이 있다.

Culture test-Blood and CSF

기준치 배양 음성

측정법 탄산가스 배양, 혐기배양, 자동세균배양

검체량 혈액 5~10 mL, CSF 1~2 mL (제품에 따라 다소 다르다)

검사 목적 패혈증 및 수막염 등의 기염균 검출

검체 취급

· 혈액 : 적절한 채혈시기는 발열 직전의 오한전율 발생 시, 38 이상의 발열 시, 항균약제 치료개시 전 등이다. 기타 채혈시기로 혈압저하, 원인불명의 의식장애, 저체온, 대사성 acidosis, 백혈구의 비정상 증가 또는 비정상 감소 등이다. 항균약제 투여 전에 채혈하는 것이 원칙이지만 항균약제 투여 시에는 항균약제의 혈중농도가 가장 낮게 되는 시간대에 채혈한다. 1회 검사에는 채혈부위를 달리하여 2개소에서 채혈하여 2 set bottle에 채혈한다. 24시간에 3회 이상 시행하는 것이 바람직하다. 검체채취 후 곧바로 배양검사를 하는데, 그렇지 못할 경우에는 실온에 보존하고, 냉장보존은 불가하다.

· CSF : CSF 채취 시 피부상재균이 수강 내로 들어가지 않도록, 그리고 배양검사에서의 오염을 피하기 위하여 천자부위를 중심으로 광범위하게 충분히 소독하는 것이 매우 중요하다. CSF는 실온(24시간 이내)에서 보존하고, 냉장고에 보존해서는 안 된다.

측정치에 따라 짐작되는 질환

• **양 성**

혈액, CSF는 무균적인 검체이기 때문에 올바르게 채취된 검체에서 세균·진균이 분리되는 경우의 진단적 의의는 대단히 크다. **〈조치〉** 유효 항균약제의 투여를 적극적으로 고려한다.

임상적 의의

■ **혈액의 세균배양 검사**

혈액배양 양성 예는 패혈증이나 심내막염 환자뿐만 아니라 비뇨생식기 감염, 호흡기 감염, 농양, 수술 후 감염, 담도감염 등에서도 많이 나타난다. 그러므로 혈액배양은 감염증 진단상 가장 중요한 검사인 것이다.

· **감염성 심내막염** : 세균이 심내막 또는 판막에 부착, 증식하여 간헐적 또는 지속적으로 혈액에 세균이 증명되는 균혈증이다. 이것의 원인균에는 일반적으로 녹색연쇄상 구균(viridans streptococci), 포도상 구균(*Staphylococcus*), 장구균(*Enterococcus*) 등이 나타난다.

· **Catheter 관련 혈류감염** : Catheter 삽입이 균의 침입문호가 되어 발병하는 균혈증으로 catheter 제거와 항균약제 투여가 기본적인 치료이다. 효모양 진균이나 *Staphylococcus* spp. 등이 원인균이 되기 쉽다.

■ CSF의 세균배양 검사

CSF의 배양검사는 화농성 수막염 등 중추신경계 감염증의 진단 및 경과관찰에 필수적인 검사이다. 발열, 두통, 구토, 경련 등에서 CSF 배양검사를 시행하지만 신생아나 이감염 환자에서는 특유한 증상이 없는 경우가 많으므로 주의하여야 한다.

· **수막염** : 수막염에는 ① 세균성(화농성) 수막염, ② 결핵성 수막염, ③ 무균성 수막염 등이 있는데, 일반적으로 ①은 다핵구가, ②,③은 단핵구가 우위이다. Glucose 농도는 ①,②가 감소하고, ③은 정상이다. 단백질 농도는 ①, ②, ③ 어느 것이나 증가한다. CSF의 외관은 ① 혼탁·농성, ② 수양(水樣), 때로는 xanthochromia, ③ 수양(일광 cloud)이다. 또한 정상 CSF는 수양 투명하고, 세포는 5개/μL 이하, 총단백 15~45 mg/dL, glucose 50~75 mg/dL이다.

· **주요 원인균** : *Streptococcus pneumoniae*, *Haemophilus influenzae* 등이지만 연령에 따라 분리되는 균이 다르다. 즉, 3개월 미만의 유유아에서는 *E. coli*, *Streptococcus agalactiae*, 3~6개월 유유아에서 *S. pneumoniae*, *Listeria monocytogenes*, 6개월 이상 6세 미만 유유아는 *S. pneumoniae*, *H. influenzae*, *L. monocytogenes*, 6세 이상 성인에서는 *S. pneumoniae*, *Cryptococcus neoformans*, *N. meningitidis* 등이다.

약물 영향 항균약제 투여 후에 검체를 채취하면 배양 발육불량 또는 통상의 생화학적 성상을 보이지 않는 균이 발육되는 경우가 있다. 검체채취는 반드시 항균약제 투여 전에 행하여야 한다.

Culture test-Digestive organ

기준치 정상 장내세균총

[주] 건강인의 분변 중 세균 수는 혐기성 세균 10^6~10^{12}/g, 장내세균 10^4~10^{10}/g, 연쇄상구균 10^4~10^{12}/g 정도이다.

측정법 호기배양, 혐기배양, 미호기(microaerophilic) 배양

검체량 3~5 g

검사 목적 소화관 감염증의 기염균 검색

검체 취급 농 분변에서 채취하여 덮개가 있는 밀폐용기, screw cap 채변관 등에 채취한다. 이때 점액, 혈액의 혼입·부착, 수양 등의 성상을 관찰하면서 중심부에서 채취한다. 곧바로 검사할 수 없을 때는 Carry-Blair 보존·수송배지가 들어 있는 용기를 사용한다. 채취량으로 엄지 크기 정도가 필요하기 때문에 특별한 경우를 제하고는 채변봉이나 swap으로의 직접 채변은 가급적 피한다. 분변의 보존은 냉장보존(4℃, 24시간 이내)이 기본이지만 여름철 외래환자의 설사 변은 냉장 보존하지 않고 곧바로 검사한다(*Vibrio* 속은 검출하기 어렵다).

표 58. 설사의 원인균과 증상

원인균	원 인	잠복기간	증 상
Vibrio cholerae	물·음식물	1～3일	구토, 수양변
Dysentery *bacillus, shigella*	물·음식물	1～5일	복통, 발열, 혈변, 수양변
EHEC	물·음식물	2～14일	구토, 복통, 발열, 혈변, 수양변
Yersimia	물·음식물	1～4일	발열, 복통, 수양변
Vibrio fluvialis	음식물		구토, 발열, 복통, 수양변
Aeromonas	음식물		구토, 발열, 복통, 수양변
Salmonella	계란·닭고기	1～5일	구토, 발열, 복통, 혈변, 수양변
Campylobacter	육류	1～10일	구토, 발열, 복통, 혈변
Vibrio parahaemolyticus	생식(어패류)	12～24시간	구토, 복통, 혈변, 수양변
Bacillus cereus	곡물·향신료	1～16시간	구토, 오심, 복통, 수양변
Clostridium botulinum	통조림·진공 bag	18시간	구토, 오심, 신경증상
Staphylococcus aureus	조리사(비위생)	1～5시간	구토, 오심, 복통, 수양변
Bacillus welchii	가열부족	8～22시간	구토, 복통, 수양변
Plesiomonas shigelloides	물·해외여행		발열, 복통, 수양변
Clostridium difficile	항균약제		혈변, 수양변

EHEC : *enterohemorrhagic E. coli* (장관출혈성 대장균)

측정치에 따라 짐작되는 질환

• **양 성**

〈 예상질환 〉 급성위장염, 소화관 감염증, cholera, 이질, typhoid fever, paratyphoid fever, salmonellosis, 장관출혈성 대장균감염증, 담낭염, 위막성위염, *Helicobacter pylori* 감염증 등

〈 조치 〉 감염성 장염은 충분한 수분공급과 더불어 경우에 따라서는 항균약제 투여를 고려한다.

임상적 의의

■ 분변의 배양검사

분변의 배양목적은 설사 기염균 검색이나 식중독의 원인 검색, 약제성 장염으로 인한 것, 화학요법에 수반하는 균교대증, 장기이식 환자나 면역부전 환자 등의 세균총 동태파악(일종의 감시배양) 등 여러 가지가 있다. 또한 장관에는 혐기성 세균이나 장내세균 등의 상재균이 다종류·다수 존재하기 때문에 목적 균종에 가장 적합한 선택배지를 사용하여 검사하여야 한다. 그러므로 검사목적이나 환자정보(연령, 성별, 증상, 섭취식품, 섭취기간, 해외여행력, 항균약제 사용 여부, 임상증상, 기호, 애완동물 사육 여부 등)를 파악하는 것이 많은 도움이 된다. 설사를 일으키는 원인균을 표 58에 정리하였다.

■ 담즙의 배양검사

간·담도 감염증의 감염경로로는 상행 감염, 혈행 감염, 림프행 감염 등 3 경로를 고려하는데, 이들 가운데 상행 감염(장내세균 → 십이지장 상부 → 담관 → 담낭 → 간)이 가장 많다. 이것들은 혐기성 세균을 포함하여 복수세균 감염이 많기 때문에 배양 시에는 혐기성 배양을 함께 검사하는 것이 바람직하다. 실온에서 2시간 이상 방치해서는 안 되고, 곧바로 검사할 수 없을 경우에는 4℃에서 보존한다(24시간 이내).

■ 소화관 생검조직의 배양검사(*H. pylori* 검출)

*H. pylori*는 위염이나 소화관 궤양, 위암,

MALT 종양의 하나의 원인이 된다. *H. pylori*의 진단·배양에는 위 생검재료를 사용한다. 이 균은 미호기 환경 하에 밖에 발육되지 않아 배양에 숙련을 요하고, 배양시간도 장시간 필요하지만 항균약제에 의한 제균실패 예의 약제감수성 시험을 위한 배양검사는 꼭 필요하다. 채취한 생검재료는 반드시 전용 수송배지에 넣어 보존한다(4℃ 보존, 24시간 이내).

Culture test-Discharge

기준치

· 폐쇄성 농양 : 배양 음성

· 개방성 농양 : 피부 상재균총

측정법 호기배양, 탄산가스 배양, 혐기배양

검체량 소량으로도 검사 가능

검사 목적 폐쇄성 농양 또는 개방성 농양에서의 염증야기 원인균 검색

검체 취급 혐기성 세균이 의심될 경우는 반드시 혐기성 수송배지에 채취한다. 농포 내용물의 채취는 중심부위 농보다는 체세포 조직과 접해있는 부분이 바람직하다(세균이 활발하게 활동하고 있고, 배양 시 잘 발육된다.

측정치에 따라 짐작되는 질환

• **양 성**

〈예상질환〉 복막염, 복강 내 감염증, 흉막염, 농흉, 혈흉(hemothrax), 심막강 감염증, 괴사성 근막염, 봉와직염(cellulitis), 감염성 관절염, 중이염, 결막염, 외상, 수술부위 감염증 등

〈조치〉 임상증상, 검사재료, 검출 세균 등으로 종합하여 판단하고 유효한 항균약물 투여를 고려한다.

임상적 의의

일정한 장기·부위에서 유래한 것이 아닌 검체로 폐쇄 농이나 천자액 등이 있다. 이들 검체는 통상 무균부위 채취로 간주하여 검사하는 경우가 있지만 채취할 때에 피부 상재균이 혼입되지 않도록 충분히 주의하여야 한다. 또한 혐기배양이 필요한 경우에 목적에 따라 혐기성 수송용 용기에 채취한다.

개방성 농(膿) 부위에서 검출되는 세균으로 가장 많은 것이 *Staphylococcus aureus*이고, 다음으로 coagulase negative staphylococci를 포함하여 *Staphylococcus*속으로 약 50% 정도 차지한다. 3번째가 *Pseudomonas aeruginosa*로 10% 정도이다.

악취가 있는 폐쇄성 농 부위에는 혐기성 세균도 잘 검출되므로 더러운 또는 냄새 나는 검체 등은 반드시 혐기배양을 시행한다.

또한 농양 전체에서는 *Actinomyces* sp. 나 *Mycobacterium tuberculosis* 등의 일상검사에서 검출이 곤란한 세균도 고려할 필요가 있다.

A군 또는 G군 연쇄상 구균은 급속하게 경과하여 괴사성 근막염, 근염 등 연부조직의 괴사를 수반하는 전격형 연쇄상 구균 감염증을 일으키는 경우가 있다. 검출된 경우에는 곧바로 담당의에게 연락한다. 외이염(外耳炎)에서는 폐렴구균이나 influenza 균이 주요 원인균이다.

유의 사항 폐쇄성 농양을 Gram 염색하면 임상증상에 추가된 정보로 치료방침을 결정하는데 중요한 정보를 조기에 얻을 가능성이 있다.

Culturetest-Respiratory system infecton

기준치 구강 내 상재균총[normal(bacterial) flora]

[주] 상기도(비인두·구강)에는 viridans group streptococci, *Neisseria* spp. 등의 상재균이 존재하기 때문에 객출 담, 인두분비물, 구강분비물 등의 검사재료에는 이들 상재균이 검출된다. 하기도 기관에서 분지부까지는 거의 무균, 기관지나 폐포는 무균이다. 비강분비물에서는 피부의 상재균인 coagulase negative staphylococci나 Gram positive rod가 검출된다.

측정법 호기배양, 탄산가스 배양, 혐기배양

검체량 객출 담은 최소 한 전체의 1/3 농성 담의 존재가 바람직하다.

검사 목적 호흡기 감염증의 기염균(起炎菌) 검출

검체 취급 객출 담을 채취할 때는 상재균의 혼입을 최소로 하도록 환자의 협력을 구한다. 채취시간은 조조기상 시가 바람직하다. 검체채취는 원칙적으로 화학요법 전에 한다. 만약에 약물치료 중인 경우에는 약물 혈중 농도가 가장 낮은 때를 선택한다. 채취한 검체는 곧바로 검사하는 것이 바람직하다. 검체의 실온방치로 인하여 장내세균이나 녹농균 등의 포도당 비발효 Gram 음성 간균이나 효모 등은 증식하는 한편 호흡기계 감염증의 기염균으로 생각되는 폐렴구균이나 influenza 균 등 영양을 필요로 하는 균종은 사멸하기 쉽다. 객담을 객출하지 못하는 소아인 경우, swab으로 상인두(후비강)에서 채취하는 것이 무난하다. 단, 소아에는 항상 *S. pneumoniae* 나 *M. catarrhalis* 를 보균하는 것도 드물지 않다. 검체 보존은 4℃, 24시간 이내로 하고, 실온에 2시간 이상 방치해서는 안 된다.

측정치에 따라 짐작되는 질환

• 양 성

〈예상질환〉 비염, 부비강염, 인두염, 기관·기관지염, 폐렴, 흉막염, 만성기도 감염증의 악화

〈조치〉 임상증상, 검사재료, 검출균 등으로 종합하여 판단하고, 유효한 항균약의 투여를 고려한다.

임상적 의의

호흡기 감염증의 기염균을 특정지기에는 염증부위에서 채취하여 검사하는 것이 바람직하다. 채취법에 따라 분리되는 균종이 다르다는 것에 주의하여야 한다. 일반적으로 객출 담은 농성담에 다핵백혈구가 많이 보이는 담이 배양검사에 적합하다.

검출된 균이 호흡기 감염증을 일으키고 있는가는 균량이나 검체의 육안적 평가·현미경적 평가 하에 연하곤란이나 호흡상태, 흉부 X 선 사진, 혈액 가스분석 등을 참고하여 종합적으로 판단한다.

■ 호흡기 감염증의 주요 기염균

상기도(비염, 인두염, 기관·기관지염) 감염증과 하기도 감염증(폐렴 등) 2 가지로 크게 나눈다.

• 상기도 감염증

비강 분비물은 influenza virus 검출이나 MRSA 보균 조사에, 인두분비물은 adenovirus, RS virus, 용혈성 연쇄상 구균 검출에 사용하는 경우가 많다. *Corynebacterium diphtheria, Neisseria meningitidis, Mycoplasma pneumonia, Bordetella pertussis* (백일해균) 등의 검출에는 전용 배지가 필요하다.

● 하기도 감염증

· 급성기관지염

Virus로 인한 것이 대부분이지만 드물게 *M. pneumoniae* 나 *Chlamydia pneumoniae* 가 관여하는 경우도 있다. 농성 담을 객출할 때에는 세균의 2차 감염으로 추정되는데, 그 균종은 *Haemophilus influenzae* 나 *Streptococcus pneumoniae* 가 많다.

· 만성기도 감염증 (만성기관지염, 미만성 범세기관지염 등)

농성 담을 빈번하게 대량 객출할 때의 악화 균종은 *H. influenza*, *S. pneumonia*, *Moraxella catarrhalis* 등이 있다. 항균약 투여에 기인하여 *Pseudomonas aeruginosa* 나 *Klebsiella pneumoniae* 가 출현한다. 결핵균이나 비결핵균성 항산균도 나타난다.

· 일반 폐렴

M. pneumoniae, *C. pneumoniae*, *S. pneumoniae*, *H. influenza* 등이 차지하는 비율이 크다. *Legionella pneumophila* 로 인한 폐렴은 발병 수는 다른 것에 비해 적고, 증상이 급격하게 악화되기 때문에 주의를 요한다. 또한 전용 배지가 필요하기 때문에 비치하지 않으면 기염균을 검출하지 못하는 경우가 있다. 결핵균을 항상 염두에 두고 검사할 필요가 있다. 또한 *S. pneumoniae*, *L. pneumophila* 는 요중 항원으로 신속하게 검출이 가능해졌다.

·원내 폐렴

K. pneumoniae 를 위시하여 장내세균이나 *P. aeruginosa*, *S. aureus* 등이 기염균이 되는 경우가 많다. 이감염 환자가 많기 때문에 cytomegalovirus, *Pneumocystis jiroveci (P. carinii)*, *Cryptococcus neoformans*, *Aspergillus* spp. 등도 나타난다.

약물 영향 Penicillin 내성 *S. pneumonia* (PRSP, PISP)나 β-lactamase 음성 ABPC 내성 *H. influenzae* (BNNAR)가 출현·증가하고 있다. 이들 균은 penicillin계 항균약제뿐만 아니라 많은 cephem계 항균약제에도 내성을 보이기 때문에 주의하여야 한다.

Culture test－Urological infection

기준치 요 배양 음성

측정법 호기배양, 탄산가스 배양, 혐기배양

검체량 5 mL (적어도 가능)

검사 목적 비뇨생식기 감염증의 기염균 검출

검체 취급

· 요 세균배양 검사

검체 채취는 중간뇨 채취법, 요도 catheter법, 경피 방광천자법 등이 있지만 특별한 경우를 제하고 중간뇨 채취로 충분하다. 단, 요도구 주변의 상재균 혼입을 피하도록 주의한다. 채뇨 후 곧바로 신선뇨로 검사하는 것이 바람직하지만 가능한 한 냉장고에 보존한다 (24시간 이내).

· 생식기계 세균배양 검사

주로 수송용 배지와 함께 공급하는 swap으로 검체를 채취하는 경우가 많다. 채취된 검체는 곧바로 배지에 도포하는 것이 바람직하지만 그렇지 못할 경우에는 냉장고에 보존한다. 단, 임균은 냉기에 접하면 급속도로 발육능력이 떨어지지 때문에 실온에 보존한다. 농양을 형성하는 경우에는 혐기성 세균을 검출하기 위하여 혐기 수송용기에 채취한다.

[주] 요 그 자체가 세균에 대하여 좋은 배지이기 때문에 실온에 2시간 이상 방치해서는 안된다. 장시간 방치된 요 검체는 검사재료로 사용할 수 없다.

측정치에 따라 짐작되는 질환

• **양 성**

《예상질환》요로감염증 : 요도염, 방광염, 요관염, 신우신염. **생식기 감염증** : 질염, 경관염, 전립선염, Bartholin gland 염, 골반내염증성 질환 등 **《조치》**임상증상, 검사재료, 검출세균 등으로 종합하여 판단하고, 유효한 항균약제 투여를 고려한다.

임상적 의의

■ 요의 세균배양 검사

요로에서 미생물이 분리되는 경우에는 요도개구부(開口部)에서 상행성으로 감염되는 길과 혈류로 신장을 경유하여 요로로 들어가는 길의 2가지 길이 있다. 요로 감염증에는 드물게 virus, 진균, 기생충이 원인인 경우가 있지만 대부분은 세균으로 인하여 야기된다. 남성보다 여성 쪽이 압도적으로 많은데, 이것은 여성의 요도가 남성에 비해 짧다는 것이나 상재균이 존재하는 질·항문과 요도의 거리가 가깝다는 것이 원인으로 이해하고 있다.

기초질환이 없는 단순 요로감염증의 기염균의 대부분은 *Escherichia coli*인데 대하여 구조적 또는 기능적으로 무언가의 기초질환이 있는 복잡성 요로감염증에는 *Pseudomonas aeruginosa*를 위시하여 포도당 비발효 Gram 음성 간균이나 *Staphylococcus* spp., *Enterococcus* spp. 등이 나타나고, 복수의 균종이 분리되는 경우가 많다. 사춘기 여성에서는 *Staphylococcus saprophyticus*가 기염균인 경우도 있다. 감염부위에 따라서 신우신염, 요관염, 방광염, 요도염으로 나눈다. 한 해에 여러 번 재발하는 경우에는 신결석이나 요도협착 등이 원인이 되는 경우도 있어서 주의하여야 한다.

■ 생식기계의 세균배양 검사

성감염증(STD) 의심이나 골반내염증성 질환, 주산기 감염예방을 위하여 (B군 연쇄상 구균검사) 등의 목적으로 채취한다. STD에는 임균, *Chlamydia trachomatis*, 매독, vaginal trichomoniasis, *Candida*, 단순 herpes, human papillomavirus(HPV) 등이 원인이 된다. 대부분은 인공배지에서 발육되지 않기 때문에 immunochromatography법, PCR법, 항체 측정법 등으로 검출한다.

약물 영향 항균약제의 대다수는 신장에서 농축 후 요로 배출되기 때문에 항균약제 투여 중에는 균의 발육에 크게 영향을 미친다. 치료 중인 경우, 24시간 투약을 중단한 후에 검체를 채취하는 것이 원칙이다. 간염관리·감염방지상 배설물 취급은 충분한 주의를 기우려야 한다. 임균은 penicillinase 생산주에 추가로 tetracycline이나 new quinolone 제제에 내성을 보이는 균주도 증가하는 경향을 보이고 있다.

Endotoxin

기준치 1.0 pg/mL 이하
측정법 비탁시간 분석법
검체량 혈액(heparin 첨가) 2 mL
검사 목적 Endotoxin혈증 진단, Gram 음성균 감염증의 보조진단
검체 취급 전용 용기에 채취. 전혈 상태로 4℃ 이하에 냉장보존 한다.

측정치에 따라 짐작되는 질환

• **증가(1.1 pg/mL 이상)**

《예상질환》Endotoxin혈증, Gram 음성균 감염증 **《조치》**세균학적 검사를 시행한다.

임상적 의의

Endotoxin은 Gram 음성균의 세포벽을 구성하는 lipopolysaccharide(LPS)와 단백의 복합체이지만 LPS만으로 endotoxin이 되는 경우가 많다. Endotoxin은 투구게(*Limulus polyphemus*) 혈구의 응고 반응계 가운데 B 인자·C 인자를 매개하는 경로만을 특이적으로 활성화하므로 G 인자를 함유하지 않은 반응계의 개발로 endotoxin을 특이적으로 검출 정량할 수 있게 되었다(β-D-Glucan 항의 그림 11 참조). 따라서 혈중 endotoxin 검출은 endotoxin 혈증의 진단, Gram 음성균에 의한 각종 감염증(패혈증, 균혈증을 포함)의 진단, 경과관찰의 유용한 지표가 된다.

Gram 음성균이 혈중에서 증식하면 혈중 세균 검출에 선행하여 이 방법은 양성 반응으로 검색된다. Endotoxin 측정의 기준이 되는 방법은 투구게·gel화 반응으로 이 방법으로 1 ng/mL 정도까지 정량이 가능하다. 이 방법에는 gel화법 이외에 비탁법이나 비색법 등의 변법이 연구되고 있다. 합성기질을 사용하는 발색법에서는 수 pg/mL까지 검출이 가능하고, 이 방법에 의하면 건강인의 혈중에도 10 pg/mL 이하의 endotoxin이 검출되었다고 보고되었다.

발색합성 기질법에서 diazo coupling법을 이용 적색으로 발광되는 검체를 측정하는 경우는 sulfa제, ST mixture도 diazo coupling 시약과 반응하기 때문에 위양성에 유의하여야 한다. 또한 아주 감도가 큰 측정법이기 때문에 검체는 전용 용기에 채취하여야 하는데, 이것은 극히 적은 오염이라도 위양성의 원인이 되기 때문이다.

유의사항 ① 환자의 혈액에서 이 방법에서 양성으로 나타나면 패혈증이 의심된다. ② 발색법 등에서 시험결과가 의심되는 경우에는 gel화법으로 최종 판정하는 것이 바람직하다. ③ Gram 양성균 감염증의 진단 및 경과관찰에는 도움이 되지 않는다.

약물 영향 혈액제제 투여로 증가하는 경우가 있다.

ST mixture : sulfamethoxazole and trimethoprim mixture

Entamoeba histolytica antibody (Amebic antibody)

기준치

- IFA : 음성 (100배 이하)
- HA : 음성 (80배 이하)

측정법 IFA, HA

검체량 혈청 0.2 mL

검사 목적 이질아메바증, 특히 아메바성 간농양의 보조진단

검체 취급 혈청분리 직후에 검사하지만 −20℃ 이하에 동결 보존한다.

측정치에 따라 짐작되는 질환

• 양 성

〈예상질환〉 *Entamoeba histolytica*의 조직 내 침입에 의한 invasive amebiasis, 즉 이질아메바, 아메바성 대장염, 아메바성 간농양에서 양성이다. 무증상이라도 아메바가 조직 내로 침입되어 있으면 양성을 보이는 경우가 있다.

〈조치〉 아메바성 간농양인 경우는 강양성을 보이는 경우가 많아 이런 경우는 영상진단과 함께 확정 진단하고 치료한다. 장아메바증도 80~90% 전후는 양성을 보이지만 흔히 항체가

는 양성 하한인 경우가 많다. 이런 경우에는 다른 혈청반응이나 분변검사, 내시경 검사 등으로 판단한다.

임상적 의의

아메바증으로 발병하는 데는 *E. histolytica*의 조직 내 침입이 필요조건인데, 그 결과로 항체가 생산된다. 그러나 발병 직후에는 항체가 충분히 생성되지 않아 검사를 하여도 음성으로 판정되는 경우도 있어서 주의하여야 한다. 만성감염, 재발 예에서는 항체가 확실하게 검출된다. 진단상 의의가 큰데, 아메바성 간농양 진단에서 특히 의의가 크다.

유의사항 동결과 융해를 반복한 혈청, 또는 용혈 혈청에서는 때로 위음성, 위양성으로 판단되는 경우가 있다. 또한 자가항체 양성 시에는 때로 위양성으로 나타난다.

Escherichia coli O 157 antibody (*E. coli* O 157 LPS-antibody)

기준치 음성

측정법 Latex 응집법

검체량 혈청 100 μL

검사 목적 장관출혈성 대장균 O 157 감염증 진단

검체 취급 혈청분리 후 −20℃에서 동결 보존한다. 혈청은 냉장에서 7일간, 동결에서는 1년 이상 보존이 가능하지만 동결·융해를 반복해서는 안 된다.

측정치에 따라 짐작되는 질환

• 양 성

《예상·잠재질환》장관출혈성 대장균 O 157 감염증으로 인한 출혈성 대장염, 급성위장염, 용혈성 요독증증후군(hemolytic uremic syndrome ; HUS) 등이 의심된다. **《조치》**분변에서 대장균 O 157 분리와 분리된 대장균 O 157의 Vero toxin(VT) 생성시험이 가장 중요하므로 가능한 한 시행한다.

임상적 의의

장관출혈성 대장균 O 157이 장관에 정착·증식(감염)할 때 Vero toxin(VT)을 생산한다. 그리고 이 독소의 작용으로 출혈성 설사나 심한 복통을 일으킨다. 또한 때로 VT는 신장의 receptor(Gb 3)에 결합하여 HUS를 일으킨다. 이런 과정에서 O 157 LPS에 대한 혈중 항체(IgM 및 IgG)가 생성된다는 것이 알려졌다. 그러나 이 방법에서 음성으로 진단되어도 이 균의 감염증을 부정할 수는 없는 것이다.

O 157 LPS에 대한 혈중 항체는 이 균의 감염 후 5~7일경부터 증가하기 때문에 1개월 정도는 지속한다. 진단은 pair 혈청과 비교하는 것이 기본이지만 감염 1주 이후 여러 차례 검사하는 것이 바람직하다.

O 157 감염증의 확정 진단법은 환자의 변에서 균을 분리·동정하는 것이지만 투여된 항균약의 영향이나 감염 후의 일 수가 경과된 경우에는 원인균을 분리하는 것이 대단히 곤란하다. 이와 같은 경우, 혈청 O 157 LPS 항체를 측정하는 것이 감염의 진단보조 또는 치료방침 결정의 지표로서 유용하다. 단, HUS 발병 예는 O 항원 응집항체(대장균 O 157 LPS 항체)의 유의한 증가는 이 균의 감염증을 확정 진단할 수 있다.

HUS 발병 예를 제하고 대장균 O 157 LPS 항체 검출만으로 진단할 수 없다. VT 비생산 대장균 O 157(비병원균), 또는 대장균 O 157

과 공통항원이 있는 세균(*Citrobacter freundii*, *Escherichia hermannii*, *Hafnia alvei* 등)의 감염으로 인한 항체 증가도 부정할 수 없다.

유의 사항 ① 환자 혈청을 대상으로 한 latex 응집반응에서 명료한 응집이 나타날 때에 양성으로 판독하지만 검체에 따라서는 목적성분 이외의 반응이 관찰되는 경우가 있다. ② 혈장교환 후에는 항체가 희석되기 때문에 감염자라도 음성으로 보이는 경우가 있다. ③ 음성이라도 장관출혈성 대장균 O 157 감염을 부정할 수는 없다.

약물 영향 혈장교환으로 인하여 음성화된다.

Escherichia coli O 157 antigen (*E. coli* O 157 LPS-antigen)

기준치 음성

측정법 Latex 응집법, EIA

검체량 분변 5 g

검사 목적 장관출혈성 대장균 O 157 감염증 진단(용혈성 요독증증후군 발병 예에서는 확정진단)

검체 취급 냉장 보존한다.

측정치에 따라 짐작되는 질환

• **양 성**

〈예상·잠재질환〉 장관출혈성 대장균 O 157 감염증으로 인한 출혈성 대장염, 급성위장염, 용혈성 요독증증후군(hemolytic uremic syndrome ; HUS) 등이 의심된다. **〈조치〉** 분변에서의 대장균 O 157 분리와 분리된 대장균 O 157의 VT 생산성 시험이 가장 중요하므로 가능한 한 검사한다.

임상적 의의

장관출혈성 대장균 O 157이 장관에 정착·증식(감염)되면 분변으로 배균된다. 또는 앞에서 기술한 바와 같이 이 균과 공통항원을 가진 세균이 장내에서 서식하는 경우, 분변으로 배균되어 이것이 이상치로 나타내는 경우도 있다.

유의 사항 ① 시판 kit의 검출감도는 O 157 균액에 10^4개/mL이지만 분변에서 O 157을 직접 검출하기에는 감도가 저하하여 10^5~10^6개/mL 정도로 된다. 급성기 환자 변에 O 157 의 배균양이 많은 경우는 검출이 가능하다. ② 검출 감도를 고려하면 음성이라도 그 검체를 대장균 O 157 음성이라고 확정할 수는 없다. ③ 양성이라도 EIA법의 판정치가 cutoff치에 가까운 낮은 양성치일 때는 검체가 분변이라는 것으로 비특이 반응도 고려하여 주의하여야 한다.

β-D-Glucan

기준치 사용하는 측정 kit에 따라 다르다.

· 20 pg/mL 이하 (발색 합성기질법)

· 11 pg/mL 이하 (비탁시간 분석법)

측정법 발색 합성기질법, 비탁시간 분석법

검체량 Heparin 첨가 혈액 2 mL

검사 목적 심재성 진균증, *Pneumocystis* 폐렴 등의 보조진단

검체 취급 전용 용기에 채취, 냉장 보존한다.

측정치에 따라 짐작되는 질환

• **증가(기준치 이상)**

〈예상질환〉 심재성 진균증 **〈조치〉** 진균의 균종을 특정지기 위한 검사(진균의 분리 동정, *Aspergillus* · *Candida* · *Cryptococcus* 항원, *Apergillus* 항체 등)을 병용하여 검사한다.

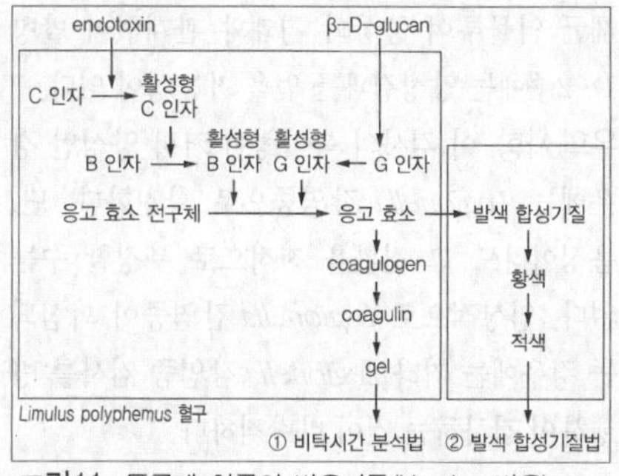

그림11. 투구게 혈구의 반응기구(Limulus 반응)

임상적 의의

β-D-Glucan은 진균의 주요 세포벽 구성성분으로 투구게(*Limulus polyphemus*) 혈구의 응고반응계 가운데 G 인자가 개입된 경로만을 특이적으로 활성화한다. 이 *β*-D-glucan과 G 인자의 반응을 응용하여 특이적으로 검출 정량하는 것이 가능하게 되었다(그림 11 참조).

심재성 진균증, *Pneumocystis* 폐렴 등에서 고농도로 증가하므로 진단·경과관찰에 유용한 지표가 되지만 진균 및 *Pneumocystis jiroveci*와 공통 성분이기 때문에 원인 미생물을 특정지기 위해서는 다른 검사의 병용을 요한다. 발색 합성기질법에서 diazo couppling법을 이용하여 적색으로 발광시키는 검체를 측정할 경우에는 sulfa제도 diazo coupling 시약에 반응하기 때문에 위양성에 유의할 필요가 있다.

유의사항 원인 미생물을 특정지기 위해서는 분리 동정이 중요하여 신속검사(*Candida* 항원, *Aspergillus* 항원·항체, D-arabinitol, *Cryptococcus* 항원 등)의 병용이 유용하다. *Cryptococcus*증에서 위음성에 유의할 필요가 있다.

Legionella serum antibody

기준치 음성 (128배 이하)

측정법 Micro plate 응집법

검체량 혈청 2 mL

검사 목적 *Legionella* 속 균에 대한 특이항체 측정

검체 취급 혈청을 −40 ~ −80℃에 동결 보존한다.

측정치에 따라 짐작되는 질환

• **양 성**

〈예상질환〉 *Legionella* 폐렴, pontiac fever, 기타 *Legionella* 감염증 **〈잠재질환〉** *Legionella* 기감염자, *Pseudomonas* 속 *Bordetella* 속 *Campylobacter* 속, 세균 감염증 환자에서의 교차반응 **〈조치〉** 가능하면 세균 배양검사, 혈청 항체가, 요중 항원 측정, 유전자 진단검사를 병행하는 것이 바람직하다.

임상적 의의

*Legionella*는 구강에 상재하지 않으므로 이 검사가 양성이면 진단은 확정된다. 객출 담에 비해 기관지 세척액, 흡인 객담에서 양성률이 높다. 항균약 투여 또는 증상이 경쾌해졌는 데도 불구하고 발병 1~2주간은 양성 결과를 얻어질 가능성이 있다.

Legionella 감염증 환자에서는 통상 감염 후 2~4주에 혈청 항체가가 증가한다. 단, 급성기에 steroid 투여를 받은 환자, 심한 면역부전 환자에서는 발병 2~4개월 후에 비로소 항체가가 증가하는 증례 또는 전혀 항체가가 증가하지 않는 증례가 있으므로 주의가 필요하다. *Legionella* 속 세균 내에서의 교차반응을 보이는 경우가 있다. 또한 드물게 *Bacteroides* 속, *Pseudomonas* 속과 교차반응이 알려졌지만 통상 *Legionella* 폐렴을 시사한다.

유의사항 임상증상으로 *Legionella* 감염증이

의심되어 검사한 항체가가 증가하는 경우에는 이 질환으로 진단이 가능하다. 단, 음성이라도 이 질환을 전적으로 부정할 수는 없다. 임상적으로 *Legionella* 증이 의심되는 경우에는 기타 *Legionella* 감염증 검사도 병행하는 것이 바람직하다.

Genetic diagnosis of *Legionella* infection

기준치 음성

측정법 LAMP(loop-mediated isothermal amplification)법

검체량 호흡기 검체 1 mL

검사 목적 *Legionella* 속 균에 특이적인 유전자 검출

검체 취급 객담, 기관지 세척액을 −40~−80℃에 동결 보존한다.

측정치에 따라 짐작되는 질환

• **양 성**

〈예상질환〉 *Legionella* 폐렴, pontiac fever, 기타 *Legionella* 감염증 **〈조치〉** 세균배양 검사, 혈액 항체가, 요중 항원 측정과 함께 검사하는 것이 바람직하다.

Pontiac fever: 주로 *L. pneumophila* 에 의한 급성발열성 질환으로 폐렴에는 이르지 않는 상기도염 증상(발열, 두통, 인두통) 및 근육통이나 관절통을 일과성으로 나타내는 질환이다.

임상적 의의

Legionella 는 구강 내에 상재하지 않는 것이어서 이 검사에서 양성으로 검출되면 *Legionella* 감염증의 진단을 확정한다. 객출담에 비해 기관지 세척액, 흡인객담에서 양성률이 높다. 항세균 약물투여·증상의 경쾌와 관계없이 발병 1~2주에는 양성결과를 얻을 가능성이 있다.

유의 사항 이 검사의 특이성이 커서 양성인 경우에는 *Legionella* 감염증으로 확진한다. 단, 음성이라도 그 질환을 전적으로 부정할 수는 없다. 임상적으로 *Legionella* 감염증이 의심되는 경우에는 기타 *Legionella* 감염증 검사를 병행하여 검사하는 것이 바람직하다.

Leptospira agglutination test

기준치 음성

측정법 현미경적 응집반응, 세균 응집반응, 수신 응집반응

검체량 혈청 0.5 mL

검사 목적 *Leptospira* 증 진단

검체 취급 식후 3~4시간 후에 채혈하는 것이 바람직하다. 4℃ 이하에서 보존한다. 장기간 보존인 경우에는 동결 보존한다.

측정치에 따라 짐작되는 질환

• **양 성**

〈예상·잠재질환〉 *Leptospira* 증 환자 또는 기왕 감염자 **〈조치〉** 임상소견, 환자 직업, 들쥐와의 접촉기회 등을 고려하여 조기진단과 조기치료를 시행한다.

임상적 의의

Leptospira 증은 주로 보균 설치류의 오줌에서 피부를 통해 감염되는 질환이다. *Leptosira icterohaemorrhagiae* 등 10 혈청형이 확인되었다. 중증형 감염증으로 황달출혈성 *Leptospira 증이 있다.*

Leptospira 증의 혈청 검사는 현미경적 응집

반응(microscopic agglutination test; MAT)이 표준방법으로 *Leptospira* 분류나 환자의 혈청진단에 이용하고 있다. 이 반응은 여러 종류의 신선한 배양에서 얻은 *Leptospira*를 사용하는 것, 그리고 암시야 검경법으로 판정하는 등 검사 술식이 번잡하지만 특이성은 대단히 크다. 그러나 MAT는 생균을 필요로 하는 난점이 있어 현실적이지 못하여 형광항체법이나 인공입자(micro-capsule)를 사용하는 PHA법이 개발되어 간편하게 검사할 수 있게 되었다. 이들 방법이 MAT와 좋은 상관성을 보이지는 않지만 screening으로는 유용하다.

유의 사항 ① MAT에서는 *Leptospira*의 50%를 응집시키는 혈청의 최대 희석배수를 반응가로 한다. 기타 반응은 각각의 사양서에 따라 판정한다. ② 어느 방법이나 급성기와 회복기의 pair 혈청에서 4배 이상의 항체가를 보이면 유의한 것이다.

Mycoplasma pneumoniae antibody

기준치 CF 4배 이하, PA 40배 이하

측정법 CF, PA

검체량 혈청 0.2 mL

검사 목적 *Mycoplasma* 폐렴의 혈청학적 진단

검체 취급 4℃ 이하에서 보존한다.

측정치에 따라 짐작되는 질환

• 양 성

⟨예상질환⟩ 원발성 이형폐렴, 기관지염, 상기도염 **⟨조치⟩** 치료는 항균약이 기본이다. ① Macrolide계 및 tetracycline계 항균약이 유효하다. 8세 미만 환아는 macrolide계 약물이 선택된다. 성인에서는 quinolone계 약물도 사용한다. 근년에 macrolide계의 내성 균주가 나타나고 있다. ② Macrolide계와 theophylline, cyclosporin, warfarin 등의 병용에서는 혈중 농도 상승에 주의가 필요하다.

임상적 의의

Mycoplasma pneumoniae 감염은 불현성 감염이 많지만, 때로는 천연하는 마른기침이 특징인 폐렴을 일으킨다. 그 밖에도 숙주의 면역응답의 관여로 중추신경 장애, 용혈성빈혈, 심근염 등의 폐 이외의 합병증을 일으키는 경우가 있다.

M. pneumoniae 항체는 *M. pneumoniae*의 지질 항원을 사용하므로 특이적인 검사가 가능하지만 항체가가 비정상적인 증가치를 보일지라도 단일 혈청으로 측정하여 진단하기는 곤란하다.

*M. pneumoniae*는 인공배지에서 증식되는 가장 작은 미생물이다. 세포벽이 결여되어 있어서 형태는 다양하고, penicillin 내성이다.

인간에 대해서는 *M. pneumoniae*만이 상기도염이나 폐렴 등의 원인으로 병원성이 확립되었다.

・CF : 항체가 증가는 발병에서 10일 이후에 보이고, 최고치는 2~4주에 보인다. 일단 증가하면 수 개월간 지속하기 때문에 단일 혈청의 고항체가에 대해서는 과거 수 개월의 이환을 확인할 필요가 있다.

・PA : 발병 후 1주부터 항체가가 상승하기 시작하고, 최고 항체가는 2~6주에서 보이는데, 이후부터 감소하게 된다. 그러나 유유아에서는 항체가가 증가하지 않거나 또는 소아에서 고항체가가 장기간 나타나는 경우가 있다는 보고도 있다.

유의 사항 ① **단일 혈청에서 CF : 64배 이상**, PA 320배 이상이면 *Mycoplasma* 감염이 의심된다. ② 증상이 있고, 항체가가 낮은 경우, 급

성기와 회복기의 pair 혈청에서 4배 이상의 항체가가 증가하는 경우, *Mycoplasma* 감염이 강하게 의심되는 소견이다. ③ 유아에서는 항체 음성 예가 많다. 그러므로 *M. pneumoniae*의 분리 배양을 병용할 필요가 있다. ④ 근년, 효소면역 측정법을 원리로 IgM 항체를 검출할 수 있는 kit를 활용하고 있는데, IgM 항체 증가에 여러 날 걸린다는 점이나 치유 후에도 장기간 검출된다는 것을 고려할 필요가 있다. ⑤ *Mycoplasma*증에서는 한랭 응집소가가 증가하는 경우가 많다.

약물 영향 Macrolide계 및 tetracycline계 항균약이 유효하다. 그러나 8세 미만의 환아에서는 macrolide계 약이 선택된다(tetracycline계 약은 치아 황염이나 골의 발육장애 등의 부작용이 지적되었다).

Cold agglutination reaction (Cold hemagglutination reaction)

기준치 64배 이하

측정법 적혈구 응집반응

검체량 혈청 0.5 mL

검사 목적 *Mycoplasma* 폐렴 또는 한랭응집소병의 진단

검체 취급 혈청을 분리할 때까지 피검 혈액을 냉각시키지 않는다. 통상은 실온에서 혈청 분리가 가능하지만 항체가가 큰 경우에는 반응온도 범위가 크기 때문에 혈청을 분리할 때까지 37℃로 유지하고, 혈청분리 후에는 4℃ 이하에서 보존한다.

측정치에 따라 짐작되는 질환

- **양성(Pair 혈청 4배 이상, 단일 혈청 256배 이상)**

《예상·잠재질환》 원발성 이형폐렴, 상기도염, 기관지염, 한랭응집소병, 자가면역용혈성빈혈, 악성림프종 등 **《조치》** ① 특이적인 *Mycoplasma* 항체가 측정법이나 유전자 검사 등을 조합하여 측정하면 진단은 보다 확실해진다. ② *Mycoplasma* 속 균은 세포벽이 없기 때문에 β- lactam계 항균약에 감수성은 보이지 않는다. 치료에는 항균약을 투여하는 것이 기본이다. Macrolide계 항균약이 우선적으로 선택되지만 근년에 내성균이 증가한다는 보고가 있다. Macrolide 내성 균주의 관여가 의심되는 경우는 tetracycline계 약이나 quinolone계 항균약이 유효하다. Tetracycline계 약인 minocycline은 *Mycoplasma* 감염증에 적용되지만 치아황염이나 골의 발육저해 등의 부작용이 지적되었기 때문에 8세 이하에는 예측되는 부작용을 상회하는 효과를 기대할 수 있는 경우에만 사용하는 추세이다. New quinolone계 약인 tosufloxacin은 소아의 약물 내성균 감염증용으로 시판되고 있는데, macrolide 내성 *Mycoplasma* 폐렴에도 효과가 기대되지만 난용으로 인한 내성균의 유발 위험도 있는 것으로 이해하고 있다. ③ Macrolide계 항균약과 theophylline, cyclosporine, warfarin 등의 병용에는 혈중 농도 증가 등으로 인한 약물 상호작용에 주의가 필요하다.

임상적 의의

한랭응집소는 ABO식 혈액형과는 관계없이 0~4℃인 낮은 온도범위에서 자가적혈구 또는 O형 적혈구를 응집시킬 수 있는 항체로 대부분은 IgM class에 속한다. 일반적으로 4℃ 전후에서 반응이 가장 강하고, 37℃ 이상에서는 응집이 소실된다. 한랭응집소는 건강인에도 존

재하지만 그 항체가는 낮다. *Mycoplasma*에 이환된 경우나 한랭응집소병 등에서 항체가는 증가한다. 기타 virus 질환 등에서 항체가가 상승하는 경우도 있어서 어디까지나 보조적인 검사로서 유용한 것이다.

유의사항 ① 단일 혈청에서 256배 이상인 경우 양성으로 해석한다. ② 급성기와 회복기의 pair 혈청에서 4배 이상 항체가의 증가를 보이는 경우, *Mycoplasma* 감염이 의심되는 소견이다. ③ 비정상 증가치(5,000배 이상)인 경우, 한랭응집소병이 의심되는 소견이다. ④ 검사 후 반드시 항온조에 10분 담가 응집의 소실을 확인한다. 응집이 소실되지 않는 경우, 불규칙 항체일 가능성이 있다.

Neisseria gonorrhoeae antigen

기준치 음성

측정법 Liquid phase hybridization

검체량 면봉으로 분비량 채취

검사 목적 임균 감염증의 신속 진단

검체 취급 소정의 면봉으로 검체를 채취하여 4℃에서 냉장 보존한다. 또한 임균 배양검사는 37℃에서 보존한다.

측정치에 따라 짐작되는 질환

• **양성(검출감도 : 4.7 × 10^3 CFU/mL)**

《예상질환》 임질 **《조치》** 검체를 Gram 염색할 때, 호중구의 내외에 Gram 음성 쌍구균을 증명한다.

임상적 의의

이 균은 남성은 요도염, 여성은 감염돼도 흔히 무증상인 불현성 감염으로 경과하는데, 질염, 요도염, 자궁경관염의 원인으로 된다. 이 질환은 임균에 의한 성 감염증(sexually transmitted disease; STD) 가운데 하나이다. 치료를 등한히 하면 남성은 정소상체염, 전립선염, 여성은 자궁내막염, 난관염, 복막염을 일으키는 경우가 있다. 드물지만 비정상적인 성교로 인한 인두염이나 직장염 등을 초래한다. 성인에서 임균성 결막염, 어린 여자아이에서 대음순질염을 일으키고 신생아 안염은 실명의 원인이 되는 경우가 있다. 또한 패혈증을 일으키고, 발열, 관절염을 수반하는 경우가 있어서 이것을 disseminated gonococcal infection(DGI)이라고 한다.

감염 경로는 성인은 성교로 인한 직접감염이다. 어린 여자아이인 경우는 주로 수건이나 목욕탕에서의 간접감염, 신생아는 산도감염이다. 한편, penicillin계, cephalosporin계 약물 투여로 임균이 소실돼도 요도염 증상이 남아있는 경우를 임질 후 요도염이라 하고, 임질 후 요도염의 약 50%는 *Chlamydia trachomatis*가 원인이다.

이 검사는 DNA-probe를 사용하는 liquid phase hybridization법으로 검체에서 직접 임균 항원을 검출하는 방법이다. 이 방법은 임균에 특이적인 유전자를 검출하기 때문에 위양성이 적다. 그러나 대량의 혈액이 혼입되면 측정결과에 영향을 끼쳐 위음성으로 되는 경우가 있다. 검체가 채취된 후의 임균은 보존성이 약한 균이기 때문에 배양검사가 늦어지면 배양결과가 좋지 않게 된다. 또한 배양검사 전에 항균약을 투여한 경우, 균이 발육되지 않는 경우가 있다.

유의사항 검사 결과는 육안으로 판정하는 것이 아니라 검사기기에 의해 객관적으로 결과를 얻기 때문에 판정이 용이하다.

Neisseria meningitidis antigen

기준치 음성
측정법 Latex 응집법(LA)
검체량 CSF 1 mL 이상
검사 목적 수막염균으로 인한 수막염의 신속진단
검체 취급 동결 보존한다. 또한 CSF의 배양검사는 수막염으로 인한 경우도 고려하여 37℃에서 보존한다.

측정치에 따라 짐작되는 질환

• **양 성**

⟨예상질환⟩ 유행성 뇌척수막염 **⟨조치⟩** 이 균의 항원검출과 동시에 Gram 염색 및 분리배양을 한다. 단, 이 균은 보통 한천배지에서 발육되지 않기 때문에 chocolate 한천, GC 배지, Muller-Hinton 배지를 사용 37℃, 2~10% CO_2 배양한다. 또한 이 균은 자가융해를 일으키기 때문에 재료를 채취한 후에는 가능한 한 빨리 균을 분리 배양한다. 이 균의 보균자를 검색하기 위하여 비인두강에서 균을 증명하는 것이 중요하다. 치료의 관건은 조기진단, 조기치료가 기본이고, 제 1 선택 약물로는 penicillin이나 ampicillin이 있다. 제 2 선택 약물로 CSF 중 이행에 탁월한 제 3세대 Cepham계 약물인 cefotaxime, cefuroxime, ceftriaxone 등이 있다. 또한 chloramphenicol 도 유효하다.

임상적 의의

이 균은 혈청학적으로 9개의 군으로 분류하는데, 그 가운데 감염증의 유행에는 A, B, C군이 많다. 사람에서는 비인두강에 서식하여 건강인의 약 5%에서 검출된다. 이 건강 보균자가 가장 중요한 감염원이 되는데, 감염경로는 비말감염이다. 균은 비인두강 점막 하에서 혈중으로 들어가 뇌척수막에 도달하여 화농성 염증을 일으킨다. 이 균은 본질적으로 균혈증이어서 그 과정에 점상 출혈성 발진, 발열, 오한, 근육통, 관절염 등의 증상을 보이고, 급성 부신부전으로 진전되는 경우가 있다. 5세 이하의 어린이에서 많이 발생한다. 12월~3월의 겨울철에 많이 발생하고 여름철에는 적다.

유행성 뇌척수막염이 의심되는 환자의 CSF에는 각종 수막염균의 어느 것인가는 특이적인 다당체 항원이 존재한다. 이들 다당체 항원에 특이적인 IgG 항체를 감작시킨 latex 입자를 사용하는 latex 응집반응으로 수막염의 원인균을 결정한다. 이 질환은 생명에 심각하게 영향을 끼치므로 예후개선을 위하여 빨리 적절한 화학요법을 시행할 필요가 있다. 또한 대유행이 초래되는 경우도 있으므로 신속하게 원인균을 결정하는 것이 아주 중요하다.

유의 사항 LA는 2~10분 후에 신속하게 응집 여부를 육안으로 관찰한다.

약물 영향 이미 항균 약물이 투여되어 뇌척수액에서 균을 분리하는 것이 곤란한 환자의 검체는 항균 약물의 영향을 받지 않는 균체 항원을 검출하는 것이 효과적이다.

Orientia tsutsugamushi antibody (Tsutsugamushi disease Ab)

기준치 음성
측정법 IFA, 간접 면역 peroxidase법(IPA), Weil-Felix 반응
검체량 혈청 0.5 mL
검사 목적 *Tsutsugamushi* 병 진단
검체 취급 ① 식후 3~4시간 후에 채혈하는 것이 바람직하다. ② 4℃ 이하(장기간 보존인 경

우 동결보존)에 보존한다.

측정치에 따라 짐작되는 질환

형광항체법, 효소항체법 등에 의한 특이항체 양성 또는 Weil-Felix 반응에서 proteus OXK 주에 대한 응집가가 급성기와 회복기의 pair 혈청에서 4배 이상 증가를 양성으로 판단한다.

• **양 성**

〈예상·잠재질환〉 *Orientia tsutsugamushi* 에 의한 자상 **〈조치〉** *Tsutsugamushi* 자상부위 검색, 기타 임상소견을 종합하여 판정하고 조기에 치료한다.

임상적 의의

Tsutsugamushi 에 물린 곳으로 침입된 *Orientia tsutsugamushi* 에 의하여 발병하는 급성 감염증이다. 환자는 열이 있는 시기에, 발병 1주 이내에 *Rickettsia* 혈증을 일으키므로 원인균의 검출도 불가능한 것은 아니나 P 3 실험시설이 필요하고 시간도 걸리기 때문에 실용적이지 못하다. 말초혈액에서 *Rickettsia* 의 DNA를 추출하여 PCR 등으로 항원을 검사한다. 벌레에 물렸었는지를 문진하고 판정을 보류할 경우에는 1주 후에 다시 검사한다. 이전에는 CF 항체가를 사용하였지만 감도도 낮고, IgG 항체를 포착하기 위하여 그 항체가 나타나는 데는 시간이 걸렸다.

Rickettsia 검출은 환자 재료(혈액 등)를 mouse에 접종하는 방법이 있다. 항체 검사에는 세포배양으로 증식시킨 *Tsutsugamushi* 항원을 사용하는 간접형광 항체법이나 간접면역 peroxidase법으로 특이적인 혈청반응을 시행한다. 형광 항체법이나 ELISA로 IgM, IgG 항체를 검출한다. 근년 항원성이 다른 것도 알려졌다.

Weil-Filex 반응이 간편하지만 ① 항원으로 사용하는 *Proteus* 균 OXK 주와 *Tsutsugamushi rickettsia* 간에 공통 항원이 증명되지 않았고, ② *Tsutsugamushi* 병 발병에 의한 OXK 응집가의 증가가 약 절반에 지나지 않고, ③ 한편 *Proteus* 균은 장내세균으로 건강인에 널리 분포되어 있어서 위양성이 많다는 등의 이유로 이 방법의 진단적 가치가 낮은 것으로 판단하고 있다.

그러나 Weil-Filex 반응은 OX_{19}, OX_2의 항원을 사용하여 다른 *Rickettsia* 감염증에 대하여 검색한 결과, 특히 OX_2에 반응하는 홍반열 환자를 검색할 수 있어서 폐기할 수 없는 반응이기도 하다.

유의 사항 ① *Rickettsia* 특이 항체가 양성이다. 특히 IgM 항체가 양성인 경우에는 최근 감염으로 해석한다. ② 급성기와 회복기 pair 혈청에서 4배 이상의 항체가가 증가하면 유의한 것이다. ③ 항체 검사 및 *Tsutsugamushi* 에 물린 부위의 상태나 임상증상 등을 참고하여 종합적으로 판단한다.

Rickettsia

기준치 음성

측정법 형광항체법(FA), ELISA, Weil-Felix 반응(세균 응집반응)

검체량 혈청 0.5 mL

검사 목적 *Rickettsia* 감염증 진단

검체 취급 혈청의 탁도가 심하면 검사가 부정확하게 되므로 식후 3~4시간 후에 채혈하는 것이 바람직하다. 4℃ 이하(장기간 보존인 경우는 동결보존)에서 보존한다.

표 59. Rickettsia증과 Weil-Felix 반응

Rickettsia 질환	Proteus		
	OX_{19}	OX_2	OXK
Typhus	++++	+	−
Eruptive fever	++++	+	−
Tsutsugamushi disease	−	−	+++
Rocky Mt. spotted fever	++++	++	−

+~++++ : 응집 강도 − : 비응집

측정치에 따라 짐작되는 질환

• **양 성**

《예상·잠재질환》 항체검사에서 양성인 경우는 대응하는 *Rickettsia* 로 인한 감염 **《조치》** 진드기나 이 등의 물린 자국 검색, 감염동물의 체액에 접촉 여부, 기타 임상소견을 종합하여 판단하고 조기에 치료한다.

• **Weil-Felix 반응**

이 반응은 *Proteus* 균의 각 변이균을 사용하는 응집반응으로 표 59에 정리한 각 균주에 대한 응집가를 측정하여 *Rickettsia* 증이 의심되는 질환에 대하여 대략적으로 찾아내는 검사이다. *Proteus* 균은 건강인의 장내세균으로 널리 분포되어 있기 때문에 위양성이 많다. 또한 *Rickettsia* 감염증이라도 항체가 증가하지 않아 위음성이 많으므로 세포배양으로 증식된 각종의 *Rickettsia* 항원을 입수하기 곤란한 현재에는 Weil-Felix 반응의 임상적 가치가 낮다고 생각한다. 하지만 표 59에 질환에 따른 응집반응을 정리하였다.

임상적 의의

Tsutsugamushi 병 이외에 Q 열(원인균 *Coxiella burnetti*)나 일본홍반열(원인균 *Rickettsia japonica*) 등이 있지만 *Tsutsugamushi* 병 이외는 매우 드물다.

환자 검체에서 *Rickettsia* 를 분리하기는 곤란하지만 말초혈액에서 *Rickettsia* 의 DNA를 추출하여 PCR 등으로 항원을 검사할 수 있다. *Rickettsia* 의 특이적인 혈청검사로 *Rickettsia* 그 자체를 항원으로 사용하는 형광항체법이나 효소항체법으로 검사한다. *Rickettsia* 에 대한 특이 항체가 증명되면 *Rickettsia* 감염증 또는 그 기왕력이 있는 것으로 해석한다.

Rickettsia 감염증은 치료가 늦어지면 심각하게 진전된다. 진드기나 이 등 절족동물에 물려서 감염되는 경우가 많아서 *Rickettsia* 감염증이 의심되는 경우에는 물린 자국을 검색하여 조기진단, 조기치료를 하여야 한다.

유의사항 각각의 *Rickettsia* 항원에 대하여 특이 항체가 증명된 경우에는 임상증상과 더불어 판단한다. Weil-Felix 반응에서 OX_{19} 응집가가 160배 이상인 경우에는 발진티푸스, 또는 발진열이 의심되고, OXK 응집가가 40배 이상인 경우는 *Tsutsugamushi* 병이 의심되는 소견이다. Weil-Felix 반응에서는 1회의 검사만으로는 진단의 의의는 거의 찾아 볼 수 없고, 급성기와 회복기의 2회 검사에서 4배 이상의 응집가가 증가된 경우에는 유의한 것으로 해석한다. 어느 반응에서도 항체가의 경시적 증가를 보이는 경우에는 임상적 가치가 크다.

Serological test for syphilis [STS]

기준치 음성

측정법 수신 응집반응(TPHA), 침강반응(glass 판법), 응집반응(rapid plasma regain; RPR), 형광항체법(FTA-ABS), ELISA 등

검체량 **혈청** 0.5 mL

검사 목적 매독 진단

검체 취급 ① 식후 3~4시간 후에 검체를 채취한다. ② 4℃ 이하(장기간 보존인 경우 동결보존)에 보존한다.

측정치에 따라 짐작되는 질환

- **양 성**

(예상·잠재질환) 매독 환자 또는 그 기왕력 **(조치)** 성인에서는 최근 성적감염의 기회 여부, 신생아나 유아인 경우는 모친의 혈청 반응 결과로 판단한다. 특히 매독 *Treponema* 에 대한 IgM 항체가 검출되면 감염이 의심된다.

- **생물학적 위양성**

(잠재질환) 자가면역성 질환(SLE 등), 홍역 등의 virus성 질환, 결핵, 마약 상용, 교원병, influenza 예방접종 등 **(조치)** Cardiolipin에 의한 생물학적 위양성(BFP)이 의심되는 경우는 TPHA, FTA-ABS법 등을 시행한다(그림 12).

임상적 의의

매독 혈청반응은 매독 *Treponema* 의 감염으로 생기는 혈중 항체를 검출하는 방법이다. 매독 혈청반응에서는 항원으로 인지질인 cardiolipin (CL)을 사용하는 방법과 *Treponema pallidum* (TP)를 사용하는 방법이 있는데, 각기 특징이 있으므로 양쪽 방법을 병용한다. 최근 TP 항원을 사용하는 전자동 정량법이 개발되어 정량치의 추이가 매독 치료에 새로운 지표가 될 가능성이 있다.

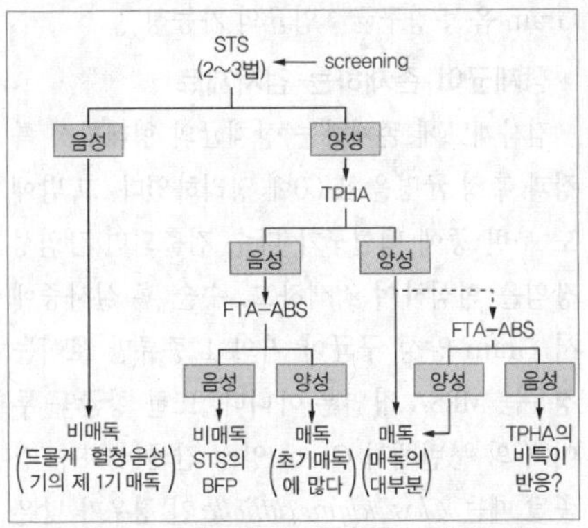

그림 12. 매독 혈청학적 검사의 진행방법

매독 환자 혈청은 CL 항원법, TP 항원법 모두 양성을 나타내지만 건강인은 음성이다. 그러나 생체는 여러 가지 조건에 따라 생물학적 위양성 반응(BFP)이 나타나는 경우가 있다. Cardiolipin에 의한 생물학적 위양성이 의심되는 경우는 TPHA, FTA-ABS법 등으로 검사한다.

유의사항

① CL 항원법, TP 항원법 모두 음성 : 비매독 또는 혈청 반응 음성기의 제1기 매독

② CL 항원법 양성, TP 항원법 음성 : BFP 또는 초기매독

③ CL 항원법 음성, TP 항원법 양성 : 주로 치료 후의 매독 또는 매독의 기왕력이 있는 비매독

④ CL 항원법, TP 항원법 모두 양성 : 매독

Smear test

기준치 도말검사는 임상재료(객담, 농, 뇌척수액, 요, 천자액 등)을 slide glass에 도포하고, 염색한 다음 세균 균체 유무(양성·음성), 양(+, 2+, 3+)을 표현하는 검사를 말한다. 항산균 검사(결핵균 포함)에서는 양성인 경우, 균량(−, ±, 1+, 2+, 3+)을 표현한다. 검사재료에 따라서는 상재균총이 존재하는 부위의 검사와 통상 무균인 검체의 검사가 있는데, 그 의의는 현저하게 다를 뿐만 아니라 염색형태와 검사재료로부터 균명을 추정할 수 있는 경우가 있다. 균체의 관찰에 더하여 그 검사재료 중의 백혈구나 상피세포의 존재 여부도 감염증의 신

속검사의 일조가 된다. 원충 등은 무염색 신선한 표본으로 관찰하는 경우가 많다.

측정법 Gram 염색, Ziehl-Neelsen 염색, 형광염색, 묵즙법 등

검체량 약 5~50 μL(slide glass 상에 도포한 표본이 두꺼우면 현미경 하에서 형태관찰이 가능하지 않는 경우가 있으므로 주의)

검사 목적 검사재료 중의 병원균 유무와 균종 추정

검체 취급 도말검사는 염증세포도 관찰하기 때문에 채취 후 가능한 한 빨리 세포융해가 진행되지 않은 시기(2시간 이내)에 검사한다. 부득이 보존할 경우에는 냉장 보존한다. 그러나 세포의 관찰은 곤란하게 된다.

측정치에 따라 짐작되는 질환

도말검사는 통상 유침 lens를 사용 1,000배로 검경한다. 백혈구 등 생체세포 유무와 세균의 균량 등을 관찰보고한다. 발견되지 않을 때는 검출 안 됨, 도말 음성으로 표현한다. 1시야당 균이 1개 이하를(+), 10개 이하를(2+), 10개 이상을(3+)로 보고하지만 slide glass에 도포하는 시료 양도 일정량을 적하(滴下)하여도 각각의 검체에 따라 점도 등의 차이로 표본의 두께가 달라진다.

도말검사로 추정할 수 있는 균종, 균속을 별도로 정리하였는데, 균종, 균속의 추정을 보다 확실하게 하기 위해서는 검사재료의 종류나 채취부위, 환자의 연령, 외과적 처치 여부, 항균약 사용 여부와 그 종류 등의 정보가 대단히 중요하다.

■ 드물게 접하지만 거의 확실하게 균명을 추정할 수 있는 것

• 통상 무균인 검사재료

· 뇌척수액

수막염의 기인균 검색에 신속한 염색소견을 보고하는 것이 바람직하다. 균체와 세포소견은 치료방침 결정에 도움이 되고, 예후를 좌우한다.

CSF Gram 염색

① Gram 양성 효모상 균체, 묵즙법에서 협막 검출 : *Cryptococcus*를 추정

② Gram 양성 쌍구균, 균체 주위가 돋아지게 보인다 : 폐렴구균을 추정

③ Gram 양성 포도상 구균 : 포도상 구균의 가능성

④ Gram 양성 단간균 : *Listeria, Enterococcus* 등

⑤ Gram 음성 간균(유아, 고령자로 시중 감염) : *Haemophilus*의 가능성

⑥ Gram 음성 간균(원내 감염) : 장내세균, 녹농균 등의 가능성

⑦ Gram 음성 쌍구균(시중 감염) : 수막염균의 가능성

· 흉수 등의 천자액

Gram 염색에서 가늘고 긴 분지된 Gram 양성 간균이 검출된 경우는 Kinyoun법에서 항산균 염색 양성 : *Nocardia*

· 관절액

Gram 음성 쌍구균 : 임균의 가능성

• 상재균이 존재하는 검사재료

검사재료에 존재하는 상재균의 형태학적 특징과 추정 균명을 표 60에 정리하였다. 그 밖에도 분변 중에 백혈구가 다수 검출되면 감염성 장염을 의심하여 검색하고, 수술 후 설사증에서 Gram 양성 구균이 거의 1 종류만 보이는 경우는 MRSA 장염은 아니다. 또한 항균약 투여 후의 분변에서 Gram 양성 간균이 다수 검출될 때는 *Clostridium difficile*인 경우가 많은

등 단서가 되는 환자 정보를 얻어지므로 보다 추정 균명이 상세하게 판단할 수 있게 된다.

■ **도말검사의 주의점**

① 신속성이 탁월하다(배양검사에 비하여)

② 세균 수가 적은 경우, 검출되지 않는다.
(10^5 cfu/mL 이상의 균 수가 필요)

③ 균종, 균속을 추정할 수 있는 경우도 있다.

④ 특수염색을 하지 않으면 검출하지 못하거나 염색되지 않는 균이 있다.

· *Legionella* : Himenes stain

· *Mycobacterium* : Ziehl-Neelsen stain

⑤ 검경의 검사결과는 재료의 성질(점도, 불균일) 등에 따라 오차가 생긴다.

⑥ 검경의 검사결과는 숙련도나 열의에 좌우되기 쉽다.

⑦ 검경의 검사결과는 적절한 환자정보·채취시기·검사지시에 따라 적중률이 높아진다.

표 60. 검사재료와 상재균

검사재료	형태 특징	추정 세균
호흡기계	Gram 양성, 쌍구균, 균체 주위가 뚜렷하게 보임	*Streptococcus pneumoniae*
	Gram 양성, 무리진 구균	*Staphylococcus*
	Gram 양성, 연쇄상 구균·장단(長短)·단일	*구강 상재 Streptococcus, Enterococcus*
	Gram 양성, 간균 곤봉상 N, Y, V자 배열	*Corynebacterium*
	Gram 양성, 간균 장단·무아포·연쇄	*Lactobacillus*
	Gram 양성, 간균 가늘고 긴 분시	*Nocardia*
	Gram 양성, 간균 가늘고 굴곡	*Mycobacterium*
	Gram 음성, 쌍구균	*구강 내 상재 Neisseria*
	Gram 음성, 쌍구균·간균상	*Acinetobacter*
	Gram 음성, 구균, 쌍구균상 불규칙한 호중구 내 탐식	*Branhamella catarrharis (Moraxella)*
	Gram 음성, 다형성 구간균	*Haemophilus influenzae*
	Gram 음성, 선단(先端)이 뾰족한 방추상	*Fusobacterium nucleatum*
	Gram 음성, 선단이 뾰족한 굵은 방추상	*Capnocytophaga*
	Gram 음성, 약간 굵은 간균, 협막 유	*Klebsiella pneumoniae* *mucoid type Pseudomonas aeruginosa*
비뇨-생식기계	Gram 양성, 무리진 구균	*Staphylococcus*
	Gram 양성, 연쇄상 구균·장단·단일	*Enterococcus*
	Gram 양성, 간균 곤봉상 N, Y, V자 배열	*Corynebacterium*
	Gram 양성, 간균 장단·무아포·연쇄	*Lactobacillus*
	Gram 음성, 쌍구균, 호중구 내 탐식	*Neisseria gonorrhoeae*
	Gram 음성, 쌍구균·간균상	*Acinetobacter*
	Gram 음성, 초승달형 간균 (질 출처)	*Mobiluncus*
	Gram 부정, 소(小)간균 (질 출처)	*Gardnerella vaginalis*
분 변	Gram 양성, 간균, 곧고, 장단, 굵고/가는 아포	*Clostridium*
	Gram 음성, S자, 나선상 간균	*Campylobacter*
	Gram 음성, 다형성, 구상, filament	*Fusobacterium necrophorum*
위-십이지장	Gram 음성, 갈매기 모양, 꺾인 모양	*Helicobacter pylori*

임상적 의의

세균 감염증의 발병 시에는 각종 검사재료를 도말염색하면 기인균의 증가와 백혈구(호중구)가 관찰된다. 적절한 검체의 상세한 염색소견으로 대체로 추정 균명·균속이 판단되고, 기타 감염 marker(CRP, ESR, 백혈구 수, 백혈구 분획) 또는 X 선 등의 영상진단과 종합하여 판단한다. 그러나 패혈증 등인 경우에 채취된 혈액은 시료 내 세균 수가 적은 경우가 많아 검사재료를 직접 도말검사를 하지 말고, 직접 배양 bottle에 주입하여 배양한다.

유의사항

- **상재균이 다수 존재하는 객담이나 분변을 도말하는 경우**

① 각종 형태의 세균이 다수 다종류가 관찰되고, 백혈구는 보이지 않는 상태일 때는 세균으로 인한 감염증은 거의 부정된다. ② 거의 1 종류의 형태인 세균군에 백혈구가 관찰될 때는 대다수를 차지하는 세균으로 인한 감염증을 추정한다. ③ 상재균이 다수 다종류가 존재하지 않는 검체에서 염색할 때 세균이 보이지 않거나 극히 소수의 세균이거나 검출되지 않는 경우는 항균약을 투여하는 중으로 고려한다. ④ 객담은 Gram 염색으로 인한 품질평가법(Geckler 분류, 표 61)이 있다. 이 방법은 편평상피세포가 많이 보이는 group 1~3인 검체는 타액의 혼입·오염이고, 세균검사에 적합한 객담은 4와 5라고 할 수 있다. 기관지 세척액이라면 6이라도 검사에 적합하다.

표 61. Geckler 분류

Group	백혈구	세포수/1 시야(100배) 편평상피세포
1	< 10	> 25
2	10~25	> 25
3	> 25	> 25
4*	> 25	10~25
5*	> 25	< 10
6	< 25	< 25

* : 세균검사에 적합한 group

- **요 등의 세균 수가 감염의 지표가 되는 검체**

① Slide glass에 한 방울 적하하고 그대로 건조하여 염색할 때, 1시야에 1개 이상의 세균이 보이는 경우, 세균 수는 10^5개/mL로 간주하고, 또한 백혈구가 관찰되면 감염뇨로 해석한다. ② 마찬가지로 관찰한 요에 세균이 관찰 되도 백혈구가 검출되지 않을 때는 단순한 세균뇨인 것이다. ③ 단순한 세균뇨는 채취 후 검사까지 시간이 걸려서 요에서 세균이 증식된 것이나 오염되어 증식되는 경우인 것이다. ④ 말초혈액의 백혈구 수가 감소된 환자 등 이감염(易感染) 환자인 경우는 세균 수·백혈구의 존재만으로는 판단할 수 없다.

[주] 간농양이 의심되는 경우, Gram 염색하여 특히 세균이 검출되지 않은 경우에는 amebiasis를 의심하여 생표본으로 검색하지만 검체채취 후, 시간의 경과와 더불어 ameba의 운동성이 활발하지 못한 경우에는 판단이 곤란하다.

- **통상 무균인 검사재료(뇌척수액, 흉수 등의 천자액)**

세균을 검출할 뿐만 아니라 백혈구 유무도 기록한다.

약물 영향 β-Lactam 계약물을 투여할 경우, 검사재료에 존재하는 세균은 본래 형태보다 길어지고 팽창되어 고삼투압 배지에서 증식하도록 형태변화를 일으키는 경우가 있다.

Staphylococcus aureus penicillin binding protein 2' [PBP 2']

기준치 음성

측정법 Latex 응집반응

검체량 2 백금이 균량

검사 목적 MRSA 신속감별

검체 취급 황색 포도상구균으로 동정된 균주를 증균배지(혈액한천배지 등)에 접종하고, 호기적 조건, 35℃, 18~24시간 배양한 것을 검체로 사용한다. 보존할 경우에는 균주를 skimmilk 배지에 현탁하여 −80℃에서 동결 보존한다.

측정치에 따라 짐작되는 질환

• 양 성

《예상질환》 MRSA

임상적 의의

황색 포도상구균에는 분자량의 차이에 따라 4가지 penicillin 결합 단백(penicillin binding protein; PBP)이 있다. MRSA는 PBP 1(MW 82 kDa)과 PBP 2(MW 74 kDa) 사이에 새로 세포벽 합성효소 PBP 2'(MW 78 kDa)가 생산된다. 이 효소 단백은 *mecA* 유전자에 의하여 code되는 것이다.

PBP 2'는 β-lactam계 약물에 대하여 친화성이 낮기 때문에 β-lactam계 약물의 존재 하에서도 세포벽 합성기능은 저해되지 않는다. 이것은 MRSA의 β-lactam계 약물 내성기구로 황색 포도상구균에서 PBP 2'를 검출하여 MRSA 여부를 판정할 수 있는 것이다.

약물 감수성 시험으로 methicillin 내성 황색 포도상구균(methicillin-resistant *Staphylococcus aureus;* MRSA)으로 되고, latex 응집반응에서 음성으로 판정된 균주는 PBP 2'의 생산량이 저하된 pre MRSA일 가능성이 크다. 그러므로 통상의 판정시간 내에서는 음성으로 판정되던 것이 판정시간을 연장하면 양성으로 되는 경우가 있다. 이와 같은 균주는 β-lactam계 약물을 사용하는 유도배양으로 인하여 양성으로 나타내는 경우도 알려졌다. 또한 latex 응집반응에서 양성으로 판정되고, 약물 감수성 시험에서 methicillin 감수성 황색 포도상 구균(MSSA)으로 판정되는 균주 가운데에는 PCR법으로 methicillin 내성 포도상구균 유전자(*mecA* 유전자)가 양성인 균주가 존재하는 것도 보고되고 있다.

유의 사항 비산할 가능성이 큰 검사재료(객담 등)에서 MRSA가 검출된 경우, 균이 공중으로 널리 전파될 가능성이 있기 때문에 원내감염에 주의하여야 한다.

Tetanospasmin (tetanus toxin)

기준치

· 분리균의 증균배양액 : 음성

· 분리균의 TeNT 유전자 : 음성

측정법

· *Clostridium tetani*(CT)의 분리와 분리주(株)의 독소 생산성을 bioassay로 증명

· CT의 분리와 분리균의 독소 유전자 증명(보조검사)

검체량 창상부위의 조직편, 농은 가급적 대량, 혐기성 수송용기를 사용한다.

검사 목적 파상풍의 확정진단

검체 취급 창상부위의 농 또는 조직편을 혐기성 수송용기에 채취하여 실온에서 보존한다.

측정치에 따라 짐작되는 질환

• 양 성

· 증균배지 중의 독소 : 양성

· 분리균의 독소 생산 : 양성

《예상·잠재질환》 파상풍 위험 환자 : 자상 등의 상처 입은 환자, 당뇨병성 궤양 등의 만성궤양이 있는 환자, 소화기(대장·항문) 외과수술 환자, 신생아 파상풍(개발도상국에 많음). 파상풍의 전체 증례의 1/3 정도에서 독소 생산성 CT가 분리된다. 발병 시에 침입문호가 되는 창상부위가 확인되지 않는 증례도 10~20% 존재한다.

임상적 의의

진단은 임상적으로 결정하지만 파상풍이 의심되는 경우에는 확정진단을 위하여 검체를 채취하지만 세균학적 검사결과를 기다리지 않고 치료를 시작한다. 파상풍에 대한 특이적인 치료는 국소의 debridement와 파상풍 면역 globulin을 투여한다. Penicillin(또는 metronidazole도 사용) 투여는 보조적으로 사용한다.

유의사항

· 검체의 독소 생산성 CT 분리배양 : CT는 혐기성 Gram 양성인 아포 간균으로 원형 또는 타원형 균체의 폭보다 큰 아포가 있고, 큰북의 채 또는 tennis racket 모양의 외관을 보인다. 혐기배양 3~4일째에야 겨우 아포가 보이는 균주도 있다. 운동성이 있어서 한천배지 표면을 유주하여 film 상태로 발육한다. 독소 비생산 균주가 존재한다. CT의 아포는 토양에 보편적으로 존재하고 있다. 따라서 배양으로 CT가 분리되어도 그것만으로 CT가 창상부위에서 분명히 증식된 것으로 판단할 수는 없다. CT는 파상풍에 면역되어 있는 사람의 창상부위에서도 증식된다.

· 분리균의 독소 생산성을 bioassay로 증명 : CT가 의심되는 균주의 배양액을 mouse 둔부(臀部)근육에 접종한다. 접종 쪽의 경련으로 지속적 하지신전(下肢伸展)과 접종 쪽의 꼬리를 관찰한다. 둔부근육에 접종된 독소는 주로 α운동섬유의 근접합(筋接合) 부위에서 신경계로 침입한다. 일부는 혈액·림프를 경유하여 확산되지만 최종적으로 말초신경에서 축삭(axon)을 역행성으로 중추신경계(척수·뇌의 신경세포)로 침입한다. 독소가 억제성 개재(介在) neuron으로 들어가면 glycine이나 GABA의 억제성 신경전달 물질의 유리를 차단한다. 그 결과로 주동근(agonistic muscle)과 억제근이 동시에 수축되어 근육은 구축(contracture), 경련을 일으킨다. 양성인 경우에는 배양액의 근육 내 접종 1시간 전에 항독소를 복강에 주사하여 증상 출현의 억제 여부를 시험하여 특이성을 확인한다.

· 분리균의 독소 유전자의 PCR에 의한 증명 : PCR에 의한 분리균의 독소 유전자 유무를 검출하는 방법이 상기 bioassay를 대체하고 있다. 독소 유전자의 존재와 그 유전자 발현 유무는 별도이다.

Toxoplasma antibody

기준치

• *Toxoplasma* 항체(PHA)

· 혈청 : 음성 (160배 이하)

· CSF : 음성 (4배 이하)

• IgG 항체

· ELISA : 음성 (5 IU/mL 이하)

· IFA : 음성 (20배 이하)

• IgM 항체

· ELISA : 음성 (0.7 이하)

· IFA : 음성 (10배 이하)

측정법 PHA, ELISA, IFA

검체량 혈청 0.3 mL, CSF 2 mL

검사 목적 *Toxoplasma* 증의 보조진단(림프절염에서는 신뢰도가 크다)

검체 취급 혈청분리 후 곧바로 검사하는 것이 통례이지만 보존할 경우, −20℃에 동결 보존한다.

측정치에 따라 짐작되는 질환

• 양 성

《예상질환》 *Toxoplasma* 감염증, 선천성 *Toxoplasma* 증 **《조치》** 원질환의 치료. 수신 적혈구 응집법(PHA)에서는 급성 감염증인 경우 2~4개월경부터 항체가가 증가한다. 검사 후 2주 후에 재검사한다. 또한 IgG 검사, IgM 검사도 시행하여 확인한다. 그것으로 급성감염증, 감염 기왕을 진단할 수 있다.

[주] *Toxoplasma* 감염에 양성으로 된다. IgM 항체가 양성인 경우는 급성감염을 의미하므로 진단상 의의가 크다. 또한 이 질환의 여러 병형 가운데 아급성 감염인 림프절염은 항체가가 높게 나타나 진단에 유용하다. 만성감염인 망맥락막염(retina-choroiditis)이나 AIDS에 수반하는 뇌염은 현행 혈청반응의 양성률은 일반적으로 낮다. 의심될 경우에는 pair 혈청을 사용하여 검사하지만 복수의 면역학적 검사, 또는 다른 검사와 비교 검토한다. 통상, 항체가는 적혈구 응집반응에서 감염 후 2~4개월부터 증가하는 것으로 이해하고 있다.

임상적 의의

*Toxoplasma*는 세포에 기생하는 원충이어서 항체는 분명히 생산된다. 그러나 이 원충 감염은 기본적으로 기회감염증이라고 하여도 좋고, 많은 경우 만성감염으로 무증상이다. 따라서 항체 양성이 *Toxoplasma* 감염으로 반드시 발병한다는 의미는 아니다. 그러나 아급성 감염인 *Toxoplasma* 성 림프절염인 경우는 혈청 반응의 신뢰도가 높아 진단기준도 확립되었다. 그러나 만성감염인 망막맥락막염(retina-choroiditis)이나 AIDS에 수반하는 뇌염에서는 혈청 항체의 양성률이 반드시 높지 않아 임상증상이나 기타 검사소견을 종합하여 진단한다.

원충 검사는 형광 항체법을 사용한다. 눈의 *Toxoplasma* 증, 임신부 감염에 의한 태아의 선천성 감염증, 면역부전 환자에 대한 감염인 경우 외에는 불현성 감염으로 중요치 않는 것으로 이해하고 있다.

유의 사항 자가항체(RF, ANA)가 존재할 경우에는 때로 형광 항체법에 의한 검사에서 위양성을 보이기 쉬운 것에 주의한다. 동결, 융해를 반복한 혈청, 용혈 검체에서 분리된 혈청도 위양성, 위음성으로 보이는 경우가 있다.

Tuberculin skin test

기준치 음성 : 발적 지름 9 mm 이하

측정법 육안적 계측

검체량 0.1 mL 피내주사(8~9 mm의 구진을 형성하도록 주사)

검사 목적 결핵감염 기왕 판정

검체 취급 Tuberculin 반응용 disposable syringe와 25 G needle을 사용한다. 검사약은 사용 시 조제 (0.5 μg/mL)하여 0.1 mL를 피내에 주사한다.

측정치에 따라 짐작되는 질환

• 양 성

〈예상질환〉 결핵균에 감염된 경우, 또는 BCG 접종 후 **〈잠재질환〉** 과거의 tuberculin 반응력이나 BCG 접종력을 정확하게 알고 있는 경우, 세포성 면역기구를 평가하기 위해서도 사용한다. **〈조치〉** 결핵균 감염이 의심되면 신속하게 흉부 X선 검사와 복수회의 객담(또는 위액)의 항산균 도말·배양검사로 확인한다.

[주] **양성 판독**

· 약양성 : 발적 직경 10 mm 이상

· 중등도 양성 : 발적 직경 10 mm 이상에 경결(induration)을 수반하는 것

· 강양성 : 발적 직경 10 mm 이상에 경결에 2중 발적, 수포, 괴사 등을 수반하는 것

임상적 의의

Tuberculin 반응이란 결핵균에 감염된 사람·동물이 결핵균 유래 단백양 물질[purified protein derivative of tuberculin(PPD)]에 대하여 나타내는 지연형 allergy 피부반응이다.

결핵균 감염 후, 4~6주에 양성으로 전환한다. 비결핵균성 항산균 감염에서도 교차반응이 일어나는 경우가 있다. 우리나라는 BCG 접종자가 많기 때문에 양성으로 전환한 것인지 BCG 접종으로 인한 것인지를 구별하기가 곤란하다. 그러나 BCG 접종자도 반응이 강양성으로 나타난다든지 새로 경결이나 수포가 출현하는 경우 등에서는 감염이 의심되는 소견이다.

BCG 접종 후의 반응성은 접종 후 1년 이후부터 서서히 감소하여 약해지는데, 결핵균에 노출되지 않는 한 10년 이상 지속하는 경우는 없다. 또한 BCG 접종 후 시간이 경과하면서 tuberculin 반응을 검사하면 이것이 booster로 되어 그 후의 반응이 최초의 반응보다 강해지므로 BCG 접종자인 경우 1~3주 간격을 두고 2회 tuberculin 반응검사를 하고 2회째의 결과를 채택할 필요가 있다.

유의사항 통상은 주사 48시간 후에 판정하지만 주사 전후 2~3시간 차이가 있어도 판정에 양향은 없다. 판정 전에 국소를 자극하면 발적이 불확실해진다(10~20분간 방치한다). 경결을 반드시 손으로 만져서 확인한다. 경결과 더불어 2중 발적, 수포, 출혈, 궤양, 괴사, 림프관염 등의 부작용 여부를 기록한다. Tuberculin 반응이 음성화 되거나 감약하는 경우가 있는데 그 요인은 다음과 같다.

· **병적 요인** : Virus 감염(measles, mumps, varicella, rubella, HIV), 세균감염(typhoid, scarlet fever, 중증 결핵 등), 생균 vaccine 접종(measles, mumps, varicella, rubella, polio), 대사이상(만성신부전증), 영양불량, 악액질(중등도 단백결핍, 암 말기), 림프조직 침범 질환(림프종, 만성림프구성 백혈병, sarcoidosis), 약물(steroid, 면역억제제), 연령(신생아, 고령자), stress(수술, 화상 등), 결핵균 감염초기

· **기술적 요인** : Tuberculin 액의 문제(변질, 오염, 용기에의 부착), 주사법 문제(양 부족, 주사 후 누출, 깊게 주사한 경우)

Vero toxin of *Escherichia coli* (Shiga toxin, Shiga-like toxin)

기준치 **음성**

측정법 EIA, immunochromatography, RPLA

검체량 **분변 5 g 또는 분리된 대장균주**

검사 목적 **장관 출혈성 대장균 감염증 진단**

검체 취급 **냉장 보존한다.**

측정치에 따라 짐작되는 질환

• 양 성

〈예상·잠재질환〉 장관출혈성 대장균 O 157, O 26, O 111 등의 감염증으로 인한 출혈성 대장염, 급성위장염, 용혈요독증 증후군(hemolytic uremic syndrome; HUS) 등이 의심된다. **〈조치〉** 분변에서 대장균 분리와 분리된 대장균의 Vero toxin(VT) 생성 시험을 행한다.

임상적 의의

장관출혈성 대장균은 주로 대장에 정착·증식하여 VT를 생산한다. 이 VT의 작용으로 출혈성 대장염, HUS나 급성뇌병증(acute encephalopathy)을 일으키고, 사망에 이르는 경우도 있다. 환자의 약 50%는 HUS나 급성뇌병증을 합병하고, 합병된 경우의 사망률은 약 5%이다. 특히 유소아나 고령자는 고위험군이다. 감염 초기에는 VT가 분변이나 혈중에 방출되므로 그 VT를 검출하여 이 균의 감염증을 추정할 수 있다. 그러나 혈중 VT는 급속하게 혈중에서 소실되기 때문에 그 측정 timing은 실제로 대단히 어려워 진단적 가치가 있는 것은 분변에서 검출하는 것이다. 그러나 분변에서의 VT 검출도 발병 초기(설사증 발병 후 3일 정도)에 한정된다. 분변에서 대장균이 분리된 경우에는 그 균주의 VT 생산성을 검색하는 것이 중요하다.

유의 사항 ① 분변의 VT 직접검사는 장관출혈성 대장균으로 인한 감염증이 의심될 때 조기 진단의 하나로 가치가 크다. ② 검사재료는 분변으로 설사 발병 후 수일 이내에 장관출혈성 대장균이 대량으로 배출되는 시기라면 VT를 직접 검출할 수 있는 경우로 신속 진단이 가능하다. ③ HUS 발병 예는 분변에서 VT가 검출되면 확정진단이 가능하지만 검출되는 예는 대단히 드물다.

Widal reaction

기준치
- Typhoid O 항원 : 160배 이하
- Paratyphoid AO 항원 : 80배 이하
- Paratyphoid BO 항원 : 160배 이하
- Vi 항원 : 20배 이하

측정법 세균 응집반응

검체량 혈청 1 mL

검사 목적 급성설사증, 특히 typhoid 진단

검체 취급 ① 식후 3~4시간 이후에 채혈하여 검사하는 것이 바람직하다. ② 4℃ 이하(장기간 보존인 경우에는 동결보존)에 보존한다.

측정치에 따라 짐작되는 질환

• 양성(어느 항원이든 양성을 보이는 경우)

〈예상·잠재질환〉 어느 항원이든 양성 반응을 보이는 경우는 typhoid 또는 paratyphoid를 시사한다. 그러나 typhoid라도 기준치에 미치지 못하는 경우도 있다. **〈조치〉** 임상소견과 종합적으로 판단한다. 항균약으로 조기에 치료한다.

임상적 의의

Typhoid 질환의 주원인은 typhoid 균과 paratyphoid 균이다. 균은 숙주 특이성으로 인하여 사람에만 감염된다. 각 균의 O 항원이나 Vi 항원에 대한 항체 검사는 typhoid증 진단의 보조로서 의의가 있다.

Widal 반응은 어느 경우에는 유력한 참고가 되지만 어디까지나 임상의 보조적인 진단법으로 임상증상과 함께 종합적으로 판단한다. 이 반응보다도 원인 균의 검출이 결정적인 의미가 있는 것이다.

Typhoid 및 paratyphoid증의 경우, 발병 7~10일경부터 항체가가 증가하여 3~5주경에 최고치에 달한다. Widal 반응에는 typhoid 균, paratyphoid A 균 및 B 균의 S형 균의 가열균체(O 항원)와 V형 균의 formalin 처리 균체(Vi 항원)를 사용한다. Vi 항원으로 인하여 그 내부에 있는 균체 항원(O 항원)에 의한 O 응집이 저지되는 경우가 있다. Widal 반응용 항원은 시판되지 않는다.

유의 사항 ① 발병 초기의 1회만의 검사로는 진단 의의는 거의 없어 급성기와 회복기의 pair 혈청의 항체가를 측정하여 4배 이상의 증가가 증명되면 유의한 것이다. ② 어느 항원에서든 기준치 이상의 응집소가를 보이는 경우는 양성으로 판정되지만, 경시적인 증가를 보이지 않는 경우는 진단적인 가치가 떨어진다. ③ 예방 접종에 의해서도 증가하는데 대부분의 경우 80배 이하로 항체가는 경시적으로 감소한다. ④ Vi 응집가가 20배 이상으로 증가된 경우는 typhoid일 가능성이 농후하다.

XXV. 자가항체

Anti-acetylcholine receptor antibody

기준치 음성

· 항 AChR 결합 항체 : 0.2 nmol/L 이하

· 항 AChR 저해 항체 : 10% 이하

측정법 RIA

검체량 혈청 0.3 mL

검사 목적 중증근육무력증 진단

검체 취급 혈청을 동결 보존한다.

측정치에 따라 짐작되는 질환

• **양성 (0.5 nmol/L 이상, 10% 이상)**

(예상질환) 중증근무력증 **(조치)** 원질환을 진단하고 치료한다.

• **위양성 (0.2~0.5 nmol/L)**

임상적 의의

항 acetylcholine 수용체 항체는 신경근 접합부의 synapse 후막에 존재하는 acetylcholine receptor(AChR)에 대한 자가항체이다. 항체를 인식하는 epitope에 의한 결합형 (acetylcholine 결합부위 이외를 인식한다)과 저해형(비결합형) (acetylcholine 결합부위를 인식하여 acetylcholine이 수용체와 결합하는 것을 저해한다)으로 나눈다. 결합형은 AChR과 α-bungarotoxin 의 복합체와 결합하고, 저해형은 AChR와 α- bungarotoxin의 결합을 저해한다. 일반적으로 결합형 쪽이 양성률이 높기 때문에 결합형 항체를 측정하고 있다.

전신형 중증근육무력증(myasthenia gravis; MG)의 80% 이상에서 양성을 보이지만(흉선종 합병 예에서는 보다 고율로 검출) 안근형 MG에서는 50% 정도이다(소아형에 음성 예가 많다). 근년, 항 AChR 항체 음성 MG에서 항 MuSK(근특이 tyrosine kinase) 항체가 양성인 증례가 존재하는 것이 알려졌다.

Bungarotoxin : Asia 남부에 서식하는 copra과 독사(*Bungarus multicinctus*)의 독샘 (toxin gland)에 있는 독물(毒物)이다. 몇 가지 type이 있다. α-Bungarotoxin은 분자량 약 8 kDa의 polypeptide로 α-근육형 nicotinic acetylcholine receptor (acetylcholine channel)에 비가역적으로 강력하게 결합하여 신경전달을 저해한다. β-Bungarotoxin은 phospholipase A_2 ,활성에 있어서 신경종말에 작용하여 신경전달 물질의 유리를 억제한다. κ-Bungarotoxin은 신경형 nicotine 수용체를 특이적으로 차단한다.

유의 사항 ① 식사, 시간 등에 의한 영향은 적다. ② 안형, Eaton-Lambert 증후군 등에서는 음성인 경우가 있다.

약물 영향 D-Penicillamine 복용 중에 중증근무력증 증상이 출현하여 항 AChR 항체가 양성으로 되는 예가 보고되었다.

Anti-aminoacyl tRNA synthetase antibody

기준치 음성

측정법 Ouchterlony법

검체량 혈청 0.4 mL

검사 목적 다발성근염·피부근염 진단

검체 취급 혈청을 동결 보존한다.

측정치에 따라 짐작되는 질환

• **양 성**

⟨예상질환⟩ 다발성근염/피부근염(PM/DM)

⟨조치⟩ 원질환을 진단하고 치료한다.

임상적 의의

Aminoacyl tRNA 합성효소는 세포질에서 tRNA에 아미노산을 결합시키는 작용을 하는 효소로 단백합성에 관여하고 있다. 항 aminoacyl tRNA 합성효소 항체에는 항 Jo-1 항체 이외에 항 PL-7, 항 PL-12, 항 EJ, 항 OJ 항체가 알려졌는데, PM/DM에 대하여 질환 특이성이 큰 항체로 PM/DM 환자의 30% 정도에서 검출된다. 항 aminoacyl tRNA 합성효소 항체가 양성인 환자는 간질성 폐렴, Raynaud 현상, 관절염, 발열, mechanic's hand를 나타내는 경우가 많다. PM/DM에서 출현 빈도는 항 Jo-1 항체를 제외하면 각각 5% 이하이지만 항 Jo-1 항체와 마찬가지로 이 항체 양성 예는 주로 다발성 근염에서 폐섬유증, 다발성 관절염의 합병이 많다.

유의사항 식사, 검체 채취시간에 의한 영향은 적다.

Anti-cardiolipin antibody (anti-phospholipid antibody)

기준치 음성

· 항 cardiolipin IgG 항체 : 10 U/mL 이하

· 항 cardiolipin-β_2-glycoprotein I 복합체 항체(항CL-β_2-GP I 항체) : 3.5 U/mL 이하

측정법 ELISA

검체량 혈청 0.5 mL

검사 목적 항인지질 항체 존재 확인

검체 취급 혈청을 동결 보존한다.

측정치에 따라 짐작되는 질환

• **강양성**

⟨예상질환⟩ SLE, 원발성 항인지질 항체 증후군(primary APS), 매독 **⟨조치⟩** 원질환 및 기초질환을 진단하고 치료한다.

• **약~중등도 양성**

⟨예상질환⟩ 전항과 같다 **⟨잠재질환⟩** Sjögren 증후군, 전신성경화증(SSc), 류마티스 관절염(RA), 다발성근염/피부근염(PM/DM), 감염증, 악성종양 **⟨조치⟩** 원질환, 기초질환 진단. 혈전 증상 등이 보이는지 확인하고, 그 기왕이 있으면 치료한다.

임상적 의의

항 cardiolipin은 인지질(cardiolipin, phosphatidyl serine, phos-phatidyl inositol, phos phatidic acid 등)인 cardiolipin을 ELISA plate로 solid phase화하여 검출하는 항인지질 항체(anti-phospholipid antibody; aPL)의 하나이다. 항인지질 항체 증후군(anti-phospholipid antibody syndrome; APS)에서 검출되는 항 cardiolipin 항체는 실제로는 cardiolipin에 결합하여 구조변화를 일으킨 β_2-glycoprotein I

(β_2-GPI)에 대한 항체이다.

APS는 임상적으로 동정맥의 혈전증, 혈소판 감소증, 습관성 유산, 사산, 자궁내 태아사망 등의 임상증상을 수반하고, 혈중에 항인지질 항체(항 cardiolipin 항체 또는 lupus anti-coagglulant)가 증명되는 것으로 진단한다.

항 cardiolipin 항체 측정은 항인지질 항체의 screening으로서 의의가 있는 검사이다. 또한 aPL은 교원병 가운데서도 특히 SLE에서 양성률이 높다(약 30~50%). 기타 질환이나 병태로는 특발성 혈소판감소성자반병, 자가면역성 용혈성빈혈, 반복성 혈전성정맥염, 심근경색을 포함 관상동맥 질환, 장기경색, 뇌신경장애, 습관성 유산, 사산 등에서 나타난다. 교원병이나 자가면역질환 이외에도 악성종양이나 감염증(AIDS, 매독, 간염, 전염성 단핵구증 등), 약물(chlorpromazine, procainamide, hydralazine 등)의 사용에서 양성을 보이는 경우가 있다. 감염증에서 일시적으로 항 cardiolipin 항체 양성을 보이는 경우가 있기 때문에 APS의 분류기준으로는 중등도 이상의 역가인 IgG형 또는 IgM형 항 cardiolipin 항체가 12주 이상의 간격을 걸쳐서 2회 이상 검출되는 것이 조건으로 되어있다.

유의 사항 ① 식사, 검체 채취시간 등의 영향은 적다. ② Heparin, warfarin 등 항응고 요법 중에서도 측정할 수 있다. ③ 항 cardiolipin 항체 음성인 APS도 존재하므로 lupus anti-coagulant도 측정할 필요가 있다.

Anti-cardiolipin-β_2-glycoprotein I complex antibody

기준치 3.5 U/mL 이하

측정법 ELISA

검체량 혈청 0.3 mL

검사 목적 항인지질 항체 증후군 진단

검체 취급 신속히 혈청을 분리하여 냉동 보존한다.

측정치에 따라 짐작되는 질환

- **증가 (3.5 U/mL 이상)**

《예상질환》 원발성 항인지질항체증후군, SLE, 기타 2차성 항인지질 항체증후군 **《잠재질환》** 류마티스 관절염(RA) **《조치》** 원질환의 진단과 치료. SLE 등이 의심되면 혈청 보체가, 항 ds-DNA 항체, 단백뇨, 혈구산정, 항핵 항체, 항 Sm 항체 등을 측정한다.

임상적 의의

항 cardiolipin 항체는 cardiolipin(음성 하전 인지질)에 결합하여 구조변화를 초래한 β_2-glucoprotein I(β_2-GPI)에 대한 항체를 측정하는 것이다.

한편, 항 β_2-GPI 항체는 음성 하전 인지질을 사용하지 않고, γ선 조사로 산화된(음성 하전된) ELISA plate에 직접 결합시킨 β_2-GPI에 대한 항체를 측정한다. 항인지질 항체의 검출법으로서 감도는 떨어지지만 혈전증이나 habitual abortion과 좋은 상관성을 보인다. 항인지질 항체 증후군(APS)의 분류기준으로는 중등도 이상의 역가인 IgG 또는 IgM형 항 β_2-GPI 항체가 12주 이상의 간격으로 2회 이상 검출되는 것이 조건으로 되어있다. 항 β_2-GPI 항체는 SLE, 습관성 유산, 사산에서 검출되지만 매독 환자에서는 나타나지 않는다.

유의 사항 ① 항응고 치료를 받고 있는 환자는 lupus anticoagulant를 정확하게 측정할 수 없지만 이 검사는 영향을 받지 않는다. ② 항체

역가와 질환 활동성, 임상증상은 상관성을 보이므로 치료의 지표가 된다.

Anti-centromere antibody

기준치
· 간접 형광항체법 : 음성
· ELISA : 10 index 이하 (10~15.9 index는 판정 보류)

측정법 ELISA, 간접형광항체법

검체량 혈청 0.5 mL

검사 목적 ① 전신피부경화증(systemic sclerosis; SSc)의 진단과 병형 판정, ② Sjögren 증후군 진단(특히 항 SS-A/SS-B 항체 음성인 경우)

검체 취급 혈청 보존(단기간은 4℃, 장기간은 −20℃)

측정치에 따라 집작되는 질환

• **양 성**

〈예상질환〉 CREST 증후군, 전신피부경화증(SSc), Raynaud 증후군 **〈잠재질환〉** 원발성 담즙성 간경변(PBC) **〈조치〉** 원질환을 진단하고 치료한다.

임상적 의의

Centromere는 세포의 유사분열 시에 보이는 염색체 방추사의 결합부위이다. 비분열기 세포에서는 간접 형광항체법에서 핵 내의 산재 반문형(descrete speckled pattern)을 나타낸다. 분열기 세포에서 소립자의 핵 중심부에 집합(분열전기)이나 소립자의 좌우에 분산(분열후기)이 보이는 경우에 항 centromere 항체 양성으로 검출된다. 항 centromere 항체의 대응항원은 CENP-A에서 CENP-G까지 7 종류의 분자가 동정되었다. 그 가운데 대응항원의 중심으로 생각하는 CENP-B의 C 말단영역의 recombinant 단백이 항원으로 ELISA에 사용되고 있다. 항 centromere 항체는 국한성 피부경화형 SSc에서 양성률(90% 이상)이 높지만 특이도가 높지 않기 때문에 피부경화가 나타나지 않는 경우에는 상기 질환을 검색한다. 특히 항 SS-A/SS-B 항체 음성인 Sjögren 증후군에서 양성으로 검출되는 경우가 있다.

유의 사항 식사, 검체 채취시간 등의 영향은 없다.

Anti-desmoglein 1 autoantibody [Anti Dsg 1 Ab]

기준치 음성 (14 index 이하)
· 14~20 index : 판정 보류
· 20 index 이상 : 양성

측정법 ELISA

검체량 혈청 0.5 mL

검사 목적 천포창 항원인 desmoglein 1에 대한 IgG 자가항체 검출

검체 취급 혈청분리 후 냉장보존, 장기간 보존인 경우에는 냉동 보존한다.

측정치에 따라 집작되는 질환

• **양성(20 index 이상)**

〈예상질환〉 낙엽천포창(pemphigus foliaceus), 점막피부형 심상천포창(pemphigusvulgaris) **〈잠재질환〉** 종양 수반성 천포창 **〈조치〉** 혈청학적으로는 건강인의 피부 또는 원숭이 식도상피를 기질로 사용하는 형광항체 간접법으로 표피 세포막 표면에 대한 IgG 자가항체를 검색한다. 직접형광항체법으로 환자 피부에서의 표피세포막 표면에서 *in vivo* IgG 침착을 확인하고, 낙

표 62. 천포창 임상형과 항 desmoglein 항체 profile

천포창 임상형	항 Dsg 1항체	항 Dsg 3항체
낙엽천포창	양성	음성
점막 우위형 심상 천포창	음성	양성
점막 피부형 심상 천포창	양성	양성

엽천포창으로 확진한다. 낙엽천포창에서 항 desmoglein 3 항체는 음성이다. 항 desmoglein 3 항체 양성인 경우에는 점막피부형의 심상천포창을 고려한다. 종양 수반성 천포창이 의심되는 경우에는 림프구계 등의 악성 또는 양성인 종양성 증식 여부를 검색한다.

임상적 의의

천포창은 cadherin형 세포간 접착인자인 desmoglein 1(Dsg 1) 또는 desmoglein 3(Dsg 3)에 대한 IgG 자가항체로 인하여 세포간 접착이 장애를 입어 수포가 형성되는 질환이다. Dsg 1, Dsg 3 모두 수포·미란이 나타나는데, 주로 중층 편평상피에 발현된다. 항Dsg 1, 3 항체는 건강인에는 나타나지 않는다. 항 Dsg 항체 profile과 천포창 임상상의 관계를 표 62에 정리한 것과 같이 알려졌지만 최종 진단은 임상소견, 병리소견, 혈청소견 등을 종합하여 판단한다.

Cadherin : 세포간 접착을 위하여 중요한 작용을 하는 막관통형 단백질이다. 세포외 domain의 상호 hemophilic adhesion 작용으로 세포를 접착시킨다. 세포 내 domain에는 β-catenin이나 p120 ctn이 결합하고, 전자에는 다시 α-catenin이 결합하여 adherence junction이라고 부르는 접착장치를 형성한다.

유의 사항 ① 항 desmoglein 1 항체가는 낙엽천포창의 병세와 병행하여 보이므로 병세를 monitoring하는데 유용하다. 특히 steroid 감량 시에는 유용한 지표가 된다. ② 단, 고항체가인 경우 ELISA로 측정할 경우, 효소반응이 포화되기 때문에 혈청을 적당히 희석하여 참의 항체가를 구하여야 한다.

Anti-DNA antibody
Anti-ds DNA IgG antibody
Anti-ss DNA IgG antibody

기준치
- 항 ds-DNA IgG 항체(ELISA) : 12 IU/mL 이하
- 항 ss-DNA IgG 항체(ELISA) : 25 AU/mL 이하
- 항 DNA 항체
  PHA : 음성 (80배 이하)
  RIA (Farr법) : 6.0 IU/mL 이하

측정법 ELISA, PHA, RIA

검체량 혈청 0.3 mL

검사 목적 SLE 진단과 활동성 판정

검체 취급 ① 혈청 냉동 보존이 가능하다. ② 동결 융해를 반복해서는 안 된다. ③ ELISA에서는 비동화 검체를 사용하지 않는다.

측정치에 따라 짐작되는 질환

■ 항 ds-DNA IgG 항체

• 증가 (100 IU/mL 이상)

〈예상질환〉 SLE(특히 활동기) **〈조치〉** 기타 SLE 활동성의 지표와 종합적으로 질환 활동성을 검토하여 치료를 고려한다.

• 양성 (50~100 IU/mL)

〈예상질환〉 SLE **〈조치〉** 활동성을 평가한다.

• 약양성 (12~50 IU/mL)

〈예상질환〉 SLE **〈잠재질환〉** 기타 교원병 **〈조치〉** 원질환을 진단한다.

■ 항ss-DNA IgG 항체

• 증가 (50 AU/mL 이상)

〈예상질환〉 SLE **〈잠재질환〉** 전신피부경화증(SSc), Sjögren 증후군, 혼합성결합조직병(MCTD), 류마티스 관절염(RA), 다발성근염, 약물 유발성 lupus, 항인지질 항체 증후군, 중증근무력증 **〈조치〉** 기타 질환 특이 자가항체 등으로 원질환을 진단한다.

• 양성 (20~50 AU/mL)

〈예상·잠재질환〉 전항과 같다. **〈조치〉** 전항과 같다.

임상적 의의

항 DNA 항체는 자가항체의 1 종으로 double stranded(ds) DNA(비변성 DNA)를 인식하는 항체와 single stranded(ss) DNA(변성 DNA)만을 인식하는 항체로 크게 나눈다. 항 ds DNA 항체는 DNA의 deoxyribose-phosphate 골격구조를 인식하는 것이어서 통상 ss-DNA를 또한 인식한다. 항 ds-DNA 항체는 SLE에 특이성이 클 뿐만 아니라 SLE의 질환 활동성과 상관성이 있기 때문에 정기검사로 검사하는 경우가 많다. 항 ss-DNA 항체는 B 세포의 활성화를 수반하는 질환에서 고빈도로 출현하고, 또한 고령 건강인에서 나타나는 경우가 있는 등 질환 marker로서의 의의는 부족하다.

PHA법의 항 DNA 항체 측정은 항 ds-DNA 항체, 항 ss-DNA 항체 모두가 측정되고, RIA 법의 항 DNA 항체 측정은 주로 항 ds-DNA 항체가 측정되는 것으로 이해하고 있다. 현재는 ELISA 법으로 항 ds-DNA IgG 항체를 특이적으로 주로 측정한다.

유의사항 연령, 성별, 식사와의 관련이 임상적으로 문제가 되는 일은 적다. 통상 항ds DNA 항체는 ss DNA도 인식한다.

Anti-extractable nuclear antigen antibody [Anti ENA Ab]

기준치 음성 (20배 이하)

측정법 수신 혈구응집법 (PHA법)

검체량 혈청 0.3 mL

검사 목적 교원병 진단의 보조

검체 취급 혈청을 동결 보존한다.

측정치에 따라 짐작되는 질환

• 양성 (40배 이상)

〈예상질환〉 SLE, 혼합성 결합조직병(MCTD), 전신성 경피증, overlap 증후군, Sjögren 증후군, 분류불능 교원병(UCTD) **〈조치〉** 원질환의 진단과 치료(RNP, Sm, SS-A, SS-B, Scl-70 등 특이 항원에 대한 항체를 측정한다)

임상적 의의

항핵 항체(ANA) 양성에 speckled형을 보이는 경우는 핵내 가용성 핵단백 항원(extractable nuclear antigen; ENA)에 대한 항체(항 ENA 항체)의 존재를 고려한다.

다만, 현재 항 ENA 항체를 측정하는 경우는 적어져 ANA 양성에 speckled형인 경우에는 일반적으로 ENA를 구성하는 여러 가지 핵단백에 대한 항 Sm, 항 RNP, 항 SS-A, 항 SS-B, 항 Scl-70 항체를 직접 측정한다.

유의사항 식사, 시간 등에는 영향을 받지 않는다.

Anti-glomerular basement membrane antibody [Anti-GBM Ab]

기준치
· 10 EU 이하 : 음성 (참고치)
· 10~20 EU : 판정 보류
측정법 ELISA
검체량 혈청 0.3 mL
검사 목적 급속진행성 신장염이나 폐출혈의 원인 검색
검체 취급 혈청분리 후 냉동 보존한다.

측정치에 따라 짐작되는 질환

• **양 성**

〈예상질환〉 Goodpasture 증후군, 항 GBM 항체형 반월체형성 신장염 **〈조치〉** 신생검으로 진단을 확정하고, 신속히 면역억제제 투여와 혈장교환을 시행한다. 신장기능의 급속한 악화와 폐출혈에 특히 주의한다.

임상적 의의

사구체 계제 기저막의 Ⅳ형 collagen의 3α chain 또는 5α chain의 비 collagen domain에 대한 항체로 이들 항체가 조직에 결합하면 염증세포가 침윤하여 모세혈관 장애, 기저막 단열(斷裂)이 발생한다.

항 GBM 항체형 반월체 형성 신장염이나 Goodpasture 증후군에서 증가한다. 급속하게 신장기능이 악화하는 급속진행성 사구체신장염인 경우나 폐출혈이 나타나는 경우에 원질환을 감별할 목적으로 검사한다.

혈청 항 GBM 항체의 존재에 더하여 급속진행성 사구체신장염의 임상상을 나타내고, 신장생검에서 형광항체법으로 사구체기저막에 선상(線狀) 침착을 보이는 반월체 형성 신장염이 확인된 경우에 항 GBM형 반월체 형성 신장염으로 진단한다. 또한 폐출혈이 합병된 경우에 Goodpasture 증후군으로 진단한다. 항 GBM 항체는 급속진행성 사구체신장염의 6~7%에서 양성이다. 그 가운데 4~5명에 1명은 폐출혈을 수반한다. 항 GBM 항체가 양성인 이들 질환에서는 말기 신부전으로 진행(발병 6개월에 50% 전후, 24개월에 60% 전후), 사망률(발병 6개월에 20% 전후, 24개월에 30% 전후)로 모두 높은 심각한 질환이지만 조기에 진단되면 면역억제제 투여나 혈장교환 요법 등의 치료로 신장기능의 개선, 폐출혈의 치료가 가능한 경우도 적지 않다. 항 GBM 항체의 측정치와 신장병변이나 폐병변의 중증도와의 관계는 밝혀지지는 않았지만 치료효를 판정하는데 하나의 지표가 된다. 항 GBM 항체가 음성화된 후의 재발 빈도는 크지 않다.

유의사항 ① 항 GBM 항체 양성인 급속진행성 사구체신장염이나 Goodpasture 증후군과 유사한 병태를 보이는 것으로 항호중구세포질 항체(ANCA) 양성 질환(Wegener 육아종증 또는 ANCA 관련 신장염)이 있다. 항 GBM 항체 측정이 필요한 병태는 ANCA(MPO-ANCA, PR 3-ANCA)도 동시에 측정하는 것이 바람직하다. ② 임상적으로 급속진행성 사구체신장염이 의심되어 항 GBM 항체를 측정할 때는 SLE 또는 IgA 신증 등 면역복합체가 연관된 급속진행성 사구체신장염도 있다는 것을 유의하여 정밀하게 검색할 필요가 있다.

Anti-glutamic acid decarboxylase antibody [Anti-GAD Ab]

기준치 음성

· 돼지 뇌 GAD 항원 : 5 U/mL 이하

· 사람 recombinant GAD 65 : 1.5 U/mL 이하

측정법 RIA (^{125}I 표식 정제 돼지 뇌 GAD 항원 또는 사람 recombinant GAD 65 항원을 사용)

검체량 혈청 0.5 mL

검사 목적 1형 당뇨병 진단

검체 취급 4℃ 보존에 최소한 2개월은 역가 감소 없이 측정할 수 있다. 그러나 동결 융해는 피하여야 한다.

측정치에 따라 짐작되는 질환

• **양 성**

《예상질환》 1형 당뇨병 **《조치》** 항췌장 Langerhans 섬 세포질 항체(ICA), 항 IA-2 항체 측정, 주요 조직적합 항원(HLA) 측정. 요중 C-peptide(CRP) 및 glucagon 부하시험 시 CPR 농도 추이를 관찰한다.

[주] 항 GAD 항체 측정 현황

항 GAD 항체는 당초 드문 신경질환인 Stiffman 증후군(SMS)의 자가항체로 보고되었는데, 이 증후군은 보통 당뇨병을 합병한다는 것이 알려졌다. 한편, 1형 당뇨병 분야에서 자가항체의 하나로 제창되었던 분자량 64 kDa 항체의 대응항원이 바로 이 GAD라는 것이 판명되었다.

그 후 GAD 항체 측정법이 개발되어 비교 검토한 결과 ^{125}I 표식 정제 뇌 GAD를 사용하는 radioligand binding assay가 감수성, 특이성 모두 가장 좋은 것으로 판명되어 현재 이 방법으로 통일되었다.

SMS에서의 GAD 항체는 GAD 분자의 1차 구조를 인식하고 있고, GAD 합성 억제작용이 있는 것으로 이해하고 있다. 한편 1형 당뇨병의 GAD 항체는 그 대부분이 GAD 분자의 입체 구조를 인식하고, 또한 GAD 항체 자체는 기능이 없어 이 점에서 SMS의 GAD 항체와 다르다.

임상적 의의

이상치 출현기전으로 췌장 β세포 파괴 후의 자가면역 반응이라고 이해하고 있다.

임상적 의의로는 1형 당뇨병 환자 근친자, 소아의 내당능 이상자, 판별이 곤란한 40세 미만의 내당능 이상자, slowly progressive 1형 당뇨병의 잔존 췌장 기능과의 관계 등, 예방적, 진행 저지적 조치, 치료 선택에 대한 지표로 이용하고 있다.

유의 사항 항 GAD 항체 양성률은 ① 1형 당뇨병 전체의 35.4%인데, 발병 후 1년 이내에서는 50.3%로 고율을 보인다. ② 2형 당뇨병에서 4.3%, ③ Slowly progressive 1형 당뇨병에서 37.9%, ④ Gestational DM에서 10.5%, ⑤ IGT(impaired glucose tolerance)에서 0%이다. ⑥ 취학아동에서 4.8%(요당 양성자 가운데), ⑦ 1형 당뇨병의 근친자에서 2.1%, ⑧ 정상인에서 2.2%의 양성률을 나타낸다.

Anti-GM 1 IgG antibody

기준치 음성

측정법 ELISA

검체량 혈청 2 mL

검사 목적 Guillain-Barré 증후군의 보조진단

검체 취급 혈청분리 후 동결 보존한다.

측정치에 따라 짐작되는 질환

• **양 성**

《예상질환》 Guillain-Barré 증후군 **《잠재질환》** 급성 산재성 뇌척수염(encephalomyelitis), 급성염증성 탈수성(脫髓性) 다발 신경병증, 다소성(多巣性) 운동신경병증, 운동신경세포 질환 **《조치》** 말초신경 전도검사 등의 전기

생리학적 검사, 뇌척수액 검사 등으로 진단하고 치료한다.

임상적 의의

Guillain-Barré 증후군은 많은 경우에 감염이 선행한다. 이 선행감염이 기폭제가 되어 면역계가 자극을 받아 이 항체가 증가하는 것으로 이해하고 있다. 소화기 감염의 감염인자의 하나인 *Campylobacter jejuni* 에서는 이 항체 양성 환자에서 분리배양된 균체표면에 GM 1 같은 당쇄구조의 존재가 보고되어 감염인자에 대한 면역반응의 결과로 항체가 생긴다는 분자상동성 기전이 제창되었다.

GM 1을 비롯하여 ganglioside에 대한 IgG 항체 증가는 Guillain-Barré 증후군에 특이적인 소견으로 검출되면 이 증후군일 가능성이 큰 것이다. Guillain-Barré 증후군은 수초(myelin sheath)가 장애되는 탈수형(demyelination type) 과 축삭형(axon type)으로 크게 나누지만 항GM 1 IgG 항체는 축삭형에서 보이는 경우가 많다. 그러나 탈수형에서도 나타나는 경우가 있다.

Ganglioside : Sialic acid를 함유한 sphingo-glycolipid의 총칭이다. 최초로 발견된 조직이 뇌이기 때문에 이와 같은 명칭이 부여된 것이다. 당쇄구조의 차이에 따라 다양하게 분류한다. Ganglioside 구조의 차이를 표기하는 방법으로 G_{M1}, G_{D1a}, G_{D1b}, G_{T1b}, G_{Q1b}로 사용하는 경우가 많다. 이 약기법(略記法)으로 G는 ganglioside를 M, D, T, Q는 sialic acid 수가 1, 2, 3, 4개인 것을, 1은 당쇄 골격구조가 gangliotetraose인 것을, a, b는 gangliotetraose 내부 galactose에 결합된 sialic acid 수가 1 및 2개라는 것을 의미한다.

유의 사항 항GM 1 IgG 항체는 Guillain-Barré 증후군의 급성기에 증가하고, 경과와 더불어 감소한다. 발병 후 적어도 2주 이내에 측정하는 것이 바람직하지만 이후에도 검출될 가능성이 있다. 치료로 혈장교환을 시행한 경우에는 현저하게 항체가가 감소한다.

Anti-GQ 1b IgG antibody

기준치 음성
측정법 ELISA
검체량 혈청 2 mL
검사 목적 Fisher 증후군과 관련 질환의 보조진단
검체 취급 혈청분리 후 동결 보존한다.

측정치에 따라 짐작되는 질환

• 양 성

《 예상질환 》 Fisher 증후군, 안구운동 마비 또는 운동실조를 일으키는 Guillain-Barré 증후군, Bickerstaff 형 뇌간뇌염 **《 조치 》** 말초신경 전도검사 등의 전기생리학적 검사, 뇌척수액 검사, 두부 MRI 등을 검사하여 진단하고 치료한다.

임상적 의의

Fisher 증후군은 Guillain-Barré 증후군의 아형으로 대부분의 경우에 감염이 선행된다. 그 선행감염이 기폭제가 되어 면역계가 자극을 받아 이 항체가 증가하는 것으로 이해하고 있다. Fisher 증후군의 선행감염은 대부분이 호흡기 감염이지만 감염인자는 동정되지 않는 경우가 많다. 항체 생산 기전으로는 항 GM 1 IgG 항체와 마찬가지로 분자 상동성 기전을 고려하고 있다.

항 GQ 1b IgG 항체는 급성인 안구운동 마비 및 운동실조를 일으킨 Fisher 증후군(2 가지 가운데 어느 것인가 한편의 부전형도 포함)에서는 90% 이상의 증례에서 양성이다. 또한 부분 증상으로 안구운동 마비 또는 운동실조를 일으킨 Guillain-Barré 증후군, Fisher 증후군의 증상에 의식장애나 추체로 징후 등의 중추신경 장애증상을 수반하는 Bickerstaff형 뇌간뇌염(brainstem encephalitis)에서도 양성을 나타낸다. 즉, 이 항체는 Fisher 증후군 및 관련 질환에 특이적인 동시에 고빈도로 나타나는 항체로 다른 병태에서 나타나는 경우는 거의 없어 진단적 가치는 대단히 크다. 안구운동에 관여하는 뇌신경의 일부 신경세포에 GQ 1b가 국재하고 있어서 이 항체가 그들 부위에 결합하여 발병하는 것으로 이해하고 있다.

유의 사항 항 GQ 1b IgG 항체는 Fisher 증후군 등의 급성기에 증가하고, 경과와 더불어 감소한다. 발병 후 적어도 2주 이내에 측정하는 것이 바람직하지만 이 후에도 검출될 가능성은 있다. 치료로 혈장교환을 시행한 경우에는 현저하게 항체가는 감소한다.

Anti-intrinsic factor antibody

기준치 음성

측정법 RIA (charcoal법)

검체량 혈청 1 mL

검사 목적 악성빈혈 진단

검체 취급 혈청을 동결 보존한다.

측정치에 따라 짐작되는 질환

• 양 성

⟨ 예상질환 ⟩ 악성빈혈 **⟨ 잠재질환 ⟩** 심한 위축성위염 **⟨ 조치 ⟩** 위내시경, 혈액상 등의 검사로 진단하고 치료한다.

임상적 의의

항내인자 항체는 위벽세포에서 분비되는 당단백(분자량 : 44 kDa)에 대한 자가항체이다. 비타민 B_{12}는 이 내인자와의 복합체만이 회장에서 흡수되는데 내인자 항체에는 비타민 B_{12}와의 결합을 저해하는 저지항체(I형 항체)와 이 결합을 저해하지 않지만 복합체의 회장으로의 흡수를 저해하는 결합항체(II형 항체)가 있다.

통상 저지항체가 내인자 항체로서 측정되는데, 악성빈혈의 약 70%에서 저지항체가 양성이고, 항벽세포 항체와 달리 질환 특이성도 높다.

유의 사항 연령, 성별, 식사와의 관계가 문제되는 경우는 적다.

약물 영향 비타민 B_{12} 섭취로 인하여 영향이 미칠 가능성이 있을 수 있기 때문에 섭취 후 2일 이내의 검체는 사용하지 않는 것이 바람직하다.

Anti-islet cell cytoplasmic antibody [ICA]

기준치 음성 (표준 양성혈청과 비교하여 판단)

측정법 간접 형광항체법 (사람 O형 췌장 동결절편을 사용)

검체량 혈청 0.5 mL

검사 목적 1형 당뇨병 진단

검체 취급 ① −20℃ 이하 보존(−80℃ 이하가 더 좋다). ② 동결 융해에 의해 항체가가 감소하는 것으로 이해하고 있다.

측정치에 따라 짐작되는 질환

• 양 성

⟨ 예상질환 ⟩ 1형 당뇨병 **⟨ 조치 ⟩** 항 GAD 항체, 항 IA-2 항체 측정. 주요 조직적합 항원(HLA) 측정. 요중 C-peptide(CPR) 및 glucagon 부하시험 시의 CPR 농도 추이를 관찰한다.

임상적 의의

가장 빈도가 큰 ICA subtype는 "non-restricted" type ICA이고, 1형 당뇨병의 근친자에서 검출되는 경우에는 1형 당뇨병이 장래 발병할 확률이 높아진다. 또한 slowly progressive 1형 당뇨병의 경과를 추적한 예에서는 전부 이 "non-restricted" type ICA로 그 subtype은 β세포 파괴를 반영하는 것으로 이해하고 있다.

한편 β세포하고만 반응하는 "restricted" 또는 "selective" type ICA는 1형 당뇨병 발병 직후인 증례에서는 검출되지 않고, 비당뇨병의 자가면역성 다내분비선 질환 예에서 검출되는 등 당뇨병의 발병 진전과는 관련이 적은 것으로 이해하고 있다.

[주] ICA에는 대응항원이 현재까지 2개의 subunit가 있는 것으로 되어 있다. 1개는 췌장 Langerhans 섬 β세포에 특이적으로 반응하는 "selective" 또는 "restricted" type ICA이고, 또 하나의 type은 β세포뿐만 아니라 다른 α세포, δ세포 등과 반응하는 "whole" 또는 "non-restricted" type ICA이다. 또한 mouse의 췌장 Langerhans islet 세포하고만 반응하고, 사람의 췌장 Langerhans islet 세포와는 반응하지 않는 ICA subuinit도 보고되었다.

유의사항 ① "Whole" 또는 "non-restricted" type에서는 1형 당뇨병의 발병 직후에 고빈도로 나타난다. ② 1형 당뇨병의 근친자에서는 1형 당뇨병이 발병한 예에서 고율로 나타난다.

Anti-Jo-1 antibody

기준치

· DID : 음성

· ELISA : 10 index 이하

측정법 ELISA, 2중 면역확산법(DID)

검체량 혈청 0.3 mL

검사 목적 다발성근염/피부근염(PM/DM)의 진단과 병형 예측

검체 취급 혈청을 동결 보존한다.

측정치에 따라 짐작되는 질환

• **양 성**

(예상질환) 다발성근염/피부근염(PM/DM)

(조치) PM/DM을 진단하고 치료한다.

임상적 의의

항세포질 항체인 항 Jo-1 항체는 aminoacyl-tRNA 합성효소에 대한 자가항체의 하나인 histidyl tRNA 합성효소 Jo-1에 대한 항체로 다발성근염/피부근염(PM/DM)에서 특이적으로 출현한다. PM/DM의 20~30%에서 양성을 보이는데, 특히 PM에 많다(약 30%). 이 항체 양성은 간질성 폐질환, 다발성 관절염 합병과 상관성을 보인다. 항핵 항체(ANA) 음성에서도 항세포질 항체의 항 Jo-1 항체는 양성을 보이므로 의심되는 경우에는 ANA 음성이라도 검사하는 것이 바람직하다.

유의 사항 식사, 검체 채취시간 등은 영향을 미치지 않는다.

Anti-leukocyte antibody

기준치 음성

측정법 보체 의존성 세포장애 시험, 형광항체법

검체량 혈청 1 mL

검사 목적 백혈구 감소증의 감별진단

검체 취급 혈청을 동결 보존한다.

측정치에 따라 짐작되는 질환

• **양 성**

《예상질환》항 HLA 항체 존재(임신, 수혈, 장기이식 등), 자가면역성 호중구감소증, SLE, Sjögren 증후군, virus 감염증(전염성 단핵구증, 홍역, 풍진 등) **《잠재질환》**류마티스 관절염 (RA), 기타 교원병, AIDS **《조치》**원질환을 감별하고 치료한다.

임상적 의의

항백혈구 항체는 동종항체(항 HLA 항체)와 자가항체로 크게 나누고, 다시 자가항체는 항호중구 항체와 항림프구 항체로 나눈다. 임상적으로 이 항체 검사가 필요한 경우는 드물다.

Anti-liver/kidney microsome type 1 antibody [Anti-LKM-1 Ab]

기준치 음성 (17 이하)

· 17~49 : 판정 보류

· 50 이상 : 양성

측정법 ELISA

검체량 혈청 0.3 mL

검사 목적 자가면역성 간염 진단

검체 취급 혈청분리 후 동결 보존한다.

측정치에 따라 짐작되는 질환

• **양성 (50 이상)**

《예상질환》II 형 자가면역성 간염(AIH) **《잠재질환》**I 형 AIH **《조치》**원질환을 진단하고 치료한다.

임상적 의의

항간·신장 microsome 항체(항 LKM 항체)는 자가면역성 간염(AIH) 환자 혈청에 존재하는 자가항체이다. 즉, 신장의 근위세뇨관과 간세포의 세포질에 대하여 반응하는 자가항체로 AIH 등에서 출현한다는 것이 알려진 이래 간세포 및 신장세포를 항원으로 사용한 간접 형광 항체법을 사용하여 질환에 따른 항원 인식 pattern의 차이로 항 LKM-1 항체, 항 LKM-2 항체, 항 LKM-3 항체 등 3 종류로 분류하고 있다. 한편 AIH는 출현하는 자가항체의 pattern으로 I~III형의 3 종류로 분류하고, 항 LKM-1 항체는 II 형 AIH에서 출현한다. II 형 AIH에서는 항핵 항체(ANA)나 평활근 항체(SMA)는 검출되지 않는다. II 형 AIH는 HCV 감염 여부에 따라 다시 IIa 및 IIb형으로 나눈다. 항핵 항체 음성에서도 AIH가 의심되는 경우에는 항 LKM-1 항체를 측정하는 의의가 있다. 한편 I 형 AIH에서도 항 LKM-1 항체 약양성인 경우가 있지만 항핵 항체 또는 항평활근 항체 양성인 것으로 감별상 문제가 되는 경우는 적은 것으로 이해하고 있다.

Anti-mitochondrial antibody [AMA]

기준치 음성 (20배 이하)

측정법 간접 형광항체법(IFA)

검체량 혈청 0.5 mL

검사 목적 원발성 담즙성간경변 진단

검체 취급 혈청을 동결 보존한다.

측정치에 따라 짐작되는 질환

• **강양성**

《예상질환》원발성 담즙성간경변(PBC) **《조치》**원질환을 진단하고 치료한다.

• 약양성

《예상질환》PBC 《잠재질환》자가면역성 간염, 간경변, 약물성 간장애, 간외 담즙울체, 자가면역 용혈성빈혈, SLE, RA, 전신성 경피증(SSc), 악성빈혈, 중증근무력증, 매독 《조치》원질환을 진단하고 치료한다.

임상적 의의

항 mitochondria 항체(AMA)는 mitochondria 내막 단백을 항원으로 반응하는 자가항체이다. 원발성 담즙성간경변(primary biliary cirrhosis; PBC) 환자에서 고빈도(90%)로 양성으로 검출되고, 그 항체가도 높으므로 PBC 진단에 중요한 검사이다. 또한 대응 항원에는 M_1~M_9의 아분획이 있는데, PBC에 특이적인 mitochondria 내막 단백에 존재하는 M_2 항원으로 인한 항 mitochondria M_2 항체가 보고되었다.

유의 사항 식사, 검체 채취시간 등의 영향은 적다.

Anti-mitochondrial M_2 antibody

기준치 7.0 U/mL 이하

측정법 EIA, ELISA

검체량 혈청 0.2 mL

검사 목적 원발성 담즙성간경변 진단

검체 취급 혈청 동결보존

측정치에 따라 짐작되는 질환

• 증가(7.0 U/mL 이상)

《예상질환》원발성 담즙성간경변(PBC) 《잠재질환》자가면역성간염, 간경변, 활동성 만성간염 등 《조치》임상적으로 PBC가 의심되고, 항 mitocholdria 항체 또는 항 mitochondria M_2 항체가 양성이면 PBC로 진단할 수 있다. 또한 임상적으로 PBC가 의심되더라도 이들 항체가 음성이면 시간을 두고 이들 항체를 재검사한다. 생검도 고려한다.

임상적 의의

항 mitochondria 항체는 대응항원이나 그 국재에 따라 M_1~M_9의 아형으로 나눈다. PBC에 대한 양성률은 M_2 항체가 가장 크고, 질환 특이성도 탁월하다. 항 mitochondria M_2 항체의 대응항원은 pyruvic dehydroxylase의 core 단백 E 2 component로 되었다.

유의 사항 PBC에서는 고역가를 보이는 경우가 많다.

Anti-nuclear antibody [ANA]

기준치 음성(40배 이하)

측정법 간접 형광항체법(주로 HEp-2 세포 사용), ELISA(질환 특이 항핵 항체 검출)

검체량 혈청 0.5 mL

검사 목적 교원병 진단의 screening

검체 취급 동결 보존한다(단기간이라면 4℃).

측정치에 따라 짐작되는 질환

• 강양성(640배 이상)

《예상질환》SLE, 전신성 경피증(SSc), 혼합성 결합조직병(MCTD) 《잠재질환》자가면역성 간염, 원판상 erythematodes(DLE), Sjögren 증후군 《조치》염색형 판정(speckled이면 항 ENA 항체계의 각 항체), 원질환을 진단하고 치료한다.

• 중등도 양성(160~640배)

《예상질환》전항에 추가하여, 자가면역성 간

염, DLE, Sjögren 증후군, 약물 유발성 lupus, Raynaud 증후군, 다발성 근염/피부근염(PM/DM) **〈잠재질환〉** RA, 원발성 담즙성간경변(PBC), 만성갑상선염 **〈조치〉** 전항과 같다.

- **약양성(40~160배)**

〈예상질환〉 전항에 추가하여, RA, PBC, 만성갑상선염, 간질성폐렴 **〈잠재질환〉** 기타 질환, 건강인 **〈조치〉** 염색형 판정, 원질환을 진단한다.

임상적 의의

항핵 항체가 생산되는 기전의 상세한 내용은 아직 밝혀지지 않았다. SLE 등의 자가면역 질환에서 고율로 나타나므로 screening 검사로 유용하다.

포유동물 세포 핵 성분에 대한 항체가 혈청에 존재하는 경우, slide glass 상에 고정된 포유류 유핵세포에 환자 혈청을 첨가하는 것으로 항체를 핵내 항원과 반응시키고, 세척 후에 항체에 대한 형광표식 2차 항체를 첨가하면 ANA가 검출된다(간접 형광항체법). 대부분의 경우 HEp-2 세포(사람 상피종양주)를 항원으로 사용하고 있다. 희석 배율에 따라 항체가 정도를 나타낸다. 건강인에서도 80배 정도의 양성을 보이는 경우가 있는데, 양성을 나타내는 경우에는 염색형을 파악할 필요가 있다. 이것으로 질환 특이 항체의 존재 여부를 판단할 수 있다.

염색형과 대응하는 항체 및 질환의 관계를 표 63에 정리하였다. 또한 HEp-2 세포를 사용하는 형광항체법에서는 항세포질 항체가 검출되는 경우도 있다.

ANA는 SLE의 95~99%, MCTD의 100%, SSc의 95%, Sjögren 증후군의 75~90%, PM/DM의 80%, 자가면역성 간질환의 60~90%에서 양성으로 검출된다. 건강인의 3~5%, 또는 70세 이상의 건강인의 20~40%에서 양성을 나타낸다. 남성보다 여성에서 고빈도로 나타난다. 그러므로 ANA 양성만으로 교원병 등의 진단을 확정할 수는 없다.

한편, ELISA를 사용하는 항핵 항체 검출법은 항원으로 질환 특이성이 있는 자가항원을 사용한다. 즉, RNP-A, RNP-70 K, 60 KSS-A/Ro, 52 KSS-A/Ro, SS-B/La, CENP-B, Scl-70, Jo-1(이상 combinant 단백), Sm, SS-A/Ro(이상 정제 단백), λphage ds-DNA, λphage ss-DNA를 혼합하여 solid phase화한 항원이다. 조작은 간단해서 다수의 검체를 처리할 수 있고, 결과는 객관적으로 index 치로 표현한다. 앞에서 기술한 질환 특이 항체의 어느 것이 양성으로 나타나면 다시 검토할 필요가 있다.

유의 사항 ① 일내변동, 경시적 변화가 적어 통상 임상에서는 문제가 되지 않는다. ② 교원병

표 63. 항핵 항체 염색형과 질환

염색형	항 체	질 환
Homogeneous type	Anti-histone Ab	SLE, 약물성 lupus
Peripheral type	Anti-DNA Ab (ds-, ss-)	SLE
Speckled type	Anti-Sm Ab	SLE
	Anti-SS-A/Ro, SS-B/La Ab	Sjögren 증후군
	Anti-U1-RNP Ab	MCTD
	Anti-Scl-70 Ab	SSc
Nucleolar type	Anti-U3-RNP Ab, anti-RNA-polymerase I Ab	SSc
Centromere type	Anti-cetromere Ab	CREST 증후군, SSc

의 활동성과 항핵 항체의 항체가에는 상관성이 있다고는 할 수 없다. ③ 약물 유발성 lupus에서는 균질형 ANA로 항 histone 항체 단독이 95%에서 보이지만 다른 ANA 염색형은 보이지 않는다. ④ 간접 형광항체법과 ELISA에 의한 양성의 의미가 동일하지는 않다.

약물 영향

• **장기간 영향**

· Procainamide : 1년 이내에 15~100% 환자에서 ANA 양성으로 된다.

· Hydralazine : 24~50% 환자에서 ANA 양성으로 된다.

· 기타, isoniazid, lithium, phenothiazine, diphenylhydantoin, quinidine 등의 복용으로 ANA 양성으로 되는 것이 알려졌다. 약물 유발성 ANA는 주로 항 histone 항체인데, ANA 양성은 약물 중지 후에도 장기간 지속된다.

Anti-parietal cell antibody (anti-gastric parietal cell antibody)

기준치 음성(10배 이하)
측정법 형광 항체법(IFA)
검체량 혈청 1 mL
검사 목적 악성빈혈 진단의 일조
검체 취급 혈청을 동결 보존한다.

측정치에 따라 짐작되는 질환

• **양 성**

(예상질환) 악성빈혈 **(잠재질환)** 위축성 위염, 위체부 궤양, 위암, Hashimoto병, 교원병(SLE, Sjögren 증후군 등), 당뇨병, 간질환 등 **(조치)** 상부소화관 내시경, 혈액검사, 항내인자 항체, 기타 자가항체, 갑상선 기능 등으로 원질환을 진단하여 치료한다.

임상적 의의

위점막에 존재하는 벽세포의 microsome 분획 중의 lipo-단백에 대한 자가항체이다. 악성빈혈 환자에서의 양성률(90% 이상)이 높은데, 항내인자 항체와는 달리 질환 특이성이 떨어진다. 악성빈혈의 가계나 만성위염, 여러 가지 자가면역성 내분비 질환에서 검출되는 경우가 있고, 또한 건강인에서도 가령과 더불어 검출률이 높아진다. 혈청 중의 이 항체는 IgG, 위액의 항체는 주로 IgA이다.

유의 사항 성별, 식사의 영향 등은 문제가 되지 않는다.

Anti-platelet alloantibody

기준치 음성
측정법 혼합수신 응집반응, 간접 형광항체법(IFA)
검체량 혈청 0.4 mL
검사 목적 혈소판 수혈 시에 HLA 적합 혈소판의 필요 여부 판정
검체 취급 혈청을 동결 보존한다.

측정치에 따라 짐작되는 질환

• **양 성**

(예상질환) 혈소판 수혈 환자의 혈소판 수혈 불응상태, 신생아 혈소판감소성자반병 **(잠재질환)** 수혈 후 자반병 **(조치)** 혈소판 수혈 환자는 HLA 적합 혈소판을 수혈한다. 신생아 혈소판감소성자반병인 경우, 모친 혈청을 배우자 또는 아이의 혈소판에 대하여 반응시켜 모친

혈청 중의 항체를 증명한다.

임상적 의의

항혈소판 항체는 크게 항혈소판 동종항체와 항혈소판 자가항체로 분류하고, 항혈소판 동종항체에는 항 HLA 항체와 항혈소판 특이항체의 2 종류가 있다. 항 HLA 항체는 혈소판 표면에 존재하는 HLA class I에 대한 항체이다. 한편 혈소판 특이항체는 혈소판에만 존재하여 HPA (human platlet antigen)라고 하는 혈소판 표면상의 항원에 대한 항체이다. HPA는 현재 HPA 1~9로 분류하고 있다. 혈소판 수혈 환자에서 볼 수 있는 항혈소판 동종항체의 90% 이상이 항 HLA 항체인 것이다. 빈번한 동종 혈소판 수혈로 인하여 항 HLA 항체가 체내에 생긴 것으로 pool 혈소판에 대하여 반응한다.

한편, 신생아 혈소판감소성자반병에서는 혈소판 특이형 모자 부적합인 경우, 태아 혈액이 모친 체내로 이입되어 태아 혈소판에 대한 자가항체가 생산된다. 이것이 태반을 경유하여 태아로 이행하면 항체가가 높은 경우에는 심각한 혈소판감소증이 나타난다. 수혈 후 자반병도 항혈소판 특이항체로 인한 것이다.

또한 heparin 사용자에서 혈소판감소증이 나타나는 경우가 있는데, 이것을 heparin 기인성혈소판감소증(heparin-induced thrombocytopenia; HIT)이라 부르고, 주요 기전으로 혈소판 인자 4와 heparin의 복합체에 대한 항체가 관여하는 것이 알려졌다.

유의 사항 ① 수혈력, 임신력이 있는 경우, 양성으로 나타나는 경우가 있다. ② 혈소판을 chloroquine 처리 또는 산 처리하여도 항혈소판 특이항체는 양성을 보이지만, 항HLA 항체는 음성화된다.

Anti-platelet autoantibody (platelet associated IgG; PAIgG)

기준치 음성 (10 ng/10^7 혈소판 이하)

측정법 PAIgG : competitive solid-phase EIA, ELISA

검체량 혈액 7 mL

검사 목적 혈소판 감소증 감별

검체 취급 ① EDTA-2Na 첨가 혈액. ② 냉장보존(12시간 이내) ③ 혈소판 3만/μL 이하인 경우에는 10 mL 이상 채혈한다.

측정치에 따라 짐작되는 질환

- **양성 (10 ng/10^7 혈소판 이상)**

〈예상질환〉 특발성 혈소판감소성자반병(ITP)

〈잠재질환〉 SLE 등의 교원병, 패혈증, 고형암, 다발성 골수종 등 **〈조치〉** 기초질환을 진단하고, 혈류 중 면역복합체를 검출한다.

임상적 의의

특발성 혈소판감소성자반병(또는 면역성 혈소판감소성자반병)은 항혈소판 자가항체의 관여가 밝혀졌고, 그 자가항원으로 혈소판 당단백 IIb/IIIa나 Ib/IX이 알려졌다. 그러나 항혈소판 자가항체를 순수한 의미에서 검출하는 우수한 방법은 아직 없다. 이것을 대신하여 환자 혈소판막에 결합된 IgG 양을 측정하는 것이 PAIgG(platelet associated IgG)이다. 자가 혈소판에 대한 자가항체 이외에도 혈소판 표면 항원과 유사한 항원에 대한 항체, 그리고 혈소판상의 Fc receptor에 결합된 면역복합체 등의 존재로 PAIgG는 고농도를 보인다. 이상의 것으로 항혈소판 자가항체 검출법으로 특이성이 크다고는 할 수 없어 PAIgG 증가치만으로 ITP로 진단할 수는 없다. 그러나 90% 이상의 ITP

환자에서 PAIgG 양성으로 출현하므로 감도는 크다 하겠다.
유의 사항 ① 식사에 의한 변동이나 일내변동은 없다. ② PAIgG가 정상범위에 있는 ITP는 생각하기 어렵다. ③ 위에서 기술한 바와 같이 PAIgG 증가치는 반드시 ITP를 의미하지는 않는다.

Anti-ribonucleoprotein antibody [Anti RNP Ab]

기준치 음성 (10 unit 이하)
측정법 ELISA, 2중 면역확산법(DID)
검체량 혈청 1 mL
검사 목적 ① MCTD 진단, ② SLE의 가능성 판정, ③ SSc의 가능성 판정
검체 취급 동결 보존한다.

측정치에 따라 짐작되는 질환

• **양 성**
〈 예상질환 〉 혼합성 결합조직병(MCTD), SLE
〈 잠재질환 〉 전신성 경피증, 다발성 근염/피부근염(PM/DM), Sjögren 증후군, 미분류 교원병(UCTD) **〈 조치 〉** 원질환을 진단하고 치료한다.

임상적 의의

「항U1-RNP 항체」 항 참조

Anti-scleroderma-70 antibody [Anti Scl-70 Ab] (anti-topoisomerase I antibody)

기준치
· DID : 음성
· ELISA : 10 IU/mL 이하
측정법 2중 면역확산법(DID), ELISA
검체량 혈청 0.5 mL
검사 목적 전신피부경화증의 진단과 병형 예측
검체 취급 혈청을 동결 보존한다.

측정치에 따라 짐작되는 질환

• **양성 (24.0 IU/mL 이상)**
〈 예상질환 〉 전신피부경화증(systemic scleroderma; SSc) **〈 조치 〉** 원질환을 진단하고 치료한다.

임상적 의의

Topoisomerase I은 염기성 비 chromatin 단백으로 double stranded DNA의 초나선 구조를 말아 둘러싼 효소로 DNA의 복제·전사와 관련이 있다. 항 Scl-70 항체란 SSc 환사 혈청에서 분리된 이 항체의 대응항원이 분자량 70 kDa이기 때문에 붙여진 명칭으로 현재는 100 kDa으로 이해하고 있다. 항 ENA 항체의 일부인 항 Scl-70 항체는 DNA topoisomerase I에 대한 자가항체로 SSc의 20~30%에서 양성으로 검출된다. 특히, 근위 또는 체간에도 피부경화를 초래하는 폐섬유증도 진행하는 경우가 많은 미만성 피부경화형인 SSc에서 양성으로 검출되는 경향이 커서 40~60%에서 검출된다.

이 항체 양성 예는 음성 예에 비해 예후가 불량하다. 국한성 피부경화형 SSc에서는 통상 음성이고, 또한 이 항체와 항 centromere 항체가 공존하는 경우는 드물다. 그리고 질환 특이성이 커서 기타 교원병에서 양성으로 검출되는 경우는 드물기 때문에 항 topoisomerase I 항체가 양성인 경우에는 SSc일 가능성이 크다. 질환 활동성과는 상관성이 없으므로 자주 검사를 반복할 필요는 없다.

유의 사항 식사나 검체 채취시간으로 인한 영향은 없다.

Anti-Sm antibody

기준치

· DID : 음성

· ELISA : 7.0 index 이하

측정법 2중 면역확산법(DID), ELISA

검체량 혈청 0.5 mL

검사 목적 SLE 진단과 병형 파악

검체 취급 혈청은 동결 보존한다.

측정치에 따라 짐작되는 질환

• **양 성 (30.0 index 이상)**

〈예상질환〉 SLE **〈잠재질환〉** MCTD, 중복증후군, SSc, RA, Sjögren 증후군 **〈조치〉** 보다 SLE 검색 감도가 큰 항 ds-DNA IgG 항체와 SLE 병세를 반영하는 보체가를 측정하여 원질환을 진단하고 치료한다.

임상적 의의

세포핵에 있는 저분자 ribo 핵단백(small nuclear ribonucleoprotein) 가운데 U1, U2, U4/6, U5-RNP와 반응하는 자가항체이다. 항핵 항체의 염색형은 반문형(speckled pattern)을 보인다. SLE 분류기준의 1 항목으로 취급하고 있다. SLE에 대한 감도는 31%이지만 특이도는 95%로 질환 특이성이 크고, 항 Sm 항체 양성 SLE에는 중추성 병변, 지발성 신증, 질환 활동성이 높다는 등의 관련성이 보고되고 있다. 그러나 결과치의 변동과 질환 활동성과는 상관성이 거의 없는 것으로 이해하고 있다. 약물 유발성 lupus에서는 음성이다.

유의 사항 ① SLE가 의심되지만 항 Sm 항체 음성인 경우에는 항 ds-DNA IgG 항체 등을 측정한다. ② 항 Sm 항체 양성인 예는 거의 모든 예에서 항 U1-RNP 항체 양성으로 나타난다.

약물 영향 부신피질 steroid, 면역억제제 등의 치료로 측정치가 감소하는 경우가 있지만 지속적으로 고농도를 보이는 경우도 있다.

Anti-smooth muscle antibody

기준치 음성 (40배 이하)

측정법 형광항체법

검체량 혈청 0.3 mL

검사 목적 자가면역성 간염 진단

검체 취급 혈청을 동결 보존한다.

측정치에 따라 짐작되는 질환

• **강양성**

〈예상질환〉 자가면역성 간염(AIH), 자가면역성 담관염 **〈잠재질환〉** 만성활동성 간염 **〈조치〉** 원질환을 진단하고 치료한다.

• **약양성**

〈예상질환〉 AIH, 만성활동성 간염, 원발성 담즙성간경변(PBC) **〈잠재질환〉** 간경변, virus 감염증(전염성 단핵구증, 급성 virus성 간염, cytomegalovirus 감염증 등), *Mycoplasma* 감염증, 악성종양 등 **〈조치〉** 원질환을 진단한다.

임상적 의의

세포 골격성분인 actin에 대한 자가항체로 IgG 및 IgM에 속한다. 장기 특이성, 종 특이성은 나타나지 않는다. 자가면역성 간염(autoimmune hepatitis; AIH)에 특이성은 크지만 앞에서 기술한 바와 같이 다른 질환에서도 양성을 나타낸다. 또한 빈도는 낮지만 건강인에서도 양성을 보이는 경우가 있다. AIH 등에서는 질환 활동성을 반영한다.

유의사항 ① 식사, 검체 채취시간 등에 의한 영향은 받지 않는다. ② Virus 감염증 등에서 일과성으로 증가하는 경우가 있어서 여러 번 반복하여 검사할 필요가 있다.

Anti-SS-A/Ro antibody

기준치

· DID : 음성

· ELISA : 10 U/mL 이하

측정법 2중 면역확산법(DID), ELISA,

검체량 혈청 0.5 mL

검사 목적 Sjögren 증후군 진단

검체 취급 혈청을 동결 보존한다.

측정치에 따라 짐작되는 질환

• 양 성

《예상질환》 Sjögren 증후군(SS) **《잠재질환》** SLE, MCTD, RA, 원발성 담즙성간경변에서도 검출되는데, SS를 합병하는 경우가 많다.

《조치》 원질환을 진단하고 치료한다. SS를 의심하여 정밀검사를 시행한다. 교원병 환자(특히 SS, SLE)나 선천성 방실 block 소아가 있는 모친이 임신한 경우, 이 항체를 측정한다. SS 여부와 관계없이 이 항체가 양성으로 판명된 임신부인 경우, 출생아의 선천성 방실 block이 발병되는 경우가 있기 때문에 신중하게 경과를 관찰하여야 한다. 선천성 방실 block이나 신생아의 돌연사 경험이 있는 임신부가 이 항체 양성인 경우에는 부신피질 steroid 치료도 고려한다.

임상적 의의

항 SS-A/RO 항체는 세포질의 저분자 RNA (hY 1-5)와 60 kDa 및 52 kDa 단백과의 복합체(저분자 세포질 ribo 핵단백)에 대한 항체이다. 당초 SS-A/RO 단백은 세포핵 성분의 가용성 항원(extractable nuclear antigen; ENA)으로 생각하였는데, 주로 세포질에 존재하는 것이 밝혀졌다. 대응항원은 세포질에 많기 때문에 항핵 항체 음성이라도 항 SS-A/RO 항체는 양성으로 나타나는 경우가 있다. 임상적으로 SS를 의심하는 경우에는 항핵 항체 음성이라도 항SS-A/RO 항체를 검사하는 것이 의의가 있는 것이다. SS의 50~70%, SLE의 약 30%에서 항SS-A/RO 항체 양성이다. 또한 항핵 항체 음성인 SLE에서 이 항체가 검출되는 경우가 있다.

이 항체는 건조증상 이외에 일광과민증, 환상홍반(erythema circinatum) 등과의 연관이 보고되고 있다. 이 항체(특히 52 kDa에 대한 항체) 양성인 모친에서 태어난 어린이에는 선천성 방실 block이 발병한다는 것이 알려졌다.

유의사항 ① 식사, 검체 채취시간 등의 영향은 고려하지 않아도 좋다. ② 항핵 항체 음성에서도 항 SS-A/Ro 항체 양성인 경우가 있다. ③ 임상증상이 없는 증례에서도 양성으로 검출되는 경우가 있다(subclinical Sjögren syndrome).

Anti-SS-B/La antibody

기준치

· DID : 음성

· ELISA : 10 U/mL 이하

측정법 2중 면역확산법(DID), ELISA,

검체량 혈청 0.5 mL

검사 목적 Sjögren 증후군 진단
검체 취급 혈청을 동결 보존한다.

측정치에 따라 짐작되는 질환

• 양 성

⟨예상질환⟩ Sjögren 증후군(SS) **⟨잠재질환⟩** SLE, MCTD, RA, 원발성 담즙성간경변에서도 SS를 합병하는 경우가 많다. **⟨조치⟩** 원질환을 진단하고 치료한다.

임상적 의의

SS-B/La 항원은 La 단백과 여러 가지 핵 내 저분자 RNA(hYRNA, tRNA 전구체, 5S ribosome RNA 등)와 결합하는 분자량 48 kDa인 복합체로 RNA polymerase Ⅲ의 전사를 종료시키는 인자이다. SS-B/La 항원은 hYRNA를 매개하여 SS-A/Ro 항원과 복합체를 형성한다. 그러므로 항 SS-B/La 항체는 항 SS-A/Ro 항체와 공존하기 쉽다. 항 SS-B/La 항체는 질환 특이성이 커서 양성인 경우에는 SS일 가능성이 특히 크다.

항핵 항체 음성에서도 항 SS-A/Ro 항체가 양성으로 검출되기 때문에 항 SS-B/La 항체는 항핵 항체 음성에 검사할 필요성이 낮다. SS의 약 20~30%에서 양성으로 나타난다.

유의 사항 식사, 검체 채취시간 등의 영향은 고려하지 않아도 좋다. ② 임상증상이 없는 증례에서도 양성으로 검출되는 경우가 있다(subclinical SS).

Anti-striational antibody (anti-skeletal muscle antibody)

기준치 음성
측정법 형광항체법
검체량 혈청 1 mL
검사 목적 중증근무력증 진단의 보조
검체 취급 혈청을 동결 보존한다.

측정치에 따라 짐작되는 질환

• 양 성

⟨예상질환⟩ 중증근무력증(MG) **⟨잠재질환⟩** 다발성근염(PM), 류마티스 관절염(RA), SLE, Hashimoto병, 진행성 근이영양증 등 **⟨조치⟩** 원질환을 진단하고 치료한다.

임상적 의의

골격근에 대한 자가항체로 myosin, actomyosin이 주요 항원이다. 중증근무력증(myasthenia gravis; MG)에서 양성을 보이는 경우가 많다(흉선종 합병 예에서는 특히 고율로 양성을 보인다). 그러나 MG 진단에는 항 acetylcholine 수용체 항체가 유용하여 항횡문근 항체를 측정하는 경우는 적다. 다발성 근염/피부근염, 근이영양증, 신경원성 근위축증, SLE 등의 근육질환, 자가면역성 질환에서도 검출되는 경우가 있다. 따라서 임상적인 가치가 큰 검사라고는 할 수 없다.

유의 사항 식사, 검체 채취시간 등의 영향은 없다.

Anti-U1-ribonucleoprotein antibody [Anti U1-RNP Ab]

기준치
· DID : 음성
· ELISA : 10 IU/mL 이하
측정법 ELISA, 2중 면역확산법(DID)
검체량 혈청 0.5 mL
검사 목적 ① MCTD 진단, ② SLE 가능성 판정,

③ SSc 가능성 판정
검체 취급 혈청을 동결 보존한다.

측정치에 따라 짐작되는 질환

• **양 성**

〈 예상질환 〉 혼합성 결합조직병(mixed connective tissue disease; MCTD), SLE **〈 잠재질환 〉** SLE, 전신성경피증(SSc), 다발성 근염/피부근염(PM/DM), Sjögren 증후군, 미분류 교원병 **〈 조치 〉** 원질환을 진단하고 치료한다.

임상적 의의

snRNP(small nuclear ribonucleoprotein)는 핵에 존재하는 100~300 nucleotide로 구성된 작은 RNA(snRNA; small nuclear RNA)와 복합체를 형성하는 비 histone 핵단백으로 mRNA의 splicing에서 중요한 역할을 담당한다. U1-RNP는 핵내 U1-snRNA와 9개의 polypeptide(70 kDa, A, B/B', C, D, E, F, G)와의 복합체를 형성하는 단백으로 항 U1-RNP 항체는 특히 70 kDa, A(32 kDa), C(23 kDa)을 인식하는 RNase에 감수성을 보인다. 기타 항 U2-RNP 항체, 항 Sm 항체 (B', B, D) 등이 잘 알려졌다. 항 U1-RNP 항체 음성인 경우는 MCTD일 가능성은 없다.

이중 면역확산법에서는 표준혈청으로 항 U1-RNP 항체 양성 혈청을 사용하므로 항 U1-RNP 항체를 측정할 수 있다.

ELISA는 70 kDa, A, C의 recombinant 항원을 사용한다. 정식으로는 항 RNP 항체란 어느 것이나 RNP(snRNPs)를 인식하는 항체로 항 U2-RNP 항체, 항 Sm 항체 등도 포함되는 것으로 이해하고 있다. 그러나 통상 항 RNP 항체라면 항 U1-RNP 항체를 가리키는 것이 일반적이다.

진단기준상, 항 U1-RNP 항체는 MCTD의 100%에서 양성을 보이기 때문에 MCTD가 의심될 경우에는 이 항체를 측정할 필요가 있다. 이 항체가 양성인 SSc는 국한성 피부경화형이 많고, 이 항 U1-RNP 항체 양성 PM/DM은 steroid 반응성이 양호한 증례가 많다. 이 항체 양성 예는 진단에 관계없이 Raynaud 현상이 고빈도로 나타나 손가락·손등 종창, 백혈구 감소 등이 흔히 나타난다. 빈도는 그리 높지 않지만 폐고혈압증과도 상관성을 보이는데, 합병된 경우에는 예후가 불량하다.

유의 사항 ① 식사, 검체 채취시간 등의 영향은 고려하지 않아도 좋다. ② 항 U1-RNP 항체 단독 강양성인 경우는 MCTD일 가능성이 크다. 그러나 MCTD에 특이적이 아니다. ③ Sm 항체 양성 혈청은 U1-RNP 항체 양성이다. 양자 모두 양성인 경우 SLE일 가능성이 크다. ④ SSc나 PM/DM에서 양성으로 검출되는 경우가 있다. 「항 Sm 항체」 항 참조

Donath－Landsteiner test (cold hemolytic reaction)

기준치 음성
측정법 용혈반응
검체량 혈청 2.5 mL, 혈액 2.5 mL
검사 목적 발작성 한랭 혈색소뇨증 진단
검체 취급 혈액채취, 혈청분리, 모든 기구, 시약은 37℃로 가온 할 필요가 있다.

측정치에 따라 짐작되는 질환

• **양 성**

〈 예상질환 〉 발작성 한랭혈색소뇨증 **〈 조치 〉** 원질환을 진단하고 치료한다.

임상적 의의

한랭 용혈소 존재 시에 양성으로 된다. 한랭 용혈소는 IgG에 속하는 자가항체로 저온에서 자가 적혈구와 결합한다. 이것을 가온 하면 보체 존재 하에 항체 결합 적혈구(37℃에서는 항체가 유리되지만)는 보체 활성으로 용혈을 일으킨다. 발작성 한랭혈색소뇨증이 의심되는 경우에 검사한다.

건강인과 환자 각각에서 얻은 세척 적혈구와 혈청을 분리하여 적혈구와 혈청을 각기 조합하여 guinea pig 보체 존재 하에 얼음물에 30분 그리고 그 후 30℃에서 30분간 가만히 방치한다. 환자 혈청과 혼합한 적혈구(환자 및 건강인에서 얻은 것)가 용혈 되면 한랭 용혈소가 환자 혈청에 존재하는 것으로 해석한다. 또한 환자의 손 또는 발을 얼음물에 10~20분간 담근 후에 혈색소뇨를 검색하는 *in vivo* 시험도 시행하는 경우가 있다.

유의사항 식사, 시간에는 영향을 받지 않는다.

Insulin receptor antibody

기준치 음성

측정법 Insulin 결합 저해법

검체량 혈청 0.5~2.0 mL

검사 목적 Insulin 수용체에 대한 자가항체의 존재 추정

검체 취급 단기간 보존은 4℃, 장기간 보존은 −20℃ 동결보존이 바람직하다.

측정치에 따라 짐작되는 질환

• **양 성**

〈잠재질환〉 B형 insulin 저항증

[주] B형 insulin 저항증

건강인에서는 insulin 수용체 항체가 나타나지 않기 때문에 양성인 경우에는 전부 병적 의의를 의심할 수 있는 소견이다. Insulin 수용체 항체는 Sjögren 증후군, SLE, 전신성 경피증(SSc), 모세혈관 확장성 운동실조(ataxia telangiectasia) 등의 질환이나 비특이적인 면역 이상을 수반하여 출현하지만 수용체 항체에 의해 강한 insulin 저항성을 나타내는 것을 B형 insulin 저항증으로 진단한다. 경과 중에 저혈당을 보이는 예, 또는 전혀 내당능 이상을 보이지 않고 저혈당만을 보이는 예도 있어 항체 수용체상의 인식 부위나 역가의 다양성에 기인하는 것으로 이해하고 있다.

임상적 의의

Insulin 수용체 항체는 다른 자가항체와 같이 여러 가지 면역질환에 수반하여 출현한다. Insulin 수용체 항체는 ① insulin 결합 저해작용, ② 수용체의 세포 내 취입 항진으로 인한 수용체 수의 저하작용, ③ insulin 유사작용 등이 있고, insulin 저항성과 저혈당이라고 하는 전혀 반대의 병태를 일으키기도 한다. Insulin 수용체 항체를 나타내는 증례에서는 일반적으로 항체의 자율적인 증가나 감소를 보이는데, 그것에 수반하여 insulin 저항성도 관해, 악화를 보인다.

유의사항 현저한 고 insulin혈증이 존재하는 경우, 혈청 내 고농도의 insulin으로 인한 저해효과 때문에 양성반응을 보이는 경우가 있다. 그러므로 이 검사에서 양성소견을 나타낼 때는 정제 면역 globulin 분획을 사용하는 insulin 결합 저해법 또는 insulin 수용체의 면역 침강법으로 확인하는 것이 바람직하다.

LE cell

기준치 음성
측정법 Zimmer-Hargraves 법
검체량 혈액 5~10 mL
검사 목적 SLE 가능성 판정
검체 취급 식사, 채혈시간 등의 영향은 경미하다.

측정치에 따라 짐작되는 질환

• **강양성**

〈예상질환〉 전신 홍반 루푸스(systemic lupus erythematosus; SLE) **〈잠재질환〉** 원판모양 홍반 루푸스(discoidal lupus erythematosus; DLE), 약물 유발성 루푸스 **〈조치〉** 원질환을 진단하고 치료한다.

• **약~중등도 양성**

〈예상질환〉 SLE, DLE, 약물 유발성 루푸스 **〈잠재질환〉** 전신피부경화증(systemic scleroderma; SSc), 류마티스 관절염(rheumatoid arthritis; RA), Sjögren 증후군, 자가면역성간염 **〈조치〉** 원질환의 진단과 치료

임상적 의의

세포핵 성분에 환자 혈액을 혼합하는 것으로 혈청 항핵 항체는 핵내 항원과 결합한다. 여기에 보체 등이 추가되어 면역복합체가 형성된 다핵 백혈구 등에 의하여 탐식되는데, 이 복합체는 세포질 내에서 충만된 봉입체로서 탐식된 다핵 백혈구의 핵을 퇴출시킨다. 이 세포를 도말 염색하여 현미경으로 관측하면 특이적인 형태를 보인다. 활동성 SLE 환자에서 특이적으로 나타나므로 LE 세포라고 부른다. LE 세포는 골수나 흉수 등에는 나타나지만 말초혈액에는 생체 내에서 존재하지 않는다. 그러나 SLE 환자 혈액에는 시험관 내에서 LE 세포가 형성된다. 항핵 항체 내에 주로 항 histone 항체가 관여하여 핵 성분과 항원항체 반응으로 결합하는 것으로 이해하고 있지만 SLE에서 왜 탈핵이 촉진되는지는 상세하게 모르는 부분이 적지 않다.

LE 세포를 확인하는 방법은 환자의 말초혈액을 20℃ 이상에서 2시간 방치하여 응고시켜 혈청을 제거한 다음에 응혈괴를 압박하여 혈구성분을 추출한 후, hematocrit tube에 옮겨 원심하여 얻은 백혈구 분획으로 도말표본을 제작·염색 후에 관찰하는 직접법과 환자 백혈구가 적은 경우에는 추출된 핵 성분과 환자 혈청을 혼합하여 그것에 정상인 백혈구를 첨가하여 LE 세포를 만들어 확인하는 간접법, 등 2 종류가 있다. 어느 것이나 LE 세포 존재를 보이면 항핵 항체 존재를 의미하지만 활동성이 큰 SLE에서 양성으로 검출되기 쉽다.

활동성이 큰 SLE의 약 90%에서 양성이고, RA의 5~10%에서도 양성이다. 때로는 형광항체법에 의한 항핵 항체(FANA)가 음성이지만 임상적으로 SLE가 강하게 의심되는 증례가 있고, FANA 음성에 LE 세포 양성인 경우도 있으므로 이와 같은 경우에는 LE 세포를 시험할 가치가 있었다. 그러나 참고로 1997년에 미국 류마티스 학회는 SLE 분류기준에서 LE 세포 검사를 삭제하였다.

유의 사항 식사, 채혈시간 등의 영향은 거의 없다.

LE test

기준치 음성
측정법 Latex 응집반응
검체량 혈청 0.3 mL
검사 목적 SLE 가능성 판정

검체 취급 혈청을 분리하여 동결 보존한다.

측정치에 따라 짐작되는 질환

• 양 성

〈예상질환〉 SLE **〈잠재질환〉** Sjögren 증후군, 전신성 경화증(SSc), RA, 자가면역성간염(AIH), 약물 유발성 루푸스 **〈조치〉** 원질환을 항핵 항체(ANA), ENA, 항 ds-DNA 등으로 감별하고 치료한다.

임상적 의의

송아지 흉선에서 추출한 핵단백(deoxyribonucleoprotein; DNP)을 latex 입자에 흡착시킨 혈청과 혼화하면 항 DNP 항체 존재 하에서 latex 응집이 보인다.

SLE에서 LE 세포는(LE 세포 항 참조) 혈청 항 DNP-histone 복합체 항체에 의한 것으로 이 검사는 그것을 latex 응집반응으로 검출하는 것이다. SLE의 30~50%에서 양성으로 항핵 항체의 양성률보다 낮은 감도를 보인다. 이 검사는 항핵 항체(형광항체법)의 homogenous pattern과 거의 일치하고, 감도도 떨어지기 때문에 거의 사용하지 않는 검사이다.

유의사항 ① 이 검사가 음성이라도 SLE를 부정할 수 없다. ② 다른 교원병의 양성률은 0~15%로 낮으나 SLE에 대한 특이성은 크다.

Lupus anticoagulant [LA, LAC]

기준치 음성

측정법 희석 Russell viper venom test(dRVVT), APTT법, 인지질 중화법

검체량 혈장 0.6 mL

검사 목적 항인지질 항체 증후군 진단

검체 취급 Citrate 첨가. 혈장분리 후 동결 보존

측정치에 따라 짐작되는 질환

• 양성(dRVVT에서 1.3 이상)

〈예상질환〉 원발성 항인지질 항체 증후군, SLE **〈잠재질환〉** Sjögren 증후군, 전신성 경피증, 혈소판감소성자반병(ITP), 용혈성빈혈, 류마티스 관절염 **〈조치〉** 원질환의 진단과 치료

임상적 의의

Lupus anticoagulant(LA)는 단일 응고인자 활성을 저하시키는 것이 아니라 인지질 의존성 응고시간을 저해하는 면역 globulin으로 정의하고, 항 β_2-glycoprotein 항체와 phosphatidylserine 의존성 항 prothrombin 항체가 대부분을 차지하고 있는 것으로 이해하고 있다. 응고계에서 V인자, 인지질, Ca ion의 존재 하에서 활성 X인자(Xa)가 prothrombin에 작용하여 thrombin으로 변환시킨다. LA는 X 인자 전환 복합체(X 인자, Ⅷ 인자, 인지질, Ca)와 prothrombinase 복합체(Xa 인자, V 인자, 인지질, Ca) 형성을 저해하고, 인지질 의존성 응고인자인 prothrombin에서 thrombin으로의 변환을 저해한다. 그 결과, 응고시간이 연장하는 것으로 LA 양성으로 판단한다.

항인지질 항체 증후군에 대한 LA의 감도는 81%, 특이도 97%로 감도, 특이도 모두 높다. LA 양성은 혈전증과 관련이 있어서 LA 양성 예로는 동정맥혈전증, 혈소판감소증이 있다. LA는 응고시간법으로 판정하는 정성검사이지만 항인지질 항체 증후군의 분류기준으로는 LA가 12주 이상의 간격으로 2회 이상 양성이여야 하는 조건이 필요하다.

LA 측정은 국제혈전지혈학회 표준화위원회가 권장하는 방법으로 검사한다. 우선, screening 검사로 인지질 의존성 응고시간의 연장을 확인한다. LA 검사법으로는 APTT, dRVVT, kaolin 응고시간, 희석 PT 등이다. APTT와 dRVVT가 연장하고, 혼합시험에서 정상 혈장을 첨가해도 응고시간 연장이 시정되지 않는 것을 확인한다. 응고시간이 시정되면 응고인자 결핍증, 시정되지 않으면 인지질 의존성 응고반응을 저해하는 inhibitor의 존재를 의심하게 된다. 그런 다음에 과잉 인지질을 첨가하여 응고시간 연장이 시정되는 것을 확인한다. 또한 단일 응고인자에 대한 inhibitor(Ⅷ 인자 inhibitor나 heparin 등)의 제외가 필요하다. 이상을 확인하여 LA 양성으로 판단하지만 위음성을 배제하기 위하여 복수의 검사법을 병용하는 것이 바람직하다. LA 양성 환자의 50~60%에서 항 cardiolipin 항체가 있다.

유의사항 ① 식사, 시간 등에는 영향을 받지 않는다. ② 한 가지 방법에만 의존하지 말고 몇몇 방법으로 검사하여 확정한다. ③ APTT가 연장되는 경우 정상 혈장을 등량 가하여 본다. 그것으로 APTT가 정상화되면 환자 혈장에 내인성 응고인자 어느 것인가가 결손 되었다는 것을 의미한다. 한편, APTT가 정상화되지 않는 경우에는 LA 존재의 가능성이 큰 것이다.

약물 영향 Heparin, warfarin 등 항인지질 항체 증후군에 대한 치료약 존재 하에서는 검사가 부정확해진다. 이 경우에서도 항 cardiolipin 항체는 측정할 수 있다.

Myeloperoxidase anti-neutrophil cytoplasmic antibody [MPO-ANCA], Perinuclear anti-neutrophil cytoplasmic antibody [p-ANCA]

기준치
- 10 EU 이하 (ELISA)
- 9.0 U/mL 이하 (CLEIA)

측정법 간접 형광항체법(IFA), ELISA, CLEIA

검체량 혈청 0.3 mL

검사 목적 MPO-ANCA 관련 혈관염 진단과 활동성 평가

검체 취급 혈청 동결보존

측정치에 따라 짐작되는 질환

• 양성 (기준치 이상)

《예상질환》 현미경적 다발동맥염(microscopic polyarteritis; MPA), 반월체 형성 사구체신장염(rapidly progressive glomerulonephritis; RPGN), Churg-Straus 증후군 **《잠재질환》** Wegener 육아종증, 고전적 다발동맥염, Goodpasture 증후군, 자가면역성 간질환, HIV 감염증 **《조치》** 원질환을 진단하고 치료한다.

[주] 판정기준 (ELISA)
- 10~20 : 판정보류
- 20 이상 : 양성

임상적 의의

ANCA는 간접 형광항체법으로 검출되는 호중구 세포질에 대한 IgG형 자가항체이다. ANCA는 perinuclear-ANCA(p-ANCA)와 cytoplasmic-ANCA(c-ANCA)로 분류하고 있다. p-ANCA는 형광항체법에서 핵주위에 염색이 보인다. 세포질 전체에 분포하는 c-ANCA 대응항원과는 달리 alcohol 고정 후에 p-ANCA 대응항원이 핵주변으로 이동하기 때문에 이와 같은 염색 pattern을 나타낸다.

p-ANCA의 대응항원은 호중구 α-과립 중의 myeloperoxidase(MPO)를 주로 인식하지만,

lactoferrin, elastase도 인식한다. 양성을 보이는 기초질환은 괴사성 혈관염 등의 혈관염을 보이는 공통의 병태를 보이는 대부분의 예에서 조직장애 기전은 다음과 같이 추측하고 있다. 항체가 직접 조직에 결합하거나 면역복합체를 형성하여 조직에 침착 하는 것이 아니라 감염증 등으로 활성화된 호중구 표면에 출현하는 MPO에 p-ANCA가 결합한다. 또한 p-ANCA 자체의 Fc 부위는 결합된 호중구상의 Fc 수용체에 결합하는 것으로 그 호중구는 완벽하게 활성화되고, MPO는 세포표면에서 방출되어 주위의 조직장애가 야기되는 것으로 이해하고 있다. MPA의 45~80%, RPGN의 65%, Churg-Straus 증후군의 60%에서 양성을 보인다. 기타 SLE 등의 류마티스 질환, 염증성 장질환(궤양성 대장염, Crohn병 등)에서도 양성을 보이므로 질환 특이성은 그리 크지는 않다. 그러나 치료효과, 질환 활동성의 지표로서 유용한 검사이다.

유의 사항 식사, 검체 채취시간 등의 영향은 받지 않는다.

Rheumatoid factor [RF]

기준치

· RA test : 음성 (정성)
· RAPA : 음성 (40배 이하)(정성)
· RF : 15 IU/mL 이하 (정량)
· TIA-RF : 10 U/mL 이하 (정량)

측정법

· RA : Latex 응집반응
· RF 정량 : Latex 응집 비탁법
· RAPA : 간접 적혈구응집법
· TIA-RF : 면역 비탁법

검체량 혈청 0.3~0.5 mL

검사 목적 류마티스 관절염(RA) 진단과 치료효과 판정

검체 취급 ① 혈청 4℃에서 1~2개월 보존이 가능하다. ② −20℃ 동결로 장기간 보존이 가능하지만 보존으로 인하여 고농도를 보이는 경우가 있으므로 가능하면 신선한 혈청으로 측정하는 것이 바람직하다.

측정치에 따라 짐작되는 질환

• **양 성**

〈예상질환〉 류마티스 관절염(RA), 악성 RA (MRA) **〈잠재질환〉** Sjögren 증후군, 혼합성 결합조직병(MCTD), 전신성 경화증(SSc), SLE, 다발성 근염/피부근염, virus성 간염, 만성감염증(특히 결핵, 감염성 심내막염), 악성종양, cryoglobulin혈증, sarcoidosis 등 **〈조치〉** 관절 종창, 동통 여부를 확인하고, 염증검사(CRP, ESR), 항핵 항체를 측정한다. 다발성 관절염, 염증소견이 양성이라면 항 CCP 항체, MMP-3를 측정하고, 이환관절의 X 선 사진, 필요에 따라 MRI, 초음파 검사 등을 검사하여 원질환을 진단하고 치료한다.

임상적 의의

Rheumatoid 인자(RF)는 류마티스 관절염(RA) 환자의 혈청에서 고빈도로 출현하는 면역 globulin G(IgG)의 Fc 부분에 대한 자가항체로 IgM형 RF, IgG형 RF, IgA형 RF 등이 있다. 일상검사에서 측정하는 RA test는 주로 IgM class의 RF이다. RA의 감도 70%, 특이도 80%이고, RF 100 IU/mL 이상인 다발성 관절염은 저농도, 또는 음성 환자와 비교하여 RA가 발병할 가능성이 크다. 기타 MCTD의 50~60%, SLE의 15~35%, SSc의 20~30%,

Sjögren 증후군의 75~95%에서도 RF가 양성으로 검출된다. 또한 건강인의 2~4%, 건강고령자의 10%에서 양성을 나타낸다. RF 강양성인 RA는 음성인 RA에 비하여 관절파괴가 심한 경우가 많다.

유의 사항 ① 통상식사의 영향은 없으나 중성지방 농도가 큰 경우에는 위양성을 보이는 경우가 있다. 이와 같은 경우에는 식전에 채혈한다. ② 보존한 검체로 측정하면 고농도를 보이는 경우도 있다. ③ Cryoglobulin혈증에서 양성을 보인다. ④ 면역 복합체 존재 하에서 감소한다.

약물 영향 부신피질 steroid, 항류마티스 약물, 면역억제제, 생물학적 제제의 치료 반응성을 보이는 예에서는 측정치가 감소하는 경우가 있다.

Serine proteinase 3 anti-neutrophil cytoplasmic antibody [PR 3-ANCA] Cytoplasmic anti-neutrophil cytoplasmic antibody [c-ANCA]

기준치 10 EU 이하

측정법 ELISA

검체량 혈청 0.3 mL

검사 목적 Wegener 육아종증의 진단과 활동성 평가

검체 취급 혈청을 분리하여 동결 보존한다.

측정치에 따라 짐작되는 질환

• 양성(10 EU 이상)

〈예상질환〉 Wegener 육아종증(Wegener granulomatosis; WG) **〈잠재질환〉** 현미경적 다발 혈관염(microscopic polyarteritis; MPA) **〈조치〉** 원질환의 진단, 활동성을 평가하고 치료한다.

임상적 의의

형광 항체법에 의한 PR 3-ANCA의 염색 pattern은 호중구 세포질 전체가 염색된 것이다.

PR 3-ANCA의 대응항원은 호중구 α-과립 중의 29 kDa인 serine protease(PR) 3이다. PR 3-ANCA 양성 질환은 대부분(약 90%)이 WG인데, 현미경적 다발 혈관염(MPA)에서도 양성을 보이는 것이 있다. p-ANCA와 마찬가지로 혈관 내피세포에 접착하는 호중구의 α-과립에서 PR 3의 방출로 인하여 혈관염이 나타나는 것으로 이해하고 있다(p-ANCA 항 참조). 전신성, 다장기 병변, 활동기에서 양성으로 출현하는 경우가 많고, 국한성이나 관해기에는 양성률이 낮다(약 30%). PR 3-ANCA 항체가는 질환 활동성과 상관성이 있어서 치료의 효과, 치료방침 변경 등을 검토하는데 유용하다. 관해 후, WG의 재발에 선행하여 PR 3-ANCA가 증가하는 경우가 있다.

유의 사항 식사, 채혈시간의 영향은 받지 않는다.

XXVI. 보체계 검사

Complement titer [CH_{50}] (50% hemolytic unit of complement)

기준치 30~45 U/mL

측정법 Mayer 변법

검체량 혈청 0.3 mL

검사 목적 보체계 활성의 전반적인 파악

검체 취급 채취한 혈액을 가능한 한 빨리 혈청을 분리하여 검사하는 것이 바람직하지만, 곧바로 측정할 수 없을 경우에는 냉동 보존(−70 ℃ 이하)한다.

측정치에 따라 짐작되는 질환

• 감소 (30 U/mL 이하)

〈예상·잠재질환〉 SLE, 악성류마티스 관절염(MRA), 용혈성 연쇄상구균(용연구균) 감염 후 급성사구체 신장염, 막성증식성사구체 신장염, 간염, 간경변, cryoglobulin혈증, 세균성 심내막염, 저보체성 혈관염, 선천성 보체결손증 **〈조치〉** 원질환을 검색하고 치료한다.

• 증가 (45 U/mL 이상)

〈예상·잠재질환〉 염증성 질환[류마티스 관절염(RA), 감염증 등], 악성종양 **〈조치〉** 원질환을 검색하고 치료한다.

임상적 의의

보체는 혈청에 함유하는 약 20 종에 달하는 단백의 총칭으로 항원항체 반응으로 활성화되는 고전적 경로(classical pathway)와 균체 성분이나 endotoxin으로 활성화되는 부경로(alternative pathway)인 2 종류의 활성화 cascade를 구성한다. 보체가(CH_{50})란 이 cascade의 활성 전반을 파악하는 검사이다. 보체가가 낮은 치를 보이는 경우는 보체 성분 또는 그 제어인자의 결손이 여러 가지 원인으로 인한 보체 소비항진을 고려한다. 보체 단백을 생합성 하는 간의 광범위한 장애에서도 보체가는 감소한다. 소비형 보체가 감소를 초래하는 대표적인 질환은 SLE로 그 질환의 활동성이나 치료효과를 평가하기 위해서는 유용한 검사이다. 용연구균 감염 후 급성사구체신장염에서는 신장염 발병에 수반하여 일과성 저보체가를 보이고, 또한 만성증식성 사구체신장염에서는 지속적인 저보체가를 보인다. 일반 염증성 질환이나 악성종양에서 보체가가 증가하지만, 이들 질환에서 보체가를 monitor할 정도의 임상적인 의의는 크지 않다.

유의 사항 ① 연령, 성별, 식사 등의 영향은 임상적으로 문제가 되지 않는다. ② 간질환이나 cryoglobulin 양성 환자 혈청에는 시험관 내 보체 활성화(cold activation)로 외견상 감소치를 보이는 경우가 있다. 이 경우 C_3, C_4의 단백량이 정상이므로 EDTA 채혈에 의한 혈장은 정상 보체가를 보인다.

Complement 1q [C_{1q}]

기준치 10~20 mg/dL
측정법 Nephelometry
검체량 혈청 0.3 mL
검사 목적 보체 결손증 여부 판정
검체 취급 「CH_{50}」항 참조

측정치에 따라 짐작되는 질환

• **감소 (10 mg/dL 이하)**

《예상·잠재질환》 보체계 고전경로의 활성화(SLE, cold activation 등), 합성 저하(간질환), 선천성 C_1 결손증 **《조치》** 원질환을 진단하고 치료한다.

• **증가 (20 mg/dL 이상)**

《예상·잠재질환》 염증성 질환[류마티스 관절염(RA), 감염증 등], 악성종양 **《조치》** 원질환을 진단하고 치료한다.

임상적 의의

보체의 제 1 성분인 C_1은 3 종류의 아성분인 C_{1q}, C_{1r}, C_{1s}의 회합에 의한 거대분자로 존재한다. 보체 결합성 면역 globulin(IgG, IgM)의 Fc 부위가 C_{1q}에 결합하는 것으로 보체계 고전경로는 활성화가 시작된다. 즉, 이 경로가 활성화되는 대표적 질환인 SLE에서는 C_{1q}가 감소한다. 시험관 내 현상인 보체의 cold activation도 고전경로의 활성화에 근거하여 C_{1q}가 감소한다. 한편 C_{1q}는 소위 급성상(acute phase) 반응물질로서 여러 가지 염증성 질환이나 악성종양에서 증가한다. 그러나 이들 질환에 대한 임상적 의의는 크지 않다. 선천성 C_1 결손증에서는 고전경로의 활성화 부전 때문에 CH_{50}이 현저하게 감소한다. C_1 결손증은 SLE 등의 자가면역 질환을 합병하기 쉽다.

유의사항 ① 연령, 성별, 식사 등의 영향은 임상적으로 문제가 되지 않는다. ② 보체의 cold activation에서는 감소한다.

C_1 inactivator (C_1 esterase inhibitor)

기준치 80~120%
측정법 발색 합성기질법
검체량 혈장 0.2 mL
검사 목적 혈관부종이 의심되는 경우 확인
검체 취급 채혈 후 가능한 한 곧바로 측정한다. 그렇지 못한 경우에는 −70℃에 동결보존한다.

측정치에 따라 짐작되는 질환

• **감소 (기준치 이하)**

《예상·잠재질환》 유전성 혈관부종(C_1 inactivator의 선천성 결손 또는 기능부전), 후천성 혈관부종(악성종양이나 자가면역성 질환에 수반하는 것) **《조치》** 원질환을 검색하고 치료한다.

임상적 의의

C_1 inactivator는 protease inhibitor로 보체계 제1성분(C_1)을 위시하여 혈액 응고계, 섬유소 용해계, kinin계에 관여하는 여러 가지 serine protease를 저해한다. 따라서 C_1 inactivator의 활성 저하는 보체계, 섬유소 용해계, 응고계 제어에 이상이 초래되지만 임상적으로 문제가 되는 것은 유전성 혈관부종이다. 상염색체 우성유전을 취하는 유전성 질환으로 안면이나 사지 소양증을 수반하는 국한성 부종을 나타낸다. 이 질환에서 C_1 inactivator 활성은 30% 이하를 보인다. 활성과 단백량이 동시에 감소하는 type I과 활성만이 감소하는 type II로 나눈다. 후천적으로 C_1 inactivator 활성이

감소하고, 유전성 혈관부종과 유사한 병상을 보이는 후천성 혈관부종이 있다. 기초질환으로는 악성종양이나 자가면역 질환이 많다.

유의 사항 ① 특징적인 임상증상을 보이고, 부종이 epinephrine이나 항 histamine 약, steroid 약 등으로 쾌유되지 않는 경우에는 이 질환을 의심하여 C_1 inactivator 활성을 측정한다. ② 유전성 혈관부종 가운데 type I 은 85%, type II는 15%, type II는 단백량 측정만으로는 진단할 수 없으므로 활성 측정이 필수이다.

Complement 2 [C_2]

기준치 1.6~3.6 mg/dL

측정법 면역확산법(RID)

검체량 혈청 1 mL

검사 목적 보체결손증 여부 판정

검체 취급 「CH_{50}」항 참조

측정치에 따라 짐작되는 질환

• 감 소

〈예상·잠재질환〉 보체계 고전경로의 활성화(SLE, cold activation 등), 합성 저하(간질환), 선천성 보체결손증(C_2 결손증) **〈조치〉** 원질환을 진단하고 치료한다.

• 증 가

〈예상·잠재질환〉 염증성 질환[류마티스 관절염(RA), 감염증 등], 악성종양 **〈조치〉** 원질환을 진단하고 치료한다.

임상적 의의

C_2는 보체계 고전경로의 1 성분으로 C_{1q}와 마찬가지로 이 경로의 활성화로 소비되기 때문에 감소된다. 일반적으로는 선천성 보체 결손증이 의심되는 경우를 제외하고는 임상적인 측정의의는 없다.

유의 사항 보체계 고전경로의 선천성 결손증이 의심되는 경우에 측정한다.

Complement 3 [C_3]

기준치 86~160 mg/dL

측정법 면역 비탁법

검체량 혈청 0.3 mL

검사 목적 교원병이나 신장염 여부 판정

검체 취급 「CH_{50}」항 참조

측정치에 따라 짐작되는 질환

• 감소(86 mg/dL 이하)

〈예상·잠재질환〉 SLE, 악성류마티스 관절염(MRA), 용혈성 연쇄상구균 감염 후 급성사구체 신장염, 막성증식성 사구체신장염, 간염, 간경변, 세균성 심내막염, 저보체성 혈관염, cryoglobulin 혈증, 선천성 보체결손증(C_3 결손증, I 인자 결손증, H 인자 결손증) **〈조치〉** 원질환을 검색하고 치료한다.

• 증가(160 mg/dL 이상)

〈예상·잠재질환〉 염증성 질환 [감염증, MRA 등], 악성종양 **〈조치〉** 원질환을 진단하고 치료한다.

임상적 의의

C_3은 보체계의 고전경로와 부경로(alternative pathway)의 접점에 위치하는 보체 단백으로 어느 경로의 활성화로도 소비되어 비정상적인 저농도를 보인다. 이에 대한 C_4는 고전경로의 주성분이다. 따라서 C_3와 C_4 및 보체가(CH_{50})를 동시에 측정하여 보체계의 어느 부위에 이

상이 있는지를 추정할 수 있는 것이다. CH_{50}이 저농도를 보이는 질환 중 일부 질환(선천성 보체결손증이나 막성증식성 사구체신장염 등)을 제외하고는 일반적으로 C_3, C_4 모두 감소한다. 막성증식성 사구체신장염에서는 C_3 nephritic factor라고 부르는 자가항체 출현으로 인하여 C_3가 선택적으로 감소한다. C_3 결손증이나 C_3의 제어인자(H 인자, I 인자)의 결손증에서는 CH_{50}과 더불어 C_3이 감소한다. C_4 결손증에서는 CH_{50}과 C_4는 감소하고 C_3는 정상치를 보인다. C_3, C_4가 정상이고 CH_{50} 만이 감소하는 경우에는 late component 결손증이 의심된다. CH_{50}처럼 그 증가치에 대한 임상적 의의는 보이지 않는다.

유의사항 ① 연령, 성별, 식사 등의 영향은 문제가 되지 않는다. ② Cold activation에 내해서는 「CH_{50}」항을 참조

C_3 proactivator [C_3PA]

기준치 18.9~38.3 mg/dL

측정법 Nephelometry

검체량 혈청 0.3 mL

검사 목적 보체 제어인자 이상 여부 판정

검체 취급 혈청 분리 후 신속하게 동결보존한다.

측정치에 따라 짐작되는 질환

- **증가 (38.3 mg/dL 이상)**

《예상·잠재질환》 SLE, 류마티스 관절염, 혼합성 결합조직병(MCTD) **《조치》** 원질환의 진단과 치료

- **감소 (18.9 mg/dL 이하)**

《예상·잠재질환》 I 인자 결손증 **《조치》** 원질환의 진단과 치료

임상적 의의

C_3 proactivator(C_3PA)는 B 인자라고도 부르는 보체 제 2 경로의 활성화를 억제하는 serine protease이다. C_3PA는 C_3와 친화성이 있어서 Mg^{2+} 존재 하에 $C_3(H_2O)$-C_3PA의 복합체를 형성한다. 이 복합체에 특이적으로 작용하는 D 인자에 의하여 활성화되는 C_3PA는 C_3를 C_{3a}와 C_{3b}로 분해하여 보체 활성화가 진행된다. 한편, C_{3b}는 혈청 내 보체 제어인자(I 인자, H인자)에 의하여 분해되어 불필요한 활성화가 일어나지 않도록 제어하고 있다. 보체 부(제2)경로가 활성화되는 질환에서 측정 의의가 있는데, 질환은 한정되어 특히 I 인자 결손증에서 C_3PA가 현저하게 감소한다. 이 질환을 진단하는데 필수적인 검사이다.

유의사항 현재 I 인자 결손증을 제외하면 C_3PA 측정 의의는 빈약하다.

Complement 4 [C_4]

기준치 14~49 mg/dL

측정법 면역 비탁법

검체량 혈청 0.3 mL

검사 목적 교원병이나 신장염 여부 판정

검체 취급 「CH_{50}」항 참조

측정치에 따라 짐작되는 질환

- **감소 (14 mg/dL 이하)**

《예상·잠재질환》 SLE, 악성류마티스 관절염(MRA), 간염, 간경변, 세균성 심내막염, cryoglobulin혈증, 저보체성 혈관염, 선천성 보체결손증(C_4 결손증), 유전성 신경혈관성부종(hereditary angioneurotic edema; HANE) **《조치》** 원질환을 진단하고 치료한다.

임상적 의의

C_4는 보체계 고전경로의 주요 성분으로 이 경로의 활성화로 소비되기 때문에 저농도를 보인다(SLE). 부경로(alternative pathway)의 선택적 활성화나 C_3 결손증 및 보체계 late component의 결손증에서는 CH_{50}이 감소하지만 C_4 농도는 정상범위에 머무른다. 기타 CH_{50}, C_3 등을 동시에 측정하는 감별진단에 관해서는 C_3 항을 참조하기 바란다. 유전성 신경혈관성 부종(HANE)은 보체 고전경로의 제어인자인 C_1 inhibitor의 결손으로 발병한다. 발작성으로 안면, 인두, 후두, 사지의 국한성 부종이 발생되는데, 이 때에 C_4가 감소한다. C_4 단백의 선천성 결손증에는 SLE 등의 자가면역 질환을 흔히 합병한다.

유의 사항 ① 연령, 성별, 식사 등의 영향은 문제가 되지 않는다. ② Cold activation에 관해서는 「CH_{50}」 항을 참조

Complement 5 [C_5]

기준치 8~15 mg/dL

측정법 Nephelometry

검체량 혈청 0.3 mL

검사 목적 보체결손증 여부 판정

검체 취급 「CH_{50}」항 참조

측정치에 따라 짐작되는 질환

• **감소 (8 mg/dL 이하)**

〈예상·잠재질환〉 선천성 보체결손증(C_5 결손증), 보체계 부경로의 활성화(막성증식성 사구체 신장염 등) **〈조치〉** 원질환을 진단하고 치료한다.

임상적 의의

선천성 C_5 결손증 진단 이외에 현재 임상적인 측정 의의는 별로 중요하지 않다.

유의 사항 ① 연령, 성별, 식사 등의 영향은 문제가 되지 않는다. ② Cold activation에 대해서는 CH_{50} 항을 참조하기 바란다.

Complement 6 [C_6]

기준치 2.5~4.5 mg/dL

측정법 Nephelometry

검체량 혈청 0.3 mL

검사 목적 보체결손증 여부 판정

검체 취급 「CH_{50}」항 참조

측정치에 따라 짐작되는 질환

• **감소 (2.7 mg/dL 이하)**

〈예상질환〉 선천성 보체결손증(C_6 결손증)

임상적 의의

선천성 C_6 결손증이 의심되는 경우를 제외하고 C_6 단백 측정의 임상적 의의는 적다.

유의 사항 「CH_{50}」항 참조하기 바란다.

Complement 9 [C_9]

기준치 2.7~7.3 mg/dL

측정법 Nephelometry

검체량 혈청 0.3 mL

검사 목적 보체결손증 여부 판정

검체 취급 「CH_{50}」항 참조

측정치에 따라 짐작되는 질환

• 감소 (2.7 mg/dL 이하)

〈 예상질환 〉 선천성 보체결손증(C_9 결손증)

임상적 의의

C_9는 보체계의 최종 성분이다. C_9의 선천성 결손증은 가장 많이 검출되는 결손증으로 혈청 보체가도 감소하는 경우가 많지만 대다수 환자는 무증상이다. C_9 결손증 이외는 임상적 의의는 없는 것으로 이해하고 있다.

유의 사항 보체의 late component 결손이 의심되는 경우에 측정한다.

XXVII. 면역세포

Antibody-dependent cell-mediated cytotoxicity [ADCC]

기준치 40~70%

측정법 ^{51}Cr 유리법, MTT assay

검체량 혈액 8 mL (보존액 첨가)

검사 목적 면역계의 세포장애 기구기능의 평가

검체 취급 ① 4℃~실온 보존에 24시간 이내는 활성이 안정을 보인다. ② 동일 검체로 다른 검사의뢰는 피한다.

MTT(mean transit time) (**평균 통과시간**) : 지시약 희석법으로 대상이 되는 장기의 유입혈관에 주입된 지시약이 유출혈관에서 검출될 때까지의 평균 시간을 말한다.

측정치에 따라 짐작되는 질환

• **감 소**

〈 예상질환 〉 림프구 및 골수구성 백혈병 말기, SLE **〈 조치 〉** 원질환을 진단하고 치료한다.

• **증 가**

〈 예상질환 〉 원발성 면역부전증(증가하지 않는 경우도 많음), 악성종양(백혈병 제외) 초기, 자가면역 질환의 한 시기

임상적 의의

항체 의존성 세포상해 작용(ADCC)이란 호중구 K 세포(killer cell), macrophage, 호중구 등에서 나타나는 것으로 표적세포 표면의 항원에 항체가 결합하고, 그 항체의 Fc 부위에 Fc receptor가 있는 세포(ADCC)가 결합하여 표적세포를 상해하는 것을 말한다. K 세포에는 NK 세포, T 세포의 일부가 포함된다. 최근의 암, 자가면역 질환 영역에서 항체에 관한 의약의 발전에 수반하여 그 작용기전의 하나로서 다시 주목 받고 있다. 그러나 이 검사는 병태를 이해하기 위한 검사로 진단적 의의는 적다. 진단 검사로는 거의 검사하지 않는다.

B cell surface immunoglobulin

기준치

· IgG : 1~3%	· IgD : 1~10%
· IgA : 1~3%	· K(κ) : 3~8%
· IgM : 3~12%	· L(λ) : 1~5%

측정법 Flow cytometry

검체량 전혈 1~3mL (EDTA 또는 heparin 처리)

검사 목적 특정 면역 globulin을 표출하는 B 세포 증식을 초래하는 monoclonal 증식 여부 확인

검체 취급 ① 채혈 후 신속히 측정하는 것이 바람직하다. ② 보존할 경우에는 실온에 보존한다.

측정치에 따라 짐작되는 질환

• **증 가**

〈 잠재질환 〉 B 세포 급성림프구성백혈병, B 세포 만성림프구성백혈병, IgA 신증 **〈 조치 〉** 원질환을 진단하고 치료한다.

• **감 소**

〈잠재질환〉 중증복합면역부전증, IgM 증가 면역 globulin 부전증, adenosine deaminase 결손증, 무/저 γ-globulin혈증(B 세포 전체가 감소한다) **〈조치〉** 원질환을 진단하고 치료한다.

임상적 의의

표면 면역 globulin(IgG, IgA, IgM, IgD, IgE)은 B 세포에서만 표출하지만 각각의 면역 globulin은 항원 receptor에서 항원 자극에 대응하여 B 세포는 항체를 생산하는 형질세포(표면 면역 globulin 음성)로 변화한다.

B 세포 표면 면역 globulin의 검색은 B 세포의 분화상태, 기능의 항진이나 저하를 파악하기 위한 것으로 이해하고 있다. 또한 κ/λ가 한 편으로 크게 치우친 monoclonal 증식인가, polyclonal 증식인지를 추정할 수 있다.

유의사항 ① 주로 B 세포 증가가 monoclonal 증가 여부, 종양성 증가 여부를 판정하는데 이용한다. ② 혈청에 면역 globulin이 존재하기 때문에 판정에는 주의를 요한다. 특히 Fc receptor 양성 세포(단핵구 등)가 증가하는 경우에 판정이 곤란하다. ③ B 세포 marker (CD 19, CD 20) 등과 2중 염색하는 것이 바람직하다. ④ 세포표면에 비특이적인 면역 globulin의 부착으로 인한 과대평가가 되지 않도록 주의한다.

CD 3, CD 4, CD 8

기준치

· CD 3 : 58~84%

· CD 4 : 23~52%

· CD 8 : 22~54%

· CD 4/CD 8 ratio : 0.4~2.3

측정법 Flow cytometry

검체량 혈액 3 mL (항응고제는 EDTA 또는 heparin)

검사 목적 CD 3을 표출하는 T 세포를 CD 4 양성 helper와 CD 8 양성 세포 상해성 T 세포로 나누어 이상을 측정

검체 취급 ① 채혈 후, 곧바로 측정하는 것이 바람직하다. ② 보존할 경우에는 실온에 보존한다.

측정치에 따라 짐작되는 질환

• **CD 3 증가**

〈예상질환〉 전염성 단핵구증, 백일해, T 세포 백혈병 **〈조치〉** 원질환의 진단과 치료

• **CD 3 감소**

〈예상질환〉 Virus 감염, AIDS, 선천성 면역부전 증후군 **〈조치〉** 원질환의 진단과 치료

• **CD 4 증가**

〈예상질환〉 성인 T 세포백혈병, HHV-6 감염 **〈조치〉** 원질환의 진단과 치료

• **CD 4 감소**

〈예상질환〉 HIV 감염, 특발성 CD 4 양성 세포 감소증, 선천성 면역부전증후군, virus 감염증, 결핵, 진균감염증, 류마티스 관절염, SLE, 부신피질 steroid 투여, 임신, 고령 **〈조치〉** 원질환의 진단과 치료

• **CD 8 증가**

〈예상질환〉 EB virus 감염증(전염성 단핵구증 : 형태는 이형 림프구가 다수) **〈조치〉** 원질환의 진단과 치료

• **CD 8 감소**

〈예상질환〉 선천성 면역부전증후군 **〈조치〉** 원질환의 진단과 치료

• **CD 4 / CD 8 비 저하**

《예상질환》 HIV 감염증·AIDS(CD 4 감소), 원발성 담즙성간경변증(CD 4 감소), 전염성 단핵구증(CD 8 증가) **《조치》** 원질환의 진단과 치료

임상적 의의

CD 3가 세포표면에 있는 것으로 동정된 T 세포는 또한 CD 4(helper/inducer)를 표출하는 것과 CD 8(suppressor/cytotoxicity)을 표출하는 것으로 분류한다. 면역계가 활동상태인(예를 들면 세균감염, 교원병 등) 경우에는 CD 4^+ T 세포가 증가하는 경향이 있어서 질환의 활동성을 파악하는 monitor가 된다. 단, 진단이나 병태파악에 효과적인 질환(AIDS, 성인 T 세포형 백혈병, EB virus 감염증 등)을 제외하면 진단에 직결되지 않는 경우도 많다. 말초혈액뿐만 아니라 기관지 폐포 세척액 (broncho-alveolar lavage fluid; BALF) 등의 CD 4 / CD 8 비가 임상에 유용한 경우도 있다. 표 63에서 보는 바와 같은 질환에서는 BALF 중의 림프구 증다를 보이는데, 그 CD 4 / CD 8 비가 특이적이다. 특히 sarcoidosis에서는 현저한 CD 4/ CD 8 비의 상승을 보이고, 4.0 이상에 달하는 경우도 많다.

[주] HIV는 림프구로 침입할 때 receptor로 CD 4를 주로 사용한다. 따라서 HIV 감염에서는 CD 4^+ T 세포가 감소한다. HIV 감염 경과에 CD 4^+ T 세포의 절대수가 병세의 monitor, 또는 치료개시 시기의 기준이 된다. 최근에는 치료효과 monitor로 CD 4^+ T 세포 절대수에 추가하여 HIV mRNA 양(virus 양)을 경시적으로 추적하는 경우가 많다.

유의사항 ① CD 4^+ T 세포와 CD 8^+ T 세포는 상대적인 관계이기 때문에 한편의 증가는 그 자체의 증가뿐만 아니라 상대의 감소로 인하여 증가하는 것이므로 주의하여야 한다. 이 경우, 림프구 총수에서 각각의 절대수를 산정하면 어느 것이 이상을 보이는 가를 확인할 수 있다. ② CD 4 / CD 8 비는 기준범위가 넓지만 한 개인의 변동은 대단히 적다. 따라서 경시적 변화를 추적하여 병태의 변화를 이해할 수 있는 것이다.

약물 영향 부신피질 steroid제 투여로 CD 4^+ T 세포가 감소한다.

CD 34 positive cell

기준치 단핵구의 1% 이하 (말초 및 골수혈액)

측정법 Monoclonal 항체로 염색하고, flow cytometry로 해석한다.

표 63. 기관지 폐포 세척액에 림프구 증다를 보이는 질환

CD 4^+ T 세포 우위 (CD 4 / C 8 비 상승)	CD 8^+ T 세포 우위 (CD 4 / CD 8 비 저하)
Sarcoidosis	과민성 폐렴
만성 Beryllium 폐렴	약물성 폐렴
Farmer's lung	교원병 동반 간질성 폐렴 (급성~아급성 발병)
약물성 폐렴	비특이성 간질성 폐렴 (NSIP)
Virus성 폐렴의 일부	특발성 기질화 폐렴 (COP)
Mycoplasma 폐렴	속립결핵
폐결핵	림프구 증식성 폐질환의 일부
림프구 증식성 폐질환 및 악성림프종의 일부	Virus성 폐렴의 일부

검체량 전혈 5 mL 또는 골수혈액 10^5개 이상의 단핵구
검사 목적 조혈 줄기세포 이식 시, recipient(피이식자)의 조혈 줄기세포 양의 평가
검체 취급 검체 채취 후 가능한 한 신속하게 해석한다.

측정치에 따라 짐작되는 질환

• **증가 (기준치 이상)**

《예상질환》 만성골수성 백혈병, 급성백혈병, 항종양 약물 화학요법 후의 조혈 회복기 **《잠재질환》** 골수이형성 증후군, 골수증식성 질환(골수섬유증, 진성다혈증 등) **《조치》** 종양성 질환인 경우는 병명, 병형을 결정하고 치료를 시작한다. CD 34 양성 세포 수의 정량은 조혈 줄기세포 이식편(graft)을 평가하는데 유용하나(진단에는 일부 백혈병 외에 유용하지 않다).

임상적 의의

CD 34는 아주 미숙한 조혈 줄기세포에서 발견되는 항원이다. 정상에서 CD 34는 골수계 세포(과립구, 단핵구, 적혈모구, 거대핵구)에서도, 림프계 세포에서도 분화하는 조혈 줄기세포(다기능성 줄기세포)에서만 발현하는데, 어떤 종류의 백혈병 세포에서도 발현한다. 또한 하지허혈성 질환에 이식된 혈관내피 전구세포에서도 CD 34 양성 분획이 많아진다.

자가복제능 및 다분화능이 있는 참의 조혈 줄기세포는 10^4~10^6개의 골수세포 중에 1개의 빈도로 존재한다. CD 34 양성 분획은 이 조혈 줄기세포를 많이 함유한 것으로 생각하고 있어서 조혈 줄기세포 이식, 특히 말초혈액 줄기세포를 이식할 때는 이식편(graft)를 평가하기 위하여 공여자(자가인 경우환자 자신)에서 회수된 단핵구 집단에 함유된 CD 34 양성 세포를 정량한다. 보통인 상태에서는 말초혈액에는 CD 34 양성 세포는 거의 나타나지 않기 때문에 화학요법으로 조혈이 회복하는 시기나 G-CSF 등의 조혈인자를 사용하여 줄기세포를 말초혈액에 동원시킨 후에 apheresis로 회수한다. 일반적으로 이식에는 $1 \sim 2 \times 10^6$개/kg 이상의 양성 세포가 수주(輸注)되는 것이 바람직하다. 또한 제대혈액 bag도 제대혈액의 품질 확인을 위해서 조정 및 제공 시에 검사한다.

CD 34 양성 세포는 대단히 적은 비율로 함유되는데 지나지 않으므로 flow cytometry로 아주 정밀하게 측정하는 것이 대단히 어렵다. 현재, 검사법의 표준화가 강력하게 요구되는 시점이다. 해석에는 2×10^4개 이상의 세포를 해석하는 것이 바람직하다.

유의 사항 CD 34 양성 세포의 절대수는 비율(%)과 단핵구 수를 곱하여 구한다. 화학요법 후, CD 34 양성 세포가 말초혈액에 증가하는 데는 2~3일로 비교적 단기간이다.

Colony stimulating factor [CSF]

기준치
· G-CSF : 8 pg/mL 이하
· GM-CSF : 39 pg/mL 이하
측정법 EIA
검체량 혈청 1 mL
검체 취급 동결 보존한다.

측정치에 따라 짐작되는 질환

• **증가**

재생불량성빈혈, 백혈병양 반응

• **감소**

불명

임상적 의의

CSF는 과립구 및 단핵구, macrophage의 증식과 분화를 조절하는 인자로 과립구 colony 자극인자(granulocyte-CSF; G-CSF), macrophage colony 자극인자(macrophage- CSF; M-CSF), 과립구 macrophage colony 자극인자(granulocyte macrophage-CSF ; GM- CSF), multicolony 자극인자의 존재가 알려졌다.

유전자 조작으로 CSF를 대량 입수할 수 있기 때문에 임상에서는 G-CSF를 호중구 감소증에 투여하여 효과를 보고 있다. 다음에 각각의 주요 작용과 임상 적응을 기술한다. 질환 진단, 치료 monitor로는 어느 경우나 이들 조혈인자의 혈중 농도를 측정하기도 한다.

■ G-CSF

• **주요 작용**

① 호중구 전구세포의 증식과 분화 촉진, ② 성숙 호중구의 기능 증강, ③ 조혈 줄기세포와 성숙 호중구의 말초혈로의 동원작용, ④ 골수성 백혈병 세포나 일부 고형암 세포의 증식 자극

• **약물로서의 임상 적용**

① 골수이식, 화학요법, MDS, 재생불량성빈혈에 수반하는 호중구 감소증, ② 선천성·특발성 호중구감소증

■ GM-CSF

• **주요 작용**

① 호중구, 호산구, macrophage의 증식과 분화 및 기능항진, ② 거대핵구의 분화

• **약물로서의 임상 적용**

아직 시판은 되고 있지 않음

① 재생불량성빈혈, 급성백혈병, ② sarcoidosis, ③ 결핵, ④ 류마티스 관절염, ⑤ 주기성 혈소판 감소증

■ M-CSF

• **주요 작용**

① GM-CSF, G-CSF 등의 생산, ② 단핵구, macrophage의 생산, ③ 파골세포의 증식작용, 섬모세포 분화작용, 살종양 활성, cholesterol 저하작용

• **약물로서의 임상 적용**

① 골수이식 및 백혈병 화학요법 후의 호중구 감소증, ② 고형암 화학요법 후의 혈소판 감소증, ③ 고지혈증, 불임증, 대리석증(osteopetrosis)

Hepatocyte growth factor [HGF]

기준치 0.40 ng/mL 이하
측정법 ELISA
검체량 혈청 0.3 mL
검사 목적 전격성 간염 등, 중증 간부전의 조기 예측
검체 취급 동결 보존한다.

측정치에 따라 짐작되는 질환

• **증 가**

〈예상질환〉 간염(특히 전격성 간염), 간절제 후 또는 절제수술 후 간부전, 간이식 후 이식간 기능부전, 그 밖에는 신장이식의 거부반응에 HGF가 증가한다. **〈조치〉** 필요에 따라서 간세포 증식 억제인자(TGF-β, IL-1α, IL-1β, IL-6)를 측정한다.

임상적 의의

HGF는 간세포 증식인자인 동시에 여러 가지 세포의 세포증식 촉진, 세포 운동성 촉진, 형태형성 유도, 항 apoptosis 작용 등이 있다. 급성질환에서는 상해조직에서 HGF 생산이 항

진하는 동시에 원격장기에서도 injurin(HGF 유도인자)으로 인하여 HGF 생산이 유도된다.

여러 가지 간질환에서 증가하고, 그 병태에 따라서 변동하지만 전격성간염 이외의 간질환(급성간염, 만성간염, 간경변, 간암)에서는 거의 대부분 1 ng/mL 이하여서 전격성 간염에 특이성이 큰 marker인 것이다.

전격성간염에서는 HGF가 뇌병증 발현보다 빠르게 증가하고, 회복과 더불어 감소한다. HGF가 지속적으로 증가하는 경우는 예후불량인 경우가 많다. 또한 간절제, 간이식 수술 후 간부전, 이식간 기능부전에서도 HGF는 고농도로 증가한다.

유의 사항 임신에서 고농도로 증가한다.

Human leukocyte antigen typing [HLA typing]

기준치

· HLA-A, B, C (class Ⅰ) : 표 64 참조

· HLA-DR (class Ⅱ) : 표 64 참조

· HLA-DRB 1, DQB 1, DPB 1 (HLA-DNA typing 검사) : 표 65 참조

측정법

· HLA-A, B, C, DR : Terasaki-NIH 표준법 (세포 독성법)

· HLA-DRB 1, DQB 1, DPB 1 : PCR-RFLP

검체량

· HLA-A, B, C, DR : 혈액 10 mL (림프구 수가 적다고 생각되는 경우에는 20~30 mL)

· HLA-DRB 1, DQB 1, DPB 1 : 동시 의뢰시 혈액 7 mL

검사 목적 골수이식, 수혈 등에 HLA 항원 불일치로 인한 면역학적 부작용 방지

표 64. HLA typing의 종류

A Locus	B Locus		C Locus	DR Locus
A 1	B 5	B 47	CW 1	DR 1
A 2	B 7	B 48	CW 2	DR 2
A 3	B 8	B 49(21)	CW 3	DR 3
A 9	B 12	B 50(21)	CW 4	DR 4
A 10	B 13	B 51 (5)	CW 5	DR 5
A 11	B 14	B 52 (5)	CW 6	DR 6
A 19	B 15	B 53	CW 7	DR7
A23 (9)	B 16	B 54(22)		DR 8
A 24 (9)	B 17	B 55(22)		DR 9
A 25(10)	B 18	B 56(22)		DR 10
A 26(10)	B 21	B 57(17)		DR 11(5)
A 28	B 22	B 58(17)		DR 12(5)
A 30(19)	B 27	B 59		
A 31(19)	B 35	B 60(40)		
A 32(19)	B 37	B 61(40)		
A 33(19)	B 38(16)	B 62(15)		
A 34(10)	B 39(16)	B 63(15)		
A 68(28)	B 40	B 67		
A 69(28)	B 4005	B 70		
	B 44(12)	B 75(15)		
	B 45(12)	B 7801		
	B 46			

검체 취급 ① HLA-A, B, C, DR은 실온 보존 ② HLA-DRB 1, DQB 1, DPB 1은 냉장 보존

임상적 의의

생체는 자기와 비자기를 면역응답으로 구별하는데, 그 marker가 주요 조직적합 항원(major histocompatibility complex; MHC)이다. MHC는 사람에서는 HLA 항원이라 부르고, 6번 염색체 단완상의 유전자군에 의해 code된다. HLA 항원에는 class Ⅰ(HLA-A, B, C)과 class Ⅱ(HLA-DR, DP, DQ)가 있다.

HLA typing 검사는 환자의 림프구를 사용하여 환자의 HLA가 표 64, 65의 어느 것에 해당하는지를 검색하기 위한 것이다.

약물 영향 면역억제제, steroid계 약물투여 중인 경우는 검사가 불가능한 경우가 있다.

[주] 표 64, 65의 보충 설명

① 표의 ( )는 각각의 형을 구별하는 항체가 출현하기 이전에 붙여진 번호를 나타낸 것이고, 현재에도 사용하는 항혈청에 따라서는 ( )내 번호로 분류되는 경우가 있다. ② 표 65의 *표 뒤 4자리 숫자 앞의 2자리는 대응하는 혈청형의 번호를 나타내고, 뒤의 2자리는 아미노산 서열의 차이로 인한 아형(sub type)을 나타낸 것이다.

• 이 식

골수이식에서는 환자와 donor간의 HLA 항원 type이 어느 정도 일치하고 있는지가 중요한 것이다. HLA가 적합한 경우일수록 생착률이 좋을 뿐만 아니라 HLA가 일치하지 않으면 이식세포(이식편) 중의 T 세포가 환자(숙주)를 남으로 인식하여 숙주의 장기를 공격하는 이식편대숙주질환(graft-versus-host disease; GVHD)이 문제가 되기 때문에 가능한 한 HLA를 일치시키는 것이 바람직하다.

• 수 혈

혈소판 수혈로 항 HLA 항체가 생성된 환자

표 65. HLA-DNA typing의 종류

HLA-DRB 1				HLA-DQB 1		HLA-DPB 1	
DNA typing	HLA특이 혈청학	DNA typing	HLA특이 혈청학	DNA typing	HLA특이 혈청학	DNA typing	HLA특이 PLT typing
DRB 1* 0101	DR 1	DRB 1* 1104	DR 11 (5)	DQB 1* 0501	DQ 5 (1)	DPB 1* 0101	DPW 1
DRB 1* 0102	DR 1	DRB 1* 1201	DR 12 (5)	DQB 1* 0502	DQ 5 (1)	DPB 1* 0201	DPW 2
DRB 1* 0103	DR 103	DRB 1* 1202	DR 12 (5)	DQB 1* 05031	DQ 5 (1)	DPB 1* 0202	DPW 2
DRB 1* 1501	DR 15 (2)	DRB 1* 1301	DR 13 (6)	DQB 1* 05032	DQ 5 (1)	DPB 1* 0301	DPW 3
DRB 1* 1502	DR 15 (2)	DRB 1* 1302	DR 13 (6)	DQB 1* 0504	–	DPB 1* 0401	DPW 4
DRB 1* 1601	DR 16 (2)	DRB 1* 1303	DR 13 (6)	DQB 1* 0601	DQ 6 (1)	DPB 1* 0402	DPW 4
DRB 1* 1602	DR 16 (2)	DRB 1* 1304	DR 13 (6)	DQB 1* 0602	DQ 6 (1)	DPB 1* 0501	DPW 5
DRB 1* 0301	DR 17 (3)	DRB 1* 1305	DR 13 (6)	DQB 1* 0603	DQ 6 (1)	DPB 1* 0601	DPW 6
DRB 1* 0302	DR 18 (3)	DRB 1* 1401	DR 14 (6)	DQB 1* 0604	DQ 6 (1)	DPB 1* 0801	–
DRB 1* 0401	DR 4	DRB 1* 1402	DR 14 (6)	DQB 1* 0605	DQ 6 (1)	DPB 1* 0901	–
DRB 1* 0402	DR 4	DRB 1* 1403	DR 1403	DQB 1* 0201	DQ 2	DPB 1* 1001	–
DRB 1* 0403	DR 4	DRB 1* 1404	DR 1404	DQB 1* 0301	DQ 7 (3)	DPB 1* 1101	–
DRB 1* 0404	DR 4	DRB 1* 1405	DR 14 (6)	DQB 1* 0302	DQ 8 (3)	DPB 1* 1301	–
DRB 1* 0405	DR 4	DRB 1* 1406	DR 14 (6)	DQB 1* 0303	DQ 9 (3)	DPB 1* 1401	–
DRB 1* 0406	DR 4	DRB 1* 1407	DR 14 (6)	DQB 1* 0401	DQ 4	DPB 1* 1501	–
DRB 1* 0407	DR 4	DRB 1* 1408	DR 14 (6)	DQB 1* 0402	DQ 4	DPB 1* 1601	–
DRB 1* 0408	DR 4	DRB 1* 0701	DR 7			DPB 1* 1701	–
DRB 1* 0409	DR 4	DRB 1* 0801	DR 8			DPB 1* 1801	–
DRB 1* 0410	DR 4	DRB 1* 0802	DR 8			DPB 1* 1901	–
DRB 1* 0411	DR 4	DRB 1* 0803	DR 8				
DRB 1* 1101	DR 11 (5)	DRB 1* 0804	DR 8				
DRB 1* 1102	DR 11 (5)	DRB 1* 0901	DR 9				
DRB 1* 1103	DR 11 (5)	DRB 1* 1001	DR 10				

(자주 수혈을 받은)는 수혈 후 혈소판 수가 증가하지 않고 수혈 불능상태가 되기 때문에 HLA typing(class I)을 하여 HLA-A, B 항원 적합혈액을 수혈한다.

또한 골수이식과 같이 GVHD는 신선한 혈액을 수혈할 때도 일어날 수 있기 때문에 주의를 요한다. 예방을 위하여 수혈 혈액에 방사선 조사를 시행하기도 한다.

• **질환 특이성**

HLA와 상관성이 있는 것으로 이해하고 있는 질환의 일부를 표 66에 정리하였다. 이들 질환은 인종이 다르면 상관성을 보이는 HLA type도 다른 경우가 적지 않으므로 주의해야 한다.

• **임 신**

부부간에 HLA 항원, 특히 class II가 유사한 경우는 임신초기에 유산될 확률이 높은 것으로 이해하고 있다. 이 경우 남편의 림프구의 면역요법이 행해지고 있다.

표 66. HLA와 상관성이 있다고 생각되는 질환

질 환	HLA 종류
강직성 척추염	B 27
Narcolepsy	DR 2, DQ 1
Reiter 증후군	B 27
미란성 범세기관지염	B 54
Behçet병	B 51
류마티스 관절염	DR 4
연소성 당뇨병	DR 3, DR 4
SLE	DR 2, DR 3
1형 당뇨병	DR 3, DR 4
막성 신증	DR 2, DR 3
IgA 신증	DR 4

Immunoglobulin G-crystallizable fragment receptor-T cell [IgG-FcR$^+$-T cell]

기준치 2~23%

측정법 Flow cytometry

검체량 혈액 1 mL (보존액 첨가)

검사 목적 과립 림프구의 양적 이상 추정

검체 취급 ① 채혈 후에는 신속히 측정하는 것이 바람직하다. ② 보존할 경우에는 실온에서 보존한다.

측정치에 따라 짐작되는 질환

• **증 가**

〈예상질환〉 T 세포성 대과립 림프구성백혈병(T-LGL 백혈병), LGL 증후군 **〈잠재질환〉** 류마티스 관절염, red cell aplasia(적혈구 무형성), 호중구 감소증 **〈조치〉** T-LGL 백혈병과 LGL 증후군의 감별은 염색체 이상을 검색하고, 배혈구 분류, 혈소판, RF, ANA, 면역복합체(IC) 검색으로 합병증상을 추가하여 검색한다. 기타 증상을 참고하여 원질환을 진단하고 치료한다.

임상적 의의

일부의 T 세포는 IgG에 대한 Fc receptor (CD 16)가 있어서 T 세포형의 과립 림프구 (large granular lymphocyte; LGL)를 나타내는 것으로 이해하고 있다. 그래서 CD 3$^+$ -T 세포 중에서 IgG-FcR$^+$-T 세포의 백분율을 해석하여 과립 림프구 증다증을 설명하는데 이용한다. 그러나 현재, IgG-Fc$^+$-T의 의의는 불확실한 점이 많다.

Interferon [IFN]

기준치
· IFN-α : 10 IU/mL 이하
· IFN-β : 6 IU/mL 이하
· IFN-γ : 0.1 IU/mL 이하
측정법
· RIA solid phase : IFN-α
· EIA : IFN-β, IFN-γ
검체량 혈청 0.4 mL
검사 목적 각종 interferon이 증가하는 감염증이나 자가면역 질환 등의 병태 평가
검체 취급 동결 보존한다.

측정치에 따라 짐작되는 질환

■ IFN-α

• 증 가

〈예상·잠재질환〉 급성 virus 감염증(influenza B, cytomegalovirus, RS virus), 패혈증, AIDS, SLE **〈조치〉** 원질환을 진단하고 치료한다.

■ IFN-β

• 증 가

〈예상·잠재질환〉 AIDS, HIV carrier, Kawasaki병 **〈조치〉** 원질환을 진단하고 치료한다.

■ IFN-γ

• 증 가

〈예상·잠재질환〉 패혈증, SLE, 류마티스 관절염, Crohn병, sarcoidosis, Kawasaki병, AIDS, HIV carrier **〈조치〉** 원질환을 진단하고 치료한다.

임상적 의의

IFN은 항원구조와 생산 세포의 차이로 α, β, γ형의 3 type으로 분류하는데, α형과 β형의 성상은 공통점이 많은데 대하여 γ형은 유전자 학적으로도 α형이나 β형과는 다르다(표 67). 또한 α형에는 다수의 subtype이 존재한다.

임상적으로는 IFN 측정은 cytokine network 일부의 이상을 검출하는 것이 아니어서 진단적 의의는 없다. 그러나 질환의 보조적인 진단이나 병태변화를 파악하는 marker로서는 유용한 것으로 이해하고 있다. 또한 INF 요법에서 혈중 농도 monitoring에도 이용하고 있다. 특히 지속적인 치료인 경우, 혈청에 항 IFN 항체가 출현하여 IFN의 반감기를 단축시킨다. 항 IFN 항체의 검출과 더불어 IFN 농도를 측정한다.

In vitro 에서의 반응으로 방출되는 IFN을 측정하는 방법이 각광을 받고 있다. 특히 PPD 같은 결핵균 항원에 반응하여 림프구가 생산하는

표 67. Human IFN 의 종류와 성상

INF의 종류	INF-α	INF-β	INF-γ
분자량	약 20 kDa	약 20 kDa	약 17 kDa
아미노산 수	165 또는 166	166	146
구조 유전자	9번 염색체	9번 염색체	12번 염색체
수용체 유전자	21번 염색체	21번 염색체	6번 염색체
내열성(56℃)	안정	안정	불안정
내산성(pH 2.0)	안정	안정	불안정
생산세포	B 세포, NK 세포, Macrophage	섬유모세포	T 세포, NK 세포
종특이성	엄격하지 않음	엄격하지 않음	엄격함

IFN-γ 측정은 결핵균 감염을 진단하는데 tuberculin 반응을 능가하는 것으로 이해하고 있다.

약물 영향 IFN 제제 투여로 증가한다.

Interleukin-1 [IL-1]

기준치

· IL-1α : 20 pg/mL 이하

· IL-1β : 15.6 pg/mL 이하

측정법 ELISA

검체량 혈청 1 mL

검사 목적 IL-1이 관여하는 염증성 질환의 병태 해석

검체 취급 동결 보존한다.

측정치에 따라 짐작되는 질환

• 증 가

《잠재질환》 류마티스 관절염, 골수성백혈병, 염증성 장질환, 패혈증, 발열, 이식 거부반응, 격렬한 운동, 수막염, AIDS **《조치》** 원질환을 진단하고 치료한다.

임상적 의의

IL-1은 단핵구·macrophage계 세포에서 생산되고, cytokine network의 중심에 있으면서 염증, 면역, 조혈, 신경계, 내분비, homeostasis 등의 생체반응에 관여한다. 즉, IL-6, TNF 등의 cytokine을 유도하여 염증반응을 일으키는 것으로 이해하고 있다. IL-1에는 IL-1α, IL-1β의 2종류가 있는데, 동일한 생리활성을 보이는 동시에 동일 receptor와 결합한다. 주목되고 있는 자가염증 증후군(auto inflammatory syndrome)에서는 IL-1이 비정상적으로 크게 증가하는 예가 많다.

유의 사항 일내변동, 경시적 변동, 성별에 따른 차이, 연령차 등에 대해서는 밝혀진 바가 없다. 관절액, 흉수, 복수 등에서 측정한 결과에 의하면 병태와의 관여가 시사되고 있다. 측정결과를 해석할 경우에는 대조를 함께 측정하는 것이 중요하다.

Interleukin-2 [IL-2]

기준치

· IL-2 농도 : 4~25 U/mL (혈청)

· IL-2 반응능 : 대조의 50배 이상의 cpm (반응계에 따라 다름)

측정법

· IL-2 생산능 : RIA 2 항체법

· IL-2 반응능 : ^{3}H-thymidine 취입능

검체량 혈액 5 mL (보존액 첨가)

검사 목적 질환에서의 T 세포기능 해석

검체 취급 실온 보존 가능

임상적 의의

IL-2는 T 림프구에서 생산되는 가장 강력한 T 세포 증식인자로 NK 세포, killer T 세포의 증식이나 B 세포의 증식, 분화에도 관여한다. IL-2 측정은 T 세포기능을 측정하는 것으로 종래의 림프구 모세포화 반응과 거의 동등한 의의를 보인다. 림프구 모세포화 반응은 IL-2의 생산과 IL-2에 반응하는 T 세포를 종합하여 판단하는 것으로 생각하고, IL-2 생산능을 측정하는 것은 보다 세밀한 단계를 파악할 수 있는 의미가 있다.

유의 사항 일내변동, 경시적 변동, 성별 및 연령에 따른 변동에 대해서는 밝혀지지 않았다.

약물 영향 혈관육종에 대하여 IL-2가 약제로서

사용되고 있다. 또한 IL-2 수용체에 대한 monoclonal 항체가 약제로 이용하고 있다.

Interleukin-2 receptor [IL-2 R] (soluble IL-2 R; sIL-2 R)

기준치 220~530 U/mL
측정법 ELISA
검체량 혈청 0.3 mL
검사 목적 비 Hodgkin 림프종, 성인 T 세포 백혈병(ATL)의 치료효과 판정, 관해, 재발 추정
검체 취급 동결 보존한다.

측정치에 따라 짐작되는 질환

■ Soluble IL-2 R

• **경도 증가(530~1,000 U/mL)**

〈예상질환〉 T 세포성 비 Hodgkin 림프종의 관해기, 성인 T 세포 백혈병(ATL)의 관해기, 간염 **〈잠재질환〉** 폐암 **〈조치〉** 절대치보다 시계열(時系列)에 따른 변동으로 판단하는 것이 중요하다. 기타 영상진단, 골수천자, 생검 등을 검사하여 진단하고 치료한다.

• **중등도 증가(1,000~2,000 U/mL)**

〈예상질환〉 비 Hodgkin 림프종, 성인 T 세포 백혈병, 간질성폐렴 **〈잠재질환〉** 간염, 자가면역 질환 **〈조치〉** 절대치보다 시계열에 따른 변동으로 판단하는 것이 중요하다. 경도 증가 항의 조치와 같다.

• **고도 증가(2,000 U/mL 이상)**

〈예상질환〉 비 Hodgkin 림프종, 성인 T 세포 백혈병의 악화기 **〈조치〉** 림프종 등의 원질환 재발이 강하게 의심되는 소견으로 LD 활성 등의 다른 marker의 동향을 검토함과 동시에 영상진단, 골수천자, 생검 등을 검사하여 진단하고 치료한다.

임상적 의의

IL-2는 세포막 표면에 있는 IL-2 R과 결합하여 세포 내로 signal을 전달한다. IL-2 R은 α chain (55 kDa), β chain(75 kDa), γ chain(64 kDa)으로 구성되었는데, 이들 chain의 복합체로 고친화성 수용체를 구축하고, α chain 단독으로는 저친화성 수용체를 구축한다. 활성화된 림프구에서 가용성 IL-2 R(sIL-2 R)로서 유리되므로 혈청에서도 검출된다.

근년에는 림프종 진단, monitoring뿐만 아니라 면역계의 활성화 병태, 즉 혈관염, 성인 발병 Still병을 위시하여 류마티스 질환이나 간염에서도 증가하는 것이 알려졌다. 그 정도는 경도에서 고도로 다양하다. 혈구탐식 증후군에서 대단히 크게 증가하는 예가 알려졌다.

유의사항 림프성 종양이라도 혈청 IL-2 R 농도가 증가하는 경우와 증가하지 않는 경우가 있어서 진단적으로 확인하여 이후의 판단기준으로 이용하는 것이 바람직하다. 재발의 판단은 절대치보다 경시적 변동으로 판단한다.

약물 영향 IL-2 수용체에 대한 항체가 면역억제제로 개발되고 있다.

Interleukin-6 [IL-6]

기준치 55 pg/mL 이하
측정법 EIA 발광법
검체량 혈청 0.8 mL
검사 목적 IL-6이 증가하는 종양이나 염증성 질환의 질환 활동성 평가
검체 취급 동결 보존한다.

측정치에 따라 짐작되는 질환

• 증 가

〈잠재질환〉 Polyclonal B 세포 이상, 자가면역 질환(류마티스 관절염, Castleman병, 심방점액종, 갑상선염, alcohol성 간경변, 1형 당뇨병), 만성증식성 질환(mesangium 증식성 사구체신염, Kaposi 육종, 건선), 악성질환(다발성골수종, 형질세포종, 백혈병, 림프종, 신세포암), 기타[패혈증, 골다공증, AIDS, 간염, 신경 Behçet(CSF 중 IL-6)] **〈조치〉** 원질환을 진단하고 치료한다.

임상적 의의

IL-6는 B 세포 분화인자로 IL-1처럼 면역계, 신경계, 내분비계, 조혈계, 간 등에 작용하여 생체 homeostasis에 깊이 관여한다. 또한 임상적으로는 CRP 등과 마찬가지로 염증에 깊이 관여하므로 염증 marker로 이용하는 경우도 가능하다. 골수종에서는 autocrine 기전으로 증식하는 것이 알려졌다.

유의사항 현재로는 IL-6의 혈중 농도 측정이 병태 이해에 도움이 되지만 진단에 이용은 어려운 단계에 있다. 일반적으로 cytokine은 혈청에 극미량에 지나지 않고, 여러 가지 제어기구에 의해서도 생산에 영향을 받는다. 혈청뿐만 아니라 관절액, 흉수, 복수의 IL-6를 측정하는 것이 보고되고 있다.

Lymphocyte subsets, leukemia / malignant lymphoma analysis

기준치

· 단일 염색(single color) : 표 68 참조

· 2중 염색(two color) : 표 69 참조

표 68. 단일 염색에 의한 기준치

CD No.	기준치	주로 반응하는 세포 및 반응성
CD 1	1% 이하	흉선피질 세포
CD 2	71～91%	범 T 세포, E rosette 형성 세포
CD 3	58～84%	성숙(말초) T 세포
CD 4	23～52%	inducer/helper T 세포
CD 8	22～54%	suppressor/cytotoxic T 세포
CD 4 / CD 8 비	0.4～2.3	
CD 5	56～84%	범 T 세포, 일부 B 세포, B-CLL
CD 7	72～90%	범 T 세포
CD 10	1% 이하	common-ALL, 호중구
CD 11a	77～95%	LFA-1α chain(ICAM-1의 ligand)
CD 11b	14～46%	NK 세포, suppressor T 세포 일부
CD 11c	4～19%	NK 세포, 단핵구, 과립구
CD 13	9% 이하	단핵구, 과립구, 골수세포
CD 14	5% 이하	단핵구
CD 15	12% 이하	단핵구, 과립구
CD 16	5～37%	NK 세포 (Fcγ receptor)
CD 19	5～24%	범 B 세포
CD 20	5～25%	범 B 세포
CD 21	4～22%	C3d/EBV receptor, 성숙 B 세포
CD 22	6～25%	성숙 B 세포
CD 24	4～24%	범 B 세포, 과립구
CD 25	1～5%	IL-2 receptor/p 55 Tac
CD 30	2% 이하	활성화 T·B 세포, Hodgkin 세포
CD 33	5% 이하	미성숙 과립구, APL, AML
CD 34	1% 이하	골수줄기세포, B 전구세포
CD 38	18～59%	활성화 및 증식세포
CD 56	10～38%	neural cell adhesion molecule (NCAM), NK 세포 · LAK 세포
CD 57	6～43%	NK 세포·suppressor T 세포 일부
CD 71	3% 이하	활성화 및 증식세포 (transferrin receptor)
TCR-αβ	52～80%	αβ 형 T 세포 (CD 4, CD 8)
TCR-γδ	15% 이하	γδ형 T 세포
HLA-DR	9～34%	B 세포, 활성화 T 세포 (HLA-DR 항원)
HLA-DQ	2～19%	B 세포 (HLA-DQ 항원)

CD : cluster of differentiation

표 69. 2중 염색에 의한 기준치

검사 항목	기준 범위(%)			검사 항목	기준 범위(%)		
CD 4/CD 45 RA suppressor-inducer T 세포	CD 4−	CD 45 RA+	30~57	CD 25/CD 3	CD 25−	CD 3+	48~78
	CD 4−	CD 45 RA−	5~23		CD 25−	CD 3−	20~50
	CD 4+	CD 45 RA−	15~34		CD 25+	CD 3−	2 이하
	CD 4+	CD 45 RA+	9~57		CD 25+	CD 3+	5 이하
CD 4/CD 29 helper-inducer T 세포	CD 4−	CD 29+	22~59	CD 25/CD 4	CD 25−	CD 4+	21~49
	CD 4−	CD 29−	12~38		CD 25−	CD 4−	47~75
	CD 4+	CD 29−	9~34		CD 25+	CD 4−	2 이하
	CD 4+	CD 29+	11~26		CD 25+	CD 4+	5 이하
CD 11b/CD 8 suppressor-T 세포	CD 11b−	CD 8+	14~37	CD 25/CD 8	CD 25−	CD 8+	18~46
	CD 11b−	CD 8−	32~64		CD 25−	CD 8−	53~79
	CD 11b+	CD 8−	7~30		CD 25+	CD 8−	6 이하
	CD 11b+	CD 8+	5~22		CD 25+	CD 8+	1 이하
	bright		1~10	CD 45 RO/CD 4	CD 45 RO−	CD 4+	8~36
	dull		3~17		CD 45 RO−	CD 4−	35~61
CD 4/HLA-DR 활성화 helper-inducer T 세포	CD 4−	HLA-DR+	9~34		CD 45 RO+	CD 4−	7~29
	CD 4−	HLA-DR−	27~57		CD 45 RO+	CD 4+	9~29
	CD 4+	HLA-DR−	21~52	CD 4/CD 8	CD 4−	CD 8+	13~38
	CD 4+	HLA-DR+	7 이하		CD 4−	CD 8−	19~48
HLA-DR/CD 8 활성화 suppressor - 세포 상해성 T 세포	HLA-DR−	CD 8+	15~41		CD 4+	CD 8−	31~59
	HLA-DR−	CD 8−	36~64		CD 4+	CD 8+	1 이하
	HLA-DR+	CD 8−	9~28	TCR-γδ/CD 3	TCR-γδ−	CD 3+	50~82
	HLA-DR+	CD 8+	14 이하		TCR-γδ−	CD 3−	14~45
CD 57/CD 16 NK 세포	CD 57−	CD 16+	2~19		TCR-γδ+	CD 3−	1 이하
	CD 57−	CD 16−	53~90		TCR-γδ+	CD 3+	15 이하
	CD 57+	CD 16−	2~26	CD 1/CD 3	CD 1−	CD 3+	51~84
	CD 57+	CD 16+	2~23		CD 1−	CD 3−	16~45
CD 57/CD 8 NK 세포 subpopulation	CD 57−	CD 8+	13~34		CD 1+	CD 3−	1 이하
	CD 57−	CD 8−	44~79		CD 1+	CD 3+	1 이하
	CD 57+	CD 8−	1~17	CD 5/CD 20	CD 5−	CD 20+	3~18
	CD 57+	CD 8+	2~21		CD 5−	CD 20−	9~38
CD 16/CD 56	CD 16−	CD 56+	1~12		CD 5+	CD 20−	50~85
	CD 16−	CD 56−	55~90		CD 5+	CD 20+	5 이하
	CD 16+	CD 56−	4 이하	CD 23/CD 20	CD 23−	CD 20+	3~15
	CD 16+	CD 56+	5~31		CD 23−	CD 20−	76~95
CD 3/HLA-DR 활성화 T 세포	CD 3−	HLA-DR+	7~25		CD 23+	CD 20−	1 이하
	CD 3−	HLA-DR−	7~38		CD 23+	CD 20+	11 이하
	CD 3+	HLA-DR−	45~77	B 5/CD 20	B 5−	CD 20+	3~16
	CD 3+	HLA-DR+	2~20		B 5−	CD 20−	84~97
					B 5+	CD 20−	2 이하
					B 5+	CD 20+	5 이하

측정법 Flow cytometry

검체량 혈액 3 mL (10 항목 이상 측정은 5 mL)

[주] 「CD 3, CD 4, CD 8」은 별도의 「CD 3, CD 4, CD 8」항 참조

검사 목적 혈구상의 표면항원을 단서로 종양세포 분화수준의 해석, T·B·NK 세포의 비율 분석에 의한 면역기능의 변화 측정

검체 취급 ① 채혈 후 조속히 측정하는 것이 바람직하다. ② 보존할 경우는 실온에 보존한다.

측정치에 따라 짐작되는 질환

표 68, 69 및 「CD 3, CD 4, CD 8」항 참조

임상적 의의

림프구 subset 검사는 림프구를 표면항원으로 자세하게 분류한 것으로 분화 및 기능을 검색한다. 종양세포의 분화수준, 유래를 검색할 수 있어서 림프구성 백혈병, 악성림프종 등의 혈액질환에 유용하게 이용하고 있다(표 70, 71).

표 70. 조혈기 종양의 진단에 이용되는 주요 세포표면 형질

	세포계열에 공통인 것	특정 분화 정도를 보이는 것
조혈 줄기세포	CD 34, HLA-DR	
골수계	CD 13, CD 33	CD 14 (단핵구계) CD 41, CD 61(거대핵구) Glycophorin (적혈모구계)
B 세포계	CD 10, CD 19, CD 20	CD 22, 세포표면 면역 globulin (성숙 B 세포), CD 38(항체 생산 세포)
T 세포계	CD 2, CD 3, CD 5, CD 7	CD 4 (helper T 세포) CD 8 (killer T 세포)
NK 세포계	CD 16, CD 56	

표 71. 급성림프구성 백혈병의 면역학적 표현형에 따른 분류

B 세포계	HLA-DR	CyCD 79a	CD 19	CD 10	CD 20	Cyμ	SmIg	TdT	
Early precursor-B ALL	+	+	+	−	−	−	−	+	
Common ALL	+	+	+	+	−/+	−	−	+	
Pre-B ALL	+	+	+	+	+	+	−	+	
Mature-B ALL	+	+	+	+	+	−	+	−	
T 세포계	**CD 2**	**CD 7**	**CD 1a**	**CyCD 3**	**SmCD 3**	**CD 5**	**CD 4**	**CD 8**	**TdT**
Immature-T ALL									
Prothymocytic	+	+	−	+	−	−	−	−	+
Immature thymocytic	+	+	−	+	−	+	−	−	+
Common thymocytic-T ALL									
SmCD 3−	+	+	+	+	−	+	+	+	+
SmCD 3+	+	+	+	+	+	+	+	+	+
Mature-T ALL	+	+	−	+	+	+	+/−	−/+	+

Cy : cytoplasmic, Sm : surface membrane, TdT : terminal deoxynucleotidyl transferase
Mature-T ALL에서는 CD 4, CD 8의 어느 하나만이 양성

림프구 subset를 검사할 때에 1 종류의 monoclonal 항체와 형광색소를 사용하는 것을 단일 염색, 2 종류의 monoclonal 항체와 형광색소를 사용하는 것을 2중 염색이라고 부른다. 2중 염색에 의한 검색은 단일 염색으로 식별되지 않는 marker를 보다 상세하게 분석할 수 있다. 2중 염색의 항체 조합은 검사기관에 따라 다르다. 특수한 경우를 제외하고 단일 염색은 거의 이용하지 않는다. 현재 항 CD 20 항체 등이 임상에 응용되고 있다. 치료의 적응이나 효과판정에 중요한 검사이다.

Lymphocyte blastoid formation test (Lymphocyte stimulation test, Lymphocyte blast transformation test)

기준치

- **PHA에 의한 림프구 모세포화 시험**

· 핵산 형광법 SI : 2.0~4.9

· ^{3}H-thymidine 취입법 SI : 26~230

- **Con A에 의한 림프구 모세포화 시험**

· 핵산 형광법 SI : 2.5~5.0

· ^{3}H-thymidine 취입법 SI : 21~150

- **약물에 의한 림프구 자극시험(DLST)**

· ^{3}H-thymidine 취입법 : 음성 (SI : 1.8 이하)

SI : stimulation index

SI = mitogen (또는 시험약물) 첨가 후 측정치 / mitogen 무첨가 측정치

측정법 핵산 형광법, ^{3}H-thymidine 취입법

검체량 림프구 수에 따라 다르다. 림프구 수가 적은 경우에는 10~20 mL가 필요한 경우가 있다.

- **PHA, Con A**

· 핵산 형광법 : 혈액 3 mL (보존액 첨가)

· ^{3}H-thymidine 취입법 : 혈액 4 mL (보존액 첨가)

- **DLST**

· 1 종류 약물 : 혈액 5 mL (보존액 첨가)

· 2 종류 약물 이상 : 혈액 10 mL (보존액 첨가)

검사 목적 ① 약물 allergy 유발 약물 동정, ② mitogen에 대한 반응저하로 인한 림프구 기능 이상 판정

검체 취급 ① 실온에서 24시간 보존가능 ② DLST에서는 1 약물에 약 5×106 개의 림프구가 필요한데, 통상 검체는 경우에 따라 필요한 림프구 수를 얻지 못하여 검사가 불가능해지는 경우가 있다. 기준으로 백혈구가 3,000/μL 이하인 경우에는 2배 정도 채혈한다.

측정치에 따라 짐작되는 질환

■ **PHA, Con A**

- **감 소**

〈예상질환〉 ① 원발성 면역부전증[중증복합 면역부전증, 흉선무형성증, adenosine deaminase 결손증, Wiskott-Aldrich 증후군, ataxia telangiectasia, common variable immunedeficiency(CVID)의 일부], ② 속발성 면역부전증[자가면역 질환(SLE, Sjögren 증후군, RA, sarcoidosis), 악성종양(진행암, 백혈병, 악성림프종 등)], ③ 감염증[virus 감염증(AIDS, 홍역, 풍진, 수두, cytomegalovirus, virus성 간염 등), 결핵, 매독, 나병, 진균], ④ 약물[부신피질 호르몬, 면역억제제(cyclophosphamide, azathioprine, cyclosporin, tacrolimus 등), 항종양제, aspirin, phenytoin 등], ⑤ 기타(신부전, 신증후군, Down 증후군, 소화기 질환, 미숙아, 노령, 영양장애, 수술, 방사선 조사, 염색체 이상, 임신 등) **〈조치〉** 혈구산정,

혈액상, T·B 세포 백분율, CD 4/CD 8 subset 비 등을 검사한다. 원질환을 진단하고 치료한다.

■ DLST

• 증 가

〈예상질환〉 약물성 간장애, 약물성 대장염, 약물성 allergy(penicillin, streptomycin, tetracycline, INH 등) **〈조치〉** 임상증상 등과 종합하여 원질환을 진단하고 치료한다.

임상적 의의

• PHA, Con A에 의한 림프구 모세포화 시험

비특이적인 검사이지만 림프구의 면역기능을 총체적으로 파악하는 것으로 유용한 검사이다. 반응성 저하를 보이면 림프구 기능부전을 의심할 수 있다. 대부분은 IL-2 생산능을 파악한다.

• 약물에 의한 림프구 자극시험(DLST)

DLST는 약물성 간장애, 약물성 allergy의 원인 약물을 확인하는데 유용한 검사이다. 자극물질로 약물을 사용하는 것을 제외하면 림프구 모세포화 시험과 같은 방법으로 측정한다.

약물성 간장애 환자 혈중에 존재하는 감작 림프구는 약물을 이물로 여기기 때문에 같은 약물의 첨가로 감작 림프구는 모세포화 된다. 생존율이 높아 좋은 상태의 환자 림프구 분획을 얻는 것은 이 시험의 성공조건의 하나이다. 양성 control이 충분히 역할을 하지 못하는 경우도 있어서 위음성을 나타내기 쉽다. SI 치가 충분히 높으면 양성이지만 그렇지 않아도 의심되는 약물에 문제가 없다고 단정할 수 없으므로 주의하여야 한다. 또한 challenge test(환자에게 의심스러운 약제를 재투여 하는 것)는 절대로 시행해서는 안 된다.

약물 영향 부신피질 호르몬, 항종양제, 면역억제제, prostaglandin 등에 의해 낮아진다.

Natural killer (NK) cell activity

기준치 측정 조건에 따라 크게 변동하기 때문에 성인 참고치로 나타낸다.

· 성인 참고치 : 30~80%

[주] 측정치는 측정 조건, 성별, 연령에 따라 크게 변동하기 때문에 명확한 기준치를 나타낼 수 없다. 각 검사기관에서는 연령, 성별이 일치하는 여러 건강인의 활성을 비교하는 것이 유용하다.

측정법 ^{51}Cr 유리법, MTT assay

검체량 혈액 5 mL (보존액 첨가)

검사 목적 종양, virus에 대한 방어기구의 하나인 NK 세포집단 전체의 기능 평가

검체 취급 ① 운동으로 인해 활성이 증가하기 때문에 오전(활동 전)에 채혈하는 것이 바람직하다. ② 4℃~실온 보존에 24시간 이내는 활성이 안정을 보이는 것 같지만 가능하면 heparin 채혈 후 곧바로 림프구를 분리하여 측정하는 것이 바람직하다.

측정치에 따라 짐작되는 질환

• 저하(동시 측정한 건강인 활성의 50% 이하)

〈예상질환〉 진행암, 중증 복합성 면역부전증, Chédiak-Higashi 증후군(선천성), 자가면역성 질환(SLE, Sjögren 증후군 등), AIDS, 노화, 유아기, steroid 대량 투여 **〈조치〉** 원질환을 진단하고 치료한다.

• 증 가

〈예상질환〉 암 상태, interferon 투여, 류마티스 관절염, 기관지천식 발작, 운동 **〈조치〉** 원

질환을 진단하고 치료한다.

임상적 의의

NK 세포는 항원 감작을 필요로 하지 않고, 자연이 특정 표적세포(종양세포, virus 감염 세포)를 죽이는 능력이 있는 림프구이다. 종양, virus 감염의 초기방어에 중요하지만 골수세포의 성숙 분화에도 관여하는 것이 알려졌다.

NK 세포의 표면 항원(CD 3^-, CD 16^+, CD 56^+가 일반적)이 밝혀졌고, NK 세포 수는 표면 marker로 측정된다. 그러나 NK 세포활성과는 반드시 일치하지 않아 NK 세포활성을 상세하게 검토하고자 할 때는 이 검사를 시행한다.

암, 자가면역 질환 등에서의 중요한 역할이 밝혀진 natural killer T cell(NKT)와는 표면항원으로는 양자의 구별이 가능하지만 이 검사로는 구별되지 않는다.

유의사항 ① 남성이 높다. ② 연령차가 있어 유아기, 노년기에는 낮고, 사춘기에는 높다. ③ 연령, 성별을 일치시켜 복수의 건강인과 비교하는 것이 바람직하다. ④ 운동, stress, 영양 등으로도 영향을 받는다.

약물 영향 ① Steroid 대량투여에서 활성저하를 보인다. ② Interferon 투여에는 증가한다.

Neutrophil function

기준치 검사법이 다양하여 기준치는 기관에 따라 따르다.

측정법 호중구는 이물질을 인식하여, ① 유주, ② 부착, ③ 탐식, ④ 살균 등의 작용을 수행한다.

- 유주 : Boyden법, agarose법
- 부착 : Nylon wool법
- 탐식 : 배양 후 현미경법, 입자의 세포 내 취입
- 살균 : 탐식 후의 세균 생존율 측정, lysosome 효소활성 측정, myeloperoxidase (MPO) 활성 측정, NBT 환원시험 등

검체량 혈액 5~10 mL (호중구 수에 따라 변동)

검사 목적 특히 소아과 영역의 이감염성(易感染性) 질환의 원인 검색

검체 취급 채혈 후 곧바로 검사하는 것이 바람직하지만 실온에서 24시간 보존이 가능하다.

측정치에 따라 짐작되는 질환

• 유주능 이상

〈예상질환〉 Wiskott-Aldrich 증후군, 고 IgE 증후군, 백혈구 점착 이상증, Chédiak-Higashi 증후군 **〈조치〉** 원질환을 진단하고 치료한다.

• 부착능 이상

〈예상질환〉 백혈구 점착부전증, actin 기능부전증 **〈조치〉** 원질환을 진단하고 치료한다.

• 탐식능 이상

〈예상질환〉 점착단백(粘着蛋白) 이상증, actin 기능부전증, 불능 호중구 증후군, γ-globulin 이상, tuftsin 결손증 **〈조치〉** 원질환을 진단하고 치료한다.

• 살균능 이상

〈예상질환〉 Chédiak-Higashi 증후군, 만성육아종증(chronic granulomatosis), MPO 결손증, glutathione 대사이상 **〈조치〉** 원질환을 진단하고 치료한다.

Tuftsin : 다형핵 백혈구의 탐식작용 중에 생기는 단백분해 효소의 하나인 leukokininase에 의하여 생산되는 leukokinin 분해산물로 Thr-Lys-Pro-Arg 4개로 구성된 peptide이다. 백혈구나 macrophage의 탐식작용을 높이는 작용이 있다.

임상적 의의

주로 소아과 영역의 원발성 호중구기능 이상

증을 진단하기 위한 검사이다. 성인에서는 골수이형성증후군에서 이상을 보이는 경우가 있다. 백혈구 표면의 접착인자가 분명치 않아서 표면항원 해석도 병행하여 검사한다. 대부분의 경우 기능저하가 있으면 운동기능이 항진하는 것으로 가족성 지중해열이 있다.

유의사항 건강인의 호중구를 대조하여 측정하는 것이 바람직하다(살아 있는 호중구를 사용하는 검사이기 때문에 검사 결과는 검사조건에 좌우되기 쉽다).

2',5'-Oligoadenylate synthetase [2,5-AS]

기준치 100 pmol/dL 이하

측정법 RIA 2 항체법

검체량 혈청 0.5 mL

검사 목적 ① IFN 요법의 monitoring·치료효과 판정, ② IFN의 병태관여 검토

검체 취급 채혈 후 2~6시간 사이에 저온(4℃)에서 혈청을 분리하여 즉각 동결 보존한다. 용혈 검체는 사용할 수 없다.

측정치에 따라 짐작되는 질환

• 증 가

⟨예상질환⟩ Virus성 감염, 각종 급성 virus 감염증의 급성기, 만성감염 예의 interferon(IFN) 제제 치료, *Mycoplasma* 감염증, 자가면역질환(특히 SLE), 근위축성축삭경화증, Creutzfeld-Jakob병, Down 증후군, Burkitt 림프종, 만성피로증후군

임상적 의의

2,5-AS는 IFN에 의해 세포에서 유도되는 효소의 하나로 ATP를 기질로 하여 double strand RNA의 존재 하에 adenylic acid를 phophodiester 결합으로 중합하여 2',5'-oligoadenylate(2,5-OA)를 생성한다. 세포 중의 불활성형 RNase를 활성화하여 mRNA를 절단하는 것으로 세포나 virus의 단백합성을 저해한다.

일반적으로 virus 감염 시, 내인성 IFN이 생산되므로 2,5-AS 농도는 증가한다. 만성 virus성 간염 치료에 IFN을 도입할 때, 용량 설정, 투여법 설정이 문제가 되는데, 그 지표의 하나로서 2,5-AS 농도가 주목되고 있다. 최근에는 용량, 투여법 모두 어느 정도 표준화가 확립되어 이에 따른 투여법인 경우, 자주 2,5-AS를 측정할 필요는 없다. 새로운 투여법의 검토 또는 충분한 효과를 얻지 못하는 경우에 2,5 AS 측정이 판단 지표가 된다. 또한 자가면역 질환이나 만성피로 증후군에서도 IFN 생산이 항진하는 경우가 있고, 2,5-AS 활성이 증가한다.

약물 영향 IFN제제 투여 시에 증가한다.

[주] IFN제제 투여 시에는 일반적으로 200 pmol/dL 이상을 취한다. 만성 virus성 감염에 대한 IFN제제 투여법으로 연일, 격일 또는 주 3회 등으로 투여하는데, 이때 2,5-AS 농도가 200 pmol/dL 이상이 바람직하다고 이해하고 있다. 최근의 지견에 의하면 치료효과에는 virus의 유전자형(genotype)에 따라 큰 차이가 있다.

계속 투여하고 있음에도 불구하고 2,5-AS 농도가 감소하는 경우는 항 IFN 항체 생산이 의심되는 소견이다.

T lymphocyte ratio, B lymphocyte ratio

기준치
· T 세포 백분율 : 66~89%
· B 세포 백분율 : 4~13%
· E rosette 형성 세포(T 세포) : 65~92%

측정법 Flow cytometry (monoclonal antibody 사용)

검체량 혈액 3 mL (보존액 첨가)

검사 목적 말초혈액 등의 검체 중의 T 세포, B 세포의 양적 변동에 수반하는 면역기능 변화 검색

검체 취급 ① 채혈 후 곧바로 측정하는 것이 바람직하다. ② 보존할 경우에는 실온에 보존한다.

측정치에 따라 짐작되는 질환

■ **T 세포 백분율 · B 세포 백분율**

● **T 세포 증가**

〈예상질환〉 전염성 단핵구증, T 세포 백혈병, 백일해 **〈조치〉** 원질환을 진단하고 치료한다.

● **T 세포 감소**

〈예상질환〉 Virus 감염, SLE, 백혈병, 림프종, AIDS, 면역억제제 투여, 부신피질 steroid 투여, 선천성 면역부전 증후군(중증 복합 면역부전증, 흉선무형성증, 모세혈관 확장성 운동실조증, Wiskott-Aldrich 증후군, adenosine deaminase 결손증, DiGeorge 증후군 등) **〈조치〉** 원질환을 진단하고 치료한다.

● **B 세포 증가**

〈예상질환〉 B 세포 백혈병, 흉선무형성증, 반응성 고 γ-globulin혈증, 백일해 **〈조치〉** 원질환을 진단하고 치료한다.

● **B 세포 감소**

〈예상질환〉 중증 복합면역부전증, 무 또는 저 γ-globulin혈증, 항 CD 20 항체 등을 사용하는 B 세포 제거 요법 **〈조치〉** 원질환을 진단하고 치료한다.

임상적 의의

면역부전증 진단, 림프구백혈병 분류, 면역억제제의 효과판정, 악성질환 경과관찰 등에 T 세포, B 세포의 현저한 증감은 진단에 중요한 참고 소견이 된다.

현재, 항 CD 20 항체가 림프종/백혈병의 치료에 사용되고 있어서 금후 면역질환에 대해서도 적용될 가능성이 있다. B 세포를 표적으로 그 수와 기능을 억제한다. 치료의 적응이나 효과판정에 중요하다.

유의 사항 ① T 세포와 B 세포의 증감은 상대적이므로 한편의 증가는 그 자체의 증가뿐만 아니라 다른 한편의 감소로 증가하는 것으로 보이기 때문에 주의하여야 한다. 이 경우 림프구 총수로 각각의 절대수를 산정하면 어느 쪽이 이상을 나타내고 있는지 확인할 수 있다. ② 가령과 더불어 T 세포는 감소하고, B 세포는 증가한다(여성에서 그 경향이 분명히 나타난다). ③ 일내변동이 있다는 보고도 있기 때문에 채혈은 일정한 시간에 시행한다. ④ T 세포, B 세포의 비율을 단독 측정하지 말고 T suppressor(CD 3, CD 4, CD 8)나 NK 세포, 기타 marker와 동시에 측정하면 병태를 파악하는데 유리하다. ⑤ Rosette법은 거의 시행하지 않는다. ⑥ Cyclosporine 등의 면역억제제는 세포수를 감소시키지는 않고, T 세포의 기능만을 억제한다.

약물 영향 부신피질 steroid 투여로 CD 4^+ T 세포가 감소한다.

Terminal deoxynucleotidyl transferase [TdT] activity

기준치

· 형광항체법 : 음성

· 효소활성법(생화학적 측정법) : 0.09 nmol/10^8 유핵세포 이하

측정법 형광항체법, 효소활성법

검체량 혈액 5 mL

검사 목적 조혈기 종양세포의 분화단계 검색

검체 취급 실온에서 24시간 보존이 가능하다.

측정치에 따라 짐작되는 질환

• **증 가**

〈 예상질환 〉 급성림프구성백혈병(acute lymphocytic leukemia; ALL)의 거의 모든 예에서 양성, 만성골수성백혈병(chronic myelocytic leukemia; CML)의 림프모세포성으로의 급성전화, T 세포성 림프모구성림프종(B 세포 type는 음성) **〈 조치 〉** 재차 확정진단, 병형 분류는 각종 표면 marker와 백혈구의 세포화학적 검사(염색)를 병용한다. CML의 급성전화 시 이 검사 양성 예의 치료는 vincristine, prednisolone의 병용 요법을 시행한다.

임상적 의의

TdT는 정상 시에는 조혈조직(림프구계 줄기세포, 미분화 T 세포)에서만 검출되는 것으로 말초혈액, 뇌척수액 등에서 TdT 양성 세포가 나타나면 비정상으로 해석한다.

또한 TdT는 급성골수성백혈병(acute myelocytic leukemia; AML)에서는 거의 모두 증가하지 않기 때문에 급성림프성백혈병(ALL)과의 감별에 유용한 검사이다. 만성골수성백혈병(CML)의 급성전화, 특히 림프구성 급성전화 시에도 양성을 보이므로 vincristine, prednisolone의 병용 요법을 시행할 때의 기준이 된다(음성인 경우에도 유효한 경우가 있다). 그러나 표면 marker 해석으로 보다 상세하게 세포의 기원, 분화 단계를 판정할 수 있어서 TdT 측정 의의는 희박해졌다.

유의 사항 소아에서는 성인보다 고활성을 보인다.

Thymus and activation – regulated chemokine [TARC]

기준치

· 소아 6~12개월 : 1,367 pg/mL 이하

1~2세 : 998 pg/mL 이하

2세 이상 : 743 pg/mL 이하

· 성인 : 450 pg/mL 이하

측정법 ELISA

검체량 혈청 50 μL

검사 목적 Atopy성 피부염의 중증도 평가의 객관적 지표

검체 취급 혈청분리 후 냉동 보존한다.

측정치에 따라 짐작되는 질환

• **증가(기준치 이상)**

〈 예상·잠재질환 〉 Atopy성 피부염, 두드러기, 염증성 각화증(inflammatory keratosis), 균상식육증(mycosis fungoides), 수포성 유천포창(bullous pemphigoid) 등 **〈 조치 〉** Atopy성 피부염의 활동성이나 중증도를 평가하여 치료 방침을 결정하거나 변경한다.

임상적 의의

TARC는 chemokine의 일종으로 백혈구에

서 발현되는 CCR 4라는 수용체에 결합하여 백혈구 유주를 제어하는 분자이다. 수상세포(dendritic cell) 등의 면역담당 세포나 상피세포, 섬유모세포 등 여러 가지 세포에서 생산되어 TNF-α 나 INF-γ 등의 cytokine에 의하여 그 생산이 항진한다. 또한 atopy성 피부염의 model인 NC/Nga mouse의 병변 부위의 표피에서 TARC 발현이 항진되어 있다는 것도 보고되었다. 이상의 것으로 TARC는 atopy성 피부염의 병태성립에 무언가의 역할을 하는 chemokine으로 이해하고 있다. 실제로 atopy성 피부염 환자 혈청에는 TARC 농도가 증가하고 있어서 atopy성 피부염의 병세를 반영하는 marker로는 종래의 marker인 호중구 수, IgE 농도보다 예민한 것으로 이해하고 있다. 따라서 atopy성 피부염의 활동성이나 중증도를 평가하고, 치료효과 판정 등에도 사용한다.

Tumor necrosis factor-α [TNF-α]

기준치 0.6~2.8 pg/mL

측정법 ELISA

검체량 혈청 1 mL

검사 목적 패혈증성 shock 또는 여러 가지 염증성 질환에서 TNF-α 의 병태형성에의 관여 추정

검체 취급 동결 보존한다.

측정치에 따라 짐작되는 질환

• 증 가

〈잠재질환〉 류마티스 관절염, Kawasaki병, 염증성 장질환, 세균감염증, 전신염증반응증후군(systemic inflammatory response syndrome; SIRS)

임상적 의의

종양 괴사인자(tumor necrosis factor; TNF)는 종양세포를 괴사시키는 작용이 있는 물질로 발견되었는데, 현재는 종양뿐만 아니라 염증이나 감염 등에 대한 생체 방어기구로서 중요한 역할을 하는 cytokine이라는 것이 판명되었다. TNF에는 주로 단핵구, macrophage에 의해 생산되는 TNF-α (157개 아미노산으로 구성)와 활성화 T 림프구에 의해 생산되는 TNF-β (171개 아미노산으로 구성)가 있다. TNF-α 는 macrophage, 림프구, 호중구나 혈관 내피세포를 활성화하여 이들 세포에서 cytokine이나 염증 매개체(inflammatory mediator)의 방출을 촉진하고, 또한 주화성이나 탐식능을 높인다. 이와 같은 반응은 감염 방어라는 측면에서는 합목적적이지만 여러 가지 병태에서 이 TNF-α 에 의한 생체반응의 수식이 병태악화에 관여한다는 것이 판명되었다.

세균성 패혈증 shock에서 TNF-α 가 증가하는 예는 예후가 좋지 않으므로 중증도 파악에 유용하다. 염증성 장질환, 류마티스 관절염, Kawasaki병 등의 질환에서도 혈청이나 관절액의 TNF-α 농도가 증가한다. 또한 TNF-α 가 호중구나 파골세포 활성화와 나란히 활막세포 증식을 촉진한다. 이와 같이 병태형성에 관여한다는 것을 고려하여 TNF-α 의 작용을 저지하는 치료법이 개발되었다. 실제로 이들 질환에서 TNF-α 에 대한 항체나 가용성 TNF receptor를 투여하면 병태가 개선되는 것이 알려져서 이들 질환의 중요한 치료법의 하나가 되는 중이다.

유의 사항 ① Hansen병이나 malaria, *Leishmania* 병 등의 원충성 질환에서 TNF-α 증가가 알려져서 특히 이런 감염증에 대한 중요한 방어기구로 이해하고 있다. ② 반대로 앞에서 기

술한 질환에서 TNF-α 저해요법에 잠재성 결핵 감염이 현성화 하는 예가 지적된 바와 같이 이것은 필요한 육아종 형성을 유지할 수 없기 때문으로 설명하고 있다. ③ 염증이 주체가 아닌 질환에서도 예를 들면 Duchenne형 근이영양증에서 혈중 TNF-α 농도가 증가한다는 것이 알려졌다.

XXVIII. 유전자 검사

BRCA 1 / BRCA 2 gene

기준치 병적 유전자 변이 무
측정법 PCR (직접 염기서열 결정법)
검체량 혈액 7 mL
검사 목적 유전성 유방암·난소암의 유전자 진단
검체 취급 전용 채혈관을 사용하여 혈액 약 7 mL를 채혈한다. DNA는 비교적 안정하지만 채혈 후 바로 검사하는 것이 바람직하다. 혈액에서 추출한 DNA를 사용하여 검사하기 때문에 골수이식 후인 경우에는 혈액 이외의 조직에서 얻은 genome DNA를 사용할 필요가 있다.

측정치에 따라 짐작되는 질환

- **유전자 변이 유**

유전성 유방암·난소암(hereditary breast / ovarian carcinoma; HBOC) = 가족성 유방암·난소암(familial breast/ovarian carcinoma; FBOC)의 가능성이 의심되는 증례

〈예상질환〉 본인이 유방암에 이환 되어 있거나 근친(모친, 조모, 자매, 손) 및 종자매를 포함하여 혈연자에 유방암, 난소암 등의 이환자가 나타나는 경우, 특히 40세 미만에서 유방암, 난소암, 양측 유방암 등이 나타나는 경우에 38~48% 정도의 증례에서 BRCA 1/2 유전자 변이가 나타난다. **〈잠재질환〉** 남성 유방암, 35세 이하의 젊은 여성에서 유방암, 장액성 난소암 등에 이환 되어 있는 경우에는 분명한 가족력이 나타나지 않는 경우에도 유전자 변이가 양성인 경우가 있다. **〈조치〉** 이미 발병한 유방암 환자에서 병적 변이가 나타난 경우, 반대편 유방암 발병 risk는 수술 후 10년에 40%라는 보고가 있어서 정기적인 유방암 검진이 필요하다.

- **BRCA 1/2 유전자 변이가 나타난 경우의 혈연자**

〈예상질환〉 병적 변이가 나타난 경우에 혈연자가 동일한 유전자 변이가 나타날 risk는 제 1 근친(친자, 자매)에서 50%, 제 2 근친(조부모, 손, 숙부모 등)에서 25%이다.

- **가족력 양성에서 본인이 미발병인 경우**

〈잠재질환〉 유전자 변이가 양성으로 나타날 risk는 가족력과 본인의 연령에 따라 다르지만 가계 내 발병자 risk의 1/2(50%)정도이다. 따라서 가계 내 발병자가 있는 경우, 우선적으로 검사를 받는 것이 바람직하고, 발병자가 사망한 경우, 사정이 있어 검사를 받지 못한 경우에는 미발병자가 검사를 받는 경우도 있다. **〈조치〉** BRCA 1/2 유전자 검사 결과가 양성인 것만으로 HBOC의 확진이 가능하다는 것과 본인의 BRCA 1/2 유전자 검사 결과가 음성인 경우, 가계의 risk는 확실치 않아 본인의 유방암 이환 risk의 정확한 평가는 곤란하다는 것을 검사 전에 충분히 이해하여야 한다.

임상적 의의

HBOC는 가계 내에 유방암, 난소암 등이 다

발하는 상염색체 우성 유전 질환이다. HBOC 가계를 대상으로 연쇄 해석한 결과, 원인 유전자로 17번 염색체 장완(17q21)에 있는 BRCA 1 유전자와 13번 염색체 장완(13q12.3)에 있는 BRCA 2 유전자가 동정되었다. 양 유전자를 합하여 BRCA 1/2로 간단히 표기한다. 유전자 검사에서는 BRCA 1/2 유전자의 전체 exon과 exon-intron 접합부의 염기서열을 PCR(직접 염기서열 해석법)로 해석한다. 양 유전자를 합하여 약 18,000 염기의 염기서열 해독이 필요하다.

BRCA 1 유전자 변이 양성 유방암에서는 ER(−), PgR(−), HER 2(−)의 triple negative cancer가 많다. BRCA 2 유전자 변이 양성인 경우에는 ER(+), PgR(+)인 경우가 많다. BRCA 1 유전자와 BRCA 2 유전자의 유전자 변이 양성 예의 임상증상을 비교하면 BRCA 1 유전자 변이 양성 예에서 난소암의 발병률이 높은 경향이다.

유전자 변이 양성인 경우, 구미에서는 정기 검진에 의한 유방암, 난소암의 발견뿐만 아니라 예방적 난소난관 절제수술, 예방적 유방절제 수술 등의 예방적 수술이 표준적으로 선택되고 있다. 기타 예방법으로 tamoxifen(타모프렉스®) 내복(유방암 예방) 등이 있다. BRCA 1/2 단백은 세포에 생긴 DNA 손상을 수복하는 필수 단백으로 알려졌다. BRCA 1/2 단백과 함께 DNA 수복에 관여하는 또 하나의 단백은 poly ADP-ribose polymerase (PARP)가 있다.

BRCA 1/2 유전자 변이 carrier에서 발병된 유방암, 난소암, 전립선암 등에서 PARP 저해제의 내복이 단일 약물로 항종양 효과를 보인다는 보고가 있어서 현재 해외에서 임상시험이 진행되고 있다. 장차 BRCA 1/2 유전자 변이 carrier에 대한 발암 예방약물로 응용이 기대된다.

유의사항 ① BRCA 1/2 유전자에 나타나는 병적 변이의 대부분은 nonsense 변이나 삽입·결실을 수반하는 frame shift 변이 등 단백질 합성 중단을 수반하는 변이(deleterious mutation)인 경우가 많다. ② Misense 변이인 경우에는 병적 변이(pathogenic mutation), 병적 의의 불명 변이(variant of unknown significance; VUS), 건강 정상인에서도 나타나는 유전자 다형(polymorphism)의 경우가 있어 주의를 요한다. ③ PCR/직접 염기서열 결정법에서 유전자 변이가 나타나지 않는 경우, BRCA 1 또는 BRCA 2 유전자가 있는 영역에 genome 결실 또는 중복 등의 유전자 재구성이 생기는 경우가 있어서 multiplex ligation dependent probe amplification(MLPA) 법으로 진단이 가능하다. ④ HBOC와 감별을 요하는 질환으로 Li-Fraumeni 증후군, Cowden병 등의 유전성 종양이나 BRCA 1/2 관련 유전자(BRIP 1, PALB 1)의 변이 등이 보고되었다.

Li-Fraumeni syndrome : 주로 육종 또는 부신피질 종양이 발생하는 상염색체 우성 유전질환이다. 육종 부신피질 종양 이외에 뇌종양, 백혈병, 유방암 등, 다장기 암이 발생한다. 환자의 약 반수는 30세까지 암이 발생하는데, 다발성의 빈도가 높다. p53 유전자의 생식세포 수준에서의 변이가 약 반수 가계에서 나타나는데, 이들 가계에서는 발병 전 유전자 진단이 가능하다. 변이의 대부분은 missense 돌연변이로 75%가 exon 5~8에 존재한다.

Cowden disease : 전신 장기(내-중-외배엽 유래)에 과형성성, 과오종성 병변이 다발하는 상염색체 우성 유전질환이다. 최근 10번 염색체 장완에 있는 PTEN(MMAC1) 유전자 이상에 기인하는 것으로 판명되었다. 구강점막의 유두종증, 피부의 각화성 구진, 식도를 포함 전체 소화관에 다발하는 과오종성 polyp(hamartoma polyp)이 주 증상인데, 유방이나 갑상선 등 여러 장기에 걸쳐서 종양상 병변이 발생한다. 유방암, 갑상선암, 생식기암 등의 악성종양을 합병하기 쉬우므로 전신 장기의 정기적인 검색이 필요하다.

c-kit gene, [Genetic testing of gastrointestinal stromal tumor (GIST)]

기준치 유전자 변이 무

측정법 Direct sequence법

검체량

· 병리조직(formalin 고정 조직, paraffin block, paraffin 절편)

· 병리조직 이외 동결조직 : 250 mg

검사 목적 소화관 간엽계 종양(gastrointestinal stromal tumor; GIST)에서의 분자표적 치료에 대한 약물 감수성·내성의 예측

검체 취급 신선한 조직은 −70℃ 이하에서 동결보존. 병리검사 재료(formalin 고정 조직, paraffin block, paraffin 절편)는 실온에서 보존한다.

측정 결과에 따라 짐작되는 질환

- **유전자 변이 양성(exon 9, 11, 13, 17에서 유전자 변이 검출)**

〈예상·잠재질환〉 분자표적 약물 imatinib(글리벡®)에 감수성을 보이는 GIST **〈조치〉** 유전자 변이를 일으킨 장소나 변이 양식(결실변이, 점돌연변이, 중복삽입 변이 등)에 따라 imatinib의 효과가 다르기 때문에 진단검사, 영상검사, 병리검사 등의 소견을 종합하여 진단, 치료를 수행한다.

- **유전자 변이 양성(이차적 유전자 변이 검출)**

〈예상·잠재질환〉 분자표적 약물 imatinib(글리벡®)에 내성을 보이는 GIST **〈조치〉** 분자표적 약물 sunitinib(수텐®) 투여를 검토한다.

임상적 의의

소화관 간엽계 종양인 GIST(gastrointestinal stromal tumor)는 40세 이상에서 호발 하는데, 위, 소장, 결장, 직장, 식도 등에 발생하는 종양으로 그 빈도는 인구 100만 명당 20명/년으로 알려졌다. 임상적 특징으로는 대다수가 무증상으로 종류촉지(腫瘤觸知)나 출혈, 복통, 통과장애 등으로 인하여 발견되는 경우가 대부분이다.

GIST의 대다수는 KIT 단백을 code하는 *c-kit* 유전자에서 기능 획득성 변이가 나타난다. KIT는 세포막을 관통하여 존재하는 막관통형 수용체로 있어서 ligand인 줄기세포 인자(stem cell factor; SCF)가 결합하여 signal을 세포로 전하여 세포 증식을 촉진하는데, *c-kit* 유전자 변이가 생기면 KIT 단백의 tyrosine kinase 활성이 항상적으로 항진하기 때문에 결과적으로 암화를 일으키는 것이다.

c-kit 유전자 변이는 GIST의 80~90%에서 보이는데, 그 대부분이 결실변이, 점돌연변이, 삽입변이 등 여러 가지 변이가 exon 11에서 생긴다(70~80%). 다음으로 주로 중복 삽입변이가 나타나는 exon 9(10~20%), 주로 점돌연변이가 나타나는 exon 13, 17(각각 2~3% 정도)에서 생긴다. 기타, *c-kit* 유전자 변이가 나타나지 않는 GIST의 대다수에서 *PDGFRα* 유전자 변이(exon 12, 14, 18)가 나타난다.

한편 GIST에 대한 치료는 분자표적 약물인 imatinib(글리벡®)의 사용으로 비약적으로 발전하고 있어서 imatinib와 유전자 변이의 관계에서는 *c-kit* 유전자 변이를 보이는 GIST에 대해서는 치료효과가 있는 것으로 알려졌다. 또한 유전자 변이가 일어난 장소나 변이양식에

따라 imatinib의 효과가 다르다. Imatinib 치료 후에 이차적으로 *c-kit* 유전자 변이가 생기면 약물 내성을 보인다는 것도 판명되었다. 또한 imatinib 저항성 GIST에 대하여 사용되는 분자표적 약물 sunitinib의 치료효과도 유전자 변이가 일어난 장소나 변이양식에 따라 다르다는 것이 시사되고 있다.

이와 같이 GIST에서 *c-kit* 유전자 변이 검사는 분자표적 약물에 대한 약물 감수성, 내성을 예측하거나 치료법을 선택하는데 대단히 유용하다.

유의사항 ① *c-kit* 유전자 변이는 exon 11에 대표가 되는 다수의 결실변이를 위시하여 점돌연변이, 중복 삽입변이 등 여러 가지 유전자 이상이 나타나는 것을 고려하면서 검사한다. ② 검체에 포함된 종양세포의 비율로 인하여 검출감도 이하(위음성)로 되는 경우가 있다. ③ 병리검사 재료는 조직의 고정주건이나 고정시간이라는 재료의 상태로 인하여 해석이 불가능해지는 경우가 있다. ④ *c-kit* 유전자 변이 양성인 경우, 면역조직 화학적으로 KIT 단백이 발현되는 경우가 많다. ⑤ 분자표적 약물 imatinib(글리벡®) 치료 후에 이차적으로 c-kit 유전자 변이(exon 13, 14, 17, 18 등)가 나타나는 경우가 있다(약물 내성을 보이는 지표). ⑥ *c-kit* 유전자 변이 음성인 경우, *PDGFRα* 유전자(exon 12, 14, 18)에 변이가 나타나는 경우가 많다. ⑦ *c-kit*, *PDGFRα* 유전자 모두 유전자 변이가 나타나지 않는 GIST도 존재하므로 주의하여야 한다. ⑧ 아주 드물게 *c-kit* 유전자 증폭이 FISH법에서 관찰되는 경우가 있다.

Molecular target drug (분자표적 약물) : 질환의 성립기전을 해명하기 위하여 특정 분자를 표적으로 개발된 약물이다. 암에 대한 치료 약물로 지칭하는 경우가 많다. 암세포의 증식, 침윤, 전이에 관한 분자기구가 밝혀지지 않아 이것들을 분자표적으로 한 항종양 약물이 점차 개발되고 있다. 표적인 분자에는 암유전자, 세포주기 관련 인자, 증식 signal 인자, 혈관신생 관련 인자, apoptosis 관련 인자 등이 있다. Signal 전달 저해약으로 상피 성장인자 수용체(EGFR) tyrosine kinase를 표적으로 하는 gefitinib(이레사 : 비소세포폐암), BCR-ABL tyrosine kinase 및 KIT tyrosine kinase를 표적으로 하는 imatinib(글리벡 : 만성골수성백혈병, 소화관간질종양), HER2 단백질을 표적으로 하는 trastuzumab(허셉틴® : 유방암) 등, proteasome 저해약으로 bortezomib(벨케이드® : 다발성골수종), 혈관신생 저해약으로 혈관내피세포 증식인자(VEGF)를 표적으로 하는 bevacizumab(아바스틴®: 대장암) 등이 임상에서 응용되고 있다. 분자표적 약물은 암세포와 정상세포－정상조직과의 분자생물학적 차이를 특이적으로 수식하는 것을 목표로 만들어졌기 때문에 종래 약물보다 부작용이 적다고 생각되지만 부작용을 배제할 수 없어 주의하여야 한다.

CEA mRNA (carcinoembryonic antigen mRNA)

기준치 음성 (CEA mRNA 검출 안 됨)

측정법 PCR(RT-PCR)법, TRC(transcription reverse transcription concerted reaction)법 등

검체량

- 복수 3 mL 이상
- 복강 세척액 50 mL 이상

검사 목적 복막파종 재발의 조기진단

검체 취급 ① 복수는 EDTA-2Na 첨가 시험관(말초혈액용) 또는 전용 용기에 채취하여 냉장 ② 동결이나 heparin 첨가 검체는 사용 불가 ③ RNA를 대상으로 하기 때문에 검체 채취 후 신속하게 검사하는 것이 바람직하다.

측정 결과에 따라 짐작되는 질환

- **양 성**

《예상질환》 위암에서의 전이, 재발·복막파종 **《잠재질환》** 대장암의 복막전이 **《조치》** 원인 질환을 진단하고 치료한다.

임상적 의의

진행위암의 수술 후 재발로 가장 많은 복막파종은 조기진단 예측이 대단히 중요하다. 또한 빈도가 낮은 대장암에서도 복막파종의 진단은 중요하다.

복막파종은 원발 병소에서 복강으로 유리된 암세포의 침윤에서 유래하는 것을 고려하여 개복수술 시에 복강 내 세척액으로 세포진을 시행하고 있다. 그러나 세포진 음성 예에서도 재발하는 예가 있어 세포진의 감도는 충분치 않아서 보다 고감도 검사법이 필요하다. 그 과정에서 유전자 검사법이 임상응용에 이르게 되었다.

이 유전자 검사는 수술 전에 채취한 복강 내 세척액을 대상으로 암세포 유전자(CEA mRNA 검출)의 증폭 검사를 행하는 것이다. 이것으로 보다 높은 감도로 암의 침윤범위, 림프절 전이, 흉·복막에의 파종 유무를 파악하고, 수술 전 복강 내 화학요법을 시행하여 복막재발 억제를 목표로 한다. 또한 병리 신속 진단을 보조하여 수술의 방향성을 결정하는 데도 유용한 검사이다.

유의 사항 ① 내부 대조로 housekeeping 유전자를 정량하여 검사의 정밀도를 검증한다. 검체 취급·보존의 타당성이나 위음성, 위양성의 가능성을 고려한다. ② 일부 위암에서는 CEA가 발현되지 않기 때문에 CEA mRNA도 음성이다. Cytokeratin(CK)-19 및 CK-20 등, 복수의 유전자 검출을 병용하여 특이도를 향상시킬 수 있다는 보고도 있다. 진료는 세포진의 결과와 함께 종합적으로 진단하는 것이 바람직하다.

EGFR gene (epidermal growth factor receptor gene)

기준치 유전자 변이 무

측정법 Exon 18, 19, 20, 21의 direct sequence법

검체량

- 병리조직(수술, 생검) : Formalin 고정 조직, paraffin block, 염색하지 않은 표본
- 병리조직 이외 : 동결조직(수술, 생검) 250 mg, 흉수, 폐포 및 기관지 세척액 30 mL

검사 목적 비소세포성 폐암의 gefitinib 치료에 대한 감수성·내성의 예측

검체 취급 Formalin 고정 조직·paraffin block·미염색 표본은 실온, 조직(수술 재료·생검 재료), 흉수, 폐포·기관지 세척액은 동결 보존한다.

측정치에 따라 짐작되는 질환

- **유전자 변이 양성 : exon 18에 G 719C/S/A(5%), exon 19에 ΔE 746–A750 (45%), exon 21에 L858R (40~45%)이 관찰**

《예상·잠재질환》 Gefitinib(이레사®)에 감수성 비소세포성 폐암 **《조치》** 이들 변이 양성 예는 exon 20의 변이 유무 및 K-*ras* 유전자 변이 유무를 검토할 필요가 있다.

- **유전자 변이 양성 : exon 20에 T 790 M (50%)이 관찰**

《예상·잠재질환》 Gefitinib(이레사®)내성 비소세포성 폐암

임상적 의의

Exon 18, 19, 21은 EGFR의 tyrosine kinase 영역을 code하고 있어서 유전자 변이로 tyrosine kinase 활성이 항상적으로 항진하여 세포의 암화에 관여하고 있다. 또한 변이 EGFR 분자는 gefitinib에 대한 친화성이 높기

때문에 gefitinib 감수성으로 된다. 그러면서 gefitinib의 항종양 효과는 빈도는 낮지만 *EGFR* 유전자에 변이가 없는 증례에서도 항종양 효과가 나타난다. 또한 exon 19나 21에 유전자 변이가 있어도 exon 20의 codon 790에 변이(T 790 M)가 있으면 gefitinib 내성으로 된다.

유의 사항 ① Exon 18, 19, 21의 변이 검사는 종양세포의 확인이 전제가 된다. Direct sequence법 이외의 다른 검사법에서 변이가 없는 경우에서도 direct sequence법으로 해석할 필요가 있다. 한편, exon 20의 변이 해석에는 오염의 영향을 확실하게 배제하여야 한다. 또한 formalin 고정 조직으로는 해석이 불가능한 경우가 있다. ② K-ras 유전자의 codon 12 또는 13에 점돌연변이가 있으면 gefitinib가 효과가 없을 가능성이 있으므로 K-ras 유전자 검사를 병용할 필요가 있다.

EWS-Fli 1, *TLS-CHOP*, *SYT-SSX* chimeric gene (genetic testing of malignant bone and soft part tumor)

기준치 Chimera 유전자(chimera mRNA) 무

측정법 RT-PCR

검체량

- 종양 조직 : 동결조직 250 mg (formalin 고정 조직, paraffin block, paraffin 절편)
- 골수액 1 mL (EDTA-2Na 첨가)(골수 전이가 나타난 경우에만)

검사 목적 연부종양의 확정진단(조직형 감별)을 위한 보조진단

검체 취급 ① 신선한 조직은 −70℃ 이하에서 동결 보존. 동결 융해를 반복하면 RNA 추출에 영향이 미치므로 피한다. ② 병리검사 재료는 실온 보존 ③ 골수액은 보존액이 들어있는 전용 용기에 담아 냉장 보존한다.

측정 결과에 따라 짐작되는 질환

- ***EWS-Fli 1* chimera 유전자 양성**

《예상·잠재질환》 Ewing 육종 및 미분화 신경외배엽성 종양(peripheral primitive neuroectodermal tumor; PNET) **《조치》** 이 검사는 보조진단이기 때문에 진단검사, 영상검사, 병리조직 소견 등을 종합적으로 고려하여 확진한다.

- ***TLS-CHOP* chimera 유전자 양성**

《예상·잠재질환》 점액형 지방육종, 원형세포형 지방육종 **《조치》** 상기 조치와 동일하다.

- ***SYT-SSX* chimera 유전자 양성**

《예상·잠재질환》 활막육종(synovial sarcoma) **《조치》** 상기 조치와 동일하다.

임상적 의의

연부조직에 발생하는 악성종양인 연부종양은 종류가 많고, 악성도도 다양하여 치료를 위하여 확진 하기는 어려움이 많다. 실제로 진단은 진단검사, 영상검사, 병리검사 등의 종합하여 판단하지만 연부조직에는 특징적인 염색체 이상이나 유전자 이상이 다수 존재하여 이들 이상을 확진 하는데 아주 유용한 것이다.

Ewing 육종 및 미분화 신경 외배엽성 종양(PNET)은 사춘기에서 젊은 성인의 골 연부조직에 발생하는 육종이지만 재발, 전이가 용이하고, 예후가 좋지 않다. Ewing 육종, PNET에서는 고빈도로 염색체 전좌 t(11;22)(q24;q12)가 나타나므로 각각의 염색체에서 유래하는 *EWS* 유전자와 *Fli 1* 유전자가 융합된 *EWS*-

Fli 1 chimera 유전자가 검출되는데, 이외에 빈도는 크지 않지만 다른 variant chimera 유전자(*EWS-ERG, EWS-ETV 1, EWS-E 1 AF, EWS- FEV*)도 검출된다.

점액형 지방육종 및 원형세포형 지방육종은 연부종양으로는 가장 발생빈도가 큰 육종의 하나로 중년 성인 이후에 대퇴골이나 후복막 등에서 발병한다. 이들 연부종양에서는 염색체 전좌 t(12;16)(q13;p11)가 고빈도로 나타나므로 각각의 염색체에서 유래하는 *TLS* 유전자와 *CHOP* 유전자가 융합된 *TLS-CHOP* chimera 유전자가 검출되는 것, 외에 *EWS-CHOP* chimera 유전자도 검출된다.

활막육종은 젊은 성인에 비교적 많아 손이나 발, 슬관절 부근에 발생하는데, 악성도가 높고, 예후가 좋지 않다. 활막육종은 거의 모든 증례에서 염색체 전좌 t(X;18)(p11;q11)를 보이므로 각각의 염색체에서 유래하는 *SYT* 유전자와 *SSX* 유전자가 융합한 *SYT-SSX* chimera 유전자가 검출된다.

이와 같이 연부종양에서 특이적인 chimera 유전자를 검출하는 것은 조직형을 감별하는데 유용하다.

유의사항 ① 어떠한 chimera 유전자도 여러 종류의 variant를 포함하여 아형이 존재한다는 것을 고려하면서 검사한다. ② 검체에 포함된 종양세포 비율에 따라 검출감도 이하(위음성)로 되는 경우도 있다. 병리검사 재료는 조직의 고정조건이나 고정시간이라는 재료의 상태로 해석이 불가능해지는 경우가 있다. ③ 이상과 같이 chimera 유전자가 검출되지 않는 경우라도 각각에 특이적인 질환을 완전히 부정할 수는 없다. 또한 variant를 포함하여 다른 chimera 유전자를 검색하여 종합적으로 진단하는 것이 바람직하다. ④ *EWS-Fli 1, TLS-CHOP, SYT-SSX* 유전자는 어느 것이나 염색체 상호 전좌를 주로 하는 특징적인 염색체 이상이 나타나기 때문에 염색체 G band법으로 염색체 수준에서 상호 전좌가 관찰된다. 또한 FISH법에 의한 유전자 수준에서의 염색체 전좌를 관찰하는 것이 가능하다.

HER 1 protein (epidermal growth factor receptor protein; EGFR protein)

기준치 음성

측정법 면역 염색법 (효소 항체법)

검체량 Formalin 고정 paraffin 포매 절편

검사 목적 결장·직장암 치료약물 적응 판정

검체 취급 Formalin 고정 paraffin 포매된 수술재료 및 생검재료가 검사 대상이다. 조직 절편은 4 ㎛로 만들어서 20~25℃에 보존하고, 늦어도 박절 후 4~6주 이내에 염색한다.

측정 결과에 따라 짐작되는 질환

• **양 성**

《예상질환》 예후불량 악성종양, 특히 치유절제 불능인 진행·재발된 결장·직장암 **《조치》** 결장·직장암의 치료약 투여를 검토한다.

임상적 의의

EGFR은 사람 상피 증식인자 수용체(epidermal growth factor recetor)인데, HER 1으로 알려졌다. 막관통형 수용체로 혈관신생 유도, 세포증식 촉진, apoptosis 저해 등의 기능이 있다.

EGFR 단백의 과잉 발현을 보이는 악성종양은 예후불량으로 호르몬 요법, 화학요법, 방사선 요법에 흔히 내성을 보인다. EGFR 양성의

치료절제 불능인 진행－재발의 결장－직장암에는 항 EGFR human-mouse chimera화 monoclonal 항체가 적응된다.

유의사항 염색한 조직 가운데 종양세포의 세포막에 조금이라도 양성 signal이 보이는 경우에는 양성으로 판정하는데, signal pattern이나 signal 강도는 관계없다. ② 종양 부위의 확인이 필요한 경우에는 HE 염색표본으로 시행하는데, 종양세포 여부를 확정할 수 없는 세포는 판정 대상에서 제외한다.

HER 2 gene

기준치 유전자 증폭 무

측정법 FISH법, DISH법

검체량 Paraffin block

검사 목적 ① Trastuzumab(허셉틴®) 적응 유방암 진단, ② 유방암 및 위암의 조직 또는 세포 내 *HER* 2 유전자 증폭 측정

검체 취급 Formalin 고정(10% 중성 완충 formalin), paraffin 포매 조직으로 보존한다.

측정 결과에 따라 짐작되는 질환

- **유전자 증폭**

〈예상질환〉 유방암, 난소암, 자궁암, 위암, 방광암, 비소세포폐암, 전립선암 **〈조치〉** 유전자 증폭이 확인된 증례는 반드시 HER 2/neu 단백의 과잉 발현 유무를 검토한다.

임상적 의의

HER 2 유전자는 사람 17번 염색체에 존재하고, 그 copy 수의 증가가 HER 2-DNA probe의 signal 증강으로 검출된다. FISH법에서는 signal을 형광현미경으로 관찰할 필요가 있지만 DISH(dual color *in situ* hybridization)법에서는 광학현미경으로 관찰할 수 있는데, *HER 2* 유전자의 signal은 흑색으로, 17번 염색체의 centromere signal은 적색으로 검출된다. *HER 2* 유전자의 증폭과 HER 2 단백의 과잉 발현은 80% 이상 일치한다.

전이성 유방암, 유방암 수술 후, 또는 치유절제가 불가능한 진행, 재발 위암 환자를 대상으로 검사한다.

HER 2 유전자 증폭이 있다고 판정된 경우에는 trastuzumab(허셉틴®: 항 HER 2 monoclonal 항체) 치료에 적응이 되고, 그 치료효과의 효율은 30% 정도이다.

유의 사항 ① HER 2-DNA probe와 centromere DNA probe를 사용하여 multicolor-FISH를 하여 60개의 암세포에서 centromere signal 총수에 대한 HER 2 signal 총수의 비율이 2 이상인 경우에 유전자가 증폭되었다고 판정한다. ② *HER 2* 유전자 증폭 검사와 HER 2/neu 단백 발현 검사의 임상적 의의는 동일하다.

HER 2/neu protein

기준치 과잉 발현 무

측정법 효소 항체법

검체량 Paraffin block

검사 목적 Trastuzumab(허셉틴) 적응 유방암 진단

검체 취급 Formalin 고정 paraffin 포매 조직으로 보존

측정 결과에 따라 짐작되는 질환

- **과잉 발현**

《예상질환》 유방암, 난소암, 자궁암, 위암, 방광암, 비소세포폐암, 전립선암 **《조치》** 과잉발현이 확인된 증례는 유전자 증폭 유무를 검토하는 것이 바람직하다.

임상적 의의

HER 2/neu 단백의 과잉 발현에는 유전자 증폭으로 인한 것과 전사의 활성화로 인한 것이 있다. HER 2/neu 단백의 과잉 발현은 유방암의 급속한 침윤, 낮은 estrogen 수용체량과 관련하고, 조직학적으로는 악성도가 큰 침윤성 유관암(乳管癌)이 많고, 예후불량 징후가 있다. HER 2 단백의 과잉 발현과 *HER 2* 유전자 증폭은 80% 이상 일치한다. HER 2 단백의 과잉 발현이 있다고 판단되는 경우에는 trastuzumab (허셉틴® 항 HER 2 monoclonal 항체) 치료 대상으로 그 치료효과의 효율은 30% 정도이다.

유의 사항 ① 올바르게 평가하기 위해서는 양성 대조 및 음성 대조가 필요하다. ② 과잉 발현을 판단하기 위해서는 암세포막의 염색성 및 염색 강도를 관찰하여 판단한다. ③ *HER 2* 유전자 증폭 검사와 HER 2/neu 단백 발현 검사의 임상적 의의는 동일하다.

In vitro chemosensitivity test, (anti-cancer drug sensitivity test)

기준치

· CD-DST법 : 고감수성 [T/C(%) ≤ 50], 중등도 감수성 [50 < T/C(%) ≤ 60]

· HDRA법 : inhibition index 50% 이상에서 감수성이 있다.

[주]

T/C Ratio = treatment/control ratio

= 항암제와 접촉된 검체의 세포량/대조(배양액)의 세포량 × 100(%)

Inhibition Iindex

= [1 − (항암제와 접촉된 종양 1 g당 optical density/대조 종양 1 g당 optical density)] × 100(%)

측정법

· CD-DST법 : 영상해석에 의한 정량

· HDRA법 : MTT법으로 발색시킨 비색법

검체량 신선한 조직 0.5~3.0 g 정도

검사 목적 항암제의 감수성 예측

검체 취급 항균제가 들어있는 생리식염수로 세척 후 냉장보존

측정 결과에 따라 짐작되는 질환

- **저감수성, (T/C > 60, inhibition index 50% 이하)**

《예상·잠재질환》 항암제에 대한 저감수성 **《조치》** 저감수성으로 판정된 경우에는 보조 화학요법 등 재발예방에 관한 치료라면 부작용 방지와 비용 절감을 위하여 투약하지 않고, 치료가 필요한 암세포가 남아있다면 저감수성을 보인 약물은 피하는 것이 바람직하다. 또한 판정이 곤란한 경우가 있다는 점에 대해서도 주의하여야 한다.

임상적 의의

암은 항암제에 대하여 고감수성이거나 저감수성이라도 T/C(%), 또는 inhibition index(%)가 0~100% 사이의 결과치로 판정해도 이상치에는 상당 하지 않는다. 또한 항암제로 인하여 암세포 증식이 촉진될 가능성이 높다고 할 수는 없지만 그렇지 않을 수도 있으므로 0~100% 범위를 벗어나도 이상치로 판정할 수는 없다. 단, 실제 감수성을 반영하지 못하는 결과

치가 나올 경우나 판정불능인 경우가 있으므로 이런 경우에는 다음의 기전을 고려한다.

① **검체의 오염** : 소화액에 접해있는 검체로 세정이 불충분하여 세균, 진균에 오염된 경우에 배양이 실패되는 경우가 있다.

② **암세포 증식불량** : 암세포 배양을 전제한 검사에서 세포 증식이 불량해서 충분한 세포 수를 얻지 못하면 이후의 처리가 불가능해지는 경우가 있다. 검체 보존상태, 보존기간 등에 문제가 있는 경우, 감염을 일으킨 경우, 검체에 간질이 많이 포함되어 세포성분이 적은 경우(특히 scirrhous 위암) 등이다.

Scirrhous gastric carcinoma (Bormann type 4) : 육안적으로 경계가 뚜렷하지 않고, 암세포가 미만성으로 침윤되었고, 때로는 위 전체에 퍼진 위암을 가리킨다. 대부분은 암세포 침윤에 수반하여 간질결합조직에 증식을 초래하여 위벽이 두꺼워진다. 암세포 침윤이 위 전체에 미치면 위는 단단하게 수축되어 linitis plastica형 위암(증식위벽염형 위암)으로 부른다. 위암 취급규약이 육안 분류 4형에 거의 해당된다. 전체 위암의 약 10% 정도이고, 젊은이나 여성의 위암에서는 빈도가 높다. 림프절 전이의 빈도가 높고, 치유절제가 곤란한 경우가 많기 때문에 예후가 좋지 않다.

K-*ras* gene

기준치 K-*ras* codon 12, 13에 변이 무

측정법 PCR-PHFA, direct sequence법

검체량 혈액 7 mL, 골수액 1 mL, 췌장액 5 mL, 흉수 1 mL, 조직 250 mg, 염색하지 않은 slide

검사 목적 췌장암, 폐암, 대장암의 상세한 진단과 치료법 선택

검체 취급 조직, 췌장액은 동결 보존, 혈액, 골수액은 냉장 보존한다.

측정 결과에 따라 짐작되는 질환

- K-*ras* codon 12 변이

〈예상질환〉 췌장선암(80~90%), 대장암, 폐선암 **〈잠재질환〉** 갑상선암, 신장암 **〈조치〉** Direct sequence법으로 변이를 확인한다.

임상적 의의

K-*ras*는 Kirsten 육종 virus에서 동정된 암유전자이다. K-*ras* 유전자의 점돌연변이는 codon 12의 변이가 압도적으로 많다. 변이로 인하여 K-*ras*는 내재성 가수분해 활성을 상실한 활성화형으로 된다. 활성화형 K-*ras*는 하류의 MAP kinase 또는 PI 3 kinase 등이 개입하여 증식 또는 항 apoptosis signal을 항상적으로 자극하여 여러 가지 고형암의 발병에 관여한다.

유의 사항 ① 검체는 양질이어야 한다. ② 점돌연변이는 정상조직에서는 관찰되지 않기 때문에 그 자체만으로 이상이다. ③ Exon 19 또는 21에 EGFR 유전자 변이가 존재하는 비소세포성 폐암은 gefitinib에 감수성이 있지만 K-*ras* 유전자의 codon 12 또는 13에 점돌연변이가 함께 존재하면 gefitinib의 항종양 효과가 없어지기 때문에 EGFR 유전자 변이 양성 예는 K-*ras* 유전자 변이 유무도 함께 검사하여야 한다.

Major *BCR/ABL* chimeric mRNA

기준치 Chimeric mRNA 검출되지 않음 (5 copy/0.5 μg RNA 이하)

측정법 RT-PCR, TMA-HPA

검체량 골수액 1 mL, 혈액 7 mL (EDTA 처리)

검사 목적 만성골수성 백혈병의 진단, 경과관찰

검체 취급 반응을 저해하기 때문에 heparin 혼입을 피한다.

측정치에 따라 짐작되는 질환

• Chimeric mRNA 검출 (5 copy/0.5 μg RNA 이상)

〈예상질환〉 만성골수성 백혈병(CML), Ph 전좌형 급성림프구성 백혈병(ALL), Ph 전좌형 급성골수성 백혈병(AML) **〈조치〉** 확정진단 뿐만 아니라 copy 수의 추이를 치료효과 판정에 사용한다.

임상적 의의

Philadelphia 염색체(Ph 염색체)는 9번 염색체와 22번 염색체의 상호 전좌로 생긴 짧은 22번 염색체다. 분자생물학적으로는 Ph 염색체에 의하여 *BCR* 유전자와 *ABL* 유전자의 chimera 유전자(*BCR/ABL*)가 만들어진다. 만성골수성 백혈병(CML)은 모든 예가 *BCR/ABL* 양성이다. 급성림프구성 백혈병(ALL)의 약 20%에서도 *BCR/ABL* 양성 예가 확인되는데, 이것은 예후불량 인자가 된다. *BCR/ABL* chimera 유전자 mRNA의 정량은 치료 반응성을 평가하는데 유용하여 형태학적 검사, 염색체 검사 등에서 검출되지 않는 미소 잔존병변(minimal residual disease; MRD)의 평가가 가능하다. *BCR/ABL* 에서의 *BCR* 유전자 측의 절단점이 major *BCR* 과 minor *BCR* 의 2 곳에 집중되는데, CML에서는 주로 전자, ALL에서는 주로 후자에 있다. Major *BCR/ABL* 을 정량할 수 있는 kit(transcription-mediated amplification; TMA)가 시판되고 있다. Real time RT-PCR에서는 *BCR/ABL* 의 3-log reduction 이 보이는 경우를 major molecular response 라고 하는데, TMA법의 100 copy/μg RNA 이하(50 copy/assay : 0.5 μg RNA 이하)가 이것에 대응하는 결과이다.

Molecular genetic diagnosis of Duchenne and Becker muscular dystrophies

기준치 Dystrophy 유전자 결실 무
측정법 Multiplex PCR로 dystrophin 유전자 결실 유무를 판정
검체량 혈액 7 mL (EDTA-2Na 첨가)
검사 목적 Duchenne형과 함께 Becker형 근 dystrophy의 유전자 진단
검체 취급 말초 정맥혈을 7 mL, EDTA-2Na 용기에 채혈, 4℃에 보존

측정치에 따라 짐작되는 질환

Multiplex PCR은 dystrophy 유전자 결실의 호발 부위인 exon을 복수의 primer set를 사용하여 동시에 PCR로 증폭하는 방법이다. Chamberlain과 Beggs의 2 가지 primer가 있다.

• Dystrophin 유전자 결실 유(有)

〈예상질환〉 Duchenne형 근 dystrophy(Duchenne muscular dystrophy; DMD), Becker형 근 dystrophy(Becker muscular dystrophy; BMD)

• Dystrophin 유전자 결실 무(無)

〈잠재질환〉 결실의 호발 부위 이외 장소의 변이, 중복, 점변이 등의 미소변이의 가능성은 부정 할 수 없기 때문에 DMD, BMD를 부정할 수 없다.

임상적 의의

Duchenne형 근 dystrophy(DMD)는 X 연

쇄성 열성유전의 유전질환으로 빈도가 큰 근 dystrophy이다. 유아−소년기에 발병하여 달리기가 늦고, 넘어지기 쉽다는 등의 증상에서 2~4세에 피로와 지친 상태를 보이고, 10세 전후에 보행이 불가능해 지고, 20세 전후에 침상에서 생활할 수밖에 없게 되어 호흡부전, 심부전에 이르게 된다.

Becker형 근 dystrophy (BMD) 또한 X 연쇄성 열성유전의 유전질환으로 DMD와 증상이 유사하지만 정도는 경하고 진행은 완서(緩徐) 하며 예후는 비교적 양호하다. DMD, BMD 모두 dystrophin의 이상이 원인이다. DMD에서는 dystrophin의 결손으로 인한 것이고 BMD에서는 dystrophin의 분자량이 정상보다 작거나 발현량이 정상보다 적은 것, 어느 것인가가 있다는 것이 알려졌다.

Dystrophin 유전자는 X 염색체 단완 Xp21에 위치하고, exon이 79개인 거대한 유전자이다. 유전자 내에 작은 이상이라도 dystrophin 유전자 전체의 기능이 소실된다. 이와 같이 dystrophin 유전자가 거대하기 때문에 환자의 약 1/3은 돌연변이로 발병하는 것으로 이해하고 있다. DMD에서의 dystrophin 유전자 이상은 60%가 결실, 10%가 중복, 나머지 30%는 점변이 등의 미소변이로 이해하고 있다. 결실부위와 결실의 크기는 다양한데, dystrophin 유전자의 5'측과 중앙부에 결실의 호발 부위이다. 결실은 intron의 크기에 관계하는 것으로 이해하고 있다.

DMD와 BMD의 유전자 검사는 multiplex PCR이 일반적이다. 이 방법은 dystrophin 유전자의 결실 호발 부위(19 군데)만을 PCR로 증폭하여 결실의 유무를 검색하는 방법이다.

이 방법으로 약 60% 환자의 이상이 검출 가능하다. 그러나 dystrophin 유전자 이상을 검색하기 위한 다른 방법은 Southern blot법이 있지만 조작이 번잡하고 시간도 많이 걸리기 때문에 일반적으로 multiplex PCR로 검사한다.

DMD와 BMD에서는 dystrophin 유전자의 결실 부위, 결실 크기에는 큰 차이가 나타나지 않아 양 질환의 차이는 유전자 결실로 인한 frame shift 변이 여부로 인한 것으로 이해하고 있다.

Dystrophin : 1987년에 positional cloning 방법으로 Kunkel 등이 DMD의 원인 유전자(DMD)를 염색체 Xp21.2 영역에서 발견하였다. DMD가 code 하는 단백이 DMD의 병인과 깊이 관여하고 있어서 dystrophin이라 명명되었다.

Frame shift mutation : 유전자의 codon 내에 삽입 또는 결실이 일어난다든지 그 부위의 nucleotide 쌍이 3의 배수 이외로 증감하는 경우에 일어나는 돌연변이이다.

유의사항 Multiplex PCR법으로는 환자의 약 60%에서 이상이 검출되는데 지나지 않는다. Multiplex PCR법은 유전자의 특정 부위만이 검사 대상이 되기 때문에 대상 외의 부위에서의 결실은 알 수 없고, 중복이나 점변이는 검출되지 않는다.

Microsatellites instability test [MSIT] [genetic testing of hereditary non-polyposis colon cancer (HNPCC)]

기준치 음성 (microsatellites 불안정성 무)

측정법 PCR법

검체량

- 병리검사 재료 : 동결조직 250 mg, 기타 formalin 고정 조직, paraffin block, paraffin 절편

· 혈액 : 7 mL (EDTA-2Na 첨가) (비종양 부위인 경우는 혈액으로도 대용 가함)

검사 목적 유전성 polyposis 대장암의 보조진단

검체 취급 신선한 조직은 −70℃에서 동결보존. 병리검사 재료(formalin 고정 조직, paraffin block, paraffin 절편)는 실온보존. 혈액은 EDTA-2Na가 들어 있는 전용 용기에 채혈, 냉장 보존한다.

검사 결과에 따라 짐작되는 질환

• **양성 [microsatellites 불안정성(MSI) 유]**

〈예상질환〉 유전성 비 polyposis 대장암(hereditary non-polyposis colon cancer; HNPCC) **〈잠재질환〉** 산발성 대장암이나 자궁체암 등의 고형종양 **〈조치〉** 이 검사는 보조진단이기 때문에 확정진단으로 mismatch 수복 유전자(*MLH 1, MSH 2, MSH 6, PMS 2* 의 4 종류 유전자)의 변이 유무를 direct sequence법이나 Southern blot 등으로 확인한다.

임상적 의의

유전성 대장암의 1종인 유전성 비 polyposis 대장암(HNPCC)은 상염색체 우성 유전형식을 보이고, 유전성 대장암 중에서 가장 빈도가 높은 유전성 종양의 하나이다. 임상적인 특징으로는 약년 발병, 대장, 자궁체부, 난소, 위, 소장, 요관, 간담도계 등에서 암 발생 위험이 높고, 다발·중복 암이 많다는 것 등을 열거할 수 있다. 발병자의 유전자 변이가 다음대로 계승되어 젊은 나이에 발병하는 경향이 있다.

HNPCC의 원인은 mismatch 수복 유전자인 *MLH 1, MSH 2, MSH 6, PMS 2* 의 4 종류 유전자의 어느 것이 생식세포계열 변이로 인하여 생기는 것으로 이해하고 있다. Mismatch 수복 유전자는 세포분열에 수반하여 DNA 복제 시 error(mismatch)를 수복하는 기능을 담당하는 단백을 code하는데, 이들 유전자에 이상(생식세포계열 변이)이 일어나면 mismatch 수복기구의 기능이 저하되어 DNA 복제가 부정확해진다. 또한 사람 genome 중에 존재하는 microsatellites(1~수 염기 정도의 염기배열로 된 반복배열)는 DNA 복제 시 error를 일으키기 쉬운 영역이기 때문에 mismatch 수복기구가 정상적으로 기능하지 못하는 경우는 microsatellites의 반복 회수에 과오가 생긴다. 이것이 microsatellites 불안정성(microsatellites instability; MSI)이고, HNPCC 종양의 80~90%에서 MSI가 나타나므로 MSI 검사는 HNPCC screening 검사로 유용하다.

유의사항 ① 국제적으로 권장하는 BAT 25, BAT 26, D 2S 123, D 5 S 346, D 17 S 250의 5 종류의 microsatellites marker(Bethesda marker)를 사용하여 검사하는 것이 일반적이다. ② MSI 검사가 양성인 경우, mismatch 수복 유전자(*MLH 1, MSH 2, MSH 6, PMS 2* 의 4 종류 유전자)에 변이가 있을 가능성이 높다. ③ 산발성 대장암의 10~15% 정도에서 MSI 검사가 양성을 보이므로 주의하여야 한다. ④ MSI 검사가 음성이라도 HNPCC를 완전히 부정할 수는 없다.

[주] MSI 판정기준

MSS : MSI가 나타나지 않는 경우

MSI-L : 1개의 marker에서 MSI를 보이는 경우

MSI-H : 2개 이상의 marker에서 MSI를 보이는 경우

N－*myc* gene

기준치 유전자 증폭이 나타나지 않음

측정법 Slot blot법
검체량 조직 250 mg, 세포 2×10^7 개
검사 목적 신경모세포종의 진단과 예후 예측
검체 취급 동결 보존한다.

측정 결과에 따라 짐작되는 질환

• N-*myc* 유전자 증폭

《 예상질환 》 신경모세포종(약 50%, Ⅲ·Ⅳ기에 많다) **《 잠재질환 》** 폐소세포암, 망막모세포종

임상적 의의

증폭은 N-*myc* 유전자좌를 포함 200~500 kb의 증폭단위(amplicon)의 자가복제로 일어나는데, DMs(double minutes) 또는 염색체상의 HSR(homogenous staining region)로서 관찰된다. 신경모세포종인 경우는 20~80배의 증폭을 보이는 증례가 많다. 증폭례는 전이의 진행 Ⅲ기 또는 Ⅳ기일 가능성이 높고, 비증폭례에 비해 예후가 불량하다.

유의 사항 ① 태반 등의 대조 DNA와 비교하여 증폭 정도를 결정하기 때문에 검체 DNA의 질이 문제가 된다. ② 유전자 변이이기 때문에 증폭이 약간만이 있어도 이상이다.

[주] Slot blot 법
단백질, DNA, RNA를 membrane filter에 가늘고 긴 장방형(slot) 모양으로 흡착시켜 정성, 정량하는 방법을 말한다.

p53 gene

기준치 유전자 변이 무
측정법 SSCP법, direct sequence법
검체량 말초혈액 7 mL, 골수액 1 mL, 조직 250 mg
검사 목적 악성종양 진단
검체 취급 조직은 동결보존하고, 골수액, 혈액은 냉장 보존한다.

측정 결과에 따라 짐작되는 질환

• 유전자 변이 유

《 예상질환 》 대장암, 폐암, 유방암, 위암, 식도암, 방광암, 신장암, 난소암, 갑상선암, 피부암, 두경부암, 뇌종양(특히 성상세포종), 골육종, 급성백혈병, 만성골수성 백혈병 급성전화, 골수이형성증후군, 악성 림프종 **《 조치 》** *p53*의 유전자 변이(점돌연변이가 많음)는 SSCP법으로 screening하고, direct sequence법으로 확인한다.

임상적 의의

p53 유전자는 대부분의 악성종양 발병에 관여하는 대표적인 암억제 유전자이다. *p53*은 주로 전사 활성화 기능을 통하여 세포주기 제어, DNA 수복, apoptosis 유도 등의 기능을 나타내고 있다. DNA 결합 영역에는 종의 진화를 통하여 보존되고 있는 보존영역이 집중되어 있어서 동부위(同部位)는 점돌연변이의 hot spot가 된다. Hot spot의 존재 부위는 exon 5~8에 상당한다. 이들의 변이로 *p53*은 DNA 결합능을 잃고, 전사인자로서 활성이 상실된다. *p53*의 기능이상은 손상된 DNA가 수복 또는 배제되지 않고 복제된다는 것을 의미하므로 그 결과로 세포 내 유전자 변이가 축적되어 세포는 암화 한다.

유의 사항 ① 검체 DNA는 양질이여야 한다. ② 유전자 변이는 정상조직에서는 관찰되지 않으므로 그 존재만으로도 이상이다. *p53* 유전자에 변이가 나타나는 경우에는 야생형 유전자의 잔존 유무를 함께 검토하는 것이 바람직하다. ③ *p53* 유전자를 probe를 사용하는 FISH법으

로 LOH(loss of heterozygosity)를 검토하는 것이 유용하다.

Hot spot(돌연변이 다발점) : 자연 돌연변이나 어떤 특정 변이원 처리로 생기는 돌연변이가 DNA의 염기서열 가운데 다른 염기보다 높은 빈도로 생기는 염기 또는 부위를 말한다. 원인이 되는 DNA 손상의 종류나 생기기 쉬운 손상, 그 주변의 염기서열, 또한 수복된 것이 다르거나 DNA 수복의 정밀도 등이 hot spot 생성에 영향이 미치는 것으로 이해하고 있다.

Loss of heterozygosity(LOH) : 암억제 유전자의 한편이 원래 변이가 있는 경우에 야생형쪽의 암억제 유전자에 무언가의 변이가 후천적으로 생겨서 그 세포는 그 암억제 유전자의 기능을 상실한 결과로 발암한다. 이와 같이 후천적으로 변이가 한쪽의 allele에 존재하고 있어서 정상인 또 한편의 allele에 머지않아 후천적으로 변이가 생겨 발암하는 기구를 two-hit mechanism이라고 부른다.

WT 1 mRNA

기준치

· 말초혈 : 50 copy/g RNA 이하

· 골수액 : 설정되지 않음

측정법 정량 real time RT-PCR

검체량 RNA로서 1 μg(기준으로 전혈 7 mL, 골수액 1 mL)

검사 목적 ① AML 증례의 미소 잔존병변(MRD) monitoring, ② 골수이형성 증후군(MDS) 증례의 진단보조·진행도 monitoring

검체 취급 채취 후 RNA를 신속하게 추출한다. 그렇지 못한 경우에는 냉장 보존한다. 냉동보존은 불가하다.

측정치에 따라 짐작되는 질환

• 증가(기준치 이상, 말초혈)

(예상질환) AML의 재발, AML의 MRD 존재(말초혈 : 50 copy/μg RNA 이상), AML의 분자 재발(말초혈 : 200 copy/μg RNA 이상)

(잠재질환) AML의 화학요법 후의 급격한 골수 회복기, G-CSF 투여 후 등 **(조치)** 골수액을 채취하여 모구의 백분율 등을 검사하고, 2~4주 후 재차 말초혈 mRNA 측정이나 기타 관련 검사 결과, 임상증상 등의 근거로 종합적으로 판단한다.

임상적 의의

Wilms 종양 유전자인 *WT 1*은 암유전자와 유사한 기능으로 세포증식을 촉진하고, apoptosis를 억제하며, 세포골격 단백의 발현제어에 개입하여 세포의 운동기능을 촉진시킨다. *WT 1*은 조혈세포를 위시하여 여러 정상장기의 전구세포에 발현하여 그 전구세포의 증식에 중요한 기능을 담당하고 있어서 분화에 따라서 *WT 1*의 발현이 소실된다. 이 전구세포에서의 *WT 1* 발현의 down-regulation이 무언가의 원인으로 일어날 때, *WT 1*이 지속적으로 발현하여 그 전구세포는 암화의 첫 단계로 들어가고, 그 후 mutation의 집적으로 백혈병이나 고형암으로 진행하는 것으로 이해하고 있다. 이와 같은 이유로 백혈병이나 각종 고형암에서 *WT 1*의 발현이 높아지고, 그로 인하여 검체의 *WT 1* mRNA 증가는 검체에 백혈병 세포나 각종 고형암 세포가 존재하는 것으로 미루어 *WT 1* mRNA는 종양 marker가 된다.

임상에서는 특히 급성백혈병에서 *WT 1* 발현이 증가하고, 치료경과에 수반하여 감소하고, 재발에 앞서 증가하므로 MRD의 monitoring marker로 이용하고 있다. MDS는 조혈 줄기세포의 유전자 이상으로 일어나는 질환군의 총칭으로 25~40% 환자는 AML로 이행한다. 그러므로 진단 시에 AML로의 이행

risk를 평가하고, 치료방침을 결정하는데 중요하다.

유의 사항 재발 위험이 높은 AML 증례와는 말초혈 *WT 1* mRNA의 측정결과가 다음과 같은 경우로 생각하고 있다. ① 관해에 이르러도 지속적으로 검출된 경우, ② 준비된 요법 후, *WT 1* mRNA가 검출된 경우, ③ 관해 후 경과관찰 중에 *WT 1* mRNA가 200 copy/㎍ RNA 이상을 나타낸 경우, ④ 치료 전후의 *WT 1* mRNA 감소율이 적은 경우, ⑤ 관해 후 *WT 1* mRNA 측정치가 2회 연속 증가된 경우 등이다.

XXIX. 기타 검사

Calculus analysis

기준치 담석(gallstone), 요로결석, 췌석, 타석에 확립되는 성분기준은 없다.

측정법 적외선 흡수 spectrophotometry(potassium bromide tablet법)

검체량 결석 10 mg (건조 중량)

검사 목적 인체 결석증의 치료방침 결정에 필요한 정보 파악

검체 취급 담석은 부분에 따라 성분이 다른 경우가 있는데, 경우에 따라서는 외층, 중간층, 내층을 별도로 분석할 필요가 있다. 건조시킨 결석 10 mg을 검체로 사용한다. 혈액, 담즙 등이 부착된 결석은 수세 후 건조시킨다. 실온에 보존한다.

측정치에 따라 짐작되는 질환

• **담석 (cholelith, gallstone)**

〈잠재질환〉 임상적으로는 cholesterol 석과 색소석(色素石)으로 분류한다. 성분으로는 cholesterol, bilirubin-Ca, calcium carbonate, calcium fatty acid 등이다. 기타 단백질, 중성지방, 다당류 등이 함유되어 있다. Cholesterol 석은 육안으로 순 cholesterol 석, 혼성석(混成石) (외층과 내층이 뚜렷하게 구별된다), 혼합석(混合石) (전체로 cholesterol과 bilirubin-Ca이 혼재)으로 분류하는데, 성분 분석에서는 순 cholesterol 석과 cholesterol 98% 이상, 혼성석은 내층이 cholesterol 90~98%, 외층은 bilirubin-Ca과 cholesterol의 혼합(cholesterol 30~90%), 또는 bilirubin-Ca이나 calcium carbonate의 단일 성분으로 구성되었다. 혼합석은 bilirubin-Ca과 cholesterol의 혼합인데, cholesterol 90~98%와 순 cholesterol 석에 가까운 예가 많다. 색소석 가운데 bilirubin-Ca 석은 bilirubin-Ca이 거의 100%이다(극히 약간 cholesterol이나 단백 성분이 혼재하는 경우가 있다), 흑색석(黑色石)은 bilirubin 중합체 등이 주성분이지만 결석분석에서는 단일 물질로서의 정량이 곤란하다. **〈조치〉** Cholesterol 담석은 담낭 내에 있어서 산통발작(colicky attack)으로 발병하는 경우가 많다. 한편 색소담석은 담관 내에 있는 경우가 많고, 복통, 황달, 발열을 수반하는 경우가 많은데, 담낭 조영이나 복부 초음파 검사에서 묘출되지 않아 신중하게 검색할 필요가 있다. 담관 결석에는 MRCP(MR cholangiopancreatography)가 최근 유용한 검사가 되었다. 색소담석의 묘출에는 calcium 1% 함유까지 검출할 수 있는 X 선 CT가 권장된다.

• **요로 결석 (urolith)**

〈잠재질환〉 요로결석의 90% 이상은 calcium oxalate가 주성분인 결석이다. 부성분으로 calcium phosphate가 함유되는 경우가 많아 이들을 일괄하여 calcium 결석이라고 칭한다. 이 이외의 비 calcium 결석에는 요산 결석이나

cystine 결석 등의 소위 대사 결석이 존재한다. Ammonium magnesium phosphate 결석은 요소 분해 세균감염에 기인하는 감염성 결석으로도 부른다. Calcium oxalate 결석은 요중 oxalic acid의 양적 증가가 원인인데, 산성뇨의 지속이나 비만, 운동부족 등의 생활습관과도 연관되어 있다. Calcium phosphate 결석의 성인은 acetazolamide 투여, 세뇨관성 acidosis 등 요의 산성화 장애가 중요하다. 요로 내에서의 성장이 빠르고, 신장에서는 산호결석(coral calculus)으로 형성되는 경우가 있다. 요산 결석은 요로결석 환자의 약 8%에서 강산성뇨가 성인이다. 통풍 치료에 요산배설 촉진 약물을 투여로 인한 요의 alkali화와 수분 섭취가 불충분한 경우에 용이하게 형성된다. 또한 요산결석 환자에서는 당뇨병의 위험이 높다. Cystine 결석은 요로결석증 환자의 약 1%에서 cystine뇨증이 주요 증상이다. 기타 성분으로 xanthine 결석이나 silicate 결석이 드물게 나타난다. 또한 항 HIV 약물인 indinavir는 요 중에서 석출하여 결석을 형성하는 경우가 있다. **〈조치〉** 부갑상선기능항진증이나 고뇨산혈증 등의 내분비 대사이상의 검사, 요로감염 등의 검색(creatinine, Ca, P, 요산, 부갑상선 호르몬 측정, 요의 일반검사, 요 배양검사)나 요로결석이 생기기 쉬운 약물투여(이뇨제, 요산배석 촉진제, 비타민 D, ascorbic acid, sulfa제 또는 항 HIV 약물), 식사상황(purine체, 동물성 단백질, 지방, calcium 과잉섭취)의 청취하여 대책을 수립한다.

결석재발 방지책으로 요산결석에는 xanthine oxidase 저해약물인 allopurinol이나 요를 alkali화 하기 위하여 citric acid 제제를 투여한다. Cystine 결석인 경우는 요 alkali화에 더하여 cystine의 용해성을 높이는 thiopronine 투여가 유효하다.

- **췌석 (pancreatolith)**

〈잠재질환〉 Calcium carbonate가 주성분으로 만성췌장염(alcohol성 70%, 특발성 20%, 담도원성 10%)에서 합병한다. **〈조치〉** 만성췌장염의 원인 검색, 췌장기능을 평가한다.

- **타석 (salivary calculus)**

〈잠재질환〉 Calcium phosphate(결석 중 80%)나 calcium carbonate(20%)가 주성분이다. **〈조치〉** 타석 적출로 타석증은 거의 완치된다.

임상적 의의

인체의 여러 장기에서 결석이 생성되는 경우가 있다. 담낭, 위, 방광 등의 낭상(囊狀) 장기나 담관, 췌장관, 요관, 타액선 배설관 등의 가는 관강(管腔)에 많고, 간, 췌장, 신장 등의 실질 내에서 나타나는 경우도 있다. 이들 결석에 대해서는 육안적 또는 현미경적으로 구조를 관찰하는 것과 더불어 그 성분을 분석하여 결석의 성인이나 병태를 밝히는 것이 가능하다. 이것으로 병상을 해석하여 치료나 예방의 방침을 확립하는 것도 가능하게 되어 결석분석은 임상적으로 중요하다.

결석의 일부(중심부분)를 취하여 potassium bromide를 가하고 분쇄한 후 정제(tablet)를 만들어 적외선 흡수 spectrum을 측정하여 성분 동정 및 성분 비율을 산출하는 것이다. 이 검사방법은 미량의 검체(수 mg)로 측정이 가능하여 작은 결석의 분석에도 적합하여 일반적으로 사용하고 있다.

유의사항 검체는 표준물질의 spectrum과의 비교로 성분의 동정 및 상대적 비율을 산출한다.

약물 영향 결석분석에 영향을 미치는 약물은 특별히 없다.

Chromosome test, Cytogenetics

기준치 표 72, 73 참조

측정법 표 72, 73 참조

검체량 표 72, 73 참조

검사 목적 선천성 질환 진단, 조혈기 질환 진단

검체 취급 ① 염색체 분염법의 검체는 무균적으로 채취, 처리한다. ② 냉장 보존 ③ 혈액질환 염색체 검사(G 분염법, Q 분염법)는 검체에 종양세포가 적은 경우나 세포 증식이 느린 경우 등에서는 염색체 분열상을 얻지 못하여 검사하기 곤란하다. ④ 말초혈액으로 검사할 때 혈중 모세포(blast)가 나타나지 않는 경우, 또한 관해기 환자의 혈액에서는 염색체 분열상이 얻어지지 않아 검사할 수 없다.

측정치에 따라 짐작되는 질환

염색체 검사는 이상이 있으면 진단이 확정되는 검사로 적응은 다음과 같다.

• 적 용

① 선천성 질환(상염색체 이상, 성염색체 이상), ② 백혈병 등의 혈액질환(특히 조혈기 종양), ③ 습관성 유산, 불임 등의 원인 검색, ④ 양수에 의한 출생 전 진단, ⑤ 골수이식의 경과 관찰, ⑥ 유전성 질환 보인자 검색, ⑦ 고형종양

• 염색체에 이상을 보이는 질환

표 74, 75를 참조

임상적 의의

사람의 염색체는 1에서 22번까지 22쌍의 상염색체와 X, Y의 성염색체, 즉 46, XX 또는

표 72. 선천성 질환의 염색체 검사

검사 항목	기준치	측정법	검체량
염색체 분염법			
G band	남성 46 XY	말초혈액	혈액
Q band	여성 46 XX	배양법	각 3~5 mL
C band			
N band			
R band			
고정밀도 분염법			
취약 X 염색체			
FISH 법			
13 염색체		FISH	혈액
18 염색체			각 3 mL
21 염색체			
X 염색체			
Y 염색체			
7 염색체 (Williams 증후군)	· 해당되는 질환명으로 검사를 의뢰한다.		
15 염색체 (Prader-Willi 증후군)	· 단, 이 검사는 질환에 직접 관여하는 유전자를 검사하는 것이 아니라 책임영역의 결실 여부를 판정하는 검사다.		
15 염색체 (Angelman 증후군)			
17 염색체 (Miller-Dicker 증후군)			
22 염색체 (22 q 11 결실) (conotruncal anomaly, face 증후군, velocardio-facial 증후군, Di-George 증후군)			

표 73. 혈액질환의 염색체 검사

검사 항목	기준치	측정법	검체량
염색체 분염법 G 분염법 Q 분염법	 남성 46, XY 여성 46, XX	 골수 단기 배양법, 말초혈액 배양법	 골수액 각 3 mL, 혈액 각 5 mL, 조직
FISH 법 *BCR-ABL* t(9;22) 전좌 *PML-RARA* t(15;17) 전좌 *AML 1/ETO(MTG 8)* t(8;21) 전좌 *CSF 1 R* del(5) 장완 결실 7번 염색체 8번 염색체 12번 염색체 X 염색체 Y 염색체 *BCL 2-IGH* t(14;18) 전좌 *BCL 1-IGH* t(11;14) 전좌 *MYC-IGH* t(8;14) 전좌 *MYC split* *MALT 1 split*		 FISH	 골수액 각 3 mL, 혈액 각 5 mL, 조직

46, XY의 어느 것인가로 구성되었다. 염색체 검사는 선천성 질환 및 혈액질환(후천성 질환)에서 보이는 염색체 수나 구조 이상을 염색체 분염법이나 FISH 법 등으로 검색하는 것이다. 선천성 질환의 감별진단에서는 생식세포계열의 이상이 검사대상이 되는데 대하여 혈액질환과 종양성 질환에서는 질환(종양) clone의 이상이 대상이 된다.

어느 질환이나 확정 진단에 유용하다. 종양성 질환인 경우에는 치료 후의 경과, 치료효과의 판단, 재발의 조기발견에도 도움이 된다.

■ **염색체 분염법의 목적과 특징**

● **G 분염법**

· **목적** : ① 이상 염색체의 수적이상이나 구조이상의 검출과 분석, ② Mosaic 빈도 결정

· **특징** : ① 염색 농담이 명료. ② 표본의 장기 보존 가능, ③ Band 수가 다수 출현한다. ④ 염색체 말단부가 엷게 염색된다.

● **Q 분염법**

· **목적** : ① Y 염색체의 장완 말단부나 구조이상의 검출과 분석, ② 변이 band 부근의 절단점 판정

· **특징** : ① 간편하여 안정된 성적을 얻을 수 있다. ② Contrast는 G 분염법보다 약하다.

● **C 분염법**

· **목적** : ① No. 1, 9, 16의 2차 협착부, 또는 Y 염색체 장완의 어느 곳인가를 포함하는 이상 염색체 동정, ② 동원체 위치, 완간 역위 확인

· **특징** : ① No. 1, 9, 16의 2차 협착부 및 Y 염색체 말단이 진하게 염색된다. ② 개개의 염색체 식별이 곤란, ③ 선천적인 이질 염색질 부위를 진하게 염색한다.

● **R 분염법**

· **목적** : 이상 염색체의 수적이상이나 구조이

표 74. 림프계 종양과 염색체 이상

질 환	염색체 이상	관여 유전자	
급성 림프모구성 백혈병			
B 전구세포	t (12 ; 21) (p13 ; q22)	*ETV 6 (TEL)*	*RUNX 1 (AML 1)*
	t (1 ; 19) (q23 ; p13)	*PBX 1*	*E 2 A*
	t (9 ; 22) (q34 : q11)	*ABL*	*BCR*
	t (4 ; 11) (q21 ; q 23)	*MLL*	*MLLT2 (AF 4)*
	과잉 배체 (50～60 염색체)		
	del (9p)		
	del (12p)		
T 전구 세포	t (11 ; 14) (p13 ; q11.2)	*TCL 2*	*TCRA*
	t (10 ; 14) (q4 ; q11.2)	*TCL 3*	*TCRA*
B 세포성 비 Hodgkin 림프종			
Burkitt 림프종	t (8 ;14) (q24 ; q32)	*MYC*	*IGH*
	t (2 ; 8) (p12 ; q24)	*MYC*	*IGK*
	t (8 ; 22) (q24 ; q11)	*MYC*	*IGL*
여포성 림프종	t (14 ; 18) (q32 ; q21)	*BCL 2*	*IGH*
Mantle 세포 림프종	t (11 ; 14) (q13 ; q32)	*CCND 1 (BCL 1)*	*IGH*
미만성 대세포형 B 세포 림프종	t (3 ; 14) (q27 ; q32)	*BCL 6*	*IGH*
MALT 림프종	t (11 ; 18) (q21 ; q21)	*API 2*	*MALT 1*
만성 림프성 백혈병	del (13q)		
	+12		
	del (11q)	*ATM*	
	del (17p)	*TP53*	
다발성 골수종	t (11 ; 14) (q13 ; q32)	*CCND 1(BCL 1)*	*IGH*
	t (14 ; 16) (q32 ; q23)	*MAF*	*IGH*
	del (13q)		
	t (4 ; 14) (q16 ; q32)	*FGFR 3*	*IGH*
	과잉 배체		
	del (17p)	*TP 53*	

상의 검출과 분석

· **특징** : G band와 반대의 분염 pattern을 보이고, 염색체 말단부가 진하게 염색된다.

● **고정밀도 분염법**

· **목적** : ① 미세한 구조이상이나 결실 판정, ② 유전자의 상세한 좌위(座位) 결정

· **특징** : ① 가는 band가 다수 출현, ② 염색체의 신축이 고빈도로 나타나 artifact가 많다.

● **취약 X 염색체**

· **목적** : ① X 염색체의 취약부위 확인, ② 선천성 질환 검출

· **특징** : X 말단부 fra(X)(q 27.3) 분석이 가능하다.

■ **분염법에 의한 염색체 구분과 주요 기호**

ISCN이 정한 염색체 구분과 기재하는 기호를 그림 13, 표 76에 중요한 것만을 정리하였다(상세한 것은 ISCN 1995(KARGER)를 참조).

표 75. 골수구계 종양과 염색체 이상

질 환	염색체 이상	관여 유전자	
CML	t (9 ; 22) (q34 ; q11)	*BCR*	*ABL*
CML 급성전화기	t (9 ; 22) (q34 ; q11) with +8, +Ph, +19 or (17q)		
AML-M 2	t (8 ; 21) (q22 ; q22)	*RUNX 1(AML 1)*	*ETO (MTG 8)*
AML-M 3	t (15 ; 17) (q22 ; q11-12)	*PML*	*RARA*
AML-M 3 V			
AML-M 4 Eo	inv (16) (p13 ; q22) or t (16 ; 16) (p13 ; q22)	*CBFB*	*MYH 11*
AML-M 5	t (9 ; 11) (p22 ; q23)	*AFq (MLLT 3)*	*MLL*
AML-M 4	t (10 ;11) (p11-p15 ; q23)		
	t (11 ; 17) (q23 ; q25)	*MLL*	*MLLT 6 (AF 17)*
	t (11 ; 19) (q23 ; p13)	*MLL*	*ENL*
AML	+8		
others	−7		
	−5 or del (5q)		
	t (6 ; 9) (p23 ; q34)	*DEK*	*CAN*
	t (3 ; 3) (q21 ; q26) or inv (3) (q21 ; q26)	*RPN 1*	*EVI 1*
	del (20q)		
	t (12p) or del (12p)	*ETV 6 (TEL)*	

■ FISH 법

· 목적 : 특이적인 염색체 이상의 검출

· 특징 : 형광으로 표식한 DNA probe를 사용하여 특이적인 염색체 전좌, 결실, 증폭 등을 검출하는 방법으로, 목적으로 한 이상이 명확한 경우, 세포분열상을 얻지 못해도 검사할 수 있는 장점이 있다.

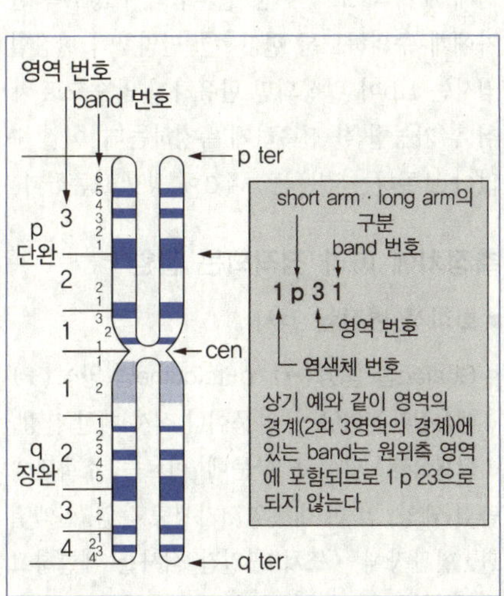

그림 13. 분염법에 의한 염색체 구분

유의 사항 염색체 분염법은 일반적으로 20 세포의 핵형을 해석한다. 따라서 분열세포 수가 적은 경우에는 이상이 검출되지 않는 경우도 있다. 또한 분열상을 유도하기 위해서는 PHA나 Con-A의 존재 하에 배양하는 경우가 있어서 배양으로 인한 artifact가 검출될 가능성도 있다.

약물 영향 혈액질환 염색체 검사(G 분염법, Q 분염법)는 steroid계 약물, alkyl화 약물, 대사길항 약물 투여 중에는 염색체 분열상이 얻어지지 않으므로 검사할 수 없다.

표 76. 염색체, 핵형 기재에 사용하는 기호

기호	의미
add	유래 불명 염색체 부분의 부가
c	배세포형 구성이상을 나타냄
cen	착사점(동원체)
cp	혼성 핵형을 종합 정리
del	결실(deletion)
der	전좌에 의한 파생(derivative) 염색체
dup	중복(duplication)
h	2차 협착
i	iso 염색체(동완 염색체). p+q가 아니라 p+p 또는 q+q
idem	동일 핵형
ins	삽입(insertion)
inv	역위(inversion). 특정 구간이 반대 방향으로 됨
mat	모친 유래
p	단완(short arm)
pat	부친 유래
psu	가(성)의(pseudo)
q	장완(long arm)
r	고리 모양(환상 ; ring)
rcp	균형 전좌(reciprocal t.)
rec	재조합된 염색체(recombinant chro.)… 구조이상을 보이는 염색체가 감수분열 시 교차하여 재편성을 일으키는 경우
rob	Robertson형 전좌
s	부수체(satellite)
t	전좌(translocation)
ter	말단
–, +	염색체 수에 증감이 있을 때에는 염색체 번호 앞에, 염색체 길이에 증감이 있는 경우는 염색체 번호 p, q 뒤에 붙인다.
/	mosaic를 나타냄
→	에서 ~ 까지
:	절단(자투리는 없음)
;	2개 이상의 염색체간에 일어나는 절단과 재결합을 나타냄
::	절단면 끼리의 결합을 나타냄

Fecal occult blood

기준치

· 화학적 변잠혈 검사 : 음성

· 면역학적 변잠혈 검사 : 20~50 μg Hb/g 변

측정법

· 화학적 변잠혈 검사 : Guaiac법, o-tolidine법

· 면역학적 변잠혈 검사 : Latex 면역 비탁법, EIA

검체량

· 화학적 변잠혈 검사 : 분변 1 g 이하

· 면역학적 변잠혈 검사 : 분변 5~15 mg

검사 목적 ① 소화관 출혈 여부 파악, ② 건강진단에서 대장암 screening

검체 취급 ① 화학적 변잠혈 검사는 사람 이외의 Hb과도 반응하기 때문에 3일 전부터 어류 및 육류 섭취를 중단하고 1~2회 배변 후의 변을 검체로 사용한다. 또한 녹황색 야채도 양성을 나타내기 때문에 이 역시 섭취하지 않도록 주의한다. ② 채변 시에 화장실 세척수에 첨가하는 냄새 제거액·소독액 등이 혼입되지 않도록 환자에게 주의하도록 한다. ③ 면역학적 변잠혈 검사는 Hb이 변성되면 반응하지 않으므로 채취 후 가능한 한 신속하게 측정하는데, 어쩔 수 없이 보존하는 경우는 −4℃에 냉장 보존한다.

측정치에 따라 짐작되는 질환

■ 화학적 변잠혈 검사

• Guaiac법 음성(−), o-tolodine법 양성(+)
《예상질환》 위양성, 약물이나 식사 제한 불량
《잠재질환》 입에서 항문에 이르는 소화관의 출혈(궤양, 암종, 대장염), 기생충 감염, 혈액질환, 혈관장애 **《조치》** 3일간 식사를 제한하고 다시 검사한다. 면역학적 변잠혈 검사를 한다.

Transferrin 또는 haptoglobin 복합체를 측정한다.

• **Guaiac법 양성(+), o-tolidine법 양성(2+)**

〈예상질환〉 입에서 항문에 이르는 소화관의 염증, 궤양, polyp, 암 및 정맥류, Mallory-Weiss 증후군, 치질, Crohn병, 위 및 장결핵, 혈액질환, 혈관장애, 이질, 기생충 감염, 장폐색, 장중첩증, 간내 혈관종, 담석, 간암, 췌장암, 췌장염 **〈조치〉** 면역학적 변잠혈 검사를 실시한다. 소화기의 정밀검사를 시행한다.

■ **면역학적 변잠혈 검사**

• **증가(50 μg/g 변 이상)**

〈예상질환〉 화학적 변잠혈 검사「Guaiac법 양성, o-tolidine법 양성」항에 준하지만, 면역학적 방법에서 질환은 하부 소화관 질환이 고빈도로 검출되고, 상부 소화관 질환은 빈도가 낮아진다. **〈조치〉** 직장지진, 직장경 또는 sigmoidoscopy, 장조영 검사, colonoscopy 등으로 하부 소화관 출혈을 검색한다. 이상이 없는 경우는 상부 소화관 출혈 검색을 진행한다.

임상적 의의

상부 소화관에서 출혈이 생기는 경우, 혈중 hemoglobin(Hb)은 위액이나 십이지장액으로 인하여 변성되고, 다시 장관 점액 및 세균에 의해 분해·변성 된다. 화학적 변잠혈 검사는 변성 Hb도 반응하기 때문에 소화관의 어느 부위에서나 생기는 출혈도 검출되는 장점이 있는 반면, 식사나 약물의 영향을 받기 때문에 불편한 식사제한이 필요하다. 한편, 면역학적 변잠혈 검사는 사람 이외의 Hb과는 반응하지 않아 식사 제한을 필요로 하지 않지만, 변성 Hb과는 반응하지 않으므로 상부 소화관 출혈의 검출률이 낮은 결점이 있다.

유의사항 ① 화학적 변잠혈 검사는 감도가 큰 o-tolidine법과 감도가 낮은 Guaiac법을 조합하여 검사하면 이상 여부를 판단하기가 용이해진다. ② 변잠혈 검사에서 양성인 경우, 흑색변이면 상부 소화관 출혈, 혈변이면 하부 소화관 출혈인 경우가 많다. ③ 면역학적 변잠혈 검사는 변성 Hb은 반응하지 않기 때문에 위 등의 상부 소화관 출혈은 검출률이 낮다. ④ 직장 출혈은 혈액이 균등하게 섞기지 않으므로 변의 일부분에서 채변된 경우에는 위음성이 초래될 위험이 있다. ⑤ 기준치는 시약 kit에 따라 다른데, 표현도 음성·양성, ng/mL, μg/g 변으로 다양하다. ⑥ 변잠혈 검사는 2일 이상 시행하는 것이 바람직하다.

약물 영향 ① 화학적 변잠혈 검사는 환원철, 동, bismuth제, vitamin제 등은 Hb과 마찬가지로 촉매 또는 반응 촉진작용이 있어 위양성으로 되므로 사전에 투약을 금한다. ② Ascorbic acid 복용 시에 위음성으로 된다. ③ 변이 착색되는 약물은 benzidine법에 의한 변잠혈 반응은 판정이 곤란한 경우가 있으므로 검사 전 24시간 정도 투여를 중지한다.

Pregnancy test

기준치

· 남성 및 비임신 여성 : 음성

· 임신 여성 : 양성

측정법 Latex 응집반응(LA), 적혈구 응집(저지)반응(HI), EIA

검체량 부분뇨 10 mL

검사 목적 임신 여부 확인

검체 취급 ① 검체 채취 후 조속히 측정한다. ②

혼탁뇨, 혈뇨, 고단백뇨는 원심 후에 사용한다.

측정치에 따라 짐작되는 질환

■ 남성 및 비임신 여성에서 양성

〈잠재질환〉 hCG 생산종양, hCG 투여 중 **〈조치〉** 원질환을 진단하고 치료한다.

■ 임신 여성

• 반정량에서 이상 감소

〈잠재질환〉 자궁외임신, 절박 유산 **〈조치〉** 초음파 단층법 등에 의한 여성의학과 검사를 시행한다.

• 반정량에서 이상 증가

〈잠재질환〉 포상기태, 융모암, 다태임신 **〈조치〉** 초음파 단층법 등에 의한 여성의학과 검사를 시행한다.

임상적 의의

임신반응은 hCG 측정 kit로 검체 중의 hCG를 정성, 또는 반정량하여 판정한다. 임신반응은 주로 요를 사용하여 임신 여부를 신속하게 진단하는데, kit 마다 hCG의 감도, 즉 최저 농도가 정해져 있으므로 hCG를 반정량할 수 있는 것이다. 남성 및 비임신 여성에서는 임신반응은 음성이다. 임신반응이 양성인 경우는 사용한 kit의 감도 이상의 hCG가 요에 존재한다는 것을 의미하는 것이다. 최근의 고감도 정성 kit(25~50 mIU/mL)는 황체화 호르몬(LH)의 간섭도 없어 기초체온(basal body temperature; BBT)의 고온상 15일째에 100% 임신으로 판정할 수 있다.

임신이 아닌데 임신반응이 양성인 경우는 고환, 난소, 췌장, 위, 간 등의 종양에서 hCG 생산이 의심되는 소견이므로 정밀검사를 시행한다. 또한 배란유발이나 황체기능 유지를 위하여 hCG를 투여하는 예에서는 임신반응이 양성으로 나타날 수 있으므로 주의하여야 한다. 또한 절박유산이나 자궁외 임신에서는 반정량에서 이상 감소를 보이고, 포상기태나 다태임신에서는 이상 증가를 나타낸다.

유의사항 ① 임신반응 양성을 정상 임신으로 속단해서는 안 된다. ② 예상 외의 음성일 때는 감도가 다른 kit로 재검한다.

약물 영향 hCG를 치료에 사용하는 경우는 양성을 나타내는 경우가 있다.

Thymol turbidity test [TTT]

기준치 0.5~6.5 U(Kunkel 단위) 이하

측정법 비탁법

검체량 혈청 0.5 mL

검사 목적 질환을 진단하는데 유용성이 낮아 최근에는 별로 이용되지 않는다.

검체 취급 혈청분리 후 냉장 보존에는 약 1주간, 동결 보존에는 장기간 안정하다.

측정치에 따라 짐작되는 질환

• 감소(기준치 이하)

〈예상·잠재질환〉 다발성 골수종(IgA 골수종이나 Bence Jones 단백 골수종) **〈조치〉** 혈청 단백분획, 면역전기영동법, 전기영동 면역고정법, 면역 globulin 정량 등으로 원질환을 진단하고 치료한다.

• 증가(기준치 이상)

〈예상·잠재질환〉 급성간염, 간경변, 만성간염, lupoid 간염, 만성감염증, 교원병, 전염성단핵구증 **〈조치〉** 혈청 단백분획, 면역 globulin 정량 등으로 원질환을 진단하고 치료한다.

임상적 의의

TTT 증가는 γ-globulin 분획(특히 IgG나 IgM)이나 지단백 증가 또는 albumin 감소를 반영한다. A형 간염 초기(통상, 발병 2주 부터)에는 ZTT에 비해 TTT쪽이 민감하게 증가하는 것이 특징이다. IgM의 증가를 반영하여, IgG 골수종에서는 TTT는 증가하지 않으나 ZTT는 비정상으로 크게 증가하는 경우가 많다. 고지혈증에서는 TTT가 증가하지만 ZTT는 거의 영향을 받지 않는다.

현재는 각각에 영향을 미치는 인자를 직접 측정할 수 있기 때문에 TTT 측정의 유용성은 적어졌다.

유의사항 ① 일차변동이 있어서 식후에 지단백의 일종인 chylomicron이 증가하여 정의 오차를 나타내므로 공복에 채혈한다. ② Bilirubin(14 mg/dL 이하)이나 용혈(중등도 이하)에서는 영향을 받지 않는다.

약물 영향 Heparin은 혼탁 생성을 저지한다.

Zinc sulfate turbidity test [ZTT]

기준치 2.3~12 U (Kunkel 단위)

측정법 비탁법

검체량 혈청 0.5 mL

검사 목적 질환을 진단하는데 유용성이 낮아 최근에는 이용하는 경우가 적어졌다.

검체 취급 혈청 분리 후 냉장 보존에는 약 1주간, 동결 보존에는 장기간 안정하다.

측정치에 따라 짐작되는 질환

- **감소 (2.3 U 이하)**

(예상질환) 다발성골수종(1gA 골수종이나 Bence Jones 단백 골수종 등), 저 IgG혈증 **(조치)** 혈청 단백분획, 면역전기영동법, 전기영동 면역고정법, 면역 globulin 정량 등으로 원질환을 진단하고 치료한다.

- **증가 (12.0 U 이상)**

(예상·잠재질환) 급성간염, 만성간염, 간경변, 만성감염증, 교원병, IgG 골수종 **(조치)** 혈청 단백분획, 면역 globulin 정량 등으로 원질환을 진단하고 치료한다.

임상적 의의

면역 globulin IgG와 가장 좋은 상관성을 보인다. A형 간염 초기(통상, 발병 2주부터)에서는 ZTT에 비하여 TTT 쪽이 민감하게 증가하는 것이 특징이다. IgM 증가를 반영하는 것으로 이해하고 있다. IgG 골수종에서는 TTT는 상승하지 않는 경우가 많고, ZTT는 비정상적으로 증가하는 경우가 많다. 고지혈증에서는 TTT가 증가하지만 ZTT는 거의 영향을 받지 않는다. 현재는 IgG를 직접 측정하기 때문에 ZTT 측정의 유용성이 적어졌다.

유의사항 식후에 증가하는 chylomicron은 약간의 정의 오차를 나타내므로 공복 채혈이 바람직하다.

XXX. 약물·독물

Acetaminophen (paracetamol)

Aniline계 해열·진통 약물이다. Aspirin과 동등한 해열진통 작용은 있으나 항염증 작용은 보이지 않는다. Aspirin과 비교하여 소화관 자극 작용이나 혈소판 억제작용은 약하다. 두통, 치통, 생리통, 근육통 등에 대한 완화 진통약으로 사용한다. 상용량으로는 부작용도 적고, 소아에 대한 해열의 제 1 선택 약이다.

치료 유효 농도범위 5~20 μg/mL

측정법 FPIA, HPLC

검체 보존 혈청 분리 후 동결보존

검체량 혈청 0.5 mL

정상상태 도달시간 1~2일

시판명 타이레놀(정제), 타이펜(정제), 타코펜(캅셀), 펜잘 나이트(정제), 펜잘 에스(정제)

치료 유효농도 치료유효 농도범위로는 5~20 μg/mL이다.

채혈 시기 중독 증상 발현 시 및 대량 투여된 경우에는 최소 2 point가 필요하다(소실 반감기를 추정하기 위하여).

중독 증상 중독 증상 발현 농도는 4시간치가 200 μg/mL 이상, 12시간 이후 농도가 50 μg/mL 이상인 경우, 간장애가 생길 위험이 크다. 단, 상용량으로는 대체로 중독은 문제가 되지 않는다.

투여 12~24시간 이내에 오심, 구토, 발한 및 식욕부진 등의 소화기 증상을 보인다. 24~48시간에 이들 증상은 사라지지만 AST, ALT, bilirubin, PT 등이 증가하고, 72~96시간에 간장애가 악화되어 간부전으로 진전된다. 간기능 검사치는 수 일 후에 최고치에 달하므로 초진 시에 간장애의 발생·중등도 판정은 곤란하다. 소실 반감기는 통상 1~3시간인데, 4시간 이상인 경우는 간장애가 발생할 가능성이 크다.

Acetazolamide

탄산탈수 효소 억제약물이다. 녹내장, 간질, 폐기종에서의 호흡성 acidosis 개선, 심장성 간성 부종, 생리 전 긴장증, Meniere병 및 Meniere 증후군, 수면 무호흡증에 사용한다. 녹내장에서는 모양체 상피의 탄산탈수 효소를 저해시켜 $CO_2 + H_2O \rightleftarrows H_2CO_3$ 합성을 억제함으로서 방수 생산이 감소하여 안압이 저하된다. 신장 세뇨관에서의 Na^+, HCO_3^- 재흡수를 억제하는 이뇨약으로 작용하여, 내이수종(內耳水腫)을 제거하고, 또한 내이의 국소적 림프액 분비도 억제하여 Meniere 증후군을 개선한다. HCO_3^-의 요중 배설로 요는 염기성으로, 체액은 H^+ 증가로 산성으로 기울어져 호흡중추를 자극하여 폐기종의 호흡성 acidosis, 수면 무호흡증이나 심장성·간성 부종이 개선된다. 뇌내 CO_2가 증가하여 간질 등의 이상흥분을 억제한다. 무뇨, 급성신부전, 고염소혈증성 acidosis, 체액 Na^+ 감소·H^+ 감소 환자, Addison

병에는 금기 약물이다.

치료 유효 농도범위 최저농도 : 5～20 μg/mL

측정법 HPLC, enzymatic assay

검체 보존 혈청 분리 동결

검체량 혈청 0.5 mL

정상상태 도달시간 3～10일

시판명 다이아막스(정제), 졸라딘(주사제)

치료 유효농도 5 mg/kg 복용 후, 최고 농도에 달하는 농도는 20～30 μg/mL이다. 간질 치료의 유효농도는 8～14 μg/mL이다. 대상 질환에 따라 투여량이 다르다.

채혈 시기 다음 번 투여직전

중독 증상 일반적으로는 20 μg/mL 이상에서 용이하게 중독증상이 나타나는데, 30 μg/mL 이상으로 되면 분명한 중독범위로 이해하고 있다. 심각한 부작용은 shock, 재생불량성빈혈, 용혈성빈혈, 부과립구증, 피부점막안 증후군, 중독성 피부괴사증, 급성신부전, 신장·요로결석, 정신착란 등이다.

Amikacin [AMK]

Amikacin sulfate는 kanamycin A의 2-deoxystrepamine 부위의 첫자리 amino기를 aminohydoxybutylic acid로 acyl화한 반합성 amino 배당체계 항생물질이다. 그 특징적인 화학구조에 따라 gentamicin, dibekacin, tobramycin 등과의 교차내성을 보이는 것은 비교적 적고, gentamicin 내성 녹농균이나 변형균, *Serratia* 등의 Gram 음성 간균에 항균력을 보이는 것이 많다. 작용기전은 세균의 단백질 합성을 저해하여 세포분열의 증식 process를 저지하여 살균적으로 작용한다. 항균 spectrum은 gentamicin과 같지만 항균력은 약간 약하다. 그러나 청각독성, 신장독성 모두 amino 배당체계 항생물질 가운데 가장 약한 것의 하나이다.

치료유효 농도범위

· 최고 농도 : 20～30 μg/mL

· 최저 농도 : 10 μg/mL 이하

측정법 FPIA, HPLC

검체 보존 혈청 분리 후 동결/냉장 보존한다.

검체량 혈청 0.3 mL

정상상태 도달시간 약 1～3일

시판명 아미칸(주사제), 황산 아미칸(주사제), 라믹킨(주사제), 루카시놀(주사제), 마카린(주사제), 마이신(주사제), 아미킨(주사제), 아믹탐(주사제)

치료 유효농도 치료유효 농도범위로는 최고 농도는 20～30 μg/mL, 최저 농도는 10 μg/mL 이하이다. 최고 농도가 35 μg/mL에서 청각장애를 일으키고, 최저 농도 10 μg/mL 이상에서 신장장애를 초래한다.

채혈 시기 ① **점적주사** : 점적완료 직후 또는 다음 투여 직전(최저 농도) ② **근육주사** : 투여 후 30～60분 또는 다음 투여 직전 ③ **투석** : ①과 ②에 추가하여 투석개시 직전 또는 투여종료 직후.

중독 증상 Aminoglucoside계 항균약의 일반적인 중독증상은 귀독성(최고 농도에서 check), 신독성(최저 농도에서 check), 신경근 block (과량 투여, 비탈분극성 신경근 차단작용을 야기하기 때문), 오심, 구토, 두통, 과립구 감소증, 재생불량성빈혈 등이다.

Amiodarone

Amiodarone HCl은 Vaughan Williams 분

류의 class Ⅲ에 속하는 항부정맥 약물이다. K channel을 억제하여 심근의 활동전위 유지시간 및 불응기를 연장시킨다. Na channel 억제작용 및 Ca channel 억제작용이나 교감신경 억제작용도 또한 가지고 있다. 치사성 심실 부정맥 예에서 부정맥으로 인한 사망률의 감소효과가 증명되고 있다. 적용은 다른 약물에 의한 효과가 없는 심실 부정맥 및 비대형 심근증에 수반하는 심방세동이다. 반감기가 19~53일로 길다. 담즙을 통해 분변으로 배설된다. 부작용 발현빈도가 큰 약물이다.

치료 유효 농도범위 최저 농도 : 1.0~2.5 ㎍/ mL

측정법 HPLC

검체 보존 혈청 분리 후 곧바로 측정할 수 없는 경우에는 동결 보존한다.

검체량 혈청 1~2 mL

정상상태 도달시간 대단히 길다(100일 정도 또는 그 이상).

시판명 코다론(정제, 주사제)

치료 유효농도 심실빈박의 치료효과는 1.0 ㎍/ mL 정도에서 보인다. 2.0 ㎍/mL 이상에서는 유효성이 크지만 2.5 ㎍/mL를 초과하면 부작용의 발현빈도가 커진다. Amiodarone의 미변화체의 반감기는 대단히 길고(19~53일), 그 대사산물인 desethylamiodarone도 활성이 있고, 그 반감기는 더욱 길다. 따라서 투여를 중단해도 혈중 농도는 곧바로 감소하지 않기 때문에 주의가 필요하다.

채혈 시기 원칙적으로 투여개시에서 수 주간 경과한 시기의 투여 직전에 채혈한다. 중독이 의심되는 경우에는 수시로 채혈하여 혈중 농도를 측정한다.

중독 증상 QT 연장, 간장애, 갑상선기능이상, 수면장애, 간질성 폐렴, 각막 색소침착 등의 부작용은 혈중 농도 증가와 관련이 있는 것이고, 2.5 ㎍/mL를 초과하면 부작용의 발현빈도가 커진다. 그러나 이 약물의 특유한 폐독성에 대해서는 혈중 농도와 관계없이 생기는 것이라는 보고도 있다.

Amitriptyline

Amitriptyline HCl은 제 1 세대 삼환계 항우울약이다. Serotonin에 대한 재취입 저해작용이 norepinephrine에 대한 작용보다 강하여 진정·최면·항불안 작용이 비교적 강하다. 불안이나 초조감 등 감정장애가 심한 경우에는 유효하지만 정신운동 억제에는 거의 효과가 없다. 항 choline 작용에 의한 야뇨증에도 효과가 있다. 소실 반감기는 평균 15.1 시간이다. 우울병, 우울상태의 1일 투여량은 30~75 mg, 이후 점차 늘린다. 야뇨증의 1일 투여량은 10~30 mg이다. 효과 발현은 2~3주간을 요한다. 녹내장 환자, 심근경색 회복기 환자, 요폐 환자, monoamine oxidase 저해약, thioridazine 투여 중인 환자에는 금기약물이다.

치료 유효 농도범위 100~250 ㎍/mL

측정법 HPLC, GC-MS

검체 보존 혈청 분리 후 동결보존

검체량 혈청 2.5 mL

정상상태 도달시간 약 5~10일

시판명 도리다놀(정제), 염산 아미트리프틸린(정제), 사로타드(서방 캅셀), 에나폰(정제), 에트라빌(정제)

유효 농도범위 125~250 ㎍/mL이다. 상기 치료 유효 농도범위는 활성 대사산물인 nortriptyline을 포함한 농도이다.

채혈 시기 ① 다음 번 투여 직전(치료 시), ② 중독증상 발현 시중독 증상 중독발현 농도는 500 μg/mL 이상에서 졸음, 혼미, 운동실조, 수지의 진전 등이 있다. 부작용은 갈증, 요폐, 안압상승, 변비, 빈맥 등이다.

Arbekacin [ABK]

Arbekacin sulfate는 dibekacin의 첫자리 amino기에 (S)-4-amino-2-hydroxybutyril 기를 도입하여 얻은 반합성 제제인 amino 배당체계 항생물질이다. 대사되지 않고 요로 배설된다. Methicillin·cephem 내성 황색 포도상구균(MRSA)이 생산하는 각종 불활성화 효소 그리고 대다수 amino 배당체계 항생물질 불활성화 효소에 안정하다. MRSA에 대하여 강력한 살균력을 보인다. 신장독성은 dibekacin과 동등하거나 약간 약하다. 청각독성은 amikacin에 비하여 약하다.

치료유효 농도범위

· 최고 농도 : 5~10 μg/mL (또는 8~12 μg/mL)

· 최저 농도 : 2 μg/mL 이하

측정법 FPIA, HPLC

검체 보존 혈청 분리 후 동결 보존한다.

검체량 혈청 0.5 mL

정상상태 도달시간 11~14시간

시판명 아르베카(주사제), 하베카신(주사제)

치료 유효농도 MRSA 감염증에서는 최고 농도를 7 μg/mL 이상으로 투여하는 것이 바람직하다.

채혈 시기 ① **점적주사** : 점적완료 직후 또는 다음 투여 직전 ② **근육주사** : 투여 후 30~60분 또는 다음 투여 직전 ③ **투석** : ①과 ②에 추가하여 투석시작 직전 또는 투석완료 직후

중독 증상 최고 농도가 12 μg/mL 이상인 상태가 지속되면 이명, 현기증 등의 청각장애가 나타나고, 최저 농도가 2 μg/mL 이상인 상태가 지속되면 BUN, creatinine 증가 등의 신장장애가 나타난다.

Bromperidol

Bromperidol은 butyrophenone 유도체의 항정신병 약물이다. Dopamine D_2 수용체에 대한 길항작용을 나타낸다. 통합실조증 치료에 유효하다. 1일 투여량은 3~18 mg(최대 36 mg까지)이다. 혼수, 중증심부전, Parkinson병, 임신부에는 금기 약물이다. 순환기계·추체외로계·내분비계에의 부작용에 주의하여야 한다.

치료 유효 농도범위 4~15 ng/mL (정상상태)

측정법 HPLC, ELISA

검체 보존 혈청 분리 후 동결보존

검체량 혈청 1 mL

정상상태 도달시간 7~10일

시판명 부롬(정제, 주사제), 부로델(정제), 테소푸렐(정제)

치료 유효농도 상용량의 치료 유효농도는 4~15 ng/mL인데, 그 이상의 농도로 올려도 효과는 없는 것으로 이해하고 있다.

채혈 시기 아침 복용 전 또는 최고 농도에 달하는 투여 6시간 후에 채혈하는 것이 바람직하다.

중독 증상 일반적으로 혈압강하나 빈맥, 추체외로 증상(진전, 보행장애, 정좌불능, 혀의 말림 등)을 보이고, 눈의 조절장애, 졸음, 현기증, 경련 등이 발현된다.

Carbamazepine [CBZ]

소발작 이외의 간질, 특히 정신운동 발작에

첫째로 선택되는 항경련제이다. Phenytoin과 마찬가지로 GABA(γ-aminobutyric acid) 신경기능을 높이는 것으로 이해하고 있어서 변연계의 경련발작에 대하여 가장 강한 억제작용을 보인다. 진정작용, 항 choline 작용, 골격근 이완작용, 항부정맥 작용, 항이뇨 작용 등이 있다. 적용은 간질, 정신운동 발작, 경련발작, 강직간대(tonicoclonic) 발작(전반적인 경련발작, 대발작), 조병(躁病), 조울병의 조상태, 통합실조증의 흥분상태, 삼차신경통(trigeminal neuralgia) 등이다. 이 약물 또는 삼환계 항우울 약물에 과민증인 환자, 심각한 혈액질환의 환자에는 금기 약물이다. 또한 이 약물은 cytochrome P-450(주로 CYP3A4)를 유도하기 때문에 다른 약물의 대사를 촉진하는 경우가 있어서 병용 시에는 주의를 요한다.

치료유효 농도범위 치료유효 최저치 : 4~12 μg/mL

측정법 FPIA, HEIA, RPIA, HPLC, GC

검체 보존 혈청 분리 후 동결

검체량 혈청, heparin 혈장 0.5~1.0 mL

정상상태 도달시간 10~14일

시판명 티모닐(서방정), 에필렙톨(정), 카네민(정), 카르마인(정), 카마제핀(정), 카바민(정), 테그레톨(시럽, 정) 등

치료유효 농도 치료유효 최저치로 4~12 μg/mL이 적당한 것으로 이해하고 있지만 개인차가 크다. 삼차신경통 치료에서도 거의 같은 농도(6~10 μg/mL)에서 효과를 보인다. 대사산물인 epoxide 체(혈중에서는 친화합물의 0.15~0.50배 정도 존재)에도 같은 약리활성이 있다. Macrolide계 항생물질이나 H_2-blocker 등의 병용으로 대사 저해를 받는 농도가 증가한다.

채혈 시기 다음번 투여 직전이 가장 바람직하다. 또한 carbamazepine은 연속 투여로 인하여 대사 효소가 유도(자가 유도)되기 때문에 연속 투여 시 혈중 농도는 단 회 투여로 추정되는 농도보다도 상당히 낮아진다. 따라서 투여 직후의 측정 결과를 해석하는데 주의가 필요하다.

중독 증상 중독 발현 기준은 15 μg/mL이지만 개인차가 크다. 중독 농도에 달하면 졸음, 현기증, 진전, 운동실조, 과도한 진정, 복시, 안진 등의 중독증상이 일어난다. 심각한 부작용은 과민증상, 무과립구증, 재생불량성빈혈 등이다.

Free Carbamazepine

치료유효 농도범위 최저치 : 0.3~1 μg/mL

측정법 HPLC, FPIA

검체 보존 혈청 분리 후 동결

검체량 혈청 1 mL

정상상태 도달시간 10~14일

시판명 Carbamazepine 항과 같다.

치료유효 농도 0.3~1 μg/mL가 치료 농도이지만 개인차가 커서 0.4 μg/mL에서도 중독증상이 나타나는 경우도 있다. 치료에는 활성 대사물인 epoxide 체의 영향도 고려할 필요가 있다.

채혈 시기 다음 회 투여 직전이 바람직하다. 환자에 따라서는 peak치로 생각되는 시기에 졸음 등의 증상이 나타나는 경우가 있으므로 peak치에 상당하는 시기에 채혈하여도 무방하다.

중독 증상 중독 발현의 기준은 1~1.2 μg/mL 이상이지만 0.4 μg/mL에서 중독증상이 나타나는 경우도 있어 개인차가 크다. 증상으로는 어지러움, 운동실조, 복시, 안진 등이고, 특수한 중독증상으로 수(水)중독이 있다.

Carbamazepine pharmacokinetic analysis

흡수 Carbamazepine(CBZ)는 물에 용해되지 않기 때문에 주사제는 없고 세립제와 정제가 시판되고 있어 복용 후 흡수는 완만하여 그 속도는 개인차가 크다. 복용 후 최고농도 도달시간은 통상 4~8시간인데, 약 24시간이라는 보고도 있다. 흡수율은 85~95%이라고 추측하고 있다.

분포 CBZ는 혈청에서 주로 albumin 및 α_1-acid glycoprotein과 결합하는데, 그 단백 결합률은 70~85%이고, 분포용적은 0.8~2 L/kg이다. 소아의 단백 결합률은 65~70 %로 분포용적이 성인과 같거나 1.5배 크다는 것이 알려졌다. 뇌 내 농도는 혈청 농도의 1.1~1.7배이다.

대사·배설 CBZ는 대부분이 간에서 대사되어 미변화 CBZ의 요중 배설은 흔적 정도이다. 내사산물 중에 CBZ-10,11-epoxide는 CBZ 와 같은 정도의 항간질 작용이 있어 CBZ를 단독 복용하는 성인의 혈청 epoxide/CBZ 농도 비는 0.1, 소아는 0.2이다.

약물 속도론 CBZ를 초 회 복용 후의 소실 반감기는 약 36시간인데, 연속 복용으로 10~18시간으로 단축된다. 이것은 CBZ 대사의 자가유도에 의한 것이다. 그러므로 복용을 시작하여 혈청 농도가 정상상태에 달할 때까지는 약 14일이 걸린다. 또한 대사의 자가 유도 정도는 복용량에 비례하여 커져 복용량과 정상상태에 달할 때의 혈청 농도는 비례하지 않아 복용량을 2배 늘려도 농도는 2배 이하로 된다.

약물 상호작용·병태 CBZ는 다른 항간질약이나 대사효소 유도제와의 병용으로 혈청 내 농도가 감소하지만 그 반면에 활성 대사물인 epoxide의 비율이 증가하여 함부로 투여량을 늘리면 중독증상이 나타난다. Cisplatin/doxorubicin과의 병용으로 흡수가 저해되어 혈중 농도는 감소한다. 또한 macrolide계 항생물질 등과의 병용으로 대사가 저해를 받아 혈청 농도는 증가한다.

간질환 및 신장질환 환자에서는 단백 결합률이 저하하지만 혈청 농도는 거의 변하지 않는다는 보고가 있다. 투석 환자는 투석으로 제거되어 농도가 감소된다. 임신부는 임신의 진행에 수반하여 단백 결합률이 저하되어 혈중 농도가 감소한다. CBZ는 음식물과의 상호작용이 있어서 자몽 주스와 함께 복용하면 혈중 농도가 증가한다.

Chlorpromazine

Chlorpromazine HCl는 phenothiazine 유도체로 최초의 항정신병 약물인데, 특이한 중추신경 억제작용을 나타내고, 최면량 이하에서 정신불안이나 초조감을 진정시킨다. 통합실조증, 조병, 신경증에서의 불안·긴장·억울, 오심·구토, 딸꾹질, 파상풍에 수반하는 경련, 마취전, 최면·진정·진통약의 효력증강 등에 사용한다.

치료유효 농도범위 30~350 ng/mL

측정법 HPLC, GC-MS

검체 보존 혈청 분리 후 동결보존

검체량 혈청 2.5 mL

정상상태 도달시간 4~7일

시판명 네오마찐(정제), 염산클로르프로마진(정제, 주사제), 크로마진(정제), 클로마진(정제)

채혈 시기 ① 다음 번 투여 직전(치료 시), ② 중독증상 발현 시중독 증상 오심, 갈증, 식욕부진, 변비, 불면, 착란, 환각, 운동실조, 진전, 경련, 호흡억제, 저혈압, 빈맥, 부정맥, 발열, 체온저하, 시력저하, 폐뇨, 코막힘, 백혈구 감소, 재생불량성빈혈, 심각한 경우 혼수, 호흡부전, 간장애를 보인다.

Clobazam [CLB]

Benzodiazepine계 항간질 약물이다. 모든 부분 발작 및 거의 전반적인 발작에 대하여 유효하다. 다른 benzodiazepine계 항간질 약물에 비하여 협조운동 억제작용이 약하다. 대량을 연속하여 사용할 경우, 약물 의존성이 생기는 경우가 있다. 최고 혈중 농도 도달 시간은 경구로 투여할 경우 1.7±0.6시간이다. 간에서 대사형으로 CYP 3A4에 의하여 대사된다. 혈장단백 결합률은 89.6~90.6%이다.

치료유효 농도범위

· Clobazam : 100~400 ng/mL

· Desmethylclobazam(active metabolite) : 800~3,200 ng/mL

측정법 HPLC, LC-MS/MS

검체 보존 혈청 분리 후 동결보존

검체량 혈청 0.5 mL

정상상태 도달시간

· Clobazam : 7 day

· Desmethylclobazam : 4 weeks

시판명 센틸(정제), 푸리지움(정제)

치료 유효농도 확실한 치료범위에 대해서는 밝혀진 바가 없지만 clobazam의 치료 농도범위는 100~400 ng/mL로 보고되었다. 활성 대사산물인 desmethylclobazam에 대해서는 clobazam의 혈중 농도의 약 8배로 소실 반감기도 길고, clobazam의 혈중 농도에 비하여 큰 개체간 변동을 보인다.

채혈 시기 Clobazam의 소실 반감기는 10~30시간, desmethylclobazam의 소실 반감기는 36~46시간이라는 보고가 있다. 정상상태에서의 미변화체 및 활성 대사산물의 혈중 농도를 측정하기 위해서는 초회 투여 후 또는 투여량 변경 후 2~4주째 이후에 채혈할 필요가 있다. 또한 clobazam 및 desmethylclobazam 모두 소실 반감기가 비교적 길어서 채혈시간의 영향은 받지 않기 때문에 투여 전 채혈이 반드시 필요 없지만 측정할 때마다 채혈 시기를 일정하게 정하는 것이 바람직하다. 또한 중독이 의심되는 경우에는 수시로 채혈한다.

중독 증상 과량 투여로 인해 기면(嗜眠), 착란, 실조(失調), 호흡억제, 혈압저하, 혼수 등이 나타나는 경우가 있다.

Clonazepam [CZP]

Benzodiazepine계 항경련 약물이다. GABA 신경기능을 항진하여 경련역치(convulsion threshold)를 상승시켜 경련발작을 억제한다. 적응증은 소형운동 발작[myoclonus 발작, 유아경련, astasia(못섬증) 등], 정신운동 발작, 자율신경 발작 등이다. 다른 항간질 약물과 병용하는 경우가 많다. 그밖에 증후성 경련의 대증요법으로 사용한다. 녹내장이나 중증 근무력증 환자에는 금기 약물이다.

치료유효 농도범위

· 최저농도 : 10~50 ng/mL 또는 80 ng/mL

측정법 HPLC, GC

검체 보존 혈청 분리 후 동결보존

검체량 혈청 0.5~1 mL

정상상태 도달시간 4~7일

시판명 리보트릴(정제)

치료 유효농도 10~50 ng/mL 또는 80 ng/mL로 다른 간질약에 비해 치료 농도범위가 넓다.

채혈 시기 정상상태에 달한 시점의 아침 복용 전에 채혈하는 것이 바람직하다. 그러나 외래 환자는 진료시간을 일정하게 정하여 거의 동일 시간대에 채혈한다.

중독 증상 100 ng/mL 이상에서 중독증상이 나타난다. 중독 초기(중독발현 농도의 하한)에는 졸음, 안진을 보이고, 농도가 증가하면서 현기증, 비틀거림, 운동실조, 구음장애, 착란, 호흡억제, 혈압저하 등이 나타나고, 고농도로 되면 혼수상태로 된다. 급격한 감량 또는 중지로 인하여 중적경련 발작, 섬망 등이 발현되는 경우가 있다. 심각한 부작용으로는 약물의존, 호흡억제, 수면 중 다호흡 발작이 있다. 이 외의 부작용으로 내성, 졸음, 천명(喘鳴), 근긴장 저하, 무기력 등, 식욕부진, 타액 증가, 요실금, 과민증상, 드물게 빈혈, 백혈구 감소, 혈소판 감소 등을 나타낸다.

Cyclosporine [CYA]

면역억제 약물의 하나이다. 1970년대 초에 토양 중의 진균을 배양한 배양액에서 분리된 분자량 1,202 Da인 cyclic polypeptide이다. 거부반응 억제효과가 강하여 부신피질 steroid와의 병용으로 종래의 간이식의 1년 생존율 25%를 80%로 상승시켜 장기이식을 현재와 같은 의료로 정착하는데 크게 공헌한 약물이다. 이식 당일부터 10~15 mg/kg로 투여하기 시작하고, 점차 4 mg/kg 정도로 감량한다. 신장 독성이 있으므로 혈중 농도를 monitoring하면서 투여량을 조절한다. 대사는 간에서 P450에 의해 진행되므로 이 효소에 관여하는 약물과의 병용 시에는 혈중 농도에 주의하여야 한다. 면역억제 작용은 항원에 감작된 T 세포의 IL-2 생산을 억제하는 것으로 발휘된다. 항원으로 인하여 T 세포표면의 수용체가 자극을 받고, 이어서 Ca/calmodulin에 의하여 calcineurin이 활성화되는데, cyclosporine은 림프구의 세포질 내에서 분자량 18 kDa인 cyclophilin과 결합하여 복합체를 형성하고, 이 복합체가 활성화된 calcineurin의 탈인산화 반응을 저해한다. 그 결과로 IL-2를 생산하는 유전자의 전사가 억제되어 IL-2 생산이 억제된다.

치료유효 농도범위

- 최저 농도 : 50~250 ng/mL
- 투여 후 2 시간(C_2) 농도(뉴오랄 사용 시)
  - 신장 이식 : 0.8~2.0 μg/mL
  - 간 이식 : 0.6~1.0 μg/mL

측정법 FPIA, RIA, HPLC, EMIT

검체 보존 동결 (EDTA 채혈)

검체량 전혈 0.5 mL

정상상태 도달시간 3~5일

시판명 사이폴(주사제, 캅셀), 산디문 뉴오랄(내복액, 연질 캅셀), 산디문(주사제), 임프란타(연질 캅셀), 젠그라프(캅셀)

치료 유효농도 질병·이식 장기, 경과 일 수에 따라 다르다. 간·신장 이식 후에는 150~250 ng/mL로 유지하지만 최종적으로 100 ng/mL 이하까지 감량시킨다. 골수이식, 재생불량성빈혈은 150~250 ng/mL, 신증후군은 150 ng/mL 이하로 유지하는데, 6개월 이상 지속하여 사용하기 위해서는 100 ng/mL 이하가 기준이다. 자가면역 질환에서는 혈중 농도와 효과간에 상관관계는 명확하지 않지만 일반적으로 Behçet 병, 건선에서는 50~200 ng/mL로 유지하는데, 150 ng/mL 이상에서는 신장기능 장애가 발생할 빈도가 커진다는 보고가 있다.

채혈 시기 아침 투여 직전. C_2 monitoring인 경우는 투여 후 2시간

중독 증상 사구체 수입세동맥의 수축으로 인한 신혈류량 저하, 세뇨관 기능장애 등의 신장장애가 생긴다. 기타, 간기능 장애, 중추성 경련 등이 유발되는 경우가 있다.

Diazepam [DZP]

1960년 Sternbach L과 Reeder E에 의하여 합성된 benzodiazepine 유도체로 7-chloro-1,3-dihydro-1-methyl-5-phenyl-2H-1,4-benzodiazepin-2-one이다. 순화작용(馴化作用)·근이완 작용은 chlordiazepoxide의 약 5배, 항경련 작용은 약 5~10배이고, 독성에는 차이가 없다. 신경증, 우울병, 심신증(psychosomatosis), 근경련 질환, 마취 전 등의 불안·긴장·억울, 근긴장 등을 경감시키기 위하여 사용한다. 주로 간에서 대사되어 대사산물인 desmethyldiazepam, demazepam, 또한 desmethyldiazepam의 대사산물인 oxazepam도 활성을 나타낸다.

치료유효 농도범위 최저농도 : 0.5~1 μg/mL

측정법 HPLC, GC

검체 보존 혈청을 분리하여 동결 보존한다.

검체량 혈청 0.5 mL

정상상태 도달시간 성인 8~12일, 소아 6~10일

시판명 디아제팜(정제, 주사제), 메로드(정제, 주사제)

치료유효 농도 항간질 약물로는 0.5~1 μg/mL이다. 그러나 대사산물인 desmethyldiazepam도 치료효과가 있어서 대사산물 농도와의 관계에 따라 개인차를 보인다. 또한 단독으로 사용하는 경우가 적으므로 다른 항간질 약물과의 관계에 따라서 치료유효 농도범위도 달라진다.

채혈 시기 정상상태에 달한 시점의 아침 복용 전에 채혈하는 것이 바람직하다. 그러나 외래환자는 진료시간을 일정하게 정하고 거의 동일 시간대에 채혈한다.

중독 증상 Diazepam의 중독증상은 졸음, 비틀거림, 현기증 등이 일어난다. 또한 운동실조, 혼수 등을 일으킨다. 급격한 감량 또는 중지로 인한 중적(重積) 경련 발작, 선망 등이 발현되는 경우가 있다.

Digitoxin

Digitalis lanata 잎에 함유된 대표적인 강심배당체이다. 다른 강심 배당체와 마찬가지로 심근수축력 증강, 심박 수 감소 및 자극전도 지연작용이 있어서 울혈성 심부전이나 빈맥성 상실부정맥 등에 경구제로서 사용한다. 그 대부분은 간에서 대사되기 때문에 체내 동태가 신장기능에 영향을 받지 않는다는 등의 장점이 있다. 그러나 혈중 반감기가 1주간으로 길고, 체내에 축적되는 경향이 있어서 사용빈도가 감소되고 있다.

치료유효 농도범위 최저치 : 10~25 ng/mL

측정법 FPIA(citric acid에 의해 측정이 방해를 받는다)

검체보존 혈청 분리 후 동결

검체량 혈청 0.5 mL

정상상태 도달시간 25~30일

치료 유효농도 간 대사형 약물로 간기능 저하 환자, 고령자에서는 농도가 증가하지 않도록 주의가 필요하다. 치료유효 최저치는 10~25

ng/mL이다. 24.5~35 ng/mL 농도는 중독과 비중독 예의 overlap 범위이다. 중독 유발인자 [저 K혈증, 약물 상호작용, 제지방 체중(lean body mass) 감소 등]에 주의한다.

채혈 시기 다음번 투여 직전에 채혈(치료 시)한다.

중독 증상 단백 결합률이 97%로 높기 때문에 저 albumin혈증 등의 경우에는 비결합형 농도 증가로 인한 중독 발현에 주의할 필요가 있다. 식욕부진, 오심, 구토, 설사 등의 소화기 증상, 시각이상, 두통, 현기증 등의 중추신경 증상, 부정맥 등의 심장 증상이 생긴다. Digitalis 중독과 원인 질환의 악화를 감별하는데 주의가 필요하다. 세뇨관에서의 재흡수나 장간 순환이 있기 때문에 투약을 중지해도 곧바로 혈중 농도가 떨어지지는 않는다.

Digoxin

Digitalis lanata 잎에서 추출한 강심 배당체의 하나로 울혈성 심부전 외에 심방세동이나 심방조동 등의 상실부정맥 치료에 널리 사용하고 있다. 다른 강심 배당체와 마찬가지로 주요 약리작용은 심근수축력 증강, 심박 수 감소 및 자극전도 속도 저하이다. 강심작용의 발현기전은 심근 세포막의 Na^+/K^+-ATPase 저해로 생기는 Na^+ 유입에 연동되는 세포 내 Ca^{2+} 농도의 증가이고, 심박 수 감소에는 중추신경계를 통하여 미주신경 자극작용이나 동방결절의 acethylcholine 감수성의 증대가 관여한다. 부작용으로는 식욕부진, 오심·구토, 시각장애, 부정맥이 알려졌는데, 특히 저 potassium혈증을 수반하면 치사적인 심실부정맥이 일어날 위험성이 높아진다.

치료유효 농도범위 최저치 : 0.7~1.2 ng/mL

측정법 FPIA, HEIA, PRIA, ELISA

검체 보존 혈청 분리 후 동결

검체량 혈청 0.3~0.5 mL

정상상태 도달시간 약 7일 (신생아, 신장기능 저하 환자는 길어진다)

시판명 디고신(정), 카테프 엘릭실(소아용), 디곡신(주)

치료 유효농도 치료유효 최저치는 0.5~2.0 ng/ mL인데 남성을 대상으로 시행한 시험에서는 오직 0.5~0.8 ng/mL에서 사망률 저하, 1.2 ng/mL 이상에서는 위험이 크다는 보고도 있다. 중독 유발인자[저 potassium혈증, 약물 상호작용, 제지방(除脂肪) 체중(lean body mass) 감소 등]에 주의하여야 한다.

채혈 시기 체 조직에의 분포가 서서히 이르고, 혈액과 조직 내 농도가 평형에 달하는데 8시간이 걸리기 때문에 투여 후 8시간 이상 경과한 후에 채혈하는 것이 바람직하다. 또한 흡수지연 예도 있으므로 복용 후 6~8시간 이후 또는 가능한 한 다음 투여 직전 채혈이 바람직하고, 정맥주사인 경우는 5~6시간 이후에 채혈한다.

중독 증상 치료유효 최저치로 0.8~2 ng/mL로 되어 있지만, 1.5 ng/mL 이상에서는 부작용의 발현율이 증가한다. 식욕부진, 오심, 구토, 설사 등의 소화기 증상, 두통, 현기증 시각이상 등의 중추신경 증상, 부정맥 등의 심장 증상이 나타난다. Digitalis 중독과 원인 질환의 악화를 감별하는데 주의가 필요하다.

Disopyramide [DSP]

심근 세포막의 Na channel과 K channel을

주로 차단하여 전도를 억제하는 부정맥 치료약으로 Vaughan Williams classification의 class Ia에 속한다. 심장의 muscarine M_2 수용체 차단작용도 있다. 소화관으로 흡수는 양호하고 주로 신장으로 배설된다. 적응은 기외수축, 발작성 상실빈박, 심방세동, 빈맥성 부정맥 등이다. 부작용으로 부정맥 촉진작용 외에 항 choline 작용에 따른 갈증, 배뇨장애, 변비, 녹내장 악화 등을 나타낸다.

치료유효 농도범위 최저 농도 : 2~5 μg/mL (부정맥을 50% 감소시키는 농도는 1 μg/mL 부근이다)

측정법 FPIA, HPLC, GC

검체보존 혈청 분리 후 곧바로 측정할 수 없을 경우에는 동결 보존한다.

검체량 혈청 0.5 mL

정상상태 도달시간 1~1.5일

시판명 노르페이스 (캅셀)

치료 유효농도 치료유효 농도범위는 2~5 μg/mL이다. 미변화체로 신장으로 배설되기도 하고, 간의 cytochrome P 450(CYP) 3A4에 의해서도 대사되기 때문에 macrolide계 항균약 등의 CYP 3A4의 저해약을 병용할 경우에 혈중 농도가 증가한다. 또한 치료유효 농도범위에서 단백 결합으로 포화되기 때문에 혈중 농도는 투여량에 대하여 비선형으로 증가하는 경우가 있다.

채혈 시기 경구투여인 경우에는 원칙적으로 다음 번 투여 직전에 채혈하지만 중독이 의심되는 경우는 수시로 채혈한다.

중독 증상 7 μg/mL 이상에서는 현저한 QT 간격 연장, 심실빈박, torsades de pointes(도착형 심실빈박) 등이 일어나는 경우가 있다. 또한 미변화체, 대사산물 모두 항 choline 작용이 있는데, 특히 대사산물의 항 choline 작용이 강력하다. 따라서 신장 기능저하 예 등, 대사산물이 축적되는 조건 하에서는 미변화체의 농도가 낮은 농도라도 갈증 등의 부작용이 나타나는 경우가 있다.

Ethosuximide [ESM]

Suximide계 항경련 약물로 petit mal epilepsy(소발작)의 제 1 선택 약물이다. Cl-channel을 open 시켜서 GABA 신경기능을 항진하는 것으로 이해하고 있다. 소발작, 소형 운동발작에 적용한다. 혈중 반감기는 성인 2~3일, 소아 1~2일이고, 심각한 혈액질환 환자에게는 금기 약물이다. 중요한 부작용으로 피부점막안(皮膚粘膜眼) 증후군, SLE양 증상, 재생불량성 빈혈, 범혈구 감소 등이고, 이외의 부작용은 과민증상, 식욕부진, 체중 감소, 졸음, 어지러움, 발진, 오심·구토, 운동실조, 혈액질환 등이다.

치료유효 농도범위 최저치 : 40~100 μg/mL

측정법 FPIA, HEIA, HPLC, GC

검체 보존 혈청 분리 후 동결

검체량 혈청 0.5 mL

정상상태 도달시간 10~14일

시판명 에메사이드(캅셀), 자론틸(캅셀)

치료 유효농도 일반적으로 40~100 μg/mL 로 알려졌지만 개인차가 크다.

채혈 시기 정상 상태에 달한 시점의 아침 복용 전에 채혈하는 것이 바람직하다. 그러나 외래 환자는 진료 시간대가 거의 일정하여 동일 시간대에 채혈하면 무방하다.

중독 증상 100 μg/mL 이상에서는 중독 증상이 나타난다. 중독 발현 농도의 하한(100 μg/mL 부근)에서는 오심, 구토감, 졸음, 운동실조 등이 보이고, 더욱 농도가 증가하면 수면상태, 정신 증상(환각, 망상 등) 등이 발현된다.

Flecainide

Flecainide acetate는 주로 심근 세포막의 Na channel 차단으로 전도를 억제하는 부정맥 치료 약물로 Vaughan Williams 분류의 class Ic 에 속한다. Na channel에서의 해리가 늦어 전도 억제효과가 강하기 때문에 부정맥 촉진작용을 나타내는 경우도 있다. 적응은 빈맥성 부정맥(발작성 심방세동·조동, 심실성)이다. 심기능 억제작용이 강하여 심부전을 악화시키는 경우가 있다.

치료유효 농도범위 0.2~1 μg/mL

측정법 HPLC

검체 보존 혈청 분리 후 동결 보존한다.

검체량 혈청 1 mL

정상상태 도달시간 3~4일

시판명 탬보코(정제), 풀카드(정제)

치료 유효농도 상용량을 복용할 경우의 치료유효 농도범위는 0.2~1 μg/mL이다.

채혈 시기 정상상태의 다음 번 투여 직전에 채혈한다.

중독 증상 일반적으로 1 μg/mL를 초과하면 PQ 연장, QRS 폭 증대, QT 연장, 서맥, 현기증, 휘청거림, 진전, 시력이상, 경련, 저혈압 등이 나타난다.

Gabapentin

치료유효 농도범위 10~20 μg/mL

측정법 HPLC

검체보존 혈청 분리 후 동결

검체량 혈청 0.5 mL

정상상태 도달시간 2 일

시판명 뉴론틴(캡셀)

치료 유효농도 혈장 농도가 2 μg/mL 이상을 넘은 환자에서만 효과가 있다는 보고가 있어서 10~20 μg/mL 정도로 이해하고 있다.

채혈 시기 정상상태 도달 후. Creatinine clearance가 30 mL/min 이하인 환자는 정상 신장기능 환자에 비하여 반감기가 10배 정도로 연장되기 때문에 정상상태에 달할 때까지 시간이 걸린다는 것에 주의한다.

중독 증상 혈장 농도가 25 μg/mL 이상으로 되면 부작용이 생기기 쉽다는 보고가 있다. 그 부작용은 졸음, 두통, 복시, 부동성 현기증 등을 일으킨다.

Gentamicin [GM]

방선균 *Micromonospora purpurea* 의 발효 산물로 분리된 최초의 *Micromonospora* 계 amino 배당체계 항생물질이다. 녹농균을 포함하여 광범위한 Gram 음성 간균에 강력한 항균 활성을 보인다. 제제는 C_1, C_{1a}, C_2의 3 가지 성분의 혼합물로 구성되었다. 항균활성 및 부작용은 각 성분간에 큰 차이는 없다. 부작용은 청각독성, 신장독성 모두 amino 배당체계 항생물질 가운데 가장 강하다.

치료유효 농도범위

· 1일 여러 번 투여인 경우

최고 농도 : 5~10 μg/mL

최저 농도 : 2 μg/mL

· 1일 1회 투여인 경우

최고 농도 : 15~25 μg/mL

최저 농도 : 1 μg/mL 이하

측정법 FPIA, EIA, HPLC

검체보존 혈청 분리 후 동결 보존한다.

검체량 혈청 0.5 mL

정상상태 도달시간 8~10시간 (신장기능 저하 환자는 연장된다)

시판명 황산 겐타마이신(주사제), 인펙토후람(안연고, 점안액), 겐타신(주사제), 겐타마이신(주사제)

치료 유효농도 최고 농도는 통상 5~8 μg/mL에서 유효성을 얻을 수 있다. 심각한 감염증에서는 8~10 μg/mL로 투여한다. 최저 농도 설정은 감염증 정도에 따른다.

· 중증 : 1.0~2.0 μg/mL

· 경증 : 0.5~1.0 μg/mL

1일 1회 투여법에서는 최고 농도를 16~24 μg/mL, 최저 농도를 1 μg/mL 이하로 한다.

채혈 시기 ① **점적주사** : 점적 종료 직후 또는 다음 번 투여 직전(최저 농도) ② **근육주사** : 투여 후 15~60분 또는 다음 투여 직전 ③ **투석** : ①과 ②에 추가하여 투석개시 직전 또는 투석 종료 직후

중독 증상 최고 농도 12~14 μg/mL 이상, 최저 농도 2 μg/mL를 반복 투여하면 신장장애, 청각장애가 용이하게 발현하는 것으로 이해하고 있다. 최근에는 중독 위험이 최저 농도에 관계하는 것으로 고려하여 최저 농도를 낮게 하는 1일 1회 투여를 검토하고 있다.

Haloperidol

Butyrophenone 유도체의 항정신병 약물이다. Dopamine D_2 수용체에 대한 길항작용을 나타낸다. 통합실조증 및 조병 치료에 유효하다. 소화관으로 거의 100% 흡수되지만 초회통과효과를 받기 때문에 생체 내 이용률은 약 60% 이다. 흡수된 약물은 체내에서 대사된 후에 불활성 대사산물로 요로 배설된다. Haloperidol decanoate는 haloperidol의 prodrug으로 약리작용이 장시간 지속하는 근육주사제로 사용한다. 혼수, 중증심부전, Parkinson병, 임신부에는 금기 약물이다. 순환기계·추체외로계·내분비계에의 부작용에 주의하여야 한다.

치료유효 농도범위 최저농도 : 성인 8~17 ng/mL, 소아 5~10 ng/mL

측정법 CEDIA, ELISA, HPLC

검체 보존 혈청 분리 후 동결 보존한다.

검체량 혈청 0.5~1 mL

정상상태 도달시간 보통정제 투여인 경우, 5~7일

시판명 할로페리돌(정제, 주사제), 세레네이스(주사제), 셀라트팜 할로페리돌(정제), 페리돌(정제, 주사제), 할로펜(정제)

치료 유효농도 약에 따라 다소 다르지만 8~17 ng/mL로 유지되도록 권장하고 있다.

채혈 시기 Haloperidol은 흡수속도에 개인차가 크고, 조직에의 분포시간이 길다. 또한 지속성 제제가 있어서 채혈시간을 결정할 때는 주의한다. 그러므로 채혈은 다음 번 투여 직전이 실제적이다.

중독 증상 중독 발현 농도는 일반적으로 20 ng/mL 이상으로 이해하고 있다. 소아는 10 ng/mL 이상의 농도에서 심각한 중독이 나타나는 경우가 있다.

Imipramine

Imipramine HCl은 최초의 삼환계 항우울약물이다. 신경세포 내로의 norepinephrine

재취입과 serotonin 재취입에 대한 저해작용은 거의 동등하다. 탈 methyl체인 활성 대사산물 desipramine(desmethylimipramine)은 norepinephrine 재취입 저해작용이 강하다. 강력한 억울기분 개선작용이 있지만 진정작용은 약하다. 소실 반감기는 평균 7.6시간이고, 단백결합률은 88~92%로 높다. 녹내장 환자, 심근경색 회복기 환자, 폐뇨 환자, monoamine 산화효소 저해약, thioridazine 투여 중인 환자, QT 연장 증후군 환자에는 금기 약물이다. 부작용으로 갈증, 요폐, 안압상승, 변비, 빈맥 등을 보인다.

치료유효 농도범위 100~350 μg/mL

측정법 HPLC, ELISA, GC-MS

검체 보존 혈청 분리 후 동결보존

검체량 혈청 2.5 mL

정상상태 도달시간 5~10 일

시판명 염산 이미프라민(정제), 이미프라민(정제)

채혈 시기 ① 다음 번 투여 직전(치료 시) ② 중독증상 발현 시(중독 시)

중독 증상 **중독발현 농도** : 500 μg/mL 이상

과량투여 시 급성중독 : 투여 30분~2시간 후에 최초 징후로서 고도의 항 choline 작용. 중추신경계 증상(졸음, 혼미, 운동실조, 반사항진, athetosis 및 무도병 athetosis양 운동, 경련), 심장증상(부정맥, 빈맥, 전도장애, 심부전, 아주 드물게 심정지), 호흡억제, 저혈압, cyanosis, shock, 구토, 발한, 핍뇨, 무뇨 등이 나타난다.

Lidocaine

Lidocain HCl은 anilide계 합성 국소 마취약, 부정맥 치료약으로 경구약은 아니다. 표면마취, 침윤마취, 전달마취, 경막외 마취, 척수지주막하 마취 등의 국소마취에 사용한다.

부정맥 치료약으로는 주로 심근 세포막의 Na channel 차단으로 전도를 억제하는 Vaughan Williams 분류의 class Ib에 속한다. 심장기능 억제작용이 적기 때문에 심실 부정맥의 정지 및 예방에 사용하고, 심실빈박이나 심근경색 급성기의 응급치료의 제 1 선택 약물이다. 주로 간에서 대사를 받는 약물로 간기능 저하인 경우에는 용량에 주의가 필요하다.

치료유효 농도범위 2~5 μg/mL

측정법 FPIA, EMIT, GC, HPLC

검체 보존 혈청 분리 후 동결

검체량 혈청 0.5~1 mL

정상상태 도달시간 2~5 일

시판명 염산 리도카인(주), 리타인(주), 옥토케인(주), 이렉스(겔), 자이레스테신 에이(주) 등

치료유효 농도 항부정맥 약물로 사용하는 것은 주사제 뿐이다. Lidocaine의 혈청 농도를 2~5 μg/mL 범위로 유지한다(점적 정맥주사).

채혈 시기 Lidocaine에 의한 효과 확인과 독성발현 방지라는 점에서 채혈은 lidocaine의 점적 정맥주사를 개시하여 1~2시간 후와 12~24시간 후에 채혈하는 것이 바람직하다.

중독 증상 혈청 lidocaine 농도가 6 μg/mL을 초과하면 경련 발현빈도가 높아지기 때문에 최고 농도를 5 μg/mL 이하로 조절한다. 내시경 검사, 인후두부 수술 시 등에서 lidocaine을 국소에 적용할 때에 잘못 삼킨 것이 원인이 되어 혈청 lidocaine 농도가 증가하여 경련이 발현되는 경우가 있다. 중독증상은 혈압강하, shock, 악성고열, 경련 등이 나타난다.

Lithium [Li]

Lithium carbonate는 항조약(抗躁藥)(기분 안정약)으로 작용기전은 뇌 내의 monoamine 전달기구의 저해로 인하는 것이지만 완전히 해명된 것은 아니다. 기질성 뇌장애 또는 뇌파이상, 심장질환, 신장장애 환자, 임신부에는 금기 약물이다. Thiazide계 이뇨제와 병용은 금기사항이다. 부작용은 갈증, 진전, 다뇨, 언어장애(logopathy), 경련 등을 나타낸다.

치료유효 농도범위 최저치 : 0.4~1.2 mmol/L

측정법 원자흡광 광도법, 염광광도법

검체 보존 혈청 분리 후 동결

검체량 혈청 1 mL, 요 1 mL

정상상태 도달시간 5~7 일

시판명 리단(정), 탄산리튬(정)

치료유효 농도 예방으로 0.5~0.8 mmol/L가 좋다는 보고도 있지만 일반적인 치료유효 농도는 0.4~1.2 mmol/L이다.

채혈 시기 복용 개시 1주 후에 채혈하고, 그 후는 1~2주에 1회 채혈한다. 유지량 복용 시는 2~3개월에 1회 아침 복용 전에 채혈하는 것이 바람직하다. 외래 환자는 아침에 복용하지 않고 진찰을 받은 후에 채혈하는 것이 바람직하다.

중독 증상 일반적으로 1.5 mmol/L 이상에서 중독증상이 발현한다. 중독증상은 신경흥분 억제작용 및 synapse 전달 억제작용으로 인하여 발생한다. 경증으로는 오심, 구토, 설사, 진전, 반사이상 항진, 초조감 및 운동실조를 보인다. 중등증에서는 중추신경 억제, 근강직 및 근긴장 항진을 나타낸다. 중증에서는 경련, 혼수, myoclonus(간대성 근경련), 심전도 이상[음성 T 파, 서맥, 동정지(洞停止) 등], 저혈압, 급성호흡곤란 증후군(ARDS), 호흡부전이 발생한다. 급성중독보다 만성중독 쪽이 중증인 경우가 많고, 신장기능 장애를 수반하는 경우가 많다.

Methotrexate [MTX]

Methotrexate HCl은 norepinephrine과 유사한 구조를 보이고, benzene 고리 2 자리와 5 자리의 OH기를 OCH_3 기로 치환된 것이다. 선택적으로 α_1-adrenalin 수용체를 직접 자극하여 말초혈관을 수축시킨다. 말초저항이 증대해진 결과로 혈압이 상승하므로 마취에 수반하는 저혈압 상태의 예방 및 치료에 사용한다. 또한 과량을 정맥 내로 투여하면 혈압상승에 수반하여 미주신경을 통해 경동맥 반사성 심박 수 감소를 초래하므로 발작성 상실빈박에 사용한다. 혈압 상승작용은 norepinephrine 보다 약하지만 지속기간은 길다. 통상 성인 1회 10~15 mg을 근육 내로 투여한다. 허혈성 심장질환이나 심실성 빈박을 나타내는 환자에는 금기 약물이다.

치료유효 농도범위 대량 요법인 경우, 다음의 농도를 초과하면 독성이 용이하게 나타난다.

- 24시간치 : 10 μmol/L 이하
- 48시간치 : 1 μmol/L 이하
- 72시간치 : 0.1 μmol/L 이하

측정법 FPIA, EIA, HPLC

검체 보존 혈청 분리 후 동결

검체량 혈청 0.5 mL

정상상태 도달시간 통상의 내복방법으로는 정상상태에 도달하지 않는다.

시판명 네오메토(주), 디비엘 메토트렉세이트(주), 엠텍세이트(정), 엠티엑스(정, 주), 유니트렉세이트(주) 등

치료 유효농도 종양세포로의 침투를 증가시키기 위해서는 1 μmol/L 이상의 농도가 필요하다.

채혈 시기 투여 24, 48, 72시간 후에 채혈하고, 이후 0.1 μmol/L로 될 때까지 leucovorin을 투여하면서 측정한다.

중독 증상 혈액장애(백혈구 감소 등), 간·신장 장애가 나타난다. 0.1 μmol/L 이상의 농도가 48시간 이상 지속되면 독성이 발현할 위험이 높아져 leucovorin에 의한 처치가 필요하게 된다. 24시간 후의 혈중 농도는 투여방법·투여량에 의존하므로 중요시하지 않는 경우가 있다.

Mexiletine

Mexiletine HCl은 1-phenoxy- 2-amino-alkane 유도체로 항부정맥 작용, 국소 마취작용이 있는 약물이다. 정맥 내 투여로 제한된 lidocaine과 동등한 작용이 있는 약물로 경구투여가 가능하도록 개발된 것이다. 주로 심근 세포막의 Na channel 차단으로 전도를 억제한다. Vaughan Williams 분류의 class Ib에 속하는 약물로 심장기능 억제작용은 적다. 소화관에서 흡수는 양호하고, 주로 간에서 대사된다. 적응은 빈맥성 부정맥(심실성)이다. 또한 내복약은 당뇨병성 신경장애에 수반하는 자각증상[자발통(spontaneous pain), 마비] 개선에도 사용한다.

치료유효 농도범위 0.5~2 μg/mL

측정법 HPLC

검체 보존 혈청 분리 후 동결 보존한다.

검체량 혈청 1 mL

정상상태 도달시기 3~5 일

시판명 멕시틸(캅셀), 뮤멕(캅셀)

치료 유효농도 점적 정맥주사일 경우의 농도는 0.5~2 μg/mL로 유지하고, 경구 투여에서는 최고 농도와 최저 농도를 0.5~2 g/mL의 범위에 있도록 유지한다.

채혈 시기 점적 정맥주사에서는 정상상태로 되는 투여개시 2~3일 후가 바람직하다. 경구 투여에서는 정상상태인 다음 번 투여 직전에 채혈하는 것이 바람직하다.

중독 증상 오심, 졸음, 경련, 심실빈박, 서맥, 진전, 동계, 현기증, 저림감, 탈력감, 안진 등이 나타난다.

Mycophenolate mofetil [MMF]

면역억제 약물로 신장이식 후의 난치성 거부반응에 사용한다. 또한 신장이식, 심장이식, 간이식, 폐이식 등에서 거부반응을 억제시키기 위하여 사용한다. 생체에서 빠르게 mycophenolic acid로 분해되어 세포 내 DNA의 생합성 경로에서 inosine monophosphate decarboxylase를 저해함으로서 DNA 합성을 억제하여 T 림프구 및 B 림프구의 세포증식을 선택적으로 억제한다.

치료유효 농도범위 $AUC_{0\text{-}12}$로서 30~60 mg·hour/L

측정법 HPLC, EMIT

검체 보존 혈장 분리 후 동결

검체량 혈장 0.5 mL

정상상태 도달시간 1주 정도에서 정상 상태로 되지만 수개월 후에는 혈중 농도가 증가한다.

시판명 셀셉트(캅셀)

치료 유효농도 Mycophenolic acid(MPA)의 $AUC_{0\text{-}12}$로서 30~60 mg·hour/L이다. 최저 농도로 tacrolimus을 병용한 예라면 1.9 μg/ mL 이상, cyclosporine을 병용한 예라면 1.3 μ g/mL 이상으로 목표 AUC를 달성할 가능성이 큰 것으로 이해하고 있다.

채혈 시기 이식 후 3일의 측정으로 급성거부반응을 예상할 수 있다는 보고가 있다. 이식 3일, 7일, 10~14일 후에 채혈하여 측정할 것을 권장하고 있다.

중독 증상 혈중 농도가 높은 경우에는 부작용이 쉽게 나타나지만 부작용이 없는 혈중 최대 농도를 얻지 못하면 이식 후 거부반응이 초래될 가능성이 크기 때문에 주의하여야 한다.

[주] AUC : area under the curve

생체에 투여된 약물의 혈중 농도를 경시적으로 측정하여 시간에 대하여 plot하여 얻은 곡선과 시간축과의 사이에 둘러싸인 면적이다. 약물의 생체 이용률(bioavailability)과 clearance를 추정하는데 이용한다.

Nitrazepam [NZP]

Benzodiazepine계 최면약의 하나로 그 작용 시간으로 분류하면 중간형에 속한다. 불면증 이외에 마취 전 투여 약물로도 사용한다. 추가로 항간질 약물로도 이형 소발작이나 초점성 발작에도 사용한다. 각성 후 휘청거림, 탈력·권태감 등의 부작용이 나타나는 경우가 있다. 기타 benzodiazepin계 약물과 마찬가지로 음주로 인한 작용 증강에는 주의가 필요하다.

치료유효 농도범위 최저농도 : 80~200 ng/mL (항간질 약물로서)

측정법 HPLC, GC

검체 보존 혈청 분리 후 동결 보존한다.

검체량 혈청 1.5 mL

정상상태 도달시간 6~10 일

시판명 라제팜 정, 루나팜 정

치료유효 농도 항간질 약물로는 80~200 ng/mL가 치료 유효농도이다.

채혈 시기 정상상태에 도달하는 시점에서 아침 복용 전에 채혈하는 것이 바람직하다. 그러나 외래환자는 진료시간을 일정하게 하여 거의 동일한 시간대에 채혈한다.

중독 증상 중독발현 농도는 200 ng/mL 이상이지만 병용하는 약물이 있을 때에는 그 농도 이하에서도 중독증상이 나타날 가능성이 있다. 중독발현 농도의 하한에서는 졸음, 식욕부진, 권태감을 보이고, 더욱 농도가 증가하면 운동실조, 혼수 등이 발현된다. 급격한 감량 또는 중지로 인하여 중적(introsusception) 경련 발작, 섬망(delirium) 등이 나타나는 경우가 있다.

Phenobarbital [PB]

Phenobarbital-Na은 최면제, 진정제, 간질약의 하나이다. 장시간 작용형 barbiturate 유도체이다. 물에 잘 용해되도록 sodium 염으로 사용한다. 세포막의 sodium channel을 불활성화하여 작용을 나타낸다. 불면증이나 불안긴장 상태의 진정, 간질의 경련발작, 강직간대 발작, 초점간질(focal epilepsy), 자율신경 발작, 정신운동 발작에 사용한다. 간질성 실신(결신)(absentia epileptic)과 myoclonia(간대성 근경련증)에는 효과가 없거나 악화된다. 혈중 농도와 투여량은 비례한다. 반감기는 24~140시간으로 길다. 연속적인 사용으로 대사성 내성이나 수용체 감수성 저하로 인하여 기능성 내성이 생기고, 또한 갑자기 중단하면 이탈증상(금단현상)이 나타난다.

소아에는 진정작용이나 지적기능·학습능력 저하가 크게 나타나므로 강직간대 발작 이외에는 사용하지 않는다. Barbiturate계 화합물 과민증 환자, 임신부에는 금기약물이다. 부작용으로 과민증, 거대적혈모구성 빈혈, 저 calcium 혈증, 정신적·신체적 의존증 등을 보인다.

치료유효 농도범위 최저치 : 10~35 μg/mL (간질 치료), 15 μg/mL (소아 열성경련 치료)

측정법 FPIA, EMIT, GC, HPLC

검체 보존 혈청 분리 후 동결

검체량 혈청 0.5 mL

정상상태 도달시간 2~4 주간

시판명 루미날(정), 디펠(정), 레인보(정), 류미발(정), 페노바르비탈(정), 부론키 에스(정), 신토닝(과립)

채혈 시기 정상 상태에서의 농도 변동은 대단히 작으므로 채혈은 정상 상태로 달해 있으면 그 시점에서 채혈해도 좋다.

중독 증상 중추억제, 운동실조, 과도한 진정, 호흡마비 등의 증상을 보인다. 35 μg/mL의 농도를 초과하면 졸음 등 중추억제, 운동실조 등이 나타난다. 중추 억제와 운동실조가 나타나는 농도가 임상의 상한으로 되어 있다. 100~150 μg/mL 이상에서는 호흡마비가 일어나고, 치사 농도인 것이다.

Phenobarbital pharmacokinetic analysis

흡수 Phenobarbital(PB)은 주사제, 산제, 정제, 좌제 등이 있다. 주사제는 피하 또는 근육내로 투여되므로 혈중 최고 농도에 달하는 시간은 약 2 시간이다. 경구투여는 흡수가 빠르므로 혈중 최고 농도에 달하는 시간은 1~2 시간, 산제 및 정제는 2~6 시간이다. 좌제는 PB의 sodium 염을 사용하고 있어서 흡수율이 좋지 않아 최고 농도에 달하는 시간도 1~8 시간으로 괴리를 보인다. 흡수율은 어느 제형이나 약 100%이다.

분포 PB는 주로 혈청 albumin과 결합하는데, 그 결합률은 약 50%이다. 분포용적은 0.5~1 L/kg으로 광범위한 조직으로 이행한다. 뇌 내 농도는 혈중 농도의 51~91%이다.

대사·배설 PB는 약 60%가 간에서 대사되어 불활성 대사산물로 된다. 약 40%는 미변화체로 요로 배설된다.

약물 속도론 PB의 소실 반감기는 50~120시간(신생아 등에서는 성인보다 길지만 소아는 40~70시간)으로 연속 투여로 정상상태에 도달하는 데는 약 2~3주 정도를 요한다. PB를 단독 투여하는 성인 환자에서 정상상태의 혈청(장) 농도는 투여량에 비례한다. 1 mg/kg/day의 투여량에서는 7~8 μg/mL의 농도이나, 소아는 투여량(mg/kg/day)이 같아도 농도는 낮다.

약물 상호작용·병태 PB는 quinine나 항간질 약물인 phenytoin 및 valproic acid와의 병용으로 대사가 저해를 받아 혈청 농도가 증가한다. Sodium bicarbonate와의 병용으로 농도가 감소한다. 간경변 환자나 신기능장애 환자에서는 혈청 농도가 증가한다.

Phenytoin [PHT]

Hydantoin계 항간질 약물의 하나이다. Na channel을 불활성화시켜서 작용을 나타낸다. 간질의 경련 발작, 자율신경 발작, 정신운동 발작에 유효하다. 삼차신경통, 당뇨병성 신경장애, 부정맥, 임신고혈압 증후군에도 사용한다. 작용발현에는 수일을 요한다. 신경조직에 비교적 오래 결합하기 때문에 작용이 오래 지속한다. 혈중 phenytoin의 약 90%는 혈장 단백과 결합되고 있다. Phenytoin은 간세포 소포체의 P-450에 의해 수산화(p-수산화)되어 유전적 다형을 나타낸다. Hydantoin계 화합물에 대한 과민증, 동서맥, 고도의 자극 전도장애에는 금기 약물이다. 부작용은 피부점막안 증후군, 치육증식, 재생불량성 빈혈, 간질성 폐렴, 심정지, 강직 발작, 림프절 종창 등을 나타낸다.

치료유효 농도범위 최저치 : 소아 5~20 μg/mL, 성인 10~20 μg/mL

치료 유효농도 10~20 μg/mL에서는 phenytoin의 혈청 농도는 투여량에 비례하여 증가하지 않는다. 그 때문에 투여량이 약간의 증가에 수반하여 현저하게 혈중 농도가 증가하는 경우가 있으므로 혈중 농도 monitoring하여 투여량을 조절 하는 것이 필수적이다.

측정법 FPIA, HEIA, RPIA, ELISA, GC, HPLC

검체 보존 혈청 분리 후 동결

검체량 혈청 0.5~1 mL

정상상태 도달시간 농도가 5~10 μg/mL에 달하는 투여량에서는 2주간, 20 μg/mL에 달하는 투여량에서는 1개월을 요한다. 이것은 PHT가 비선형 동태를 보이기 때문이다.

시판명 다이란틴(주), 페니토인(정, 캅셀, 소디움 주사), 디펠(정), 페노히단토인(정), 페니톤(주), 히단토인(정)

치료 유효농도 치료유효 농도(10~20 μg/mL) 부근에서의 혈청 PTH 농도는 투여량에 비례하여 증가하지 않는다. 그러므로 투여량을 약간이라도 늘리면 혈청 농도가 현저하게 증가할 수 있으므로 혈중 농도 monitoring으로 투여량을 조절한다.

채혈 시기 채혈은 다음 번 투여직전이 바람직하다.

중독 증상 용량 의존성으로 혈중 농도와 상관하여 출현한다. 20~30 μg/mL 이상에서 수평·회전성의 안진·운동실조, 보행곤란이 나타나고, 40 μg/mL 이상에서 졸음, 구음장애를 초래하고, 70 μg/mL 이상에서 의식장애, 발작빈도가 증가한다. 중추 억제와 운동실조가 나타나는 농도가 임상의 상한으로 되어 있으므로, 20 μg/mL 이상의 농도로 되는 일이 없도록 혈중 농도를 monitoring하면서 투여량을 조절한다.

Free Phenytoin (free diphenylhydantoin)

치료유효 농도범위 최저치 : 1~2 μg/mL

측정법 HPLC, FPIA

검체 보존 혈청 분리 후 동결

검체량 혈청 1 mL

정상상태 도달시간 농도가 0.5~1 μg/mL에 달하는 투여량에서는 2주간, 2 μg/mL에 달하는 투여량에서는 1개월을 요한다.

시판명 Phenytoin 항과 같다.

치료 유효농도 유리 phenytoin 농도 1~2 μg/mL가 치료유효 농도인데, 혈청 albumin 농도가 기준범위에 있는 환자에서는 혈청 총 phenytoin 농도는 10~20 μg/mL에 상당한다. 그러나 요독증 등 albumin 농도가 감소된 환자나 valproic acid 등 단백 결합을 저해하는 약물을 병용하는 환자의 혈청 총농도는 5~10 μg/mL 이하에 상당한다.

채혈 시기 다음 번 투여 직전

중독 증상 2 μg/mL 이상인 환자에서는 졸음, 안진, 운동실조, 경련 발작 등의 증상이 나타난다. 7 μg/mL 이상에서는 의식장애나 경련 발작이 크게 나타난다.

Phenytoin pharmacokinetic analysis

치료유효 농도범위 Valproic acid 등 phenytoin(PHT)의 단백 결합을 저해하는 약물을 병용할 때나 요독증 등에서 PHT의 단백 결합률이 저하하는 경우에는 치료농도의 상한이 10~15 μg/mL로 저하한다.

흡수 PHT은 주사제, 산제(10%), 정제가 있는데, 복용 후의 흡수속도는 제형에 따라 다르다. 혈중 최고 농도에 달하는 시간은 1~6시간이고, 흡수율은 모든 제형에서 약 100%이다.

[주] 주사제는 PHT의 sodium 염을 사용하기 때문에 투여량을 환산할 경우 주의하여야 한다. 또한 산제는 약포지 등에의 부착이나 흘리는 문제가 있어서 정제에 비하여 복용량이 적어지는 경우가 있다.

분포 PHT는 주로 혈청 albumin과 결합하는데, 성인의 단백 결합률이 87~93%이지만 소아는 65~85%이다. 뇌 내 농도는 혈청 총농도와 마찬가지로 높은데, 이것은 혈청 총농도보다 유리 PHT 농도로 인한 관련성이 높다. 성인의 저용량에서 분포용적은 0.5~0.8 L/kg이다. 소아의 분포용적은 성인에 비하여 크다.

대사·배설 PHT는 대부분이 간에서 대사되어 불활성 대사물로 된다. 요에는 흡수된 양의 약 5% 이하가 미변화체로 배설된다.

약물 속도론 PHT의 소실 반감기는 저용량에서 약 10시간이지만 혈청 농도의 증가에 수반하여 외견상 연장된다. 이 현상은 대사과정에 포화되기 때문에 혈청 농도가 안정상태에 달하는 시간이 복용량의 증가에 수반하여 연장되므로 농도가 10 μg/mL 이하의 복용량에서는 2시간 이내이지만 20 μg/mL에서는 약 4 주간을 요한다. 또한 정상상태의 혈청(장) 농도는 복용량에 비례하지 않아 복용량의 증가에 수반하여 급격하게 증가한다. 같은 투여량(mg/kg/day)에서의 소아 혈청 농도는 성인에 비하여 낮다.

약물 상호작용·병태 PHT는 barbiturate, rifampicin 등의 병용으로 인한 대사촉진이나 cholestyramine 등에 의한 흡수저해로 혈중 농도가 감소한다. 한편 cimetidine이나 fluconazole 등과의 병용으로 대사가 저해되어 농도가 증가한다. 또한 valproic acid나 salicylic acid제제 등과의 병용으로 단백 결합이 저해되어 단백 결합률이 저하된다.

급성간염이나 간경변, 요독증 등 신기능 장애 환자나 임신부에서는 albumin 농도의 감소 등으로 단백 결합률이 저하한다. 그러므로 혈청 농도는 저하한다.

Pilsicainide

Pilsicainide HCl은 심근 세포막의 Na channel을 주로 차단으로 전도를 억제하는 부정맥 치료 약물로 Vaughan Williams 분류의 class Ic에 속한다. 주로 빈맥성 부정맥에 사용한다. Na channel에서의 해리가 늦어 전도억제 효과가 강하기 때문에 부정맥을 조장하는 작용을 나타내는 경우도 있다. 소화관에서의 흡수는 양호하여 혈중 농도는 용량과 상관성을 보인다. 신장으로의 배설형 약물로 신장기능장애 환자에서는 혈중 농도가 용이하게 고농도를 나타낸다. 심장기능 억제작용이 강하므로 주의하여야 한다.

치료유효 농도범위 0.2~0.9 μg/mL

측정법 HPLC
검체 보존 혈청 분리 후 동결
검체량 혈청 1 mL
정상상태 도달시간 2~3 일
시판명 썬리듬(캡슐)
치료 유효농도 0.2~0.9 μg/mL가 치료농도 범위로 알려져 있어서 혈중 최저농도를 0.2 μg/mL 이상으로 유지한다.
채혈 시기 정상상태에서의 다음 번 투여 직전에 채혈한다.
중독 증상 일반적으로 1 μg/mL를 초과하면 심실세동, 심실빈박, 심방세동, 방실 block, QRS 폭 증대, QT 연장, 서맥, 혈압저하, 현기증, 졸음 등을 나타낸다.

Primidone [PRM]

치료유효 농도범위 최저치 : 5~12 μg/mL
측정법 FPIA, HEIA, RPIA, HPLC, GC
검체 보존 혈청 분리 후 동결
검체량 혈청 0.5~1 mL
정상상태 도달시간 3~5 일
시판명 프리미돈(정)
채혈 시기 Primidone은 투여를 개시한지 수일에 정상 상태에 달하는데, 대사물인 phenobarbital을 고려하여 채혈은 2~4주 후의 다음 번 투여 직전이 바람직하다.
중독 증상 일반적으로 primidone의 치료유효 농도범위에서는 대사산물인 phenobarbital도 그 치료유효 농도범위(10~35 μg/mL)에 있다. 중독을 피하기 위해서는 phenobarbital 함유 제제와의 병용에 주의한다. 졸음, 안진 등의 중독 증상이 발현하는데, 농도 증가에 수반하여 복시, 운동실조, 혼수를 초래한다.

Procainamide [PA]

국소 마취약인 procaine의 ester 결합을 amide 구조로 치환한 것이다. 심근 세포막의 Na channel 차단·K channel 차단으로 전도를 억제하는 부정맥 치료약으로 약리작용은 quinidine과 유사하다. 소화관에서 흡수가 양호하고, 간에서 일부가 대사되어 활성 대사산물 *N*-acetylprocainamide(NAPA)로 되고, 기타 대사산물 및 미변화체는 주로 신장으로 배설된다. 적응은 상실성 및 심실성의 기외수축·발작성 빈박의 치료 및 예방, 심방세동, 수술 및 마취에 수반하는 부정맥 등이다.
치료유효 농도범위 최저치 : 4~10 μg/mL
단, 주요 대사물인 *N*-acetyl 체(acecainide)의 혈중 농도도 고려할 필요가 있다.
측정법 FPIA, HEIA, HPLC, GC
검체 보존 혈청 분리 후 동결
검체량 혈청 0.5 mL
정상상태 도달시간 1~2 일(경구). 지속적인 점적에서는 12~24 시간
시판명 염산 프로카인아마이드(주)
치료 유효농도 유효 혈중 농도는 4~10 μg/mL이다. 단, 주 대사산물인 NAPA에는 class Ⅲ 항부정맥 약물로서의 약리활성이 있기 때문에 그 혈중 농도도 동시에 측정하는 것이 바람직하다. Acecainide의 유효 혈중 농도범위는 10~20 μg/mL로 20 μg/mL를 초과하면 소화기 증상이나 현기증 등의 부작용이 발현된다. Procainamide와 acecainide를 합산하여 5~30 μg/mL라는 농도도 하나의 지표로 사용하기도 한다.
채혈 시기 경구 투여인 경우는 원칙적으로 다음 번 투여 직전에 채혈한다. 중독이 의심되는

경우는 수시로 채혈한다. 지속적인 점적 투여에서는 점적 개시에서 12 시간 이상 경과 후에 채혈하는 것이 바람직하다.

중독 증상 16 μg/mL 이상에서는 전도장애, QRS 간격 연장, QT 간격 연장 등의 심전도 이상이나 부정맥을 일으키는 경우가 있다. 또한 중추 억제를 일으키는 경우가 있다.

Propafenone

Propafenone HCl은 β 차단약 연관 화합물 가운데에서 항부정맥 작용을 나타내는 화합물로 발견된 약물로 심근 세포막의 Na channel 차단으로 전도를 억제하고, 약하지만 β 수용체 차단작용도 나타낸다. 주로 간에서 대사되지만 대사능에는 포화현상이 나타난다. 심기능 억제 작용이 있으므로 심부전에는 사용하지 않는다. 적응은 빈맥성 부정맥이다. 부작용으로 부정맥 유도작용이 있다.

치료유효 농도범위 0.05~2 μg/mL

측정법 HPLC

검체 보존 혈청 분리 후 동결 보존한다.

검체량 혈청 1 mL

정상상태 도달시간 2~3 일(투여량 증가와 더불어 연장)

시판명 리트모놈(정제)

치료 유효농도 치료 농도는 0.05~2 μg/mL이다. 대사산물도 약효가 있어서 그 농도(0.05~1.5 μg/mL) 또한 추가된다.

채혈 시기 소실 반감기가 짧아서 최고 농도에 달하는 복용 1~2 시간 후에 채혈한다.

중독 증상 심실빈박 torsade de pointes, 심실조동, 방실 block, 서맥, 현기증, 휘청거림 등이 나타난다.

Propranolol

Propranolol HCl은 dichloroisoproterenol 또는 pronethalol의 연구를 발전시켜 항부정맥 약물로 개발된 β 차단약이다. 교감신경 β 수용체에서 catecholamine과 경합적으로 길항하여 항협심 작용과 항부정맥 작용을 보인다. β_1 수용체와 β_2 수용체에 대하여 동등한 친화성을 보이는 비선택성 약물로 세포막 안정화 작용을 보이지만, 내인성 교감신경 자극작용은 나타내지 않는다. Renin 분비 억제작용, 중추신경 작용, 심박출량에 대한 작용, 말초혈관 저항 감약작용 등의 관여로 혈압강하 작용도 보인다. 지용성이 높고, 간에서 대사되고, 혈관·뇌 관문을 용이하게 통과한다. 혈중 농도 반감기는 3.9±0.5시간이다. 적응은 본태성 고혈압(경증~중등증), 협심증, 기외수축(심실성, 상실성), 발작성 빈박의 예방, 갈색세포종 수술 시 등이다.

치료유효 농도범위 최저치 : 30~150 ng/mL

측정법 HPLC

검체 보존 혈청 분리 후 동결보존

검체량 혈청 1~2 mL

정상상태 도달시간 3~7 일

시판명 인데놀(정), 인데랄-에이엘(캅셀), 인데솔(정), 테프라(정), 프라놀(정), 프로놀(주), 프로닐(정)

치료 유효농도 Propranolol의 치료유효 농도는 기외수축이나 동성빈맥(sinus tachycardia)에서 50~100 ng/mL, 협심증 징후에서 30 ng/mL 이어서 일반적으로 30~150 ng/mL가 치료유효 농도범위로 이해하고 있다.

채혈 시기 투여 직전이 바람직하다.

중독 증상 두통, 현기증, 후둘후둘 떨림, 악몽,

기관지 경련, 천식 등의 증상을 보인다.

Quinidine [QND]

Quina 류 나무껍질에 함유된 alkaloid로 malaria 치료 약물인 quinine의 우선성 광학 이성체이다. Vaughan Williams 분류의 class Ia에 속하는 항부정맥 약물이다. Na channel 차단으로 인한 자극전도를 억제한다. K channel도 억제하여 유효 불응기를 연장시키고, 이소적(異所的) 자극으로 인한 기외수축의 발현을 억제한다. 상실·심실 기외수축, 심방세동·조동, 방실결절 reentry성 발작성 빈박 등에 사용한다.

치료유효 농도범위 최저치 : 2~5 μg/mL

측정법 FPIA, RPIA, HPLC, GC

검체 보존 혈청 분리 후 동결보존

검체량 혈청 0.5~1 mL

정상상태 도달시간 1~3 일

시판명 퀴니딘 설페이트(정)

치료 유효농도 농도범위는 2~5 μg/mL이다. 주로 간에서 대사되기 때문에 간장애 등에는 특히 주의가 필요하다.

채혈 시기 원칙으로 다음 투여 직전. 중독이 의심되는 경우는 수시

중독 증상 10 μg/mL 이상에서는 고도의 전도억제, QT 간격 연장, 심실빈박, torsades de pointes(전도형 심실빈박) 등을 일으키는 경우가 있다. 전해질 이상(저 K혈증 등)이 있는 환자에서는 부작용의 위험성이 크므로 주의가 필요하다. 간에서 주로 대사되기 때문에 간장애 등에서는 특히 주의가 필요하다.

Salicylates

Salicylic acid는 2-hydroxybenzoic acid로 방향족 carboxylic acid이다. 무취에 약간의 신맛이 있는 자극성 백색결정 또는 분말로 되어있다. Acetylsalicylic acid(ASA)는 salicylic acid계 해열·진통·소염제이다. 소장에서 가수분해되어 대부분은 salicylic acid로 되어 흡수되는데, 이것이 시상하부에 작용하여 해열효과를, 그리고 말초조직에 작용하여 진통·소염효과를 나타낸다. Prostaglandin 생합성을 주로 저해하여 약리작용을 나타내는 것으로 이해하고 있다. 특히 해열 진통작용에 탁월하여 임상적으로는 주로 두통, 관절통, 근육통, 치통, 생리통 등 경도에서 중등도 동통이나 감기 시 발열에 사용하고 있다. 또한 혈소판 응집억제 작용이 있어서 경색성 질환을 예방하는 데 사용되고 있다. 부작용은 소화기 장애(구토감·구토, 위염, 소화성 궤양)가 가장 많고, 그 외에 청각장애, 신장·간장애, 출혈경향 등이 있다. 비교적 안정성이 커서 가정에 상비약으로 사용하는데, 대량 투여로 의식장애나 사망에 이르는 경우도 있다. Reye 증후군과의 관련성이 우려되고 있어서 소아의 수두·influenza에 사용은 원칙적으로 금기이다. 혈중 농도 반감기는 salicylic acid로 2~5시간, 혈장단백 결합률은 75~90%이다. Aspirin 천식의 기왕력이나 소화성 궤양에는 금기약물이다.

치료유효 농도범위 최저농도 : 150~300 μg/mL

측정법 FPIA, HPLC, 비색법, EIA, ACA

검체 보존 혈청 분리 후 동결 보존한다.

검체량 혈청 0.5~1 mL

정상상태 도달시간 2 일

시판명 아스피린(정), 바이엘 아스피린(정), 비파린(정), 나리스(캅셀), 리코펜(캅셀)

치료 유효농도 진통효과를 얻기 위하여는 100 μg/mL 이상이 필요하다. 류마티스 관절염에는 150~300 μg/mL, 소아의 급성 류마티스 열에는 300~400 μg/mL가 필요한 것으로 이해하고 있다. Aspirin의 항혈소판 응집작용과 혈중 농도는 상관성이 없다.

채혈 시기 정상상태 시의 치료유효 최저치를 보이는 시기에 채혈한다. 통상 2일에 정상상태에 달하지만, 대사의 포화로 고용량에서는 반감기가 15~30시간으로 연장되는 경우도 있다.

중독 증상 이명, 난청, 호흡부전 등의 부작용을 나타낸다. 이명 여부로 중독 발현을 판단할 수 있지만, 200 μg/mL 이상인 경우에 오심, 구토, 두통, 이명, 우울상태 등, 350 μg/mL 이상인 경우에는 과호흡, 460 μg/mL 이상인 경우에 acidosis 같은 다른 중독증상이 나타난다. 급성중독 시에는 위세척을 하고, 나머지는 활성탄으로 흡착시킴과 동시에 체액 균형에 주의하여 산혈증을 보정한다.

Sotalol

Sotalol HCl은 항부정맥 약물의 Vaughan Williams 분류의 class Ⅱ 작용(β수용체 차단작용)과 class Ⅲ 작용(K channel 차단작용)을 아울러 갖춘 비선택성 β수용체 차단약이다. 대사를 받지 않고, 주로 신장으로 배설되어 소실된다.

치료유효 농도범위 최저 농도 : 2.5 μg/mL 이상. 단 β-차단 작용이 목적인 경우는 그 이하에서도 유효하다.

측정법 HPLC

검체 보존 혈청 분리 후 동결 보존한다.

검체량 혈청 1~2 mL

정상상태 도달시간 2일 정도(신장 기능 정상인 경우)

시판명 렌티블록(정제)

치료 유효농도 Class Ⅲ의 항부정맥 작용은 대체로 2.5 μg/mL 정도에서 발현되는데, β차단작용(class Ⅱ로서의 작용)은 1.0 μg/mL 이하의 저농도 범위에서도 보인다. 따라서 β차단작용을 기대할 경우에는 비교적 저농도에서 효과를 보인다. 체내에서의 배설은 신장이 중심이므로 신장 기능이 저하된 환자에서는 혈중 농도가 증가한다.

채혈 시기 원칙적으로 다음 번 투여 직전에 채혈하는 것이 바람직하다. 중독이 의심될 경우에는 수시로 채혈하여 혈중 농도를 측정한다.

중독 증상 QT 연장 작용은 부작용이라기보다 오히려 class Ⅲ 항부정맥 약물로서의 주작용을 보이지만 torsadc de pointes 등의 심각한 심실성 부정맥의 위험성이 커지므로 주의가 필요하다.

Tacrolimus

Tacrolimus hydrate는 actinomycete(방선균) *Streptomyces tsukubaensis*의 대사산물로 발견된 화합물로 강력한 면역억제 작용을 나타낸다. 거부반응의 주작용인 T 세포에서의 각종 cytokine의 생산을 저해하는 작용이 있다. 이식 장기에 대한 거부반응을 억제하는 활성은 용량 비로 cyclosporine의 10~30배로 이해하고 있다. Cyclosporine과 함께 이식 치료에 중요한 역할을 하는 약물이다. 간·신장·심장·폐·췌장 이식의 거부반응 억제, 골수 이식의 거부반응 및 이식편대 숙주병 억제, 그리고 capsule 제와 과립의 일부는 전신형 중증근무력증, 류마티스 관절염, lupus 신염에 임상적으로 응용되고 있다. 연고제가 atopy 피부염에 사용되고 있다. 임신부, potassium 유지성 이뇨약 중에는 금기 약물이다. 주요 부작용은 신장·췌장·심장·중추신경 등에 대한 독성이다.
치료유효 농도범위 최저 농도 : 5~20 ng/mL
측정법 EMIT, HTEIA
검체 보존 전혈(EDTA 채혈) 동결
검체량 혈액 0.5~1 mL
정상상태 도달시간 3~5일
시판명 프로그랍(주사제, 캅셀), 프로토픽(연고)
치료 유효농도 치료유효 농도범위는 전혈 농도로서 투여 초기(이식 후) 10~20 ng/mL(지속주입 및 경구투여 직전 농도)이지만 유지 투여 시에는 5~10 ng/mL이다.
채혈 시기 지속 주입 시는 투여 시작 12시간 이상 경과 후, 경구 투여는 정상상태에서의 다음 투여 직전에 채혈한다.
중독 증상 중독 증상으로는 구토, 부종, 진전, 경축 등을 보인다. 또한 계속적인 투여로 인하여 신장장애, 고혈당 등이 나타난다.

Teicoplanin [TEIC]

Glycopeptide계 항생물질이다. Methicillin·cephem-resistant *Staphylococcus aureus* 감염증에 사용한다. 반감기는 46~56시간으로 길기 때문에 첫날 400 mg 또는 800 mg을 2회로 나누고, 이후 1일 1회 200 mg 또는 400 mg을 점적주사로 투여한다. 단백 결합률은 약 90%이다. 신장 배설형 약물이어서 신장장애 시에는 투여량을 조절할 필요가 있다.
치료유효 농도범위 최저 농도 : 5~10 μg/mL
측정법 FPIA
검체 보존 혈청 분리 후 동결 보존한다.
검체량 혈청 0.5~1 mL
정상상태 도달시간 2~3 일
시판명 타고시드(주사제), 타고신(주사제), 타고실린(주사제), 타이코닌(주사제), 타포신(주사제), 테고닌(주사제)
치료 유효농도 60 μg/mL 이상인 최저 농도에서는 중독증상이 나타나는 경우가 많으므로 일반적으로 최저 농도를 5~10 μg/mL로 유지한다.
채혈 시기 정상상태에서 다음 투여 직전. 조기에 정상상태에 도달하기 때문에 첫날에 2배 양을 투여하는 방법이 권장되고 있어서 투여시작 2~3일 후에 농도는 정상상태에 달한다.
중독 증상 최저 농도가 60 μg/mL 이상으로 되면 BUN 증가, creatinine 증가 등의 신장기능장애 및 현기증, 이명, 청력저하 등의 제 8 뇌신경장애가 나타난다.

Theophylline

Theophylline은 caffeine, theobromine과 더불어 xanthine 유도체의 하나이다. 중추 흥분작용, 심근 흥분작용, 평활근 이완작용, 이뇨작용을 나타낸다. 평활근 이완작용이 강하기 때문에 기관지 확장약으로 임상에 응용되고 있다. 작용기전은 phosphodiesterase 저해로 인한 세포 내 cAMP 농도가 증가하는 결과로 이해하고 있지만 최근에는 이 외에도 adenosine 수용체 길항작용 등이 고려되고 있어 아직 밝혀지지 않은 점이 많다. 투여량의 약 80%는 간에서 대사되고, 약 8%는 미변화체로 요로 배설된다. 부작용은 소화기 증상(오심, 식욕부진, 설사 등), 정신신경 증상(불안, 두통, 현기증 등), 순환기 증상(동계, 빈맥, 안면홍조·창백 등), 그리고 호흡촉진 등이 발현되기 쉽다.

치료유효 농도범위 최저치 : 5~15 μg/mL

측정법 FPIA, HEIA, RPIA, ELISA, GC, HPLC

검체 보존 혈청 분리 후 동결 보존한다.

검체량 혈청 0.5~1 mL

정상상태 도달시간 2~3 일

시판명 데오큐(시럽), 데오크레(시럽, 캅셀), 데오프린(서방캅셀), 아스타민(캅셀), 에테오필(캅셀), 오스틴(서방캅셀), 유니필(서방정)

치료 유효농도 종래, 기관치 천식에 대한 theophylline의 치료유효 농도범위는 10~20 μg/mL로 설정되었다. 그러나 theophylline의 천식에 대한 작용은 기관지 확장 작용보다는 오히려 기관 염증 억제작용으로 인한 것으로 생각하고 있어서 그 기관 염증 억제작용은 보다 저농도로 인식하고 있으므로 치료유효 농도범위는 5~15 μg/mL로 설정하고 있다.

채혈 시기 Theophylline의 소실 반감기는 성인에서 7~8 시간으로 비교적 짧으므로 aminophylline 등의 보통 정제로 통상 투여 간격(8시간 정도)에서는 다음 번 투여 직전 농도가 유효농도 범위에 들어가지 않는 경우가 있기 때문에 투여량을 늘리면 최고 농도는 독성 발현범위에 달할 가능성이 있다. 부작용 발현 방지라는 점에서 다음 번 투여 직전 채혈 이외에 보통 정제에서는 투여 후 1~2시간에, 서방성 제제에서는 3~7시간에 채혈하여 혈중 농도를 확인할 필요가 있다.

중독 증상 Theophylline의 혈청 농도가 20 μg/mL 이상에서는 소화기 증상이나 심박 증가가 나타나고, 40 μg/mL 이상에서는 중추증상, 부정맥, 경련 등이 나타나고, 사망에 이르는 경우도 있다.

Tobramycin [TOB]

Gentamicin과 유사한 aminoglycoside계 항생물질이다. 항균 spectrum, 항균력 모두 gentamicin과 거의 동등하여 녹농균, 대장균, *Eenterobacter*, 폐렴간균, indole 양성·음성인 변형균, *Serratia* 등의 Gram 음성 간균의 대부분에 대하여 항균활성을 보인다. 또한 Gram 양성 세균 가운데 포도상구균에 대해서도 양호한 항균력을 보인다. 청각독성, 신장독성은 gentamicin에 비교하여 경감되어 있다.

치료유효 농도범위

· 최고 농도 : 5~10 μg/mL

· 최저 농도 : 2 μg/mL 이하

측정법 FPIA, HPLC, GC

검체 보존 혈청 분리 후 동결 보존한다.

김세랑 혈청 0.5 mL

정상상태 도달시간 11~14 시간

시판명 황산 토브라마이신(주사제), 토브라마이신(주사제), 마이토브(주사제), 비토브라(점안액), 테네브라(주사제), 토베란(주사제, 점안액), 토비시란(주사제)

치료 유효농도 치료유효 농도범위로는 최고 농도가 5~10 μg/mL, 최저 농도는 2 μg/mL 이하이다.

채혈 시기 ① **점적주사** : 점적완료 직후 또는 다음 투여 직전(최저 농도), ② **근육주사** : 투여 후 30~60분 또는 다음 투여 직전, ③ **투석** : ①과 ②에 추가하여 투석시작 직전 또는 투석 종료 직후

중독 증상 최고 농도가 12 μg/mL 이상인 상태가 지속되면 초기에 이명, 현기증이 나타나고, 최종적으로는 불가역성 난청(청각장애)이 나타난다. 최저 농도가 2 μg/mL 이상인 상태가

지속되면 BUN, creatinine 증가 등의 신장장애가 나타난다. 신장장애는 조기에 투여를 중단하면 가역적이어서 회복된다.

Valproate－sodium [VPA]

분지 지방산 구조를 나타내는 항간질 약물이다. 소발작(petit mal epilepsy)이나 정신운동발작에 유효하다. 광범위한 항경련 spetrum을 보인다. 항간질 약물 가운데 유일하게 화학구조에 질소원자가 없다. γ-Aminobutyric acid (GABA) transaminase를 저해하는 억제적 신경전달 물질인 GABA 대사를 저하시킨다. 경구투여 VPA의 혈중 농도는 1∼3시간 후에 최고 농도에 달한다. 소아에서는 성인보다 반감기가 짧다. 혈중 VPA는 일내 변동이 있어서 일정한 시간에 채혈하여야 한다. VPA로 인한 중독증상 발현과 혈중 농도와의 관계는 밝혀지지 않았다. 심각한 간장애에는 금기 약물이다. Panipenem / betamipron 혼합제제나 meropenem 등 carbapenem계 항생물질과의 상호병용으로 혈중 농도가 감소되어 작용이 소실되므로 병용은 금기이다. 부작용으로 혈액장애, 피부점막안 증후군, 간장애, 의식장애, 췌장염, 간질성 신장염, Fanconi 증후군이 출현하는 경우에는 투여를 중지한다.

치료유효 농도범위 최저치 : 50∼100 μg/mL

측정법 FPIA, EMIT, CLEIA, GC

검체 보존 혈청 분리 후 동결 보존한다.

검체량 혈청 0.5∼1 mL

정상상태 도달시간 2∼5 일

시판명 데파코트 스프링클(캅셀), 데파코트(정), 발픽스(정), 에피발(정), 데파킨(주), 레브발(연질캅셀, 주), 바렙톨(서방정)

채혈 시기 보통 정제를 복용한 후의 valproic acid의 소실 반감기는 6∼18 시간으로 비교적 짧다. 그러므로 투여 간격 내에서의 혈중 농도가 크게 변동하므로 정확한 채혈이 필요하다. 통상 채혈은 다음 투여 직전이 바람직하다.

중독 증상 중독 발현 농도는 150 μg/mL 이상이다. 심각한 간장애로 인한 사망 예도 보고되었다. 그 원인 물질로 대사산물인 Δ4-valproic acid (4-en 체)를 고려하고 있다.

Free Valproic acid

치료유효 농도범위 최저치 : 5∼15 μg/mL

측정법 GC, FPIA

검체 보존 혈청 분리 후 동결보존

정상상태 도달시간 2∼5 일

시판명 Valproate-Na과 같다.

치료 유효농도 유리 valproic acid 농도로는 5∼15 μg/mL로 혈청 총 valproic acid 농도 50∼100 μg/mL에 상당한다. 그러나 간질환이나 신장질환 환자에서 albumin 농도가 감소되었거나 단백 결합저해를 일으키는 salicylic acid제제를 복용하는 환자에서는 단백 결합률이 저하되므로 총농도를 낮게 유지하는 편이 바람직하다.

채혈 시기 보통 정제는 농도의 일내 변동이 크므로 다음 번 투여 직전에 채혈하는 것이 바람직하다.

중독 증상 중독발현 농도는 20∼30 μg/mL 이상이다. 졸음, 진전, 진정 등이 나타나는데, 심각한 경우에는 고 ammonia혈증으로 인한 의식장애를 초래한다. 또한 간기능 장애로 인한 사망 예도 보고되었다.

Valproic acid pharmacokinetic analysis

흡수 Sodium valproic acid(VPA)는 syrup제, 세립제, 정제, 서방성 정제가 있는데, 앞의 3가지 제제는 흡수가 빨라서 최고농도 도달시간이 0.5～2 시간이지만, 서방성 정제는 약 10 시간이다. 흡수율은 어느 제형이나 약 100% 정도이다.

분포 VPA는 혈청에서 주로 albumin과 결합하는데, 그 단백 결합률은 치료농도 범위로 85～95%이지만 농도 증가에 수반하여 감소하여 200 μg/mL에서는 80% 정도이다. 분포용적은 평균 0.13 L/kg이다.

대사·배설 VPA는 대부분이 간에서 대사되어 일부 활성 대사산물이 생성되지만 그 혈중 농도는 낮다. 요에는 2～3%의 미변화 VPA가 배설된다.

약물 속도론 VPA의 소실 반감기는 약 10 시간이고, 복용으로 정상상태에 달하는 데는 2～4 일이 걸린다. 언뜻 보기에 정상상태의 농도는 복용량에 비례하지만 투여량을 증가시키면 혈중 농도는 완만하게 증가한다. 이것은 농도 증가에 수반하여 단백 결합률이 저하하기 때문으로 이해하고 있다.

약물 상호작용·병태 VPA는 phenytoin 등의 항간질 약물과의 병용으로 인한 대사촉진이나 cisplatin/doxorubicin에 의한 흡수저해로 혈중 농도가 감소한다. 또한 carbapenem계 항생물질의 병용으로도 농도는 감소한다. Salicylic acid제제와의 병용에서는 단백 결합저해로 단백 결합률이 저하되지만 대사가 저해되기 때문에 농도는 증가한다. Alcohol성 간경변이나 급성간염, 신장질환 환자, 임신부 등에서는 albumin 농도의 감소로 단백 결합률이 저하된다.

Vancomycin [VCM]

Vancomycin-HCl은 *Streptomyces orientalis*에서 분리된 polypeptide계 항생물질이다. 세균의 세포벽 합성을 저해하여 살균적으로 작용하여 methicillin-resistant *Staphylococcus aureus* (MRSA)를 포함하여 대부분의 Gram 양성 세균과 일부 혐기성 세균에 강력한 항균력을 보인다. 경구적으로는 거의 흡수되지 않아 골수이식 시의 소화관 살균이나 *Clostridium difficile* 에 의한 위막성 대장염에 투여한다. 다른 항균제가 효과 없는 중증 MRSA 감염증에는 주사제로 전신 투여한다. 급속하게 정맥주사로 투여하면 안면·머리·몸통의 홍조, 소양감, 때로 근육통·경련 등 red man(neck) 증후군이 나타나는 경우가 있으므로 60분 이상 걸쳐서 점적 정맥주사로 투여한다. 점적 종료 1～2 시간 후의 혈중 농도 60～80 μg/mL 이상, 최저 혈중 농도 30 μg/mL 이상이 지속되면 청각장애, 신장장애 등의 부작용이 발현할 가능성이 있으므로 혈중 농도를 monitoring할 필요가 있는 것이다.

Red man syndrome : Rifampicin(항결핵 약물) 중독으로 피부가 적색으로 되는 증후군으로 안면부종, 두부 소양, 구토 등도 나타난다. Vancomycin도 같은 증후가 보고되었는데, 약물 투여를 중지하면 회복된다.

치료유효 농도범위

- 최고 농도(점적완료1～2시간 후의 농도) : 25～40 μg/mL
- 최저 농도(다음 투여 직전) : 5～10 μg/mL

측정법 FPIA, CLIA, HPLC

검체 보존 동결 보존한다.

검체량 혈청 0.5～1 mL

정상상태 도달시기 3~4 일
시판명 반코마이신(주사제), 염산 반코마이신(주사제), 반코스타신(주사제), 반코신(캅셀), 반코진(캅셀), 반코트린(주사제)
치료 유효농도 반드시 60분 이상 걸쳐서 점적주사한다. 급속 정맥주사나 단시간의 점적 주사에서는 red man 증후군이나 심각한 혈압저하 등이 나타난다.
채혈 시기 정상상태에서의 점적 완료 1~2시간 후와 다음 투여 직전의 2회 채혈이 필요하다.
중독 증상 다음 투여 직전의 농도가 10 μg/mL를 초과한 상태가 지속되면 신장장애를 일으킨다. 또한 점적 완료 1~2시간 후의 농도가 60 μg/mL 이상인 상태가 지속되면 청각장애를 초래한다.

Voriconazole [VCZ]

Triazole계 fluconazole의 유도체로 *Aspergillus* 속, *Candida* 속, *Cryptococcus* 속, *Fusarium* 속 등에 대하여 폭넓은 항진균 spectrum이 있는 심재성 진균증 치료 약물이다. 진균세포의 주요 막성분인 ergosterol 생합성에 필수인 cytochrome P-450 의존 14α-3' sterol demethylase를 저해하는 것으로 항진균 작용을 보인다. 경구제나 주사제 모두 거의 같은 정도의 혈중 농도를 얻을 수 있기 때문에 환자상태에 따라서 약물 형태를 선택할 수 있다. 심각한 간장애를 일으키는 경우가 있어서 간기능 검사를 정기적으로 하면서 투여하여야 한다.

Ergosterol : 맥각(ergo), 효모 등에 함유된 sterol로 UV 조사에 의해 ergocalciferol(vitamin D_2 전구체)로 된다. 별명으로 provitamin D라고 한다.

치료유효 농도범위 최저 농도 : 4.5 μg/mL 이하
측정법 HPLC
검체 보존 혈청 분리 후 동결
검체량 혈청 0.5 mL
정상상태 도달시간 3~5 일
시판명 브이펜드(정, 주)
중독 증상 시각이상, 간기능 장애
치료 유효농도 0.25 μg/mL 이하에서는 치료실패 예가 많다는 보고가 있어서 0.5 μg/mL 이상으로 투여하는 것이 바람직한 것으로 이해하고 있다.
채혈 시기 정상상태에 달한 후의 혈중 최고농도를 측정한다.
중독 증상 간기능 장애가 발생된 예는 혈중 최고농도가 4.5 μg/mL 이상이므로 혈중 최고농도를 4.5 μg/mL 이하로 정하는 것이 바람직하다.

Zonisamide [ZNS]

피질초점의 간질원성 방전을 억제하여 발작 방전의 전파(傳播)를 저지하는 작용을 나타내는 항간질 약물이다. 부분발작, 전반적인 발작, 혼합발작에 유효하다. 이외의 항간질 약물이 효과가 없는 난치 증례에도 유용하다. 혈중 반감기는 51~62 시간으로 길어 1일 1회 투여가 가능하다. 고농도에서 대사속도가 포화하여 혈중 농도가 더욱 빠르게 증가하는 경우가 있어서 혈중 농도를 측정하면서 투여한다. 연속하여 사용할 경우에는 간·신장 기능, 혈액검사를 하여 ZNS 투여 중지·감량할 때에는 간질중적 상태가 나타나는 경우가 있으므로 서서히 시행한다. 이 약물에 과민증의 기왕력이 있는 환자에는 금기 약물이다. 부작용으로 피부점막안 증후군, 중독성 표피괴사증, 재생불량성 빈혈, 무과립구증, 급성신부전이 출현하는 경우에는

투여를 중지한다.

치료유효 농도범위 최저농도 : 10~30 μg/mL

측정법 ELISA, HPLC, GC

검체 보존 혈청 분리 동결 보존한다.

검체량 혈청 0.5 mL

정상상태 도달시간 6~14 일

시판명 엑세그란(정제, 산제)

치료 유효농도 간질의 중증도 등에 따라 다르지만 성인에서는 10~30 μg/mL이다. 소아는 15~40 μg/mL로 투여하는 보고도 있다.

채혈 시기 정상상태에 달한 시점에서 아침 복용 전이 바람직하다. 그러나 외래환자는 진료시간을 일정하게 하여 거의 동일 시간대에 채혈하여도 무방하다.

중독 증상 40 μg/mL 이상의 혈중 농도에서 졸음, 운동실조, 복시, 안진, 구음장애, 무기력·지발성 지하 등을 나타낸다.

Acetate (acetate ion)

Acetate 염의 총칭으로 혈액투석의 투석액 성분의 하나로 사용되는 것이다. 당초에는 투석액의 염소 ion 대신으로 사용되었는데, 1964년 미국 Seatle group에 의하여 탄산 ion 전부를 acetate로 치환하였다. Acetate가 간에서 대사되어 탄산 ion으로 되어 acidosis 보정에 유용할 뿐만 아니라 투석액 중에서는 정균적 그리고 살균적으로 작용하는 대단히 유용한 물질이다. 통상, acetate 투석액에는 중탄산 ion을 함유하지 않는다. Acetate 농도는 35~38 mM이다. 체내에서는 중탄산 ion이 즉각 생성되지 않아 acetate 투석을 시행한 최초의 1 시간에는 혈중 중탄산 ion이 오히려 감소하여 acidosis가 진행되는 경우가 있다. 4 시간 후에는 혈중 중탄산 ion 농도가 2~4 mM로 증가하여 투석 종료 후에도 당분간 증가가 지속된다.

적정농도

- 투석 시 기준치 : 1 mM 이하
- 중독 범위 : 7 mM 이상

측정법 GC

검체 보존 실온

검체량 혈청 0.5 mL

정상상태 도달시간 투석 개시부터 약 2 시간

임상적 의의 Acetate ion을 함유한 투석액으로 혈액을 투석하면 혈중 acetate ion 농도가 증가한다. 이 증가는 2 시간 정도에서 plateau에 달하는데 환자의 acetate 대사능이 acetate ion의 유입 속도보다 낮은 경우는 acetate ion이 계속 증가하여 중독증상을 나타내는 경우가 있다.

농도 해석 투석 전의 농도는 일반적으로 1 mM 이하이다. 투석 중의 acetate ion 농도가 7 mM 이상으로 되면 중독증상이 나타나게 된다.

중독 증상 두통, 동계, 오심, 구토, 흉부 압박감, 혈압저하 등이 발현한다.

Cyanide [CN]

Potassium cyanide, sodium cyanide 등 cyan ion(CN^-)을 유리하는 화합물은 극약이다. 원인 화합물은 도금, acryl 수지, 형광염료 공업에 사용하고, 구충제나 환원제 등 신변에 가까이 존재한다. 또한 살구, 아몬드, 매실 등 식용식물 과실에도 함유되고, 합성수지 건축자재가 화염으로 연소될 때도 cyan화 수소가스가 발생한다. 그리고 범죄나 살상을 의도한 사건도 많다. 중독은 경구와 흡입으로 발생하는데, 현기증, 구토 등 급속한 전신증상에 이어서 세포 내 저산소 상태에서 대량 섭취인 경우는 1~10분 이내에 사망한다. 처치로는 산소흡입, sodium thiosulfate 등을 투여한다.

기준치 0.1 μg/mL 이하 (혈청)

치명적 중독범위 3 μg/mL 이상 (혈청)

측정법 비색법

검체 보존 EDTA 또는 heparin 처리 채혈관에 채혈. 곧바로 측정하지 않을 경우 동결 보존한다.

검체량 혈액 3 mL

정상상태 도달시간 대단히 빠름

시판명 Sodium cyanide, potassium cyanide, sodium nitroprusside

중독 증상 소량에서 구토, 두통, 어지러움 등. 대량에서는 호흡곤란, 호흡정지

임상적 의의 Cyanide는 독물이지만 sodium nitroprusside의 대사산물이기도 하다.

채혈 시기 Cyanide 중독이 의심된 시기

중독 증상 중독의 전조증상으로 acidosis 진행, 정맥혈 산소함량 증가 및 심전도 ST-T 파 변화 등. 중독 증상으로는 소량에서 구토, 두통, 어지러움, 혈압저하, 빈맥 등. 대량에서 호흡곤란, 호흡정지, 기외수축, 심정지 등

농도 해석 3 μg/mL 이상이 치명적인 중독범위이다. 통상은 0.1 μg/mL 이하이다. Sodium nitroprusside를 2 μg/kg/min 속도로 투여할 경우에도 혈장 cyanide 농도는 0.01 μg/mL 이하라는 보고가 있다.

중독 예 Sodium nitroprusside의 과잉 투여(사망 예도 보고되었다), sodium cyanide, potassium cyanide 등의 오음, 자살목적의 복용, cyanide gas 중독 등. 매실 씨에도 amygdalin 형태로 함유되어 있다. 또한 cyan gas는 화재 시에 건축자재 등이 연소할 때에도 발생한다. 화재 시에 연기가 흡입될 경우 일산화탄소 중독으로 사망하는 예의 적어도 일부는 cyanide 중독으로 인한 사망이라는 것이 알려졌다.

Ethyl alcohol (ethanol)

무색 투명한 액체로 특이한 냄새와 불에 타는 듯한 맛이 있다. 약 70 w/w%의 농도는 소독용 ethanol로 손, 피부, 의료용구 등의 소독에 사용한다. Tincture, 주정제, 추출제 등의 제제의 원료로 흔히 사용되고, 액체상의 제제에는 20~25 vol%를 방부 목적으로 첨가한다. Ethanol 함유 음료는 피로 방지, 식욕증진, 흥분 또는 양에 따라 진정 목적으로 사용한다. 급성 alcohol 증후군, 태아 alcohol증 등의 부작용이 있다.

치명적 중독범위 0.5% (500 mg/dL) 이상

측정법 GC, FPIA

검체 보존 혈청 분리 후 냉장 또는 동결 (곧바로 측정할 수 없는 경우 동결 보존)

검체량 혈청 1~2 mL

정상상태 도달시간 경구 섭취 후 1시간 이내에 거의 전량이 흡수된다.

채혈 시기 급성 alcohol 중독이 의심되는 시점

중독 증상 농도에 따르는데 오심, 구토, 감각반응 둔화 등으로 시작하여 고농도에서는 대취, 의식상실 등이 일어난다(급성 alcohol 중독).

농도해석과 조치 50~150 mg/dL에서는 사기앙양, 주의력 저하, 감각반응 둔화, 말초혈관 확장 등 소위 취한 상태로 된다. 150~300 mg/dL에서는 사기앙양이 현저해지거나 언어, 시력 등에 장애가 생긴다. 300~500 mg/dL에서는 의식 상실, 혼수 등을 보이고, 500 mg/dL 이상에서는 치사적인 중독상태로 된다. 300 mg/dL 이상인 경우는 위세척, 수액, 호흡관리, acidosis 보정, 그리고 필요에 따라 혈액 투석

등의 조치가 필요하다.

Hippuric acid [HA]

Hippurie acid(마뇨산)은 식품 첨가물에 함유된 benzoie acid(안식향산) 등의 해독반응으로 생성되어 요로 배설되는 물질이다. 마뇨산은 초식동물에 많지만 사람의 요에도 소량 존재한다. 섭취된 안식향산이나 간기능 검사로 체내에 투여된 안식향산-Na은 간세포에 취입되어 ATP, Mg^{2+}, CoA 공존 하에 glyeine과 포합하여 마뇨산으로 되어 혈중으로 이입되어 요로 배설된다. 포유동물의 간에서 안식향산에서 마뇨산 생성으로의 해독반응은 간의 해독검사로 응용되고 있다.

측정법 HPLC, GC

검체 보존 채취한 요는 가급적 신속히 검사하는 것이 바람직하다. 요 보존은 냉동보존이 원칙이지만 부패를 주의하면 냉장보존도 가능하다.

검체량 요 1~3 mL

대상 폭로물질 Toluene(styrene, thinner)

임상적 의의 유기용제 업무에 종사하는 근로자를 대상으로 하는 건강진단 검사 항목의 하나이다. 마뇨산(HA)은 toluene이나 styrene의 대사산물로 요로 배설된다. 따라서 요중 마뇨산 농도는 근로자의 이들 유기용매에 대한 폭로 지표가 된다. 또한 유기용제 중독 예방법규에는 toluene에 대한 폭로 지표이고, styrene에 대해서는 요중 mandelic acid를 측정한다. 결과를 평가하기 위해서는 정상·이상의 감별만이 아니라 작업환경을 포함하여 종합적인 판단이 필요하다.

농도 해석

- 분포 1 : 1 g/L 이하 (Ⓐ)
- 분포 2 : 1~2.5 g/L (Ⓑ)
- 분포 3 : 2.5 g/L 이상 (Ⓒ)

Ⓐ (작업환경이 적절하다고 판정되는 상태)
Ⓑ (작업환경에 여전히 개선의 여지가 있기 때문에 원인탐색과 대책수립이 요망되는 상태)
Ⓒ (작업환경 관리가 부적절하다고 판단되어 원인 탐색과 대책 입안이 필요한 상태)

비폭로자의 평균치는 남성 0.3 mg/mL, 여성 0.4 mg/mL 정도로 1 mg/mL를 초과하는 경우는 드물다. Toluene 100 ppm 폭로에 대응하는 screening level(95% 하한치)은 1.8 mg/mL이다.

딸기, 자두 등의 과실이나 안식향산이 식품첨가물로 함유된 청량음료수 등의 섭취로 인해서도 변동하는 경우가 있으므로 이들의 섭취상황을 확인할 필요가 있다.

채뇨 시기 Methylhippuric acid 항 참조

Mandelic acid [MA]

측정법 HPLC

검체 보존 채취한 요는 가급적 신속하게 검사하는 것이 바람직하다. 요의 보존은 냉동보존이 원칙이지만 부패를 주의하면 냉장보존도 가능하다.

검체량 요 1~3 mL

대상 폭로물질 Styrene

임상적 의의 유기용제 업무에 종사하는 근로자를 대상으로 하는 건강진단 검사 항목의 하나이다. Mandelic acid는 styrene의 대사산물로 요로 배설된다. 따라서 요중 mandelic acid 농도는 근로자의 styrene에 대한 폭로 지표가 된

다. 결과를 평가하기 위해서는 정상·이상의 감별만이 아니라 작업환경을 포함하여 종합적인 판단이 필요하다.

농도 해석

- **분포** 1 : 0.3 g/L 이하 (작업환경 관리가 적절하다고 판단되는 상태)
- **분포** 2 : 0.3~1.0 g/L (작업환경 관리가 여전히 개선의 여지가 있으므로 원인 탐색과 대책 수립이 요망되는 상태)
- **분포** 3 : 1.0 g/L 이상 (작업환경 관리가 부적절하다고 판단되므로 원인 탐색과 대책 수립이 필요한 상태)

채뇨 시기 Methylhippuric acid 항 참조

Methyl alcohol (methanol)

무색 투명한 휘발성, 가연성 액체이다. 침입경로와는 관계없이 신속하게 흡수되고, 배설은 늦어 독성이 있는 중간 대사산물이 생성된다. 급성증상은 특징적인 장애는 실명, 중추신경증상, 복부증상, 호흡곤란 등으로 중간 대사산물인 formaldehyde, formic acid로 인한 acidosis가 원인이다. 독성기전은 직접적인 자극작용이나 대사산물인 formaldehyde, formic acid의 독성으로 인한 것으로 성인의 추정 경구 치사량은 약 50~200 mL이다. 복부독성 증상으로는 오심, 구토, 복통, acidosis, 망막·시신경 장애, 혼수, 경련, 급성췌장염 등을 초래한다. 치료는 구토, 위세척, 흡착제·설사제 내복, alkali 요법, ethanol 요법, 강제이뇨, 투석 등을 시행한다.

측정법 GC

검체 보존 24시간 축뇨, 필요량을 동결, 혈청 분리 후 동결

검체량 요 20 mL

채취 시기 중독 시 채혈, 또는 24시간 축뇨

중독 증상 급성 methanol 중독에는 두통, 오심, 구토가 처음에 나타나고, 시야흐림, 시야협착, 색각이상 등의 시각장애가 나타나고, 현저한 대사성 acidosis, 과호흡, 혼수, 경련으로 진행한다.

Methylhippuric acid [MHA]

측정법 HPLC, GC

검체 보존 채취한 요는 가급적 빨리 검사하는 것이 바람직하다. 요 보존은 냉동보존을 원칙으로 하지만 부패에 주의하면 냉장도 가능하다.

검체량 요 1~3 mL

대상 폭로물질 Xylene

임상적 의의 유기용제 작업에 종사하는 근로자를 대상으로 시행하는 건강진단 검사 항목의 하나이다. MHA는 xylene의 주요 대사산물로 요로 배설된다. 따라서 요중 MHA 농도는 근로자의 xylene 폭로 지표가 된다. 결과를 평가하기 위해서는 정상·이상을 감별하는 것만이 아니라 작업환경을 포함하여 종합적인 판단이 필요하다.

농도 해석

- **분포** 1 : 0.5 g/L 이하 (작업환경이 적절하다고 판정되는 상태)
- **분포** 2 : 0.5~1.5 g/L (작업환경에 여전히 개선의 여지가 있기 때문에 원인 탐색과 대책 수립이 요망되는 상태)
- **분포** 3 : 1.5 g/L 이상 (작업환경 관리가 부적절하다고 판단되어 원인 탐색과 대책 입안이 필요한 상태)

비폭로자에서는 검출되지 않는다. 간기능 저하 예나 alcohol, aspirin 등의 취급자에서는

낮은 농도를 보이는 경우가 있다.
채뇨 시기 작업일이 연속되어 있는 경우에서는 연속된 작업일 중에 2일째 이후의 해당 작업종료 시에 채뇨하는 것이 바람직하다. 또한 채뇨 2 시간 전에 한 번 배뇨한다. 예를 들면 월요일~금요일까지 연일 거의 동일 시간에 유기용제 업무에 종사하는 근로자인 경우, 화요일~금요일에 측정한다. 또한 채뇨시각은 예를 들면 9시~17시까지 유기용제 업무에 종사하는 경우, 15시 전후에 배뇨한 다음, 17시경에 요검체를 채취한다.

N－methylformamide

측정법 GC
검체 보존 채뇨한 요는 가급적 빨리 검사하는 것이 바람직하다. 요의 보존은 냉동보존이 원칙이지만 부패를 주의하면 냉장보존도 가능하다.
검체량 요 1~3 mL
대상 폭로물질 N,N'-dimethylformamide
임상적 의의 유기용제 업무에 종사하는 근로자를 대상으로 하는 건강진단 검사항목의 하나이다. N-methylformamide는 N,N'-dimethylformamide의 대사산물로 요로 배설된다. 따라서 요중 N-methylformamide 농도는 근로자의 N,N'-dimethylformamide에 대한 폭로 지표가 된다. 결과를 평가하기 위해서는 정상·이상의 감별만이 아니라 작업환경을 포함하여 종합적인 판단이 필요하다.
농도 해석
- **분포 1** : 10 mg/L 이하 (작업환경 관리가 적절하다고 판단되는 상태)
- **분포 2** : 10~40 mg/L (작업환경 관리가 여전히 개선의 여지가 있기 때문에 원인 탐색과 대책 수립을 요망되는 상태)
- **분포 3** : 40 mg/L 이상 (작업환경 관리가 부적절하다고 판단되므로 원인 탐색과 대책 수립이 필요한 상태)

채뇨 시기 Methylhippuric acid 항 참조

Nicotine

담배의 주성분인 nicotine을 금연 보조약으로 개발된 약제이다. 담배에 대체하여 일시적으로 nicotine을 치환 섭취하여 금연과정에서 이탈증상(금단현상) 발현을 억제하면서 흡연자의 담배 의존을 경감시켜 금연으로 유도한다. 금연이 필요하다고 진단된 흡연자에 대하여 의사 지도 하에 행하는 금연의 보조로서 임상에 응용되고 있다.
참고 농도
- 흡연자 정상 혈청 : 30 ng/mL 정도
- 급성중독 범위 : 5~10 μg/mL

측정법 HPLC, GC, RIA
검체 보존 혈청 분리 후 동결 보존
검체량 혈청 2.5 mL
채혈 시기 Nicotine 중독이 의심되는 시점
중독 증상 오심, 구토, 어지러움, 두통, 설사, 복통, 경련 등. 이것들은 소량의 nicotine에 의해 교감신경계 및 부교감신경의 자극에 기인한다. 대량에서는 반대로 신경마비가 일어나 호흡정지로 인하여 사망에 이른다.
농도 해석 흡연자에서는 nicotine의 혈중 농도는 30 ng/mL 정도이다. 중독례, 사망례 등에서 추적 관찰하여 중독 농도는 5~10 μg/mL, 치사 농도는 10 μg/mL 이상이지만 10 μg/mL 이하의 농도에서도 사망 예가 나타난다. Nicotine의 감수성은 개인차가 대단히 커서 수 mg/mL

에서 사망하지 않고 심각한 증상만을 나타내는 경우도 있고, 또한 2 g을 오음하였는데 생존한 예도 있다.

중독례 Tabacco 삼출액의 내복, 유유아의 tabacco 오음, tabacco 생엽 수확 시 밤 이슬을 통해 경피 흡수로 인한 중독 등이 알려졌다.

Paraquat

황색 수용성 고체 제초제로 분자량 257.18 Da이고, 50% 치사량(LD_{50}) 57 mg/kg(경구), 농약 1일 섭취 허용량(acceptable daily intake; ADI) 0.004 mg/ kg이다. 직업성 폭로와 자살로 인한 중독 예가 보고되어 있다. 정신증상으로 두통, 착각, 사지의 감각저하 등, 호흡기 증상으로 인후통, 객담이 출현하고, 사망 예는 호흡부전을 나타낸다.

조직학적으로는 부신, 뇌, 폐 등에 괴사성 병변이 관찰된다. 생체막 지질의 과산화로 인하여 독성이 출현하는 것으로 이해하고 있다. 복부중독 직후에 구토나 설사를 나타내고, 중증 예에서는 순환부전으로 2~3일에 사망한다. 그 기간 생존한 경우, 간·신장기능 저하에 간질성 폐렴으로 인한 호흡부전이 합병하여 복부중독 후 1~3주에 사망한다. 종말기에는 폐섬유증으로 된다(paraquat 폐).

중독 농도

- 경구섭취 후 4시간 : 2.0 μg/mL
- 경구섭취 후 6시간 : 0.6 μg/mL
- 경구섭취 후 10시간 : 0.3 μg/mL
- 경구섭취 후 16시간 : 0.16 μg/mL
- 경구섭취 후 24시간 : 0.1 μg/mL

측정법 HPLC

검체 보존 혈청 분리 후 동결, 요 검체 동결

검체량

- 정성·정량 : 혈청 1 mL
- 정성 : 요 2.5 mL

정상상태 도달시간 경구섭취(복용)부터 1~2시간 후에 최고 혈중 농도에 도달하는데, 6시간 후에 80~90%, 24시간까지 100%가 요로 배설된다.

시판명 Paraquat는 상품명이 Gramoxone이란 제초제의 일종으로 1,1-dimethyl-4,4-bi-pyridinium dichloride(methyl viologen)이다.

채취 시기 경구섭취 또는 중독 증상 판명 시

중독 증상

- **제 1 기 (섭취폭로 직후~1일째)**
  격심한 구토, 복통, 설사, 점막 염증동통, 미란, 황백색 궤양 형성, 대량 복용 시에는 의식장애나 shock
- **제 2 기 (2~3일째)**
  간신장애, 폐수종, 폐출혈, 순환기장애
- **제 3 기 (3~10일째)**
  간질성폐렴, 폐섬유증, 폐기능장애

Total trichloro-compounds

측정법 GC

검체 보존 채뇨한 요는 가급적 신속히 검사하는 것이 바람직하다. 요 보존은 냉동보존이 원칙이지만 부패를 주의하면 냉장보존도 가능하다.

검체량 요 1~3 mL

대상 폭로물질 Tetrachloroethylene(perchloroethylene), 1,1,1-trichlorethane(methyl chloroform), trichloroethylene 등(가스 폭로) 및 chloral hydrate

임상적 의의 유기용제 업무에 종사하는 근로자를 대상으로 하는 건강진단 검사 항목의 하나이다. 총삼염화물(total trichloro-compounds)은 tetrachloroethylene(perchloroethylene), 1,1,1- trichlorethane(methyl chloroform), trichloroethylene 의 대사산물로 요로 배설된다. 따라서 근로자의 이들 유기용매에 대한 폭로 지표가 된다. 결과를 평가하기 위해서는 정상·이상의 감별만이 아니라 작업환경을 포함하여 종합적인 판단이 필요하다.

농도 해석

- **Tetrachloroethylene에 대한 폭로 평가**

· 분포 1 : 3 mg/L 이하 (1)
· 분포 2 : 3~10 mg/L (2)
· 분포 3 : 10 mg/L 이상 (3)

- **1,1,1-Trichlorethane에 대한 폭로 평가**

· 분포 1 : 10 mg/L 이하 (1)
· 분포 2 : 10~40 mg/L (2)
· 분포 3 : 40 mg/L 이상 (3)

- **Trichloroethylene에 대한 폭로 평가**

· 분포 1 : 100 mg/L 이하 (1)
· 분포 2 : 100~300 mg/L 2)
· 분포 3 : 300 mg/L 이상 (3)

또한 chloral hydrate의 대사산물에도 있기 때문에 chloral hydrate 복용 환자에서는 고농도로 측정된다.

1 (작업환경 관리가 적절하다고 판단되는 상태)
2 (작업환경 관리가 여전히 개선의 여지가 있으므로 원인 탐색과 대책 수립이 요망되는 상태)
3 (작업환경 관리가 부절절하다고 판단되므로 원인 탐색과 대책수립이 필요한 상태)

채뇨 시기 Methylhippuric acid 항 참조

Trichloracetic acid [TCA]

측정법 GC, HPLC, 비색법

검체 보존 채뇨한 요는 가급적 신속히 검사하는 것이 바람직하다. 요 보존은 냉동보존이 원칙이지만 부패를 주의하면 냉장보존도 가능하다.

검체량 요 1~3 mL

대상 폭로물질 Tetrachloroethylene(perchloroethylene), 1,1,1-trichloroethane(methyl chloroform), trichloroethylene 등(가스 폭로) 및 chloral hydrate

임상적 의의 유기용제 업무에 종사하는 근로자를 대상으로 하는 건강진단 검사 항목의 하나이다. TCA는 tetrachloroethylene(perchloroethylene), 1,1,1-trichlorethane(methyl chloroform), trichloroethylene의 대사산물로 요로 배설된다. 따라서 요중 TCA 농도는 근로자의 이들 유기용매에 대한 폭로 지표가 된다. 결과를 평가하기 위해서는 정상·이상의 감별만이 아니라 작업환경을 포함하여 종합적인 판단이 필요하다.

농도 해석

- **Tetrachloroethylene 및 1,1,1-trichlorethane에 대한 폭로 평가**

· 분포 1 : 3 mg/L 이하 (평가는 전 항과 같음)
· 분포 2 : 3~10 mg/L (평가는 전 항과 같음)
· 분포 3 : 10 mg/L 이상 (평가는 전 항과 같음)

- **Trichloroethylene에 대한 폭로 평가**

· 분포 1 : 30 mg/L 이상 (평가는 전 항과 같음)
· 분포 2 : 30~100 mg/L (평가는 전 항과 같음)
· 분포 3 : 100 mg/L 이상 (평가는 전 항과 같음)

비폭로자(비취급자)의 요에서는 검출되지 않는다. Chloral hydrate의 대사산물에도 있기

때문에 chloral hydrate 복용 환자에서는 고농도를 보인다.

채뇨 시기 Methylhippuric acid 항 참조

2,5-Hexandione [2,5-HD]

측정법 GC

검체 보존 요 검체는 가급적 빨리 검사하는 것이 바람직하다. 요 보존은 냉동보존이 원칙이지만 부패를 주의하면 냉장보존도 가능하다.

검체량 요 1~3 mL

대상 폭로물질 Normal Hexane(n-hexane)

임상적 의의 유기용제 업무에 종사하는 근로자를 대상으로 하는 건강진단 검사 항목의 하나이다. 2,5-Hexandione은 유기용제로 사용하는 n-hexane의 대사산물로 n-hexane으로 인한 신경독성의 원인 물질이기도 하다. 2,5-Hexandione은 요로 배설되기 때문에 그 요중 농도는 근로자의 n-hexane에 대한 폭로 지표가 된다. 결과 판정은 정상·이상의 감별만이 아니라 작업환경을 포함하여 종합적인 판단이 필요하다.

농도 해석

· **분포 1** : 2 mg/L 이하 (평가는 전 항과 같음)

· **분포 2** : 2~5 mg/L (평가는 전 항과 같음)

· **분포 3** : 5 mg/L 이상 (평가는 전 항과 같음)

채뇨 시기 Methylhippuric acid 항 참조

질환과 검사

I. 간·담·췌장 질환

Acute pancreatitis, 급성췌장염

무언가의 원인으로 활성화된 췌장 효소가 췌장실질의 자가소화로 인한 결과로 췌장에 생기는 급성인 염증성 병변이다. 성인(成因)으로는 alcohol이 대부분이고, 기타로 담석, 고지혈증, 고 Ca혈증, 이하선염, 약물 등으로 인한 경우도 있지만 밝혀지지 않은 것도 있다. 병리소견으로 부종성, 출혈성,괴사성으로 분류한다.

검사소견

Amylase, lipase 발병 후 수 시간에 증가하고, 3~4일에 정상화된다.

요중 amylase 혈중 amylase 저하 시에도 증가한다.

Amylase 분획 P형이 증가한다.

췌장 분비성 trypsin inhibitor (pancreatic secretory trypsin inhibitor; PSTI) 중증 예에서 증가한다.

초음파 췌장 종대, 담석성 췌장염(gallstone pancreatitis)인 경우 총담관 확장

CT, MRI 중증도 판정에 필수(특히 조영 CT). 췌장주위로 염증 파급

경과관찰을 위한 검사와 측정빈도

Amylase **〈 급성기 〉** 매일 **〈 회복기 〉** 3일마다 검사한다.

혈액 검사 **〈 급성기 〉** 매일 **〈 회복기 〉** 3일마다 검사한다.

Calcium **〈 급성기 〉** 매일 **〈 회복기 〉** 3일마다 검사한다.

Creatinine **〈 급성기 〉** 매일 **〈 회복기 〉** 3일마다 검사한다.

혈액가스 분석 **〈 급성기 〉** 매일 **〈 회복기 〉** 3일마다 검사한다.

진단·경과관찰상의 요점

① 발병 원인으로 alcohol, 담석, 특발성, ERCP 후, 약물성 등이 있다. ② 중증 예에서는 다장기부전 증후군(MODS)을 합병하고, 사망률도 높으므로 중증도 판정이 중요하다. 중증 예(Grade Ⅱ 이상)는 사망률이 20% 이상에 달한다. ③ 혈중 amylase, lipase 등의 임상화학 검사소견, X 선 검사, CT, 복부초음파 검사 등의 영상소견이 진단에 유용하다. 특히 조영 CT 검사소견은 중증도 판정에 중요하다. ④ 절식을 위시하여 췌장의 안정, 호흡·순환 동태 유지 또는 개선은 물론 충분한 통증제거, 췌장 국소 합병증의 예방 등을 철저하게 대처하는 것이 치료의 기본이다.

Acute peritonitis, 급성복막염

본래 무균인 복강 내에 세균 등의 미생물이 침입하여 염증 및 감염이 확산되어 격심한 복

통을 초래하는 병태로 복막염의 원인균은 곧바로 혈중으로 이행하여 패혈증에 이르는 위험한 상태이다. 원인으로는 복부 내장의 염증, 대장게실·위십이지장궤양 등으로 인한 소화관 천공, 외상성 장관손상, 종양이나 낭종의 파열 등이다. 여성에서는 부속기관의 감염이나 난소종양의 파열 등이 원인이다. 그 밖에 급성충수염, 감돈 헤르니아(incarcerated hernia), 장폐색, 장축염전(intestine axis torsion), 장중첩(intestine overlap) 등에 의한 장관괴사, 급성담낭염, 급성췌장염, 급성난소염, 급성난관염 등이다.

검사소견

혈액 검사 백혈구 증가, CRP 증가

복부초음파 검사 각 원인질환에 대응하는 소견

흉부/복부 X 선 원인이 천공인 경우 유리 가스, hernia인 경우 niveau 형성 등을 보인다(앉은 자세에서 촬영이 바람직하다).

복부 CT, MRI 각 원인질환에 대응하는 소견

Niveau : 이상음영 내부에 액면형성이 보이는 것으로 음영 내부에 공기와 액체가 함유된 것이 보인다.

경과관찰을 위한 검사와 측정빈도

혈액 검사 **(급성기·회복기)** 급성 범발성 복막염인 경우, 긴급수술이 필요하기 때문에 백혈구수, CRP 농도 등을 자주 측정할 필요가 있다.

복부 X 선 **(급성기)** 병변의 원인을 검색하기 위하여 이 질환이 의심되는 경우에는 가능한 한 빨리 검사한다.

복부 CT, MRI **(급성기)** 병변의 원인을 검색하기 위하여 이 질환이 의심되는 경우에는 가능한 한 빨리 검사한다. 원인이 확실치 않은 경우는 조영 CT도 필요하다.

진단·경과관찰상의 요점

급성복막염은 조기치료가 필수이다. 복막자극 증상 등의 복부 소견으로 이 질환이 의심되는 경우, 상기 검사를 빨리 시행하여 수술을 전제로 정밀검사가 필요하다. 긴급수술이 필요치 않다고 판단되는 경우도 항균약 투여와 더불어 혈액검사 등으로 철저하게 경과를 관찰하여야 한다.

Acute viral hepatitis, 급성 바이러스 간염

각종 virus 간염이 원인인 급성간염으로 임상적으로는 A형, B형, C형, D형, E형 virus 간염으로 분류한다. 간염 virus의 감염 경로는 경구 감염(A형, E형), 비경구 감염(B형, C형, D형)의 2 가지가 있다. 증상은 식욕부진, 전신권태감, 황달 등이다. 예후는 일반적으로 양호하지만 일부 전격화로 이행하는 예는 그 예후가 불량하다. B형의 소수 예, C형의 70~80%에서 만성간염으로 이행하고, 장기적으로는 간경변, 간세포암에 이르는 증례도 있다.

검사소견

AST, ALT 고활성치를 보인다.

Prothrombin 시간(PT) 연장인 경우(50% 이하), 간염의 중증화를 고려한다.

Bilirubin 황달이 일어난 채로 내원하는 경우가 많다. AST, ALT 감소경향 시에 증가한다.

IgM형 HA 항체 급성 A형 간염에서 양성

HBs 항원 양성인 경우, 급성 B형 간염과 만성 B형 간염 급성악화의 감별이 필요하다.

IgM형 HBc 항체 급성 B형 간염에서 고역가 양성

HCV-RNA, HBV-DNA Virus 직접 검출

HDV 항체, HEV 항체 D형·E형 간염 감염
VCA-IgM, CMV-IgM EBV, CMV의 감염

경과관찰을 위한 검사와 측정빈도

임상화학 검사 **〈급성기〉** 매일 검사한다.
Prothrombin 시간 **〈급성기〉** 매일 검사한다.
복부초음파 **〈급성기〉** 필요 시 검사한다.

진단·경과관찰상의 요점

① 우선 폐색성 황달이나 약물성 간장애를 감별한다. ② A형 간염은 만성화되지 않는다. 성인일 때 감염된 B형 간염도 거의 만성화되지 않는다(해외에서 이환된 HBV 간염이나 동성애자의 간염은 만성화되는 경우가 있다). ③ AST, ALT가 감소하더라도 PT 연장이나 간의 위축을 보이는 경우는 중증화, 전격화가 의심되므로 간성 혼수 등을 검색하여야 한다. ④ C형 간염은 감염 이후 만성화되기 때문에 12주 후에 virus가 검출되면 interferon + ribavirin 병용요법을 시행한다. ⑤ B형 감염에서 비정상적인 경과를 수반할 경우에는 HDV를 측정한다. ⑥ 돼지 등으로 인한 감염이 의심될 경우에는 HEV도 측정한다. ⑦ EBV나 CMV의 감염도 간염이 발생한다.

Alcoholic liver disease, 알코올성 간장애

지나친 음주로 인하여 간장애가 초래된다. Ethanol 과잉섭취로 간에서 산소 소비량이 증가하는 것으로 특히 간의 중심정맥 영역에 저산소 상태가 초래된다. 또한, ethanol의 대사산물인 acetoaldehyde 등도 직접 간세포 장애를 일으킨다. 이와 같은 직접 작용 이외에도 간섬유화 유도작용도 간장애에 관여한다. 병기의 초기에는 alcohol성 지방간이 생긴다. 과도한 음주를 지속하면 alcohol성 간염에서 alcohol성 간섬유증을 경유하여 alcohol성 간경변으로 진전된다. 이하 내용은 alcohol성 간염에 대한 것이다.

검사소견

AST, ALT 증가한다. AST/ALT > 2. 금주로 개선된다.
γ-GT 고빈도(ALP 정상)로 증가한다. 금주로 개선(금주 4주에서 이전 측정치의 40% 이하, 또는 기준치의 1.5배 이내)된다.
중성 지방 고도~중등도로 증가한다.
Bilirubin 증가(5 mg/dL 정도까지)한다.
다핵백혈구 수 증가한다.
간염 virus marker 통상 음성이다.
간생검 Alcohol 초자체, 호중구 침윤을 수반하는 소상괴사, 간세포 ballooning, 소엽중심성 섬유화[세포 주위성 섬유화(pericellular fibrosis)가 특징적]를 보인다.

Ballooning degeneration : 간세포의 변성으로 수종(水腫) 변성의 1 종이다. 간세포가 대형화하여 세포 내 소기관이 감소하는데, 잔존 소기관도 세포막이나 핵막 주위로 편재하기 때문에 간세포는 밝고 투명하게 보인다. 알코올성 간장애의 특징 가운데 하나이다.

경과관찰을 위한 검사와 측정빈도

혈액 검사 **〈급성기〉** 주 2~3회 **〈회복기〉** 1~2주마다 **〈정기검진〉** 1~3개월 마다 검사한다.
복부초음파 **〈급성기〉** 1~2주마다 **〈회복기〉** 2주마다 **〈정기검진〉** 3~6개월 마다 검사한다.
복부 CT **〈급성기〉** 입원 시 **〈회복기〉** 필요 시 **〈정기검진〉** 필요시에 검사한다.
간생검 **〈회복기〉** 어느 때나 1회 **〈정기검진〉** 필요시에 검사한다.

진단·경과관찰상의 요점

① 남성에서 ethanol 150 g/day, 여성에서 ethanol 120 g/day 이상을 5년 이상 계속 마신 경우에 알코올성 간장애가 일어나지만 그 이하 음주량이라도 상습 음주가에서 발병하기도 한다. 대량 음주한 후, 이피로감, 식욕부진, 오심, 구토, 설사, 발열 등의 자각증상과 더불어 간기능 이상, 황달, 저 albumin혈증, γ-GT 증가, prothrombin 시간 연장 등의 임상소견을 나타낸다. ② 심한 황달(혈청 bilirubin 10 mg/dL 이상), 응고인자 활성의 현저한 저하(prothrombin 활성 50% 이하), 현저한 다핵백혈구 증가, 복수를 수반하는 증례는 예후가 불량하다. ③ 금주가 최선이고, 안정, 고단백식, 비타민 투여가 치료의 기본이다. ④ 간세포암이 발생할 가능성이 있기 때문에 정기적으로 영상진단으로 감시한다. 특히 virus성 간염 합병 예에서는 발암률이 높기 때문에 주의하여야 한다. ⑤ 간장애가 장기간에 걸쳐 진행된 증례는 문맥압 항진에 수반하여 소화관 장애[식도위(胃) 정맥류 포함]가 합병되기 때문에 정기적으로 소화관 내시경 검사로 검색할 필요가 있다.

Autoimmune hepatitis [AIH], 자가면역성 간염

만성적인 경과를 취하는데, 고 γ-globulin혈증, 여성에 호발, 자가항체, HLA-DR4와의 관련성 등의 특징으로 자가면역 기전이 간염의 원인으로 이해하고 있다. 혈중 자가항체, 특히 항핵 항체(ANA), 항평활근 항체(ASMA)가 양성을 보이고, 고 γ-globulin혈증을 나타낸다. 조직학적으로는 형질세포(plasma cell) 침윤이 특징이다. LE 세포 현상 양성인 것을 lupoid 간염으로도 호칭한다. 기타 자가면역성 질환을 합병하는 경우가 많은데, 면역 유전학적 소인(HLA-DR 4 또는 DR 2)과 발병과의 관련이 추정되고 있다.

검사소견

AST, ALT 증가한다.

혈청 단백 분획 γ-Globulin 분획 증가(2 g/dL 이상)를 보인다.

혈청면역 globulin IgG가 증가(2 g/dL 이상)한다.

항핵 항체 양성

항평활근 항체 양성 빈도가 크다.

항 LKM-1 항체 때로 양성으로 출현한다.

Virus marker 음성

간생검 Piecemeal necrosis 소견을 보이는 만성 활동성 간염상을 보인다.

경과관찰을 위한 검사와 측정 빈도

혈액 검사 **〈급성기(전격형 또는 급성형)〉** 주 2~3회 **〈회복기〉** 1주마다 검사한다.

Virus marker **〈급성기(전격형 또는 급성형)〉** 입원 시에 1회 **〈회복기〉** 1회 재검한다.

자가항체, IgG 정량 **〈급성기(전격형 또는 급성형)〉** 입원 시에 1회 **〈회복기〉** 1개월마다 **〈병상 안정기〉** 3개월마다 검사한다.

복부초음파 **〈급성기(전격형 또는 급성형)〉** 1~2주마다 **〈회복기〉** 2주마다 검사한다.

간생검 **〈회복기〉** 어느 때나 1회 검사한다.

진단·경과관찰상의 요점

① AIH의 진단기준을 설정한다. ② 급성·전격형으로 발병하는 경우도 있으므로 주의하여야 한다. ③ AIH는 glucocorticoid에 의한 치료에 잘 반응한다. 간경변으로의 진전을 억제하기

위해서는 AST·ALT를 항상 정상 기준치 이하로 유지할 필요가 있다. ④ AIH는 항핵 항체(ANA)와 항평활근 항체 양성인 type 1, 항 LKM-1 항체 양성인 type 2, 항 SLA 항체 양성이지만 ANA 음성, 항 SMA 항체나 항 LKM-1 항체 음성인 type 3로 분류한다. 또한 type 2인 환자에서 항 HCV 항체 양성자를 type 2b, 음성자를 type 2a로 분류하자는 제안도 있다. ⑤ Type 2b 환자는 interferon에 의한 치료도 고려하지만 악화 시에는 steroid 치료를 한다.

Biliary atresia, 담도폐쇄증

태생기 또는 생후 머지않아 담도의 폐색을 일으킨 상태(담도형성 부전)로 선천성 담도폐쇄증(간외담관폐쇄증), 간내담관폐쇄증이 포함된다. 병인으로는 담도형성 부전설, 재개통 부전설, virus 감염설, 혈행장애설 등이 있지만 일정한 견해는 없다. 주요 증상은 황달, 간종대, 회백색변 등이다. 신생아 황달(생리적 황달)이 일시적으로 쇠퇴하거나 그 후에 잇따라 나타난다. 담즙울체성 간경변의 진행에 수반하여 비종도 추가되어 복부는 팽만해진다. 성장은 지연되고, 영양장애, 빈혈, 저단백혈증, 저 prothrombin혈증, 구루병을 병발한다.

검사소견

Bilirubin 고농도로 증가(신생아 간염과의 감별에 주의)

분변 회백색변

간생검 확정진단에 중요하다.

복부초음파, CT, MRC (MR cholangiography) 대부분의 경우 담낭 총담관이 묘출되지 않는다.

담관 배설 scintigraphy Isotope의 장관 내 배설이 검출되지 않는다.

경과관찰을 위한 검사와 측정빈도

Bilirubin, albumin **〈정기검진〉** 1~2개월마다 검사한다.

ALP, cholinesterase **〈정기검진〉** 1~2개월마다 검사한다.

진단·경과관찰상의 요점

① 지속되는 황달에 염려되는 경우가 많다. ② 일령이 진행하면서 간실질 병변, 간내담관의 황폐도 진전되므로 조기(생후 60일 이내를 권장)에 외과적 치료가 필요하다.

Budd-Chiari syndrome

혈전형성 및 그 기실화로 인하여 간정맥 또는 간부(肝部) 하대정맥(inferior vena cava)의 폐색 내지 협착으로 인한 간정맥의 유출장애와 울혈, 문맥압 항진을 일으키는 병태로 하퇴부종, 하지정맥류, 상행하는 흉복벽의 정맥노장(phlebismus) 등의 증상을 보이는 질환이다. Asia나 Africa 등지에 많은 하대정맥 폐색에는 원인불명인 것이 많아 선천성 이상 외에 세균성 정맥염, 간부 하대정맥 부근으로 간정맥혈의 유입으로 인한 난류(亂流)나 호흡, 기침으로 인한 횡경막의 움직임이 혈전을 유발하는 것으로 이해하고 있다. 또한 하대정맥 폐색에는 간세포암이 고빈도로 합병하는 것이 알려졌다.

Phlebismus : 정맥이 폐색으로 인하여 부어오르는 것을 정맥노장이라고 한다.

검사소견

혈소판 감소

간기능 검사 이상

초음파, Doppler 초음파 검사 간종대, 간정맥 묘출불능 또는 협착, 간정맥 혈류의 두절·역류, 간정맥 shunt 묘출

조영 CT, MRI 하대정맥, 간정맥에 존재하는 혈전의 묘출, MR angiography(MRA)에 의한 혈행 확인

간정맥 조영, 하대정맥 조영 간정맥의 협착·측부혈행로·문합의 묘출, 하대정맥에서는 폐색부위, 벽재혈전, 막양(膜樣)폐색의 묘출

복강경, 간생검 급성기는 자색을 나타내는 간종대, 말기에는 간경변의 간표면, 간조직은 중심정맥 부위 유동의 확장, 울혈, 출혈, 말기에는 간경변상

경과관찰을 위한 검사와 측정빈도

임상화학·간기능 검사 **〈급성기〉** 전격형, 급성·아급성형에서는 급성간부전으로 빠지는 경우도 있어서 주 2~3회 측정하여 급성간부전에 대처한다. **〈만성기〉** 1~2개월마다 측정하여 간장애의 경과를 관찰한다.

초음파 검사 **〈급성기〉** 혈행동태 변화, 간장애의 진행을 관찰하기 위하여 주 1~2회 검사한다. **〈만성기〉** 간장애의 진행, 간암 발생을 감시할 목적으로 3~4개월마다 검사한다.

복부 CT·MRA 검사 **〈급성기〉** 혈관의 폐색상태, 혈행동태의 변화, 간장애의 진행을 감시할 목적으로 1~2주마다 검사한다. **〈만성기〉** 혈행동태의 변화, 간장애의 진행, 간암 발생을 감시할 목적으로 6개월~1년마다 검사한다.

내시경 검사 **〈만성기〉** 식도(위)정맥류를 합병하므로 6개월~1년마다 상부소화관 내시경 검사로 경과를 관찰한다.

진단·경과관찰상의 요점

① 협착·폐색부위, 범위를 정확하게 진단한다. 진단의 근거로 급성기는 혈전용해 요법, stent 삽입수술, 간이식을 선택하고, 하대정맥막양폐색은 balloon catheter로 확장, 외과적 치료가 선택된다. 종말상 간경변은 간이식도 고려한다. ② 간세포암이 병발하는 경우가 있다. ③ 간정맥 혈전은 전격증형, 급성·아급성형, 만성형으로 분류한다. ④ 전격증형은 수 일~수 주에 간부전으로 진행된다. 전격증형, 급성형은 응고 항진상태 지속, 간부전, 신장장애를 보이는 예는 예후가 불량하므로 자주 검사하여 적절하게 처치한다. ⑤ 만성형은 복통의 정도는 약하고, 간종대의 진행이 비교적 느리다. 간부전이나 식도정맥류 파열로 인하여 토혈한다. 간세포암의 발생 등이 일어나지 않으면 악화와 관해를 반복하면서 장기간 생존이 가능한 것으로 이해하고 있다. 간부(肝部) 하대정맥막양폐색은 임상증상이 경하지만, 1~2개월마다 검사한다.

Cancerous peritonitis, 암성 복막염

복부 원발 암이 파종성으로 복막에 전이하여 통과장애, 복수 등의 증상을 나타내는 것을 가리킨다. 대부분은 진행암 말기 또는 수술 후 재발의 한 형태로 초래된다. 원발 암으로는 위암, 대장암, 난소암, 담도암, 췌장암 등의 복강 내 장기암이 대부분이지만 복강 외 장기암의 전이에 기인하는 예도 있다. 증상은 복부팽만감, 식욕부진, 구토감·구토, 배변이상 등으로 복수가 현저하게 증가하여 호흡곤란에 이르는 경우가 있다.

검사소견

혈액 검사 빈혈, 저단백혈증, CRP 등의 염증소견, 종양 marker 증가를 보인다.

복강 천자 혈성 복수, 세포진에서 암세포가 확인된다.

복부초음파 검사 각 원인질환에 대응하는 소견에 추가로 복수가 확인된다.

복부 X선 미만성 소장 가스상, 때로는 ileus로 인한 niveau상을 보인다.

복부 CT, MRI 각 원인질환에 대응하는 소견에 추가로 복수가 확인된다.

경과관찰을 위한 검사와 측정빈도

혈액 검사 **(치료효과 판정 및 정기관찰)** 치료효과를 판정하기 위하여 종양 marker 측정이 유용하다.

복부 CT **(치료효과 판정 및 정기관찰)** 복수의 증감, 통과장애 정도를 파악하기 위하여 유용하다.

진단·경과관찰상의 요점

① 복수가 나타나는 경우가 많은데, 그 성상은 흔히 혈성이고, 천자하여 세포진으로 확정진단한다. ② 파종된 암으로 인하여 장관운동 장애 때문에 subileus(incompleted ileus) 상태를 나타내고, 진행하면 참의 ileus(true ileus)로 되어 복통을 수반하는 경우도 있다. ③ 예후는 절대적으로 불량하지만 전신적으로 또는 복강 내로의 항암제를 투여하면 복수 경감 등의 증상이 개선되는 경우가 있다. 그렇지만 돌연 ileus가 되는 경우도 있어서 영상검사로 신중하게 경과를 관찰할 필요가 있다.

Cholangiocellular carcinoma [CCC], 담관세포암

간 내 담관에서 발생하는 암으로 섬유성 간질에서 많이 발생한다. 또한 좌우 간관을 포함 간 외 담관에서 발생하는 담관암과 구별된다. 원발성 간암에서 차지하는 비률은 3~10%이고, 만성간염, 간경변이 병존하는 경우는 적다. 성인(成因)으로 과거에 사용하였던 혈관조영제인 thorotrast의 침착이나 간흡충, 간내결석증, Caroli 병 등과의 관련이 시사되고 있다. 육안적으로는 종류형성형, 담관침윤형, 담관내발육형, 분류불능형으로 분류하고, 대다수는 충실성 회백색 종양이다.

Caroli disease : 간 내 말초담관에 분절형 낭포상 확장을 초래하는 선천성 질환으로 선천성 담도확장증의 특수형으로 분류하는 경우도 있다.

검사소견

간담도계 효소 전반적으로 이상을 나타내는 경우가 대부분이지만 ALP 단독 고활성을 보이는 경우도 있다.

종양 marker CA 19-9, CA 125, CEA, DUPAN-2, SPan-1 등이 이상치를 보인다.

복부초음파 말초의 담관확장과 종류상(경계불명료)

CT, MRI, MRC (MR-cholangiography) 담관확장과 종류상

MRC, ERC, PTC 담관 확장과 협착 및 drainage (폐색성 황달이 있는 경우)

혈관 조영 수술적응 판단

종양 생검 종양의 병리상으로 발생 모지(母地)를 검토

경과관찰을 위한 검사와 측정빈도

간담도계 효소 **《정기검진》** 1주~1개월마다 검사한다.

Bilirubin **《정기검진》** 1주~1개월마다 검사한다.

복부초음파, 조영 CT, MRI **《정기검진》** 1~3개월마다 검사한다.

MRC, ERC, PTC **《기타》** 재폐색일 때 검사한다.

진단·경과관찰상의 요점

① 간 기능이상, 황달이 발견의 계기가 되는 경우가 많다. ② 외과적 절제가 유일한 근치 치료법이지만 발견 시 이미 수술적응 외의 증례가 많아 황달 감소요법 등 대증적으로 처치하는 경우가 많다.

Cholecystitis, 담낭염

담낭에 감염이 일어난 병태로 대부분의 증례에 담석이 존재한다. 급성담낭염과 만성담낭염이 있는데, 급성담낭염은 대부분 만성담낭염의 경과 중에 야기되는데, 담낭관이 결석, 부종, 기생충 등으로 폐색되어 이것에 세균감염이나 다른 인자가 가미되어 발생한다. 급성담낭염은 90% 이상이 담석을 합병한다. 폐색 원인균으로는 주로 Gram 음성 간균(*Escherichia coli, Klebsiella*), 장구균(*Enterococcus*), 혐기성균(*Bacteriodes fragilis, Clostridium perfringens*) 등이다.

검사소견

백혈구 증가. 염증 정도를 반영한다.

CRP 증가. 염증 정도를 반영한다.

Bilirubin 통상 정상. 고농도인 경우는 담도폐색 합병을 의미한다.

ALP 정상~경도 증가

복부초음파, CT, MRI, MRC (MR-cholangiography) 담낭종대, 담낭벽 비후, 담낭 내의 debris

경과관찰을 위한 검사와 측정빈도

백혈구, CRP **《급성기》** 3일마다 **《회복기》** 1주마다 검사한다.

복부초음파 **《급성기》** 3일~1주마다 **《회복기》** 2주마다 검사한다.

진단·경과관찰상의 요점

① 적절한 항균약 투여로 경쾌해지는 경우가 많다. 염증 정도에 따라 경피적 drainage 또는 경피적 aspiration을 요하는 경우가 있다. ② 재발을 반복하는 경우가 많으므로 염증이 완화되더라도 외과적 치료가 바람직하다(담낭적출 수술).

Cholelithiasis, 담석증

담낭, 총담관 또는 간 내 담관에 결석이 존재하는 상태로 증상의 유무와는 관계없이 담석(gallstone, biliary calculus, cholelith)이 있으면 담석증이라고 한다. 담석의 존재부위에 따라서 간내결석, 담낭결석, 총담관결석으로 분류한다. 또한 담석의 성분에 따라 cholesterol 담석(70%), 색소담석(30%), 드문 담석(수%)으로 분류한다. Cholesterol 함유량이 70% 이상인 담석을 cholesterol 담석이라고 한다. 남성보다 여성에 많고, 가령과 더불어 빈도는 증가한다.

검사소견

Bilirubin 고농도인 경우는 담도폐색

ALP, γ-GT 증가한다(Bilirubin 보다 담도폐색

에 민감하게 반응한다).
백혈구 증가하는 경우는 담도감염을 고려한다.
CRP 고농도인 경우는 감염 합병을 의미한다.
ERC, MRC (MR-cholangiography) 담관의 결석 묘출(밝고 투명한 모양)
복부초음파, CT, MRI 결석 묘출, 담관확장

경과관찰을 위한 검사와 측정빈도

복부초음파 **〈 정기검진 〉** 6개월마다 검사한다.
혈액 검사 **〈 정기검진 〉** 6개월마다 검사한다.
임상화학 검사 **〈 정기검진 〉** 6개월마다 검사한다.

진단·경과관찰상의 요점

① 담낭결석의 90%는 일생 무증상이어서 상기 검사를 1년에 1~2회 정도로 검사하여 경과를 관찰하는 것이 바람직하다. ② 담낭결석에서도 담낭염이나 담석 발작을 일으키는 예는 외과적으로 치료한다. ③ 총담관 결석, 간내 결석증은 장차 담낭염 등을 일으킬 가능성이 높으므로 치료하여야 한다.

Chronic hepatitis [CH], 만성간염

임상적으로 6개월 이상의 간기능 검사치 이상과 virus 감염이 지속되는 상태를 말하는데, 우리나라에서는 C형 및 B형 간염 virus로 인한 만성간염이 많다. 조직학적으로는 문맥영역에 림프구가 주체인 세포침윤과 섬유화를 나타내고, 간실질에는 여러 정도의 간세포 변성·괴사 소견이 나타난다. 그리고 그 조직소견은 섬유화와 괴사·염증 소견을 반영시켜 각기 섬유화 정도로 나타내는 staging과 괴사·염증의 활동성으로 나타내는 grading의 각 단계로 나누어 표기한다. 구미에서는 약물이나 자가면역으로 인한 것도 만성간염에 포함시키고 있다.

검사소견

AST, ALT 증가 정도는 다양하다.
γ-GT 증가된 경우는 alcohol 관여를 검토한다.
혈소판 간경변으로 이르기 전부터 감소하는 경향을 보인다.
HCV 항체 C형 만성간염에서 양성
HBs 항원 B형 만성/급성 간염에서 양성
HBe 항원, HBe 항체 HBV 감염상태를 보인다.
HBV-DNA B형 간염 virus의 직접 측정
HCV-RNA C형 간염 virus의 직접 측정
복부초음파, CT 간경변과의 감별 및 간세포암의 검색
간생검 병기의 확정진단

경과관찰을 위한 검사와 측정빈도

혈액 검사 **〈 정기검진 〉** 1~2개월마다 검사한다.
HBV 관련 marker **〈 정기검진 〉** 필요시 검사한다.
HBV-DNA **〈 항 virus 약물 사용 전과 경과관찰 중 〉** 1개월마다 검사한다.
HCV-RNA 정량·subtype **〈 기타 〉** Interferon +ribavirin 병용치료 적응을 검토할 때에 검사한다.
복부초음파 **〈 정기검진 〉** 3개월~1년마다 검사한다.

진단·경과관찰상의 요점

① B형 만성간염에서는 심각한 급성악화를 일으키는 경우가 있다. 비정상적인 경과를 보일 때는 HDV도 측정한다. 또한 B형은 젊은 환자에서 간암이 발생한다. ② C형 만성간염에서는 급성악화를 보이는 경우는 드물지만 간경변으로 진행, 간세포암 발생의 위험이 크다. B형·C형 간염에서는 각종 항 virus 약물이 개발되어

있어서 치료할 때는 HBV-DNA, HCV-RNA로 경과를 관찰한다. ③ 최근에는 virus성 간염이 감소하는데 반하여 지방간 등의 만성간염 비율이 증가하고 있다.

Chronic pancreatitis, 만성췌장염

췌장의 췌외분비선 조직이 감소하고 결합조직이 증가되어 있는 상태로 복통이나 복부압통 등의 임상증후와 췌장조직에 불규칙한 섬유화나 실질의 탈락(defluxion) 등의 만성적인 변화가 여러 정도로 불균일하게 존재하는 질환이다. 췌장실질이 탈락하면 췌장 내외 분비기능 장애가 생겨 당뇨병이나 소화흡수 불량이 출현한다. 동통은 췌장의 부종이나 괴사 등의 급성 췌장염이나 췌관내압이 상승하면서 생긴다. 만성췌장염은 진행성인 예가 많고, 췌장기능 장애 정도로 병기를 대상기, 비대상기로 나눈다. 대상기는 흔히 복통 등의 임상증상을 보이고, 정도 또한 심하다가 머지않아 복부증상이 감소, 경쾌해지는데, 주로 당뇨병이나 소화흡수 장애로 인한 임상증상을 보이게 된다. 이와 같이 만성췌장염은 다양한 병태를 보인다.

검사소견

Amylase, lipase 경도~중등도로 증가한다. 진행 예에서는 감소하는 경우도 있다.

Secretin test 외분비능 저하

Glucose·75g OGTT 진행 예는 당뇨병을 합병한다.

PFD test (BT-PABA test) 요중 PABA 배설저하

복부초음파 췌장의 석회화, 주췌관 확장

CT 석회화상, 췌관 확장, 낭포

MRCP, ERCP 췌관 부정(不整), 확장

경과관찰을 위한 검사와 측정빈도

Amylase **(정기검진)** 1개월마다 검사한다.

복부초음파 **(정기검진)** 1~3개월마다(증상에 따라 6~12개월마다) 검사한다.

조영 CT, MRCP **(정기검진)** 1년마다 검사한다.

진단·경과관찰상의 요점

① Secretin test를 시행할 수 없기 때문에 현재는 영상진단만으로 만성췌장염을 진단한다. ② 원인으로는 alcohol, 특발성, 담석 등이 있다. ③ 만성적인 상복부통이 지속된다. 또한 췌장 내외 분비능 장애로 인한 당뇨병, 소화흡수 장애가 문제가 된다. ④ 근년에 자가면역성 췌장염의 병태가 밝혀져서 IgG 4 측정과 CT, MRCP 등의 영상검사나 생검이 중요하다. 치료방침이 다르기 때문에 감별진단이 필요하다.

Congenital jaundice, 선천성 황달

Bilirubin 대사의 선천성 이상으로 황달이 나타나는 병태이다. 간에서 heme으로부터 biliverdin을 경유하여 만들어진 bilirubin은 결합단백과 결합하고, glucuronic acid에 포합되어 모세담관으로 능동적으로 배설되는데, 이 과정에 유전적 이상이 있는 것을 말한다. 담즙울체가 없는 데도 황달이 생기므로 체질성 황달이라고도 한다.

검사소견

직접 bilirubin Dubin-Johnson 증후군, Rotor 증후군에서 증가

간접 bilirubin Crigler-Najjar 증후군, Gilbert 증후군에서 증가

AST, ALT 정상

ALP, γ-GT 정상
망상적혈구, haptoglobin, Coombs 시험 정상
ICG 시험 Rotor 증후군에서 이상을 보인다.
간생검, 복강경 Dubin-Johnson 증후군에서 육안적으로 간은 흑색을 나타낸다.

경과관찰을 위한 검사와 측정빈도

Bilirubin Crigler-Najjar 증후군 I형 이외는 모두 양성으로 황달 이외에는 거의 자각증상을 보이지 않는다. Gilbert 증후군에서는 식이섭취의 변화에 따라서 bilirubin 농도는 증감한다. 1년에 1~2회 검사한다.

진단·경과관찰상의 요점

① 일반검사, 특히 절식 시의 고 bilirubin 농도로 진단되는 경우가 많다. ② UDP-glucuronic acid 전이효소의 완전결손으로 인한 Crigler-Najjar 증후군 1형을 제외하면 예후는 양호하다. ③ Dubin-Johnson 증후군은 bromsulphalein (BSP) 시험에서 재상승 현상이 보이지만 이 검사는 현재 거의 이용하지 않는다.

Drug-induced liver disease, 약물성 간장애

약물에 기인하는 간장애로 간독성이 있는 약물·식품의 섭취·투여로 인하여 직접적인 간독성 또는 allergy 기전으로 간기능 이상을 일으킨다. 즉, 간독소로 인한 중독성 간장애와 약물에 대한 특이체질에 의한 간장애가 있다. 후자는 다시 약물대사 이상에 의한 간장애와 과민성 반응으로 인한 약물 allergy성 간장애로 나눈다. 중독성 간장애의 특징은 ① 일정량 이상의 약물투여에서 모든 대상에 간장애가 출현하고, ② 그 정도는 투여량과 상관성을 보이고, ③ 약물로 인한 일정한 조직상을 보이고, ④ 잠복기간이 짧아 동물실험이 가능하고, ⑤ 타장기의 병변을 수반하는 경우가 많다는 점이다.

특이체질에 의한 간장애의 특징은 ① 약물투여를 받은 일부 예에서 간장애가 발현하고, ② 그 정도는 투여량과 관계 없고, ③ 잠복기간이 일정치 않아 동물실험이 곤란하고, ④ 재투여로 인하여 간장애가 재현한다는 점이다.

검사소견

AST, ALT 증가한다.
γ-GT, ALP 때로 증가한다.
백혈구 증가한다(약 30%는 10,000/μL 이상).
호산구 증가한다.
약물 감수성 시험 양성 (필수검사는 아님)
간생검 **〈간세포 장애형〉** 간세포 변성괴사가 주체, 염증반응은 없거나 경도, 소엽중심부 괴사 **〈약물 allergy로 인한 간장애〉** Virus성 간염과 구별한다.

경과관찰을 위한 검사와 측정빈도

혈액 검사 **〈급성기〉** 주 2회 **〈회복기〉** 주 1~2회 검사한다.
복부초음파 **〈급성기〉** 입원 시 **〈회복기〉** 필요시 검사한다.
복부 CT **〈급성기〉** 입원 시 **〈회복기〉** 필요시 검사한다.
간생검 **〈급성기〉** 어느 때나 1회 검사한다.

진단·경과관찰상의 요점

① 초기증상으로 발열, 발진, 피부소양, 황달 등이 나타난다. ② 간기능 이상은 약물 투여 후 1~4주에 출현하는데, 의심되는 약물 투여와의 시간적 상관을 보인다. 우연한 약물 재투여

로 간기능 이상이 재발한다. ③ 진단은 문진 등으로 특정 약물 투여와 간장애 발현과의 관련성을 추측하지만 challenge test는 금기이다. *In vitro* 에서 림프구의 약물에 대한 반응성을 관찰하는 것으로 추정한다. ④ 약물성 간염은 약물 allergy성 간염(간염형, 담즙울체형, 이들의 혼합형)과 약물 중독성 간염(간세포 장애형, 지방간형, 축적형, 종양형성형, 기타)으로 분류하고 있다. ⑤ 전격성간염의 약 5%는 약물성 간장애가 원인으로 이해하고 있다. ⑥ 예방은 간장애 발생빈도가 높은 약물의 신중한 투여, 조기발견에 의한 약물투여의 조기 중지 등이다. 치료는 안정, 식사를 주축으로 경과를 관찰한다. 약물투여 중지 후, 대부분은 간기능이 개선되지만 드물게 진행하여 간부전에 이르는 경우도 있다. ⑦ 전격성간염에는 혈액투석이나 간이식이 유효하다.

Fatty liver, 지방간

간세포 내에 중성지방이 과잉으로 침착 된 상태로 간소엽 1/3 이상의 간세포 지방화를 나타낸다. 과영양, 음주, 당뇨병, 고 calorie 수액, 약물, 영양장애 등에 기인하고, 기전으로 탄수화물·지방질의 과잉섭취, 지방조직에서 간으로의 지방산 동원 증가, 간에서의 지방산 산화저하, 지방산 합성항진, 초저밀도지단백(VLDL)의 합성·분비장애 등으로 이해하고 있다.

검사소견

AST, ALT 흔히 경도로 증가한다. AST<ALT인 경우가 많다. Alcohol성에서는 AST>ALT가 많다.

γ-GT 흔히 경도로 증가한다. 특히 alcohol성에서 증가한다.

중성지방 흔히 증가한다.

Cholinesterase 때로 증가한다.

복부초음파 간실질 내부 echo 휘도 증강(bright liver), 심부감쇠, 간내맥관상의 불명료화, 간신장 contrast 양성. 간은 종대, 변연은 둔화.

복부 CT 간실질의 지방침착 (간/비장 CT 치 비 저하)

간생검 간세포 중에 지방적 저류를 보인다.

경과관찰을 위한 검사와 측정빈도

혈액 검사 **〈정기검진〉** 3~6개월마다 검사한다.

복부초음파 **〈정기검진〉** 6개월~1년마다 검사한다.

진단 · 경과관찰상의 요점

① 무증상인 경우가 많다. ② 지방간의 원인으로 저산소 상태, 내분비 장애, 당뇨병, 대사이상, 췌장질환, 장질환, 영양불량 또는 과잉, alcohol, 약물 등이 있다. 만성감염증, 결핵, 궤양성 대장염, 만성장염, Weber-Christian병 등에서도 지방간을 보인다. ③ 초기에는 원인이 되는 기초질환을 치료하는 것으로 치유되는 경우가 많은 가역적 변화이다. 약물이나 alcohol 섭취 중지, 비만 개선 등으로 치유가 가능하다. ④ 일부 지방간 증례에서는 고도의 간섬유화나 조직학적으로 세포침윤, 간세포 괴사가 나타나고, 비 alcohol성 지방성 간염(NASH/NAFLD)으로 전문적인 치료를 요하는 경우가 있다. 간경변으로의 진전, 간세포암을 합병하기 때문에 정기적으로 영상진단으로 감시할 필요가 있다(특히 고령자).

Fulminant hepatitis [FH], 전격성 간염

간염 virus, 약물, 자가면역, 간대사성 질환 등이 원인이 되어 단기간에 급속한 간세포 괴사, 간부전 증상이 출현하는 병태이다. 간염 가운데 증상발현 후 8주 이내에 심한 간기능장애로 인한 간성 혼수 II도 이상의 뇌병증을 초래하고, prothrombin time(PT) 40% 이하를 보이는 것을 말하는데, 발병 후 10일 이내에 뇌병증이 발현하는 급성형과 그 이후에 발현하는 아급성형이 있다. 원인은 간염 virus, 약물성과 자가면역성인 경우를 전격성 간염으로 정의하고, 그 외의 경우는 전격성 간부전(fulminant hepatic failure)으로 총칭하고 있다. 조기에 전격화를 예지하기 위해서는 PT 연장과 간위축을 평가하는 것이 중요하다.

검사소견

Bilirubin 10 mg/dL 이상 증가한다. 23 mg/dL 이상에서는 예후가 나쁘다.

AST, ALT 초기에 현저하게 증가한다. 병태의 악화와 더불어 감소한다. 반드시 병태와 일치하지 않는다.

혈소판 감소한다(DIC를 합병).

혈청 단백 감소한다. 급성간염과 비교하면 유의하게 감소한다.

Prothrombin 시간(PT) 40% 이하

혈중 HGF 증가

혈액가스 분석 PaO_2 저하(호흡·순환부전)한다. 대사성 acidosis(간성 혼수). 대사성 alkalosis(저 K혈증). 호흡성 acidosis(뇌부종). 호흡성 alkalosis(호흡중추 자극) 등을 초래한다.

Glucose 약 40% 환자에서 저혈당을 보인다.

복부초음파 현저한 복수저류와 간의 위축을 보인다.

복부 CT·MRI 현저한 복수저류와 간의 위축(위축 정도 판정)을 보인다.

뇌파 서파화, 3 상파

두부 CT·MRI 때로 뇌부종을 보인다.

경과관찰을 위한 검사와 측정빈도

혈액 검사 **〈급성기〉** 매일 **〈회복기〉** 주 2회 검사한다.

간염 virus marker **〈급성기〉** 입원 시 **〈회복기〉** 어느 때나 1회 검사한다.

혈액가스 분석(호흡·순환부전 시) **〈급성기〉** 주 3회 이상 **〈회복기〉** 주 2회 검사한다.

흉부 X선 **〈급성기〉** 주 2회 **〈회복기〉** 1주마다 검사한다.

복부초음파 **〈급성기〉** 1주마다 **〈회복기〉** 2주마다 검사한다.

복부 CT **〈급성기〉** 2주마다 **〈회복기〉** 필요 시 검사한다.

두부 CT **〈급성기〉** 필요 시(뇌부종 의심) **〈회복기〉** 필요 시 검사한다.

간생검 **〈회복기〉** 필요 시 검사한다.

진단·경과관찰상의 요점

① 초기증상은 전신 권태감, 발열, 황달, 오심, 식욕부진, 의식장애, 빈맥 등이다. ② 초기증상 발현 후 8주 이내에 심각한 간기능 장애로 인하여 간성 혼수 II도 이상, PT 40% 이하를 보이는 간염으로 정의하는데, 이 기간이 10일 이내인 급성형과 11일 이후인 아급성형으로 분류한다. ③ 전신관리 : calorie 보급, 비타민 보급, 수분·전해질 관리, 호흡관리, 출혈, 뇌부종, 신부전, 감염에 대한 대책을 수립한다. ④ 간 보호 : 부신피질 호르몬, glucagon·insulin 요법, 혈장 교환, 아미노산제제를 수액한다. ⑤ 간이

식도 고려되므로 시기를 놓치지 않도록 한다.

Gallbladder cancer, 담낭암

담낭 및 담낭관 상피에서 원발하는 암종의 총칭이다. 조직학적으로 대부분이 선암이다. 담낭결석을 고율로 합병한다. 초기에는 무증상이다가 진행에 따라 림프절, 복막이나 인접하는 간, 담관, 십이지장, 결장 등으로 진전하여 복통, 종류 촉진, 황달 등의 증상을 나타낸다.

검사소견

Bilirubin 진행암에서 증가

ALP 진행암에서 증가

CEA 진행암에서 증가

CA 19-9 진행암에서 증가. 반드시 암의 진전도와는 일치하지 않는다.

백혈구 증가 예는 감염 합병을 고려한다.

혈관 조영 수술적응, 진전도 결정을 위하여 검사한다.

복부초음파 담낭벽 부정(不整), 담낭 내 종류, 담낭 내 debris 저류, 진행암은 간 내 침윤, 전이

CT, MRI 담낭 내 종류, 간 내 침윤, 간 전이, 림프절 전이

경과관찰상을 위한 검사와 측정빈도

Bilirubin **(정기검진)** 1개월마다 검사한다.

CEA, CA 19-9 **(정기검진)** 1개월마다 검사한다.

백혈구 **(정기검진)** 1개월마다 검사한다.

복부초음파 **(정기검진)** 1개월마다 검사한다.

진단·경과관찰상의 요점

① 조기 암은 대부분 증상이 없고, 임상화학 검사, 종양 marker도 정상이다. ② 진행암에서 발견되는 경우가 많은데, 대다수는 절제불능인 경우가 많다. 진행암은 예후가 불량하다. 화학요법도 유효성이 낮다. ③ 비확장형 췌담관 합류(合流)이상 예에서 고율로 발생한다.

Hepatic encephalopathy, 간성 뇌병증

간부전에 보이는 의식장애이다. 즉, 간기능 저하, 문맥계 측부혈행의 진전에 수반하는 정신신경 증상으로 급격하고 광범위한 간세포 괴사로 인한 급성형(전격성 간염)과 문맥 대순환 shunt에 여러 정도의 간세포 기능장애가 추가된 만성형[Eck operation(end to side portacaval shunt), 간경변]으로 나눈다. 선천성 요소 cycle 이상증으로 인한 간뇌질환은 특수형으로 취급한다. 가벼운 의식장애에서 깊은 혼수에 이르기까지 정도는 다양하다. 이런 현성 뇌병증에 대하여 무증상에 신체적 소견도 정상인데도 불구하고 보다 예민한 정량적 신경기능 검사에서 이상이 지적된 병태를 잠재성 간성뇌병증(latent hepatic encephalopathy) 이라고 한다.

검사소견

Prothrombin 시간, hepaplastin test 연장

Ammonia 증가하는 경우가 많지만 기준치를 보이는 것도 있다.

Fischer 비 Branched amino acid / aromatic amino acid 비는 저하한다.

MR angiography 측부혈행의 동정

복부초음파, CT, MRI 간위축(간경변 소견)

의식 leve test 조기발견 및 경과를 추적하기 위하여 중요하다.

뇌파 α 파의 서파화, 3 상파 출현

경과관찰을 위한 검사와 측정빈도

임상화학, 응고능 검사 **《급성기》** 매일~주 2회 검사한다.

의식 level test **《급성기》** 매일 검사한다.

진단·경과관찰상의 요점

① 간부전을 일으키는 것은 전격성 간염 등으로 인한 급성간부전을 수반하는 것과 비대상기 간경변 등의 만성간부전에 수반하는 것이 있다. ② 또한 문맥 이상, 측부혈행로의 발달로 인한 뇌병증이 발병하는 경우도 있다. ③ 따라서 원인질환 및 악화인자를 동정하는 것이 치료방침을 결정하는데 중요하다.

Hepatocellular carcinoma [HCC], 간세포암

간세포와 비슷한 세포로 된 악성상피성 종양으로 B형·C형 만성간염, 간경변을 합병하는 예가 많다. 실질이 부드러운 종양으로 간에서 여러 가지 크기의 종류(腫瘤)를 형성한다. 종류는 출혈이나 변성, 괴사를 초래하는 경향이 강하고, 색조는 백색, 황색(지방침윤으로 인한), 암적색(출혈로 인한), 녹색(담즙의 산화로 인한 것으로 green hepatoma라고도 함) 등 다양하다. 조기 간암에 대해서는 명확하게 정의된 바는 없지만 2 cm 이하의 고분화 간세포암으로 경계가 불명료한 것을 조기 간암으로 이해하고 있다. 진행하면 탈분화하여 동맥혈류가 풍부해져 영상진단에서는 종양이 농염으로 나타나게 된다. 혈관으로 침입하여 증식, 진전하는 경향이 강하고, 간 내외의 문맥이나 간정맥에 종양색전이 나타나는 경우가 있다. 간 외 전이를 나타내는 경우는 적다.

검사소견

AFP 100~200 ng/mL 이상은 간세포암이 의심되는 소견이다.

AFP lectin 분획 특이도가 크다(AFP-L_3 분획은 10% 이상). AFP 증가에 선행하는 경우가 많다.

PIVKA-II 40 mAU/mL 이상. AFP와 상보적으로 cover한다. 특이성이 높다. 증가치를 보이는 경우, 종양의 크기가 크다. 또한 종양색전(tumor embolus)도 나타나기 쉽다.

복부초음파 3 cm 이상에서 mosaic, halo 등이 나타난다. 2 cm 이하에서는 echo 상, high나 low를 나타낸다(조영 초음파 검사가 유용).

CT 동맥상에서 조기 농염, 문맥상에서 결손을 보인다(dynamic CT가 유용).

MRI Dynamic study에서는 CT와 동등한 검출능을 보인다.

간동맥, 문맥 소영 종양 농염, A-P shunt, 종양색전 등의 치료를 병용한다.

종양 생검 비종양 부위와 비교하면서 검토한다.

경과관찰을 위한 검사와 측정빈도

AFP, PIVKA-II, AFP-L_3 분획 **《정기검진》** 1개월마다 검사한다.

복부초음파 **《정기검진》** 2~3개월마다 검사한다.

CT, MRI **《정기 관찰(치료재발 판정)》** 2~3개월마다 검사한다.

종양 생검 **《기타》** 재발이 의심되는 경우에 검사한다.

진단·경과관찰상의 요점

① Virus성 간염의 정기 screening 검사로는 복부초음파 검사를 간경변에서 3개월, 만성 활동성 간염에서 6개월 간격으로 검사한다. ② 종양 marker는 조기 발견(2 cm 미만)에는 도움이 되지 않는다. ③ 약 70~80%가 C형 간염, 10%가

B형 간염을 배경으로 발생한다. 최근에는 NASH에서의 발암도 주목되고 있다. ④ 간을 바탕으로 다발성으로 발암하기 때문에 간세포암 치료 후에도 정기적으로 검사하여야 한다.

Idiopathic portal hypertension [IPH], 특발성 문맥압항진증

비종, 빈혈, 문맥압 항진 증상[비종, 범혈구 감소, 식도·위 정맥류, 복수, 복벽 정맥노장(phlebismus) 등]을 나타내면서 원인질환(간 내외 문맥폐색, 간정맥폐색 등)이 증명되지 않는 병태로 유동전성의 문맥압 항진증으로 분류한다. 간표면은 평활하지만 조직학적으로는 간 내 문맥 영역의 섬유화가 보이고, 전유동성 block으로 이한 문맥압 항진증으로 이해하고 있다. 종래의 Banti 증후군과 대략 같은 의미이다.

검사소견

혈액 검사 범혈구 감소

간기능 검사 정상~경도 이상

상부소화관 내시경 식도(위) 정맥류

간정맥 조영 폐색성 간정맥압은 정상~중등도 상승. 축 늘어진 버들가지 모양의 간정맥

경피경 간문맥 조영 폐색성 간정맥압보다 높은 문맥압, 측부혈행로 발달

간생검 간경변 소견은 보이지 않는다. 문맥 말초가지의 망가짐이 보인다.

복부초음파, 조영 CT, MRA 비종, 비정맥 직경 증대, 복수, 측부혈행로, 간 내 문맥지 협세화(狹細化), 측부혈행로 확인(비침습적)

경과관찰을 위한 검사와 측정빈도

상부소화관 내시경 **(정기검진)** 3개월~1년마다 검사한다.

복부초음파 **(정기검진)** 3~6개월마다 검사한다.

진단·경과관찰상의 요점

① 증후는 문맥압 항진에서 유래한다. ② 비장적출 수술 예에서 임상소견이 경쾌해지는 비율이 높다. ③ 간부전은 말기 예에 한한다. ④ 식도(위) 정맥류 출혈을 조절할 수 있으면 장기간 예후는 양호하다(발병 후 25년에 50% 생존 등).

Liver abscess, 간농양

간 내에 국한성으로 농(pus)이 저류 된 것으로 세균, 진균, 이질아메바 등이 원인이 된다. 원인에 따라 화농성 농양과 아메바성 농양으로 크게 나눈다. 화농성 농양이 전체의 95% 이상 차지하고, 담관염성, 경문맥성 농양이 많다. 고령, 면역부전 상태, 당뇨병이 위험인자이다. 원인 균은 Gram 음성 간균, Gram 양성 구균, 혐기성 균이 많다. 농양은 고립성 또는 다발성으로 우엽에 호발한다. 통상 담관염성은 다발성이고, 경문맥성은 고립성이다. 복강 내 파열, 담도출혈, 횡격막하 농양, 흉막염, 농흉이 병발하는 경우가 있다.

검사소견

백혈구 증가, 좌방이동(left shift). Ameba 감염에서는 호산구 증다를 보이는 경우도 있다.

CRP 양성 (염증소견)

천자액 검사 세균, 진균의 배양, 원충 증명

복부초음파, 조영 CT, MRI(MRA 포함) 초기는 cystic한 종류상(腫瘤像)이 많지만 시간이 경과하면서 여러 가지로 변화한다.

경과관찰을 위한 검사와 측정빈도

혈액 검사, CRP **〈급성기〉** 매일 **〈회복기〉** 주 2회 검사한다.

혈중 이질 아메바 항체가 **〈급성기〉** 1회 검사한다.

복부초음파 **〈급성기〉** 매일 **〈회복기〉** 주 2회 검사한다.

천자액 검사 **〈급성기〉** 1회 검사한다.

Drainage액 배양 **〈기타〉** 균교대(superinfection)가 의심될 경우에 검사한다.

진단·경과관찰상의 요점

① 세균성, 진균성에서는 항균약의 장기간 투여와 경피적 drainage로 배농을 시행한다. ② 동성애자 등에서는 아메바성 간농양을 고려하여 치료한다. ③ 아메바성 간농양은 파열되기 쉽기 때문에 천자를 금기로 하는 설도 있다.

Liver cirrhosis, 간경변

장기간의 미만성 염증질환으로 인하여 간의 섬유화가 증강된 결과, 정상 간소엽 구조가 소실되어 위소엽(pseudolobule)을 형성한 상태를 말한다. 성인으로 간염 virus의 장기간 지속감염으로 인한 증례가 많은데, C형 간염 virus가 60~70%, B형 virus는 20% 정도이다. 기타로는 장기간에 걸친 대량음주나 만성담즙울체, 울혈, 기생충 등의 특수형이 있다. 또한 5% 이하이지만 원인불명 간경변(cryptogenic cirrhosis)이 있다. 증상에 따라 대상기, 비대상기로 나누는데, 비대상기에는 복수, 부종, 황달, 간성뇌병증, 식도정맥류에서의 출혈 등을 수반한다.

검사소견

AST, ALT 증가(AST > ALT)한다. 거의 정상인 경우도 있다.

Albumin, cholinesterase, cholesterol 감소

γ-Globulin 증가

Bilirubin 비대상기에서 증가

ICG 시험 15분 정체율 상승(25% 이상)

Prothrombin 시간, hepaplastin test 연장

혈액 검사 범혈구 감소, 특히 혈소판 감소(10만/μL 이하)

HCV 항체, HBs 항원 각각 C형·B형 간염 virus에 의한 간경변에서 양성

HBV-DNA, HCV-RNA Virus의 동태

복부초음파, CT, MRI 간·비장 형태 변화, 간세포암 검색

간생검 간경변은 병리학적 진단으로 확정한다.

상부소화관 내시경 식도(위) 정맥류 검색

경과관찰을 위한 검사와 측정빈도

임상화학, 혈액검사 **〈정기검진〉** 1개월마다 검사한다.

AFP 또는 PIVKA-II **〈정기검진〉** 1개월마다 검사한다.

복부초음파, CT **〈정기검진〉** 3개월마다 검사한다.

진단·경과관찰상의 요점

① 여러 가지 원인으로 발생하는데, 우리나라에서는 B형 간염, 다음으로 C형 간염, alcohol에 의한 것이 많다. 최근에는 비 alcohol성 지방성 간염(NASH/NAFLD)도 주목되고 있다. ② 특히 virus성 간염에 수반하는 간경변은 간세포암 발생이 많으므로 조기발견에 적극적이어야 한다. ③ 고령자의 비 virus성 간염(특히 NASH/NAFLD)에서는 간세포암 발생이 분명 증가하고 있으므로 영상진단으로 조기에 발견하도록 한다.

Metastatic liver cancer, 전이성 간암

타장기에서 발생된 암이 혈행성으로 간에 전이된 암이다. 간암은 원발성 간암과 전이성 간암으로 분류하는데, 후자의 빈도가 압도적으로 많고, 원질환의 예후를 결정하는 요인이 된다. 소화기암에서는 문맥 혈행성 전이가 많고, 원발소의 control이 비교적 용이한 대장암에서는 간전이소에 대하여 적극적으로 절제하고, 증례에 따라서는 타장기, 예를 들면 폐전이가 있어도 간·폐를 동시에 절제하는 경우도 있어서 예후 개선을 기대할 수 있다. 한편 위암이나 췌장암과 같이 원질환의 control이 곤란한 질환에 있어서는 단발 예라도 간절제의 적응이 되는 경우는 적고, 절제한 예도 대장암과 비교하면 예후는 불량하다.

검사소견

간담도계 효소 여러 가지 pattern을 보이는데, 담도계 효소이상이 우위

종양 marker 원발소의 성격에 따라 다르다.

복부초음파 상피성에서는 토란 모양, 두터운 변연 저 echo band 등을 보인다. 비상피성은 구형으로 비교적 균일한 것이 많다.

CT, MRI 조영에서 변연의 담염, 내부 저흡수 구역을 보이는 것이 많다(Dynamic study가 HCC와의 감별상 유용).

경과관찰을 위한 검사 항목과측정 빈도

간담도계 효소 **〈정기검진〉** 1개월마다 검사한다.

종양 marker **〈정기검진〉** 1개월마다 검사한다.

복부초음파, CT, MRI **〈정기검진〉** 1~3개월마다 검사한다.

진단·경과관찰상의 요점

① 다발하는 경우가 약 90% 이상이다. ② 간경변을 수반하는 경우는 드물다(간경변인 간은 전이가 생기지 않는다). ③ 위암, 폐암, 대장암, 췌장암, 담낭암 등에서 간 전이가 많이 발생한다. 따라서 원발소를 검색하는 것이 중요하다. ④ MRI는 검출이 우수하다.

Pancreatic cancer, 췌장암

췌장암은 췌관상피에서 발생하는 암으로 상피성과 비상피성으로 분류하지만 대부분은 상피성으로 98%나 된다. 일반적으로 췌장암이라고 하면 침윤성 췌관암을 가리킨다. 발생부위에 따라 췌장두부암, 췌장체부암, 췌장미부암(합하여 췌장 체미부암), 췌장전체암으로 분류한다. 초기 발병 증상은 복통, 황달, 요배부통, 식욕부진이다. 췌장암의 담관 침윤으로 인한 폐색성 황달, Courvoisier sign, 주췌관 폐색에 의한 췌장액 울체와 수반성 췌장염이 나타난다. 췌장암 유전자 해석에는 c-Ki-*ras* 암유전자의 활성화나 codon 12의 점돌연변이를 보인다.

Courvoisier sign : 총담관 말단부의 폐색, 특히 총담관암, 췌두부암, 십이지장 유두부암 등의 악성 종양으로 인하여 폐색성 황달이 생길 때 보이는 담즙울체로 인한 담낭종대이다. 폐색성 황달의 감별진단에 중요한 징후로 우측 아래 갈비에 구상(球狀), 표면이 매끄러운 담낭으로 생각되는 종류(腫瘤)가 촉지될 때는 총담관 말단부의 암을 우선 고려할 필요가 있다.

검사소견

CA 19-9 80% 이상 예에서 이상 증가

CEA 진행 예에서 증가

DU-PAN-2 증가

혈청 bilirubin 증가(췌장두부암에서 폐색성 황달을 초래한다)
K-*ras* 변이 췌장액 세포에서 검출
복부초음파 췌장 종류(腫瘤), 췌관확장 묘출, 담관 침윤 예에서는 담낭종대(Courvoisier sign)
ERCP, MRCP 췌관의 두절상
조영 CT, MRI 췌장 종류, 췌관확장 소견, 침윤범위 진단

경과관찰을 위한 검사와 측정빈도

Bilirubin **〈폐색성 황달 급성기〉** 3일마다 **〈회복기〉** 1주마다 검사한다.
CA 19-9 **〈치료효과 판정 및 정기관찰〉** 1개월마다 검사한다.
CEA **〈치료효과 판정 및 정기관찰〉** 1개월마다 검사한다.
DU-PAN-2 **〈치료효과 판정 및 정기관찰〉** 1개월마다 검사한다.

진단·경과 관찰상의 요점

① 증상(복통, 체중 감소 등)이 있는 예는 진행암으로 대단히 예후가 불량하다. ② 폐색성 황달을 나타내는 예에서는 황달을 감소시킬 목적으로 내시경 또는 경피경으로 drainage를 시행한다. ③ 종양 marker의 변동은 항암제의 치료효과를 판정하거나 경과를 관찰하는데 중요하다.

Pancreatic cyst, 췌장 낭포

유동 또는 반유동 물질이 용해되어 췌장 내에서 병적으로 형성된 자루 모양의 구조물의 총칭이다. 구조적으로는 단방성(unilocular), 다방성(multilocular), 또는 일부에 충실성 성분이 있는 것 등이 있다. 병리조직학적으로는 낭포는 내면이 상피로 덮인 진성낭포와 내면에 상피가 없는 췌장염이나 외상으로 인한 삼출액 또는 괴사물질이 췌장 내나 망상낭포(reticular cyst) 내에 저류되어 생기는 가성낭포(pseudocyst)로 나눈다. 가성낭포는 무언가의 원인으로 췌장 내 또는 췌장주위에 생긴 조직의 괴사소(巢), 출혈소 또는 췌장액이 흡수되지 않고, 주변에서 육아조직(granulation tissue)으로 싸인 것으로 그 내강면에 피복상피가 없는 것이 특징이다. 반면에 진성낭포는 내강면이 상피세포로 피복되어 있는 것이 특징이다.

검사소견

Amylase 췌장염이 지속되어 있으면 증가한다.
CA 19-9 종양성 낭포에서 증가하는 경우가 있다.
CEA 증가한 경우는 상당히 진행된 종양성 낭포를 의미한다.
복부초음파 Cyst의 크기와 형상, 내부의 유두상 증식부위 유무
조영 CT, MRI, MRCP 초음파 검사와 동일하다.

경과관찰을 위한 검사와 측정빈도

■ **가성 낭포**

복부초음파 **〈급성기〉** 1주마다 **〈회복기〉** 1개월마다 검사한다.
CT, MRI (MRCP 포함) **〈급성기〉** 1개월마다 **〈회복기〉** 3개월마다 검사한다.

■ **진성 낭포(악성일 가능성이 낮은 경우)**

복부초음파 6개월~1년마다 검사한다.
CT, MRI (MRCP 포함) 6개월~1년마다 검사한다.

진단·경과관찰상의 요점

① 가성낭포는 감염이 없는 한 4~6주마다 초음파 검사나 CT로 경과를 관찰한다. 증대경향

또는 직경이 6 cm 이상인 경우에는 drainage를 고려한다. ② 작고, 동시에 다발하는 경우는 장액성 낭포로 양성이다. ③ 단방성(unilocular)에 벽이 두꺼워진 것은 내부에 유두상 증식부위가 있고, 점액성인 것은 악성일 가능성이 있다. 췌장액 중 세포에서 K-*ras* 변이 측정도 보조진단에 도움이 된다. 점액성 낭포에서 직경 4 cm 이상은 악성일 가능성이 높아 수술적응이 된다.

Parasitic liver disease, 기생충 간질환

간의 기생충 질환인데, 기생충은 문맥 내에 기생하는 일본주혈흡충과 간 내 담관에 기생하는 간흡충이 있다.

검사소견

백혈구 분획 호산구 증가(급성기)

간담도계 효소 이상[일본주혈흡충증(*Schistosomiasis japonica*), 간질증(fascioliasis), 간흡충증(liver distomiasis)]

면역학적 검사 양성[일본주혈흡충증, 포충병(hydatid disease) (echinococcosis)]

변 충란검사 양성(일본주혈흡충증, 간흡충증, 간질증)

복부초음파 그물눈 모양 echo(일본주혈흡충증의 만성기), 변연부정(不整)의 cystic한 종류(간질증)

간생검 양성 (간포충병)

CT, MRI 미만성 병변, 종류상 병변, 낭포상 병변 등

경과관찰을 위한 검사와 측정빈도

복부초음파 일본주혈흡충증에서 간경변으로 이행되면 1년에 2~3회 검사한다.

상부소화관 내시경 일본주혈흡충증에서 간경변으로 이행되면 1년에 1~2회 검사한다.

진단·경과관찰상의 요점

① 10년 이상 무증상을 보이지만 병소가 증대해지면서 간종대, 황달 등이 발견의 계기가 되는 경우가 많아 생활력(생활 지역)의 청취가 중요하다. ② 간포충증(echinococcosis)은 주로 외과적으로 처치한다. 방치하면 치사적인 경과를 취하게 된다. ③ 포충증이 의심이 될 경우에는 기생충학 교실의 도움을 받는 것이 바람직하다.

Echinococcosis *Echinococcus* 속 기생충의 유충형인 포충의 감염으로 초래되는 질환을 총칭하는 용어이다. *Echinococcus* 속에는 4 종류의 기생충이 알려졌는데, 그 가운데 단방조충(*Echinococcus granulosus*) 및 다방조충(*Echinococcus multilocularis*)의 유충형인 단방포충(unilocular hydatid) 또는 다방포충(multilocular hydatid)의 기생으로 인한 질환을 가리키는 것이 보통이다.

Primary biliary cirrhosis [PBC], 원발성 담즙성 간경변

간내 소엽간 담관의 염증(만성 비화농성 파괴성 담관염, chronic non-suppurative destructive cholangitis; CNSDC)으로 만성간내담즙울체를 일으켜 최종적으로 간경변에 이르는 질환으로 그 원인은 밝혀지지 않았다. 중년 이후 여성에서 많이 발생하는 만성의 간내담즙

울체로 고빈도로 문맥압 항진증을 나타낸다. 병인은 자가면역 기전이 관여하는 것으로 이해하고 있다. 피부소양으로 처음 발병하는 경우가 많은데, 혈청 항 mitochondria 항체(AMA) 양성, 항 PDH-E_2 항체 양성, IgM 증가, 담도계 효소활성 증가, 고 cholesterol혈증이 특징이지만 자각증상이 결여된 무증후성인 것도 있다. 항 PDH 항체는 PBC에 특이적인 AMA의 하나로 PBC에 특이성이 가장 큰 항체이다. 대응 항원은 mitochondria 내막에 존재하는 pyruvate dehydrogenase(PDH)의 지방 친화성 domain(lipophilic domain)이고, 항체는 효소활성 저해작용이 있다.

검사소견

γ-GT, ALP 초기부터 증가한다.
항 mitochondria 항체 90% 이상에서 양성
Bilirubin 초기에는 기준범위. 진행하면서 증가한다.
IgM 증가하는 경우가 많다.
Cholesterol 증가하는 경우가 많다.
간생검 병기분류에 필요하다.
복부초음파, CT, MRI 폐색성 황달 등과의 감별

경과관찰을 위한 검사와 측정빈도

임상화학 검사 **(정기검진)** 1~3개월마다 검사한다.
상부소화관 내시경 **(정기검진)** 필요 시 검사한다.

진단·경과관찰상의 요점

① PBC 진단기준을 설정하여 진단한다. ② 근년 자각증상이 없는, 무증후성 PBC(asymptomatic PBC) 단계에서 진단되는 증례가 많은데, 그 대부분은 간경변에 이르지 않았다. 증후성 PBC (symptomatic PBC)의 초기 증상은 피부소양감·황달이 많다. ③ 한편, 진행된 증례에서는 식도정맥류, 간성뇌병증 등의 문맥압 항진 증상이 출현한다. ④ 간경변 진전 예는 간암으로 이행되기 때문에 영상검사로 감시한다. ⑤ 또한 간경변 진전 예는 간이식도 고려한다.

Primary sclerosing cholangitis [PSC], 원발성 경화성 담관염

원인불명 질환으로 간 내외의 비교적 굵은 담관에 미만성 섬유성 협착이 생기는 지속성 또는 재발성 폐색성 황달을 초래하는 진행성인 만성염증 질환이다. 담관염을 반복성으로 합병하고, 최종적으로는 담즙울체성 간경변으로 진전한다. 문맥압 항진증, 간부전을 나타내는 예후불량 질환이다. 조직학적으로 onion skin 병변이 특징이다. 궤양성 대장염에서 합병하는 경우가 많고, 발병에 자가면역 기전의 관여가 추정되고, 혈청 항호중구세포질 항체가 고율로 양성을 나타낸다. 내과적 치료에는 한계가 있어서 간이식이 유일한 치료법이다.

검사소견

ALP 기준 상한치의 2배 이상 증가
Bilirubin 담즙울체가 심해지면 증가한다.
ERCP, MRCP 담관벽 부정을 수반하는 담관의 미만성 내지 국한성 광협부정상
장 내시경 궤양성 대장염의 합병이 많다.

경과관찰을 위한 검사와 측정빈도

Bilirubin **(정기검진)** 2~3개월마다 검사한다.
ALP, γ-GT **(정기검진)** 2~3개월마다 검사한다.

진단·경과관찰상의 요점

① 간 내외의 담관에 섬유성 협착을 일으키는 만성 염증성으로 완만하게 진행하면서 최종적으로는 간경변·간부전에 이른다. 유효한 치료는 없고, 간이식이 유일한 치료법이다. ② 궤양성 대장염을 합병하는 경우가 많다. ③ 담관협착이 심해지면 balloon 등으로 인한 확장이나 간이식을 고려한다. ④ 근년에 자가면역성 췌장염에 PSC 유사 담관이상이 합병하는 것이 알려졌다. 혈청 IgG 4나 췌장 병변 여부가 감별에 중요하다.

Zollinger-Ellison syndrome

Gastrin 생산 종양(췌장 내분비 종양)으로 인하여 초래되는 증후군으로 ① 난치성 재발성 소화성궤양, ② 위산 과잉분비, ③ 비 β 세포 유래 췌도종양이 3 주징이다. 췌도종양에서 생산·분비되는 호르몬이 gastrin으로 동정되었다. 종양은 췌장 내외에서 발생하는데, 그 90%는 gastrinoma triangle(담낭관 총담관 합류부위, 십이지장 하행부 하부경계, 췌장두체부 경계의 3 정점)에 존재한다. 50~80%가 악성이다. 종양에서 분비되는 gastrin으로 인한 궤양은 십이지장 하행부·하부나 공장상부 및 위장절제 후 문합부 등의 비정형적 부위에 나타난다. 위장 거대벽, 지방성 설사, 저 K 혈증도 특징이다.

검사소견

Gastrin 증가

상부소화관 내시경 비호발 부위에 생기는 난치성 소화성궤양

복부 CT, MRI 췌장이나 소장에서 종류소견, 간으로의 전이소 검출

복부초음파 췌장종류 소견, 간전이소 검출

경과관찰을 위한 검사와 측정빈도

Gastrin **〈급성기·치유후〉** 병변의 적출 전·후를 비교하여 잔존 종양 유무를 확인한다.

상부소화관 내시경 **〈급성기·만성기〉** 항궤양약에 저항하는 소화성궤양이 흔히 확인된다. 또한 십이지장 하행각 등 통상 소화성궤양이 생기지 않는 부위에 변형이 나타나기 때문에 궤양 치료 후 2 개월에 재검하는 것이 바람직하다.

복부초음파, 복부 CT **〈급성기〉** 병변이 있는 부위를 검색하기 위하여 이 질환이 의심되는 경우에 가능한 한 빨리 검사한다.

진단·경과관찰상의 요점

① 난치성 재발성 소화성궤양을 접할 경우, 이 질환을 의심하는 것이 중요하다. ② 혈중 gastrin 농도, 영상진단 등을 참고하여 진단하지만 영상에서 종양의 국재가 명확하지 않은 증례도 많이 보고되었다. 이런 경우는 혈관조영, 문맥혈의 sampling 등으로 국재 gastrin 측정을 수술 전에 시행할 필요가 있다. ③ 종양적출이 바람직하지만 전이 예도 많아 근치 수술불능도 많다. 수술 후에도 잔존 종양은 없는지 철저한 경과관찰이 필요하다.

II. 감염증·성병·기생충 질환

Acquired immunodeficiency syndrome [AIDS], 후천성 면역부전증후군

Human immunodeficiency virus(HIV) 감염으로 인한 CD 4 양성 T 세포의 감소, 면역부전이다. 즉, HIV 감염으로 인하여 CD 4 양성 세포를 중심으로 면역계의 파탄이 진행되어 여러 가지 기회감염이나 악성종양 등을 합병하는 경우, AIDS 발병으로 정의한다. AIDS 발병에 해당하는 기회감염이나 악성종양은 지표질환(indicator disease)으로 정의한다. 각국의 사정에 따라 지표질환의 정의는 다소 다르다.

검사소견

항 HIV 항체 HIV 초기 감염인 6~8주 후, 양성으로 된다.

CD 4 양성 T 세포 수 수 년~10년에 걸쳐서 서서히 감소한다.

백혈구 기준치~기준치 이하. 림프구 감소

경과 관찰을 위한 검사와 측정빈도

HIV-RNA **〈치료전〉** 2~3개월마다 **〈치료후〉** 1개월마다 **〈면역능 회복후〉** 2~3개월마다 검사한다.

CD 4 양성 T 세포 수 **〈치료전〉** 2~3개월마다 **〈치료후〉** 1개월마다 **〈면역능 회복후〉** 2~3개월마다 HIV-RNA 양과 함께 검사한다. 예후·치료효과 판정에 중요하다.

혈액 검사 **〈치료전〉** 2~3개월마다 **〈치료후〉** 1개월마다 **〈면역능 회복후〉** 2~3개월마다 검사한다.

진단·경과 관찰상의 요점

① CD 4 양성 T 세포가 350개/μL 미만인 경우, 항 HIV 요법을 시작한다. ② CD 4 양성 T 세포가 200개/L 이하로 되면 AIDS의 indicator disease가 발병할 가능성이 높아진다. ③ CD 4 양성 T 세포가 200개/L 이하로 되면 pneumocystis 폐렴 등의 발병 예방조치를 시작한다. ④ 항 HIV 요법으로는 철저한 복약이 중요한데, 어중간한 복약은 치료의 실패나 약물내성 HIV 출현을 초래한다. ⑤ 항 HIV 요법 도입 후, HIV-RNA 양의 감소가 순조롭지 않는 경우, 또는 다시 증가하는 경우, 약물내성 HIV 출현을 고려하여 약물내성 검사를 시행한다.

Amebiasis, 아메바증

기생성 원충인 *Entamoeba histolytica* 에 의한 소화기 증상을 주로 나타내는 감염증이다. 종래 비병원성인 이질 아메바(amebic dysentery)와 형태상으로 대단히 유사하여 *Entamoeba dispar* 의 감염에 넣는 방향도 있지만 *Entamoeba dispar* 는 조직 내로 침입하지 않고, 임상증상을 나타내지도 않는다. 치료도 필요 없다. 이질 아메바 감염은 성숙 낭자(cyst)의 경구 섭취로 비롯된다. 낭자 내부 충체는 소장에서 탈낭하여 대장에 이르러 성숙된 영양형 충체(영양체)로 된다. 이 영양형 충체가 대장으로 침입하는 것이 발병의 필요조건이다. 따라서 아메바증은 임상적으로 장관증상을 보이는 장 아메바증으로 시작한다. 경과 중에 영양형 충체가 혈행성으로 전이하여 장외 아메바증을 일으키는 경우가 있다. 가장 많은 것은 간농양(아메바성 간농양)이다.

검사소견

분변 검사 일반적으로는 유형변에는 낭자(cyst)가, 설사변에서는 영양형 충체가 검출된다. Cyst 검출은 낭자포집법(formalin·ether법 등)이나 염색법을 병용한다. 영양형 충체 검출은 분변 등 검사시료의 온도를 적절하게 유지하여 충체의 운동을 지표로 하면 충체 검출이 어렵지 않다.

면역학적 검사 *E. histolytica* 감염 진단에 혈청반응이 유용하다. 선호되는 방법으로는 gel 내 침강반응, 간접 형광항체법, ELISA 등이다. 장 아메바증보다 아메바성 간농양이 항체가도 높고, 양성률도 95% 이상이다.

유전자 증폭 검사 PCR에 의한 검사방법이 확립되었다. 분변 중 낭자(cyst)의 DNA를 표적으로 *E. histolytica*, *E. dispar*의 동정도 가능해졌다.

말초혈액 소견 장 아메바증인 경우는 특징적인 소견은 없으나 아메바성 간농양에서는 중등도의 발열(39~40℃)과 다핵 백혈구 증가(10,000~15,000/μL)를 보인다. 간농양에서 황달, ALP 증가는 반드시 보이는 소견은 아니다.

경과 관찰을 위한 검사와 측정빈도

항체가로 경과를 관찰하는 것은 특히, 장 아메바증은 적절하지는 않다. 분변 중 특이항원을 정량하는 것이 신뢰도가 높은 것으로 이해하고 있다. 장 아메바증인 경우, 치료로 증상이 사라져도 월 1회 정도 검사로 2~3개월은 추시할 필요가 있다. 그러나 엄밀한 기준은 아니다.

진단·경과 관찰상의 요점

① *E. histolytica* 감염인 경우에도 지속성 무증후성 감염인 경우가 적지 않다. ② 비병원성인 *E. dispar*만의 감염이 확정된 경우는 치료할 필요가 없다. 따라서 *E. histolytica* 감염을 특이적인 방법으로 확정하여 진단하여야 한다. ③ 설사변 중에 적혈구를 탐식한 아메바의 영양형 충체를 검출한 경우, *E. histolytica*로 생각해도 무방하다. 마찬가지로 조직의 생검표본에서 조직 내 영양형 충체를 발견한 경우, *E. histolytica*로 생각해도 무방하다. 어느 경우나 아메바가 조직으로 침입할 가능성이 높기 때문이다. ④ 아메바성 간농양은 대장 병변부위에서 아메바의 간 전이로 발생하므로 장 아메바증의 경과 중에 발열, 다핵 백혈구가 증가하는 것은 간 전이를 의심할 수 있는 소견이다. ⑤ 소화기 증상에 탈수를 수반하여 급속히 악화하는 전격 증례가 때로 나타나기도 한다.

Anthrax, 탄저병

토양의 탄저균(*Bacillus anthracis*) 포자의 섭취가 원인인 인축 공통 감염증이다. 또한 공기 중의 포자 흡입으로 사람에게 감염된다. 구진(丘疹)을 특징으로 하며, 이것이 비대해져 궤양을 형성하고 진한 흑색의 가피(痂皮)를 형성하며, 그 아래는 피하부종으로 융기된다. 최종적으로 패혈증으로 되어 사망하는 경우가 많은 감염증이다. 사람에서는 피부창상으로 감염되는 피부탄저병(cutaneous anthrax), 아포 흡입으로 인한 폐탄저병(pulmonary anthrax), 오염식품을 통하여 일어나는 위장 탄저병(gastrointestinal anthrax), 수막탄저(meningeal anthrax) 등 4가지 병형이 있다. 어느 병형이나 용이하게 패혈증을 일으키는데, 병태로는 독소(부종인자, 치사인자 등)이나 협막이 관여하는 것으로 이해하고 있다.

검사소견

동맥혈 가스분석 저산소혈증(폐탄저병)

CSF 검사 백혈구 증다, 단백 증가

세균 도말·배양 검사 피부 삼출물의 도말표본에서 특징적인 Gram 양성의 기늘고 긴(boxcar like) 간균이 관찰된다. 혈액, CSF, 분변 배양에서 *Bacillus anthracis*(폐, 위장 탄저병)가 검출된다.

흉부 X 선 종격 림프절 종창, 흉수저류(폐탄저병)

경과 관찰을 위한 검사와 측정빈도

동맥혈 가스분석 **〈급성기〉** 매일 검사한다 (폐탄저병).

흉부 X 선 **〈급성기〉** 폐탄저병은 통상 급속히 진행한다. 1~2일마다 촬영한다.

진단·경과 관찰상의 요점

① 자연계에서 발생하는 탄저병은 95% 이상이 피부탄저병으로 적절하게 치료하면 예후는 양호하다. ② 피부탄저병의 특징적인 흑갈색 가피(딱지, crush)를 형성하는 피부양상으로 진단한다. ③ 탄저병으로 사망한 동물이나 피혁제품과의 접촉력이 진단하는데 중요하다. ④ 폐탄저병은 사망률이 대단히 높다. 위장탄저병도 심각해지면 사망하는 경우가 있다.

Bacillary dysentery, 세균성 이질

이질균(*Shigella dtsenteriae, S. flexneri, S. boydii, S. sonnei*)의 경구 감염으로 야기되는 감염증이다. 주요 병변은 대장, 특히 S상 결장 점막의 출혈성 화농염, 이어서 궤양, 괴사로 진행한다. 그러므로 복통을 수반하여 tenesmus(뒤무직), 농·점액성 혈변 배설 등의 이질 특유의 증상을 나타낸다.

검사소견

주증상 발열(급격한 발열이 1~2일간 지속), 설사(수양성, 점액변, 농점혈변을 1일 수십 회에 미치는 경우도 있다), 복통, tenesmus [이급후중(裏急後重), 뒤무직]

여행력 약 50%는 수입 예

세균 검사 분변배양(SS 배지)

염증 반응 백혈구 증가, CRP 증가, ESR 항진

혈청 전해질 저 K 혈증

BUN, creatinine 증가

혈청 단백 감소

경과 관찰을 위한 검사와 측정빈도

세균 검사 **〈급성기〉** 1~2일마다 **〈회복기〉** 배균 여부를 확인하기 위하여 치료 종료 후 1주간 정도 검사한다.

백혈구, CRP **〈급성기〉** 주 2~3회 측정한다.

진단·경과 관찰상의 요점

① 병원성은 A군(*Shigella dysenteriae*), B군(*S. flexneri*), C군(*S. boydii*), D군(*S. sonnei*)

순서로 유행하는데 B, D 군은 경증화를 보인다. ② 잠복기는 2~4일이다. ③ 합병증은 중독성 거대결장(toxic megacolon), 경련, 용혈성 요독증증후군(A, B 군), 반응성 관절염, Reiter 증후군 등. ④ 농점액 혈변의 지속 예에서는 대장암, 궤양성 대장염 등과의 감별을 위하여 내시경 검사 및 생검을 시행한다. ⑤ 제 1 선택약은 fluoroquinolone이다(소아에서는 fosfomycin 단독 또는 kanamycin과 nalidixic acid 병용). Tetracycline에 70%, chloramphenicol, ampicillin에 30%의 내성을 보인다.

Bacterial food poisoning, 세균성 식중독

식품에 부착된 세균 또는 그 생산 독소를 섭취하여 초래되는 식중독이다. 세균성 식중독은 그 발생기전으로 독소형과 감염형으로 나눈다. 또한 감염형 식중독은 다시 침습형과 비침습형으로 분류하는데, 대부분은 침습형이다. 침습형인 경우는 장관 점막의 상피세포에 손상을 입히고, 그 결과 여러 가지 장염 증상을 나타낸다. 장관 상피세포의 일부 파괴를 수반하면서 발열 또는 기타 염증소견이 나타난다. 비침습성의 설사는 일과성으로 횟수도 적고, 증상은 비교적 경한 것이 대부분이다. 흔히 오심, 구토를 수반한다.

독소형 : 식품에서 균의 증식과 더불어 독소를 생산하여 오염된 식품을 섭취하므로써 그 독소로 인하여 중독증이 초래된다. 대표적인 독소형 세균은 황색포도상구균(enterotoxin), *Clostridium botulinum* (botulinum 독소), *Bacillus cereus* (구토독, cereulit) 등이 원인균이다.

감염형 : 식품에서 증식된 세균이 식품과 함께 섭취되어 장 내에서 다시 증식하여 중독증상이 야기된다. 대표적인 세균은 *Salmonella*, 장염 *Vibrio*, *Campylobacter*, 장관병원대장균(enteropathogenic *E. coli;* EPEC), *Yersinia* 등이 원인균이다. 또한 장관 내에서 증식할 때 장관독소를 생산하고, 그것으로 설사가 야기되는 것이 있는데, *Bacillus welchii (Clostridium perfringens)* (enterotoxin), *Bacillus cereus* (설사독), 독소원성 대장균(enterotoxigenic *E. coli;* ETEC)(이열 또는 내열성 enterotoxin), NAG *Vibrio* (cholera toxin, NAG 내열성 독소) 등이 원인균이다(감염 독소형으로 부르기도 한다).

NAG : Non-agglutinable(비응집성)에서 유래한 약자이다. Cholera 균과 생화학적으로 일치하는 *Vibrio*는 O 항원의 종류에 따라 O1형과 비 O1형으로 분류하는데, 비 O1형이 NAG *Vibrio*이고, 식중독의 원인인 것이다.

검사소견

분변이 주로 검사 대상이 된다. 도말표본에 의한 성상 관찰도 중요해서 염증세포의 존재가 현저하면 감염형(침습형) 병원체로 인한 감염일 가능성이 높고, 독소형인 것은 생각하기 어렵다. 또한 특징적인 형태나 운동성이 있는 세포인 경우는 검경 소견만으로 원인 병원체를 추정할 수 있는 경우도 있다.

기타, 다른 질환과의 감별, 증상 정도를 파악할 목적으로 일반 혈액검사, 급성상 반응물질, 영상진단 등이 도움이 된다.

• 병 형

① **감염형** : 식품과 함께 섭취된 세균이 소장에서 증식하는 것에 따라 증상이 초래된다.

② **독소형** : 식품에 증식된 세균에서 유래하는 독소가 오염된 식품의 섭취로 인하여 발병한다.

• 잠복기간

① 감염형 : 6~8시간 이상

② 독소형 : 수 시간 이내(*Clostridium botulinum* 은 10~14시간)

• 발열, 염증소견

① 감염형 : 수반한다.

② 독소형 : 수반하지 않는 경우가 있다.

• 구 토

독소형에서 흔히 수반한다.

• 원인균

① 감염형 : *Vibrio parahaemolyticus* (장염 비브리오), *Salmonella*, 장관조직 침입성 대장균(enteroinvasive *E. coli* ; EIEC), 장관출혈성 대장균(enterohemorrhagic *E. coli* ; EHEC) (O 157 등), *Campylobacter*, *Bacillus cereus* (설사형), *Bacillus welchii* 등

② 독소형 : *Staphylococcus*, *Clostridium botulinum*, *Bacillus cereus* (구토형) 등

• 세균 검사

분변 및 음식물을 대상으로 분리배양을 시행한다.

• 혈청 검사

Botulism(botulinum 중독)이 의심될 경우, 독소를 검출한다.

진단·경과 관찰상의 요점

① 일반적인 합병증은 탈수, 전해질 이상이다. ② *Salmonella* 장염에서는 전신성 감염으로 진전된다. ③ Botulism(botulinum 중독)에서는 신경증상(복시, 눈부심, bulbar paralysis로 인한 발성곤란·연하곤란, 사지·호흡근 마비)를 수반한다. 치료는 botulism 다가 항독소 혈청의 근육주사 또는 정맥주사 한다.

Cholera, 콜레라

Cholera는 Gram 음성 간균의 하나인 *Vibrio cholerae* 에 의한 감염증이다. 소장 내에서 증식된 이 균은 cholera 독소를 생산한다. Cholera 독소는 장점막 상피세포의 adenylate cyclase를 활성화시켜 세포 내 cAMP를 증가시키고 sodium 흡수를 저해하고, 물과 전해질의 배출을 촉진한다. 그 결과로 인하여 장관 내로 대량의 수분·전해질의 상실을 수반하는 쌀뜨물 같은 수양성 중증 설사, 구토, 근경련, 허탈, 현저한 탈수증과 대사성 acidosis가 전형적이다. 수양성 설사는 중증인 경우 1일 5~10 L를 초과한다. 심각한 탈수상태는 shock 또는 신부전을 초래한다.

검사소견

임상 증상 수양성 설사(복통을 수반하지 않고 돌연 발병한다. 백색으로 쌀뜨물 같은 설사변을 보인다. 1일 5~10 L 이상이다), 구토(오심을 수반하지 않고 돌발적이다. 설사가 선행한다), 하지근(비복근, 장딴지근) 경련·자발통·압통, cholera 용모, 체온은 정상 또는 저하
세균 검출 신속 진단법(암시야 현미경으로의 검경), 분변 배양(TCBS 배지)
백혈구 호중구 증가
BUN, creatinine 증가
혈청 전해질 정상
등장성 탈수 총단백 12 g/dL, 혈장 삼투압 300 mOsm/L, 혈장 비중 1.040, hematocrit(Ht) 55%
Acidosis pH 7.2 전후, $HCO_3^- < 15$ mmol/L

경과 관찰을 위한 검사와 측정빈도

세균 검출 **《 회복기 》** 배균이 될(5~10병일) 때까지 1일 1회 검사 한다.

혈청 전해질 **〈급성기〉** 1~2시간마다 검사한다.
혈장 비중, Ht **〈급성기〉** 1~2시간마다 검사한다.
pH, HCO3– **〈급성기〉** 1~2시간마다 검사한다.

진단·경과 관찰상의 요점

① 잠복기는 1~3일이다. 장기간 보균자는 대단히 드물다. ② Cholera 균은 산에 약하여 위절제·무산증 예는 이감염성이다. ③ 치료는 탈수, acidosis를 개선하기 위하여 보액이 주체가 되는데, 항균약의 병용으로 설사·배균 기간이 단축된다. 부적절한 수액으로 신부전, 마비성 장폐쇄증(ileus), 경련, 급성폐수종 등이 합병될 수도 있다.

Cryptosporidiosis, 크립토스포리듐증

심한 설사를 주징으로 하는 원충 감염증으로 원충은 포자충류인 *Cryptosporidium hominis* (사람에 본래 감염하는 *Cryptosporidium*을 *Cryptosporidium hominis*로 부른다) 그리고 본래 소에 기생하는 *C. parvum* bovine genotype 등으로 인하여 수양성 설사, 복통을 주로 일으키는 감염증이다. 면역기능이 정상이라면 1주 전후에 자연 치유된다. 면역부전 환자에서는 만성화되고, 감염부위는 담낭, 담관, 췌관, 호흡기 등으로 광범하고, 난치성으로 사망에 이른다. AIDS에 수반하는 기회감염증으로 알려졌다. 감염능이 있는 낭포체(난포낭)(oocyst)는 수돗물의 염소 처리로는 죽지 않으므로 식수계 감염에 대한 보고도 많다. AIDS 환자에서는 감염부위가 담관, 담낭, 호흡기까지 광범위하다.

검사소견

분변 검사 분변의 항산 염색으로 *Cryptosporidium hominis*를 검출한다. 이때 간이 sucrose 부유법, sucrose 원심침전 부유법 등으로 oocyst를 농축하여 검사하는 것이 바람직하다.
혈청 검사 Oocyst를 항원으로 사용하는 형광 항체법으로 특이 항체를 검출한다.

진단·경과 관찰상의 요점

① 면역학적으로 정상인인 경우는 방치하여도 1~2주 이내에 설사가 그치고 자연 치유된다. 그러나 수십 회에 걸치는 설사 때문에 치료를 요하는 경우도 있다. 초감염이나 저영양인 유아에서는 일반적으로 증상이 확실하다. Oocyst 배출은 설사가 그친 후에도 1~2주 지속한다. ② AIDS 등 면역부전을 수반하는 경우에는 자연 치유되는 예는 거의 없고, 증상이 악화된다. 항시 oocyst가 다수 분변으로 배출된다.

Exanthema subitum, 돌발성 발진증

Human herpesvirus(HHV)-6 B형의 감염(일부 HHV-7도 관여)으로 인한 유유아의 급성발진증이다. 약 10일의 잠복기를 거친 후에 돌연, 고열(remittent fever)이 3~4일 지속된 후, 돌연 현저한 해열과 더불어 2~3시간 후에 반구진성(班丘疹性)(홍역, 풍진 같은) 발진이 출현한다. 뇌척수액에 고빈도로 HHV-6 DNA가 나타나 virus 침습을 보인다. 뇌염, 간염 등 다양한 합병증이 있고, 사망 예도 있다.

Human herpesvirus 6 (HHV-6)：AIDS, 림프종 환자 말초혈에서 분리된 새로운 Herpesvirus이다. $CD4^+$ T세포에 친화성이 크다. Virus는 PHA (phytohemagglutinin) 자극 제대혈 단핵구, T세포 수립주(MT-4, HSB-2 등)에서 증식하여 거대세포를 형성한다. DNA 염기서열의 상동성, 생물활성으로 variant A (A형)와 variant B (B형)의 2가지 형으로

나눈다. A형의 병원성은 밝혀지지 않았지만 B형은 유아기 후반에 다발하는 돌발성 발진의 원인이 된다. Virus는 macrophage, 신장, 간, 림프절 등에 잠복하여 지속적으로 감염된다.

검사소견

백혈구 기준치~기준치 이하. 비교적 림프구 증다를 보인다.

발진 몸통을 중심으로 홍반구진, 해열 후 출현한다.

항체가 HHV-6에 대한 항체가가 발병 후 약 2주에 증가한다.

경과 관찰을 위한 검사와 측정빈도

혈액 검사 **(급성기)** 1회 **(회복기)** 1회 측정한다.

HHV-6 항체가 **(급성기)** 1회 **(회복기)** 1회 측정한다. HHV-6 감염을 확인하기 위하여 HHV-6 항체가를 2주 이상의 간격으로 pair 혈청으로 가능하면 동시에 측정하는 것이 바람직하고, 4배 이상의 증가를 보이면 유의한 것으로 해석한다.

진단·경과 관찰상의 요점

① 생후 6개월~1년 6개월까지에서 보이는데, 생후 첫 발열인 경우가 많다. ② 3~4일간 발열이 지속하고, 해열과 동시에 발진이 출현한다. ③ 기분 언짢음, 수면장애, 경련 등의 신경증상을 수반하기 쉽지만 예후는 양호하다.

Gram－negative bacterium infection, 그람 음성균 감염증

녹농균(*Pseudomonas aeruginosa*), 장내세균과(科) 균군(菌群) 등의 Gram 음성 간균으로 인한 감염증이다(Gram negative bacillary infection). 즉, 위장염을 위시하여 식중독, 요로감염, 호흡기 감염, 패혈증 등을 일으키는 장내세균군으로 인한 질환, *Vibrio*속 균에 의한 cholera, 식중독, 패혈증 *Pseudomonas*속 균에 의한 원내감염, *Legionella*속 균에 의한 호흡기 질환, *Brucella, Francisella*속 균에 의한 인축공통 감염증, *Haemophilus, Bordetella*속 균으로 인한 호흡기 감염증, *H. ducreyi*에 의한 성감염증(STD), *Campylobacter*속 균에 의한 위장염, *Helicobacter*에 의한 소화기 궤양, *Bacteroides, Fusobacterium*속에 의한 혐기성 세균 감염증, 등 광범위한 질환을 일으킨다.

검사소견

숙주 기초질환이 있는 증례에 균교대증(superinfection), 기회감염증(opportunistic infection)으로 나타나는 경우가 많다.

주요 병태 복잡성 요로감염증, 담도감염증, 패혈증, 반성기도감염증, 폐렴

주요 원인균 *Pseudomonas aeruginosa*(녹농균), 장내세균과 균군(*Escherichia coli, Klebsiella, Serratia, Enterobacter, Citrobacter* 등), *Bacteroides, Legionella, Haemophilus influenza* 등

세균 검사 감염소에 따른 검체에서 원인균을 분리, 동정한다. Carbapenem계 항생물질, fluoroquinolone, 항녹농균용 아미노 배당체 약물 등에 대한 내성을 획득한 녹농균이 문제가 되고 있다. 3 계통 모든 약물에 내성을 획득한 녹농균 감염증은 약물내성 녹농균 감염증이다.

염증 반응 백혈구 증가(혈액질환, 항종양 약물에 의한 치료 예 등에서는 감소하는 경우가 있다), CRP 증가

Procalcitonin 증가

경과 관찰을 위한 검사와 측정빈도

세균 검사 **〈회복기〉** 화학요법 후의 음성화를 확인하기 위하여 1회 검사한다.

염증 반응 **〈급성기〉** 주 1~3회 검사한다.

진단·경과 관찰상의 요점

① Endotoxin shock, 파종성 혈관내응고 증후군(disseminated intravascular coagulation syndrome; DICS), 다장기 기능부전 증후군(multiple organ dysfunction syndrome; MODS) 등이 병발한다. ② 다약물 내성 녹농균의 carbapenem 고도 내성 기전에 관여하는 metallo-β-lactamase 유전자는 균체끼리 접촉하여 전파하기 때문에 내성 유전자가 있는 균체는 용이하게 증식하여 감염이 확산되기 쉽다. 적절한 감염확산 예방책을 수립하지 않으면 안 된다. ③ 녹농균이나 *Acinetobacter* 등의 다약물 내성화는 진료상 큰 위협이 되기 때문에 임상의 분리주의 감수성 동향을 감시할 필요가 있다. ④ 항균약은 항균력, 항균 spectrum, 장기 이행성을 고려하여 선택한다.

Hand foot and mouth disease, 수족구병

Coxsackie virus나 Enterovirus에 의한 발진성 질환으로 수, 족, 구강점막에 수포성 구진을 초래하는 것에서 명명되었다. Coxsackie A16, enterovirus 71이 주요 원인 virus이다. 다른 혈청형인 coxsackie A군, B군이나 ECHO virus의 일부도 원인이 된다. 주로 여름철에 유행하고, 호발연령은 4세 이하이다. 잠복기는 4~6일이고, 발열, 구내통, 식욕저하를 초래한다. 수족에는 손등, 손가락 사이, 발등, 발가락 사이뿐만 아니라 손바닥, 발바닥에도 피진이 출현하는 것이 특징이다.

검사소견

피진 손바닥, 발바닥, 손가락의 구부러지는 쪽에 작은 수포가 출현한다. 손등, 발등, 사지관절의 펴지는 쪽에 홍반구진이 출현한다.

구강 점막진 연구개, 혀가장자리, 볼점막에 호발하는데, 작은 홍반에서 작은 수포, 찢어져서 동통을 수반하는 aphtha양 궤양으로 된다.

진단·경과 관찰상의 요점

① 유아에 많지만 어린 학생이나 성인에서도 발병한다. 경증을 보이고 예후가 양호한 질환이다. ② 구강점막의 수포에서 virus를 분리 동정할 수 있다.

Hansen disease, 한센병

항산간균인 나균(*Mycobacterium leprae*)에 의한 만성감염증이다. 전파양식은 충분히 알려지지 않았지만 유소아기에 장기간 폭로가 관련이 있는 것으로 생각하고 있다. 이환부위는 피부, 상기도, 고환, 눈, 표재성 말초신경 등으로 우리나라에서는 신환 발생이 거의 없지만 전세계에는 약 1000만 명의 환자가 있는 것으로 알고 있다. 잠복기간은 통상 2~5년이다. 임상적으로 크게 leproma형(L형 : lepromatous leprosy), 유결핵형(T형 : tuberculoid leprosy)의 2 형과, 미분화군(I 군), 경계군(B 군)으로 나눈다.

검사소견

세균 검사 피부 병변에서 항산균을 도말표본에

서 검출, 유결핵형(T형)에서는 균의 검출이 곤란하다. 또한 인공배지에서의 배양도 불가하다.
병리조직 검사　피부생검, 말초신경 생검으로 진단한다.

Lepromin 반응　나균에 대한 지연형 과민반응 여부를 검사하는 시험이다. 즉, 가열·살균한 나균(lepromin)을 피내주사하고, 48~72시간 후의 tuberculin 형의 Fernandez 반응, 또는 3~4주 후의 경결(硬結)을 주로 보이는 만기반응에 의하여 나종형(癩腫型) 환자는 음성으로 반응하고 결핵형 환자는 양성으로 반응한다. 양성으로 판정한다.

Fernandez reaction : ansen병 환자에 대한 lepromin 반응의 하나이다. 나결절(leproma)의 추출물을 환자의 피내에 접종하면 48시간 후에 발적을 주로 하는 조기반응이 출현한다. 나균에 대한 면역능의 지표로 사용한다. Hansen병에 특이적이 아니지만 병형과 밀접한 관계가 있나.

유전자 검사　DNA probe법 등에 의한 진단도 시행한다.
혈청 검사　약 20% 환자에서 자가항체, 생물학적 위양성

경과 관찰을 위한 검사와 측정빈도

세균 검사　치료기간은 2년 정도이지만 leproma 형(L 형)은 사균이 병변부위에서 10년 이상 나타나는 경우가 있다.

진단·경과 관찰상의 요점

① Hansen 병은 항원 특이 면역이상으로 인한 병태이지만 세포성 면역에 의한 병변이 유결핵형(T형 : tuberculoid leprosy), 체액성 면역에 의한 병변은 나종형(L형 : lepromatous leprosy)이다. 그 중간형이 경계군(B 군)으로 있어서 초기병변인 미분화군(I 군)을 합하여 2형 2군으로 분류한다. ② 나균은 말초신경에 고친화성이어서 말초신경 장애(peripheral neuropathy)를 초래한다. ③ 치료기간 도중에 나종성 결절성 홍반이 생기는 경우가 있다.

Herpes zoster, 대상포진

수두·대상포진 virus(varicella-zoster virus; VZV)의 초감염은 수두인데, 이 때에 척수후근 신경절, 삼차신경절에 잠복감염하여 있다가 장기간에 걸쳐 숙주의 저항력이 저하된 시기에 이 virus가 재활성화 되어 지각신경 지배영역에 수포, 동통을 초래하는 질환이다. 한편쪽 신경 분포영역에 일치하여 신경통양 동통이 수일~1 주간 지속하고, 거의 동시에 부종성 홍반, 이어서 수포, 농포, 궤양, 가피(딱지)가 출현한다. 약 2 주간 가피화하고, 3 수간에 가피가 탈락하여 치유된다.

경과관찰에 필요한 검사와 측정빈도

혈청 항체가　혈청진단을 행한다면 pair 혈청으로 항체가 증가를 확인한다. 통상, 피진 출현에서 4~5일에 항체가는 증가한다. 전신에 피진이 출현한 경우는 면역부전을 의심하여 HIV 등을 검사한다.

진단·경과 관찰상의 요점

① 대상포진 후 신경통으로 이행하는 경우가 많기 때문에 가급적 조기(피진 출현에서부터 72 시간 이내)에 acyclovir(acycloguanosine) 투여를 시작한다. 동통에 대해서는 비 steroid 성 항염증약을 사용한다. ② 면역부전 환자는 acyclovir 정맥주사가 바람직하다. ③ 포도상 구균이나 연쇄상 구균 등으로 인한 2 차적 세균 감염증에 주의한다. ④ 일반적으로 대상포

진에는 접촉감염 예방책이 적용되지만 면역부전 환자의 대상포진은 수두에 준한 공기감염 예방책이 필요하다.

Influenza, 유행성 독감

Influenza virus의 감염으로 재채기, 콧물, 인후통, 관절통, 발열 등의 감기 증상을 일으킨다. 특히, 고령자나 유유아, 호흡기 질환 환자는 폐렴, 뇌염 등 중증화 되기 쉽고, 진행속도가 대단히 빨라 생명을 위협하는 경우도 있다.

[주] 신형 Influenza

종래의 계절성 influenza와는 항원성이 다르기 때문에 면역이 획득되어 있지 않은 사람이 많으면서 시중에 급속도로 만연하여 생명 및 건강에 심각한 영향을 미칠 위험이 있는 것으로 이해하고 있다. 2009년에 세계에서 만연된 신형 influenza[influenza A(H1N1); WHO 호칭]는 virus의 주요 유전자인 HA와 NA가 돼지 influenza virus에서 유래하기 때문에 돼지 influenza라고도 부른다. 그러나 종래의 돼지 influenza virus와는 달리 다른 4 종류(다른 돼지 유래가 2 종류와 조류, 사람)의 influenza virus 유전자로 된 virus이다.

검사소견

Influenza virus 항원 검사 양성

Virus 분리에 의한 증명

RT-PCR에 의한 유전자 검출

항체 검사

- Pair 혈청에 대하여 4배 이상의 유의한 증가
- CF 법 : 형특이적으로 A형 또는 B형을 구별한다.
- HI 법 : HA 단백질에 대한 항체를 측정하기 때문에 주(strain) 특이적으로 증가

경과 관찰을 위한 검사와 측정빈도

Virus 항원 검출 **《급성기》** Influenza virus 배출은 발병 전 1일~발병 후 4일경까지이므로 이 시기에 채취한 검체로 측정한다. 검체 내 virus 양이 검출한계 이하라면 음성으로 보이므로 임상증상 등으로 influenza가 의심되어 항원 검출이 필요한 경우에는 다른 kit로 재검하던가 virus 분리, RT-PCR을 시행한다. **《회복기》** Virus 배출이 없으면 검출되지 않는다.

항체 측정 **《급성기》** 항체가가 미쳐 증가하지 않은 시기라면 pair 혈청용으로 채취 보존하여 회복기 혈청과 동시에 측정한다. Vaccine 접종자가 감염된 경우, 이미 항체가가 높으므로 반드시 pair 혈청을 사용하여 판단한다. **《회복기》** 발병 2~3주 후의 혈청을 사용하여 급성기 혈청과 동시에 측정하여 항체가 증가 여부를 관찰한다.

진단·경과 관찰상의 요점

① 우리나라는 겨울에 집단적으로 발생하는 감기증후군의 하나이므로 겨울에 감기증상을 호소할 경우, 임상증상과 더불어 influenza를 고려한다. 또한 pandemic influenza(H1N1) 2009는 계절과 관계없이 발생하므로 임상증상을 근거로 감염을 고려한다. ② 급성기에 influenza virus 항원이 양성인 경우에는 다른 virus나 세균으로 인한 중복감염, 2차 감염일 가능성도 고려한다. ③ Influenza virus 항원이 검출되면 항 influenza 약물 투여 선택의 일조가 된다.

Legionnaires' disease

Gram 음성 간균인 *Legionella* 속 세균으로 인한 감염증이다. 이 균은 macrophage 중에서 증식이 가능한 세포 기생세균의 하나이다. 원래 이 균은 냉각탑 물 등이나 자연수, 온천수 중에서 아메바나 조(藻)류와 공생하면서 서식한다. 사람은 이것들의 비말이 기도로 흡입되어 감염된다. 면역부전 환자나 고령자에 호발한다. 임상병형은 폐렴형과 약간 경증형인 Pontiac fever형으로 분류한다. 세균은 *L. pneumophila* 외에 *L. micdadei*, *L. bozemanii* 등 43 종류가 알려졌다. 또한 원내감염을 일으키는 경우도 있다.

Pontiac fever : *Legionella* 속(주로 *L. pneumophila*)으로 인한 급성발열성 질환으로 폐렴에는 이르지 않는 상기도염 증상(발열, 두통, 인두통) 및 근육통이나 관절통을 일과성으로 나타내는 질환이다. 미국 미시간주 Pontiac에서 이 균에 오염된 증발형 condenser가 원인이 된데서 비롯된 명명이다.

검사소견

병형 폐렴형(대부분)과 Pontiac fever형

세균 검출 BCYEα 배지에서 배양 분리, 형광항체법으로 항원 검출, PCR, 요중 항원 검사

혈청 항체가 Pair 혈청에서 4배 이상의 변화를 보인다. 그 항체가가 128배 이상이지만 단일 혈청에서 256배 이상 증가한다.

동맥혈 가스분석 저산소혈증(폐렴형)

염증 반응 항진한다(백혈구 증가, 호중구 핵좌방이동, CRP 증가, ESR 항진 등).

혈청 Na 폐렴형의 50~70%에서 감소한다.

혈청 P 감소

BUN 증가

간 기능 AST, ALT, γ-GT, LD 증가

흉부 X 선 폐렴상(50%에서 양측 폐렴), 흉수(20~30%)

경과 관찰을 위한 검사와 측정빈도

백혈구 **〈급성기〉** 주 2~3회 **〈회복기〉** 1 주마다 검사한다.

CRP **〈급성기〉** 주 2~3회 **〈회복기〉** 1 주마다 검사한다.

혈청 항체가 **〈급성기〉** 진단 시 **〈회복기〉** 제 3 병주간 이후 1회 검사한다.

임상화학 검사 **〈급성기〉** 주 1~3회 검사한다.

동맥혈가스 분석 **〈급성기〉** 필요할 때 검사한다.

진단·경과 관찰상의 요점

① 여행력, 토목·분진 작업력, 대량음주·흡연력 및 기초질환이 있는 사람, 중고령자에서 많이 발생하지만 최근에는 건강한 성인에서 발병예가 많이 보고되고 있다. ② Pontiac fever 형은 발열이 주증상인데 대부분은 5일 정도에서 자연히 경쾌하게 회복된다. 폐렴형은 급속하게 진행하여 심각한 질환으로 발전되지만 적절한 항균약을 조기에 충분히 사용하면 구명이 가능한 질환이다. ③ 세포 내 증식균인 이 균에 대하여 rifampicin, erythromycin, fluoroquinolone 등의 약물이 선택된다. ④ 자연환경에 널리 분포하는 *Legionella* 속 세균에는 40 여종 이상의 균이 있는데, 19 종이 사람에 감염증을 일으키는 것으로 보고되었다. 가장 분리빈도가 큰 *L. pneumophila* 만 해도 10 종류 이상의 혈청형이 존재한다. 한편 요중 *Legionella* 항원 검사는 *L. pneumophila* 혈청형 I 의 검출에 우수하지만 다른 혈청형, *L. pneumophila* 이외의 균종의 검출률은 낮다. 따라서 음성 결과를 접하면 위음성일 가능성을 검토하여야 한다.

Malaria, 말라리아

원생동물·포자충류의 *Plasmodium* 속 말라리아 원충(*Plasmodium*)의 감염으로 발병하는 전염성 열성질환이다. 고열, 용혈, 간비종을 나타내는 감염증이다. 적혈구에서 발육한 원충이 일제히 분열할 때 주기적으로 발열하는 질환이다. 사람에 이환되는 말라리아는 삼일열 말라리아(tertian malaria 또는 vivax malaria), 난형열 말라리아(ovale malaria), 열대열 말라리아(estivoautumnal malaria 또는 falciparum malaria), 사일열 말라리아(quartan malaria 또는 malariae malaria)가 있다. 유행지에서의 3 대 증상은 발열, 비종, 빈혈이다.

검사소견

혈액 검사 혈액 도말표본의 Giemsa 염색에서 원충이 확인된다. 기생 적혈구상은 삼일열 말라리아 및 난형열 말라리아에서 Schuffner 반점 그리고 열대열 말라리아에서 Maurer 반점이 나타난다. 초진 시에 중등도 이상의 빈혈을 보이는 증례는 중증이다. 혈소판 감소는 DIC를 시사한다. 백혈구 수는 통상 기준범위에 있다.

응고·섬유소 용해능 검사 심각한 열대열 말라리아에서는 DIC를 합병한다.

Glucose 심각한 열대열 말라리아에서 감소(40 mg/dL 이하)한다.

동맥혈 가스분석 심각한 열대열 말라리아에서 lactate acidosis를 합병한다. 드물게 치사적인 급성호흡곤란증후군(ARDS)를 합병한다.

임상화학 검사 LD 증가, bilirubin 증가 등 용혈에 수반하는 소견을 보인다. 심각한 열대열 말라리아에서는 AST, ALT 증가, hemoglobin 뇨나 DIC에 수반하여 급성신부전을 합병한다.

Schuffner dot : 말라리아 환자의 혈액도말 Giemsa 염색표본에서 3일열 및 난형 말라리아 원충이 감염된 적혈구 표면에 특이적으로 나타나는 홍적색으로 염색된 다수의 극히 작은 반점이다. 다른 말라리아 원충종과 구별하는데 크게 도움이 된다.

Maurer dot(stippling) : 말라리아 환자의 혈액도말 Giemsa 염색표본에서 감염 적혈구의 세포질에 나타나는 적색 반점이다. 후기 영양체 및 분열체가 감염된 적혈구 세포질의 약 2/3에 엉성하게 분포한다.

경과 관찰을 위한 검사와 측정빈도

혈액 검사 심각한 열대열 말라리아는 12시간마다 검사하여 필요에 따라 수혈한다. 치료기간은 1~2주 정도인데, 이 기간에 자주 검사한다.

임상화학 검사 심각한 열대열 말라리아의 급성기에는 신장기능 검사를 매일 검색한다.

진단·경과 관찰상의 요점

① 말라리아의 발열 발작 주기는 삼일열 말라리아(*Plasmodium vivax*), 난형열 말라리아(*P. ovale*)에서는 48시간, 사일열 말라리아(*P. malariae*)에서는 72시간, 가장 심각한 열대열 말라리아(*P. falciparum*)는 불규칙하다. 발작을 반복하여 용혈, 간비종을 일으키는데, 급성신부전, 중추신경 질환을 합병하여 치사적으로 이행된다. ② 잠복기간은 10~14일 정도이다. ③ 말라리아, 특히 열대열 말라리아의 치료는 일각을 다투는 질환이다.

Measles, 홍역

Measles virus 감염으로 고열, catarrh 증상, 발진이 특징인 소아기 급성 virus성 질환이다. 심한 세포성 면역부전을 초래하는 합병증도 많다. 가족 내 감염은 90% 이상의 발병률을 보이고 불현성 감염은 적다. 생후 4~6개월까지는 모체에서 이행된 항체로 인하여 감염이 방어된다. 비말 경기도로 감염되는데, 잠복기는 10~12일이고, 병기는 catarrh기[기침, 유루(눈물 흘림 : epiphora) 등], 발진기, 회복기의 3기로 나눈다. Catarrh기, 발진초기에는 virus혈증을 나타내기 때문에 전염력이 강하다. Catarrh기 후반에 구강협 점막에 Koplik spot가 나타난다. 발진은 귀뒷부위에서 시작하여 얼굴, 몸통, 사지로 확산된다. 이행항체의 존재나 γ-globulin 주사로 경증화시킨 것을 수식홍역(modified measles)이라고 한다. 합병증으로 중이염, 폐렴, measles virus로 인한 거대세포성 폐렴, 후두염, 뇌염, measles anergy가 알려졌다.

Anergy : 무반응, 무감작·감작을 일으키지 않는 것에 항원을 주사해도 아무런 반응이 나타나지 않는 것으로 allergy에 대립되는 용어이다. 때로는 면역과 같은 의미로 사용되기도 한다.

Koplik spot : 상기도 염증에서 지속하여 출현하는 구강협 점막의 작은 흰반점

발진 : 귀뒷부위, 목 부위에서 시작하여 전신으로 널리 확산되는 홍색의 반점상구진상 피진이다. 융합경향을 보이고, 색소침착이 남는다.

검사소견

백혈구 기준치~기준치 이하

항체가 Measles virus에 대한 항체가가 1~2주에 고역가를 보인다.

경과 관찰을 위한 검사와 측정빈도

혈액 검사 **(급성기)** 1회 **(회복기)** 1회 검사한다.

Measles virus 항체가 **(급성기)** 1회 **(회복기)** 1회 검사한다. Measles virus의 감염을 확인하기 위하여 measles virus 항체가를 2주 이상의 간격으로 pair로 측정한다. 가능하면 동시에 측정하는 것이 바람직하다. 4배 이상의 증가를 유의한 것으로 해석한다.

진단·경과 관찰상의 요점

① Vaccine 접종이나 이환의 기왕 여부, Koplik 반점, 발진의 성상 등으로 진단은 가능하다. ② 드물게 뇌염, 세균의 2차 감염으로 인한 폐렴, 혈소판감소성 자반병을 합병하는 경우가 있다. ③ 강력한 전염력이 있기 때문에 환아·환자를 약 2주 동안 격리시킨다. 해열 후 3일 이후라면 등교·출근해도 무방하다.

Methicillin-resistant *Staphylococcus aureus* [MRSA] infection, Methicillin 내성 황색포도상구균 감염증

다약물 내성 포도상구균(multiple drug resistant *Staphylococcus aureus*; MRSA)은 원내 감염증의 원인균으로 중요하다. 세포벽 합성효소인 penicillin 결합 단백질(penicillin binding protein; PBP)의 하나인 PBP2가 발현함으로서 methicillin을 포함하여 거의 모든 β-lactam계 약물에 대하여 내성을 획득한 황색포도상구균을 MRSA라고 부른다. β-Lactam계 약물뿐만 아니라 항균약에 대해서도 내성을 보이는 경우가 많다. 병태는 통상의 황색 포도상구균 감염증과 거의 같아서 피부, 호흡기, 소화기, 요로계가 침입 장소로 패혈증을 합병하기도 한다. 일반적으로 원내에서 감염되는 경우가 많은데, 근년에는 외래환자에서 MRSA가 분리되는 빈도도 증가하고 있다. 여기서는 보균자 관리에 대하여 기술한다.

Penicillin - binding protein : 세균세포벽 합성에

관여하는 효소(murein cross linked enzyme)이다. Penicillin계 등 β-lactam계 항균약의 작용점이다. MRSA의 β-lactam계 항균약 내성은 PBP의 변화에 기인한 것이다.

검사소견

세균 검사 보균자는 비강, 인두, 피부, 요로 등에서 MRSA가 검출된다. 약물 내성 pattern에 주목한다. 원내 수평전파(水平傳播)가 의심되는 경우에는 약간 특수한 검사지만 pulse field gel electrophoresis(PFGE)에 의한 유전자형을 검색하기도 한다.

Pulse field gel electrophoresis : Gel matrix로 걸러지지(molecular sieving) 않는 정도의 큰 DNA 분자(50~100 kb 이상)를 2가지 다른 방향으로 교대로 전장(electric field)을 걸어 분리하는 agarose gel 전기영동법이다.

경과 관찰을 위한 검사와 측정빈도

세균 검사 보균자는 소독용 ethanol, 비강 내 보균자라면 mupirocin으로 제균을 시행한다. 손가락 소독은 ethanol이 가장 유효하다. 처치 중지 후 1~2주에 2~3회 이상 검사에서 MRSA 음성화된 경우에 제균으로 판정한다.

진단·경과 관찰상의 요점

① MRSA 감염증의 임상상은 일반적인 황색포도상 구균과 마찬가지인 표층감염증(열상, 욕창 등)과 심부감염증(폐렴, 복막염, 패혈증 등)으로 분류된다. ② 외과 영역에서 문제가 되는 MRSA 장염은 소화관 수술 3일 후까지 설사, 복부팽만 등으로 발병되는데, shock에 이르는 경우가 있어서 치명률은 약 15%로 높다. ③ Vancomycin (VCM) 중등도 감수성 MRSA(VISA)의 보고에 이어 VCM 내성 MRSA(VRSA), VCM 내성 장구균(vancomycin resistant enterococcus; VRE)도 보고되었다. 원내 감염증에서는 다약물 내성 녹농균(multiple drug resistant *Pseudomonas aeruginosa*; MDRP)도 관심을 끌고 있다. 시중 감염증에도 penicillin 내성 폐렴구균(penicillin resistant *Streptococcus pneumoniae*; PRSP)이나 MRSA, 다약물 내성 influenza 간균(multiple drug resistant *Haemophilus influenzae*; MDHI) 등이 있어서 의료종사자는 이들 내성균의 출현 원인이 되는 항균약의 남용을 주의하여야 한다.

Mumps, 유행성 이하선염(볼거리)

Paramyxovirus 과에 속하는 *Mumps virus* 에 의한 초감염으로 인한 전신 감염증으로 이하선 종창을 주증상으로 하는 급성전신성 감염증이다. Virus는 환자의 타액, 요로 배설되어 비말 또는 접촉으로 감염되는데, 발병 수 일 전부터 이하선 종창이 사라질 때까지 약 7~10일간 전염력을 나타낸다. 잠복기는 16~18일이고, 불현성 감염이 많고(30~40%), 평생면역이 획득된다.

검사소견

백혈구 기준치~기준치 이상. 림프구 증가

Amylase 기준치~기준치 이상. Isoenzyme S 증가

타액선 종창 양쪽 이하선의 유통성 종창이 특징이지만 편측성, 무통성인 경우도 있다.

Virus 항체가 *Mumps virus* 항체가가 발병 약 1주에 증가한다.

경과 관찰을 위한 검사와 측정빈도

혈액 검사 **〈급성기〉** 1회 **〈회복기〉** 1회 검사한다.

Amylase **〈급성기〉** 1회 **〈회복기〉** 1회 검사한다.

Mumps virus 항체가 **〈급성기〉** 1회 **〈회복기〉** 1회 측정한다. *Mumps virus* 감염을 확인하기 위하여 *Mumps virus* 항체가를 2주 이상의 간격으로 pair 혈청으로 가능하면 동시에 측정하는 것이 바람직하고, pair 혈청의 항체가가 4배 이상의 증가를 보이면 유의한 것으로 해석한다.

진단·경과 관찰상의 요점

① 전형적인 임상상으로 진단은 용이하다. ② 사춘기 이후에는 고환·고환상체(고환·부고환염)을 합병하는 경우가 있다. ③ 무균성 수막염을 병발하면 고열·두통이 나타난다.

Mycoplasma pneumonia, 마이코플라스마 폐렴

Mycoplasma pneumoniae 에 의한 호흡기 감염증이다. *Mycoplasma* 는 인공배지 상에서 발육되는 가장 작은 미생물로 일반세균과 달리 세포벽이 없다. 기도를 통해 감염되고, 잠복기는 약 3주이다. 젊은이에 많고, 심한 기침과 고열이 특징이다.

검사소견

Mycoplasma 항체 Pair 혈청에서 4배 이상 증가. IgM 항체 양성

한랭응집반응 50% 이상에서 양성(256~512배 이상)으로 되지만 *Mycoplasma* 폐렴에 특이적인 것은 아니다.

백혈구 정상~경도 증가

CRP 중등도 양성

흉부 X 선 불투명 유리 같은 간질영상과 대엽성 폐렴이 혼합된 양상을 보인다.

경과 관찰을 위한 검사와 측정빈도

Mycoplasma 항체 진단을 위하여 급성기에 1회, 그리고 1~2주 후에 측정한다. 가급적이면 pair 혈청을 동시에 측정한다.

CRP **〈급성기〉** 활동성 판정 및 치료효과 판정을 위하여 수일마다 측정 **〈회복기〉** 회복기에는 1회 측정한다.

흉부 X 선 증상에 따라서 수일마다 촬영한다.

진단·경과 관찰상의 요점

① 발열과 지속되는 건성기침을 특징으로 한다. ② Pair 혈청에 의한 확정진단은 회복기에나 이루어지지만 신속진단 kit를 사용하여 IgM 항체를 검사하면 급성기(발병 후 1주 이후)의 진단이 가능하다. ③ β-Lactam계 항균약은 효과가 없으므로 *Mycoplasma* 폐렴이 의심될 때는 macrolide계 항균제 등을 선택한다.

Opportunistic infection, 기회 감염증

일반적으로는 병원성이 없는 약독(弱毒) 미생물에 의한 감염증으로 숙주의 저항력 감약, 이감염성(susceptibility to infection)으로 인하여 발병한다. 이와 같은 환자에서는 통상은 정상 세균총을 구성하는 미생물이 감염증을 일으키는 경우도 많다. 세포성 면역이 저하된 환자에 대해서는 구강내·식도 *Candida* 증, *Pneumocystis* 폐렴 등이 출현된다. 호중구 감소 시에는 장내세균, 녹농균 등으로 인한 패혈증, *Aspergillus* 폐렴 등이 발생한다.

검사소견

혈액 검사 호중구수, 특히 과립구 수 또는 림프

구 수의 이상 여부를 검사한다. 세포성 면역을 평가하기 위하여 T 세포의 CD 4/CD 8 pannel을 측정한다.

혈청 면역 globulin 혈청 IgG, IgM, IgA, IgD, IgE 농도로 체액성 면역을 평가한다.

혈청 보체가 CH_{50}을 측정하여 보체계 이상 여부를 관찰한다. 이상이 있으면 다시 개개의 보체성분을 검사한다.

Tuberculin 반응 BCG 접종이 널리 보급되어 있는 우리나라에서 음성인 것은 세포성 면역저하를 시사하는 것이다.

경과 관찰을 위한 검사와 측정빈도

전신 화학요법 등에 수반하는 위험·평가를 중심으로 검사한다.

혈액 검사 전신 화학요법을 시행하는 증례에서 치료기간 중에는 주 2~3회, 적응에 따라 G-CSF rescue를 시행한다.

요침사 발열 시 감염소 검색에 유용하다.

세균 검사 객담배양, 요배양 등의 국소 분비물 검색과 함께 혈액배양 검체를 반드시 채취한다. 혈액배양은 적어도 2 set 채취한다. 항균약 투여 중이라도 검체를 채취한다.

혈액 가스분석 적극적으로 산소 포화도(SpO_2)나 동맥혈 가스분석을 병용한다.

흉부 X 선 호중구 감소에 수반하는 발열에서는 신중한 신체소견과 흉부 X 선 소견의 평가는 필수이다.

진단·경과 관찰상의 요점

① 드문 선천성 면역부전증후군이나 사람 면역부전 virus(HIV) 감염증 그리고 전신 화학요법, 면역억제제 투여, 장기이식 등으로 한 층 많아진 이감염성 숙주를 관리하는 일이 중요하다. ② 악성질환, 면역부전이 배경인 환자에서 발열을 보이는 경우가 아주 많아 감별진단을 단기간에 잘 검토하여야 한다. ③ 전신적으로 steroid를 장기간 투여한 예나 림프계 악성질환의 증례, HIV 감염증에서는 항상 *Pneumocystis* 폐렴이나 cytomegalovirus 폐렴 등을 염두에 두고 경과를 관찰할 필요가 있다.

Poliomyelitis, 회색질 척수염

Enterovirus의 하나인 poliovirus에 의한 이완성 마비를 초래하는 질환이다. 산발적 또는 유행성으로 발생하는 급성 virus 질환으로 증상으로는 발열, 인두발적, 두통 및 구토 등을 특징으로 하고 흔히 목덜미와 등부위의 강직을 수반한다. 경구 감염으로 인두나 장관 상피세포에서 증식하는데, 일부는 중추신경계의 운동신경세포인 척수전각 세포에 주로 감염되어 이완성 마비(flaccid paralysis)를 초래한다.

임상적으로 부전형, 수막염형, 마비형의 3 병형으로 분류한다. 감염 후 7일경에 감기 증상을 보이고, 12~14일경에 마비가 나타나는데, 통상은 한쪽 다리에 나타난다. 침범된 근육의 위축이 출현하는 것은 초기부터 강한 것이 특징이다. 여름철에 많이 발생하고 호발연령은 0~2세이다. 현재 이 질환의 대부분은 vaccine으로 예방되고 있다.

flaccid paralysis(이완성 마비) : 근긴장 저하와 건반사 소실을 수반하는 마비이다.

검사소견

항체가 Poliovirus 에 대한 항체가는 감염 후에 증가한다.

CSF 소견 세포 수 증가, CSF 단백이 증가한다.

운동마비 발열 후에 근력 저하로부터 마비에

이른다. 지각장애는 수반하지 않는다.

경과 관찰을 위한 검사와 측정빈도

Poliovirus 항체가 **〈급성기〉**1회 **〈회복기〉**1회 검사한다. Poliovirus 감염을 확인하기 위하여 poliovirus 항체가를 2주 이상의 간격으로 pair 혈청으로 검사하는데, 가능한 한 동시에 검사하는 것이 바람직하고, 4배 이상의 증가를 유의한 것으로 해석한다.

진단·경과 관찰상의 요점

① 야생주의 poliovirus 에 감염되도 90% 이상은 불현성 감염으로 그치고, 마비를 일으키는 것은 1% 이하이다. ② Poliovirus 의 침입부위에 따라 척수형, 연수형, 뇌염형 등의 임상상을 초래한다. ③ 호흡근 마비도 일으킨다. 그런 경우에는 인공호흡기를 사용한다.

Rubella, 풍진

풍진 virus 감염으로 인한 발진, 림프절 종창, 발열을 3 주징으로 나타내는 급성 virus성 질환이다. 풍진 virus(togavirus과의 RNA virus)의 초감염으로 발병한다. 잠복기는 14~21일(대부분 16~18일)이고, 비말 경기도 감염된다. 발진 출현 전후 약 1주간이 전염력이 있는 기간이다. 호발연령은 5~15세, 성인에서도 이환되는 경우도 있다. 3~10년 간격으로 유행하는데, 봄에서 초여름에 많다. 불현성 감염률은 약 25%이고, 평생 면역이 획득된다. 발진은 초발증상으로 3~5일에 사라진다. 발열은 발진과 더불어 출현하지만 2~3일에 해열된다. 합병증은 관절염, 뇌염, 자반병이 알려졌다. 임신부의 초감염으로 태아가 감염되어 기형아를 흔히 출산한다(선천성 풍진증후군).

검사소견

백혈구 기준치~기준치 이하. 이형 림프구가 출현한다.

항체가 풍진 virus에 대한 항체가는 1~2주 후에 증가한다.

발진 얼굴에서 몸통, 사지에 널리 홍색 반점상 구진상 피진이 나타난다.

림프절 종창 발진출현 전부터 발열이나 상기도염 증상과 더불어 나타난다. 특히 이개후부, 목부위에 많다.

경과 관찰을 위한 검사와 측정빈도

혈액검사 **〈급성기〉**1회 **〈회복기〉**1회 검사한다.

풍진 virus 항체가 **〈급성기〉**1회 **〈회복기〉**1회 검사한다. 풍진 virus 감염을 확인하기 위하여 풍진 virus 항체가를 2 주 이상의 간격으로 pair 혈청으로 검사하는데, 가능하면 동시에 측정하는 것이 바람직하고, 4배 이상 증가할 경우 유의한 것으로 해석한다.

진단·경과 관찰상의 요점

① 유행 시에는 발진의 성상으로 진단이 가능하다. 기타 시기에는 항체가 측정이 유효하다. ② 드물게 뇌염, 혈소판감소성자반병을 합병한다. ③ 연장아, 성인에서는 중증으로 진행하기 쉽다. 임신초기 임신부의 감염은 태아에 기형을 초래하는 선천성 풍진증후군을 일으키기도 한다.

Scarlet fever, 성홍열

A군 β용혈성 연쇄상구균(A군 용연균)의 발적독(erythrogenic toxin)(Dick toxin)에 의한 감염증이다. 5~15세에 호발하지만 이것은 그 연령의 생체가 연쇄구균성 발열성 외독소(streptococcal pyrogenic exotoxin; SPE)에 비정상적인 감수 상태로 되기 쉬운데 있다. 초발병소(病巢)는 상기도이다. 발열, 두통 등의 전구증상이 있은 다음, 독소증상이 나타난다. 이런 특징은 발진 출현이 있어서 발진기라고 부른다. 전신 림프절 종창, 뱀딸기 모양의 혀를 보인다. 발진은 극히 단시간에 입술을 제외하고 대부분의 전신에 퍼진다. 피부는 한결같이 선홍색을 나타내므로 성홍(猩紅)이라는 병명이 붙었다.

검사소견

세균 검출 인두부위에서 균의 본리동정(보통 한천배지에서 발육하지 않고, 혈액 한천배지에서 발육한다), A군 β용혈성 연쇄상구균 항원 검출 kit로 검출한다.

ASO, ASK, AHD, ADN-B, ASP 진단에 참고됨

피진 경부, 상흉부, 등에서 몸통, 사지로 확대하는 미만성, 융합성, 선홍색의 피진을 보인다. 얼굴은 홍조를 띠지만 입주위는 창백하다.

뱀딸기 혀 발진기에 출현한다.

Dick test 발적독소에 대한 면역이 없는 경우(성홍열 감수성자)에 양성이다.

Schultz-Charlton 현상 이 질환으로 인한 피진에서만 나타난다.

Dick test : 성홍열(*Streptococcus pyogenes* 감염증)에 대한 감수성 또는 면역 여부를 검사하는 피내반응으로 생체 내 독소 중화반응이다. *S. pyogenes*의 발적독소를 피내에 주사하여 6~12시간 후에 주사부위에 발적, 침윤이 생기면 양성으로 해석한다.

Schultz-Charlton phenomenon : 성홍열의 피진을 항독소에 의한 발적독의 중화반응을 이용하여 피부반응으로 진단하는 방법이다. 성홍열 회복기 환자, Dick 반응 음성 환자의 혈청을 신선한 홍진부위 내로 피하주사하면 수 시간에 국소의 홍진이 퇴색하여 창백하게 된다. 성홍열 환자 급성기 혈청은 이 반응이 일어나지 않는다.

경과 관찰을 위한 검사와 측정빈도

백혈구 **⟨급성기⟩** 주 2~3회 **⟨회복기⟩** 1주마다 검사한다.

CRP **⟨급성기⟩** 주 2~3회 **⟨회복기⟩** 1주마다 검사한다.

ASO, ASK **⟨급성기⟩** 진단 시 **⟨회복기⟩** 2~4주마다 검사한다.

진단·경과 관찰상의 요점

① 잠복기는 2~4일이다. 전구기(prodromal period)에는 고열, 소속 림프절 종창을 수반하는 상기도염을 일으킨다. 발진기(exanthematous period)(제 1 병주간)에는 앞에서 기술한 특징을 보이는 피진이 출현한다. 낙설기(exfoliation period)(제 2~3 병주간)에는 손바닥, 발바닥에 막 모양, 쌀겨 모양의 소견을 보인다. ② 감염 후의 면역반응으로 류마티스 열, 사구체신장염을 병발하는 경우가 있다. ③ 제 1 선택 약물은 penicilin이고, 치료기간은 1~2주, 류마티스 열의 재발 예방에는 다시 3~4주간 치료를 요한다.

Septicemia, 패혈증

감염증에 기인하는 전신성 염증반응 증후군(systemic inflammatory response syndrome; SIRS)이다. 세균이 혈중으로 침입 증식하여 그

로 인한 염증반응의 결과로 생기는 순환동태 및 다장기의 장애이다. 혈중에서 세균을 증명할 필요가 있든 없든 간에 심각한 임상적 손상에 대한 고염증성 cytokine혈증을 초래하는 병태를 가리킨다. 패혈증으로 장기장애, 장기관류이상을 수반할 경우에 중증패혈증(severe sepsis), 적절한 체액개선을 시도해도 순환동태가 회복되지 않는 패혈증성 shock(septic shock), 다장기부전 증후군에 수반하는 저혈압증(hypotension multiple organ dysfunction syndrome) 등으로 정의하고 있다. 다음의 4 항목 가운데 2 항목 이상을 만족시킬 경우에 SIRS로 진단한다. ① 체온 > 38℃ 또는 < 36℃, ② 맥박 > 90회/분, ③ 호흡수 > 20회/분 또는 $PaCO_2$ < 32 mmHg, ④ 말초혈액 백혈구 수 > 12,000/μL 또는 < 4,000/μL

검사소견

혈액 배양 원인균 검출(항균약 투여 전에 검사. Catheter가 혈관에 유치되어 있으면 필요에 따라 catheter 앞끝의 혈액을 배양한다)

Endotoxin 기준치 이상(Gram 음성 간균인 경우)

백혈구 12,000/μL 이상으로 증가하는 경우가 많다. 핵의 좌방이동을 수반한다. 중증 예에서는 백혈구 감소를 보인다.

혈소판 DIC에 수반하여 감소한다.

CRP 증가(기준치 이상)

응고·섬유소 용해계 검사 DIC에 수반하여 응고능 저하, 섬유소 용해계 항진을 보인다.

간기능·신장기능 다장기 부전 시에 기준치 이상을 보인다.

흉부 X 선 폐렴, 급성호흡곤란증후군(acute respiratory distress syndrome; ARDS)

경과 관찰을 위한 검사와 측정빈도

혈액 배양 **〈급성기〉** 진단과 적절한 항균약 선택을 위하여 치료 전 단기간에 2~3회 검사한다.

CRP·백혈구 **〈급성기〉** 중증도 판정을 위하여 급성기에 측정 **〈치료시작 이후〉** 치료효과의 지표로 수 일에 1회 검사한다.

응고·섬유소 용해계 **〈급성기〉** 급성기에 이미 이상을 보일 때는 DIC의 활동성 지표로 또는 치료효과 지표로 수 일에 1회 검사한다. 급성기에 이상이 없는 경우에도 패혈증에 대한 치료가 곤란한 경우에는 임의로 측정한다.

임상화학 검사 **〈급성기〉** 급성기에 이미 이상치를 보일 때는 장기장애 지표로 수 일~1주에 1회 검사한다. 급성기에 이상치를 보이지 않을 때에도 패혈증에 대한 치료가 곤란한 경우에는 임의로 검사한다.

진단·경과 관찰상의 요점

① 항균약을 투여하기 전에 혈액 배양검사를 시행하는 것이 중요하다. ② Gram 음성 간균에 의한 패혈증에서는 특히 shock나 DIC에 주의하면서 경과를 관찰한다. ③ 세균의 공급원이 되는 감염소를 검색하여 발견되면 제거한다.

Severe acute respiratory syndrome [SARS], 중증 급성호흡기 증후군

SARS coronavirus 감염에 기인하는 급성호흡곤란증후군(acute respiratory distress syndrome; ARDS)이다. 즉 급격한 고열로 발병하는데 기침이나 숨이 가쁨 등의 호흡곤란을 수반하는 폐렴이 특징인 질환으로 성인에서 치사율(약 10% 정도이지만 고령자나 기초질환이 있는 환자에서는 50%에 이른다)이 높은 출현

(emerging) 감염증이다. 감염 후 4~6일째에 발열, 오한, 근육통으로 발병하여 수 일 후에 기침이나 숨참을 수반하고, 때로는 설사를 일으킨다는 보고도 있다. 병상이 진행하면 호흡부전으로 수 주간에 사망에 이른다.

검사소견

Virus 유전자 검사 인두액, 객담, 혈청, 분변, 요에서 SARS coronavirus 핵산을 검출한다.

혈액·임상화학 검사 흔히 림프구 감소, 혈청 LD, ALT, AST, CK 증가, PaO_2 저하를 나타낸다. 중증례만큼 그 정도가 현저하다. 중증례는 신부전 징후(creatinine 및 BUN 증가), 출혈경향(혈소판 감소, APTT 연장, D dimer 증가), 백혈구 감소도 초래한다. 병기에 따라서는 백혈구 증가를 보이는 경우도 있다. 드물게 빈혈, 설사로 기인하는 전해질 이상(저 Na혈증 등)도 때로 나타난다.

흉부 X 선 ARDS 같은 불투명 유리 같은 음영

경과 관찰을 위한 검사와 측정빈도

호흡관리 항목 (PaO2, 흉부 X 선, CT) 증상에 따라서 적절하게 검사한다(ARDS 항 참조).

혈청 LD, 호중구 수 현저한 증가는 예후불량이 추정되기 때문에 매일 측정한다.

신장기능, 출혈경향 monitoring 상태를 관리하기 위하여 필요한 경우 매일 검사한다.

진단·경과 관찰상의 요점

① SARS 감염지역의 여행력이 진단상 중요하다. 잠복기는 통상 2~10일(평균 6일)이다. 38℃ 이상의 갑작스러운 발열, 기침, 숨 가쁨, 호흡곤란 등의 호흡기 증상이 있어서 흉부 X 선 사진에서 폐렴 또는 급성 호흡곤란증후군(ARDS)의 소견(불투명 유리 모양 음영)을 나타낸다. 빈번한 설사, 두통, 오한전율, 식욕부진, 전신 권태감, 의식혼탁 등의 증상을 보이는 경우도 있다. 감별로서 influenza와 *Mycoplasma* 폐렴, *Chlamydia* 폐렴이 중요하다. ② 약 20%의 SARS 환자가 심각한 호흡부전으로 빠진다. 특히 고령자는 거의 대부분에서 야기된다. 호흡기 기능을 관찰하면서 산소투여나 인공호흡으로 관리한다. 마스크에 의한 비침습적 양압 환기요법(non-invasive positive pressure ventilation)을 시행한다. 설정은 흡기압(IPAP)을 10 cmH_2O 이하로, 호기압(EPAP)을 4~6 cmH_2O 정도로 한다. 삽관하여 호흡을 관리하는 경우도 있다. ③ 환자 care는 표준 예방책(가능하면 비말감염 예방책)을 따른다. 해열 후 9일까지는 감염원이 될 염려가 있다.

Staphylococcal infection, 포도상구균 감염증

포도상구균(*Staphylococcus*)으로 인한 여러 가지 화농성 및 독소성 질환이다. 포도상구균은 유리 coagulase 생산 균과 비생산 균으로 나누고, coagulase 양성 균으로 사람에 병원성을 나타내는 것은 황색 포도상구균(*S. aureus*)뿐이다. *S. aureus*는 전형적인 화농균으로 표재성 화농증이나 장기국한성 화농증(폐농양, 폐렴, 수막염, 관절염, 유방염 등)을 일으킨다. 저항성이 감약된 사람에서는 패혈증도 일으킨다. 이 균은 식중독의 원인균이기도 한데, 조리식품 중에서 생산되는 내열성 장관독이 원인인 독소형 식중독을 일으킨다. 이 장관독에는 superantigen 활성이 나타난다. 마찬가지로 superantigen인 TSST-1(toxic shock syndrome toxin-1)을 생산하는 *S. aureus* 감염에는 고열,

성홍열양 발진 등에서부터 shock 사(死)에 이르기까지를 초래한다(독소성 shock 증후군). Methicillin 내성균(MRSA)은 원내 감염의 병원균으로 중요하다. Coagulase 음성 포도상구균의 대표 균종으로 *S. epidermidis, S. haemolyticus, S. hominis* 등이 있는데, 통상 건강인에는 병원성을 보이지 않지만 면역력 저하 환자에서는 catheter, 인공 심장판막 등에 부착하여 정맥염이나 패혈증을 일으킨다.

Superantigen : 다clone 성으로 CD 4 양성 helper T 세포 활성화를 일으키는 단백질 항원이다. 이 단백질 항원은 포도상구균 유래 식중독 독소인 staphylococcal enterotoxins(SEs)이나 toxic shock syndrome toxin-1(TSST-1), 내재성 retrovirus 등이다. 또한 mouse 유방암 virus(mouse mammary tumor virus; MMTV)의 Mls 항원 등이다. 이들 단백질은 한쪽에 T 세포 수용체의 가변(V)영역의 특정 유전자 family에 공통인 구조에 결합하고, 다른 쪽에 항원제시 세포(macrophage, 수상세포, B 세포 등)에서 발현되는 MHC class II 분자에 결합하여 양사를 가교하여 항원 peptide 비의존성 다clone성으로 T 세포 활성화를 일으킨다.

검사소견

병형 표재성 감염, 심재성 감염(폐렴, 폐농양, 농흉, 균혈증, 감염성 심내막염, 골수염 등), 독소성 질환[포도상구균성 피부박탈 증후군(staphylococcal scalded skin syndrome; SSSS), 독소성 shock 증후군(toxic shock syndrome; TSS, 식중독)] 등의 특징적인 병형을 나타낸다.

세균 검사 상재균으로 있어서 혼입을 방지할 수 있는 검체채취 방법이 필요하다. Methicillin 내성 황색포도상구균(methicillin-resistant *Staphylococcus aureus*; MRSA)이 증가하고 있다. 또한 1996년에 vancomycin 저감수성 황색포도상구균이 처음으로 일본에서 분리되어 2002년 이후에 미국에서 vancomycin 내성 황색포도상구균(VRSA)이 분리되었다.

염증 반응 항진한다(백혈구 증가, 호중구 증가, CRP 증가, ESR 항진).

Procalcitonin 증가한다.

경과 관찰을 위한 검사와 측정빈도

세균 검사 **(회복기)** 화학요법 후의 음성화를 확인하기 위하여 검사한다.

백혈구 **(급성기)** 주 2~3회 검사한다.

CRP **(급성기)** 주 2~3회 검사한다.

진단·경과 관찰상의 요점

① 대표적인 세균은 황색포도상구균, 표피(epithermal) 포도상구균의 2가지 균종으로 후자는 이감염 숙주에서 발병하고 예후는 기초질환에 좌우된다. ② MRSA 감염증은 대부분이 원내 감염으로 발병하는데, 심각한 경과를 취하는 경우가 많다. ③ VRSA 출현은 vancomycin 내성이 MRSA를 포함 황색 포도상구균·표피 포도상구균 등의 CNS(coagulase negative *Staphylococcus*)로 전파·확산할 가능성을 시사하는 것이다. ④ 외독소 탈락소(exfoliation)는 SSSS를, TSST-1(toxic shock syndrome toxin-1)은 toxic shock 증후군(TSS)를 일으킨다.

Syphilis, 매독

성감염증의 대표적인 질환으로 *Treponema pallidum* 에 의한 전신성 만성감염증이다. 후천성 매독과 태아가 태반을 통하여 감염되는 선천성 매독이 있다. 또한 피부, 점막 등에 증상이 나타나는 현성매독과 증상이 없는 잠복매독(무증후성 매독)으로 분류한다. 감염 후 약 3주에 초기 경결(induration)이나 경성하감(hard chancre)이 생기고, 서혜부 림프절이 종창된다. 약 4주 후에 매독 혈청반응이 양성으로 되고, 3개월에 장미진(rose spot), 구진상 매독진(popular syphilid) 등의 2기 진(疹)이 출현하고, 쇠퇴, 재발을 반복하면서 고무종(gumma)이 생기는 3기, 심혈관계나 신경계가 침범되는 4기로 이행한다.

검사소견

■ I기 매독

암시야 현미경에 의한 검경 궤양 삼출물 등에서 *T. pallidum* 검출

■ II기 매독

Cardiolipin-lecithin을 항원으로 사용하는 방법(serological test for syphilis ; STS) glass 판법, RPR법 등은 기준치 이상

Treponema를 항원으로 사용하는 방법 TPHA 등은 기준치 이상

경과 관찰을 위한 검사와 측정빈도

매독 혈청반응 **(치료후)** 효과 판정을 위하여 6개월~1년 후에 검사한다.

간기능 검사 때로 기준치 이상. 치료 전에 1회, 이상치를 보이면 2~4주마다 정상화될 때까지 검사한다.

진단·경과 관찰상의 요점

① II기의 매독성 장미진이 특징적이다. 매독 혈청반응은 감염 후 4주 정도가 아니면 양성으로 검출되지 않는다. ② 치료 후의 STS 저하는 조기매독에서는 수개월~1년, 만기매독에서는 수년이 걸리는 경우가 많다. *Treponema*를 항원으로 사용하는 혈청반응의 항체가도 치료와 함께 감소하지만 치유되도 기준치 이하로는 감소되지 않는다. ③ 자가면역 질환, 간질환 등에서 보이는 생물학적 위양성 반응(STS 양성, TPHA 음성)에 주의한다. ④ 기타 성감염증(B형간염, HIV 감염증)의 합병증에도 주의한다.

Tetanus, 파상풍

파상풍균(*Clostridium tetani*)이 상처 부위에 감염되어 영양형 파상풍균이 생산하는 강력한 신경독(tetanospasmin)으로 초래하는 비전염성 급성중독 질환이다. 토양이나 먼지 등 환경에 널리 또한 사람이나 동물의 소화관에도 존재하는 파상풍균의 아포가 외상, 골절, 화상, 동상, 욕창, 물린상처 등의 각종 상처부위, 여러 감염증이나 수술 후 상처부위 등으로 침입하여 발아하여 영양형으로 된다. Toxoid를 접종하지 않은 사람에서 보통 3일~3주간의 잠복기 후에 발병한다.

검사소견

백혈구 증가(특히 호중구)

CK 등 근육 유래 효소 증가

경과 관찰을 위한 검사와 측정빈도

혈액 가스 분석 근육 경직으로 인하여 호흡부전을 주의 깊게 관찰하면서 필요에 따라 임의로 검사한다.

진단·경과 관찰상의 요점

① 상처부위의 배양검사에서 파상풍균이 분리되는 경우는 적기 때문에 임상증상으로 진단한다. ② 잠복기는 1~54일인데, 90% 이상은 2주 이내이다. ③ 개구장애(trismus), 연하곤란(dysphagia), 호흡곤란 등의 임상경과에 주의한다. 상처부위가 밝혀지지 않는 경우도 있다.

④ 토양으로 오염된 외상, (못 같은 것에)찔린 상처 등에 주의를 요한다. 외상인 경우 vaccine 접종력(toxoid 또는 DPT 3종 혼합 vaccine)에 따라서 파상풍 human immunoglobulin 투여, toxoid에 의한 능동면역을 행한다.

Toxoplasmosis, 톡소플라스마증

원충인 *Toxoplasma gondii* 로 인하여 야기되는 인축공통 감염증이다. 임신부의 감염으로 인하여 신생아에서 생기는 선천성 톡소플라스마(Tp)증, 성인에서 생기는 후천성인 Tp성 림프절염 또는 Tp성 맥락망막염(toxoplasmic chorioretinitis), 면역부전 상태에서 수반하는 Tp성 뇌염, 폐렴, 심근염 등 심각하고 다양한 임상상을 나타낸다. 선천성 Tp증은 임신부가 낭자형(嚢子型) 충체의 경구감염(특히 초감염)된 후 증식형으로 변한 Tp 원충이 태반을 통해 태아에 감염되어 발병한다. Tp 원충의 감염시기에 따라 임상증상이 다르다. 임신초기 감염에서는 태내 사망, 유산이 초래되고, 임신후기에는 조사산(早死産), 수두증, 수막뇌염, 맥락망막염, 경련, 뇌내 석회화, 폐렴, 피부홍반, 정신·운동장애 등을 초래한다. 신생아가 불현성인 경우에도 사춘기 이후까지 맥락망막염이 발병되는 경우가 많다. 후천성 Tp증의 급성기에는 발열, 림프절 종창, 맥락망막염, 폐렴, 심근염 등이 발생하지만 많은 경우 불현성 감염이다. 머지않아 만성기로 이행하면 뇌, 림프절, 근육에 낭자형 충체를 내포한 낭자를 형성하여 대부분 증식을 멈춘 상태에서 기회감염으로 잠재적인 감염이 평생 지속한다.

검사소견

미생물 검사 양수, 뇌척수액, 림프절 천자물의 Giemsa 염색이나 형광색소 염색으로 Tp 충체를 검출한다. PCR에 의한 Tp DNA 검출도 조기진단에 유용하다.

혈청 검사 특이적인 IgM 항체 검출, 혈청반응 항체가(抗體價) 증가(Sabin-Feldman 반응이나 간접 적혈구 응집법 1,024배 이상, 효소 항체법 256배 이상 등)로 진단한다.

림프절 생검 Macrophage나 유상피 세포(epithelioid cell)의 증생을 반응성 변화 등으로 짐작하지만 이것들은 비특이적인 소견이고, 조직에서 증식형 Tp 충체를 검출하는 것은 곤란하다.

경과 관찰을 위한 검사와 측정빈도

혈청 검사 신생아 Tp 감염증은 신생아 혈청에서의 특이적 IgM 항체 검출, 생후 3개월까지의 혈청 항체가 고역가 지속, 태반이나 제대혈에서 Tp 충체를 검출하는 것 등으로 진단한다. 선천성 Tp증의 치료기간은 1개월 정도이다.

진단·경과 관찰상의 요점

일반적으로 후천성 면역부전증후군(AIDS) 증례에서는 혈청 항체가가 낮아 혈청학적 진단이 곤란하다. 수반하는 뇌염은 두부 CT 등 영상소견을 참고한다.

Trichomoniasis, 트리코모나스증

원충인 *Trichomonas vaginalis* 에 의한 감염증으로 여성에서는 질에 감염하여 포말상 황색 대하를 나타내는 대하증(hysterorrhea)과 소양감을 주로 호소하고, 남성에서는 경도의 요도염, 방광염, 전립선염의 원인이 되지만 일반적으로 증상은 거의 없다. 대체로 예외 없이 성행위로 감염되는 성행위 감염증(sexually transmitted disease; STD)이다.

검사소견

분비액 검사 질, 전립선 또는 요도의 분비물의 Giemsa 염색으로 *Trichomonas*를 검출한다. 요침사에서도 증명된다. 배양검사도 가능하다.

경과 관찰을 위한 검사와 측정빈도

분비액 검사 치료기간은 1~2주 정도로 치료 후 필요에 따라 검사한다.

진단·경과 관찰상의 요점

① 불현성 감염도 많아 여성 감염자의 약 50%는 무증상으로 경과한다. 여성에서는 대하의 증가가 이 질환이 의심되는 소견이다. ② 환자의 배우자도 검색, 치료할 필요가 있다.

Typhoid fever, 장티푸스

*Salmonella typhi*의 경구 감염으로 인한 급성 전신성 감염증이다. 음식물이나 물 등에 혼재되어 있는 *S. typhi*를 경구로 섭취하면 균이 회장하부의 고립 림프여포 Peyer patch의 M 세포에 부착, 침입하여 장관에서 혈류로 들어가 균혈증을 일으킨다. 1~2주의 잠복기를 거쳐 전신권태감, 위화감(違和感), 두통, 식욕부진, 요통, 사지관절통 등의 전구증상을 보이고, 돌연한 발열로 발병한다.

Peyer patch : 포유류의 소장상피 하에 산재하는 림프조직이다. IgA 생산 plasma 세포와 그 전구 B 세포, helper T 세포, 수지상(樹枝狀) 세포(dendritic cell), macrophage로 구성되었다. 바로 위의 상피에 있는 M 세포가 취입한 장내 항원에 응답하여 림프구가 증식되어 그 집괴에서 배중심(胚中心)을 형성한다. 항원 자극에 응답하여 그 항원에 대한 IgA 항체를 형성하도록 증식 분화된 B 세포는 그곳에서 plasma 세포로 분화하는 것 외에 순환계로 들어가 그 외의 Peyer patch에도 운반하여 광범위한 면역을 성립시킨다. Plasma 세포는 Peyer patch에서 주변의 점막고유층에 침윤하여 소장점막 하 IgA 면역을 형성한다.

Dendritic cell : 생체 내의 조직기관에 널리 분포하여 강력한 항원제시 세포(antigen-presenting cell; APC)로 기능하는 세포이다. 미감작 T 세포에 대하여 항원으로 활성화시키는 것은 오직 수지상 세포뿐이라고 이해하고 있다.

검사소견

3 증후 비교적 서맥(50%), 비종(20~30%), 장미진(30~50%)

여행력 오염지역(중남미, 동남 아시아, Nepal, Africa, 지중해 연안 등) 여행 여부

세균 검사 발병시기에 따라 균이 검출되는 검체가 다르다. 발열기의 혈액배양에서 가장 높은 검출률을 보인다. 무열례(無熱例)·보균자에서는 분변배양을 반복하고, 담즙배양도 시행한다.

혈청 진단 Widal 반응은 유행지역의 건강 정상인, vaccine 피접종자에서도 증가치를 보인다. Vi-PHA법은 급성기에 양성률이 낮고, 장기간 보균자의 진단에 유효하다.

백혈구 감소(중증 예에서 < 2,000/μL), 핵좌방이동 현저, 악화기에 호산구 소실·호중구 우위, 해열기에 림프구 우위를 보인다.

AST, ALT 200 IU/L 정도(500 IU/L 이상인 경우도 있다)

LD 1,000 IU/L 이상도 드물지 않다.

경과 관찰을 위한 검사와 측정 빈도

세균 검사 **〈회복기〉** 배균 여부를 추적하기 위하여 치료 종료 후 2~3주까지 검사한다.

백혈구 **《급성기》** 주 2~3회 **《회복기》** 1주마다 검사한다.
AST, ALT, LD **《급성기》** 주 1~3회 **《회복기》** 1개월마다 검사한다.

진단·경과 관찰상의 요점

① 잠복기는 평균 약 10일이다. 제 1 병주일은 계단식으로 체온이 상승하여 39~40℃에 달한다. 3 증후가 출현한다. 제 2 병주일 악화기이다. 40℃대에 계류열(稽留熱)(continued fever), 무욕(無欲)(apathetic)의 용모, 설사, 변비 등이 나타난다. 제 3 병주일은 이장열(弛張熱)(remittent fever), 장출혈(15%), 장천공(0.5%)을 보인다. 제 4 병주일에 해열된다. ② 최근의 경향은 50% 이상에서 제 1 병주일에 설사 출현, 제 1~2 병주일에 장출혈도 드물지 않게 나타난다. ③ 재발률은 미치료 예에서 5~10%, 항균악 치료 후에서 15~20% 정도이다. ④ 해외로부터의 수입 사례에서 약물 내성균의 분리 빈도가 증가하고 있다. 인도, 중앙 아시아, 동남 아시아에서는 다약물 내성균(ampicillin, chloramphenicol, tetracycline, streptomycin 등에 내성을 보이는 것)이 많다.

Varicella, 수두

수두·대상포진 virus(varicella-zoster virus; VZV) 감염으로 인한 급성의 발진증이다. 자연감염으로 평생면역을 획득한다. 감염원은 환아의 기도, 수포 내용으로 공기, 비말 감염으로 전파하는데, 전염력이 강하다. 발진출현 1~2일 전부터 수포가 가피화될 때까지 전염력을 나타낸다. 잠복기는 10~21일(대부분은 14~16일)이고, 경한 발열, 권태감, 발진으로 발병한다. 발진은 홍반으로 시작하여 2~3일 내에 수포, 농포, 가피 순으로 급속하게 진행한다. 3일경에 발진이 새로 생기기 때문에 병기가 다른 발진이 동시에 존재하는 것이 특징이다. 발진의 호발부위는 몸통, 얼굴이고 사지에는 적고, 구심성(afferent)으로 분포한다.

검사소견

발진 몸통부위에 많고, 구진, 수포, 가피 등이 혼재한다. 수포액에서 virus가 검출된다.
항체가 수포·대상포진 virus에 대한 항체가가 증가한다.

경과 관찰을 위한 검사와 측정빈도

수두·대상포진 virus 항체가 **《급성기》** 1회 **《회복기》** 1회 측정한다. VZV 감염을 확인하기 위하여 VZV 항체가를 2주 이상의 간격으로 pair 혈청으로 검사하는데, 가능하면 pair 혈청을 동시에 측정하는 것이 바람직하고, 4배 이상의 증가를 유의한 것으로 해석한다.

진단·경과 관찰상의 요점

① 수두의 유행, 환자와의 접촉, 피진의 성상으로 진단이 가능하다. ② 소아는 통상 경증을 보이지만 성인·면역부전 환자에서는 폐렴을 합병한다. ③ VZV는 후군신경절(dosal root ganglion)이나 삼차신경절(trigeminal ganglion)에 잠복 감염되어 있다가 다시 활성화되면 대상포진(zoster)을 일으킨다.

West Nile fever [WNF]

West Nile virus 감염 모기의 매개로 감염되는 인축 공통 감염증이다. 자연계에서는 모기와 조류의 감염 cycle로 유지되고 있다. 종래는 아프리카, 유럽, 서아시아에서 주로 발생되었는데, 1999년 미국 New York에서 처음 발생하면서 미국 전역에서 유행되고 있다.

잠복기간은 2~14일(통상 2~6일)이고, 증상은 돌연한 고열(39℃ 이상), 두통, 근육통, 발진(가슴, 등, 팔다리), 식욕부진이 출현하고, 뇌염에서는 이들 증상에 추가로 근력저하, 의식장애, 경련 등을 보인다. 감염자의 약 80%는 불현성 감염으로 그치지만 고령자는 중증화하여 뇌염으로 이행하기 쉽다.

검사소견

항체 검사 West Nile virus에 특이적인 IgM 항체를 혈청(신경학적 증상을 나타낸 경우, 뇌척수액에서도)에서 검출된다.

RT-PCR 에 의한 유전자 검출 Virus 핵산을 RT-PCR로 혈청(신경학적 증상을 나타낸 경우, 뇌척수액에서도)에서 검출된다.

CSF 검사 신경학적 증상을 나타낸 경우, CSF 소견은 통상 세포 증가(림프구 우위), 단백 증가. Glucose 는 정상이다.

기타 신경학적 소견이 있는 경우에 저 Na혈증을 보이는 경우가 있다.

진단·경과 관찰상의 요점

① 80%는 불현성 감염을 나타낸다. WNF 유행지역의 여행력이 진단상 중요하다. 잠복기는 통상 2~6일이고, 갑작스러운 고열(39℃ 이상)로 발병한다. 그 후 두통, 근육통, 식욕부진 등이 출현한다. 흔히 림프절 종창이나 가렵지 않은 발진(가슴, 등, 팔다리)이 나타난다. 통상 약 1주일에 회복한다. ② 약 1%의 감염자가 두통, 고열, 마비, 혼수, 경련 등의 증상으로 보이는 뇌염이 발생한다. ③ 감별로는 일본뇌염, St. Louis 뇌염을 위시하여 virus성 뇌염과 Guillain-Barré 증후군이 중요하다. Herpes virus 뇌염을 우선 제외 진단한다. ④ 뇌염 환자의 치사율은 10%로 고율이다. 고령자, 만성 신부전 환자 그리고 C형 간염 환자 정도로 예후가 나쁘므로 이들 환자는 ICU에서 경과를 관찰하는 것이 바람직하다. 사람에서 사람으로의 감염에 대한 보고는 없는 것으로 이해하고 있다. 일반적으로 전신 관리와 뇌염을 관리한다.

III. 내분비 질환

Acromegaly, 말단비대증

골단선(epiphyseal line) 폐쇄 이후에 성장호르몬(GH)이 과잉으로 분비되어 골, 연골, 연부조직, 피부 및 장기가 비대해지는 병태이다. 그 신체적 특징으로 사지말단 비대, 전액부(前額部)·하악의 돌출, 비익(鼻翼)·구순의 비대를 나타낸다. GH의 분비과잉이 골단선 폐쇄 이전에 일어나면 거인증(뇌하수체성 거인)으로 된다. 주요 원인은 GH 생산 뇌하수체 선종으로 인한 것이지만 때로 이소성 GH-RH 및 GH 생산 종양에서도 발생한다. 앞에서 기술한 GH 과잉에 의한 특징적인 증상에 추가로 뇌하수체 선종이 커지면 두통, 시야장애 등의 증상을 나타낸다. 당뇨병, 고혈압, 대장 polyp을 합병하는 경우가 많다.

검사소견

75g OGTT 혈중 GH 낮은 농도가 기준치(1 μg/L 이하)까지 억제되지 않는다. 단, 경증인 경우 1 g/L 이하로 억제되는 경우가 있으므로 임상소견이나 IGF-I 농도, MRI 등의 영상소견도 참고한다.

IGF-I (somatomedin C) 증가한다. 기준치는 연령·성별에 따라 다르다(IGF-I 검사 참조).

요중 GH 농도 증가한다(단, 신장장애가 없는 경우).

TRH 부하시험 / LH-RH 부하시험 혈중 GH가 비정상적으로 증가하는 경우가 있다. TRH 부하시험 및 LH-RH 부하시험 참조

Bromocriptine 부하시험 혈중 GH가 증가하지 않고, 변하지도 않고, 반대로 감소하는 경우가 있다. Bromocriptine 부하시험 참조

뇌하수체 MRI 뇌하수체 선종 소견(선종이 명확하지 않은 경우나 드물게 GH-RH 생산 종양인 경우가 있다)을 나타낸다.

경과 관찰을 위한 검사와 측정빈도

75g OGTT **《만성기》** 혈중 GH 저농도는 치료효과 판정에, 혈당, 혈중 IRI 농도는 말단비대증에 수반하여 당대사 이상의 합병증을 판정하기 위하여 6개월~1년마다 검사한다.

혈중 IGF-I (somatomedin C) **《만성기》** 활동성 판정 및 치료효과 판정을 위하여 1개월마다 검사한다.

심장 초음파 검사 **《만성기》** 심장 합병증 판정을 위하여 1년마다 검사한다.

뇌하수체 MRI **《만성기》** 활동성, 치료효과 판정을 위하여 6개월~1년마다 검사한다.

진단·경과 관찰상의 요점

① 특징적인 증후로 수족의 용적증대, 미궁부팽융, 코, 입술 비대, 하악돌출, 거대설 등을 열거할 수 있다. ② GH 과잉분비, 혈중 IGF-I 고농도를 보인다. ③ MRI 영상에 의한 뇌하수체 선종이 확인된다. ④ 치료효과 판정에는 75 g

OGTT에서 혈중 GH 저농도와 혈중 IGF-I 농도가 지표가 된다. 단, 수시 혈중 GH가 1 μg/L 이하인 경우나 약물치료 중에는 75 g OGTT는 반드시 필요한 것은 아니다. 또한 GH 수용체 길항약으로 치료 중인 경우는 혈중 GH 검사결과로 판정할 수 없으므로 IGF-I 농도와 임상적 활동성으로 판정한다. ⑤ 합병되기 쉬운 당뇨병, 고혈압증, 지질이상증, 심장질환, 변형성 관절증, 악성종양(특히 대장암)에 대해서도 정기적으로 경과를 관찰한다.

Addison disease [primary hypoadrenocorticism], 원발성 부신피질기능저하증

부신피질 자체의 병변으로 인하여 부신피질의 steroid 분비가 만성적으로 필요량 이하로 떨어진 상태인 부신피질 호르몬 결핍으로 인한 부신피질기능저하증이다. 선천성과 후천성으로 분류하는데, 선천성에는 선천성 부신피질 저형성, ACTH 불응증, 선천성 부신피질 과형성, 부신백질 dystrophy 등이 있고, 후천성에는 특발성 부신위축, 결핵, 부신으로의 암 전이, 진균성, sarcoidosis, amyloidosis, AIDS, 부신적출, 출혈, 경색, 약물 등으로 인한 것이 있다. 특발성은 현재, 자가면역성 부신피질염에 의한 것이 알려졌다. 조직학적으로는 림프구, 형질세포 등의 침윤과 섬유화, 실질세포의 변성 괴사 등이 특징이다. 증상은 전신권태감, 이피로감, 탈력감, 체중감소, 색소침착, 식욕부진, 설사 등이다.

검사소견

혈청 Na 농도 135 mmol/L 이하
혈청 K 농도 5 mmol/L 이상
혈장 ACTH 농도 증가(100 pg/mL 이상)
혈청 cortisol 농도 감소(수 μg/dL 이하)
요중 17-OHCS(hydroxycorticosteroid) 배설량 감소

경과 관찰을 위한 검사와 측정빈도

혈압, 맥박수, Na, K, glucose, ACTH, cortisol

〈급성기〉 혈압·맥박 수를 매일 측정하면서 Na, K, glucose를 매일 측정하고, ACTH와 cortisol은 1주마다 측정한다. **〈만성기〉** 이들 지표를 1~2개월마다 측정한다. **〈측정의의〉** Glucocorticoid나 mineralocorticoid의 보충으로 혈장 ACTH 농도가 감소하고, 혈청 Na 농도나 혈당치는 증가하여 간다.

피부 색소침착 **〈만성기〉** 피부 색소침착 정도도 내원할 때마다 검색한다.

진단·경과 관찰상의 요점

① 전신상태나 혈장 ACTH 감소, 피부 색소침착 등의 개선을 지표로 하여 glucocorticoid (cortisol)의 보충량을 조절한다. ② Glucocorticoid 보충은 과잉이 되지 않도록 하여 용모나 혈압에 주의한다. ③ 필요에 따라 mineralocorticoid [fludrocortisone(플로리네프 정)]로 보충한다. ④ Stress에는 glucocorticoid 의 복용량을 늘리고, 곧바로 진료를 받도록 한다. 또한 수술 등에는 cortisol을 100~300 mg/day로 경피적으로 보충한다.

Adrenogenital syndrome [congenital adrenal hyperplasia (CAH)], 부신성기 증후군

부신 유래 androgen이나 estrogen의 과잉

분비로 인하여 성징(性徵) 이상을 초래하는 질환이다. 부신종양으로 인한 것과 선천성 부신과형성으로 인한 것이 있고, 후자가 많다. 성호르몬 생산 부신종양은 드문데, 특히 estrogen 생산 종양이 적다. 악성종양인 것이 있다. 부신피질 호르몬 합성효소의 결손으로 인하여 염분상실이나 여성 가성 반음양이나 남성화를 보인다. 남성화가 특징으로 출생 시에는 남아로 오해하는 경우가 있다. 무월경을 나타내지만 조기에 발견하여 치료하면 월경도 나타나고, 임신도 가능하게 된다.

검사소견

혈청 Na 농도 135 mmol/L 이하
혈청 K 농도 5 mmol/L 이상
혈장 ACTH 농도 증가(100 pg/mL 이상)
혈청 cortisol 농도 감소(수 μg/dL 이하)
요중 17-OHCS 배설량 감소(11 β-hydroxylase 결손증에서는 증가)
혈장 aldosterone 농도 감소

경과 관찰을 위한 검사와 측정빈도

Na, Ht, ACTH **〈급성기〉** 의식상태나 혈압·맥박 수를 매일 충분히 관찰하면서 혈청 Na 농도, hematocrit(Ht) 등을 매일 검사한다. 혈장 ACTH 농도와 혈청 cortisol 농도를 1~2주마다 검사한다. **〈만성기〉** Glucocorticoid나 mineralocorticoid의 보충량이 정해진 이후에는 혈청 Na 농도를 매 1개월 정도로 검사하고, 혈장 ACTH 농도는 수개월마다 검사한다. **〈측정의의〉** 염 상실형에서는 탈수로 인한 저혈압을 주의해야만 하기 때문에 Na, Ht 등을 매일 검사한다. Glucocorticoid 보충이 시작되면 혈장 ACTH 농도는 감소하여 간다.

피부 색소침착, 여아의 남성화, 남아의 성조숙 **〈만성기〉** 피부 색소침착이나 여아의 남성화, 남아의 성조숙 등에도 주의하여야 한다.

진단·경과 관찰상의 요점

① 염 상실형에서는 Na·K 농도뿐만 아니라 혈압·탈수의 정도에 세심하게 주의하여야 한다. ② Glucocorticoid(cortisol)이나 mineralocorticoid [fludrocortisone(플로리네프 정)] 보충은 각각 혈장 ACTH 농도의 감소, 또는 혈압, 혈청 K 농도, 부종 유무를 지표로 이용한다. ③ Glucocorticoid 보충은 과잉보충이 되지 않도록 하여 용모나 혈압에 주의한다. ④ 여아의 남성화나 남아의 성조숙에도 주의하여야 한다.

Aldosteronism [Conn syndrome, primary aldosteronism, aldosterone producing adenoma]

혈중 aldosterone 농도가 과잉인 상태의 총칭으로 원발성과 속발성으로 분류한다. 원발성 aldosterone증은 강력한 mineralocorticosterone 인 aldosterone이 자율성으로 과잉 분비되어 저 K 혈증을 수반하면서 고혈압을 초래한다. Renin-angiotensin계가 항진하는 nephrosis, 간경변, 신성고혈압 등은 2차적으로 aldosterone 분비가 증가하여 속발성 aldosterone증이라 부른다.

검사소견

혈청 K 농도 3.5 mmol/L 이하(정상인 경우도 있다)
혈장 renin 활성 0.5 ng/mL/hour 이하
혈장 aldosterone 120 pg/mL 이상
혈압 고혈압

경과 관찰을 위한 검사와 측정빈도

혈압, K **〈수술전〉** 진단을 위한 검사 중(수술전)에는 혈압은 매일, 혈청 K 농도는 1~2일마다 측정한다. **〈수술후〉** 부신선종 적출 후 당분간은 혈압이나 혈청 K 농도는 1~2개월마다 측정한다. **〈측정의의〉** 혈압이나 혈청 K 농도가 mineralocorticoid의 좋은 지표가 된다.

진단·경과 관찰상의 요점

원발성 aldosterone증에서 수술을 희망하지 않는 예나 특발성 aldosterone증에서는 spironolactone을 투여하여 저 K혈증과 고혈압을 개선시킨다. ② Spironolactone을 장기간 투여할 경우에는 여성화 유방 발현에 주의한다. ③ 선종을 적출제거한 후에는 빠르게 저 K혈증이나 고혈압이 개선되는 경우가 많지만 수 개월은 경과를 관찰할 필요가 있다.

Cushing syndrome, 쿠싱 증후군

부신피질에서 분비되는 glucocorticoid의 과잉으로 야기되는 질환군이다. 병인은 부신피질의 선종, 암, 원발성 부신피질 결절성 과형성이나 이소성 ACTH 생산 종양, 뇌하수체 과형성으로 인한 것, 그리고 뇌하수체 선종으로 인한 것(Cushing 병)으로 분류한다. 성인 여성에 많고, 중심성 비만, 만월양 얼굴, 다모, 적자색 피부선조 등의 증상을 나타낸다.

Cushing 병은 뇌하수체 ACTH 생산 미소선종으로 인한 ACTH 의존성 Cushing 증후군이다. 시상하부 CRH는 억제되고, 부신은 양측(兩側) 비대를 보인다. 드물게 한 쪽 또는 양 쪽에 결절성 과형성을 보이기도 한다. Cushing 증후군에 특징적인 증후 외에 ACTH 과잉으로 인하여 색소침착을 초래한다.

검사소견

혈장 ACTH 농도 증가(Cushing 병), 감소(Cushing 증후군)

혈청 cortisol 농도 증가

요중 17-OHCS, free cortisol 배설량 증가

혈압 고혈압

Glucose 농도 증가

혈청 K 농도 3.5 mmol/L 이하

경과 관찰을 위한 검사와 측정빈도

혈압, K, glucose, ACTH, cortisol **〈수술전〉** Cushing 병이나 Cushing 증후군에서는 수술전에는 혈압을 매일, 혈청 K 농도와 glucose는 수 일마다 측정한다. 혈장 ACTH나 cortisol 농도는 필요에 따라서 1~2주마다 측정한다. **〈수술후〉** 수술 후 수 개월~1년 동안은 glucocorticoid의 보충요법이 필요해서 혈장 ACTH나 cortisol 농도를 1~2개월마다 측정한다. **〈측정의의〉** Cushing 병에서는 혈장 ACTH, cortisol 농도 모두 증가하는데, 부신피질의 선종이나 암으로 인한 Cushing 증후군에서는 혈장 ACTH 농도는 감소하고, cortisol 농도는 증가한다. 고혈압이나 저 K 혈증, 고혈당의 관리도 중요하다.

진단·경과 관찰상의 요점

Cushing 병에서의 뇌하수체 선종 또는 Cushing 증후군에서의 부신선종 적출 후에는 수 개월~1년 동안은 glucocorticoid의 보충요법이 필요하다. 전신권태감이나 이피로감, 오심, 구토, 식욕부진 등에 주의하여야 한다.

Diabetes insipidus, 요붕증

뇌하수체 후엽에서의 vasopressin(antidiuretic hormone; ADH) 분비부전으로 인하여 발생하는 다뇨, 갈증, 다음을 주징으로 하는 질환이다. 시상하부·뇌하수체 후엽계에서의 vasopressin 합성·분비 부족에 유래하는 요붕증을 중추성 요붕증이라 하고, vasopressin이 작용하는 신장의 집합세뇨관 세포의 vasopressin 수용체 및 그 작용기구가 장애를 입은 것을 신성 요붕증이라고 부른다. 양자 모두 저비중·저삼투압뇨로 되어 수분이뇨 상태를 나타낸다.

검사소견

다음·다뇨 1일 요량 3 L 이상

5% 고장 식염수 부하시험 또는 수분제한 시험 요량이 감소하지 않고, 요삼투압은 300 mOsm/kgH_2O 이하

Vasopressin 부하시험 Desmopressin 5 μg 점비(点鼻)로 인하여 요량은 감소하고, 요삼투압은 300 mOsm/kgH_2O를 초과하여 상승한다.

혈장 vasopressin 혈청 Na 농도와 비교하여 상대적으로 감소하고, 5% 고장 식염수 부하시험의 Na 농도는 다음과 같다.

144 mmol/L : 1.5 pg/mL 이하

146 mmol/L : 2.5 pg/mL 이하

148 mmol/L : 4 pg/mL 이하

150 mmol/L 이상 : 6 pg/mL 이하

뇌하수체 MRI T_1 강조 영상에서의 뇌하수체 후엽 휘도 저하

요중 aquaporin-2 배설이 40 fmol/mg·Cr 이하가 많다(기준치 100~200 fmol/mg·Cr)

Aquaporin : 세포막에 존재하는 세포 내외의 수분수송기능을 담당하는 단백질이다. 각종 세포, 장기에 널리 분포하고 있는데, 현재까지 사람에서는 13종류의 subtype가 보고되었다. 그 가운데 대표적인 것은 집합세뇨관 세포의 요관강측 세포막상에서 수분의 재흡수 작용의 역할을 하는 aquaporin-2(AQP-2)라고 부르는 water channel이다. Vasopressin은 *AQP2* 유전자의 전사활성을 촉진하고, 또한 세포질에 존재하는 AQP-2를 세포막에 삽입시켜 water channel로서의 기능을 갖도록 한다.

경과 관찰을 위한 검사와 측정빈도

혈청 Na, Cl **〈급성기〉** 중증도 및 치료방침을 결정하기 위하여 주 2회 **〈만성기〉** 탈수증의 지표로서 1개월마다 검사한다.

혈장 삼투압 **〈급성기〉** 중증도 및 치료방침을 결정하기 위하여 주 2회 **〈만성기〉** 치료 후에는 desmopressin 투여량의 지표로서 1개월마다 검사한다.

진단·경과 관찰상의 요점

① 다음, 다뇨를 보인다. 특히 냉수를 다음한다. ② 시상하부 장애가 일어나기 쉽고, 성 성숙이상 등 시상하부증후군을 수반하는 경우도 있다. ③ 원인 질환은 안상부 종양(suprasellar tumor)이 많지만 염증성 병변(자가면역성 병변 포함)에서도 초래된다. ④ 시상하부의 갈증중추(polydipsic center)가 동시에 장애된 경우에는 갈증·다음이 일어나지 않아 탈수증으로 되기 쉽다. ⑤ 요붕증에 부신피질 부전을 수반하는 경우에는 요량은 별로 많아지지 않는다(masked DI). ⑥ 뇌하수체나 안상부 종양 적출수술 후에 요붕증을 일으키는 경우가 많은데, 대부분은 일과성이다. ⑦ 다뇨를 일으키는 고 Ca혈증, 심인성 다음증이나 vasopressin 수용체, water channel aquaporin-2의 유전자 이상으로 인한 신성 요붕증과 감별을 요한다. ⑧ 치료에는 desmopressin을 사용하지만 과잉 사용은 저 Na혈증(수중독)을 일으키므로

주의하여야 한다.

Water intoxication : 수분 과잉으로 인한 저 Na 혈증, 삼투압 저하가 단시간에 일어나 뇌부종으로 인한 정신 증상이나 신경·근육 증상이 출현하는 병태를 수중독(water intoxication)이라고 한다. 원인은 ADH의 분비이상, 요희석력 저하, 다음, 저장액 수액 등 삼투압 조절기전의 장애가 조절기능을 상회하는 수분부하이다.

Dwarfism due to growth hormone secretion failure, 성장 호르몬 분비부전성 저신장증

골단선(epiphyseal line) 폐쇄 이전의 성장 호르몬(GH) 분비부전으로 인한 저신장증이다.

검사소견

요중 GH 저농도(신장기능이 정상인 경우에 기준치는 연령에 따라 다르다)(요중 GH 참조)

수면시 GH 분비 잠든 후 3~4시간의 혈청/혈장 GH 평균치는 저농도를 보인다.

Insulin loading(저혈당) test GH 최고 농도는 6 ng/mL 이하(중증형은 3 ng/mL 이하) (Insulin 부하시험 참조)

Arginine loading test 혈청/혈장 GH 최고 농도는 6 ng/mL 이하(중증형은 3 ng/mL 이하) (Arginine 부하시험 참조)

L-Dopa test 혈청/혈장 GH 최고 농도는 6 ng/mL 이하(중증형은 3 ng/mL 이하)(L-Dopa 시험 참조)

Clonidine loading test 혈청/혈장 GH 최고 농도는 6 ng/mL 이하(중증형은 3 ng/mL 이하)

Glucagon loading test 혈청/혈장 GH 최고 농도는 6 ng/mL 이하(중증형은 3 ng/mL 이하) (Glucagon 부하시험 참조)

상기 부하시험은 recombinant human GH 표준품으로 측정할 경우, 종래 검사법으로 사용하는 kit간의 보정은 필요 없다.

혈청/혈장 IGF-I (somatomedin C)나 혈청 IGFBP-3 감소(IGF-I 및 IGFBP-3 참조)

양손 X 선 검사 골 연령 지연(80% 이하)

시상하부·뇌하수체 MRI 뇌하수체 저형성, 불명료한 뇌하수체병, 위(僞)후엽 등

경과 관찰을 위한 검사와 측정빈도

경과관찰 대상을 GH 치료 중인 환자 중심으로 기술한다.

신장·체중 **〈만성기〉** 치료효과 판정을 위하여 1~3개월마다 검사한다.

IGF-I (somatomedin C) **〈만성기〉** 치료효과 판정을 위하여 1~3개월마다 검사한다.

골연령 평가 **〈만성기〉** 치료효과 판정 및 치료적응을 검토하기 위하여 6개월마다 검사한다.

성 호르몬 (남성 : testosterone, 여성 : estradiol) **〈만성기〉** 치료효과 판정 및 치료적응을 검토하기 위하여 2~3개월마다 검사한다.

성 성숙 판정 (Tanner 분류) **〈만성기〉** 치료효과 판정 및 치료적응을 검토하기 위하여 2~3개월마다 검사한다.

Tanner staging : 사춘기의 유방발육 및 치모발생의 발육도 평가법이다. 발육도에 따라 stage 1~stage 5로 분류한다.

진단·경과 관찰상의 요점

① 표준신장의 −2.0 SD 이하의 저신장, 또는 2년 이상 연간 성장속도가 −1.5 SD 이하. 신체 비율(body proportion)은 정상, 유유아에서는 저신장이 아니라도 증후성 저신장이라면 GH 분비부전을 의심한다. ② 골연령(bone age)이 지연된다. ③ 2 가지 이상의 GH 분비

자극 시험에 저반응을 보인다. 단, 두개 내 기질성 질환이나 다른 뇌하수체 호르몬 분비부전, 또한 증후성 저혈당이 있는 경우는 1 가지 검사로도 진단이 가능하다. GH 분비자극 시험으로 GHRP-2 시험도 가능한데, 이 질환에서는 GH 최고 농도는 16 ng/mL 이하(중증형은 10 ng/mL 이하)가 기준이다. ④ 일부 증례에서는 생리적 GH 분비(수면 시 GH 분비, 1일 요중 GH 농도로 평가)만이 저하하는 경우도 있다. ⑤ GH 단독 결손인 경우와 다른 뇌하수체 호르몬의 분비저하를 수반하는 경우가 있다. ⑥ 원인 불명인 경우가 많지만 주산기 이상, 뇌하수체경 단열, 두개 내 기질성 병변이나 두경부의 방사선 치료 후에 초래되는 경우도 있다. ⑦ 기질성 병변에 관해서는 MRI 영상으로 진단이 가능하다. ⑧ 치료는 GH 제제를 투여한다. ⑨ 드물지만 GH 불응증으로 Laron 증후군이 있는데, 이 경우에는 GH가 고농도인데도 불구하고 저신장을 나타낸다.

Graves disease (hyperthyroidism)

혈액에 존재하는 갑상선 자극 호르몬(TSH) 수용체 항체의 갑상선 자극작용 때문에 갑상선의 미만성 종대로 발병하는 갑상선 호르몬의 생산 항진으로 갑상선기능항진증을 초래하는 질환이다. 최근에는 혈중에 자극형 TSH 수용체 항체가 검출되는 병태를 넓은 의미에서 Graves 병으로 부르고 있다. 15~50세 여성에 많고, 발생빈도는 약 0.3%로 알려졌지만 갑상선중독증의 약 90%를 차지한다. 동계, 발한과다, 체중감소, 이피로감, 수지진전 등의 증상을 나타낸다. 임상소견으로 Merseburg 3 징후(triad)인 빈맥, 갑상선종, 또한 모든 예는 아니지만 안구돌출 등이 나타난다. Graves 병 안증(眼症)을 수반하는 갑상선기능 정상 및 저하증을 각각 갑상선기능 정상형 Graves 병(euthyroid Graves disease), 갑상선기능 저하형 Graves 병(hypothyroid Graves disease) 라고 부른다. 이와 같이 혈중에 자극형 TSH 수용체 항체가 검출되는 병태를 넓은 의미로 Graves 병으로 부르도록 최근에 제창되고 있다.

검사소견

Free T_4 (FT_4) 4 ng/dL 이상인 예가 많다.

Total T_4 14 μg/dL 이상인 예가 많다.

Free T_3 (FT3) 7 pg/mL 이상

TSH 0.02 mU/L 이하

TSH receptor 항체 10% 이상

TSAb (갑상선 자극항체) 180% 이상

Cholesterol 150 mg/dL 이하인 예가 많다.

ALP 350 IU/L 이상인 예가 많다.

혈중 thyroglobulin 기준치 이상인 예가 많다.

Microsome test 100배 이상인 예가 많다.

Microsome test (antimicrosomal antibody test) : 사람 갑상선 조직에서 정제한 microsome 성분을 tannic acid 처리 혈구 또는 gelatin 입자에 흡착시켜 간접 응집반응으로 혈청 중의 항체를 측정하는 방법이다. 응집반응을 일으키는 혈청의 최대 희석배율로 항체가를 평가하는데, 자가면역 갑상선 질환에서 양성으로 된다.

경과 관찰을 위한 검사와 측정빈도

FT_4·FT_3 **〈급성기〉** 급격하게 감소하는 예가 있으므로 2주마다 **〈만성기〉** 치료효과 판정을 위하여 1~3개월마다 검사한다.

TSH **〈급성기〉** 급격하게 감소하는 예가 있으므로 1개월마다 **〈만성기〉** 치료효과 판정을 위하여 1~3개월마다 검사한다.

TSH receptor 항체 **〈급성기〉** 중증도를 판정할 목적으로 2~3개월마다 **(만성기)** 항갑상선 약물 투여중지 여부를 판정하기 위하여 6~12개월마다 검사한다.

TSAb **(급성기)** 중증도를 판정할 목적으로 2~3개월마다 **(만성기)** 항갑상선 약물 투여중지 여부를 판정하기 위하여 6~12개월마다 검사한다.

혈중 thyroglobulin **(급성기)** 1회만 검사한다. Thyroglobulin 항체가도 동시에 측정한다. **(만성기)** 항갑상선 약물 투여중지 여부를 판정하기 위하여 6~12개월마다 검사한다.

항갑상선 peroxidase 항체 또는 microsome test **(급성기)** 1회만 검사한다. **(만성기)** 중증도 변화를 추적할 목적으로 1년에 1회 검사한다.

갑상선 초음파 검사 **(급성기)** 급격한 변화를 보이기 때문에 2개월마다 **(만성기)** 종양 출현 등을 검색하기 위하여 6~12개월마다 검사한다.

진단·경과 관찰상의 요점

① Graves 병으로 인한 갑상선기능항진증인 경우, 항갑상선 약물 투여로 혈중 FT_4의 정상화는 1~6개월, 평균 2개월이 걸린다. ② 혈중 TSH 농도가 기준범위로 회복되는 시기는 혈중 FT_4의 정상화보다 약간 지연된다. ③ 중증도 판정 및 항갑상선 약물투여 중지 여부를 검색하는 것이 중요하다. 갑상선 종대도와 혈중 TSH receptor 항체가, 갑상선 자극항체(TSAb) 및 혈중 thyroglobulin 농도는 좋은 상관성을 보인다.

Hashimoto disease (chronic thyroiditis), 만성갑상선염

자가면역성 갑상선 질환이다. 개념적으로는 만성갑상선염 가운데 갑상선 종대가 큰 것으로 특발성 갑상선 위축은 만성갑상선염의 하나의 아형이지만 Hashimoto병으로 부르지는 않는다. 이 질환에서 혈중 thyroglobulin 또는 thyroid peroxidase(TPO)에 대한 자가항체가 존재하는데, 남녀비는 1:10~1:20으로 성별에 따른 차이가 현저하다. 조직학적으로는 림프구 침윤이 현저하고, 자가면역성 염증기전이 진행하면 섬유화를 초래하여 촉진상 갑상선이 단단하다.

검사소견

Free T_4 (FT_4) 갑상선 기능저하인 예에서는 감소한다.

Free T_3 (FT_3) 갑상선 기능저하가 강한 예에서는 감소하는 경우가 많다.

TSH 갑상선 기능저하인 예에서는 증가한다.

항 thyroglobulin 항체 중등도 이상에서는 양성을 보이는 예가 많다.

항 microsome 항체 (항 TPO 항체) 경도~고도 양성

γ-Globulin 증가하는 예가 많다.

경과 관찰을 위한 검사와 측정빈도

FT4 **(급성기)** 급격하게 변화하는 예가 있으므로 1개월마다 **(회복기)** 치료효과 판정을 위하여 3~6개월마다 검사한다.

TSH **(급성기)** 급격하게 감소하는 예가 있으므로 1개월마다 **(회복기)** 치료효과 판정을 위하여 3~6개월마다 검사한다.

항 thyroglobulin 항체 **(급성기)** 3개월마다 **(회복기)** 호르몬 보충요법의 중지 여부를 파악할 목적으로 6~12개월마다 검사한다.

항 microsome 항체 (항 TPO 항체) **(급성기)** 4개월마다 **(회복기)** 호르몬 보충요법의 중지 여부를 파악할 목적으로 6~12개월마다 검사

한다.

갑상선 초음파 검사 **(정기검진)** 6~12개월마다 검사한다.

진단·경과 관찰상의 요점

① 항 thyroglobulin 항체 또는 항 microsome 항체(항 TPO 항체)가 양성이면 이 질환으로 진단한다. ② 통상 갑상선은 미만성으로 종창을 보이는데, 갑상선 종대가 현저하지 않은 예도 적지 않다. ③ 갑상선기능 저하 예보다 갑상선기능 정상 예가 더 많다. ④ 갑상선기능저하증 예에서도 경과하면서 자연히 회복되는 경우가 있다. ⑤ 류마티스 관절염 환자의 30%에서 합병하는 경우도 보고되었다.

Hyperparathyroidism, 부갑상선기능항진증

부갑상선 호르몬(PTH)의 분비과잉으로 초래되는 질환으로 원발성과 주로 만성신부전 등에 수반하는 속발성으로 분류한다. 원발성으로는 부갑상선에 선종, 과형성 또는 암이 생겨서 PTH가 자율적으로 과잉분비되어 고 Ca혈증을 일으킨다. 만성신부전으로 인한 PTH의 과잉분비는 고인혈증, 비타민 D 활성화 장애, 그리고 이들에 수반하는 저 Ca혈증 등으로 인하여 부갑상선은 과형성으로 된다.

검사소견

혈중 Ca 10.4 mg/dL 이상(albumin 농도로 보정한 후에 평가)

요중 Ca 남성 250 mg/day 이상, 여성 200 mg/day 이상

혈중 P 2.5 mg/dL 이하

세뇨관 P 재흡수율(%TRP) 80% 이하

혈중 Cl 106 mmol/L 이상

혈중 HCO_3^- 24 mmol/L 이하, 대사성 acidosis

혈중 intact PTH 65 pg/mL 이상

혈중 골형 ALP 증가(남성 33.9 U/L 이상, 여성 35.4 U/L 이상)

요중 deoxypyridinoline 증가(남성 5.4 nmol/mmol Cr 이상, 여성 7.6 nmol/mmol Cr 이상)

요중 type I collagen cross-linked N-telopeptides(NTx) 증가 골흡수 항진(55 nmol BCE/mmol Cr 이상), 부갑상선 적출수술 적응(200 nmol BCE/mmol Cr 이상)

골 X선 신장형(신장결석, 요로결석), 골형[골막하 골흡수상, 두개골의 salt and pepper상, 치조골 가장자리 소실, 피질골(cortical bone) 우위의 골밀도 저하]

종양부위 진단

- 경부 초음파 검사 : 저 echo 종류상
- 경부 MRI : T_1에서 low, T_2에서 iso~high intensity, Gd(gadolinium)에서 증강된 영상
- $^{201}Tl/^{99m}Tc$ subtraction scintigraphy : 부갑상선 종양의 집적[흉강 내(內)에도 검출]
- ^{99m}Tc-MIBI scintigraphy : 종류의 집적상
- 정맥 sampling : 종양쪽에서의 혈중 PTH 농도의 step up

경과 관찰을 위한 검사와 측정빈도

혈중 Ca **(수술후 회복기)** 치료효과 판정을 위하여 2~3일마다 검사한다.

요중 Ca **(수술후 회복기)** 치료효과 판정을 위하여 2~3일마다 검사한다.

혈중 P **(수술후 회복기)** 치료효과 판정을 위하여 2~3일마다 검사한다.

혈중 intact PTH **(수술후 회복기)** 치료효과 판

정을 위하여 2~3일마다 검사한다.

진단·경과 관찰상의 요점

① 부갑상선기능항진증에는 부갑상선의 선종, 암, 과형성 등으로 인한 원발성과 신장기능 장애 등으로 인한 속발성이 있다. ② 원발성은 임상소견·중증도에 따라 화학형, 신장형, 골형의 3형으로 분류한다. ③ 화학형에는 일반적으로 무증상에 경도의 고 Ca혈증, 신장형에는 비타민 D 고농도, 요중 Ca 고농도로 인하여 요로결석이 다발하고, 골형에서는 혈중 Ca 농도가 가장 높아 골흡수·골형성이 항진하여 혈중 골형 ALP, osteocalcin, 요중 deoxypyridinoline, NTx (type I collagen cross-linked N-telopeptide) 등이 증가한다. ④ 치료는 화학형의 경증 예를 제외하고, 종양을 수술로 적출한다. ⑤ 부갑상선 기능항진의 진단 요점은 고 Ca혈증인 동시에 고 PTH혈증인데, 가족성 저 Ca뇨성 고 Ca 혈증 (familial hypocalciuric hypercalcemia; FHH) 이나 PTHrP 분비로 인한 악성종양에 수반하는 고 Ca혈증 등을 제외하여야 한다. ⑥ 원발성 가운데 과형성은 다발성 내분비 선종(MEN)의 1형, 2A형에서 발생하는 경우가 있는데, 이 경우는 4 선(glandula)의 적출과 그 중 1 선의 자가이식을 행하는 것으로 수술법이 다르다.

Hypoparathyroidism, 부갑상선기능저하증

부갑상선 호르몬(PTH)의 분비 저하 또는 PTH 에 대한 불응증의 작용부전으로 인한 저 Ca 고 P혈증을 나타내는 질환군이다. PTH 분비 저하로 인한 협의의 부갑상선기능저하증과 표적조직의 PTH 불응증으로 인한 가성 부갑상선기능저하증이 있다. 전자는 다시 특발성 부갑상선기능저하증과 속발성 부갑상선기능저하증으로 분류한다. 최근에는 발병기전 별로 자세하게 분류하는 것이 일반적이다. 저 Ca 혈증으로 인한 tetany, 대뇌기저핵 석회화, 백내장 등, 증상·소견은 대부분의 병형에서 공통이다.

검사소견

혈중 Ca 감소(보정치로 8.5 mg/dL 이하)

혈중 P 기준상한치~기준치 이상 증가(성인 3.5 mg/dL 이상, 소아 4.5 mg/dL 이상)

혈중 intact PTH 특발성 부갑상선기능저하증 30 pg/mL 이하, 가성 부갑상선기능저하증 30 pg/mL 이상

경과 관찰을 위한 검사와 측정 빈도

혈중 Ca **〈치료후 회복기〉** 치료효과 판정을 위하여 2주마다 **〈치료후 안정기〉** 정기적인 관찰목적으로 1~2개월마다 검사한다.

혈중 P **〈치료후 회복기〉** 치료효과 판정을 위하여 2주마다 **〈치료후 안정기〉** 정기적인 관찰목적으로 1~2개월마다 검사한다.

혈중 intact PTH **〈치료후 회복기〉** 치료효과 판정을 위하여 2주마다 **〈치료후 안정기〉** 정기적인 관찰목적으로 1~2개월마다 검사한다.

진단·경과 관찰상의 요점

① 부갑상선기능저하증은 부갑상선에서 PTH 분비가 저하하는 특발성, 2차성(수술, 방사선 조사, 악성종양 침윤 등), 선천성(상염색체 우성 저 Ca혈증, 부갑상선의 선천성 형성부전), 즉 PTH 결핍성 부갑상선기능저하증과 PTH에 대한 호르몬 불응증(가성 부갑상선기능저하증, 저 Mg 혈증)으로 크게 나눈다. ② 특발성 부갑상선기능저하증의 원인은 밝혀지지 않았

지만 자가면역 기전이 관여하는 것으로 이해하고 있다. 저 Ca고 P혈증에 더불어 intact PTH는 감소한다. ③ 가성 부갑상선기능저하증에는 Albright 유전성 골형성이상증(Albright hereditary osteodystrophy; AHO)라고 하는 특징적인 신체소견이 있고, intact PTH는 고농도로 외인성 PTH에 대한 신장의 cAMP 증가와 인산 배설 반응의 차이로 I형과 II형으로 분류한다(Ellsworth-Howard 시험). I형에는 $G_{S\alpha}$ 단백의 유전자 변이를 보이는 Ia형과 변이를 보이지 않는 Ib형 등이 있다. ④ 가성 부갑상선기능저하증과는 달리 부갑상선 기능저하와 PTH 고농도를 보이는 동시에 외인성 PTH에 반응성을 보이는 경우는 가성특발성 부갑상선기능저하증이라 하고, 생물활성이 없는 내인성 PTH 생성일 가능성을 고려하고 있다. 또한 AHO를 나타내지만 부갑상선 기능저하를 보이지 않는 증례를 가가성 부갑상선기능저하증(pseudopseudo-hypoparathyroidism) 이라고 한다.

Albright hereditary osteodystrophy (AHO) : 가성 부갑상선기능저하증 환자와 가가성 부갑상선기능저하증 환자에서 공통으로 보이는 저신장, 비만, 원형 용모, 중수골 단축이나 중족골 단축으로 인한 단지증(brachyphalangia), 피하골종(subcutaneous bone tumor) 등의 특징적 신체소견을 나타내는 병명이다.

Hyperprolactinemia, 고프로락틴혈증

Prolactine(PRL)의 과잉분비 원인으로 prolactinoma와 2차성 고 PRL혈증이 있다. 여성에서는 임신, 분만, 산욕기 이외의 시기에 혈중 PRL 농도가 기준치 이상을 보이는 경우를 말한다. 혈중 PRL은 여러 가지 요인으로 변동하는 경우가 많아서 주간 안정 시에 채혈하여 평가한다. 약물성인 것이 가장 많고, 다음으로 뇌하수체 선종에 수반하는 것이 많다. 배란장애를 나타내지만 혈중 PRL 농도에 따라 그 정도가 다르다. 비교적 낮은 농도인 경우는 월경주기를 보이는 경우도 있지만 증가하는 경우에는 무월경으로 되고, 유즙 누출을 수반하는 경우가 많다.

검사소견

유즙분비(여성) : 증가(분비량은 개인차가 크다)

무월경(여성) : 증가(분비량은 개인차가 크다)

성욕·성선기능 저하(남성) : 증가(자각하지 못하는 경우도 많다)

혈중 PRL : 증가(복수 회 측정에서 어느 때건 20 ng/mL 이상)

Free T_4 (FT_4), TSH : 2차성 고 PRL혈증 원인의 하나인 원발성 갑상선기능저하증을 감별하기 위하여 검사한다.

뇌하수체 MRI : 고 PRL혈증의 원인을 감별하기 위하여 검사한다.

경과 관찰을 위한 검사와 측정빈도

혈중 PRL **〈급성기〉** 활동성 판정 및 치료방침을 결정하기 위하여 2주마다 **〈안정기〉** 치료효과를 판정하기 위하여 1~3개월마다 검사한다.

혈중 estradiol(E_2) 또는 testosterone **〈안정기〉** PRL 증가로 인한 성선기능 저하의 합병증을 판정하기 위하여 3개월마다 검사한다.

FT_4, cortisol, IGF-I **〈안정기〉** Prolactinoma에 의한 범뇌하수체 기능저하의 합병증을 판정하기 위하여 6개월마다 검사한다.

진단·경과 관찰상의 요점

① 고 PRL혈증에는 prolactinoma와 속발성

(2차성) 고 PRL혈증이 있으므로 감별이 필요하다. ② 2차성 고 PRL혈증의 원인으로 항 dopamine 약물로 인한 약물성, 원발성 갑상선 기능저하, 시상하부·뇌하수체경 병변, 신부전, 흉벽질환, 특발성 등이 있다. ③ Prolactinoma와 2차성 고 PRL혈증을 호르몬 농도만으로 감별하기는 곤란한 경우가 있다. ④ 1 가지 기준으로 2차성 고 PRL혈증인 경우, PRL 기초농도는 prolactinoma보다 낮아서 50 ng/mL 이하를 보이는 경우가 많다. 한편, PRL 기초농도가 200 ng/mL 이상은 prolactinoma일 가능성이 대단히 크다. ⑤ Prolactinoma는 sulpiride 등의 항 dopamine 약물 부하시험에서 PRL은 증가하지 않고, TRH 부하시험에서 PRL은 증가하지 않지만 지연되어 뒤늦게 증가하는 경우가 있다. ⑥ MRI 영상진단도 감별에 유효하다. 치료는 원인과는 관계없이 cabergoline 또는 bromocriptine 의 복용으로 PRL은 감소한다. 이들 약물에 저항성이 있는 경우나 부작용으로 사용할 수 없는 경우는 경접형골동선종(trans-sphenoidal adenoma) 적출수술도 고려한다.

Hypopituitarism, 뇌하수체기능저하증

시상하부, 뇌하수체 주변의 병변으로 인하여 뇌하수체 전엽의 6 가지 호르몬(GH, LH, FSH, TSH, ACTH, PRL) 가운데 어느 것 또는 복수의 호르몬 분비가 저하 내지 결손 때문에 표적 내분비선이 위축되어 2차(속발)성 표적 내분비선(갑상선, 부갑상선, 성선) 기능 저하증을 나타내는 병태이다. 원인은 두개인두종, 배아종, 조직구증 X(Langerhans cell histiocytosis)나 두부외상 등의 시상하부 병변이나 뇌하수체 선종, 출산 시 대량출혈(Sheehan syndrome)이나 림프구성 뇌하수체염 등의 뇌하수체 병변이다. 기타 호르몬 유전자나 전사인자의 결실, 변이가 원인인 유전성/선천성 예가 있다. 결손 호르몬 별로 전체 뇌하수체 전엽 호르몬 분비가 저하하는 범뇌하수체기능저하증, 2 종 이상의 호르몬 분비가 결손된 부분적 뇌하수체기능저하증(다종류 뇌하수체 전엽 호르몬 결손증) 및 단일 호르몬이 결손된 뇌하수체 전엽 호르몬 단독 결손증으로 분류한다.

Langerhans cell histiocytosis : Langerhans 세포의 특징적인 조직구(S-100 단백 양성, CD 1 양성, CD 4 양성, HLA-DR 양성, Birbeck granule 양성)가 피부, 골, 골수, 림프절, 간, 비장, 폐, 연부조직, 뇌하수체 등에 비정상적으로 침윤 · 증식하는 질환이다.

Birbeck granule : Langerhans 세포에 특징적인 세포질 내의 과립으로 tennis racket 모양이다.

검사소견

혈중 ACTH 감소

ACTH 분비자극 시험 (insulin, CRH, metyrapone 등) 혈중 ACTH 또는 cortisol이 저반응 내지 무반응

혈중 cortisol 감소

요중 free cortisol (또는 요중 17-OHCS) 감소

혈중 TSH 감소

TRH 부하시험 혈중 TSH가 저반응 내지 무반응

갑상선 호르몬 (특히 FT_4) 감소

혈중 gonadotropin 증가하는 경우는 없음(LH 및 FSH 항 참조)

Gonadotropin 분비자극 시험 (LH-RH, clomiphene, estrogen 등) 혈중 gonadotropin의 저반응 내지 무반응(LH-RH 부하시험 참조)

혈중·요중 testosterone (남성) 또는 estradiol (여성) 감소

혈중 GH 감소

GH 분비자극 시험 (insulin, arginine 등) 혈중

GH이 저반응 내지 무반응(Insulin 및 arginine 부하시험 참조)

IGF-I (somatomedin C), IGFBP-3 감소(IGF-I, IGFBP-3 참조)

경과 관찰을 위한 검사와 측정빈도

혈중 cortisol 부신피질부전의 지표로서 측정한다. 부신피질 호르몬 보충 후는 투여된 호르몬이 측정에 간섭되므로 판정에 주의하여야 한다. **〈급성기〉** 중증도 판정을 위하여 1주마다 **〈회복기〉** 보충량 조정 및 정기적인 관찰을 위하여 1개월마다 검사한다.

FT_4 갑상선기능저하증의 지표, 갑상선 호르몬 투여량의 지표로서 측정한다. **〈급성기〉** 중증도 판정을 위하여 1주마다 **〈회복기〉** 보충량 조정 및 정기적인 관찰을 위하여 1개월마다 검사한다.

진단·경과 관찰상의 요점

① 뇌하수체 전엽 호르몬 분비 저하에는 모든 호르몬이 감소하는 범뇌하수체 기능저하, 2 종류 이상의 호르몬이 결핍된 부분적 뇌하수체 기능저하, 1 종류의 호르몬(특히 GH, ACTH가 많음)만이 감소하는 단독 결손증이 있다. ② 증상은 감소하는 호르몬의 종류에 따라 다른데, LH, FSH는 성선기능 저하, 소아기의 GH는 저신장, 성인의 GH는 대사기능 이상, ACTH는 부신피질부전, TSH는 갑상선 기능저하를 보인다. ③ 일반적으로 범뇌하수체 기능저하에서는 TSH, ACTH의 분비저하가 다른 호르몬보다 늦게 나타나는 경우가 많다. ④ 뇌하수체 전엽기능을 종합적으로 판정하기 위해서는 소위 4 자 부하(GH-RH + CRH+ TRH + LH-RH)나 3 자 부하(insulin 저혈당 + TRH + LH-RH) 시험이 편리하다. ⑤ ACTH, TSH의 분비저하는 생명에 관여하는 경우도 있으므로 진단 후 조속히 glucocorticoid, 갑상선 호르몬제를 보충하여야 한다. 이 경우, 보충은 glucocorticoid를 선행하여 보충한다.

Hypothalamic syndrome, 시상하부 증후군

시상하부는 제 3 뇌실저(底)를 중심으로 극히 국한된 영역에 위치하여 내분비 기능, 자율신경 기능, 체온조절, 음식물 섭취·음수·수면·정동(情動)행동 등 많은 기능 중추가 존재한다. 그러므로 무언가의 원인으로 이 부위에 병변이 생기게 되면 상기 기능에 장애를 나타낸다. 이들을 총칭하여 시상하부 증후군이라고 한다. 원인으로는 두개인두종, 배아종, 안상부 진전을 초래하는 뇌하수체 종양 등 시상하부를 침해하는 종양성 질환이 가장 많지만 두부외상, 치료목적의 방사선 조사, histiocytosis X, sarcoidosis 등의 육아종성 병변, 결핵 기타 수막뇌염 등도 이 증후군을 일으킨다. 이들의 경우, 시력이나 시야장애, 정신신경 기능이상 등을 수반하는 경우도 있다. 또한 신경성 식욕부진증, 심인성 다음증, 심인성 무월경 등을 광의의 시상하부 증후군으로 추가하는 경우도 있다.

검사소견

사춘기 발로 이상 사춘기 지연 또는 사춘기 조발증(LH, FSH, LH-RH 부하시험 등 참조)

음식물 섭취행동 이상 거식 또는 과식

음수행동 이상 갈증감 결여, 고 Na혈증

체온조절 이상 고체온, 저체온, 항온조절 불능

의식 및 수면 이상 수면 rhythm 난조, 졸음 (drowsiness)

정신증상 정동행동 이상이 많다.

뇌하수체 기능저하 Prolactin(PRL)을 제외하고 뇌하수체 전엽 호르몬 분비저하, 뇌하수체 후엽 기능이상(중추성 요붕증, SIADH)

경과 관찰을 위한 검사와 측정빈도

비만, 마름의 정도 **〈안정기〉** 중증도 판정을 위하여 1~3개월마다 검사한다.

성 호르몬(남성 : testosterone, 여성 : estradiol) **〈안정기〉** 중증도 판정을 위하여 3개월마다 검사한다.

뇌하수체 기능 검사(3 자, 4 자 부하 등) **〈안정기〉** 뇌하수체기능저하증의 중증도 판정을 위하여 6~12개월마다 검사한다.

혈중 Cortisol, FT_4 뇌하수체 기능저하의 중증도, 치료효과 판정을 위하여 3개월마다 검사한다.

혈청 Na, 혈장 osmolality **〈만성기〉** 정기적인 관찰을 위하여 1개월마다 검사한다.

두부 MRI **〈만성기〉** 정기적인 관찰을 위하여 1년마다 검사한다.

진단·경과 관찰상의 요점

① 시상하부 장애 증상으로는 시상하부성(저 gonadotropin성) 성선기능 저하, 비만, 요붕증 등이 많다. 성선기능 저하와 비만을 조합시켜 Frohlich 증후군으로 부른다. ② 남아의 성조숙은 시상하부의 종양성 병변으로 인한 것이 많다[종양으로 인한 사춘기 발로의 탈억제, 과오종(hamartoma)은 LH-RH 생산, 배아종(germinal blastoma)은 hCG 생산]. ③ 시상하부 장애에는 뇌하수체 전엽 호르몬 가운데 PRL을 제외한 5 가지 호르몬은 단회 자극시험에 저반응, PRL은 기초치가 경도로 증가하고 TRH 시험에서 과잉반응, 항 dopamine 약물(sulpiride) 부하에서 반응하지 않는다. ④ 뇌하수체 장애가 없는 경우, 분비가 저하된 5 가지 호르몬은 대응하는 시상하부의 뇌하수체 호르몬 분비자극 호르몬(LH-RH, GH-RH 등)을 수 일간 투여하면 분비자극에 대한 반응이 회복된다(연속시험). ⑤ 중증 예에서는 부신피질부전, 갑상선 기능저하에 주의하고, 호르몬의 보충요법을 조속히 시작한다. ⑥ MRI 영상진단은 필수검사이다.

Multiple endocrine neoplasia (MEN), 다발 내분비 종양

2 가지 이상의 내분비선으로 특이하게 편성되어 동시 또는 시간을 달리하여 종양 또는 과형성이 발생하는 상염색체 우성 유전성 종양 질환이다. 이 질환은 내분비선의 편성에 따라 1형(MEN-1), 2A형(MEN-2A), 2B형(MEN-2B)으로 분류한다. **MEN-1**은 주로 뇌하수체 선종, 췌장내분비 종양, 부갑상선 과형성을 수반하는 상염색체 우성 유전성 종양질환이다. 그 가운데 부갑상선 과형성에 의한 부갑상선기능항진증이 가장 빈도가 크고, 최초로 출현한다. **MEN-2A**는 MEN에 속하는 증후군으로 갑상선수양암, 갈색세포종, 부갑상선 선종 또는 과형성에 합병하는 상염색체 우성 질환이다. 갑상선수양암, 갈색세포종, 부갑상선 선종 또는 과형성은 각각 약 100%, 약 60%, 약 10%로 나타난다. **MEN-2B**는 갑상선수양암, 갈색세포종에 점막신경종(mucosal neuroma), Marfan양 체형 등의 골관절계 이상, 거대결장증(giant colon)이나 대장게실(large intestine diverticulum) 등의 소화관 증상을 수반한다. MEN-2B의 갑상선수양암은 MEN-2B나 가족성 갑상선수양암을 갑상선수양암과 비교하면 젊어서 발

생하고, 골, 폐, 간 등으로의 원격 전이가 고빈도로 나타난다.

검사소견

혈청 Ca 농도 증가
혈청 PTH 농도 증가
혈청 gastrin 농도 증가(MEN-1의 20~40%)
혈청 insulin 농도 증가(MEN-1의 2~10%)
혈중 GH, ACTH, PRL 농도 증가(MEN-1에서, 때로는 어느 것인가에서 증가한다)
혈청 calcitonin 농도 증가(MEN-2)
혈중 catecholamine (CA) 농도 증가(MEN-2)

경과 관찰을 위한 검사와 측정빈도

혈청 calcitonin, CEA, Ca, P, creatinine, PTH, CA, 혈압 갑상선수양암 진단에는 혈청 calcitonin과 CEA 검사가 유용하다. 부갑상선기능항진승의 급성기에는 혈청 Ca, P나 creatinine을 수 일마다 측정한다. 갑상선수양암이나 부갑상선 과형성의 수술 후 만성기에는 혈청 calcitonin, CEA 농도나 혈청 Ca, P 농도를 수개월마다 측정한다. 당초, 갈색세포종이 발견되지 않은 예도 장기간 follow up 중에 발견되는 경우가 있어서 혈압을 수개월마다 측정하고, 필요에 따라 혈중 CA 농도를 측정한다. **(측정의의)** 부갑상선의 과형성은 재발하기 쉬우므로 혈청 Ca, P 농도나 혈청 PTH 농도를 때때로 확인할 필요가 있다. 고 Ca혈증일 때는 혈청 creatinine이 증가하는데 주의한다.

진단·경과 관찰상의 요점

① 부갑상선기능항진증이나 갑상선의 수양암이 발견될 때는 MEN-2A형의 존재를 염두에 두고, 반드시 갈색세포종의 유무를 확인한다. ② 초기에는 복수의 종양성 병변이 모두 존재하는 것은 아니므로 장기간 관찰할 필요가 있다. ③ 가족을 검색할 필요도 있다.

Myxedema (hypothyroidism adult type), 점액수종

갑상선 호르몬 분비 저하를 보이는 질환으로 피하조직에 hyaluronic acid나 proteoglycan 등의 glucoaminoglycan류의 축적으로 인한 압박에도 압박에 의한 흔적이 남지 않는 부종이 생기는데, 이 부종을 표현하는 용어인 점액수종을 성인형 갑상선기능저하증(hypothyroidism adult type)과 동의어로 사용한다. 갑상선 자체에 원인이 있는 원발성 갑상선기능저하증이 대부분을 차지한다. 그 원인은 만성갑상선염으로 인한 것이 가장 많고, 그 외에 Graves 병의 외과 치료나 방사성 요오드 치료 후, 침윤성 병변으로 인한 것이 있다. 갑상선 호르몬 합성장애로 인한 것은 성인에서 아주 드물다. 또한 뇌하수체 질환으로 인한 2차성 갑상선기능저하, 시상하부 질환으로 인한 3차성 갑상선기능저하증인 예도 있다.

검사소견

Free T_4 (FT_4) 1 ng/dL 이하
Total T_4 5 μg/dL 이하
Free T_3 (FT_3) 2.5 pg/mL 이하인 예가 많다.
TSH 8 mU/L 이상(잠재성 기능저하증에서는 3~8 mU/L)
Cholesterol 300 mg/dL 이상인 예가 있다.
CK 300 U/mL 이상인 예가 많다.
Anti-thyroglobulin Ab 양성인 예가 많다.

경과 관찰을 위한 검사와 측정빈도

FT_4 **(급성기)** 2주마다 **(만성기)** 치료효과 판정을 위하여 2~3개월마다 검사한다.

FT_3 **(만성기)** 2~6개월마다 검사한다.

TSH **(급성기)** 2~4주마다 **(만성기)** 치료효과 판정을 위하여 1~3개월마다 검사한다.

Cholesterol **(급성기)** 1개월마다 **(만성기)** 지질이상증의 개선도를 파악하기 위하여 3~6개월마다 검사한다.

CK **(급성기)** 1개월마다 **(만성기)** 3~6개월마다 검사한다.

갑상선 초음파 검사 **(급성기)** 3개월마다 **(만성기)** 종양 합병을 검색하기 위하여 6~12개월마다 검사한다.

진단·경과 관찰상의 요점

① 고 TSH혈증은 갑상선기능저하증이 원발성이라는 것을 시사하는 소견이다. 뇌하수체성(중추성) 갑상선기능저하증인 경우는 혈중 TSH가 증가하지 않는다. ② 대부분이 만성갑상선염(Hashimoto병)으로 인한 것이다. ③ 갑상선 호르몬 보충은 혈중 FT_4와 TSH 농도로 적정한 보충량을 monitor하는 것이 중요하다.

Pheochromocytoma, 갈색세포종

부신수질, 신경절옆 등의 chromaffin 세포에서 생기는 종양이다. 갈색세포종이라는 명칭은 potassium bichromate($K_2Cr_2O_7$)으로 갈색으로 염색되는 것에서 유래되었다. 원인은 불명이지만 일부에서 가족 내 발생으로 유전적 요인을 고려하고 있다. 특히 다발성 내분비 종양증 2형(multiple endocrine neoplasia type 2; MEN-2)으로 분류되는 것은 10번 염색체 장완상 11~12 영역의 *RET* 유전자가 고빈도로 나타난다는 것이 알려졌다. 이 질환은 교감신경절의 종양으로 catecholamine의 과잉분비로 인하여 고혈압, 두통, 과다발한, 발작성 안면홍조, 동계 등의 증상을 나타낸다. 약 10% 정도에서 주위 조직에의 침윤성 증식이나 전이성이 생겨 악성으로 전환되는 것이 있어서 이것을 악성 갈색세포종이라 부른다. 갈색세포종과 갑상선수양암과의 합병된 것을 Sipple 증후군이라 하고 MEN-2로 분류한다.

검사소견

혈중 catecholamine(CA) 농도 증가

요중 catecholamine(CA) 농도 증가

Glucose 농도 증가

혈압 고혈압

경과 관찰을 위한 검사와 측정빈도

혈압, 혈중 CA, 요중 CA, glucose **(수술전 급성기)** 혈압을 매일 측정하고, 혈중 CA 농도나 요중 CA 배설량을 2~3일 연속하여 측정한다. 또한 내당능 이상이나 당뇨병 합병 예는 glucose도 수 일마다 측정한다. **(수술후)** 종양적출 후에는 혈압을 수 개월마다 측정하고, 필요에 따라서 혈중 CA 농도나 요중 CA 배설량을 측정한다. **(측정의의)** 갈색세포종에는 악성인 예도 있으므로 재발도 고려하여 혈압의 추이에 주의한다.

심전도·안저검사 갈색세포종에는 고혈압의 장기 합병증이 진행되어 있는 예도 있으므로 6개월~1년마다 심전도, 안저 검사도 잊어서는 안 된다.

진단·경과 관찰상의 요점

① ^{131}I-Metaiodobenzylguanidine(^{131}I-MIBG)에 의한 scintigraphy나 CT, MRI 등에 의한 영상진단으로 국재진단이 붙으면 수술로 절제하는 것이 원칙이다. ② 경과 중에는 발작적 혈압상승에 주의한다. α_1-차단제를 사용하고, β-차

단제를 단독으로는 사용하지 않는다. ③ 뇌혈관 장애, 심부전, 신장기능 장애, 소화관 출혈 등에 주의한다. ④ 갑상선 수양암과의 합병[다발성 내분비 종양 2A형(MEN 2A)]이나 부갑상선의 과형성이나 선종과의 합병에 주의한다.

Subacute thyroiditis, 아급성 갑상선염

갑상선의 염증성 파괴와 그에 수반하는 갑상선 중독증, 비화농성 갑상선의 염증이다. 중년 여성에 호발하는데, 상기도 감염이 선행되는 경우가 많아 virus 감염이 원인으로 고려하고 있지만 특정 virus는 동정되지 않았다. 조직학적으로는 조직구성 다핵거대세포의 침윤, 다형핵 백혈구 및 여포 파괴가 보이는 갑상선 부위의 자발통 및 압통이 특징인데, 이 통증이 하악에서부터 이개 부위로 퍼진다. 갑상선은 미만성 또는 결절성으로 종대하고, 갑상선 초음파 검사에서 동통부위와 일치하는 저 echo 부위가 나타난다.

검사소견

Free T_4 (FT_4) 3 ng/dL 이상
Free T_3 (FT_3) 7 pg/mL 이상
TSH 0.02~0.1 mU/L인 예가 많다.
CRP 중등도 이상에서 양성
ESR 1시간치 40 mm 이상인 예가 많다.
혈중 thyroglobulin 기준치 이상인 예가 많다.
백혈구 경도로 증가하는 예가 많다.

경과 관찰을 위한 검사와 측정빈도

FT_4 **〈급성기〉** 급속하게 증가, 감소를 보이므로 2주마다 **〈회복기〉** 갑상선기능저하증에서의 회복 여부를 파악할 목적으로 1~2개월마다 검사한다.

TSH **〈급성기〉** 급속한 증가를 보이는 경우가 있으므로 2주마다 **〈회복기〉** 갑상선기능저하증에서의 회복 여부를 파악하기 위하여 1~2개월마다 검사한다.

CRP **〈급성기〉** 급속하게 감소하므로 2주마다 **〈회복기〉** 재발여부를 확인하기 위하여 1~2개월마다 검사한다.

혈중 thyroglobulin **〈급성기〉** 2개월마다 **〈회복기〉** 염증 치유 여부 상태를 파악하기 위하여 6개월마다 검사한다.

진단·경과 관찰상의 요점

① 갑상선의 압통이 현저하며 동통부위가 이동하는 경우가 많다. ② 병력 청취에서 선행하는 virus 감염증을 인지하는 경우가 있다. ③ 통증이 사라져도 steroid 약물 등의 항염증 약물을 곧바로 중지하지 말고 서서히 감량하면서 중단한다. ④ 갑상선중독증이 치유된 후, 반대로 갑상선기능저하증으로 이행한다. 많은 예에서는 그 후 정상기능으로 회복되지만 일부 예에서는 갑상선기능저하증이 천연한다.

Thyroid crisis [thyrotoxic crisis (storm)], 갑상선 중독발작

갑상선중독증의 원인이 되는 미치료 또는 조절이 불량한 갑상선 기초질환이 존재하고, 이것에 무언가의 강한 신체적·정신적 stress가 가해졌을 때, 갑상선 호르몬 작용과잉에 대한 생체의 대상기구가 파탄되어 복수 장기가 기능부전을 초래하여 생명에 심각한 위기에 직면하는 상태로 된다. 이와 같은 병태를 갑상선

crisis라고 한다. 원인 질환은 대부분이 Graves병이다. 갑상선기능항진증으로 인한 혼수, 심부전(갑상선 기능항진과는 반대로 갑상선 기능저하로 인한 점액수종성 혼수를 초래하는 crisis도 있다) 등을 나타낸다. 증상으로는 중추신경 증상, 발열(38℃ 이상), 빈맥(130회/분 이상), 심부전 증상, 소화기 증상 등이 있다.

검사소견

Free T_4 (FT_4) 8 ng/dL 이상

TSH 0.1 mU/L 이하

TSH receptor 항체 50% 이상

Cholesterol 100 mg/dL 이하

Na, K, Cl, CO_2 현저한 탈수

심전도 동성빈맥(150/min 이상), 심방세동

경과 관찰을 위한 검사와 측정빈도

FT_4 **〈급성기〉** 7일마다 **〈회복기〉** 2주마다 측정한다.

말초혈구상 **〈급성기〉** 매일 **〈회복기〉** 1주마다 검사한다.

Na, K, Cl, CO_2 **〈급성기〉** 2일마다 **〈회복기〉** 1주마다 검사한다.

심전도 **〈급성기〉** 2일마다 **〈회복기〉** 1주마다 검사한다.

진단 · 경과 관찰상의 요점

① 생명을 구하기 위해서는 조기진단, 조기치료가 중요하다. ② 혈중 FT_4를 가능한 한 빨리 측정하여야 한다. 갑상선 종대, 빈맥 기타 혈액검사로 cholesterol 감소, ALP 증가 등의 소견이 확인된 시점에서 조기에 빨리 치료하여야 한다. 발열, 탈수, 혼수, 심부전 등 전신증상이 현저하게 악화되어 있어서 심장기능을 포함하여 전신 관리가 중요하다.

Thyroid tumor (thyroid adenoma, thyroid nodule), 갑상선 종양

갑상선에서 발생하는 종양성 질환으로 양성과 악성으로 나눈다. 양성인 갑상선 종양에는 갑상선선종, 갑상선낭포, 선종양 갑상선종 등이 있다. 악성인 갑상선 종양에는 갑상선암(원발성 또는 전이성)과 악성림프종이 있다. 갑상선 기능은 보통 정상이지만 선종이나 선종양 갑상선종에서 드물게 갑상선중독증이 야기된다.

검사소견

갑상선 초음파 검사 초음파만으로 양성, 악성의 판별은 곤란하다.

혈중 thyroglobulin 다발성 선종에서는 현저하게 증가한다.

Calcitonin 수양암(medullary carcinoma)에서만 증가한다.

TSH 통상은 기준치를 보이지만 Plummer병인 예에서만 감소한다.

경과 관찰을 위한 검사와 측정빈도

혈중 thyroglobulin **〈급성기〉** 2개월마다 **〈만성기〉** 6개월마다 검사한다.

TSH **〈급성기〉** 2개월마다 **〈만성기〉** 6개월마다 검사한다.

갑상선 초음파 검사 **〈급성기〉** 3개월마다 **〈만성기〉** 1년마다 검사한다.

천자흡인 세포진 **〈만성기〉** 6~12개월마다 검사한다.

진단·경과 관찰상의 요점

① 흡인 세포진은 초음파 하에 천자하면 진단율이 높다. ② 혈중 thyroglobulin 농도는 암환자에서 수술 후에 경과를 추적할 때 monitor

로서 유용하다. ③ 선종양갑상선종(adenomatous goiter)은 종래 생각하고 있는 것만큼 드문 병은 아니다. 혈중 thyroglobulin 증가 정도가 현저하다. ④ T_4 에 의한 억제요법에서는 혈중 TSH를 낮은 농도로 억제하는 것이 중요하다. 또한 혈중 thyroglobulin 농도를 monitor하여 감소 경향을 보이면 그 억제요법이 효과가 있는 것으로 판단한다.

Vasopressin supersecretion, 바소프레신 분비 과잉증

Vasopressin 분비과잉으로 인한 증후군(단, 일부에서는 vasopressin의 분비이상이 있어도 고농도를 보이지 않는다)이다.

검사소견

혈청 Na 감소한다(120 mmol/L 이하에서는 증상이 나타나기 쉽다).

혈장 삼투압 270 mOsm/kgH_2O 이하의 낮은 치를 보인다.

요 삼투압 대부분 300 mOsm/kgH_2O 이상을 보인다.

요중 Na 정상 또는 저 Na혈증으로서는 고농도(20 mmol/L 이상)를 보인다.

혈장 renin 활성 5 ng/mL/hour 이하가 많다.

혈청 요산 5 mg/dL 이하가 많다.

요중 aquaporin-2 배설 300 fmol/mg·Cr 이상(기준치 100~200 fmol/mg·Cr)이 많다.

경과 관찰을 위한 검사와 측정빈도

혈청 Na, Cl **〈급성기〉** 저 Na혈증의 중증도 판정을 위하여 주 2회 **〈만성기〉** 치료효과 판정 및 부작용 monitor를 위하여 월 1회 검사한다.

혈장 삼투압 **〈급성기〉** 중증도 판정을 위하여 주 2 회 **〈만성기〉** 치료효과 판정 및 부작용 monitor를 위하여 월 1회 검사한다.

혈장 vasopressin Vasopressin이 증가하는 증례에서는 원인 검색과 활동도 판정을 위하여 측정한다. **〈급성기〉** 원인 검색을 위하여 월 2회 **〈만성기〉** 활동도 판정을 위하여 1개월마다 검사한다.

진단·경과 관찰상의 요점

① 저 Na혈증, 저혈장 삼투압을 보인다. ② 탈수 증상은 없다. ③ 요삼투압 300 mOsm/kgH_2O 이상, 혈장 삼투압 270 mOsm/kgH_2O 이하를 보인다. ④ 요중 Na 배설은 20 mmol/L 이상이다. ⑤ 부신기능, 갑상선기능은 정상으로, 심한 신장기능 장애는 보이지 않는다. ⑥ 특히 이뇨약 등의 사용으로 인한 신장의 Na 상실과 감별이 중요하다. ⑦ 여러 가지 중추신경 질환이나 두부 외상, 수술이 원인이 되는 경우가 많지만 이소성 vasopressin 생산 종양의 감별도 필요하다. ⑧ 급성으로 일어나는 증례는 중추신경 증상이 나타나기 쉽다. ⑨ 치료는 우선 원질환을 치료하고, 다음으로 고장 식염수를 투여(경구 또는 비경구로 1일 200 mmol/L 이상)한다. 또한 수분제한(1일의 총수분 섭취량을 체중 1 kg당 15~20 mL로 제한한다)을 시행한다. 그 위에 furosemide를 병용하는 경우도 있다. 단, 혈청 Na의 증가 속도는 10 mmol/L/day까지로 하고, 급속한 Na 보정으로 인한 교중심수초붕괴(central pointine myelinolysis; CPM) 등 뇌의 탈수(demyelination)병변을 피하여야 한다. 이소성 vasopressin 생산 종양에서 기존의 치료효과가 불충분한 경우는 vasopressin 수용체 길항약을 경구 투여한다.

IV. 대사 · 영양질환

Amyloidosis, 아밀로이드증

단백질과 다당류의 복합체인 amyloid가 여러 가지 장기에 침착하여 생기는 병태이다. 섬유구조를 한 특이한 단백질인 amyloid(유전분)가 전신의 여러 장기, 조직의 세포 외에 (amylin으로 인한 amyloidosis만은 세포 내에도 나타난다) 침착하여 장기장애를 일으키는 대사성 질환이다. 지금까지 amyloidosis의 원인 단백질로 비교적 β sheet 구조가 풍부한 25 종류의 다른 단백질이 동정되어 있어서 조직침착 amyloid의 분포 양상으로 전신성과 국한성의 2 가지로 크게 나눈다.

검사소견

혈액·요중 단백 전기영동 M 단백(monoclonal immunoglobulin) 검출

Biopsy (병리소견) 생검만이 확진의 수단이므로 이 질환의 가능성을 고려하여 생검한다. Amyloid는 HE 염색에서 복숭아색으로 염색되고, Congo red 염색에서는 등적색으로 염색되며, 편광현미경에서 녹색 복굴절을 나타낸다. 부위는 피부, 갑상선, 설(혀), 타액선, 소화관 등 의심되는 병변부위이다.

진단·경과 관찰상의 요점

임상적으로 조기발견을 한다. 다음과 같이 병형을 분류한다. ① 원발성(심장장애가 특징이다. 울혈성 심부전이 잠재성으로 출현하고 진행한다). ② 골수종에 합병하는 것(5~10%에서 합병한다. M 단백이나 Bence Jones 단백이 검출된다. 임상적으로 원발성과 유사하다). ③ 속발성(류마티스 관절염, 결핵, 교원병, 주요 증후는 신장장애). ④ 국한성(피부, 눈, 호흡기, 요로). ⑤ 가족성 등이다.

Amyloid가 침착하는 장기 부위별로 예상되는 질환 및 증상은 다음과 같다. ① 말초신경 : 신경병증, ② 심장 : 심근증, 전도장애, ③ 간 : 간경변, ④ 소화관 : 거대설(큰 혀), 소화관 증상, 단백누출성 위장증, 소화관 출혈, ⑤ 신장 : 신증후군, ⑥ 피부 : 자반, ⑦ 갑상선 : 갑상선 기능저하증 등이다.

Anorexia nervosa [AN], 신경성 식욕부진증 Eating disorder, 섭식 장애

이 질환은 사춘기 여자에서 보이는 병태로 기질적 질환이나 정신적 질환은 없지만 거식이나 과식 등의 식사행동의 이상, 극단적인 마름, 무월경, body image의 장애 등을 나타낸다. 원인불명으로 본인의 생물학적 요인, 인격적 취약성, 가족관계나 발달과제, 사회문화적 요인 등 여러 인자가 관여하는 것으로 이해하고 있다.

현저하게 살이 빠지기(마르기)를 바라는 가운데 생기는 저영양 상태이다. 거식(불식), 과

식(다식, 대식), 이식(pica), 반추의 4가지 category가 있다. 임상적으로는 거식(拒食)의 신경성 식욕부진증(anorexia nervosa; AN), 과식의 신경성 과식증(bulimia nervosa; BN)이 중요하다. AN은 사춘기 여성에서 보이는 병태로 거식, 극단적인 마름, 무월경, body image의 장애가 특징이고, BN은 단시간 내에 폭식과 자기 유발성 구토, 하제 난용 등이 특징이다. AN에서는 쇠약사(衰弱死), BN에서는 자살기도가 지적되고 있다.

저영양 상태로 인한 2차적 신체증상으로 저혈압, 저체온, 서맥, 솜털증가, 빈혈, 저 K혈증, 저인(P)혈증, 부종, 간기능 장애 등을 나타낸다.

검사소견

말초혈액 검사 백혈구는 기준치~기준치 이하, 빈혈

전해질 검사 K는 기준치 이하(특히 구토를 수반하는 경우)

임상화학 검사 AST, ALT, amylase, cholesterol은 기준치~기준치 이상. Albumin은 기준치~기준치 이하. Glucose는 기준치 이하

뇌하수체 호르몬 LH, FSH는 기준치 이하(시상하부성 무월경). T_3는 기준치 이하. Cortisol, GH는 기준치~기준치 이상. IGF-I는 기준치 이하

심리 검사 EAT(eating attitude test)는 기준치 이상(cutoff : 30). Self-rating depression scale (SDS, 23~47), Cattell anxiety scale(CAS, 4~6), EDI-2(eating disorder inventory-2), 기타 부수적인 증상에 대한 MPS(multi-dimensional perfectionism scale), MOCI (mandesley obsessive compulsive inventory), Y-G test(Yatabe-Guilford personality test), MMPI(Minnesota Multiphasic Personality Inventory) 등도 참고한다.

경과 관찰을 위한 검사와 측정빈도

식사행동 (섭취량, 구토, 행동 일반) **〈급성기〉** 매일~1주마다 **〈회복기〉** 1~2주마다 기록한다.

신체소견(체중, 혈압, 맥박, 복부소견) **〈급성기〉** 매일~1주마다 **〈회복기〉** 1~2주마다 측정한다.

심리(불안, 억울, 비만공포) **〈급성기〉** 매일~1주마다 **〈회복기〉** 1~2주마다 검사한다.

진단 검사 일반혈액·임상화학·요 검사를 한다. 이상치(예를 들면 간기능, 빈혈, 저혈당)는 경과와 더불어 재검한다.

소화관 screening 소화기 증상이 심한 증례는 경과를 관찰하면서 시행한다.

MRI 제외 진단을 위하여 검사한다.

진단·경과 관찰상의 요점

① 젊은 여성에 많은데, 야윔[−15%(DSM-IV) 또는 −20%]을 나타낸다. 제한형과 폭식/배출형으로 나눈다. ② 특유의 식사행동 이상(섭취장애)과 극단적인 마르기를 원함이나 body image의 장애를 나타낸다. ③ 폭식/배출형에서는 과식, 의도적 구토에 추가하여 하제나 이뇨제의 남용이 나타난다. ④ 모자(녀) 관계가 원수지간인 경우가 많은데, 이와 같이 대화가 소통되지 않는 가족을 조정한다. 행동요법이나 인지행동 요법이 효과적이다. ⑤ MRI 등으로 기질적 질환을 제외한다. ⑥ 체중이 −35% 빠지면 돌연사(저혈당, 부정맥)가 일어난다. ⑦ 자살 기도(특히 우울증을 수반하는 예)에 주의한다. ⑧ 체중이나 식사행동을 파악하고 무리하지 않는 범위에서 영양상태를 개선하도록 한다. Refeeding에 수반하는 간장애나 subileus (incompleted intestinal obstruction)에 유의한다. ⑨ 무월경이 오래된 증례는 회복기에 들도록 치료를 고려한다. ⑩ 현저한 저체중, 급격한 체중감소(불식), 의식 level 저하, 또는 순환

기계의 불안정에는 긴급입원을 고려한다. 급성기에는 탈수, 전해질 이상(구토, 설사를 수반하는 예), 간장애나 저혈당에 주의한다. 회복기에는 비만공포나 과식증으로의 이행에 주의한다.

DSM (diagnostic and statistical manual of mental disorder) : 미국정신의학회에서 작성한 정신질환의 진단, 통계 manual이다. 1994년에 제4판(DSM-IV), 2000에 제4판 test 개정판(DSM-IV-TR)이 출판되었다.

Diabetes mellitus [DM], 당뇨병

Insulin의 절대적 또는 상대적 결핍이나 insulin 작용 부족으로 지속적으로 고혈당을 초래하는 만성 대사성 질환이다. 원인으로는 유전적 인자와 환경적 인자의 양자가 관여하는 것으로 이해하고 있다. 다인자 유전질환으로 현재 다수의 후보 유전자가 보고되고 있다. 환경인자로는 비만, 과식, stress, 약물, virus 감염 등이다. 자가면역 기전으로 발병하는 1형 당뇨병과 그 외의 원인으로 인한 2형 당뇨병으로 크게 나누는데, 후자가 대부분이다. 병상의 진행이나 장기간 이환으로 인하여 당뇨병 망막증, 당뇨병성 신증, 당뇨병성 신경장애 등의 합병증을 병발한다. 그리고 고지혈증, 고혈압증, 비만 등의 동맥경화 위험인자 존재, 심근경색이나 뇌경색 발병의 원인이 되기도 한다.

검사소견

요당 양성

요 ketone body 양성인 경우는 중태

Glucose 공복 시 126 mg/dL 이상, 수시 혈당치(또는 OGTT 후 2시간 혈당치)가 200 mg/dL 이상

HbA1c 기준치 이상(6.5%를 초과하는 경우가 많다).

Fructosamine 기준치 이상

경과 관찰을 위한 검사와 측정빈도

Glucose **(급성기)** 매일 **(회복기)** 1주마다 검사한다.

HbA1c **(정기검진)** 1개월마다 검사한다.

요 ketone 체 **(급성기)** 매일 **(회복기)** 1주마다 검사한다.

혈중 지질 **(정기검진)** 1개월마다 안저 검사 **(정기검진)** 1년마다 검사한다.

요단백 **(정기검진)** 1개월마다 검사한다.

진단·경과관찰상의 요점

① 당뇨병성 krtoacidosis나 혼수 등의 급성기 병변일 때는 혈당, 요중 ketone 체를 하루에 수 회 측정하여 insulin 필요량을 결정한다. ② 당뇨병 조절상태는 혈당과 HbA1c로 결정한다(표 77). ③ 망막증의 정기검진을 1년에 1회 검사하고, 신증 출현 여부를 검색하기 위하여 요중 단백 또는 미량 albumin을 월 1회 측정한다. ④ 합병하기 쉬운 동맥경화증을 검색하기 위하여 혈압, 혈청 지질을 월 1회 측정한다.

표 77. 혈당조절 지표와 평가

지표	조절 평가와 그 범위				
	우	양	가		불가
			불충분	불량	
HbA1c (%)	5.8 미만	5.8~6.5	6.5~7.0	7.0~8.0	8.0 이상
FBS (mg/dL)	80~110	110~130	130~160		160 이상
PC 2h glucose(mg/dL)	80~140	140~180	180~220		220 이상

Diabetic coma, 당뇨병성 혼수

당뇨병 발병 시 또는 경과 중에 insulin 작용 부족으로 생기는 고혈당성 혼수이다. 주로 당뇨병성 ketoacidosis와 고삼투압성 비 ketone성 혼수의 2가지 병태가 있다. 전자는 1형 당뇨병 환자의 치료가 부적절한 경우나 처음 발병할 때에 일어나기 쉽고, 지방분해가 촉진되어 심한 ketoacidosis를 나타낸다. 후자는 비교적 고령의 2형 당뇨병 환자에서 내당능 저하와 탈수를 촉진하는 유인이 가중될 때 발생하기 쉽고, 고 Na혈증을 수반하는 경우가 많다. 이 이외에도 당뇨병 치료에 합병되는 저혈당증이나 lactate acidosis로 인한 의식장애도 포함하여 당뇨병성 혼수로 부르는 경우가 있다.

검사소견

Glucose 500 mg/dL 이상 증가하는데, 1,000 mg/dL을 초과하는 경우도 드물지 않다.

혈청·요 ketone 체 당뇨병 ketoacidosis에서는 현저하게 증가한다.

Arterial pH 당뇨병 ketoacidosis에서는 7.20 이하를 보인다.

Arterial HCO_3^- 당뇨병 ketoacidosis에서는 현저하게 저하한다.

Osmolality 고혈당－고삼투압 혼수에서는 현저하게 증가한다.

경과 관찰을 위한 검사와 측정빈도

Conscious level **〈급성기(24시간 이내)〉** 치료 지표를 위하여 수 시간마다 **〈회복기(수 시간~수 일)〉** 치료 지표와 그 후의 경과 관찰을 위하여 매일 검사한다.

Glucose **〈급성기〉** 치료 지표를 위하여 2시간마다 **〈회복기〉** 치료 지표와 그 후의 경과 관찰을 위하여 6~12시간마다 측정한다.

Urine ketone body **〈급성기〉** 치료 지표를 위하여 4~6시간마다 **〈회복기〉** 치료 지표와 그 후의 경과 관찰을 위하여 매일 측정한다.

BUN, creatinine, CK 치료 지표 및 합병증의 예방, 파악하기 위하여 **〈급성기〉** 6~24시간마다 **〈회복기〉** 매일 측정한다.

Na, K, Cl 치료 지표 및 합병증의 예방, 파악하기 위하여 **〈급성기〉** 2~6시간마다 **〈회복기〉** 매일 측정한다.

Urine volume, 중심정맥압 (CVP) 치료 지표 및 합병증의 예방, 파악하기 위하여 **〈급성기〉** 요량은 2시간마다, CVP는 2~12시간마다 **〈회복기〉** 매일 측정한다.

진단·경과 관찰상의 요점

① 고혈당과 의식장애가 있으면 진단은 용이하다. 뇌혈관 장애를 제외할 필요가 있지만 고혈당－고삼투압 혼수에서는 일과성으로 정신증상을 보이는 경우가 있다. ② 수 일간 증상을 보이는 기간에 ketoacidosis에 이르는 전격성 1형 당뇨병의 존재를 알아 둘 필요가 있다. ③ 기본적인 치료는 지속적인 insulin 소량 주입과 수액으로 인한 탈수를 보정하는 것이다. Glucose 농도가 500 mg/dL 이하로 되면 급속한 혈당강하나 저혈당에 주의한다. ④ 혼수로 유인된 감염증이나 합병 질환에 주의한다.

Glycogenosis, 당원병

유전적인 glycogen 대사에 관여하는 효소 결손 또는 활성저하로 인하여 주로 간·근육의 glycogen의 이상을 초래한다. 당원병의 대부분은 glycogen 분해계 효소의 장애로 인한 것이지만 Ⅲ형 당원병과 같이 합성효소의 활성 장애로 glycogen이 불용성으로 되어 조직에 축적되는 것도 있다. Glycogen 대사에 작용하는 부위에 따라 8형으로 분류하고 있다(그림 14). 간형(Ⅰ, Ⅲ, Ⅳ, Ⅵ, Ⅷ)은 간종대, 저혈당을 보이고, 근육형(Ⅱ, Ⅲ, Ⅴ, Ⅶ)은 근력저하를 보인다.

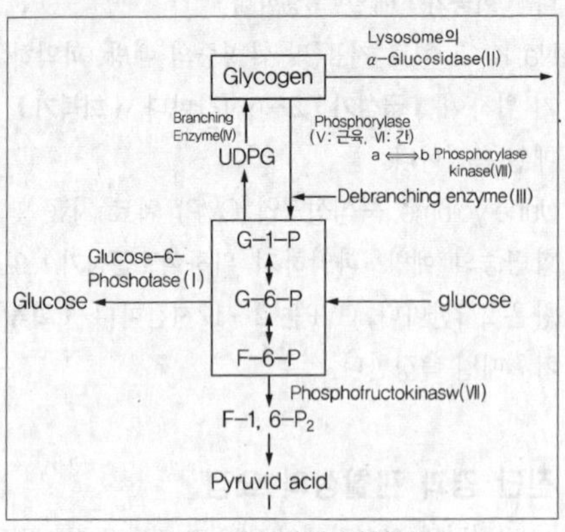

그림 14. 당원병의 병형분류

검사소견

Glucose 간에서 당 생산의 장애로 인하여 공복에 혈당이 증가하지 않으면 Ⅰ, Ⅲ, Ⅵ형이 의심된다. Ⅲ형은 공복 시 혈당 증가는 없지만 식후에는 증가한다. Ⅷ형은 혈당이 반드시 증가하지는 않는다.

Lactate·Pyruvate Ⅰ형에서는 glucose-6-phosphate(G-6-P)가 주로 해당계로 들어가기 때문에 증가한다. FFA(free fatty acid)의 간 유입이 관여하고 있기 때문에 glucose 부하에 의존하여 혈중 lactate가 감소한다. Galactose 부하에서는 혈당이 증가하지 않고 lactate는 더욱 증가한다.

Glucagon 부하시험 Glucagon은 glycogen을 분해하여 glucose가 생기기 때문에 혈당이 증가하지 않으면 Ⅰ, Ⅲ, Ⅵ형이 의심되는 소견이다.

부분적 구혈 하 전완운동 부하시험 근당원병의 기본적인 screening법이다. 전완구혈 후의 굴신(屈伸)운동에서 lactate가 증가하지 않으면 Ⅲ, Ⅴ, Ⅶ을 의심한다.

근전도 Ⅱ형에서는 myotonic discharge를 보인다. Ⅴ형은 안정 시 이상이 없고, 운동 후에 방전이 소실한다(electric silence).

간·근육 생검 Glycogen 축적, 근육 내의 공포변성(Ⅱ형)을 보인다.

ALT, AST, LD, CK 간장애, 근육장애에 따라 증가한다.

지질이상증, 고뇨산혈증 Ⅰ형에서는 고유산혈증으로 인하여 요산의 신장 clearance 저하, purine체의 생합성 촉진 등으로 인한 고뇨산혈증, 저혈당 때문에 FFA 및 glycerol의 증가를 수반한다. Ⅶ형에서는 근육운동에 수반하여 요산이 증가한다.

진단·경과 관찰상의 요점

여러 가지 부하로 인한 glucose·lactate의 변동으로 glycogen 합성·분해 해당계 효소의 이상을 검색한다. 당원병 Ⅰ~Ⅶ형은 상염색체 열성 유전을 취하고, Ⅷ형은 상염색체 또는 X 염색체 열성 유전을 취한다.

Ⅰ형 (von Gierke disease) 간, 신장에 glycogen이 축적되는 질환이다. G-6-P로부터 glucose가 생산되지 않고, 공복 시 glucose 감소와 고유산혈증을 나타낸다. Ib형은 microsome 막에서 G-6-P의 전송장애(G-6-P translocase 또는 transporter 결손)이고, Ia형(G-6-Pase 결손)보다 중증으로 호중구 감소, 이감염성을 보인다. 생후 수개월에 발병하여 간종대, 저혈당, 인형양 용모, 유유아기의 저혈당을 극복하면 장기간 생존할 수 있다.

Ⅱ형 (Pompe disease) 심근, 골격근, 간, 뇌 등

전신에 glycogen이 축적되는 lysosome의 α-1,4-glucosidase(산성 maltase) 결손증으로 저혈당, 지질이상증은 없다. 유아형은 특히 Pompe병으로 부르고, 생후 1개월에 진행성의 전신 근력저하, 연하·호흡장애, 심부전, 설(혀)·심장비대를 수반하고, 생후 1년 이내에 사망한다. 소아형은 진행성의 근 dystrophy양 증상, 보행장애를 보인다. 성인형은 10~20세경에 하지의 myopathy로 처음 발병하지만 간·심장 증상은 없다. Glycogen 축적은 전신에서 일어나지만 경증 예에서는 골격근에만 축적된다.

Ⅲ형(Forbes disease, Cori disease) Glycogen 분지부의 1,6 결합을 절단하는 탈분지 효소(debranching enzyme)(amylo-1,6-glucosidase) 결손 때문에 간·근육에 분지부의 짧은 glycogen이 축적하여 간종대, 근력저하와 공복 시 저혈당을 보인다. 증상은 I형과 유사하지만 고유산혈증, 고뇨산혈증은 없다. Glycogen 부하시험에서는 당뇨병형, galactose 부하에서 혈당 증가, glucagon 부하시험에서는 조조공복 시에 혈당 증가는 없지만 식후 2시간 부하에서는 혈당 증가가 나타난다. 유아기에 발병하여 간종대, 성장장애, 저혈당, 근증상을 보이지만 유유아기의 저혈당을 극복하면 예후는 양호하다.

Ⅳ형(Anderson disease) Glycogen 합성의 분지 효소(branching enzyme)(α-1,4-glucan; α-1,4-glucan 6-glucosyl transferase)의 결손증으로 외측 가지가 긴 분지점이 적은 이상 glycogen이 간, 비장, 백혈구 등에 축적된다. 물에 용해되지 않기 때문에 이물질에 대한 반응으로 간섬유화, 간비종, 간경변, 근력저하, 울혈성 심부전을 일으켜 3~4세경에 사망에 이른다. 대단히 드문 질환이다.

Ⅴ형(McArdle disease) Muscle phosphorylase 결손으로 인하여 운동 시에 근육이 glycogen에서 energy를 취하지 않고, 근육을 붕괴시켜서 energy를 얻기 때문에 운동장애를 보인다. 강력한 운동 후, 횡문근융해증(rhabdomyolysis)을 일으키는 경우가 있다. Galactose, glucose, glucagon 부하에서 이상을 보이지 않는다. 근육에 glycogen이 축적하여 유통성 근강직, 근위축을 보이는데, 예후는 비교적 양호하다.

Ⅵ형(Hers disease) Liver phosphorylase 결손 때문에 간종대와 공복 시 저혈당을 보이지만 I형에 비하여 경증이다. 임상증상은 Ⅷ형과 유사하지만 Ⅷ형과 달라서 epinephrine, glucagon 부하에서 혈당은 증가하지 않는다. 간에 glycogen이 축적되어 간종대, 공복 시 저혈당, 흔히 무증후성을 보인다.

Ⅶ형(Tarui disease) Muscle phosphorylase 결손으로 인하여 운동 시에 glycogen에서 energy를 얻지 못하기 때문에 운동장애를 초래한다. V형과 유사한 증상을 보이고, 용혈성 빈혈을 수반한다. 골격근, 적혈구에 glycogen이 축적하여 용혈성 빈혈과 근증상을 보이지만 예후는 양호하다.

Ⅷ형 Glycogen phosphorylase kinase 결손증이다. Phosphorylase kinase는 phosphorylase의 조절효소인 phosphorylase 결손형과 유사하지만 glycogen에서부터 초기 단계에 glucose로 변하기 때문에 비교적 경증으로 간종대 이외에 저혈당이나 지질이상증은 생기지 않지만 생겨도 경도이다. Epinephrine, glucagon 부하에서 혈당이 증가한다. 유유아기에 발병하여 간종대, 경도의 저혈당, 근력저하를 보이지만 예후는 양호하다.

Gout, Hyperuricemia, 통풍, 고뇨산혈증

장기간에 걸친 고뇨산혈증으로 인하여 관절에 침착된 요산염이 일으키는 급격한 관절염이지만 요산은 관절뿐만 아니라 신장이나 요로에도 축적되어 신장장애, 요로결석 등도 나타난다. 또한 통풍 환자는 고혈압이나 고지혈증 등의 합병 빈도가 높다. 혈중 요산이 증가하면 요산의 염석(salting out)이 일어나 급성관절염, 귀바퀴 또는 족부(足部)에 통풍결절(tophus)이 형성되고, 신장기능 장애를 초래한다(여성 호르몬은 신장에서 요산 배설을 촉진하는 작용이 있기 때문에 여성에는 적다).

검사소견

Uric acid 7 mg/dL 이상 증가. 전날 식사나 내복 약물의 영향을 받으므로 1~2주에 걸쳐서 복수 회 측정이 바람직하다. 요산 농도가 7 mg/dL 이상이면 결정화 된다.

WBC 증가. 통풍발작으로 인한 염증반응 결과

CRP 증가. 통풍발작으로 인한 염증반응 결과

ESR 항진. 통풍발작으로 인한 염증반응 결과

Creatinine clearance 저하. 요산결정이 신장 수질에 침착하여 수질장애가 주체인 통풍신으로 되고 최종적으로는 사구체 여과능도 저하되어 간다.

요중 α_1- 및 β_2- microglobulin 증가(세뇨관장애로 인하여 α_1- 및 β_2- microglobulin의 재흡수가 저하하여 요중 배설이 증가하기 때문이다).

Urine osmolality 저하(세뇨관 장애로 인하여 요의 농축력이 저하하기 때문이다).

복부 초음파 검사 신장결석의 합병, 신장 중심부 echo 증강

경과 관찰을 위한 검사와 측정빈도

Uric acid **《급성기》** 요산 농도를 감소시킬 필요가 있어서 1개월마다 측정한다. **《안정기》** 발작이 수습된 후에는 식이요법과 내복 약물로 요산 농도가 6.0 mg/dL 이하로 되면 발작이 일어나지 않는 것이 확실하기 때문에 1~3개월에 1회 측정한다.

말초혈액 검사 **《급성기》** 1주마다 백혈구, CRP를 측정하여 염증 정도를 관찰한다.

신장기능 검사 **《회복기》** 6개월~1년마다 검사한다.

진단·경과 관찰상의 요점

① 고뇨산혈증을 수반하고, 급성관절염 발작을 초래한다. ② 통풍신은 세뇨관 장애가 주체인데, 진행하면서 사구체 장애가 나타나게 된다. ③ 비만, 고혈압, 고지혈증, 내당능 이상의 합병이 많이 나타난다. 심장·뇌혈관 장애의 원인이 되기도 한다. ④ 통풍신에서는 신장 중심부 echo 증강이 보인다. ⑤ 혈청 요산 농도는 발작 직후나 요산저하 약물과 항염증 약물을 투여하면 감소하는 경향이 있으므로 주의가 필요하다. 치료 목표는 혈청 요산 농도 6.0 mg/dL 이하이다. ⑥ 관절액에 침상(針狀)의 요산염 결정체를 탐식한 백혈구가 나타나면 통풍 발작이 있는 것이 확실하게 증명된다. ⑦ 요산배설 약물투여로 투여 6개월 이내에 전격형 간장애가 나타난다는 보고가 있으므로 이 약물을 투여할 경우에는 간기능 검사를 1개월에 1회는 시행하여야 한다. ⑧ 통풍 관절염을 반복적으로 일으키는 예나 통풍결절이 확인된 경우에는 혈청 요산 농도와는 관계 없이 약물치료의 적응이 된다. 통풍 발작 시에는 혈청 요산 농도의 변동에 따라 발작이 악화되기 때문에 NSAID (nonsteroidal anti-inflammatory drug)로 관

해를 유지하고, 관해하여 2주 후에 요산저하 약물을 소량 투여로 치료를 시작한다. ⑨ 통풍 관절염이 일어나지 않은 무증후성 고뇨산혈증에 대해서는 혈청 요산 농도 9.0 mg/dL 이상이 일단은 약물 치료의 적응이 된다.

Hemochromatosis, 혈색소 침착증

철의 대사이상으로 전신 여러 장기에 hemosiderin이 침착하는 3 주증상인 청동색 피부색소 침착, 간세포 붕괴에 수반하는 간경변, Langerhans 섬 장애로 인한 2차성 당뇨병 외에 내분비선이나 심장의 기능저하 등 다양한 증상을 나타낸다. 원발성(특발성) 혈색소 침착증은 상염색체 열성 유전을 취하고, 장관에서의 철 흡수항진, 실질세포의 철포화성 증가가 병인으로 이해되고 있다. 속발성(2차성)혈색소 침착증은 장기간에 걸친 반복 수혈이 원인이다.

검사소견

혈청 철 180 μg/dL 이상
Transferrin 포화도 60% 이상
혈청 ferritin 1,000 ng/mL 이상
간 철 함유량 10,000 μg/g 건조 간 중량 이상
간 생검 Prussian blue에 의한 철 염색에서 간 실질 세포에 철 과잉침착
간 CT 90 U 이상
간 MRI T_1, T_2 강조상에 저신호

경과 관찰을 위한 검사와 측정빈도

Hb, transferrin 포화도, ferritin **〈급성기〉** 사혈요법 중 2~3년은 치료효과 판정과 빈혈 합병증을 파악하기 위하여 1~2주마다 **〈안정기〉** 유지요법 중 또는 제철 완료 후에는 2~3개월마다 검사한다.

간기능 검사 **〈급성기〉** 사혈요법 중인 경우는 병기판정, 치료효과 판정을 위하여 2~4주마다 **〈안정기〉** 유지요법 중 또는 제철(除鐵)완료 후에는 2~3개월마다 검사한다.

상부 소화관 내시경 **〈정기검진〉** 간경변 합병예에서 6개월~1년마다 검사한다.

심전도·심장 초음파 검사 부정맥, 심장기능을 파악하기 위하여 6개월~1년마다 검사한다.

간 CT, MRI 치료효과 판정 및 간암 합병 검색을 위하여 6개월마다 검사한다. 제철이 완료하여도 screening을 지속한다.

진단·경과 관찰상의 요점

① 유전성 혈색소 침착증은 철 수송 관련 단백의 선천성 기능이상으로 인하여 철 흡수가 항진되어 간, 췌장, 심장, 뇌하수체 등의 장기에 침착하여 섬유화와 기능부전을 초래한다. *TfR*$_2$ 유전자로 인한 것이 비교적 많다는 보고가 있다. ② 후천성 혈색소 침착증은 무효조혈을 수반하는 빈혈, 대량 음주, 대량 수혈이나 철제 투여 등에 기인한다. ③ 임상소견으로 간종대(90% 이상), 피부의 색소침착(70%), 당뇨병(50%), 심증상, 관절증상 등이 나타난다. ④ 경과 관찰에서는 당뇨병, 간경변, 심부전, 부정맥 등의 합병증에 주의한다. ⑤ 간세포암의 합병률이 30%로 높으므로 6개월에 1회는 간암을 검색한다. ⑥ 사혈요법은 hemoglobin 11 g/dL 이하, 혈청 철, transferrin 포화도, ferritin 기준치 하한 이하를 목표로 주 1~2회, 200~400 mL의 사혈을 2~3년 지속한다. 목표 달성 후에는 유지요법으로 2~3개월에 1회 사혈한다. ⑦ 사혈이 곤란한 예는 주사용 철 chelate제를 사용한다. 수혈 후 철과잉증에 대해서는 경구 철 chelate제(deferoxamine)를 사용한다. ⑧ 간경변은 불가역적이지만 간섬유

화는 가역적이여서 조기 치료로 간기능이 정상화되고, 내당능, 심부전이 개선된다. 내분비 장애, 관절증상의 개선은 적다. ⑨ 사인은 간세포암, 순환기 질환, 간경변 순으로 많다.

Hyperlipidemia, 고지혈증 (지질이상증)

혈중 lipo 단백의 대사이상으로 혈중 지질의 양적·질적 이상을 초래한 상태의 총칭이다. 동맥경화성 질환의 위험인자이기도 하다. 지금까지는 특히 혈청 백탁과 triglyceride가 증가하는 상태를 가리켰지만 혈청 지질치가 증가하는 병태인 고지질혈증이나 혈청 lipo 단백이 증가하는 고 lipo 단백혈증을 구별하였다. 그러나 지질의 거의 모두가 혈중에서 lipo 단백으로 존재함으로 현재는 3 가지가 거의 동의로 사용한다. 일반적으로는 cholesterol이나 중성지방(triglyceride)을 진단지표로서 고 cholesterol혈증, 고중성지방혈증 등으로 표현하기도 한다. 고중성지방혈증은 고 chylomicron(CM)혈증, 고 VLDL 혈증, 고 IDL 혈증의 합병 등으로 보인다. 고 cholesterol혈증은 주로 고 LDL혈증으로 나타난다. 고지혈증 분류는 아래에 정리하였다.

- Ⅰ형 고지혈증 : 고 chylomicron혈증
- Ⅱa형 고지혈증 : 고 LDL혈증
- Ⅱb형 고지혈증 : 고 LDL혈증+고 VLDL혈증
- Ⅲ형 고지혈증 : 고 IDL혈증
- Ⅳ형 고지혈증 : 고 VLDL혈증
- Ⅴ형 고지혈증 : 고 CM혈증+고 VLDL혈증

검사소견

건강진단을 위한 진단기준(공복 시 채혈)으로 아래 검사결과를 만족시키는 경우를 고지혈증으로 해석한다.

- LDL-cholesterol(LDL-C) : 140 mg/dL 이상
- Triglyceride(TG) : 150 mg/dL 이상
- 총 Cholesterol : 220 mg/dL 이상
- HDL-cholesterol(HDL-C) : 40 mg/dL 이하

경과 관찰을 위한 검사와 측정빈도

상기 혈청지질 검사 **〈 급성기 〉** 급성악화는 주로 속발성으로 원질환의 중증도·치료효과 판정을 위하여 1주~1개월마다 **〈 만성기 〉** 중증도·치료효과 판정을 위하여 1~6개월마다 검사한다.

Lipo 단백 정밀측정, remnant양 lipo 단백 cholesterol (RLP-C), Lp(a) **〈 만성기 및 초진시 〉** 동맥경화 야기성이 강한 remnant나 Lp(a) 입자를 평가하기 위하여 3개월~1년마다 검사한다.

(부하)심전도 검사, 경동맥 초음파 검사, Achilles tendon 연선(軟線) 촬영 **〈 만성기 및 초진시 〉** 동맥경화성 합병증 판정을 위하여 6개월~1년마다 검사한다.

기타 AST, ALT, CK, LD, creatinine 등 **〈 약물치료시 〉** 약물 부작용을 판정하기 위하여 1~3개월마다 검사한다.

진단·경과 관찰상의 요점

① 식후 채혈에서는 TG 농도가 불균일하게 증가하므로 조조 공복 시에 채혈한다. 또한 전날 밤에 고지방식, 음주도 피한다. ② 단기간에 LDL-C 농도가 증가하는 경우, 폐경, 임신후기, 신증후군, 갑상선기능저하증, 당뇨병 등에 주의한다. ③ 동맥경화성 질환의 위험인자로서 중요해서 고혈압, 당뇨병(내당능 이상), 흡연 등 다른 위험인자의 검색·치료도 필요하다. 또한 동맥경화의 조기검출을 위하여 경동맥 초음파 검사, 심전도 검사 등을 정기적으로 검사한다.

④ HDL-C 감소(저 HDL-C혈증)는 고 HDL-C혈증과는 독립된 강력한 동맥경화성 질환의 위험인자이다. 저 HDL-C혈증이나 고 remnant 혈증(RLP-C 증가)은 흔히 고 TG혈증을 수반한다. 고 TG혈증은 이들을 수반하는 경우, 적극적인 치료를 요한다. ⑤ 동맥경화성 질환과 가장 연관이 큰 것은 LDL-C 농도이다. HDL-C가 증가된 결과로 총 cholesterol이 증가하는 경우도 있어서 LDL-C 농도를 추측하기 위해서도 HDL-C 측정이 유용하다. ⑥ 제시된 기준치는 건강인의 평균치로 얻은 것으로 정상치가 아니라 다른 위험인자나 생활습관 등 동맥경화성 질환의 종합적인 risk를 평가하기 위한 기준치인 것이다. 따라서 상기 기준치를 초과하면 곧바로 약물요법이 필요한 것이 아니라 생활습관의 개선을 시도하여 risk에 따라서 설정된 목표치에 이르지 않으면 약물요법을 고려한다. 당뇨병, 허혈성 심질환의 기왕이 있는 예는 risk가 대단히 높으므로 조속히 약물요법을 시행하여 상기 이상치 하한보다 더욱 낮은 농도(각각 LDL-C 농도로 120, 100 mg/dL)를 목표로 한다.

Hypoglycemia, 저혈당증

혈당치가 정상 하한치를 하회하는 상태이다. 이때 나타나는 증상을 저혈당증이라고 한다. 저혈당 증상에는 자율신경 증상과 중추신경 증상이 있는데, 급격한 혈당저하를 보이는 자율신경 증상은 혈당저하에 길항하는 호르몬 분비에 수반하는 증상으로 식은땀, 동계, 진전, 조바심 등을 보인다. 또한 혈당이 감소하면 중추신경 세포의 당 결핍상태로 되어 탈력감, 이상행동, 경련, 의식장애를 초래한다. 당뇨병의 자율신경 장애가 있는 경우나 β-차단제 치료 중에서는 무자각인 채로 혼수에 빠지는 경우가 있다. 저혈당증 발병 초기라면 glucose, glucagon 투여로 개선된다.

검사소견

Glucose 일반적으로 50 mg/dL 이하

Insulin C-peptide에 비하여 고농도일 때, insulin 치료 중이거나 insulin 항체가 존재할 가능성이 있다.

C-peptide 당뇨병 치료력 내지 상대적으로 고농도를 보일 때는 insulinoma가 의심

뇌하수체 호르몬 저농도일 때는 기능부전이 의심

갑상선 호르몬 저농도일 때는 기능부전이 의심

부갑상선 호르몬 저농도일 때는 기능부전이 의심

경과 관찰을 위한 검사와 측정빈도

Glucose **《급성기》** 재발의 조기발견을 위하여 수 분~수 시간마다 **《회복기》** 재발의 조기발견 및 치료효과 판정을 위하여 1~3일마다 측정한다.

Conscious level **《급성기》** 치료효과 판정 및 치료 후 정기적인 관찰을 위하여 수 분~수 시간마다 **《회복기》** 치유 후의 경과관찰 및 원인이 확정될 때까지 매일 관찰한다.

진단·경과 관찰상의 요점

① 당뇨병 치료 중의 저혈당증은 기본적으로는 문제가 되지 않고, 자기 관리도 가능하다. 저혈당을 일으키기 쉬운 약물이나 증상을 mask하는 약물의 병용 여부에 주의한다. ② 당뇨병 치료력이 없는 경우, 내분비 질환, 위절제, insulin 자가면역 증후군, insulinoma, 간종양 등을 검색할 필요가 있다.

Insulinoma, 인슐린종

Insulin을 과잉으로 분비하는 질환으로 고 insulin혈증, 공복 시 저혈당을 초래하는 췌장 β세포 종양이다. Gastrinoma와 나란히 내분비성 췌장종양 중에서 빈도가 가장 높다. Insulinoma의 90%는 단발성이다. 또한 악성은 약 10%이고 대부분은 양성이다. 그리고 대부분은 췌장 내에서 발생하고, 췌장 외에서 발생하는 경우는 대단히 드물다.

검사소견

Fasting blood glucose 50 mg/dL 이하

Fasting blood IRI 10 μU/mL 이상

Fasting blood CPR 1.5 mg/mL 이상

IRI/Glucose ratio 0.3 이상

Proinsulin 총 insulin 양의 30% 이상

경과 관찰을 위한 검사와 측정빈도

Fasting blood glucose **〈급성기〉** 1~2일마다 **〈회복기〉** 1개월마다 측정한다.

IRI **〈급성기〉** 1~2일마다 **〈회복기〉** 1개월마다 측정한다.

CPR **〈급성기〉** 1~2일마다 **〈회복기〉** 1개월마다 측정한다.

복부초음파, 복부 CT 검사 **〈정기검진〉** 1년마다 검사한다.

진단·경과 관찰상의 요점

① 진단은 Whipple의 3 징후 등의 임상증상, 복부 초음파, 복부 CT, 선택적 혈관조영 등의 영상진단에 추가하여 절식시험, insulin, tolbutamide, glucagon 부하시험 등을 시행할 필요가 있다. ② 기타의 공복 시 저혈당을 일으키는 질환을 제외한다. ③ 10%는 악성이다. ④ 10%는 다발성 내분비 종양(MEN 1형)을 수반하는 것으로 보고되어 있어서 부갑상선종, 뇌하수체종양의 검색도 필요하다.

Whipple triad : 공복 시 혈당치 50 mg/dL 이하, 공복 시 또는 운동 후의 저혈당 발작, glucose 투여로 빠르게 증상이 회복되는 것을 말한다.

Obesity, 비만증

체지방이 과잉으로 축적된 상태이다. 비만을 수반하는 합병증이 있는(또는 예측되는) 것이다. 비만은 과체중(overweight)과의 구별하기 위해서는 체중, 체지방량, 근육량(지방조직 이외의 총조직 중량)을 추정할 필요가 있다. 운동부족과 energy의 과잉섭취로 인한 단순성(원발성) 비만과 내분비 질환, 시상하부 질환, 유전과 약물성 이상에 기인하는 증후성(2차성) 비만으로 크게 나눈다.

검사소견

Glucose 기준치~기준치 이상(2형 당뇨병)

Insulin 기준치 이상

Triglyceride, cholesterol 기준치 이상

Uric acid, ALT 기준치~기준치 이상

BMI (body mass index) 25 이상

CT V/S ≥ 0.4 내장지방형 비만

초음파 지방간

경과 관찰을 위한 검사와 측정빈도

체중·운동량·섭취량 기본적으로 매일 기록한다.

진단·경과 관찰상의 요점

① 비만증의 진단기준을 아래에 정리하였다. ② 체지방의 과잉축적 상태 및 그 분포(내장지방형 비만) 판정 ③ 2차성(증후성) 비만을 감별한다. ④ 고혈압, 고지혈증, 내당능 이상, 고뇨산혈증, 환기장애, 변형성 슬관절증 등의 합병

증을 파악한다. ⑤ 식이요법[감식(減食)요법] 및 운동요법을 지도하고 점검한다. ⑥ 식습관을 점검하고 수정하여 life style을 변경한다. ⑦ 체중·운동량(예를 들면 만보계)은 매일 기록하게 한다. 음식물 섭취량 점검은 특히 감량 후 rebound를 방지하기 위하여 중요하다. 행동수정도 병행한다. 고혈압, 내당능 이상, 고지혈증 등의 합병증은 감량 전후에 점검한다.

비만증의 진단기준

비만으로 판정된 것(BMI 25 이상) 가운데 아래 어느 것인가의 조건이 충족되는 경우이다.

1. 비만에 관련하여 감량이 필요한 검강장애가 있는 경우
2. 건강장애를 수반하기 쉬운 high risk 비만(내장지방형 비만)이 있는 경우

Osteoporosis, 골다공증

내분비 인자나 영양인자로 인한 골량의 감소와 골조직의 미세구조의 파탄으로 요통이나 골절되기 쉬운 전신성 질환이다. 최근에는 골강도 저하가 특징이고, 골절 위험이 증가하는 골격질환으로 수정되었다. 그 강도는 골밀도와 골질의 2 가지 요인으로 규정된다. 일반적으로 ① 원발성 골다공증(폐경 후, 노인성, 약년성), ② 속발성 골다공증으로 분류한다. 임상적으로 문제가 되는 것은 ①의 폐경 후 골다공증과 노인성 골다공증으로 생활습관병의 하나로 취급하고 있어서 예방이 중요 시 되고 있다. 양자 모두 골흡수와 골형성이 불균형 상태로 있어서 골량 감소를 초래하지만 전자는 여성 호르몬 상실, 후자는 가령에 관련하는 여러 인자가 깊이 관여하는 것으로 이해하고 있다.

검사소견

혈청 Ca, P 기준치

혈청 ALP 기준치~기준치 이상

혈중 1,25-$(OH)_2$-vitamin D 기준치 이하

골량 검사 기준치 이하

골 X 선 골량 감소상

경과 관찰을 위한 검사와 측정빈도

요중 deoxypyridinoline **《치료제 선택과 효과판정》** 약물투여 전후 6개월 이내에 검사

골량 검사 **《정기검진》** 6개월~1년마다 검사

골 X 선 **《정기검진》** 6개월~1년마다 검사

진단·경과 관찰상의 요점

① 폐경 후의 여성은 estrogen의 급격한 분비 저하로 골다공증이 생기기 쉽기 때문에 1년에 1회는 골 X 선 촬영과 골량을 측정한다. ② 골다공증의 발생을 촉진하는 인자로서 estrogen 결핍에 더하여 calcitonin이나 활성형 비타민 D의 결핍, 부갑상선 호르몬이나 부신피질 호르몬의 과잉, 또한 Ca의 섭취부족 등을 열거할 수 있다.

Porphyria, 포르피린증

Porphyrin·heme 합성계의 선천성 대사이상이 있거나 porphyrin 체의 이상축적이 나타나는 병태이다. Porphyrin 체 축적 장기에 따라 간형, 적혈모구형으로 분류한다. 임상적으로는 porphyrin 전구물질의 축적으로 인하여 복부 증상이 중심인 신경장애(급성 porphyrin 증)와 광(光)역학적 작용이 있는 porphyrin 체가 피부에 축적하여 광선에 예민해지는 피부형 porphyrin증이 있다.

Porphyria는 porphyrin의 생합성 경로의 효소계 장애로 발생하는 질환으로 7 가지 효소결손으로 나타나고 있다. 즉, 효소장애로 인한 전구물질의 축적으로 인하여 발병한다. 대부분은 유전성이지만 약물로 인하여 증후적으로 발병하는 경우도 있다. 크게 4 가지로 분류하고 있다. ① 적혈구 생성성 porphyrin증(선천성 적혈구 생성성 porphyrin증, 골수성 protoporphyrin증), ② 간성 porphyrin증(급성간헐성 porphyrin증, 이형 porphyrin증, 간성 coproporphyrin증, 만발성 피부 porphyrin증), ③ 적혈구 생성성 간성 porphyrin증(간성 적혈구 생성성 porphyrin증), ④ porphyrin뇨증 등이다. 증후적으로는 ① 급성 porphyrin증과 ② 피부 porphyrin증 등 2 가지가 있다.

검사소견

δ-Aminolevulinic acid (ALA) 요에서 고농도로 증가한다.

Porphobilinogen (PBG) 요에서 고농도. 급성 내장신경 증상인 경우에는 요중 ALA 및 PBG를, 광선 과민성을 보이는 경우에는 혈장 총 porphyrin(직접형광광도법)을 1차 screening으로 사용한다.

Uroporphyrin 요·분변, 적혈구에서 고농도로 증가한다.

Coproporphyrin 요·분변, 적혈구에서 고농도로 증가한다.

Protoporphyrin 분변, 적혈구에서 고농도로 증가한다.

Watson-Schartz 반응 요 PBG의 screening에 사용한다. 급성 porphyrin증에서는 요중 PBG가 현저하게 증가한다. 요에 Ehlich 시약을 가하고, sodium acetate로 중화시킨 후, chloroform으로 추출하면 PBG가 상층에 남는다.

Fisher-Brugsch 법 요 porphyrin의 screening 방법이다. Porphyrin 배설 때문에 포도주색으로 된 요의 염산 추출층에 자외선을 조사하면 아름다운 적색 형광을 발한다.

ADH 증가. 급성 porphyrin증에서는 발병기에 시상하부 증후로서 호르몬 분비과잉을 보인다(저 sodium혈증, 저 chloride혈증).

ACTH, cortisol, GH 증가. 상기 ADH 참조

진단·경과 관찰상의 요점

① 피부의 광선과민증, 빈혈, 산통(疝痛)양 복통, 신경·정신 증상이 병형에 따라 출현한다. ② 만발성 피부 porphyrin증의 약 80%는 유전성이 아니라 alcohol이나 estrogen(경구 피임약) 섭취, HCV 등 감염에 수반하는 경우가 있다. 광선 과민으로 수포가 반복하여 생기고, 간장애와 합병하는 경우가 많다. ③ 급성간헐성 porphyrin증은 통상 무증상이지만 약물, 호르몬, 식사 등의 요인으로 복통, 구토 등의 소화기 증상과 신경증상[사지마비(저림), 탈력 등]으로 발병한다. ④ 적혈모구성 protoporphyrin증은 소아기에 광선 과민으로 인한 동통과 종창이 있지만 수포, 반흔을 남기지 않으므로 주의가 필요하다. 담석, 간장애에서 간부전에 이른다. ⑤ 가족력과 porphyrin 체의 이상축적, 요, 분변으로의 대량 배설로 진단한다.

■ 적혈모구성 porphyrin증 (EP)

적혈구 porphyrin과 광선과민을 보인다(피부형)

- 선천성 적혈모구성 porphyrin증 (CEP)

상염색체 열성유전. UROS(uroporphyrinogen Ⅲ cosynthetase)의 유전자 이상으로 인한다. 유유아 발병, 용혈성 빈혈, 비종도 많다.

- 적혈모구성 protpporphyrin증 (EPP)

상염색체 우성유전. Ferrochelatase의 유전자 이상으로 인한다. 대부분은 5세 이하에서 발병한다. 간장애, 용혈성 빈혈이 많다.

■ 간성 porphyrin증 (HP)

● 급성 porphyrin증

급성복증, 신경증후, 정신증후를 보임. 20~40세 여성에 많음. 요중 PBG 증가가 특징 (ADP 제외)

· 급성 간헐성 porphyrin증(AIP) : 상염색체 우성유전. PBG deaminase 결손으로 인함
· 이형(다양성) porphyrin증(VP) : 상염색체 우성유전. Protoporphyrinogen oxidase 결손으로 인함
· 유전성 coproporphyrin증(HCP) : 상염색체 우성유전. Coproporphyrinogen oxidase 결손으로 인함
· ALA dehydroxylase 결손성 porphyrin증(ADP) : 상염색체 열성유전. ALA dehydroxylase 결손으로 인함

● 간성 피부 porphyrin증

광성과민증을 보인다(피부형).

· 만발성 피부 porphyrin증(PCT) : 중년 남성에 많음. Alcohol 다음자에 많음. 간경변과 유사한 증후를 보임. 우성유전을 보이고 uroporphyrinogen decarboxylase 결손 가계에서 발병 예가 보고되어 있음
· 간성 적혈모구성 porphyrin증(HEP) : uroporphyrinogen decarboxylase의 homo 이상으로 인함. 소아 발병에 피부증상이 심하고, CEP와 유사하다.

■ 기 타

Griseofulvin, hexachlorobenzene으로 인한 2차성인 porphyrin증이 보고되어 있다.

Griseofulvin : *Penicillum griseofulvum Dierckx*에서 분리한 항사상균 항생물질이다. 균사세포벽 형성, 핵산합성 및 중기에서의 유사분열 과정 등의 저해작용으로 이해하고 있다. 임상적으로는 피부사상균으로 인한 백선(tinea), 황선(favus), 와상백선증(tinea imbricata)에 사용한다. 부작용으로 드물게 중독성 표피괴사증, 박리성 피부염, SLE양 증상, 정신착란, 말초신경염, porphyrin증 등을 일으킨다.

Vitamin A deficiency · Hypervitaminosis A, 비타민 A 결핍증·과잉증

지용성인 비타민 A의 결핍·과잉으로 나타나는 병태이다.

■ 비타민 A 결핍증

비타민 A는 망막의 가시물질 rhodopsin의 구성성분으로 이것이 감소되면 rhodopsin이 생성되지 않아 암(暗) 순응(dark adaptation)이 되지 않아 야맹증이 되는데, 결핍상태가 진행하면 안구건조증이 야기된다. 증상으로 눈물 분비가 그쳐서 Bitot spot라고 하는 각막 상피세포 파편이 모여 하얀 거품 모양의 물질이 각막상에 생긴다. 최종적으로는 각막궤양, 실명에 이른다. 또한 피부증상으로 각화과다증(hyperkeratosis) 등이 나타나는 경우가 있다.

Bitot spot : 결막의 일부가 건조 등으로 인하여 극도로 각화되어 피부화된 상태로 원인은 밝혀지지 않았지만 contact lens 착용자나 안구건조 환자에서 볼 수 있다.

■ 비타민 A 과잉증

지용성 비타민인 비타민 A를 과잉으로 섭취한 경우에 나타나는 부작용으로 뇌압항진 증상

을 보이는 급성과잉증과 식욕부진, 구토, 현기증, 복시 등의 가성 뇌종양 증상이나 사지의 유통성 종창 등의 골증상, 탈모 등의 피부증상을 보이는 만성과잉증이 있다.

검사소견

비타민 A 기준치는 100~300 IU/dL

기준치 이하(결핍증) 야맹증(암순응 저하), 안구건조증, 각막연화증

기준치 이상(과다증, 정상의 2배 이상) 약 12시간 후에서의 급성중독과 수개월 이상에서 출현하는 만성중독증(두통, 구토, 뇌압항진증, 골연화, 간섬유증)

경과 관찰을 위한 검사와 측정빈도

비타민 A 비타민 A 결핍증에서 비타민 A 투여로 인한 치료적 진단이 중요 **(치유후)** 과잉 투여에 유의하기 위하여 측정한다.

진단·경과 관찰상의 요점

■ **비타민 A 결핍증**

① 개발도상국에서 단백질 영양실조와 함께 보인다. 또한 영양 섭취불량 모친의 모유에서 부족한 경우가 많다. ② 지용성 비타민이기 때문에 지방 흡수에 장애를 보이는 담도 · 췌장질환, sprue, 위절제, 갑상선기능저하증 등에서 보인다. ③ 진단은 영양상태 등의 병력, 암순응 저하, 안구증상, 혈청/혈장 비타민 A가 기준치 이하, 비타민 A 투여로 인한 치료적 진단 등으로 진단한다.

Vitamin B_1 deficiency, 비타민 B_1 결핍증

수용성인 비타민 B_1의 결핍으로 인한 병태이다. 비타민 B_1은 체내에서 pyrophosphate ester로 되어 조효소로서 ketoacid의 산화적 탈탄산 반응이나 ketol 형성 반응에 관여한다. 결핍으로 산화적 탈탄산 반응에 장애가 생기면 말초신경염(각기 : beriberi), 울혈성 심부전(각기심 : beriberi heart) 등의 증상이 나타난다.

비타민 B_1 결핍으로 초래되는 질환인 각기는 최근에는 적어졌지만 편식이나 알코올 상음자, 고 calori 수액 시에 발병하는 경우가 있다. 증상은 초기에는 전신권태, 식욕부진 등을 보인다. 다발성 신경장애가 일어나면 감각이상이나 운동장애를 일으킨다. 각기는 순환기에도 이상을 초래한다. 그 기전은 말초조직에서의 대사이상으로 인한 혈관저항의 저하로 박출량이 증가되어 전신권태감을 수반하는 빈맥으로 동계나 숨참이 나타난다.

검사소견

비타민 B_1 기준치는 20~100 ng/mL

기준치 이하(결핍증) 각기병, Wernicke 뇌병증, Korsakoff 증후군

흉부 X 선 심·흉 비 확대

Lactic acid 기준치 이상

Pyruvic acid 기준치 이상

적혈구 transketolase 활성 기준치 이하

비타민 B1 부하시험 요중 비타민 B_1 배설량 기준치 이하

경과 관찰을 위한 검사와 측정빈도

비타민 B_1 확정진단을 위하여 측정한다.

Lactic acid **(급성기)** 1개월마다 **(회복기)** 2~3개월마다 측정한다.

Pyruvic acid **(급성기)** 1개월마다 **(회복기)** 2~3개월마다 측정한다.

적혈구 transketolase 활성 **(급성기)** 1개월마

다 **(회복기)** 2~3개월마다 측정한다.

비타민 B_1 부하시험 **(급성기)** 1개월마다 **(회복기)** 2~3개월마다 측정한다.

흉부 X 선 **(급성기)** 1개월마다

(회복기) 2~3개월마다 측정한다.

진단 · 경과 관찰상의 요점

① 결핍은 식생활에 기인하는데, 비타민 B_1 함량이 적은 음식물 섭취에서 비타민 B_1 수요가 큰 운동선수·육체 근로자에서 일어나기 쉽다. ② Alcohol 다음이나 편식 경향이 큰 사람은 Wernicke 뇌병증이 발병하기 쉽다. ③ 진단은 중등증 이상에서는 고전적인 3 가지 징후인 다발성 신경염, 전신부종, 심부전으로 진단하기는 쉽지만 최근에는 드물어서 경증인 예에서는 앞에서 기술한 검사 항목으로 진단이 가능하다.

Wernicke encephalopathy : Wernicke 가 1881년에 소개한 상부출혈성 가성뇌염(pseudoencephalitis haemorrhagica superior) 으로 제 3 뇌실, 제 4 뇌실 주위 회백질 혈관 주위의 출혈인 것이였다. 요즘은 thiamine 결핍으로 인하여 시상, 시상하부, 유두체, 중뇌 주위의 회백질, 제 4 뇌실 저부, 소뇌충부 (vermis cerebelli) 등에 불완전 괴사와 소혈관 증생을 보이는 것이 특징으로 Wernicke 뇌병증으로 부르게 되었다. 이 질환은 유두체 그 외의 변연계의 병변 때문에 안근마비, 실조에 더하여 특유의 정신증상, 즉 이름, 작화 (confabulation), 공간과 시간에 대한 기억상실을 특징으로 하는 건망증이 출현한다.

Korsakoff syndrome : 보통 alcohol 중독과 극도의 영양부족으로 인한 기억력 장애, 시간과 공간에 관한 정위력(定位力)장애, 역행성 기억력 감퇴, 허구담화, 다발성 신경염, 환각, 외계로부터의 자극 및 암시에 대한 감수성이 증강하는 상태를 말한다.

Vitamin B_2 deficiency, 비타민 B_2 결핍증

수용성인 비타민 B_2 결핍으로 인한 병태이다. 비타민 B_2는 생체에서는 FAD(flavin adenine dinucleotide), FMN(flavin mononucleotide), FR(free riboflavin)의 형태로 존재하여 산화환원 반응 효소의 조효소로 작용하여 발육이나 피부, 각막 등의 조직 기능을 유지한다. 결핍증으로 구순염, 구각염, 구내염, 설염, 피부증상, 미만성 표층각막염 등의 안증상, 빈혈, 냉감·통각과민 등의 감각장애를 보인다. 섭취부족 이외에도 만성 알코올 중독으로 인한 것, 간질환이나 항생물질 투여로 야기되는 비타민 B_2 이용장애가 알려졌다.

검사소견

비타민 B_2 기준치는 50~100 ng/mL

기준치 이하 (결핍증) 구각염(angular stomatitis), 구순염(입술염, cheilitis), 설염, 안결막염, 지루성 습진 등을 일으킨다.

비타민 B_2 부하시험 요중 비타민 B_2 배설량 기준치 이하

경과 관찰을 위한 검사와 측정빈도

비타민 B_2 확정진단에 사용하더라도 비타민 B_2는 결핍증에서 거의 크게 변동하지는 않는다.

비타민 B_2 부하시험 **(급성기)** 1개월마다 **(회복기)** 2~3개월마다 검사한다.

진단·경과 관찰상의 요점

진단은 ① 비타민 B_2 특유의 결핍증상인 피부점막 이행부의 염증이나 적자색의 설유두(lingual papillae) 종창(magenta tongue)을

나타내는 설염의 존재, ② 비타민 B_2 부하시험, 혈중 비타민 B_2 농도저하 확인, ③ 결핍 원인 유무를 검색(첫째로 항균약, 정신안정제, steroid 투여, 둘째로 음식물, 셋째로 소화관에서의 흡수부전, 넷째로 체내 수요를 증가시키는 모든 상태, 다섯째로 간경변, 당뇨병 등에서 보이는 비타민 B_2 이용장애)한다. 더불어 치료에 의한 개선도 중요한 요소가 된다.

Vitamin B_6 deficiency, 비타민 B_6 결핍증

수용성인 비타민 B_6의 결핍으로 인한 병태이다. 비타민 B_6는 생체에서는 주로 pyridoxal phosphate 형태로 아미노산 대사에 관여하는 효소의 조효소로 작용한다. 비타민 B_6 결핍으로 인하여 구각염, 구내염, 구순염, 지루성 습진, 신경염, 빈혈, 지방간, 고 cholesterol혈증, 림프구 감소 등이 발생한다. 식이 중의 비타민 B_6 결핍 이외에 항생물질, 항결핵약 등의 약물로 인한 비타민 B_6 이용장애로 인한 경우도 포함한다.

검사소견

비타민 B_6 기준치는 남성 : 6.5~41 ng/mL, 여성 : 4.5~20 ng/mL

기준치 이하(결핍증) 지루성 피부염, 구내염, 구각염, 설염, 빈혈, 경련 등을 보인다.

경과 관찰을 위한 검사와 측정빈도

비타민 B_6 확정 진단의 하나로서의 의의가 있다.

진단·경과 관찰상의 요점

진단은 피부염, 구내염, 빈혈 등의 일반적인 결핍증상을 확인하고, 혈중·요중의 비타민 B_6 농도 저하를 검색한다. 원인이 되는 상태를 검색(고단백 식이섭취로 인한 장내세균 비타민 B_6 합성능 저하, 음식물, 흡수장애, 각종 질환 약물 등에 의한 pyridoxal kinase 활성·pyridoxine oxidase 활성의 장애, 간암, 골질환 등에서 보이는 pyridoxal phosphate 분해 항진 등)한다.

Vitamin B_6 dependency, 비타민 B_6 의존증

비타민 B_6 결핍으로 생각할 수 없는데도 불구하고 비타민 B_6의 대량투여가 필요한 병태이다. 즉, 필요량의 비타민 B_6 공급이 있는데도 불구하고 비타민 B_6 의존성 효소가 관련하는 대사이상이 초래되어 비타민 B_6 대량 투여로 증상이 개선되는 소아 유전성 질환군이다. Apoenzyme의 유전자 변이로 조효소 비타민 B_6와의 친화성이 저하되는 것이 원인이다. 비타민 B_6 의존성 경련, 비타민 B_6 반응성 빈혈, 비타민 B_6 의존성 homocystine뇨증 등이 알려졌다.

진단·경과 관찰상의 요점

이 질환의 정의는 음식물을 통하여 충분하게 비타민 B_6를 섭취하여 비타민 B_6 결핍을 생각할 수 없는데도 불구하고 비타민 B_6의 대량투여로 임상증상이 개선되는 반면에 투여를 중지하면 다시 악화하는 상태를 말한다. 구체적으로는 glutamate decarboxylase 활성 이상으로 인한 비타민 B_6 의존성 경련, δ-ALA 합성효소 활성이상으로 인한 비타민 B_6 반응성 빈혈, cystathionase 활성이상으로 인한 cystathionine뇨증(cystathioninuria), kynureninase

활성이상으로 인한 비타민 B_6 의존성 xanthurenate뇨증(xanthurenic aciduria) 등이 있다.

Cystathioninuria : Cystathionine은 methionine 대사의 중간산물로 γ-cystathionase에 의하여 cystathion과 α-ketobutyric acid로 분해된다. 이 효소의 결손으로 혈중 cystathionine 증가와 요중으로 배설이 증가한다. 임상적으로는 지능장애를 보이고 유전형식은 상염색체 열성이다. 비타민 B_6 대량투여로 요중 cystathionine이 감소하고, 증상이 개선되는 비타민 B_6 의존성 cystathionine뇨증이 포함된다.

Xanthurenic aciduria : 선천성 아미노산 대사이상의 하나이다. Tryptophan 대사경로에 존재하는 kynureninase의 결손으로 인하여 tryptophan 대사산물인 3-hydroxykynurenine 이 3-hydroxyanthranilic acid로의 변환이 장애를 받은 결과로 xanthurenic acid가 생성되어 요중에 출현한다. 비타민 B_6 결핍에서도 같은 병태가 생긴다.

Vitamin B_{12} deficiency, 비타민 B_{12} 결핍증

비타민 B_{12}는 좁은 의미로 cyanocobalamin, 넓은 의미로는 cobalamin을 가리키는 것으로 체내에서 환원, 또한 adenosyl 화(adenosylcobalamin) 또는 methyl 화(methylcobalamin) 하는 조효소형으로 된다. 체내에서는 주로 간에 adenosylcobalamin으로 존재한다. 수용성인 비타민 B_{12} 결핍으로 인한 결핍증은 악성빈혈이 유명하다. Methyl 전위반응에도 관여하고, 결핍으로 인한 동맥경화 촉진인자의 하나가 되는 homocysteine 농도가 증가한다.

검사소견

비타민 B_{12} 기준치는 200~1,000 pg/mL

기준치 이하(결핍증) 빈혈, Hunter 설염, 신경장애(아급성 척수연합 변성증, 대뇌증상, 시력장애)가 생긴다.

빈혈 대구성, 정색소성

백혈구 호중구는 과분엽

골수 소견 흔히 과형성, 거대적혈모구성 변화, 거대후골수구

자가항체 내인자 항체, 항위벽세포 항체가 양성

Schilling test 비타민 B_{12} 흡수장애 증명

경과 관찰을 위한 검사와 측정빈도

비타민 B_{12} **〈급성기〉** 1개월마다 **〈회복기〉** 2~3개월마다 측정한다.

말초혈액 검사 **〈급성기〉** 1주마다 **〈회복기〉** 1~2개월마다 검사한다.

상부소화관 검사 **〈정기검진〉** 1년마다 검사한다.

진단·경과 관찰상의 요점

① 진단은 앞에서 기술한 바와 같이 말초혈액·골수 검사의 소견, 또한 임상화학 검사로 무효조혈을 검색하기 위하여 혈청 철, LD, 간접 bilirubin의 증가, 추가로 자가항체, Schilling test 등으로 가능하다. ② 결핍증의 원인은 채식주의자, 악성빈혈 같은 흡수부전, 위절제 후의 위내인자 결손, 회장말단 병변으로 인한 흡수부전, 광절열두조충(broad tapeworm), 맹관증후군(cecum syndrome)으로 인한 흡수부전, 수요증대(임신, 악성신생물, 갑상선기능항진증)으로 인한 상대적 비타민 B_{12} 결핍 등이다.

Vitamin C deficiency, 비타민 C 결핍증

수용성인 비타민 C의 결핍으로 인한 병태로 괴혈병은 역사적으로 유명한 질환이다. 증상은

치은염(gingivitis), 하지 특히 무릎 상부에 피하출혈을 보인다. 소아인 경우는 앞의 증상에 골변형이 추가되는 Möller-Barlow병, 소아 괴혈병으로 부르고 있다.

Möller-Barlow disease : 유아 괴혈병이라고도 한다. 비타민 C 결핍으로 인하여 collagen 등의 조직섬유성 골격형성이 장애된 질환이다. 발열, 철결핍, 단백질 저영양 등으로 인한 비타민 C 소비의 항진이 병인인 것이다. 전신의 동통으로 인한 가성마비, 개구리 같은 자세를 보이는 것 외에 치육의 종창, 괴혈병성 염주(scorbutic rosary), 관절의 종창이 나타난다.

검사소견

비타민 C 기준치는 2~15 μg/mL

기준치 이하(결핍증) 출혈, 치아가 쉽게 빠짐, 골절

비타민 C 부하시험 요중 비타민 C 배설량 감소

모세혈관 저항시험(Rumpel-Leede) 양성

진단·경과 관찰상의 요점

① 진단은 위의 검사로 가능하다. ② 비타민 C는 B군 비타민과 마찬가지로 체내에 저장되지 않기 때문에 항상 섭취하여야 한다. ③ 비타민 C 결핍의 원인으로는 섭취부족, 수요증가, 장관 흡수부전, 장관 내 파괴 등이다.

Vitamin D deficiency · Hypervitaminosis D, 비타민 D 결핍증·과잉증

지용성인 비타민 D의 결핍·과잉으로 인한 병태이다.

■ 비타민 D 결핍증

피부에서의 비타민 D 합성장애 및 식이로의 섭취부족·흡수장애가 원인이다. 최근에는 극소 미숙아를 모유로 발육시킨 경우, 위·소장 절제 및 담즙울체나 간기능이 심한 장애 시에 비타민 D 결핍증이 야기된다. 장관에서의 Ca, P 흡수장애로 인한 혈중 농도에 기초하여 증상이 나타난다. 기분이 언짢음, 발한, 복부팽만, 간비종 등의 비특적인 증상, 저 Ca혈증에 의한 tetany 등의 증상 및 구루병·골연화증 발병으로 인한 골격변화가 일어난다.

■ 비타민 D 과잉증

비타민 D 과잉섭취로 인하여 고 Ca, P혈증이 생기는 상태로 고 Ca혈증·뇨증으로 인한 다뇨, 식욕부진, 구토 등이 나타나고, 심한 경우에는 이소성 석회화나 신장기능 저하가 초래된다.

검사소견

비타민 D 25-Hydroxy vitamin D(25-OH vitamin D) 이외에 1,25-$(OH)_2$ vitamin D, 24,25-$(OH)_2$ vitamin D도 측정한다. 기준치는 10~60 ng/mL이다.

기준치 이하(결핍증) 구루병(rickets), 강직증상, 골연화증

기준치 이상(과잉증) 소화기 증상, 연부조직석회화, 신장애

Ca, P 기준치 이하

Alkaline phosphatase(ALP) 기준치 이상

X선 검사 골·치아의 발육불량상(구루병), 골절·탈구(골연화증)

경과 관찰을 위한 검사와 측정빈도

■ 비타민 D 결핍증

비타민 D **〈급성기〉** 1개월마다 **〈회복기〉** 2~3개월마다 측정한다.

Ca, P **《급성기》** 1주마다 **《회복기》** 1~2개월마다 측정한다.

ALP **《급성기》** 1주마다 **《회복기》** 1~2개월마다 측정한다.

진단·경과 관찰상의 요점

비타민 D 결핍증 ① 개발도상국에서 음식물의 비타민 D 섭취부족, 그리고 저체중아 출산에서 일어나기 쉽다. ② 흡수불량 증후군, 담관 내지 췌장관 폐색으로 인한 지용성 비타민의 흡수부전인 경우에 비타민 D 결핍증을 초래한다. ③ 또한 비타민 D_3는 자외선 폭로 하에서 생합성되기 때문에 일광 노출이 적은 환경·지역에서는 경증 또는 잠복성 구루병이 나타난다.

비타민 D 과잉증 활성형 비타민 D 투여로 고 Ca 혈증이 생기고, 앞에서 기술한 증상이 더욱 진행하면 의식장애에서 혼수에 이른다.

Vitamin K deficiency, 비타민 K 결핍증

지용성 비타민 K의 섭취부족, 흡수장애, 장내세균에 의한 합성능 저하로 인한 결핍 때문에 야기되는 병태이다. 흡수장애에는 담도폐색, 합성저하에는 장기간의 항생물질 투여로 인한 장내세균총의 파괴 등이 그 원인으로 이해하고 있다. 비타민 K는 prothrombin, Ⅶ, Ⅸ, Ⅹ의 응고인자 합성에 필수여서 비타민 K 결핍에는 출혈경향이 특징이다. 치료는 비타민 K를 1일 5~25 mg을 경구투여 또는 근육주사한다.

검사소견

비타민 K 기준치는 비타민 K_1(phylloquinone) : 0.15~1.25 ng/mL, 비타민 K_2(menaquinone) : 0.1 ng/mL 이하

기준치 이하 (결핍증) 혈액 응고인자, 특히 prothrombin이 생성되지 않아 출혈(피부, 장기, 두개 내)이 생긴다.

Prothrombin 활성 기준치 이하

Prothrombin 시간 기준치 이상(연장)

경과 관찰을 위한 검사와 측정빈도

비타민 K 확정 진단을 위하여 측정한다.

Prothrombin 활성 **《급성기》** 매일 **《회복기》** 1~2개월마다 측정한다.

Prothrombin 시간 **《급성기》** 매일 **《회복기》** 1~2개월마다 측정한다.

진단·경과 관찰상의 요점

① 폐색성 황달 시의 담즙부족, 각종 대장질환으로 인한 비타민 K의 흡수장애, ② 항균약의 다량 사용에 수반한 비타민 K의 생산저해, ③ 항응고 요법의 목적으로 투여된 길항약(coumarin계 약물) 등으로 비타민 K 결핍증이 초래된다. ④ 모친의 비타민 K 결핍 시의 신생아·저체중아에서 prothrombin 생성이 불충분[신생아 흑색변(melena neonatorum)]하게 된다. ⑤ 진단은 혈장 prothrombin 활성 저하, 혈장 prothrombin 시간 연장 등으로 행한다. 이것들은 비타민 K 결핍으로 인한 비타민 K 의존 응고인자의 합성장애 때문인 것이다.

Wilson disease, 윌슨병

유전성 동(copper)대사 이상증의 대표적인 질환으로 상염색체 열성유전을 취하는데, 유전자는 13번 염색체 장완 14.3에 있다. 간을 중심

으로 하는 세포 내 동수송막 단백(ATP7B)의 장애에 기인하여 생체 내 동 축적이 생겨 간경변, 추체외로(extrapyramidal tract) 증상, Kayser-Fleischer ring이나 신장장애 등이 발생한다. 검사소견으로 저 ceruloplasmin혈증이 특징이다.

검사소견

혈청 Cu 10~100 μg/dL

Ceruloplasmin 0~20 mg/dL

요중 동 배설량 80~800 μg/day

Liver biopsy 문맥주위의 섬유화나 아광범성 괴사에서 조대결절상 간경변에 이르기까지 다양하다. 동염색에서 불규칙 과립상 pattern을 보인다.

간 동함량 250 μg/g 건조간 중량 이상

경과 관찰을 위한 검사와 측정빈도

혈청 Cu **〈급성기〉** 중증도 판정, 치료 지표, 특히 초기 치료기간(6개월)은 효과 및 예후 판정을 위하여 1개월마다 **〈안정기〉** 치료효과 판정을 위하여 2~3개월마다 검사한다.

Ceruloplasmin **〈급성기〉** 중증도 판정, 치료 지표를 위하여 1개월마다 **〈안정기〉** 치료효과 판정을 위하여 2~3개월마다 검사한다.

요중 동 배설량 **〈급성기〉** 중증도 판정, 치료 지표, 특히 초기 치료기간(6개월)은 효과 및 예후 판정을 위하여 1개월마다 **〈안정기〉** 치료효과 판정을 위하여 2~3개월마다 검사한다.

간기능 검사 **〈급성기〉** 중증도 판정, 활동성 판정을 위하여 1주마다 검사한다. 단, 전격성형이나 중증형은 2~3일마다 **〈안정기〉** 치료효과 판정, 병기 판정을 위하여 1~2개월마다 검사한다.

백혈구, 혈소판, 요단백 **〈급성기〉** 부작용을 monitor하기 위하여 chelate제 투여 후 2개월간은 주 2회, 6개월까지 1개월마다 **〈안정기〉** 부작용을 monitor하기 위하여 2~3개월마다 검사한다.

진단·경과 관찰상의 요점

① 동수송 P형 ATPase를 code하는 Wilson병 유전자의 돌연변이로 인하여 담즙으로의 동 배설이 현저하게 저하하여 과잉 동이 여러 장기의 침착으로 조직장애를 초래한다. ② 임상상은 연령에 따라 다른데, 소아 발병형은 간장애, 성인 발병형은 신경증상인 것이 많다. ③ 간장애는 만성간염을 나타내지만 흔히 잠재성으로 진행하는 간경변으로 발견된다. ④ 신경증상은 초기에는 손목의 진전, 사지의 경직, 구음장애, 협조운동 장애를 보이고, 말기에는 지능저하와 행동이상도 나타난다. ⑤ 혈청 ceruloplasmin 농도 감소, 요중 동 배설 증가를 보이고, 각막에 Kayser-Fleischer 윤이 나타나면 진단이 가능하지만, 간 생검으로 동 함량의 증가를 증명하면 확실한 것이다. ⑥ 급성간부전을 나타내고, 용혈, 신부전을 합병하는 전격형은 예후불량으로 간이식이 고려된다. ⑦ 간암의 합병은 대단히 드물지만 근년에 증가하는 경향을 보인다. ⑧ 초기 치료로는 chelate제(D-penicillamine, trientine HCl)를 사용하여 혈청 동 10 μg/dL 이하, 요중 동 배설량 500 μg/day 이하를 목표로 한다. 유지요법으로는 아연(Zn)의 추가도 고려한다. 간이식은 치료에 반응하지 않는 중증 예나 전격형이 적응으로 된다. ⑨ 방치하면 간부전, 식도정맥류, 중추신경장애 등이 생겨 사망에 이르지만 간경변 또는 심한 신경장애가 생기기 전에 치료를 시작하면 예후가 양호해 진다.

V. 류마티스성 질환·Allergy성 질환·면역부전증

Anaphylactic shock, 아나필락시성 쇼크

특정 물질로 인하여 야기되는 IgE 항체가 개입하는 I형 allergy(즉시형 allergy 반응)로 발생하는 심각한 병태, 또한 다른 기전으로 histamine을 포함하여 화학 전달물질의 방출로 인한 급격한 다장기 장애이다. 전신성으로 발병하는 것을 전신 anaphylaxis라 부르지만 동일한 반응이라도 국소에 국한되어 있는 경우는 국소 anaphylaxis라고 한다. Anaphylaxis와 유사하지만 IgE 항체가 개입하지 않는 반응으로 anaphylactoid reaction이 있다. 증상은 구내이상감, 인두부협착감, 오심, 이명, 요의, 변의 등에 연속해서 전신성 두드러기, 중증인 경우 순환부전, 혈관투과성 항진, 기도협착 등으로 인한 증상이 강하여 신속하게 대응하지 못하면 생명에 대하여 예후가 불량해진다. 또한 혈압저하, cyanosis, 의식장애로 빠지면 anaphylactic shock로 된다.

검사소견

혈압 저하

맥박 증가

요량 감소

동맥혈 가스분석 Acidosis, 저산소혈증

혈액 검사 Ht 상승 등

Creatinine 증가하는 예가 있다.

경과관찰을 위한 검사와 측정빈도

혈압, 맥박 혈압 저하, 순환부전은 방치하면 생명에 위험을 초래하기 때문에 대량 수액, epinephrine, 필요에 따라 혈압상승약 등을 병용하고, 급성기에는 자주 혈압·맥박을 측정하면서 의식상태를 검색한다. 병상이 진정되면 혈압 측정은 1~2시간마다, 또는 1일 2~3회 측정한다. **〈급성기〉** 5~10분마다 **〈회복기〉** 1~2시간마다 검사한다.

요량 **〈급성기〉** 1~6시간마다 **〈회복기〉** 12~24시간마다 검사한다.

동맥혈 가스분석 **〈급성기〉** 30~60분마다 **〈회복기〉** 2~3일마다 검사한다.

진단·경과 관찰상의 요점

① 발병 5분 이내에 올바른 처치가 예후를 좌우하는 것으로 이해하고 있어서 조기진단, 조기치료를 한다. ② 가능성이 있는 약물을 사용할 경우에는 충분히 주의한다. ③ 원인물질이 동정되면 이후 원인물질의 노출에 주의한다. ④ 혈청 tryptase가 anaphylaxis의 예민한 marker이다. ⑤ Prick test가 예방 및 진단에 유효하다.

Atopic dermatitis, 아토피성 피부염

특징적인 습진의 분포와 관해·악화를 반복

하는 만성, 반응성 경과를 특징으로 하는 소양성 피부질환으로 대부분 atopy 소인(素因)을 배경으로 발병한다. I형 allergy 및 접촉 등으로 인한 화학 전달물질의 방출을 매개하여 피부에 야기되는 염증성 변화로 소양감을 수반하고, 장기간에 걸쳐 악화·경쾌를 반복한다.

검사소견

혈청 IgE 증가하는 예가 있다.

RAST(항원 특이) IgE 특이 항원으로 증가하는 예가 있다.

Scratch test 특이 항원에 양성(안전성 높음)

피내반응 특이 항원에 양성(지연형 반응도 관찰할 수 있지만 shock를 일으키는 경우가 있어서 주의가 필요)

백혈구 (호산구) 증가하는 예가 있다.

TARC (thymus and activation-regulated chemokine) 중증도 평가에 보조적으로 검사한다.

경과관찰을 위한 검사와 측정빈도

혈청 IgE 진단 및 활동성의 판정, 치료효과 판정에 유용한 경우가 있다. **⟨급성기⟩** 2~4주마다 **⟨회복기⟩** 2~6개월마다 검사한다.

호산구 **⟨급성기⟩** 2~4주마다 **⟨회복기⟩** 2~6개월마다 검사한다.

진단·경과 관찰상의 요점

① 검사해도 원인불명인 예도 많다. ② 심신의학적 치료가 필요한 예도 있다.

Behçet disease

원인불명이지만 면역계 이상이 병인으로 추측되는 질환으로 재발성 구강 내 aphtha성 궤양, 피부병변(결절성 홍반, 모낭염양 피진, 피하의 혈전성 정맥염), 외음부 및 소화관의 궤양, 포도막염 등의 염증성 안병변이 주로 나타나는 질환이다. 상기 주증상에 추가하여 관절염, 부고환염, 장관병변(회맹부 궤양 등), 혈관병변(심부정맥의 혈전 등), 신경병변(뇌간이나 소뇌를 중심으로 생기는 염증)이 초래된다. 병형이 여러 가지여서 임상증상도 다양하다. Asia에서는 HLA-B5 및 B51, A26이 존재하는 환자가 많다. T 림프구의 과잉 반응성에 근거하는 호중구의 기능항진이 기본적인 병태로 이해하고 있다.

검사소견

혈청 IgG, IgA, IgM 증가

혈청 IgD 증가

혈청 α_2-globulin 증가

ESR 항진

CRP 증가

백혈구 증가(특히 호중구)

침(needle) 반응 양성

호중구 기능 항진

Needle 반응: 환자 전완 등에 25 G needle을 5 mm 깊이로 피내천자하고, 24~48시간 후에 2 mm 정도의 홍반이 나타나는 것을 양성으로 해석한다. 호중구 유주능 항진으로 인한 반응이다.

경과관찰을 위한 검사와 측정빈도

질환의 중증도, 활성도, 치료효과 등을 판정하기 위하여 측정한다.

ESR **⟨급성기⟩** 1~2주마다 **⟨만성기⟩** 1~2개월마다 검사한다.

CRP **⟨급성기⟩** 1주마다 **⟨만성기⟩** 1개월마다 검사한다.

백혈구 **⟨급성기⟩** 1주마다 **⟨만성기⟩** 1개월마다 검사한다.

혈청 IgG, IgA, IgM 질환의 활성도, 치료효과를 판정하기 위하여 측정한다. CRP 정도로 단기간에는 변화하지 않는다. **《급성기》** 2~4주마다 **《만성기》** 1~6개월마다 검사한다.

진단·경과 관찰상의 요점

① 다양한 임상증상을 나타내므로 임상증상의 악화 등 질환 활동성의 지표가 된다. ② 생명에 관한 예후를 좌우하는 소화기 병변, 혈관병변, 중추신경 병변 등이 발병 초기에는 보이지 않는 경우가 있어서 경과를 신중하게 관찰할 필요가 있다. ③ 특징적인 검사소견이 없기 때문에 임상증상, 안, 피부 소견 등을 종합하여 진단한다. ④ 중추신경 병변(수막염 등)에서는 CSF를 채취하여 단백, 다핵백혈구 증가를 확인한다. ⑤ 주로 중년여성에서 Behçet양 자각증상이 나타나는데, 타각 객관적인 소견이 없는 pseudo-Behçet병의 감별이 곤란한 경우가 있다.

Chronic fatigue syndrome [CFS], 만성피로 증후군

건강한 생활을 영유하던 사람이 일상생활을 해치도록 현저한 피로감·권태감이 생기고, 게다가 지속하는 것이 주징인 원인불명의 증후군이다. 피로감의 정도는 1개월에 수일은 사회생활이나 노동을 할 수 없어 자택에서 휴양이 필요한 것부터 아무리 노력해도 통상의 일상생활을 보낼 수 없는 심각한 것까지 다양하다. 임상증상은 대단히 다양해서 만성으로 장기간 경과하는데, 경쾌해지거나 또는 악화를 반복하는 기복을 보이는 특징이 있다. 피로감 이외의 자각증상은 근육통·근력저하, 수면장애, 사고력 저하, 집중력 저하, 억울(depression) 증상 등이다. 타각증상은 일내 변동을 보이는 37℃대의 미열, 비삼출성 인두염이나 림프절 종대 등이다. 검사상 이상이 거의 나타나지 않고, 만성 virus 감염도 의심되지만 질환을 설명하기에는 충분치 않고, 가능성도 크지 않다. 유사 질환으로 전신의 동통과 권태감을 주로 소호하는 섬유근육통증(fibromyalgia)이 있다.

검사소견

CRP 대부분 정상(현저한 증가는 다른 질환을 고려)

ESR 대부분 정상(현저한 항진은 다른 질환을 고려)

백혈구 대부분 정상

진단·경과 관찰상의 요점

① 정신과적 질환과의 감별이 필요한 경우가 있다. ② 검사소견에는 특징적인 이상이 없어 검사치에 의지할 수 없다. ③ 임상소견, 신체소견이 중요하다. ④ 다른 기질적 질환을 제외한다.

Congenital immunodeficiency syndrome, 선천성 면역부전증후군

유전자 이상 등이 원인인 면역계 세포의 수 감소, 기능장애, 항체 결손·감소, 보체 결손, 탐식세포 기능이상 등으로 인한 면역기능 저하를 초래하는 상태이다. 원발성 면역부전증의 대부분은 선천성이지만 후천성인 것도 있다. 면역계는 항체생산계, T 세포·세포성 면역계, 보체계, 식세포계로 크게 나누지만 그 자체에 결함이 있던가, 유전형식, 특징적 임상상, 병태 등을 근거로 항체 결핍증, 복합면역 부전증(T

세포 부전은 필연적으로 항체 생산 부전도 수반하고, 세포면역부전과 항체 결핍증이 복합하여 존재한다), 면역조절 이상, 자연면역 결함, 보체 결손증, 식세포 이상증, 자가염증성 이상 등으로 분류한다. T 세포와 항체는 항원과 특이적으로 반응하지만 보체와 식세포에는 그와 같은 특이성이 없다. 그런 입장에서 특이 면역부전증, 비특이 면역부전증으로 분류하기도 한다. 장애를 입은 면역계에 따라 출현하는 면역부전 상태 및 증상 등이 다르다. 임상적으로 가장 문제가 되는 것은 이감염성(susceptibility to infection)이다.

검사소견

병형에 따라 다르므로 참고로 다음 검사로 정리하였다.

혈청단백 분획, 전기영동 γ분획 감소 등

혈중 면역 globulin 감소하는 예가 있다.

백혈구, 분획 백혈구 감소, 림프구 감소를 보이는 예가 있다.

림프구 (T, B 세포) 감소하는 예가 있다.

혈소판 감소하는 예가 있다.

T 세포 subset ($CD4^+$, $CD8^+$ 등) 감소하는 예가 있다.

ADA, PNP 감소하는 예가 있다.

ASO, ASK 감소하는 예가 있다.

NBT 환원능 저하하는 예가 있다.

PPD 등 반응 음성인 예가 있다.

림프구 자극시험 저반응인예가 있다.

보체 CH_{50}, C_3, C_4가 감소하면 각 보체성분을 정량하는 경우도 있다.

진단·경과 관찰상의 요점

① 여러 가지 선천적인 원인으로 발병하기 때문에 체액성 면역계(항체 결손), 세포성 면역계 또는 양쪽 면역계 장애, 또한 그 외에 보체 결손, 식세포 기능장애로 분류하여 진료한다. ② 검사 수치상 정상이라도 기능이상을 보이는 경우도 있다. ③ 면역부전증후군으로 생각되는 증상의 이감염성(susceptibility to infection)으로는 세포성의 반복성 감염증, virus 등의 감염증의 난치화, 병원성이 낮은 미생물로 인한 감염 등

Drug eruption(rash), 약진

약물 사용으로 유발되는 피부병변이다. Allergy 기전으로 출현하는 경우가 많다. 팔다리, 몸통, 얼굴 등에 나타나는 경우가 많다. 약물 사용 후, 단시간에서 2~3주 이내에 나타난다. 심각한 것으로는 중독성 표피괴사증(toxic epidermal necrolysis) 등이 있다. 피부에 직접 사용하여 생긴 피진은 접촉성 피부염으로 약진에는 포함되지 않는다. 발병 기전으로 allergy성과 비 allergy성으로 나누는데, 전자는 어떤 약물에 감작된(allergy 반응이 일어나도록 된) 개체에만 생기는 것이고, 후자는 감작 여부와 관계없이 누구라도 일어나게 된다.

검사소견

백혈구 때로 호산구 증가

CRP 증가하는 예가 있다.

ALT 증가하는 예가 있다.

혈청 IgE 증가하는 예가 있다.

림프구 자극시험 원인 약물에 양성을 보이는 예가 있다.

경과관찰을 위한 검사와 측정빈도

약진은 allergy 기전으로 일어나는 경우, 약물 투여 중지 후 1~2일에 개선되는 경우가 많다.

백혈구 **〈급성기〉** 2~3일마다 **〈회복기〉** 1~2주마다 검사한다.
혈청 IgE **〈급성기〉** 1주마다 **〈회복기〉** 2~4주마다 검사한다.

진단·경과 관찰상의 요점

① 원인으로 가능성이 있는 약물 투여를 중단하여 본다. 약물 투여 중단만으로 약진이 개선되는 경우가 많다. ② 위험성이 적은 약물이라면 원인 약물 동정을 위하여 challenge test를 행하는 경우도 있다. ③ 약진만이 아니라 기타 장기장애를 수반하는 경우도 있어서 전신을 검색할 필요가 있는 예도 있다.

Mixed connective tissue disease [MCTD], 혼합성 결합조직병

지가면역 기선으로 인한 전신성 만성염증성 질환으로 피부, 근육, 폐 등에 주요 병변을 보이는 질환이다. 혼합성이라는 표현대로 SLE양, 전신성 경화증(systemic sclerosis; SSc)양, 피부근염·다발성 근염(DM/PM)양 가운데 적어도 2 가지 요소가 혼재한 질환으로 각 소견이 동일 환자에 동시에 또는 경과와 함께 나타나고, 혈청은 항 U1-RNP 항체의 고역가 양성을 나타내는 것이 특징이다.

검사소견

ESR 항진
CRP 증가하는 경우가 많다.
백혈구 감소하는 경우가 많다.
적혈구, Hb 감소하는 경우가 있다.
ANA (항핵 항체) 양성
항 RNP 항체 양성
보체가 감소하는 경우가 있다.

경과관찰을 위한 검사와 측정 빈도

ESR 활동성, 중증도, 치료효과 등을 판정하기 위하여 측정한다. **〈급성기〉** 1~2주마다 **〈만성기〉** 1~6개월마다 검사한다.
CRP 활동성, 중증도, 치료효과 등을 판정하기 위하여 측정한다. **〈급성기〉** 1주마다 **〈만성기〉** 1~6개월마다 검사한다.
ANA 진단상 필요하지만 활동성과는 관계가 없다. **〈급성기〉** 1회 **〈만성기〉** 필요 없음
보체가 활동성, 치료효과 등을 판정하기 위하여 측정한다. **〈급성기〉** 1주마다 **〈만성기〉** 2~6개월마다 검사한다.
백혈구 활동성, 중증도, 치료효과 등의 판정과 부작용을 monitor 하기 위하여 측정한다. **〈급성기〉** 1~2주마다 **〈만성기〉** 1~6개월미다 김사한다.

진단·경과 관찰상의 요점

① 폐고혈압증(pulmonary hypertension)을 나타내는 경우가 있어서 MCTD의 사인으로 중요하다. 흉부 X 선, 청진, 심전도, 필요한 경우에 심장초음파 검사 등을 정기적으로 검사한다. ② SLE에 비하여 신장기능장애를 일으키는 경우는 적다. ③ 경과관찰 중에 고열을 나타내는 경우가 있어서 원질환의 악화, virus 감염증(EBV 등), 세균 감염증 등을 감별할 필요가 있다. 실제로는 혈청학적 검사와 더불어 항균약으로 대처하는 경우가 많다.

Pollenosis, 화분증

허공에 떠다니는 꽃가루가 allergen인 I형

allergy로 화분의 size가 크기 때문에 하기도로의 흡입으로 인한 것이 아니라 주로 눈, 코 증상을 나타낸다. 계절성이 있는 발작성 자진 재채기, 수성 콧물, 코막힘, 눈물 등이 주증상이다. 코·눈 증상 이외에 피부소양감이나 호흡곤란증을 수반하는 경우도 있다. 고초(枯草)를 가까이 해서 발병하는 고초열(hay fever)도 화분증의 1 종이다.

검사소견

RAST (항원 특이 IgE) 양성

백혈구 호산구 증가를 보이는 예가 있다.

IgE 증가하는 예가 있다.

비즙 호산구 증가 (2차성 세균성 감염 등의 합병인 경우, 비즙 중 호중구 증가를 보이는 예도 있어서 주의가 필요하다)

피내 test 양성

Scratch test 양성

Prick test 양성

경과관찰을 위한 검사와 측정빈도

IgE 진단확정, 활동성, 치료효과를 판정하기 위하여 측정한다. 단, 천식, atopy성 피부염 등에 비하여 화분증은 IgE가 양성으로 검출되지 않는 예도 많다. **(급성기)** 2~4주마다 **(만성기)** 1~2개월마다 **(회복기)** 1~6개월마다 검사한다.

진단·경과 관찰상의 요점

① 계절에 따라 증상이 변하는 것을 확인한다(계절성을 알면 항원을 동정하는 것도 용이하다). ② 치료에 저항성을 보이는 경우에는 안과적, 이비인후과적 국소병변이 아닌지 확인한다. ③ 피내 test에는 항 histamine 약물 등이 중지되었는지를 확인한다. ④ 진단은 비즙 호산구의 확인이 신뢰할 수 있지만 통상은 RAST에서 양성인 것을 항원으로 생각한다.

Polymyositis/Dermatomyositis [PM/DM], 다발성 근염/피부근염

자가면역 기전으로 인하여 근육 및 피부(피부근염만)를 중심으로 염증을 주병변으로 하는 교원병의 일종이다. 다발성 근염, 피부근염의 2가지 질환은 피부병변 여부로 피부근염, 다발성 근염으로 구별하는데 피부증상을 제외하면 유사하지만 병태는 다른 것으로 이해하고 있다. 피부증상을 제외하면 PM은 주로 세포성 조직장애를 보이지만 DM은 항원항체 복합체가 관여하는 혈관염이 주병태이다. 발병의 남녀 비는 대략 1 : 2이고, 어느 연령층에서도 발병하지만 소아에서 발병하는 것은 대부분이 피부근염이다. 체간, 사지근위부위, 경부의 근력저하와 근육통, 안면 특히 안검, 안와주위의 부종성 자색피진(heliotrope eruption) 혹은 홍진, 사지, 손가락 관절 배면의 낙설(상피벗음 : desquamation)을 수반하는 융기성 발진(Gottron sign) 등이 특징적인 병변이다. 근육 이외 증상으로 관절통·관절염 등의 관절증상(약 30%), Raynaud 현상(약 30%), 간질성 폐렴(40~50%), 심장병변 등이다. 악성종양이 일반 인구보다 고빈도(10~20%)로 합병하는데 특히 40세 이상 남성에 많다.

Heliotrope eruption : 피부근염에 특징적인 피부증상의 하나로 양측 안검부위에 생기는 lilac 꽃색과 유사한 청자색 내지 홍자색 부종상 피진으로 일광 노출에 악화하는 경우가 있다.

Gottron sign : 피부근염에서 보이는 관절배면에 cobblestone 모양의 암자홍색 각화성 국면을 말한다.

검사소견

CRP 증가

ESR 항진

CK 증가

LD 증가

Aldolase 증가

ANA 양성인 경우가 많다.

항 Jo-1 항체 양성인 경우가 있다.

경과관찰을 위한 검사와 측정 빈도

CRP 활동성, 중증도, 치료효과 등을 판정하기 위하여 측정한다. **(급성기)** 1주마다 **(만성기)** 1~3개월마다 검사한다.

ESR 활동성, 치료효과를 판정하기 위하여 측정한다. **(급성기)** 1~2주마다 **(만성기)** 1~3개월마다 검사한다.

CK 중증도, 활동성, 치료효과 등을 판정하기 위하여 측정한다. **(급성기)** 2~7일마다 **(만성기)** 1~3개월마다 검사한다.

항 Jo-1 항체 진단상 유의의. 간질성 폐렴 등 장기장애의 예후판정을 위하여 측정한다. **(급성기)** 진단을 위하여 1회만 측정한다. **(만성기)** 불필요

ANA 진단상 의의는 있지만 활동성과는 상관성이 없다. **(급성기)** 1회 **(만성기)** 불필요

진단·경과 관찰상의 요점

① 성인에서는 악성종양을 합병하는 경우가 있어서 내장 등의 정밀검사가 필요하다(통상, 악성종양의 합병은 피부근염 발병 시 또는 발병 후 1~2년 이내에 보인다). ② 재발하는 경우도 많아 steroid 감량 등은 서서히 경과를 관찰하면서 시행한다. ③ 폐섬유증이 경과 중에 발생하는 경우도 있어서 신중하게 경과를 관찰할 필요가 있다. 근증상이 가볍고, CK가 약간 증가하거나 기준범위 내이고, 항 Jo-1 항체 음성인 피부근염(amyopathic dermatomyositis)은 급속진행성에 예후불량인 간질성 폐렴[병리조직학적으로는 diffuse alveolar damage (DAD)를 나타냄]이 발병되는 경우가 있다. ④ Steroid 대량 투여로 인한 steroid myopathy는 근력저하, 근위축은 있지만 통상, 혈청 CK는 증가하지 않는다. ⑤ 피부근염과 다발성 근염의 감별은 피부근염에서는 피부증상(heliotrope eruption, Gottron sign 등)이 있거나 근생검 조직상 혈관주위, 근육내막에 CD 8^+ T 세포와 함께 CD 4^+ T 세포나 B 세포의 침윤이 보이는 경우이다. ⑥ 진단에는 임상증상, 소견, 혈청학적 검사에 추가하여 근육(주로 사지)의 CT, MRI, 근전도, 근생검이 필요하다.

Rheumatoid arthritis [RA], 류마티스 관절염

원인불명 자가면역 질환으로 주병상은 만성, 대칭성, 다발성, 미만성 활막염인 만성 다발성 관절염이다. 관절염의 주병변인 관절활막은 그 염증과 증식은 골, 연골 등을 상해하여 관절의 파괴와 변형을 초래한다. 병태의 주역은 호중구, macrophage, T 림프구, 활막세포로 cytokine 생산 이상을 수반하는 복합적 이상이 존재한다. 염증성 cytokine(TNF-α, IL-6, IL-1 등)이 질환의 활동성을 유지하는데 중요하다. 병리조직상 특징은 침습성이 강한 육아조직(pannus) 형성이다. 중년 이후에 많고, 여성에 많다.

Pannus on arthritis : 관절 활막의 염증이 관절 연골에 파급되어 그 침윤으로 형성된 육아조직이다. 활막의 관절연골 이행부에 생겨서 관절연골 표면을 덮고, pannus의 진전과 더불어 관절연골은 파괴된다. 그 작용기전은 상세하게 밝혀지지 않았지만 활

막 중의 macrophage, 다형핵 백혈구, 섬유모세포, 활막세포 등에서 여러 가지 염증성 cytokine, protease를 분비하여 그 상호작용으로 연골이 융해되는 것으로 이해하고 있다. Pannus의 일부는 연골 밑으로도 침입한다.

검사소견

ESR 거의 모든 증례에서 항진(활동성 지표)
CRP 증가하는 경우가 많다(활동성 지표).
혈소판 증가하는 경우가 많다(염증정도에 따라).
혈청 albumin 감소하는 경우가 많다.
혈청 총단백 증가하는 경우가 많다.
γ-Globulin 증가하는 경우가 많다.
Rheumatic factor (RF) 양성인 경우가 많다. 음성이라도 부정할 수는 없다(발병 시 70%, 발병 2년 이내에 80~85%는 양성). 음성에서도 항 galactose 결손 IgG 항체 또는 MMP-3 혈중 농도가 양성으로 되는 경우가 있다.
항 CCP 항체 양성. 조기 RA에서도 80% 이상의 감도, 특이도를 보이는 보고도 있다. 진단을 위해서만 사용한다.

경과관찰을 위한 검사와 측정빈도

RF 활동성 판정(IgG-RF), 치료효과 판정(IgG-RF), 진단을 위하여 측정한다. **〈급성기〉** 2주~1개월마다 **〈만성기〉** 1~2개월마다 검사한다.
ESR 활동성 판정, 치료효과 판정을 위하여 측정한다. **〈급성기〉** 2주마다 **〈만성기〉** 1~2개월마다 검사한다.
CRP 활동성 판정, 치료효과 판정을 위하여 측정한다. **〈급성기〉** 2주마다 **〈만성기〉** 1~2개월마다 검사한다.
혈청 albumin 활동성 판정, 부작용 monitor 로서 측정한다. **〈급성기〉** 2주~1개월마다 **〈만성기〉** 1~3개월마다 검사한다.
백혈구 활동성 판정, 부작용 monitor로서 측정한다. **〈급성기〉** 2주~1개월마다 **〈만성기〉** 1~3개월마다 검사한다.
혈소판 활동성 판정, 부작용 monitor로서 측정한다. **〈급성기〉** 2주마다 **〈만성기〉** 1~3개월마다 검사한다.
AST, ALT, γ-GT 항류마티스 약물(dystrophia myotonica antirheumatic drug; DMARD)의 부작용 monitor로서 측정한다. **〈급성기〉** 2주마다 **〈만성기〉** 1~3개월마다 검사한다.

진단·경과 관찰상의 요점

① ESR, CRP 등은 질환 활동성에 따라 변화하므로 경과관찰에 적합하다. 혈소판, 혈청 albumin 농도 등도 같은 경향이다. ② 만성염증으로 인한 저색소성소구성 빈혈(혈청 철 감소, UIBC 저하~정상)을 나타내는 경우가 있는데, 약물(non-steroidal anti-inflammatory drug; NSAID 등)로 인한 소화관 출혈(혈청 철 감소, UIBC 증가)과 감별이 필요한 경우가 있다. ③ 1년에 1회 정도의 관절 X 선 검사로 진행정도를 검색한다. 관절염, 염증반응의 진정화를 도모하는 동시에 관절 파괴 진행을 저지하기 위한 치료를 모색한다. ④ 관절 파괴 억제와 염증을 강력하게 억제하는 생물학적 제제에 의한 치료를 도입하는 것이 필요한 증례가 있다. 경과 중에 폐섬유증을 일으키는 경우가 있는데, 이것이 류마티스 관절염으로 인한 것인지, 약물로 인한 것인지 [gold 제제, methotrexate, actarit, bucillamine, leflunomide (아라바 정)등 DMARDs로 간질성 폐렴을 나타낼 가능성이 있는 것이 많다]를 감별할 필요가 있는 경우가 적지 않다. ⑤ Methotrexate, leflunomide, 전술한 생물학적 제제(infliximab, adalimumab) 등에서 심각한 부작용이

출현하는 약물도 있어서 부작용을 조기에 발견하기 위하여 자주 검사한다.

Serum sickness, 혈청병

항혈청, 항흉선세포 globulin(anti-thymocyte globulin; ATG) 등의 이종 단백 등의 투여 후에 생기는 Ⅲ형 allergy 반응으로 인한 면역복합체병이다. 광의(廣意)로는 약물 등에 의한 병태도 포함된다. 즉, 이종 동물단백 등 가용성 항원과 그에 대한 항체로 인하여 면역복합체가 형성되어 조직에의 침착과 국소에서의 Ⅲ형 allergy 기전으로 야기되는 조직 및 장기장애이다.

검사소견

백혈구 증가하는 예가 있다.
ESR 항진
요단백 양성
혈청 보체가 감소

경과관찰을 위한 검사와 측정빈도

백혈구 **〈급성기〉** 1주마다 **〈회복기〉** 1개월마다 검사한다.
ESR **〈급성기〉** 1주마다 **〈회복기〉** 1개월마다 검사한다.
요단백 **〈급성기〉** 3일~1주마다 **〈회복기〉** 1개월마다 검사한다.
혈청 보체가 **〈급성기〉** 1주마다 **〈회복기〉** 1개월마다 검사한다.

진단·경과 관찰상의 요점

① 이종 동물 단백에 의한 항혈청을 사용하는 기회가 감소하였기 때문에 ATG 투여 이외에 경험하기는 대단히 드물다. ② 발병 전에 이종 동물의 단백 등을 환자에 사용한 적이 있었는지를 확인한다.

Sjögren syndrome

자가면역 기전으로 누액, 타액 등의 외분비선에 림프구 침윤으로 인한 선조직 파괴가 일어나서 누액, 타액의 분비저하를 초래하는 만성 염증성 전신질환이다. 주로 누선(lacrimal gland), 타액선(salivary gland)의 염증과 파괴로 인하여 dry eye, dry mouth를 초래한다. 선외 증상으로 림프종, 간질성 신염, 관절염, 혈관염, 간질성 폐렴 등을 나타내는 경우가 있다. 건조증후군이 단독인 원발성과 관절 류마티스, SLE, 이외의 교원병 합병을 나타내는 속발성으로 분류한다. 눈의 이물감, photophobia, 충혈(안구건조증) 및 구강건조증, 우치(caries) 증가를 나타낸다.

검사소견

CRP 증가(활동성에 따라서)하는 경우가 있다.
ESR 항진(활동성에 따라서)하는 경우가 있다.
ANA (항핵 항체) 양성
γ-Globulin 증가(2~3 g/dL, 때로 3 g/dL 이상)
항 SS-A/Ro 항체 양성인 경우가 많다.
항 SS-B/La 항체 양성인 경우가 많다. 질환 특이성이 높다.

경과관찰을 위한 검사와 측정빈도

CRP 활동성, 중증도, 합병증 등의 판정, 치료법 적응을 검토하기 위하여 측정한다. **〈급성기〉** 1~2주마다 **〈만성기〉** 1~3개월마다 검사한다.
ESR 활동성, 중증도, 치료효과 등의 판정을 위하여 측정한다. **〈급성기〉** 1~2주마다 **〈만성기〉** 1~6개월마다 검사한다.

ANA 진단을 위하여 측정한다. 활동성과는 상관 없다. **〈급성기〉** 1회 **〈만성기〉** 1~2년마다 검사한다.

γ-Globulin 활동성을 판정하기 위하여 측정한다. **〈급성기〉** 2주~1개월마다 **〈만성기〉** 3~6개월마다 검사한다.

항 SS-A/Ro 항체, 항 SS-B/La 항체 진단을 위하여 측정한다. 활동성의 지표가 되는 경우도 있다. **〈급성기〉** 1회 **〈만성기〉** 2~6개월마다 검사한다.

진단·경과 관찰상의 요점

① 진단은 안(눈), 구강의 건조증상 여부가 중요하다. ② 악성종양, 특히 악성림프종의 합병이 고빈도로 보이므로 전신검색이 필요하다(악성림프종 발생에 수반, RF 음성화, γ-globulin 감소 등이 보이는 경우가 있다). ③ 혈액 가스분석, 요 pH 등을 검사하여 세뇨관성 acidosis 유무를 검색한다. 확정진단을 위해서는 NH_4Cl 부하시험을 행한다. ④ 임신에서는 항 SS-A/Ro 항체가 강양성인 경우는 태아 심 block, 자궁 내 사망, 유산 등에 관여할 가능성이 있어서 임신 조기(10주 이후)에 주의 깊게 태아를 monitor할 필요가 있다. ⑤ IgG4 관련 질환과의 감별에 주의가 필요하다. 혈중 IgG4 농도, 조직의 IgG4 양성세포 침윤이 중요하다.

Systemic lupus erythematosus [SLE], 전신성 홍반성 루푸스

여러 가지 자가항원에 대하여 항체를 생산하는 대표적인 장기 비특이 자가면역 질환인 전신성 만성염증성 질환이다. 항핵 항체를 비롯하여 다양한 자가항체 출현이 특징이다. 다량의 면역복합체가 혈류에서 생성되어 세망내피계의 처리능력이 미치지 못하기 때문에 여러 장기에 침착하여 장기장애(피부, 신장, 중추신경계, 또한 조혈기계 등)를 초래한다. 압도적으로 여성에 많고(남녀비는 1 : 9), 20~ 40세에 호발하여 성 호르몬의 관여가 시사되고 있다. 장기장애로는 신장과 중추신경이 가장 중요한데, 이는 자가항체, 항원항체 복합체의 침착(Ⅲ형 과민반응), 혈관염 등으로 비롯되는 것으로 이해하고 있다.

검사소견

백혈구 감소. 림프구 감소

ESR 항진(활동성에 따라서 항진하지만 CRP는 증가하지 않는 경우가 많다)한다.

ANA (항핵 항체) 양성

혈청 보체가 감소(활동성에 따라서) 한다.

항 ds-DNA 항체 증가. 질환 특이성이 높다(활동성에 따라서).

요단백 양성인 경우 신장장애를 고려한다.

매독 혈청반응 위양성인 경우가 있다(항인지질 항체 존재를 고려한다).

혈소판 감소하는 경우가 있다.

적혈구 (Hb, Ht) 감소하는 경우가 있다.

항 Sm 항체 양성인 경우가 있다. 질환 특이성이 높다(활동성과는 관계 없음).

항인지질 항체 양성인 경우가 있다(APTT 연장, PT 정상인 경우 lupus anticoagulant 의 존재를 고려한다).

Creatinine (Cr) 증가하는 경우가 있다.

경과관찰을 위한 검사와 측정빈도

SLE의 중증도, 활동성, 치료효과 등을 판정하기 위하여 다음의 검사를 측정한다.

ESR **〈급성기〉** 1~2주마다 **〈만성기〉** 1~3개월마다 검사한다.

혈청 보체가 **〈급성기〉** 1~2주마다 **〈만성기〉** 1~2개월마다 검사한다.

항 ds-DNA 항체 **〈급성기〉** 2주마다 **〈만성기〉** 1~3개월마다 검사한다.

요단백 요단백 검사는 정성뿐만 아니라 정량도 필요하다. 특히 축뇨가 쉽지 않은 외래에서는 경과를 관찰하기 위하여 요중 TP/Cr 비를 검사하면 효과적으로 요단백을 추시할 수 있다. 동시에 요잠혈, 요침사도 측정한다. **〈급성기〉** 1주마다 **〈만성기〉** 1~2개월마다 검사한다.

백혈구 SLE의 중증도, 활동성, 치료효과 등의 판정이나 H_2 blocker, 면역 억제제 등으로 인한 골수억제의 부작용을 monitor하기 위하여 측정한다. **〈급성기〉** 1주마다 **〈만성기〉** 1개월마다 검사한다.

적혈구 SLE의 중증도, 활동성, 치료효과 등의 판정을 위하여, 또한 치료에 수반하는 소화관 출혈, 골수억제 등의 부작용을 monitor 하기 위하여 측정한다. 적혈구 및 Hb이 감소하는 경우, 망상적혈구 수가 증가하면 용혈 또는 소화관 출혈이 의심되는 소견이다. 그리고 망상적혈구 수가 증가하지 않거나 감소하면 원질환 또는 약물로 인한 RBC 생산저하, 또는 신부전이라면 신성빈혈이 의심된다. **〈급성기〉** 1주마다 **〈만성기〉** 1개월마다 검사한다.

AST, ALT, γ-GT 원질환으로 인한 간장애 또는 약물성 간장애를 monitor 하기 위하여 측정한다. **〈급성기〉** 1~2주마다 **〈만성기〉** 1~3개월마다 검사한다.

Albumin 중증도 판정, 장기병변 판정을 위하여 검사한다. 만성염증에 수반하는 저 albumin혈증 그리고 요(신증후군) 또는 소화관(단백누출성위장증)으로부터 체외 배설로 인한 저 albumin혈증이 의심된다. **〈급성기〉** 1~2주마다 **〈만성기〉** 1~3개월마다 검사한다.

진단·경과 관찰상의 요점

① 첫번째 사인은 감염증으로 부신피질 steroid, 면역억제제의 사용이나 증량은 신중을 기해야 한다. 면역억제 상태가 강한 경우에서 pneumocystis 폐렴이나 cytomegalovirus 감염증의 조기 발견을 위하여 β-D-glucan, cytomegalovirus·antigenemia 등을 적절하게 검색하는 것이 바람직하다. ② 통상, 활동성이 항진할 경우에는 CRP가 거의 증가하지 않아 ESR과 CRP의 동태는 평행하지 않다. 흉막염 등 장막염(serositis)일 때에는 CRP가 증가하는데, CRP 증가가 현저할 때에는 감염증 등 원질환 이외의 질환이 의심되는 소견이다. 부신피질 steroid의 대량 투여 시에는 CRP 증가가 억제되기 때문에 감염증이 존재하더라도 약간만이 증가하기 때문에 감염증 진단에 주의하여야 한다. ③ 신장기능 저하를 수반하는 경우에는 혈청 Cr, K 등을 급성기에는 신장기능 정도에 따라 1주에 2~3회 검사하는 경우도 있다. SLE 환자에서는 대부분 부신피질 steroid를 사용하고 있어서 체내 이화항진과 더불어 근육이 위축되기 때문에 BUN/Cr 비가 커지는 경우가 많다. 혈청 Cr만을 지표로 신부전에 대한 투석요법 개시시기를 판정하기는 무리이다. 혈청 Cr이 낮아도 요독증의 가능성을 의심할 필요가 있다. ④ 중추신경 장애가 의심되면 요추천자를 하여 IgG index, CSF IL-6나 혈청 ribosomal P 항체 등을 측정한다. 중추신경계 lupus의 진단이나 활동성 평가에 유효하다.

Systemic sclerosis [SSc], 전신성 경화증

자가면역 기전으로 인한 것으로 생각되는 피부의 경화, 비후를 특징으로 발생하는 경화증 가운데 피부뿐만 아니라 전신의 제장기(폐, 소화관, 심장, 신장, 관절 등)에 섬유화 병변을 초래하는 경우가 많은 만성염증성 질환이다. 발병 전부터 Raynaud 현상을 수반하는 경우도 많고, 말초순환 장애로 인하여 손·발가락끝 괴사를 일으키기도 한다.

Raynaud phenomenon : 사지말초가 발작적인 동맥수축으로 인하여 혈액결핍을 초래하여 피부의 창백화, cyanosis가 생겨 냉감이나 동통을 소호하는 현상이다. 회복하면 반대로 충혈, 발적이 생긴다.

검사소견

γ-Globulin 증가하는 경우가 많다.

ANA (항핵 항체) 양성

항 Scl-70 항체 양성인 경우가 있다(미만성 경화증형에 많다).

항 centromere 항체 양성인 경우가 있다(국한성 경화증형, CREST 증후군에 많다).

ESR 항진

CREST syndrome : Calcinosis, Raynaud phenomenon, esophageal dysfunction, sclerodactyly, telangiectasia를 나타내는 질환을 말한다.

경과관찰을 위한 검사와 측정 빈도

ESR 활동성 및 치료효과를 판정하기 위하여 측정한다. 마찬가지로 CRP도 활동성의 지표가 되는 경우가 있다. **〈급성기〉** 1~2주마다 **〈만성기〉** 1~3개월마다 검사한다.

γ-Globulin **〈급성기〉** 2~4주마다 **〈만성기〉** 1~3개월마다 검사한다.

ANA, 항Scl-70 항체, 항 centromere 항체 활동성의 지표는 되지 않으나 진단에 유용하다. **〈급성기〉** 주로 진단을 위하여 1회 **〈만성기〉** 불필요

진단·경과 관찰상의 요점

① 경화증 신장 crisis를 일으키는 경우가 있어서 돌연 고혈압, 신장기능의 급속 악화 등으로 의심되면 혈장 renin 활성을 측정하여 고활성치를 보이면 ACE 저해약 등을 지급 투여하여 치료한다. 치료시기를 놓치면 치명적이 되는 경우가 있다. ACE 저해약에 반응하지 않는 경우도 있어서 신부전으로 이행하는경우도 있다. 혈압은 정상인데 신장 crisis를 보이는 경우에는 p-ANCA 양성인 반월체 형성성 사구체신장염인 경우도 있어서 신생검으로 진단을 확정하고, 부신피질 steroid 약물 대량 투여 등 적극적인 치료가 효과를 보일 가능성이 있다. ② 폐섬유증의 조기진단에는 등쪽 호흡음의 청진소견(Velcro rale)이나 CT가 유용하다. 폐고혈압에도 주의한다(특히 항 centromere 항체 양성예). ③ 항 Scl-70 항체 양성 예는 항 centromere 항체 양성 예에 비하여 전신성 피부경화나 폐섬유증 등 내장장애가 많아 신중하게 경과를 관찰한다(통상, 항 Scl-70 항체와 항 centromere 항체의 양자가 동일 환자에서 양성인 경우는 없다). 항 Scl-70 항체와 항 centromere 항체로 SSc를 크게 미만성 경화증형과 국한성 경화증형으로 나누는 경우도 있다. ④ 가슴앓이, 복부팽만, 복통, 설사 등은 소화관 병변일 가능성을 시사한다.

Urticaria, 두드러기

일과성으로 가려움을 수반하는 국한성 팽진

과 홍반이 생기는 피부질환이다. 주변에 홍반을 수반하는 편평하고 융기된 원형, 타원형 또는 지도 모양의 팽진으로 흔히 중앙부가 사라지고 환상(環狀)을 나타낸다. Allergy를 위시하여 여러 가지 자극으로 비만세포(mast cell)에서 유리되는 histamine 또는 histamine 유사물질로 인하여 생기는 국소적으로 피부미소혈관에서 혈장 성분의 누출로 야기되는 피부질환으로 모세혈관 투과성 항진으로 인하여 진피상층의 부종을 나타낸다. 급성 두드러기와 지속형인 만성 두드러기로 분류한다.

검사소견

혈청 IgE 양성(증가)

Prick test 특이 allergen에 양성

RAST (항원 특이) IgE 특이 allergen에 양성

Histamine 유리 시험 특이 allergen에 양성

경과관찰을 위한 검사와 측정빈도

RAST IgE 진단, 활동성 판정, 치료효과 판정에 유용한 경우가 있다. **〈급성기〉** 2~4주마다 **〈회복기〉** 2~3개월마다 검사한다.

진단·경과 관찰상의 요점

① 음식물 등의 항원으로 인하여 유도되는 allergy성 두드러기와 한랭, 온열, 일광, 기계적 자극 등으로 유발되는 물리적 두드러기가 존재한다. ② 음식물로 생각돼도 allergen이 RAST나 prick test로 증명되지 않는 예도 있다.

Vasculitis syndrome, 혈관염 증후군

병인과는 관계없이 각종 혈관벽에 생기는 염증성 질환의 총칭으로 혈관의 염증 및 괴사를 초래한다. 임상증상은 전신성 염증증상과 혈관부위에 따른 지배영역의 허혈증상으로 나누고, 이환 혈관의 크기와 부위에 따라 순환장애를 시작으로 장기장애가 규정되는데, 그 결과로 다양한 임상증상을 나타낸다. 면역학적으로 세포성 또는 체액성 기전으로 인하여 혈관염이 초래된다. 병리학적으로 동맥벽에 fibrinoid 괴사를 수반하는 괴사성 혈관염(necrotizing angiitis), 동맥벽에 육아종 형성이 나타나는 육아종성 혈관염(granulomatous angitis), 그리고 동맥내벽 섬유성 비후가 주병변인 폐색성 동맥내막염(obliterating endarteritis)으로 나눈다. 또한 기초질환이 없는 원발성과 교원병 등으로 인한 2차성으로 분류하여 진료하는 것이 일반적이다.

검사소견

백혈구(분획 포함) 증가, 감소, 호중구 증가 등 다양한 변동을 보인다.

ESR 항진

CRP 증가

ANA 양성인 예가 있다.

p-ANCA (MPO-ANCA) 또는 c-ANCA (PR3-ANCA) 양성인 예가 있다.

혈청 보체가 감소하는 예가 있다.

요검사 (단백, 잠혈 등) 양성인 예가 있다.

Creatinine 증가하는 예가 있다.

RF 양성인 예가 있다.

Cryoglobulin 나타나는 예가 있다.

경과관찰을 위한 검사와 측정빈도

이 질환의 활동성 및 치료효과 판정을 위하여 측정한다.

ESR **〈급성기〉** 1~2주마다 **〈회복기〉** 1개월마

다 검사한다.

CRP **〈 급성기 〉** 1주마다 **〈 회복기 〉** 1개월마다 검사한다.

p-ANCA 또는 c-ANCA **〈 급성기 〉** 2주마다 **〈 회복기 〉** 1~2개월마다 검사한다.

진단·경과 관찰상의 요점

① 임상증상으로 이환혈관의 종류, 혈관 크기를 어느 정도 추정하는 것이 가능하다. ② 확정진단을 위해서는 피부, 신장 등의 생검이 필요한 경우가 많다. ③ 교원병 등으로 인한 2 차성 혈관염을 감별한다. ④ 혈관염 증후군 가운데 각각의 질환에 대하여 조기치료가 필요하므로 조기진단이 중요하다. ⑤ 다장기에 걸친 장애이기 때문에 감별이 필요한 경우가 많다. ⑥ 생검이 곤란한 경우, 혈관조영이 진단상 중요하다. ⑦ Cryoglobulin으로 인한 경우에는 통상 채혈에 의한 혈청 보체가는 CH_{50}만 감소하는 cold activation을 보인다.

Ⅵ. 소화기 질환

Acute gastritis, 급성위염

여러 가지 외인이나 stress로 인한 위 점막의 급성염증이다. 기계적·화학적 자극, 세균이나 독소의 자극, stress 등으로 야기되는 위점막의 미만성 급성염증으로 위 점막에 발적, 부종, 미란 등의 염증반응이 급격하게 발생하는 질환이다. 급성단순성 위염, 급성부식성 위염, 급성감염성 위염, 급성화농성 위염 등으로 분류한다. 가장 흔한 단순성 위염은 비교적 경증으로 구토감, 심와부 불쾌감으로 발병하고, 다량의 점액이 혼합된 구토가 일어난다.

검사소견

내시경 염증 정도를 판정

진단·경과관찰상의 요점

급성위염은 통상 원인을 제거하는 것으로 1~2주에 증상이나 조직변화가 신속하게 경쾌해지므로 출혈 등 중증 예를 제외하면 특별히 경과를 관찰할 필요는 없다. 때로 *Helicobacter pylori* 감염으로 인한 급성위염이 있으므로 생검하여 *H. pylori* 유무를 검색한다. *H. pylori* 항체(IgG)는 음성인 경우가 많다. 양성이라면 제균을 고려한다.

Anal fissure, 항문열창

항문 부위에 생기는 급성의 열창에서 만성의 궤양까지 총칭하는 것이다.

진단·경과관찰상의 요점

외용약을 사용하여 병변 부위를 잘 치료함과 동시에 배변습관을 개선하도록 한다.

Anal-peripheral abscess/Anal fistula, 항문주위 농양/항문루

항문움(anal crypt)을 침입경로로 감염된 항문선(anal gland)에 형성된 농양이다.

검사소견

백혈구 기준치 이상
ESR 기준치 이상
CRP 양성

경과관찰을 위한 검사와 측정빈도

백혈구 **〈급성기〉** 활동성을 판정하기 위하여 2~3일마다 검사한다.

진단·경과관찰상의 요점

농양 형성부위에 따라서 치료방침이 약간 다르지만 기본적으로는 절개하여 배농 후 외과적으로 처치한다.

Appendicitis, 충수염

충수에 원발하는 화농성 염증으로 진행되면 농양, 복막염이 합병된다. 충수내강의 협착이나 폐색으로 인하여 내강압이 상승하여 장관내 세균의 2차 감염이나 장관벽의 혈행장애가 초래되어 발생하는 것으로 이해하고 있다. 분석(fecalith) 등이 폐색의 원인이 된다.

검사소견

백혈구 기준치 이상 증가한다. 핵의 left shift를 수반한다.

ESR 기준치 이상

CRP 양성

Fibrinogen 기준치 이상 증가한다.

경과관찰을 위한 검사와 측정빈도

백혈구 **《급성기》**활동성을 판정하기 위하여 매일 검사한다. **《회복기》**치유효과를 판정하기 위하여 2~3일마다 검사한다.

진단·경과관찰상의 요점

임상경과, 신체소견에 의한 진단 및 수술적응을 위한 판단을 신속하게 결정할 필요가 있다. 경과관찰을 위한 경우에도 진단이 확정된 시점에 원칙적으로 수술을 고려한다.

Chronic gastritis, 만성위염

염증에 유래하는 위점막의 조직학적 변화가 지속되는 병태이다. 표층성 위염, 위축성 위염, 비후성 위염, 수반성 위염(concomitant gastritis)의 4형으로 분류되는 것으로 비롯되는 질환군이다. 조직학적으로는 고유 위선의 위축·감소가 기본인데, 선와(crypt)상피의 과형성, 장상피화생 등을 여러 가지 정도로 수반한다. 원인은 감염(주로 *H. pylori*), 약물(주로 NSAIDs), 담즙, 자가면역, allergy, 기타 질환(Crohn병, sarcoidosis 등)에 수반하는 경우 등이 있다.

검사소견

Helicobacter pylori 검사 신속 urease 시험, 배양법, 병리조직 검사, ^{13}C-urea 호기시험, 혈청 항체법, 변중 *H. pylori* 항원 측정법 등으로 *H. pylori* 존재를 진단한다.

H. pylori 항체 *H. pylori* 감염 여부

^{13}C-urea 호기시험 *H. pylori* 감염 여부

변중 *H. pylori* 항원 *H. pylori* 감염 여부

Pepsinogen I/II 점막 위축, 염증 판정, 위축 진행, 염증에서 I/II비 저하

항위벽세포 항체 자가면역성 위염(A형 위염)의 판정

표 78. 위축범위와 정도에 따른 Grade 분류(OLGA grading system)

전정부	위체부			
위축 score	위축 무(0)	경도 위축(1)	중등도 위축(2)	고도 위축(3)
위축 무(0)	stage 0	stage 1	stage 2	stage 2
경도 위축(1)	stage 1	stage 1	stage 2	stage 3
중등도 위축(2)	stage 2	stage 2	stage 3	stage 4
고도 위축(3)	stage 3	stage 3	stage 4	stage 4

(Rugge M, et al : Gut 56: 631~636, 2007)

항내인자 항체 자가면역성 위염(A형 위염)의 판정
Gastrin 위산 분비능의 간접적 지표
혈액검사 빈혈 유무를 검사한다.
내시경 위축부위, 퍼짐, 미란, 장상피화생 등의 진단. 만성위염의 stage 분류법으로 OLGA (operative link for gastritis assessment) 분류가 제창되어 있다(표 78). Stage가 높은 경우에는 점막위축이 광범위하게 미쳐 위암 발생률이 높은 경향을 보이는 소견이다.

경과관찰을 위한 검사와 측정빈도

내시경 정기적으로 1년에 1회 검사한다.

진단·경과관찰상의 요점

① 만성위축성위염은 위암 발생률이 높으므로 내시경 검사로 경과를 관찰하여 조기 발견에 힘쓴다. ② *H. pylori* 양성자는 필요에 따라 균을 제거하기도 한다. 이 경우는 제균(除菌)종료 후 4주 이후에 *H. pylori*의 존재 여부를 진단하여 제균을 판정한다. ③ 자가면역성위염(A형 위염)은 비타민 B_{12} 결핍으로 인한 빈혈 발생에 유의하여 혈액검사, 혈중 비타민 B_{12} 측정하여 부족하면 주사로 보충한다.

Colon cancer, 대장암

대장점막에서 발생되는 악성종양(선암, 육종)의 총칭이다. 대장의 구분에 따라 충수암, 맹장암, 상행결장암, 횡행결장암, 하행결장암, S상결장암, 직장암, 항문암이 있는데, S상결장암의 빈도가 가장 높지만 최근에는 상행결장암도 증가하고 있다. 동물성 지방섭취 증가와 섬유질 섭취 감소가 그 원인으로 고려하고 있는데, 식사의 서구화로 인하여 우리나라에서도 최근 빈도가 현저하게 증가하고 있다. 점막에서 발생하는 악성종양은 선암이라 하고, 그 외의 부위에서 발생하는 악성종양인 육종과 구별하지만 선암의 빈도가 압도적으로 많으므로 대장암이라고 하면 대부분의 경우 선암을 의미한다. 선암에서 암으로 발육·진전하기 위해서는 복수의 유전자 이상의 축적이 필요하다는 것도 밝혀졌다. 육안적 형태의 차이로 1~4형으로, 암의 침윤 정도와 림프절 전이 여부에 따라 Dukes 분류의 A~C로 분류한다. 증상은 혈변, 배변이상이 가장 많지만 진행암에는 빈혈, 복부종류, 장폐색을 보이는 경우도 있다.

검사소견

적혈구 기준치 이하
CEA 기준치 이상
복부 X선 폐색상

경과관찰을 위한 검사와 측정빈도

CEA **〈치료후〉** 수술 후 재발의 기준으로 6개월마다 검사한다.

진단·경과관찰상의 요점

복통, 변비, 빈혈, 항문출혈의 환자는 적극적으로 하부소화관을 검색한다.

Colonic diverticulosis, 대장 게실염(대장 곁주머니염)

장벽의 일부가 바깥쪽으로 향하여 낭상(주머니 모양)으로 돌출된 상태로 결장에 게실이 다발한다. 대부분은 위성게실로 증가하는 경향이다. 무증상인 예가 2/3 정도지만 복통, 변비,

복부팽만 등을 수반하는 예가 있다. 게실염은 10~20%에서 합병하는데, 때로 게실주위염이나 농양 형성을 초래한다. 드물게 게실에서 출혈을 보이지만 게실염의 활동성과는 상관하지 않는다. 우측의 게실염은 충수염과의 감별이 곤란한 경우도 있다.

검사소견

백혈구 기준치 이상(게실염일 경우)
ESR 기준치 이상(게실염일 경우)
CRP 양성(게실염일 경우)
적혈구 기준치 이하(게실염일 경우)
하부소화관 내시경 장관벽 외측으로의 낭상 돌출
하부소화관 조영 장관벽 외측으로의 낭상 돌출

진단·경과관찰상의 요점

대장게실은 소화관의 다른 부위에 생기는 게실과 달리 다발하는 경우가 많아 대부분은 무증상이지만 때로 게실염이나 게실출혈을 일으킨다.

Colonic polyp, 대장 폴립

대장관강 내의 융기성 병변이다. Polyp이란 육안 형태적으로는 국한성으로 융기된 것의 총칭이지만 병리조직학적으로는 여러 가지 종류의 것이 포함되어 있고 분류법도 학자에 따라 일정하지 않았는데, 현재는 Morson의 분류(1968)를 기본으로 한 분류법을 일반적으로 사용하고 있다. 그 분류법은 종양성과 비종양성으로 크게 나눈다. 종양성은 대장 polyp의 대부분을 차지하는 것으로 그 대부분은 선종이다. 비종양성은 과오종(hamartoma)성, 염증성, 분류불능과 그 외로 나눈다. 과오종성은 약년성 polyp과 Peutz-Jeghers형, 염증성은 염증성 polyp과 양성 림프여포성 polyp, 분류불능에는 화생성(metaplastic) 또는 과형성성 polyp이 포함된다. 그외에는 비상피성 polyp이 있는데, 이것들은 평활근종, 지방종, 혈관종, 섬유종, 림프관종, 신경섬유종 등이 있다.

검사소견

CEA 기준치 이상(암 의심)
하부소화관 내시경 대장관 강 내의 융기성 병변
하부소화관 조영 대장관 강 내의 융기성 병변

진단·경과관찰상의 요점

병변의 크기, 성상으로 조직형, 악성도를 추측한다. Polyp을 절제할 경우에는 필요성, 절제방법, 위험도 등을 고려할 필요가 있다.

Constipation, 변비

배변간격이 통상보다 긴 상태, 즉 규칙적인 배변을 못하고, 배변 횟수나 1회 배변량의 감소, 경변, 배변곤란, 잔변감 등을 자각하는 상태이다. 3일~수일에 1회 배변하는 경우가 많다. 병인 별로는 대장암이나 장폐색 등의 기질성 변비와 이완성, 경련성, 직장성 등의 기능성 변비로 분류한다.

검사소견

적혈구 기준치 이하(암 의심)
CEA 기준치 이상(암 의심)
복부 단순 X선 폐색상

진단·경과관찰상의 요점

대부분은 기능성 변비이지만 암 등의 기질성

변비를 놓쳐서는 안 된다.

Crohn disease, 크론병

병인은 아직 밝혀지지 않았지만 질환 감수성 유전자, 장내 환경인자, 면역학적 이상 등의 면에서 병인, 병태가 추구되고 있다. 주로 10대 후반에서 20대 걸쳐서 호발하는 부종, 섬유(근)증이나 궤양을 수반하는 육아종성 염증성 병변으로 구강에서 항문까지 전반적인 소화관에서 일어난다. 대부분은 회장이나 대장, 또는 그 양자에서 주병변을 보인다. 주증상은 복통, 설사, 발열, 체중감소, 항문부 병변 등이다.

검사소견

혈청 총단백 기준치 이하
적혈구 기준치 이하
ESR 기준치 이상
CRP 양성
상하부소화관 내시경 특징적인 궤양상
상부소화관 조영 특징적인 궤양상
소장 조영 특징적인 궤양상
하부소화관 조영 특징적인 궤양상

경과관찰을 위한 검사와 측정빈도

혈청 총단백 **〈급성기〉** 활동성을 판정하기 위하여 2주마다 **〈회복기〉** 치료효과를 판정하기 위하여 1~3개월마다 검사한다.
적혈구 **〈급성기〉** 활동성을 판정하기 위하여 1주마다 **〈회복기〉** 치료효과를 판정하기 위하여 1~3개월마다 검사한다.
ESR, CRP **〈급성기〉** 활동성을 판정하기 위하여 1주마다 **〈회복기〉** 치료효과를 판정하기 위하여 1~3개월마다 검사한다.

진단·경과관찰상의 요점

흔히 항문 병변을 합병한다. 임상상, 영상, 병리소견 등을 종합하여 판정한다. 때로 소화관 협착, 누공(fistula)을 형성하는 경우가 있다.

Diarrheal disease, 설사병

수분이 증가된 분변을 보이는 질환이다. 즉, 분변의 경도가 감소하여 액상 또는 반유동성 분변을 배설하는 질환이다. 배변 횟수의 증가만으로는 설사라 할 수 없다. 만성설사란 통상 3주 이상(유유아는 4주 이상) 설사가 지속되는 상태를 가리킨다.

검사소견

백혈구 기준치 이상
CRP 양성
혈청 총단백 기준치 이하
Cholesterol 기준치 이하
변 배양 세균, 기생충 양성
내시경 원인 질환에 따른 변화

진단·경과관찰상의 요점

설사를 일으키는 원인을 검색한다. 탈수증상이 있으면 시정한다.

Esophagitis, 식도염

위액·십이지장액의 역류(gastroesophageal reflux; GER)나 약물, 진균, virus 등으로 인한 식도점막의 염증이다. 구미에서는 호산구성 식도염이 증가하지만 우리나라에서는 아주 드물다. 가장 많은 것은 위액의 역류로 인한 역류성 식도염이다.

식도염은 급성과 만성으로 분류한다. 급성의 원인은 세균성, 화학성(약물의 정체 등), 외상성 또는 물리적 요인(음식물로 인한 외상, 방사선 치료 등)이 있다. 만성은 이것에 추가로 위액·담즙의 역류, 기타(Plummer-Vinson 증후군 등)가 있다.

Plummer-Vinson syndrome : 철결핍성 빈혈에 연하곤란, 구각염, 설이상(舌異常)을 합병된 질환으로 철결핍성 빈혈의 7~19%에서 출현한다. 기본적으로는 위축으로 인한 염증(설염, 인두염)이 증상의 원인인데, 통상은 철제투여 1~2주에 개선된다.

검사소견

24시간 식도 pH monitoring pH 4.0 이하, 5% 이내

내시경 경우에 따라 색소살포, 조직 생검 등을 한다.

경과관찰을 위한 검사와 측정빈도

내시경 치료 후에는 12개월마다 검사하여 경과를 관찰한다.

진단·경과관찰상의 요점

역류성 식도염에서 Barrett 상피를 수반하는 예는 식도선암 발생 위험이 높으므로 12개월마다 내시경으로 경과를 관찰한다. ② 역류성 식도염의 중증도 판정은 이전에 사용하였던 Savary Miller 분류를 대체하여 Los Angeles (LA) 분류(표 79)를 국제적으로 이용하고 있다. 흔히 사용하는 Grade I에 상당하는 백탁점막 등의 소견은 LA 분류에는 포함되지 않는 등의 문제점이 있지만 누구라도 육안적으로 용이하게 판정하는 소견인 mucosal break(점막상해) 정도로 중증도를 평가하도록 한 것으로 치료효과를 보다 객관적으로 판단할 수 있도록 고안된 것이다. ③ Barrett 식도의 국제적

표 79. 역류성 식도염의 LA Grade (개정 1999)

LA Grade	Mucosal break(점막 상해) 정도
A	직경 5 mm를 초과하지 않음 1개의 점막주름에 국한
B	적어도 1개는 내경 5 mm를 초과 복수의 점막 주름에 있지만 서로 연속되지 않음
C	적어도 1 개소에는 2 가닥 이상의 점막주름에 연속하여 퍼짐 그러나 내경 전체의 75% 미만
D	내경 전체의 75% 이상의 점막 상해

Grade 분류 system로서 Prague C & M 기준이 제안되어 있다. 이것은 내시경 관찰에서 Barrett 상피가 식도주위 전체에 미치고 있는 길이(circumferential extent)와 입쪽으로의 최대 진전부분의 길이(maximal extent) 를 기준으로 분류한 것으로 1 cm 이상 Barrett 상피 길이의 진단적 정밀도가 양호한 것으로 이해하고 있다. 호산구성 식도염은 식도점막을 생검하여 호산구 침윤정도(400배 시야 관찰에서 15개 이상의 호산구 수)로 진단한다.

Barrett epithelium : 식도의 편평상피 영역에 위의 분문부위부터 연속하여 원주상피가 덮여있는 것을 Barrett 상피라고 한다.

Esophageal achalasia, 식도 이완불능증

하부식도 괄약근(lower esophageal sphincter muscle; LES)의 이완장애로 인한 음식물 통과장애를 일으키는 질환이다. 즉, 식도 분문부벽 내 근층간 신경총(myenteric plexus; Auerbach plexus)의 감소로 인하여 괄약근의 이완부전과 이상확장으로 통과장애를 초래하는 기능적 질환으로 드문 질환이다. 연하장애, 역류, 오심, 구토, 전흉부 동통, 체중감소, 잘못

삼킴(호흡기 증상) 등의 증상을 나타내고 만성으로 진행한다.

검사소견

상부소화관 조영 식도내강의 확장상. 분문근방의 barium 두절(새의 부리 같은 tapering)

식도내압 측정 원위. 식도의 연동파 소실. LES의 이완 결여. LES 압의 상승

내시경 내시경 scope는 분문부를 용이하게 통과한다. 음식물 잔사 존재, 식도내강 확장, 만성 예에서는 식도염, 식도암의 합병을 초래하기도 한다.

흉부 CT 식도 확장 및 음식물 잔사의 저류

흉부 X선 식도 음영 출현

경과관찰을 위한 검사와 측정빈도

상부소화관 조영 회복 후, 정기적으로 1년마다 검사한다.

내시경 회복 후, 정기적으로 1년마다 검사한다.

진단·경과관찰상의 요점

① Balloon 확장술로 치료한다. ② 이후에는 점막병변 발생(식도염, 식도암) 여부를 내시경 등으로 정기적으로 경과를 관찰한다.

Esophageal carcinoma, 식도암

식도점막에서 발생하는 상피성 악성종양으로 우리나라에 많은 편평상피암은 음주, 흡연이 중요한 원인으로 이해하고 있다. 가장 빈발하는 증상은 연하곤란이고, 그 밖에는 연하 시 동통, 흉골후방 동통 등이다. 진행하면 반회신경 마비로 인한 사성(쉰목소리 hoarseness), 식도기관·기관지루, 대동맥 천공출혈, 등이 생기는 경우가 있다. 호발부위는 흉부 식도이고, 다음으로 복부 식도, 경부식도 순이다. 육안적으로는 표재형, 융기형, 궤양국한형, 궤양침윤형, 미만침윤형으로 분류하고, 표재형은 다시 표재융기형, 표재평탄형, 표재함요형으로 세분되어 있다. 조직학적으로는 편평상피암, 선암, 미분화암 등으로 분류하지만 우리나라에는 편평상피암의 빈도가 높다. 구미에서 Barrett 상피에서 발생하는 Barrett 식도암이 증가하고 있는데, 그 원인으로는 위산역류, 식도말단의 NO(nitric oxide) stress 설 등이 대두되고 있다.

검사소견

SCC 식도암(편평상피암)에서 고농도로 증가하는 경우가 있다.

혈청 Ca 식도암 말기에 증가하는 경우가 있다.

내시경 Iodine 등의 색소염색을 병용한다.

초음파 내시경, CT 심달도·전이 유무를 검색한다.

진단·경과관찰상의 요점

① 진단이 확정되면 조속히 수술로 절제한다. ② 조기암으로 내시경으로 점막만을 절제한 증례는 3~6개월마다 경과를 관찰한다. ③ 역류성 식도염에 수반하여 발생한 Barrett 상피 유래인 식도선암은 구미에서 급속히 증가하고 있는데, 이것들은 SCC 고농도, 고 Ca혈증을 수반하는 경우는 드물다.

Gastric carcinoma, 위암

위 점막 상피세포에서 발생하는 악성종양이다. 발암 과정으로 암유전자, 암억제 유전자의 이상이 축적하여 전암 상태를 거쳐서 발암한다. 발생과정에서 초기 병변으로 파악되고 있

는 것은 p 53 유전자, APC 유전자 등의 이상이다. 만성위축성 위염은 위암의 기초병변인 것이다. *Helicobacter pylori* 감염이 위암 발암원인의 하나이다. 조기에는 증상이 나타나지 않는다. 진행하면 심와부통, 팽만감, 오심, 구토, 식욕부진, 속쓰림, 트림 등을 나타낸다. 전이 형식으로는 림프행성, 혈행성, 복막파종성 전이가 있다.

검사소견

상부소화관 조영 종양의 형태진단(조기암, 진행암, 융기형, 함요형 등)

내시경 종양의 형태진단(조기암, 진행암, 융기형, 함요형 등), 출혈 여부, 침윤범위, 조직생검(분화형, 미분화형) 등으로 진단한다. 색소산포, 확대 관찰, 특수광 관찰 등 다양한 수단을 동원하여 경계진단이나 질적 진단능을 향상시킬 수 있다.

초음파 내시경 심달도 진단

복부초음파 전이 검색

혈액검사, 혈액형, 임상화학 검사 수술 전 검사

CEA 수술 후의 경과관찰

경과관찰을 위한 검사와 측정빈도

내시경 수술 후, 정기적으로 1년마다 검사한다.

진단·경과관찰상의 요점

① 위암은 수술가능 예는 가급적으로 수술절제가 원칙이다. ② 조직형이 분화형인 점막내암은 점막 절제로 인하여 치료도 가능하지만, 이 경우 절제 후 1년 이내는 3~6개월마다 경과관찰이 필요하다. ③ 또한 점막하층 박리법(endoscopic submucosal dissection; ESD)이 보급되어 있어서 종래 일괄절제가 곤란한 2 cm 이상의 병변도 일괄절제가 가능해졌다. 그리고 guideline 적응 이외라도 일정한 조건을 만족시키면 림프절 전이 위험이 대부분 없는 것으로 생각되는 경우에는 내시경 치료를 행하는 경우가 있다.

조기위암 위점막 절제 적응병변의 조건

1. 조직형 : 분화형 선암
2. 크기 : 2 cm 미만
3. 육안 형태 : 점막내암, 궤양 무

이상의 조건을 만족시키지 않더라도 점막절제 가능성이 있는 대상병변(적응확대 병변)이 설정되어 있지만 어디까지나 임상적인 연구로 시행하고 있다.

Gastric polyp, 위폴립

위점막 상피의 국재성 증식으로 인하여 위내강에 돌출되는 양성 점막융기성 병변의 총칭이다. 조직학적으로 polyp의 대부분은 ① 선종 또는 이형 상피소라고 부르는 병변, ② 과형성성 polyp의 2가지로 분류한다. 선종은 WHO 분류에서는 다시 관상선종, 유두상선종, 유두관선종으로 분류한다. 선종은 대부분이 2 cm 이하로 편평한 융기성 병변을 나타내는 경우가 많다. 암의 합병을 수 %의 빈도로 수반하는 경우가 있어서 급속발육, 크기가 2 cm 이상 등의 소견은 고위험군으로 내시경적으로 polypectomy나 점막절제를 행하는 경우가 많다. 과형성성 polyp은 선와(crypt)상피 증생과 낭포상 확장을 보이는 병변으로 표면이 광택이 있는 발적을 나타낸다. 선종의 3~4배의 빈도를 보이지만 암화는 드물다.

검사소견

내시경 조직을 채취하여 진단을 확정한다. 기타는 만성위염 항을 참조

경과관찰을 위한 검사와 측정빈도

내시경 6~12개월마다 검사한다.

진단·경과관찰상의 요점

위선종은 6개월에 1번, 과형성성 polyp은 1년에 1번 내시경 검사를 한다. 이것들은 만성위염을 배경으로 생기는 병변이다(만성위염 항 참조). 또한 과형성성 polyp은 *Helicobacter pylori* 제균으로 축소, 소실되는 예가 많으므로 제균을 시도하는 것이 바람직하다. 최근 건강진단에서 발견되는 위체부의 작은 polyp은 위저선 polyp인 경우가 많다. 이 type의 polyp은 *H. pylori* 음성 예가 대부분으로 암화 위험이 낮은 것으로 이해하고 있어 매년 경과관찰은 필요 없다. 위저선 polyp은 proton pump 저해약(PPI)을 장기간 사용에 출현하는 경우가 있다.

Gastric ulcer, Duodenal ulcer, 위궤양, 십이지장궤양

위·십이지장 점막의 일부가 점막근판(muscle flap)을 넘어 깊은 조직결손을 일으키는 병태이다(소화성 궤양). 위는 음식물을 살균·소화시키기 위하여 위산이나 소화효소 pepsin을 분비하는데, 자기의 위 점막은 소화되지 않는 구조로 되었다. 이 구조가 붕괴되어 위액이 자기 위 점막을 소화하게 되면 위궤양으로 되는 것으로 이해하고 있다. 공격인자로는 위산, 담즙의 역류, 방어인자로는 점액, 중탄산 분비가 있다. *Helicobacter pylori* 감염이나 stress, 소염진통제 등은 공격인자와 방어인자의 균형을 붕괴시켜 궤양 발생에 관여하는 것으로 이해하고 있다.

검사소견

상부소화관 조영 궤양 niche(궤양 내에 barium이 괴어있는 것), 점막 추벽(쭈글쭈글한 주름) 집중상

내시경 궤양성상 진단(양·악성, 깊이, stage 분류, 노출혈관 유무 등)

생검에 의한 *H. pylori* 검사(세균배양, 조직검사, 신속 urease 시험) 양성인 경우, 제균을 고려한다.

생검이 필요하지 않은 *H. pylori* 검사(^{13}C-urea 호기시험, 변중 항원검사, *H. pylori* 항체) 양성인 경우, 제균을 고려한다.

경과관찰을 위한 검사와 측정빈도

내시경 출혈성 궤양 **《급성기》** 3일~1주마다 **《회복기》** 1~2개월마다 검사한다.

통상적 궤양 **《급성기》** 1회 **《회복기》** 2개월 후에 1회 **《치유후》** 1년마다 검사한다.

H. pylori 제균 시행 시 **《제균전》** 1회 **《제균후》** 치료종료 후 4주 이후에 1회 검사한다.

진단·경과관찰상의 요점

① 출혈성 궤양인 경우에는 지혈처치를 병행한다. ② 위궤양인 경우에는 양성·악성 감별이 가장 중요하다. 반드시 주변 점막에서 생검하여야 한다. ③ *H. pylori* 의 제균으로 궤양 재발을 현저하게 저하시킬 수 있으므로 *H. pylori* 양성 궤양에서는 제균치료가 바람직하다.

Hemorrhoid, 치질

직장 하단부위에서 항문에 걸쳐서 존재하는 정맥총이 혹 모양으로 변형된 것이다. 치상선(odontoid line)보다 직장 측에 형성된 것을 내치질, 항문 가장자리에 형성된 것을 외치질이라고 한다. 양쪽 모두 발달하면 내외치질 또는 혼합치질의 형태를 취한다. 항문관(anal canal) 상피와 내괄략근 사이에는 anal cushion이라고 부르는 정맥총, 평활근, 탄성 결합조직이 있는데, 주로 배변 시 과도하게 힘을 반복적으로 가할 경우 정맥총의 울혈과 주위 결합조직의 신장(stretch), 파열로 서서히 정맥총의 확장과 결합조직의 취약화를 초래하여 항문관 상피와 내괄략근 사이에 격차가 생겨 정맥총이 늘어져 혹 모양으로 된다. 임신만기나 분만, 장시간의 앉는 자세, 서있는 자세 등 항문에 부담이 되는 환경에서도 발병하기 쉽다.

검사소견

백혈구 기준치 이상
적혈구 기준치 이하
Fibrinogen 기준치 이상

경과관찰을 위한 검사와 측정빈도

적혈구 **〈만성기〉** 실혈량을 평가하기 위하여 3개월마다 검사한다.

진단·경과관찰상의 요점

출혈에 수반하는 심한 빈혈로 된 예, 탈항(proctoptosis), 동통 등을 보이는 환자 본인이 절제를 희망하는 경우에는 수술의 대상이 된다.

Intestinal Behçet disease, 장 Behçet 병

구내 aphtha, 피부증상, 안증상, 외음부 궤양을 주증상으로 하는 증후군으로 Behçet 병 가운데, 소화관에 궤양성 병변이 발생한 질환을 말한다. 회맹부에 단순성 궤양과 유사한 궤양성 병변이 호발하는데, 상부 소화관이나 공장에도 aphtha양 궤양이 발생하는 경우가 있다.

Aphtha : 작은 궤양, 특히 구강점막에 나타나는 원형~타원형, 크기는 작은 콩 정도의 경계가 선명한 궤양으로 기반은 홍색조를 띠고, 표면에 황백색 위막이 부착된 염증성 병변을 말한다. 상하 입술, 혀끝, 협점막에 호발한다. 때로 혀뒤, 연구개(soft palate), 경구개(hard palate), 인두에도 발생한다. 전자는 수면부족이나 피로 시 발생하기 쉽고, 후자는 virus성 질환이나 기타 감염증에 수반하는 전이성 aphtha, allergy성 질환이나 백혈구 감소증에 수반하는 것 등이 있다. 재발하는 경우에는 Behçet 병 등의 계통성 질환을 의심해 보는 것이 중요하다.

검사소견

적혈구 기준치 이하(소화관 출혈을 수반한 경우)
하부 소화관(장관) 내시경 회맹부 궤양

경과관찰을 위한 검사와 측정빈도

적혈구 **〈급성기〉** 출혈 시에 활동성을 판정하기 위하여 2~3일마다 **〈회복기〉** 치료효과를 판정하기 위하여 1개월마다 검사한다.
하부 소화관(장관) 내시경 **〈급성기〉** 활동성을 판정하기 위하여 1~2주마다 **〈회복기〉** 치료효과를 판정하기 위하여 3~6개월마다 검사한다.

진단·경과관찰상의 요점

회맹부 궤양은 침식이 깊어 흔히 출혈, 천공의 원인이 된다.

Irritable bowel syndrome [IBS], 과민성 장증후군

하부 소화관 운동기능 이상의 대표적 질환으로 만성적으로 배변이상을 보이고, 복통을 주로 하는 여러 가지 염려와 근심을 호소하지만 정확하게 설명할 수 있는 기질적 병변이 검출되지 않는 장관의 기능적 질환이다. 복통을 수반하는 배변이상으로 설사형, 변비형, 고체형의 3가지 형으로 분류한다. 난치성으로 인하여 심리적, 사회적, 행동적 장애를 초래하기 쉽다. 평활근의 예민성을 소인으로 한 증례에서는 소화관 전체의 운동기능 이상 외에 편두통, 과민성 방광, 월경곤란증 등의 증상을 병발한다.

진단·경과관찰상의 요점

기본적으로 검사결과에 이상을 보이지 않는다. 진단은 기질적 질환(궤양성 대장염, Crohn병, 갑상선기능항진증 등)의 제외와 문진에 의한 심리적 양면으로의 진단이 필요하다. 치료는 치유에 목표를 두지 않고, 증상의 self control에 둔다. 항불안 약물, 항우울 약물, 소화관 운동 개선약제 등의 약물요법에 self monitoring을 이용하는 행동의학적 접근이 유효하다.

Malabsorption syndrome, 흡수불량 증후군

단백질, 탄수화물, 지방질, 지용성 비타민, 무기질, 미량원소, 수분 등의 각종 영양소의 소화흡수 장애로 인하여 만성설사, 체중감소, 영양불량, 부종 등을 주로 나타내는 증후군이다. 단순히 흡수불량 상태를 가리키는 장관흡수 장애에 대하여 저영양 상태인 경우에도 사용하는 명칭이다. ① 본태성(celiac 병 등), ② 증후성 : 장관실효 흡수면적 감소형(소장의 광범위 절제, 장관의 광범위한 병변 등), 장관운동 항진형(carcinoid 증후군 등), 소장 세균총의 이상증식(소장협착 등), ③ 소화흡수 장애성 : 위절제 후(유화장애, 음식물 덩이와 소화액의 timing 부조 등), 췌장액 분비부전, 담즙 분비부전, ④ 쇄자연막병(brush border membrane disease) (유당 분해효소 결핍증이 가장 빈도가 크다)으로 대별한다.

검사소견

혈청 총단백 기준치 이하

혈청 albumin 기준치 이하

혈청 총 cholesterol 기준치 이하

분변 지방 (Sudan Ⅲ 염색) 평상 식이 섭취 하에 100배율 검경에서 1시야 10개 이상의 지방적

분변 지방 (화학적 정량) 평상 식이 섭취 하에서 1일 분변 지방 6 g 이상

D-Xylose 흡수시험 5시간뇨중 배설률이 5 g 경구법에서 30% 미만, 25 g 경구법에서 20% 미만, 흡수면적 감소형의 장질환에서 감소한다.

^{57}Co-비타민 B_{12} 흡수시험 24시간뇨중 배설률이 12% 미만으로 감소한다.

담즙산 부하시험 부하 후, 최고 담즙산 농도와 공복 시 담즙산 농도와의 차이가 10 μmol/L 이상을 보인다.

PFD (pancreatic function diagnostant) 시험 6시간뇨중 배설률 70% 이하를 보인다.

Lactate 부하시험 (20 g 경구법) 투여 후 혈당 증가가 10 mg/dL 이하를 보인다.

경과관찰을 위한 검사와 측정빈도

혈청 총단백 〈만성기〉 활동성 판정을 위하여 1

개월마다 검사한다.

혈청 albumin **〈만성기〉** 활동성 판정을 위하여 1개월마다 검사한다.

혈청 총 cholesterol **〈만성기〉** 활동성 판정을 위하여 1개월마다 검사한다.

진단·경과관찰상의 요점

임상증상, 혈청 단백, cholesterol 농도 등으로 저영양 상태를 평가하고, 그 원인이 되는 병태는 소화흡수 시험으로 판단한다.

Mallory-Weiss syndrome

위·식도 경계부위 점막의 열상으로 인한 출혈로 구토가 원인인 경우가 많다. 즉, 반복하는 구토로 식도의 위 접합부위 부근에 열상이 생겨서 토혈하는 병태이다. 과도한 알코올 섭취의 결과로 발생하는 경우가 많다. 현병력을 주의 깊게 청취하고 내시경 관찰을 하면 진단은 용이하다. 식도, 위 측 종주열상에서의 출혈이 많다. 일반적으로는 소량의 출혈 예가 많지만 드물게 shock에 빠지는 경우가 있어서 상태에 따라서는 내시경적 지혈이 필요하다. 제산제 투여나 내시경적 지혈로 일반적으로는 예후가 양호하다.

검사소견

Vital sign 출혈량이 많은 경우 shock 증상(혈압저하, 빈맥)을 보인다.

혈액검사 빈혈(출혈 직후의 검사결과는 출혈량의 기준은 안 된다)을 보인다.

내시경 출혈부위 확인, 지혈

경과관찰을 위한 검사와 측정빈도

내시경 **〈급성기〉** 긴급 내시경 **〈회복기〉** 1개월 후에 검사한다.

진단·경과관찰상의 요점

① 출혈 정도가 가벼우면 내시경 검사만으로 치료한다. ② 지혈되면 열상 치유를 확인하고, 다른 병변 유무를 정밀하게 검색하기 위하여 1개월 후에 내시경 검사를 한다.

Postgastrectomy syndrome, 위절제후 증후군

위 절제 후에 일어나는 신체의 여러 가지 기능적·기질적 장애로 인하여 고통을 수반하는 상태의 총칭이다. ① 기능적 장애로는 소화흡수 장애, 빈혈, dumping 증후군, 저혈당 증후군, 설사, 골 대사장애 등이 있고, ② 기질적 장애에는 역류성 식도염, 수입각 증후군(afferent loop syndrome), 담석증 등이 있다. 수술 후 1~2주 이내의 조기에 발생하는 합병증에는 출혈, 봉합부전, 췌장염, 급성담낭염, 황달 등이 있고, 수술 후 수개월부터 수년에 나타나는 만기 합병증으로는 소위(小胃)증후군, dumping 증후군, 역류성 식도염, 빈혈, 설사, 영양장애가 있다.

검사소견

Glucose 후기 dumping 증후군에서 식후에 저혈당을 보인다.

혈액검사 철 흡수저하로 인한 철결핍성 빈혈(소구성 빈혈). 위 절제 후 1~2년에 일어나기 시작한다.

혈청 철 철 흡수저하로 인하여 혈청 철 감소,

철결합능 상승을 보인다.

비타민 B_{12} 광범위 위 절제, 위 적출 예에서 감소한다. 방치하면 악성빈혈이 생긴다. 악성빈혈은 비타민 B_{12}를 보충하지 않으면 수년 경과하면서 발현한다. 이 경우 대구성 빈혈로 된다.

혈청 ALP 수술 후 골연화증 진단(경도로 증가한다)

골밀도 측정 수술 후 골연화증, 골다공증 진단(저하)

경과관찰을 위한 검사와 측정빈도

내시경 매년 검사한다.

혈액검사 매년 검사한다.

임상화학 검사 매년 검사한다.

진단·경과 관찰상의 요점

① 위절제후 증후군 가운데 가장 유명한 것이 dumping 증후군이지만 이것은 식사와의 관계, 환자의 호소로 분명해진다. 후기 dumping 증후군은 증상이 있을 때 혈당치 측정이 유용하다. ② 위 절제 잔여 위의 점막 병변에 대하여 1년에 1번 내시경으로 경과를 관찰할 필요가 있다. ③ 혈액검사 등도 1년에 1번 검사한다.

Dumping syndrome : 위 절제 후 환자의 식후에 발생하는 여러 가지 복부증상과 전신증상이다. 식후 30분 이내의 조기(早期)와 2~3시간 후의 만기(晩期)가 있다. 전자는 위에서 공장으로 고농도의 음식물이 급속하게 유입되어 장관의 확장과 고삼투압으로 인한 혈관운동 증상이고, 후자는 반응성 insulin 과잉분비로 인한 저혈당 증상이다.

Protein－losing gastroenteropathy, 단백누출성 위장증

소화관에서 혈장 단백질(특히 albumin)의 과잉누출로 인하여 저단백혈증을 초래하는 병태의 총칭이다. 원인으로 밝혀진 질환에 속발하는 속발성 단백누출성위장증과 본태성인 림프관 이상으로 인한 원발성 단백누출성위장증이 있다. 병태생리와 대응하는 질환으로 ① 장림프계 이상 : 장림프관 확장증, 복수저류 간경변, 악성림프종, 후복막 섬유증, 울혈성 심부전 등, ② 모세혈관 투과성 항진 : allergy성 위장염, amyloidosis, 교원병, anaphylaxis양 자반병 등, ③ 위장관 점막상피 이상 : 점막상피의 염증과 궤양(궤양성 대장염이나 Crohn 병 등), 대장암, 직장융모선종, 대장 polyposis, 가족성 대장선종증 등, ④ 국소 섬유소 용해 항진 : Menetrier 병 등, ⑤ 면역부전 : AIDS, 선택성 IgA 결손증, 저/무 γ-globulin혈증, Wiskott-Aldrich 증후군 등이 있다.

검사소견

혈청 총단백 기준치 이하

혈청 albumin 기준치 이하

상하부소화관 내시경 원인질환에 따라 변화를 보인다.

경과관찰을 위한 검사와 측정빈도

혈청 총단백 **〈급성기〉** 활동성을 판정하기 위하여 1주마다 **〈만성기〉** 활동성을 판정하기 위하여 1개월마다 검사한다.

혈청 albumin **〈급성기〉** 활동성을 판정하기 위하여 1주마다 **〈만성기〉** 활동성을 판정하기 위하여 1개월마다 검사한다.

진단·경과 관찰상의 요점

단백누출성 위장증을 일으키는 질환을 동정하고, 그에 대하여 치료한다.

Tuberculous enteritis, 결핵성 장염(장결핵)

결핵균(*Mycobacterium tuberculosis*) 감염으로 야기되는 장관의 염증성 질환이다. 원발성 장결핵과 폐병변에 속발하는 2차성 장결핵이 있다. 소장, 대장 특히 회맹부에 호발한다. 결핵균이 장관 림프절에 침입하여 건락성 육아종(caseous granuloma)을 형성한다. 대장, 특히 회맹부 아래부분에 부정형 궤양과 소장 주체의 다발성 윤상궤양 등 다양한 궤양상을 보인다. 증상은 설사, 때로는 혈변이 출현한다. 근년에는 AIDS나 혈액질환 등의 면역 저하상태에서의 기회감염이 증가하고 있다.

검사소견

ESR 기준치 이상
CRP 양성
변 항산균 배양 양성(양성률은 낮음)
Tuberculin 반응 양성(음성이라도 부정할 수 없음)
하부소화관 내시경 회맹부 궤양
흉부 X 선 결핵 병소

경과관찰을 위한 검사와 측정빈도

ESR, CRP : **[급성기]** 활동성을 판정하기 위하여 1주마다 **[회복기]** 치료효과를 판정하기 위하여 1개월마다 검사한다.
하부소화관(장관) 내시경 : **[급성기]** 활동성을 판정하기 위하여 1개월마다 **[회복기]** 치료효과를 판정하기 위하여 3개월마다 검사한다.

진단·경과관찰상의 요점

만성적인 복통, 복부팽만감, 연변, 전신소모 환자에 대하여 결핵성 장염을 감별진단에 넣어 적극적으로 검색한다.

Ulcerative colitis, 궤양성 대장염

원인불명인 주로 점막을 침범하여 흔히 미란(erosion)이나 궤양을 형성하는 대장의 원인불명인 대장의 미만성 만성 비특이 염증이다. 급성 또는 만성으로 발병하는데, 설사, 점혈농변, 발열, 영양장애 등의 증상을 나타내고, 흔히 완화와 재발을 장기간 반복한다. 때로는 격렬하게 발병하여 예후가 나쁜 전격형도 있다. 병변은 대부분 직장에서 원발하지만 때로는 결장 전체에 파급되기도 한다. 장기간 경과된 예에서는 pseudopolyp이 생기고, 대장은 위축되어 단축되고, 내강도 협소화 된다.

검사소견

ESR, CRP 증가
백혈구 기준치 이상
적혈구 기준치 이하
혈청 총단백 기준치 이하

경과관찰을 위한 검사와 측정빈도

ESR, CRP **〈급성기〉** 활동성을 판정하기 위하여 1주마다 **〈회복기〉** 치료효과를 판정하기 위하여 1~3개월마다 검사한다.
백혈구, 적혈구 **〈급성기〉** 활동성을 판정하기 위하여 3일~1주마다 **〈회복기〉** 치료효과를 판정하기 위하여 1~3개월마다 검사한다.
혈청 총단백 **〈급성기〉** 활동성을 판정하기 위하여 2주마다 **〈회복기〉** 치료효과를 판정하기 위하여 1~3개월마다 검사한다.

진단·경과관찰상의 요점

병변의 범위와 활동성, 치료에 대한 반응성을 항상 염두에 둔다. 장기간 경과한 예는 발암의 가능성도 고려한다.

VII. 순환기 질환

Acute pericarditis, 급성심막염

여러 가지 원인(주로 virus)으로 발생하는 심막의 급성염증으로 인한 증후군으로 흉통, 심막 마찰음, 심전도 이상이 특징인데, 2~6주 경과로 관해한다. 원인은 특발성이나 virus성을 비롯하여 여러 가지가 있다. 같은 원인이라도 심막액 저류가 없는 건성(섬유성) 심막염과 현저한 삼출성 심막염이 있다. 심막 저류액은 심장 초음파로 진단된다. 심외막하 심근으로의 염증파급을 보이는 경우에 심전도 이상이 나타난다.

검사소견

염증반응 ESR, CRP 등이 증가한다.

심전도 광범위 유도에서 ST 변화가 보인다.

심장 초음파 검사 심막액 저류 등이 보인다.

흉부 X 선 때로 심장 확대를 나타낸다.

경과관찰을 위한 검사와 측정빈도

염증반응 **〈급성기〉** 3~7일마다 **〈회복기〉** 1~3개월마다 검사한다.

심전도 **〈급성기〉** 1~3일마다 **〈회복기〉** 1~3개월마다 검사한다.

흉부 X 선 **〈급성기〉** 3~7일마다 **〈회복기〉** 1~3개월마다 검사한다.

진단·경과관찰 상의 요점

① 악성종양, 갑상선기능저하증 등의 질환을 제외할 필요가 있다. ② 많은 경우, 예후가 양호하지만 때로는 심근염이 합병되기도 한다. 또한 cardiac tamponade가 나타나는 예도 있다. ③ 만성기에 수축성 심막염으로 이행하는 경우가 있다.

Cardiac tamponade : 심막강에 이상 저류물질로 인하여 심장이 압박을 받고, 확장되지 않는 상태를 말한다. 저류물질은 혈장, 혈액, 가스, 종양 등이다.

Angina pectoris [AP], 협심증

협심증은 심근의 산소 수요에 대하여 그 공급이 부족하여 생기는 흉통발작을 주징으로 하는 증후명이다. 즉, 관상동맥 협착으로 인한 심근허혈이다. 관상동맥 경화(coronary arteriosclerosis)로 인한 협착과 관상동맥 경축(coronary artery spasm)에 의한 협착이 있는데, 임상증상이나 심전도 변화가 다르다. 발병기전으로 교감신경의 구심성 경로를 자극하여 일어나는데, 동통을 일으키는 특별한 물질은 동정되지 않았지만 심근허혈로 인하여 adenosine, bradykinin, histamine, serotonin 등이 유리되어 심장 내 교감신경 지각종말이 자극될 가능성이 시사되고 있다.

협심증의 협심통(anginal pain)은 교액감,

압박감, 위화감이라는 뻐근한 느낌이다. 지속 시간은 수분 이내로 30분 이상 지속되는 경우는 심근경색을 의심할 필요가 있다.

검사소견

심전도 흉통발작이 없을 때는 정상이다. 발작에는 ST 저하, 관상동맥 경축성 발작에서 ST 상승을 보인다.

부하심전도 ST 저하, 심실빈박 등의 중증 심실성부정맥을 보이면 양성이다. 완전 좌각 block (left bundle branch block)에서는 판정이 곤란하다.

부하심근 scintigram 부하 후 취입 저하와 안정 시 재분포한다.

관상동맥 CT 관상동맥 협착을 보인다.

관상동맥 조영 관상동맥 협착을 보인다.

경과관찰을 위한 검사와 측정빈도

심전도 **《발작시》** 곧바로 12 유도 심전도 검사를 행한다. 발작 시에 ST 저하를 나타내면 허혈의 충분한 증거이다. 발작은 통상 수 분 이내이므로 환자에게 가슴(흉부)이 불쾌할 경우에는 곧바로 알리도록 지도할 필요가 있다.

부하 심전도 **《만성기·회복기》** 2~3개월마다 검사한다.

진단·경과관찰 상의 요점

① 협심증 진단에는 부하 심전도가 유용하지만 불안정 협심증에는 상대적 금기이다. ② 불안정 협심증은 곧바로 입원하여 발작 시에 심전도로 진단할 수 있다. 불안정 협심증 진단은 아래와 같은 임상증상으로 진단한다.

- 1개월 이내에 증상이 일어난 협심증
- 1개월 이내에 악화된 협심증
- 안정 시에도 발작이 출현하는 협심증

입원 후에는 약물요법으로 안정시키고, 상기 검사를 시행한다. 약물요법으로 안정되지 않으면 CCU로 이송한다. ③ 관상동맥 조영은 진단뿐만 아니라 치료법의 결정[PTCA(percutaneous transluminal coronary angioplasty), 관상동맥 bypass, 내과적 치료]에도 중요하다. ④ 협심증 진단의 정확도는 숙련된 의사의 문진 90%, 부하 심전도 80%, 부하 심근 scintigram 70% 정도라고 한다(Washington manual). 따라서 문진이 중요하다.

Aortic aneurysm, 대동맥류

대동맥에 발생하는 동맥류의 총칭으로 대동맥벽의 일부 주변 또는 국소가 방추상, 낭상(cystoid)으로 확장하여 박동성 종류(腫瘤)로 된 것이다[대동맥 직경이 정상 직경의 1.5배(흉부 : 4.5 cm 이상, 복부 : 3 cm 이상)]. Valsalva sinus에서 발생하는 Valsalva sinus 동맥류, 흉부 대동맥에서 발생하는 흉부 대동맥류, 복부에서 발생하는 복부 대동맥류, 양자에서 발생하는 흉복부 대동맥류로 크게 나눈다. 또한 흉부 대동맥류는 Valsalva sinus에서 상행대동맥, 궁부대동맥, 하행대동맥 순으로 많다. 대동맥류는 일반적인 동맥류에 준하여 병태에 따라 진성, 가성, 해리성으로 크게 나누지만 해리성 대동맥류의 대부분은 흉부 대동맥에서 발생한다. 최근에는 대동맥류를 대동맥 해리와 별개의 병태로 받아들여 대동맥 해리에 종류 직경의 확대를 초래하는 것만을 해리성 대동맥류로 부르는 것이 일반적이다. 동맥류 전반의 원인과 마찬가지로 동맥경화, 대동맥염, 외상, 매독, 결핵, 진균 등의 감염, 거대세포성 대동맥염이나 Behçet병 등의 비특이 염증, 선천성 중막괴사 등이 원인으로 이해하고 있다. 증상은 압박, 폐색, 파열로 나누는데, 이것들은 종류의 존재부위, 범위에 따라 특징적인 증상을 나타낸다. 압박증상은 호흡곤란, 쉰소리(hoarseness), 연하곤란, 상대정맥 증후군, 사지마비, 흉통, 배부통, 요통 등이고, 폐색증상은 사지나 여러 장기의 색전, 허혈증상 등이다. 파열증상은 호흡곤란, 심한 배부통, 흉통, 요통, 토혈-하혈, 신부전, 대동맥판막 역류, 혈흉(hemothorax) 등 심각한 것이 많아 방치하면 대량출혈, shock로 생명에 위험이 미친다.

검사소견

초음파 대동맥(가장 짧은 직경) 확대, 벽비후, 벽재혈전. 석회화, 대동맥판막 폐쇄부전

흉·복부 X선 확대된 대동맥, 석회화(정면상 : 상행대동맥 ; 윤곽에 연속하여 오른쪽으로 돌출된 음염, 궁부대동맥 ; 좌측 제 1 궁 부위의 종류상 음영, 하행대동맥 ; 대동맥 윤곽에 연속하는 방추형 또는 원형의 음영)

CT (단순, 조영) 대동맥(가장 짧은 직경) 확대, 벽비후, 벽재혈전, 석회화

MRI (MRA) 대동맥(가장 짧은 직경) 확대, 벽비후, 벽재혈전, 석회화

혈관조영 (DSA 포함) 대동맥 확대(진단적 역할은 적음)

경과관찰을 위한 검사와 측정빈도

흉·복부 X선, 초음파 **〈급성기〉** 2주마다 **〈회복기〉** 1개월마다 **〈정기검진〉** 6개월마다 검사한다. 그러나 aneurysm의 증대경향이 빠를 때는 더욱 자주 검사한다.

CT (단순, 조영) **〈급성기〉** 2주마다 **〈회복기〉** 1개월마다 **〈정기검진〉** 6개월마다(흉부 대동맥류 직경이 5 cm 미만이라면 6개월마다, 6개월 동안 확대되지 않으면 1년에 1회 검사한다. 5 cm 이상에서는 수술위험을 고려하여 수술적응을 검토한다. 경과를 관찰하는 증례는 6개월 후에 재검사하여 직경의 증대속도에 따라서 그 후의 검사간격을 고려한다. 복부 대동맥류 : 첫 회 CT 검사에서 동맥류(aneurysm)의 직경이 5.0 cm을 초과하면 수술을 검토한다. 4.0 cm 미만이라면 우선 반년 후에 CT를 재검사하여 증대속도를 평가한다. 4.0~5.0 cm인 경우는 연령, 체중, 합병증 등을 고려하고, 빠른 수술치료를 하던가, 또는 반년 후에 CT를 재검사한다.

MRI (MRA) **〈정기검진〉** 6개월마다 검사한다. (CT 참조)

혈관조영 (DSA 포함) 무언가의 intervention (stent graft 등)을 고려할 때 검사한다.

진단·경과관찰상의 요점

① 원인의 대부분은 동맥경화로 인하지만 Marfan 증후군, 매독, 감염 등도 원인이 된다. ② 상행대동맥류는 심장 초음파 검사에서 대동맥판막 폐쇄부전이 확인되는 경우가 있다. ③ MRI(MRA), multi slice CT에서는 여러 가지 면[횡단(橫斷), 실상(失狀), 전액(前額) 등]으로 평가할 수 있고, 추가로 동맥류의 입체구조를 용이하게 파악할 수 있다. ④ 혈행 조영으로 분지의 상태나 혈류를 평가한다. ⑤ 직경이 작은 경우라도 확대경향이 있는 것, 낭상, 비특이적 동통이 있는 것, Marfan 증후군, 염증성은 수술적응을 고려한다. ⑥ 복부 대동맥류의 예후는 흉부 대동맥류보다도 불량하다. ⑦ 선택적 늑간동맥 조영을 하지 않아도 MRI나 CT로 Adamkiewicz 동맥[arteria radicularis magna(대전근 동맥)]의 동정이 가능한 경우가 있다. ⑧ 긴급수술 시에 조영 CT는 필수검사는 아니다.

Aortic dissection, 대동맥 해리

대동맥 내막이 균열이 생겨 대동맥벽 내로 혈액이 들어가 혈종이 형성되어 중막이 내외 2층으로 해리되는 상태이다. 대동맥류 가운데 발생기전이 해리로 인한 것이 대동맥 해리이다. 대동맥 해리는 동맥류(aneurysm)를 형성하지 않는 것도 많은데, 동맥류를 형성하는 경우를 해리성 대동맥류(dissecting aortic aneurysm)라 칭한다. 40세 이상 남성에 호발하고, 고혈압, 동맥경화, Marfan 증후군 등의 결합조직 질환, 대동맥 이첨판, 임신 등이 소인이다. 상행대동맥에서는 중막의 변성(낭포상 중막괴사)을 보이는 경우가 많다. 전형적인 증상은 해리의 진전에 따라 흉부, 배부, 요부 등으로 이동하는 격통과 여러 가지 장기의 허혈증상이다.

검사소견

백혈구, CRP, ESR 기준치~기준치 이상

심전도 허혈성 변화(해리가 관상동맥에 미친 경우)

흉·복부 X선 확대된 대동맥, 종격 음영(비특이적), 석회화(calcium sign : 대동맥 외연과 석회화와의 폭이 6 mm 이상), 흉부에 흉수, 심부전

초음파 대동맥 확대, 해리강, 벽비후, 벽재 혈전, 석회화, 대동맥판막 폐쇄부전, entry 및 reentry의 존재, cardiac tamponade

CT(단순, 조영) 대동맥 확대, 해리강, 벽비후, 벽재 혈전, 석회화, entry 및 reentry의 존재, ulcer like projection[혈전으로 폐색된 위강(false lumen)의 부분적 결손부위]

MRI(MRA) 대동맥 확대, 해리강, 벽비후, 벽재 혈전, 석회화, entry 및 reentry의 존재, 혈류묘출

혈관 조영(DSA 포함) 대동맥 확대, 해리강, entry 및 reentry의 존재

경과관찰을 위한 검사와 측정빈도

CRP **〈급성기〉**3일마다 **〈회복기〉**1개월마다 검사한다. 해리가 치유로 진행하면 CRP는 정상으로 향하지만 수개월에 걸쳐 이상치를 보이는 경우가 있다. **〈정기검진〉**3개월마다 검사한다.

ESR **〈급성기〉**10일마다 **〈회복기〉**1개월마다 검사한다. 해리가 치유로 진행하면 ESR은 정상으로 향하지만 수개월에 걸쳐 이상치를 보이는 경우가 있다. **〈정기검진〉**3개월마다 검사한다.

초음파(심장, 복부, 경동맥) 위강(false lumen)의 혈류 유무는 복수의 검사로 확인하는 것이 바람직하다. **〈급성기〉**1주마다 **〈회복기〉**1개월마다 **〈정기검진〉**6개월미디 검사한다.

흉·복부 X선 **〈급성기〉**2일마다 **〈회복기〉**1개월마다 **〈정기검진〉**6개월마다 검사한다.

CT(단순, 조영) 위강(false lumen)의 혈류 유무는 복수의 검사로 확인하는 것이 바람직하다. **〈급성기〉**1주마다 **〈회복기〉**1개월마다 **〈정기검진〉**6개월마다 검사한다.

MRI(MRA) 위강의 혈류 유무는 복수의 검사로 확인하는 것이 바람직하다. **〈급성기〉**장시간 검사로 참지 못하는 경우가 있다.

혈관 조영(DSA 포함) 수술을 고려할 경우에 검사한다.

진단·경과관찰상의 요점

① 급성대동맥 해리의 진단은 우선 의심하는 것이 무엇보다 중요하다. ② 이 질환이 의심되는 경우, 검사에 앞서 충분한 진통과 혈압조절이 필요하다. ③ 해리강이 상행대동맥에 미친 Stanford A형인 해리는 즉각 수술을 고려한다.

④ 초음파 검사에서는 대동맥판막 폐쇄부전을 증명할 수 있지만 해리강의 넓이를 검토하기 위해서는 불충분한 경우가 있다(경식도법은 수술 중에도 시행가능). ⑤ 해리강에 혈류가 보이지 않는(조영되지 않은) 것은 내과적으로 치료한다(일반적으로 혈전폐색형의 예후는 양호하다). ⑥ Entry를 확인할 수 없는 것은 대기하면서 관찰하는 경우가 있다. ⑦ 조영 CT에서 3차원을 구축하여 병변의 입체적으로 파악하는 것이 용이하게 되었다. 조영제의 first pass 상태로 전체 대동맥을 scan하여 조영 후기상까지 구한다. 위강개존형(open type)은 2강 구조, 위강폐색형(occlusion type)은 조영되지 않은 위강상을 나타낸다. ⑧ 수술을 고려할 경우, 혈관조영을 시행한다. ⑨ 해리로 인한 장기의 허혈이나 혈관괴사로 인하여 AST, CK, LD 등의 유출효소가 증가하는 경우가 있다. 해리가 치유되면 CRP나 ESR은 정상화된다.

Aortic insufficiency, 대동맥판막 폐쇄부전증

확장기에 대동맥 판막구가 완전히 폐쇄되기 때문에 대동맥에서 좌심실로 혈류가 역행하는 질환이다. 따라서 대동맥판 역류로 인하여 좌심실에 용량 부하가 일어난다. 잇따라 좌심방 부하, 폐울혈을 초래한다. 원인으로는 류마티스 열, 매독, 고혈압, 대동맥염 증후군, 해리성 대동맥류, 감염성 심내막염, 심실중격 결손에 수반하는 것 등이 있다. 또한 이첨판(bicuspid valve), 가령 등으로 인한 판막의 변화, 대동맥 판윤의 확대 등이다.

검사소견

청진소견 **《심음》** 3~4 L 중심의 확장기, 점진적인 감소를 보이는 관수(灌水)양 잡음(앞으로 굽은 자세에서 청취). 확장기 혈압 저하, 속맥

심전도 좌심실 비대

흉부 X 선 상대동맥 확대, 좌심실 확대

심장 초음파 검사 좌심실 확대, 대동맥 → 좌심실로의 혈류 역류, 승모판 또는 심실중격의 확장기 세동

MRI, CT 대동맥윤 등의 평가를 위하여 검사

경과관찰을 위한 검사와 측정빈도

Prothrombin time **《인공판막 치환 후, warfarin 사용시》** Warfarin 치료범위 결정을 위하여(INR 2.5~3.5) 1개월마다 검사한다.

혈액검사, LD, bilirubin, haptoglobin **《인공판막 치환 후, 동일부위에서 역류(leak) 발생시》** 측정빈도는 병태에 따라(1주에 1회~6개월에 1회) 검사한다. 의의는 적혈구 파쇄 정도를 파악하기 위하여 검사한다.

심장 초음파 검사 **《회복기》** 좌심실 기능 및 판막의 성상을 판정하기 위하여 1년마다 검사한다.

BNP 좌심실 기능저하를 반영한다. BNP가 100 pg/mL 이상은 심부전증의 기준이다.

NT-proBNP 125 pg/mL 이하라면 좌심실 부하를 제외한다.

진단·경과관찰 상의 요점

① 증상, 심장 초음파 검사에 의한 역류정도 판정 및 좌심기능을 평가한다. 좌심실 수축기경(left ventricular systolic dimension)이 55 mm 이상이거나 좌심실 단축률(FS)이 아직 25% 이상이라면 수술을 고려한다. ② 혈관 확장요법(angiotensin converting enzyme 저해약물, 또는 angiotensin II 수용체 길항약제)이

유효하다. ③ 발치 등에는 감염성 심내막염을 예방하기 위하여 항균약제(ampicillin 2 g 을 처치 1시간 전)를 내복한다.

Aortic stenosis, 대동맥판막 협착증

류마티스 열, 세균성 심내막염, 선천성 변성 질환으로 인하여 판막의 비후, 석회화, 교연부 유착이 진행하여 판막의 개방제한이 초래된다. 이로 인하여 좌심실에서 대동맥으로의 구출장애가 일어나서 좌심실 구출저항이 커지고, 심박출량이 저하되어 좌심실 비대를 초래하게 된다. 원인의 대부분은 류마티스 열로 약 50%에서 승모판막증(mitral valvular disease)을 합병하고 또한 가령(aging)으로 인한 변화이다.

검사소견

청진소견 **《 심음 》** 심기부(心基部) 중심의 수축기 잡음, 느린 맥박을 청취한다.
심전도 좌심실 비대
흉부 X 선 때로 좌심실 비대, 상행대동맥 확장, 판막 석회화를 보인다.
심장 초음파 검사 대동맥판막 협착(석회화, 이첨판), 협착부위를 통한 jet류 및 난류, 단층상에 의한 판막구 면적, Doppler법에 의한 좌심실－대동맥압 교차

경과관찰을 위한 검사와 측정빈도

Prothrombin time **《 인공판막 치환 후, warfarin 사용시 》** Warfarin 치료범위 결정을 위하여(INR 2.5~3.5) 1개월마다 검사한다.
혈액검사, LD, bilirubin, haptoglobin **《 인공판막 치환 후, 동일 부위에 역류(leak)가 생길 때 》** 측정빈도는 병태에 따라(1주에 1회~6개월에 1회) 검사한다. 의의는 적혈구 파쇄 정도를 파악하기 위하여 검사한다.
심장 초음파 검사 **《 회복기 》** 좌심기능 및 판막의 성상 판정을 위하여 1년마다 검사한다. 수술시기는 협심증이나 실신, 심부전 등의 자각 증상이 출현된 경우, 또는 압교차 > 50 mmHg로 NYHA 분류 Ⅱ~Ⅲ도
BNP 100 pg/mL 이상은 심부전증의 기준이다.
NT-proBNP 125 pg/mL 이하라면 좌심실 부하가 제외된다.

진단·경과관찰 상의 요점

① 자각증상(협심통, 심부전 증상)이 출현하면 절대적인 수술적응이다. 또한 이 이전에도 심장 초음파 검사로 좌심실－대동맥압 교차를 follow하여, 수술시기를 결정한다. ② 운동부하는 하지 않는다. ③ 혈관 확장요법은 원칙적으로 금기사항이다. 이뇨약도 신중히 투여한다. Statin계 약물은 진행 예방에 유용하다고 일려졌지만 효과가 없다는 보고도 있다(Chan et al : Circulation 121 ; 2130-2136, 2010). ④ 심장 초음파 검사에서 대동맥판 유속이 5 m/s를 초과하는 경우에, 무사고 예후는 1년에 64%, 3년에 25%라고 한다(Rosenhek et al : Circulation 121 : 151-156, 2010). 또한 조기수술 유효성 및 경~중등도 협착에서도 판막 석회화가 강하면 조기수술의 유효성을 보인다. ⑤ 이첨판 협착증에서는 발치 등의 감염성 심내막염 예방을 위하여 항균약제(ampicillin 2 g을 처치 1시간 전)를 복용한다. ⑥ 수술불능예에서 경피적 인공판막 치환술이 개발되어 있어서 성공률 93%, 30일 사망률 10%이다. 또한 뇌경색 발생률도 10% 이하이다.

Statin : Cholesterol 생합성에 관여하는 HMG-CoA (hydroxymethylglutaryl-CoA) 환원효소를 길항적으로 저해하여 혈청 cholesterol을 저하시키는 약물을 총칭하여 statin이라고 한다.

Aortitis syndrome, 대동맥염 증후군

대동맥 및 그 주요 분지에 비특이 염증이 생겨 협착 또는 폐색을 일으키는 질환군을 말한다. 병리학적으로는 대혈관, 주로 대동맥과 그 주요 분지(우총경동맥, 추골동맥, 쇄골하동맥)의 육아종성 염증상을 나타내고, 혈전형성에 수반하여 혈관내강 폐색이 잘 나타난다. 유전 요인으로 대동맥궁 병변 예는 HLA-B52, DR2, 복부대동맥 병변 예에서는 HLA-B39와 상관성을 보인다. 증상은 병변 부위에 따라 다른데, 기립성 현기증, 실신, 시력저하나 침침함, 맥박 촉지불량 외에 뇌혈관 장애나 대동맥판막 폐쇄부전증을 합병한다.

검사소견

백혈구, 적혈구, ESR 기준치~기준치 이상

CRP, ASO 기준치~기준치 이상

α_2-Globulin, γ-globulin 기준치~기준치 이상

IgA, IgG 기준치~기준치 이상

혈소판 응집능 기준치~기준치 이상

Fibrinogen, thromboxane A_2 기준치~기준치 이상

혈청 보체가 (C_3, C_4) 기준치~기준치 이상

HLA B 52, B 39, B 5, DV 12

심전도 허혈성 변화

초음파 고도의 심막비후의 경동맥 병변은 macaroni sign을 보인다. 대동맥판막 폐쇄부전을 합병하는 경우가 있다.

안저검사 저혈압성 변화 또는 고혈압성 변화, 망막혈관의 rosette상 문합(吻合)을 보인다.

경(頸)부·흉부·복부 X 선 대혈관 영상이상, 석회화상을 보인다.

MRI (MRA) 혈관확장, 협착, 협착부위 이하 혈류저하, 벽재 혈전, 흉부 대동맥벽 비후, cine MRI에서 와류(turbulent flow)를 보인다.

CT 대동맥 석회화상, 흉부 대동맥벽 비후, 동맥폐색, 협착 병변, 확장 병변, 폐동맥 병변 등이 보인다.

혈관 조영 (DSA 포함) 혈관확장, 협착, 협착부위 이하 혈류저하(활동성 염증소견이 보이는 시기는 혈전으로 인한 사고가 일어나기 쉬우므로 침습적 혈관 조영은 피한다)를 보인다.

관상동맥 조영 관상동맥 병변이 보인다.

뇌혈류 scintigraphy 뇌혈류 이상이 보인다.

폐혈류 scintigraphy 폐경색 예에서 폐야에 cold area가 보인다.

신장 renography 신장혈류 이상이 보인다.

경과관찰을 위한 검사와 측정빈도

백혈구 치료효과를 판정하기 위하여 측정한다. **〈급성기〉** 1~2주마다 **〈회복기〉** 1개월마다 **〈정기검진〉** 6개월마다 검사한다.

ESR 치료효과를 판정하기 위하여 측정한다. **〈급성기〉** 1개월마다 **〈회복기〉** 1~3개월마다 **〈정기검진〉** 6개월마다 검사한다.

CRP 치료효과를 판정하기 위하여 측정한다. **〈급성기〉** 1~2주마다 **〈회복기〉** 1개월마다 **〈정기검진〉** 6개월마다 검사한다.

ASO 치료효과를 판정하기 위하여 측정한다. **〈급성기〉** 1개월마다 **〈회복기〉** 1~3개월마다 **〈정기검진〉** 6개월마다 검사한다.

α_2-Globulin, γ-globulin 치료효과를 판정하기 위하여 측정한다. **〈급성기〉** 2주~1개월마다 **〈회복기〉** 1~3개월마다 **〈정기검진〉** 6개월마다 검사한다.

안저검사 **〈급성기〉** 2주~1개월마다 **〈회복기〉** 1~3개월마다 **〈정기검진〉** 6개월마다 검사한다.

경부·흉부·복부 X 선 **〈급성기〉** 2주~1개월마다 **〈회복기〉** 1~3개월마다 **〈정기검진〉** 6개월

마다 검사한다.
혈관 조영(DSA 포함) 수술을 고려할 때 검사한다.

진단·경과관찰상의 요점

① 남녀 비는 약 1 : 9로 여성이 많다. 확정진단은 영상진단(DSA, CT, MRA)에 의한다. ② 젊은 사람에서 혈관 조영에 의한 대동맥과 그 제 1차 분지에 폐색성 또는 확장성 병변이 다발성으로 나타나는 경우에는 염증반응이 음성이라도 대동맥염 증후군이 첫째로 의심되는 소견이다. ③ ②에 염증반응이 양성이라면 대동맥염 증후군으로 진단한다. ④ 일반적으로 항핵 항체, 항 DNA 항체, 혈청 보체가는 기준치를 보인다. ⑤ HLA-B 52 양성 환자는 병변의 정도가 강력하고, steroid 저항성을 보이므로 고용량을 필요로 하는 경우가 많다. ⑥ 신혈관성 고혈압이 있는 경우, catheter(stent) 내지 수술에 의한 치료가 고려된다. ⑦ 부신피질 호르몬 약제의 감량 중의 염증반응은 2주간격 정도로 경과를 관찰한다. ⑧ 심근허혈을 합병하는 경우가 많아 평가할 필요가 있다. ⑨ 폐경색이 의심되는 예에서는 폐 혈류 scintigraphy가 유용하다. 폐동맥 조영을 요하는 경우도 있다.

Arteriosclerosis, 동맥경화증

동맥벽의 비후, 탄력성 저하, 및 내강 협소화를 의미하는데, 동맥벽에의 지질축적이나 세포증식으로 인한 동맥경화로 기인하는 질환이다. 다음 3 종류로 분류한다. ① 죽종(atheroma) 형성이 특징인 죽상경화증(athroscelosis), ② 미소동맥벽의 초자양(hyaloid) 비후가 특징이고, 때로 fibrinoid 변성을 나타내고, 고혈압과 관련이 깊은 세동맥경화증(arteriolosclerosis), ③ 근육성 동맥중막의 석회화가 특징인 중막경화증(medial sclerosis) 또는 Monckeberg sclerosis라고 하는 것 등이다. 이 3가지 형은 발생부위나 형태학적으로 각각 특징이 있지만 흔히 동일 개체에서 동시에 발생한다. 이 가운데 죽상경화증은 고빈도이고, 게다가 가장 중요한 병변으로 단순히 동맥경화증이라고 하면 죽상경화증을 가리키는 것이다.

검사소견

총 cholesterol 기준치~기준치 이상
HDL-cholesterol 기준치~기준치 이상
중성지방 기준치~기준치 이상
Lipo protein (a) [Lp(a)] 기준치~기준치 이상
RLP-cholesterol 기준치~기준치 이상
심전도 허혈성 변화

혈압맥파 검사

ABPI (ankle brachial pressure index) 기준치(0.9) 이하
PWV (pulse wave velocity) 기준치 이상
안저 검사 동맥경화성 변화
흉·복부 X 선 대동맥 확대, 사행, 석회화
두부 CT / MRI 다발성 저흡수 구역(경색소)
초음파 병변부위 혈관에 plaque, 석회화, Doppler에서 혈류 변화
RI angiography 협착부위에서 혈류저하, 두절부위로 인한 말초측의 두절상
혈관조영 [DSA (digital subtraction angiography) 포함] 협착, 두절상, 측부혈행로
Thermography 협착~두절부위 이하의 사지에서 피부온도 저하

경과관찰을 위한 검사와 측정빈도

총 cholesterol, HDL-cholesterol, 중성지방 **〈급성기〉** 1개월마다 **〈회복기〉** 2개월마다 **〈정기검진〉** 6개월마다 검사한다.

RLP-cholesterol **〈회복기〉** 3개월마다 **〈정기검진〉** 1년마다 검사한다.

흉·복부 X선, 심전도, 혈압맥파 검사, 초음파 검사 **〈회복기〉** 6개월마다 **〈정기검진〉** 1년마다 검사한다.

안저 검사 **〈정기검진〉** 1년마다 검사한다.

RI angiography, thermography 필요 시에 검사한다.

혈관조영(DSA 포함) 무언가의 intervention을 고려할 때 검사한다.

진단·경과관찰상의 요점

① 위험인자(지질이상증, 고혈압, 당뇨병, 비만 등)를 관리한다. ② 아주 드물지만 지질이상증 치료약의 부작용으로 횡문근융해증이 초래되어 근육통, CK 활성이 증가하는 경우가 있다. ③ 초음파 검사만으로 plaque의 성상을 진단하기는 곤란하다(예외 : acoustic shadow를 수반 strong echo는 석회화). ④ 폐색성 동맥경화증(arteriosclerosis obliterans; ASO)은 Fontaine 분류 grade 2(간헐성 절름거림) 이상의 것은 혈행 재건술을 고려하여 내과적으로 치료하여야 한다.

Atrial fibrillation [AF or Af], 심방세동 (심방 잔떨림)

심방이 동결절에서 전파되는 자극으로 규칙적으로 올바른 흥분수축을 하지 않고, 심방 내에서 발생하는 자극에 따라서 자주 무질서하게 흥분수축을 반복하는 상태이다. 즉, 심방에 다수의 micro(미소한) reentry 또는 흥분부위가 생겨서 심방 전체에 규칙적이고 올바른 흥분을 상실한 상태이다. 허혈성 심질환, 고혈압증, 류마티스 심질환, 심근증, 호흡기 질환, 갑상선기능항진증, 고령자 심방중격 결손증, WPW 증후군 등에서 나타난다. 심한 빈박(頻拍) 또는 서박(徐拍)으로 되면 혈행동태가 악화하여 특히 기질적 심질환이 있는 경우에 심부전으로 빠지기 쉽다. 또한 심방수축이 결여되어 흔히 좌심방 내에 혈전이 형성되어 전신 여러 장기에 혈전색전이 생기기 쉽게 된다.

검사소견

심전도 ① 불규칙한 기선(base line) 동요로 나타나는 f 파(300~700/min)의 존재, ② P 파가 나타나지 않고, ③ R-R 간격이 모두 부정(절대성 부정맥), 등의 3가지 점으로 진단된다. 단, 완전 방실 block 합병 예에서는 R-R 간격이 정돈되어 있다.

경과관찰을 위한 검사와 측정빈도

심전도 진찰에서 무증상이라도 자각증상, 맥박소견에서 의심되는 경우에는 심전도를 기록하여 확인한다. 또한 기초질환, 특히 허혈성심질환이나 판막증의 유무를 확인한다. 발작성 AF 진단에는 장시간 심전도 기록이나 event 심전도 기록계가 유용하다.

Cardiac event recorder : 증상이 출현할 때 심전도를 기록할 목적의 휴대형 심전계이다. Holter 심전계와 유사하지만 장시간 연속하여 기록하는 것이 아니라 event button을 누르면 전후 수 분만의 1 유도 심전도가 IC memory에 기록된다. Memory에 한계가 있어 5회 정도의 event까지 기록할 수 있다.

진단 · 경과관찰 상의 요점

① 경과관찰에서 발작성, 지속성 또는 만성(慢性)의 확인이 필요하다. ② 기초질환 유무(선천성, 류마티스성, 고혈압성 심질환, 심근경색, 갑상선기능항진증, 폐색성 폐질환 등)을 확인한다. ③ 일과성 심방세동에서도 UCG에 의한 좌심방경이 큰 것(>50 mm)은 재발, 만성화(慢性化)의 경향이 있다. ④ Digitalis 투여 예에 있어서의 심실 기외수축과 심실 내 변행(變行) 전도의 감별은 각기 digitalis 중독과 투여량 부족이 판정상 중요하다. ⑤ WPW 증후군에 합병하는 심방세동은 위성 심실빈박을 나타내고, 심실세동, 돌연사로의 이행 위험이 있으므로 주의하여야 한다(WPW 증후군, 조기흥분 증후군 항 참조). ⑥ UCG, TEE(경식도 심장 초음파)에 의한 심방 내 혈전 검색도 중요해서 3~6개월마다 검색한다. ⑦ CHADS 2 score 1 이상이라면 항응고 약물(warfarin 또는 anti-thrombin 약, FXa 저해약)을 투여하기 시작하는데, warfarin 사용인 경우에는 PT-INR(prothrombin time 국제표준화)를 2.0~3.0(75세 이상이라면 1.6~2.6)으로 조절한다.

[주] 심방조동(atrial flutter; AFL)의 기전은 우방중격·우방자유벽·하대정맥–삼첨판간 우방협부를 포함한 macro reentry로 통상, 흥분은 심실측에서 보다 반시계 방향으로 선회한다(통상형 심방조동 : common type). 이 심방흥분은 심전도상 규칙적이고 바른 심방 전위 F파[거치상파(톱니모양파)]로 기록되고, 그 빈도는 약 220~350/min, II, III, aV_F 유도에서 가장 명료하게 거치상의 F파로 나타난다. 다양한 정도의 방실전도 비(통상은 2 : 1 또는 4 : 1 전도)를 나타내는데, 심방세동에 대하여 I 군 약물(Na channel 저해약)을 사용한 경우, 심방박출 수가 느린 심방조동으로 이행(I 군 약물로 인한 심방조동)하고, 때로 1 : 1 방실전도를 일으켜서 심정지가 야기되는 경우가 있기 때문에 충분한 주의가 필요하다.

Buerger disease (Thrombo-angitis obliterans; TAO), 폐쇄성 혈전 혈관염

원인불명 혈관염으로 사지 동정맥에 혈전성 폐색을 일으키는 질환이다. 동맥내막의 섬유성 비후인 폐색성 혈관내막염을 나타내는 증후군으로 사지 말단의 동통 등으로 발병한다. 15~45세 남성에서 발병하는 예가 많고, 혈전증의 병발로 인하여 괴저(gangrene)로 진행되는 경우가 많다.

검사소견

Ht 기준치~기준치 이상

HLA A 9, B 5, A 1, B 8, DR 4, BW 54 (나타나지 않는 것도 있다)

Fingertip volume pulse wave 저하, 평탄화

초음파 (duplex scan) 족배·후경골 동맥혈류 유속파형 이상화

MRA 동맥폐색상

CTA (조영 3 DCT) 동맥폐색상

Thermography 이환 사지의 피부온도 저하

혈관 조영 하지에는 무릎 관절(膝관절)보다 말초, 상지에서는 팔꿈치 관절(肘)보다 말초에 반드시 병변이 생긴다. 병변부위의 중추 측 동맥벽은 평활하다. 동맥폐색 양식은 abrupt occlusion형, tapering형이 많고, cork screw, tree root, bridge 등의 모양으로 측부혈행로의 발달이 특징적이다. Accordion-like appearance는 이 질환의 특유한 소견이다.

경과관찰을 위한 검사와 측정빈도

Ht **〈급성기〉** 2주~1개월마다 **〈회복기〉** 1~3개월마다 **〈정기검진〉** 6개월마다 검사한다.

Fingertip volume pulse wave, 초음파, thermography **〈회복기〉** 1~3개월마다 **〈정기검진〉** 6개월마다 검사한다.

혈관 조영 수술을 고려할 때 검사한다.

진단·경과관찰상의 요점

① HLA 항원형은 HLA-A 9, B 5, A 1, B 8, DR 4와의 관련이 알려졌다. ② 하퇴동맥의 미만성 폐색 예가 많고, 혈행재건 수술의 적응 예는 적다. ③ 심전도, 혈압은 정상이고 동맥경화 소견은 없다. ④ 유주성 정맥염(thrombophlebitis migrans)이 합병되어 있으면 진단은 확정적이다. ⑤ 대동맥, 중간동맥에는 대부분 소견이 없다. ⑥ 족부동맥 병변이 주체인 경우는 족관절상완혈압 비(ankle brachial pressure index; ABPI)는 비교적 유지한다. ⑦ 혈관 조영 소견만으로 교원병의 혈관 병변과를 감별하기는 곤란하다.

Cardiac tumor, 심장종양

심장의 원발성 내지 전이성 종양이다. 심장 원발 종양은 아주 드물어서 80%는 양성(benignity)으로 점액종, 횡문근종, 섬유종 등이다. 악성은 더욱 드물어서 대부분은 육종이다. 양성종양(benign tumor)은 좌심계에 많은데 대하여 악성은 우심계에서 많이 보이고, 폐로의 전이를 일으키기 쉽다. 또한 악성종양의 심장전이는 갑상선암, 폐암, 유방암, 악성흑색종, 백혈병에 많고, 부위로는 심막에 많다.

검사소견

WBC, ESR 기준치~기준치 이상

Hb, Ht 기준치 이하~기준치

γ-Globulin 기준치~기준치 이상

AST, LD 기준치~기준치 이상

심전도 부정맥(심방세동, 심방조동, 전도장애, 기외수축 등), ST 상승, T 파 역전 등을 보인다.

초음파 (경흉벽, 경식도) 종양 echo, 심막액 저류를 보인다.

흉부 X 선 종류로 인한 종격영상 변형, 심장 음영 확대, 좌방영상 확대(좌방 내 종양)

CT 종양상(국재, 성상)

MRI (MRA) 종양상(국재, 성상, cine mode에서 가능성을 보인다.)

경과관찰을 위한 검사와 측정빈도

WBC, Hb, Ht **〈급성기〉** 1주마다 **〈회복기〉** 1개월마다 **〈정기검진〉** 1년마다 재발의 조기발견을 위하여 검사한다.

ESR, γ-globulin **〈급성기〉** 2주마다 **〈회복기〉** 1개월마다 **〈정기검진〉** 1년마다 재발의 조기발견을 위하여 검사한다.

AST, LD **〈급성기〉** 1주마다 **〈회복기〉** 1개월마다 **〈정기검진〉** 1년마다 재발의 조기발견을 위하여 검사한다.

심전도 **〈급성기〉** 1주마다 **〈회복기〉** 1개월마다 **〈정기검진〉** 1년마다 재발의 조기발견을 위하여 검사한다.

초음파 (경흉벽, 경식도) **〈급성기〉** 2주마다 **〈회복기〉** 2개월마다 **〈정기검진〉** 1년마다 재발의 조기발견을 위하여 검사한다.

흉부 X 선 **〈급성기〉** 1주마다 **〈회복기〉** 1개월마다 **〈정기검진〉** 1년마다 재발의 조기발견을 위하여 검사한다.

CT **〈급성기〉** 1개월마다 **〈회복기〉** 3개월마다

〈정기검진〉 1년마다 재발의 조기발견을 위하여 검사한다.

MRI (MRA) **〈회복기〉** 1년마다 검사한다.

진단·경과관찰상의 요점

① 전이성 종양이 많은데, 원발성은 약 80%가 양성으로 그 가운데 점액종이 많다. ② 감염성 심내막염 같은 증상을 나타내고 백혈구, ESR 이상, 또한 종양조직의 파괴, 소색전(small embolus)으로 인하여 유출효소가 증가하는 경우가 있다. ③ 심전도 변화는 특이적인 것이 아니고, 이상을 보이지 않는 경우도 있다. ④ 초음파 검사는 경흉벽으로 관찰이 불충분한 것(좌심방 내 종양)은 경식도법이 유용하다. ⑤ 흉부 X 선, CT, MRI에서 주위 장기와의 관계가 밝혀지기도 한다. ⑥ 양성의 점액종인 경우, 진단과 동시에 수술을 고려할 수 있다(종류파열, 혈전으로 인한 색전증을 초래하기 쉽다). ⑦ 점액종에서 IL-6가 생산되는 경우가 있다. ⑧ 수술 전에 관상동맥 병변 평가 등을 위하여 심장 catheter 검사를 하는 경우가 있는데, 종양 그 자체에 대해서는 진단적 의의가 적고, 종양색전의 원인이 되기도 한다.

Cardiomyopathy (dilated type), 심근증(확장형)

심근 고유의 질환으로 심근의 1차적 병변으로 인하여 수축력 저하, 심확대, 심부전을 나타낸다. 좌심실 또는 양심실(兩心室)의 확장과 수축기능 저하가 특징인 심근질환으로 특발성, 가족성·유전성, virus성·면역성, 알코올성·중독성 등으로 나눈다.

가족성·유전성 확장형 심근증 가계의 연쇄해석으로 11개소의 유전자좌가 확인되었는데, lamin A/C 유전자, desmin 유전자 등의 이상이 원인으로 이해하고 있다. 또한 β심근 myosin heavy chain 유전자, 심근 troponin T 유전자, α-tropomyosin 유전자 등 비대형 심근증의 병인인 유전자도 이 질환의 병인으로 이해하고 있다.

병리소견은 비특이적이고, 기본적인 병태는 심근수축부전과 좌심실 내강의 확장이다. 심부전을 주징으로 하는데, 이것은 흔히 진행성이다. 어느 병기에서도 부정맥, 혈전색전증이나 돌연사가 종종 발생한다.

이 질환의 진단은 심근수축부전과 심실확대를 증명하는 동시에 특정 심근질환을 제외할 필요가 있다. 따라서 병력, 이학적 소견, 여러 가지 임상화학 검사, 심장 초음파 검사 등에 추가로 심장 catheter 검사, 관상동맥 조영, 심근생검 등이 필요한 경우도 있다.

검사소견

심전도 ST-T 변화, 심실 내 전도장애 등을 보인다.

UCG 좌심실내강 확대, 벽운동의 전주성(全周性) 저하를 보인다.

심장 catheter 좌심실 확대, 벽운동 저하, 좌심실 확장말기압 상승, 심박출량 저하를 보인다.

흉부 X 선 심음영 확대, 폐울혈 등이 보인다.

경과관찰을 위한 검사와 측정빈도

UCG **〈악화기〉** 1주~1개월마다 **〈만성기〉** 3~6개월마다 검사하여 좌심실 확장말기 직경(LVDd), 좌심실 수축기 직경(LVDs)를 중심으로 검색한다.

심전도 **〈악화기〉** 1주~1개월마다 **〈만성기〉** 3~6개월마다 검사한다.

심장 catheter, 관상동맥 촬영 **《확정진단을 위하여》** 통상 1회 검사한다. 관상동맥 촬영에서는 심근수축의 원인이 되는 병변은 확인되지 않는다.

흉부 X 선 **《악화기》** 매일~1개월마다 **《만성기》** 1~3개월마다 검사하여 심부전 유무를 검색한다.

진단·경과관찰상의 요점

① 고도의 심장확대, 벽운동 저하의 진단 및 밝혀진 원인이 되는 질환을 제외시키는 것이 진단의 요점이다. ② 많은 예에서 진행성이고, 심부전 진행, 돌연사를 초래하는 경우가 있다. ③ 심부전을 control하기 위하여 강심약제, 이뇨제, 혈관확장약제, β-차단약제의 적절하게 투여하여야 한다.

Cardiomyopathy (hypertrophic type), 심근증(비대형)

심장의 1차적인 병변으로 인하여 고도의 심근비후를 나타내는 만성심장질환이다. 심근증은 ① 확장형 심근증(dilated cardiomyopathy; DCM), ② 비대형 심근증(hypertrophic CM; HCM), ③ 구속형 심근증(restrictive CM; RCM), ④ 부정맥원성 우심실 심근증(arrhythmogenic right ventricular CM; ARVCM) : 심실성 부정맥에 심실 빈박을 초래하여 우심실 심근이 확장에서 수축부전이 일어나고, 지방조직과 섬유성 조직에 의해 진행성으로 치환되고, 심근세포는 변성, 위축·탈락화 한다. 돌연사를 흔히 보인다. ⑤ 분류불능 심근증 : 앞의 4가지 병형 분류에 해당하지 않는 병태이다. 이상 5가지로 분류하고 있다. 또한 속발성(2차성) 심근증으로 분류하는 것으로 원인 및 전신질환과의 관계가 분명치 않은 심근질환으로 총칭하는 질환이 있다.

좌심실 또는 우심실(때로 양심실)의 비대로 특징지운다. 통상 비대칭성 비대에 심실중격 비대를 나타내는 경우가 많다. 전형적인 예에서는 좌심실 용량이 정상이거나 감소하고, 수축능은 정상 또는 증강되어 있다. 약 반수 증례에서 가족성(상염색체 우성유전)으로 보인다. 가족성 비대형 심근증의 약 반수에서 sarcomere 구성 단백의 유전자 이상이 발견되고 있다.

검사소견

흉부 X 선 경도의 심장 확대, 좌측 4궁의 돌출이 보인다.

심전도 좌측 고전위차, 고도의 ST-T 변화를 보인다.

UCG 고도의 심장비대(특히 중격측 비후), 때로 좌심실 유출로의 압교차(연락파 Doppler에서), 삼첨판 유출로 추정되는 우심실압의 상승을 보인다.

심장 catheter 좌심실 확장기 말기압의 상승, 때로 좌심실 유출로압(流出路壓) 교차, 우심실 폐동맥압의 상승을 보인다.

심근 생검 심근세포의 disarray를 나타낸다.

경과관찰을 위한 검사와 측정빈도

심전도 **《만성기》** 3~6개월마다 검사한다.

UCG **《만성기》** 3~6개월마다. 우심실압, 좌심실 유출로압 교차를 경시적으로 검사한다.

심장 catheter, 심근생검 **《확정진단을 위하여》** 1회 검사한다.

흉부 X 선 **《만성기》** 3~6개월마다 검사한다.

진단·경과관찰 상의 요점

① 심장 초음파상의 원인불명 고도비대가 진단의 요점이다. ② 숨참, 흉통 등의 자각증상이 치료, 경과관찰의 요점이 된다. ③ 돌연사의 원인이 되지만 치료의 유용성은 확립되지 않았다. ④ 확장형 심근증(dilated cardiomyopathy; DCM)으로 이행되는 예도 있다.

Chronic cor pulmonale, 만성허파심장증 Chronic pulmonary heart disease, 만성폐심증

폐심증은 폐 실질 또는 폐혈관의 병변이 장기간 경과한 결과로 폐, 흉곽 내지 폐순환의 질환으로 인하여 2 차적으로 지속성 폐고혈압, 우심실 비대를 초래하는 것으로 때로는 우심부전을 수반한다. 원인으로는 만성폐색성 폐질환, 폐섬유증, 폐 절제 후, 원발성 폐고혈압증 등이다. 호흡곤란, 기침, 가래 등의 기초질환 증상에 추가하여 경동맥 충혈(carotid engorgement), 간울혈로 인한 간기능 장애, 부종 등의 우심부전 증상을 나타낸다.

검사소견

산소 분압 기준치 이하~기준치
탄산가스 분압 기준치 이하~기준치 이상
흉부 X 선 폐동맥 영상 확대, 심장확대
심전도 우심실 비대, 우심부하
초음파 우심실 비대, 우심계 확대, 심실중격이 좌심실 측으로의 편위, 대정맥의 확장
CT 우심계 확대, 폐동맥 확대
MRI 우심실 비대, 우심계 확대, 폐동맥 확대
^{201}Tl 심근 scintigraphy 우심실 비대, 우심계 확대
Swan-Ganz catheter
폐동맥 쐐기압 기준치
평균 폐동맥압 기준치~기준치 이상(20~25 mmHg 이상)

경과관찰을 위한 검사와 측정빈도

동맥혈 가스분석 **〈급성기〉** 매일 **〈회복기〉** 1개월마다 **〈정기검진〉** 3~6개월마다 검사한다.
흉부 X 선 **〈급성기〉** 1주마다 **〈회복기〉** 1개월마다 **〈정기검진〉** 3~6개월마다 검사한다.
심전도 **〈급성기〉** 매일 **〈회복기〉** 1개월마다 **〈정기검진〉** 3~6개월마다 검사한다.
초음파 **〈급성기〉** 2~4주마다 **〈회복기〉** 3~6개월마다 **〈정기검진〉** 1년마다 검사한다.
CT **〈회복기〉** 1~6개월마다 **〈정기검진〉** 2년마다 검사한다.
MRI **〈회복기〉** 6개월마다 **〈정기검진〉** 3년마다 검사한다.
^{201}Tl 심근 scintigraphy 회복기 및 정기검진에 필수검사는 아니다.
Swan-Ganz catheter 심부전일 때 검사한다.

진단·경과관찰상의 요점

① 임상적으로 만성폐색성폐질환에 기인하는 것이 가장 많고, 감염 합병 등으로 인한 급성악화에서 폐고혈압이 악화되는 경우가 많다. ② 심장 초음파 검사에서 삼첨판 폐쇄부전이 보일 때는 폐동맥 수축기압을 아래 식으로 추정이 가능하다.

폐동맥 수축기압(mmHg) ≒ 우심실 수축기압 ≒ 4×[삼첨판 역류혈류 속도(m/sec)]^2 + 10 mmHg(추정 우심방압)

③ Swan-Ganz catheter 시행으로 약물에 대한 폐동맥압 저하작용(급성)을 파악할 수 있

다. ④ 우심실 비대에 관해서 심전도의 특이도가 낮아 심장 초음파 검사가 유용하다. ⑤ Multi slice CT나 심전도 동기성 MRI(ECG gated MRI)로 우심실벽 두께를 측정할 수 있다. 고도의 만성호흡부전 예 가운데 재택 산소요법 대상은 동맥혈 산소분압(PaO_2)이 55 Torr 이하인 예 및 PaO_2가 60 Torr 이하에 수면 시 또는 운동부하 시에 현저하게 저산소혈증을 초래하는 예로 재택 산소요법의 필요성이 인정된 경우이다.

Congenital heart disease [CHD], 선천성 심장질환

심장의 형태 발생과정에서 각 발생학적 단위[정맥계, 심방, 방실 결합부, 심실, 원추동맥간(conical truncus arteriousus), 반월판, 대동맥 등]의 형성이상으로 출생 시에 이미 이런 이상이 있는 상태이다. 원인은 환경, 약물, virus, 돌연변이, 유전 등이 고려되지만 한 가지 원인이 아니다. 좌 → 우 단락, 우 → 좌 단락, 협착의 복합 등이 출현한다. 기형이 순환동태에 미치는 영향에 따라 증상은 아주 다양하다. 진단은 형태학적 및 혈행 동태의 특징을 파악하기 위하여 심장 초음파 및 심장 catheter 검사는 필수이다. 심부전을 조절하기 위하여 내과적으로 치료하지만 대부분은 외과적으로 해부학적 수복수술이 필요하다.

검사소견

BNP, NT-proBNP 증가(심부전 판정에 유용하다)

신체소견 심 잡음

심전도 특유의 방실부하 소견

심장 초음파 검사 특유 소견(진단·경과관찰 상의 요점 참조)

흉부 X 선 특유 소견

3D-CT 및 MRI Shunt, 형태 관찰에 특히 유용하다.

경과관찰을 위한 검사와 측정빈도

검사의 빈도는 중증도를 판정하기 위하여 평균 1회/년 검사한다. 수술이 필요하다고 생각되는 경우에는 심장 catheter 검사를 한다(shunt 혈류량 결정 등).

진단·경과관찰 상의 요점

아래의 ①~⑥은 성인에서도 보이는 것이다. ① 심방중격 결손증인 경우 : II음 고정성 분열, 불완전 우각 block(incomplete right bundle branch block; IRBBB), 우심계 확대, 심방중격 결손(좌 → 우 단락 혈류)이 확인된다. ② 심실중격 결손증인 경우 : 4 L에서의 전(全)수축기 잡음, 좌심비대(left ventricular hypertrophy; LVH), 결손공에서의 좌 → 우 단락 혈류가 확인된다. ③ 폐동맥 협착인 경우 : 2 L에서의 수축기 구출성 잡음, 우실비대(right ventricular hypertrophy; RVH), 우실부하, 폐동맥 협착부가 확인된다. ④ Fallot's tetralogy인 경우 : 2 L에서의 수축기 구출성 잡음, 단(單) → II음, RVH, 심실중격 결손, 우 → 좌 단락, 폐동맥 협착, 우실부하가 확인된다. ⑤ 대동맥협착증인 경우 : 혈관 잡음, LVH, 협착부 혈류 echo, 흉부 X 선의 늑골 notching, 사지압 교차가 확인된다. ⑥ 심실중격 결손증이나 판막역류가 있는 경우 : 발치 시 등에서 감염성 심내막염 예방을 위하여 항균약(ampicillin 2 g 을 처치 1시간 전)을 내복한다.

Congestive heart failure, 울혈성 심부전

심장기능 저하로 폐나 말초에서 울혈이 생기는 것으로 심부전 가운데서는 가장 많다. 심장의 pump 작용 저하로 인하여 심박출량이 감소하고, 정맥관류가 감소하여 정맥측에 울혈이 생기기 때문에 전신의 여러 장기에서 여러 가지 장애가 일어나 호흡곤란, 기좌호흡(앉아 숨쉬기 orthopnea), 간종대, 부종, 핍뇨 등 다양한 증상을 나타내게 된다. 즉, 모든 심장질환이나 갑상선기능항진증, 빈혈 등의 다른 장기질환에서 발병하는데, 심박출량 저하로 인한 요량 감소, 좌심 울혈로 인한 폐수종(pulmonary edema), 우심 울혈로 인한 부종 등, 증상이 다양하다.

검사소견

간 효소 정상인 경우가 많지만 좌심부전으로 인한 울혈이 간경변을 합병하면 약간 증가하고, shock 간은 급성으로 현저하게 증가한다.
요량 감소한다.
Brain natriuretic peptide (BNP) 증가한다.
동맥혈 산소분압 (PaO_2) 좌심부전에서 저하한다.
맥박·호흡수 모두 증가한다.
심전도 원질환의 이상을 보인다.
말초정맥압 우심부전에서 상승한다.
폐동맥 쐐기압 (pulmonary arterial wedge pressure) 좌심부전에서 상승한다.
심박출량 감소한다(빈혈·갑상선기능항진증에서는 증가한다).
흉부 X 선 심장확대, 폐울혈 소견을 보인다.

경과관찰을 위한 검사와 측정빈도

간 효소 Shock 예의 다장기 부전의 한 가지 징후이다. **〈급성기〉** 매일 **〈회복기〉** 1개월마다 검사한다.
BNP 만성기 심부전 관리에 사용한다. **〈만성기〉** 1개월에 1회 검사한다.
PaO2 폐울혈로 인한 호흡부전 예의 호흡관리에 사용한다. **〈급성기〉** 1~6시간마다 **〈회복기〉** 매일 검사한다.
맥박·호흡수·요량 **〈급성기〉** 1~2시간마다 **〈회복기〉** 매일 검사한다.
심박출량 **〈급성기〉** 매일 검사한다.
말초정맥압 우심부전 예의 울혈을 반영한다. **〈급성기〉** 1~6시간마다 **〈회복기〉** 매일 검사한다.
폐동맥 쐐기압 좌심부전 예의 울혈을 반영한다. **〈급성기〉** 1~6시간마다 검사한다.

진단·경과관찰 상의 요점

① 심부전의 가장 좋은 지표는 백박·요량·식욕·체중이나 Ra음·Ⅲ음 등인데, 검사결과에 의존하지 않고 자주 환자를 진찰하는 것이 중요하다. ② 심박출량과 폐동맥 쐐기압을 조합시킨 Forrester 분류는 병태 파악, 치료방침에 중요하다. ③ BNP는 심부전의 정도와 예후에 관련하여 만성기 심부전 관리에 중요한 지표이다. 또한 급성기의 감별진단에도 유용하다.

Essential hypertension, 본태성 고혈압증

원인불명 고혈압이다. 혈압이 높은 그 자체가 이 질환의 본성으로 고혈압이 원발한다는 것을 의미한다. 유전적 요인과 환경적 요인이 복잡하게 영향이 미쳐 고혈압이 발병하는 것으로 이해하고 있다. 본태성 고혈압에는 유전 소인으로 복수의 유전자가 관여하는 것으로 이해하고 있지만 원인 유전자는 동정되지는 않았다. 환경 소인으로는 식염, 비만, 운동부족, stress, 대량 음주 등이 관여한다. 유전소인으로 혈압 조절계의 이상이 있고, 게다가 환경요인이 추가되어 고혈압이 초래되는 것으로 이해하고 있다. 그러나 각각의 증례에서 이들 인자의 관여 정도는 다르고, 병태는 각 환자에 따라 다양하다.

검사소견

■ **요검사**

요단백 신장장애의 진행과 더불어 양성[미량 albumin뇨(spot뇨) > 30 mg/g creatinine]

요 glucose 당뇨병 합병 예에서 양성

요 침사 신장장애가 있는 예에서 나타난다.

■ **신장기능 검사**

BUN 신장장애 예에서 기준치 상한 이상 증가한다.

Creatinine 신장장애 예에서 기준치 상한 이상 증가한다.

eGFR(추산 사구체 여과량)($mL/min/1.73\ m^2$) $= 194 \times Cr^{-1.094} \times Age^{-0.287}$(여성은 $\times 0.739$)

24시간 Ccr 신장장애 예에서 기준치 이하로 감소한다.

심전도 좌심실 비대(Sokolow-Lyon 기준, Cornell voltage 기준, Cornell Product, strain 형), QT 시간 연장, QT dispersion 증대, 이상 Q 파, 심방세동을 보인다.

초음파 검사 좌심실 비대(좌심실 심근 중량 증가, 좌심실 상대적 벽비후), 좌심실 구출분획, 좌심실 확장능 저하, 심방직경 증가를 보인다.

안저 검사 고혈압성 변화, 동맥경화성 변화보임

흉부 X 선 심장확대(심장·흉곽 비 > 50%)

경과관찰을 위한 검사와 측정빈도

임상화학 (신장기능 검사 포함) **〈급성기〉** 1개월마다 **〈정기검진〉** 6개월마다 (혈압강하 약물의 부작용에 대해서도 검사한다) 검사한다.

요검사 **〈급성기〉** 1개월마다 **〈정기검진〉** 6개월마다 검사한다.

심전도 **〈회복기〉** 3개월마다 **〈정기검진〉** 1년마다 검사한다.

초음파 검사 **〈회복기〉** 6개월마다. 빠른 것은 2개월 이내에 좌심실비대의 퇴축을 보이는 예도 있다. **〈정기검진〉** 1~2년마다 검사한다.

안저 검사 **〈정기검진〉** 1년마다 검사한다.

흉부 X 선 **〈정기검진〉** 1년에 1회 검사한다.

진단·경과관찰상의 요점

① 진단은 2차성 고혈압의 제외진단에 의한다. ② 혈압치뿐만 아니라 심혈관 질환의 위험인자 (표 80), 장기장애/심혈관 질환(표 81)을 평가하고, 진료실 혈압에 근거하여 뇌심혈관 위험 단계별화(표 82)를 하여 초진 시 고혈압 관리계획(그림 15)을 확립한다. ③ 내당능 이상, 지질대사 이상, 비만을 합병하는 예가 많아 관리, 치료가 필요하다. ④ 장기간에 걸쳐 관리하기 때문에 1년에 한번은 건강관리 등의 건강진단

표 80. 심혈관 질환의 고혈압 이외의 위험인자

고령 (65세 이상), 흡연
지질 이상증
저 HDL-cholesterol 혈증 (< 40 mg/dL)
고 LDL-cholesterol 혈증 (≥ 40 mg/dL)
고 Triglyceride 혈증 (≥ 150 mg/dL)
비만 (BIM ≥ 25) (특히 내장지방형 비만)
Metabolic syndrome
청장년(50세 미만) 발병의 심혈관 질환의 가족력
당뇨병 FBS ≥ 126 mg/dL or PC 2 ≥ 200 mg/dL 수시혈당 ≧ 200 mg/dL HbA1c ≧ 6.5%

을 이용하여 악성질환이 누락되지 않도록 검색한다. ⑤ 심장비대가 있는 예라도 흉부 X 선 검사는 정상인 경우가 있다. ⑥ 심전도에 의한 좌심실비대의 voltage criteria로 Sokolow-Lyon에 의한 $RV_5 + SV_1 \geq 3.5$ mV, 또는 Cornell voltage criteria의 $R_aV_L + SV_3 > 2.8$ mV(남성), 2 mV(여성) 등이 있다. 좌측편위나 ST 변화 등을 추가하여 진단하지만 ST 변화를 수반하는 허혈성 심장질환의 합병에 대해서는 분명하지 않다. ⑦ 장기장애를 검사하기 위한 특수(정밀)검사로는 뇌 : 인지기능 검사, 우울상태 평가, 두부 MRI(T 1, T 2, T 2*, FLAIR), MR angiography, 심장 : 심장 초음파 검사, 신장 : 미량 albumin 배설량(mg/g creatinine 보정), 혈관 : 경동맥 초음파, 족관절 상완혈압 비(ABI), 맥파 전파속도(PWV), Augmentation index(AI), 안저검사(당뇨병 합병인 경우는 필수) 등을 시행한다. ⑧ 염증 위험 평가로는 고감도 CRP가 있다. ⑨ 2차성 고혈압 screening

표 81. 장기장애 / 심혈관 질환

뇌	뇌출혈·뇌경색 무증후성 뇌혈관 질환 일과성 뇌허혈 발작
심장	좌심실비대 (심전도, 심장초음파) 협심증·심근경색·관상동맥 재건 심부전
신장	단백뇨 (요 미량 albumin 포함) 낮은 eGFR (< 60 mL/min/1.73m^2) 만성신장질환 (CKD)·신장질환 (당뇨병성 신증·신부전 등)
혈관	동맥경화성 plaque 경동맥 내막·중막 비후 > 1.0 mm 대혈관 질환 폐색성 동맥질환 (낮은 족관절 상완혈압 비 : ABI < 0.9)
안저	고혈압성 망막증

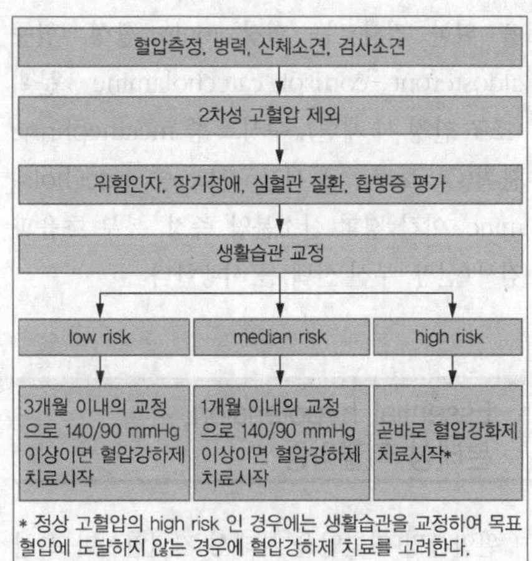

그림 15. 초진 시 고혈압 관리계획

표 82. 혈압에 근거한 뇌-심혈관의 risk 단계 (혈압단위 : mmHg)

혈압 분류 / Risk 단계 (혈압 이외의 risk요인)	정상 고혈압 130～139 / 85～89	I 도 고혈압 140～159 / 90～99	II 도 고혈압 160～179 / 100～109	III 도 고혈압 ≥ 189 / ≥ 110
Risk 1 단계 (위험인자 없음)	부가 risk 없음	low risk	median risk	high risk
Risk 2 단계	median risk	median risk	high risk	high risk
Risk 3 단계	high risk	high risk	high risk	high risk

Risk 2 단계 : 당뇨병 이외에 1～2 가지 위험인자, 대사증후군이 있다.
Risk 3 단계 : 당뇨병, CKD, 장기장애/심혈관 질환 등 3 가지 이상의 위험인자 중 어느 것이 있다.
대사증후군 : 예방적인 관점에서 다음과 같이 정의한다. 정상보다 약간 높은 혈압(정상 고혈압)과 복부비만(남성 85 cm 이상, 여성 90 cm 이상)에 추가하여 비정상적인 혈당 농도(공복 시 혈당 110～125 mg/dL, 또는 당뇨병에 이르지 않은 내당능 이상), 또는 지질대사 이상 가운데 어느 것이 있는 것. 양자를 가지고 있는 경우는 risk 3 단계로 한다. 다른 위험인자가 없는 복부비만과 지질 대사 이상이 있으면 혈압 level 이외에 위험인자는 2 가지인데, 이것은 대사증후군에 속하므로 위험인자는 2 가지인 것이다.

을 위한 검사로는 혈장 renin 활성, 혈중 aldosterone, cortisol, catecholamine 3 분획(조조 안정 시 채혈), 수시뇨 중 metanephrine 분획(Cr 보정), 24시간 축뇨 중 catecholamine, 야간 경피 산소분압 측정, 복부 초음파 검사(신장, 부신 선택)를 시행한다.

Essential hypotension, 본태성 저혈압증

원인불명 저혈압을 본태성 저혈압이라고 한다. 즉 2차성(증후성) 저혈압과 달리 특정 원인 질환이 없는 저혈압을 본태성 저혈압증이라고 한다. 본태성 고혈압과 마찬가지로 신경성 인자, 체액성 인자, 심박출량 등 많은 혈압조절 인자가 mosaic처럼 혼합되어 있는 병태로 이해하고 있다. 가계 내 출현이 확인되어 무언가의 유전성이 있는 것으로 고려하고 있다.

검사 소견

Hb, Ht 기준범위
Na, K, Cl 기준범위
TSH, FT_3, FT_4 기준범위
Cortisol, ACTH 기준범위
심전도, 초음파, 흉부 X 선 정상

경과관찰을 위한 검사와 측정빈도

치료대상이 되지 않는 예는 필요 없다.
혈액검사 **〈정기검진〉** 매년 검사한다.
임상화학 (Na, K, Cl 포함) **〈정기검진〉** 매년 검사한다.
심전도 **〈정기검진〉** 매년 검사한다.
초음파 **〈정기검진〉** 매년 검사한다.
흉부 X 선 **〈정기검진〉** 매년 검사한다.

진단·경과관찰상의 요점

① 저혈압의 정의는 명확하지 않지만 일반적으로 수축기 혈압이 100~110 mmHg을 만족시키지 못하는 것을 말한다. ② 본태성 저혈압은 마른형의 무기력성 체질인 사람에 많고, 진단은 2 차성(증후성) 저혈압의 제외에 의한다. 2 차성 저혈압의 원인으로 심장질환, 내분비 질환, 신경계 질환 등이다. ③ 일과성의 기립성 저혈압에 대해서도 원인질환의 진단, 치료가 우선된다.

Infective endocarditis, 감염성 심내막염

심장 내막조직에 발생한 감염소(wart)를 주징으로 하는 패혈증의 총칭이다. 발열, 오한, 전신권태, 체중감소 등의 전신감염 증상, 심장잡음이나 급성심부전 등의 심장증상, 혈뇨, tarry stool, 일과성 뇌허혈 등의 색전증상 등, 임상상은 대단히 다양하다. 주로 세균에 의한 심내막, 특히 판막의 감염증이다. 불명료한 원인질환의 하나이다.

검사소견

CRP 증가한다.
백혈구 증가하는 경우가 많다.
적혈구 만성염증의 결과로서 흔히 빈혈을 수반한다.
혈액배양 양성. 3회 시행하면 95% 이상 원인균을 검출할 수 있다.
심장 초음파 검사 판막파괴, 증식(vegetation), 판막역류

경과관찰을 위한 검사와 측정빈도

CRP **〈급성기〉** 주 2회 **〈회복기〉** 주 1회 검사

한다.

혈액배양 **(급성기)** 항균약 투여 전에 3~5회 시행한다.

심장 초음파 검사 **(급성기·회복기)** 1개월마다 검사한다.

진단·경과관찰 상의 요점

① Vegetation의 형태가 용이하게 어긋나서 색전증(embolism)의 위험이 높다고 판단될 경우에는 긴급 판막치환술의 적응이 된다. 수술적응 결정을 위해서는 심장 초음파 검사를 반복할 필요가 있다. 경식도(經食道) 심장 초음파 검사는 판막 관찰에 더욱 유용하다. ② 혈액배양을 3~5회 시행한 후 항균약물 치료를 시작한다. 유효한 경우, 우선 해열하고, 그 후에 CRP가 감소한다. CRP 음성화 후 2 주까지 항균약물을 계속 투여한다. ③ 세균괴의 색전으로 인한 세균성 동맥류(mycotic aneurysm)로부터 뇌출혈이 합병되는 경우가 있다. 신경증상이 돌연 출현하는 경우에는 두부 CT를 검사한다. 또한 합병하는 뇌염, 수막염 등 감염성 심내막염의 30%에서 신경증상이 합병된다는 보고가 있다. ④ 면역부전 환자에서는 드물지만 진균성 심내막염도 일으킨다. 진균성은 판막파괴를 수반하지 않아 반 수(50% 정도)는 심장 초음파 검사상 정상으로 보인다. ⑤ 포도상구균으로 인한 경우, 급속하게 판막파괴가 진행되어 심부전을 합병한다. 조기에 판막치환술을 고려할 필요가 있다.

Mitral insufficiency (incompetence), 승모판폐쇄부전증 (승모판역류증)

수축기에 승모판구가 완전히 폐쇄되지 않기 때문에 좌심실에서 좌심방으로 혈액이 역류하는 질환이다. 승모판 역류로 인한 좌심방 부하, 확대, 폐울혈을 초래한다. 원인은 승모판 일탈, 류마티스 열, 심근허혈 등으로 인한 유두근부전, 확장형 심근증 등으로 인하여 판수(瓣輪) 확대 등이 보인다.

검사소견

청진 소견 **(심음)** I음 감약, 전수축기 잡음 **(심첨부~좌흉부)** III음

심전도 때로 심방세동, 승모 P, 좌심실 비대

심장 초음파 검사 좌심방 확대, 좌심실→좌심방으로의 혈류 역류, 때로 좌심실 확대를 보인다. Real time 3D 심장 초음파 검사도 유용하다.

흉부 X선 좌심방 확대, 폐울혈, 때로 좌심실 확대 등을 보인다.

CT, MRI 이들 검사도 유용하다.

경과관찰을 위한 검사와 측정빈도

BNP (brain natriuretic peptide) 승모판 역류증에서는 좌심실 기능이 정상이라도 증가한다. 100 pg/mL 이상은 심부전증의 기준이다. 1개월에 1회 이하, 병상이 변화된 경우에 검사한다.

NT-proBNP 125 pg/mL 이하라면 좌심실 부하는 제외된다.

진단·경과관찰 상의 요점

심방세동 합병 시에는 좌심방 내 혈전이나 좌심이 smoke-like echo 등을 검색하고(승모판 협착증 합병 시에 많음), warfarin 치료를 시작한다. ② 증상 및 Doppler echocardiography 에 의한 역류도 평가 하에 수술(승모판 형성술, 인공판막 치환술) 등을 결정한다(a. NYHA 분류 < II도, b. 좌심실 구출률(EF) ≥ 60%, c. 동조율 가운데 어느 것이 없는 경우는

수술이 바람직하다). ③ 혈관확장 요법(angiotensin converting enzyme 저해약물, 또는 angiotensin Ⅱ 수용체 길항약물)이 유효하고, 폐울혈 증상에 대하여 nitro제제도 유효하다. ④ 발치 등에서는 감염성 심내막염 예방을 위하여 항균약제(ampicillin 2 g 을 처치 1시간 전)을 복용한다. ⑤ 경피적 판막형성술이나 경피적 판수형성술(valvuloplasty) 등의 devise가 개발되고 있다. ⑥ Real time 3D echocardiography 의 평가로 판막형성술의 기술적인 방법이 결정되는 경우가 있다.

Smoke-like echo : 심혈관강 내에 부유하는 희미한 작은 입자 모양의 echo로 혈류 울체를 시사하는 소견으로 확대된 심방세동 예의 좌심방, 벽운동장애가 있는 좌심실, 대동맥류 내에서 보이는 경우가 있다. 동시에 혈전이 보이는 경우가 있다.

Mitral stenosis, 승모판 협착증

승모판의 해부학적 협착이 원인이 되어 좌심방에서 좌심실로 혈액의 유입이 장애가 생기고, 좌심방 및 우심계의 압력부하가 초래된다. 즉, 승모판 협착으로 인한 좌심방압 상승, 폐울혈, 심방세동 합병 시의 좌심방 내 혈전이 생긴다. 류마티스성 심내막염에 기인하는 경우가 많다. 비교적 장시간에 걸쳐서 교연부(交連部), 판첨(valve apex), 건삭(tendinous cords)에 비후유착이 일어나 곧 머지않아 이것들에 석회화가 생긴다. 승모판구 면적이 1.5 cm^2 이하로 되면 증상이 나타나는 것으로 이해하고 있다. 증상은 대부분의 경우, 호흡곤란, 기침, 객혈 등의 호흡기 증상으로 폐울혈에 기인한다.

검사소견

심음 Ⅰ음 항진, 승모판 개방음, 확장기 rumble (심실충만 잡음), 전(全)수축기 잡음

심전도 여러 가지 심방세동, 승모 P(V_1의 P 파 음성부 확대)

심장 초음파 검사 승모판, 교연부, 건색의 비후, 단축, 석회화, 단층 echo에의 판막구 협착, DDR(diastolic descent rate : 확장기 slope) 저하, 때로 좌심방 내 혈전이 보인다. 좌심방 내 혈전 검색에는 경식도 심장 초음파 검사가 유용하다. Real time 3D 심장 초음파 검사도 유용하다.

흉부 X 선 좌심방 확대, 폐울혈

CT, MRI 이들 검사 또한 유용하다.

경과관찰을 위한 검사와 측정빈도

PT **《 인공판막 치환 후, 또는 심방세동이나 좌심방 내 혈전에 warfarin을 사용할 때 》** Warfarin 치료 범위 결정을 위하여(INR 2.5~3.5) 1개월마다 검사한다.

혈액검사, LD, bilirubin, haptoglobin **《 인공판막 치환 후, 동일부위에 역류(leak)가 생긴 때 》** 측정 빈도는 병태에 따라(1주에 1회~6개월에 1회) 검사한다. 의의는 적혈구 파쇄 정도를 파악하기 위하여 검사한다.

NT-proBNP 125 pg/mL 이하라면 좌심부하를 제외한다.

BNP 100 pg/mL 이상은 심부전증의 기준이다.

심장 초음파 검사 **《 회복기 》** 좌심기능, 좌심방 확대, 혈전을 검색하기 위하여 1년마다 검사한다. 혈전의 가능성이 높으면 1회는 경식도 심장 초음파 검사를 시행한다. MRI도 유효하다.

진단·경과관찰 상의 요점

심방세동 합병 시에는 좌심방 내 혈전이나 좌심이(left auricle)를 검색하는 동시에 warfarin 치료를 시작한다. ② 증상 및 단층 초음

파에서의 판막구 면적(valvular area)(1.5 cm^2 가 기준) 또는 병변의 성상, 역류 여부를 참고하여 치료(balloon에 의한 판막구 확대술, 인공판막 치환술 등)를 결정한다.

Mitral valve prolapse syndrome, 승모판 일탈 증후군

승모판 및 건삭(tendinous cords)의 점액종 같은 변성으로 인하여 판막의 연약화 및 건삭의 연장을 보이는 질환이다. 성인(成因)으로는 Marfan 증후군, Ehlers-Danlos 증후군 등의 전신적인 결합조직 이상을 수반하는 질환과 건삭단열(斷裂), 심방중격 결손증, Ebstein anomaly 등이 있다.

검사소견

청진소견 **《심음》**I음보다 0.14초 전후 더딘 systolic click과 잇달아 systolic murmur(서 있음, 웅크림으로 변화)

심전도 통상 정상

흉부 X선 때로 straight back과 합병

심장 초음파 검사 수축기 승모판의 좌심방 쪽으로의 일탈, 좌심실→좌심방 혈류 역류, 건색의 단열을 보인다. Real time 3D echocardiography도 유용하다.

경과관찰을 위한 검사와 측정빈도

심장 초음파 검사 **《회복기》**승모판 역류량을 판정하기 위하여 1~2년마다 검사한다.

BNP 또는 NT-proBNP 심부전을 판정하기 위하여 1~2년마다 검사한다.

진단·경과관찰 상의 요점

① 심부전, 승모판 역류 정도에 따라 수술적응을 결정한다(a. NYHA 분류 < II도, b. 좌심실 구출률(EF) ≥ 60%, c. 동조율 가운데 어느 것인가가 없는 승모판 역류증이라면 수술이 바람직하다). ② 부정맥, 흉통 등의 증상이 있으면 propranolol을 사용한다. ③ 판막역류가 있으면 발치 등에는 감염성 심내막염 예방을 위하여 항균약제(ampicillin 2 g 을 처치 1시간 전)를 복용한다.

Myocardial infarction, 심근경색

관상동맥 폐색으로 인한 심근괴사이다. 정형적 흉통, 심전도 변화, 심근 유출효소(LD, CK, troponin 등) 활성 증가로 진단한다. 주요 원인은 관상동맥 죽상경화소의 파탄으로 인한 혈전형성이다. 기타 원인으로 비교적 드물지만 색전(심방세동, 심내막염, 판막증 등), 혈관염, 해리성 동맥류 등이 있다. 분류는 ① 시간경과에 따른 분류 : 급성기는 통상 1개월까지이고, 그 이후는 아급성, 진구성 심근경색, ② 근육층내 범위에 따른 분류 : 관벽성, 비관벽성, ③ 심전도의 Q 파 유무, ST 상승 유무, ④ 부위에 따른 분류, ⑤ 발병형태에 따른 분류 : 경색 전 협심증의 유무 등을 이용하고 있다. 허혈성 심질환은 심근경색, 협심증, 무증후성 심근허혈의 3 가지로 나눈다.

검사소견

CK 기준치의 3배 이상 증가한다.

CK-MB 분획 기준치의 3배 이상 증가한다.

AST ALT는 정상임에도 불구하고 AST만 증가한다.

LD Isoenzyme LD_1 형이 증가한다.

백혈구 증가한다.

사람 심장유래 지방산 결합 단백(H-FABP) 증가한다.

Myoglobin 증가한다.

심근 troponin T 증가한다.

심근 troponin I 증가한다.

심전도 ST 상승형(STEMI)과 비 ST 상승형(NSTEMI)이 있다. Q 파 출현, 관성 T 파를 보인다.

심장 초음파 검사 허혈영역에 일치하는 국소적 벽운동 저하, 심막액이 출현한다.

흉부 X 선 중증례에서 심확대, 폐울혈

경과관찰을 위한 검사와 측정빈도

CK **〈급성기〉** 3~6시간마다 **〈회복기〉** 필요 없다.

CK-MB **〈급성기〉** 3~6시간마다 **〈회복기〉** 필요 없다.

AST, LD **〈급성기〉** 3~6시간마다 **〈회복기〉** 필요 없다.

심전도 **〈급성기〉** 3~6시간마다 **〈회복기〉** 1개월마다 검사한다.

심장 초음파 검사 **〈급성기〉** 주 2회 **〈회복기〉** 1개월마다 검사한다.

진단·경과관찰 상의 요점

① 임상화학 검사는 최고치를 보일 때까지 3시간 간격, 이후에는 6시간 간격으로 24시간 후까지 검사한다. 이후에는 1일에 1회 정도 검사한다. ② 심전도는 PTCA(percutaneous transluminal coronary angioplasty)나 혈전용해 요법을 행할 때는 변화가 빠르므로 발병 24시간 이내에는 3~6시간 간격으로 자주 검사한다. 이후에는 1일 1회 정도 검사한다. ③ 혈전용해 요법은 발병 후 빠르면 빠를수록 유효해서 조기진단·조기치료가 예후개선에 중요하다. (1) 흉통, (2) 심전도 변화, (3) CK 또는 troponin의 증가 등 3가지로 심근경색으로 진단하고, 재관류 요법을 시작한다. Q 파 출현까지 보이는 경우, 재관류 요법의 효과는 거의 기대할 수 없는 경우가 많다. 해리성 대동맥류(dissecting aneurysm)는 증상이 유사하지만 혈전 용해제가 금기이기 때문에 반드시 감별하여야 한다(흉부 X 선 상에서 종격 확대, 심장 초음파도상에서 대동맥 확장과 flap의 존재 등 의심스러운 소견이 있으면 CT 검사를 한다). ④ 사람 심장유래 지방산 결합 단백(H-FABP)은 발병 약 1~2시간인 조기에 증가하기 때문에 조기진단에 유용하다. 그러나 혈중에서 소멸속도가 빨라 24시간 이후에는 감소하여 위양성이 약간 많다. ⑤ Troponin T는 심근 특이성이 크기 때문에 CK나 myoglobin이 증가하는 골격근 질환을 합병하더라도 심근장애를 판정할 수 있다. 또한 투석 예에서도 위양성은 비교적 적다. 그러나 증가치를 보일 때까지 약 2~3시간 걸리고, 12~18시간에 최고치를 보이며, 7~20일간 이상치를 유지한다. 발병 1~2시간의 감도라는 점에서는 H-FABP이나 myoglobin에 약간 뒤지지만 특이성이라는 점에서는 탁월하다. ⑥ Troponin I도 troponin T와 마찬가지지만 정상화할 때까지는 7일로 약간 짧다.

Myocarditis, 심근염

여러 가지 원인으로 인하여 생기는 심근의 염증성 병변이다. 즉, 심근 자체에 염증이 생기는 병태로 virus, 세균, 진균, 기생충, *Spirochaeta*, *Rickettsia* 등의 감염이나 약물, 화학물질로 인해서도 발생한다. 또한 혈관염 등의 전신질환의 경과 중에 발생하기도 한다. 급성인 경우, 감기 증상이나 소화기 증상에 속발하여 동계, 호흡곤란 등의 심부전 증상으로 발병하는 경우가 많다. 심전도상 ST-T 이상이나 각종 부정맥이 나타나는 경우가 많다. 병리학적으로는 심근세포의 융해, 간질부종, 원형세포 침윤, 괴사소 형성 등이 보인다.

검사소견

혈청 효소 AST, LD, CK 증가한다.
염증반응 WBC, ESR, CRP 증가한다.
UCG 심방, 심실 확대, 심실벽 운동 저하, 심막액 저류가 보인다.
심근 생검 심근으로의 염증세포 침윤이 보인다.
심전도 광범위 유도에서 ST 상승, 음성 T 파가 보인다. Block도 때로 발생한다.
흉부 X 선 심장확대, 폐울혈이 보인다.

경과관찰을 위한 검사와 측정빈도

혈청 효소 **〈급성기〉** 매일 **〈회복기〉** 1주마다 검사한다.
염증반응 **〈급성기〉** 2~3일마다 **〈회복기〉** 1주마다 검사한다.
심근 생검 **〈확정진단을 위하여〉** 1회 검사한다.
UCG **〈급성기〉** 2~3일마다 **〈회복기〉** 1주마다 검사한다.
심전도 **〈급성기〉** 매일 **〈회복기〉** 1주마다 검사한다.
흉부 X 선 **〈급성기〉** 2~3일마다 **〈회복기〉** 1주마다 검사한다.

진단·경과관찰상의 요점

① Virus성 심근염의 빈도가 커지면 교원병 등의 전신질환의 합병증이 발병되는 경우도 있어서 이들을 검색할 필요가 있다. ② 급성기에서는 심부전, 부정맥 관찰, 적절한 control이 필요하다. Virus성 심근염 등에서는 근본적인 치료가 확립되지 않았다. ③ 대다수는 급성형으로 예후는 양호하지만 전격형으로 사망에 이르는 예 또는 확장형 심근증으로 이행하는 예도 있다.

Paroxysmal supraventricular tachycardia [PSVT], 발작성 상실빈박

심장자극 전도계 가운데 동방결절, 심방절, 방실결절 또는 Kent 속(束) 등의 부전(副傳)진로가 관여하는 빈박의 총칭이다. Reentry(재진입 또는 회귀)를 기전으로 하는 빈박이 대부분으로 임상적으로는 발작성으로 빈박이 생겨 지속하는 것으로 발작성이라는 명칭을 붙이고 있다. 심박 수 120~240 beats/min의 규칙적인 상실빈박으로 돌연 시작하고, 돌연 정지하는 특징이 있다. 주요 기전은 방실결절 회기(reentry)와 방실회기로 일부는 심방 내 또는 동결절 reentry로 인한다. 방실결절 reentry성 빈박은 심방에서 지전도도(slow conductivity)를 거쳐 방실결절로 순행(順行)전도된 흥분이 심실로 전함과 동시에 속전도도(fast conductivity)를 거쳐 심방으로 회귀한다.

Reentry : 흥분이 일정한 해부학적 경로 또는 전기·생리학적으로 규정된 기능적 경로를 통하여 선회하는 현상을 말한다. 크게 고전적인 ring model과 leading circle에 의한 것으로 나눈다.

검사소견

심전도 ① 심실 내 변행(變行) 전도를 수반하지 않거나 또는 부전도로를 순행 전도하지 않는 발작성 상실빈박(PSVT)의 QRS 폭은 정상

(QRS < 0.12초)에, R-R 간격은 규칙적이고, 심실 맥박 수는 120~250 beats/min이다. 빈박발작 중에 QRS와 일정한 간격으로 비동성 P파를 보이는 경우도 있다. 자주 ST-T 변화를 보이는 경우가 있다. ② PSVT는 그 발생기전, 필수적인 생리학적 요인에 따라 다음의 A~D로 분류한다. 임상에서 통상 접하는 PSVT는 A 또는 B이고, 그 발생빈도는 PSVT 전체의 A는 60~70%, B는 30~40%이다.

A. 방실 reentry 빈박
B. 방실결절 reentry 빈박
C. 동결절 reentry 빈박
D. 심방 빈박

경과관찰을 위한 검사와 측정빈도

장시간 심전도 빈박의 지속시간 확인이나 발작을 유발하는 부정맥(precursor)을 평가하기 위하여 측정한다. 또한 약물치료인 경우에는 약효나 부작용을 평가할 목적으로 그 전후에 검사한다. Catheter ablation 적응을 확인하기 위해서는 전기생리 검사가 필요하다.

Catheter ablation : 빈맥성 부정맥 발현 또는 유지에 중요한 역할을 하는 심장 국소에 catheter로 어딘가에 energy를 주어 조직을 파괴 또는 불활성화시켜서 부정맥을 치료하는 방법이다. 고주파 전류요법이 일반적이고, 안전성이 높다.

진단·경과관찰 상의 요점

① 발작 시에 특유한 자각증상이 있는 경우, 발작 중의 심전도를 기록하는 것으로 진단은 확실해진다. 통상의 심전도 소견에서 QRS와 비동성 P' 와의 관련으로 PSVT 분류도 가능하다. 따라서 장시간 심전도 기록의 유용성은 크다. ② 발작이 일어나지 않으면 무증상이므로 방실 reentry성 빈박(현성 WPW 증후군(Wolf-Parkinson-White syndrome)을 제외하고 발작 시(증상 발현 시)의 심전도 기록이 진단에는 필수이지만 가끔밖에 발작이 생기지 않고, 동시에 발작이 짧은 예에 대해서는 event recorder 형태가 유용하다. ③ 심강 내 catheter에 의한 mapping법과 pacing법에 의한 PSVT 유발시험은 발생기전 및 빈박회로(표적부위)를 확정하는데 대단히 유용하다(전기생리 검사). ④ 치료방침 결정 발작정지 외에 자각증상 정도와 발생빈도에 따라 약물요법이 선택되고, 그 효과를 판정하기 위해서는 장시간 심전도나 전기생리 검사를 사용하지만 환자의 QOL을 고려하면 catheter ablation법이 우수한 치료법은 아니다.

Premature beat (contraction), 기외수축

기본조율의 수축에 선행하여 기본조율(보통은 동조율)의 중추 이외의 부위가 기원이 되어 예상되는 시기보다 조기에 수축이 일어나는 상실성(심방과 방실접합부 유래) 또는 심실성(심실 유래)의 수축이다. 발생부위에 따라서 심방성, 방실접합부성, 심실성의 3가지로 분류하는데, 심방성과 방실접합부성을 합하여 상실(上室) 기외수축으로 분류하는 경우가 있다.

검사소견

심전도 ① 상실 기외수축(artrial premature contraction; APC)은 심주기(心周期)의 조기에 정상 P파형과 다른 P' 파(심방성)이 출현하고, 이것에 수반하는 QRS는 통상 "정상(QRS 폭 < 0.12초)"형을 보이지만 QRS의 변형을 수반하는 경우도 있다(심실 내 변행전도 :

aberrant intraventricular conduction). 이 이소성 흥분은 동방결절(sinus node)에도 역행성으로 진입하여 동결절의 reset를 촉진하여 P' 파 포함 P-P 간격은 동주기(洞周期)의 2 배보다 짧다(비대상성 휴지기). ② 심실 기외수축(ventricular premature contraction; VPC)은 QRS가 변형, 연장하여(＞0.12초) 통상은 QRS와 반대방향의 T 파를 보이고, 선행하는 P' 파는 결여되어 있다. 동주기는 이것으로는 난조를 보이지 않고, 심실 기외수축을 품은 R-R 간격은 동주기의 R-R 간격의 2배로 된다(대상성 휴지기).

경과관찰을 위한 검사와 측정빈도

심전도 급성심근경색을 위시하여 심근질환에서 또한 심부전 예에서는 연발이나 심실빈박의 출현을 평가할 목적으로 장시간 monitor가 필요히다. 또한 허혈성 심질환이나 심근증의 추적에는 2~4주마다 24시간 Holter 심전도 기록이 바람직하다.

진단·경과관찰 상의 요점

① 2 종류 이상의 기외수축이 있으면 그들의 발생부위는 복수(다원성)로 생각한다. 기외수축이 2개 연속할 경우를 연발성이라고 한다. ② 3 연발 이상의 VPC를 일반적으로 비지속성 심실빈박이라고 한다. ③ 심실 기외수축은 Lown의 분류에서 흔히 보인다. Grade(중증도) 0은 VPC 무, 1은 ＜30 beats/min, 2는 ＞30 beats/ min, 3은 다형성, 4A는 연발성, 4B는 3 연발 이상(상기), 5의 R on T는 선행 심박의 T 파상에 VPC가 출현하는 것을 보이고, 급성허혈 등에서는 심실세동(VF)으로 이행하기 쉽다. 이 간편한 분류법은 원래, 급성심근경색에서 심실 기외수축의 중증도를 기준으로 고안된 것인데, 이 이외에도 범용되고 있다(Lown 분류). 단, 이 분류에서 Grade가 올라가므로 반드시 예후가 나쁘다고는 말할 수 없다. ④ 기외수축 출현의 의의에 관해서는 기초질환에 따라 각기 다르다. ⑤ 기질적 심질환이 아닌 것은 통상 방치해도 무방한 것이 많지만 지속성 빈박의 기폭제가 되는 것에 대해서는 치료를 요한다. ⑥ 특히 허혈성 심질환이나 심근증의 기외수축에 대해서는 증상이 있을 때, 또는 최소한 3 개월에 1 번의 빈도로 통상의 심전도, 장시간 심전도를 기록하여 추적함과 동시에 치명적인 부정맥으로의 이행 위험성을 전기생리 검사 등으로 평가할 필요가 있다.

Raynaud disease/syndrome, 레이노병/증후군

Raynaud 현상은 한랭이나 정신적 스트레스 등으로 인하여 사지말초가 돌발적, 일과성으로 동맥의 수축으로 혈액결핍을 초래하여 손가락 및 피부의 창백, cyanosis를 일으켜 냉감이나 동통을 호소하는 것을 말한다. 회복하면 반대로 충혈, 발적이 생긴다. 원인불명인 것을 Raynaud 병이라 하고, 폐색성 동맥질환, 신경성장애, 진동장애(vibration syndrome), 교원병 등의 원인질환이 있는 것을 Raynaud 증후군이라고 한다.

검사소견

백혈구 기준치~기준치 이하
ESR, CRP 기준치 이상
요단백 음성~양성
요침사 정상~각종 원주체
항핵 항체 양성

혈청 보체가 (CH_{50}, C_3, C_4) 기준치 이하~기준치
냉수 부하시험 Raynaud 현상 재현
Thermography 발작 시 피부온도 저하
Fingertip volume pulse wave 발작 시 맥파 높이 저하
혈관 조영 동맥경화증에서 협착
흉부 X 선 정상~변화 유

경과관찰을 위한 검사와 측정빈도

백혈구 **〈급성기〉** 2주~1개월마다 **〈회복기〉** 1~3개월마다 **〈정기검진〉** 6개월마다 검사한다.
ESR **〈급성기〉** 1개월마다 **〈회복기〉** 1~3개월마다 **〈정기검진〉** 6개월마다 검사한다.
CRP **〈급성기〉** 1~2주마다 **〈회복기〉** 1~3개월마다 **〈정기검진〉** 6개월마다 검사한다.
요검사 (요단백, 요침사) **〈급성기〉** 2주~1개월마다 **〈회복기〉** 1~3개월마다 **〈정기검진〉** 6개월마다 검사한다.
항핵 항체 **〈회복기〉** 3개월마다 **〈정기검진〉** 6개월마다 검사한다.
혈청 보체가 (CH_{50}, C_3, C_4) **〈급성기〉** 2주~1개월마다 **〈회복기〉** 1~3개월마다 **〈정기검진〉** 6개월마다 검사한다.
냉수 부하시험·Thermography·Fingertip volume pulse wave **〈회복기〉** 1~3개월마다 **〈정기검진〉** 6개월마다 검사한다. 그렇지만 자각증상이 개선되었으면 필요 없다.
흉부 X 선 **〈급성기〉** 2주~1개월마다 **〈회복기〉** 1~3개월마다 **〈정기검진〉** 6개월마다 검사한다.

진단·경과관찰상의 요점

① Raynaud 병과 Raynaud 증후군을 감별하는 것이 중요하지만 각종 교원병에서는 Raynaud 현상이 다른 증상에 앞서 나타나는 것이 많아 경과관찰에 주의를 요한다. ② Raynaud 병은 백혈구, ESR, CRP, 항핵 항체, 혈청 보체가, 요검사, 흉부 X 선 사진이 정상인 경우가 많다. ③ Raynaud 병은 동맥의 기질적 병변을 수반하지 않아 궤양이나 괴사의 빈도가 낮다. Raynaud 증후군은 thoracic outlet syndrome (흉곽출구 증후군, 아래가슴문 증후군) 등의 병변을 수반하는 것이 많다.

Rheumatic fever, 류마티스 열

A 군 β hemolytic *Streptococcus* (용혈성 연쇄상구균)의 급성인두염 후에 속발하는 자가면역성 염증성 질환으로 심장염, 다발관절염 외에 중추신경, 피부 및 피하조직에 병변이 생긴다. 증상은 발열, 윤상홍반, 관절염 등을 보인다. 인두염에서 이 질환 발병까지 3~4주간의 잠복기가 있고, 급성기에는 이동성 관절염, 발열, 심장염 등이 공통으로 나타난다. Sydenham chorea, 피하결절, 유연성 홍반을 나타낸다. 예후에는 심장염의 합병이 중요하다. 류마티스 열은 급성기의 사망원인이 되는 판막장애의 원인이 된다. 용혈성 연쇄상구균 치료에 penicillin, 류마티스성 염증억제에 salicylic acid제제 또는 부신피질 steroid제제를 사용한다.

검사소견

혈액검사 백혈구 증가
혈청검사 ESR, CRP 증가, ASO 등 항용혈연쇄구균 항체 상승, BNP (brain natriuretic peptide), NT-proBNP (amino-terminal pro-brain natriuretic peptide) 증가 (심부전 판정)
심음 심막 마찰음, 판막증 합병에 주의
심전도 PR 연장에 주의

심장 초음파 검사 심막액 저류, 심근 변화, 판막 변화(주로 승모판, 대동맥판막)에 주의

경과관찰을 위한 검와 측정빈도

혈액검사 **〈 급성기 〉** 활동성 판정을 위하여 1주마다 **〈 회복기 〉** 활동성 판정을 위하여 2~4주마다 검사한다.

혈청검사 **〈 급성기 〉** 활동성 판정을 위하여 1주마다 **〈 회복기 〉** 활동성 판정을 위하여 2~8주마다 검사한다.

심전도 **〈 급성기 〉** 1~2주마다 **〈 회복기 〉** 합병증 판정을 위하여 2~4주마다 검사한다.

심장 초음파 검사 **〈 급성기 〉** 1~2마다 **〈 회복기 〉** 합병증 판정을 위하여 적당히(3개월~2년마다) 검사한다.

진단·경과관찰 상의 요점

① 무도병은 급성기 이후 발병이 많다. ② 편도염 등 있으면 세균배양 검사를 한다. ③ 충분한 항균약제(penicillin 제제)를 사용하면 판막증 등의 후유증을 일으키는 것은 대단히 적지만 심장 초음파 검사로 1~2년에 1번 추적검사를 시행하는 것이 바람직하다.

Shock, 쇼크(충격)

순환혈액량, 심장기능, 말초혈관 저항의 어느 것인가로 인하여 초래되는 말초순환부전으로 세포의 산소 이용장애, energy 대사장애를 기초로 하는 장기, 세포의 기능부전이다. 즉, 급성의 전신성 순환장애로 인하여 각각의 조직이나 장기의 혈류량이 감소하여 호기적 energy 생산에 필요한 산소 수요량을 충족시킬만한 산소를 공급하지 못한 결과, energy 부족으로 조직이나 장기의 기능에 장애가 생기는 증후군이다.

최근의 분류는 ① 혈액분포 이상성 shock (distributive shock) : 감염성 shock, anaphylaxis shock, 신경원성 shock, ② 순환 혈액량 감소성 shock : 출혈성 shock, 체액상실, ③ 심원성 shock : 심근성(심근경색, 확장형 심근증), 기계성(승모판폐쇄부전증, 심실중격결손증, 심실류(心室瘤), 대동맥판 협착증), 부정맥, ④ 심외폐색·구속성 shock : 심장 tamponade(눌림증), 수축성 심막염, 중증 폐색전증, 긴장성 기흉 등으로 나눈다.

Shock는 어디까지나 증후군으로 여러 가지 원인으로 초래된다. 치료법은 shock 원인에 따라 크게 다르므로 현병력과 더불어 특유증상, 순환동태 등으로 원인을 검색하는 것이 중요하다.

검사소견

Ht, Hb 기준치 이하~기준치 이상

WBC 기준치 이하~기준치 이상

혈청 lactate 농도 기준치~기준치 이상

동맥혈 가스분석 (PaO_2, SaO_2) 기준치~기준치 이하

중심정맥압 기준치 이하~기준치 이상

심전도 정상~허혈성 변화

흉부 X선 때로 이상을 보인다(폐울혈).

초음파 정상~좌심기능 저하

Swan-Ganz catheter

심계수 기준치~기준치 이하

폐동맥 wedge pressure 기준치 이하~기준치 이상

경과관찰을 위한 검사와 측정빈도

급성기에 병상악화가 예상되는 경우에는 보다 자주 경과를 관찰할 필요가 있다.

Ht, Hb **〈급성기〉** 6시간마다 **〈회복기〉** 1주마다 **〈정기검진〉** 1개월마다 검사한다.

WBC **〈급성기〉** 매일 **〈회복기〉** 1주마다 **〈정기검진〉** 1개월마다 검사한다.

혈청 lactate 농도 **〈급성기〉** 매일 **〈회복기〉** 1주마다 검사한다.

동맥혈 가스분석 (PaO_2) **〈급성기〉** 6시간마다 검사한다. 급성기이고, 악화가 예측되는 경우에는 보다 자주 경과를 관찰할 필요가 있다 [pulse oximeter(SaO_2)는 지속감시가 가능] **〈회복기〉** 1주마다 **〈정기검진〉** 1개월마다 검사한다.

중심정맥압 **〈급성기〉** 6시간마다 **〈회복기〉** 1주마다 검사한다.

심전도 **〈급성기〉** 매일 **〈회복기〉** 1주마다 **〈정기검진〉** 6개월마다 검사한다.

흉부 X 선 **〈급성기〉** 매일 **〈회복기〉** 1주마다 **〈정기검진〉** 6개월마다 검사한다.

초음파 **〈급성기〉** 매일 **〈회복기〉** 1주마다 **〈정기검진〉** 6개월마다 검사한다.

Swan-Ganz catheter

심계수 **〈급성기〉** 지속 감시(6시간마다). 급성기이고, 악화가 예측되는 경우에는 보다 자주 경과를 관찰한다. **〈회복기〉** 매일 검사한다.

폐동맥 wedge pressure **〈급성기〉** 지속 감시(6시간마다). 급성기이고, 악화가 예측되는 경우에는 보다 자주 경과를 관찰한다. **〈회복기〉** 매일 검사한다.

진단·경과관찰상의 요점

Shock의 원인 질환은 다양하고, 병태도 여러 가지여서 검사치도 일정하지 않다. ① Ht, Hb은 출혈성인 경우에는 기준치 이하, 탈수, 열상에서는 기준치 이상을 취하지만 출혈직후에는 기준치에 있는 경우도 있다. ② 중심정맥압은 출혈 등의 순환 혈액량이 감소된 경우에는 기준치 이하, 심원성에서는 기준치~기준치 이상을 보이는 경우가 많다. ③ Swan-Ganz catheter에서의 폐동맥 wedge pressure는 순환 혈액량이 감소된 경우에는 기준치 이하, 심원성에서는 기준치 이하~기준치 이상으로 다양하다. ④ PaO_2(SaO_2)는 폐의 산소화능을, $PaCO_2$는 폐포환기 상태를 시사한다. ⑤ 요량(1.0 mL/kg/hour 이상)은 신혈류, 전신 순환이 유지되어 있음을 보인다. ⑥ 좌방이동을 수반하는 백혈구 증다를 보일 때는 감염증을 고려한다. ⑦ 급성기의 DIC 합병에 유의한다. ⑧ 혈청 lactate 농도는 조직의 혐기성 대사를 반영하여 중증도와 상관성을 보인다.

Varix, Venous thrombosis, 정맥류, 정맥혈전증

정맥류는 하지 표재정맥이 부풀어 오름, 굴곡, 사행을 나타내고, 꽈리 모양을 나타내는 것이다. 하지, 특히 대복재정맥에 호발한다. 정맥혈전증(혈전성 정맥염)은 심부 내지 표재성으로 원인불명 또는 염증성으로 정맥혈전이 생겨서 일어나는 질환이다. 정맥혈전증의 위험인자로는 혈전 형성 경향인자 또는 저섬유소 용해인자로 대다수는 선천성이지만 후천적 위험인자(임신, 분만직후, 경구피임약, estrogen 치료, corticosteroid 치료, 고정/골절, 무릎·허리·복부 수술, 혈류 중 이물 등)로 인한 예도 있다.

검사소견

D-dimer 기준치 이상(정맥혈전증)

맥파계 최대 정맥환류량 저하

혈전 scintigraphy 혈전에의 집적

정맥 조영 정맥류, 혈전으로 인한 결손상, 두절

상, 혈전윤곽 조영 소견, 측부혈행로
초음파 (duplex scan) 혈전 echo, 정맥 비(非) 압축 소견, 측부혈행로
조영 CT 혈전윤곽 조영소견, 정맥충진 결손소견
MRI (MRV) 혈전상

경과관찰을 위한 검사와 측정빈도

초음파 (정맥 echo) **《급성기》** 1주마다 **《회복기》** 1개월마다 검사한다.
MRI **《회복기》** 2개월마다 검사한다.

진단·경과관찰상의 요점

① 정맥류는 여성, 경산부, 장시간 서서 일하는 작업자, 비만자에 많고, 하지 표재정맥의 부풀어 오름, 굴곡, 사행이 나타난다. 대소 복재정맥의 판막기능 부전(1차성)으로 인한 것이 많고, 악화되면 색소침착, 습진, 정맥성 궤양을 초래한다. ② 정맥혈전증(혈전성 정맥염)은 심부와 표재성이 있는데, 하지에 생기는 원인불명의 특발성 심부정맥 혈전증이 가장 많고, 발열, 종창, 운동통, 압통을 호소하고, 만성기에 2차성 정맥류, 하퇴궤양을 형성하는 것이 있다. ③ 정맥혈전증이 원인이어서 색전(embolus)이 폐혈관을 폐색하면 급성폐혈전색전증을 일으킨다. ④ 정맥 초음파 검사는 반복하여 간단히 검사할 수 있다. 혈류의 정보도 얻을 수 있다. 단, 혈류결손 소견은 신뢰성이 떨어진다. ⑤ MRV(venography) [자기공명 혈관조영(정맥조영)]은 혈전의 묘출에 관하여 감도·특이도 모두 좋다. ⑥ 혈청 D-dimer 측정은 심부정맥 혈전증의 유무를 판정하는데 신뢰성이 높다. ⑦ 병인 검사로 선천성은 protein S 결핍증, protein C 결핍증, antithrombin 결핍증을 검색한다. 후천성은 응고억제 인자 감소나 조직인자 증가를 검색한다. 자가항체로는 항인지질 항체를 측정한다. ⑧ 혈전 scintigraphy는 심부정맥 혈전증의 부위 진단, 재발성 혈전을 진단하는데 유용하다.

Ventricular tachycardia [VT], 심실빈박 (심실빠른맥)

심실 기원의 빈박증이다. 심장자극 전도계의 우각과 좌각의 분기부에서 좌실측(His 속보다 원위부위)에서 기원하는 빈박(심박 수는 통상 140~250 beats/min)으로 넓은 의미에서는 3연발 이상의 심실 기외수축을 포함한다. 발생기전으로는 reentry가 많고, 일부 비정상 자동능의 항진이나 격발활동(일과성 탈분극)으로 인한 특발성 VT이다. VT는 QRS 파형이 단일로 안정된 단형성(monomorphic) VT와 불안정에 1박마다 변화하는 다형성(polymorphic) VT로 분류한다. 심근경색이나 심근증 등의 기질적인 심질환에 수반하여 VT, QT 연장 증후군에 수반하는 다형성 VT(torsades de pointes), 심박 수가 150 beats/min 이상에 혈행동태의 악화를 초래하는 VT의 예후는 불량하므로 예방치료를 요한다.

검사소견

심전도 ① Wide QRS 빈박(QRS 폭 ≥ 0.12초)이고, 그 80% 이상이 VT이다. ② 심실 내 변행전도(變行傳導) 또는 조기흥분증후군(WPW 증후군 등)에서 일부 반대 방향선회성 빈박, 항부정맥약, 전해질 이상의 영향 하에서 심실 내 변행전도를 일으킬 때는 상실성 빈맥에서도 wide QRS 빈박을 보이는 경우가 있으므로 이들과의 감별진단이 중요하다.
VT 중의 심방 활동 VT 증례의 50%는 방실 해

리를 보인다. 기타 심방세동, 또는 심방으로의 역행전도를 보이는 것이 있다. 심방 및 심실의 각기 독립된 규칙적 박동이 VT의 심전도상의 특징적인 소견이지만 독립된 정돈의 P가 나타나는 심전도에서만 진단이 가능하다.

QRS 폭 특히 V_1 에 R파 양성(상향)의 QRS가 0.14 초 이상인 것은 VT일 가능성이 크다. 그러나 각(脚) block 기존의 상실빈박(上室頻拍), 부(副)전도로를 순행전도하는 상실빈박도 wide QRS 를 보이기 때문에 주의를 요한다.

QRS 전기축 −90~±180의 wide QRS 빈박은 VT에서 나타내는 것이 많다(특히 심근경색 증례). 그러나 특발성 VT의 QRS 전기축은 정상범위에 있는 것이 많다.

Wide QRS 빈박 중에 보이는 narrow (정상) QRS 심박의 의의 동수축(洞收縮)이 심실까지의 전도에 이른 결과로 생기는 포착수축 또는 융합수축에는 방실 해리와 마찬가지로 wide QRS 빈박에서 VT의 진단적 의의가 있다.

전흉부 유도의 일치된 pattern 전흉부 유도 전역에 미치는 음성(하향) QRS pattern는 VT를 강하게 시사한다. 조기흥분 증후군에서는 같은 pattern을 보이는 부전도로 부위가 존재하지 않는 것이 그 이유이다.

방실 해리에 기초한 신체소견 경(頸)정맥파에서의 불규칙적인 Cannon A 파, 강도가 변화한 I음(심음도), 심박마다 변화하는 수축기 혈압 가운데 하나에서도 나타나면 방실 해리의 증거가 된다.

Wide QRS 빈박에 대하여 감별진단을 위한 검사법 식도 유도 및 pacing법은 좌심방 전위의 대용으로 심내전위 기록과 같은 의의가 있어서 감별진단에 유용하다. 전기생리 검사는 가장 확실한 진단법으로 고주파 ablation법의 시행도 용이하다.

경과관찰을 위한 검사와 측정빈도

심전도 자주 기록함과 더불어 VT에 대한 치료의 긴급도를 파악하기 위하여 monitor 및 원인질환을 규명하기 위하여 검사를 진행한다. VT는 경과 중 VT의 속박화나 VF(심실세동)로의 이행이 고빈도로 나타나기 때문에 기본적으로 정지하기까지 심전도는 연속하여 기록할 필요가 있다.

약물 혈중 농도 최(催)부정맥 작용으로 인한 VT를 고려할 경우에는 원인약물을 곧바로 중지하고, 혈중 농도를 측정, 필요하면 예방치료(고빈도 자극에 의한 VT 억제나 β자극약 투여 등)를 시행한다.

진단·경과관찰 상의 요점

① VT 증례에 대해서는 반드시 기초질환과 VT 원인을 검색하여야 한다. ② 허혈성 심질환, 확장형 및 비대형 심근증, QT 연장 증후군, 최부정맥 작용 등을 염두에 두고 검사하여야 한다. ③ 시행된 치료법에 따라 경과추적을 위한 검사도 다르다. ④ 약물요법이 선택된 경우에는 약효를 평가하기 위하여 전기생리 검사(VT 유발시험), 장시간 심전도 등으로 효과를 판정하기 위하여 추적한다. ⑤ 식수형 제세동기(implantable cardioverter defibrillator; ICD) 증례에 대해서는 약물요법 병용의 필요성도 검토한다. 심기능 저하 예는 VT에서 VT/VF로 인한 돌연사가 발생할 위험성이 크므로 초진부터 경과관찰에 이르기까지 심장 초음파 검사에 의하여 경시적으로 기능을 평가하여야 한다.

WPW syndrome, preexcitation syndrome, 조기흥분 증후군

방실전도의 bypass로(부전도로)가 관여하는데, 일반적으로 빈박을 수반하는 증후군이다. 통상의 방실결절 이외에 심방과 심실을 연결하는 부전도로가 존재하는 질환군을 심실 조기흥분 증후군(ventricular preexcitation syndrome) 또는 부전도로 증후군(syndrome of accessory pathway)라고 한다. 그 중에서 심방근과 심실근을 직접 연결하는 Kent bundle이 있는 것을 WPW 증후군(Wolff-Parkinson-White syndrome)이라고 한다.

Kent bundle : 심장의 정상 자극전도계 이외에 심방과 심실을 전기적으로 연결하는 부전도로이다. 심방판윤부에 존재한다. WPW 증후군의 원인이 된다.

검사소견

심전도

동조율에서 bypass를 순행하는 전도가 있는 것 : P-R 간격 0.12 sec 미만, delta 파가 존재한다. Delta 파를 포함한 QRS 폭이 연장(0.12 sec 이상)한다. 발작성 상실빈박의 대부분은 QRS < 0.12 sec에서 delta 파를 보이지 않고(순행로로 bypass를 취하지 않고, 방실결절을 취하기 때문), QRS 직후에서 bypass를 매개하는 역행성 P 파(방실 reentry성 빈박)를 나타낸다. 불현성 WPW에서도 빈박 시에는 같은 소견을 나타낸다. 심박 수 > 170 beats/min인 것이 많다.

동조율에서 bypass를 순행하는 전도가 없는 것(잠복성 또는 불현성 WPW 증후군) : 정상 p-QRS를 보인다.

경과관찰을 위한 검사와 측정빈도

심전도 (심방세동 발작 시의 심전도 소견) [부전도로 유효 불응기 (APERP)]　WPW 증후군에 합병된 delta 파를 수반하는 wide QRS 파형으로 심방세동 발생 시의 최단 R-R 간격을 대용하는 것이어서 치료의 긴급성을 보이는 지표가 된다.

진단·경과관찰 상의 요점

① WPW 증후군의 심방세동 발병 시의 고위험군(심실세동 → 돌연사)은 부전도로 유효 불응기(APERP)가 0.25 sec 이하여서 catheter ablation 의 절대적 적응으로 된다. ② Delta 파가 있으면서 빈박 발작의 기왕력이 없는 것에 대해서도 첫 회 발작의 돌연사 예가 보고되고 있기 때문에 운동부하, 약물부하 또는 전기생리 검사에 의한 APERP의 평가는 통상 필요하다. APERP가 짧은 고위험군은 세월이 경과해도 길어질 가능성이 적으므로 첫 회의 전기생리 검사의 측정치는 중요한 의미가 있다.

VIII. 신경질환

Acute purulent meningitis, 급성 화농성 수막염

지주막(arachnoid)과 연질막(pia mater)의 감염성 염증을 일반적으로 수막염이라 부른다. 그 중에서도 일반세균으로 인하여 생기는 수막염은 급성발병으로 지주막하강에는 주로 호중구로 이룬 화농성 염증이 미만성으로 퍼져서 뇌척수액은 백탁을 보인다. 세균의 지주막하강으로의 침입경로는 외상, 중이염, 부비강염, 유돌봉소염(mastoid cellulitis) 또는 안와(orbit) 염증 등의 근접국소 감염소에서 파급된 것과 원격부위에서 혈행성으로 인한 뇌척수액 감염이 있다. 이 경우의 원발 감염은 폐렴, 농흉, 심내막염, 상기도염, 신우신염, 패혈증 등이다. 원인세균에는 수막염균, influenza 균, 폐렴구균, 황색포도상구균, 연쇄구균, 대장균 등인데, 드물게 2 종류 이상의 세균으로 인한 혼합감염도 있다.

검사소견

CSF 세포 수 현저한 증가, 호중구 우위

CSF 단백 중등도~현저한 증가

CSF glucose 현저한 감소

CSF 육안소견 백탁

경과 관찰을 위한 검사와 측정빈도

CSF 검사 활동성 판정과 치료의 지표로 검사한다. **(급성기)** 3~7일마다 **(회복기)** 2주~1개월마다 검사한다.

진단·경과 관찰상의 요점

① 기타 수막염, 뇌종양, 뇌염, Behçet 병 등의 감별이 중요하다. ② 항균약제가 효과가 있는 경우는 통상 수 일 이내에 수막염 소견이 개선된다. ③ 후유증의 위험이 있어서 장기간에 걸친 관찰이 필요하다.

Fungal meningitis, 진균성 수막염

Cryptococcus 나 *Candida* 등의 진균으로 인해 발생하는 수막염이다. *Cryptococcus* 수막염이 대표적인 것으로 자가면역 질환, 면역억제 약물 투여, 림프계 종양 등의 환자에서 발병하기 쉽다. 통상은 전신권태감 등으로 발병하여 발열, 두통, 구토, 의식장애가 아급성 또는 만성으로 진행하게 된다. 목덜미(poll) 경직을 보이는 경우가 많다.

검사소견

CSF 세포 수 중등도 증가, 림프구 우위

CSF 단백 경도~중등도 증가

CSF glucose 중등도 감소

기타 소견 *Cryptococcus* 수막염은 묵즙 염색으로 균이 증명되는 경우가 많다.

경과 관찰을 위한 검사와 측정빈도

CSF 검사 활동성 판정과 치료 지표를 위하여 검사한다. **〈급성기〉** 3~7일마다 **〈회복기〉** 2주~1개월마다 검사한다.

진단·경과 관찰상의 요점

① 항균약의 부작용에 주의한다. ② 후유증의 위험이 있어서 장기간 관찰이 필요하다.

Guillain-Barré syndrome

자가면역성 급성염증성 말초신경 장애이다. 급성인 선행감염으로부터 1~3주 후에 급성으로 근력저하와 감각장애를 주증상으로 발병하는데 신경근, 말초신경의 수초(medullary sheath) 변성(탈수질 : demyelination)과 림프구, macrophage의 침윤이 특징적인 소견을 보이는 염증성 탈수성 말초신경 장애이다.

원인은 선행감염이 방아쇠가 되어 발생한 자가 말초신경의 당지질 성분에 대한 항체에 의한 비정상적인 면역반응이다. 증례에 따라 항 GM_1 항체, 항 GM_2 항체, 항 GQ_{1b} 항체, 항 GD_{1b} 항체 등이 증가하는 예들이 보고되고 있다.

선행감염으로는 상기도 감염이 가장 많고, 위장증상을 나타내는 감염이 그 다음이다. 증후는 근력저하가 가장 중요한데, 하지부터 시작되는 경우가 많다. 통상, 사지의 원위근, 근위근에 근력저하를 보이고, 증례에 따라 안면근, 체간근에도 근력저하가 나타난다. 중증인 예에서는 연하, 저작, 호흡에 관한 근육에도 마비가 발생한다. 자율신경 징후로 현저한 혈압변동, 발한저하, 서맥 등이 나타난다.

검사소견

CSF 세포 수 기준범위

CSF 단백 경도~중등도 증가

혈청 항당지질 항체 증가하는 경우가 많다(항 GM_1 IgG 항체는 약 30%에서 증가, 항 GQ_{1b} IgG 항체는 안근 마비를 초래하는 것으로 증가).

말초신경 전도검사 전도속도 지연, 전도 block, 복합근 활동전위 저하 등을 보인다.

경과 관찰을 위한 검사와 측정빈도

CSF 검사 치료 지표로 검사한다. **〈급성기〉** 1주마다 **〈회복기〉** 1개월마다 검사한다.

혈청 항당지질 항체 **〈급성기〉** 1주마다 **〈회복기〉** 2주마다 검사한다.

말초신경 전도검사 **〈급성기〉** 1주마다 **〈회복기〉** 2주마다 검사한다.

진단·경과 관찰상의 요점

① 뇌척수액은 대부분 발병 2주 이후에 이상소견이 출현하지만 혈청 항당지질 항체는 발병 직후에 항체가가 가장 높고, 그 후 감소 소실된다. ② 항원인 당지질은 GM_1, GQ_{1b} 이외에도 GD_{1a}, GalNAc-GD_{1a}, GC(galactocerebroside) 등이 알려졌다. ③ 이 질환은 단상성(monophasic)의 경과를 취하고, 예후는 양호하다. 따라서 급성기의 전신 관리와 회복기의 재활이 중요하다. 중등도 이상의 장애에서는 급성기에 혈장분리 반출술(plasmapheresis) 이나 면역 globulin 정맥주사 등을 시행한다.

Herpes simplex encephalitis, 단순 헤르페스 뇌염

Herpes simplex virus에 의한 심각한 뇌염

이다. 단순 herpes virus(HSV)에는 1형 주(HSV-1)와 2형 주(HSV-2)가 있는데, 단순 헤르페스 뇌염은 HSV-1의 감염이 주로 대뇌 측두엽이나 대뇌 변연계에서 발생하여 발열, 두통이나 구토 등의 수막 자극증상에 추가하여 기억장애, 인격변화, 언어장애나 환각을 수반하여 의식장애가 발생한다. 심해지면 경련발작도 일어나고, 의식장애는 혼수에 이르는 경우도 있다. 치사율은 30~50%로 높고, 회복한 예에서도 인격장애나 기억장애 등의 후유증으로 시달리는 경우가 있다.

검사소견

CSF 세포 수 중등도 증가
CSF 단백 중등도 증가
CSF glucose 기준치~경도 감소
혈청 및 CSF의 herpes simplex virus 항체 양성

경과 관찰을 위한 검사와 측정빈도

CSF 검사 활동성 판정과 치료 지표로 검사한다. **〈급성기〉** 3~7일마다 **〈회복기〉** 2주~1개월마다 검사한다.

진단·경과 관찰상의 요점

상기 검사와 더불어 MRI 등으로 측두엽(lobus temporalis), 도엽(lobus insularis)의 병변이 보이는 경우가 있어서 진단에 중요하다.

Multiple sclerosis, 다발경화증

중추신경계의 원인불명 다발성 탈수를 되풀이 하는 질환으로 15~50세에서 호발하는데, 여성이 약간 많다. 대뇌, 소뇌의 뇌실주위 백질, 뇌간, 척수, 시신경에 다발하고, 관해·재발을 반복한다. 염증성이지만 국소에 특정 미생물은 존재하지 않고, myelin 항원에 대한 자가면역이 본태라고 이해하고 있다.

검사소견

CSF 세포 수 기준치~경도 증가
CSF 단백 기준치~경도 증가
CSF IgG index 0.7 이상
CSF oligoclonal band 양성

경과 관찰을 위한 검사와 측정빈도

CSF 검사 치료 지표로 검사한다. **〈급성기〉** 1개월마다 검사한다.

진단·경과 관찰상의 요점

다발경화증의 진단에 상기 검사를 진단에 참고할 정도이고, 임상증상이나 MRI 결과가 보다 더 중요하다. 시신경과 척수를 장애하는 다발경화증 가운데 구미에서 neuromyelitis optica(NMO)의 존재가 밝혀졌다. 이와 같은 예에서는 항 aquaporin 4 항체가 혈중에 나타난다는 것이 밝혀져 진단과 치료방침을 결정하는데 유용한 것으로 이해하고 있다.

Myasthenia gravis, 중증 근무력증

눈에서 시작하고 눈에서 끝난다고 할 정도로 안 증상이 주체여서 안검하수, 안구운동 장애로 인한 복시(diplopia)가 고빈도로 나타나고, 표정근도 피해를 받아 근무력증성 용모(myasthenic facies)가 발생한다. 이것은 외안근에 신경근 접합부가 많기 때문이다. 이 질환의 환자 혈청에는 신경근 접합부의 synapse 후막상에 있는 acetylcholine receptor(AChR)에 대한 항체가 존재하고, 자가면역 기전으로

AChR의 파괴현상을 보인다. 그러므로 신경근 접합부에서 자극전달이 장애되어 골격근의 이피로성, 근력저하가 출현한다. 연하, 구음장애나 사지근의 탈력도 보인다. 증상은 일내변동이 있어서 저녁에 증상이 강하게 나타난다.

검사소견

항 acetylcholine receptor 항체 양성

경과 관찰을 위한 검사와 측정빈도

항 acethylcholine receptor 항체 **《악화기 전후》** 활동성 판정과 치료 지표로 1개월마다 **《정기검진》** 1년마다 검사한다.

진단·경과 관찰상의 요점

① 중증 근무력증은 이피로성, 근력저하를 초래하여 안근을 침해하는 경우가 많다. ② Edrophonium 시험(Tensilon test), 반복 신경자극 검사에서 waning(점감 : fading) 현상 유무와 더불어 항 AChR 항체 유무가 진단에 참고가 된다. 그러나 항 AChR 항체가 음성이라도 부정할 수는 없다. 동일 환자의 경과관찰 중, 항 AChR 항체 증가 및 감소는 병세를 판단하는 재료로 사용한다. 항 AChR 항체 음성 예에서muscle-specific receptor tyrosine kinase에 대한 항체가 검출되는 경우가 있다. ③ 흉선종, 갑상선 질환 등의 합병 여부를 검색한다. ④ 항 AChR 항체에는 결합항체와 저지항체가 있다.

[주] Tensilon test는 속효성 항 cholinesterase 약물인 edrophonium-HCl의 상품명으로 현재는 시판되지 않는다. 이 시험은 안검하수, 안구운동 곤란이나 전신 탄력의 변동으로 출현하는 중증 근무력증의 진단이나 약물 치료를 평가하기 위한 검사이다.

Periodic paralysis, 주기성 사지마비

일과성으로 이완성 근육마비가 반복하여 출현한다. 의식·감각상실을 수반하지 않으면서 사지의 근탈력 또는 이완성 마비의 재발을 특징으로 하는 질환군이다. 내분비 대사질환에 관련하여 발생하는 것과 특발성이 있다. 저 K 혈증성 마비가 많은데, 갑상선기능항진증에 수반하는 예로 대부분이 남성이다. 신세뇨관성 acidosis, aldosterone증, Batter 증후군, 감초중독(licorice poisoning) 등에 관련하여 발병하기도 한다. 특발성으로 가족성 주기성사지마비도 있다. 마비는 하지로부터 대칭적으로 시작하여 체간·상지로 상행하지만 뇌신경 지배근은 원칙적으로 침범하지 않고, 야간~조조(저·정 K혈증성), 낮동안(고 K혈증성)으로 일어나기 쉽다.

검사소견

혈청 K 감소, 기준범위~증가

경과 관찰을 위한 검사와 측정빈도

혈청 K 치료 지표로 검사한다. **《급성기》** 매일 **《회복기》** 1주마다 검사한다.

진단·경과 관찰상의 요점

① 저 K혈증, 고 K혈증 및 정 K혈증을 보인다. ② 급격하게 운동마비를 일으키는 경우, 이 질환을 고려한다. ③ 이 질환에서는 의식, 감각이나 협조운동 장애를 보이지는 않는다. ④ 한랭, 과격한 체동(體動), 당질 과량섭취 등이 원인이 된다.

Prion disease

Prion 단백의 이상으로 인하여 인지장애가 생기는 감염성 질환이다. 일부는 가족성인 prion 유전자 이상이 밝혀졌다. Creutzfeldt-Jakob disease(CJD)가 대표적인 것이다. 흔히 뇌에 특징적인 해면상 변화를 일으키는 것으로 지발성 virus 감염증(slow virus 감염증)이나 전파성 해면상 뇌병증(transmissible spongiform encephalopathy; TSE), 아급성 해면상 뇌병증(subacute spongiform encephalopathy; SSE)으로 부르지만 감염 인자로 virus와는 다른 prion이 제창되고 있다. 현재 이들 질환을 prion 병으로 총칭하고 있다.

검사소견

Prion 유전자 유전자 이상이 있는 예가 있다.

뇌파 주기성 동기성 방전(periodic synchronous discharge; PSD)은 CJD에 특이적이지는 아니지만 특징적인 소견이다.

경과 관찰을 위한 검사와 측정빈도

뇌파 PSD는 CJD에 특이적이지는 아니지만 특징적인 소견으로 이 질환이 의심될 경우 1~2주에 1회 검사한다.

진단·경과 관찰상의 요점

Prion 유전자 검색이 중요하지만 양성소견을 얻지 못하여도 부정할 수는 없다.

Progressive muscular dystrophy, 진행성 근이영양증

Muscular dystrophy 란 myopathy 중에 유전성으로 진행성인 근력저하를 보이는 일련의 질환군을 가리킨다. 이것에 대하여 근위축증은 운동신경 장애로 발병하는 것으로 원인이 전혀 다른 질환군이다. 근육이 야위고(근위축), 힘이 저하하여 늘어지는 것이 특징이지만 겉보기에 근육이 비대한 것 같이 보이는 경우도 있다(가성비대). 병리학적으로 근 dystrophy는 근육세포 괴사와 재생을 보이는 소견에 추가하여 결합조직이나 지방조직의 증식 등이 공통으로 나타난다. 진행성인 경과를 보이고 치료법이 전혀 다르지만 근년에 원인 유전자가 점차 밝혀지고 있어서 유전자 치료로 질환의 극복이 개대된다. 근 dystrophy는 유전형식에 따라 분류하고 있다. 성염색체 열성형(X 연쇄형)은 남자에만 발병하고, 상염색체 우성 및 열성 질환은 남녀 양성에서 발병한다.

검사소견

혈청 CK 활성 경도~현저한 증가

경과 관찰을 위한 검사와 측정빈도

CK **《정기검진》** 1~2년마다 검사한다.

진단·경과 관찰상의 요점

① Duchenne 형에서는 CK 활성이 현저하게 증가한다. 이 밖에 몇 가지 type이 있는데, 다른 전문적인 문헌을 참조하기 바란다. ② 이 질환을 진단하기 위해서는 CK 활성치 이외에 근전도, 근생검이 유용하고, 특히 Duchenne 형 진단에는 근생검 조직의 dystrophin을 검색하는 것이 무엇보다 중요하다.

Tuberculous meningitis, 결핵성 수막염

결핵성 수막염은 통상, 사람형 결핵균(*Mycobacterium tuberculosis*)으로 인해 발생한다. 병리학적으로는 육아종성 수막염을 일으켜 뇌저부가 단단해지기 때문에 뇌저수막염의 특징을 나타내고, 뇌신경 마비를 수반하기 쉽다. 뇌 이외의 부위에 있는 결핵병소에서 2 차적으로 발생하는데, 원발 감염소는 폐가 가장 많다. 아급성으로 발열·두통으로 발병하고, 진행되면 오심·구토·의식저하가 발생한다.

검사소견

CSF 세포 수 중등도 증가, 호중구 또는 림프구 우위
CSF 단백 경도~중등도 증가
CSF adenosine deaminase (ADA) 증가
CSF glucose 중등도 감소
CSF 육안소견 Fibrin 석출

경과 관찰을 위한 검사와 측정빈도

CSF 검사 활동성 판정과 치료 지표로 검사한다. **(급성기)** 3~7일마다 **(회복기)** 2주~1개월마다 검사한다.

진단·경과 관찰상의 요점

① 기타 수막염을 구별할 필요가 있다. ② 다발성 뇌신경 장애를 나타내는 경우가 많다.

Viral meningitis, 바이러스성 수막염

Virus가 원인이 되어 발생하는 수막염으로 수막염 전체의 약 20%나 되고, 원인 virus는 mumps virus 및 ECHO virus, coxsackie virus 등 enterovirus계가 많다. Enterovirus계는 유행년(流行年)이 있고, 또한 지역성이 나타난다. 대부분은 급성으로 두통, 발열, 때로는 구토감, 매스꺼움으로 발병하고, 목덜미 경직, Kernig 징후 등 수막자극 징후를 나타낸다.

Kernig sign : 환자의 대퇴를 쭉펀채로 피동적으로 고관절을 구부리면 슬관절이 구부려지는 현상으로 수막염 등에서 보이는 수막자극 징후의 일종이다.

검사소견

CSF 세포 수 중등도 증가, 림프구 우위
CSF 단백 경도~중등도 증가
CSF glucose 정상
혈청 및 CSF의 virus 항체 양성

경과 관찰을 위한 검사와 측정빈도

CSF 검사 활동성 판정과 치료 지표로 검사한다. **(급성기)** 3~7일마다 **(회복기)** 2주~1개월마다 검사한다.

진단·경과 관찰상의 요점

① 기타 수막염을 감별할 필요가 있다. ② 일반적으로 예후가 양호하다. ③ 후유증에 주의한다.

IX. 신장·요로질환, 수분-전해질 이상

Acute glomerulonephritis [AGN], 급성 사구체신장염

급성신장염 증후군을 보이는 대표적인 질환으로 선행 감염 후, 일정한 잠복기를 제외하고, 혈뇨, 단백뇨, GFR 저하, 부종, 고혈압 등을 보이는 사구체 질환이다. 선행 감염은 A군 용혈성연쇄상구균에 의한 급성상기도염과, 피부농가진(impetigo)이 가장 많은데, 이것을 연쇄상구균 감염 후 급성사구체신장염(post streptococcal acute glomerulonephritis)으로 부른다. 즉, 세균[특히 β-용혈성연쇄상구균(용연균)]이나 virus로 인한 급성의 사구체신장염(acute glomerulonephritis; AGN)이다. 원인은 여러 가지여서 일종의 증후군이다. 사구체 내에 내피세포를 위시하여 mesangium 세포·침윤 세포 등 여러 가지 세포가 증식하고 핵이 풍부하게 된다. 핍뇨, 급성신부전을 일으킨다.

검사소견

요량 핍뇨·무뇨를 보인다. 부종, 고혈압도 보인다.

요단백, 요잠혈 양성. 적혈구 원주체가 검출되는 경우가 있다.

BUN, creatinine (Cr) 신부전을 수반하면 증가한다.

Na, K, Cl 이상치를 보인다(급성기에는 관리가 필요하다).

보체가 감소가 특징으로 거의 모든 예에서 감소한다. 8주 이내에 거의 100% 정상화된다.

ASO, ASK 용연균으로 인한 것에서는 증가한다.

CRP, ESR 상승한다.

신생검 관내(管內) 증식성 신장염상을 나타낸다. 전자현미경에 의한 검사에서 사구체 상피세포 아래에 특징적인 류(瘤)(subepithelial hump)가 관찰된다.

경과 관찰을 위한 검사와 측정빈도

요량 **〈급성기〉** 매일 **〈회복기〉** 거의 완화될 때까지 매일 검사한다.

요검사 **〈급성기〉** 2일마다 **〈회복기〉** 주 1~2회 검사한다.

BUN, Cr **〈급성기〉** 매일~2일마다 **〈회복기〉** 주 2회 검사한다.

Na, K, Cl **〈급성기〉** 매일~2일마다 **〈회복기〉** 주 2회 검사한다.

보체가 **〈급성기〉** 1주마다 **〈회복기〉** 1~2주마다 검사한다.

ASO, ASK **〈급성기〉** 1주마다 **〈회복기〉** 불필요

인두배양, virus 항체가 **〈급성기〉** pair 혈청으로 1회 검사한다.

진단·경과 관찰상의 요점

① 감기 같은 증상에 지속적으로 부종, 요량 감소, 육안적 혈뇨 등의 자각증상이 생긴다. ② 원인균으로 용연균 감염일 가능성이 크지만

(특히 편도염 후인 경우) 다른 세균, virus인 경우도 있다. ASO, ASK가 높지 않아도 용연균 감염의 가능성을 완전히 부정할 수는 없다. ③ 급성신장염은 기본적으로 예후가 양호한 질환으로 거의 모든 예에서 자연히 치유된다(사망예는 1% 이하). 현저한 고혈압이나 신부전의 합병, 또는 수분·전해질 균형이나 농도에 이상이 초래되지 않도록 유의하면서 보존요법을 시행한다. ④ 심한 신부전이 합병된 경우, 투석요법을 행하는 경우도 있다. ⑤ 비정상적으로 hump가 많은 경우(atypical hump) 는 예후 불량으로 이해하고 있다. ⑥ 현저한 세균감염을 병존(竝存)하지 않는 한 원칙적으로 항균약물을 사용할 필요는 없다. ⑦ 때로 혈뇨나 단백뇨 등이 천연하는 IgA 신증의 급성 발병과의 감별이 필요한 경우가 있다.

Acute renal failure [ARF], 급성신부전

무언가의 질환, 외상이나 신장 독성물질의 폭로 등의 원인으로 수 시간에서 수 일의 경과로 급격한 신장기능 저하를 초래하는 증후군으로 고질소혈증, 부종, 고혈압, 폐수종, 고 K혈증, 빈혈, acidosis 등이 나타난다. 적절한 치료로 신장기능 회복을 기대할 수 있다.

[주] 급성신부전과 거의 같은 동의어로 급성신장장애(acute kidney injury; AKI)를 사용하는 경우가 많아지고 있다. AKI 진단에 「48시간 이내의 혈청 creatinine 0.3 mg/dL 이상 증가」 또는 「요량 감소(0.5 mL/kg/hour 이하가 6시간 이상 지속)」를 이용한다는 점에서는 종래의 급성신부전의 개념과 동일하다. 단, AKI는 「탈수, 요로 폐색으로 인한 요량 감소」를 제외하는 것이 진단에 요구되고 있어서 종래의 「신전성 급성신부전의 일부」와 「신후성 급성신부전」이 포함되지 않게 된다. 주로 집중치료에서 발병하는 것의 대다수 급격한 신장기능 저하(대부분은 패혈증이 관여하여 발병)에 대한 조기 진단·치료의 필요성에서 비롯된 개념이다.

검사소견

BUN 기준치 이상
Creatinine 기준치 이상
혈청 K 기준치 이상
Hemoglobin (Hb) 기준치 이하
혈액가스 분석 대사성 acidosis
요량 400 mL/day, 발병 초기에는 요량 0.5 mL/kg/hour 이하가 6시간 이상이다. 단 약 50%는 비핍뇨성 신부전이다.
흉부 X선 심흉 비 확대, 폐울혈

경과 관찰을 위한 검사와 측정빈도

신장기능의 경과는 BUN, creatinine(Cr) 농도로 판단한다. 신장기능 저하가 진행하는데 수반하여 폐수종, 고 K혈증, acidosis, 빈혈 등의 출현빈도가 높아진다.

체중 수분·식염 균형을 평가하기 위하여 신장기능이 회복될 때까지 매일 측정한다.
요량 급성기에서 회복기까지 매일 검사한다. 발병 초기에는 1~2시간마다 요량 측정이 필요한 경우도 있다.
BUN, Cr, Na, K, Cl **(급성기)** 매일 **(회복기)** 혈청 Cr 농도가 기준범위라면 안정된 농도를 보일 때까지 2~3일마다 검사한다.
혈액 가스분석 **(급성기)** 2~3일마다 **(회복기)** 기준범위로 회복될 때까지 1주마다 검사한다.
흉부 X선 폐수종이 의심될 경우에 검사한다.
심전도 고 K혈증이 있는 경우에 검사한다.

진단·경과 관찰상의 요점

① 원인질환의 감별과 치료 및 투석요법의 필요성을 판단하는 것이 중요하다. ② 감별진단의 목적으로 요량, 신장의 영상진단(급성신부전에서는 신장위축이 보이지 않는다), 요 검사소견, 요 Na 농도, 요삼투압, 요 α_1-microglobulin, 신장 생검 등을 검사한다. ③ 투석요법의 필요성을 판단할 목적으로 BUN, Cr, Na, K, Cl, 혈액가스, 흉부 X 선(심흉 비 측정), 심전도 등을 검사한다.

Bartter syndrome

신장에서의 chloride 상실로 인한 대사성 alkalosis와 potassium(K) 상실로 인한 저 K 혈증을 초래한다. 혈장 renin 활성 증가, angiotensin에 대한 혈압 상승반응 저하, 방사구체 장치의 과형성, aldosterone 분비과잉에 수반하는 저 K혈증성 alkalosis, 다음, 다뇨 또는 성장지연, 정상 혈압, 부종결여 등을 특징으로 하는 병태이다.

Hanle's loop 상핵각 수질부의 NaCl의 재흡수 장애에 기인하는 질환으로 최근의 유전자 해석으로 환자의 $Na^+/K^+/2Cl^-$ 공수송체 유전자, K channel 유전자, Cl channel 유전자 등에 이상을 확인하였다.

검사소견

혈청 K 농도 3.5 mmol/L 이하

혈장 renin 활성 안정 시 2 ng/mL/hour 이상

활성형 renin 농도 안정 시 30 pg/mL 이상

혈장 aldosterone 농도 증가(기준치 상한~기준범위 이상)

요중 K 농도 20 mmol/L 이상

요중 Cl 농도 10 mmol/L 이상

혈액가스 분석 대사성 alkalosis(bicarbonate, pH 증가)

혈청 Mg 농도 때로 저 Mg혈증을 수반한다.

경과 관찰을 위한 검사와 측정빈도

혈청 K 농도 **〈급성기〉** 근탈력 증상 등의 심각한 저 K혈증에 대하여 비경구적으로 K를 보충하는 경우는 그 치료효과를 판정하기 위하여 투여속도에 따라 1시간마다 또는 매일 측정한다. **〈회복기·만성기〉** 1개월마다 검사한다.

진단·경과 관찰상의 요점

① 이뇨약물, 설사약의 남용에서 같은 이상을 나타낸다. 약물 남용은 입원 후(복용중지 후)의 요중 Cl 농도의 현저한 감소(10 mmol/L 이하) 또는 요중 이뇨약물 검출로 확정 진단한다. ② 혈청 K 농도를 3.5 mmol/L 이상으로 유지하는 것이 바람직하지만 그리 용이하지 않다. ③ Mg 상실을 수반하는 경우, Mg 을 보충한다. ④ 요중 Ca 배설저하를 수반하는 증례는 Gitelman 증후군으로 부르고 있다.

Bladder tumor, 방광종양

방광에서 발생하는 종양의 총칭으로 방광종양의 대부분은 점막상피에서 발생하는 암(방광암)으로 이행상피암이 많다. 때로 양성인 유두종도 나타난다. 비상피성 종양은 평활근 육종이나 횡문근 육종이 보이는 경우가 있지만 드물다.

검사소견

요검사 잠혈반응 양성, 현미경적 혈뇨, 육안적 혈뇨를 보인다.

요 세포진 요로의 종양세포 탈락(악성도 진단 가능)
종양 marker 진행암에서 증가한다.
Ferritin, SCC, CEA, TPA 증가하는 경우가 있다.
hCG-β High grade, 전이가 있는 증례에서 증가, 진행도와 상관성을 보인다.
요 NMP 22 증가(cutoff 치 12.0 U/mL)
요 BTA 양성
요중 cytokeratin 8·cytokeratin 18 총량 증가(cutoff 치 16 ng/mg·Cr)
방광경 종양의 형태에 따라 유두상(papillary), 결절상(nodular), 중간형(papillonodular)으로 분류한다.
IVP(정맥성 신우조영), DIP(점적 정맥주사 신우조영) 방광 내 filling defect, 기타 신우요관 병변 유무 확인
CT, MRI, 초음파 검사 종양의 침윤 정도, 그리고 전이 여부 파악

경과 관찰을 위한 검사와 측정빈도

■ **방광보존 치료 후 : 방관 내 재발 검색**

방광경 정기적으로 3~6개월마다 검사한다.
요 세포진 정기적으로 1~3개월마다 검사한다.
요 NMP 22 정기적으로 1~3개월마다 검사한다.
요 BTA 정기적으로 1~3개월마다 검사한다.
요 cytokeratin 8·cytokeratin 18 총량 정기적으로 1~3개월마다 검사한다.

■ **방광적출 수술 후 : 상부 요로종양 검색**

요 세포진 수술 후에 1회, 그 후 3~6개월마다 검사한다.
IVP, DIP 정기적으로 6개월마다 검사한다.

■ **방광적출 수술 후 : 전신의 전이 검색**

흉부 X 선, CT, scintigraphy 필요에 따라 검사한다.

진단·경과 관찰상의 요점

① 표재성[종양이 점막하층까지에서 그친 근육층 침윤(−) ≤ pT 1b] 또한 grade 1~2인 종양은 경요도적 방광종양 절제수술(TUR-Bt)을 시행한 방광을 소중하게 보존한다. 그러나 2년 이내의 재발률은 50~70%로 높고, 10~15%는 침윤암으로 이행하기 때문에 수술 후 재발예방 목적으로 BCG(bacillus Calmette-Guerin), 항암제(adriamycin계 약물 등)를 방광 내로 주입한다. ② 침윤암으로 전이를 보이지 않는 경우, 방광적출 수술 등의 근치수술의 적응이 되지만 수술요법 단독으로는 수술 후 국소재발, 원격전이 예가 많아(근육층 침윤 예의 50%에서 원격전이를 보인다) cisplatin(cis-diamine-dichloroplatinum)을 중심으로 adjuvant, neo-adjuvant 화학요법을 시행한다.

Chronic glomerulonephritis [CGN], 만성사구체 신장염

만성(수년 이상)으로 경과하는 원인불명의 사구체 신장염이다. 급성 발병에 지속적으로 또는 우연한 기회에 발견된 혈뇨 및(또는) 단백뇨가 장기간(적어도 1년 이상)에 걸쳐서 천연(遷延) 지속하는 사구체 질환이다. 일부에서는 말기 신부전에서 신사(腎死)에 이른다. 급성사구체 신장염과는 전혀 별개의 질환이다.

검사소견

요검사 단백과 잠혈 유무와 정도
요단백 정량, 24시간 Ccr 요 단백량이 큰 것은 예후가 불량하다. Spot 요에서의 단백량을 creatinine으로 보정한 것(단백량/g·Cr)은 요의 농담에 따른 변화를 보정한 1일 요 단백 배설

량과 거의 유사한 농도로 임상에서 유용하게 사용한다.

BUN, Cr, 요산 사구체 여과율(GFR)을 반영한다. 특히 Cr을 참고하는 경우가 많다.

Na, K, Cl, Ca, P 신장기능 저하가 중등도 이상으로 진행하면 전해질 이상, 특히 K, P 등의 증가나 Ca 감소 등이 출현한다.

요 NAG, 요 β_2-microglobulin 세뇨관 장애 합병의 지표가 된다. 요 NAG의 증가는 급성기에 보이고, 2차적인 세뇨관 장애의 결과인 것이다.

혈청 β_2-microglobulin GFR 저하로 인하여 증가한다.

혈청 IgA, 보체가 IgA는 IgA 신증의 약 50%에서 증가한다. 보체가는 막성증식성 사구체신장염에서 지속적인 감소를 보인다.

경과 관찰을 위한 검사와 측정빈도

만성사구체 신장염은 원칙적으로 만성질환이지만 IgA 신증의 악화기 등 급성기도 있다. 급성악화는 감기 등이 계기가 되는 것이 많지만 일시적인 경우도 많아 원질환의 회복과 더불어 어느 정도 경쾌해지는 경우가 대부분이다.

요검사 **〈급성기〉** 주 2회 **〈회복기·안정기〉** 1개월~1년마다 검사한다.

BUN, Cr, 요산 **〈급성기〉** 주 2회 **〈회복기·안정기〉** 1개월~1년마다 검사한다.

요단백 정량, 24시간 Ccr **〈급성기〉** 주 2회 **〈회복기·안정기〉** 3개월~1년마다 검사한다.

요 NAG, 요 β_2-microglobulin **〈급성기〉** 1주마다 **〈회복기·안정기〉** 수개월~1년마다 검사한다(실제로는 Cr로 사구체 기능을 평가하기 때문에 불필요).

IgA, 보체가 **〈급성기〉** 1개월마다 **〈회복기·안정기〉** 혈중 IgA 증가 여부에 따라 병태 변화를 보일 때만 검사한다.

진단·경과 관찰상의 요점

① 요검사 소견에 이상이 있다고 하여 모두 사구체 신장염으로 진단할 수는 없다. 기립성 단백뇨 등 양성 단백뇨라고 하는 일군을 제외할 필요가 있다. 또한 전신성 질환(교원병, 혈관염, 당뇨병, amyloidosis 등)에 수반하는 것도 감별하여야 한다. 저보체가를 보이면 SLE, 막성증식성 사구체신장염, cryoglobulin 등의 저보체성 신장염이 의심된다. ② 만성사구체신염은 조직학적으로 5 가지(미소변화형, 막성신증, 증식형, 막성증식성신장염, 사구체경화증)로 크게 분류하는데, steroid의 효과, 예후 등도 크게 다르므로 신장을 생검하여 진단할 필요가 있다. ③ B형 간염과 막성신증(membranous nephropathy), C형 간염과 막성증식성 사구체신장염(membranoproliferative glomerulonephritis), HIV와 소상 사구체경화증(focal glomerulosclerosis)의 관련이 지적되고 있다. ④ 1일 단백 배설량이 큰 것(1~2 g/day 또는 1~2 g/g·Cr 이상)과 고혈압을 수반하는 것은 진행성으로 말기신부전에 이르는 경우가 많다.

Chronic renal falure [CRF], 만성신부전

수개월에서 수십 년에 이르는 완만한 경과로 신장기능 장애가 진행되어 말기 신부전(요독증)에 이르는 비가역적인 병태이다. 병인은 기능하는 nephron 수의 지속적 감소에 면역학적 또는 혈행 역학적 장애를 받은 nephron이 기능부전에 빠지면 잔존 nephron에 과잉부하가 생긴다. 그 결과, 사구체 고혈압이나 과잉여과(hyperfiltration)가 생겨서 더욱 기능하는 nephron 수가 감소하는 악순환으로 신장기능이 비가역적으로 저하하는 것으로 이해하고 있다. 원인 질환으로는 원발성 사구체 질환[소상 사구체경화증(focal glomerular sclerosis), 막성신증, IgA 신염을 포함 mesangium 증식성 신염, 경화성 사구체신염(sclerotic glomerulonephritis) 등], 속발성 사구체 질환(당뇨병, lupus 신염 등의 교원병, 유전성 신염 등), 세뇨관·간질 질환(약물, 자가면역질환, 대사성 질환, 혈액질환, 감염증 등), 고혈압에 기인하는 신경화증(nephrosclerosis), 대사성 신질환, 낭포성 신질환, 신요로계 종양, 요로폐색 등이 있다.

[주] 「요단백 양성 등 신장질환의 존재를 보이는 sign, 또는 사구체 여과량(GFR) 60 mL/ min/ 1.73 m^2 미만이 3개월 이상 지속되는 상태」를 만성신장병(chronic kidney disease; CKD)이라는 개념이다. CKD stage 분류는 GFR 60 mL/min/1.73 m^2 미만을 stage 3 이상으로 여기기 때문에 CKD stage 3 이상은 만성신부전과 유사한 개념이지만(종래의 만성신부전 진단기준으로는 GFR 50 mL/min/1.73 m^2 미만) 신장기능이 정상인데도 신장에 장애가 있다는 sign이 지속되면 CKD에 포함되기 때문에 만성신부전과는 다른 개념이다. CKD는 말기 신부전과 심혈관계 질환의 강력한 위험인자가 되므로 말기신부전과 심혈관계 질환을 예방하기 위하여 알기 쉬운 개념으로 제시한 것이다.

검사소견

Creatinine (Cr) 증가(기준치 이상)

BUN 증가(기준치 이상)

추산 GFR (eGFR) 50 mL/min/1.73 m^2 미만

K, Cl, P 증가(기준치 이상)

Ca, HCO_3^- 감소(기준치 이하)

Hemoglobin (Hb) 감소(기준치 이하)

요산 증가(기준치 이상)

경과 관찰을 위한 검사와 측정빈도

신장기능 저하의 정도, 속도는 BUN, Cr, creatinine clearance(Ccr), eGFR 등으로 평가한다. eGFR이 30 mL/min 이하로 되면서 K, Cl, Ca, P, HCO_3^-, Hb 등의 이상이 많이 나타난다. 요단백이 증가된 예에서는 신장기능 저하 속도가 빨라진다.

eGFR, BUN, Cr, Na, K, Cl, Ca, P, 요산, 요단백 **《Cr 농도 2~3 mg/dL》** 2~4주마다 **《Cr 농도 >3 mg/dL》** 1~2주마다 검사한다.

Hemoglobin **《Cr 농도 2~3 mg/dL》** 4~8주마다 **《Cr 농도>3 mg/dL》** 2~4주마다 검사한다.

진단·경과 관찰상의 요점

① eGFR 또는 혈청 creatinine(SCr) 농도의 역수(1/SCr), Ccr의 경시적 변화를 관찰하여 그것들이 급격하게 저하된 경우에는 고혈압의 악화, 약물이나 탈수 등 악화인자의 관여를 고려한다. ② 혈청 Cr 농도 2 mg/dL 이상에서는 K, Ca, P 등의 전해질 이상, 대사성 acidosis, 빈혈 등의 출현, 악화인자를 검색한다. ③ 혈청 Cr 농도 4 mg/dL 이상에서는 투석요법을 언제 시작할 것인가를 항상 고려한다. ④ 신장장애의 진행을 방지할 목적으로 angiotensin 변환효소(ACE) 저해약물이나 angiotensin II 수용체 길항약물을 사용하는 빈도가 큰데, 이들 약물을 사용할 경우에는 혈청 Cr 농도의 급격한 증가, 고 K혈증, acidosis에 특히 주의하여야 한다. ⑤ 만성신부전을 포함하여 만성신장병에서는 흔히 심혈관 질환이 발병되기 때문에 족배동맥(dorsal pedis artery)의 촉진, 경동맥 초음파 검사, 심전도 등으로 심혈관 질환의 유무를 평가하는 것과 동시에 심혈관 질환의 위

험인자(고혈압, 지질이상증, 당대사 이상, 흡연) 등을 시정할 필요가 있다.

Cystitis, 방광염

여러 가지 원인으로 인한 방광점막의 염증이다. 기초질환이 없는 단순성 방광염과 배경이 되는 요로질환을 수반하는 복잡성 방광염을 구별한다. 급성 세균성 방광염의 대부분은 단순성이고, 복잡성 방광염은 만성화로 진행되는 경우가 많다. *E. coli*(대장균성 방광염 colicystitis), *Proteus, Klebsiella* 등의 대장균형 세균이 일반적인 원인세균이다. 기타 편성 혐기성 세균(obligate anaerobe), 녹농균 등의 Gram 음성 간균, 포도상 구균, 연쇄상 구균, 장 구균 등의 Gram 양성 구균 등이 원인인 경우도 있다. 감염 경로는 요도로부터의 상행성 감염이 가장 많고, 압도적으로 여성에 많다.

검사소견

요검사 요 중 백혈구 증다(백혈구 ≥ 5/HPF 1시야, esterase 반응 양성), 혈뇨(염증이 심한 경우)

요 배양 세균 수 $\geq 10^5$/mL

요 세포진 악성종양 부정

경과 관찰을 위한 검사와 측정빈도

요검사 **《급성기》** 3~7일마다 **《만성기》** 2주~1개월마다 검사한다.

진단·경과 관찰상의 요점

① 급성세균성 방광염은 여성에 많고, 원인세균의 90%는 대장균이다. 물을 자주 마시고, 항균약제 투여로 3~7일 정도에서 치유된다. ② 항균약제 투여에 저항성을 보이는 경우, 방광종양, 방광결석 등의 기초질환의 존재나 약물성 방광염도 고려한다. ③ 요검사가 정상인데도 불구하고 빈뇨 등의 방광염 증상이 지속되는 경우, 간질성 방광염의 존재도 고려한다.

Hemolytic uremic syndrome [HUS], 용혈요독 증후군

미소혈관의 다발성 혈소판 혈전이 병태의 본질이다. 혈전성 혈소판감소성 자반병(TTP)과 이 질환과의 이동(異同)에는 논의가 있다. 전형적인 HUS은 소아의 병원성 대장균(O 157)의 감염으로 발병한다. 성인에서는 여러 가지 원인으로 발병하는데 가족성 HUS도 출현한다. 전구증상으로 출혈성 장염에 이어서 용혈성 빈혈, 혈소판 감소와 함께 급성신부전을 일으키는 증후군으로 소아에 많다. 병원성 대장균(O 157, H7 등)의 감염으로 이 균이 생산하는 Vero 독소가 신혈관 내피세포 장애를 일으켜서 내피세포 종창, 박리, 내강의 협소화, 혈전형성에 이르는 것으로 이해하고 있다.

검사소견

임상화학 검사 신부전에 수반하는 고질소혈증, 혈청 Cr 증가, 고 K혈증 등. 용혈성 빈혈에 수반하여 혈청 bilirubin 증가, LD 증가, haptoglobin 감소 등을 보인다.

요검사 혈뇨, 단백뇨, 원주체뇨, hemoglobin 뇨

혈액검사 백혈구 증가, 용혈성 빈혈, 적혈구 파쇄상, 망상적혈구 증가, 혈소판 감소, Coombs 시험 음성

응고·섬유소 용해검사 FDP 증가, TTP에서는 vWF 활성 저하

미생물 검사 소아에서 보이는 전형적인 용혈요

독 증후군에서는 Vero toxin 생산 대장균(*E. coli* O 157 : H7)이나 이질균(*Shigella dysenteriae* type 1)에 의한 설사가 선행된다.

경과 관찰을 위한 검사와 측정빈도

임상화학 검사(신장기능, 전해질) **〈급성기〉** 매일~주 2회 정도 **〈회복기〉** 1주~1개월마다 검사한다.

요검사 **〈급성기〉** 주 3회 정도 **〈회복기〉** 1개월마다 검사한다.

혈액검사 **〈급성기〉** 매일~주 3회 정도 **〈회복기〉** 1주~1개월마다 검사한다.

응고·섬유소 용해검사 **〈급성기〉** 주 2회까지 검사한다.

진단·경과 관찰상의 요점

① 이 질환은 선행하는 소화기 감염증, 항암제(mitomycin C, bleomycin, cyclosporine, cisplatin 등) 투여, HIV 감염증, 항인지질 항체 증후군, 전신피부경화증(systemic scleroderma), 피임약 복용 등 다양한 원인으로 발생한다. ② 급성신부전에 대하여 투석요법이 필요한 경우가 있다. 또한 만성신부전으로 이행하여 만성 투석을 요하는 증례도 있다. ③ HUS와 혈전성 혈소판감소성 자반병(TTP)과의 이동(異同)에는 논의가 있는데, 이들 둘 다 혈전성 세소혈관장애(thrombotic microangiopathy; TMA)가 공통이다. HUS와 TTP는 증상이나 소견이 공통이지만 양자는 다른 병태로 이해하고 있다.

Hydronephrosis, 수신증

요관 이하의 요로 협착, 폐색으로 인한 통과장애 때문에 상부 요관, 신우, 신배가 확장된 상태이다. 신우–요관 이행부나 요관–방광 이행부를 포함한 요관의 기계적·기질적 통과장애나 요관종양, 요관결석, 대동맥염 주위 림프절종대, 후복막 종양, 골반 내 장기의 악성종양, 방광–요관 역류증 등이 원인이 된다. 또한 신경인성 방광, 전립선비대증, 전립선암, 요도협착 등 하부요로 통과장애도 최종적으로는 수신증의 원인이 된다. 어느 경우든 수신증이 장기간 지속되면 신장실질의 비박(菲薄)화, 신장기능 저하를 초래하므로 조기치료가 바람직하다.

검사소견

요검사 요침사, 요비중, pH, 혈뇨 등의 이상이 나타난다.

BUN, eGFR, Cr, UA, Ccr, 혈액 가스분석 양측 수신증인 경우, 요 산성화 장애, 요 농축력 장애, GFR 저하를 보인다(요 희석력은 장애되지 않음)

요 세포진 신우-요관 종양인 경우, 양성으로 나타나는 경우가 많다.

초음파, CT, IVP, DIP, AP(순행성 신우요관 조영), RP(역행성 신우요관 조영), 신우요관경 검사 신우, 요관 확장과 폐색 원인 검색(선천성 질환, 결석, 요관종양, 전립선 질환, 후복막 질환 등)

경과 관찰을 위한 검사와 측정빈도

BUN, Cr, UA, eGFR, Ccr 신장기능의 회복을 추적한다. 폐색해제 후 1주 이내에는 자주 검사한다.

영상진단 폐색해제 후 1개월, 3개월, 1년 후에 검사한다. 수신증의 쾌유, 소실을 관찰한다.

진단·경과 관찰상의 요점

① 수신증의 원인을 확인하기 위하여 조기에 폐색을 해제한다. ② 심한 요로폐색이 장기간에

걸친 경우, 신장실질이 희박화(attenuation)하여 신장기능의 완전한 회복은 기대할 수 없다.

IgA nephropathy, IgA 신증

원발성 사구체신장염 가운데 mesangium 영역을 중심으로 IgA 침착이 우위인 증식성 사구체신장염을 말한다. IgA 신증은 만성사구체신장염 가운데 가장 많다. 신장 생검에서 mesangium 영역의 IgA가 염색되는 것으로 진단한다. 발병 원인은 IgA(subclass는 IgA1) 함유 혈류 중 면역복합체가 사구체에 침착하여 보체를 활성화시키고, 이 활성보체가 신장염을 야기시키는 것으로 이해하고 있다. 세균, virus, 음식물 단백 등이 항원의 후보가 된다. 예후는 이전에 생각하던 것보다 나빠서 약 30%가 말기신부전으로 진행되는 것으로 이해하고 있다.

검사소견

요검사 여러 정도의 단백뇨, 혈뇨를 보인다.

요단백 정량, 24시간 Ccr 1~2 g/day 이상은 예후가 불량하다.

BUN, Cr, 요산 신장기능을 반영한다.

요 NAG, 요 β_2-microglobulin 세뇨관 장애 합병의 지표가 된다. 요 중 NAG의 증가는 급성기에서 보이는 2 차적인 세뇨관 장애의 결과이다.

혈청 β_2-microglobulin 증가[사구체 여과율(GFR)의 저하로 인하여 증가한다(실제로는 BUN, Cr으로 판단하므로 사용하는 경우는 적다)].

혈청 IgA IgA 신증의 약 50%에서 증가한다.

경과 관찰을 위한 검사와 측정빈도

요검사 **〈급성기〉** 주 2회 **〈안정기〉** 원질환의 정도에 따라서 1개월~1년마다 검사한다.

BUN, Cr, 요산 **〈급성기〉** 주 2~3회 **〈안정기〉** 1개월~1년마다 **〈신부전 진행기〉** 진행 정도에 따라 적절하게(1개월에 1회 또는 그 이상) 검사하여 투석 도입시기를 가늠한다.

요단백 정량, 24시간 Ccr **〈급성기〉** 주 2회 **〈안정기〉** 1개월~1년마다 검사한다.

요 NAG, 요 β_2-microglobulin, 요 FDP **〈급성기〉** 1주마다 **〈안정기〉** 1개월~1년마다 검사한다.

혈청 β_2-microglobulin **〈급성기〉** 1주마다 **〈안정기〉** 1개월~1년마다 검사한다. 실제로는 Cr 등으로 평가하므로 거의 이용하지 않는다.

혈청 IgA 진단 시에 1~2회 **〈회복기〉** 꼭 필요하지는 않다.

진단경과 관찰상의 요점

① IgA 신증 진단은 어디까지나 조직학적으로 결정한다. 그러나 혈뇨는 반드시 필요한 소견인데, 이 혈뇨와 함께 단백뇨도 나타나기 때문에 혈청 IgA가 고농도를 보이면 80%의 확률로 IgA 신증일 가능성이 있는 것으로 해석하고 있다. 발열 시 등에서 보이는 육안적 혈뇨는 특징적으로 진단적 가치가 높다(50~60% 환자에서 보임). ② 때로 급성신장염양 발병 형식을 취하는 경우가 있다. ③ 20년 이상 경과에서 약 30%는 말기신부전으로 이행한다. ④ 감기 같은 증상에서 급성으로 악화되는 경우도 있다. 이런 경우에는 조직학적으로 반월체(crescent)를 형성하고 있어서 요 중 FDP 증가가 참고가 되지만 신장을 생검하여 진단하는 경우도 있다.

Kidney·Urinary tract stone disease, 신장·요로 결석증

신요로에 가시적 크기의 결석이 형성된 질환이다. 신장, 요관, 방광, 요도에 요로결석(urinary stone, urinary calculus)이 생긴 질환으로 전립선결석, 고환결석까지 포함되는 경우도 있다. 신요관의 상부 요로결석이 95% 이상이고 하부 요로결석(방광결석, 요도결석)은 적다.

검사소견

요 침사 요로폐색을 일으킨 것은 요 침사에 적혈구 5개 이상을 보인다. 특징적인 결정체는 진단에 중요하다.

혈청 Ca 농도 10.5 mg/dL 이상에서 부갑상선 기능항진증이 의심되는 소견이다.

혈청 요산 농도 기준치 이상으로 증가하는 경우가 있나.

혈청 전해질, 혈액 가스분석 세뇨관성 acidosis I형에서 저 K혈증, 고 Cl혈증, 대사성 acidosis를 보인다.

요 pH pH 5.5 이하에서 요산 결정체가 생기기 쉽다.

요중 Ca 배설량 300 mg/day 이상 또는 150 mg/g·Cr/day 이상에서 고 Ca뇨증으로 진단한다.

결석성분 분석 원질환에 따라 성분이 다르다.

신우 조영 요관결석에서 유용성이 크다.

복부 초음파 신장·신우·방광결석에 유용성이 크다.

복부 X선 Ca 결석에서 촬영된다.

경과 관찰을 위한 검사와 측정빈도

요검사(결석발작 시) 요 침사에서 적혈구 존재는 결석의 지표가 되고, 백혈구는 때로 합병하는 요로감염의 지표가 된다. **〈급성기〉**3일마다 **〈회복기〉**1주마다 검사한다.

요 Ca 농도 고 Ca뇨증인 경우, 치료효과를 판정하기 위하여 검사한다. **〈급성기〉**2주마다 **〈회복기〉**2~3개월마다 검사한다.

혈청 요산 농도 고뇨산혈증을 수반하는 경우, 치료효과를 판정하기 위하여 검사한다. **〈급성기〉**2주마다 **〈회복기〉**2~3개월마다 검사한다.

혈청 전해질 세뇨관성 acidosis인 경우, 치료효과를 판정하기 위하여 검사한다. **〈급성기〉**1~2주마다 **〈회복기〉**1개월마다 검사한다.

요 pH 요산결석을 예방하기 위하여 요 alkali화를 꾀하는데, 그 지표로서 측정한다. **〈급성기〉**1~2주마다 **〈회복기〉**1~2개월마다 검사한다.

진단·경과 관찰상의 요점

① 결석발작 시에는 흔히 요로감염을 수반하므로 세균의 동정과 적절한 항균약을 투여한다. ② 반복하는 증례는 고 Ca혈증, 부갑상선기능항진증, cystine뇨증 등을 감별한다. ③ 요산결석은 요 pH를 6.0~6.5로 유지하는 것이 재발 예방에 유용하다.

Kidney·Urinary tract infection, 신장·요로 감염증

신요로계의 세균감염, 신요로에 생긴 비특이적 염증이다. 일반 세균의 상행성 감염으로 야기되는 경우가 대부분인데, 단순성 신요로감염증과 복잡성 신요로감염증으로 분류한다. 단순성은 신요로 감염에 밝혀진 기초질환이 없는 경우이고, 복잡성은 신요로에 감염을 일으키기 쉬운 기초질환이 있는 경우이다. 또한 상부신요로 감염증과 하부신요로 감염증으로 나누는데, 주로 신우신염과 방광염인 것이다. 또한 단순성의 대다수는 급성 병형을 나타내고, 복잡성은 만성 병형인 경우가 많다.

검사소견

요 침사 백혈구 5/HPF 1시야 이상, 때로 세균이 보인다.

요 배양 원인균은 정량에서 10^5/mL 이상으로 검출된다.

CRP 상부요로 감염증에서 양성 또는 증가(정량)한다.

말초혈액 검사 상부요로 감염증에서 백혈구 증다를 보인다.

경과 관찰을 위한 검사와 측정빈도

요 침사 요 침사 중의 백혈구 수는 요로감염의 좋은 지표가 된다. **〈급성기〉** 2~3일마다 **〈회복기〉** 1주마다 검사한다. **〈기타〉** 관찰은 발병 후 3주까지가 바람직하다.

CRP 감염에 의한 염증의 지표이고, 치료효과 판정에 이용한다. **〈급성기〉** 2~3일마다 **〈회복기〉** 1주마다 검사한다. **〈기타〉** 관찰은 발병 후 3주까지가 바람직하다.

말초혈액 검사 CRP와 마찬가지로 치료효과 판정에 이용한다. **〈급성기〉** 2~3일마다 **〈회복기〉** 1주마다 검사한다. **〈기타〉** 관찰은 발병 후 3주까지가 바람직하다.

요로계 이상 screening **〈회복기〉** 1회 검사한다.

진단·경과 관찰상의 요점

① 하부요로(요도, 방광) 감염증의 염증소견은 경도이고, 신우염, 신우신염인 경우에는 발열을 수반하고 염증소견도 확실하다. ② 여성은 1년간에 2회의 신우염 발병, 남성은 요도염, 전립선염을 수반하지 않는 신우염의 발병인 경우, 신요로계를 검색(신우조영, 복부 초음파)한다. ③ 항균약 투여 후, 3일 이내에 분명하게 임상증상이 개선되지 않으면 약물을 변경하고, 신우염에서는 투여 약물에 따라 다르지만 1~2주간 투여하는데, 발열, 염증소견이 개선될 때까지 비경구로 투여한다.

Nephrotic syndrome, 신증후군

심한 단백뇨와 그로 인한 저단백혈증(저 albumin혈증), 요량 감소, 부종 및 고지혈증을 나타내는 신장질환이다. 이 질환은 고도 단백뇨(성인 3.5 g/day 이상, 소아 40 mg/hour/m^2 체표면적 이상의 지속), 저단백혈증(혈청 총단백 6.0 g/dL 이하, 또는 혈청 albumin 3.0 g/dL 이하), 고지혈증(혈청 총 cholesterol 250 mg/dL 이상) 및 부종 등을 보인다. 단 고지혈증과 부종은 필수조건이 아니다. 1차성(원발성) 사구체신장염으로 인한 1차성(원발성 또는 특발성) 신증후군과 교원병, 당뇨병 등으로 인한 2차성(속발성) 신증후군으로 크게 나눈다.

검사소견

요검사 대량의 단백뇨는 필수. 잠혈은 원질환에 따라 다르다.

요단백 정량, 24시간 Ccr 3.5 g/day 이상인 것을 확인한다.

BUN, Cr, 요산 신부전을 보이는 경우가 있다.

혈청 총단백, albumin 총단백은 6 g/dL 이하, albumin은 3 g/dL 이하로 감소한다.

혈청 β_2-microglobulin 사구체 여과율(GFR) 저하로 인하여 증가하지만 대다수 예에서는 검사할 필요가 없다.

혈청 지질 총 cholesterol은 250 mg/dL 이상으로 증가한다.

경과 관찰을 위한 검사와 측정빈도

요검사, CBC **《급성기》** 주 2회 **《만성기》** 1개월마다 검사한다.
BUN, Cr, 요산 **《급성기》** 2일마다 **《만성기》** 1개월마다 검사한다.
요단백 정량, 24시간 Ccr **《급성기》** 매일~2일마다 **《회복기》** 주 3회~1주마다 **《안정기》** 1개월마다 검사한다.
혈청 총단백, albumin **《급성기》** 2~4일마다 **《회복기》** 1주마다 **《안정기》** 1개월~수개월마다 검사한다.
보체가, 항핵 항체 **《급성기》** 2주마다 **《회복기》** 1~2개월마다 **《안정기》** 1년마다 검사한다(원질환에 따라 불필요).
요단백 선택성 (selectivity index) **《급성기》** 1번 측정한다 ; IgG와 transferrin의 clearance 비 (C_{IgG}/C_{Tf})로 단백분자의 크기의 차이에 따라 사구체 선택성을 보인다. 0.2 이상은 선택성이 나빠 예후불량으로 된다. 0.2 이하는 steroid에 대한 반응성이 좋은 것으로 기대된다.

진단·경과 관찰상의 요점

① 1일 요 단백량이 3.5 g 이상에 혈청 albumin이 3.0 g/dL 이하인 경우를 신증이라고 한다. 신증은 증후군으로 원인은 원발성인 사구체신장염뿐만 아니라 전신성 질환에서 속발하는 경우도 있다. 후자에서는 사구체신장염을 병발한 SLE 이외에 당뇨병, amyloidosis, 심부전, 약물 등 여러 가지 병태가 있다. 간질·세뇨관만의 장애로 신증의 병태를 나타내는 경우는 없다. ② 신증의 원인이 불명인 경우 신장 생검을 시행하는 경우도 있지만 대다수는 병력 등으로 진단을 확정한다. ③ 치료는 원질환에 따라 다르다. 체액저류 시에는 lupus 이뇨약제 등 강력한 이뇨약제를 사용한다. 저 albumin 혈증을 albumin 투여로 보정할 필요는 원칙적으로 없다. 미소변화형 신증에서는 albumin 투여가 오히려 관해를 지연시켜 경과가 천연한다는 보고가 있다. ④ 때로 혈관 내 탈수, 응고능 항진 등으로 인하여 급성신부전, 동맥·정맥 혈전증 등의 합병을 초래하므로 혈관 내 탈수에 주의하여야 한다.

Non-functional adrenal tumor, 비기능성 부신종양

양성으로 cortisol, aldosterone, catecholamine 등의 활성 호르몬 과잉분비를 수반하지 않는 무증상 원발성 부신종양이다. 복부 초음파검사, CT, MRI 등의 영상진단에서 우연히 발견되는 부신우발종양(adrenal incidentaloma)의 대부분이 이것이다.

Adrenal incidentaloma : 부신종양 가운데 존재를 의심해서가 아닌 검사·처치 등에서 우연히, 게다가 최초로 부신의 병변으로 발견되는 부신종양을 말한다.

검사소견

혈장 aldosterone 농도 기준범위
혈장 cortisol 농도 기준범위
요 catecholamine 배설량 기준범위
요 17-KS 배설량 기준범위
요 17-OHCS 배설량 기준범위
Metoclopramide 부하시험 음성
Dexamethazone 억제시험 혈장 cortisol, 요중 17-OHCS 배설을 억제한다.
복부 초음파, CT 부신에 일치하는 종양 음염을

보인다.

경과 관찰을 위한 검사와 측정빈도

복부 초음파, CT 종양의 증대 여부를 관찰하기 위하여 발견 후 6개월, 크기의 변화가 없으면 이후에는 1년마다 검사한다.

진단·경과 관찰상의 요점

① 기능성 부신종양과의 감별을 충분히 검색하여야 한다. ② 초진 시 종양직경 4 cm 이상인 것은 수술적응이 된다. 3~4 cm에서는 수술을 고려하여 3 cm 미만은 6개월 후에 재검한다. 크기에 추가로 변연·내부구조 CT치도 수술적응을 결정할 때에 고려한다. ③ 수술을 할 경우, 갈색세포종의 감별은 수술 중 혈압관리가 중요하다.

Polycystic kidney, 다발성 낭포신

집합관과 세뇨관의 결합 장애로 주머니 모양으로 된 신장질환으로 선천성이고 또한 양측성으로 신실질 내에 크고 작은 무수한 낭포가 발생한다. 다발성 낭포신은 소아형인 상염색체 열성 낭포신과 성인형인 상염색체 우성 낭포신으로 분류하는데, 어느 경우든 낭포로 인하여 신장실질이 압박을 받아 신부전으로 이행한다. 약 50%는 60세대까지 투석으로 이행한다.

검사 결과

요검사 혈뇨, 농뇨를 보인다.

혈청 creatinine (Cr) 신낭포의 크기, 수와는 반드시 상관성은 보이는 것은 아니다.

요단백 신장기능 저하에 수반하여 양성을 나타내는 경우가 많다.

혈압 신장기능이 정상이라도 고혈압이 생기는 경우가 있다.

신장 용적 증대한다.

초음파 양측에 다발하는 신낭포가 나타난다.

CT 다발낭포간(polycystic liver)을 수반하는 경우도 많다.

경과 관찰을 위한 검사와 측정빈도

신장기능 검사 혈청 Cr, Ccr, 요 단백량은 신장기능 저하, 고혈압이 없는 경우는 6개월~1년마다 검사하고, 이상이 있는 경우는 2~3개월마다 검사한다.

초음파 검사 정기적으로 3~6개월마다 검사한다.

CT 동통, 혈뇨 등 증상이 있을 때 검사한다.

진단·경과 관찰상의 요점

① 가족 내 발생이 확인된 증례는 양측 신장에 각각 3개 이상의 낭포가 있는 경우, 산발 예에서 15세 이하는 각각 3개 이상, 16세 이상은 5개 이상의 낭포가 존재할 경우 다발성 낭포신으로 진단한다. ② 혈압조절이 신장기능 유지에 중요하다. ③ 낭포 내 염증, 출혈, 요로결석이 생긴다. ④ 신외 증상으로 뇌동맥류, 심장판막 이상이 있으므로 MRI, 심장 초음파 검사로 제외한다.

Prostatic carcinoma, 전립선암

전립선, 주로 전립선 외선[peripheral zone (드물게 선관)]에서 발생하는 선암이다. 초기에는 혈뇨를 보이는 경우가 적고, 배뇨장애도 전립선비대증에 비하면 적다. 병기가 진행하면 요폐나 전이소(골전이가 고빈도) 유래 동통이 출현한다. 전립선 특이항원(PSA) 측정, 직장지진, 초음파 단층검사 등에 의한 건강검진으로 많이 발견되고 있다.

검사소견

PSA 4.0 ng/mL 이상

PSA-ACT (α_1-antichymotrypsin) 1.1 ng/ml 이상

Free/total PSA ratio 15~19% 이하

PSAD (PSA density) 0.1 이상(PSA를 전립선 체적으로 나눈 값)

ALP 골 전이로 인하여 증가

직장진 표면부정(不整), 경계 불명료, 뼈 또는 돌 같이 딱딱한 결절이 만져진다.

초음파 검사 변연부정, 저 echo 구역(hypoechoic area)을 나타낸다.

MRI T_2, 확산강조 영상, MR spectroscopy에서 종양이 묘출된다.

골 scintigraphy 골전이 유무를 검색한다.

경과 관찰을 위한 검사와 측정빈도

PSA에 의한 진단기준 **《정기검진》** PSA 4.0 ng/mL 이하에서는 6개월~1년마다 측정한다. 4.0 ng/mL에서는 연령에 따른 cutoff value 이상이라면 needle biopsy(침생검)을 시행한다. **《치료시작후》** 병기에 따라 1~6개월마다 PSA 측정이 필요하다.

전립선 needle biopsy 전립선암의 확정진단에 필수 검사이다.

진단·경과 관찰상의 요점

① PSA는 특이성이 크지만 검사 kit에 따라 기준치(cutoff value)가 다른 것에 주의한다. 50세 이하에서는 3.0 ng/mL 이상을 생검 적응으로 삼는 경우가 많다. ② 전립선 침생검에 의한 병리조직 진단으로 확정 진단한다. ③ 국소에 국한 한 경우는 전립선 절제수술 또는 방사선 치료를 한다. 보충요법으로 호르몬 요법(거세, 항 androgen제, estrogen제)을 시행하는 경우도 있다. ④ 림프절, 골 등으로 원격 전이된 증례에는 수술 적응이 아니라 호르몬 요법을 시행한다. 60~80%는 첫 회의 호르몬 요법에 반응하지만 그 가운데 35~40%는 1년 이내에 호르몬 불응성으로 재발한다. PSA는 치료효과의 좋은 지표가 된다. 재발 암에서는 docetaxel에 의한 화학요법을 시행한다.

Prostatic hyperplasia, 전립선비대증

가령과 더불어 전립선 내선이 비대해져서 요로를 압박하여 배뇨장애를 나타내는 양성질환이다. 즉, 전립선 구성 세포 가운데 상피 및 간질세포의 과형성으로 생기는 배뇨장애이다. 단, 전립선선종의 종대로 인한 요로의 폐색이 없는 가운데 빈뇨나 배뇨 곤란을 일으키는 것이어서 현재는 널리 하부요로 증후군(lower urinary tract syndrome; LUTS)으로 부르고 있다. 원인으로는 간질과 상피의 상호작용, dehydrotestosterone(DHT)의 비정상적인 축적, estrogen에 대한 감수성 증가 등이 알려졌다. 일반적으로 임상경과는 3기로 나누고 있다. 1기는 자극 증상기라고 하는데, 커진 선종이 방광경부나 요도를 압박하여 요도나 회음부의 불쾌감 또는 빈뇨, 특히 야간 빈뇨 등을 나타낸다. 2기는 잔뇨 발생기라고 하는데, 배뇨장애가 증강하여 힘을 주어 배뇨하도록 하게 되며, 50~150 mL까지 잔뇨가 발생한다. 3기는 만성 요폐기라고 하는데, 잔뇨가 더욱 증강하여 방광기능이 저하하여 1회 배뇨량이 적어지고 잔뇨량이 상당히 많아지는 상태로 되어 만성 요폐라고 한다.

검사소견

PSA (prostate-specific antigen) 선종의 증대에 수반하여 증가하는 경우가 있다(정상 4.0 ng/mL 이하).

PSAD (PSA/prostate volume) 0.05 이하

요류량 측정 배뇨 개시시간의 연장, 최대 배뇨율(MFR) 저하. 정상 ≥ 20 mL/sec(배뇨량 200 mL 이상인 경우)

잔뇨 측정 병기가 진행하면서 잔뇨량은 증가한다.

직장진 표면 평활, 탄성은 굳고, 경계가 뚜렷하게 커진 전립선이 만져진다(정상은 호두 크기).

초음파 검사 피막 echo상은 연속성을 유지하고, 종대한 내선은 균일한 내부 echo상을 보인다. 3 방향 측정으로 체적을 구한다(정상은 20 mL 이하).

역행성 요도 조영 전립선 부위 요도 연장, 편평화, 방광저 elevation, 방광 내로의 돌출상

경정맥 신우 조영 수신증, 방광육주(肉柱)(bladder trabecular) 형성 유무, 선종의 방광 내 돌출, 잔뇨의 정도

경과 관찰을 위한 검사와 측정빈도

직장진 치료시작 후 3~6개월마다 검사한다.

요류량 측정 치료시작 후 3~6개월마다 측정한다.

잔뇨 측정 병기, 예후 판정을 위하여 3~6개월마다 측정한다.

진단·경과 관찰상의 요점

① PSA는 전립선의 중량에 비례하기 때문에 증가한 경우에는 PSAD(PSA density)를 산출한다. 전립선염에서도 증가치를 보이는 경우가 있다. ② 제 1 병기(자극기) 환자에 대해서는 보존적 약물요법으로, 또한 제 2 병기(잔뇨 발생기)에서 잔뇨 ≥ 50~100 mL인 것, 약물요법 효과가 빈약한 것, 또는 요폐를 반복하는 것, 또한 요로 감염증이 지속하는 것은 수술의 적응이 된다.

PSA density : PSA를 전립선 체적으로 나눈 값이다.

Pyelonephritis, 신우신염

하부 요로계에서 상행성으로 야기되는 신장 실질 및 신우·신배의 세균성 염증이다. 세뇨관 간질성 신장염의 하나이다. 원인균은 Gram 음성 간균이 대부분으로 감염경로는 주로 요로 역행성이다. 피부나 편도 등 다른 부위의 감염소에서 혈행성으로 감염되는 경우도 있는데, 이것들은 Gram 양성 구균이 많다. 이외의 기초질환이 존속하는 것을 복잡성 신우신염이라고 한다. 유유아기에 발병하는 신우신염은 요로의 선천적 형태이상에 기인하는 복잡성 신우신염이고, 파과성(破瓜性) 신우신염(defloration pyelonephritis)이라 부르는 성적 활동기 여성의 신우신염은 단순성이 많다. 청장년 남성에서는 결석에 의한, 노인에서는 전립선비대증 등의 하부요로 협착에 의한 복잡성 신우신염의 빈도가 높다. 급성기 증상은 오한, 전율, 고열로 시작하여 오심, 구토, 전신권태감을 수반하는 경우가 많고, 전신증상이 강하다. 국소증상으로는 신장부위의 동통·압통, 요통 등이다. 요 혼탁으로 짐작되는 방광염 증상을 수반하는 경우도 많다. 만성증으로는 무증상인 경우가 많아 경도의 요통을 수반하는 경우도 있다.

검사소견

체온, 혈압 급성기에서는 40℃ 정도로 고열을 보인다. 드물게 패혈증성 shock를 일으키는 경우도 있다.

요검사 단백과 잠혈은 양성. 침사는 백혈구·백

혈구원주체 양성

CBC, CRP 급성기에는 백혈구 증다와 CRP 증가를 보인다.

24시간 Ccr 드물게 급성기에서 신장기능 저하를 보인다.

BUN, Cr, 요산 신장기능의 일상 검사이다.

중간뇨 배양 원인균 동정, 감수성 검사를 위한 검사이다.

경과 관찰을 위한 검사와 측정빈도

요검사, 요단백 정량 **〈급성기〉** 주 2회 **〈회복기〉** 1주마다 검사한다(완화될 때까지). (다음의 검사도 동일)

CBC, CRP **〈급성기〉** 주 2회 **〈회복기〉** 1주마다 검사한다.

25시간 Ccr **〈급성기〉** 주 2회 **〈회복기〉** 1주마다 검사한다.

BUN, Cr, 요산 **〈급성기〉** 주 2회 **〈회복기〉** 1주마다 검사한다.

중간뇨 배양 **〈급성기〉** 발병 시 원인균 동정을 위하여 검사한다(가능한 한 항균제 사용 전에 검사한다).

진단·경과 관찰상의 요점

① 요로계 또는 전신성으로 감염을 일으키기 쉬운 원인이 없는 것을 단순성, 있는 것을 복잡성으로 분류한다. ② 복잡성의 원인으로는 요로결석, 방광·요관역류, 요로폐색, 신경인성 방광, 신요로계 기형(요도판막 등), 요로계 종양, 신요관루, 요로 내 유치(留置) catheter, 임신, 당뇨병, 면역부전 상태(악성종양, steroid 약물·항암제 사용) 등이 있다. ③ 단순성 원인균의 90% 이상이 Gram 음성 간균으로 그 90%를 대장균이 차지한다. ④ 복잡성에서는 대장균 이외의 Gram 음성 간균이 증가하는데, *Enterococcus*(장구균), 변형균, *Pneumobacillus*(폐렴간균), *Pseudomonas aeruginosa*(녹농균), *Serratia*, *Enterobacter* 등이 나타난다.

Renal cell carcinoma, 신세포암

신세뇨관 상피세포에서 발생하는 악성종양으로 대부분은 신장피질 중심에 황색에서 회백색조의 종류(腫瘤)로 나타나는데, 흔히 출혈, 괴사, 낭포상 변화를 보인다. 신정맥 내에 종양혈전을 형성하는 경우가 많아 정맥이나 골로의 혈행성 전이의 빈도 또한 높다. 임상적으로는 남녀 비 3 : 1로 남성이 많고, 발병 평균연령은 60세이다. 3대 주증상은 혈뇨, 신장부위 종류, 신장부위 동통이지만 발열, 체중감소, 고 Ca혈증, 다혈증, 간기능 이상, ESR 항진 등이 나타나는 경우도 있다.

검사소견

혈청 Ca 농도 증가하는 경우가 있다.

AST, ALT 증가하는 경우가 있다(Stauffer syndrome).

LD 증가하는 경우가 있다.

Hemoglobin (Hb) 감소하는 경우가 있다.

CRP, ESR Rapid type에서는 상승한다.

α_2-Globulin 10% 이상 증가하는 경우가 있다.

Erythropoietin 증가하는 경우가 있다.

PTHrP (parathyroid hormone relative protein) 증가하는 경우가 있다.

IAP (immune-suppressive acidic protein) 500 μg/mL 이상 증가한다.

IL-6 (interleukin 6) 55 pg/mL 이상 증가한다.

Tumor marker 상기 진단검사 항목과 더불어 종양 marker 검사는 screening 및 경과관찰에는 적합하지 않다.

초음파 검사 내부 echo는 불균일, 대소부동의 점상 echo상을 보인다.

CT Clear cell type에서는 종양이 enhance 되고, early phase에서 vascularity(혈관분포상)가 높아진다. Papillary type은 vascularity가 낮다.

MRI 신장정맥, 하대정맥 내의 종양색전을 판정하는데 유용하다.

[주] 전이성 신세포암의 risk 분류(Motzen)

① Karnofsky scale ≤ 80%, ② 혈청 LD 증가, ③ Hb 감소, ④ 혈청 Ca 증가, ⑤ no kidney flank 등의 5 항목 어느 것이나 해당되지 않는 것을 good risk, 1~2 항목이 들어맞는 것을 intermediate, 3 항목 이상 들어맞는 것을 poor risk로 분류한다.

Karnofsky scale : 환자의 일상생활의 생활의 QOL (quality of life)를 평가하기 위한 것으로 0~100% 범위로 평가한다. 화학요법 전후를 평가하는데 사용한다. ① 100%는 정상, 임상증상 없음. ② 90%는 가벼운 임상증상이 있지만 정상적인 활동 가능. ③ 80%는 임상증상이 상당히 있지만 노력으로 정상적인 활동 가능. ④ 70%는 자기자신 스스로 감당할 수는 있지만 정상적인 활동, 노동은 불가능. ⑤ 60%는 스스로 필요한 것은 가능하지만 때때로 남의 도움이 필요. ⑥ 50%는 병상을 고려하여 간호 및 정기적인 의료행위가 필요. ⑦ 40%는 움직이기 어려워 적절한 의료 및 간호가 필요. ⑧ 30%는 전혀 움직이지 못하여 입원이 필요하지만 죽음은 임박하지 않음. ⑨ 20%는 대단히 중증으로 입원이 필요하고, 정력적인 치료가 필요. ⑩ 10%는 사망

경과 관찰을 위한 검사와 측정빈도

영상검사(X 선, CT, 초음파 등), scintigraphy

종양의 범위를 판정하는데 필요하고, 치료 후에도 임상병기에 따라 검사한다.

진단·경과 관찰상의 요점

① 다혈증, 고 Ca혈증 등 종양 수반 증후를 나타내는 경우가 있다. ② 간기능 이상(Stauffer syndrome)은 원발소 절제로 정상화된다. ③ 전이소에 대해서는 항 VEGF(vascular endothelial growth factor) 약물, 항 mTOR 약물 등의 분자표적ㅎ 약물 치료 또는 interferon, interleukin 2에 의한 면역요법을 시행한다. 전이소가 단발인 경우는 합병병소를 절제하는 것으로 장기간 완화되는 경우도 있다. ④ 재발이나 진행을 monitoring할 수 있는 적절한 marker는 없다. ⑤ 원발소를 절제한 후 장기간에 걸쳐 전이가 나타날 가능성이 있기(전이 출현율 1~5년은 36%, 5~10년은 21%, 10~15년은 33%) 때문에 장기간 경과관찰이 필요하다. ⑥ 전이성 신세포암의 장기간 생존에 관한 요소는 (1) 원발소인 신장 절제에서 전이가 출현할 때까지의 기간이 길다. (2) 폐 전이만 있을 경우, (3) Karnofsky scale이 양호하다, (4) 원발소 절제 등의 4 가지이다.

Renovascular hypertension, 신혈관성 고혈압증

죽상동맥경화, 대동맥염증후군, 섬유근성이형성, 색전, 외상 등으로 인한 신동맥 병변[협착(한쪽 또는 양쪽 신장동맥), 폐색, 동맥류, 동·정맥 기형 등]이 원인으로 발생하는 고혈압이다. Renin 분비항진이 고혈압에 관여한다. 고혈압의 1~5%를 차지한다.

검사소견

혈장 renin 활성 안정 시 2 ng/mL/hour 이상

활성형 renin 농도 안정 시 30 pg/mL 이상

혈장 aldosterone 농도 증가(기준치 상한~기준범위 이상)
혈압 140/90 mmHg 이상(젊은이는 130/85)
신동맥 조영 CT 신장동맥의 75% 이상 협착이 보인다.

경과 관찰을 위한 검사와 측정빈도

■ 혈관형성 수술 예

혈장 renin 활성 **〈급성기〉** 1주마다 **〈회복기〉** 1~3개월마다 측정한다(급성기, 회복기에 재협착의 지표로서 측정한다). **〈기타〉** 혈관형성술을 하지 않은 예에서는 1개월마다 측정한다.
혈압 **〈급성기〉** 혈관형성 수술 직후에는 혈압의 변동이 현저하므로 1시간마다 측정하고, 수술 후 2일째부터 1일 1~2회 측정한다. **〈회복기〉** 2주~3개월마다 **〈기타〉** 혈관형성 수술을 하지 않은 예에서는 1개월마다 측정한다.
신동맥 조영 CT 혈관형성 수술성공 예에서 혈압이 상승한 경우에 측정한다.

진단·경과 관찰상의 요점

① 복부 혈관잡음이 청취되지 않는 경우도 많으므로 혈장 renin 활성이나 혈압으로 이 질환을 의심한다. ② 혈관형성 수술불능 예에서 상기 관찰 항목은 회복기에 준한다. 또한 신장기능의 변화에도 주의를 요한다. ③ 원질환이 동맥경화증인 경우, 혈관형성 수술 후의 재발이 50% 이상 되므로 적당한 혈압강하제를 투여할 필요가 있다. ④ 혈장 renin 활성, renin 농도는 체위, 약물복용에 따라 크게 변동하므로 안정을 취하고, 누워있는 자세에서 채혈하여 검사하는 것이 바람직하다.

X. 여성의학과 질환

Climacteric disturbance (disorder), 갱년기장애 (갱년기 증후군)

45세 전후부터 나타나는 난소기능 쇠퇴 과정의 estrogen 결핍 증상이다. 성선기능의 변화가 시상하부의 신경 활동에 변화를 초래하여 정신적으로나 대사성으로 여러 가지 생체 변화를 일으키는 것으로 이해하고 있다. 갱년기에는 심리적·사회적으로도 불안정한 시기이기 때문에 그 발현에는 사회적·심인적 요인도 크게 관여한다. 혈관운동 증상으로 홍분(상기), 발한, 냉한 체질, 오십견 등, 정신신경 증상으로 두통, 현기증, 불면, 신경질, 불안, 억울 등이 특징적이다.

검사소견

Estradiol 감소(50 pg/mL 이하)
FSH 증가(30 mIU/mL 이상)
총 cholesterol 증가(200 mg/dL 이상)
Triglyceride 증가(150 mg/dL 이상)
요추 골염량 (L_2 ~ L_4 DXA, QDR) 감소(0.874 g/cm^2 이하), 골염량의 기준치는 측정기기에 따라 다소 다르다.

경과관찰을 위한 검사와 측정빈도

Estradiol **〈급성기〉** 병기 판정을 위하여 1회 **〈회복기〉** 6개월마다 검사한다.
FSH **〈급성기〉** 병기 판정을 위하여 1회 **〈회복기〉** 6개월마다 검사한다.
총 cholesterol **〈급성기〉** 2~3개월마다 **〈회복기〉** 치료효과 판정을 위하여 6개월마다 검사한다.
요추 골염량 **〈여성 호르몬 보충요법 중인 회복기〉** 6개월마다 검사한다.

진단·경과 관찰상의 요점혈중

① Estradiol 농도가 감소하고, FSH 농도가 증가하는 것은 갱년기 또는 노령기의 내분비 변화이다. ② Estrogen과 progestin(progestagen)을 보충요법(호르몬 보충요법)한 경우에는 혈중 cholesterol 농도를 측정하여 감소 여부를 확인하고, 요추의 골염량의 증가 여부를 검색한다. 또한 부작용으로 유방암 및 자궁내막암, 심혈관 장애 등의 발생을 검색한다.

Dysmenorrhea, 월경곤란증

월경기간 중에 월경에 수반하여 일어나는 병적증상이다. 하복통, 요통, 복부 팽만감, 구토기, 두통, 피로·탈력감, 식욕부진, 조바심, 설사, 우울 등의 순으로 많이 나타난다. 무배란성 월경에는 보이지 않는다. 기능성 월경곤란증 : 초경 후 2~3년경에 시작한다. 젊은 여성에서 보이는 월경 시 통증(월경통)으로 과다월경을 수반하는 경우가 많다. 때로 동통 이외에 두통,

구토, 설사 등을 호소하는 경우가 있다. 월경 초일 및 2일경에 출혈이 많을 때 강하고, 동통의 성질은 주기성, 경련성으로 원인은 prostaglandin 생산 항진으로 인한 자궁근의 경련(자궁의 과수축), 심인성 등이 관여한다는 설이 유력하지만 정설은 아니다. **기질성 월경곤란증** : 35세경부터 시작한다. 월경 전 4~5일부터 월경 후까지 계속되는 지속성의 둔통인 경우가 많다. 자궁내막증이나 자궁근종으로 인한 월경곤란증이 기질성 월경곤란증에 속한다.

검사소견

Hemoglobin 자궁근종에서 과다월경이 있으면 10 g/dL 이하로 감소한다.

적혈구 수 자궁근종에서 과다월경이 있으면 300만/μL 이하고 감소한다.

CA 125 자궁내막증에서 42.7 U/mL 이상 증가한다.

경과관찰을 위한 검사와 측정빈도

혈액검사 **〈급성기〉** 1개월마다 **〈회복기〉** 2~3개월마다 검사한다.

CA 125 **〈급성기〉** 1개월마다 **〈회복기〉** 2~3개월마다 검사한다.

복강경(자궁내막증에 관하여) **〈급성기〉** 중증도 판정을 위하여 1회 **〈치료후〉** 치료효과 판정을 위하여 1회 검사한다.

초음파 검사 **〈GnRH agonist 치료 중인 회복기〉** 자궁 전체 및 근종 크기를 측정하기 위하여 1개월마다 검사한다.

진단·경과 관찰상의 요점

① 자궁내막증의 확정진단은 복강경에 의한 관찰 및 조직학적 검사로 한다. ② 자궁내막증으로 인한 난소에 chocolate 낭포(endometriotic cyst)가 발생하는 경우가 있는데, 초음파, MRI 검사 등으로 진단한다. ③ 자궁근종은 내진, 초음파, MRI 검사로 진단할 수 있다. 거대근종은 육종과의 감별이 필요하다. ④ 치료에는 비steroid성 항균약이나 저용량 pill(호르몬제의 경구 피임약)의 사용을 선호한다.

Ectopic pregnancy, Tubal pregnancy, 자궁외임신, 난관임신

수정란이 정상적인 착상부위인 자궁내막 이외의 장소에서 착상하여 발육하는 경우를 말한다. 부위는 난관이 대부분(95%)을 차지한다(난관임신). 그렇지만 아주 드물게 자궁경관임신, 난소임신, 복막임신 등이 있다.

검사소견

요중 hCG 임신주 수에 비해 저농도를 보인다.

임신 4~5주 2,500 IU/L 이하

임신 6주 10,000 IU/L 이하

임신 7주 20,000 IU/L 이하

Hemoglobin 10 g/dL 이하(난관 파열로 인한 복강내 출혈인 경우)

초음파 자궁내강에 태낭 음영이 없고, 다른 부위에서 발견된다.

Douglas pouch 천자 비응고성 출혈이 나타난다.

자궁내막 조직진 융모 결여

Douglas pouch : 복막강 내, 직장과 자궁 사이의 함몰부위

경과관찰을 위한 검사와 측정빈도

요중 hCG 정량 **〈급성기〉** 1~2일마다(정상 임신주 수에 따른 추이에 비하여 저농도를 보인다) 검사한다.

Hemoglobin **〈급성기〉** 1~2일마다(복강 내로의 출혈로 감소한다) 검사한다.

초음파 태낭 음염(gestational sac; GS)의 존재 부위를 확인하기 위하여 검사한다.

진단·경과 관찰상의 요점

① 초음파 검사로 태낭 음영의 존재 부위를 확인한다. Douglas pouch의 혈액 저류도 발견된다. ② 자궁내막 조직진으로 융모가 없는 것을 확인한다. ③ Douglas pouch 천자로 비응고성 출혈을 확인한다. ④ 비전형 예에서는 복강경으로 진단하고, 경우에 따라서는 동시에 복강경하 수술을 시행한다.

Endometriosis, 자궁내막증

자궁내막양 조직이 본래의 정상한 위치, 즉 자궁강 내면 이외의 조직이나 장기(골반복막이나 난소 등) 등에 이소성으로 발생하여 월경주기에 근거하는 내분비 변동으로 인한 출혈, 유착이 초래되는 병태이다. 자궁근층에 발생되는 경우, 자궁선근육증(adenomyosis uteri)이라 부른다. 자궁내막증은 일반적으로는 진행성 병변이어서 난소의 sex steroid hormone에 의하여 발육이 촉진된다.

검사소견

CA 125 42.7 U/mL 이상으로 증가(자궁내막증 정도와 거의 비례한다)

경과관찰을 위한 검사와 측정빈도

CA 125 **〈급성기〉** 2~3개월마다
〈회복기〉 6개월마다 검사한다.

Estradiol **〈급성기〉** 1개월마다 **〈회복기〉** 성선자극 호르몬 방출 호르몬(GnRH) agonist의 난소기능 억제효과를 파악하기 위하여 2개월마다 검사한다.

복강경 검사 **〈치료전 급성기〉** 진단 및 중증도 판정을 위하여 1회 **〈GnRH agonist 4~6개월 치료후 회복기〉** 가능하면 치료효과 판정을 위하여 1회 검사한다.

초음파 검사 **〈치료전 급성기〉** 1회 검사한다. 난소의 chocolate cyst가 있으면 2개월마다 검사한다.

MRI 검사 **〈치료전 급성기〉** 난소의 chocolate cyst가 있으면 다른 난소종양과의 감별을 위하여 1회 검사한다.

진단·경과 관찰상의 요점

① 일반적으로 복강경 검사로 자궁내막증을 확정 진단한다. ② GnRH agonist를 투여할 경우에는 혈중 estradiol을 측정하여 난소기능의 억제 정도를 확인한다. 혈중 estradiol 농도를 30~50 pg/mL로 유지하면 자궁내막증에 대하여 효과적이고 동시에 estrogen 결핍으로 인한 부작용을 최소화 시킬 수 있다. ③ 난소의 chocolate cyst의 크기 변화는 초음파 검사로 판단한다. 난소암의 병발이나 다른 원인으로 발생하는 난소종양과 감별진단을 위하여 종양 marker 측정이나 MRI, CT를 사용하여 영상진단을 구사한다.

Chocolate cyst : 난소의 자궁내막증에 기인하는 낭포로 유종양성 병변이지만 진성 종양일 가능성도 부정할 수는 없다. 전형적으로는 자궁 내막상피와 상피하, 자궁 내막간질에서 확인된다. 직경 15 cm 정도의 낭포를 형성하는 경우도 있다. 내용은 녹은 chocolate 같지만 갈색물 같은 경우도 있다.

Ovarian cystoma, Ovarian cancer, 난소낭종, 난소암

난소에 발생하는 양성 및 악성 상피성 종양이다. 악성 난소종양 가운데 가장 많고, 또한 중요하다. 난소종양은 진단검사 의학적으로 악성과 양성, 그리고 그 중간인 저악성(또는 경계형 악성) 종양으로 분류하는데, 일반적으로 악성종양 중에 저악성도 포함시키는 경우가 많다.

검사소견

AFP 10 ng/mL 이상(yolk sac 종양에서 증가)
CA 125 42.7 U/mL 이상[장액성 낭포선종(serous cystadenoma), 유내막암에서 증가]
CA 72-4 4 U/mL 이상(mucin성 낭포선암, 전이성 난소암에서 증가)
BFP 75 ng/mL 이상(장액성 낭포선암에서 증가)
CEA 5 ng/mL 이상(전이성 난소암에서 증가)
초음파, MRI, CT 거대한 것, 다포성, 충실성, 낭포 내로의 종류 돌출, 복수저류를 수반하는 것은 악성이 의심된다.

경과관찰을 위한 검사와 측정빈도

AFP **〈급성기〉** 조직형의 감별진단을 위하여 1회 **〈회복기〉** 치료효과와 재발을 발견하기 위하여 2~3개월마다 검사한다.
CA 125 **〈급성기〉** 조직형의 감별진단을 위하여 1회 **〈회복기〉** 치료효과와 재발을 발견하기 위하여 2~3개월마다 검사한다.
CA 72-4 **〈급성기〉** 조직형의 감별진단을 위하여 1회 **〈회복기〉** 치료효과와 재발을 발견하기 위하여 2~3개월마다 검사한다.
BFP **〈급성기〉** 조직형의 감별진단을 위하여 1회 **〈회복기〉** 치료효과와 재발을 발견하기 위하여 2~3개월마다 검사한다.
CEA **〈급성기〉** 조직형의 감별진단을 위하여 1회 **〈회복기〉** 치료효과와 재발을 발견하기 위하여 2~3개월마다 검사한다.
초음파 **〈급성기〉** 양성·악성을 추정하기 위하여 1회 **〈회복기〉** 치료효과와 재발을 발견하기 위하여 2~3개월마다 검사한다.
CT, MRI **〈치료전 급성기〉** 양성·악성을 추정하기 위하여 1회 **〈수술후 회복기〉** 치료효과와 재발을 발견하기 위하여 3~6개월마다 검사한다.

진단·경과 관찰상의 요점

① 난소종양이 악성인 경우, 급속한 증대, 다포성, 충실부가 있고, 복수저류, 주위와의 유착을 보이는 예가 많다. ② 영상진단에는 초음파, MRI(조영제 사용도), CT를 잘 이용한다. ③ 종양 marker가 증가하는 예는 악성종양의 의심이 크다. ④ 재발을 발견하기 위해서는 영상진단상의 변화에 앞서 종양 marker가 증가한다.

Pregnancy-induced hypertension [PIH], 임신고혈압 증후군

임신 20주 이후 분만 후 12주까지에서 고혈압을 보이는 경우, 그리고 단백뇨를 수반하는 질환이다. 이전에는 임신 중독증이라고 불렀지만 2005년 4월부터 임신고혈압 증후군(pregnancy-induced hypertension; PIH)라는 명칭으로 바뀌었다. 원인은 아직 밝혀지지 않았지만 임신이라는 부하에 대한 모체의 적응부전 증후군으로 이해하고 있다. 최근에는 혈관 내피세포를 중심으로 하는 혈관계 기능부전에 고혈압 유전자, 면역계, 혈관 작동물질이나 지질대사 등의 관여가 지적되고 있다.

검사소견

혈압 수축기 140 mmHg 이상, 확장기 90 mmHg 이상을 경증, 수축기 160 mmHg 이상, 확장기 110 mmHg 이상을 중증으로 해석한다.

요단백 24시간뇨에서 300 mg/day 이상에서 2 g/day 미만을 경증, 2 g/day 이상을 중증으로 해석한다.

Creatinine 1.5 mg/dL 이상

BUN 20 mg/dL 이상

혈청 단백 5 g/dL 이하

요산 5.5 mg/dL 이상

요중 estriol 15 mg/day 이하 (임신 37~41주)

경과관찰을 위한 검사와 측정빈도

혈압 매일 측정한다.

요단백 매일 측정한다.

Cr, BUN, 혈청 단백, 요산 1주마다 검사한다.

요중 estriol 1주마다 검사한다.

혈소판 **〈급성기〉** 2~3일마다 (중증인 경우에는 DIC의 예지로 매일 측정) 검사한다.

Hematocrit **〈급성기〉** 2~3일마다 (중증인 경우에는 DIC의 예지로) 검사한다.

Antithrombin (AT) **〈급성기〉** 2~3일마다 (중증인 경우 DIC의 예지로) 검사한다.

Fibrinogen, FDP **〈급성기〉** 2~3일마다 (중증인 경우는 DIC의 예지로) 검사한다.

진단·경과 관찰상의 요점

① 임신고혈압 증후군의 경과는 고혈압, 단백뇨의 정도를 중심으로 minotor한다. ② 신장기능은 정기적으로 검사하고, 단백상실을 보충한다. ③ 혈소판 수의 감소, Ht 증가, FDP 증가, AT 감소를 보이면 DIC를 고려하여 정밀하게 검색한다. ④ 모체의 관찰과 더불어 자궁 내 태아의 발육지연이나 가사(假死) 여부를 초음파 영상진단이나 non-stress test로 검사한다.

Non-stress test (NST) : 임신 중 (자궁수축이 없는 시기) 태아 건강상태를 평가하는 지표이다. 태동에 수반하여 태아 심박 수 도상에 일과성 빈맥이 출현하는지 여부로 판정한다. 20분간 2회 이상의 일과성 빈맥 [base line 심박 수에서 15 bpm (beats per minute)] 이상의 상승, 지속은 15초 이상 2분 이내인 경우를 reactive로 판정하여 태아 상태는 양호한 것으로 해석한다. 그 이외는 non reactive로 판정한다. 그러나 태아의 건강 상태를 반드시 보증하는 것은 아니다. 단, 재태 32주 이하의 태아에서는 10 bpm 이상, 10초 이상을 일과성 빈맥으로 평가한다.

Uterine cervical cancer, 자궁경부암

자궁경부에서 원발하는 악성종양이다. 조직학적으로 편평상피암이 80~90%로 많지만 때로 선암도 있다. 최근 편평상피암의 발암으로 human papilloma virus 16형, 18형, 31형, 51형, 52형 등이 관여하는 것으로 이해하고 있다. 16형, 18형에 대해서는 vaccine이 개발되어 구미에서는 자궁경부암 예방에 사용하고 있다. 자궁경부 찰과 세포진으로 암 검진이 행해지고 있어서 진행암이 감소하는데, 이는 전암상태인 이형성이나 상피내암을 포함 조기암으로 발견되는 빈도가 증가하고 있기 때문으로 이해하고 있다. 주증상으로는 초기암인 경우는 무증상인 경우가 많지만 진행하면 접촉출혈을 호소하는 경우가 많다.

임상 진행기 분류는 0기는 상피내암, I기는 암이 자궁경부에 국한한 것(Ia기;미소침윤암, Ib기: Ia기 이외의 I기), II기는 질 및 자궁방 조직에 침윤된 것(IIa기: 질벽 침윤은 확인되지만 자궁방 결합조직에는 침윤되지 않은 것, IIb기: 자궁방 조직 침윤이 확인된 것), III기는 질에의 침윤이 심하거나 또는 자궁방 조직 침윤이 골반 벽에 달한 것, Ⅳ기는 방광 또는 직장에의 직접 침윤 또는 원격 전이가 있는 것으로 분류한다.

검사소견

■ 자궁경부 편평상피암인 경우

SCC 1.5 ng/mL 이상

CEA 5 ng/mL 이상

세포진 편평상피계 이형 또는 선(gland) 계 이형

Colposcopy 침윤암(invasive cancer; IC) 소견

조직진 편평상피암 또는 선암의 상피하 조직에의 침윤

MRI 자궁경부의 증대와 주변조직에의 진전

CT 자궁경부의 증대와 소속 림프절의 종대

경과관찰을 위한 검사와 측정빈도

SCC **〈급성기〉** 종양의 크기와 비례하므로 진행도를 추정하기 위하여 1~2개월마다 **〈만성기〉** 수술, 방사선 요법 등의 치료효과의 판정과 재발의 발견을 위하여 2~3개월마다 검사한다.

CEA **〈급성기〉** 1~2개월마다 **〈만성기〉** 치료효과를 판정하기 위하여 2~3개월마다 검사한다.

진단·경과 관찰상의 요점

① 자궁경부암 진단은 세포진, colposcopy, 조직진을 병용한다. ② 종양 크기의 진단은 종양 marker 농도와 MRI, CT에 의한 영상진단이 유용하다. ③ 또한 종양 marker는 재발 여부 등 경과를 추적하는데 유용하다.

Uterine corpus cancer, 자궁체암 (자궁내막암)

자궁체부 내막에서 발생하는 암종이다. 선암이 압도적으로 많지만 선편평상피암도 있다. 대부분이 호르몬 의존성 암으로 발병은 유전자 변이와 estrogen의 장기간 지속적인 자극으로 인하여 자궁내막 세포의 이상증식에 기인한다. 발생빈도는 구미에 많고, 우리나라는 적지만 근년 증가 추세라고 한다. 그 원인은 식생활의 구미화와 고령화로 이해하고 있다. 발병 연령은 50대가 가장 많고, 40세 미만은 적다. 폐경후가 70%나 된다.

검사소견

■ 자궁체부 선암인 경우

CA 125 42.7 U/mL 이상

CA 19-9 47.7 U/mL 이상

BFP 75 ng/mL 이상

자궁체부 세포진 선(gland)계 이형

자궁내막 조직진 선암 또는 선편평상피암

초음파 검사 자궁강 내 종류(tumor), 근육층 침윤

자궁경 검사 종양의 존재부위와 크기를 확인, 표적(종양 부위)을 절제하는데 유용하다.

MRI 자궁강 내의 종류, 근육층 침윤, 자궁경부에의 진전

CT 소속 림프절 종대

경과관찰을 위한 검사와 측정빈도

CA 125 **〈급성기〉** 1개월마다 **〈만성기〉** 수술, 화학요법 등의 치료효과와 재발을 발견하기 위하여 2~3개월마다 검사한다.

CA 19-9 **〈급성기〉** 1개월마다 **〈만성기〉** 치료효과와 재발을 발견하기 위하여 2~3개월마다 검사한다.

BFP **〈급성기〉** 1개월마다 **〈만성기〉** 2~3개월마다 검사한다.

진단·경과 관찰상의 요점

① 자궁체부암의 진단은 세포진, 조직진이 유용하다. ② 초음파, MRI, CT 등의 영상진단은 자궁강 내 종류의 크기, 근육층의 침윤 여부와 심도(침투 깊이), 자궁경부에의 진전 여부를 판정하는데 유용하다. ③ CT는 소속 림프절의 종대 여부에 따라 림프절에의 전이를 추정한다. 종양 marker는 치료경과를 추적하는데 유용하다. ④ 자궁경은 조직의 표적(종양부위) 절제나 종양의 크기를 판정하는데 유용하다.

Uterine myoma, 자궁근종

가장 많이 나타나는 여성 생식기 종양인데, 자궁벽 근육층에 평활근 성분에서 발생하는 양성종양으로 과다월경, 월경곤란증, 불임을 초래한다. 원인불명이지만 발생과정에서 분화의 장애로 체강상피 간엽세포(mesenchymal cell)가 다중심성으로 자궁근층 내에 매몰되었다가 사춘기부터 증가하기 시작하는 성 steroid에 반응하여 자궁근종으로 성장한다는 가설이 유력하다.

검사소견

Hemoglobin 과다월경으로 인하여 10 g/dL 이하로 감소한다.

적혈구 수 과다월경으로 인하여 300만/μL 이하로 감소한다.

LD 600 IU/L 이상 증가하면 육종을 의심하여 정밀 검사가 필요하다.

자궁난관 조영 불임인 경우에 자궁강의 변형 여부를 검사한다.

경과관찰을 위한 검사와 측정빈도

Hemoglobin **〈급성기〉** 조혈제 투여에는 1~2개월마다 **〈회복기〉** 2~3개월마다 검사한다.

초음파 검사 **〈급성기〉** 2~3개월마다 **〈회복기〉** 성선자극 호르몬 방출 호르몬(GnRH) agonist 치료에는 6개월 후에 1회 검사한다.

MRI, CT **〈급성기〉** 난소종양 및 자궁육종과의 감별을 위하여 1회 검사한다.

진단·경과 관찰상의 요점

① 자궁근종은 내진 및 초음파로 진단한다. 또한 자궁강 길이도 계측한다. ② 난소종양과 혼동되는 경우에는 종양 marker 측정과 MRI, CT로 검색한다. ③ 영상검사에서 변성상이 있는 경우에는 육종과의 감별이 필요하다. 육종인 경우, LD가 고활성치로 증가하는 경우가 있다. ④ CA 125는 자궁근증인 경우에 증가하므로 고농도로 증가하는 자궁근종과의 감별진단에 유용하다.

XI. 혈액·조혈기 질환

Acute leukemia [AL], 급성백혈병

골수에서 조혈기 세포가 종양성으로 무제한으로 증식하는 것이 특징이지만 급성백혈병의 세포 회전을 보면 그 분열능은 예상에 반하여 정상에 비하면 오히려 낮다. 즉, 증식이상이라기 보다는 분화이상인 것이다. 혈액상은 유약백혈구와 소수의 성숙세포의 2군으로 양자의 중간형은 나타나지 않는다. 이것을 백혈병 열공(백혈병 세포단절 : leukemic hiatus)으로 해석한다. 이 백혈병 열공이라는 특유의 pattern을 보이는 것은 이들 백혈병 세포의 분화이상을 반영하는 것으로 이해하고 있다.

검사소견

말초혈액상 모구 출현, 백혈병 열공(leukemic hiatus)이 나타난다. Auer 소체(AML인 경우)가 보이는 경우도 있다.

골수검사 과형성으로 모구(급성백혈병 세포)가 다수 차지한다(FAB 분류에서는 30% 이상, WHO 분류에서는 20% 이상). 또한 형태 관찰뿐만 아니라 혈구염색(MPO, esterase 등), 표면 항원 해석, 염색체·유전자 검사 등을 시행한다.

FAB 분류 병형 분류에 사용한다. New WHO 분류도 사용한다.

LD, uric acid 증가

Lysozyme 병형(M-4, M-5)에 따라 증가한다.

백혈병 열공(leukemic hiatus) : 골수나 말초혈액에 유약한 모구 성분이 증가하고, 중간단계의 세포가 소실되고, 성숙 과립구는 감소한다. 이 중간단계의 세포가 소실되어 틈새가 생기기 때문에 열공이라고 칭한다. 급성백혈병에서 나타난다.

급성백혈병의 FAB 분류(병형에 따른 증식세포)

■ **급성 림프구성 백혈병(ALL)**

L-1 림프모구성 백혈병(소형 림프모구)

L-2 림프모구성 백혈병(대~중형 림프모구)

L-3 Burkitt형 백혈병(공포 등 특이한 형태의 대세포)

■ **급성골수성 백혈병(AML)**

M-0 골수모구성 백혈병(MPO 음성~약양성 미성숙 골수모구)

M-1 골수모구성 백혈병(미성숙 골수모구)

M-2 골수모구성 백혈병(분화가 간주되는 골수모구~골수구)

M-3 전골수구성 백혈병(전골수구)

M-4 골수 단핵구성 백혈병(골수단핵구~골수구)

M-5 단핵구성 백혈병[단핵구(미성숙형, 성숙형)]

M-6 적백혈병(적혈모구양모구)

M-7 급성 거대핵모구성 백혈병(거대핵모구)

경과 관찰을 위한 검사와 측정빈도

말초혈액 검사 **《급성기》** 1~2일마다 **《관해기》** 2~4주마다 검사한다.

골수 검사 **〈급성기〉** 1~2주마다 **〈관해기〉** 1~6개월마다 검사한다.
응고 검사 **〈급성기〉** 2~3일마다 **〈관해기〉** 2~3개월마다 검사한다.
임상화학 검사 **〈급성기〉** 2~3일마다 **〈관해기〉** 2~4주마다 검사한다.

진단·경과 관찰상의 요점

① 주증상으로 빈혈, 발열, 출혈을 보인다. ② 골수에 백혈병 세포가 다수 차지하면 진단은 결정적이다. ③ 백혈병 열공이 관찰되면 만성 골수구성백혈병이나 유백혈병(leukemoid) 반응과의 감별에 유용하다. ④ 병형 분류에는 Wright-Giemsa 염색에 의한 표본 관찰, peroxidase 염색, esterase 염색 등의 혈구 염색 소견, 표면 marker 해석, 염색체 분석, 유전자 분석 등을 검사하여 종합적으로 판단한다. ⑤ MDS로부터 발병된 것이나 3 계통 혈구의 이형성인것 등 감별이 곤란한 예도 있다. ⑥ 응고 검사, 특히 fibrinogen과 더불어 FDP(D-dimer) 검사결과에 주의하고, FDP가 증가하면 DIC를 의심하여 검색한다.

Adult T cell leukemia [ATL], 성인 T 세포 백혈병

HTLV-1 virus 감염이 원인이 되어 야기되는 백혈병/림프종 같은 말초성 T 세포의 악성증식성 질환이다. 백혈병 세포는 통상 CD 4 양성 T 림프구 형질을 보인다. 약간 남성이 많고, 발병 평균연령은 58세이다. 초기 발병 증상은 피부증상, 림프절 종창, 간비종, 고 Ca혈증 등이고, 기타 백혈병과 달리 빈혈이나 출혈증상의 빈도는 낮은 편이다. 고 Ca혈증은 ATL 세포가 생산하는 부갑상선 호르몬 관련 단백(PTHrP)으로 인한 파골세포의 활성화 때문으로 이해하고 있다. 핵에 분엽 또는 절단상이 있는 이형 림프구(flower cell)가 말초혈액에 출현하고, 항 HTLV-I 항체가 양성이면 이 질환일 가능성이 크다.

검사소견

항 HTLV-1 항체 (ATLA 항체) 양성(screening에서 양성인 경우, Western blot로 확인한다)
Virus 유전자의 DNA로의 취입 단일(Southern blot로 확인한다)
말초혈액 검사 림프구는 특징적인 핵의 이형을 보인다(톱니형, 잘록함, 꽃잎형).
LD 활성 증가
혈청 가용성 IL-2 R 증가
림프절 생검 다형세포형, 대세포형, 중세포형 등 여러 가지
CD CD 3^+, CD 4^+, CD 8^- 의 예가 많고, CD 25(IL-2 R) 양성인 예가 많다.
골 X 선 때로 골파괴상(골융해 병변)
임상화학 검사 고 Ca혈증을 합병하는 경우가 있다.

경과 관찰을 위한 검사와 측정빈도

말초혈액 검사 **〈급성기〉** 2~3일마다 **〈회복기〉** 1~2개월마다 검사한다.
임상화학 검사 **〈급성기〉** 2~3일마다 **〈회복기〉** 1~2개월마다 검사한다.
골 X 선 검사 **〈급성기〉** 1~2개월마다 **〈회복기〉** 6개월마다 검사한다.

진단·경과 관찰상의 요점

① 발병 연령은 주로 30세 이후이다. ② 아주 급속하게 진행하는 것에서 서서히 진행하는 것

까지 다양하지만 급성에서는 림프절 종대, 간비종, 피진, 고 Ca혈증 등 다양한 임상증상을 보인다. 악성림프종의 임상상을 보이는 경우가 있다. ③ HTLV-1은 모유를 통하여 감염되므로 가족의 HTLV-1 검사도 고려한다.

Aplastic anemia [AA], 재생불량성 빈혈

골수에서 모든 혈구 계통에 조혈저하가 초래된 결과로 범혈구감소증을 일으키는 질환으로 조혈 줄기세포 자체에 문제가 있는 경우와 면역기전에 의한 조혈 줄기세포가 장애를 받은 경우가 있다. 선천성(Fanconi anemia)과 후천성이 있고, 후천성은 1차성(특발성)과 2차성으로 나눈다. 발병기전으로 조혈 줄기세포 자체의 질적이상(I형)과 T 림프구에 의한 조혈 줄기세포의 상해를 위시한 외적 요인(II형)을 상정하고 있다. 범혈구 감소의 원인이 되는 백혈병, 골수이형성 증후군, 거대적혈모구성 빈혈 등의 질환을 제외하는 것으로 진단한다.

검사소견

말초혈액 검사 적혈구, 백혈구, 혈소판 모두 감소하는 범혈구감소증

백혈구 과립구의 감소, 림프구 비율이 증가한다. 단, 진행 예에서는 림프구 수도 감소한다.

골수 검사 저형성, 지방이 많은 세포 수는 감소한다. 도말표본에서는 림프구·형질세포·망내계 세포가 상대적으로 증가한다.

철 동태 혈청 철 농도와 나란히 철포화율 상승, 혈청 ferritin 증가

Erythropoietin 혈액·요 모두에서 현저하게 증가한다.

경과 관찰을 위한 검사와 측정빈도

말초혈액 검사 **〈급성기〉** 중증도에 따라서 수 일~4주마다 **〈만성기〉** 1~3개월마다 검사한다.

진단·경과 관찰상의 요점

① 빈혈은 정구성 내지 대구성에 정색소성을 나타내는 것이 많다. ② 진단 시에 다른 범혈구 감소증을 일으키는 질환(급성백혈병이나 MDS 등)을 제외하는 것이 중요하다. ③ 중증도에 따라 예후 및 치료법이 다르다. 단기적으로는 호중구 감소로 인한 감염증의 합병이 예후를 규정한다. ④ 중증례에서는 면역억제 요법(cyclosporine, 항흉선세포 항체), 골수이식 등을 한다. ⑤ 심한 빈혈, 혈소판 수혈에 대하여 수혈요법을 한다. 빈혈을 자주 일으키면 hemochromatosis 합병이 고려된다. 혈청 ferritin > 1,000 μg/L가 칠 과다의 지표가 된다.

재생불량성 빈혈의 중증도 분류

중증 골수 저형성에 적어도 다음의 2 항목이 부합되는 것

① 과립구 : 500/μL 이하
② 혈소판 : 20,000/μL 이하
③ 망상적혈구 : 20,000/μL 이하

중등도 최소한 다음의 2 항목이 부합되는 것

① 과립구 : 1,000/μL 이하
② 혈소판 : 50,000/μL 이하
③ 망상적혈구 : 60,000/μL 이하

경증 이외의 것

Autoimmune hemolytic anemia [AIHA], 자가면역성 용혈성빈혈

항적혈구 자가항체에 의하여 주로 혈관외(비

장에서) 용혈을 일으키는 후천성 용혈성 빈혈로 생산된 자가항체가 적혈구막에 결합하여 망내계 macrophage에 탐식되어 용혈을 일으켜 빈혈을 초래하는 병태이다. 즉, 항적혈구 자가항체에 의해 유도되는 빈혈이다. 항적혈구 자가항체의 최적온도 작동범위에 따라, 즉 체온하 또는 한랭 하의 어디에서 항체활성을 발휘하는 가에 따라서 온식과 냉식으로 분류하고 있다. 온식은 항체가 IgG이고, 그 항원은 Rh polypeptide와 band 3 단백으로 이해하고 있다. 냉식 자가면역성 용혈성빈혈에는 한랭응집소증과 발작성 한랭 혈색소뇨증이 있는데, 전자는 Ii 혈액형 물질에 대한 IgM 항체(한랭응집소), 후자는 P 혈액형 물질에 대한 IgG 항체(Donath-Landsteiner antibody)가 관여한다. 이것들은 한랭 폭로로 유인되고, 특정 감염증에 속발하는 경우도 있다. 발작성 한랭 혈색소뇨증은 용혈기전이 온식 자가면역성 용혈성빈혈 또는 한랭응집소와 달리 보체의 활성화로 혈관 내에서 용혈을 초래하는 혈색소뇨증을 나타낸다. 빈도는 온식 자가면역성 용혈성빈혈이 높다.

검사소견

직접 Coombs 시험 양성(진단에 필수)

말초혈액 검사 정구성정색소성 빈혈, 백혈구·혈소판 정상

망상적혈구 증가

LD 증가(LD_1, LD_2 우위)

간접 bilirubin 증가

Haptoglobin 감소

골수 검사 적혈모구 과형성

경과 관찰을 위한 검사와 측정빈도

말초혈액 검사 **〈급성기〉** 2~3일마다 **〈회복기〉** 2~4주마다 검사한다.

임상화학 검사 **〈급성기〉** 주 1~2회 **〈회복기〉** 2~4주마다 검사한다.

Haptoglobin, 직접 Coombs 시험 **〈회복기〉** 2~3개월마다 검사한다.

진단·경과 관찰상의 요점

① 용혈이 나타나고, 직접 Coombs 시험이 양성으로 된다. ② 기초질환으로 systemic lupus erythematosus(SLE) 등의 자가면역성 질환이나 만성림프구성 백혈병(CLL)·악성림프종 등의 림프구 증식성 질환의 합병에 주의한다. ③ 치료효과 판정은 빈혈 개선에 추가하여 망상적혈구 수의 감소, 직접 Coombs 시험 음성화가 중요하다. ④ 치료는 부신피질 steroid를 주로 사용하는데, 난치성인 경우는 비장을 적출한다.

Chronic lymphocytic leukemia [CLL], 만성림프구성 백혈병

주로 B 림프구가 monoclonal하게 말초혈액이나 골수 등에서 종양성 증식이 특징인 백혈병군(chronic lymphoid leukemias)의 대표적인 질환이다. CLL 세포는 소림프구 형태를 취하고, 대부분의 증례는 B 세포 형질을 보인다. B 세포성인 것은 B 세포 항원(CD 19, CD 20) 및 표면 면역 globulin은 양성이고, T 세포 항원의 일종인 CD 5도 발현되어 있다. 일반적으로 만성적인 경과를 취하지만 예후 양호군과 불량군으로 분류하기도 한다. 거의 자각증상을 보이지 않는 예나 악화경향을 보이지 않는 예는 감염증과 같은 합병증에 주의하면서 경과를 관찰하여야 한다.

검사소견

말초혈액 림프구 15,000/μL 이상. 성숙 소형 림프구가 75% 이상을 차지한다.

직접 Coombs 시험 양성인 경우가 있다.

적혈구 수명 단축(용혈성빈혈을 초래한 경우)

표면 marker B 세포형에서는 CD 19, CD 20 등에 추가로 CD 5도 양성으로 나타나는 증례가 많다. 적지만 T 세포성 CLL도 있다.

경과 관찰을 위한 검사와 측정빈도

말초혈액 검사 **(만성기)** 1~2개월마다 검사한다.
골수 검사 **(정기검진)** 6~12개월마다 검사한다.
임상화학 검사 **(만성기)** 1~2개월마다 검사한다.
혈청 검사 **(만성기)** 6~12개월마다 검사한다.

진단·경과 관찰상의 요점

① 말초혈액 림프구가 15,000/L 이상 증가하고, 비정상적으로 증식하는 세포가 monoclone 성이면 확정진단이 가능하다. ② 소화관 종양, 폐암의 합병 빈도가 높고, 또한 간비종은 병기 진행을 보이는 것이므로 영상검사에 의한 합병증의 확인도 때로 중요하다. ③ T 세포성 CLL 인 경우, 대과립 림프구(LGL)의 형태가 관찰되는 경우도 있다. 이 경우, 적혈구 무형성(pure red cell aplasia; PRCA)을 합병하는 경우도 있다.

Chronic myelocytic (myelogeneous) leukemia [CML], 만성골수구성 백혈병

백혈구나 적혈구, 혈소판 등의 혈액세포를 만드는 다기능성 조혈 줄기세포 수준의 비정상적 증식과 다단계 발암 과정을 거쳐 발병하는 조혈기 종양이다. 만성백혈병은 유약 골수구에서 성숙 과립구까지 각종 성숙단계의 과립구를 포함하여 현저한 백혈구 증다와 비종(splenomegaly)이 특징이다. 좁은 의미로는 Philadelphia 염색체(Ph 염색체)를 가진 clonal 한 증식 질환인 것이다. DNA 손상이 수복되지 않은 것이 원인으로 자연계에는 없는 융합염색체가 되어 증식단계로 들어가고, 그 후 다단계로 진행한다. Ph 염색체는 적혈모구, 호산구, 호염기구, 거대핵구에도 존재하고 있어서 다기능성 조혈 줄기세포의 변화로 이해하고 있다. 치료하지 않으면 진단 후 3~4년의 만성기를 경과하여 급성전화하여 사망한다.

검사소견

■ 만성기(chronic phase)

Philadelphia 염색체 [t(9 : 22)] 양성

Major BCR / ABL chimera 유전자 확인된다.

백혈구 현저한 증가(호염기구, 호산구 증가)

Immature granulocyte (미숙 과립구) 단계적 출현

백혈구 열공 나타나지 않는다.

골수 검사 과립구계 중심의 현저한 과형성, M/E 비 상승

호중구 ALP (NAP) score 감소

LD, 비타민 B_{12} 증가

복부 영상검사 비종 유. 때로 거대비장을 나타낸다.

■ 이행기(accelerated phase)를 시사하는 소견

적혈구 300만/μL 이하(원인 불명의 빈혈)

혈소판 현저한 감소 또는 현저한 증가(10만/μL 이하, 또는 300만/μL 이상)

만성기 치료에 저항하는 백혈구 증가(5만/μL 이상)

말초혈액 또는 골수 중의 호염기구 현저한 증가(20% 이상)
골수천자 Dry tap
NAP score 증가(100 이상)

■ 급성전화기(blast crisis)

백혈구 열공 나타난다(이행기에는 나타나지 않는다).
미숙 과립구 증가
현저한 림프절 종대, 기타 종류 형성
이행기(accelerated phace)를 경유하는 예도 많다.

경과 관찰을 위한 검사와 측정빈도

말초혈액 검사 **〈만성기〉** 4~8주마다 검사한다.
유전자 검사(Amp-CML 등) **〈만성기〉** 1~6개월마다, imatinib(글리벡)나 interferon(IFN)으로 치료 시 검사한다.
골수 검사 **〈만성기〉** 3~6개월마다 검사한다.
복부 영상검사 필요에 따라 검사한다.
임상화학 검사 **〈만성기〉** 1~2개월마다 검사한다.
급성전화기의 검사 급성백혈병에 준한다.

진단·경과 관찰상의 요점

① 건강진단에서 발견되는 경우가 많은데, 초기에는 대부분 자각증상이 없지만 신체소견으로는 비종이 가장 많다. ② Philadelphia(Ph[1]) 염색체에 추가하여 근년에는 major *BCR/ABL* chimera 유전자의 확인이 확정진단에 결정적인 요체이다. ③ 만성기에는 imatinib(글리벡)이 표준치료이고, Ph[1] 염색체 양성 세포의 소실을 목표로 한다. ④ Imatinib가 효과가 없는 경우에는 제 2 세대 tyrosine kinase 저해약의 사용이나 골수이식을 검토한다.

Disseminated intravascular coagulation [DIC], 파종성 혈관 내 응고

암, 백혈병(특히 급성전골수구성백혈병), 패혈증, 중증감염증, 전격성간염, 외상, 여성의학과 질환 등의 기초질환이 있어서 조직인자의 혈중 유입·출현, 혈관 내피세포 장애 등으로 생체 내에서 응고계가 과도하게 활성화되어 thrombin 생성에 수반하는 전신의 세소(細小) 혈관 내에 파종성으로 미소(微小)혈전이 형성되어 그로 인한 허혈성 장기장애를 초래함과 동시에 2차 섬유소 용해항진 및 혈소판이나 응고인자의 소비성 저하로 인하여 현저한 출혈경향이 발생하는 병태이다.

검사소견

혈소판 감소
적혈구 형태 파쇄 적혈구(fragmented erythrocyte) 출현
Haptoglobin 감소
Prothrombin time(PT) 연장
Activated partial thromboplastin time 연장
Fibrinogen 감소
D-dimer 증가
Fibrin degradation product(FDP) 증가
AT Ⅲ 감소
Thrombin-antithrombin Ⅲ complex(TAT) 증가
Plasmin inhibitor complex(PIC) 증가

경과 관찰을 위한 검사와 측정빈도

말초혈액 검사 **〈급성기〉** 1~2일마다 검사한다.
응고계 검사(fibrinogen, D-dimer) **〈급성기〉** 1~2일마다 검사한다.

진단·경과 관찰상의 요점

① 기초질환이 있고, 혈소판 감소, PT 연장, fibrinogen 감소 등을 보이면 DIC를 의심하여 D-dimer[또는 fibrin 분해산물(FDP)]를 측정한다. 단, 혈전증이나 혈종인 경우에도 D-dimer·FDP는 증가한다. ② 패혈증, 악성종양, 여성의학과 질환 합병증, 심한 외상 등이 DIC의 기초질환이 되기도 한다. ③ DIC의 치료는 기초질환의 치료와 보충요법(혈소판, 응고인자)에 비롯한다. 응고요법을 시행하는 경우도 있다. 보충요법이나 항응고 요법의 지표로 이용하기 위하여 급성기에는 자주 말초혈액 검사를 할 필요가 있다.

Essential thrombocythemia [ET], 본태성 혈소판혈증

다기능성 줄기세포 수준에서의 clone성 이상으로 인한 거대핵구계 전구세포가 종양성으로 증식한 결과로 골수에서 거대핵구의 과형성을 초래하여 현저하게 혈소판이 증가하는 질환이다. 이 질환의 거대핵구계 전구세포는 거대핵구 colony 자극인자(Meg-CSF)에 대한 감수성이 비정상적으로 항진되기 때문에 Meg-CSF를 첨가하지 않아도 거대핵구 colony를 형성한다. 마찬가지로 다기능성 줄기세포 수준에서의 이상으로 인한 만성골수성백혈병, 진성다혈증, 원발성 골수섬유증 등의 골수증식 증후군의 하나이다. 혈소판은 100만/μL 이상인 경우가 많고, 골수는 정상~과형성에 거대핵구는 현저하게 증가하고, 때로는 섬유화를 수반한다. 혈소판 응집능의 저하 또는 항진, 혈소판 점착능의 저하 등으로 인하여 출혈경향, 혈전경향을 보인다. 출혈경향은 경도이지만 혈전으로 인하여 뇌경색, 심근경색, 폐경색을 일으키는 경우도 있다.

검사소견

혈소판 증가
백혈구 정상~중등도 증가(10,000~30,000/μL)
골수 검사 거대핵구 증가(일부 형태이상을 수반한다)
출혈시간 약 50% 환자에서 경도로 연장한다.

경과 관찰을 위한 검사와 측정빈도

말초혈액 검사 1~3개월마다 검사한다.
골수 검사 혈액에서 모구 출현이나 다른 혈구계통의 혈구가 감소할 경우에 골수검사를 시행한다.

진단·경과 관찰상의 요점

① 혈진, 출혈경향 등을 보인다. ② 혈전증의 합병을 예방할 목적으로 항혈소판 요법이나 항종양 약물(hydroxyurea)을 투여한다. ③ 만성적인 경과를 취한다. 골수섬유증이나 드물게 급성백혈병으로 이행하는 경우가 있다.

Hemophilia, 혈우병

혈액응고 Ⅷ 인자 또는 Ⅸ 인자의 감소 내지 결핍으로 초래되는 대표적인 유전성인 동시에 선천성인 응고 장애증이다. Ⅷ 인자 이상증을 혈우병 A, Ⅸ 인자 이상증을 혈우병 B라고 한다. 어느 것이나 X 염색체 연쇄열성 유전형식을 취하지만 약 1/3은 산발성(sporadic) 인 예이다. 출혈증상의 중증도는 Ⅷ 인자 또는 Ⅸ 인자 활성과 상관한다. 활성이 1% 미만을 중증, 1~5%를 중등증, 5% 이상을 경증으로 분류한다. 혈우병 A, B 모두 같은 출혈증상을 보인다.

일반적으로 두개(頭蓋) 내 출혈을 제외하면 신생아기에 발병하는 경우는 드물고, 1세 이후 보행개시 시기의 유유아기에 피하출혈, 관절 내 출혈, 구강 내 출혈 등으로 발병한다. 혈우병의 출혈증상으로 관절 내 출혈이 가장 특징적이고 빈도가 높다.

검사소견

APTT 연장
PT 정상
VIII 인자 응고활성 혈우병 A는 저하, 혈우병 B는 기준범위
IX 인자 응고활성 혈우병 A는 기준범위, 혈우병 B는 저하
혈소판 기준범위
응고인자 inhibitor 기준범위

경과 관찰을 위한 검사와 측정빈도

출혈 응고계 검사 **(급성기)** 필요 시에 검사한다.

진단·경과 관찰상의 요점

① 원칙적으로 남성에만 나타나고, 여성은 보인자로 된다. ② 응고인자 보충요법으로 응고인자(VIII 인자, IX 인자) inhibitor가 생기는 경우가 있어서 응고인자 보충요법의 효과가 감소하는 원인이 된다. ③ 응고인자 제제는 유전자 재조합 제제를 사용하는 경우가 많다. 사람 혈장 유래 제제를 사용하는 환자는 정기적으로 감염증 검사(HBs 항원, HCV 항체, HIV 항체)가 필요하다.

Idiopathic thrombocytopenic purpura [ITP], 특발성 혈소판감소성 자반병

혈소판 감소증 가운데 가장 빈도가 큰 질환이다. 혈소판 생산은 정상(내지 항진)에도 불구하고 밝혀진 원인질환이나 약물과의 접촉이 확인되지 않은 후천성 자가면역 기전으로 인하여 말초에서 혈소판 파괴항진으로 초래되는 혈소판 감소증이다. 주체는 혈소판 막단백 GP IIb/IIIa 또는 GP Ib에 대한 항혈소판 항체가 관여하는 자가면역 반응으로 자가면역성 혈소판감소성자반병(autoimmune thrombocytopenic purpura)과 동의로 사용하고 있다. 환자 혈소판에 직접 결합되어 있는 IgG는 혈소판 관련 IgG(PAIgG)라 부르는데, 약 90% 이상의 증례에서 증가치를 보인다. 급성형과 만성형으로 분류한다. 급성형은 소아(2~9세)에 많고, 발병 전에 감염증이 있는 예(특히 virus 감염)가 많다. 만성형은 20~40세 여성에 많다. 급성형은 80% 이상의 증례에서 1년 이내에 자연 관해되어 영속적인 치유에 이르지만 만성형의 자연 관해는 약 5%이다.

검사소견

혈소판 감소
적혈구, 백혈구 정상
골수상 골수 거대핵구는 증가~정상
혈소판 관련 IgG (PA-IgG) 증가

경과 관찰을 위한 검사와 측정빈도

말초혈액 검사 **(급성기)** 1~2일마다 **(만성기)** 1~3개월마다 검사한다.

진단·경과 관찰상의 요점

① 혈소판 수가 감소하고, 골수에서 거대핵구가 증가하면 ITP를 강하게 의심할 수 있지만 다른 원인으로 인한 혈소판 감소증을 제외한 후에 ITP로 진단한다. 특히, 교원병, 림프구증식성 질환, 약물로 유발되는 면역기전에 의한

혈소판 감소증을 감별할 필요가 있다. ② 혈청학적 검사(항핵 항체, 항 DNA 항체, Coombs 시험)는 전신성 홍반성 루푸스(systemic lupus erythematosus; SLE)나 Evans 증후군의 감별에 필요하다. ③ PA-IgG는 진단상 유용하다. 치료에 반응하여 감소한다. 단, 위양성도 있다. ④ 출혈증상이 없는 환자에서는 EDTA 응집으로 인한 위성 혈소판 감소증을 감별하여야 한다.

Iron deficiency anemia [IDA], 철결핍성 빈혈

철의 공급이 수요에 미치지 못할 때에 생기는 소구성저색소성 빈혈이다. 즉, 체내 철 부족으로 인하여 hemoglobin 합성이 장애를 받아 초래되는 빈혈로 빈혈 가운데 가장 많다. 소구성저색소성 빈혈로 혈청 철과 혈청 ferritin이 감소하는 것으로 확진한다. 철 결핍이 일어나는 원인으로는 철 섭취부족, 철 수요량 증가, 만성출혈로 인한 철 상실 등이다.

검사소견

말초혈액 소구성저색소성 빈혈(MCV 80 fL 이하, MCHC 30% 이하)을 보이는 경우가 많다. 빈혈에 추가하여 혈소판 수가 증가하는 예가 많다.

적혈구 형태 대소부동, 표적 적혈구의 출현

혈청 철 60 μg/dL 이하

TIBC·UIBC 증가

혈청 ferritin 감소

골수상 적혈모구 과형성을 보이는 경우가 많다. 단, 이 질환만으로는 골수검사 적응이 안 된다.

경과 관찰을 위한 검사와 측정 빈도

말초혈액 **〈급성기〉** 2~4주마다(중증례는 수일 마다) **〈회복기〉** 1~3개월마다 **〈치유후〉** 6~12개월마다 검사한다.

혈청 철·철결합능, 혈청 ferritin **〈급성기〉** 2~4주마다 **〈회복기〉** 1~3개월마다 **〈치유후〉** 6~12개월마다 검사한다.

진단·경과 관찰상의 요점

① 소구성저색소성 빈혈의 대부분은 IDA이다. ② 철제제 투여에 대한 반응으로 일시적으로 망상적혈구가 현저하게 증가하는 경우가 있는데, 이를 망상적혈구 위기(reticulocyte crisis)라고 한다. ③ 출혈부위 동정 등 철결핍의 원인을 규명하는 것이 중요하다(소화성 궤양, 위암, 대장암, 치질, 여성의학과 질환 등). ④ 소화관 출혈의 초급성기라도 실혈로 인한 빈혈이 나타나지만 주로 정구성정색소성 빈혈이고, 또한 철·ferritin도 이상을 보이지 않는 경우가 많아 구별이 필요하다.

Malignant lymphoma [ML], 악성림프종

림프조직 유래 종양의 총칭으로 종양의 기원이나 종양화의 과정도 한 가지가 아니다. 진단검사의학적으로도 대단히 다양한 질환인데, 일반적으로 Hodgkin 림프종, 비 Hodgkin 림프종으로 분류한다. Hodgkin 림프종은 Reed-Sternberg cell의 출현이 특징인 림프종이다. 비 Hodgkin 림프종의 대다수는 B 림프구 또는 T 림프구의 종양이라는 것이 판명되었다. 악성림프종의 병인은 아직 알려지지 않은 면이 많지만 virus 관여가 증명된 림프종(예를 들면

EB virus와 Burkitt 림프종, 또는 HTLV-I형과 성인 T 세포 백혈병/림프종)도 있다. 특정 염색체, 암유전자, 암억제 유전자의 이상에 따라 특징지워진 악성림프종도 다수 있다.

검사소견

혈액검사 림프구가 감소하는 경우가 있다.

LD 활성 증가

림프절 생검 확정진단과 병리학적 분류를 위하여 필요하다. 재료는 염색체, 유전자, 표면 marker로 검토한다.

골수 천자 종양세포 침윤의 유무

가용성 IL-2 R 증가

경과 관찰을 위한 검사와 측정빈도

LD 활성 **(급성기)** 1~2주마다 **(회복기)** 1~2개월마다 검사한다.

흉부 X 선 **(급성기)** 필요 시 **(회복기)** 필요 시

복부 초음파, CT **(급성기)** 필요 시 **(회복기)** 필요 시 검사한다.

진단·경과 관찰상의 요점

① 무통성, 탄성이 있는 경질로 직경 0.5 cm 이상의 표재 림프절 종창이 촉지된다. ② 림프절 종창의 감별이 중요하다. 생검으로 확정 진단한다. ③ 검사소견으로 LD 활성 증가, 가용성 IL-2 R 증가를 보이는데, 병세와 일치하는 예가 있다. ④ Hodgkin 림프종에서 말초혈액 림프구의 상대적 및 절대적 감소를 보인다.

Myelodysplastic syndrome [MDS], 골수이형성 증후군

조혈 줄기세포에 발생된 단 clone성 장애로 인한 혈구 감소증으로 전백혈병 상태로 이해하고 있다. 여러 가지 병태를 포함하고 있기 때문에 검사 이상도 다양하다. MDS 진단뿐만 아니라 아분류도 시행하는 것은 치료법 선택, 예후추정에 중요하다. 표 83에 FAB 분류(FAB group에 의한 MDS 분류)를 제시하였다. 최근에는 new WHO 분류도 사용한다.

검사소견

말초혈액 검사 범혈구 감소(① 정구성일 때에 대구성 빈혈. 망상적혈구 감소, 때로 증가. ② 백혈구는 호중구 감소. ③ 혈소판 감소. ④ 백혈구, 혈소판의 형태이상)

골수 검사 세포 성분은 원칙적으로 정~과형성(무효조혈), 3 계통 혈구의 형태이상(이형성)이 특징적이다. 흔히 염색체 이상을 수반한다.

모구 표 83참조(FAB 분류)

표 83. FAB group에 의한 MDS 분류

병 형	혈중 모구(%)	골수중 모구(%)	환상철모구(%)	단핵구 증가	혈구 이향성 정도
RA	1 이하	5 이하	15 이하	드묾	+
RARS	1 이하	5 이하	15* 이상	드묾	±
RAEB	5 이하	5~20	부정	드묾	++
CMMoL	0~5	1~20	부정	유	++
RAEB-t	≥ 5**	20~30**	부정	부정	++

* 적혈모구 20% 이상을 RARS로 분류하기도 한다. (Bennett JM, etal : Br J Haematol 51:189, 192)

**모구에 Auer 소체가 있으면 그 숫자에 구애 받지 않고 RAEB-t로 분류한다.

RA : 불응성 빈혈, RARS : 환상철모구 수반 불응성빈혈, RAEB : 모구증가 수반 불응성 빈혈, CMMoL : 만성골수단핵구성 백혈병, RAEB-t : 이행기 RAEB

혈구 기능이상 적혈구 효소, 막항원 이상. 호중구 살균능, 주화능 저하, 혈소판 응집능 저하.
Lysozyme 활성 증가하는 경우가 있다.
비타민 B_{12} 증가하는 경우가 있다.

진단·경과 관찰상의 요점

① 중~고령자에서 만성적인 빈혈증이 있고, 불명열이나 출혈경향이 있다(젊은이, 소아 증례 보고도 증가하고 있다). ② 혈구가 감소하고, 형태이상을 보인다. ③ 골수는 원칙적으로 정~과형성. ④ 저형성인 경우는 재생불량성 빈혈과의 감별이 문제가 된다.

Myelofibrosis [MF], 골수섬유증

골수가 섬유 성분으로 치환되어 골수에 광범위 섬유화를 초래하고, 골수외 조혈이 주체인 골수증식성 질환의 총칭으로 골수천사 검사에서는 골수액 흡인이 불량, 또는 불가능 하다. 원인 불명인 특발성과 여러 가지 질환에 수반하여 발생하는 2차성이 있다. 일반적으로 특발성에, 만성적인 경과를 취하는 것을 특발성 골수섬유증으로 부르고, 좁은 의미의 골수증식성 질환에 포함된다. 2차성 골수섬유증(속발성 골수섬유증)으로는 만성골수구성 백혈병이나 본태성 혈소판혈증(원발성 혈소판혈증)에 수반하는 것이나 유방암, 전립선암, 갑상선암, 신장암, 위암 등의 광범위한 골수전이를 수반하는 것이 알려졌다. 이밖에 다발성 골수종, 악성림프종, 골수이형성 증후군이나 mast 세포종(비만세포종), 방사선 조사, 약물 등에서도 골수섬유증이 보이기도 한다.

검사소견

말초혈액 검사 백혈구 증가, 백적혈모구증(leukoerythroblastosis), 유백혈병 반응, 기형 적혈구증, 거대핵구를 보인다. 빈혈을 나타낸다. 모구가 5% 이상으로 증가하는 급성백혈병(M7)으로의 이행이 의심된다.
적혈구 형태 누적세포(tear drop cell)
호중구 ALP (NAP) score 2/3 예에서 증가. 나머지는 정상이거나 드물게 감소
골수 천자 Dry tap(골수액이 흡인되지 않음)
골수 생검 골수섬유증을 나타낸다.
철 대사 간비장에 골수외 조혈을 보인다.
혈청 요산 증가
말초혈액의 염색체 분석 Philadelphia(Ph^1) 염색체는 나타나지 않는다.

경과 관찰을 위한 검사와 측정빈도

말초혈액 검사 **〈급성기〉** 1주마다 **〈회복기〉** 1~2개월마다 검사한다.

진단·경과 관찰상의 요점

① 비종대(splenomegaly)가 보인다. 흔히 거대비장을 나타낸다. ② 말초혈액은 빈혈을 나타내는 경우가 많고, 백적혈모구증, 기형 적혈구증과 거대핵구가 나타난다. 유백혈병 반응(leukemoid reaction)을 보인다. ③ 골수천자에서 dry tap을 보인다. ④ 본태성 혈소판혈증에서의 이행을 보인다. 기타 골수증식성 질환과의 감별이 곤란한 예도 있다. ⑤ 급성백혈병으로의 이행에 주의한다.

Multiple myeloma [MM], 다발성 골수종

면역 globulin 생산 세포인 형질세포의 악성 증식을 본태로 하는 골수종 세포의 증식으로 인한 증상에 추가하여 면역 globulin의 증가에

의한 증상이 발현하는 통상의 골수종이다. 골수 내에서 형질세포가 monoclonal하게 증가한다. Monoclonal성 형질세포 증가로 인하여 혈청에는 monoclonal immunoglobulin(M 단백으로도 부른다)이 증가한다. 통상은 혈청에 monoclonal immunoglobulin이 증가하고, 요에도 면역 globulin의 경쇄(κ chain 또는 λ chain)가 검출된다(Bence Jones 단백으로 부른다).

검사소견

ESR 항진. 과반수는 100 mm/hour 이상

혈청단백 전기영동 폭이 좁고 예리한 peak(M 단백)가 나타난다(BJ 형에서는 나타나지 않는다).

혈청 M 단백 증가(IgG > 2 g/dL, IgA > 1 g/dL)

혈청단백 면역전기영동 M 단백의 class 판정

정상 면역 globulin 감소

요 단백 양성. 과반수에서 Bence Jones 단백(BJP)이 나타난다(BJP는 요 검사 시험지법에서 음성으로 되는 경우가 있다).

BUN, creatinine 신장장애(골수종신)로 인하여 증가한다.

골수 검사 골수 형질세포가 증가한다(10% 이상).

골 X 선 Punched out lesion, 골 융해상, 척추골 압박골절

경과 관찰을 위한 검사와 측정빈도

혈청 단백 **〈급성기〉** 1주마다 **〈만성기〉** 2~4주마다 검사한다.

요 단백 **〈급성기〉** 1주마다 **〈만성기〉** 1~2개월마다 검사한다.

골수 검사 **〈급성기〉** 3~6개월마다 **〈만성기〉** 6~12개월마다 검사한다.

임상화학 검사 **〈급성기〉** 주 1~2회 **〈만성기〉** 4~8주마다 검사한다.

골 X 선 **〈급성기〉** 2~6개월마다 **〈만성기〉** 6~12개월마다 검사한다. 통증이 있는 부위는 필요시 검사한다.

진단·경과 관찰상의 요점

① 40세 이상에서 호발하는데, 주요 호소는 빈혈이나 요통 등의 동통이 많다. ② 경과관찰은 종양의 증식, 신장장애 등을 중심으로 최소한 월 1회 검사한다. ③ 혈청단백 전기영동에서 M 단백이 출현하고, 정상 면역 globulin이 감소하는 소견이 진단상 중요하다. ④ 치료효과 판정에는 M 단백이나 BJP가 종양 크기와 상관성을 보이므로 M 단백 또는 BJP의 양적 감소가 기준이 된다. 감도가 큰 검사로 면역 고정법이나 유리 경쇄(free light chain)분석 등도 시행하고 있다.

Paroxysmal nocturnal hemoglobinuria [PNH], 발작성 야간혈색소뇨증

보체 용혈에 수반하는 혈관 내 용혈, 혈전증(주로 정맥) 및 골수부전 등의 임상적 특징을 보이는 후천성·만성의 혈액질환이다. 보체 감수성이 큰 적혈구의 존재로 인하여 생체 내에서 보체가 활성화될 때에 혈관 내 용혈이 일어나 빈혈 및 혈색소뇨를 초래하는 만성의 후천성 용혈성 빈혈이다. 보체 감수성 적혈구막에서 GPI(glycosylphosphatidylinositol) anchor형 단백질 가운데 보체방어 막단백에 속하는 붕괴 촉진 인자(decay accelerating factor; DAF)인 CD 55 및 CD 59의 결손이 보체 감수성 항진의 주원인이다. 골수부전은 재생불량성

빈혈과 마찬가지로 다기능성 조혈 줄기세포에 대한 세포상해성 T 세포나 NK 세포로 인한 자가면역학적 기전에 의한다.

1993년 이후 PNH는 다기능성 줄기세포에 후천적으로 생긴 *PIG-A* (phosphatidylinositol glycan-class A) 유전자의 돌연변이에 수반하여 각종 혈액세포에서의 GPI- anchor 형 단백이 복합적으로 결손된 clonal 질환으로 이해하고 있다. 또한 후천성의 골수부전증후군의 한 질환으로 포함시키고 있다. 기타 후천성 골수부전증후군에 속하는 질환(재생불량성 빈혈, 골수이형성 증후군)과의 상호 이행이나 합병도 알려지고 있다. 드물게 급성백혈병으로의 이행도 있다.

GPI-anchored protein : Glycosylphosphatidylinositol (GPI)에 의해 세포막 표면에 그대로 머문 ALP 같은 효소, transporter, urokinase 수용체나 CD 59 같은 항원 등 일군의 단백질을 가리킨다.

검사소견

말초혈액 검사 범혈구 감소증, 망상적혈구 증가(빈혈 정도에는 부합되지 않는 경우가 많다)
말초혈액 호중구 ALP (NAP) score 저하
요검사 Hemosiderin뇨, hemoglobin뇨 출현
혈청 LD 증가(특히 LD_1, LD_2 의 증가)
혈청 haptoglobin 감소
간접 bilirubin 증가
혈청 철 감소
UIBC 상승
Ferritin 감소
표면항원 해석 백혈구·적혈구에 CD 59, CD 55 결손
Sucrose 용혈시험, sugar-water 시험 양성(드물게 음성인 것도 있다)
Ham 시험 양성

경과 관찰을 위한 검사와 측정빈도

말초혈액 검사 **(급성기)** 수 일마다 **(만성기)** 1~3개월마다 검사한다.
임상화학 검사 **(급성기)** 수 일마다 **(만성기)** 1~3개월마다 검사한다.

진단·경과 관찰상의 요점

① 종래, 진단 시에는 sucrose 용혈시험, Ham 시험이 사용되었지만 flow cytometry에 의한 CD 55, CD 59의 결손을 확인하는 것이 표준 진단법이 되었다. ② 재생불량성 빈혈이나 골수이형성 증후군과의 감별이 곤란한 증례나 이행하는 증례가 있다. ③ 경과 중에 혈전증을 합병하기 쉽다. ④ 용혈 후, 철분이 요로 상실되기 때문에 중증례에서는 철결핍을 합병하기 쉽다.

Pernicious anemia [PA], 악성빈혈

악성빈혈의 악성은 악성종양의 악성과 다르다. 위점막의 위축성 변화 또는 위 절제로 인하여 위 내인자의 분비 저하·결핍으로 회장말단에서 흡수되는 비타민 B_{12} 결핍이 일어나서 핵산 합성장애를 초래하여 특징적인 거대적혈모구성 무효조혈 및 범혈구 감소를 나타내는 빈혈을 말한다. 성인형과 선천형으로 나누는데, 선천형은 매우 드물다. 임상소견으로는 안색은 황달과 빈혈, 설유두 위축, 설(혀)의 동통, 발적, 식욕부진, 설사, 변비 등의 소화기 증상, 사지의 절인감, 건반사 감약, 위치감각·진동감각의 감약 등의 신경 증상, 젊은층의 백발, 울혈성 심부전을 나타낸다.

검사소견

Hemoglobin 10 g/dL 이하인 예가 많다.

MCV 100 fL 이상
백혈구 기준치~기준치 이하, 호중구의 과분엽
혈소판 기준치~기준치 이하
혈청 LD 증가
총 bilirubin 증가
비타민 B_{12} 200 pg/mL 이하(200~300 pg/mL인 예도 있다)
Folic acid 기준치~기준치 이상
골수소견 거대적혈모구성 변화, 무효조혈 수반 과형성
항벽세포 항체, 항내인자 항체 양성(약 85%)

경과 관찰을 위한 검사와 측정빈도

말초혈액 검사 **〈급성기〉** 1주마다 **〈만성기〉** 3~6개월마다 검사한다.
상부소화관 내시경 검사 1년마다 검사한다.

진단·경과 관찰상의 요점

① 비타민 B_{12} 결핍성 빈혈 환자에서 위장 적출 수술의 기왕 등 분명한 원인이 없는 경우에는 악성빈혈을 의심하여 상부소화관 내시경 검사와 항위벽세포 항체, 항내인자 항체 등을 검사한다. ② 위암의 합병률이 높으므로 1년에 1회는 상부소화관 내시경 검사로 검색한다. ③ 갑상선기능저하증 등 자가면역 기전으로 인한 합병증이 흔히 나타난다.

Polycythemia vera [PV], 진성 적혈구증가증

현저한 적혈구 생산 항진과 순환 적혈구 양의 증가를 특징으로 하는 만성적으로 경과하는 골수증식성 질환이다. 즉, 다기능성 줄기세포의 종양성 증식으로 인한 골수 증식성 질환의 하나로 특히 적혈구 수가 증가한다. 적혈구 증가는 세포 내 erythropoietin(EPO) 등의 cytokine signal 전달에 중심적인 역할을 하는 JAK2 tyrosine kinase의 변이가 이 질환에서 고빈도로 검출된다. 이 변이가 생기면 tyrosine kinase가 항상적으로 활성화되고, 적혈구계 세포는 EPO나 insulin양 성장인자(insulin-like growth factor; IGF-1) 등의 cytokine에 대하여 고감수성을 보여 한층 더 cytokine 비존재하에서 증식·분화하여 적혈구가 비정상적으로 증가하게 된다. 일반적으로 예후는 양호하지만 장기간 생존 예에서 빈혈, 골수섬유증, 비장을 중심으로 하는 골수외 조혈이 현저한 소모기로 이행하거나 백혈병의 병상을 나타내어 사망하는 예도 있다. 만성적혈병(chronic erythremia)으로 부르는 경우도 있다.

검사소견

Hemoglobin 18 g/dL 이상인 경우가 많다.
Erythropoietin (EPO) 기준치~기준치 이하
골수 천자 적혈모구, 과립구, 거대핵구 증가(과형성)

경과 관찰을 위한 검사와 측정빈도

말초혈액 검사 **〈만성기〉** 1~2개월마다 검사한다.
임상화학 검사 **〈만성기〉** 1~2개월마다 검사한다.
복부 영상검사 **〈정기검진〉** 6개월마다 검사한다.

진단·경과 관찰상의 요점

① EPO가 증가하지 않고, 3 계통의 혈구가 증가하면 이 질환으로 진단할 수 있다. ② EPO 농도가 기준치~기준치 이하, 과형성 골수, 산소분압 정상이 확정진단의 요체이다. ③ 적혈구의 양적 증가에 상대적 적혈구 증가증(stress

다혈증 등)을 제외한다. ④ EPO가 고농도로 증가하지 않는 2차성 적혈구 증가증을 제외한다. ⑤ 95% 이상의 환자에서 *JAK* 2 유전자 V617 변이를 보인다.

- Polycythemia vera의 진단기준 (WHO 2008)

· Major 기준 : ① Hemoglobin 18.5 g/dL(남성) 이상, 16.5 g/dL(여성) 이상 또는 동일 연령, 성별에서 99 percentile 이상 등. ② *JAK* 2 V617F 변이, 또는 동등한 유전자 변이 출현

· Minor 기준 : ① 골수에서의 3 계통 혈구의 과형성. ② 혈청 EPO 감소. ③ 내인성 적혈모구 colony 형성

Thalassemia, 지중해 빈혈

선천적으로 hemoglobin의 구성인자인 globin α chain, β chain의 어느 것의 생합성률이 비정상적인 감소 또는 결손으로 일어나는 빈혈이다. 지중해 연안지방에서 다발하는 중증의 선천성 용혈성빈혈로 소구성저색소성 빈혈, 무효조혈과 더불어 기형(표적) 적혈구가 출현하고, 특유의 용모, 골격변화, 황달, 간비종, 하퇴궤양 등을 합병한다.

검사소견

일반혈액 검사 소구성저색소성 빈혈
적혈구 형태 대소부동, 변형 적혈구, 표적 적혈구의 출현
골수 검사 적혈모구 증가, 철과립 증가
혈청 철 흔히 증가
철 동태 혈장 철 소실률(PIDR) 단축, 적혈구 철 이용률(RCIUR) 저하(꼭 필요한 검사는 아니다)

Plasma iron disappearance rate (PIDR) : 정맥주사한 transferrin 결합 ^{59}Fe가 조혈기에 취입되어 혈장에서 소실되는 속도로 혈장 철 반감기(PIDT1/2)로 표현한다.

Red cell iron utilization rate(RCIUR) : 투여한 ^{59}Fe가 전체 적혈구 중에 어느 정도로 활용되는가를 나타내는 지표이다.

경과 관찰을 위한 검사와 측정빈도

Hemoglobin 필요시 검사한다.
Ferritin 자주 수혈한 예에는 정기적으로 검사한다.

진단·경과 관찰상의 요점

① Globin chain 유전자의 결손 정도에 따라 증상이 다양하다. 경증례(α, β thalassemia minor)는 소구성저색소성 적혈구가 확인될 뿐이고, 빈혈이 아닌 경우가 많아 어디까지나 경증이다. 한편 중증례(β thalassemia major)는 지속적인 혈구수혈을 요한다. ② 자진 수혈로 인한 철과잉증에 대해서는 철 chelate제로 치료한다. ③ β Thalassemia minor의 보인자는 hemoglobin 분획에서 HbA_2의 증가나 HbF가 출현하는 경우가 많지만 α thalassemia 보인자는 정상이다. ④ 지중해 연안, 아시아, 아프리카 적도부근에 많다. 베트남, 타이, 캄보디아에서도 보인다(HbE에 의한 아형).

Thrombasthenia (Glanzmann thrombasthenia), 혈소판 무력증

혈소판 막단백 GP IIb/IIIa 복합체의 선천적 결손 또는 이상증으로 혈소판이 정상임에도 불구하고 출혈시간이 연장, ADP 이외의 agonist에 의한 혈소판 응집이 결여되는 상염색체 열

성 유전의 선천성 출혈성 질환으로 아주 드문 질환이다. GP Ⅱb/Ⅲa 복합체 이상의 정도에 따라 양적이상인 Ⅰ형(정상의 5% 이하), Ⅱ형(정상의 10~20%) 및 질적이상인 Ⅲ형(variant)으로 분류한다. Ⅰ형이 가장 많고(약 78%), 다음으로 Ⅱ형(14%)이다. 드문 질환으로 신생아기 또는 소아기에 흔히 비출혈, 치육출혈, 점상출혈, 자반 등의 출혈증상을 초래하지만 관절 내 출혈이나 심부출혈은 매우 드물다. 출혈시간은 현저하게 길지만 출혈증상의 정도는 다양하지만 혈소판 수, 혈소판 형태, 응고인자는 정상이다.

검사소견

Bleeding time 연장
Blood clot retraction (혈병퇴축) 저하
혈소판수 및 형태 정상
혈소판 응집 (ADP나 collage에 의한) 저하
혈소판 점착능 정상

진단·경과 관찰상의 요점

후천성 혈소판 기능 이상증(약물이나 요독증 등의 기초질환으로 인한 것)과의 감별이 중요하다. 출혈경향에 대해서는 혈소판 수혈을 시행한다.

von Willebrand disease

von Willebrand factor(VWF)의 양적·질적 이상에 기인하여 지혈장애를 초래하는 상염색체성 선천성 출혈성 질환으로 발생빈도는 1%에 지나지 않는다. VWF는 장애혈관의 내피 하에 혈소판 점착, 응집에 관여하여 S-S 결합으로 500~2만 kDa 이상의 여러 가지 크기로 된 특징적인 multimer 구조를 형성한다. 이 질환은 VWF의 항원량, 활성 및 multimer 구조에 따라 type 1~3형으로 크게 분류한다. Type 1은 가장 많은 병형으로 VWF의 항원과 활성이 함께 감소하고, multimer는 정상이다. Type 2는 VWF 항원량이 정상인데도 불구하고 활성이 감소하는 질적 이상증으로 고분자 multimer는 결손 된 것이다. Type 3는 가장 중증형으로 VWF 결핍 type이다. 이 질환은 주로 유아기부터 출혈증상을 반복하는데, 혈우병 A와는 달리 자반, 비출혈, 구강 내 출혈 등의 피부·점막 출혈이 많다. 기타 외상 후의 지혈지연, 혈뇨, 소화관 출혈 등도 보인다. 여성 환자는 월경과다, 분만 후 이상출혈 등을 보인다.

검사소견

Bleeding time 정상~연장
혈소판 수·형태 정상
APTT 정상~경도 연장
VWF 활성 (ristocetin cofactor; RCoF) 저하 (또는 정상)
VWF 항원량 감소(또는 정상)
Ⅷ 인자 활성 정상(또는 저하)

경과 관찰을 위한 검사와 측정빈도

VWF 활성 출혈경향이 강할 때에 측정한다.

진단·경과 관찰상의 요점

① 상염색체 우성 유전인 예가 많다. 성인 환자 예도 적지 않게 보인다. ② 비출혈·피하출혈, 월경과다, 발치·수술·출산 후의 지혈 곤란 등이 계기가 되어 진단되는 경우가 많다. ③ VWF 활성(ristocetin cofactor), VWF 항원량, Ⅷ 인자활성 가운데 어느 것이 이상으로 나타나는 경우, von Willebrand 병을 염두에 두고

검색한다. ④ 병형 진단은 ristocetin 혈소판 응집검사, VWF multimer 해석, Ⅷ 인자 결합능 검사 등으로 검색한다.

XII. 호흡기 질환

Acute respiratory distress syndrome [ARDS], 급성 호흡곤란 증후군

다양한 원인[패혈증, 다장기성 외상, 급성췌장염, 오연성 폐렴(aspiration pneumonia) 등]으로 발생하는 폐혈관 내피세포 상해로 인한 투과성 항진형(비심원성) 폐수종을 수반하는 급성호흡부전으로 정의한다.

진단기준은 ① 급성 발병, ② 양측 미만성 침윤 음영, ③ 좌심부전 제외, ④ $PaO_2/F_IO_2 \le 200$이다. 병리학적으로는 초기에 호중구의 침윤이 보이고, 초자막 형성 울혈성무기폐, 폐포출혈, 부종을 수반하는 미만성 폐포장애를 나타낸다. 임상적으로 중요시 되는 것은 발병기전, 산소투여에 불응성 저탄산가스혈증을 수반하는 저산소증, 양측성 침윤영이다. 치료방침으로는 인공호흡 관리와 원인질환에 대한 대응에 중점을 두고 치료한다.

검사소견

혈액검사 발열 등과 더불어 백혈구 증가, 좌방이동(left shift), CRP 증가 등 세균감염을 시사하는 소견에 주의하여야 한다. 한편, 혈소판 수 감소나 빈혈은 DIC 합병을 시사한다.

응고섬유소 용해검사 DIC를 시사하는 소견의 유무를 확인한다.

임상화학 검사 현저한 저산소혈증으로 인하여 간 유출효소(LD, AST, ALT) 활성이 증가한다.

세균학적 검사 세균감염을 시사하는 소견이 있으면 객담, 혈액, 요 등의 검체를 채취하여 검사하고, 항균약제를 투여한다. 감염의 초점이 명확하지 않으면 혈액배양을 발열 시에 곧바로 시행한다. 2 Set 이상이 필요하다.

동맥혈 가스분석 고도의 저산소혈증을 나타내고, $PaO_2/F_IO_2 \le 200$은 ARDS, $PaO_2/F_IO_2 \le 300$은 급성폐상해(acute lung injury; ALI)로 정의한다.

심전도 급성심근경색 등으로 인한 심원성 폐수종은 제외. 필요에 따라 심장 초음파 검사를 한다.

우심 catheter 검사 가능하면 심박출량 측정이나 혼합 정맥혈 가스분석($S_{\bar{v}}O_2$ 등), 폐혈관 외 수분량 측정 등을 시행한다.

흉부 X 선 초기에는 흉부 X 선에 이상이 나타나기 전부터 저산소혈증이 출현하는 경우가 있다. 전형적으로는 양측 미만성 침윤 음영을 보인다.

경과관찰을 위한 검사와 측정빈도

임상화학 검사 수액관리에 수반하여 수분·전해질 변동에 주의하여야 한다. 특히 pH와 혈청 K 농도의 보정에 주의한다. **〈급성기〉** 1일 1회 이상도 검사할 수 있다.

동맥혈 가스분석 인공호흡 관리가 필요한 증례가 많아 동맥혈 가스분석은 필수. ICU 관리라면 동맥 line을 확보. 기본적으로는 인공호흡

조건을 변경할 때마다 검사한다.
심전도 **〈급성기〉** Monitor 심전도로 감시가 필요하다.
우심 catheter 검사 ICU 관리라면 Swan-Ganz catheter에 의한 폐동맥압의 지속 monitor, 1일 1회 정도 심박출량 측정 또는 혼합 정맥혈 가스분석을 시행한다.
흉부 X 선 병태가 안정될 때까지 가능하면 1일 1회 촬영. Portable로도 가능하다.

진단·경과관찰 상의 요점

① ARDS는 그 기초질환에 따라 차이를 보이지만 치사율이 높은 질환(40~80%)이다. ② 한편, 급성기를 극복하면 후유증이 남지 않고 회복하는 증례도 적지 않다. ③ 급성기에는 효과가 없지만 발병 15일 이후의 후기에는 methyl-prednisolone이 섬유화를 억제한다. Steroid 투여에 대해서는 아직 논의가 많다. ④ 호기종말 양압환기(positive end-expiratory pressure; PEEP)와 동시에 1회 환기량을 저용량으로 설정하는 low tidal volume ventilation이 구명률을 높인다.

Bronchial asthma, 기관지천식

기도의 만성염증, 기도 과민성에 수반하는 가역성 기도폐색과 기도 반응성 항진이 주증상인 질환이다. 기도폐색은 경도에서 치명적인 것까지 존재하는데, 자연히 또한 치료로 가역적으로 치유된다. 기도염증은 림프구, mast cell, 호산구 등 많은 염증세포가 관여하여 기도점막 상피의 손상을 보이고, 여러 가지 자극에 대한 기도의 반응성 항진(기도 과민성)을 보인다.

병형으로는 atopy 형(외인형), 감염형(내인형), 혼합형이 있는데, 성인은 대략 1/3씩이지만 소아는 거의 대부분이 atopy 형으로 성인에 이르기까지 60~70%는 관해된다.

검사소견

1초율 발작 시에는 70% 이하로 저하
1초량 β_2 자극 약물 흡입으로 12% 이상(200 mL 이상) 개선
Peak flow 치 20% 이상의 일내 변동이 있음
말초혈액 호산구 Atopy 형에서 10% 이상 증가하는 경우가 많다.
혈청 IgE 250 U/mL 이상
호기 중 일산화질소(NO) 증가
혈액가스 A-aDO_2 확대, 중적(重積) 발작에서는 $PaCO_2$ 40 Torr 이상
기도 과민성 시험 Threshold(역치) 저하
흉부 X 선 폐렴 등 기도감염 합병 제외

경과관찰을 위한 검사와 측정빈도

Peak flow 치 **〈급성악화시〉** 중증도·치료효과 판정을 목적으로 반복 검사하여 평가한다. **〈만성기〉** 치료효과 판정과 기도 과민성을 평가할 목적으로 1일 1~2회 스스로 측정하도록 교육한다.
Spirogram(호흡 곡선, 폐용량 곡선) **〈급성악화시〉** 호흡곤란 때문에 시행할 수 없는 경우도 있다. **〈만성기〉** 자가측정 peak flow 치와 대비하여 기도폐색 상태를 평가할 목적으로 6개월~1년마다 측정한다.
흉부 X 선 **〈급성악화시〉** 폐렴·기흉 등의 합병증을 부정하기 위하여 촬영한다. **〈만성기〉** 필요 없음

진단·경과관찰 상의 요점

① 진단에는 β_2 자극약 흡입으로 1초량 개선, peak flow 치의 일내변동 확인이 중요하다. ② Peak flow 치는 경과 중 아침 1회~아침·저녁 2회 자가 측정하여 결과를 일지에 기록하게 한다. ③ 발작 시에는 peak flow 치를 반복 측정하여 중증도를 객관적으로 평가한다.

천식 중증도 분류 (성인)

경증 간헐형 천식발작 빈도는 주 1회 미만, 천식강도는 경도로 짧다. 야간증상은 월 2회 미만, % FEV_1 및 % PEF는 80% 이상에 변동은 20% 이하이다.

경증 지속형 천식발작 빈도는 주 1회 이상이지만 매일은 아니다. 천식강도는 월 1회 이상 일상생활이나 수면을 방해한다. 야간증상은 월 2회 이상, % FEV1 및 % PEF는 80% 이상에 변동은 20~30%이다.

중등증 지속형 천식빈도는 매일, 천식강도는 주 1회 이상 일상생활이나 수면을 방해한다. 단시간 작용성 흡입 β_2 자극 약물은 거의 매일 필요하다. 야간증상은 주 1회 이상, % FEV1 및 % PEF는 60~80%에 변동은 30%를 초과한다.

중증 지속형 천식발작 빈도는 매일, 천식강도는 일상생활에 제한을 받고, 치료 하에도 흔히 악화한다. 야간증상은 자주 일어나고, % FEV1 및 % PEF는 60% 미만에 변동은 30%를 초과한다.

Bronchiectasis, 기관지 확장증

기관지 내강의 불가역적인 확장으로 내강에 염증을 반복한다. 성인에 따라 선천성과 후천성으로 나누는데, 후천성도 선천성 소인으로 인하여 점차적으로 형성하는 것과 유유아기의 기관지 폐질환에 속발하는 것으로 분류한다. 형태학적 정의에 지나지 않기 때문에 여러 질환, 병태가 내포되지만 폐결핵이나 폐암 등에 속발하는 기관지 확장은 별도로 취급하는 경우가 많다.

병변 분포에 따라 국한성과 미만성으로 나누는데, 분포가 광범할수록 폐색성 환기장애가 강해져서 호흡곤란을 수반하고, 예후가 나쁘다. 임상적으로는 지속적인 감염으로 인하여 대량의 담 객출이 특징인 wet type과 때로 혈담을 보이는 dry type으로 나눈다.

검사소견

백혈구 급성악화 시에는 증가한다.

CRP 급성악화 시에는 증가한다.

객담 배양검사 Influenza 간균·녹농균이 많다.

호흡기능 검사 정상인 경우가 많다.

흉부 X 선 궤도상 음영(tramline), 낭포성으로 확장된 기관지상

흉부 CT 기관지벽의 비후·확장 소견

경과관찰을 위한 검사와 측정빈도

백혈구·CRP 〈급성악화〉 중증도 판정을 위하여 1주마다 검사한다.

객담 배양검사 〈급성악화〉 기염균 판정을 위하여 1주마다 〈만성기〉 년에 1~2회 검사한다.

흉부 X 선 〈급성악화〉 치료효과 판정을 위하여 1주마다 〈만성기〉 년에 1~2회 검사한다.

진단·경과관찰 상의 요점

① 흉부 X 선 사진, 흉부 CT에서 폐야에 미만성 입상 영상이 나타난 때나 호흡기능에서 폐색성 환기장애를 나타낸 때에는 미만성 범세기관지염(diffuse panbronchiolitis; DPB)와의 감별이 필요하다. ② 한쪽에 국한된 증례는 급

성악화 시의 치료만으로 충분하다.

Chronic obstructive pulmonary disease [COPD], 만성폐색성 폐질환

현재는 예방과 치료가 가능한 전신질환으로 이해하고 있다. 이 폐 병변은 호흡기능 검사에서 정상으로 회복되지 않는 기류폐색이 특징이다. 즉, 완전한 가역성이 아닌 기류제한이 특징인 질환으로 정의한다. 기류제한은 담배연기 같은 유해 가스에 대한 폐의 염증반응을 수반하고, 통상 진행성으로 경과한다. 비정상적인 숨참(shortness of breath), 강제 호기시간 연장이 진단에 도움이 되지만 표준화 spirometer로 진단한다.

기관지 확장 약물흡입 후, $FEV_1 < 80\%$(예측치), $FEV_1/FVC < 70\%$는 완전 가역성이 아닌 기류제한이 존재한다는 것을 보이는 것이다. 가역성 기류제한을 주징으로 하는 천식과는 다른 것이지만 천식의 진전증례는 감별이 곤란한 경우도 있다. 만성적으로 기침, 가래를 보이는 환자는 흔히 오랜 기간 경과된 후에 기류제한으로 진전한다. 현재, 병인의 대부분은 선진제국에서는 흡연으로 이해하고 있어서 사회적으로도 관심사가 되고 있다.

검사소견

경피 산소포화도 (SpO_2) % $FEV_{1.0}$이 50 이하인 경우, 호흡부전을 검출하기 위하여 검사한다. 실내기(室內氣)에서 $SpO_2 < 92\%$라면 동맥혈 가스분석을 검사한다.

동맥혈 가스분석 % $FEV_{1.0}$이 50 이하인 경우, 호흡부전을 검출하기 위하여 검사한다. PaO_2 저하, PaO_2 상승

Flow volume 곡선 보조적인 진단검사이다. Spirometry와 함께 검사한다. 최대 호기속도의 감소, 형상(하행각이 아래에 凸의 곡선을 그린다), 구배의 평저화를 확인한다.

Spirogram 진단에 필수적인 검사이다. 1초율($FEV_{1.0}\%$ = 1초량/노력 폐활량)이 70% 이하일 때 기류제한이 있다고 판단한다. 병기 분류에는 % 1초량(% $FEV_{1.0}$ = 1초량/1초량 예측치)을 사용한다. 기관지확장 약물 흡입 전후의 1초량 개선율은 천식과의 감별에 유용하다.

흉부 X선 다른 질환의 제외, 기종성(氣腫性) 병변, 심부전 합병을 진단하는데 유용하지만 조기진단에는 도움이 안 된다.

흉부 CT 다른 질환과의 감별에 유용한 검사이다. 조기 발견에 유효하다. 폐야의 기종성 병변 (저흡수 영역; LAA)

경과관찰을 위한 검사와 측정빈도(표 84)

Spirometry 1년 1회 검사한다. 기관지 확장 약물 흡입 후가 바람직하다.

표 84. COPD의 병기 분류

병기		특징
I 기	경도의 기류 폐색	$FEV_1/FVC < 70\%$ $\% FEV_1 \geq 80\%$
II 기	중등도의 기류 폐색	$FEV_1/FVC < 70\%$ $50\% \leq \% FEV_1 < 80\%$
III 기	고도의 기류 폐색	$FEV_1/FVC < 70\%$ $30\% \leq \% FEV_1 < 50\%$
IV 기	초고도의 기류 폐색	$FEV_1/FVC < 70\%$ $\% FEV_1 < 30\%$ 또는 $\% FEV_1 < 50\%$ 동시에 만성 호흡부전 합병

이 분류는 기관지 확장 약물 흡입 후의 FEV_1 치에 기초함
호흡부전 : 해면 level에서 공기호흡 시에 PaO_2가 60 Torr 이하인 경우를 말한다.

동맥혈 가스분석 %$FEV_{1.0}$이 50 이하인 경우, 연 1회. 급성악화가 의심될 때는 수시로 검사한다.
흉부 X 선 1년 1회. 폐암 등 다른 질환의 발생을 검출하기 위하여 검사한다.

진단·경과관찰 상의 요점

① 흉부 X 선은 진행 예에서는 폐야의 투과성 항진, 말초혈관 영상의 협소화, 횡격막의 평저화, 심·흉곽 비의 협소화 등이 보이지만 이들 소견이 없어도 COPD가 진행되는 예가 많다. ② 진단은 천식과의 감별이 중요하다. 흡연경험이 있고, 기도 협착음이 청취되지 않는 안정된 천식으로 치료하고 있는 환자, peak flow가 낮은 치에서 변동이 없는 환자 가운데 COPD 환자가 혼재되어 있는 경우가 많다. ③ CT 검사는 피폭량·의료비의 관점에서 꼭 필요한 필수검사는 아니다. ④ 금연은 COPD 발병 위험을 경감시키고, 진행을 저지한다. 흡연자는 금연하도록 지도한다. ⑤ 호흡 rehabilitation, 특히 운동요법을 지속적이고 정기적으로 하도록 지도하는 것이 유효하다.

Chronic respiratory failure [CRF], 만성 호흡부전

호흡부전 상태가 1개월 이상 지속되는 질환이다. 실내 공기를 마실 때의 동맥혈 산소분압(PaO_2)이 60 Torr 이하인 호흡장애를 호흡부전이라고 하고, 탄산가스 분압($PaCO_2$)의 정도에 따라 I형($PaCO_2 < 45$ Torr)과 II형($PaCO_2 > 45$ Torr)으로 분류한다. 그러나 혈액가스는 이상치를 보여도 증후적으로 안정되어 있는 예도 있다.

만성호흡부전의 기초질환은 만성폐색성폐질환(chronic obstructive pulmonary disease; COPD) 으로 특징적인 폐결핵 후유증이 있고, 또한 특발성 간질성폐렴이나 폐섬유증, 교원병 관련 폐질환, 기관지 확장증, 진폐증, 폐혈전색전증, 특발성 폐동맥성 폐고혈압증 등, 다양하다.

검사소견

동맥혈 가스분석 PaO_2 60 Torr 이하(실내공기 흡입 시)가 호흡부전을 의미하는 소견으로 1개월 이상 지속되는 경우, 만성호흡부전으로 진단한다. $PaCO_2$ 45 Torr 이하인 경우는 I형 호흡부전, 45 Torr 이상인 경우는 II형 호흡부전으로 진단한다.
호흡기능 검사 Spirogram과 volume 곡선이 중요한데, %VC와 $FEV_{1.0}$, $FEV_{1.0\%}$, $\dot{V}_{50}$, $\dot{V}_{25}$, $\dot{V}_{50}/\dot{V}_{25}$가 호흡기능의 지표이다. 일산화탄소 폐 확산능력(D_LCO)도 병태를 파악하는데 참고가 된다.
심전도 검사 만성호흡부전에 수반하는 우심부하 여부를 관찰한다. 폐심장증(cor pulmonale)의 유무를 판단한다.
운동부하 시험 6분간 보행시험이 간단한 동시에 일반적인 방법이다. 구체적인 방법에 관한 운동부하 guideline이 있다. 보행 중의 맥박수, 혈압, SpO_2 등 보행거리와 함께 평가한다.
흉부 X 선 기초질환을 검토하기 위하여 영상검사는 필수검사이다. 필요에 따라 X 선, CT 검사를 시행한다.

경과관찰을 위한 검사와 측정빈도

진단검사 3~6개월마다 검사한다. 체중, 혈청 albumin, 질소 balance, 말초혈 적혈구, hemoglobin 농도 등으로 전신상태를 평가한다.
동맥혈 가스분석 1~3개월마다 검사한다. 재택 산소요법 증례는 자주 측정한다. 증례에 따라

SpO_2로 대용한다.

호흡기능 검사 3~6개월마다 검사한다.

심전도 검사 3~6개월마다 측정한다. 우심부하 여부, 진행을 검색한다. 필요하면 심장 초음파 검사를 시행한다.

운동부하 시험 6개월~1년마다 검사한다.

흉부 X선 1~3개월마다 검사한다.

진단·경과관찰 상의 요점

① 재택 산소요법이 일반화된 현재, 만성호흡부전도 외래 관리가 가능하여 경과관찰도 전과는 달라졌다. ② 재택 산소요법이 예후와 삶의 질을 개선시켰다. ③ 영양장애는 예후를 악화시키는 인자여서 재활과 함께 영양관리가 필요하다. ④ 급성악화인 경우에는 감염증과 심부전에의 대처가 중요하다. ⑤ II형 호흡부전에서는 마스크를 하는 양압환기(positive pressure ventilation; PPV) 등 재택 인공호흡 요법을 적극적으로 검토한다.

Cold syndrome, 감기 증후군

상기도 점막의 급성 catarrhal inflammation의 총칭이지만 병변이 하기도로 파급하는 예가 있다. 원인은 감염으로 인한 것이 가장 많고, 한랭 등의 물리화학적 자극, allergy 등도 있지만 대부분은 virus로 인한 감염증이다.

가벼운 코막힘 등의 보통 감기에서 전신증상이 심한 인후플루엔자까지 여러 가지가 있다. 가장 이환빈도가 높은 질환으로 많은 사람이 1년에 1회 이상 감기에 걸리는데 소아에서 이환횟수가 많다. 콧물, 코막힘 등의 비증상이 주체인 코감기, 인두통, 사성(嗄聲)(hoarseness) 등이 주체인 목감기. 기침, 가래가 주체인 기관지 감기, 전신증상이 심한 인플루엔자 등 여러 가지 병형이 있다.

코감기는 *Rhinovirus*, RS virus, coronavirus가, 목감기는 adenovirus, coxsackie virus, parainfluenza virus, 기관지 감기는 adenovirus나 parainfluenza virus 외에 *Mycoplasma*나 *Chlamydia*가 감기증상을 일으키기 쉬운 것으로 이해하고 있다. 진단은 임상적으로는 용이하지만 원인 virus 검색은 곤란하여 influenza virus 이외, 일반적으로는 virus를 검색하지 않는다. 감기증상을 나타내고, 또는 감기증상으로 비롯되는 다른 질환과의 감별이 중요하다.

검사소견

백혈구수 기준치~기준치 이상

ESR 기준치 이상

CRP 기준치 이상

혈청 virus 항체가 Paired 혈청에서 4배 이상 증가

경과관찰을 위한 검사와 측정빈도

말초혈액 검사 **〈급성기〉** 치료효과 판정 및 치료지표를 위하여 1주마다 검사한다. **〈회복기〉** 필요 없음

Virus 항체가 **〈급성기〉** 필요에 따라 질환의 원인을 검색하기 위하여 2주마다 검사한다.

진단·경과관찰 상의 요점

① 통상 진단검사를 필요로 하는 경우는 적다. ② 상기 검사도 주로 다른 질환과의 감별이 문제가 될 때 시행한다.

Diffuse panbronchiolitis, 미만성 범세기관지염

양측성 미만성 호흡세기관지 영역의 만성염

증과 만성적인 하기도의 지속성 감염증으로 임상적으로는 만성기도 감염증과 폐색성 폐기능 장애를 보이는 질환이다.

병리조직학적으로는 호흡세기관지를 중심으로 세기관지 및 그 주위염이 있어서 포말세포의 둥근 덩어리(conglobate)를 수반한 림프구, 형질세포 등 원형세포 침윤이 나타난다. 대부분은 기관지 확장 소견을 수반한다. 거의 모든 예에서 만성 부비동염(chronic sinusitis) 또는 그 병력을 확인 할 수 있다. 만성 객담, 기침, 작업 시 숨참을 주증상으로 호소하고, Ra 음 청취, 흉부 X 선상은 미만성 입상영(粒狀影)이 나타난다.

검사소견

한랭응집소가, 혈청 IgA 증가

객담 세균검사 초기에는 *Hemophilus* 균이 검출되는 경우가 많고, 진행하면 *Pseudomonas aeroginosa* (녹농균)로 균교대한다.

동맥혈 가스분석 저산소혈증. 진행하면 고이산화탄소혈증을 초래한다.

호흡기능 검사 폐색성 환기장애, 잔기율 증가

심장 초음파 검사 진행하면 폐고혈압, 우심 부하소견

흉부 X 선, 고분해능 CT 미만성 입상영상 및 과팽창. 진행하면 지속성 기관지확장증을 초래한다.

부비강 X 선 부비강 내 음염 증강. 부비강 발육부전

경과관찰을 위한 검사와 측정빈도

한랭응집소가 병세와 병행하는 경우가 많아 년간 2회 정도 검사한다.

동맥혈 가스분석 **〈안정기〉** 안정기라도 수개월마다 검사하여 병세 평가, 재택 산소요법의 적응을 검토한다. **〈급성악화기〉** 자주 검사하여 저산소혈증이나 고이산화탄소혈증에 신속하게 대응한다.

객담 세균검사 **〈안정기〉** 안정기라도 균 교대나 약물 감수성의 변화를 놓쳐서는 안 되기 때문에 수 개월 간격으로 검토한다. **〈급성악화기〉** 항균약 투여 전에 검토한다.

심장 초음파 검사 **〈안정기〉** 년 1회 정도 **〈급성악화기〉** 우심부전 유무, 정도를 평가하기 위하여 적절하게 검사한다.

흉부 X 선 **〈안정기〉** 안정기에서도 erythromycin 요법 시행 시에는 2~3개월마다 촬영하여 효과를 평가한다. **〈급성기〉** 폐렴이나 우심부전을 합병하면 자주 촬영한다.

진단·경과관찰 상의 요점

① 흉부 X 선에서 미만성 입상영상과 과팽창을 못 보고 놓쳐서는 안 된다. 속발성 기관지확장증의 합병에도 주의한다. ② 고분해능 CT에서 세기관지 병변, 기관지 확장상, 기종성 변화를 평가한다. ③ 동맥혈 가스분석을 경시적으로 검사하여 저산소혈증, 고이산화탄소혈증의 진행에 유의한다. ④ 객담 세균검사에서 *Pseudomonas aeroginosa* 로의 균 교대, 약물내성의 진행에 유의한다. ⑤ 호흡기능 검사에서 폐색성 환기장애의 진행, 심장 초음파 검사에서 폐심장증(cor pulmonale)의 진행에 유의한다.

Hypersensitivity pneumonitis, 과민성 폐렴

노동환경이나 주거환경에서 여러 가지 유기성 분진을 감수성인 사람이 반복하여 흡입한 결과, 분진 중의 항원성분(진균·세균·조류의 이종 단백이나 화학물질)으로 인하여 야기되는 호흡곤란, 발열 등을 주소로 하는 일군의 폐 질환이다. 병리조직학적으로는 폐포벽의 림프구가 주체인 세포침윤, 폐포벽과 그것에 인접한 세기관지 영역에서 보이는 유상피세포 육아종 병변이 주요 소견이다. 발병 기전으로는 과민성 면역반응인 III형 설, IV형 설이 있지만 양자가 관여하는 것으로 이해하고 있다.

진단은 임상소견, 흉부 X 선 소견, 기관지폐포 세척액(BALF)의 세포소견 등에 의하지만 원인 항원을 확정하기 위해서는 혈청 중의 침강항체 증명, BALF 림프구의 항원 자극시험이 필요하다. 항원에서 격리되면 대다수는 경쾌해지지만 통상은 예후불량이다.

검사소견

혈청 진단 원인 항원에 대한 특이 항체를 증명 (여름 형이라면 항 *Trichosporon* 항체)

폐기능 검사, 혈액가스 구속성 환기장애, 확산능 저하, 저산소혈증

기관지 폐포세척액 (BAL) 세포분획의 림프구 (T 림프구) 비율 증가

경기관지 폐생검 (TBLB) 육아종성 폐포염

환경 유발시험 환경에 노출로 인한 증상 유발, 염증반응 재발

흉부 X 선 미만성 산포성 입상 음영

흉부 CT (HRCT) 미만성 폐야 농도의 상승과 소엽중심성 입상 음영

경과관찰을 위한 검사와 측정빈도

백혈구, CRP **〈급성기〉** 활동성을 파악하기 위하여 1~2주마다 검사한다. 회복기에는 필요 없다.

동맥가스 **〈급성기〉** 중증도 판정과 병상 판정을 목적으로 초진 시에 측정한다. **〈회복기〉** 항원 폭로 회피·치료효과 판정을 목적으로 발병 후 1개월을 끝으로 측정한다.

흉부 X 선 **〈급성기〉** 음영의 신속한 증가, 또는 항원 폭로 회피에 의한 음영의 급속한 감소를 보이는 경우가 있으므로 초진에서 2일 후에 1번 촬영한다. **〈회복기〉** 음영이 소실되어도 치료효과 판정목적으로 1개월마다 촬영한다. 여름형은 다음 해 같은 시기에 재검사한다.

흉부 CT **〈급성기〉** 병변의 범위를 파악하기 위하여 급성기에는 가능한 한 빠른 시기에 촬영한다. **〈회복기〉** 흉부 X 선에서 재발이 의심스러울 때 검사한다.

진단·경과관찰 상의 요점

① 흉부 X 선 사진에서는 이상 음영이 관찰되지 않고, CT에서 비로서 소견이 얻어지는 경우가 있다. 흉부 X 선 사진에 소견이 없어도 작업 시 숨이 차는 것을 호소하는 증례에서 이 질환을 의심할 수 있다. ② 백혈구, CRP는 증가한다. ③ 여름 형은 이듬해에 재발하는 예가 있으므로 2~3년은 경과관찰이 필요하다. ④ Tuberculin 반응은 음성화된다.

Hyperventilation syndrome, 과환기 증후군

기질적 질환이 아니라 심리적 stress로 일어나는 과호흡 발작이다. 호흡곤란, 수족마비, 흉통, 현기증을 호소한다. 과호흡으로 인하여 혈중 CO_2 분압 저하, pH 상승, 호흡성 alkalosis가 생겨 뇌혈관 수축, 뇌실질 허혈, 뇌파 서파화, 말초신경의 흥분성이 높아져 tetany 같은 경련이나 이상감각이 생기기 쉽게 된다. 증상으로 호흡기계는 호흡곤란, 자진호흡, 질식감, 순환기계는 빈맥, 흉통, 흉부 교액감(絞扼

感)(sense of constriction), 신경계는 사지의 tetany양 경련, 강직, 진전, 안면사지의 절인감, 때로 실신을 나타낸다. 발작 시 증상은 격렬하지만 발작 이외의 병적 소견은 미약하다.

검사소견

기질적 질환과의 감별을 위한 검사.

혈청 전해질 인(P)의 감소

동맥혈 pH 7.5 이상으로 상승한다.

$PaCO_2$ 30 Torr 이하로 저하한다.

심전도 동성빈맥만을 보인다.

흉부 X 선 정상

경과관찰을 위한 검사와 측정빈도

동맥혈 가스분석 **〈급성기〉** 진단과 기질적 질환과의 감별에 검사하는 경우가 있다.

과호흡 test **〈발작 간헐기〉** 시간이 걸리고 동시에 유용하지 않다.

진단·경과관찰 상의 요점

① 기질적인 동시에 치명적인 질환이 숨겨지지 않았나를 감별한다. ② 치명적인 질환이 없다는 것을 환자에게 설명하는 것으로 개선되기도 한다. ③ 복식호흡으로 족하다. ④ 상부흉곽을 압박하여 충분히 숨을 토하게 한다. ⑤ 종래에 행하던 paper bag에 의한 재호흡법은 하지 않는다.

Idiopathic interstitial pneumonia [IIPs], 특발성 간질성 폐렴

주로 폐의 간질(주로 폐포격벽)에서 발생하는 병변으로 원인불명 염증성 폐질환군의 총칭이다. 특발성 폐섬유증/통상형 간질성 폐렴(idiopathic pulmonary fibrosis; IPF/usual interstitial pneumonia; UIP)이 가장 대표적인 subtype이다.

임상증상은 노동 시 숨참이 나타나는 호흡곤란과 흉부 X 선 소견상 미만성 음영이 주징이다. 원인불명으로 sarcoidosis, 과민성 폐렴, 교원병, 약물, 진폐 등 간질성 폐렴을 일으킬 가능성이 있는 질환은 발견되지 않는다. 임상경과로 급성형, 아급성형, 만성형으로 구분하고, 만성형에는 급성악화를 보이는 경우가 있다. 치료는 steroid 약물이 유효한 증례도 때로는 있지만 무효한 증례도 많다. 완전히 회복되는 증례가 있는 반면에 불량해지는 증례도 많다. 이 질환에 포함되는 질환으로 급성간질성 폐렴(acute interstitial pneumonia; AIP: 급성), 폐색성 세기관지염 기질화 폐렴(bronchiolitis obliterans organizing pneumonia; BOOP: 아급성), 비특이 간질성폐렴(nonspecific interstitial pneumonia; NSIP: 아급성~만성형), 특발성 폐섬유증(idiopathic pulmonary fibrosis; IPF: 만성), 호흡세기관지염 관련 간질성 폐질환/박리형 간질성 폐렴(respiratory bronchiolitis causing/associated interstitial lung disease/desquamative interstitial pneumonia; RB-ILD/DIP: 만성), 림프구성 간질성 폐렴(lymphocytic interstitial pneumonia; LIP: 만성) 등을 열거할 수 있다.

검사소견

호흡기능 검사, 혈액 가스분석 구속성 장애, 확산능 저하, 저산소혈증, $A-aDO_2$의 확대

혈액검사 ESR 항진, CRP 증가, LD 증가, KL-6 (sialylated carbohydrate antigen KL-6) 증가, SP-A(surfactant protein A) 증가, SP-D(surfactant protein D) 증가

흉부 X 선 하폐야를 중심으로 미만성 입상망상

음염. 진행된 경우 봉소상 음염, 폐용적 감소로 인한 횡격막 거상 등을 나타낸다.

흉부 CT (HRCT) 불투명 유리창 음영, 반상 음영, 입상망상 음영, traction bronchiectasis (견인성 기관지 확장) 음영, 흉막 하보다 넓어진 봉소상 음영

경과관찰을 위한 검사와 측정빈도

혈액검사 **〈급성기〉** 백혈구, CRP, LD 등을 주에 1~2회 이상 측정 **〈안정기〉** KL-6, SP-A, SP-D를 포함하여 년간 1~2회 측정한다.

혈액가스 분석 **〈급성기〉** 급성(악화)기에는 인공호흡 관리를 포함하여 산소요법이 필요하여 연일~격일마다 측정. 회복에 따라 측정간격을 연장한다. **〈안정기〉** 경과관찰을 위하여 2~3개월마다 측정한다.

흉부 X 선 **〈급성기〉** 급성(악화)기에는 연일~격일마다 촬영. 회복에 따라 촬영간격을 늘린다. **〈안정기〉** 경과관찰을 위하여 2~3개월마다 촬영한다.

흉부 CT **〈급성기〉** 병상을 파악하기 위하여 지급으로 촬영. 1~2주 후에 치료효과 판정을 위하여 촬영. **〈안정기〉** 년간 1회 정도 촬영한다.

진단경과관찰 상의 요점

① IIPs는 (1) IPF/UIP, (2) 비특이 간질성 폐렴(nonspecific interstitial pneumonia; NSIP), (3) 기질화 폐렴(organized pneumonia) [천연성 폐렴(prolonged pneumonia)], (4) 급성간질성 폐렴(acute interstitial pneumonia; AIP), (5) 박리성 간질성 폐렴(desquamative interstitial pneumonia; DIP), (6) 림프구성 간질성 폐렴(lymphocytic interstitial pneumonia; LIP), (7) 호흡세기관지염 관련 간질성 폐질환(respiratoey bronchiolitis-causing/associated interstitial lung disease; RB-ILD)로 분류하고 있다. 이들 질환은 임상소견, 영상소견, 병리소견 등을 종합하여 진단한다. ② 임상소견과 HRCT 영상이 IPF/UIP에 전형적이라면 폐생검은 필요 없지만 비전형적이라면 가능한 한 외과적 폐생검을 행한다. ③ 약물성 폐렴, 과민성 폐렴, 교원병폐, 진폐, 방사선 폐렴, 악성종양 등 이외에 간질성 폐렴을 일으키는 질환을 제외할 필요가 있다. ④ 합병증으로 폐암, 감염증, 기흉, 폐고혈압, 심부전, 폐경색/혈전 등이 있으므로 경과를 관찰하는데 주의해야 한다. ⑤ 상기도염 등의 감염증, 기관지경 검사, 외과적 폐생검 등이 계기가 되어 급성악화를 초래하는 경우가 있으므로 주의를 요한다.

Mediastinal tumor, 종격 종양

종격 내 장기, 조직에서 발생하는 종양을 원발성 종격종양이라고 하지만 심장·대혈관, 기관·기관지, 식도 등에서 발생하는 종양은 제외한다. 감별진단은 종양의 호발 부위가 중요한데, 전부(前部) 종격에는 기형종, 흉선종, 갑상선종이 많고, 특히 상전(上前) 종격에서 발생빈도가 높다. 중부(中部) 종격에서는 기관지낭포, 심막성낭포, 후부(後部) 종격에는 신경원성 종양, 소화관낭포가 많다. 림프종은 중부 종격, 전·후부 종격 상부에서 다발하지만 림프절의 분포영역에서 발생하는 경우도 있다. 또한 연령, 성별에 따른 특징도 있는데, 신경원성인 신경절세포종(gangliocytoma)은 소아에 많고, 신경초종(schwannoma)은 성인에 많다. 악성 배세포종(germinoma)은 20세 전후의 남성에 많고, 여성의 종격 악성 배세포종은 대단히 드물어서 5% 정도이다.

검사소견

혈액검사·임상화학 검사 일반검사에서 이상을 보이는 경우는 적다. 흉선종에서는 적혈구 무형성(red cell aplasia), hypo-γ-globulinemia를 합병한다. α-Fetoprotein은 융모성 종양에서 고농도를 보이는 경우가 있다. HCG-β, 가용성 IL-2 수용체 검사도 참고가 된다.

종양 생검 종양의 위치에 따라서 경흉벽 침생검, 림프절 생검, 흉강경 하 생검을 시행한다. 개흉 생검이 필요한 증례도 있다.

흉부 X 선 정면상, 측면상에서 종양의 점거부위를 확인한다. 크기, 종양의 성상 등을 파악한다. 그러나 단순 X 선 사진만으로는 진단할 수 없는 경우가 있어서 CT가 반드시 필요하다.

흉부 CT 조영검사로 흉부 X 선 소견에 추가하여 부위에 대하여 보다 많은 정보를 얻는다. 생검 여부를 판단하는 데에 유용하다.

^{67}Ga scan 종양의 악성도를 추측하기 위하여 유효한 경우가 있다.

경과관찰을 위한 검사와 측정빈도

혈액검사 전신 화학요법을 시행한 증례는 치료기간 중인 경우 주 2~3회 검사하고, 방사선 치료 증례도 치료기간 중에 주 1회 정도 검사한다.

임상화학 검사 전신 화학요법을 시행한 증례의 치료기간 중에는 주 1회 정도 간기능, 신장기능을 검색한다. 증례에 따라 가용성 IL-2 수용체, α-fetoprotein, HCG-β 등의 종양 marker에 의한 경과관찰이 유용하다.

흉부 X 선 치료는 악성 림프종 등 일부 질환을 제외하곤 외과적으로 절제하는데, 수술 후에 주 1회 정도 검사한다. 전신 화학요법이나 방사선 치료를 한 증례는 치료기간에 주 1회 정도, 그 후에는 1~3개월마다 검사한다.

흉부 CT 경과관찰 목적으로 외과적 절제 후 3~6개월에 1회 정도 검사하지만 조직형에 따라 검사간격이 달라진다.

진단·경과관찰 상의 요점

종격종양은 여러 갈래에 걸친 질환이어서 각각의 질환에 따라 임상검사의 적응을 검토하여야 한다. 흉선종에 합병하는 중증근무력증, Cushing 증후군, 신경원성 종양에 관련된 von Recklinghausen 병 등, 전신적인 증상, 소견도 놓쳐서는 안 된다.

Neoplasm of pleura, 흉막 종양

흉막에서 발생하는 종양으로 원발성과 전이성이 있는데, 대부분은 전이성이다. 원발성 종양으로는 흉막중피종이 많지만 지방종, 섬유종, 혈관종 등도 보인다. 흉막중피종(pleural mesothelioma)은 중배엽 유래 흉막중피 세포에서 발생하는 것으로 이해하고 국한성과 미만성으로 분류한다. 양성 흉막중피종은 asbestos(석면)와는 관계없고, 국한된 종양결절을 형성한다. 악성 흉막중피종에 효과가 있는 항암제는 있지만 치료법이 확립되지 않아 예후불량이다. 석면이 발병원인으로 중요하여 사회적인 문제가 되고 있다. 전이성 종양으로는 폐암이 많지만 유방암, 직장암 등도 나타난다. 흉통, 호흡곤란을 수반하고, 흉수가 혈성인 경우가 많다. 흉수 중 종양 marker 측정이 확정진단에 유용하다.

검사소견

흉수 천자 악성 중피종의 흉수는 삼출성, pH, 당의 감소, hyaluronic acid 증가를 보인다.

흉막 생검 흉수 저류가 있으면 Cope needle을 사용하여 흉막을 생검한다. 병리학적으로 검토한다.
흉강경 (video-assisted thoracic surgery; VATS) 흉강경 보급으로 직시하(直視下) 생검이 가능해졌다. 진단적 의의가 높은 조직표본의 채취가 가능하다.
흉부 X 선 흉막비후나 흉벽에 연한 결절 영상, 흉수 저류 등. 진폐 등 배경이 되는 질환의 유무도 확인한다.
흉부 CT 흉수제거 후, CT상에 부정한 흉막비후상이나 림프절 종대 유무를 검토한다. 전이인 경우, 폐 내의 원발소 유무를 검토한다.

경과관찰을 위한 검사와 측정빈도

흉부 X 선 흉수 양도 다르지만 흉수 천자나 생검 후 등에는 경과관찰을 목적으로 빈드시 촬영한다. 소량이라도 주 1회 검사가 필요하다.

진단·경과관찰 상의 요점

① Asbestos 폭로 여부, 작업력을 확인한다. ② 악성 흉막중피종이나 암성 흉막염은 예후가 좋지 않아서 흉수조절에 추가하여 환자의 QOL을 최대한으로 배려할 필요가 있다.

Nontuberculous mycobacteria [NTM] disease or Mycobacteria other than tuberculosis [MOTT], 비결핵성 항산균증

비결핵성 항산균에 의한 만성감염증으로 폐가 호발부위이지만 림프절, 피부 등에도 병변이 나타나는 경우가 있어서 전신성 파종형을 나타내는 경우도 있다. 이 비결핵성 항산균은 결핵균에 비해 균력(virulence)이 약하므로 숙주의 저항력 감약에 수반하여 발병한다. 소위 기회감염인 예가 많다. 이 질환은 AIDS의 합병증으로 흔히 나타난다.

검사소견

백혈구 기준치~기준치 이상
ESR 기준치~기준치 이상
CRP 기준치~기준치 이상
흉부 X 선 및 CT 공동(cavity) 등을 수반하는 침윤영상

경과관찰을 위한 검사와 측정빈도

말초혈액 검사 **〈급성기〉** 치료효과 판정 및 부작용을 monitor하기 위하여 1주마다 **〈회복기〉** 치료효과 판정 및 부작용을 monitor하기 위하여 1~2개월마다 검사한다.
객담배양 **〈급성기〉** 폐비결핵성 항산균증의 진단 및 항결핵약제에 대한 감수성 검색을 위하여 연일 3일간 **〈회복기〉** 치료효과 판정 및 재발을 조기에 발견하기 위하여 1~2개월마다 검사한다.
흉부 X 선 **〈급성기〉** 중증도 및 치료효과 판정을 위하여 1주마다 **〈회복기〉** 치료효과 판정 및 재발을 조기에 발견하기 위하여 1~2개월마다 검사한다.
흉부 CT **〈급성기〉** 폐비결핵성 항산균증 진단 및 중증도를 판정하기 위하여 1회 **〈기타〉** 치료효과 또는 치유 확인을 위하여 회복 후 재검사한다.

진단·경과 관찰상의 요점

① 객담채취가 곤란한 경우, 위액의 항산균 배양도 유용하다. ② 진단이 곤란한 경우 등에서 통상 배양검사에 추가하여 PCR법, DNA 진단법을 병용한다. ③ 흉부 X 선이 반드시 치료효

과를 반영하지 못하는 경우도 있어서 치료 중이라도 반드시 객담을 배양하여 경과를 추적한다. ④ 균종에 따라서는 치료 저항성인 경우가 많고(*Mycobacterium avium*, *M. intracellulare* 증 등), 병태의 안정이 우선적인 경우도 많다. *M. kansasii* 증에서는 치유가 목표이다.

Pleural effusion fluid pooling, 흉수 저류 또는 흉수

흉수의 감별진단과 병태에 따른 관리·치료가 중요하다. 일반적으로는 삼출성(exudative)과 누출성(transudative)으로 분류하므로 그 원인질환에 따라서 치료한다. 흉수의 약 90%는 삼출성으로 여기서는 주로 흉막염에 수반하는 흉수의 임상검사에 대해서 기술하기로 한다.

검사소견

흉수 천자 흉수의 pH, 세포 수, 세포분획, 총단백, LD, glucose를 측정한다. ① 흉수/혈청비가 총단백 농도에서 0.5 이상, ② LD 활성치 0.6 이상, ③ 흉수 LD가 혈청 기준치 상한의 2/3 이상, 이중 어느 것이나 1 가지를 만족하면 삼출성이다. 혈성 흉수는 hematocrit, 분명한 유백흉수에 대해서는 중성지방을 측정한다. 췌장염이나 식도파열에 수반한 흉수는 amylase가 고활성치를 보인다. 결핵성에서는 adenosine deaminase(ADA)가 증가한다. 류마티스 관절염(RA)에서는 glucose가 현저하게 감소한다. 항핵 항체(ANA)도 측정한다. 악성 흉막중피종에서는 hyaluronic acid가 증가하는 것이 특징이다.

흉수 세균검사 세균검사를 일상으로 검사한다. 혐기성 배양, 항산균 배양도 시행한다. 결핵성은 PCR 검사를 병용하면 검출률이 향상된다.

흉수 세포진 세포진을 일상으로 검사한다. 암성 흉막염이 의심되는 경우, 3회 정도 검사한다.

흉막 생검 흉수가 있으면 Cope needle을 사용하여 흉막을 생검한다. 결핵성 흉막염, 암성 흉막염에서는 진단적 가치가 크다.

흉강경(VATS) 이상에서 진단이 확정되지 않는 경우에는 흉강경에 의한 검색을 시행한다. 흉막중피종에서는 진단적 의의가 높다.

흉부 X 선 흉수 유무를 확인. 소량의 흉수저류가 의심되는 증례는 측와위(側臥位) 정면상(DC view), 초음파 검사에 의한 확인이 간편한 동시에 신속하다. 폐렴, 폐암, 폐결핵 등의 이상 영상, 림프절 종대 등을 확인한다.

흉부 CT 흉부 X 선 소견에 추가하여 폐문·종격 림프절 종대를 검토한다.

경과관찰을 위한 검사와 측정빈도

흉부 X 선 흉강 drain에 의한 drainage 관리기간 중에는 drainage 양을 확실하게 파악하기 위하여 주 2회 이상 촬영한다. 결핵성 흉막염은 치료에 수반하는 초기악화를 보이는 경우가 있어서 당초의 1개월은 주 1회 검사하고 **《만성기》** 2주~1개월마다 검사한다.

진단·경과관찰 상의 요점

우선은 흉강 천자로 흉수를 채취하여 원인질환을 확정하는 것이 가장 중요하다.

Pneumonia, 폐렴

폐포 및 폐간질에 생기는 염증으로 원인은 각종 미생물, 화학물질이나 물리적, 면역학적 요인으로 여러 가지이다. 감염성 폐렴인 경우,

1엽 이상의 폐엽에 이환된 대엽성 폐렴(lobar pneumonia), 1폐 구역 이하의 범위의 것을 기관지 폐렴(lobular pneumonia: 소엽성 폐렴)이라고 한다.

정형적인 폐렴구균으로 인한 대엽성 폐렴인 경우, 병기는 병리학적으로 ① 충혈기(폐조직의 현저한 충혈), ② 적색간변기(red hepatization) (적색 간되기: 삼출액의 응고로 인하여 폐는 경도가 증가하거나 충혈도 현저해짐), ③ 회색간변기(gray hepatization)(회색 간되기: 충혈은 감퇴하여 백혈구가 모여든다), ④ 융해기(섬유소 및 삼출액이 융해 흡수되어 폐가 유연해진다)로 나눈다.

경기도(經氣道) 감염 외에 다른 장기에서 혈액을 통하여 감염되는 경우도 있는데, Gram 음성 간균 폐렴이 많다. 세균감염에 근거한 폐렴을 정형폐렴(delomorphous pneumonia)이라고 부르는 것에 대하여 virus성 폐렴을 비정형폐렴(atypical pneumonia), 이형폐렴(heterotypical pneumonia)이라고 한다. *Mycoplasma* 및 일부 virus로 인한 폐렴은 원발성 비정형폐렴이라고 부른다. 감염성 요인 이외에는 allergy, 오연(誤嚥)(accidental ingestion, foreign body aspiration), 방사선, 화학약품, 외상 등이 있다.

검사소견

백혈구 기준치~기준치 이상
ESR 기준치 이상
CRP 기준치 이상
혈청 항체가(*Mycoplasma, Chlamydia pneumoniae, Legionella* 등) 원인세균으로 인하여 기준치 이상 또는 paired 혈청에서 4배 이상 증가
요중 항원(*Legionella*, 폐렴구균 등) 양성
한랭 응집반응 *Mycoplasma* 폐렴에서 기준치 이상
혈액 가스분석 저산소혈증
흉부 X선 침윤상(대부분은 구역성~엽성)

경과관찰을 위한 검사와 측정빈도

말초혈액 검사 **〈급성기〉** 중증도, 치료효과 판정, 부작용을 monitor하기 위하여 3~4일마다 **〈회복기〉** 치료효과 판정, 부작용을 monitor하기 위하여 1주마다 검사한다.
혈청 항체가 **〈급성기〉** 원인균을 결정하기 위하여 2주마다(*Chlamydia pneumoniae*에서는 3~4주마다) 검사한다.
요중 항원 **〈급성기〉** 원인균을 결정하기 위하여 1회 측정한다.
객담검사 **〈급성기〉** 원인균 결정 및 균교대의 조기발견을 위하여 1주마다 검사한다.
호흡기능 검사 기초질환의 검색 및 치료 후의 잔존 호흡기능을 판정하기 위하여 회복 후에 측정한다.
흉부 X선 **〈급성기〉** 중증도 및 치료효과 판정을 위하여 3~4일마다 **〈회복기〉** 치료효과 판정을 위하여 1주마다 검사한다.

진단·경과관찰 상의 요점

① 급성기에는 객담배양을 포함하여 원인균을 결정하기 위한 검사도 중요하다. ② 중증례에서는 혈액 배양검사도 필요하다(표 85 참조). ③ 경증례는 외래치료, 중등증례는 외래 또는 입원 치료, 중증례는 입원 치료, 초중증례는 ICU 입원 치료를 권장한다. ④ 회복 후, 말초혈액 소견, 흉부 X선 소견 등의 정상화를 확인한다. ⑤ 폐렴의 중증도를 판정하기 위해서도 혈액 가스분석은 필요하다. 저산소혈증이 있는 경우, 급성기는 그 정도에 따라 혈액가스 분석

표85. 폐렴의 중증도 분류

지 표	중증도 분류
1. 남성 70세 이상, 여성 75세 이상 2. BUN 21 mg/dL 이상 그리고 탈수 유 3. SpO_2 90% 이하(PaO_2 60 Torr 이하) 4. 의식장애 5. 혈압(수축기) 90 mmHg 이하	경증 : 좌기 5항목 해당하지 않는 것 중등증 : 좌기 항목 1 또는 2 가지가 있는 것 중증 : 좌기 항목 3 가지가 있는 것 초중증 : 좌기 항목 4 또는 5 가지가 있는 것. 단, shock가 있으면 1항목뿐이라도 초중증으로 진단한다.

을 반복한다. 또한 회복 후 정상화를 확인한다. ⑥ 폐기종, 간질성 폐렴 등의 기초질환의 검색도 포함하여 회복 후 호흡기능 검사를 행한다. ⑦ 특발간질성 폐렴, 과민성 폐렴, 호산구성 폐렴, 폐수종 등과의 감별도 중요하다.

Primary lung cancer, 원발성 폐암

폐암은 기관지 폐포계의 상피세포에서 발생하는 가장 중요한 악성종양으로 선암, 편평상피암 등의 비소세포암(non-small cell lung carcinoma; NSCLC)와 소세포암(small cell lung carcinoma; SCLC)으로 분류하는 것이 일반적이다. TNM 분류는 최신 evidence에 근거하여 2009년에 대폭적으로 개정하였다. 큰 변경 점은 T 인자의 세분화, 종양결절의 취급 방법, 원격전이의 명확화 등이다. 이것으로 병기분류도 개정되었다. 폐암의 조직형, 이것의 TNM 분류와 병기분류에 기초하여 환자의 전신상태를 고려하면서 수술요법, 화학요법, 방사선요법 등의 치료방침을 결정한다.

TNM classification (cTNM classification) : T, N, M은 tumor, node, metastasis의 두문자를 취한 것이고, cTNM의 c는 clinical의 두문자이다. Union Internationale Contre le Cancer(UICC)에서 2009년에 제창한 악성종양의 진전도 내지 병기의 분류 방법이다. T(tumor)는 원발소의 크기와 침윤의 정도, N(regional lymph node)은 소속 림프절 전이 여부와 범위의 정도, M(distant metastasis)은 원격전이 여부를 표시한다.

검사소견

혈액검사 말초혈액 백적모구증(leucoerythroblastosis)의 존재는 골수침윤을 시사, 골수천자가 필요. 드물게 G-CSF 생산 종양으로 인하여 호중구가 증가한다.

간기능 검사 간전이로 인한 담도계 우위의 효소이상

신장기능 검사 전신적 화학요법의 적응을 고려

객담 세포진 폐암이 의심되는 증례에는 일상적으로 시행한다.

객담 세균검사 폐렴, 폐결핵, 폐비결핵성 항산균증, 폐진균증 등을 제외

기관지경 검사 영상소견에 이상이 없는 경우에도 혈담 증례에는 기관지경의 적응. 진단에는 필수 검사여서 병변과 기관, 기관 분기부, 주기관지의 관계는 T 인자의 판정 지표이다.

종양 생검 종양의 점거부위에 따라서 경기관지 생검 또는 경흉벽 침생검 등을 시행. 폐암 진단은 병리조직학적 진단이 필요 불가결하여 확정진단을 위하여 기관지경 하에 폐생검(transbronchial needle aspiration biopsy; TBAB), 개흉 생검도 고려한다.

호흡기능 검사 배경이 되는 폐질환의 유무를 검토, 외과적 치료를 고려하여 VC, %VC, $FEV_{1.0}$, $FEV_{1.0\%}$, 동맥혈 가스분석을 시행한다.

복부 초음파 검사 병리학적 진단이 확정된 후, 간전이 등의 여부를 검색. 복부 CT로도 대체가 능하다.
흉부 X선 병변의 점거부위와 넓이, 폐문·종격 림프절 종대, 흉수, 폐 내 전이 여부 등을 확인. 배경이 되는 폐질환의 유무도 중요하다.
흉부 CT 조영 CT로 원발소, 폐문·종격 림프절 전이 확인
두부 CT, MRI 폐암의 병리학적 진단이 확정된 후, 뇌전이 여부를 조영 CT 또는 MRI로 검색한다.
골 scintigram 병리학적 진단이 확정된 후, 골 전이 여부를 검색한다.
PET (positron emission tomography) 병리학적 진단이 확정된 후, 원격전이 검색에 유용하다.

경과관찰을 위한 검사와 측정빈도

혈액검사 전신적인 화학요법을 시행하는 증례는 치료기간 중에는 주 2~3회, 과립구 감소에는 적응에 따라 G-CSF scan을 시행. 방사선 치료를 행한 증례에도 치료기간 중에는 주 1회 정도는 검색할 필요가 있다.
임상화학 검사 전신적인 화학요법을 시행한 증례는 치료기간 중에는 주 1회 정도 간기능, 신장기능을 검색한다.
종양 marker 진단이 확정된 폐암에 경과관찰에 종양 marker가 유용한 경우가 있다. 선암은 CEA, 편평상피암은 CYFRA, SCC, 소세포암은 Pro-GRP, NSE가 증가한다. 측정 빈도는 월 1회를 상한으로 한다.
흉부 X선 치료방침에 따라 경과관찰은 다르다. 외과적 수술을 시행한 증례는 수술관리로서 필수. 전신적인 화학요법 또는 방사선요법의 증례는 치료기간에 따라서 주 1회, 그 후에는 월 1회 정도. 필요에 따라 CT, MRI, PET 등의 영상검사를 추가한다.

진단·경과관찰 상의 요점

원발성 폐암은 여전히 예후불량이기 때문에 환자의 삶의 질을 최대한 고려하면서 필요에 따라 각종 검사와 시술하는 것이 바람직하다.

Primary pulmonary hypertension [PPH], 원발성 폐고혈압증 Idiopathic pulmonary arterial hypertension [IPAH], 특발성 폐동맥성 폐고혈압증

원인불명 폐동맥압 상승을 초래하는 질환으로 20~40대 여성에서 많이 발병하여 호흡곤란, 실신, 흉통 등을 나타낸다. 증상은 진행성으로 예후는 나쁘다. 원발성 폐고혈압증(PPH)는 현재 최신 분류(Dana Point 분류, 2008년)에서는 특발성 폐동맥성 폐고혈압증으로 부른다. 배경이 되는 심장질환, 폐질환을 나타내지 않는 대단히 드물고, 발생기전이 밝혀지지 않은 폐고혈압증이다.

병리학적으로 혈관 직경이 1 mm 이하의 세동맥에 변화가 일어나기 쉽고, 평활근 세포로 인한 중막 비대, 내막 과형성을 초래한다. 폐고혈압이 현저해지는데 따라 어느 정도 굵은 혈관에도 중막 비후를 초래한다. 치료에는 산소투여 및 calcium 길항약, prostacyclin 등의 혈관확장 약제를 사용하고 있다.

2003년에 Venice 분류에서 이 명칭이 폐지되어 폐동맥성 폐고혈압증(pulmonary arterial hypertension; PAH) 가운데 PPH는 특발성 폐동맥(성) 폐고혈압증(idiopathic pulmonary arterial hypertension; IPAH)과 가족성 폐동맥(성) 폐고혈압증(familial pulmonary arterial hypertension; FPAH)로 분류하였다.

검사소견

동맥혈 가스분석 서서히 저산소혈증으로 진행하고, 만성호흡부전 때문에 재택 산소요법의 적응으로 된다.

호흡기능 검사 Spirogram 등 환기기능은 정상인 경우가 많다. 폐질환 제외에 필요하다.

심전도 우측 편위, 폐성 P, 우심부하·비대를 나타낸다.

심장 초음파 검사 우심부하 소견. 때로 심실중격의 기이성 운동, 다른 심장질환을 배제하기 위한 필수 검사이다.

우심 catheter 검사 진단에 필수. 폐동맥압 상승, 폐혈관 저항 증가, 폐동맥 쐐기압(pulmonary arterial wedge pressure; PAWP) 은 정상. 심박출량 측정이나 혼합정맥혈 가스분석. 또한 catheter 검사나 이하의 조영검사를 할 때에는 돌연 shock가 생길 가능성이 있기 때문에 아주 신중하여야 한다.

폐동맥 조영 만성반복성 폐혈전색전증, 혈관염 등 2차성 병태를 제외한다.

흉부 X 선 좌우 폐동맥 주간부(主幹部) 확대, 말초폐혈관 음영의 협소화, 폐야 투과성 항진, 심장음영 확대 등을 보인다.

경과관찰을 위한 검사와 측정빈도

만성호흡부전에 준한다. 진행성, 난치성에 증상에 따라 자주 혈액가스 분석을 필요로 한다.

진단·경과관찰 상의 요점

예후가 좋지 않은 질환이어서 폐이식, 심폐동시 이식의 적응이 된다. 최대한의 내과적 치료를 받으면서 적응을 검토한다.

Pulmonary alveolar proteinosis [PAP], 폐포단백증

Eosin 호성, PAS 염색 양성에 인지질이 풍부한 단백양(폐 surfactant 유래 lipoprotein양) 물질이 폐포강 내에 저류하는 질환이다. 과립상 물질을 다수 탐식하고, 파괴된 폐포 macrophage 가 다수 나타난다.

초기에는 무증상인 경우가 많다. 건강진단에서 우연히 발견되는 경우가 많고, 30~50세 남성에 많다. 세포에 충만 된 물질의 지질분석에 의한 구성 성분은 정상적인 폐 표면활성 물질과 거의 유사한 것이다. 이 질환의 병태는 폐포 macrophage에 의한 폐 표면활성 물질의 처리능력 저하로 인한 폐 표면활성 물질의 비정상 저류로 설명하지만 원인이나 기전은 밝혀지지 않았다. 최근에는 특발성 증례의 말초혈액에 항 GM-CSF 항체가 나타난다는 보고가 있어 GM-CSF 흡입요법이 시행되고 있다. 치료는 기관지 폐포세척(BAL)이 유효하지만 자연히 관해하는 경우가 많다. 심한 호흡곤란, 호흡부전에 빠지는 증례는 대단히 드물다.

검사소견

혈액검사 병세를 반영하여 LD, CEA, sialylated carbohydrate antigen KL-6(mucinous glycoprotein KL-6)(KL-6), surfactant protein A (SP-A), surfactant protein D(SP-D)가 증가하는 경우가 있다.

혈청 검사 항 GM-CSF 항체 양성

호흡기능 검사, 혈액 가스분석 초기에는 정상, 진행과 더불어 구속성 환기장애, 저산소혈증, A-aDO_2가 확대된다.

기관지 폐포 세척액 (BAL) 기관지 폐포 세척액은 쌀뜨물 같은 백탁액이 회수된다.

기관지 폐 생검(TBLB) PAS 염색 양성 물질이 폐포강에 꽉 찬 충만상을 관찰할 수 있다.
흉부 X 선 양측 폐문부위부터 확대되는 비대충성인 반상~미만성 음영
흉부 CT(HRCT) 비구역성 미세반상 음영. 통상은 정상 폐와의 경계가 뚜렷한 지도모양의 음영. 심장 확대, 흉수, 림프절 종대는 통상 나타나지 않는다.

경과관찰을 위한 검사와 측정빈도

혈액검사 **〈급성기〉** 백혈구, CRP, LD 등을 주에 1~2회 이상 **〈안정기〉** 필요 없다.
혈액가스 분석 **〈급성기〉** 연일~격일마다 측정 **〈안정기〉** 필요 없다.
흉부 X 선 **〈급성기〉** 이 질환의 치료인 기관지 폐포 세척 후에는 연일~격일마다 촬영. 회복에 따라서 촬영 간격을 늘린다. **〈안정기〉** 수개월마다 촬영한다.
흉부 CT **〈급성기〉** 병상을 파악하기 위하여 조기에 촬영 **〈안정기〉** 1년에 1회 촬영한다.

진단·경과관찰 상의 요점

① 원인불명 특발성 폐포단백증과 혈액질환, 악성종양, 분진 흡입력 등에 이어서 발병하는 속발성 폐포단백증으로 분류한다. ② 임상증상, 경과 및 영상소견, 기관지폐 생검, 또는 기관지 폐포 세척액 소견 등을 종합하여 진단한다. ③ 자연히 관해되는 증례에서 호흡부전에 이르는 증례까지 다양한 임상경과를 취한다. ④ GM-CSF 제제가 이 질환의 치료약으로 유망하다고 한다.

Pulmonary infiltration with eosinophilia [PIE], 호산구 증다를 수반하는 폐질환

호산구성 폐 침윤 즉, 호산구 증다를 수반하는 폐 침윤이 특징인 호흡기 질환군이다. 흉부 X 선 사진에서의 침윤음영과 말초혈액에서의 호산구 증다가 공통인 특징을 보이는 증후군으로 단순성 폐호산구증(Löffler 증후군, 급성호산구성 폐렴), 천연성 폐호산구증(만성호산구성 폐렴 : 호산구성 폐렴 중에서는 빈도가 가장 크고, 중년 여성에서 호발한다), 천식성 폐호산구증(천식에 병발하는 호산구성 폐렴으로 대부분이 allergy성 기관지 폐 *Aspergillus* 증의 병상을 나타낸다), 열대성 폐호산구증(filaria 감염에 대한 감염성 면역반응), 결절성 다발성 동맥염, Wegener granulomatosis 등으로 분류한다.

검사소견

말초혈액 호산구 6% 이상 또는 400/μL 이상
혈청 IgE 기준치 이상 증가하는 경우가 많다.
혈청 진단 기생충 항원에 대한 특이 항체를 증명한다.
폐기능 검사, 혈액가스 구속성 환기장애, 확산능 저하, 저산소혈증
기관지 폐포세척액(BAL) 총세포 수 증가와 호산구 분획의 증다가 급성호산구성 폐렴에서는 25% 이상, 만성호산구성 폐렴에서는 40% 이상을 보인다.
경기관지 폐생검(TBLB), 흉강경하 폐생검(VATS) 폐포강에서 호산구가 주체인 염증성 세포침윤
흉부 X 선 말초성 비구역성 음영에서부터 미만성 음염까지 다양하다.

흉부 CT 특히 HRCT(high-resolution CT)는 급성호산구성 폐렴, 만성호산구성 폐렴, 알레르기성 기관지 폐 *Aspergillus* 증의 감별에 유용하다.

경과관찰을 위한 검사와 측정빈도

말초혈액 호산구 **〈급성기〉** 활동성을 판정하기 위하여 주 1회 검사가 필요하다. **〈회복기·만성기〉** 재발을 조기에 발견하기 위하여 1~2개월마다 재검사가 필요하다.

흉부 X 선 **〈급성기〉** 활동성, 치료효과를 판정하기 위하여 주 1회 검사가 필요하다. **〈회복기·만성기〉** 재발을 조기에 발견하기 위하여 1~2개월마다 재검사가 필요하다.

흉부 CT **〈급성기〉** 활동성 평가와 병변의 범위를 평가할 목적으로 급성기에는 치료 전과 치료 후 1개월을 끝으로 검사한다. **〈회복기·만성기〉** 흉부 X 선으로 재발이 의심스러울 때 검사한다.

진단·경과관찰 상의 요점

① CRP 증가, 백혈구 증다도 보인다. ② 급성형은 급성기에 말초혈액 호산구 증다를 보이지 않는 경우도 있다. ③ 흉부 단순 X 선에서 보이는 음영 이외에도 흉부 CT에서는 양쪽 폐야의 넓은 범위에 음영이 나타나는 경우가 있다.

Pulmonary mycosis, 폐진균증

진균에 의한 폐감염증이다. 원인균으로 가장 많은 것은 *Aspergillus* 이고, *Candida*, *Cryptococcus*, *Mucor* 순이다. 이외에 *Trichosporon*, *Sporothrix* 등 여러 가지가 드물게 감염을 일으킨다. 건강인이 발병하는 경우도 있어서 *Aspergillus* 는 폐의 빈틈(空隙)에 감염되기 쉽지만 대부분은 이감염성 숙주에 기회감염의 형으로 발병한다. 이 경우, 기초질환에 가려져서 진단, 치료가 어려워서 사망률이 높은 질환이다. 최근 PCR법에 의한 균의 분리, 혈중 항원 검출, 혈청 항체가 측정 등으로 진단에 이용되고 있다.

검사소견

백혈구 기준치~기준치 이상

ESR 기준치~기준치 이상

CRP 기준치~기준치 이상

혈청 *Cryptococcus, Aspergillus, Candida* 항원, 혈청 *Aspergillus* 침강항체 원인균에 따라 양성

혈청 β-D-glucan 기준치 이상(단, 폐 Mucor 증, *Cryptococcus* 증에서는 기준치)

흉부 X 선, CT 침윤영상, 결절영상, 공동형성, air-crescent sign 등 원인균, 병형에 따라 검사한다.

Air-crescent sign (meniscus sign) : 균구형 폐 *Aspergillus* 증에서 기존 공동과 균구 사이의 공기가 meniscus 모양으로 보이는 것이다.

경과관찰을 위한 검사와 측정빈도

말초혈액 검사 **〈급성기〉** 치료효과 판정 및 부작용을 monitor하기 위하여 1주마다 **〈회복기〉** 치료효과 판정 및 재발을 조기에 발견하기 위하여 1개월마다 검사한다.

객담배양 **〈급성기〉** 치료효과 판정을 위하여 1주마다 **〈회복기〉** 치료효과 판정 및 재발을 조기에 발견하기 위하여 1개월마다 검사한다.

흉부 X 선 **〈급성기〉** 치료효과 판정을 위하여 1주마다 **〈회복기〉** 치료효과 판정 및 재발을 조기에 발견하기 위하여 1개월마다 검사한다.

흉부 CT **〈급성기〉** 병변의 범위 및 병형을 판정하기 위하여 1회 **〈회복기〉** 치료효과 판정 또는 치유 확인을 위하여 회복 후 촬영한다.

진단·경과관찰 상의 요점

① 확정진단은 객담이나 기관지 세척액 배양, 폐생검으로 진균을 증명하는 것이 중요하다. ② 진균항원 양성 증례에서는 치료 중 2~3개월마다 항원가도 추적한다. ③ 상기 측정빈도는 원인균, 병형, 중증도 등에 따라 다르다.

Pulmonary suppuration, 폐화농증

폐렴은 원칙적으로 폐의 기존구조(폐 조직)를 파괴하는 것은 아니지만 폐 조직괴사를 수반하는 폐 실질의 염증 또는 감염증을 폐화농증이라고 한다. 폐렴의 중증형 또는 만성형으로 이해하고 있다. 폐렴과 폐화농증 사이에는 원칙적으로 증상이나 소견에 별차이가 없다. 농성 담이 많은 경우나 천연(遷延)하는 폐렴일 때 이 질환으로 생각한다.

폐농양이나 폐괴저(pulmonary gangrene)는 이 질환의 특수형의 호칭이다. 원인세균으로는 혐기성 세균이 많은데, 기타 *Streptococcus milleri* group이나 *Staphylococcus aureus, E. coli* 등도 관여하는 복수의 세균이 원인인 경우가 많다. 원인세균을 검색하여 감수성이 큰 항균약제로 치료하지만 천연하는 경우나 특수한 경우에는 외과적 절제도 필요하다.

검사소견

백혈구 기준치 이상

ESR 기준치 이상

CPR 기준치 이상

흉부 X 선 및 CT 괴상 영상(대부분은 cavity, niveau formation)

경과관찰을 위한 검사와 측정빈도

말초혈액 검사 **〈급성기〉** 중증도, 치료효과 판정 및 부작용을 monitor하기 위하여 3~4일마다 **〈회복기〉** 치료효과 판정 및 부작용을 monitor하기 위하여 1주마다 검사한다.

흉부 X 선 **〈급성기〉** 중증도 및 치료효과 판정을 위하여 3~4일마다 **〈회복기〉** 치료효과 판정을 위하여 1주마다 검사한다.

객담검사 **〈급성기〉** 원인세균 결정 및 균교대의 조기발견을 위하여 2~3일 연속검사 후 1주마다 검사한다.

흉부 CT **〈급성기〉** 활동성 판정 및 기초질환을 검색하기 위하여 1회 **〈기타〉** 치유확인을 위하여 회복 후 재검사한다.

진단·경과관찰 상의 요점

① 원인균 결정과 더불어 폐암 등의 기초질환 검색을 위하여 객담배양, 세포진 검사를 3일간 시행한다. ② 당뇨병, alcohol 다음, 치과질환 등 폐화농증 유인을 검색한다.

Pulmonary thromboembolism [PTE], 폐혈전색전증

폐동맥 내강에 1차성으로 형성된 혈전으로 폐색된 병태를 폐혈전증(pulmonary thrombosis), 정맥계에서 폐동맥으로 유입된 물질로 인하여 폐동맥이 폐색된 병태를 폐색전증(pulmonary embolism)이라고 부른다. 양자를 종합하여 폐혈전색전증(pulmonary thromboembolism; PTE)이라고 부르지만 임상적으로는 폐색전증이 대부분이다. 색전물질로 정맥계 혈전, 종양, 지방, 양수, 공기, 조영제 등을 열거하지만 빈도로 하지 및 골반의 심부정맥혈전이 80%로 압도적으로 많다. 또한 폐동맥의 색전으로 인한 말초 폐조직이 출혈성 괴사로 빠진 것을 폐색전이라고 부르지만 빈도는 낮다. 폐혈전색전증은 폐 순환동태의 변화와 환기·혈류 비 불균등($\dot{V}_A/\dot{Q}$ mismatch)으로 인한 가스교환 장애로 호흡부전이 생긴다. 급성 PTE에서 만성 PTE까지 폭 넓은 임상상을 나타낸다.

증상은 자진호흡을 수반하는 호흡곤란, 흉통, 흉부 압박감으로 급성우심부전에서 돌연사나 shock 등 심각한 경우도 적지 않다.

V/Q mismatch (ventilation/perfusion mismatch) : 일반적으로 폐에서의 환기와 혈류의 불균등한 장애로 인한 괴리를 가리키지만 핵의학에서 특히 폐환기 scintigraphy로 확인된 환기와 폐혈류 scintigraphy로 확인된 혈류의 분포가 일치하지 않는 것을 가리킨다.

검사소견

임상화학 검사 혈청 LD 증가, 혈청 bilirubin 경도증가 등. 항인지질 항체도 중요하다.

응고·섬유소 용해 검사 D-dimer는 감도가 탁월하여 0.5 μg/mL 이하라면 PTE를 부정할 수 있다. 또한 FDP가 증가하는 경우가 많다. PTE 배경에 protein S, antithrombin 등의 혈액 응고이상을 보이는 경우도 있다.

혈액검사 ESR 항진, 백혈구 증가, 혈소판 감소를 보이는 경우가 있다.

혈액가스 분석 특징적인 변화는 PaO_2와 $PaCO_2$의 저하. A-aDO_2가 확대하는 만큼 중증. 산소 흡입으로도 PaO_2 개선이 부족한 경우, 이 질환이 강하게 의심된다.

심전도 고전적으로는 $S_I\,Q_{III}\,W_{III}$ patern, 우측편위. 우흉부 유도의 T 음전(陰転), 폐성 P 등의 급성우심부하. 대부분은 비특이적 ST-T 변화, 동성빈맥 등에 그친다.

심장 초음파 검사 우심부하 소견, PA압 측정도 참고한다.

우심 catheter 검사 가능하면 폐동맥압, 심박출량의 측정이나 혼합 정맥혈 가스분석($S\bar{v}O_2$ 등), 폐혈관 저항 측정 등을 시행한다.

흉부 X선 대부분의 증례에서는 폐야에 이상이 나타나지 않는다. 폐동맥 영상 확대, 우심 영상 확대 등. 이상 음영이 나타나는 것은 오히려 적다.

폐혈류 scintigram·흉부 CT 흉부 X선 소견과 일치하지 않는 구역성 혈류결손. 환기 scan의 병용으로 $\dot{V}_A/\dot{Q}$ mismatch가 나타나면 진단은 확정적이다. Scan을 할 수 없는 의료기관도 많으므로 현재는 조영 CT가 필수항목이다. 혈전이 확인되면 진단은 확정된다.

경과관찰을 위한 검사와 측정빈도

동맥혈 가스분석 **〈급성기〉** 산소투여, 중증 예는 인공호흡 관리가 필요하기 때문에 자주 검사할 필요가 있다. 만성 반응성 PTE는 만성 호흡부전에 준한다.

응고·섬유소 용해 검사 **〈급성기〉** 혈전용해 요법과 heparin에 의한 응고요법을 시행, APTT를 대조치의 1.5~2배로 관리한다. **〈만성기〉** Warfarin 투여로 재발방지를 시행하는 경우가 있어서 PT(INR)를 대조치의 1.5~2.5배로 관리한다. 투여량을 결정한 후에는 월 1회 정도 검사한다.

조영 CT·폐혈류 scintigram 혈전용해 요법 시행 후 또는 발병 후 3개월 정도까지 재검사한다.

진단·경과관찰 상의 요점

① 악성종양이 배경인 증례가 있어서 주의를

요한다. ② 폐고혈압증을 수반하는 만성 반복성 PTE는 재택 산소요법의 적응이 되는 경우도 있다. ③ 항인지질 항체 증후군도 놓쳐서는 안 된다(특히 여성의 반복성 유산 경험자).

Pulmonary tuberculosis, 폐결핵

결핵균의 비말흡입으로 야기되는 폐의 감염성 질환으로 우리나라에서는 최근 점점 증가하는 경향을 보여 사회적으로 관심사가 되었다. 흡입된 결핵균은 폐포에 정착하여 초기 감염소를 만들고, 다시 림프행성으로 소속 폐문 림프절에도 병변을 형성하여 초기 변화군 (primary complex)으로 된다.

치유되지 않아 1차성 결핵으로 발병하는 경우도 있지만 대부분은 일단 치유된 후 무언가의 원인으로 결핵균이 다시 증식하여 2차성 결핵(속발성 결핵, 만성결핵)으로 발병하는데, 그 대부분은 성인이다(성인 결핵). 증상은 기침, 가래, 미열, 권태감 등 비특이적이다. 일부 예외가 있지만 tuberculin 반응은 양성을 나타낸다. 치료는 결핵균 감수성 항결핵약제의 여러 제제의 병용요법이 원칙인데, 초회 치료는 rifampicin과 isoniazid를 포함 3가지 이상을 조합하여 투여하고, 치료기간은 주로 1년 이내의 단기 화학요법을 시행한다.

검사소견

백혈구 기준치~기준치 이상

ESR 기준치 이상

CRP 기준치 이상

결핵균 특이 단백 자극성 유리 interferon γ 양성(기준치 이상)

흉수 결핵성 흉막염에서는 삼출액 림프구 우위, ADA(adenosine deaminase) 활성은 기준치 이상을 보인다.

흉부 X선 및 CT 전형적으로는 상엽, S^6의 침윤영상, 흔히 동공을 수반한다.

경과관찰을 위한 검사와 측정빈도

말초혈액검사 **〈급성기〉** 치료효과 판정 및 부작용을 monitor하기 위하여 1개월마다 **〈회복기〉** 치료효과 판정 및 부작용을 monitor하기 위하여 1개월마다 검사한다.

흉부 X선 **〈급성기〉** 중증도 및 치료효과 판정을 위하여 1주마다 **〈회복기〉** 치료효과 판정 및 재발을 조기에 발견하기 위하여 1개월마다 검사한다.

객담배양 **〈급성기〉** 폐결핵 진단 및 항결핵 약물에 대한 감수성 검색을 위하여 매일 3일간 **〈회복기〉** 치료효과 판정 및 재발을 조기에 발견하기 위하여 1개월마다 검사한다.

흉부 CT **〈급성기〉** 폐결핵 진단 및 중증도 판정을 위하여 1회 **〈기타〉** 치유 확인을 위하여 회복 후 재검사한다.

진단·경과관찰 상의 요점

① 검사에 ESR만이 이상을 보이는 예가 많다. ESR은 병세도 민감하게 반영하고, 경과를 추적하는데 중요하다. ② 전혈검사의 결핵균 특이 단백 자극성 유리 interferon γ 검사가 tuberculin 반응보다 특이성이 우수하다. ③ 객담채취가 곤란한 경우, 위액의 항산균 배양도 유용하다. ④ 긴급을 보이는 경우, 진단이 곤란한 경우 등에서 통상 배양검사에 추가하여 PCR법, DNA 진단법 등을 병용한다. ⑤ 다른 질환과의 감별도 포함하여 tuberculin 반응을 시행한다. ⑥ 흉막염이 있어서 일반검사로 감별이 곤란한 경우, 흉막생검도 유용하다. ⑦

Pyrazinamide로 인한 간기능 장애나 streptomycin에 의한 신장기능 장애, 청력장애 등, 치료약에 수반하는 부작용을 숙지한다. ⑧ 흉부 X 선 소견이 반드시 치료효과를 반영하지 못하는 경우가 있어서 치료 중이라도 반드시 객담 배양으로 경과를 추구한다.

Pyothorax (empyema thoracis), 농흉

흉강 내에 농성 삼출액이 저류된 상태에 원인균으로 인한 흉막표면의 화농성 염증 결과이다. 수술 후 농흉을 포함하는 외상성과 폐렴이나 무기폐에 속발하는 비외상성으로 나누는 분류나 원인균으로 인한 결핵성, 비결핵성 또는 혼합감염으로 분류하기도 한다.

발병 후 3개월 이내를 급성농흉, 그 이상 경과된 것을 만성농흉이라고 한다. 급성기에는 발열, 기침, 흉통 등이 출현하는 경우가 있지만 이 질환의 특유한 증상은 아니다. 병리학적으로는 흉막변화로 인한 삼출성 염증기, 화농기, 기질화기로 나눈다. 이 질환의 확정진단은 흉강천자가 필요하지만 흉수에서 세균을 동정하는 것은 용이하지가 않고, 기질화된 경우는 흉수 그 자체를 채취하는 것도 곤란하다.

검사소견

백혈구 기준치 이상

ESR 기준치 이상

CRP 기준치 이상

흉수 화농성 농흉에서는 호중구 우위, pH < 7.0, glucose < 40 mg/dL, LD > 1000 IU/L, 배양 양성

흉부 초음파 흉수 저류상(통상 흉수에 비해 초음파 휘도 상승)

흉부 X 선 및 CT 흉수 저류상

경과관찰을 위한 검사와 측정빈도

말초혈액 검사 **〈급성기〉** 중증도, 치료효과 판정 및 부작용을 monitor하기 위하여 3~4일마다 **〈회복기〉** 치료효과 판정 및 부작용을 monitor하기 위하여 1주마다 검사한다.

흉부 X 선 **〈급성기〉** 중증도 및 치료효과를 판정하기 위하여 3~4일마다 **〈회복기〉** 치료효과를 판정하기 위하여 1주마다 검사한다.

흉부 CT **〈급성기〉** 병변의 범위 및 기초질환을 검색하기 위하여 1회 **〈기타〉** 치유 확인을 위하여 회복 후 재검사한다.

진단·경과관찰 상의 요점

① 원인균 결정과 더불어 폐암 등의 기초질환을 검색하기 위하여 객담배양, 세포진 검사를 3일간 시행한다. ② 합병하는 결핵성 및 암성 흉막염의 감별에 흉막생검이 유용하다. ③ 흔히 흉수 ADA(adenosine deaminase) 활성이 증가한다.

Sarcoidosis, 사르코이드증

원인불명의 전신성 유상피세포성 육아종증으로 부신 이외의 온갖 장기에 병변이 출현하는데, 주요 병변 부위는 폐(종격·폐문 림프절, 폐야) 95% 이상, 눈(포도막, 망막, 초자체) 30~40%, 피부 5~10%이다. 기타 표재 림프절 종창만을 보이는 예가 있고, 때로 심장 병변을 보인다.

임상증상은 ① 형성된 육아종 병변으로 인한 압박증상, ② 육아종 형성부위의 기능부전, ③

후유증으로 인한 반흔, 섬유화 병변 등이다. 또한 발병초기에 보이는 안병변, 결절성 홍반에서 보이는 것처럼 혈관병변이 있다. 육아종 병변은 대부분 치료로 또는 자연히 쇠퇴하지만 병변이 장기간 지속되거나 섬유화로 진전하여 기능장애를 초래하는 경우가 있다.

검사소견

Tuberculin 반응 음성
γ-Globulin 증가
혈청 angiotensin converting enzyme (ACE) 증가(활동기 증례의 2/3 이상)
혈청 muramidase (lysozyme) 증가
호흡기능 VC, D_LCO, PaO_2 의 저하
기관지경 망상혈관 신생, 소결절
기관지 폐포세척액 (BALF) 소견 총세포 수, 림프구 증가, CD 4/8 증가. 흡연력을 고려. Pulmonary berylliosis는 마찬가지의 BALF 소견 등에서 제외한다.
흉부 X 선
- 폐문형 : 양측 폐문 림프절 종창(BHL 또는 UHL)
- 폐문-폐야형 : BHL-폐야 침윤 영상
- 폐야형 : 폐야 침윤 영상뿐
- 폐섬유형 : 위축경화상

흉부 CT 폐 혈관 영상의 불규칙한 종창, 소결절상, 흉막면의 요철, 기관지벽 비후상
^{67}Ga scintigraphy 림프절, 폐에 집적상
병리조직 소견 (기관지폐 생검, 림프절 생검, 간생검 등) 유상피세포로 구성된 caseous necrosis(건락괴사)를 수반하지 않은 육아종 병변

경과관찰을 위한 검사와 측정빈도

ACE **〈급성기〉** 1개월마다 **〈만성기〉** 3개월마다 검사한다. Sarcoidosis에서의 증가는 유상피세포의 ACE 생산이 관여하는 것으로 추측되므로 혈청 ACE는 급성기의 활동성 지표로 또는 재발감시에 효과적이다.
흉부 X 선 **〈급성기〉** 2주~1개월마다 **〈만성기〉** 3~6개월마다 검사한다.
안 검사 **〈급성기〉** 필요에 따라 검사한다.

진단·경과관찰 상의 요점

① 초진 이후, 2년까지 병변이 소실되기 쉬운 인자로서 젊음, 무자각, 폐병변, 안병변 무, 피부병변 무, 심전도 이상소견 무, ACE 활성치 정상을 보인다. ② 혈청 ACE 증가, BAL의 림프구 수, CD 4/8 비, 총세포 수 증가, ^{67}Ga의 폐로의 취입 정도가 높은 것은 sarcoidosis의 활동성이 큰 것으로 생각되지만 예후의 지표는 되지 않는다. 예후를 정하기에는 최소한 2~5년간 관찰이 필요하다. ③ HLA와 예후에 대한 검사결과는 DR 5 또는 DRw 6를 가진 것은 발병 연령이 낮고, 경과가 좋은 경향을 보인다.

Spontaneous pneumothorax, 자연기흉

흉강 내로 공기가 침입되어 폐가 허탈한 상태이다. 외상으로 발생하는 것은 제외한다. Bulla, bleb의 파괴가 원인인 원발성과 임상적으로 명백한 질환이나 약물이 원인으로 발생하는 속발성으로 분류한다. 원발성은 기흉 가운데 가장 빈도가 높고, 20세를 정점으로 젊은 남성에 많다. 속발성의 원인질환으로는 폐결핵, 폐암, 천식, 폐화농증, 폐렴, sarcoidosis, 자궁내막증 등이다. 증상은 주로 ① 갑작스러운 흉통(등, 어깨 등으로 확대되는 경우가 많다), ② 호흡곤란, 숨참, ③ 발작적인 기침 등이다. 경

도인 것은 안정만으로 허탈폐가 다시 확장된다. 중등도 이상인 경우, 흉강 내에 tube를 삽입하여 탈기(脫氣)를 위하여 흉강 drainage를 한다.

검사소견

혈액 가스분석 속발성에서는 PaO_2가 저하하는 경우가 있다.

흉부 X 선 폐문리(pulmonary marking)가 없는 기흉강의 존재

흉부 CT 천자부위의 동정, 낭포와의 감별, 기초질환 유무 확인에 유용하다.

경과관찰을 위한 검사와 측정빈도

흉부 X 선 **〈급성기〉** 천자탈기 예의 전후에 검사. Tube drainage 예는 drain으로 공기 유출을 보이므로 치료효과 판정을 위하여 자주 촬영한다. **〈치유후〉** 증상이 재발할 때는 중증도를 판정하기 위하여 촬영한다.

흉부 CT **〈긴급시〉** 만성폐기종에 속발하여 강한 호흡곤란을 호소하는 예에서 긴급하게 시행한다. **〈급성기·치유후〉** 급성기에서 외과 수술 적응을 결정할 목적으로 시행하는 것이 바람직하다. 여성 예는 과오종성 폐맥관근종증(폐림프맥관근종증 : pulmonary lymphangioleiomyomatosis)의 합병을 판정할 목적으로 급성기 내지 치유 후에 시행하는 것이 바람직하다.

진단·경과관찰 상의 요점

① 흉부 X 선에서 기흉강의 크기에 따라 판단한다. 흉곽과 폐 사이가 3 cm 미만으로 증상이 안정되면 경과관찰로 좋다. 흉곽과 폐 사이가 3 cm 이상이라면 천자탈기, tube drainage, 흉강경 치료의 순으로 치료를 선택한다. ② 산소흡입으로 누출이 감소한다. 산소흡입을 적극적으로 행한다. ③ 천자탈기 시는 4시간 후 흉부 X 선 사진을 다시 촬영한다. ④ Tube drainage 예, 특히 완전 허탈 예는 급속 탈기 후의 재팽창성 폐수종에 주의한다. ⑤ 진행된 만성 폐기종에서 속발된 기흉은 흉부 X 선 사진에서 기흉강이 보이지 않는 경우가 있다. 이런 경우에는 흉부 CT가 유용하다. ⑥ 여성에서는 폐림프맥관근종에서 속발하여 발병하는 경우가 있어서 유백흉수를 수반하는 경우가 있다.

Wegener granulomatosis

주로 중동맥 이하의 동맥(모세관, 정맥 포함)이 호발 부위인 괴사성 육아종성 혈관염으로 사구체신장염을 수반한다. 상기도 증상, 하기도 증상, 신증이 3 주징이다. 상기도와 폐의 괴사성 육아종, 반월체형성 신장염 및 전신의 괴사성 육아종성 혈관염을 병리조직학적 특징으로 보이고 임상적으로 PR 3-ANCA 출현이 특징인 질환이다. 원인은 불명이지만 기도계가 장애를 받고, 게다가 엄청난 수의 다핵거대세포가 출현하는 것으로 미루어 무언가 외적 항원에 대한 allergy 반응 등 면역학적 기전이 상정되고 있다. 신증은 초기에는 확실치 않는 경우도 있지만 발병하면 소상분절상에서 반월체형성성으로 되어 급속 진행성인 경과를 취한다. 비중격에 염증이 생겨 안비(saddle nose)로 되고, 폐는 결절성 음영이나 공동 등도 나타난다. 진단은 조직소견에 의하지만 C-ANCA의 진단적 가치가 높다. 치료의 기본은 cyclophosphamide요법인데, 이것에 부신피질 steroid를 병용으로 원래 치명적인 질환인 이 질환의 예후가 크게 개선된다. Cyclophosphamide 사용 시에는 골수억제와 출혈성 방광염에 주의하

여야 한다.

검사소견

신장기능 검사 신장기능 저하 소견(BUN, creatinine 증가), 요 소견(단백뇨, 적혈구뇨)
자가항체 항호중구, 단핵구 세포질 항체(PR 3-ANCA) 양성(90% 이상의 증례에서 양성)
기관지경 검사 기도점막의 염증소견, 때로 궤양, 육아종 형성, 내강 협착
흉부 X 선 다발성 결절성 음영, 흔히 동공화를 수반하고, 때로는 흉수, 흉막비후를 수반한다.
부비강 X 선 미만성 음영, 골질 파괴상
흉부·부비강 CT 육아종으로 인한 점거성 병변이 존재한다.
병리조직 검사 염증세포 침윤, 괴사성 육아종, 혈관염, 반월체 형성 신장염

경과관찰을 위한 검사와 측정빈도

항호중구, 단핵구 세포질 항체 **〈 급성기 〉** 1개월마다. 호중구 세포질 α 과립 중의 proteinase 3(PR-3)가 대응 항원인 PR 3-ANCA의 정량적 검출은 질환의 진단, 치료효과를 판정하는데 유용한 검사이다.

진단·경과관찰 상의 요점

① 호발 연령, 성별의 차이는 없다. ② 비점막 생검에서 괴사성 육아종성염의 존재를 찾아내는 것이 조기진단에 중요하고, 신장생검에서도 마찬가지의 조직소견을 보이는 경우가 있다. ③ 폐의 공동화 병변은 흔히 *Staphylococcus aureus* 에 의한 2차 감염으로 인하여 농양화된다. 신장장애(급성진행성 신장염)는 때로 급성 신부전으로 진행한다.

XIII. 중 독

Alcohol intoxication (poisoning), 급성 알코올 중독

알코올 음료에 함유된 ethanol의 독성으로 인한 급성중독이다. 즉, ethanol의 중추신경 억제작용으로 인한 의식장애가 주증상이다. 중증 예에서는 혼수에 빠지고, 이물의 기도 내 흡입이나 질식과 호흡억제로 인하여 사망에 이르기도 한다.

검사소견

혈중 ethanol 농도 혼수나 호흡억제를 일으키는 농도는 개인차가 크다. 음주력이 적은 사람은 300 mg/dL에서 혼수에 빠지지만 대주가는 500~600 mg/dL에 달하여도 아무렇지 않은 경우가 있다. 300 mg/dL 이하인데도 혼수를 일으키면 다른 약물의 병용이나 두부외상, 뇌혈관장애 등 ethanol 이외의 원인을 검색한다.

통상 1~1.5 mg/mL에서 대뇌피질이 억제되어 말이 많아지고, 쾌활해진다. 1.5 mg/mL 이상에서 운동실조를 보이고, 4.5 mg/mL 이상이 되면 뇌간부(brain stem portion) 마비로 인한 호흡억제가 일어나 사망에 이르는 위험성이 높아진다. 또한 ethanol에는 말초혈관 확장작용도 있어서 혈압저하, 체온강하를 초래한다.

혈장 삼투압 Ethanol로 인하여 혈장 삼투압이 상승하기 때문에 삼투압 gap이 커진다. 단, ethanol이 증발하지 않도록 빙점강하법으로 측정할 필요가 있다. 혈중 ethanol 농도를 직접 측정할 수 없을 경우에는 아래의 계산식으로 추정치를 구한다.

추정 ethanol 농도

= 4.6 × { 혈장 삼투압 − (2 × [Na] + [glucose]/18 + [BUN]/2.8)}

Glucose 당신생 장애로 특히 소아, 저영양 환자나 감기능 저하 환자에서 감소한다.

β-Hydroxybutyric acid, lactate 각각은 증가하여 alcoholic ketoacidosis 및 lactate acidosis를 일으킨다.

혈액 가스분석 호흡부전이 있으면 PaO_2 저하, $PaCO_2$ 상승, pH 저하를 보인다.

만성 알코올 의존증 환자 만성적인 알코올 의존증 환자는 저 Mg혈증, 저 K혈증, 저 P혈증, 저 thiamine(비타민 B_1)혈증을 흔히 합병한다. 이것들이 의심되면 곧바로 보정할 필요가 있는데, 특히 저 Mg혈증으로 인한 부정맥이나 저 thiamine 혈증으로 인한 Wernicke 뇌병증과 lactate acidosis에는 주의하여야 한다. 또한 알코올성 간장애와 만성췌장염으로 인한 이상치를 보인다.

경과관찰을 위한 검사와 측정빈도

Ethanol 내원 시 혈중 ethanol 측정이 유용하지만 ethanol은 1시간 이내에 거의 대부분이 흡수되기 때문에 반복하여 측정할 필요는 거의 없다. Ethanol 측정이 여의치 않으면 삼투압

gap 로 추정한다.

동맥혈 가스분석, glucose Ethanol이 간에서 대사되어 acetaldehyde로 될 때에 대사성 acidosis와 저혈당이 진행되므로 동맥혈 가스와 혈당치는 각성할 때까지 합병증을 판정하기 위하여 반복하여 측정할 필요가 있다. 가능하면 lactic acid도 측정한다.

Thiamine Thiamine 농도는 투여 전에 채혈하여 의뢰하는데, 합병증인 Wernicke 뇌병증이 의심되면 결과를 알기 전에 곧바로 thiamine을 투여한다.

전해질 각성하여 전신 상태가 안정될 때까지 전해질을 반복하여 측정한다. 만성의 ethanol 의존증 환자의 치명적인 합병증인 난치성 심실세동에는 측정결과를 기다리지 않고 Mg을 투여하는 것이 바람직하다.

동맥혈 가스분석, 흉부 X 선 합병증인 이물의 기도흡입으로 인한 폐렴이 의심되면 동맥혈 가스를 반복하여 측정하고, 흉부 X 선 검사를 한다.

진단·경과 관찰상의 요점

① 치사량은 성인에서 5~8 g/kg, 소아에서 3 g/kg로 이해하고 있다. 체중 60 kg인 성인이 농도 40%의 증류주를 마실 경우, 750~1,200 mL에 상당한다. 즉 위스키 한 병을 단시간에 마시면 치사량에 달한다는 의미이다. ② 주요 사인은 호흡부전이므로 기도 확보, 환기 보조, 산소 투입이 중요하다. 각성할 때까지 심전도 monitor와 pulse oximeter를 장착하여 둔다. ③ 치명적인 두부외상이나 뇌혈관장애를 놓치는 가장 큰 원인인 ethanol로 인한 의식장애로 생각하지 말고 반드시 두부 CT를 촬영하여 기질적 병변을 부정하여야 한다. ④ 수면제 대량 복용 시에 ethanol도 마시는 경우가 많아 상승작용을 나타내는 데에 주의한다. ⑤ Aldehyde dehydrogenase를 저해하는 disulfiram 복용 중에 알코올을 섭취하면 acetaldehyde 중독이 되어 홍조, 두통, 구토, 저혈압을 초래한다.

Arsenic poisoning, 비소 중독

비소는 옛날부터 독약으로 살인에 사용되었었다. 미란성 화학병기로 삼염화 비소(lewisite)가 2차 대전 때 개발되기도 하였다. 시판 방부제, 쥐약, 살개미제 등에 함유되어 있는데, 일반적으로 급성중독은 사고나 자살 목적이 많다. 치과영역의 치료에 사용하는 아비산도 독성이 강하다. 만성중독은 개발도상국의 우물물 오염이나 직업병으로 문제가 되고 있다. 비소 중독을 야기시키는 약물은 비소 외에 arsenic trioxide, arsenious acid 등의 비소 화합물이다. 급성 중독은 순환기계 증상으로 혈압저하, 혈류감소를 보이고 2차적으로 빈맥도 나타낸다. 호흡기계에서는 호기에 마늘 냄새, 호흡근 마비로 인한 호흡부전이, 중추신경계에서는 두통, 섬망, 경축, 혼수가, 소화기계에서는 구토, 혈성설사, 격렬한 복통, 타는 듯한 식도통을 나타낸다. 기타 폭로 후 다소 늦게 말초성 신경염, 황달, 신부전을 나타내는 경우가 많다.

검사소견

손톱, 피부, 모발 등의 비소 농도 통상 1 ppm 이하이고, 요중 농도가 정상화되어도 수개월 잔존하므로 중독의 증거가 된다.

요중 비소 배설량 통상 50 μg/day 이하이지만 급성중독일 때는 수천 μg/day에 미치고, 정상화에 수주를 요한다. 단, 독성이 없는 5가의 유기비소 화합물이 대량 함유된 해산물을 먹었을 뿐인 데도 불구하고 수 일간 요중 비소 배설량이 현저하게 증가한다. 이 경우, 무기비소 화합물만을 측정하면 25 μg/day 이하이다.

혈중 비소 농도 통상 3 μg/dL 이하이고, 급성중독 시에는 증가하지만 혈중 반감기가 3~5일로 짧고, 오차가 크므로 치료에는 거의 도움이 되지 않는다.

경과관찰을 위한 검사와 측정빈도

비소 농도 조직·요·혈액 등의 비소 농도 측정은 긴급을 요하는 급성기에는 결과를 얻지 못하는 경우가 많고, 주로 후일에 법의학적 의의가 있는 경우가 많다. 상황과 증상으로 중독이 의심되면 치료를 즉시 시작해야 한다.

혈액검사, 임상화학 검사, 심전도, 흉부 X 선 급성중독의 중증례에서는 매일 검사한다.

진단·경과 관찰상의 요점

① 급성비소중독은 비소 폭로력과 특징적인 증상으로 진단한다. 복통, 구토, 수양성 분변 등의 소화기 증상과 순환혈액량 감소성 shock, 심근장애로 인한 심원성 shock, 폐수종은 내복 수십 분 이후부터 출현한다. 그 후, 심장의 자극전도계 이상, QT 연장 증후군, 중추신경증상으로 섬망(delirium), 혼수, 말초신경 마비로 인한 지각장애, 운동장애 등이 수 일 후에 출현한다. ② 골수기능 저하로 인한 범혈구감소증, 특히 백혈구감소증은 1~3주간에 최저로 된다. 적혈구에는 염기성 반점이 보이는 예가 있다. ③ 손톱을 가로지르는 백선(Aldrich-Mees line)이나 탈모가 생긴다. ④ 비소를 함유한 합금이 산과 반응하여 생기는 비화수소[hydrogen arsenide(arsine, AsH_3)]는 반도체 제조에도 사용하는데, 마늘 같은 냄새가 나는 가스로 비자극성에 맹독이다. 적혈구 내로 들어가 2~24시간의 잠복기 후에 중증인 용혈성 빈혈을 일으켜서 hemoglobin뇨, 신부전을 초래한다. 혈장 유리 hemoglobin이 2 g/dL 이상으로 되어 haptoglobin이 감소된다. ⑤ 만성 비소중독의 증상은 다양하여 권태감, 빈혈, 백혈구감소증, 말초신경 장애, 간기능 이상, 피부변색(색소침착이나 색소부족 등), 피부암 등을 보인다. ⑥ 3가 무기비소 화합물은 성인에서 100~300 mg이 치사량으로 이해하고 있다. 20~60 μg/kg/day를 섭취하면 만성중독으로 된다. 5가 유기비소 화합물의 독성은 3가 무기비소 화합물의 1/2~1/10 정도로 미변화체 그대로 요중으로 배설되는 무독인 경우도 있다. 비화수소는 250 ppm에의 폭로는 즉석에서 치명적이고, 25~50 ppm에서 30분간 폭로에도 치명적으로 된다. ⑦ 급성비소중독에서는 우선 기도 확보, 환기 보조, 산소를 투여하고, 세포외액 보충액을 충분히 수액한다. QT 연장 증후군이 있으므로 Ia군 항부정맥 약물 사용은 피한다. ⑧ 특이적인 해독제로 chelate제인 dimercaprol을 3~5 mg/kg, 4~6시간마다 근육주사를 가능한 한 조기에 시작한다. 소화기 증상이 개선되면서 penicillamine의 경구투여로 바꾸는 경우가 있다. ⑨ 비화수소 중독에 chelate제는 효과가 없다. 용혈성빈혈에 맞서 alkali뇨로 신장을 보호한다. 필요에 따라서 수혈, haptoglobin을 투여한다.

Food poisoning, 식중독

섭취한 음식물이 원인이 되는 외인성 장애로 인하여 소화기뿐만 아니라 순환기계 또는 신경계에 증상이 나타나는 경우도 있다. 음식물 자체에 포함된 자연독 식중독과 세균성 식중독으로 크게 분류하는데, 세균성 식중독은 앞의 감염증·성병·기생충 질환 항에 기술하였기 때문에 여기서는 자연독 중독의 대표적인 aconite (monkshood) poisoning, 독버섯 중독, 복어 중독, 복어 이외의 어류중독, 패독중독에 대하여 기술한다.

■ **Aconite 중독**

미나리아재비과 식물인 *Aconitum napellus*의 건조한 괴근(塊根)에서 얻어지는 독약으로 여러 종류의 유사 alkaloid를 함유하고 있다. 그 중에서 활성 주성분은 aconitine이다. Aconite는 자살목적, 살인목적 이외에 산나물로 착각하여 실수로 먹는 경우가 있다. 이것을 섭취한 후 출현하는 증상은 입, 인두, 입안의 열감과 얼얼한 느낌이 있은 후, 절인감, 구토감, 유연(流涎)(침과다, ptyalism), 전신의 체력저하, 경련, 저혈압, shock, 자극전도 지연, 여러 가지 심각한 부정맥이 보고되고 있다. 특이 해독제는 없는 것으로 알고 있다. 독성분인 aconitine 은 사후에도 혈중에서 검출이 가능하고, aconitine의 치사량은 3~4 mg이다. Aconitine은 세포의 Na channel을 개방하여 초기에는 입주변의 절인감이 출현하지만 끝으로 특징적인 난치성으로 다양한 부정맥이 초래된다. 특히 다형성 심실 기외수축으로부터 심실세동을 반복하는 증례는 많은 경우, 전기적 제세동이 성공해도 곧바로 재발하기 때문에 경피적 심폐보조(percutaneous cardiopulmonary support; PCPS)에 의한 집중치료가 필요하다.

■ **독버섯 식중독**

독버섯은 광대버섯과(*Amantaceae*), 송이과(*Trichlolomataceae*), 독청버섯과(*Strophariaceae*), 끈적버섯과(*Cortinariaceae*), 외대버섯과(*Rhodophy llaceae*), 무당버섯과(*Russulaceae*) 등으로 널리 분포되어 있고, 독버섯의 공통적인 특징은 없다.

독버섯의 종류는 약 30여종으로 종류에 따라 전혀 다르며 여러 가지 유독성 alkaloid 물질을 함유하고 있다. 상기 독버섯의 독성작용으로 ① 세포파괴 간·신장 병변을 일으키는 치명적인 독물질, ② 자율신경에 작용하는 독물질, ③ 중추신경계에 작용하는 독물질, ④ 주로 위점막을 자극하여 병변을 일으키지만 치명적이 아닌 독물질 등으로 분류한다.

Amanita속(광대버섯속) 독버섯이 가장 치명적인데, 그 독성분을 amatoxin이라고 한다. Amatoxin은 8개 아미노산이 고리모양으로 결합한 peptide로 9 종류의 amanitin이 존재하는데, 이것은 열에 안정하여 어떠한 조리를 해도 분해되지 않는다. 이 amanitin은 DNA 의존성 RNA polymerase II의 활성을 저해하여 단백합성을 저해한다.

이들 독버섯을 섭취한 후 6~12시간 잠복 후에 복통, 구토, 설사(수양변) 등의 소화기 증상을 보인다. 3~4일경에는 간장애, 신장장애로 진전한다. 간세포로 침투되기 쉽기 때문에 간장애는 반드시 발생한다. 또한 조혈계 장애로 인하여 출혈경향이 초래된다. 태아 이행성으로 태아에 간장애를 일으킨다. 섭취된 amatoxin은 소화관으로 빨리 흡수되어 그 10%는 변하지 않은 그대로 담즙으로 배설되어 장·간을 순환하고, 80%는 신장을 통하여 48시간 이내에 요로 배설된다.

독성이 가장 강하고 사망률이 70%나 되는 amanita속 독버섯을 포함하여 독성작용에 따라 다른 독작용을 보이는 대표적인 독버섯으로 독우산광대버섯(*Amanita virosa*), 알광대버섯(*Amanita phalloides*), 흰알광대버섯(*Amanita verna*), 마귀곰보버섯(*Gyromitra esculenta*), 마귀광대버섯(*Amanita pantherina*), 등에 대하여 부연 기술한다.

독우산광대버섯 중독 Amanitin과 phalloidin을 독성분으로 함유되어 있는 amanita toxin군으로 분류되는 독우산광대버섯의 유독성분은 amatoxin으로 열에 강하므로 어떠한 조리법으로도 분해되지 않는다. 중독은 직접적인 점막자극성은 없고, 조직세포 파괴는 단백합성의 저해로 인하여 발생하기 때문에 섭취 직후에는 증상이 나타나지 않는다. 전체 독버섯 중독사의 90%를 차지하고, 사망률은 50~90%이다. 0.1 mg/kg의 섭취로 사망에 이른다. 섭취 후 8~12시간에 설사, 구토 등의 격심한 소화기 증상으로 발병한다. 이 시기에 대량의 체액상실로 인한 shock와 전해질 이상을 극복해도 1~2일 후부터 전격성으로 간부전이 발생한다. Amatoxin 측정은 RIA가 개발되어 있지만 24시간 이상 경과하면 혈청 및 요에서 검출이 불가능하게 된다. 정성시험(Meixner 법)으로 독버섯의 amatoxin 함유 가능성을 추측할 뿐이다.

- Ⅰ 기 : 섭취 후 6~12시간의 잠복기를 거친 다음 복통, 구토, 설사가 시작된다.
- Ⅱ 기 : 섭취 후 12~24시간에 소화기 증상이 나타나는데, 설사는 마치 콜레라처럼 대량의 수양성 설사를 지속한다.
- Ⅲ 기 : 치료(대량수액, 전해질, 산염기 보정 등)하면 소화기 증상은 진정되 치유된 것처럼 보이지만 간장애가 시작되어 AST, ALT 등이 증가하기 시작한다.
- Ⅳ기 : 24시간 경과쯤, 그 이전에 황달, 신장 장애가 일어난다. AST, ALT, BUN, creatinine이 증가하고, 증상은 급격하게 악화되어 간성 혼수를 초래하는 경우가 있다. 계속 악화되면 4~7일에 사망하는 경우도 있다. 회복해도 간소엽 중심성 괴사, 세뇨관 괴사 등의 소견을 보인다.

알광대버섯 및 흰알광대버섯 중독 이들 버섯의 세포장애성 성분은 phalloidin이라는 mycotoxin으로 신장장애보다 간장애가 현저하다. Phalloidin은 알광대버섯 및 흰알광대버섯에 함유된 유독 환상 peptide로 actin의 polymer와 결합하여 안정화된다. Phalloidin을 주사하면 간세포가 파괴되지만 열에 불안정하기 때문에 날로 섭취하지 않는 한 amatoxin 같은 독성분은 아니다. 그러나 phalloidin으로 인하여 간의 섬유화가 초래된다는 보고가 있다.

또한 phalloidin이 신장에 미치는 영향은 경미하지만 bovine albumin과 축합하여 동물에 투여하면 세뇨관 장애가 현저하게 일어난다. 투여할 경우 lysosome으로 취입되어 지속적으로 세포질로 방출되어 장애성이 생기게 되는 것으로 이해하고 있다. 이와 같은 변화는 마치 cadmium이나 cadmium · metallothionein com plex에 의한 신장장애와 유사하다.

Metallothionein : Apoprotein에 있는 thionein에 중금속 등이 결합한 단백질이다. 사람에서는 10 종류의 metallothionein이 발견되었다. Metallothionein 1L에는 61개 아미노산 가운데 30개개가 cysteine으로 그 SH기에 금속이 결합한다. Cu, Xn, Cd 등의 중금속으로 인하여 그 합성이 유도되어 생체에 필수 미량중금속의 저장 단백질로서, 또한 잉여 금속과 결합함으로서 독성으로부터 생체를 방어하는 것으로 이해하고 있다.

마귀곰보버섯 중독 이 독버섯의 독성분은 gyromitrin으로 독작용은 가수분해로 생성되는 monomethylhydrazine에 있다. 독작용은 비교적 강하고, 열에 불안정하여 저불·건조로 무독화 된다. 섭취 후 6~24시간에 오심, 구토, 설사, 복통, 두통, 권태감, 탈력감 등의 증상을 보인다. 중증화되면 간장애, 황달, 신부전, 용혈, 경련, 의식장애, methemoglobin혈증 등을 초래한다.

마귀광대버섯 중독 *Amanita muscaria* 에 함유

된 alkaloid인 muscarine은 독버섯 중독의 원인물질의 하나로 강력한 acetylcholine의 muscarine양 작용을 보인다. 독성분인 muscarine으로 인하여 발한, 타액 분비과인, 동공수축(miosis) 등의 부교감신경 자극증상을 나타내지만 정신증상은 수반하지 않는다. 섭취 후 30~90분에 증상이 나타나는데(늦어도 2~3시간), 알코올 중독처럼 혼미, 수면이 일어난다. 현기증, 운동실조, 경련 증상 이 출현하고, 진행되면 근육이 지나치게 긴장하여 근섬유 경축도 일어난다. 소아에서는 시야장애, 환각이 나타난다. 버섯중독의 대부분에서 보이는 소화기 증상은 드물거나 발생하지 않는다.

Muscarine양 작용이란 Acetylcholine 수용체의 2 가지 subtype 가운데 muscarine의 약리작용을 모방하는 type의 수용체(muscarine성 acetylcholine 수용체)를 자극할 때에 야기되는 작용이다. 수용체에 공역된(conjugated) G 단백을 매개하여 정보를 전달한다. 부교감신경 자극작용과 거의 동의이지만 muscarine성 acetylcholine 수용체에는 5 종류의 유전자가 존재하여 부교감신경에 지배되지 않는 장기에도 분포하므로 엄밀하게는 동일한 것은 아니다.

기타 독버섯 중독 기타 독버섯은 amatoxin에 비하여 독성이 낮고, 대다수 독버섯은 섭취된 후 3시간 이내에 경도~중등도의 구토나 설사 등 소화기 자극증상을 나타낸다.

· 먹물 버섯 (Coprinus comatus) · Mexico 버섯 : 이들 버섯에서 분리된 alkaloid인 psilocybin으로 중독되면 LSD(lysergic acid dirthylamine) 같은 환각작용이 특징으로 환시를 일으키지만 환청(acousma), 환촉(haptic hallucination), 다행감(多幸感), 불쾌감, 산동(mydriasis) 등도 출현한다. 섭취 후 15분~수 시간에 색채환각, 하품, 기분고양(hyperthymia), 산동, 운동실조, 현기증, 발음장애, 권태감, 의식장애 등이 생긴다. 교감신경 흥분작용으로 혈압상승, 빈맥 등을 보인다. 중추신경계 작용은 LSD 작용과 유사하다. LSD에 비하여 작용은 약하고 지속도 짧아 증상은 대부분 1/2일 정도에서 소실된다.

또한 먹물버섯의 alkaloid인 coprine은 독성분인 아미노산으로 molybdenum(Mo)과 결합하는 aldehyde dehydroxylase의 작용을 저해한다. 그러므로 섭취 후 수 시간에서 24시간 이내에 alcohol을 섭취하면 ethanol의 분해로 생기는 aldehyde가 축적되어 중독증상이 나타난다. 안면홍조, 오심, 구토, 빈맥, 저혈당, 부정맥, 수족의 지각이상, 탈력감, 현기증, 저혈압, 호흡곤란, 의식장애 등을 보인다. Alcohol 섭취가 없으면 증상은 출현하지 않는다.

· 독깔때기버섯 (Clitocybe acromelalga)·맑은애주름버섯 (Clitocybe dealbata) : 이들 버섯에서 추출한 흥분성 아미노산인 acromelic acid는 구조가 구충제 kainic acid과 유사한 glutamic acid 골격을 취한 물질로 glutamic acid 수용체와 특이적으로 결합한다. Acromelic acid의 glutamic acid 수용체 자극으로 수 일~수십 일간 지속적으로 사지의 절인감이나 뻣뻣해진다.

■ 어류 중독

복어 중독 복어의 독성분인 tetrodotoxin(TTX)은 복어 자체가 생산하는 것이 아니라 복어 먹이에 함유된 terodotoxin이 축적된 것이다. 따라서 자연산 복어는 양식 복어보다 독성이 강하다. Tetrodotoxin은 특히 복어의 난소나 간에 많이 함유되어 있고, 사람의 치사량은 0.5~1 mg 정도이다. Tetrodotoxin은 세포의 Na channel blocker로서 식후 30분경부터 입술과 혀의 탈민감(desensitization)으로부터 시작하여 지각마비와 골격근 운동마비가 진행하고, 최종적으로는 호흡근이 마비되어 사망하게 된다. 적절한 인공호흡 관리로 구명되면 예후는 양호해진다. 사망 직전까지 완전마비 때문에 일견, 혼수로 보여도 의식은 뚜렷하고, 심장기능도 정상인 경우가 많다. Tetrodotoxin의 소화관에서의 흡수는 빠르고, 증상은 식후 10분~3시간까지에 나타나고, 사망은 4~8시간 이내에 이른다. 사인은 호흡마비이다.

복어 이외의 어류 중독　돌도미 등에 함유된 Shiga toxin으로 인한 중독은 가열, 동결에서도 활성을 잃지 않는다. 섭취 후 1~6시간에 위장염을 일으키고, 이어서 절인감이나 근육통을 초래한다. 치사율은 0.2% 이하이다.

경과관찰을 위한 검사와 측정빈도

혈중 농도　Amatoxin, aconitine 등의 측정치는 급성중독의 치료 중에 얻는 경우는 드물다. 후의 증거로서 검체를 채취하여 두고, 치료는 상황과 증상에 기초하여 시행한다.

간기능 검사　Amatoxin 중독에서는 급성기는 매일 측정하여 간부전에 주의한다.

진단·경과 관찰상의 요점

① 가족이나 지인 등에서 환자가 집단으로 발생한 경우에는 식중독을 강하게 의심하여 진료한다. ② 독성분의 정량검사는 치료에 도움이 되지 않는 경우가 많으므로 임상증상을 중시하여 대처하고, 특히 호흡순환의 생명유지를 위하여 집중치료에 전력을 경주한다. ③ 먹고 남은 음식물의 분석이 최종적으로 진단이 결정되는 경우가 많으므로 반드시 보존하여 둔다. ④ 독버섯에 관한 정보는 전문기관을 통해 입수하는 것이 바람직하다.

Pesticide poisoning, 농약 중독

농작물에 해를 입히는 균, 선충, 진드기, 곤충, 들쥐, 그외의 동식물 또는 virus를 방제할 목적으로 사용하는 약제로 인한 중독이다. 즉, 제초제인 paraquat, 살충제인 유기인 등의 농약으로 인한 중독이다. 독을 먹는 예가 많은데, 자살 목적, 농약 살포 중에 흡입되거나 피부로 흡수되어도 농약중독이 발생한다. 생체막 지질의 과산화로 독성이 발휘되는 것으로 이해하고 있다. 중독 직후에 구토나 설사를 나타내는데, 중증 예에서는 순환부전으로 인하여 2~3일에 사망한다. 이 기간 생존한 경우, 간기능 저하에 간질성 폐렴으로 인한 호흡부전이 합병하여 중독 후 1~3주간에 사망한다. 종말기는 폐섬유증으로 된다(paraquat 폐).

검사소견

■ Paraquat 중독

요중 paraquat 정성시험 간편하고 신속하게 검사할 수 있다. 1 ppm 이상의 paraquat 농도에서 청색으로 발색되므로 완전히 음성으로 될 때까지 장세척이나 혈액 흡착요법을 시행한다.

혈청 paraquat 농도　Paraquat 중독의 예후는 혈청 농도와 섭취 후의 경과 시간으로 Proudfoot의 생존곡선으로 예측할 수 있다. 혈청 농도가 4시간 후에 2 mg/L, 6시간 후에 0.9 mg/L 24시간 후에 0.1 mg/L 이상에서는 사망할 가능성이 높다. 상기 농도를 크게 초과하는 환자는 생존할 수 없다.

생존율 예측식 혈청 paraquat 농도가 측정되지 않은 때에는 내복에서 채혈까지의 시간을 T로 하여 이하의 생존율 예측식이 제창되어 있다.

$$[K^+] \times [HCO_3^-] / [Cr] \times 0.088 + 399 \times \log T$$

계산 결과가 1,500 이상이면 생존율 90%, 931 ~1,500이면 생존율 38%, 930 이하라면 생존율 3%로 해석한다.

혈청의 착색 가장 중증인 예에서는 녹색의 착색제로 인하여 혈청이 녹색을 띄게 된다.

■ 유기인 중독

혈장 cholinesterase (ChE), 적혈구 ChE 모두 감소한다. 혈장 ChE는 측정이 용이하고, 유기인 중독의 예민한 지표가 되지만 중독 증상을 나타내는 원인 그 자체가 아니므로 중증도와는 반드시 상관성을 보이지는 않는다. 적혈구 ChE 활성은 중증도의 좋은 지표가 되어 25% 이상 저하는 유기인에의 폭로를 보이는 소견이다.

심전도, 흉부 X 선 심전도에서 방실 block 등에 의한 서맥, 농약이 함유된 유기용매 잘못 섭취로 인한 흉부 X 선의 폐렴상

유기인 및 대사산물 혈중·요중 농도 측정이 가능하지만 급성기 치료에 도움이 되는 경우는 적다.

경과관찰을 위한 검사와 측정빈도

■ Paraquat 중독

요중 paraquat 정성시험 치료효과 판정을 위하여 완전히 음성화 될 때까지 수 시간마다 반복하여 검사한다.

전해질 소화관의 미란으로 인하여 탈수와 전해질 이상이 생기므로 측정하여 보정한다.

■ 유기인 중독

Cholinesterase 혈장 ChE 활성은 수일마다 측정한다. 간기능이 정상이라면 수 주간에 회복된다. 적혈구 ChE 활성은 1주마다 측정하는데, 그 회복은 수개월을 요한다.

진단·경과 관찰상의 요점

■ Paraquat 중독

① 치사량은 성인에서 2~4 g 으로 이해하고 있다. 5% 용액으로 된 제품은 40~80 mL에 상당한다. ② 급성기를 극복한 환자의 주요 사인은 폐섬유증으로 동맥혈 가스분석, 흉부 X 선, 흉부 CT의 추적이 중요하다. ③ 중증례에는 간부전, 신부전, 부신부전, 심원성 shock가 급속하게 진행되어 수시간~수일에 다장기 부전으로 사망에 이른다. ④ 급성기를 극복해도 superoxide로 인한 폐장애는 수 시간에 걸쳐서 진행되어 치명적인 폐섬유증으로 되므로 산소 투여는 PaO_2가 60 Torr를 유지하도록 최소한의 농도로 한다.

■ 유기인 중독

① 치사량은 제제에 따라 독성이 달라 여러 가지이다. ② 주요 사인은 유기용매를 실수로 마셔 생기는 폐렴과 기도분비 과다에 호흡근 마비가 합병된 호흡장애이다. Atropine sulfate는 근섬유성 연축이나 근력저하를 방어할 수 없으므로 기도 확보, 환기 보조, 산소 투여가 중요하다. ③ 내복 2~6일 후에 근력저하가 악화되는 중간증후군으로 인한 호흡정지에 주의하여야 한다. 혈장 ChE 활성 추이로 중독을 예측하기는 무리이다. 또한 내복 1~3주 후에 출현하는 지발성 정신장애도 있다. ④ 특이적인 길항약으로 사용하는 pralidoxime iodide는 저하된 ChE 활성을 부활시키는 작용이 있다. 그러나 유기인으로 활성을 잃은 ChE는 시간 경과와 함께 불가역적으로 되어 pralidoxime iodide는 효과가 없어진다. 이를 aging이라고 부르는데, aging의 속도는 유기인의 종류에 따라 다르지만 반감기는 수 시간~수십 시간 정도여서 그 사이에 pralidoxime iodide를 투여

할 필요가 있다. ⑤ Muscarinic action에 대한 대증요법으로 atropine sulfate가 투여되지만 ChE 활성에는 관여하지 않는다. 천식이나 대량의 기도 분비가 억제되므로 빈맥이나 중추신경계의 흥분증상을 일으키지 않는 투여량이 적절하다.

Muscarinic action：Acetylcholine 수용체의 2가지 subtype 가운데 muscarine에 의한 약리작용이 모방된 type의 수용체(muscarine성 acetylcholine 수용체)를 자극할 때에 일어나는 작용이다.

Muscarine：독버섯인 *Amanita muscaria* (광대버섯)에 함유된 alkaloid로 버섯 중독의 원인 물질의 하나이다.

이 책에서 사용한 약어

A

AAA aromatic amino acid
ABC avidin-biotin-peroxidase complex
ABK arbekacin
ABPI ankle brachial pressure index
ACCR amlase creatinine clearance ratio
ACE angiotensin converting enzyme
AChR acetylcholine receptor
ACP acid phosphatase
ACT antichymotrypsin
ACTH adrenocorticotropic hormone
ADA adenosine deaminase
ADA adenosine deaminase
ADCC antibody-dependent cell-mediated cytotoxicity
ADH antidiuretic hormone
ADH antidiuretic hormone
ADH antidiuretic hormone
ADP adenosine diphosphate
ADP δ-aminolevulinic acid dehydratase deficiency porphyria
AER albumin excretion rate
AFL atrial flutter
AFP α-fetoprotein
AFP α-fetoprotein
AGN acute glomerulonephritis
AHC acute hemorrhagic conjunctivitis
AHD anti-hyaluronidase
AHO Albright hereditary osteodystrophy
AIDP acute inflammatory demyelinating polyradiculoneuropathy
AIDS acquired immunodeficiency syndrome
AIH autoimmune hepatitis
AIHA autoimmune hemolytic anemia
AIP acute intermittent porphyria
AIP acute interstitial pneumonia
AKBR arterial ketone body ratio
AKI acute kidney injury
AL acute leukemia
ALA δ-aminolevulinic acid
ALI acute lung injury
ALL acute lymphocytic leukemia
ALP alkaline phosphatase
ALS acid labile subunit
ALS amyotrophic lateral sclerosis
ALT alanine aminotransferase
AMA anti-mitochondrial antibody
AMK amikacin
AML acute myeloid leukemia
AMP adenosine monophosphate
AMPC/CVA amoxicillin/clavulanate potassium
AN anorexia nervosa
ANA anti-nuclear antibody
ANCA antineutrophil cytoplasmic antibody
ANP atrial natriuretic peptide
AP angina pectoris
APC atrial premature contraction
APC activated protein C
APR acute phase reactant
APRT adenine phosphoribosyl transferase
ARB angiotensin II receptor blocker
ARDS acute respiratory distress syndrome
ARVCM arrhythmogenic right ventricular cardiomyopathy
ASA acetylsalicylic acid
ASK anti-streptokinase antibody
ASO arteriosclerosis obliterans
ASO anti-streptolysin O antibody
AST aspartate aminotransferase
ATG anti-thymocyte globulin
ATL adult T cell leukemia
ATLV adult T cell leukemia virus
ATP adenosine 5'-triphosphate
AUC area under the curve

B

BALF broncho-alveolar lavage fluid
BAO basal acid output
BB buffer base
BBT basal body temperature
BCA breast carcinoma associated antigen
BCAA branched chain amino acid
BCE bone collagen equivalents
BCG bacillus Calmette-Gue'rin
BCG bromcresol green
BE base excess
BFP biological false positive
BFP basic fetoprotein
BGP bone Gla protein
BHL bilateral hilar lymphadenopathy
BHPT hepaplastin test
BJP Bence Jones protein
BMD Becker muscular dystrophy
BN bulimia nervosa
BNP brain natriuretic peptide
BNP brain natriuretic peptide
BOOP bronchiolitis obliterans organizing pneumonia
BSA body surface area
BSA bovine serum albumin
BSAC British society for antimicrobial chemotherapy
BTA bladder tumor antigen
BTC butyrylthiocholine
BTR branched chain amino acid/ tyrosine molar ratio
BUN blood urea nitrogen

C

CA catecholamine
CA cellulose acetate
CAH congenital adrenal hyperplasia
CAM chorioamnionitis
cAMP cyclic adenosine monophosphate
c-ANCA cytoplasmic anti-neutrophil cytoplasmic antibody
CAS Cattell anxiety scale
CaSR calcium sensing receptor
CBC complete blood count
CBG corticoid binding globulin
CBZ carbamazepine
CCC cholangiocellular carcinoma
CCFA cycloserine-cefoxitin-fructose-agar
CCMA cycloserine-cefoxitin-mannitol-agar
CCP cyclic citullinated peptide
CDA congenital dyserythropoietic anemia
CEA carcinoembryonic antigen
CEP congenital erythropoietic porphyria
CETP cholesterol ester transfer protein
CF complement fixation
CGN chronic glomerulonephritis
CHD congenital heart disease
ChE cholinesterase
CJD Creutzfeldt-Jakob disease
CK creatine kinase
CKD chronic kidney disease
CLEIA chemiluminescent enzyme immunoassay
CLIA chemiluminescent immunoassay
CLIP corticotropin-like intermediate lobe peptide
CLL chronic lymphocytic leukemia
CLSI clinical and laboratory standards institute
CM chylomicron
CML chronic myelocytic(myelogeneous) leukemia
CML chronic myeloid leukemia
CMO corticosterone mrthyloxidase
CMV cytomegalovirus
CNS coagulase negative Staphylococcus
CNSDC chronic non-suppurative destructive cholangitis
Con A concanavalin A
COP cryptogenic organizing pneumonia
COPD chronic obstructive pulmonary disease
CP coproporphyrin
CPBA competitive protein binding analysis
CPM central pointine myelinolysis
CPT carnitine palmitoyltransferase
CRF chronic respiratory failure
CRF chronic renal failure
CRF corticotropin-releasing factor
CRH corticotropin-releasing hormone
CRH(F) corticotropin releasing hormone (factor)
CRM cross reacting material

CRP C-reactive protein
CRS congenital rubella syndrome
CSF colony stimulating factor
CSF cerebrospinal fluid
CT computed tomography
CTP carboxyl terminal peptide
CYA cyclosporine
CZP clonazepam

D

DA dopamine
DACA p-dimethyl aminocinnam aldehyde
DBP vitamin D binding protein
DCC dextran coated charcoal
DCM dilated cardiomyopathy
DDR diastolic descent rate
DFA direct fluorescence antibody method
DGI disseminated gonococcal infection
DHA 2,8-dihydroxyadenine
DHEA dehydroepiandrosterone
DHEA-S dehydroepiandrosterone-sulfate
DHT dihydrotestosterone
DIC disseminated intravascular coagulation
DICS DIC syndrome
DID double immune diffusion
DIP desquamative interstitial pneumonia
DIP digital image processing
DIP drip infusion pyelography
DIST drug-induced lymphocyte stimulation test
DLE discoidal lupus erythematosus
DLST drug-induced lymphocyte stimulation test
DM dermatomyositis
DMARD dystrophia myotonica anti-rheumatic drug
DMBT 2,3-dimethoxybenzoylthiocholine
DMD Duchenne muscular dystrophy
DMs double minutes
DNP deoxyribonucleoprotein
DOXY deoxycycline hydrochloride hydrate
DPB diffuse panbronchiolitis
DRVVT diluted Russell's viper venom time(test)
DSA digital subtraction angiography
DSP disopyramide
11-DTXB2 11-dehydrothromboxane B_2
DVT deep venous thrombosis
DZP diazepam

E

E epinephrine
EA early antigen
EAT eating attitude test
EBER 1 EBV encoded small nuclear RNA 1
EBNA Epstein-Barr virus nuclear antigen
EBV Epstein-Barr virus
ECLIA electrochemiluminescence immunoassay
ED erectile dysfunction
EDRF endothelium-derived relaxing factor
EDTA ethylene diamine tetraacetic acid
EGFR epidermal growth factor receptor
EGR erythrocyte glutathione reductase
EGTA ethylene glycol bis(2-aminoethyl ether)-tetraacetic acid
EHEC enterohemorrhagic E. coli
EIA enzyme immunoassay
EIEC enteroinvasive E. coli
EKC epidemic keratoconjunctivitis
ELISA enzyme-linked immunosorbent assay
ENA extractable nuclear antigen
ENT enzyme neutralization test
EP erythropoietic porphyria
EPEC enteropathogenic E. coli
EPO erythropoietin
EPP erythropoietic protoporphyria
ERCP endoscopic retrograde cholangiopancreatography
ES electrosyneresis method
ESD endoscopic submucosal dissection
ESM ethosuximide
ESR erythrocyte sedimentation rate
ESR erythrocyte sedimentation rate
ET essential thrombocythemia
ETEC enterotoxigenic E. Coli
EUCAST European committee on antimicrobial susceptibility testing
EW-FIA evanescent wave fluoroimmunoassay

F

FA fluorescence antibody method
FA folic acid
FAD flavin adenine dinucleotide
FBOC familial breast/ovarian carcinoma
FDP fructose-1,6-diphosphate
FDP fibrin/fibrinogen degradation product
FEIA fluoroenzyme immunoassay
FFA free fatty acid
FGF fibroblast growth factor
FH fulminant hepatitis
FHH familial hypocalciuric hypercalcemia
FIA fluoroimmunoassay
FIGLu formimino-L-glutamic acid
FISH fluorescence in situ hybridization
FMN flavin mononucleotide
FPA fibrinopeptide A
FPA fluorescence polarization assay
FPAH familial pulmonary arterial hypertension
FPB fibrinopeptide B
FPIA fluorescence polarization immunoassay
FR free riboflavin
FSA fluorescence single strand conformation polymorphism analysis
FSSA fluorescence single strand conformation polymorphism and sequence analysis
FSF fibrin stabilizing factor
FSH follicle stimulating hormone
FTA-ABS fluorescent treponemal antibody-absorption test
FTFPI free tissue factor pathway inhibitor

G

GA glycoalbumin
GAA guanidinoacetic acid
GAA guanidoacetic acid
GABA γ-aminobutyric acid
GAD glutamic acid decarboxylase
GC galactocerebroside
GC gas chromatography
GC-MS gas chromatography-mass spectrometry
GER gastroesophageal reflux
GFR glomerular filtration rate
GH growth hormone
GH-RH growth hormone-releasing hormone
GHRP growth hormone-releasing peptide
GIST genetic testing of gastrointestinal tumor
GLC gas-liquid chromatography
GLDH glutamate dehydrogenase
GM gentamicin
GOD glucose oxidase
GPI glycosylphosphatidylinositol
GSA guanidinosuccinic acid
GSH reduced glutathione

H

HA hemagglutination
HA hyaluronic acid
HAM HTLV-I associated myelopathy
HANE hereditary angioneurotic edema
HAV hepatitis A virus
HBOC hereditary breast/ovarian carcinoma
HBV hepatitis B virus
HCC hepatocellular carcinoma
hCG human chorionic gonadotropin
HCM hypertrophic cardiomyopathy
HCP hereditary coproporphyria
HCV hepatitis C virus
HDL high density lipoprotein
HDV hepatitis D virus
HEMPAS hereditary erythroblastic multinuclearity with a positive
HEP hepatic erythropoietic porphyria
HEV hepatitis E virus
HGF hepatocyte growth factor
HGPRT hypoxanthine-guanine phosphoribosyl transferase
HHV human herpes virus
HI hemagglutination inhibition
HIT heparin-induced thrombocytopenia
HIV human immunodeficiency virus
HIV human immunodeficiency virus
HL hypoplastic leukemia
HLS hCG-like substance
hMG human menopausal gonadotropin

HMG-CoA	hydroxymethylglutaryl-Co A
HMWK	high molecular weight kininogen
HNPCC	hereditary non-polyposis colon cancer
HPA	hybridization protection assay
HPF	high power field
hPL	human placental lactogen
HPLC	high performance(pressure) liquid chromatography
HPS	Hermansky-Pudlak syndrome
HPV	human papilloma virus
HSL	hormone sensitive lipase
HSR	homogenous staining region
HSV	herpes simplex virus
HUS	hemolytic uremic syndrome
HVA	homovanillic acid
Hyp	hydroxyproline

I

IAA	insulin autoantibody
IAHA	immune adherence hemagglutination
IBS	irritable bowel syndrome
IC	immune complex
IC	immunochromatography
ICA	anti-islet cell cytoplasmic antibody
ICA	immunocytochemical assay
ICAM-1	intercellular adhesion molecule-1
ICD	implantable cardioverter defibrillator
ICDH	isocitrate dehydrogenase
ICP-MS	inductively coupled plasma mass spectrometry
IDA	iron deficiency anemia
IFA	indirect fluorescence antibody method
IFN	interferon
IGF	insulin-like growth factor
IGFBP	IGF binding protein
IGF-I	insulin-like growth factor-I
IGT	impaired glucose tolerance
IHA	indirect hemagglutination
II	insulinogenic index
IIPs	idiopathic interstitial pneumonia
IL	interleukin
IMP	inosine 5'-monophosphate
INH	isonicotinic acid hydrazide=isoniazid
INR	international normalized ratio
IPA	indirect immune peroxidase assay
IPAH	idiopathic pulmonary arterial hypertension
IPF	idiopathic pulmonary fibrosis
IR	infrared absorption spectrometry
IRBBB	incomplete right bundle branch block
IRE	iron responsive element
IRG	immune reactive glucagon
IRI	immune reactive insulin
IRMA	immunoradiometric assay
IRP	immune reactive proinsulin
IRT	immune reactive trypsin
ISI	international sensitivity index
ITP	idiopathic thrombocytopenic purpura

L

LA	latex agglutination
LAMP	loop-mediated isothermal amplification
LAP	leucine aminopeptidase
LBA	liquid-phase binding assay
LC	log copy
LC	lens culinaris
LCAT	lecithin-cholesterol acyltransferase
LCR	ligase chain reaction
LD	lactate dehydrogenase
LDL	low density lipoprotein
LE	lupus erythematosus
LES	lower esophageal sphincter muscle
LFA-1	lymphocyte function-associated antigen-1
L-FABP	liver type fatty acid binding protein
LGE	log genome equivalent
LGL	large granular lymphocyte
LH-RH	luteinizing hormone-releasing hormone
LIA	laser immunoassay
LIFA	ligand-mediated immune functional assay
LIP	lymphocytic interstitial pneumonia
LISS	low ionic strength salt solution
LKM	liver/kidney microsome
LOH	loss of heterozygosity

LPIA latex photometric immunoassay
LPL lipoprotein lipase
LPS lipopolysaccharide
LUTS lower urinary tract syndrome
LVH left ventricular hypertrophy

M

MALT mucosa-associated lymphoid tissue
MAO monoamine oxidase
MAO maximal acid output
MASA mutant allele specific amplification
m-AST mitochondria AST
MAT microscopic agglutination test
MBC minimum bactericidal concentration
MBP myelin basic protein
MCH mean corpuscular hemoglobin
MCHC mean corpuscular hemoglobin concentration
MCTD mixed connective tissue disease
MCV mean corpuscular volume
MDA malondialdehyde
MDA-LDL malondialdehyde-modified low density lipoprotein
MDHI multiple drug resistant Haemophilus influenza
MDRP multiple drug resistant Pseudomonas aeruginosa
MDS myelodysplastic syndrome
MEIA microparticle enzyme immunoassay
MEN multiple endocrine neoplasia
MF myelofibrosis
MG methylguanidine
MIBG meta-iodobenzyl guanidine
MIC minimum inhibitory concentration
MINO minocycline hydrochloride
ML malignant lymphoma
MLPA multiplex ligation dependent probe amplification
MM multiple myeloma
MMP matrix metalloproteinase
MMPI Minnesota multiphasic personality inventory
MMTV mouse mammary tumor virus
MO micro-Ouchterlony
MOCI Mandesley obsessive compulsive inventory
MODS multiple organ dysfunction syndrome
MOTT Mycobacteria other than tuberculosis
MPA microscopic polyarteritis
MPA mycophenolic acid
MPO myeloperoxidase
MPO-ANC A myeloperoxidase anti-neutrophil cytoplasmic antibody
MPHA mixed passive hemagglutination
MPS multidimensional perfectionism scale
MRA malignant rheumatoid arthritis
MRCP magnetic resonance cholangiopancreatography
MRD minimal residual disease
MRSA methicillin-resistant Staphylococcus aureus
MSI microsatellites instability
MSIT microsatellites instability test
MSSA methicillin-sensitive *Staphylococcus* aureus
MSSA mutation site specific assay
MTT mean transit time
MTX methotrexate

N

NAD nicotinamide adenine dinucleotide
NADH reduced nicotinamide adenine dinucleotide
NADP nicotinamide adenine dinucleotide phosphate
NADPH reduced nicotinamide adenine dinucleotide phosphate
NAFLD non-alcoholic fatty liver disease
NAG N-acetyl-β-D-glucosaminidase
NAG non-agglutinable
NAP neutrophil alkaline phosphatase
NASBA nucleic acid sequence-based amplification
NASH non-alcoholic steatohepatitis
NBT nitroblue tetrazolium
NE norepinephrine
NK natural killer
NKT natural killer T cell
NMO neuromyelitis optica
NMP nuclear matrix protein
NMP22 nuclear matrix protein 22
N-MTT N-methyltetrazolethiol
NSAID nonsteroidal anti-inflammatory drug
NSCLC non-small cell lung carcinoma

NSE neuron specific enolase
NSIP nonspecific interstitial pneumonia
NST non-stress test
NT neurotensin
NT neutralization test
NTM nontuberculous mycobacteria
NT-proBNP amino-terminal pro-brain natriuretic peptide
NTx cross-linked N-telopeptide

O

OGTT oral glucose tolerance test
ONM optic neuromyelitis
ORF open reading frame
OTC ornithine transcarbamylase

P

PA passive(particle) agglutination
PA plasminogen activator
PA procainamide
PAE post-antibiotic effect
PAGE polyacrylamide gel disc electrophoresis
PAI plasminogen activator inhibitor-1
PAMIA particle mediated immunoassay
p-ANCA perinuclear anti-neutrophil cytoplasmic antibody
PAP pancreatitis associated protein
PAP peroxidase antiperoxidase
PAP prostate acid phosphatase
PARP poly ADP-ribose polymerase
PAS p-aminosalicylic acid
PAS periodic acid Schiff stain
PAWP pulmonary arterial wedge pressure
PB phenobarbital
PBC primary biliary cirrhosis
PBG porphobilinogen
PC protein C
PCF pharyngoconjunctival fever
PCIA particle counting immunoassay
PCO polycystic ovary
PCPS percutaneous cardiopulmonary support
PCR polymerase chain reaction
PCT procalcitonin
PCT porphyria cutanea tarda
PDGF platelet-derived growth factor
PDH pyruvate dehydrogenase
PED paroxysmal dyspnea on exertion
PEEP positive end-expiratory pressure
PFGE pulse field gel electrophoresis
PH prolyl hydroxylase
PHA p-aminohippuric acid
PHA passive hemagglutination
PHA phytohemagglutinin
PHBC p-hydroxybenzoylcholine
PHT phenytoin
PIC 4-pyridoxic acid
PID pelvic inflammatory disease
PIDR plasma iron disappearance rate
PIE pulmonary infiltration with eosinophilia
PIH pregnancy-induced hypertension
P-III-P procollagen III peptide
PIN prostate intraepithelial neoplasia
PIPC piperacillin-Na
PIVKA protein induced by vitamin K absence or antagonist
PIVKA-II protein induced by vitamin K absence or antagonist-II
PK pyruvate kinase
PL pyridoxal
PLP pyridoxal phosphate
PM polymyositis
PM pyridoxamine
PN pyridoxine
PNET peripheral primitive neuroectodermal tumor
PNH paroxysmal nocturnal hemoglobinuria
PNP purine nucleoside phosphorylase
PNP pyridoxine phosphate
POMC proopiomelanocortin
PP protoporphyrin
PPD purified protein derivative of tuberculin
PPH primary pulmonary hypertension
PPV positive pressure ventilation
PR3 proteinase 3
PRA plasma renin activity
PRCA pure red cell aplasia
PRL prolactin
PRM primidone
PRP platelet rich plasma

PRPP 5-phosphoribosyl-1-pyrophosphate
PRSP penicillin resistant Streptococcus pneumonia
PS protein S
PSA primary sclerosing cholangitis
PSA prostate-specific antigen
PSA-ACT PSA-antichymotrypsin
PSAD prostate-specific antigen density
PSC primary sclerosing cholangitis
PSD periodic synchronous discharge
PSTI pancreatic secretory trypsin inhibitor
PSTI pancreatic secretory trypsin inhibitor
PSVT paroxysmal supraventricular tachycardia
PTC percutaneous transhepatic cholangiography
PTCA percutaneous transluminal coronary angioplasty
PTCD percutaneous transhepatic cholangio drainage
PTE pulmonary thromboembolism
PTH parathyroid hormone
PTHrP parathyroid hormone-related protein
PV polycythemia vera
PVNS pigmrnted villonodular synovitis
PVP polyvinyl-pyrrolidone
PWV pulse wave velocity

Q

QND quinidine

R

RA radioassay
RA rheumatoid arthritis
RAPA rheumatoid arthritis particle agglutination
RARS refractory anemia with ringed sideroblast
RAST radioallergosorbent test
RB-ILP respiratory bronchiolitis causing/associated interstitial lung disease
RBP retinol binding protein
RCIUR red cell iron utilization rate
RCM restrictive cardiomyopathy
REA radioenzyme assay
REM rapid eye movement
RF rheumatic factor
RFLP restriction fragment length polymorphism
RIA radioimmunoassay
RIA-PEG radioimmunoassay-polyethylene glycol
RIST radioimmunosorbent test
RLP-C remnant like particle cholesterol
RNase ribonuclease
ROS reactive oxygen species
RPF renal plasma flow
RPGN rapidly progressive glomerulonephritis
RPHA reversed passive hemagglutination
RPLA reversed passive latex agglutination
RRA radioreceptor assay
RPR rapid plasma reagin
RTP rapid turnover protein
RT-PCR reverse transcription-polymerase chain reaction
RVH right ventricular hypertrophy

S

SAA serum amyloid A protein
SAB strepto-avidin-biotin-peroxidase
SARS severe acute respiratory syndrome
SBPA sandwich binding protein assay
SC seroconversion
SCC squamous cell carcinoma
SCF stem cell factor
SCLC small cell lung carcinoma
SDA strand displacement amplification
SDS self-rating depression scale
SDS-PAGE sodium dodecyl sulfate-polyacrylamide gel electrophoresis
SERPIN serine protease inhibitor
SEs staphylococcal enterotoxins
SFMC soluble fibrin monomer-fibrinogen complex
SHBG sex hormone binding globulin
SIA split immunoassay
SIADH syndrome of inappropriate

	secretion of ADH
SIRS	systemic inflammatory response syndrome
SLE	systemic lupus erythematosus
SOD	superoxide dismutase
SPE	streptococcal pyrogenic exotoxin
SRID	single radial immune diffusion method
SSc	systemic scleroderma
SSCP	single strand conformation polymorphism
SSE	subacute spongiform encephalopathy
SSPE	subacute sclerosing panencephalitis
SSSS	staphylococcal scalded skin syndrome
STD	sexually transmitted disease
STN	sialyl Tn
STS	serological test for syphilis

T

TAFI	thrombin activatable fibrinolysis inhibitor
TARC	thymus and activation-regulated chemokine
TAT	thrombin · antithrombin complex
TBA	thiobarbituric acid
TBG	thyroxine binding globulin
TBGL	tuberculous glycolipid
TBNA	transbronchial needle aspiration biopsy
TCA	trichloracetic acid
TDM	trehalose-6,6'-dimycolate
TDM	therapeutic drug monitoring
TDP	thiamine diphosphate
TeBG	testosterone binding globulin
TEIC	teicoplanin
TFPI	tissue factor pathway inhibitor
TG	triglyceride
TGF-β	transforming growth factor-β
TIA	turbidimetric immunoassay
TK	thymidine kinase
TLC	thin layer chromatography
TMA	thrombotic microangiopathy
TMA	transcription-mediated amplification
TMA-HPA	transcription mediated amplification-hybridization protection assay
TMP	thiamine monophosphate
TNF	tumor necrosis factor
TnI	troponin I
TnT	troponin T
TOB	tobramycin
TP	Treponemal pallidum
TPA	tissue polypeptide antigen
TPHA	Treponema pallidum hemagglutination test
TPO	thyroid peroxidase
TPP	thiamine pyrophosphate
TRACP	tartrate-resistant acid phosphatase
TRAP	telemetric repeat amplification protocol
TRC	transcription reverse transcription concerted reaction
TR-FIA	time resolved fluoroimmunoassay
TRH	thyrotropin-releasing hormone
TSBAb	thyroid-stimulating blocking antibody
TSE	transmissible spongiform encephalopathy
TSH	thyroid stimulating hormone
TSP	tropical spastic paraparesis
TSS	toxic shock syndrome
TSST-1	toxic shock syndrome toxin-1
TTFPI	total tissue factor pathway inhibitor
TTP	thrombotic thrombocytopenic purpura
TTT	thymol turbidity test
TUR-BT	transurethral resection-bladder tumor
TXA	thromboxane A
TXB2	thromboxane B_2

U

UA	uric acid
ucOC	under carboxylated osteocalcin
UDPGT	uridine diphosphate glucuronyl transferase
UGF	urinary gonadotropin fragment
UGP	uninary gonadotropin peptide
UIP	usual interstitial pneumonia
UL-VWFMs	unusually-large VWF multimers
UMI	urinary myo-inositol

UP	uroporphyrin
URAT	urinary uric acid transporter
USS	Upshaw-Schulman syndrome
UUN	urinary urea nitrogen
UV	ultraviolet absorption spectrophotometry

V

VAHS	virus-associated hemophagocytic syndrome
VATS	video-assisted thoracic surgery
VCA	virus capsid antigen
VCM	vancomycin
VCP	ventricular premature contraction
VCZ	voriconazole
VDRL	venereal disease research laboratory
VEGF	vascular endothelial growth factor
VLDL	very low density lipoprotein
VMA	vanillylmandelic acid
VP	variegate porphyria
VPA	valproic acid
VPC	ventricular premature contraction
VRE	vancomycin resistant *Enterococcus*
VRSA	vancomycin resistant *Staphylococcus* aureus
VT	Vero toxin
VUS	variant of unknown significance
VWF	von Willebrand factor
VWF-CP	von Willebrand factor-cleaving protease
VZV	varicella-zoster virus

W

WB	Western blotting
WDHA	watery diarrhea-hypokalemia-achlorhydria
WG	Wegener granulomatosis

Z

ZNS	zonisamide
ZTT	zinc turbidity test

기호

α-MSH	α-melanocyte stimulating hormone
β2-mG	β_2-microglobulin
γ-GT	γ-glutamyl transferase
γ-LPH	γ-lipopropin

번호

%TRP	pecentage of tubular reabsorption of phosphate
17-KS	17-ketosteroid
17-OHCS	17-hydroxycorticosteroid
3-MeHis	3-mrthylhistidine
5-HIAA	5-hydroxyindole acetic acid
5-HT	5-hydroxytrypamine

한글 찾아보기

ㄱ

ㄴ

ㄷ

ㅅ

ㅇ

영문 찾아보기

A

B

C

D

E

F

G

H

I

J

K

L

M

N

O

P

Q

R

S

T

U

V

W

X

Y

Z

번호

기호

임상진단검사
활용 및 해석

정가 40,000원

ISBN 978-89-7043-866-5

2015년 11월 15일 제1판 인 쇄
2015년 11월 20일 제1판 발 행

저 자 : 이 귀 녕·문 해 란

발행자 : 최 병 진

발 행 처 : 도서출판 **고 려 의 학**
(02880) 서울시 성북구 성북로9길 1
보문빌딩 3층
Tel. 765-0333 / 0337
Fax. 743-2288
등록번호 : 제 1-519호 1978. 6. 29.